主编 王炜

中国整形外科学

VOLUME II

Chinese
Plastic
Surgery

浙江科学技术出版社

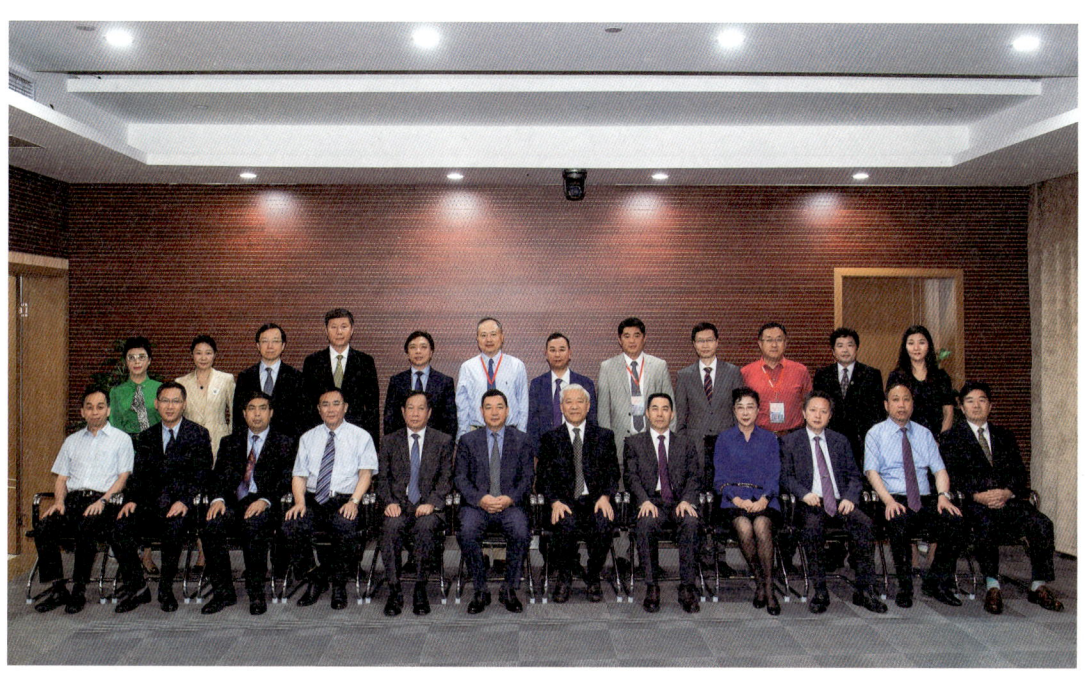

《中国整形外科学》主编和分卷主编、副主编(部分)合影

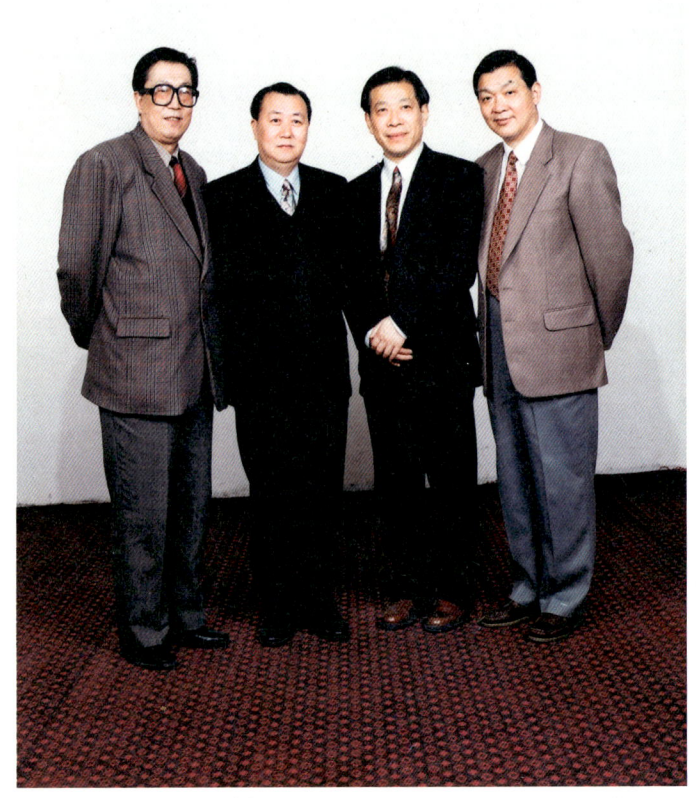

《整形外科学》（1999）主编和副主编合影
（左起：高景恒、鲁开化、王炜、马奇）

主编简介

王 炜

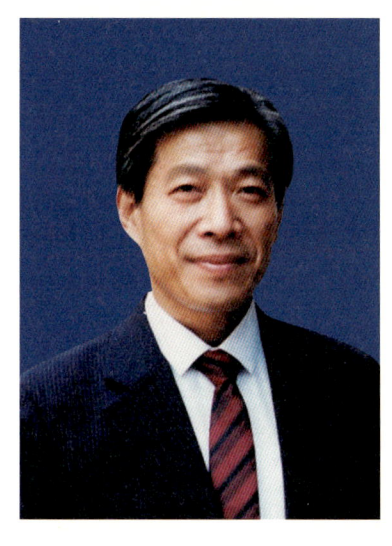

王炜（王寿禄），1937年生，江苏镇江人。

主任医师，博士生导师，上海交通大学医学院附属第九人民医院终身教授。中华医学会整形外科学分会副主任委员（两届），上海市医学会整形外科学分会主任委员（三届），中国修复重建外科学会主任委员（两届），华东六省一市整形学会主任委员。

组建中国修复重建外科学会、华东六省一市整形学会，参建中国医师协会美容整形分会、中华医学会手外科分会。

曾受邀美国《整形再造外科杂志》国际编委、"世界交流"栏目编委，《国际整形外科影像杂志》、美国《修复重建康复杂志》编委，《中国修复重建外科杂志》《中华整形外科杂志》《中国美容整形外科杂志》《中国康复医学杂志》副主编。卫生部科技进步奖评审委员。

1961年上海第二医学院医学系本科毕业，1968年研究生毕业（副博士研究生）。1981—1982年为美国贝勒医学院、路易维尔医学院交流学者、客座教授。

自幼崇敬医师职业："医心至善，上善若水。"1955—1976年，七次到江苏、上海、安徽农村，治疗血吸虫病及为农民治病。1958年参加上海青浦血吸虫病防治后，编写了《乡村医生》剧本，请孙道临先生指导演出。

1958年参加烧伤败血症动物模型体外循环辅助治疗、肠梗阻、肾上腺皮质激素研究等。1959—1960年见习期间因上海广慈医院内科多名医师得肝炎病倒，被医学系主任胡曾吉教授从几百名见习、实习医师中选中担任心内科医师（代理），在杨琪娜老师病区管理26张床位，并在杨老师指导下负责心电图检查及报告。1961年分配到刚建立的广慈医院整形外科。

开启显微再造外科研究：1964年4月离开临床，负责游离皮瓣移植实验研究，自制微血管缝针，比市购缝针小1/2～2/3，制备缝线直径为54μm，探索微血管吻合、游离皮瓣再植和移植、术后冬眠疗法处理等。进行了50只家犬实验，撰写论文，1965年刊登于《中华外科杂志》，是游离皮瓣再植、0.6mm血管吻合、微血管套环用于皮瓣移植的世界最先报告之一。

主导学科显微再造外科的应用：1966年学科迁到上海第九人民医院。1973年成功进行第2足趾移植拇指再造；1974年取腹股沟游离皮瓣修复手腕缺损；1975—1977年率先应用和报告足背岛状、游离皮瓣；1977—1979年创用足底岛状、游离皮瓣，小腿浅表淋巴管（0.3mm）-静脉吻合治疗肢体淋巴水肿30例。1978年在中华医学会第九届全国外科学术会议（武汉）上成立了显微外科学组，选陈中伟、杨东岳、王炜分别为组长和秘书。会议统计上海第九人民医院完成显微再造外科200多例，列全国第一。1979年将前臂游离皮瓣应用于手外科；1980年创造前臂桡侧逆行岛状皮瓣；1984年创造前臂背侧逆行岛状皮瓣做虎口再造，报告肩胛分叶皮瓣、背阔肌串联皮瓣等。

发明手再造供区：创造了扩大第2足趾游离移植的五种手和手指缺损再造术式（足趾、跖趾关节、足背皮瓣一期移植），1978—1985年在国内外报告。

发明带血管神经、皮肤的跖趾关节移植：用于掌指关节再造（1979）、颞颌关节再造（1984），带神经是为预防移植关节失神经萎缩，带皮肤则为术后监测移植关节血供。

开拓中国显微外科肠移植食管再造：1977年春在动物实验和尸体解剖研究基础上，实现显微外科空肠移植颈胸食管再造，分别在上海第九人民医院、宏仁医院、胸科医院、455医院等历经14年，创造和改进八种显微外科颈、胸段食管再造术式，救治食管化学灼伤或行食管癌切除后食管缺损再造，取得了吻合血管的52cm长空肠移植颈胸食管一期再造（1977）、胸大肌肌皮瓣颈食管再造（1989）和管状背阔肌肌皮瓣颈食管再造（1991）等20余项创新，撰写多篇论文，报告于国内外。

关于预制预构移植：1979年报告颞浅血管筋膜载体加植皮制造超薄游离皮瓣治疗烧伤爪形手；1983年以兔前肢静脉筋膜载体游离移植动脉化，预制腹股沟游离皮瓣取得3例成功，取得前臂静脉筋膜载体动脉化"三明治"末节断指再植成功，1983—1984年在中国、法国报告；1988年，带教研究生进行显微外科游离皮瓣移植供区组织扩张器预扩张改造，"减少供区缺损，改造皮瓣性质"；1994—1995年带教研究生在前臂预构"外耳郭"，成功进行外耳缺损再造。

率先应用超显微外科：1976年开始进行0.3mm直径淋巴管-静脉吻合；1984—1985年在中国、美国杂志上报告0.3mm Y形血管吻合；20世纪80年代初期，采用超显微外科技术救活断成13节的下肢、绞肉机绞轧断裂十多节的上肢，以及多例严重创伤和严重头面撕脱伤等。

发明一期神经、肌肉移植治疗晚期面瘫：设计超长血管神经蒂断层、节段背阔肌瓣一期跨面神经移植治疗晚期面瘫（1986），多神经蒂腹内斜肌瓣移植治疗晚期面瘫（1995）。

开启"肿瘤整形外科"：1975年起和上海肿瘤医院等合作，为几十例巨大胸腹壁、头面或四肢肿瘤切除后进行胸腹壁再造，颜面和肢体结构、功能、形态再造；1980年进行臀大肌转移肛门括约肌再造，参与青岛同行直肠癌术后臀大肌瓣原位肛门括约肌再造。指导并参与编著《肿瘤整形外科学》。

开展手部先天性畸形及手功能、美学整形：1982年起连续五年在各地报告手部先天性畸形整形和手术示范，建立分专业。主编中国首部《手部先天性畸形》，编著该书70%内容；主编《手及上肢先天性畸形》（中、英文版）。1983年和2005年在美国和中国报告足趾移植拇指及手指再造和美学整形，取得230例100%成功。

推进中国现代美容外科发展：1982年从美国回来后，在多处报告、示范现代隆乳，乳房缩小、再造，腹壁整形，面部除皱，保感觉乳头凹陷矫正等。报告了三瓣法乳房缩小、新月瓣乳头凹陷矫正。创建"美容内科"。1992—2004年分别在中国、美国等国报告"面部轮廓美学再造""分层分区进眶腔骨膜下除皱""眶区年轻化策略——眶肌筋膜韧带松解眼袋整形"，在韩国做手术演示。1962年自制医用聚合物假体以隆鼻，1974年用医用硅橡胶隆鼻和进行面部畸形矫正，1993年应用自体真皮辅助隆鼻。从1964年开始和工程师合作，开发国产四肢显微外科和鼻、眼睑、乳房手术器械十多套。

报告中国美容外科源于3800～4800年前，将中国整形历史提前两千年；考证发现"整形内科"最早记载在出土的西汉文物《五十二病方》中，距今两千余年。

为了学科的建设，常常把创新成果以张涤生为第一作者或唯一作者发表。

半个多世纪承担学科院内外重危或特殊患者救治逾千，会诊涉及整形、胸科、普外、儿外、肿瘤、骨科、泌尿、烧伤、妇产、颌面等科，上海会诊医院达到55所，仅史济湘、高学书、黄偶麟等年长10～20岁的十几位老师，请求高难度手术会诊就有百余次。感动的是：史老师、高老师等直到手术结束才下手术台。

1973年申办"全国整复外科医师进修班"成功，带教专业医师逾千，含美国、英国、法国、意大利等国医师、教授20余人。Peterson医师回美国后，常被邀请来华讲学；葛竞医师成功进行了世界首例十指断指再植；罗力生发明大腿前外侧游离皮瓣移植，为穿支皮瓣最早报告之一。多人成为中国多个整形外科学分会主委、副主委，省、市学界领袖，医学院校教授、博士生导师，美国大学终身教授和世界著名教授等。

1982年在美国著名的威拉姆特（Willamette）大学报告"显微外科在整形外科的应用"，当地报纸以半个版面报道。

1984年，法国手外科学会主席Michon教授在法国南锡召开的法中显微外科学术交流会上，展示了他成功应用笔者创造的"前臂桡侧逆行皮瓣"修复手创伤，以及他培养的研究该皮瓣的博士的研究生论文，给中国主创者审阅。

1994年，在法国举行的欧洲整形外科医师协会学术交流会上，世界著名显微外科、手外科教授Foucher在会议总结时号召："要学习游离皮瓣移植，到中国上海第九人民医院向Dr. Wei Wang学习。"

韩国总统奖获得者Sen Min Back教授团队的金东一教授，2004年来上海交流和手术表演前，请求中方院长先带他到Prof. Wei Wang家造访。他说："现今世界上有三位黄种人整形外科教授最受人尊敬，他们是Prof. William Shaw（美国）、Prof. Sen Min Back（韩国）和Prof. Wei Wang（中国）。"

主编《整形外科学》《中国整形外科学》《整形美容外科学全书》等36部、卷，3000多万字，参编、编著《黄家驷外科学》等书72部，其中7部在国外出版。《整形外科学》（1999）是近20年来临床实践、主任医师晋升、研究生考试的主要参考书。世界著名教授Khoo Boo Chai（张涤生在美国留学时的校友）曾评论："《整形外科学》是包括日本、韩国、印度、澳大利亚等国在内的最好的教科书，是东方整形外科的旗舰。"他还在美国《整形再造外科杂志》上著文推荐。

发表论文300余篇，获国家发明奖和卫生部、上海市科技进步奖等20余次。

被美国《世界显微外科历史》一书及 *Who's Who* 等多个世界名人录收录。

《中国整形外科学》编委会

主 编

王 炜

第 I 卷

分卷主编

付小兵　中国人民解放军总医院第四医学中心
祁佐良　中国医学科学院整形外科医院
林晓曦　上海交通大学医学院附属第九人民医院
吴溯帆　浙江省人民医院

分卷副主编（按姓氏笔画排序）

Bob Peterson　美国火奴鲁鲁雅典娜诊所
尹宁北　中国医学科学院整形外科医院
李圣利　上海交通大学医学院附属第九人民医院
沈卫民　南京医科大学附属儿童医院
沈国芳　上海交通大学医学院附属第九人民医院
张 舵　吉林大学白求恩第一医院
张余光　上海交通大学医学院附属第九人民医院
张金明　中山大学孙逸仙纪念医院
胡志奇　南方医科大学南方医院
夏照帆　中国人民解放军海军军医大学第一附属医院（上海长海医院）
栾 杰　中国医学科学院整形外科医院

郭 澍　中国医科大学附属第一医院
郭树忠　原中国人民解放军空军军医大学西京医院
蒋海越　中国医学科学院整形外科医院
韩 岩　中国人民解放军总医院第一医学中心
程 飚　中国人民解放军南部战区总医院

第Ⅱ卷

分卷主编

周 晓　湖南省肿瘤医院（中南大学湘雅医学院附属肿瘤医院）
曹谊林　上海交通大学医学院附属第九人民医院
李青峰　上海交通大学医学院附属第九人民医院
林李嵩　福建医科大学附属第一医院
章一新　上海交通大学医学院附属第九人民医院

分卷副主编（按姓氏笔画排序）

王炜（青）　上海交通大学医学院附属第九人民医院
王玉新　中国医科大学附属第一医院
王国民　上海交通大学医学院附属第九人民医院
韦 敏　上海交通大学医学院附属第九人民医院
庄洪兴　中国医学科学院整形外科医院
杨 斌　中国医学科学院整形外科医院
杨大平　原哈尔滨医科大学附属第二医院
张如鸿　上海交通大学医学院附属第九人民医院
陈育哲　原北京大学第三医院
郑永生　首都医科大学附属北京同仁医院
胡琼华　成都八大处医疗美容医院
柴 岗　上海交通大学医学院附属第九人民医院

章庆国　中国医学科学院整形外科医院
蔡景龙　原中国医学科学院整形外科医院
穆雄铮　复旦大学附属华山医院

第Ⅲ卷

分卷主编

孙家明　华中科技大学同济医学院附属协和医院
邢　新　中国人民解放军海军军医大学第一附属医院（上海长海医院）
齐向东　中国人民解放军南部战区总医院
余　力　上海交通大学医学院附属第九人民医院
赵启明　浙江医院

分卷副主编（按姓氏笔画排序）

王卫峻　上海交通大学附属第一人民医院
王晓军　中国医学科学院北京协和医院
亓发芝　复旦大学附属中山医院
石　冰　中国人民解放军总医院第八医学中心
刘晓燕　中国人民解放军北部战区总医院
李　勤　原中国人民解放军南部战区总医院
李志海　上海华美医疗美容医院
张天宇　复旦大学附属眼耳鼻喉科医院
张菊芳　杭州市第一人民医院（浙江大学医学院附属杭州市第一人民医院）
欧阳天祥　上海交通大学医学院附属新华医院
赵平萍　上海交通大学医学院附属第九人民医院
郝立君　哈尔滨医科大学附属第一医院
夏　炜　原中国人民解放军空军军医大学西京医院
陶　凯　中国人民解放军北部战区总医院

曹卫刚　上海交通大学医学院附属第九人民医院
戴传昌　上海交通大学医学院附属第九人民医院

第Ⅳ卷

分卷主编

徐靖宏　浙江大学医学院附属第一医院
李世荣　中国人民解放军陆军军医大学
姚建民　杭州整形医院
高建华　南方医科大学南方医院

分卷副主编（按姓氏笔画排序）

马显杰　中国人民解放军空军军医大学西京医院
王　斌　上海交通大学医学院附属第九人民医院
刘　阳　上海交通大学医学院附属第九人民医院
刘宁飞　上海交通大学医学院附属第九人民医院
刘林嶓　郑州大学第一附属医院
安　阳　北京大学第三医院
劳　杰　复旦大学附属华山医院
李　赞　湖南省肿瘤医院（中南大学湘雅医学院附属肿瘤医院）
李森恺　中国医学科学院整形外科医院
杨云霞　上海臻禾医疗美容门诊部
邹丽剑　上海一美整形外科医院
张　晨　原大连大学附属新华医院
董佳生　上海交通大学医学院附属第九人民医院
韩　冬　上海交通大学医学院附属第九人民医院
谭　谦　南京大学医学院附属鼓楼医院

编 委

(按姓氏笔画排序,外国教授优先)

Chin-Ho Wong　新加坡伊丽莎白诺维娜医院

David Daehwan Park(朴大焕)　韩国大邱加图立大学医院

Elizabeth Hall-Findlay　加拿大班夫整形外科诊所

Sam T. Hamra　美国得克萨斯大学达拉斯西南医学中心

陈威帆　美国爱荷华大学

楠本健司　日本关西医科大学

马　刚　上海交通大学医学院附属第九人民医院

马文熙　东南大学附属中大医院

王丹茹　上海交通大学医学院附属第九人民医院

王文进　上海交通大学医学院附属第九人民医院

王东生　吉林大学白求恩第二医院

王达利　遵义医科大学附属医院

龙剑虹　中南大学湘雅医院

冯少清　上海交通大学医学院附属第九人民医院

吕金陵　上海港华医院

刘　凯　上海交通大学医学院附属第九人民医院

刘虎仙　中国人民解放军火箭军特色医学中心

江　华　中国人民解放军海军军医大学第二附属医院(上海长征医院)

孙　坚　上海交通大学医学院附属第九人民医院

李　江　北京大学国际医院

李　强　中国医学科学院整形外科医院

杨　军　上海交通大学医学院附属第九人民医院

杨则安　浙江苍南县卫生健康局

杨松林　上海交通大学附属第六人民医院

吴　珋　青岛大学附属医院

吴　巍　上海交通大学医学院附属第九人民医院

邹晓防　中国人民解放军空军特色医学中心

宋建星　中国人民解放军海军军医大学第一附属医院（上海长海医院）

张　莉　蚌埠医学院第一附属医院

张　路　上海交通大学医学院附属第九人民医院

陈　辉　上海交通大学医学院附属第九人民医院

陈　璧　中国人民解放军空军军医大学西京医院

范巨峰　首都医科大学附属北京朝阳医院

金云波　上海交通大学医学院附属第九人民医院

胡晓洁　上海交通大学医学院附属第九人民医院

胡葵葵　广东省妇幼保健院

钟世镇　南方医科大学

昝　涛　上海交通大学医学院附属第九人民医院

贺全勇　中南大学湘雅三医院

袁　捷　上海交通大学医学院附属第九人民医院

贾赤宇　厦门大学附属翔安医院

钱云良　上海交通大学医学院附属第九人民医院

高凯鸣　复旦大学附属华山医院

郭耐强　厦门大学附属妇女儿童医院（厦门市妇幼保健院）

黄远亮　同济大学附属东方医院

黄金龙　南京中医药大学附属医院

韩军涛　中国人民解放军空军军医大学西京医院

喻建军　湖南省肿瘤医院（中南大学湘雅医学院附属肿瘤医院）

谢　芸　上海交通大学医学院附属第九人民医院
谢　峰　上海交通大学医学院附属第九人民医院
赖西南　中国人民解放军陆军特色医学中心
谭晓燕　杭州整形医院
黎　冻　广西医科大学第二附属医院
薛志辉　温州和平国际医院
魏　皎　上海交通大学医学院附属第九人民医院

编著者

(按姓氏笔画排序)

Chin-Ho Wong　　David Daehwan Park（朴大焕）
Elizabeth Hall-Findlay　　Sam T. Hamra

丁晟	丁美修	丁寅佳	于一佳	于文心	马刚
马奇	马亮	马文熙	马红彤	王伟	王炜
王炜(青)	王晖	王娟	王斌	王黔	王卫峻
王丹茹	王文进	王玉新	王白石	王达利	王松山
王国民	王晓阳	亓发芝	韦敏	牛永敢	毛天球
仇雅璟	公美华	乌兰哈斯	计斌	尹宁北	邓晓明
艾玉峰	左良	左朝晖	石冰	石俊	石杭燕
石重明	龙云	龙剑虹	龙道畴	卢笛	田飞
田晫	田雅光	付小兵	白宏亮	冯永强	冯胜之
宁金龙	边志超	邢新	吕东泽	吕金陵	吕春柳
朱保	朱海男	任静	华晨	庄岩	庄洪兴
刘军	刘阳	刘畅	刘凯	刘菲	刘清
刘霞	刘宁飞	刘林嶓	刘虎仙	刘晓燕	刘海鹏
齐凤美	齐向东	安阳	安洪	安娟	祁佐良
孙弘	孙坚	孙燚	孙玉蕾	孙宝珊	孙晟君
孙家明	劳杰	杜子婧	李丹	李伟	李江
李强	李勤	李赞	李小静	李广帅	李世荣
李东平	李圣利	李志海	李青峰	李国庆	李明山
李养群	李峰永	李海洲	李森恺	杨军	杨希
杨超	杨锋	杨斌	杨大平	杨云霞	杨则安

杨庆华	杨红岩	杨丽嫦	杨希鏸	杨松林	杨明勇
杨柠泽	来方远	肖苒	肖强	肖新如	时杰
吴华	吴珋	吴震	吴汉江	吴伟恂	吴溯帆
邱胜达	何乐人	何清濂	余力	余文林	邹运
邹丽剑	邹晓防	应涵汝	冷永成	闵沛如	汪淼
沈辉	沈卫民	沈国芳	沈建南	宋达疆	宋建星
宋保强	张波	张莉	张倩	张晨	张舵
张天宇	张龙春	张旭焱	张如鸿	张余光	张言风
张佳琦	张金明	张海林	张涤生	张菊芳	张智勇
张锦程	陈文	陈杭	陈杰	陈彬	陈琳
陈博	陈辉	陈璧	陈小平	陈加亮	陈江萍
陈宇宏	陈守正	陈其庆	陈育哲	陈绍宗	陈威帆
陈昱瑞	陈跃军	陈惠平	陈德松	武继祥	苗勇
苑凯华	林力	林军	林琳	林子豪	林李嵩
林怀安	林晓曦	林蔚茜	欧阳天祥	罗永湘	罗旭松
侍德	金锐	金一涛	金云波	周宇	周佳
周波	周晓	周传德	周晟博	郑丹宁	郑永生
房林	赵风景	赵平萍	赵延勇	赵启明	赵忠芳
赵烨德	赵德梅	郝立君	胡丽	胡志奇	胡晓洁
胡琼华	胡葵葵	柳大烈	钟世镇	钟德才	侯明钟
侯春林	昝涛	施耀明	姜平	姜珊	洪光祥
宫旭	姚平	姚旺祥	姚建民	贺全勇	秦建增
袁捷	袁湘斌	贾赤宇	夏炜	夏成俊	夏照帆
夏穗生	顾斌	顾豪	顾玉东	柴岗	柴密
钱云良	倪锋	徐苗	徐文莉	徐达传	徐建国
徐真晔	徐海倩	徐靖宏	高阳	高凯鸣	高建华

高景恒	郭澍	郭子懿	郭光昭	郭学平	郭耐强
唐勇	唐琪	唐来坤	唐建兵	唐晓军	展望
陶灵	陶凯	陶然	陶志平	陶锦淳	黄文孝
黄如林	黄进军	黄远亮	黄金龙	黄莹滢	黄绿萍
黄惠真	黄渭清	曹怡	曹梁	曹卫刚	曹谊林
常雷	常梦玲	章一新	章庆国	梁伟强	彭小伟
彭田红	董佳生	蒋海越	韩冬	韩岩	韩军涛
喻建军	程辰	程健	程飚	程大胜	鲁开化
曾玮	曾勇	曾伟锋	曾海峰	温超	谢芸
谢峰	谢庆平	楠本健司	赖西南	虞杰	路来金
蔡旭	蔡鸣	蔡景龙	谭军	谭谦	黎冻
黎小间	滕利	颜玲	潘贰	潘博	薛淼
薛志辉	薛春雨	薛紫涵	冀晨阳	穆雄铮	戴捷
戴传昌	瞿伟				

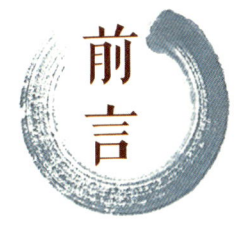

前言

滚滚长江东逝水，浪花淘尽英雄……

整形外科命名繁多，朱洪荫命名为"成形外科"，多数学者命名为"整形外科"，另外还有"美容外科""医学美容""烧伤整形""修复重建"等。1967年笔者将上海第九人民医院"整形外科"更名为"整复外科"，避免学科在"文化大革命"中被解散。

张涤生曾概括整形外科为"修残补缺"；1983年及以后笔者定义整形外科是"救死扶伤，使伤者不残、残者不废，使人英俊、美丽、年轻、愉悦"。

整形外科医疗受益人群包括患者和正常人。整形外科医学是根，修复重建理论实践是树干，顶部生长着"花朵和果实"，一束是"救死扶伤，使伤者不残、残者不废"，另一束是"使人英俊、美丽、年轻、愉悦"。这两类医疗互相交叉和转化，伤畸病残者经过医疗可以英俊、美丽、年轻、愉悦，对正常人过度医疗会造成伤畸病残，两种医疗采用同样的理论、方法和路径，并有相关的艺术和哲学内涵。

艺术和哲学是整形外科学科之魂。

不爱艺术的人，请不要选择整形外科专业。

做一个好的整形外科医师，不仅是依靠读破万卷书，做成千上万个手术，而且还在于同时具备艺术和哲学思维，贯穿于整形外科医疗决策、路径和终结的全过程之中；艺术又体现在外科医师的每一步刺、切、剪、夹、扎、缝操作之中。

当今世界整形外科发展最活跃的地方是中国。以上海交通大学医学院附属第九人民医院整复外科为例，2017年门诊量达30万人次，年手术和治疗量达10万人次。作为当今中国整形外科医教研的主要参考书《整形外科学》（1999）出版已近20年，多年来全国同行多次要求和期盼笔者主编出版第二版，这是《中国整形外科学》编著出版的背景。

中国现代整形外科教科书已出版百余种，其中1959年朱洪荫主编的《成形外科学概要》（15万字）、1979年张涤生主编的《整复外科学》（86万字）、1989年汪良能和高学书主编的《整形外科学》（160万字），以及我们主编的《整形外科学》（340万字），在不同时期被全国同行广泛推荐和选用。还有倪葆春、宋儒耀、王大玫、孔繁祜、陈中伟、朱盛修、王澍寰、钟世镇、郭恩覃等编著的相关著作，使中国整形外科参考书繁花似锦。

《中国整形外科学》从2013年5月开始编著，历经五次全国性汇稿审稿会，共100章，800多万字，编著者不仅有全国各地的专家、教授，还邀请了欧美和东亚的教授、学者参与。它汲取中国和世界文献精华数以万篇计，参阅所有能买得到的英文整形教科书，包括Converse J. M.、McCarthy J.、Russell R.、Mathes S. J.、Guyuron B.等主编的整形外科世界名著30余部、册，对于

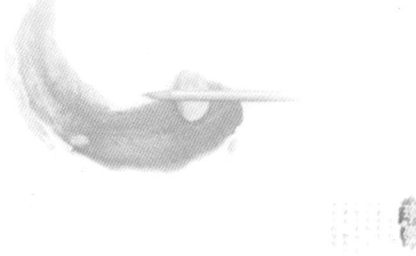

精准整形外科基础和临床、显微再造外科、器官修复再造、创伤修复以及手外科等均有详尽的论述。

美容医疗近30多年来在中国得到较大发展，现已占整形外科就医人群之大半，美容医疗成为民众对幸福生活的追求之一。为此本书大篇幅并全面阐述了东方美容外科基础、临床各个领域及其最新进展，注意汲取 Nahai F. 主编的 The Art of Aesthetic Surgery: Principles and Techniques、Gunter J. P. 等主编的 Dallas Rhinoplasty 以及 Hall-Findlay E. J. 主编的 Aesthetic Breast Surgery 等书精华，记录了编著者们半个多世纪的实践及数以万计中国案例的经验积累和提炼，并对内镜、激光、射频、软组织充填、脂肪移植和注射以及延缓衰老医疗，做了全面和深入论述，美容医疗知识和技巧贯穿于全书之中。本书增加了具有中国特色的面部轮廓美容外科、肿瘤整形外科、颅底修复重建、预制预构和寄养组织器官移植修复重建等，并对循证医学、数字医学、战伤修复、再生医学、胎儿及儿童整形外科、同种异体移植等做了深入论述。

本书编著力求达到经典、科学、先进、全面、实用、精准和可读。编著者除了撰写自身经验外，还尽可能撷取国内外一切优良成果。例如为了写好某一章节，主编曾为一主任医师作者提供中、英文参考书千余万字，文献1700多篇。

如今编写巨著耗资、耗神巨大，但是，众多中华整形人仍积极参与其中，以博学和责任写作。在这充满诱惑的年代，编著者们放弃了许多唾手可得的利益，谢绝了无数次欢聚，抵制了来自各方面的种种谬误、傲慢和偏见，在无数不眠之夜默默耕耘，为中国整形外科事业发展而登峰的人们"准备粮草，树立路标，在新的高地上前进"。编著者们认真"写世界，写自己，写良知"，正所谓"著作如人"。付院士最先完成"创伤修复基础和临床"等七章的编著。主编深深地感谢你们，历史也将永远铭记着你们的奋斗业绩和对社会的奉献。期望《中国整形外科学》献给读者的是："千江有水千江月，万里河山万般景。"

这是一部几百学者费尽心血写作的医书，为的是"授业，解惑，传道"。提及"传道"，只是重述"真诚为人民服务"。真正能称为传道者，应该是鲁迅先生，他出远洋学医，但没有行医。

在2013年的策划编著会议上，立主编及副主编2~4人；完成4卷95%以上的编著后，于2016年在浙江金华召开了包括院士、教授和学者共几十人参加的终稿编审会。为了发展、扶新、应势，本书安排了较多的分卷主编、副主编及编委。

本书虽经努力编著，但谬误、缺失难免存在，恳请读者指正。

于上海海伦
2019年7月18日

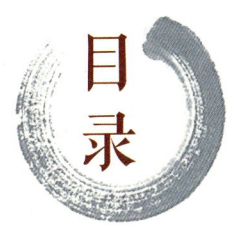

目录

第Ⅰ卷

第一章 整形外科医学和整形外科历史　1
第一节　整形外科学绪论 ·········1
第二节　整形外科发展简史 ·········5

第二章 整形外科基本技术和原则　25
第一节　整形外科的基本原则 ·········26
第二节　整形外科的基本操作 ·········29
第三节　整形外科的基本技术 ·········37

第三章 整形外科中的循证医学　50

第四章 整形外科研究资料和图片收集　56

第五章 畸形学、综合征学及遗传学　70
第一节　畸形学 ·········70
第二节　综合征学 ·········75
第三节　整形外科有关综合征提要 ·········77
第四节　发育遗传学 ·········103
第五节　染色体病及基因病 ·········106

第六章 整形外科数字技术　116

第七章 计算机辅助外科及手术机器人应用　131
第一节　医用机器人与计算机辅助外科的概念 ·········131
第二节　发展历史 ·········132
第三节　技术组成 ·········134
第四节　临床应用新进展 ·········152

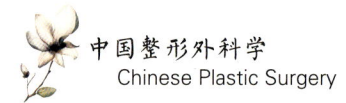

第八章　整形外科手术麻醉　　161

第一节　整形外科手术麻醉特点 ·················161
第二节　整形外科手术常用麻醉方法 ···········163
第三节　整形外科手术的常用麻醉技术 ········168
第四节　处理困难气管插管的常用方法 ········172
第五节　特殊手术麻醉 ·····························178

第九章　胎儿外科学概论　　181

第一节　胎儿外科的概念及其发展史 ···········181
第二节　胎儿外科的适应证 ························183
第三节　胎儿外科的治疗技术 ·····················183
第四节　胎儿外科技术在整形外科的应用 ·····185
第五节　胎儿外科的风险和产科配合 ···········188
第六节　胎儿外科与其他外科疾病 ··············190

第十章　儿童整形外科学概论　　193

第一节　儿童整形外科的范畴 ·····················193
第二节　新生儿期必须治疗的体表先天性畸形 ···194
第三节　舌畸形 ·······································205
第四节　儿童常见的体表肿块 ·····················208
第五节　乳房先天性疾病 ···························215
第六节　先天性脐部畸形 ···························218
第七节　联体畸形 ····································221

第十一章　组织移植生物学概论　　228

第一节　移植的基本概念与分类 ··················228
第二节　同种移植 ····································230
第三节　移植与免疫 ·································237
第四节　异种移植 ····································243

第十二章　异体复合组织及器官移植　　248

第一节　血管吻合异体复合组织移植的历史 ···248
第二节　面部复合组织移植 ························249
第三节　手-上肢复合组织移植 ····················252
第四节　喉-气管异体移植 ··························254
第五节　阴茎移植 ····································255
第六节　头移植 ·······································256
第七节　皮肤复合组织移植 ························257
第八节　免疫抑制剂的应用 ························258
第九节　异体复合组织移植的主要并发症 ·····259

| 第十节 异体复合组织移植的康复治疗 | 261 |

第十三章　皮片移植　266

第一节 皮肤的组织解剖学	266
第二节 皮肤的生理功能	273
第三节 皮片移植的适应证与分类	276
第四节 皮片移植术	278
第五节 皮片的成活与生长	285
第六节 皮片分类移植	287

第十四章　真皮替代物的研究和应用　292

第十五章　皮瓣移植和穿支皮瓣　298

第一节 概述	298
第二节 皮瓣发展简史	299
第三节 皮瓣的分类	301
第四节 随意皮瓣	303
第五节 轴型皮瓣	313
第六节 筋膜皮瓣	314
第七节 穿支皮瓣	315
第八节 各种皮瓣移植	321

第十六章　筋膜瓣移植　401

第一节 概述	401
第二节 颞筋膜瓣移植	405
第三节 肩胛筋膜瓣移植	410
第四节 胸三角筋膜皮瓣移植	412
第五节 腹部筋膜皮瓣移植	415
第六节 前臂筋膜瓣移植	418
第七节 小腿筋膜瓣及小腿后筋膜瓣移植	421

第十七章　肌瓣和肌皮瓣移植　424

第一节 颈阔肌肌皮瓣	424
第二节 颈前肌肌皮瓣	428
第三节 胸锁乳突肌肌皮瓣	433
第四节 胸大肌肌皮瓣	437
第五节 背阔肌肌皮瓣	442
第六节 斜方肌肌皮瓣	451
第七节 腹直肌肌皮瓣	456
第八节 阔筋膜张肌肌皮瓣	460
第九节 臀大肌肌皮瓣	463

第十节	股前外侧皮瓣	467
第十一节	股薄肌肌皮瓣	472
第十二节	腓肠肌肌皮瓣	474
第十三节	腓骨（肌）皮瓣	476
第十四节	跨展肌肌皮瓣	481

第十八章　其他组织移植　484

第一节	黏膜移植	484
第二节	脂肪移植	487
第三节	筋膜移植	490
第四节	软骨移植	492
第五节	骨移植	497
第六节	神经移植	500
第七节	肌肉移植	505
第八节	肌腱移植	507
第九节	血管移植	511
第十节	毛发移植	514
第十一节	大网膜移植	518

第十九章　显微再造外科技术在整形外科的应用　525

第一节	显微外科的形成阶段（1950—1970）	526
第二节	显微外科的发展阶段（1971—1980）	529
第三节	显微外科的成熟阶段（1981—1997）	530
第四节	显微外科的优化阶段（1998年至今）	530
第五节	显微血管吻合技术	559

第二十章　超级显微外科技术和穿支皮瓣的解剖研究　580

| 第一节 | 超级显微外科技术 | 580 |
| 第二节 | 穿支皮瓣的解剖研究 | 583 |

第二十一章　皮肤软组织扩张术　590

第一节	概述	590
第二节	扩张器的类型、结构与原理	591
第三节	扩张皮肤再生机制的实验研究和进展	595
第四节	皮肤软组织扩张术的基本操作方法与注意事项	597
第五节	皮肤软组织扩张术的临床应用	604
第六节	预扩张皮瓣	623
第七节	儿童皮肤软组织扩张术	625
第八节	皮肤软组织扩张术的并发症及防治	626

第二十二章　创伤修复基础和临床　　632

- 第一节　创伤修复的历史 ········632
- 第二节　创伤修复的基本过程 ········650
- 第三节　影响创伤修复的主要因素 ········655
- 第四节　创伤修复的基础研究 ········666
- 第五节　创伤修复的临床应用 ········700
- 第六节　创伤修复的发展方向 ········719

第二十三章　深度烧伤的早期修复　　724

- 第一节　深度烧伤焦痂组织的清除方法 ········725
- 第二节　深度烧伤创面皮肤移植术 ········730
- 第三节　特殊部位深度烧伤创面的修复 ········745
- 第四节　电烧伤的治疗 ········760

第二十四章　皮肤放射性烧伤　　778

- 第一节　概述 ········778
- 第二节　病理生理 ········779
- 第三节　烧伤程度的影响因素 ········780
- 第四节　临床表现 ········781
- 第五节　诊断与鉴别诊断 ········783
- 第六节　治疗 ········784
- 第七节　展望 ········787

第二十五章　冷伤　　789

- 第一节　概述 ········789
- 第二节　致病因素 ········789
- 第三节　分类 ········790
- 第四节　发生机制 ········791
- 第五节　病理生理变化 ········792
- 第六节　临床表现 ········793
- 第七节　诊断与鉴别诊断 ········795
- 第八节　治疗和预防 ········796
- 第九节　展望 ········797

第二十六章　四肢武器伤　　799

- 第一节　现代武器的特点及其致伤机制 ········799
- 第二节　四肢武器伤的流行病学及损伤特点 ········805
- 第三节　四肢武器伤的救治原则与措施 ········809

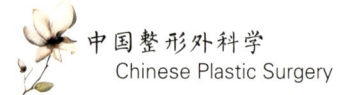

第二十七章　难愈性创面　822

- 第一节　慢性溃疡概述 ... 822
- 第二节　结核性创面 ... 832
- 第三节　残余创面 ... 837

第二十八章　褥疮　842

第二十九章　再生医学和组织工程　850

- 第一节　概述 ... 850
- 第二节　组织工程 ... 851
- 第三节　干细胞 ... 859
- 第四节　基因治疗 ... 862

第三十章　生物材料在整形外科的应用　868

- 第一节　整形外科常用生物材料概况 ... 868
- 第二节　整形外科常用生物材料的种类与特点 ... 869
- 第三节　高分子生物材料在整形外科的应用 ... 871
- 第四节　同种异体脱细胞真皮 ... 887
- 第五节　无机非金属生物材料及其应用 ... 889
- 第六节　金属类生物材料及其应用 ... 893
- 第七节　整形外科生物材料应用展望 ... 897
- 第八节　体表人工修复体 ... 898

第三十一章　骨内种植体在整形外科的应用　903

- 第一节　概述 ... 903
- 第二节　骨内种植体的形态结构和种类 ... 906
- 第三节　种植体系统 ... 909
- 第四节　骨内种植体植入术 ... 913
- 第五节　颅颌面重建与种植修复 ... 920
- 第六节　颅颌面种植修复的前景与展望 ... 926

第三十二章　瘢痕和瘢痕疙瘩　928

- 第一节　概述 ... 928
- 第二节　病因与病理 ... 933
- 第三节　分类与临床表现 ... 952
- 第四节　诊断与鉴别诊断 ... 964
- 第五节　预防 ... 975
- 第六节　手术治疗 ... 978
- 第七节　非手术治疗 ... 993
- 第八节　瘢痕的诊疗思路与瘢痕防治动态综合治疗 ... 1014

第 Ⅱ 卷

第三十三章　肿瘤整形外科学概论　　1019

第一节　肿瘤整形外科学概论 1019
第二节　肿瘤整形外科学的命名、性质和范围 1022
第三节　肿瘤整形外科的治疗原则 1024
第四节　肿瘤诊断及TNM分期 1025
第五节　放、化疗对肿瘤整形外科皮瓣修复的影响 1026
第六节　术后放疗对肿瘤整形外科皮瓣修复的影响 1028
第七节　化疗对生物组织的影响 1033
第八节　肿瘤整形外科人才培养问题与对策 1035

第三十四章　体表色素性斑痣和文身　　1040

第一节　表皮内良性黑色素细胞增生疾病 1040
第二节　真皮良性黑色素细胞增生疾病 1043
第三节　黑色素细胞痣 1045
第四节　文身 1056

第三十五章　常见体表良性肿瘤与新生物　　1065

第一节　皮肤囊肿 1065
第二节　脂肪瘤 1067
第三节　黄色瘤 1068
第四节　皮脂腺痣 1071
第五节　疣状痣 1072
第六节　钙化上皮瘤 1073
第七节　血管球瘤 1074
第八节　神经纤维瘤和神经纤维瘤病 1076
第九节　皮肤纤维瘤 1076
第十节　骨纤维异常增殖症 1077

第三十六章　血管瘤和脉管畸形　　1086

第一节　血管瘤和脉管畸形的分类 1086
第二节　婴幼儿血管瘤 1095
第三节　葡萄酒色斑 1100
第四节　静脉畸形 1115
第五节　动静脉畸形 1123
第六节　淋巴管畸形 1134

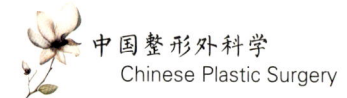

第三十七章　神经纤维瘤和神经纤维瘤病　　1143

- 第一节　神经纤维瘤 1143
- 第二节　神经纤维瘤病 1145

第三十八章　体表恶性肿瘤　　1158

- 第一节　皮肤鳞状细胞癌 1158
- 第二节　基底细胞癌 1161
- 第三节　皮肤瘢痕癌 1163
- 第四节　恶性黑色素瘤 1171
- 第五节　隆突性皮肤纤维肉瘤 1181
- 第六节　体表恶性肿瘤和头皮肿瘤缺损后的修复 1185

第三十九章　头皮和颅骨缺损　　1192

- 第一节　应用解剖 1192
- 第二节　急性头皮撕脱伤及处理 1194
- 第三节　头皮撕脱再植坏死的治疗 1200
- 第四节　头皮缺损、瘢痕及秃发 1202
- 第五节　大网膜游离移植加植皮修复头皮撕脱伤和头皮缺损 1209
- 第六节　颅骨缺损的修复 1214

第四十章　颌面损伤　　1222

- 第一节　概述 1222
- 第二节　颌面损伤的特点 1222
- 第三节　颌面损伤的检查与诊断 1224
- 第四节　颌面损伤的急救 1230
- 第五节　颌面部软组织损伤 1236
- 第六节　颌面骨损伤 1244
- 第七节　小儿面部创伤 1274
- 第八节　颌面部火器伤 1277

第四十一章　唇颊部畸形和缺损　　1282

- 第一节　概述 1282
- 第二节　唇颊部手术麻醉选择 1283
- 第三节　唇颊部畸形修复的原则及术前、术中与术后处理 1289
- 第四节　上唇缺损畸形 1292
- 第五节　下唇缺损畸形 1301
- 第六节　唇红缺损畸形 1309
- 第七节　唇外翻畸形 1315
- 第八节　口角歪斜畸形 1317
- 第九节　小口畸形 1318

第十节	大口畸形	1322
第十一节	面颊部皮肤缺损与畸形	1324
第十二节	颊黏膜缺损	1328
第十三节	唇颊沟缺失	1334
第十四节	面颊部洞穿性缺损畸形	1338
第十五节	口唇美容术	1344

第四十二章　先天性唇裂和腭裂　　1351

第一节	唇腭裂的流行病学与相关基因的研究	1351
第二节	唇腭裂与分子遗传学	1357
第三节	唇腭裂患儿的解剖与生理特点	1361
第四节	唇腭裂的临床分类	1367
第五节	唇裂修复术	1376
第六节	微小唇裂整复术	1387
第七节	腭裂修复术	1391
第八节	腭裂术后语音障碍的诊断与治疗	1400
第九节	唇鼻肌肉张力带概念和唇裂修复	1412
第十节	唇腭裂鼻畸形的整形美容	1427

第四十三章　面部烧伤后期整形　　1455

第一节	面颈部的解剖与功能	1455
第二节	头面部烧伤的特点	1466
第三节	面部烧伤畸形的治疗发展	1467
第四节	面部烧伤的修复原则	1472
第五节	面部烧伤畸形的分型及修复方法	1473
第六节	头面部烧伤修复的疗效评估	1476
第七节	全面部烧伤后期缺损的预构重建	1477
第八节	头面部烧伤后的器官修复与重建	1484
第九节	面部同种异体颜面复合组织移植	1502

第四十四章　颈部畸形和缺损　　1514

第一节	颈部烧伤后期整形	1514
第二节	蹼颈	1527
第三节	甲状舌管瘘（囊肿）	1529
第四节	斜颈	1531
第五节	咽部狭窄及闭锁	1534
第六节	喉气管狭窄及缺损	1538
第七节	颈段食管缺损	1541

第四十五章　组织预构、器官预构和寄养移植　　1545

第一节	预构移植和寄养移植是修复重建外科发展的新阶段	1545

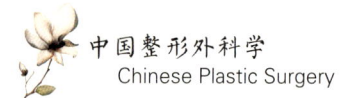

第二节	预构皮瓣概述	1548
第三节	三种常用的预构皮瓣及手术方法	1552
第四节	利用预构皮瓣的器官再造	1557

第四十六章　面颈部肿瘤整形　　1565

第一节	眼睑肿瘤术后缺损的修复	1565
第二节	外鼻肿瘤术后缺损的修复	1571
第三节	上颌骨缺损的修复重建	1584
第四节	下颌骨肿瘤术后缺损的修复重建	1596
第五节	唇癌术后缺损的修复	1611
第六节	舌癌术后缺损的修复	1619
第七节	口腔颌面部洞穿性缺损的修复重建	1627
第八节	下咽癌术中咽部黏膜和颈部皮肤缺损的修复	1634

第四十七章　颅底畸形和缺损　　1647

第一节	概述	1647
第二节	颅底缺损修复重建的一般原则	1647
第三节	前颅底缺损的重建	1648
第四节	中颅底缺损的重建	1652
第五节	后颅底缺损的重建	1656

第四十八章　颅面外科　　1658

第一节	颅面外科的一般概念	1658
第二节	颅面外科的特点、基本条件及基本技术	1670
第三节	颅面畸形的诊断技术	1681
第四节	眶距增宽症	1685
第五节	颅缝早闭症	1694
第六节	颅面裂隙畸形	1704
第七节	颅面短小症	1713
第八节	颅面部综合征	1719
第九节	脑膨出症	1734

第四十九章　进行性半侧颜面萎缩　　1740

第五十章　眶颧外科概论　　1747

第一节	概述	1747
第二节	眶颧外科解剖	1747
第三节	眶颧整复的目的和外科原则	1748
第四节	眶颧整复外科技术	1749
第五节	眶颧外伤畸形的整复重建	1750
第六节	肿瘤根治术后眶颧缺损畸形的整复	1765

第五十一章　正颌外科概论　1772

- 第一节　概述 ·········1772
- 第二节　牙颌面畸形的诊断与治疗设计 ·········1775
- 第三节　牙颌面畸形的术前术后正畸治疗 ·········1786
- 第四节　常用正颌外科术式 ·········1788
- 第五节　新技术在正颌外科中的应用 ·········1799

第五十二章　面神经瘫痪　1806

- 第一节　面神经瘫痪整形外科治疗总论 ·········1806
- 第二节　面神经和面部表情肌解剖 ·········1807
- 第三节　面神经瘫痪的分类 ·········1813
- 第四节　面神经瘫痪的临床表现和诊断 ·········1816
- 第五节　面神经瘫痪的治疗原则 ·········1824
- 第六节　面神经损伤早期治疗 ·········1827
- 第七节　跨面神经移植术 ·········1829
- 第八节　神经转移术治疗面神经瘫痪 ·········1831
- 第九节　面神经瘫痪静力悬吊和面部松垂矫正 ·········1835
- 第十节　陈旧性面瘫面部松弛、眼睑畸形和面肌联动治疗 ·········1842
- 第十一节　陈旧性面神经瘫痪面部轮廓动态美学再造 ·········1848
- 第十二节　节段断层背阔肌肌瓣一期游离移植治疗陈旧性面瘫 ·········1854
- 第十三节　多神经血管蒂的腹内斜肌瓣一期移植治疗陈旧性面瘫 ·········1865
- 第十四节　面瘫整形治疗的历史和展望 ·········1873

第五十三章　食管狭窄和缺损　1877

- 第一节　食管狭窄及缺损的整形修复概论 ·········1877
- 第二节　食管狭窄和缺损修复的上海九院经验 ·········1889
- 第三节　空肠部分带蒂，远端空肠吻接血管颈胸段食管缺损再造 ·········1893
- 第四节　颈段食管狭窄和缺损皮瓣移植修复和再造的上海九院经验 ·········1896
- 第五节　吻合血管空肠游离移植食管再造并发症及其处理 ·········1898

第五十四章　胸壁畸形和缺损　1902

- 第一节　概述 ·········1902
- 第二节　胸壁应用解剖 ·········1903
- 第三节　漏斗胸 ·········1905
- 第四节　鸡胸 ·········1911
- 第五节　胸骨裂 ·········1914
- 第六节　胸骨裂-心脏异位的外科治疗 ·········1915
- 第七节　胸廓外异位心 ·········1917
- 第八节　Cantrell 五联症 ·········1918
- 第九节　窒息性胸廓发育不良 ·········1919

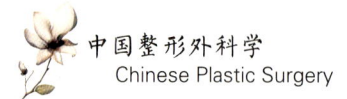

| 第十节 | 后天性胸壁缺损和畸形 | 1922 |
| 第十一节 | 胸腔内缺损的修复 | 1934 |

第五十五章　腹壁畸形和缺损　　1941

第一节	腹壁应用解剖	1941
第二节	先天性腹壁畸形与缺损及修复	1943
第三节	后天性腹壁缺损和畸形	1946

第五十六章　躯干部畸形和缺损　　1955

第一节	脊柱裂	1955
第二节	躯干广泛瘢痕及修复	1958
第三节	背部缺损重建	1961

第Ⅲ卷

第五十七章　整形美容心理学　　1975

第一节	整形美容心理学概述	1975
第二节	整形美容求术者的心理	1979
第三节	整形美容常用的心理测量表	1984
第四节	整形美容求美者的心理咨询和心理治疗	1991

第五十八章　正常人体美学评估和整形外科数字技术　　2000

| 第一节 | 正常人体美学评估 | 2000 |
| 第二节 | 整形外科数字技术 | 2032 |

第五十九章　注射性软组织充填剂的应用　　2047

第一节	软组织充填剂概述	2047
第二节	透明质酸类充填剂	2053
第三节	充填剂的临床应用及注意事项	2056
第四节	常用注射部位的临床操作技术	2060
第五节	皮肤充填剂的不良反应及处理	2078
第六节	生物膜与注射充填剂引起的并发症	2099
第七节	聚甲基丙烯酸甲酯微球与并发症	2102
第八节	聚丙烯酰胺水凝胶与并发症	2104
第九节	硅油与并发症	2109
第十节	其他注射充填剂与并发症	2111
第十一节	不明注射物引起的并发症	2113

第六十章　肉毒毒素的应用　　2124

- 第一节　肉毒毒素及其作用机制 ······2124
- 第二节　肉毒毒素的剂型和剂量 ······2126
- 第三节　肉毒毒素在美容整形应用中的适应证及禁忌证 ······2128
- 第四节　肉毒毒素注射前后的注意事项 ······2128
- 第五节　肉毒毒素注射各部位解剖和注射要点 ······2130
- 第六节　肉毒毒素的不良反应 ······2157
- 第七节　肉毒毒素和注射充填材料的联合应用 ······2161
- 第八节　肉毒毒素和光电疗法的联合应用 ······2163
- 第九节　肉毒毒素用于面部年轻化的应用汇总 ······2163

第六十一章　激光与光电治疗在整形外科中的应用　　2168

- 第一节　激光的基本原理 ······2168
- 第二节　激光发生器的基本知识 ······2170
- 第三节　激光与组织的相互作用 ······2174
- 第四节　常用激光器及其特点 ······2178
- 第五节　激光在整形外科中的应用 ······2184
- 第六节　强脉冲光在整形外科中的应用 ······2211
- 第七节　等离子体在整形外科中的应用 ······2213
- 第八节　超声技术在整形外科中的应用 ······2216

第六十二章　射频技术在整形外科中的应用　　2222

- 第一节　射频技术的作用原理 ······2222
- 第二节　射频设备的分类 ······2225
- 第三节　射频技术在皮肤紧致中的应用 ······2227
- 第四节　射频减脂与射频辅助吸脂 ······2228
- 第五节　射频技术在整形外科其他方面的应用 ······2229
- 第六节　射频治疗的禁忌证及不良反应 ······2230

第六十三章　内镜的应用　　2233

- 第一节　概述 ······2233
- 第二节　内镜整形美容外科的设备 ······2236
- 第三节　内镜下额部除皱术 ······2241
- 第四节　内镜下中面部提升术 ······2251
- 第五节　内镜在乳房整形美容中的应用 ······2257
- 第六节　内镜在腹壁整形中的应用 ······2276

第六十四章　毛发移植和毛发缺损整形　　2282

- 第一节　概述 ······2282
- 第二节　毛发的基本概念 ······2282

第三节	毛发缺损的分类及诊断	2287
第四节	毛发缺损的非手术治疗	2290
第五节	毛发缺损的手术治疗	2292
第六节	毛发移植术	2294

第六十五章　眼部整形美容　2315

第一节	应用解剖	2315
第二节	眉缺损和畸形	2322
第三节	睫毛缺损和畸形	2333
第四节	睑外翻	2338
第五节	眼睑缺损	2354
第六节	上睑下垂	2363
第七节	睑球粘连	2380
第八节	眼窝狭窄及闭锁	2383
第九节	眼睑肿瘤术后缺损的修复	2388
第十节	上睑凹陷	2395
第十一节	眼球突出	2404
第十二节	内、外眦韧带损伤与睑裂畸形	2418
第十三节	眶畸形	2430
第十四节	泪道损伤及畸形	2434
第十五节	眼睛的美学	2439
第十六节	重睑成形术	2443
第十七节	内眦赘皮	2461
第十八节	外眦锚着术	2469
第十九节	上睑皮肤松弛	2474
第二十节	睑袋与下睑皮肤松弛	2484
第二十一节	上睑和眉年轻化成形术韩国经验	2491
第二十二节	泪槽畸形矫正术	2502
第二十三节	下睑缘眼轮匝肌肥厚整形术	2505
第二十四节	眼睑和眼眶的重建	2506

第六十六章　鼻部整形美容　2523

第一节	对整形医师的要求和对求医者的术前评估	2524
第二节	鼻的生理及解剖	2532
第三节	鼻的功能与检查	2547
第四节	鼻的测量和美学分析	2550
第五节	鼻整形外科临床资料收集和记录	2559
第六节	鼻整形手术器械、围手术期处理、手术入路和自体组织切取	2567
第七节	鼻外伤	2583
第八节	歪鼻畸形	2589
第九节	3D技术在鼻整形中的应用	2609

第十节	隆鼻整形	2614
第十一节	注射隆鼻	2635
第十二节	阔鼻、宽鼻和大鼻缩小整形	2646
第十三节	驼峰鼻畸形	2650
第十四节	鼻尖结构和鼻尖整形技巧基础	2661
第十五节	鼻尖整形术	2677
第十六节	鼻尖小叶美学再造	2696
第十七节	短鼻及其延长整形	2697
第十八节	盒形鼻尖和球形鼻尖	2703
第十九节	鼻孔狭窄或闭锁整形	2718
第二十节	鼻缺损和再造术	2722
第二十一节	鼻尾亚单位缺损与再造	2747
第二十二节	鼻小柱整形及美容	2751
第二十三节	鼻基底凹陷畸形	2758
第二十四节	酒渣鼻的诊治	2760
第二十五节	外鼻肿瘤	2765

第六十七章　唇部整形美容　　2777

第六十八章　耳郭整形美容　　2789

第一节	应用解剖	2789
第二节	胚胎发育障碍与耳畸形	2791
第三节	新生儿先天性耳郭畸形	2793
第四节	先天性小耳畸形	2799
第五节	附耳及耳前瘘管	2840
第六节	招风耳	2841
第七节	杯状耳	2844
第八节	隐耳	2846
第九节	猿耳	2847
第十节	耳垂畸形	2849
第十一节	耳郭外伤与耳郭缺损	2853
第十二节	菜花耳	2859
第十三节	瘢痕性耳道狭窄与闭锁	2860
第十四节	烧伤后耳郭畸形	2860

第六十九章　面部年轻化和抗衰老　　2866

第一节	面部老化表现和年轻化手术应用解剖	2866
第二节	面部年轻化术前评估与治疗路径甄选	2885
第三节	眶上区年轻化	2901
第四节	眶下区年轻化	2908
第五节	SMAS双向提紧、颞眶颧骨膜下除皱和现代面部除皱术	2926

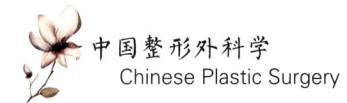

第六节	埋线微创面颈部提升术	2941
第七节	化学剥脱术	2957
第八节	抗衰老应用技术及进展	2971

第七十章　面部轮廓美学评估及个性化整形美容　2983

第一节	面部轮廓概述	2983
第二节	面部轮廓测量及美学评估	2991
第三节	衰老对面部轮廓的影响	3010
第四节	面部轮廓重塑	3014
第五节	面部轮廓美学评价及美学重塑进展	3024

第七十一章　面部轮廓整形美容　3027

第一节	面部轮廓结构美学特征与整形美容应用解剖	3027
第二节	颞部与颧骨复合体及面中部整形	3033
第三节	颧弓缩小整形	3034
第四节	颧弓扩大与面中部扩张整形	3040
第五节	颏成形和下颌角肥大	3042

第七十二章　颧骨缩小面部轮廓苹果弧整形美容　3047

第七十三章　下颌角肥大整形美容　3055

第一节	下颌角肥大的致病原因	3055
第二节	下颌角肥大的诊断及分类	3055
第三节	分型与矫治手术方法	3056
第四节	下颌角肥大口内切口矫治术	3056
第五节	耳后切口入路下颌角截骨术	3062
第六节	口内外联合入路下颌角截骨术	3067
第七节	并发症及预防	3069

第七十四章　乳房整形美容　3074

第一节	女性乳房应用解剖	3074
第二节	假体隆乳术	3079
第三节	管状乳房	3106
第四节	内镜在乳房整形中的应用	3116
第五节	乳房缩小整形基础	3126
第六节	上内侧蒂垂直乳房缩小术	3142
第七节	乳房肥大及其缩小技术	3156
第八节	乳房下垂提升术	3174
第九节	乳房再造	3180
第十节	乳腺癌切除后立即乳房再造	3202
第十一节	乳头及乳晕的再造	3222

第十二节　男性乳房发育症 3229

第七十五章　脂肪抽吸和体形整形美容 3242

第一节　脂肪抽吸和体形雕塑历史及进展 3242
第二节　脂肪抽吸术的基本设备及技术 3247
第三节　激光辅助溶脂紧肤抽吸术 3281
第四节　射频溶脂紧肤 3286
第五节　超声辅助吸脂和高能聚焦超声溶脂紧肤 3290
第六节　冷冻溶脂 3294

第七十六章　脂肪移植在整形美容外科的应用 3300

第一节　脂肪移植概述 3300
第二节　常见各部位的脂肪移植及手术方法 3313
第三节　SVF辅助的自体脂肪移植 3333
第四节　联合细胞活性物质的自体脂肪移植 3337

第Ⅳ卷

第七十七章　生长因子、干细胞和整形外科 3351

第一节　生长因子与整形外科 3351
第二节　干细胞与整形外科 3366

第七十八章　脂肪源性干细胞和整形美容外科 3398

第一节　干细胞的基本概念 3398
第二节　干细胞的分类 3402
第三节　干细胞的研究与应用 3407
第四节　脂肪源性干细胞的基本概念 3410
第五节　脂肪源性干细胞的研究 3412
第六节　脂肪源性干细胞的应用方式 3420
第七节　脂肪源性干细胞在整形美容中的应用 3428
第八节　脂肪源性干细胞的问题与展望 3437

第七十九章　腹壁、臀部和肢体美容整形 3441

第一节　腹壁整形相关解剖 3441
第二节　脂肪抽吸法腹部形体雕塑 3443
第三节　内镜腹壁整形术 3445
第四节　脂肪抽吸腹壁整形术 3446
第五节　小范围腹壁整形术（迷你腹壁整形术） 3448

第六节	全腹壁整形术	3449
第七节	扩大腹壁整形术	3451
第八节	环状腹壁整形术	3451
第九节	反向腹壁整形术	3452
第十节	鸢尾式腹壁整形术	3453
第十一节	外侧高张力腹壁整形术	3454
第十二节	全腹壁松弛整形王炜经验	3455
第十三节	脐整形术	3460
第十四节	腹壁整形术的并发症	3462
第十五节	隆臀术	3465
第十六节	臀部提升术	3477
第十七节	肢体美容整形	3479

第八十章　肢体淋巴水肿　3482

第一节	肢体淋巴水肿	3482
第二节	淋巴水肿外科治疗21世纪新理念	3506

第八十一章　下肢畸形与缺损　3535

第一节	下肢应用解剖	3536
第二节	下肢创伤	3546
第三节	下肢瘢痕和瘢痕挛缩的后期修复	3552
第四节	足部软组织缺损的修复	3554
第五节	下肢慢性溃疡	3556
第六节	下肢断肢再植	3560
第七节	Klippel-Trénaunay综合征	3562
第八节	Proteus综合征	3567

第八十二章　踇外翻、足趾畸形和胼胝　3576

第一节	简介	3576
第二节	踇外翻	3576
第三节	其他足趾畸形	3587
第四节	鸡眼和胼胝	3590

第八十三章　尿道下裂和尿道上裂　3593

第一节	尿道下裂	3593
第二节	尿道下裂李森恺经验	3618
第三节	尿道上裂和膀胱外翻	3657

第八十四章　外生殖器、会阴缺损　3663

第一节	断离阴茎再植	3663
第二节	阴茎再造	3665

第三节	女性外阴畸形及阴道损伤的整复	3687
第四节	阴道缺损、闭锁与阴道再造	3690
第五节	尿道狭窄、尿瘘及阴道直肠瘘	3704
第六节	会阴部烧伤瘢痕挛缩畸形	3722

第八十五章　生殖器美学整形　3731

第一节	男性生殖器美学整形	3731
第二节	女性生殖器美学整形	3758
第三节	阴阜下垂与脂肪堆积矫正术	3770
第四节	盆底功能与女性性功能障碍	3770

第八十六章　先天性直肠肛门发育畸形与肛门失禁　3785

第八十七章　性发育障碍及性别认同障碍　3800

| 第一节 | 性发育障碍 | 3800 |
| 第二节 | 性别认同障碍 | 3826 |

第八十八章　康复治疗在整形外科的应用　3834

第一节	康复医学概述	3834
第二节	康复评定	3836
第三节	物理疗法	3840
第四节	运动疗法	3852
第五节	作业疗法	3858
第六节	烧伤瘢痕的康复治疗	3861

第八十九章　手部检查及诊断　3872

第九十章　手部功能评定　3879

第九十一章　先天性手及上肢畸形　3902

第一节	手及上肢的胚胎发育学、病因学和病理学	3902
第二节	手及上肢先天性畸形的病因、发病机制、病理学和遗传学	3908
第三节	手及上肢先天性畸形的分类	3913
第四节	手及上肢先天性畸形的治疗时机选择	3918
第五节	先天性拇指发育不良	3920
第六节	先天性拇指内收和屈曲畸形	3948
第七节	扳机指	3952
第八节	复拇指畸形–桡侧多指畸形	3955
第九节	尺侧多指畸形	3975
第十节	多节指骨畸形	3979
第十一节	双尺骨畸形和镜影手畸形	3981

第十二节	先天性赘生手畸形	3987
第十三节	先天性并指畸形和综合征伴发的并指畸形	3988
第十四节	中央纵列缺损——分裂手	4002
第十五节	桡侧纵列缺损	4009
第十六节	尺侧纵列缺损	4022
第十七节	先天性尺偏手畸形	4025
第十八节	先天性手指屈曲畸形	4035
第十九节	短指畸形	4037
第二十节	短并指畸形	4041
第二十一节	手屈肌、伸肌发育不良	4043
第二十二节	Madelung畸形	4045
第二十三节	先天性手发育不良	4051
第二十四节	先天性巨肢（指）畸形	4054
第二十五节	环状缩窄带综合征	4058
第二十六节	先天性缺肢（指）畸形	4066
第二十七节	手及上肢先天性畸形和综合征	4067
第二十八节	手及上肢畸形与全身骨骼畸形和综合征	4069

第九十二章　手及上肢外伤　4084

第一节	麻醉选择	4084
第二节	术前准备及止血带的应用	4089
第三节	开放性外伤的清创术	4093
第四节	手部皮肤缺损的修复	4095
第五节	断指（肢）再植	4111
第六节	前臂与手骨筋膜间室综合征	4128
第七节	手部的骨关节损伤处理	4136
第八节	指甲损伤的治疗	4161

第九十三章　手及上肢肌腱损伤　4168

第一节	肌腱的解剖与生理	4168
第二节	肌腱损伤修复的条件和方法选择	4174
第三节	屈肌腱损伤	4176
第四节	伸肌腱损伤	4188
第五节	肌腱手术后的康复治疗	4197

第九十四章　手及上肢神经损伤　4201

第一节	神经损伤的原因与分类	4201
第二节	神经损伤的变性与再生	4203
第三节	周围神经的生物力学	4203
第四节	周围神经损伤的检查	4206
第五节	神经损伤的治疗	4210

第六节	正中神经损伤	4217
第七节	尺神经损伤	4219
第八节	桡神经损伤	4222
第九节	臂丛神经损伤	4225
第十节	胸廓出口综合征	4238
第十一节	影响神经功能恢复的因素	4251
第十二节	组织工程在神经修复中的应用	4252

第九十五章　手及上肢神经卡压综合征　4257

第一节	概述	4257
第二节	肱骨肌管综合征	4259
第三节	桡管综合征	4262
第四节	旋后肌综合征	4266
第五节	旋前圆肌综合征	4268
第六节	骨间前神经综合征	4271
第七节	腕管综合征	4273
第八节	正中神经返支综合征	4278
第九节	肘管综合征	4281
第十节	腕尺管综合征	4284

第九十六章　手及上肢瘫痪　4288

第一节	运动功能重建的一般原则	4288
第二节	正中神经瘫痪后的运动功能重建	4289
第三节	桡神经瘫痪后的运动功能重建	4293
第四节	尺神经瘫痪后的运动功能重建	4295
第五节	多条神经瘫痪	4299

第九十七章　拇指及其他手指缺损　4308

第一节	拇指的功能及解剖	4308
第二节	拇指缺损及拇指再造总论	4313
第三节	第2足趾游离移植再造拇指	4316
第四节	扩大第2足趾移植、V形皮瓣移植拇指再造	4329
第五节	踇趾移植拇指再造	4332
第六节	踇甲瓣移植拇指再造	4334
第七节	拇指延长术	4336
第八节	手指转位拇指再造	4339
第九节	皮管植骨拇指再造	4342
第十节	前臂皮瓣加植骨拇指再造	4343
第十一节	异体手指移植拇指再造	4345

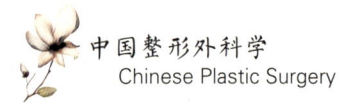

| 第九十八章 | 掌腱膜挛缩症 | 4356 |

| 第九十九章 | 手及上肢瘢痕、瘢痕挛缩畸形 | 4366 |

    第一节　概述·····4366
    第二节　腋胸部及上臂瘢痕、瘢痕挛缩畸形·····4369
    第三节　肘部及前臂瘢痕、瘢痕挛缩畸形·····4375
    第四节　烧伤后肘及前臂异位骨化症·····4378
    第五节　手部瘢痕及瘢痕挛缩畸形·····4381
    第六节　瘢痕性并指及瘢痕性拇指内收畸形·····4382
    第七节　手背烧伤瘢痕挛缩畸形和烧伤手功能评估·····4387
    第八节　手掌烧伤瘢痕及瘢痕挛缩畸形·····4398
    第九节　烧伤后手残缺畸形·····4400
    第十节　前臂分叉术·····4401

| 第一百章 | 线技术面部年轻化及形体塑造 | 4405 |

    第一节　线技术面部年轻化发展史·····4405
    第二节　线技术面部年轻化原理、技术优势、适应证选择及主要并发症·····4407
    第三节　面部年轻化线材埋置外科技术·····4408
    第四节　颈部埋线·····4416
    第五节　上臂埋线·····4418
    第六节　乳房下垂埋线提升·····4419
    第七节　腹部埋线·····4421
    第八节　会阴埋线·····4421

第三十三章 肿瘤整形外科学概论

第一节 肿瘤整形外科学概论

2001年，由湖南省肿瘤医院肿瘤外科专家周晓教授、放射治疗专家胡炳强教授、化学治疗专家罗以教授联合撰文，在《中国肿瘤》杂志上发表了《浅谈肿瘤整形外科形成的必要性》的论文，首次提出了肿瘤整形外科学的历史背景、名称、性质、范围、治疗原则以及有待研究的问题，标志着中国肿瘤整形外科学理论体系的初步形成。2013年5月，在武汉召开的第十二届全国整形外科学年会上，由王炜教授作为总主编编著的《整形美容外科学全书》举行了新书发布仪式，其中第9分册《肿瘤整形外科学》与广大读者见面。该书填补了国内外肿瘤整形外科学的理论空白，标志着中国肿瘤整形外科学系统理论的成熟与发展，也标志着中国肿瘤整形外科进入快速发展时期。肿瘤整形外科学（oncology plastic surgery）是在肿瘤外科学和整形外科学发展的基础上，进一步融合肿瘤综合治疗等手段以及显微外科技术、血管外科技术，在充分尊重肿瘤患者对生命尊严、生活质量需求的前提下，逐步形成并发展起来的交叉和边缘学科。作为一门新兴学科，肿瘤整形外科学的发展见证了整形外科的进步，该学科的产生将进一步推动肿瘤外科治疗模式的创新和完善。对该学科产生的历史背景的回顾，我们认为应从整形外科的形成与发展开始。

整形外科学是现代外科学的一门分支学科，主要研究和治疗人体体表及体内某些组织、器官的畸形或缺损，以达到恢复其外部形态及生理功能的目的。整形外科学作为一门外科专业的独立学科，历史并不太长。1914年开始的第一次世界大战造成无数颌面器官缺损、肢体残缺患者，大量医护人员在救治他们的实践中，积累了丰富的修复与重建经验，技术水平得到提升，相当数量的关于整形外科技术的专著相继问世，整形外科专业顺势形成。其中，皮肤游离移植的应用和组织移植概念的确定是公认的整形外科诞生的标志。在整形外科发展的轨迹中，一系列新技术、新理念、新学科的相继产生无疑对该学科的进步产生了巨大的推动作用。20世纪60年代，显微外科技术应用于临床并迅速发展，大大促进了整形外科技术的进步；颅面外科应用开颅、移动眼眶框架、重新组合排列颅面骨结构及进行植骨固定等复杂手术矫治和重塑多种类型的严重颅面畸形，为患者提供了一个改头换脸、重塑面容的机会。60年代以来，皮肤扩张技术应用于全身多个部位，在增加皮瓣面积的同时使更大的皮肤组织缺损得以修复。21世纪，随着组织工程学与再生医学的发展，在体外培育人体某些组织或器官成为可能，从而改变了整形外科创伤修复与器官再造的传统概念与模式。基因治疗、移植免疫和计算机技术也不同程度地进入了整形外科领域，促进整形外科发展成为一门具有鲜明特色的学科。

恶性肿瘤已经成为导致人类死亡的重要原因。2012年，全世界约有820万人死于恶性肿瘤，而且每年呈上升趋势。在中国，恶性肿瘤已经成为位居第二的致死原因。肿瘤整形外科学是肿瘤外科学与整形外科学相互融合的产物。肿瘤外科学是采用手术方法将肿瘤切除。对大多数早期和较早期实体肿瘤而言，手术仍然是首选的治疗方法。整形外科学的发展为肿瘤整形外科学的产生奠定了基础。肿瘤根治性手术带来的毁容、组织与器官缺损以及肿瘤患者对完整健全功能的渴望，为肿瘤整形外科学的产生提供了土壤。随着肿瘤治疗理念的发展，肿瘤患者在延长生存期乃至获得治愈的同时，也期望有相对完整的形体和健全的功能，以便能以积极的心态参加社会生产和社会活动。由于恶性肿瘤具有无限性生长以及多处转移的生物学特性，通过外科手术切除病灶仍然是综合治疗模式的重要组成部分，并为患者自身免疫力的提高以及机体康复创造了有利条件，以期达到提高治愈率以及延长生存期的目的。恶性肿瘤根治术的共同原则起源于1890年Haslsted创立的典型乳腺癌根治术，其内容主要包括：①手术中不切割亦不显露肿瘤组织；②将原发癌与所属区域淋巴结行连续整块切除。20世纪60年代以来，为降低术后复发率，肿瘤手术开始强调无瘤技术。此时，肿瘤外科有逐渐区别于普通外科独立门户之势。随着相关学科的突飞猛进，肿瘤外科已从单纯讲究手术发展成为一门专业性很强的学科。但是，对某些肿瘤进行根治性切除后，常常遗留大而深的创面，甚至可能伴随着血管、神经、肌腱或重要体内脏器的暴露，而且肿瘤治疗过程中施加的放射治疗、药物化疗对上述创面的愈合又会产生负面影响，这类患者的创面修复往往较为困难，口腔颌面部、胸壁、腹壁、乳腺和会阴部等对外形和功能要求较高的部位更是如此。这种创面用一般的外科方法是难以修复的，必须借鉴整形外科技术，使缺损部位的外观和功能获得较为满意的恢复。这种形体与功能的恢复对于减轻或消除患者的心理负担，增强患者战胜疾病的自信心，提高患者生活质量具有重要意义，同时也为术后放疗和化疗等其他治疗创造了有利条件。在这样的背景下，肿瘤外科学与整形外科学相结合必然成为当今医学发展的趋势，且具有广阔的发展前景。

国外的肿瘤外科与整形外科手术结合可追溯到19世纪早期，德国的Dieffenbach等在切除头颈部恶性肿瘤后，利用局部组织移植对患者的面颊部和鼻子进行修复。20世纪初，意大利的Iginio Tansini首先使用背阔肌皮瓣修复术后皮肤的缺损。1955年，Owens使用胸锁乳突肌肌皮瓣转移修复头颈肿瘤切除术所致的面部毁损。20世纪中叶以来，肿瘤外科医师越来越认识到整形再造外科学对肿瘤切除手术有着重要的作用，并不断进行各种形式的探索。Mcgregor在1963年首次使用皮瓣一期修复口腔癌术后软组织的缺损。1964年，医学界认为一期修复不仅对肿瘤患者是必要的，对外伤患者也是可行的，且将其列为口腔颌面部缺损的首选。1965年，Bakamjian从胸前区提取皮瓣（所谓带蒂胸大肌皮瓣）来修复口腔面部的缺损，带蒂胸大肌皮瓣成为口腔颌面部肿瘤切除术后缺损修复的常用皮瓣。1977年，Bakamjian和Littlewood等利用颈部带蒂皮瓣修复口腔颌面部癌切除术后的软组织缺损。1996年，Mcgregor和Reid等报道使用皮瓣一期修复面颊部鳞癌切除术后缺损。20世纪70年代，肌皮瓣和微血管化组织皮瓣的移植快速发展并成熟，成了肿瘤切除术后修复的主流。众多临床实践证明，整形外科学与肿瘤外科学及其他有关学科紧密结合，互相协作，对肿瘤的综合治疗具有重要意义。20世纪，欧美的乳腺肿瘤专家在文章中创造性地使用oncoplastic surgery这个单词，阐述了整形外科技术在乳腺肿瘤外科领域应用的重要意义，但没有提出肿瘤整形外科的系统理论。2009年，Maurice Y. Nahabedian编写了《乳房肿瘤整形外科学》，叙述了乳腺根治手术和整形技术的结合与发展。

在我国，整形外科与肿瘤外科的起步均相对较晚，运用皮瓣进行局部组织的缺损修复开始于20世纪70年代。1973年，杨东岳首次将腹股沟皮瓣进行血管吻合，修复面颊部肿瘤切除术后的缺损。肿瘤整形外科的发展相对缓慢的原因较多，其中技术层面的限制是一个比较重要的影响因素。20世纪70年代以前，整形外科进行皮瓣移植，都需一个带蒂过程，这就需要经过多次带蒂移植手术和一定的肢体固定，患者住院时间长，痛苦亦多。这种传统转移移植方法限制了许多肿瘤根治性切除后一期整复的手术方案设计。长期以来，肿瘤患者慑于癌的后果，患者在肿瘤外科积极要求切除癌性病灶，后期又因切除后的畸形再次进入整形外科积极要求修复重建。这种肿瘤根治性手术和修复重建分期完成的治疗模式，使肿瘤外科医师和整形外科缺乏沟通，造成患者失去了许多效果最佳的一期整复机会。在没有组织瓣修复技术之前，许多局部晚期肿瘤患者由于根治手术之后组织缺损无法修复而放弃了手术治疗的机会，即便是勉强开展根治性手术，由于局部组织缺损严重，也会对患者造成严重的毁容与器官功能残缺。现在，由于整形外科提供了大量的组织修复技术，不但保证了根治手术的完成，提高了局部的切除率，而且通过组织修复技术，还可达到修复局部的组织缺损与重建局部功能的目的。为了高质量地完成组织修复与功能重建，要求从事肿瘤整形外科的医师同时具有扎实的美容外科知识与技能，在组织修复重建时要注意组织器官亚单位的修复、美容修复、组织再生与功能修复，大幅度地提高了患者的术后生活质量。20世纪80年代以来，在肿瘤切除范围上几乎已达到了患者身体所能承受的极限。在这样的背景下，怎样设计更为合理的外科治疗方案，在治疗疾病的同时提升患者的生活质量成为众多学者关注的问题。从20世纪70年代开始，随着显微外科技术的发展进步，国内外的肿瘤外科学者不断地将显微外科技术和整形外科技术吸收到自己的专业来，开辟了肿瘤一期修复重建的新篇章，例如张涤生、王炜、邱蔚六、屠规益等相继报道了应用胸大肌皮瓣、游离前臂皮瓣、背阔肌皮瓣、游离空肠代食管等一期修复重建头颈外科术后缺损的文章。20世纪中后叶，上海第九人民医院在整形外科领域取得了辉煌的成就，肿瘤整形外科技术在此期间也得到了长足的发展。王炜先后在上海第九人民医院、上海肿瘤医院、上海胸科医院及多省市医院应用多种带蒂或游离皮瓣、肌瓣、肌皮瓣、大网膜移植修复头颈、胸壁、腹壁肿瘤术后巨大缺损和进行器官再造等，许多高难度的手术成了整形外科历史上的经典案例。1975年，用腹外斜肌肌瓣、侧胸部皮瓣修复腹壁巨大肿瘤切除后缺损；1975年，用大网膜游离移植加植皮修复头皮及颅骨肿瘤切除后缺损；1977年，创造多种空肠游离技术修复颈胸段食管缺损；1978年，创用足底内侧岛状皮瓣旋转移植修复足跟部黑色素瘤切除后缺损；20世纪80年代，协助上海肿瘤医院在切除三次复发巨大胸骨肉瘤后，采用背阔肌、胸大肌肌皮瓣和支架植入再造胸廓和胸壁，协助青岛同行进行直肠癌手术后一期臀大肌肌瓣转移、肛门括约肌原位再造，以及协助上海胸科医院食管癌切除后显微外科肠移植颈部和胸壁食管缺损再造等；1989年，使用胸大肌皮瓣一期修复食管癌术后颈部食管缺损；1991年，首创背阔肌管状皮瓣一期修复食管癌术后颈部食管缺损。该院每年举办的显微外科培训班为国内外输送了大批整形外科人才，也为肿瘤整形外科的诞生和发展打下了坚实的基础。邱蔚六院士提出了整形外科技术在口腔颌面外科应用的理论，提升了我国口腔颌面肿瘤术后修复重建的水平。20世纪80年代，王弘仕报道了由肿瘤外科医师首先在临床应用的舌骨下肌皮瓣一期修复舌和口底等获得成功。20世纪90年代，为了解决部分舌骨下肌皮瓣发生静脉回流障碍，周晓报道了保留变异静脉的舌骨下肌皮瓣和切断静脉再吻合的舌骨下肌皮瓣两种手术方法。此外，乳腺癌根治术后的一期整复亦有大量报道。但直至21世纪初，肿瘤整形领域都未形成系统理论，其仅作为整形外科的一部分内容而存在。随着医学科学不断向纵深推进，专业领域在交叉与拓展的同时不断细化，肿瘤整形外科应运而生。2003年，由整形外科、头颈外科、胸外科、普外科、妇瘤科及相关研究人员共同组建了国内首个肿瘤整形外科研究室，并落户湖南省肿瘤医院；2007年，国内首个肿瘤整形外科也成立于湖南省肿瘤医院；2013年，湖南省科技厅批准成立首个肿瘤整形外科临床医疗技术研究中心。目前，该院每年开展各种肿瘤整形外科手术超千台，游离皮瓣手术400余台。其间，周晓、喻建军、陈杰率先应用带腹壁下动静脉的腹膜皮瓣修复头颈部肿瘤术后洞穿性缺损。章一新、李赞在国内外率先报道了使用胸肩峰动脉穿支皮瓣修复头颈部肿瘤术后缺损。整形外科、显微外科等学科的不断成熟与发展为肿瘤外科与整形外科的充分融合提供了必要的技术支持，为肿瘤外科治疗方案的创新以及肿瘤整形外科的出现提供了保障，从而促进了整个学科的发展。

"需要是发明创新之母"，需要也是一切事物包括科学发展的动力。我们回顾肿瘤外科、整形外科、显微外科技术充分融合，并出现新的交叉学科（肿瘤整形外科学）的历史进程时，特别提到肿瘤根治术后一期修复重建在头颈外科和乳腺外科的重要性。其原因可以归结为：①手术配合放射治疗、化学治疗等综合治疗或单纯根治性手术切除后，大部分恶性肿瘤患者的生存期得到了延长，部分恶性肿瘤患者得到了治愈。患者离开医院后要回到家庭和社会继续生活，患者有生理需要、安全需要、归属与爱的需要、被尊重的需要、自我价值实现的需要。患者只有依靠器官功能的恢复和容貌的恢复，才能提高手术后的生存质量。传统的乳腺癌根治手术和头颈肿瘤根治手术对形体、容貌的毁损严重，患者迫切期望一种既能治愈疾病又能恢复自身形体的治疗方法。②以往由于某些从事肿瘤外科的医师不熟悉整形外科基础技术，常常对根治性手术后的缺损缺乏有效的修复措施；即使勉强施行了手术，也常由于术后严重并发症的发生率太高，而一度迫使临床医师放弃了一部分可以挽救的患者的治疗。20世纪70年代以来，由于显微外科和整形技术的进展，为肿瘤根治性切除后缺损的一期修复重建提供了丰富的手术方法，使肿瘤外科医师在肿瘤切除时，能够较彻底地清除病灶，而不用担心切除后局部组织残缺的修复问题，不但提高了患者的术后生存率，而且在减少并发症、保全功能和外形方面，均显示出更高、更新的水平。

现代肿瘤整形外科学的特征和发展方向：

1. 在遵守肿瘤外科手术原则的前提下，采用现代显微外科、整形外科的美学再造等技术和理念，进一步为肿瘤病灶彻底切除后提供丰富的修复手段，保障高难度的肿瘤切除和复杂的组织缺损修复同期完成，从而提高肿瘤根治手术的疗效。

2. 在手术过程中严格遵守肿瘤外科手术原则，采用现代的病理诊断手段，术中及时诊断肿瘤的病变范围，制订科学合理的根治手术方案，用最小的创伤、最少的组织器官损失，争取最大限度地保全形态和功能，根据实际情况进行局部美学再造。

3. 建立肿瘤整形外科病例数据库，进一步优化诊断、治疗、康复方案，特别是应用3D打印技术等数字化医学手段，术前模拟肿瘤病灶根治手术后的组织缺损范围，制订最佳的切除方案，在人体模拟选择最佳的供区部位进行精细的组织缺损修复和器官再造，提高手术效率，提升手术效果。

4. 重视组织工程和再生医学等领域新成果的引进，研究新材料、新技术修复肿瘤切除后的组织缺损，让肿瘤整形外科的手术创伤更小、疗效更好。肿瘤整形外科还要特别重视现代放疗和化疗等科学研究成果，配合肿瘤序列治疗。这些现代医学的成果将会使肿瘤的综合治疗效果达到新的水平。

5. 肿瘤整形外科医师特别强调全面地掌握美容整形以及组织工程技术等相关的各种修复手段，深入研究肿瘤手术所造成的各类组织缺损情况，强调创面的美学修复、功能修复、组织再生修复，针对每一个具体的患者采用最佳的个体化治疗方案。

作为一门新兴科学，我们要建立以循证医学为基础的研究模式，并以该模式为指导思想，对肿瘤整形外科临床治疗方案的选择及安全性、疗效的确定性、伦理学审查等多方面的问题进行进一步总结和规范。展望未来，随着肿瘤整形外科学的发展，将进一步提高患者的生活质量，延长生存期，让医学和美学达到和谐统一。

（周晓　王炜）

第二节　肿瘤整形外科学的命名、性质和范围

20世纪70年代，国内杨东岳首次使用皮瓣修复了面颊部肿瘤切除术后的缺损，此后有部分医师将整形外科技术应用到肿瘤的外科治疗中，但一直未明确提出肿瘤整形外科学的概念。王炜教

授、邱蔚六院士将整形外科、显微外科技术应用于肿瘤外科，提升了我国肿瘤外科修复重建的水平。2001年，周晓等在国内外率先从整形外科学、显微外科学、美容整形学、组织工程学和循证医学等角度，详细论述肿瘤外科学与其他相关学科的关系，提出了肿瘤整形外科学的概念：肿瘤整形外科学是肿瘤外科学的一个分支，是一个融合了肿瘤外科、整形外科、显微外科、血管外科等理论和技术的体系，是以有计划的肿瘤根治性切除加一期修复重建为特征的外科交叉和边缘学科，其内涵主要是肿瘤切除后的皮肤、黏膜、肌肉、神经、骨骼及某些器官缺损的修复和重建。目前，湖南省肿瘤医院（中南大学湘雅医学院附属肿瘤医院）在头颈外科、乳腺外科等科室配备了专业的整形外科医师。事实证明，在中国的三级甲等肿瘤专科医院建立肿瘤整形外科，如头颈肿瘤整形外科、乳腺肿瘤整形外科等，可以推动肿瘤外科的进一步发展。同时，部分综合性医院的外科医师根据自己的技术特点以及执业范围，对治疗肿瘤和肿瘤切除后的修复进行了广泛的探索，例如口腔颌面外科、耳鼻咽喉科、乳腺外科、骨软组织肿瘤科等学科在肿瘤根治性切除后均不同程度地应用了整形外科、显微外科的修复技术。整形外科在肿瘤的切除与修复方面具有悠久的历史，在20世纪80—90年代，大量高难度肿瘤切除与修复手术是单独由整形外科医师或者整形外科医师与其他专业外科医师联合完成的。有些医院的整形外科大量开展了体表疑难、复杂皮肤软组织肿瘤的手术治疗。因此，有些学者认为肿瘤整形外科是整形外科的一个分支，所有的肿瘤术后的整形修复应由具有资质的整形外科医师担任，应该推广美国MD Anderson模式。中国的肿瘤整形外科发展模式以及发展方向仍需要进一步商榷。目前，肿瘤整形外科的修复方法是通过自体、异体、异种组织或人造生物材料等来修复组织器官缺损或畸形。在制订手术方案时，应充分考虑放射治疗、化学治疗、肿瘤复发、肿瘤种植、肿瘤转移及其他相关因素的影响，成立多学科协作治疗小组，制订科学合理的临床路径。在处理恶性肿瘤时，根治肿瘤是矛盾的主要方面，修复重建手术实施的目的首先是保证肿瘤病灶彻底切除干净，解决肿瘤病灶切除后的组织、器官缺损的修复和功能重建问题。肿瘤整形外科涉及的解剖部位比较广泛，与临床各科室有着密切的联系。例如修复头颈部的缺损与耳鼻咽喉-头颈外科、口腔颌面外科、眼科、脑外科相交叉；修复乳腺、躯干、肢体的缺损与乳腺外科、胸外科、普外科、手外科、骨科相交叉；修复外生殖器的缺损与妇瘤科、妇科、泌尿外科相交叉；体表肿瘤的诊断和治疗又与皮肤科密切相关。肿瘤根治术后的一期修复重建手术方案应由肿瘤外科医师亲自设计，这就对肿瘤外科医师提出了更高要求。一名肿瘤整形外科医师除必须具有扎实的肿瘤外科学、整形外科学、显微外科学、血管外科学的基础理论和精湛的手术操作技术外，还应具有麻醉学、放射治疗学、化学治疗学、热疗学、介入治疗学、微创外科学、激光治疗学、冷冻治疗学、外科营养学、组织工程与再生医学、康复医学、伦理学、心理学、计算机科学等相关学科的基础知识。工作中注意以下几个方面的问题：①专业的肿瘤整形外科医师应该具有美容主诊医师执照或者整形外科主治医师以上的资质，能够做到依法执业。②遵循医疗道德规范，具有高度的医疗责任感，在医疗活动中切勿有任何欺骗或夸大其词的行为。避免在条件或时机不成熟的情况下直接以患者为实践对象。③对自己的能力有正确认识，不做无把握的手术。④患者入院时，针对疑难病例一定要注意组织多学科专家会诊，并制订科学合理的序贯治疗方案。⑤凡从事肿瘤整形外科的医师，需经过严格的整形外科和显微外科、血管外科技术操作的正规培训，特别是在专业的肿瘤整形外科或者国家级整形外科培训基地进修一年。在完成肿瘤整形手术时，尽量做到精细修复，尤其是对缺损亚单位的修复与功能重建，手术的操作注意符合美容整形外科的手术原则。⑥研修医学审美知识，提高自身审美水平。⑦研修医学心理学知识，提高对患者心理问题的识别能力和指导能力。

（周晓　曾勇）

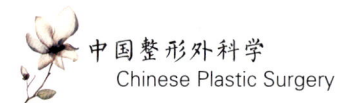

第三节　肿瘤整形外科的治疗原则

肿瘤整形外科目前是肿瘤外科与整形外科交叉的一个领域，它们在治疗对象上有部分重叠。肿瘤整形外科的治疗首先必须符合肿瘤外科的治疗原则，肿瘤外科的治疗主要指恶性肿瘤的外科治疗。恶性肿瘤具有浸润性和转移性，大多数恶性肿瘤不仅在局部出现浸润性生长，还出现癌灶周围淋巴结转移和远处转移。基于肿瘤的以上特性，其外科治疗除遵循外科学一般原则外，还应遵循肿瘤外科自身的基本治疗原则。关于肿瘤外科治疗的一般原则现归纳为3条，即外科治疗前病例的选择，治疗中术式的把握，以及治疗过程中强调个体化基础上的综合治疗原则，注意点如下：

1. 依据不同肿瘤疾病的特点，选择适宜的病例实施外科治疗。肿瘤外科治疗与病理学诊断密切相关，病理学诊断能提供肿瘤组织学类型、组织学分级、原发部位和手术切缘是否安全等重要结果，它是医师治疗最重要依据，是诊断和治疗的"金标准"。临床诊断和分期包括原发癌灶的大小、区域淋巴结情况及转移部位，能全面反映患者的基本情况，了解恶性肿瘤的一般生物学特性，有助于外科医师对手术的确定和术式的选择。

2. 最大限度地切除肿瘤组织，最大限度地保留器官和机体的正常功能。1894年，Halsted发明了经典的乳癌根治术，就已奠定了"两个最大原则"，目前已为广大肿瘤外科医师所接受。当两个原则发生矛盾时，后者应服从前者。但是，切除过多的组织影响器官功能，则要减小手术范围。需要强调的是术前评估是相对的，大部分肿瘤外科手术要根据术中的探查情况确定具体术式，如肿瘤是否切干净是以术中快速病理切片确认切缘是否有癌来做最后的决定。

3. 充分认识外科治疗的局限性，遵循肿瘤个体化基础上综合治疗的原则。我们仍然强调早期发现、早期诊断、早期治疗这一肿瘤治疗的一般原则；我们也应当遵循不同肿瘤疾病的发展规律，合理地掌握好肿瘤外科治疗的适应证，既反对无原则的过度的外科治疗，也不赞同过分消极保守的态度，使一些患者失去了手术治疗的机会。今天肿瘤外科治疗的目标不仅是使肿瘤患者获得更长的生存期，而且要有更好的生活质量。肿瘤的治疗不是单一学科的治疗，提高疗效的关键是提倡多学科合作的综合治疗。凡是需要进行肿瘤整形外科治疗的患者，术前根据肿瘤专科情况、全身情况评估，以患者为中心，充分体现个体化治疗的特点，由肿瘤外科、整形外科、放射治疗、化学治疗、病理科、影像学、心理学等相关学科专家联合会诊，制订出最佳的综合治疗方案，并根据疗效进行实时调整的治疗模式即肿瘤的多学科综合治疗模式（multi-displinary team，MDT）。该方案的制订主要依据肿瘤的生物学特性、临床分期及全身情况而定。过去曾过分强调扩大手术切除范围，后证实并不能提高生存率。随着外科水平的日益提高，肿瘤外科越来越向个体化的方向发展。目前对较晚期的肿瘤，可考虑术前行化疗、放疗或化放疗联合等治疗方法，即新辅助治疗，清除隐匿的转移灶，减少术后复发转移；缓解疼痛等临床症状；明确肿瘤对化疗的敏感程度，为术后选择化疗方案提供依据等，其目的是通过降期来提高手术切除率。

肿瘤整形外科的手术常常分为原发灶组和供区皮瓣制备组。由于原发灶组医师的衣物、手套与器械在切除肿瘤的过程中可能携带肿瘤细胞，故在完成肿瘤根治手术后应将使用过的手套及手术器械等可能被肿瘤细胞污染的物品及时更换。原发灶组的医师一定要有严格的无菌意识以及无瘤意识。原发灶组的人员如需参加皮瓣制备组的手术操作，必须更换无菌的手术衣及手套。原发灶组使用过的手术器械严禁用于皮瓣制备的手术过程。

无瘤原则内容如下：①术前检查要轻柔，防止粗暴检查，减少检查频率，如头颈部恶性肿瘤患者穿刺次数过多或多次活检均易造成癌细胞脱落。②癌症手术要尽量减少局部麻醉，局部麻醉可使局部压力增高，增加肿瘤细胞播散的风险。肿瘤活检术与根治术间隔时间越短越好，提倡术中快速冰冻病理检查。如对高疑乳腺癌时，应行术中快速冰冻病检，少行常规病理检查。③手术探查注意动作轻柔，按照由远及近的顺序，最后探查癌灶周围。④术中要采用严密隔离技术，创面及切缘应用纱布垫保护。对于侵犯浆膜外者，术中用纱布或无菌薄膜覆盖，以期减少术中癌细胞的脱落和种植。手术中尽量使用电刀或超声刀，沿手术间隙层面进行锐性分离，少用钝性分离。电刀或超声刀可使小的淋巴管或血管封闭，减少癌细胞进入脉管的机会，同时具有杀灭癌细胞的功能，而钝性分离挤压则易引起癌细胞播散。⑤手术中不切割癌灶组织，处理癌灶周围血管应尽量先结扎静脉，再结扎动脉，这样可减少术中癌细胞进入血液循环的发生率，减少肿瘤血行转移的可能性。淋巴结的清扫也应由远及近，并尽可能做到癌灶和淋巴结整块切除，减少癌细胞的淋巴管转移。根据肿瘤生物学特征决定手术切除范围，切缘要无癌，并有一定的正常组织。⑥标本完整切除后，手术医师和洗手护士应更换手套和器械，创面予以大量42℃蒸馏水冲洗，也可用碘伏水或化疗药冲洗，以减少创面和体腔癌细胞残留的可能性。

对于肿瘤整形外科的各类手术，在无瘤原则及无菌原则的指导下，需要进一步制订严格的无瘤操作规程。

（周晓　左朝晖）

第四节　肿瘤诊断及TNM分期

正确的肿瘤诊断和TNM分期是治疗肿瘤和进行肿瘤整形手术的先决条件。肿瘤诊断包括肿瘤病理学诊断、肿瘤标志物分子诊断以及影像学诊断，对恶性肿瘤还应该包括病变的恶性程度及分期，以指导医师选用合理的治疗方案。由于目前恶性肿瘤的治疗手段大多会对机体的功能产生永久性损伤或有较严重的毒副反应，所以在绝大多数情况下，恶性肿瘤治疗前应获得正确诊断，很少采用诊断性治疗。肿瘤外科的肿瘤诊断及TNM分期是由国际抗癌联盟提出，目前被广泛采用的分期法，肿瘤整形外科也采用该分期法。

一　肿瘤诊断

肿瘤诊断也是一个多学科的综合分析过程，主要依赖病理学诊断、肿瘤标志物分子诊断以及影像学诊断。

（一）病理学诊断

病理学诊断主要包括细胞病理学诊断和组织病理学诊断，前者是依据脱落细胞学或穿刺细胞学以及外周血涂片检查而作出的肿瘤诊断，此方法取材方便且易被接受，被临床广泛应用；后者是肿瘤组织经空心针穿刺、钳取、切取或切除后，制成病理切片进行组织学检查而作出的诊断。目前免疫组织化学检查是一种新的病理学诊断，其原理是利用特异抗体与组织切片中的相关抗原结合，经过荧光素、过氧化物酶、金属离子等显色剂的处理，使抗原-抗体结合物显现出来，具有特异性强、敏感性高、定位准确、形态与功能相结合等优点，对提高肿瘤诊断准确率、判别组织来源、发现微小癌灶、正确分期及恶性程度判断等有重要意义。在各种肿瘤诊断技术中，病理学诊断至今仍被称为"金标准"。但病理学诊断也有一定的局限性，其原因与临床医师标本获取、制片质量和业务水平有一定关系，故病理学诊断常须依赖临床表现、手术所见、肉眼变化和光镜形态等特征综合判断后作出。

（二）肿瘤标志物分子诊断

肿瘤标志物是伴随肿瘤出现，由肿瘤细胞产生和分泌，反映了体内肿瘤的存在，具有敏感性高和特异性强的特点。它包括：① 酶类肿瘤标志物，如前列腺特异性抗原（PSA）、基质金属蛋白酶（MMP）和碱性磷酸酶（ACP）等；② 激素类肿瘤标志物，如人绒毛膜促性腺激素（hCG）等；③ 胚胎抗原类肿瘤标志物，如甲胎蛋白（AFP）和癌胚抗原（CEA）等；④ 糖蛋白类肿瘤标志物，如CA-125等；⑤ 受体类肿瘤标志物，如表皮生长因子受体（EGFR）等。

（三）影像学诊断

影像学诊断是指通过某种方法形成人体组织或器官的影像而作出的诊断。影像学诊断在肿瘤早期发现、诊断和治疗中起着非常重要的作用，包括X线、计算机断层扫描（CT）、磁共振成像（MRI）、核医学、超声医学和介入放射学等学科，各学科检查互有优势和缺陷。超声检查属无创伤性检查技术，可重复观察，易操作，但缺乏特异性；MRI对组织分辨率极佳，解剖结构和病变显示清楚，但对体内有心脏起搏器或磁性物质的患者，不能检查。现有的X线、CT及MRI技术可提供肿瘤原发灶及中晚期转移灶较为准确的定位信息，但对恶性肿瘤早期转移病灶的判断及肿瘤浸润边界的准确界定效果欠佳，因这些早期转移的肿瘤细胞数量较少，尚未造成显著的解剖结构变化，而局部病理组织特征和代谢状况已发生了质的变化。准确判断早期转移病灶和肿瘤浸润情况对手术方案有决定性作用，PET-CT的研发和应用较好地解决了这一问题。PET-CT结合了PET（正电子发射计算机断层显像）主要用于显示组织代谢变化与CT主要用于显示组织结构的优点，可在早期发现能量代谢异常的肿瘤细胞并准确定位，为肿瘤整形外科医师提供了评估肿瘤病情、制订手术方案的可靠依据。

二、肿瘤分期诊断

在明确病变性质以后，恶性肿瘤的分期有助于合理制订治疗方案，正确地评估疗效、判断预后，故应在治疗开始前尽量完成临床分期诊断。TNM分期法是肿瘤诊断的前提条件。T是指原发肿瘤（tumor），N是指区域淋巴结转移（lymph node），M为远处转移（metastasis）。再根据癌灶大小及浸润深度等在字母后以0~4的数字，表示肿瘤发展程度：1代表小，4代表大，0为无，以此3项决定分期，临床无法判断肿瘤体积的则以T_x表示。肿瘤分期有临床分期（cTNM）及术后的临床病理分期（pTNM），其具体标准由各专业协定委员会制定。如甲状腺癌分期如下：Ⅰ期为$T_1N_0M_0$，Ⅱ期为T_2或$T_3N_0M_0$，Ⅲ期为$T_4N_0M_0$或任何TN_1M_0，Ⅳ期为任何TNM_1。

（周晓　左朝晖）

第五节　放、化疗对肿瘤整形外科皮瓣修复的影响

放射治疗（简称放疗）是肿瘤综合治疗模式的组成部分，放射治疗所导致的不可避免的放射性损伤对外科手术后切口的组织愈合与肿瘤整形外科皮瓣及术后缺损的修复整形究竟带来什么样

的影响，这是我们肿瘤医学工作者们必须研究和解决的问题。

组织愈合是一个复杂但有序进行的组织对创伤反应和修复的生物学过程。从理论上说，组织愈合可分为3个阶段：炎症期、纤维组织增生期、瘢痕形成修复期。放射性损伤伤口愈合与普通伤口愈合的主要区别在于，放射治疗可以导致早期的炎症反应受到明显抑制，肉芽组织生长成熟减慢，上皮覆盖过程滞后，伤口愈合过程延迟。

术前放疗可消灭亚临床病灶，即消灭目前用影像等手段尚无法检测到的微小病变，同时使肿瘤缩小、粘连松解，增加手术切除率，使原来不适于手术或不能手术的患者能够手术，使手术范围缩小，较好地保存患者手术后的生理和生活能力。但是，术前的放射治疗可能诱发包括一过性皮肤红斑、脱毛、干性或湿性脱屑等皮肤和结缔组织早发反应，以及表皮萎缩，汗腺、皮脂腺、毛囊萎缩、溃疡、坏死等迟发性损伤。在受辐射区域施行手术时，受辐射皮肤的迟发反应和慢性血管损伤可能会扰乱伤口愈合的过程，并增加术后并发症发生的风险。

术后放疗用于手术切除不彻底而残存病灶者，或按肿瘤发展规律有癌存在可能，或敏感性与恶性度高的肿瘤。在手术中对可疑残留区，应用金属夹子标记，便于术后定位放疗参考。术后放疗对于提高肿瘤整形外科术后局控率，尤其是对防止手术切除安全边缘不够致使病例复发具有重要的意义。同样，术后放疗可以引起细胞外基质（ECM）、细胞因子分泌水平变化，并可引起伤口周围的微血管基膜降解、通透性增加，导致血浆成分丢失、血栓形成等，使局部血供不佳，从而对手术伤口的愈合产生影响。

术前及术后放射治疗时机与剂量选择是大家关注的问题。有研究提示，术前3～6周的时间间隔是安全的，因为这时期辐射后的早发反应大部分已经消退，而迟发的微血管损伤和纤维化还没有发生。此时由放射治疗所导致的术后并发症发生率较低，术前放射治疗剂量予以40～50Gy，能够达到临床疗效，同时可较好地避免严重副反应的发生。术后放疗最迟应在术后6周内进行，对高危险复发患者的术后放疗最好在术后4周内开始，如果术后放疗开始时间离手术日较长则不利于控制残余肿瘤，增加肿瘤复发的机会。术后放疗的时间有一定要求。通常放射治疗剂量为60Gy，如果切缘阳性，局部复发危险性大的患者应该加量至70Gy。

对于根治性放疗达到设计照射剂量后仍有肿瘤残留，密切随访观察3个月后仍未消失，或消退后又复发，临床上采用局部切除或淋巴结清扫术予以挽救。目前临床上恶性肿瘤的放射根治剂量一般为60～75Gy。其在治疗肿瘤的同时，正常组织也会因放射损伤而瘢痕化，毛细血管变性，伴有不同程度的组织坏死，此类损伤往往在放射治疗结束后数月甚至数年都不能完全恢复正常。在根治性放疗后的组织中进行手术，术后组织的愈合能力大大下降。因此，根治性放疗后的肿瘤整形外科手术治疗仍然存在争议。

随着整形外科技术的不断发展，各种自体皮瓣修复手段的增多，为部分根治性放疗后的患者提供了修复方法。目前笔者所在医院使用较多的方法主要有带血管蒂肌皮瓣移植重建，如背阔肌肌皮瓣、双蒂斜方肌肌皮瓣等；游离皮瓣移植重建，如前臂桡侧皮瓣、股外侧皮瓣、腹壁下动脉为蒂的腹直肌肌皮瓣等。

乳腺癌根治术后仍须行综合治疗。应用放疗后胸前壁皮肤易出现放射性溃疡，因放疗后局部皮肤软组织纤维化、血供差，溃疡逐渐扩大且伴有感染和深部骨组织外露，溃疡创面换药常不能愈合，溃疡切除后常不能利用植皮方法修复创面，而需应用皮瓣带蒂转移或吻合血管游离移植修复。

由于根治性放射治疗使得位于放射野内的血管受到放射线的损伤，会产生血管内膜炎、内膜脱落、血管缩窄等和根治性放疗后的其他组织损伤，一般不选择根治性放疗区的组织作为皮瓣的供区和游离皮瓣受区吻合的血管。为了提高游离瓣的成功率，宜采取以下措施：①彻底清除坏死组织，避免术后感染；②选用口径大的血管的游离瓣，因为大血管吻合口不易发生血栓；③选用血管蒂长的游离瓣，尽量避免因血管蒂长度不够而需行静脉移植；④尽量采用粗大的受区血管；

⑤放疗后的动脉内膜易从血管壁分离和脱落，因此应采用"直视"的血管吻合技术；⑥游离组织瓣移植术后注意进行血供监测，必要时重新吻合血管。

根治性放疗后手术治疗的适应证和禁忌证有待今后深入研究和探讨。

接受肿瘤整形外科手术的患者往往在术前已经接受多程化学治疗（简称化疗），而且整形术后也多要求进行一定疗程的术后辅助化疗。化疗对这些患者的皮瓣设计、皮瓣供区选择和皮瓣存活以及血运重建等方面均可能存在影响。综合肿瘤外科的临床文献报道，一些研究认为接受化疗后的病灶组织脆性增加，解剖游离血管难度增加，手术的并发症增多，术前诱导化疗导致的血管内膜损害可能影响皮瓣的成活；也有人认为术前诱导化疗不增加即时组织瓣移植的并发症，也不影响肿瘤整形术后的恢复时间。到目前为止，国内外有关化疗对组织影响的基础性研究较为少见，而以临床患者为研究对象时，由于试验条件、患者的依从性、手术术式选择以及经济承受能力方面的差异难以控制，得出的结论往往并不可靠，所有这些都值得我们进一步探讨。

（周晓　王晖　王伟）

第六节　术后放疗对肿瘤整形外科皮瓣修复的影响

一　术后放疗的优势

术后放疗的优势在于：术后放疗不耽搁手术时间；术后放疗可根据术中具体所见、手术切除情况、术后病理检查结果等，更精确地制订放疗的靶区，可根据术后手术范围内的肿瘤亚临床病灶，包括区域淋巴结的转移病灶决定照射靶区及剂量。术后放疗可比术前放射治疗给予更高的剂量，即术后对已知残余病灶或高危的体积给予较大的放射治疗剂量，从而有效地控制肿瘤。

术后放疗的缺点是必须等待伤口愈合才能开始。由于手术改变了瘤床部位的血管分布，可能影响局部供血，导致残留病灶或瘤床亚临床病灶的乏氧细胞增多，进而影响放疗的疗效。

二　术后放射性损伤对组织愈合影响的基础机制研究

术后放射性损伤对组织愈合的影响主要包括以下几个方面：

（一）细胞外基质的变化

损伤创面愈合的速度和质量与细胞外基质（ECM）的成分有重要的关联性。伤口中的细胞外基质主要由巨噬细胞、成纤维细胞、血管内皮细胞和表皮细胞等合成分泌。细胞外基质不仅对细胞起连接、支持作用，而且还能控制细胞的生长、分化，调节细胞的基因表达，影响细胞的代谢和运动。胶原的含量决定创面的牵张强度。弹力纤维的主要功能是决定组织和伤口的弹性，此外还能影响成纤维细胞的立体形态。

Midwood等的研究显示，放射损伤后纤维化的正常组织中可以发现大量的Ⅰ、Ⅳ型胶原的表达以及不正常的胶原交叉结合，并有细胞外基质成分的沉积。

(二)细胞因子的变化

经放射处理后的伤口中巨噬细胞的吞噬功能明显下降,巨噬细胞释放的肿瘤坏死因子α(TNF-α)、白介素1(IL-1)等细胞因子减少。而细胞因子在创伤愈合过程中具有重要作用,特别是转化生长因子(TGF)、成纤维细胞生长因子(FGF)、血小板源性生长因子(PDGF)和血管内皮生长因子(VEGF)等与创伤愈合息息相关。放射治疗可影响创伤局部细胞因子含量变化,从而影响创伤的愈合。

转化生长因子β(TGF-β)是多功能基础抗炎细胞因子,由血小板、成纤维细胞、巨噬细胞、白细胞产生。TGF-β的含量与胶原的合成、伤口愈合时间、伤口愈合组织的张力以及瘢痕的密度有一定的关联。TGF-β水平下降,胶原沉积减少,这些都是伤口裂开的因素。成纤维细胞、内皮细胞、平滑肌细胞和软骨细胞都产生FGF。FGF的功能是促进微血管内皮细胞的增殖,从而加速新血管生长。FGF通过旁分泌的方式,对早期生长因子IL-1进行必要的刺激,而后者在内皮的修复中起重要作用。成肌纤维细胞是一种特殊的成纤维细胞,胞浆中含有肌细丝,有收缩功能,其在创伤愈合过程中的主要作用是引起伤口收缩,以尽快缩小创面,加速愈合。成肌纤维细胞的缺乏也会使创面难以缩小,从而延迟愈合。

巨噬细胞是PDGF、EGF、IL-1、前列腺素、TNF等的重要来源,它的缺乏会严重影响伤口愈合。

(三)创伤环境的变化

放射治疗可引起伤口周围的微血管基膜降解、通透性增加,导致血浆成分丢失、血栓形成等,使局部血供不佳。进一步照射后,血管内皮细胞的增殖功能受到抑制,血管进一步受损,进而造成伤口区域缺血、缺氧,外周白细胞数量下降,导致创伤后局部易发生感染。而这些环境的变化,均不利于伤口愈合。

三、术后放疗对肿瘤整形外科皮瓣的影响

(一)乳房重建手术之后的放疗

在乳房重建之后进行放射治疗常见于一期缺损修复后术后病理证实需要术后放疗的患者。

对于术前已决定行术后放疗的患者,选择二期修复可以避免放疗的延迟和可能得到的不够完美的美容效果。然而,有些患者在术前临床检查淋巴结阴性,乳房缺损进行了一期修复,术后才知道需要进行放射治疗。对于这些术前临床检查淋巴结阴性的患者,术中不能准确地评价是否有微小转移灶存在,最后的病理报告通常要在手术后数天以后才能得到。如果患者在术中做了一期修复,术后知道需要放射治疗,那么患者无疑要面对可能发生的并发症以及不完美的美容效果,而且增加了修复后乳房的外轮廓放射治疗技术上的复杂性。

多数学者报道一期修复术后的放疗为患者带来一些并发症。Rogers等报道了乳腺切除加一期自体乳房缺损修复术后并发症的发生率。共60例患者,其中30例患者做术后放疗,另外30例患者作为对照。随访时间从手术开始计算,放射治疗组为19.9个月,对照组为17.4个月。结果显示2组感染发生率、需要皮瓣修改和对侧乳房固定术患者的比率无明显差别,但是放射治疗组脂肪坏死率、乳房纤维化或收缩发生率、皮瓣挛缩发生率高于对照组,放射治疗组的美容效果也逊于未接受放射治疗的患者。

乳腺癌切除术后乳腺修复的最适时间由是否需要术后放疗来决定。如果患者需要术后放疗,先行一期修复后进行放疗不仅美容效果会受到很大的影响,而且有较高的并发症发生率。只有在

不需要术后放疗的前提下，一期修复才是最佳的选择。

（二）口腔颌面部各种修复组织瓣的术后放射耐受性

术后进行放射治疗，可以提高肿瘤局部控制率，对修复后的组织和器官美容效果不产生明显的不良影响。Hidalgo 和 Pusic 回顾性分析了 20 例下颌骨肿瘤患者下颌骨切除术后，进行显微外科一期下颌骨修复及放射治疗的临床结果。其中有 12 例行修复术后给以放射治疗，总剂量为 60～65Gy。10 年的随访结果显示，放射治疗没有延迟骨切开部位组织的愈合，或影响移植骨的生存能力。随着时间的推移，修复所用游离骨瓣体积缩小，但是放射治疗和未经放射治疗游离骨瓣体积的丢失没有统计学差异。

王中和等报道 82 例口腔和颌面部肿瘤切除术后用组织皮瓣修复的患者，接受了 40～72Gy 的放射治疗。放射治疗中，组织皮瓣的急性反应明显低于邻近的口腔黏膜（$P<0.01$）。随访 2 年，皮瓣的晚期副作用很少发生。对进行了术后放射治疗的口腔颌面部组织瓣进行中长期观察的结果证实，各种组织瓣对常规术后放射治疗有良好的耐受性，具体表现为发生的急性放射反应均可在术后 6 周内完全消退和愈合，远期随访未见严重不良后果。这就为头颈部恶性肿瘤根治术后组织瓣立即整复的患者安全应用术后放射治疗、提高疗效提供了可靠的临床依据。口内组织瓣放射治疗耐受性优于放射野内的周围正常黏膜，组织瓣 Ⅱ＋Ⅲ级和 Ⅳ级放射治疗反应发生率明显低于正常黏膜（$P<0.01$）。其原因除组织瓣的皮肤结构比口腔黏膜有更厚的上皮层和角化层有关（耐受放射性较好）外，也可能与组织瓣新建血运轻度不足的低氧保护作用（抗放射性强）有关。放射耐受性在不同类型的组织瓣间差异并无显著性。

术后放射治疗者移植受区血循环正常。放射治疗在组织皮瓣愈合后进行，对组织皮瓣的愈合不产生明显的影响。所以，术前放射治疗患者组织皮瓣的成活率和愈合良好率明显低于术后放射治疗者。

一期整复后不便于直接观察和早期发现某些部位复发病灶，特别是深部隐蔽部位，所以对这些患者应该注意定期复查和动态观察，以便及时发现复发病灶。

四 术后放疗的时机与剂量

（一）术后放疗的时机

与术前放疗一样，术后放疗与手术间时机的选择对伤口的愈合过程也会有影响。伤口愈合对辐射最敏感的时期是：术后最初两天的炎症反应期和随后的细胞增殖期。因此，如果在术后立即行放疗，炎症反应会被抑制，而中性粒细胞、单核细胞和巨噬细胞的数量会明显下降。而在细胞增殖期，伤口内快速分化的成纤维细胞在这一阶段对放射线极其敏感，从而会导致 Ⅰ 型和 Ⅲ 型胶原纤维含量降低。所以一般不主张在手术后立即放疗。在临床应用中，将术后放疗的时间稍微延迟，就会明显减少伤口的潜在并发症。

但是从肿瘤学的角度来看，术后残留的肿瘤细胞处于更活跃的生长期，肿瘤倍增时间相对缩短，所以术后放疗就显得更为重要。而且由于手术后局部血供受影响，术后放疗间隔手术时间越长，局部血供越差，放疗的敏感性也就越差，导致放疗疗效下降。所以通常推荐术后放疗最迟应不晚于术后 6 周内进行，对高危险复发患者的术后放疗最好在术后 4 周内开始，如果术后放疗开始时间离手术日较长则不利于控制残余肿瘤，增加肿瘤复发的机会。

手术时游离组织瓣与受区的血管吻合建立有效血供固然重要，但术后组织瓣与受区间逐渐建立丰富的侧支循环即再血管化也不可缺少。张陈平等曾报道组织瓣再血管化完全建立的时间约需 3 周，因此术后放疗在术后 3 周开始比较安全。

所以，在临床实践中，术后放疗时间可依临床需要和组织瓣愈合的具体情况决定。当组织瓣长宽比例适当、血管吻合通畅，术后放疗可提前到术后2周开始。这对术中切破肿瘤、肿瘤切缘过近、切缘阳性或肿瘤残留病例提高疗效极为重要。对组织瓣愈合较差的病例术后放疗开始时间宜适当推迟。

（二）术后放疗的剂量

术后放疗应用于局部晚期肿瘤，大块病变已被手术切除，手术切缘可能阴性或阳性，手术野需要放疗以加强局部或区域性病变的控制。术后放疗剂量有一定要求，通常为60Gy。如果切缘阳性，局部复发危险性大的患者应该加量至70Gy。

王中和对114块口腔颌面部修复组织瓣进行术后放射治疗（4000~7200cGy，4~7.5周）反应的近期和远期观察，并以放射野内相邻正常口腔黏膜或皮肤为自身对照，结果发现组织瓣的急性放射反应（包括红肿、糜烂或溃疡）的发生率明显低于相邻的正常组织（$P<0.05$），且出现晚、程度轻，放射治疗后可完全消退，远期反应也不常见，不同类型修复组织瓣的放射治疗耐受性差异无显著意义；放射治疗后114块组织瓣中112块（98.2%）全瓣成活。结论：口腔颌面部修复组织瓣有良好的放射治疗耐受性，可安全接受全疗程的常规术后放射剂量照射。

五　减少放射性损伤的措施

鉴于放射性损伤具有上述特点，而且溃破后所致的坏死溃疡颇为难治，经久不愈者，局部溃疡组织甚至可能癌变，因此放疗过程中注意放射剂量的个体化以及放疗方案的选择，同时加强辐射防护及对放疗患者的皮肤保护尤为重要。为了控制、改善或防止放射性损伤，许多学者都在努力寻找预防和治疗放射性损伤的方法。

（一）加强对症处理

放射性损伤导致组织细胞代谢发生障碍，再生能力受到抑制，常伴有严重感染和组织坏死，加强局部皮肤护理，多次换药预防局部污染尤为重要。对坏死纤维组织可用糜蛋白酶或弹性酶软膏去除，有利于控制感染。对感染创面做细菌培养，选择敏感抗生素，局部应用或静脉滴注，促进肉芽生长和愈合。加强对症支持治疗，加强营养，并予以免疫治疗，通过提高机体免疫力来促进愈合。

（二）手术治疗

对于慢性放射性皮炎反复溃破、有明显恶化趋势，放射溃疡药物治疗不明显或为了缩短疗程、防止恶变的患者，往往采用手术治疗。手术旨在切除皮损并按局部创面情况选择不同的覆盖创面的修复方法。

慢性溃疡的切除范围要足够大，边缘超出正常皮肤1cm左右，将溃疡周围萎缩、变薄、有色素改变的病变皮肤与溃疡一并切除；理想深度为清创后创面基底露出正常质地和有活跃出血的组织，对一些变性的软骨或骨组织也应予以清除。

创面的修复方法要依据创面的性质、切除的范围和深度，以及创面基底情况和所在部位而定。较常见的有皮片移植、局部任意皮瓣、轴型皮瓣等皮肤移植和大网膜移植等，可以取得良好的治疗效果。

（三）采用高精度放疗，尽量减少正常组织损伤

21世纪前后，由于分子生物学、放射物理学的迅速发展，以及发达的计算机技术、影像学技

术的积极介入，肿瘤放射治疗学已经取得了突飞猛进的进展。以三维适形调强放射治疗为主的高精度放射治疗与昔日的二维常规放射治疗已不可同日而语，高精度放射治疗可以大大改进高剂量区与靶区形状的适形度，进一步缩小治疗体积，能最大限度地减少正常组织受照剂量。

三维逆向调强适形放射治疗计划使高剂量分布区与靶区的三维形状的适合度较常规治疗计划有了极大的提高；进一步减少了周围正常组织和器官卷入射野的范围。因靶区剂量分布的改善和靶周围正常组织受照范围的减少，可使靶区处方剂量进一步提高，周围正常组织的剂量减低，进而降低了放射治疗的并发症，尤其适用于位于复杂解剖结构中，形状比较特殊，甚至多靶点的肿瘤局部的治疗，可显著减少术前及术后放射治疗患者的并发症和改善患者生存质量。

（四）干细胞对放射损伤创面的促愈作用

近年来随着干细胞工程技术的兴起，将干细胞应用于骨、软骨、肌腱、肌肉等的修复的报道屡见不鲜。针对局部修复细胞数量较少和增殖抑制是合并全身或局部放射损伤的创面难愈的根本问题，Majumdar等将具有向修复细胞分化能力的骨髓间充质干细胞应用于局部合并放射损伤的创面。将自体骨髓间充质干细胞（human marrow-derived mesenchymal stem cells）植入创伤局部后，将移植骨髓间充质干细胞的创面与对照创面比较，植入骨髓间充质干细胞组创面愈合速度比对照组快，肉芽组织也比对照组生长旺盛、鲜嫩，肉芽组织中毛细血管和成纤维细胞含量丰富；合成胶原的基本物质羟脯氨酸含量比对照组明显增高，Ⅰ、Ⅲ型胶原的形成也比对照组增加，表明骨髓间充质干细胞对创面具有明显的促愈效应。

骨髓间充质干细胞在创面局部微环境作用下，可能直接分泌细胞外基质参与组织的修复。将骨髓间充质干细胞直接移植，对局部合并放射损伤的创面具有明显的促愈效应，一方面是由于植入的骨髓间充质干细胞本身或其分泌的细胞因子能促进伤口周围的炎症细胞和修复细胞向创面移行、增殖，及早启动修复，增加局部修复细胞的数量；另一方面创面局部微环境也可以影响植入骨髓间充质干细胞蛋白和基因的表达，创面局部微环境可诱导骨髓间充质干细胞向修复细胞演变或（和）分泌细胞外基质参与组织的修复，有可能在创面局部微环境作用下演变成修复的主要细胞——成纤维细胞参与组织的修复。干细胞与创面局部微环境的相互作用影响了创面的愈合。

（五）改善局部供氧

改善伤口局部供氧情况，能加强白细胞的杀菌能力，促进血管和上皮形成，对创伤的愈合过程很有益处。

高压氧治疗（hyperbaric oxygen therapy，HBOT）能促进血管再生，对于受到辐射损伤的组织有愈合作用，而且对于放疗后数月或数年发生的软组织损伤也有治疗作用。HBOT可以促进这些组织的血液供应，从而加快组织愈合。

（六）细胞因子

放射性皮肤损伤使多种细胞因子及其受体表达明显降低，临床治疗中使用生长因子治疗放射性溃疡取得较好的疗效。

机体受创伤后，局部便有血小板聚集和脱颗粒，释放各种生长因子，包括PDGF、TGF-β、EGF、胰岛素生长因子1（IGF-1）等。$TGF-\beta_1$在改善放疗后大鼠手术切口愈合及皮瓣成活中有积极作用，可增加手术切口的抗张强度，并促进皮瓣成活。全身应用造血生长因子白介素3（IL-3）、集落刺激因子（GM-CSF）以及白介素1（IL-1），可以加速造血系统功能的恢复，使全身状况得到好转，有利于局部创伤愈合。

现在市场上已有成品外用重组牛碱性FGF，商品名贝复济，外用可修复慢性创面。其主要机制是增加伤口中的胶原含量，从而提高修复组织的机械力。总之，FGF参加组织修复调控的全过程，包括调控炎症反应，诱导毛细血管增生，加速上皮和肉芽组织生长，对伤口愈合有显著促进作用。

由于巨噬细胞可以产生多种促进组织愈合的细胞因子，Zuloff Shani研究了一种治疗顽固性溃疡的新方法，即在无菌条件下，从健康献血者的血中提取巨噬细胞。在制备过程中，巨噬细胞在低渗环境下被激活，以增强其修复伤口的各种功能。这些细胞可通过局部注射途径及直接滴注伤口法而发挥作用，未发现任何副作用。

（周晓　王晖）

第七节　化疗对生物组织的影响

根治性手术切除是目前大多数肿瘤的重要治疗措施，然而手术切除在治愈肿瘤的同时，往往造成严重的功能缺陷或者外观缺损，极大地影响了患者的生活质量，因此越来越多的肿瘤患者有术后修复重建的要求。与普通整形外科患者不同，接受肿瘤整形外科手术的患者往往在术前已经接受多程化疗，而且整形术后也多要求进行一定疗程的术后辅助化疗。化疗对这些患者的皮瓣设计、皮瓣供区选择和皮瓣成活以及血运重建等方面均可能存在影响，但目前对此尚缺乏系统研究。

一、术前诱导化疗及术后辅助化疗对肿瘤整形外科的理论和技术提出了新的挑战

由于肿瘤复发或转移的风险存在，肿瘤整形外科手术往往要求有一定疗程的术前诱导化疗。借鉴已有的研究结果，术前诱导化疗具有以下优点：①使肿瘤缩小，提高手术的切除率，降低整形手术难度甚至使整形手术免于进行，从而尽可能地减少形态缺损和功能丧失；②消灭微小转移灶，避免体内可能潜伏的微小转移灶在术后快速增殖，使肿瘤细胞活力降低，在手术时不易播散；③可能杀灭对化疗敏感的肿瘤细胞和消除亚临床转移灶，控制和减少整形术后肿瘤复发，延长患者术后的无病生存期，从而间接保证整形外科的手术质量和疗效，提高整形外科手术的成功率和手术价值。

术后化疗是控制、消灭残存和微小转移灶的重要手段，在预防局部复发和远处转移方面起到积极作用。大量试验或研究表明，手术后残存肿瘤细胞可大量进入增殖周期，肿瘤生长加速，增殖比例增高，对化疗的敏感性增高，此时尽早应用有效化疗可取得最佳治疗效果。因此，整形术后化疗不仅能控制局部肿瘤复发，保证整形效果，同时也是消灭远处转移、延长患者生命和改善术后生活质量的重要手段。

肿瘤整形外科不同于普通外科和肿瘤外科，肿瘤整形外科有其特殊性。一般情况下，接受整形手术的患者其肿瘤分期相对较早，或者是一些局部晚期而预计在综合治疗后长时间内不会复发的肿瘤。这种患者中有可能实施比较成功的根治术和整形术。但是，对于局部晚期的肿瘤患者，局部是否能够根治，术前有时难以判断，常常需要配合放射治疗以及化学治疗。因此，肿瘤整形外科需要研究放射治疗以及化学治疗对整形技术的影响。

另外一种情况是临床医师根本没有选择的余地，许多病例病情较晚，或者系肿瘤复发，在进行整形手术以前已经接受了包括根治术、放疗、化疗在内的多程综合治疗。对这些分期相对较晚

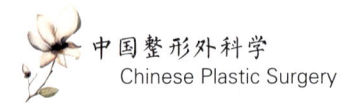

而又具有整形手术指征的病例而言，是否需要化疗和化疗给予的最佳时期都有待进一步研究。

对于那些化疗敏感的肿瘤，术前化疗一般是有益的。对于化疗相对不敏感的肿瘤，在给予术前化疗的过程中则不可避免地有少数病例出现病情恶化，出现转移或新的病灶，这样，通过术前化疗达到疾病降期以使手术易于切除及控制转移的目的就完全没有达到。对于原来某些本可以手术切除肿瘤的病例，则因病情恶化出现新的转移病灶而错过了手术治疗时机。这些患者给予术前化疗有无益处不得而知。此类化疗不敏感患者术前是否应该给予化疗，术前化疗过程中如何预测和避免病情恶化，或者是否应该根据肿瘤分期决定化疗与否，这都是肿瘤整形外科的术前化疗需要解决的难题。目前的研究方向是根据肿瘤的分子病理特点，预测化疗的敏感性，制订相应的治疗方案。

随着生命科学和生物化学的进步，涌现出了许多副反应小、疗效好的化疗药物；循证医学的发展和多中心联合研究的出现，使越来越多的化疗方案日趋完善；肿瘤多学科综合治疗模式的运用，使得化疗在肿瘤治疗中的作用得到了新的认识，即使是一些对化疗相对不敏感的肿瘤，也开始注重术后化疗的研究。应该说，术后化疗在遏制肿瘤细胞生长和延长患者生存期方面做出了巨大的贡献。出于对肿瘤复发和转移的恐惧，患者和医师往往都倾向于给予一定疗程的术后化疗，肿瘤整形外科患者亦不例外，因为即使是极为成功的根治术和整形术也可能出现术后肿瘤复发。但是仍然有几个问题值得注意：①早期肿瘤的整形术后是否需要化疗；②怎样根据肿瘤的病理特点和患者的遗传背景信息，预测整形术后是否需要化疗；③化疗与放疗的序贯治疗问题。这些均缺乏系统的相关研究，也没有可供指导规范化治疗的统一标准，有待我们进一步研究。

二 化疗对生物组织的影响

化疗药物对生物组织无疑存在影响，也给肿瘤整形外科的理论和技术提出了新的要求，例如临床发现注射过化疗药物的血管常常受到损害，表现为血管内膜炎症、血管闭塞、血管僵硬等，那么静脉直接注射部位是否仍然适合于作为皮瓣供区？非静脉注射部位的血管较静脉直接注射部位的血管有何组织学或超微结构上的差异？这些问题都有待于进一步研究。

即使是非肿瘤性的普通整形外科手术，也需要有较长的创口愈合时间，而肿瘤的特殊性往往要求肿瘤整形术后进行及时化疗以减少肿瘤复发。对于一般情况远较正常人为差的肿瘤患者而言，化疗是否对其整形手术后的组织修复和创口愈合产生不良影响？借鉴新辅助化疗与根治性手术治疗的一些研究，一般认为新辅助化疗将增加手术的难度和术后并发症，包括术中出血量明显增加、解剖游离血管难度增加、手术时间相对延长、术后心律失常发生率明显增多、伤口延迟愈合等。但也有一些研究认为新辅助化疗并不增加术后并发症和死亡率，化疗对肿瘤整形患者的组织愈合并无影响。肿瘤整形外科手术往往涉及多种组织瓣移植、多部位手术甚至有异体组织的移植，是比较复杂而精细的手术。肿瘤整形外科成功的关键：一是肿瘤的彻底清除而不复发；二是修复组织生长良好，达到正常或近似正常的形态与功能。如果由于术前或术后化疗而影响到组织修复，那么通过整形手术而达到外观恢复和功能重建的目的就无法实现，实际上也就是整形手术的失败。因此，研究化疗对组织修复的影响将为肿瘤外科医师设计恰当的修复重建手术方案、制订合理的化疗疗程提供依据。

整形手术在修复人体功能的同时，导致了机体的创伤，使患者对化疗的耐受性降低，甚至难以完成既定的系统化疗。如果术后并发局部坏死、感染、组织瓣脱失，则会进一步延迟化疗开始时间并影响化疗的强度。而肿瘤患者术后的及时和积极化疗往往是肿瘤治愈的关键，延误化疗或者不能完成系统化疗甚至可能产生肿瘤复发、生存期缩短等负面影响。因此，在制订整形手术方案时应该考虑到手术本身对术后化疗和其他综合治疗的影响问题。

化学治疗对皮瓣的影响：

目前国内对于皮瓣与化疗的基础研究较为少见。周晓等人曾研究了顺铂与氟尿嘧啶联合化疗对腹壁皮瓣的影响，发现直接化疗过的部位进行原位皮瓣修复，其皮瓣生长无明显差别。王伟等人曾观察术前诱导化疗对实验犬隐皮瓣的影响，发现化疗直接注射部位的血管较非直接注射部位的血管有较多炎症细胞浸润及血栓形成，但短期化疗对于皮瓣愈合影响不明显。至于长期化疗药物的反复刺激部位是否仍然适合于作为皮瓣供体尚无有关报道。葛自新等人曾观察乳癌术后早期化疗对胸壁皮瓣坏死创面愈合的影响。104例乳癌Halseted术后患者分为化疗组56例，对照组48例。化疗组应用CMF方案化疗，对照组未化疗。两组之间的肉芽生成时间、换药创面愈合时间及游离皮片血循建立时间均无显著差异。还有一则报告则是关于局部皮瓣修复化疗药物渗漏致皮肤溃疡的报告，26例因化疗而致迁延性皮肤溃疡的患者经皮瓣修复后收到了满意的效果。

国外对于皮瓣与化疗的研究起步较早。1993年，Vaden S.L.等人应用顺铂和卡铂对肿瘤皮瓣与正常皮瓣进行研究，发现两者的铂分布存在差异，但该报道主要从药理学角度探讨铂类药物的分布和铂类相关性皮瓣研究模型的建立，未能进行皮瓣的在体研究，亦未就其与肿瘤整形外科相联系。运用皮瓣修复肿瘤的研究主要在头颈外科和乳腺外科方面，目前每年都有多例报道。Rapidis A.D.曾对48例眼眶肿瘤进行研究，只有10例单纯接受手术，另外38例均接受了单独放疗或放、化疗。所有病例中，19例接受了根治术加分层皮片移植术，16例接受了摘眶术和前额皮瓣移植术，7例接受上颌骨切除术加前额和颞肌瓣修补术。遗憾的是，该研究未能就化疗对皮瓣生长修复的影响进行观察。同样的情况发生在乳腺癌和口腔癌的相关文献中，尽管这些研究均提到在实施整形手术前或者手术后运用了化疗或放、化疗，并且还提出不能因为整形手术而延误辅助化疗，但均未能就化疗对整形手术的风险、创面的愈合、皮瓣的成活等影响作出分析。

三　总结

综合肿瘤外科的临床文献报道，一些研究认为接受化疗后的病灶组织脆性增加，解剖游离血管难度增加，手术的并发症增多，术前诱导化疗导致的血管内膜损害可能影响皮瓣的成活；也有人认为术前诱导化疗不增加即时组织瓣移植的并发症，也不影响肿瘤整形术后的恢复时间。到目前为止，国内外有关化疗对组织影响的基础性研究较为少见，而以临床患者为研究对象时，由于试验条件、患者的依从性、手术术式选择以及经济承受能力方面的差异难以控制，得出的结论往往并不可靠，所有这些都值得我们进一步探讨。

（周晓　王伟）

第八节　肿瘤整形外科人才培养问题与对策

目前，大多数肿瘤患者选择肿瘤专科医院进行治疗，但是也有一部分患者选择知名综合医院相应科室进行治疗。例如舌癌患者可选择肿瘤专科医院的耳鼻咽喉头颈外科，综合医院的口腔颌面外科、肿瘤科进行治疗。个别患者选择放疗科或者化疗科。对于舌癌的收治，没有明确的资格与资质的限定标准，同一病患在不同的医院治疗方案不同，治疗后的5年生存率以及生活质量有着较大的差异，尤其是缺乏达成共识的舌癌术后缺损修复方案。因此，收治舌癌的单位应该进一步规范治疗方案，并培养合格的专科医师。

(一)肿瘤整形外科医师的培养与肿瘤整形外科的设置

目前,我国大多数肿瘤医院没有设置整形外科,也没有培养具有美容整形主诊医师资格的整形外科医师或者肿瘤外科医师。在这个问题上,我们认为可以通过以下3个途径予以解决:①通过吸纳整形外科专业的硕士或博士到肿瘤专科医院开展肿瘤整形外科的工作。在拥有3名具有整形外科专科医师会员或者美容主诊医师资格证书的医师后,购买相应的整形外科设备,开展肿瘤整形外科的相关工作后,可以向省级卫生行政主管部门申请在肿瘤医院开设肿瘤整形外科。②从事头颈外科或乳腺外科等与整形外科密切相关的肿瘤整形外科医师接受肿瘤整形外科的系列培训,开展肿瘤整形外科的临床研究与经验交流。在国家承认的整形外科医师培训基地进修1年并通过国家美容主诊医师资格的考试后,可获得相应资格证书。③肿瘤专科医院邀请综合医院的整形外科医师会诊或参加肿瘤整形手术,但是这种模式不利于肿瘤整形外科医师集中精力深入开展肿瘤整形外科的基础与临床研究。

(二)肿瘤整形外科示范基地的建立

肿瘤整形外科学的发展与壮大离不开社会各界的关注与支持。业内相关工作者应该探讨在各肿瘤专科医院成立肿瘤整形外科的可行性方案,争取早日在每一所三级甲等肿瘤医院都设置肿瘤整形外科。在此基础上,在卫生行政部门的指导下,建立肿瘤整形外科示范基地,并探索建立肿瘤整形外科质量控制中心。调查我国需要进行肿瘤整形的患者的分布情况,分析我国肿瘤整形外科开展过程中存在的问题,制订相应的政策与方案,支持肿瘤整形外科的发展。

(三)肿瘤整形外科医师的专业培训和学术交流

在中华医学会和中国抗癌协会的指导下,进一步加强各分会对肿瘤整形外科的研讨,在相关的医学杂志上设立肿瘤整形外科专栏。2012年10月12日,在西安第三届全球华裔整形外科医师大会上,成立了中华医学会整形外科分会肿瘤整形外科学组。2019年在重庆市成立中国抗癌协会肿瘤整形外科专业委员会。这些组织为肿瘤整形外科的学术交流提供了专业平台。今后,广大从事肿瘤整形外科的医务工作者,可以通过这些平台交流经验,学习国内外的最新进展。同时,共同编写肿瘤整形外科学系列丛书和举办不同规格的培训班。

(周晓 王炜)

参考文献

[1] 周晓,胡炳强,罗以. 浅谈肿瘤整形外科形成的必要性[J]. 中国肿瘤,2001,10(12):694-695.
[2] 周晓,曹谊林,胡炳强. 肿瘤整形外科学[M]. 杭州:浙江科学技术出版社,2013:1-3.
[3] Gorney M. Plastic surgery as a weapon of foreign policy[J]. Plast Reconstr Surg,2005,116(7):2030-2032.
[4] Langer R,Vacanti J P. Tissue engineering[J]. Science,1993,260(5110):920-926.
[5] 汤钊猷. 现代肿瘤学[M]. 第2版. 上海:上海医科大学出版社,2000:436-447.
[6] Bobin J Y,Delay E,Rivoire M. Role of surgery in the treatment of cancer. Surgical oncology[J]. Bull Cancer,1995,82(Suppl 2):113s-126s.
[7] Parkin D M,Bray F,Ferlay J,et al. Estimating the world cancer burden:Globocan 2000[J]. Int J Cancer,2001,94(2):153-156.
[8] 曾益新. 肿瘤学[M]. 北京:人民卫生出版社,2000:1-6.

[9] Tallet A V, Salem N, Moutardier V, et al. Radiotherapy and immediate two-stage breast reconstruction with a tissue expander and implant: complications and esthetic results[J]. Int J Radial Oncol Biol Phys, 2003, 57(1): 136-142.

[10] McDowell F. The source book of plastic surgery[M]. Baltimore: Williams & Wilkins, 1977: 443-445.

[11] Maxwell G P. Iginio Tansini and the origin of the latissimus dorsi musculocutaneous flap[J]. Plast Reconstr Surg, 1980, 65(5): 686-692.

[12] Owens N. A compound neck pedicle designed for the repair of massive facial defects: formation, development and application[J]. Plast Reconstr Surg, 1955, 15(5): 369-389.

[13] Harii K. Technical advances of plastic and reconstructive surgery in cancer surgery[J]. In J Clin Oncol, 2005, 10(4): 215-217.

[14] McGregor I A. The temporal flap in intra-oral cancer: its use in repairing the post-excisional defect[J]. Br J Plast Surg, 1963, 16: 318-335.

[15] Bakamjian V Y. A two-stage method for pharyngoesophageal reconstruction with a primary pectoral skin flap[J]. Plast Reconstr Surg, 1965, 36: 173-184.

[16] McCraw J B, Dibbell D G, Carraway J H. Clinical definition of independent myocutaneous vascular territories[J]. Plast Reconstr Surg, 1977, 60(3): 341-352.

[17] McGregor J A, Reid W H. The use of the temporal flap in the primary repair of full-thickness defects of the cheek[J]. Plast Reconstr Surg, 1966, 38(1): 1-9.

[18] Achauer B M, Braly P, Berman M L, et al. Immediate vaginal reconstruction following resection for malignancy using the gluteal thigh flap[J]. Gynecol Oncol, 1984, 19(1): 79-89.

[19] Harii K, Omori K, Omori S. Successful clinical transfer of ten free flaps by microvascular anastomoses[J]. Plast Reconstr Surg, 1974, 53(3): 259-270.

[20] 张涤生. 整形外科和烧伤外科、断肢(指)再植的情结[J]. 组织工程与重建外科杂志, 2005, 1(3): 121-122.

[21] 王炜. 整形外科学[M]. 杭州: 浙江科学技术出版社, 1999: 1-15.

[22] 王炜. 整形美容外科研究和创新探索[M]. 杭州: 浙江科学技术出版社, 2015.

[23] Li Z, Cui J, Zhang Y X, et al. Versatility of the thoracoacromial artery perforator flap in head and neck reconstruction[J]. J Reconstr Microsurg, 2014, 30(7): 497-503.

[24] 周晓, 曹谊林, 胡炳强. 肿瘤整形外科学[M]. 杭州: 浙江科学技术出版社, 2013: 3-4.

[25] 邱蔚六. 邱蔚六口腔颌面外科学[M]. 上海: 上海科学技术出版社, 2008: 1247-1264.

[26] 周晓, 曹谊林, 胡炳强. 肿瘤整形外科学[M]. 杭州: 浙江科学技术出版社, 2013: 4-6.

[27] Patel H R, Linares A, Joseph J V. Robotic and laparoscopic surgery: cost and training[J]. Surg Oncol, 2009, 18(3): 242-246.

[28] Egevad L. The pathologist's role: to diagnose prostatic cancer and determine prognosis[J]. Lakartidningen, 2012, 109(8): 403-406.

[29] 郝希山, 魏于全. 肿瘤学[M]. 北京: 人民卫生出版社, 2010: 273-284.

[30] Shankar S, Pillai M R. Translating cancer research by synthetic biology[J]. Mol Biosyst, 2011, 7(6): 1802-1810.

[31] Harii K, Asato H, Nakatsuka T, et al. Reconstructive plastic surgery in cancer treatment: surgery for quality of life[J]. Int J Clin Oncol, 1999, 4(4): 193-201.

[32] Nozaki M, Sasaki K, Takeuchi M, et al. Speech rehabilitation following laryngopharyngoesophagectomy; reconstruction of a voice box using a frejejunal graft[J]. Plast Surg Forum, 1997, 20(3): 178-180.

[33] Chagpar A, Langstein H N, Kronowitz S J, et al. Treatment and outcome of patients with chest wall recurrence after mastectomy and breast reconstruction[J]. Am J Surg, 2004, 187(2): 164-169.

[34] Weikel W, Hofmann M, Steiner E, et al. Reconstructive surgery following resection of primary vulvar cancers[J]. Gynecol Oncol, 2005, 99(1): 92-100.

[35] McManus P, Sterne G D, Fatah F, et al. Immediate breast reconstruction in the West Midlands: a survey of current practice[J]. Br J Plast Surg, 2003, 56(6): 567-570.

[36] 周晓, 曹谊林, 胡炳强. 肿瘤整形外科学[M]. 杭州: 浙江科学技术出版社, 2013: 6-10.

[37] Fisseler-Eckhoff A. New TNM classification of malignant lung tumors 2009 from a pathology perspective[J]. Pathologe, 2009, 30(Suppl 2): 193-199.

[38] Shen S S, Truong L D, Ro J Y, et al. Use of frozen section in genitourinary pathology[J]. Pathology, 2012, 44(5): 427-433.

[39] Valencia A, Hidalgo M. Getting personalized cancer genome analysis into the clinic: the challenges in bioinformatics[J]. Genome Med, 2012, 4(7): 61.

[40] Jerjes W, Upile T, Radhi H, et al. cTNM vs. pTNM: the effect of not applying ultrasonography in the identification of cervical nodal disease[J]. Head Neck Oncol, 2012, 4: 5.

[41] 谷庆阳, 高亚兵, 崔彩彬, 等. 大鼠放射复合伤口愈合特点的病理研究[J]. 军事医学科学院院刊, 2000, 24(1): 40-44.

[42] Rudolph R, Vande Berg J, Schneider J A, et al. Slowed growth of cultured fibroblasts from human radiation wounds[J]. Plast Reconstr Surg, 1988, 82(4): 669-677.

[43] Gorodetsky R, McBride W H, Withers H R, et al. Effect of fibroblast implants on wound healing of irradiated skin: assay of wound strength and quantitative immunohistology of collagen[J]. Radiat Res, 1991, 125(2): 181-186.

[44] Rubin P. The Franz Buschke lecture: late effects of chemotherapy and radiation therapy: a new hypothesis[J]. Int J Radiat Oncol Biol Phys, 1984, 10(1): 5-34.

[45] Charles M W. The skin in radiological protection—recent advances and residual unresolved issues[J]. Radiat Prot Dosimetry, 2004, 109(4): 323-330.

[46] Mathes S J, Alexander J. Radiation injury[J]. Surg Oncol Clin N Am, 1996, 5(4): 809-824.

[47] Roth N M, Sontag M R, Kiani M F. Early effects of ionizing radiation on the microvascular networks in normal tissue[J]. Radiat Res, 1999, 151(3): 270-277.

[48] Fajardo L P, Berthrong M, Anderson R E. Radiation pathology[M]. Oxford: Oxford University Press, 2001: 411-420.

[49] Moore M J. The effect of radiation on connective tissue[J]. Otolaryngol Clin North Am, 1984, 17(2): 389-399.

[50] Wang Z, Qiu W, Mendenhall W M. Influence of radiation therapy on reconstructive flaps after radical resection of head and neck cancer[J]. Int J Oral Maxillofac Surg, 2003, 32(1): 35-38.

[51] 王中和, 邱蔚六, 黄光斌. 放射治疗对口腔颌面部组织瓣修复影响的临床观察[J]. 中华耳鼻咽喉科杂志, 1999, 34(3): 177-179.

[52] Tran N V, Chang D W, Gupta A, et al. Comparison of immediate and delayed free TRAM flap breast reconstruction in patients receiving postmastectomy radiation therapy[J]. Plast Reconstr Surg, 2001, 108(1): 78-82.

[53] Disa J J, Cordeiro P G, Heerdt A H, et al. Skin-sparing mastectomy and immediate autologous tissue reconstruction after whole-breast irradiation[J]. Plast Reconstr Surg, 2003, 111(1): 118-124.

[54] 屠规益, 徐国镇. 头颈恶性肿瘤手术前后放射治疗[J]. 中华放射肿瘤学杂志, 1997, 6(2): 70-74.

[55] Tupchong L, Scott C B, Blitzer P H, et al. Randomized study of preoperative versus postoperative radiation therapy in advanced head and neck carcinoma: long-term follow-up of RTOG study 73-03[J]. Int J Radiat Oncol Biol Phys, 1991, 20(1): 21-28.

[56] Sauer R, Becker H, Hohenberger W, et al. Preoperative versus postoperative chemoradiotherapy for rectal cancer[J]. N Engl J Med, 2004, 351(17): 1731-1740.

[57] 屠规益, 徐国镇. 头颈晚期肿瘤的围手术期放射治疗[J]. 中华耳鼻咽喉头颈外科杂志, 2005, 40(11): 801-804.

[58] 张宗敏,唐平章,徐震纲,等. 不同术前放射治疗剂量在下咽鳞癌综合治疗中的意义[J]. 中华放射肿瘤学杂志,2004,13(1):1-3.

[59] Wang Z H, Million R R, Mendenhall W M, et al. Treatmemt with preoperative irradiation and surgery of squamous cell carcinoma of the head and neck[J]. Cancer,1989,64(1):32-38.

[60] 毛驰,彭歆,张雷,等. 术前放射治疗对头颈部游离组织瓣移植的影响[J]. 中华口腔医学杂志,2007,42(2):67-69.

[61] Midwood K S, Schwarzbauer J E. Tenascin-C modulates matrix contraction via focal adhesion kinase-and Rho-mediated signaling pathways[J]. Mol Biol Cell,2002,13(10):3601-3613.

[62] Rogers N E, Allen R J. Radiation effects on breast reconstruction with the deep inferior epigastric perforator flap[J]. Plast Reconstr Surg,2002,109(6):1919-1926.

[63] Hidalgo D A, Pusic A L. Free-flap mandibular reconstruction: a 10-year follow-up study[J]. Plast Reconstr Surg,2002,110(2):438-451.

[64] 王中和,蔡以理,黄光斌. 术后放射治疗对口腔颌面部组织瓣修复的影响[J]. 中华放射肿瘤学杂志,1999,8(2):83-86.

[65] Gu Q, Wang D, Cui C, et al. Effects of radiation on wound healing[J]. J Environ Pathol Toxicol Oncol,1998,17(2):117-123.

[66] Trotti A, Klotch D, Endicott J, et al. Postoperative acceleratad radiotherapy in high-risk squamous cell carcinoma of the head and neck: long-term results of a prospective trial[J]. Head Neck,1998,20(2):119-123.

[67] 张陈平,解雪涛,张霖,等. 术后放疗对游离皮瓣影响的实验研究[J]. 口腔颌面外科杂志,1997,7(3):177-180.

[68] Majumdar M K, Thiede M A, Haynesworth S E, et al. Human marrow-derived mesenchymal stem cells (MSCs) express hematopoietic cytokines and support long-term hematopoiesis when differentiated toward stromal and osteogenic lineages[J]. J Hematother Stem Cell Res,2000,9(6):841-848.

[69] Jimenez P A, Rampy M A. Keratinocyte growth factor-2 accelerates wound healing in incisional wounds[J]. J Surg Res,1999,81(2):238-242.

[70] Zuloff-Shani A, Kachel E, Frenkel O, et al. Macrophage suspensions prepared from a blood unit for treatment of refractory human ulcers[J]. Transfus Apher Sci,2004,30(2):163-167.

[71] 周晓,曹谊林,胡炳强. 肿瘤整形外科学[M]. 杭州:浙江科学技术出版社,2013:34-38.

第三十四章
体表色素性斑痣和文身

第一节 表皮内良性黑色素细胞增生疾病

一 雀斑

雀斑（freckles；ephelides）为常染色体显性遗传病，由黑皮质素1受体（melanocortin-1-receptor，MC1R）基因变异所致，多发生于儿童，常首见于5岁左右。雀斑的数目随年龄的增长而增多，颜色加深，女性居多，主要见于曝光部位，特别是面部、臂部伸侧及手背。病灶为棕色斑点，呈圆形、卵圆形或不规则形状，边界清楚，但边缘常不规则，直径1~2mm，很少超过5mm，约为针头或米粒大，淡褐色到黑褐色。常见的是数十个到数百个密集分布，但每个斑点是孤立存在而不融合的。最常见于面部，特别是鼻背和两颊，也可偶见于手背、颈肩部，但不发生于非暴露区，表皮外观正常。雀斑呈散在分布，日晒后颜色加深。X线、紫外线的过多照射皆可促发本病并加剧，甚至日光灯的荧光亦可激发。雀斑的颜色因日光照射量的不同而不同，冬季色浅，呈淡棕色，夏季色加深，呈棕色或暗棕色，但从不呈黑色，借此可与雀斑样痣、交界痣区分，后两者均呈黑色，颜色不受日光照射的影响。

镜下表现为基底层的黑色素增多。黑色素细胞虽体积较大，树枝状突较长，但数目正常或减少。尽管如此，雀斑部位的黑色素细胞受日光照射后还是比邻近正常皮肤产生黑色素的量要大得多，速度也要快得多。真皮乳头层内有时见噬黑色素细胞。附属器上皮中无黑色素增加。电镜观察雀斑发生处的黑色素细胞与黑人的黑色素细胞相似，体积比周围的正常黑色素细胞大，多巴阳性反应强，树枝状突更多、更长。

雀斑患者应减少日光照射。传统的治疗手段包括化妆遮盖、外搽氢醌霜或过氧化氢溶液等化学漂白剂、化学剥脱术、皮肤磨削术、电灼疗法等。随着激光技术的发展与成熟，目前的治疗已几乎被激光疗法完全占据。常用的光电治疗包括强脉冲光、Q开关翠绿宝石激光、Q开关红宝石激光、Q开关532nm的Nd:YAG激光、皮秒激光等。亚洲人的皮肤类型多为Fitzpatrick Ⅲ型和Ⅳ型，容易在激光后引起色素减退或炎症后色素沉着，建议选择炎症性色沉较少的设备，缩短治疗后的恢复时间。

二 雀斑样痣

单纯性雀斑样痣（lentigo simplex）是一种良性皮损，多见于儿童，其他年龄也可发生。皮损数目较少，呈不对称分布，为针尖至粟粒大小棕黑色斑点，单从外观上难以与黑色素痣鉴别，呈散在分布，不限于外露部位，日晒后颜色不加深，边缘整齐。病理上，单纯性雀斑样痣表现为表皮突伸长及基底层内黑色素增多，同时基底层黑色素细胞数目也可有轻度增加，细胞之间间隙减小，密度增大，有别于雀斑；黑色素细胞增多但并不成巢，又有别于交界痣。

除此之外，雀斑样痣还有其他特殊类型，有的表现为全身泛发的无数小的色素性斑疹，部分有家族史，称泛发性雀斑样痣病（generalized lentiginosis），又称泛发性黑子病，通常包括两类：一类为发疹性雀斑样痣，表现为青少年期发病，数周内发生大量雀斑样痣。另一类为多发性雀斑样痣综合征（multiple lentigines syndrome），为常染色体显性遗传病，发生于婴儿，表现为雀斑样痣、眶距增宽、心肺发育异常、生殖器发育异常、生长迟缓及神经性耳聋等；有的表现为生来即有的淡棕色斑片或条纹，其上可见较密集的深棕色小斑疹，称为斑点状雀斑样痣（speckled lentiginous nevus），病理表现与单纯性雀斑样痣相似，但小斑点处有些表皮突的最末端可见有痣细胞巢；有的表现为唇红缘的单个的黑色斑点或斑疹，常见于青年女性，称为唇部黑色素斑。老年性雀斑样痣（lentigo senilis）多见于老年人，常在外露曝光部位，损害为灰色、暗棕色或黑色均匀一致的斑片，边缘清楚，表面光滑，大小一般不超过1cm，组织病理显示表皮黑色素细胞明显增加，黑色素也增加。恶性雀斑样痣（lentigo maligna）多发于老年人，好发于曝光部位，为圆形或卵圆形不均匀色素斑，边缘不规则，可向一边扩展，为黑色素细胞瘤癌前病变，可发生恶变，组织病理为黑色素细胞增大，有异型性，最后呈巢状增生，可以确诊。

雀斑样痣的治疗包括化妆遮盖、冷冻治疗、化学剥脱术、皮肤磨削术、电灼疗法、激光治疗等。当病灶出现黑色素瘤"ABCD征象"时，应怀疑恶变可能，及时行皮肤活检。一旦证实为恶性，就应行扩大切除手术，直至切缘阴性。

三 咖啡牛奶斑

咖啡牛奶斑（café au lait spot）为先天性或后天出现的棕色斑块，多发于面部和躯干部，色泽自淡棕至深棕色不等，但通常每一片的颜色相同且十分均匀。其色泽深浅不受日晒的影响，大小自数毫米至数十厘米不等，边界清晰，表面皮肤质地完全正常（图34-1）。其色素增多的原因主要是黑色素细胞内的黑色素增多以及基底噬黑色素细胞增多。光镜下可见表皮基底层分布有散在的黑色素，基底上层到角质层有丛状黑色素，表皮突中度延长。真皮层聚集着较多噬黑色素细胞，并有炎性渗出物混合其间。

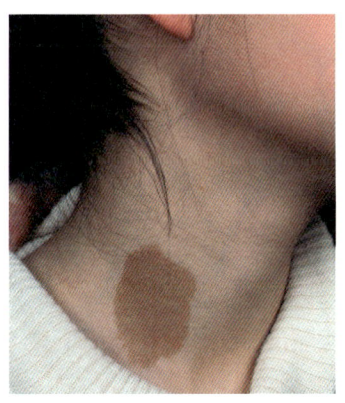

图 34-1 颈部咖啡牛奶斑

绝大多数的咖啡牛奶斑患者是健康的，只有少数病例有神经纤维瘤病的合并表现，也可能提示结节性硬化及Albrihgt综合征等。70%左右的神经纤维瘤病患者具有咖啡牛奶斑，有6片直径大于1.5cm的咖啡牛奶斑是Ⅰ型神经纤维瘤病的诊断标准之一，加上腋窝和腹股沟的雀斑样痣，如果两者合并，就有重要的诊断意义。

咖啡牛奶斑本身只有在影响患者美观的情况下，才考虑进行干预治疗。临床上以往多采用冷冻、CO_2激光、皮肤磨削术等治疗，但易留下瘢痕和炎症后色素沉着，效果欠佳。随着选择性光热原理的提出，个性化选择是目前激光治疗的方向。目前主流的治疗方法是利用Q开关激光、皮秒激光等针对色素性疾病的激光，但尚没有一种激光能完全治愈咖啡牛奶斑，需要对个人选择性筛选方案。另外，多次隔周的、低能量的1064nm激光治疗可能是一种新的选择。

四　黄褐斑

黄褐斑（melasma）是一种后天形成的色素增多疾病，常见于前额、颧部及颏部，呈对称性分布。它在东南亚女性中的发病率高达40%，男性亦有20%的发生率，主要影响Fitzpatrick Ⅲ型和Ⅳ型皮肤人群。据调查，约有41%的女性是在怀孕后出现的，其中只有8%者可以自发消退，另有25%的女性是在口服避孕药后出现的，因此，黄褐斑被认为是与怀孕和避孕药相关的色素紊乱症。此外，日光照射、甲状腺疾病、化妆品、光毒性药物等可加重色斑颜色。

根据黄褐斑的病理可将其分为两类：一是表皮型，表现为基底层和基底上层的黑色素沉积，黑色素细胞呈树突状，其内充满黑色素；二是真皮型，表现为真皮内血管周围的噬黑色素细胞增加，表皮黑色素沉积却不明显。真皮型的存在，解释了难治性黄褐斑的原因。

在治疗方面，应先找到并消除所有可能的触发或加重因素，如停用口服避孕药、使用防晒霜、治疗甲状腺疾病等。其他治疗还包括局部用药和激光。局部用药最常用的是氢醌类抗氧化剂，主要的药理作用是阻断被酪氨酸酶催化的由酪氨酸氧化合成多巴的反应过程，从而减少黑色素的合成。维A酸、酚类、表皮的化学剥脱在一些病例上有效。激光对治疗黄褐斑有一定的帮助，但有相当数量的患者在接受激光治疗后出现了色斑加重，这是周围组织遭到破坏而引起的炎症反应所带来的炎症后色素沉着，因此激光治疗应该谨慎。对此治疗十分有经验的医师仍可加快消退的进程，否则，建议仅用于其他治疗手段无效情况下的替代治疗。

近几年在黄褐斑治疗上的新进展是：人们发现口服或外用氨甲环酸可有效地减少表皮色素，并逆转真皮层内与黄褐斑相关的病理改变，大多数病例在2个月即见效。副作用主要有胃肠道反应和月经量减少。中医学认为此病属血滞证，服用疏肝理气、健脾补肾、活血化瘀的方剂，两周到数月可见效。

五　Peutz-Jeghers综合征

Peutz-Jeghers综合征（Peutz-Jeghers syndrome，PJS）又称色素斑-胃肠息肉综合征。该病先后于1921年及1949年由Peutz及Jeghers等报告，是常染色体显性遗传病，基因定位于19号染色体13.3区带。该基因编码丝氨酸-苏氨酸激酶的STK11（又称LKB1），是PJS的易感基因，其突变与PJS的错构瘤及黑色素斑形成有关。PJS的特征性表现是口唇黏膜及四肢末端皮肤有黑色素斑点，可以在出生时即有或幼年时出现，以后逐渐明显，同时伴有胃肠道特别是小肠的多发性息肉，可引起肠套叠、肠痉挛、大便性状改变和出血，但有些患者仅存在此病的部分表现。我国有关文献报道2%~3%的PJS患者，尤其是有胃或十二指肠息肉的，可演变为腺癌。国外报道中有胃肠道息肉的PJS患者恶变率高达20%左右。因此当诊断明确后，应当定期进行内镜随访。

当患者面部或四肢黑色素分布增多与该病的上述特征相符时，结合家族史，应考虑本病，尽可能进行消化道造影或消化内镜检查，必要时行组织活检，视情况选择保守随访、经内镜激光或手术切除（或部分肠段切除）。

（仇雅璟　林晓曦）

第二节　真皮良性黑色素细胞增生疾病

一　太田痣

太田痣（nevus of Ota），有时也被称为眼上颌青褐色痣（nevus fuscocaeruleus ophthalmo-maxillaris），由Ota于1938年首次正式系统描述，是东方人常见的一种色素性胎记，是一种常与三叉神经周围分支分布相一致的真皮层黑色素增多的疾病。黑色素细胞来源于神经嵴，在胚胎发育的第10～20周完成细胞向表皮迁移的过程，由于尚未知的因素，这一过程在真皮的中上部即中止。

太田痣是东亚蒙古人种常见的疾病，在日本，太田痣患者占皮肤科门诊人数的比例约为0.4%，占整形外科门诊人数的比例约为2.6%，男女比例为1∶3。大约半数的患者出生时就有症状，但也有的是到儿童期出现，个别患者到青春期才逐渐显现，表现为棕色、灰色及蓝色的斑点所组成的斑片，病灶边界不清，病灶内的斑点色泽可以单色，也可兼有上述颜色，而且色泽深浅不一。由于黑色素细胞在真皮中分布的密度及部位不同，斑片可表现为淡棕色到深蓝色，同一病灶的不同部位可以具有不同颜色。部分患者的病灶有缓慢增大的倾向，斑片发生于前额、眼周、颊部及颞区，即与三叉神经的Ⅰ、Ⅱ区相当的区域，可以占该区的全部或一部分。斑片可发生于面部的单侧，也偶尔发生于双侧，往往呈双侧对称，有的黑色素细胞还分布于结膜、角膜及视网膜上。太田痣在早期可以缓慢生长，但生长的自限性难有定论，有的患者到儿童期即开始长期稳定，多数到青春期后较为稳定，但也有个别人至30岁左右仍有缓慢生长的倾向。太田痣无遗传倾向，与恶性病变无明确的关系。

镜下表现是以真皮网状层的中上部及乳头层为主，可见细长的长轴与皮肤表面平行的树枝状或纺锤状黑色素细胞，胞浆内有黑色素颗粒，这些细胞稀疏地散布于真皮胶原纤维之间，多巴染色反应阳性。从肉眼观察的结果与黑色素细胞分布的规律上看，当细胞分布于真皮浅层时，往往呈淡棕色或棕色；分布在真皮较深层时，表现为蓝色或灰黑色；同一颜色的深浅又与黑色素细胞的分布密度有关。这一规律在进行治疗时对判断预后及治疗次数十分实用。

在20世纪90年代之前，整形外科领域常用的治疗方法主要是磨削术与冷冻疗法，前者单独使用仅对相对很表浅的太田痣有效，而且对操作的要求甚高，很难在安全与效果之间权衡；后者要求具有丰富的操作经验，尤其应当正确掌握每次冷冻的治疗时间，依病灶部位的皮肤厚度、患者年龄而异。总而言之，冷冻治疗太田痣从原理上说是缺乏选择性的，因此易导致皮肤质地的改变及瘢痕形成，现已不用。

随着激光技术的发展，激光治疗已经成为太田痣首选的治疗手段。目前在使用中的多种类型的Q开关激光，波长一般在510～1064nm，通过选择性光热作用破坏黑色素细胞，其突出的特点是在数分钟至数十分钟的时间内即可完成一次治疗，操作十分方便，而且治疗后皮肤几乎无可见的质地改变。治疗效果及次数与太田痣的病理类型和部位相关，经数次治疗后绝大部分可以达到较理想的消退，而且不留下新的皮肤色素异常，缺点是治疗次数较多。有学者报道使用Q开关翠绿宝石激光（755nm）治疗806例太田痣，经过平均5次治疗，完全消退率达到93.9%，随访无长期并发症。近年来增加了皮秒激光治疗，同样带来很好的清除效果，而且痛苦更少。

二 伊藤痣

伊藤痣（nevus of Ito）是由 Ito 于 1954 年首次描述的类似太田痣的色素斑。本病发病机制不明，皮损主要表现为淡青色、蓝灰色、青褐色至蓝黑色的斑片或斑点。伊藤痣的分布具有特征性，主要分布于后锁骨上神经和臂外侧神经支配的区域，即常见于肩胛部、锁骨上方及三角肌区，故又称为肩峰三角肌褐青色斑。镜下特点同太田痣，主要表现为真皮网状层胶原纤维之间散在菱形、树枝状或星形的黑色素细胞。除了分布区域不同，伊藤痣与太田痣的临床表现和病理学特征完全相同，因此也有作者认为伊藤痣是发生在躯干、四肢的太田痣。本病为良性病变，应用 Q 开关 755nm 激光治疗，经过数次治疗后临床上可达到痊愈。

三 蒙古斑

蒙古斑（Mongolian spot）是一种常见的蓝色胎记，多发生于黄色人种的新生儿的骶骨部，偶见于背部，也有发生在头面部的报道。蒙古斑多表现为圆形或卵圆形的青蓝色斑片，大小不一，常为数厘米，大的可能达到腰骶区的大部，界限不清，多为单个，偶或为多个，通常在 3～4 岁内自行消退，最后不留痕迹，偶有持久不退的。极少数发生在面部的病例，需要与太田痣相鉴别。其组织学特点是黑色素细胞位于真皮深部或中部，较太田痣更深，胞体细长，常略呈波纹状，黑色素细胞数目较少且散在分布，散布于真皮胶原纤维之间，与皮面平行，纺锤状黑色素细胞偏少。由于绝大多数病灶可以自行消退，一般不需要治疗。

四 蓝痣及细胞性蓝痣

蓝痣可分为普通蓝痣与细胞性蓝痣。普通蓝痣一般简称为蓝痣，细胞性蓝痣罕见。

（一）蓝痣

普通蓝痣由 Jadassohn-Tieche 于 1906 年首次报道，好发于儿童、年轻人，表现为蓝色的稍微隆起于皮面的斑丘疹或结节，边界明显，呈圆形或卵圆形，大小约数毫米，很少超过 1.5cm，常见于头面部、颈部和四肢伸侧，尤其是手、足背及腰臀等处。病灶多为单个，偶为数个，直径常在 0.5cm 左右，一般不超过 1cm，呈灰蓝色或青黑色小结节，顶圆滑，质地坚硬，可融合成片，界限清楚。

蓝痣的黑色素细胞成群而不规则地集中在真皮下 1/3 处，位置较深，故呈蓝色；主要位于真皮中、深层，偶见累及皮下组织或靠近表皮者，细胞呈梭形，镜下可见细长的树枝状的色素细胞在真皮深层积聚，有些甚至长入皮下。蓝痣的色素十分丰富。在上皮与蓝痣之间有一个真皮带未累及，交界活力弱。蓝痣也可生长在巩膜、硬腭、淋巴结及生殖器官。蓝痣的色素细胞的镜下表现及分布与爬行类动物的色素细胞相似，可能是一种返祖现象而非真正的细胞繁殖新生。

经典的普通蓝痣诊断起来较容易，但是还有些罕见的变异型，包括联合型蓝痣、硬化性蓝痣、无色素型蓝痣及上皮样蓝痣等，需要结合病理进行明确的诊断。

（二）细胞性蓝痣

细胞性蓝痣与蓝痣明显不同，直径为 1～3cm 或更大，往往因其体积大、表现为蓝灰色结节、表面光滑或不平整、色素相当密集而被怀疑为恶性。常发生在臀部与骶尾区，约占半数，少数发生在头皮、面部和手足背，患者平均发病年龄 40 岁。镜下可见病灶极端"细胞化"，因此得名。除具有树枝状突的黑色素细胞外，尚常见梭形细胞岛，即由几乎不含黑色素的梭形细胞和周围包绕的富含黑色素的噬黑色素细胞组成。因为没有交界活力、侵犯、感染和坏死，细胞异型性及核丝分裂率<1/mm^2，所以可以在镜下与恶性黑色素瘤区分。细胞性蓝痣一般均为良性，但Rodriguez等人先后报道过几个存在局部复发或累及局部淋巴结的少见病例。在这些病例中，经常规手术切除后，细胞性蓝痣即无进展。细胞性蓝痣中也包含少量的无色素型细胞性蓝痣。

（三）恶性蓝痣

恶性蓝痣属于侵袭性黑色素瘤的一种少见类型，该肿瘤病理学类似蓝痣，但会引起转移和死亡等严重后果。大多数恶性蓝痣因之前存在的普通蓝痣或细胞性蓝痣引起，发生部位多见于头面部、臀部等，临床表现为色素性蓝黑色结节或斑块，可发生溃疡。病理特征与细胞性蓝痣类似，细胞异型性及核丝分裂率>1/mm^{2}提示恶性可能。

近些年分子生物学的发展表明，GNAQ和GNA11蛋白参与了G蛋白偶联受体控制的早期皮肤成黑色素细胞增殖的信号通路，两者活化突变可导致皮肤成黑色素细胞永久性增多。在83%的蓝痣和50%的恶性蓝痣患者中检测到了GNAQ基因体细胞突变。

蓝痣的治疗以手术为主，术后应行病理检查，明确其病理类型，从而判断预后。激光治疗也能使部分病例获得缓解，但需要很多的治疗次数。

（胡丽　林晓曦）

第三节　黑色素细胞痣

一　黑色素细胞及黑色素代谢

黑色素细胞是合成和分泌黑色素的细胞。黑色素细胞起源于神经嵴，在胚胎5~6周时开始向表皮移动，在第8~11周以后，原始黑色素细胞从神经嵴到达表皮内变成黑色素母细胞，最后变成黑色素细胞。在第8周时，黑色素细胞内即可有黑色素小体及少量黑色素。第4~6个月时，黑色素细胞呈树枝状，开始合成黑色素小体，输入角质形成细胞内。黑色素细胞主要分布于皮肤基底层、毛囊、大多数鳞状上皮细胞所覆盖的黏膜、软脑膜及其他部位。在人体皮肤内，黑色素细胞与表皮基底层细胞的比例为1∶10~1∶4不等，不同种族的肤色差异主要取决于表皮层细胞中所含的黑色素的数量，而非黑色素细胞数。合成黑色素是黑色素细胞所特有的功能和特征。黑色素细胞具有特殊的细胞器，能合成酪氨酸酶，能使酪氨酸氧化成多巴，并使多巴进一步氧化形成黑色素体。黑色素体产生的一种不溶性色素即黑色素，分泌到周围的上皮细胞。黑色素是一种蛋白质衍生物，呈褐色或黑色。黑色素由黑色素细胞的树枝状突分泌入邻近的角质细胞。随着角质细胞的分化，黑色素体不断向上转运，最终脱落于皮面。每个黑色素细胞被大约5个角质形成细胞包围，通过多个树突延伸和另外的35~40个角质形成细胞接触，构成表皮黑色素单位（epidermal melanin unit）。黑色素代谢中的这样一个动态过程是由无数的具有此功能的表皮黑色素单位来完成的。黑色素合成的过程是一个多步骤的酶促生化反应，酪氨酸酶相关蛋白1与酪氨酸酶是早期限速步骤，酪氨酸酶相关蛋白2催化黑色素生成的后续步骤。黑色素合成受多重因素的复杂调控，包括转录调节、细胞内信号传导通路调节、产物的反馈调节，以及核受体、细胞因子等对黑色素生成的正向（刺激）和负向（抑制）调节。在正常黑色素生成过程中，小眼畸形相关转录因子是转录调控酪氨酸酶及其相关蛋白的最重要分子；环磷酸腺苷-蛋白激酶A通路、丝裂原激活的蛋白激酶通路、一氧化氮-环磷酸鸟苷-蛋白激酶G通路、二酯酰甘油-蛋白激酶C通路是参与黑色素生成的最主要的四条细胞内信号传导通路。

一般来说，黑色素细胞表现为Fontana-Masson银染色阳性，多巴反应、S-100蛋白、NSE等标记均可阳性。S-100蛋白是迄今为止对黑色素细胞最敏感的标志物，但特异性较差。它也可表达于施万细胞、星形细胞、朗格汉斯细胞、软骨细胞和数种其他细胞。各种标记具体结果与色素细胞的功能状态有关，比如，正常色素细胞休止期的HMB-45染色阴性，但在活动期，尤其在恶性黑色素组织中为阳性。HMB-45也可在数种痣中表达阳性，特别是蓝痣、Spitz痣、表皮内非典型痣。

黑色素代谢随着年龄的变迁呈现一定的变化规律，大致如下：新生儿期，通常无黑色素改变，由于细胞的胚胎发育异常可引起成黑色素细胞增生或积聚，表现为蒙古斑等，数年后即可消退。婴儿期，皮肤和毛发的黑色素形成增加，出现各种黑色素痣或单纯性雀斑样痣等。幼儿期，黑色素形成增加，黑色素痣继续增加，雀斑开始出现。青春期，黑色素继续增加，黑色素痣继续出现并明显增多，原有的黑色素痣变暗、增大，成为交界痣、混合痣或皮内痣，该现象可能与内分泌代谢有关，在妊娠期也存在类似的现象。中年期，黑色素痣开始消退，皮肤颜色稍变深，毛发色泽变淡。老年期，毛发色泽转灰白，皮肤可出现老年性雀斑样痣、脂溢性角化等。

二　定义

痣（nevi）指的是任何先天性、局限性、良性的黑色素系统的异常病灶。然而黑色素细胞痣（malanocytic nevus）并非都是先天性的，仅仅存在黑色素细胞或黑色素颗粒的分布异常未必能形成黑色素细胞痣。黑色素细胞痣简称黑痣，其最主要的特征是黑色素细胞形成巢状排列，而在太田痣、单纯性雀斑样痣等疾病中，黑色素细胞数量增多，但均是散在分布的，未聚集成巢状。黑色素细胞痣是由痣细胞组成的良性新生物。光镜下，痣细胞类似黑色素细胞，但缺乏桥粒及细胞连接。有些学者认为痣细胞仍是正常的黑色素细胞，但是笔者认为痣细胞和黑色素细胞有明显不同之处，痣细胞聚集成巢，而黑色素细胞常单个沿真皮表皮交界处排列，痣细胞更大，少见树突状结构，胞浆丰富，含有粗大颗粒，酪氨酸活性明显低于黑色素细胞。在痣的发展过程中，痣细胞由表皮向真皮演变，即自上向下，体积由大变小，胞核逐渐变小，趋向成熟，最后退化。在此过程中，痣细胞的形态发生连续性的变化：①透明痣细胞，位于真皮表皮交界处；②上皮样痣细胞，常位于真皮上部，偶位于毛囊或汗腺导管壁内，有不等量黑色素；③淋巴细胞样痣细胞，常位于真皮中部，较小，可有黑色素；④纤维样痣细胞，位于真皮下部，呈长梭形。在儿童期，痣细胞位于真皮表皮交界处，此时为交界痣。当一些痣细胞移行至真皮后就发展为混合痣。当所有痣细胞都移行至真皮后就演变为皮内痣，皮内痣通常在成人中出现。

长久以来，对于痣细胞的来源一直存在争议。一方面，真皮痣细胞巢具有与表皮相连续的基底膜，有学者认为此现象表明真皮痣细胞可能是由表皮中的痣细胞脱落而来的。另一方面，表皮与真皮痣细胞可能有不同的起源，表皮内和真皮中上部痣细胞排列呈巢状，内含色素，施万特异性抗原检测阴性；真皮深层痣细胞排列松散，形态类似成纤维细胞或施万细胞，施万特异性抗原检测阳性，提示表皮及真皮上部痣细胞来源于表皮黑色素细胞，而真皮深部痣细胞来源于神经施万细胞。从组织发育方面推测，痣细胞是在遗传异常基础上，由神经嵴有缺陷的成色素细胞在胚胎期40天时迁移至真皮和表皮基底层，并进一步分化为痣细胞的。在痣细胞中发现NRAF及NRAS基因突变，但无证据显示这些突变与痣细胞的恶性转化有关。在细胞培养的条件下，痣细胞显示如下特征：①无贴壁现象；②无肿瘤源性；③短期培养中表达黑色素瘤相关抗原，随培养时间延长而逐渐减弱；④真皮痣细胞较表皮痣细胞在体外易于培养，且生存周期长，尤其是先天性黑色素痣；⑤与表皮色素细胞培养不同，痣细胞多见双核或三核。动物实验发现，在裸鼠中转入NRAS基因时黑色素细胞可获得痣细胞的部分性状。

三 流行病学特点及分类

黑色素细胞痣可发生于不同年龄组，婴儿期少见，随年龄增长而增多，青春期明显。男、女发病率相近。痣具有一定的相关表现型特征如浅色皮肤、易于晒伤等，其分布具有一定的家族模式。大多数黑色素痣在出生后第2~6年出现，因此是属于后天性的，到20岁前几乎身体所有的黑痣都已显现出来了。黑色素痣的自然病程十分稳定，相对来说，明显增大及恶性病变等在黑痣的病程中均属罕见。每个人全身的黑色素痣数目是不一致的，正常人体表一般存在15~20颗黑色素痣。绝大部分的痣分布在皮肤上，但少数也可分布在口腔、阴道等鳞状上皮覆盖的黏膜，甚至还见于腋窝等处的浅表淋巴结的包膜上。黑色素痣在身体各部位的分布比例与恶性黑色素瘤不一致，痣在头颈及躯干相对常见，而恶性黑色素瘤在下肢多见。

黑色素细胞痣常有两种分类方法。按照痣出现的时间分为先天性黑色素细胞痣与后天性黑色素细胞痣，出生时即有的为先天性，出生后发生的为后天性。不论先天性还是后天性，黑痣常常边缘光滑，边界清楚，色泽均匀。黑痣按照黑色素细胞巢在皮肤层次的部位不同，又分为交界痣、皮内痣及混合痣三种类型。

黑色素细胞痣是良性疾病，然而约有20%的恶性黑色素瘤是在原先存在的黑痣基础上癌变而来的，后者除了巨大的先天性黑色素细胞痣相对较可能发生恶变外，大多数属于发育不良性黑色素细胞痣（dysplastic melanocytic nevus）。发育不良性黑色素细胞痣也称为B-K痣，是一种混合痣，详见下文。鉴于国内恶性黑色素瘤很少见，发生者又以掌、跖及甲床等部位较为多见，而这些部位的黑色素细胞痣大多数是交界痣，因此当发生在甲床等部位的黑痣短期内突然增大，边缘不规则，色素不均，周围出现卫星状小病灶，甚至溃疡、出血时，就应及时活检并切除恶性黑色素瘤。

四 交界痣、皮内痣及混合痣

黑色素细胞痣处在不同发育阶段时，痣细胞巢会处于皮肤的不同组织层次。

（一）交界痣

交界痣（junctional nevus）病灶分布于表皮真皮交界处，因此命名。此为黑色素细胞痣的早期发育阶段，病灶位于表皮深层，处于"滴落"阶段，即上部分仍在表皮基底，而下部分"落入"真皮，在真皮与表皮或附属器上皮相邻的结缔组织交界处，形成多个巢团。交界痣大多数在婴幼儿或儿童期出现，表现为境界清晰的、淡棕色至黑色的斑块或轻度隆起于皮面的丘疹，直径一般在0.6~0.8cm，病灶呈圆形或椭圆形，边缘光滑，无毛发，可发生于皮肤、黏膜的任何部位。发生在手掌、足趾及外阴部的黑痣几乎均为交界痣。镜下可见痣细胞巢分布于表皮真皮交界处的基底膜上，稍靠近表皮侧，形状规则，与周围的角质细胞界限明确。在痣细胞巢下方的真皮乳头中，可见与细胞巢成同心圆排列的胶原纤维。交界痣是婴幼儿或儿童期黑痣的表现型，在青春期以前不发生恶变。随着年龄的增长，人体表的黑痣中交界痣的百分比逐渐减少，到青春期以后，大多数交界痣又转变为皮内痣，而皮内痣通常不发生恶变。只有发生于手掌、足底和外生殖器等部位的交界痣的交界活性保持至成年，因此这些部位的交界痣存在潜在的恶变可能。

(二) 皮内痣

皮内痣（intradermal nevus）的命名依据是这种痣的病灶均分布在真皮内。皮内痣是成年人痣的常见类型，为半球形隆起皮面、淡褐色或皮色的小肿物，直径多在1.0cm之内，表面光滑，有时中央可有一根或数根毛发。皮内痣多见于中老年人。此期痣细胞不再增生，原先位于真皮表皮交界处的痣细胞脱离表皮或附属器上皮进入真皮。痣细胞较成熟，上部者大多为上皮样痣细胞，内含中等量黑色素，排列成巢或条索状。镜下可见痣细胞，主要成巢状或束状分布于真皮层上层，并沿皮脂腺向下延伸。临床未见皮内痣恶变的报道。在皮内痣的痣细胞巢或索内偶见有散在大的脂肪细胞，因大多见于50岁以上的患者，因此可视为一种退行现象。

(三) 混合痣

混合痣（compound nevus）兼有交界痣及皮内痣的特点，故而得名。混合痣是交界痣向皮内痣演变的过渡表现，多见于中青年，表现为隆出皮面的褐色至黑色的丘疹或斑丘疹，界限清晰，常生有毛发，四周见色素呈弥漫性减淡。早期混合痣主要由透明痣细胞和上皮样痣细胞组成。混合痣分布于表皮层及真皮层，但有时痣细胞可扩展至真皮下部，甚至皮下脂肪组织内。

总之，交界痣、混合痣及皮内痣可以是同一个疾病过程的不同表现，年轻时一般是交界痣，随着年龄的增大，黑色素细胞逐渐成熟，由表皮进入真皮而成为混合痣，最后黑色素细胞巢完全进入真皮内，成为皮内痣。

五 先天性黑色素细胞痣

先天性黑色素细胞痣（congenital melanocytic nevus），在出生时即已存在或在出生后几周内出现，国外报道新生儿中发生率为0.2%～2.1%。多数学者按病灶大小分类，即成年人病灶区域内直径<1.5cm、在1.5～19.9cm、≥20cm者，分别为小型、中型、巨型先天性黑色素细胞痣。在婴幼儿头面部病灶最大径超过9cm、躯干病灶最大径超过6cm，可诊断为巨型先天性黑色素细胞痣。巨型先天性黑色素细胞痣根据体表面积百分比的诊断标准是：位于头面部的病灶范围超过体表面积的1%，位于躯体的病灶范围超过体表面积的2%。当然，巨痣的诊断不能依赖绝对面积大小，还应结合病灶部位，如病灶覆盖了眼睑、耳郭、手等特殊部位，形成较大的影响，修复也要求较高者，如面积小于上述标准，也可称为巨痣。除巨痣外，其他的先天性痣临床特点无明显差异，统称为非巨型先天性黑色素细胞痣。先天性黑色素细胞痣在妊娠5～24周发展，目前认为其发病机制是胚胎形成过程中神经外胚层痣母细胞生长调控错误，有研究发现其与肝细胞生长因子的表达异常有关。先天性黑色素细胞痣大多为散发，无遗传倾向，但也有家族性先天性痣的个别报道，作者推测是一种多基因隐性遗传方式。有研究报道NRAS基因突变出现在大多数先天性黑色素细胞痣中，而BRAF基因突变少见。先天性黑色素细胞痣大小一般较后天性黑色素细胞痣大，通常表现为直径大于1cm的黑褐色至黑色斑块，稍隆起于皮面，边界清楚而整齐，色泽均匀，少数直径偶可小至数毫米，常有毛发。出生时大多平坦，儿童期可增厚，表面出现疣状或结节状病灶。随着年龄增加，少数患者会出现病灶颜色减退。先天性黑痣在组织学上无特异性，诊断主要依靠痣细胞的深度，位于真皮深层的痣细胞，特别是位于皮肤附属器、汗腺、血管壁及神经束膜周围的痣细胞有助于诊断。有时在病灶内的良性增殖性结节与黑色素瘤难以鉴别，以下几点有助于鉴别：①痣细胞位于真皮下2/3，偶尔扩散至皮下组织，大多呈带状排列。巨痣的痣细胞还可以浸润更深，直达筋膜及肌肉。②痣细胞在胶原束间单个和成列分布。③痣细胞可出现在皮脂腺、毛囊、汗腺等皮肤附属器和神经及血管周围。④痣细胞在血管周围及毛囊周围浸润，类似炎症反应。当然，仅靠镜下区分先天性及后天性痣有时存在困难，需结合临床症状，特别是病灶出

现的时间来综合判断。先天性黑色素痣恶变为黑色素瘤的概率与其体积呈正相关，小型先天性黑色素痣恶变率非常低，因此没有必要行预防性切除。如行手术治疗，以青春期前切除为宜，因青春期前年龄组的小型先天性黑色素痣不会恶变。中型先天性黑色素痣发生黑色素瘤的风险尚有争议。短期随访发现此类痣发生恶性黑色素瘤的概率并不增加。有证据表明先天性巨型黑色素痣的恶变概率更高，有多发性卫星灶（3个以上）者尤甚。除黑色素瘤之外，也有报道先天性黑色素痣伴发横纹肌肉瘤、神经肉瘤，但极其罕见。

六 后天性黑色素细胞痣

出生后发生，病灶呈斑疹、丘疹、乳头瘤状、疣状、结节或蒂状。可发生于任何部位，数目的显著增多提示发生黑色素瘤的风险增高。痣的大小从几毫米到几厘米，甚至更大，常左右对称，边界清楚，边缘光滑，色泽均匀。根据痣细胞内色素含量不同，颜色可为黄、褐或黑色，也可呈蓝、紫色或近肤色。

后天性黑色素细胞痣癌变的概率极小，据统计，白种人群中黑痣发生恶变的概率为1/1000000～1/250000，其中几乎是交界痣和混合痣中的交界成分出现恶变，皮内痣基本不出现恶变。临床上将之与恶性黑色素瘤的鉴别是关键，后者病灶常不对称，边界不清，边缘不光滑，颜色不均匀，发展迅速，易破溃、出血，可形成不规则性瘢痕，组织学上有异型肿瘤细胞。

七 先天性巨型黑色素细胞痣

先天性巨型黑色素细胞痣，简称巨痣，是一种以痣面积巨大为特征的先天性黑色素细胞痣，有恶变的可能。巨痣发病率南北美洲报道为1/500000～1/20000，女性高于男性，多为散发，也可见家族性发生，推测可能是多基因隐性遗传。

巨痣于出生时即已存在，常按皮肤分区特征分布，病灶覆盖整个头皮、肩部、肢体或躯干的大部分，形如帽、靴、肩垫、泳装或长筒袜，颜色较深，常呈棕黑或黑色，有浸润感，高出皮面，表面有小乳头状结节或疣状增生，常有毛发，较正常粗、黑且多，可随年龄增长而增多，外围可见散在的卫星状损害（图34-2，图34-3）。发生在背部的损害，毛发常以中线为中心排列呈螺旋状，在脊柱部位的病损可伴发脊柱裂或脑膜突出；发生于头皮者，表面有脑回状痣，可伴发软脑膜黑色素细胞瘤，出现癫痫、智力迟钝和其他局限性神经功能异常表现。

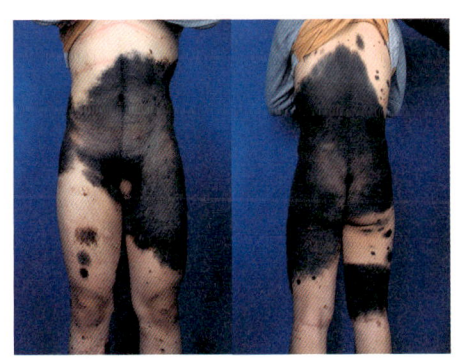

图34-2 躯干部先天性巨型黑色素细胞痣

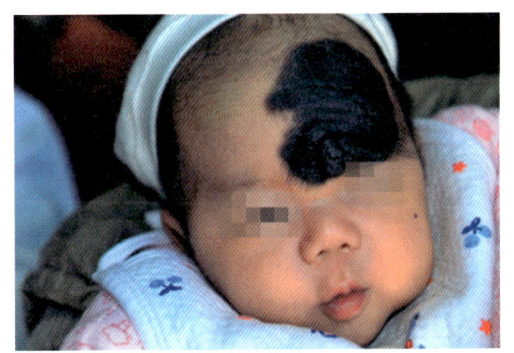

图34-3 额部先天性巨型黑色素细胞痣

巨痣的病理变化常较非巨型先天性黑色素细胞痣复杂，可有三种成分相互混合，但常以一种成分为主：①复合痣或皮内痣；②神经痣，有神经样管或痣小体；③蓝痣，少见，常为次要成分，极少数可为主要成分，曾有报道累及硬脑膜或脑。发生于头皮和颈部的患者可伴发软脑膜黑色素细胞增生，还可能累及颅骨，不仅可有癫痫、精神发育障碍，还可有原发性软脑膜黑色素瘤。

先天性巨痣的主要预后为恶性变及出现中枢神经系黑色素病。

巨痣相较其他类型黑色素细胞痣有更高的恶变率，早期的文献报道因为统计方法不当，甚至可达30%以上。目前多数学者认为以往的临床研究多为小样本、单中心，不可避免造成选择性偏移，而且早期因组织学诊断上的不精确性造成的误诊也是数据过高的主要原因。近来的前瞻性研究报道恶变率仅为0.7%～2.9%，远低于既往的报道。多发性卫星灶及巨痣病灶位于躯干部是恶变的危险因素。恶变常发生在青春期前，大约50%在3～5岁时发生，也有报道在出生即发生恶变。有些恶性病灶可能发生在先天性痣以外的区域。病灶的大小与恶性变率呈正相关，有研究发现大多数恶变发生在病灶最大径大于40cm的患者。恶变通常发生于巨痣病灶内，偶发于卫星灶处，然而在部分患者中，黑色素瘤也可以完全发生在病灶以外的正常皮肤黏膜。长期以来，防止恶变是巨痣治疗的关注点之一。以往的观点认为巨痣有较高的恶变率及早期恶变的特点，故一些学者认为，在出生后，甚至在婴儿期，即可考虑尽早切除，以预防恶变。然而随着对真实恶变率的重新认识及病灶外恶变现象被发现，早期预防性手术切除是否必要，能否真正降低恶变风险已存疑问。因此，此类痣的关注点已渐渐转移到改善外观以达到较好的美容效果，减轻因外观受损而造成的心理损害。

巨痣有时伴有中枢神经系统黑色素细胞异常沉积，又称神经皮肤黑色素病（neurocutaneous melanosis）。临床主要表现为癫痫、颅内出血、昏迷、颅内压增高等，婴幼儿期及20～30岁为两个好发年龄段。巨痣卫星灶多于20个，病灶位于躯体及头皮中线者好发。一旦出现中枢神经系统黑色素病则预后极差，患者在几个月或几年内死亡。对于高危患者，建议行中枢神经系统磁共振扫描，如有阳性发现，及时采取包括手术、放射治疗、免疫治疗在内的综合治疗措施。值得注意的是，巨痣还存在恶变为皮肤或中枢神经系统脂肪肉瘤、恶性神经鞘瘤等少见的软组织肿瘤的可能性，其机制不明，但其他面积较小的先天性痣目前尚未发现此类恶变的情况。

八 其他特殊类型的黑色素细胞痣

（一）晕痣

晕痣（halo nevus）是一种伴有周围圈状皮肤色素减退晕环的黑色素细胞痣，这种痣最常见于年轻人的躯干部，尤其是背部，常为单发，也可多发，可以同时或陆续发生。经数月或数年后大都可以自行消退，但可复发。

晕痣通常为复合痣，其特征为早期真皮浅层内有大量痣细胞巢和炎症细胞浸润，炎症细胞大多为淋巴细胞，还有一些巨噬细胞，提示存在宿主的免疫反应。我们推测由这种免疫反应造成的正常黑色素细胞及痣细胞破坏是晕痣的发病原因。晚期痣细胞逐渐减少，最后与炎症细胞同时消失，在电镜下观察其超微结构可以区分其黑色素细胞退化在哪个时期。值得一提的是，恶性黑色素瘤也可伴有周围的色素减退的晕带，但这种晕带往往不规则，且色素病灶不在中心。晕痣与黑色素瘤均有炎症细胞浸润，痣细胞因炎症细胞浸润而出现异型性，但是晕痣的炎症细胞浸润更明显，范围更广。

（二）气球样细胞痣

气球样细胞痣（balloon cell nevus）由组织学特征命名，为皮内痣和复合痣，是另一种较少见的痣。其多表现为单个深棕色稍隆起的丘疹，质软，直径很少超过5mm，好发于头、颈、躯干、上臂和足部。痣细胞内黑色素小体进行性增大，空泡样变性。只有当气球样细胞占黑色素细胞的绝大部分或全部时，才称为气球样痣。镜下可见大而无黑色素的黑色素细胞，胞浆呈泡沫状。痣细胞一般位于病变周边，也可与气球样细胞混杂在一起，并可见两者之间的过渡形式。气球样细胞痣一般不会恶变，但也可发生于蓝痣及恶性黑色素瘤患者。如影响外观，可考虑手术切除或用激光治疗。

（三）Spitz 痣

Spitz 痣（spitz nevus）又称良性幼年黑色素瘤（benign juvenile melanoma），临床表现一般为面部皮肤上呈半球形轻度隆起于皮肤表面的丘疹或结节，圆顶，表面光滑，粉红色、棕色，甚至黑色，常为单个，也可多发而呈簇状或呈播散状，皮损小，直径常小于6mm，对称，境界清楚，可伴有角化过度、表皮增生。无毛发，生长较快，儿童多见，约半数以上发生年龄大于14岁，1/4大于30岁，偶或于出生时即有，好发于下肢和面部。镜下表现：此痣为黑色素细胞痣的一种异型，大多数Spitz痣为混合型，其中以皮内成分为主，细胞巢呈长形，与皮肤表面垂直，痣细胞巢与周围角质形成细胞间有裂隙，细胞巢的大小形态相对较为一致。病灶由梭形细胞或上皮样细胞组成，或由两者混合组成。其痣细胞在真皮内大多位于浅层，也可在深层，而不见于皮下脂肪组织，梭形细胞呈雪茄状，核巨大，核仁明显；上皮样细胞的核与前者相似，胞浆边界清，体积大且呈多角形，有时包含着多核、巨大的色素细胞，细胞核可达10~20个，毛细血管扩张，有明显的炎症细胞浸润。在表皮最边缘的痣细胞巢外无个别不典型黑色素细胞向水平方向伸展。表皮内痣细胞巢周可见均一的嗜酸性小体，它们是坏死的黑色素细胞所致。

本病虽然在组织学上可见细胞的非典型性，但属于良性，即使局部复发的病例也是因为切除不完全。也有个别病例报道发现了局部淋巴结累及，这些"恶性"的Spitz痣往往大而深，穿透到真皮及真皮下，但均无远处转移的报告。本病与恶性黑色素瘤的鉴别相当重要亦相当困难。鉴别要点：①Spitz痣小于6mm，瘤体对称，境界清楚，在表皮最边缘的痣细胞巢外无个别不典型黑色素细胞向水平方向伸展；恶性黑色素瘤一般较大，不对称，境界不清楚，可见单个不典型黑色素细胞散布在瘤体两侧。②Spitz痣的痣细胞巢大小形态相近，而恶性黑色素瘤差异较大。③Spitz痣的痣细胞在真皮内越深核越小，基底少见有丝分裂相及大片黑色素。④Spitz痣在表皮内可见单个、成巢或均一的嗜酸性小体。

（四）发育不良性黑色素细胞痣

发育不良性黑色素细胞痣（dysplastic melanocytic nevus），简称发育不良性痣，早期称为B-K痣（B-K mole）。此病由Clark在1978年首先提出。他发现在一个家族中恶性黑色素瘤的发病率较高，通过调查家族成员，发现该家族成员多存在一种混合痣，故以该家族的姓来命名。临床表现：此痣可发生于体表任何部位，好发于躯干，其次为肢体，再次为面部。损害单发或多发，通常较"痣细胞痣"大，有些直径可超过7mm。中央常高起，无毛，大小不一，边缘不规则或不清楚，颜色深浅不匀。患者以中青年居多，可呈家族型分布，也可零散分布。

B-K痣以错构及细胞异型性为组织学特点，实际上是一种特殊类型的混合痣，介于良性痣与黑色素瘤之间。目前认为其患者发生恶变的机会大于其他类型的黑色素痣患者，因此被视为一种恶性黑色素瘤的前驱表现，但恶变不一定发生在该痣的基础上，也可为新发。损害多发时，可发展为恶性黑色素瘤，但若为单个，就与恶性黑色素瘤无关。

有1/5~1/3的发育不良痣在组织学上与恶性黑色素瘤接近。细胞的不典型性和增殖与日光暴晒具有一定相关性。痣细胞中存在与黑色素瘤细胞类似的基因突变，如BRAF和NRAS。此外还有研究认为，发育不良痣与11号染色体的部分缺失及睾丸生殖细胞肿瘤有关。发育不良痣所存在的分化障碍可能具有一定的遗传基础，内源性激素和外界环境促进了本病的发展。组织学表现为两型：①轻型，表现为表皮突伸长，痣细胞增多，常见空泡化或多形，异型痣巢可伸入真皮上部，其长轴与表皮平行，交界处细胞常呈梭形或为大上皮样细胞，胞浆丰富，含细尘状黑色素颗粒，有些痣细胞巢散在于真皮浅层，痣细胞形态一致。②重型，痣细胞核大，呈不规则形，染色质深染，可见不典型痣细胞向表皮上方伸展，但不向侧方扩展，不呈乳房湿疹样癌样形态。如见乳房湿疹样癌样形态，就表明其已转变为浅表播散性原位恶性黑色素瘤。

切除是首选的治疗方法，切除范围应达皮损周边2～3mm。对疑有恶变的病损，应及时手术切除。单个皮损可切除，多发者可外用氟尿嘧啶或维A酸治疗，患者应定期严密随访观察是否有恶变。尤其对有家族性恶性黑色素瘤者、青春期者、孕期者和使用性激素替代治疗者，更应注意。不易检查皮损进展者需行预防性切除。患者需尽量减少日光照射。

九 治疗

黑色素细胞痣是一种常见的疾病，每个正常成人的全身一般可有40～50个痣，通常除了美容的目的外，绝大部分的黑色素细胞痣可以不治疗。对痣的治疗目前尚未达成共识，一般来说，治疗的目的是防止恶变和美容。治疗指征包括：①发展成黑色素瘤的痣；②有些病灶因面积过大、色泽过深、毛发生长等，严重地影响了患者的日常生活；③黑色素细胞痣分布在面部或其他外露部位时有碍美观；④对于发生在手掌、足跟、胡须区及外生殖器等易摩擦部位的黑色素细胞痣，尽管未涉及美观问题，可以进行预防性切除；⑤口腔或阴道黏膜处出现的单独的着色性病中，一旦发展为恶性黑色素瘤往往侵入很深且不易观察，可考虑切除；⑥甲母质痣，儿童例外；⑦有疼痛、瘙痒等局部症状。

少数黑色素细胞痣可能演化成黑色素瘤，从而带来灾难性的后果，但出现恶变的概率又十分小，因此，应根据病情变化，在严密随访的基础上，作出准确判断。众所周知，交界痣或混合痣中的交界成分可能恶变，在青春期前出现交界痣恶变的病例十分罕见，青春期后大多数交界痣都已发展为皮内痣，仅手掌、足底、外生殖器等部位的黑色素痣一直保持交界活性至成年，有潜在的恶性病变机会，因此此部位的黑痣可以酌情考虑预防性治疗。

此外，如前所述的巨痣、B-K痣等有相对较高的恶变可能。任何黑色素痣出现病灶较明显的增大、颜色改变、破溃、脱毛、卫星灶、继发感染、疼痛等表现时，均需考虑切除活检，以明确是否恶变。

对于直径在数毫米以下的黑色素痣，治疗方便。除了手术治疗外，还可以选择非手术治疗，尤其对皮肤科等科室而言，非手术治疗甚至是主要治疗方法。位于头面部的中型痣及巨痣，严重影响外观，可考虑手术切除。部分观点认为，对于交界痣或混合痣，各种物理治疗创伤都可能增加恶变的机会。尽管这种观点缺乏严格的对照研究，但因曾有相关的死亡病例，因此仍然认为手术切除是首选治疗方式。手术切除后的病理检查具有非常重要的意义。

非手术治疗主要包括激光、刮除术、磨皮术、电解、电烙、化学烧灼法，其中激光与化学烧灼法"点"痣较普及。非手术治疗的优点在于方便、易于普及，非手术治疗最大的问题在于不彻底性及治疗后残余瘢痕增生。对于直径在1～2mm的黑痣，非手术治疗的效果可能更好一些，但失去病理检查的机会，而对于希望治疗后能根除，尽量不留残留病灶而重复治疗造成反复刺激者不是很适合。对于直径较大的黑痣，如大于3mm者，因伤口未闭合，愈合较慢，除了可能有病灶残留外，往往会留下明显的痕迹，如色素减退、瘢痕增生等，通常治疗后外观不如手术切除，因此还是首选手术治疗。

激光治疗是最常用的非手术治疗方法。依据选择性光热原理，已有数种激光应用于黑色素细胞痣的治疗（图34-4）。目前较多采用CO_2激光与全身激光，在局部消毒、浸润麻醉后，以中等功率、密度进行扫描气化，一般当气化到真皮浅层时，用消毒的湿棉球拭去表面碳化物，见色素消失，基底呈淡白色即可。治疗应彻底，不可残留。有作者报道在婴幼儿早期使用CO_2激光治疗甚至用脉冲染料激光与Q开关红宝石开关联合治疗，取得较好的美容改善效果，但同时也有部分患儿局部瘢痕增生。以上治疗也可选择Nd:YAG激光等其他种类的激光。激光治疗对于位置较深或不含黑色素的痣细胞无效，难以完整祛除病灶。在激光治疗后复发的病灶中，痣细胞呈不典型增生，类似黑色素瘤。尽管有体外实验发现反复激光治疗可刺激黑色素细胞增生，促进复发及恶变，但尚未在体内实验证实类似情况。

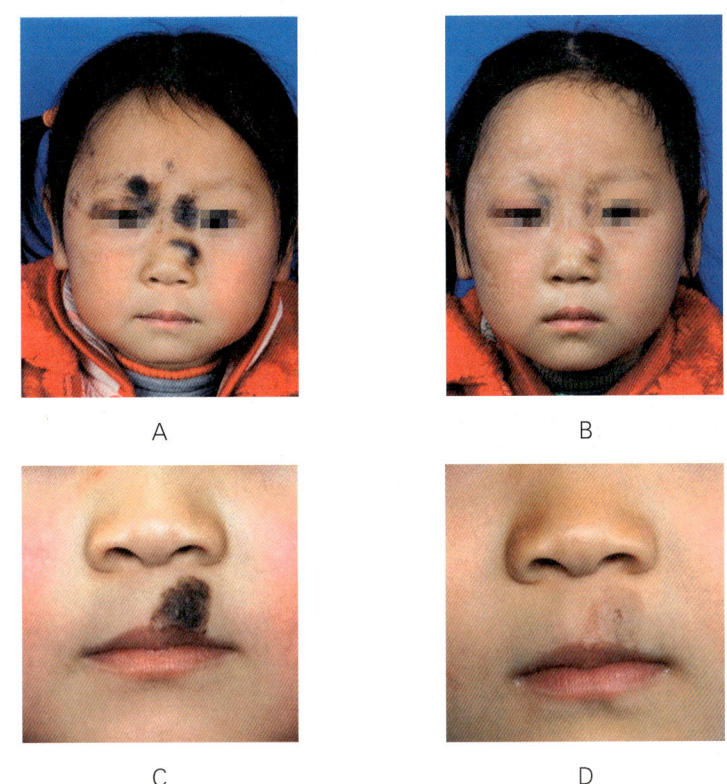

图34-4　多次点阵剥脱性激光治疗后的先天性面部散在黑色素痣

化学烧灼法，主要是利用30%~50%三氯醋酸或冰醋酸、中药中的腐蚀性药物等药物进行剥脱，但剥脱的方法较难控制，难以一次彻底治疗。此外，利用干冰、液氮接触或喷冻，结痂后需1~3周愈合，可重复治疗。刮除术及磨皮术治疗是利用物理方法破坏部分浅表的痣细胞。如同前述的非手术治疗方法一样，这些治疗方法均无法回避疗效有限、复发率较高、创面外观不佳及残留瘢痕增生等问题，故而均非理想的治疗手段。

手术治疗具有彻底性。对于直径大于3mm的黑痣，用非手术治疗不易完全清除病灶，易致较明显的瘢痕增生，建议采用切除与整形。手术方法：沿痣边缘2~3mm正常皮肤切除，在病灶基底部保持足够切缘以防止复发。面部较大的可自痣中心做分次切除。尽管传统上认为面积较大的病灶，一次缝合可能张力较大，或可能导致眼、鼻等的移位，可考虑作分次切除。但切口为纵向的基于广泛分离的直接缝合可修复非常巨大的缺陷（图34-5，图34-6）。当然，对于可能引起五官移位的部位，以及关节伸侧等易于导致瘢痕增生的部位，应慎重选择。对于面积更大的黑色素细胞痣，可选择植皮、各种皮瓣覆盖，原则上切除的黑痣标本均应送病理检查。

巨痣的手术治疗极具挑战性。巨痣不但较普通痣有更高的恶变风险，而且病灶巨大影响局部功能，对外观造成严重损害，从而造成患者的巨大心理创伤。无论从预防恶变角度来看，还是从重建美好外观角度来看，巨痣患者的治疗欲求都十分强烈。目前，先天性巨痣的非手术治疗效果差，主要采用手术治疗。先天性巨痣的手术治疗时机存在争议。文献报道中大多数恶变发生在青春期前，故而以往认为手术治疗越早开始越好。除上述原因之外，儿童期瘢痕增生不明显，皮肤移动性大，便于一期切除也是主要理由。然而随着对恶变率的再认识，出现了不同的观点：其一，先天性巨痣的真实恶变率并不像以往认为的那样高，治疗的主要目的应从改善美学效果及生活质量目的出发，而非预防性切除以防止恶变。其二，并没有证据表明儿童期瘢痕增生较轻。儿童皮肤弹

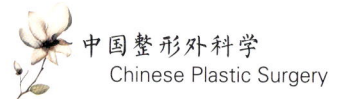

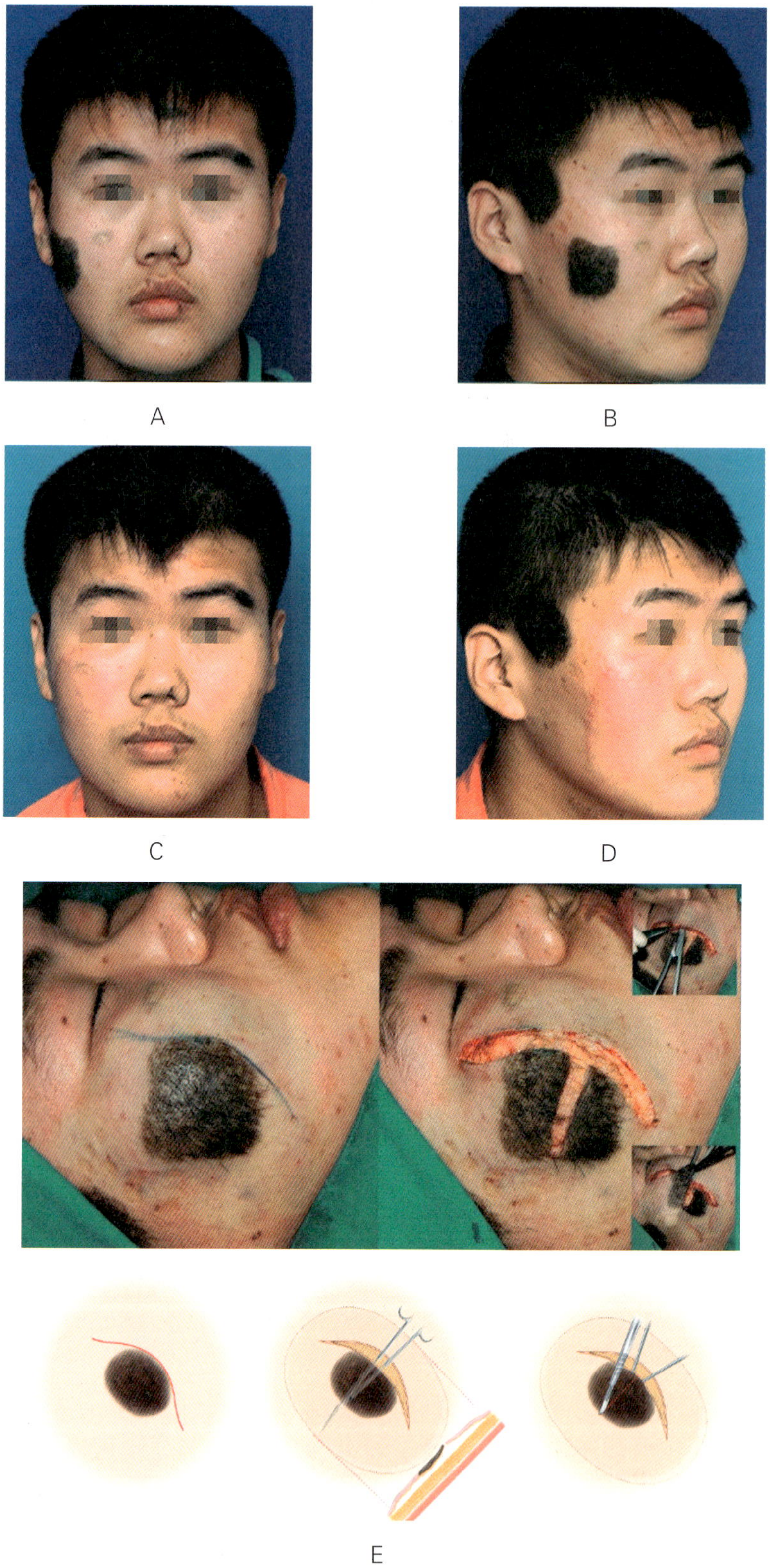

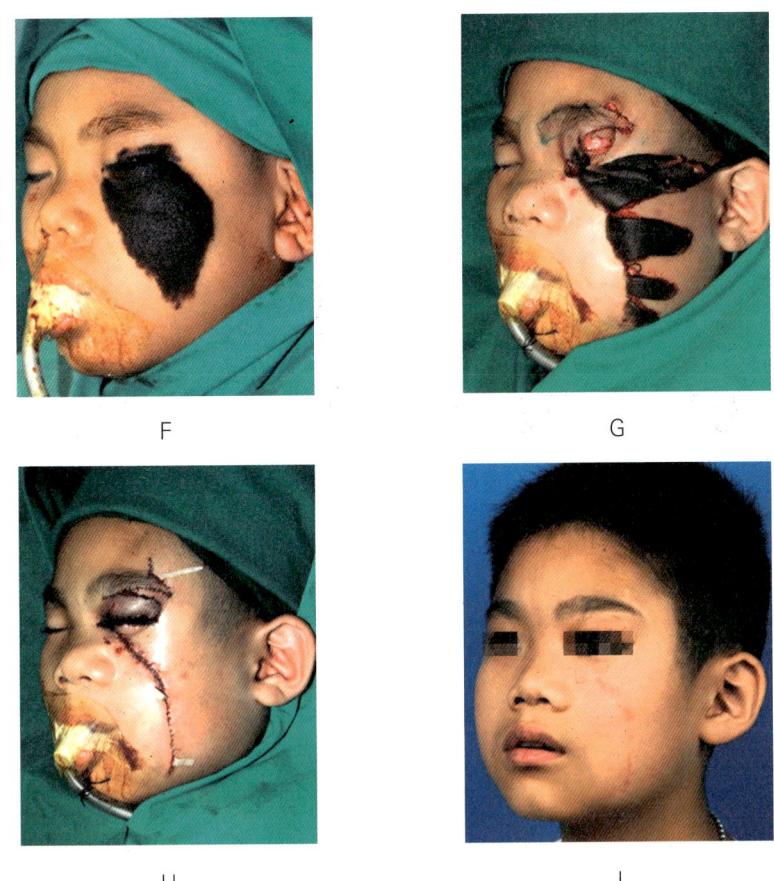

图 34-5 基于大范围分离和直接关闭的理念，我们可能可以减少扩张器和各类复杂皮瓣的应用，广泛分离后切除及纵向关闭，术中对切除量的判断使用了我们原创的"梳子瓣"（SMISS）方法，减少了过度切除所导致的器官移位的可能

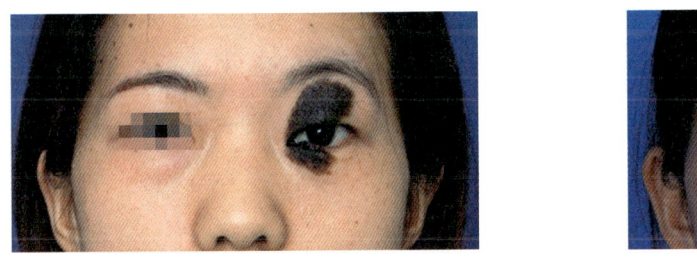

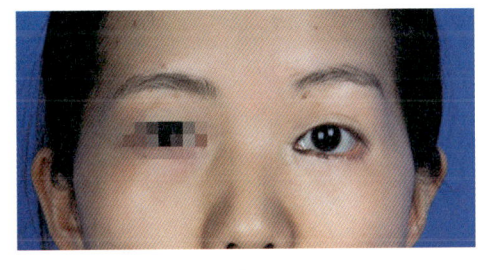

图 34-6 上下睑的分裂痣是非常常见的黑色素痣类型，这是利用睑缘隐蔽切口和纵向切口完成的横向推进实现的，我们这一原创的技术简称为 PEPSI 技术

性较大，虽有可能一期切除巨大病灶，但由此带来的瘢痕将影响局部组织器官生长发育。其三，随着年龄增长，病灶可能出现部分消退，早期切除将切除有消退可能性的组织。其四，在儿童期进行手术应交待全麻风险。基于以上所述，我们一般主张早期观察和随访，如病灶严重影响外观或造成功能障碍的可考虑手术。除非有恶变的证据，在婴幼儿时不主张积极行完全切除手术，但对面部病灶的，还应考虑到6岁以后心理的影响，所以时间不宜过迟。

相对于病灶切除，残留创面缺损的修补是巨痣手术中更大的挑战。在这一方面，目前皮肤软组织扩张器手术已取代植皮手术成为一线治疗方案，尤其是对于位于头面部及躯体暴露部位的病灶可取得较为理想的外观美学效果。皮肤软组织扩张后可以最大限度地切除病灶，灵活地使用多种方式,包括推进、旋转,甚至是游离皮瓣来修复创面,以达到最佳美学效果。对于难以一次完全切除的病灶,也可采用扩张器分期切除的手术策略(图34-7)。

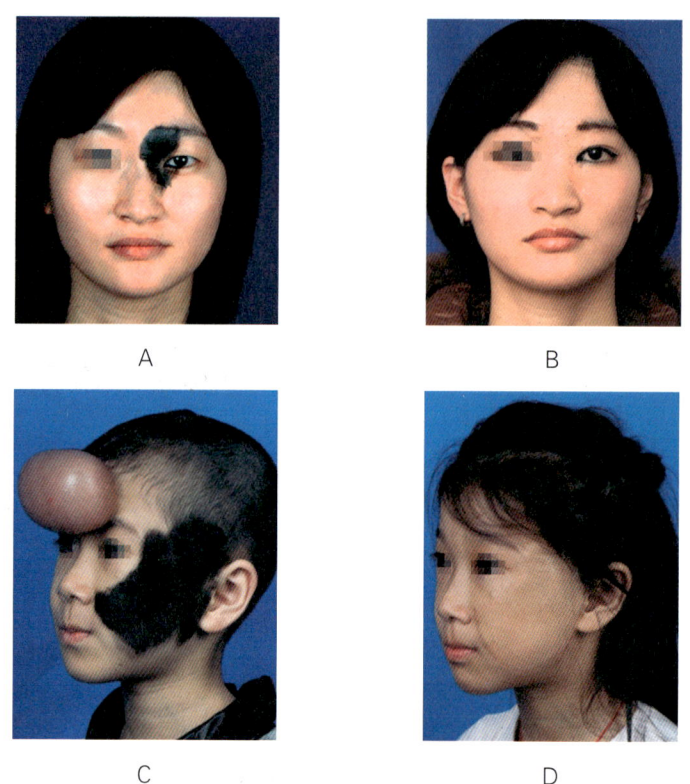

图34-7 利用额部扩张器完成的病例
A、B. 眼周和鼻背的黑痣切除和修复术 C、D. 鼻和左面部黑色素痣切除后的重建

对于肢体等部位或者周围供区不充足的部位也可考虑植皮手术,全厚皮片为最佳选择。另外也有报道用人造皮肤来修补巨痣切除后残留的创面,可以缩短手术时间,解决供区组织量不足或无合适的供区问题。缺点是成活率较自体组织低,且感染率较高,总体费用昂贵。

(陈辉 华晨 林晓曦)

第四节 文身

文身(tattoo)是一种用锐利的针具或电针把不可溶的颜料,如靛蓝、铬绿、钴蓝和汞等刺入皮下的装饰手法,形成各种花纹与图案。文身俗称刺青,文言文中叫涅。在国内最常见的文身多是由非专业的人员用墨水随意刺入皮下的字符与图像,刺点多是深浅不一的,显得很粗糙,常常在一定的年月后,给文身者带来很大的精神与肉体负担。

文身是古老艺术,可追溯到公元前12000年的石器时代。远古人类在丧祭仪式时割伤皮肤,把灰擦在伤口里以表示悲痛。在世界上的许多部落,文身标识的是相应的社会等级和部落联盟,有些图案还代表对死者的悼念。早在公元前2000年,古埃及人开创了美容性文身的先河,以后在中国、印度和日本也一度盛行。彩色文身最早是从新西兰的毛利人部落流传下来的。在公元16、17世纪，向外扩张的西方水手把文身文化带到了欧洲。进入20世纪之后，文身仍十分流行。文身在中国的历史起码可以上溯到3500年，被用于刑法上，称为黥刑，就是在犯人脸上刺字。

由于现代社会的发展、美容性文身的兴起，越来越多的人加入了文身的行列。据估计，目前美国的文身人口达到总人口的16%，全美大约有3400万文身者。在20世纪90年初，"文身热"达到高峰时，全国有4000多家专业文身店。

一 临床表现

临床上将文身分为专业性、业余性、美容性、外伤性和医源性等类型。

（一）专业性文身

专业性文身是文身师利用专业性器材将一种或多种有机彩色染料注入深度相同的真皮层，表皮中几乎没有色素，文身边界清楚，染色均匀一致，色彩丰富（图34-8）。所用染料成分为：红色为汞剂，黄色为镉剂，绿色为铬剂，蓝色为钴剂。专业性文身染料颗粒的理化性质一般比业余文身更稳定。常用的文身染料及成分见表34-1。

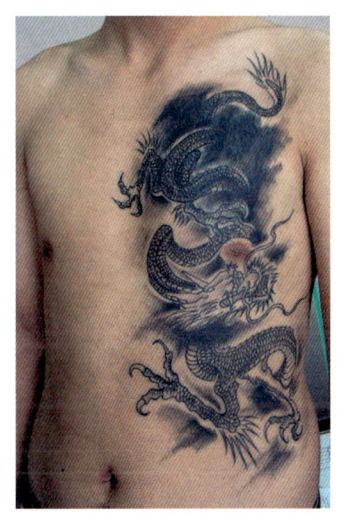

图 34-8 专业性文身

表 34-1 常用的文身染料及成分

颜色	染料成分	颜色	染料成分
黑色	碳	绿色	氧化铬
	氧化铁		孔雀绿
	洋苏木		铬化铅
红色	硫化汞	紫色	氰化三铁
	硒化镉		锰紫
	浓黄土	姜绿	酞菁染料
棕褐色	赭石	肉色	氧化铁
黄色	硫化镉	白色	二氧化钛
	姜黄		氧化锌
蓝色	铝化铬		

（二）业余性文身

业余性文身由非专业人士施行，多用碳素或墨水（灰色或蓝黑色）注入真皮，注入深度不一，边缘不锐利，染色不均匀（图34-9）。墨水有印度墨水和国产墨汁，后者更易破碎。

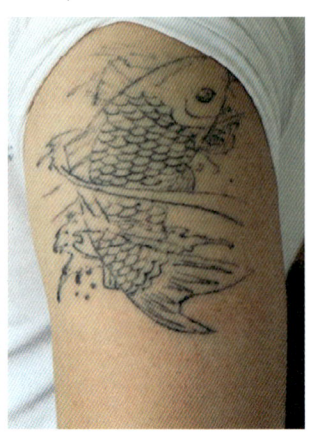

图34-9　业余性文身

（三）美容性文身

美容性文身以文唇线、文眉、文眼线最为常见（图34-10），多为手工完成。常用染料有棕色、黑色和红色墨水，墨水中往往含有Fe^{2+}或Fe_2O_3。

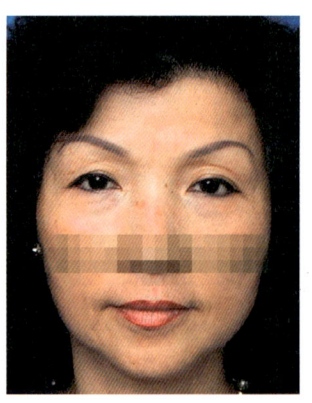

图34-10　文眉、文眼线及文唇

（四）外伤性文身

外伤性文身是因外伤后异物进入损伤的皮肤内所致（图34-11）。异物进入皮肤的深度不一，表现为灰色至黑色不同程度的色素沉着。异物包括玻璃、金属、泥土或含碳物质。数月或数年后，某些异物在真皮或皮下组织内可包裹形成肉芽肿，查体可扪及硬结。

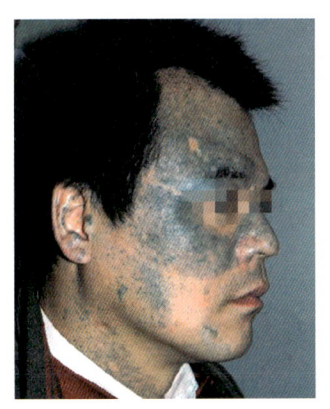

图 34-11　外伤性文身

二　组织病理学

文身在光镜下表现为真皮层内大小、密度不一的色素颗粒，分布于巨噬细胞或游离在细胞外，以真皮浅、中层血管周围较多，深度一般小于 0.8mm。电镜下表现为真皮内大量外源性颗粒，吞噬了色素颗粒的吞噬细胞增多。

三　并发症

1. 文身破坏了皮肤的屏障功能，若文身时消毒不严格，当针尖刺入皮肤后，细菌、病毒等病原微生物随之被带入机体，容易引起某些疾病的传播，如结核、麻风、梅毒、艾滋病、脓皮病等。如果创伤面积大、细菌毒力强，甚或在血液中生长繁殖，还会患败血症而危及生命。文身感染的危险性使美国血库协会要求文身满 1 年后才能献血。

2. 文身刺激引起某些疾病的同形反应，如瘢痕疙瘩、扁平苔藓、银屑病和盘状红斑狼疮等。

3. 对文身色素的异物反应、过敏反应，或者可能原先对汞、铬或钴有接触过敏，表现为过敏性皮炎或过敏性肉芽肿反应，即文身肉芽肿。

四　治疗

少数文身经过数年或更长时间后可自行变淡，但大多数长期稳定。以往对文身的种种治疗手段，如利用磨削、CO_2 激光等对组织吸收无选择性的激光，都无法达到清除的效果，反易导致治疗后瘢痕形成。如色素积聚的部位较表浅，可以尝试皮肤磨削术，面积较小的可以考虑局部切除甚至进行植皮。但随着激光技术的发展，选择性光热作用激光治疗成为文身的首选治疗方法。

利用激光进行文身治疗的探索早在 20 世纪 60 年代初就已经开始，但在近十年内，随着选择性光热作用原理的推广应用及激光技术的发展，激光疗法才成为文身治疗的首选。目前常用于文身治疗的激光包括波长 1064nm 的 Q 开关 Nd:YAG 激光、波长 755nm 的 Q 开关翠绿宝石激光、波长 694nm 的 Q 开关红宝石激光、波长 532nm 的 Q 开关倍频 Nd:YAG 激光。

（一）激光治疗的原理

基于选择性光热作用原理，进入皮肤的染料颗粒或异物颗粒是激光治疗的靶色基。染料颗粒的热弛豫时间大约为 $1\mu s$，目前常用的 Q 开关激光的脉宽为几十至几百纳秒，都低于染料颗粒的热弛豫时间，Q 开关激光将能量在很短的时间内释放出来，形成能量密度很高的巨脉冲，当激光巨脉冲被染料颗粒吸收后，产生的瞬间高温使文身颗粒受热膨胀而破碎，碎片较大的颗粒容易为组织中的巨噬细胞或其他炎症细胞所吞噬,最后被输送至局部淋巴结。此外,治疗过程中也有部分碎片经表皮溅出而消除。此外,近年来皮秒激光的出现也给文身治疗带来了新的进展,除了可能更高效外还可能减少治疗的疼痛。

(二)影响激光治疗效果的因素

1. 文身染料的颜色　不同颜色的染料具有不同的吸收光谱,因此需要根据文身的颜色选择不同波长的激光(表34-2)。对于黑色文身,上述的Q开关激光均可有明显的效果。红色文身最好选用532nm或510nm波长(绿光),绿色文身最好选用Q开关红宝石激光或翠绿宝石激光(红光),倍频532nm的皮秒激光对黄色文身有较高的清除率,不过对于黑色文身而言,1064nm的皮秒激光与纳秒激光之间的疗效并没有区别,但前者的疼痛感更轻。值得注意的是,目前文身染料成分越来越复杂,表现为相同颜色的文身,由于化学成分不同,对Q开关激光的治疗反应也不同,有时甚至是由不同颜色的染料混合而成的,因此对激光治疗的反应也无法预测。有些美容性文身在治疗后会出现颜色的转变,因此需要根据文身的颜色调整激光治疗方案。

表34-2　彩色文身颗粒对不同波长激光的吸收程度

激光器类型	波长	黑色颗粒	绿色颗粒	红色颗粒
Q开关红宝石激光	694nm	+++	++	−
Q开关翠绿宝石激光	755nm	+++	+++	−
Q开关Nd:YAG激光	1064nm	+++	+	−
Q开关倍频Nd:YAG激光	532nm	−	−	+++
闪光灯泵浦脉冲染料激光	510nm	−	−	+++

注:+++、++、+、−分别代表对该激光反应的程度从极强到弱。

2. 文身的类型　一般认为业余性文身经过3～5次治疗可消除,尤其是装饰性的文眉或眼线,如色素颗粒分布表浅,多数经1～2次治疗即可消除。专业性文身可能需要更多的次数,较难完全清除,这主要是因为职业文身使用的是有机金属染料,且刺入部位较深。以一组Q开关翠绿宝石激光的治疗结果为例,业余性文身与专业性文身达到清除时的平均治疗次数分别为4.6次与8.5次。专业性文身往往包含多种颜色,需要多种波长的激光治疗。上述的任何一种Q开关激光都能有效地去除黑色或蓝色文身,治疗后罕见皮肤质地改变。彩色文身如能选择合适波长的激光,经过多次治疗,多数能得到较理想的结果。外伤性文身治疗也需要较多的次数,原因在于:①外伤性文身色素颗粒成分复杂,对激光的反应不一;②外伤性文身颗粒直径较大,不容易被击碎;③外伤性文身的色素颗粒位置较深,超出激光穿透深度。

3. 文身的部位　文身的染料位于真皮层及以上,其治疗效果肯定。而位于真皮层以下的文身,Q开关激光较难到达,因此更难去除。面部皮肤较薄,尤其是上、下眼睑部位,该部位的美容性文身及外伤性文身较躯干部位的文身更容易去除。

4. 文身的时间　陈旧的文身较容易去除,而经过多次文身和染料着色加强的文身,治疗效果较差。

5. 激光器的治疗参数　首先需要根据不同的文身选择合适波长的激光器,其次激光的脉宽和能量密度也是影响疗效的因素,建议治疗前进行点测试。适当增加能量密度有利于去除文身,减少治疗次数,但不能增加激光对文身染料的敏感性。也有学者提出应用低能量、每遍<10%的重叠率的治疗方法。

6. 联合治疗　近期的临床研究证实波长1064nm的Q开关Nd:YAG激光联合点阵CO_2激光与单纯Q开关Nd:YAG激光治疗60例黑色文身相比,联合治疗组在治疗4～6遍后和治疗1个月后随访时评分都较单一治疗组高。

(三) 不良反应

尽管目前的激光治疗有较高的选择性,但仍可能发生一些不良反应。

1. 短期不良反应

(1) 紫癜:高能量的激光可能会间接损伤文身染料颗粒附近的小血管,引起紫癜,一般7～10天消退,无须特殊处理。

(2) 红斑、水肿:皮肤局部受热出现红斑,多在1天内消退。疏松组织水肿,可在1～3天内消退。

(3) 水疱:多发生于激光能量较高、肤色较深的患者,多为细小水疱,一般7～10天消退。建议患者治疗后局部冰敷1～2小时,可减轻局部组织液渗出。

(4) 表皮飞溅出血:多见于Q开关Nd:YAG激光治疗的患者,由于治疗部位表皮和真皮被染料颗粒碎片造成的机械性损伤远比邻近的胶原纤维素的热变性严重,会出现术中组织飞溅和点状出血现象,建议治疗时患者佩戴保护眼罩,医师佩戴护目镜进行治疗。术后出现的表面结痂,可在7～10天脱落。

2. 远期不良反应

(1) 暂时性色素沉着:激光治疗后部分患者因局部炎症反应而产生继发性色素沉着,多见于肤色较深的患者,一般6～9个月后逐渐消退。

(2) 色素减退:因激光损伤含黑色素的角质形成细胞或表皮黑色素细胞而继发色素减退,多见于较短波长的激光,且随着治疗次数和激光能量的增加,发生概率逐渐增加。肤色较深的患者更易发生色素减退。激光治疗后的色素减退多为暂时性的,一般需3～12个月才能逐渐恢复。

(3) 皮肤纹理改变:某些患者文身处由于文身针刺的影响已有浅表瘢痕形成,因有文身染料的覆盖而不明显,当激光去除染料后,就可能显露出瘢痕外观。因此激光治疗前需仔细检查皮肤质地,做好告知工作。另外激光治疗时所用能量过大,也会造成皮肤过度损伤而形成瘢痕,在一些瘢痕好发部位(比如前胸、手臂等)治疗时,要格外注意。

总之,激光技术的发展为文身的治疗提供了有利的工具,但随着文身染料的不断发展,以及文身者对图案颜色的要求越来越高,给文身的清除带来了更大的挑战。首先,需要针对各种彩色文身制订更加优化的激光治疗方案,以期达到更好的清除效果。另外,文身本身的瘢痕或者治疗后形成的瘢痕需要联合一系列点阵激光来治疗,在清除文身染料的同时,需改善皮肤质地。另外,需要开发更加高效的激光治疗技术来缩短激光治疗的次数。新近的皮秒激光通过缩短激光治疗脉宽来达到皮秒级,可更好地爆破文身染料颗粒,从而达到更好的疗效。这一技术的疗效及安全性还需要今后进一步临床验证。

(马刚　林晓曦)

参考文献

[1] Rhodes A R, Albert L S, Barnhill R L, et al. Sun-induced freckles in children and young adults. A correlation of clinical and histopathologic features[J]. Cancer, 1991, 67(7): 1990-2001.

[2] Praetorius C, Sturm R A, Steingrimsson E. Sun-induced freckling: ephelides and solar lentigines[J]. Pigment Cell Melanoma Res, 2014, 27(3): 339-350.

[3] Ho S G, Chan N P, Yeung C K, et al. A retrospective analysis of the management of freckles and lentigines using

four different pigment lasers on Asian skin[J]. J Cosmet Laser Ther,2012,14(2):74-80.

[4] Huang Y L,Liao Y L,Lee S H,et al. Intense pulsed light for the treatment of facial freckles in Asian skin[J]. Dermatol Surg,2002,28(11):1007-1012.

[5] Bala H R,Lee S,Wong C,et al. Oral tranexamic acid for the treatment of melasma: a review[J]. Dermatol Surg,2018,44(6):814-825.

[6] Zhou L L,Baibergenova A. Melasma: systematic review of the systemic treatments[J]. Int J Dermatol,2017,56(9):902-908.

[7] Kim H J,Moon S H,Cho S H,et al. Efficacy and safety of tranexamic acid in melasma: a meta-analysis and systematic review[J]. Acta Derm Venereol,2017,97(7):776-781.

[8] Shah K N. The diagnostic and clinical significance of café-au-lait macules[J]. Pediatr Clin North Am,2010,57(5):1131-1153.

[9] Bernier A,Larbrisseau A,Perreault S. Café-au-lait macules and neurofibromatosis type 1: a review of the literature [J]. Pediatr Neurol,2016,60:24-29.

[10] Kim H R,Ha J M,Park M S,et al. A low-fluence 1064-nm Q-switched neodymium-doped yttrium aluminium garnet laser for the treatment of café-au-lait macules[J]. J Am Acad Dermatol,2015,73(3):477-483.

[11] Linhart H,Bormann F,Hutter B,et al. Genetic and epigenetic profiling of a solitary Peutz-Jeghers colon polyp [J]. Cold Spring Harb Mol Case Stud,2017,3(3):a001610.

[12] Brito S,Póvoas M,Dupont J,et al. Peutz-Jeghers syndrome: early clinical expression of a new STK11 gene variant[J]. BMJ Case Rep,2015:pii:bcr2015211345.

[13] Felton S J,Al-Niaimi F,Ferguson J E,et al. Our perspective of the treatment of naevus of Ota with 1,064-, 755- and 532-nm wavelength lasers[J]. Lasers Med Sci,2014,29(5):1745-1749.

[14] Chang C J,Kou C S. Comparing the effectiveness of Q-switched Ruby laser treatment with that of Q-switched Nd:YAG laser for oculodermal melanosis (Nevus of Ota)[J]. J Plast Reconstr Aesthet Surg,2011,64(3):339-345.

[15] Liu J,Ma Y P,Ma X G,et al. A retrospective study of Q-switched alexandrite laser in treating nevus of ota[J]. Dermatol Surg,2011,37(10):1480-1485.

[16] 何黎,邹勇莉,张林,等. 颧部褐青色痣与黄褐斑和太田痣的临床、组织学初探[J]. 中国皮肤性病学杂志,2003,17(1):25-27,29.

[17] 常建民. 伊藤痣[J]. 临床皮肤科杂志,2006,35(8):485-486.

[18] Gupta D,Thappa D M. Mongolian spots[J]. Indian J Dermatol Venereol Leprol,2013,79(4):469-478.

[19] Tanyasiri K,Kono T,Groff W F,et al. Mongolian spots with involvement of mandibular area[J]. J Dermatol,2007,34(6):381-384.

[20] 左亚刚. 斑痣和雀斑样痣伴蒙古斑1例[J]. 临床皮肤科杂志,2005,34(10):668.

[21] 曹双林,Jag Bhawan. 665例蓝痣组织病理及免疫病理分析[J]. 临床皮肤科杂志,2001,30(5):292-294.

[22] 马长胜. 口腔蓝痣1例及文献回顾[J]. 现代肿瘤医学,2012,20(3):619-621.

[23] 杨敏,高小曼,常建民. 细胞型蓝痣[J]. 临床皮肤科杂志,2010,39(10):673.

[24] Zembowicz A,Phadke P A. Blue nevi and variants: an update[J]. Arch Pathol Lab Med,2011,135(3):327-336.

[25] Spring P,Perrier P,Erba P,et al. Large agminated cellular 'plaque-type' blue nevus surrounding the ear: a case and review[J]. Dermatology,2013,227(1):21-25.

[26] Alikhan A,Ibrahimi O A,Eisen D B. Congenital melanocytic nevi: where are we now? Part I. Clinical presentation, epidemiology, pathogenesis, histology, malignant transformation, and neurocutaneous melanosis [J]. J Am Acad Dermatol,2012,67(4):495.e1-495.e17; quiz 512-514.

[27] Arad E,Zuker R M. The shifting paradigm in the management of giant congenital melanocytic nevi: review and clinical applications[J]. Plast Reconstr Surg,2014,133(2):367-376.

[28] Argenziano G,Zalaudek I,Ferrara G,et al. Proposal of a new classification system for melanocytic naevi[J].

Br J Dermatol, 2007, 157(2): 217-227.

[29] Arneja J S, Gosain A K. Giant congenital melanocytic nevi[J]. Plast Reconstr Surg, 2009, 124(1 Suppl): 1e-13e.

[30] Barnhill R L, Cerroni L, Cook M, et al. State of the art, nomenclature, and points of consensus and controversy concerning benign melanocytic lesions: outcome of an international workshop[J]. Adv Anat Pathol, 2010, 17(2): 73-90.

[31] Brenn T. Atypical genital nevus[J]. Arch Pathol Lab Med, 2011, 135(3): 317-320.

[32] Elder D E. Dysplastic naevi: an update[J]. Histopathology, 2010, 56(1): 112-120.

[33] Fernandez-Flores A. Eponyms, morphology, and pathogenesis of some less mentioned types of melanocytic nevi[J]. Am J Dermatopathol, 2012, 34(6): 607-618.

[34] Hosler G A, Moresi J M, Barrett T L. Nevi with site-related atypia: a review of melanocytic nevi with atypical histologic features based on anatomic site[J]. J Cutan Pathol, 2008, 35(10): 889-898.

[35] Kinsler V, Bulstrode N. The role of surgery in the management of congenital melanocytic naevi in children: a perspective from Great Ormond Street Hospital[J]. J Plast Reconstr Aesthet Surg, 2009, 62(5): 595-601.

[36] Krengel S, Hauschild A, Schäfer T. Melanoma risk in congenital melanocytic naevi: a systematic review[J]. Br J Dermatol, 2006, 155(1): 1-8.

[37] Makkar H S, Frieden I J. Congenital melanocytic nevi: an update for the pediatrician[J]. Curr Opin Pediatr, 2002, 14(4): 397-403.

[38] O'Rourke E A, Balzer B, Barry C I, et al. Nevic mitoses: a review of 1041 cases[J]. Am J Dermatopathol, 2013, 35(1): 30-33.

[39] Polder K D, Landau J M, Vergilis-Kalner I J, et al. Laser eradication of pigmented lesions: a review[J]. Dermatol Surg, 2011, 37(5): 572-595.

[40] Prieto V G, Shea C R. Immunohistochemistry of melanocytic proliferations[J]. Arch Pathol Lab Med, 2011, 135(7): 853-859.

[41] Sardana K, Chakravarty P, Goel K. Optimal management of common acquired melanocytic nevi (moles): current perspectives[J]. Clin Cosmet Investig Dermatol, 2014, 7: 89-103.

[42] Schiestl C, Stiefel D, Meuli M. Giant naevus, giant excision, eleg(i)ant closure? Reconstructive surgery with integra artificial skin to treat giant congenital melanocytic naevi in children[J]. J Plast Reconstr Aesthet Surg, 2010, 63(4): 610-615.

[43] Sommer L L, Barcia S M, Clarke L E, et al. Persistent melanocytic nevi: a review and analysis of 205 cases[J]. J Cutan Pathol, 2011, 38(6): 503-507.

[44] Tannous Z S, Mihm M C Jr, Sober A J, et al. Congenital melanocytic nevi: clinical and histopathologic features, risk of melanoma, and clinical management[J]. J Am Acad Dermatol, 2005, 52(2): 197-203.

[45] Tran K T, Wright N A, Cockerell C J. Biopsy of the pigmented lesion—when and how[J]. J Am Acad Dermatol, 2008, 59(5): 852-871.

[46] Tromberg J, Bauer B, Benvenuto-Andrade C, et al. Congenital melanocytic nevi needing treatment[J]. Dermatol Ther, 2005, 18(2): 136-150.

[47] van Dijk M C, Aben K K, van Hees F, et al. Expert review remains important in the histopathological diagnosis of cutaneous melanocytic lesions[J]. Histopathology, 2008, 52(2): 139-146.

[48] Viana A C, Gontijo B, Bittencourt F V. Giant congenital melanocytic nevus[J]. An Bras Dermatol, 2013, 88(6): 863-878.

[49] Vourc'h-Jourdain M, Martin L, Barbarot S, et al. Large congenital melanocytic nevi: therapeutic management and melanoma risk: a systematic review[J]. J Am Acad Dermatol, 2013, 68(3): 493-498.

[50] Watt A J, Kotsis S V, Chung K C. Risk of melanoma arising in large congenital melanocytic nevi: a systematic review[J]. Plast Reconstr Surg, 2004, 113(7): 1968-1974.

[51] Zaal L H, Mooi W J, Sillevis Smitt J H, et al. Classification of congenital melanocytic naevi and malignant

transformation: a review of the literature[J]. Br J Plast Surg,2004,57(8):707-719.

[52] Lyu D, Zou Y, Jin Y, et al. Stepwise, multi-incisional, and single-stage approach to reshape facial contour after large cutaneous lesion resection[J]. J Craniofac Surg,2017,28(6):1498-1501.

[53] Hu L,Jin Y,Tremp M,et al. Reconstruction of a large divided nevus of the eyelid[J]. Dermatol Surg,2017, 43(12):1483-1486.

[54] 邹运,胡丽,金云波,等. 大面积横向推进及眼周隐蔽切口眦定位手术修复眶周皮肤缺损[J]. 组织工程与重建外科杂志,2016,12(4):251-253.

[55] Zou Y,Hu L,Tremp M,et al. Surgical management of large periorbital cutaneous defects: aesthetic considerations and technique refinements[J]. Ann Plast Surg,2018,81(6S Suppl 1):S71-S75.

第三十五章
常见体表良性肿瘤与新生物

第一节　皮肤囊肿

一　皮脂腺囊肿

皮脂腺囊肿（sebaceous cyst）是指因皮脂腺导管堵塞后腺体内分泌物潴留而形成的常见囊肿，又称粉瘤或皮脂囊肿，是十分常见的皮肤囊肿，多见于皮脂腺分泌旺盛的青年。通常所称的粉刺也是一种浅表的皮脂腺囊肿。

皮脂腺囊肿好发于头皮与颜面部，胸颈部相对较少见。其体积因深浅、内容物多少而不同，从米粒至鸽蛋大小均可，可被误诊为脂肪瘤等。尽管生长十分缓慢，但患者仍可因其逐渐增大而就诊。皮脂腺囊肿多为单发，偶见多发，圆形，硬度中等或有弹性，高出皮面，表面光滑，推动时感到与表面相连，基底无粘连，无波动感。皮肤颜色可正常，也可表现为淡蓝色，增大过快时，表面皮肤可发亮。有时在表面可见脐形开口，可从此挤出白色内容物，此开口即通向皮肤表面的皮脂腺导管的开口所在，开口凹陷系导管长度不足所致。穿刺可见白色乳酪样物或油滴状物。如伴发感染而未及时处理，虽因囊肿破裂而消退，但可形成局部瘢痕，并易于复发。偶见皮脂腺囊肿癌变的报道，可成为基底细胞癌或鳞状细胞癌。

镜下组织学表现为：囊肿位于真皮内，囊壁由数层角化上皮细胞组成，有的基底层呈栅状排列，其上可见几层肿胀的细胞，再上为厚而均匀的嗜酸性角质层，囊周为纤维细胞。标本切口可闻及腐臭味。

治疗选择手术摘除，术中可在与囊肿相连的皮肤，尤其是导管开口处，沿皮纹设计梭形的皮肤切口，连同囊肿一起切除。分离时应十分仔细，尽量完整剥离。囊壁较薄，如有残留，就易于复发。如就诊时存在红肿等感染表现，就应先控制炎症，之后再考虑手术切除。

二　皮样囊肿

皮样囊肿（dermoid cyst）是一种由表皮细胞形成的较少见的囊肿。在胚胎发育过程中，这些表皮细胞于沟槽融合时误卷入，偏离了原位，沿胚胎闭合线形成先天性囊肿。近半数出生时即已出现，其他的也都在5岁以内发生。皮样囊肿可发生于头、面、颈及躯干，尤其好发于眼眶、眉弓外侧、鼻中线部及口底（如颏下或舌下）等部位。病灶表现为缓慢增大的单个无痛性皮下结节，偶有多发，质地可柔软，也可较坚硬，直径常大于5mm，甚至达到5cm以上，基底部常与下方的骨膜有粘连，故不能随意推动，无自觉症状。发生于鼻根部的皮样囊肿应与脑膜膨出及神经胶质瘤等鉴别，脑膜膨出有压缩性和搏动感，体位试验阳性；神经胶质瘤多位于鼻侧面，结合影像检查也可鉴别。

皮样囊肿镜下可见囊肿壁除表皮细胞外，还包括毛囊、汗腺和皮脂腺等各种皮肤附件，内含角蛋白的碎屑、油性分泌物、毛发，并含有大量纤维组织，有时可见钙化点。

皮样囊肿主要选择手术切除。取皮纹切口，仔细分离后尽可能完整地将囊肿连囊壁切除，有时在切除时可看到骨面上的压迹，如基底部与深层骨膜有粘连，应一并切除骨膜。如上皮切除得不彻底或者术中囊肿破裂，则术后易于复发。如囊肿过大，将可能在局部形成凹陷畸形，在缝合时注意利用周围组织充填，多能达到满意的手术效果。少数凹陷过大的病灶，可根据伤口的清洁程度，即期或二期行自体组织或代用品充填。

三 表皮样囊肿

表皮样囊肿（epidermoid cyst）又称外伤性表皮囊肿、上皮囊肿或表皮包涵囊肿（epidermal inclusion cyst），往往是因外伤异物刺入后，皮屑经创道进入皮下，逐步缓慢生长，从而形成表皮样囊肿。由于囊肿被发现时常与外伤时间相隔数年，患者可能无法追忆相应的外伤史。

病灶多见于运动中常摩擦的部位，如手掌、指端、足跟、趾底等，偶见于头部或瘢痕组织上。多表现为1～2cm或更大的、单发圆形或椭圆形的肿块，光滑，皮肤无色泽改变，质地坚硬，有张力，生长很缓慢，基底可移动，与周围组织可不粘连（图35-1，图35-2）。患者多无自觉症状，或仅有轻度压痛。本病如并发感染或破裂时，可引起粘连、疼痛及其他局部的炎症反应。偶见恶变为鳞状细胞癌的报道，但因分化程度较高，均可经局部手术切除，术后预后良好。

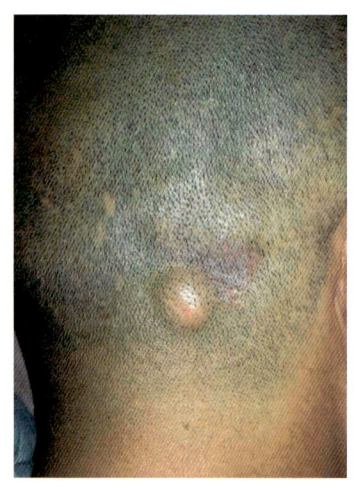
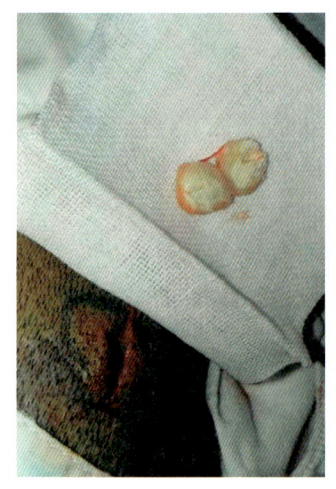

图 35-1　枕部表皮样囊肿　　　　图 35-2　表皮样囊肿大体观

病灶位于皮内或皮下组织，囊壁为表皮层，可见部分复层鳞状上皮细胞结构，由角质层到生发层依次从内到外排列，还可见明显的棘细胞和中性粒细胞积聚，但无真皮层结构；内容物为角化不全的角质层和中性粒细胞。随着囊腔的扩张，囊壁受压萎缩至仅存一两层扁平的细胞。

非感染性表皮样囊肿有时能自发消退，但容易复发。治疗选择手术摘除，切除时可包括部分的表面皮肤及囊肿周围组织，分离时应十分仔细，防止破裂。如出现部分囊壁残留，就容易复发。表皮样囊肿合并炎症时囊壁易碎裂，增加手术复发概率，因此建议炎症控制4～6周后再安排手术治疗。

第二节　脂肪瘤

脂肪瘤（lipoma）通常被认为是由成熟脂肪细胞构成的一种常见良性软组织肿瘤，但至今，其性质是真性的肿瘤、错构瘤，还是局部脂肪的过度堆积，仅存在推测性的证据。由于大多数的脂肪瘤不导致直接的症状或并发症，诊断也无困难，因此对脂肪瘤性质的研究未能引起重视，进展较慢。

脂肪瘤包括以下四种类型：①通常最常见的脂肪瘤是普通的皮下脂肪瘤，是由成熟的脂肪及少量的间质组织构成，可以单发，也可以多发，表现为皮下或深部的质软肿块；②其他类型的特殊脂肪瘤，如血管脂肪瘤、肌肉脂肪瘤等，在临床或病理上与普通的皮下脂肪瘤有所不同；③异位脂肪瘤，此类型可能是错构组织，在发生部位上与皮下脂肪瘤有所不同，如肌肉间脂肪瘤、血管肌肉脂肪瘤、神经纤维脂肪瘤等；④良性棕色脂肪瘤。

临床常见的体表脂肪瘤完全由成熟的脂肪组织构成。据报道，在病理标本统计中，脂肪瘤占皮肤良性软组织肿瘤及瘤样病变的20%～30%。大多数脂肪瘤除了表现为局部肿块外，基本上不导致功能问题，许多脂肪瘤往往等到体积增大至影响外观或导致一些并发症后才被重视。因此，以往所报道的脂肪瘤的患病率可能低于实际，即使如此，脂肪瘤也无疑是最常见的软组织肿瘤。

脂肪瘤年发病率约为1/1000，主要在成人期被发现，尤其常见于30～50岁年龄组，在小于20岁的人群中十分罕见，通常到个体开始出现脂肪沉积时，才逐渐表现出来；一般单发病灶者被发现时年龄较大，对称性分布的多发性病灶者多在较早期即被发现。脂肪瘤发病的男女比例报道不一，国内报道男女比例为2.5∶1，国外报道男女比例为1∶3～1∶2。

脂肪瘤好发于躯干，如肩背、颈项、乳房和臀部，其次也见于面部、头皮与外生殖器。脂肪瘤通常表现为单发或多发的皮下扁平圆形肿块，或呈分叶状、蒂状，质地柔软，覆盖的皮肤多无明显异常（图35-3）。肿块大小不一，可自芝麻至拳头大（图35-4）。80%的脂肪瘤直径小于5cm，但也有个别病例大于20cm。大约80%为单发，但部分病例呈多发性，尤其是年轻男性。脂肪瘤的生长具有一定的自限性，大多数脂肪瘤仅在最初表现为隐匿性生长，到一定体积以后则几乎没有明显的变化，终生存在，有时也偶见自发萎缩现象。脂肪瘤本身多无自觉症状，较大肿块可致行动障碍，或引起神经卡压症状。除了好发于皮下外，脂肪瘤还可发生于肌间隔或肌肉深层。位于皮下的脂肪瘤常由薄弱的纤维结缔组织包绕，深部的脂肪瘤却往往无明显包膜。

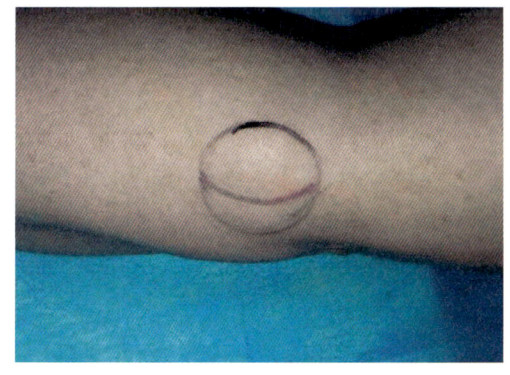

图35-3　右小腿脂肪瘤

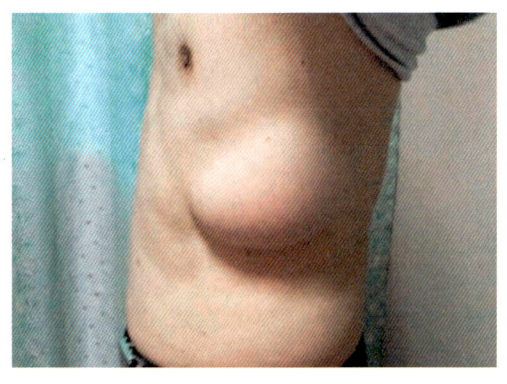

图35-4　左胸部脂肪瘤

与脂肪瘤相关的综合征如Gardner综合征，除了脂肪瘤外，患者还伴发面部骨瘤、表皮样囊肿、多发性结肠息肉、纤维瘤等。

多发性脂肪瘤还应考虑到脂肪瘤病（lipomatosis）的可能，这是一组具有明显遗传倾向、家族性、以多发性脂肪瘤为特征的疾病。家族性多发性脂肪瘤病是罕见的常染色体显性遗传的良性遗传性综合征，发病率为0.002%。该综合征表现为多发性躯干与四肢的脂肪瘤，其瘤体往往较小，多者可达数百个。这些病灶多集中出现于20~30岁时，男性发生率是女性的两倍。脂肪瘤病又常见两种表现：一种是出生时即发现的，多呈弥漫性的脂肪瘤，位于一侧肢体，随着年龄增大而逐渐扩大，质地柔软，无边界；此类脂肪瘤多伴发弥漫性肢体血管畸形，如静脉性血管畸形，以及骨关节畸形、横纹肌发育畸形，上述畸形可能构成巨肢。另一类脂肪瘤病出生时多无表现，以对称性躯干脂肪瘤为特征；此类脂肪瘤病多并发神经系统疾病。

脂肪瘤切面多为淡黄色，在术中可见完整的薄层纤维包膜，瘤体常由纤维分隔成大小不一的小叶状（图35-5）。镜下脂肪瘤主要由成熟的脂肪细胞组成，间杂少量核大、空泡小的脂肪母细胞，有时病灶内还可见黏液变性、囊性变或钙化。

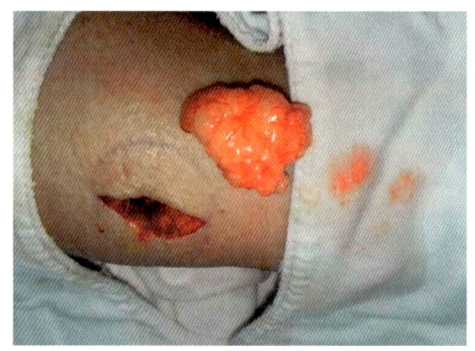

图35-5　脂肪瘤大体观

脂肪瘤一般无自觉症状，如外观与功能无碍，可不治疗。对较大的脂肪瘤，尤其是出现囊肿样变或有碍行动者，可以考虑手术切除。手术治疗在过去几乎是唯一有效的治疗方法。对于浅表、有包膜的病灶切除，应尽量保留完整的包膜，脂肪瘤浅面的皮肤在切除时可保留，经分离后直接拉拢缝合。除切除术之外，部分质地柔软的脂肪瘤可考虑采用吸脂术治疗。最近有使用卵磷脂（phosphatidylcholine）与脱氧胆酸盐（deoxycholate）溶液注射治疗脂肪瘤的报道，以其微创性受到关注，能使瘤体缩小44%~75%，但也有部分病例反而出现瘤体增大。

（陈彬）

第三节　黄色瘤

一　概念

黄色瘤（xanthoma）为一种脂质代谢障碍性疾病，是指当脂蛋白代谢发生障碍、含量增高或结构异常时，真皮、皮下组织及肌腱内因含有脂质的组织细胞积聚而形成的黄色丘疹或结节。

二 病因和发病机制

目前黄色瘤的形成机制主要有两种理论：一是局部创伤或出血渗漏造成脂质从血管进入外周组织，脂质在细胞内聚集，继而被巨噬细胞吞噬，形成泡沫巨噬细胞，胞外胆固醇结晶进入间隙，诱导巨噬细胞、成纤维细胞炎症反应。二是患者血脂增多，可能导致未分化的间质细胞产生炎症反应，通过一系列炎症反应，使组织吞噬细胞积聚。

从病理学角度看，以下因素可能参与了黄色瘤的形成：①结缔组织局部高浓度脂类沉积；②虽有正常的血脂浓度，但有不同性质的脂蛋白；③由血管渗透性增加、局部循环增加、慢性炎症导致的脂质外渗增多；④脂质在原位合成并沉积在组织细胞处；⑤胆固醇逆转录功能障碍。

三 分类

（一）按病因分类

黄色瘤按病因可分为原发性与继发性两大类。

1. 原发性黄色瘤　又可进一步分为家族性与非家族性两类。

（1）家族性黄色瘤：此类患者均同时伴有明显的血脂异常及全身其他表现，并伴有明显的家族遗传倾向。根据高脂血症的类型不同，可分为Ⅰ~Ⅳ型，其中Ⅰ、Ⅱ型高脂血症往往在10岁前就已发病，其他类型多在成年时发病。除了皮肤黄色瘤外，还同时有心血管、肝、脾、视网膜、胰腺等器官的受累，以及尿酸代谢紊乱等合并症。

（2）非家族性黄色瘤：此类黄色瘤系散发病例，无家族遗传史，且血脂均正常，根据临床特点的不同可再分为播散性黄色瘤与泛发性黄色瘤。

2. 继发性黄色瘤　即由各种其他病因导致真皮内含有脂质的细胞积聚而形成的黄色瘤，此类病例血脂可增高，也可正常。主要的病因包括胰腺炎、肾病综合征、甲状腺功能低下、糖尿病、梗阻性胆汁性肝硬化等。

（二）按脂质代谢分类

黄色瘤按脂质代谢可分为血脂正常黄色瘤、高脂血症黄色瘤和渐进性坏死性黄色肉芽肿。血脂正常黄色瘤主要表现为弥漫性平坦的皮损。高脂血症黄色瘤表现为多形性，通常为结节性黄色瘤，病变可波及皮肤、腱部和关节处。渐进性坏死性黄色肉芽肿表现为皮肤多处沉积并有自发溃疡倾向。血脂正常黄色瘤和渐进性坏死性黄色肉芽肿可能与单克隆丙种球蛋白病和淋巴组织增生性疾病相关。

（三）按临床表现分类

黄色瘤按临床表现可分为扁平性黄色瘤和丘疹结节性黄色瘤。扁平性黄色瘤包括睑黄瘤、弥漫扁平性黄色瘤、掌纹黄色瘤等。丘疹结节性黄色瘤包括发疹性黄色瘤、结节性黄色瘤和腱性黄色瘤。

四 临床表现

（一）睑黄瘤

睑黄瘤是最常见的皮肤黄色瘤，占黄色瘤的95%，发生率为0.56%~1.5%，女性比男性多见，常见于40～50岁，位于单侧或双侧的眼睑内侧皮肤，色黄，质软，直径为0.5～1.0cm，微隆起，边界清楚，生长速度缓慢。如果不采取治疗措施，瘤体不会自发消退，并随着年龄的增长而发展，多个黄色瘤可融合，质地变硬，病变范围变大。50%的睑黄瘤患者伴有高脂血症（高LDL-C和甘油三酯，低HDL-C和载脂蛋白A1）。

（二）发疹性黄色瘤

发疹性黄色瘤为突发性的黄色皮肤丘疹，起病迅速，皮疹可在全身各处成批出现，直径1～4mm，高出皮面，外观呈黄色，基底为红色，有时累及口腔黏膜，可迅速消退，不留痕迹。好发于臀部、大腿后部、肘部及腰部，通常伴有严重的高甘油三酯血症（TG＞11.2mmol/L），丘疹常发生在血浆甘油三酯增高之后的3周内。

（三）结节性黄色瘤

结节性黄色瘤起病缓慢，为平坦或突起的黄色结节，位于皮肤和皮下组织，3mm至几厘米，大小不等。好发于肘、膝、手和足的关节伸面的皮肤以及臀部，常为半球形，界清，黄色，被红晕环绕，质硬。可发生于常染色体显性高胆固醇血症、家族性血β-脂蛋白异常、β-谷固醇血症、脑腱黄色瘤等。

（四）腱性黄色瘤

腱性黄色瘤为肌腱、韧带、筋膜或骨膜受到弥漫性浸润后在相应的部位形成的质硬结节。好发于跟部、肘部及手指关节伸侧肌腱，表面皮肤外观正常可移动，多见于高脂血症患者。

（五）弥漫扁平性黄色瘤

弥漫扁平性黄色瘤属罕见的慢性皮肤病，多见于男性儿童和青少年。临床特点为皮损几乎不隆起、扁平橘黄或棕黄色斑块和结节，对称出现于面部眼睑周围、颈部两侧、躯干上部和上臂，约50%的患者伴有多发性骨髓瘤或白血病，也可伴发心血管疾病或糖尿病。

（六）渐进性坏死性黄色肉芽肿

渐进性坏死性黄色肉芽肿是一种少见的病因不明的坏死性黄色瘤，好发于中老年人。特征性皮损为多发性从黄红色到紫色的丘疹、斑块和结节，中心多伴有萎缩和坏死。皮损多发于眶周、面部、躯干和四肢屈侧。约80%的渐进性坏死性肉芽肿伴有副球蛋白血症。该类型黄色瘤与单克隆丙种球蛋白病及淋巴组织恶性肿瘤有关。

五 病理

黄色瘤的镜下组织学特征是富含酯化胆固醇的组织细胞，常被称为泡沫细胞，空泡为胞浆内的脂质成分被溶解而导致，同时可见多核巨细胞（杜顿细胞）在真皮内不同程度地聚集，淋巴细胞浸润及增生纤维组织。

六 诊断

对临床所见的体表黄色丘疹和结节性病灶应考虑到黄色瘤，当然必要时需结合活检，结合家族史、血脂升高及其类型、其他可能相关的系统疾病等，提出诊断。

七 治疗

对于伴有高脂血症的黄色瘤患者，主要应接受内科治疗，包括低脂饮食、药物降脂等，同时应加强心血管疾病风险的预防。对于伴有血脂升高的继发性黄色瘤患者，除了上述治疗外，还应积极控制原发疾病。

针对不同的黄色瘤可采取不同的治疗方法，如睑黄瘤可通过激光［CO_2、Er:YAG、Q开关Nd:YAG（532nm、1064nm）、氪激光（514nm）、脉冲染料激光（PDL）等］、局部注射药物（平阳霉素、肝素钠、藻酸双酯钠等）、手术切除、冷冻、化学剥脱等方法；其他黄色瘤可以考虑局部切除后直接缝合，较大的需进行局部皮瓣转移或植皮，但术后复发的可能较大。对于部分非家族性黄色瘤患者的病灶因其可能自行消退，一般可先观察，不宜立即进行治疗。

（黄惠真　李伟）

第四节　皮脂腺痣

皮脂腺痣又称Jadassohn皮脂腺痣、器官样痣（organoid nevus），为边界清楚、橘黄色或黄褐色的，累及表皮、毛囊、皮脂腺和顶泌汗腺的错构瘤，直径从5mm至数厘米不等。皮损通常为单发，呈椭圆形或线样分布，常伴脱发。头皮部最常累及（约50%），头颈部约45%，躯干部约5%或更少。2/3的皮脂腺痣于出生时即可被发现，其余1/3在胎儿或儿童期出现。在儿童期，皮损表现为橘黄色或粉色的细乳头或天鹅绒状；但成年后，由于皮脂腺增生，皮损隆起呈油腻的疣状或脑回状。病理学确诊的大面积或外生型病灶只有少量报道。

皮脂腺痣病灶上发生其他良恶性肿瘤的风险在学界存在争议。已报道有很多肿瘤（大部分为附属器肿瘤）发生于皮脂腺痣病灶，最常见的为毛母细胞瘤和乳头状汗管囊腺瘤，两者各有5%发生于皮脂腺痣病灶。这两种肿瘤都表现为皮脂腺痣上新发的、色素性的丘疹或结节。基底细胞癌少见，发生于少于1%的皮脂腺痣的皮损。有许多早前诊断为基底细胞癌的继发肿瘤事实上是毛母细胞瘤。许多良性肿瘤也可发生于皮脂腺痣病灶，如病毒性疣、皮脂腺瘤、毛根鞘瘤、大汗腺囊腺瘤、角化棘皮瘤、脂溢性角化病和黑色素细胞痣。在16岁以前继发于皮脂腺痣病灶的良性肿瘤发生率小于5%，发生于儿童和青春期前的恶性肿瘤很少见。随着年龄增长，发生肿瘤的危险性增加。皮脂腺痣病灶很少发生侵袭性附属器肿瘤。另外，该病曾有过家族病例的报道，有学者猜想其存在副显性遗传模式。

皮脂腺痣与多种身体异常有关，在表皮痣综合征里，皮脂腺痣是皮肤的异常表现之一。Schimmelpenning综合征为皮脂腺痣合并大脑异常、眼组织缺损和结膜脂质皮样囊肿；Jadassohn综合征为线状皮脂腺痣、惊厥和精神发育迟滞三联症。在表皮痣综合征里，皮脂腺痣通常发生在头皮，呈线状，皮损很大（达数厘米）。

病理学上，青春期前的皮损表现为上皮棘层肥厚、乳头瘤样。毛囊皮脂腺结构不成熟，大小和数目减少，常见类似于胚胎期毛囊的未分化细胞索、类似于胎儿的毛发芽孢。青春期前后，病灶表皮增生，有时呈乳头瘤样，可类似于脂溢性角化病、黑棘皮病，也可有表皮痣的特征。皮脂腺通常较为丰富，位于真皮浅层，直接与皮肤表面相连，接近青春期时可部分脂化。毛囊通常减少、消失或不成熟，若存在毛囊结构，通常为毫毛或部分形成毫毛。约半数皮损有异位顶泌汗腺，真皮增厚，血管和纤维结缔组织增生。成熟的皮损为宽而无毛发的乳头瘤样和皮脂样。

尽管可能继发恶性肿瘤，但其风险较小，且总是发生在青春期前后。因此，有学者推荐应在青春期前，患者知情同意的情况下完全切除病灶，以避免基底细胞癌或其他恶变发生。但无任何不良影响的病灶是否需要早期切除仍存在争议。如果皮损引起毁容、出血或有自觉症状，则可在任何年龄段行手术切除。CO_2激光和光动力治疗也被应用于皮脂腺痣的美容治疗，但并不能完全清除病灶，且存在复发或形成继发性肿物的风险。

第五节　疣状痣

疣状痣（verrucous epidermal nevus，VEN）属于表皮痣（epidermal nevus），这类疾病均为角化过度，病灶内无黑色素细胞性痣细胞及细胞异型性特征。疣状痣可分为线性疣状表皮痣（linear verrucous epidermal nevus，LVEN）和炎性线样疣状表皮痣（inflammatory linear verrucous epidermal nevus，ILVEN）。

线性疣状表皮痣为肤色、灰色或褐色的疣状丘疹，可融合形成匍匐样斑块，皮损沿着Blascko线纵行分布，被认为是胚胎发育阶段表皮迁移模式的代表。皮损也可表现为角化性赘生物，极少情况下出现黑头粉刺。发病年龄为出生至10周岁内，有文献报道其初始可表现为平坦的棕褐色柔软的或天鹅绒样的斑块。青春期前后，皮损增厚，呈疣状伴色素沉着。有些病例皮损于两侧广泛分布，过去曾被描述为豪猪状鱼鳞病。

VEN的组织病理学改变为表皮角质层和生发层增生，LVEN62%表现为不同程度的角化过度、棘层肥厚和乳头样增生，约16%出现表皮松解型角化过度。有报道发现一些其他特殊类型的组织学改变，如银屑病样型、Dairer病样型和疣状肢端角化症型。

VEN极少出现角质形成细胞或附属器的恶性肿瘤，但在稳定的表皮痣内出现的任何新皮损，都应做活组织病理检查，以排除恶变可能。

VEN的治疗比较困难，除非治疗达到真皮（这样做有形成瘢痕的可能），否则该病易复发。有关治疗方法众说纷纭，有报道称联合使用氟尿嘧啶和0.1%维A酸霜每天1次封包治疗效果很好。而冷冻疗法、电凝疗法、CO_2和Er：YAG激光疗法是其他一些学者的首选方法。若以上治疗无效或病灶面积较大，可行手术切除植皮或皮瓣修复治疗。

炎性线样疣状表皮痣包括四个不同的独立状态。最常见的类型是典型的ILVEN或"皮炎"表皮痣。至少有75%者于5周岁前发病，其中大部分在6月龄内发病，也有少量成人发病的报道。本病表现为瘙痒性、慢性过程。皮损沿Blascko线分布，患处的单个皮损为红斑丘疹和细鳞屑覆盖的斑块。皮损的形态学表现并不典型，若不清楚该病的分布特征，很容易将其误诊为皮炎。多发性ILVEN散在性分布的皮损通常仅累及身体的一侧，也可双侧分布，与其他表皮痣类似。已有家族性病例的报道，累及其他系统（如肌肉、骨骼和神经系统）的后遗症（如发育迟缓、癫痫等）极其罕见。

典型的ILVEN组织病理学表现为表皮棘层肥厚，整个皮损角质层角化过度，颗粒层细胞增生区域与角化不全和卵泡细胞层缺乏区域的多重交替。真皮上部可出现淋巴细胞炎性浸润。有时皮损的病理仅简单表现为亚急性皮炎。虽然ILVEN有银屑病样组织学改变，但若皮肤病理学家考虑到ILVEN，仍可作出正确判断。若诊断有问题，可根据ILVEN的角化不全区存在外皮蛋白的表达而将其与银屑病相区别开来。

ILVEN可通过病史、红斑、瘙痒及其病理学特征，与其他类型表皮痣及线状苔藓相鉴别。

ILVEN治疗方面，局部使用类固醇激素和维A酸类药物似乎作用有限，而局部使用维生素D（如骨化三醇、卡泊三醇）和蒽林有效。外科治疗包括切除、削痂术、冷冻和脉冲染料激光等。

（吕东泽）

第六节　钙化上皮瘤

钙化上皮瘤（calcifying epithelioma）又名Malherbe钙化上皮瘤（calcifying epithelioma of Malherbe）、毛母质瘤（pilomatrixoma；pilomatricoma）、毛囊漏斗毛母质瘤（infundibulo-matrix tumor）、毛囊漏斗毛母质囊肿（infundibulo-pilomatrix cyst），起源于毛母质细胞分化的原始上皮胚芽细胞即毛囊外根鞘细胞，是位于表皮下方的结节状良性肿瘤疾病，1880年首先由Malherbe和Chenantasis命名。可发生于任何年龄，10~15岁为高发年龄，女性多于男性，常发生于头面部，其次为上肢、颈、躯干及下肢，耳前区是其多发部位，通常单发，常染色体显性遗传病患者可表现为多发性皮损。该瘤生长缓慢，皮损为直径0.5~3cm的结节，皮损呈石样硬结节，位于真皮或皮下，很少分叶，偶呈囊性。肿瘤虽可与皮肤粘连，但基底可以移动，包膜清楚。切面灰红或灰白色，可含豆渣样物或石灰样物，极少破溃，个别可向表皮穿通而排出内容物。

一　临床表现

钙化上皮瘤为位于真皮或皮下的实性结节，质硬，直径在2cm左右可为正常肤色、暗红色或褐红色。肿物可不同程度地隆出皮面。大多单发，好发于头面部、颈部和上肢。B超检查简便经济，特点是皮下边界清楚、椭圆形、边界不均一的团块，有散在强回声，边缘为低回声。

二　病理表现

本病肿瘤境界清楚，位于真皮甚至皮下，与表皮不连。瘤细胞有两型：一型为嗜碱性细胞，另一型为影细胞。细胞具有嗜碱性染胞浆，核圆形，形状、大小十分接近，染色深，似毛母质细胞，向着瘤体中央。这种嗜碱性染的基底样细胞核逐渐消失，成为"过渡细胞"。最后，细胞发生角化，嗜酸性染，但仍可见核的阴影，故称为"影细胞"，这是本病特征性的改变，角化的细胞可发生钙化，甚至骨化。由于钙化较为常见，又名为钙化上皮瘤，肿瘤基质内常可见异物肉芽肿反应，围绕在影细胞的周围。

三　鉴别诊断

（一）单发性毛发上皮瘤

该病几乎均发生于面部，皮损为质地坚实的半球形丘疹或结节，有透明感，表面可有毛细血管扩张。病理上，其肿瘤团块主要由基底样细胞组成，有角囊肿。

（二）皮样囊肿

该病常在出生后即有或于儿童期发生，好发于眼周和面中部。病理上，囊壁由复层扁平上皮组成，囊内及周围有附属器结构，而无影细胞。

（三）外毛根鞘囊肿

该病囊壁周边的细胞排列成栅栏状，外周有PAS阳性的厚玻璃膜，呈外毛根鞘角化。

四 治疗

本病确诊后，肿物较大者可行外科手术切除，采取局麻（小儿8岁以下需全麻）下作皮肤小切口，分离肿物即可完全切除。较小的单发结节可用电灼和激光治疗，一般不复发。

第七节 血管球瘤

血管球瘤起源于神经肌性动脉球结构或全身各部位细小动静脉吻合处的血管球，属于血管周细胞性肿瘤，是正常血管球增生所致血管性错构瘤。血管球是位于皮肤中的正常组织，主要分布在真皮的网状层中，大部分是良性肿瘤，也有恶性血管球瘤的报道。本病临床诊断可分为单发性和多发性：①常见的主要是单发性血管球瘤，紫红色结节，直径多在1cm以下，多见于四肢远端，尤以指（趾）甲下最常见。常有阵发性疼痛，主要见于青年女性。②多发性血管球瘤较少见，小于10%，为真皮深层的紫红色结节，常比单发者小，皮损数目几十到几百个，分布全身，群集或散在分布，无疼痛，可伴有血小板减少。

血管球瘤多见于年轻人，可发生于皮肤任何部位，少数可发现于黏膜和内脏器官，75%的血管球瘤发生在手部，其中大约65%的肿瘤血管球出现在指（趾）甲甲板下。透过指（趾）甲可见蓝色区域，有时仅能查到甲下的触痛，而无可见的改变，一般无疼痛。血管球瘤病因不明，有些多发性血管球瘤患者具有家族史，呈常染色体显性遗传，其易感基因已定位于1p21-22。

一 临床表现

血管球瘤典型临床表现为三联症，即阵发性疼痛、冷敏感、点触痛，包括明显的自发痛或触痛，在气温降低时表现得更为敏感，严重者疼痛可向近端放射。疼痛持续时间可从几分钟到持续数天不等，疼痛严重者甚至可出现肢体苍白。与疼痛相关的因素包括丰富的神经纤维、大量的肥大细胞、血流改变、雌激素。可有Love's试验（钝头针触及瘤区出现明显剧痛并缩手）、Hildreth's试验、冷敏感试验（最敏感）及透光试验阳性，遇冷和压迫即可引起剧烈疼痛，可向整个肢体放射。MRI、高频彩色多普勒超声及X线片能有效辅助诊断，以协助明确瘤的大小、位置、相邻组织关系、骨质受累情况。MRI显示局部T_1低信号，T_2高信号。超声下血管球瘤轮廓清晰，包膜完整，内部呈低回声，瘤体内及周边血流丰富，呈球状或花篮状。X线片上部分患者在长期肿瘤压迫下出现压迹或者骨质侵蚀，骨质侵蚀的边缘骨密度增高，形成硬化骨缘，切线位摄片可见微小的指骨末端弧形凹陷。

二 病理特征

本病表现为大小不一的红色或蓝紫色结节，质地可硬可软，多为从小米到绿豆大小，直径小于1cm，偶见直径2cm的病例。镜下组织结构特点：单发性血管球瘤周围有界限清楚的纤维组织包膜结构，位于真皮或皮下组织，瘤内部由均匀一致的圆形血管球细胞构成，胞核大而圆，呈卵圆形或正方形，胞浆染色淡红。胞浆弱嗜酸性，其中含有许多狭窄血管腔，内有一层扁平而细长的内皮细胞结构。多发性血管球瘤位于真皮深层或皮下组织，血管腔比单发性的大得多，无结缔组织包膜，其血管壁的血管球细胞层较单发性血管球瘤少。恶性血管球瘤的特点：瘤体直径＞2cm且位置较深，具有非典型核分裂现象，细胞核呈显著异型性及高度的有丝分裂活性。

三 鉴别诊断

本病皮损以疼痛为突出表现，临床上应与其他有疼痛的皮肤肿瘤鉴别。

（一）皮肤平滑肌瘤

该病皮损呈棕色或褐红色，触之表面平滑而坚实，常成簇分布，并且皮损常呈线状或沿皮节分布。群集的结节可融合成片。病理上主要为增生的平滑肌细胞。

（二）Kaposi肉瘤

该病增生的血管呈裂隙状，主要为梭形细胞增生，常有红细胞溢出和含铁血黄素沉积，与不同于血管球瘤的圆形或正方形的血管球细胞。

（三）小汗腺螺旋腺瘤

鉴别主要靠组织病理。该病病理组织由两型细胞构成：一类核小深染，位于小叶周边；另一类核大淡染，位于小叶中央。血管球瘤由均匀一致的血管球细胞组成。

（四）血管内皮细胞瘤

该病皮损好发于面部，常有出血现象，病理上肿瘤细胞异型性明显。

（五）神经鞘瘤

该病好发于四肢屈侧，皮损较血管球瘤大，病理上可见Verocay小体。

（六）皮肤平滑肌瘤

该病皮损常多发，触之坚实，成簇分布的结节可融合成片。病理上主要为平滑肌细胞增生，而血管球瘤主要为血管球细胞增生。

四 治疗

单发病例手术治疗是最有效的方式。

1. 甲下血管球瘤的切除方法　①第1种经甲床入路，即切除部分甲板或用剥离子钝性分离拔除整个甲板，切开甲床，暴露肿瘤，需要注意分离后连包膜一并切除，包括全指（趾）甲拔除、半指（趾）甲切除、局部指（趾）甲切除以及指（趾）甲活页开窗，后缝合指（趾）甲开口处。

主要问题是残留指（趾）甲畸形，暴露不彻底。②第2种经甲旁入路，即从甲旁皱襞到甲根做L形切口，将整个甲板和甲床掀起，显露肿瘤。主要问题是仅适用于甲下边缘部位瘤体。

2. 非甲下血管球瘤的手术要点　①瘤体需精确定位；②使用止血带，保持手术视野清晰；③病灶的完整剥离，注意指骨存在压迹时进行指骨搔刮；④甲基质的保护；⑤显微外科技术的使用。

激光治疗可用于缓解疼痛。可采取局部立体定向放射治疗反复发生的多发性血管球瘤。其他治疗，如高渗盐水注射、脉冲染料激光照射、硬化治疗，对复发性血管瘤也有满意的治疗结果。

恶性血管球瘤具有高度侵袭性，常局部复发，易转移，治疗亦主要依赖于外科手术。除了手术完整切除以外，术后再辅以放射治疗，可以控制病情，改善症状，预防复发和转移。

（邱胜达）

第八节　神经纤维瘤和神经纤维瘤病

详见第三十七章"神经纤维瘤和神经纤维瘤病"。

第九节　皮肤纤维瘤

皮肤纤维瘤（dermatofibroma）又称良性纤维性组织细胞瘤（benign fibrous histiocytoma），是反应性增生性病变，而非真性肿瘤。多见于中年女性，可发生于身体各个部位，但最常见于四肢，其次为躯干，偶见于面部。病灶多为单个半球形结节，少数病例可为多发结节。质地坚硬，界清，直径多在1cm以内，可呈淡红、棕红或更深的颜色，多能长期存在并保持稳定，无自觉症状。另一类皮肤纤维瘤表现为多发皮疹，对称分布，并能自行消退。多发弥漫性皮肤纤维瘤极为罕见，表现为多发的出疹性皮肤纤维瘤及多发持续性组织细胞瘤。

典型的皮肤纤维瘤，在组织学上根据病灶的主要成分，可分为两型：纤维型与细胞型，前者更为常见。纤维型皮肤纤维瘤的病灶主要位于真皮，少数位于皮下，由比例不等的梭形成纤维细胞样细胞和圆形的组织细胞样细胞构成，瘤细胞常呈交织的短束状结构或席纹样排列，病变内常含有数量不等的含铁血黄素性吞噬细胞、黄色瘤细胞和慢性炎症细胞等。细胞型皮肤纤维瘤常位于深部软组织内，其比例不足5%，病灶内的细胞成分相对单一，主要由梭形或者胖梭形的成纤维细胞样细胞构成，胞质常嗜伊红染色。皮肤纤维细胞瘤究竟是赘生物，还是由机械性刺激诱导的反应性增生，现在仍不明。有些研究者认为皮肤纤维瘤为由皮肤树突状细胞介导的异常免疫反应的结果，而另一些研究者认为它是良性肿瘤增长的结果。

皮肤纤维瘤主要需要与其他侵袭性纤维组织细胞肿瘤进行鉴别，包括隆突性皮肤纤维肉瘤、皮肤平滑肌肉瘤和恶性纤维组织瘤，鉴别诊断主要依赖于免疫组织化学及电镜下检查。

另一种较少见的纤维瘤是婴儿指（趾）部纤维瘤病，多发生于婴幼儿指端，原因不明。多在出生后数月内发生，以指（趾）端伸面多见，表面光滑、坚硬，可无皮肤颜色改变，约1cm大小。此类纤维瘤可自行消退，但易复发，包括已经手术者。镜下可见真皮及皮下层由大量的成纤维细胞和胶原纤维束构成，成纤维细胞明显增生，核大，呈椭圆形，偶见分裂现象。如长期不见消退迹象，可经手术切除。

本病的预后良好，对于单发皮肤纤维瘤，可选择局部切除。

（应涵汝）

第十节 骨纤维异常增殖症

一、概述

骨纤维异常增殖症（fibrous dysplasia of bone，FDB）又称为纤维结构不良，是一种以正常的骨组织被异常增生的纤维组织和发育不良的网状骨骨小梁替代为特征的良性骨病，目前普遍认为本病不是真性肿瘤，而可能是一种骨化缺陷。来自遗传性病例的资料显示，GNAS1基因中的突变可能是重要的发病机制。该病在骨组织肿瘤性病变中约占2.5%，在良性骨组织肿瘤性病变中约占7%。其中，单骨型约占70%，多骨型不伴内分泌紊乱者占25%～30%，多骨型伴咖啡斑及内分泌紊乱者约占3%。

本病单骨性病变无明显症状时可在任何年龄段被发现，发病隐匿，进展较缓慢，多至青年或中年才能被发现，男女发病无明显差异，恶变率为2%～3%。而多骨性病变及McCune-Albright综合征（MAS）常可在幼儿期被发现。本病全身骨骼均可发生，其中颅颌面骨发病占46%左右，股骨近端及肋骨也是高发部位（图35-6）。

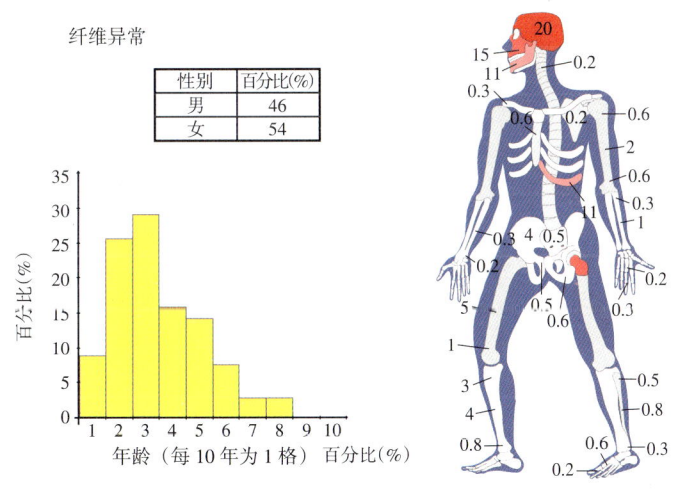

图35-6 骨肿瘤和骨肿瘤样变

FDB于1938年由Lichtenstein首次报道，并提出它可能是间充质来源的骨组织前体细胞分化障碍所致。1942年，由Lichtenstein与Jaffe正式命名为"fibrous dysplasia"。1957年，Changus提出成纤维细胞过度增生可能在本病的发生、发展中起至关重要的作用。随着遗传学和分子生物学方面的进展，其发病机制研究显示本病与20号染色体的GNAS1基因突变导致激发性G蛋白α亚基突变有关，引起环磷酸腺苷（cAMP）水平升高，白细胞介素6（IL-6）表达水平升高；而IL-6直接导致成骨细胞分化异常，并激活破骨细胞。破骨细胞的作用和成骨细胞增殖分化异常会引起矿化不全，可共同导致骨骼机械强度的丧失，进而出现肿块、疼痛、畸形或者病理性骨折等过程。

二 临床表现

肿块、畸形和病理性骨折是其主要症状。大多数早期病变可存在多年而无症状，继而出现疼痛、功能障碍、畸形或者病理性骨折。在颅面骨受累时，常出现畸形或肿块。由于原发部位和累及的范围不同，可表现相应的临床症状，如颜面部不对称、上颌突起、眼球移位、鼻腔狭窄、牙齿松动、齿槽嵴畸形、溢泪等；发生于颞骨，常表现为颞骨体积膨大变形、外耳道狭窄、传导性耳聋。有外耳道狭窄者，约16%并发胆脂瘤，有胆脂瘤者，常导致颞颌关节炎、面瘫、迷路炎或颅内并发症，病变累及耳蜗及内听道者可产生感音性耳聋，岩骨受侵，易出现颅中窝或颅后窝受累症状。当广泛侵入鼻窦、眼眶及颅前窝底时，临床呈恶性生长倾向，表现为鼻塞、嗅觉减退、面部不对称、眼球突出移位、复视、视力障碍和张口困难等，蝶骨和蝶窦区骨纤维异常增殖，多有较严重的额顶区或枕区疼痛。由于蝶窦壁菲薄，病损易向周围结构扩展，累及Ⅱ、Ⅲ、Ⅳ、Ⅴ、Ⅵ对颅神经而产生颅神经受损症状与体征，病变较大者可致脑萎缩或产生高颅压症。

发生于肋骨者表现为胸部不对称，局限性突起。四肢长骨受侵，尤其是多发性病损，会呈膨胀弯曲畸形，骨骼由于可承受的应力下降，易发生病理性骨折，有时仅为皮质骨的裂纹骨折，有时是完全性骨折。经治疗后骨折可愈合，不愈合者极少。如果病变范围大，可出现关节功能障碍，因下肢常负重，以髋内翻、膝外翻或膝内翻等畸形多见。个别病例可发生患肢肌肉萎缩。Mccune-Albright综合征（MAS）型多见于年轻女性，多数骨骼受侵，可出现皮肤色素沉着和女性性早熟等内分泌症状。

三 诊断和病理学特征

（一）诊断

骨纤维异常增殖症发病至就诊时间常为半年到30年不等，主要症状为骨局部无痛性缓慢增生包块、颜面部畸形、不对称，长骨活动后局部疼痛等。

1. 单骨单病灶 局部穿刺细胞学检查非常重要。穿刺时若抽出淡黄色液体，首先考虑为孤立性骨囊肿；若为血性，血管瘤性骨囊肿的可能性就较大；当囊状病灶周骨壳较厚时，可先用克氏针钻孔，再用硬膜外穿刺针（或活检穿刺针头）穿取组织，若见肿瘤组织为橡皮样灰白色硬韧结缔组织，剖切时有沙砾感，就可初步诊断为FD。

2. 单骨多病灶 单骨多病灶型有时可合并其他病变，如长骨造釉细胞瘤、甲状旁腺功能亢进致纤维囊性骨炎等。对此应在多个部位进行穿刺活检。

3. 多骨多病灶 有更多的临床症状体征，X线表现为多个骨和多处病灶。

4. MAS 为多骨、多病灶，同时伴有皮肤色素斑、内分泌功能亢进。皮肤色素斑一般分布于有骨病变的一侧，为边缘不规则的咖啡色素斑；内分泌功能亢进可表现为性早熟、甲状腺功能亢进症、库欣综合征、催乳素瘤、生长激素分泌过多、皮质醇增多、抗维生素D性低磷血症、甲状旁腺增大等。其中以性早熟最常见。该病呈散发性，女性发病率是男性的2倍。

FDB的影像学表现通常十分典型，X线下可为透射性改变（又称囊样型）、阻射性改变（包括橘皮样型、毛玻璃样型及硬化型）、透射及阻射混合型改变等。CT表现与X线相似，优点为可克服X线平片中多种组织结构重叠的缺陷，能较好地显示病变的细节、边界和病变累及的范围。因其病理成分差异，密度常有差异，国内学者将其分为四种类型，可单独存在，也可混合存在：①囊状改变。单囊型表现为骨干轻度不规则膨大变形，骨皮质变薄，外缘较光整，囊内可见少量斑点状致密影；多囊型呈多个大小不等的囊状透光区，其中可见条状骨纹和斑点状钙化影，病灶边缘硬化。②磨砂玻璃样改变。表现为骨髓腔膨胀并见斑点状骨化和钙化影。③丝瓜络状改变。可见与骨干平行的粗大扭曲的骨小梁呈丝瓜络状。④虫蚀状改变。溶骨性改变边缘锐利如虫蚀状。MRI不能准确显示骨质改变，对病变的定性限度较大，但可观察病灶周围骨髓腔和软组织的情况。放射性核素扫描呈现放射性浓集灶，对检出临床可疑多骨型骨纤维结构不良具有独特优势，一次性检查即可全身成像，但缺乏诊断的特异性。

（二）病理学特征

1. 组织病理　肉眼观察病变部位骨膨胀，剖面骨皮质变薄，与骨松质之间无明显界限，骨髓腔被灰白色纤维结缔组织代替，可有出血及囊性变。大体标本：纤维发育不良质韧并呈纤维状。由于出现化生性骨化，切开时可有沙砾感。纤维发育不良显示梭形细胞增生，细胞生长没有结构，但是偶尔可见席纹状排列的区域，在纤维组织较多的区域，纤维组织致密，其中可见少量骨样组织和较多未成熟的骨小梁。这种看似由被梭形细胞分割的小梁构成的化生骨是纤维结构不良的典型特征。幼稚的骨小梁形态不规则，类似C、V、W等字母，无层板状结构，排列无方向性，分布较均匀，周围为较厚的骨样组织。病变细胞相当稀少，有丰富的胶原形成。梭形细胞表现为直接成骨，不伴有骨母细胞形成；然而骨的边缘出现骨母细胞并不能排除纤维发育不良的可能。

2. 免疫组化　丘钜世等研究表明波形蛋白（vimentin）、Ⅳ型胶原（collagen Ⅳ）、骨连接蛋白（osteonectin）、S-100蛋白、α-抗胰糜蛋白酶（α-antichymotrypsin，α-ACT）、溶菌酶（lysozyme）均可呈阳性。Toyosawa等研究发现Runx2、人骨钙素（osteocalcin）均呈阳性。Sakamoto等发现转化生长因子β_1（transforming growth factor β_1，TGF-β_1）、成纤维生长因子2（fibroblast growth factor 2，FGF-2）和骨形态发生蛋白2（bone morphogenetic protein 2，BMP-2）呈阳性。

四　临床分类

FDB可表现为单骨或多骨组织病损，以畸形、疼痛和病理骨折为特点。多数学者同意Beleval和Schneider（1954）提出的分类法，即将本病分为三型。

（一）单骨型（monostotic FD，MFD）

单独一处骨质受犯，以颅面骨及肋骨多发。

（二）多骨型（polyostotic FD，PFD）

多骨型又称Jaffe-Lichtenstien型，多处骨质受犯，以长骨、扁骨多发，见于任何年龄，女性略多见，存在两处以上的病变，常伴有皮肤的色素沉着（褐色斑）。

（三）MAS

MAS多见于年轻女性，多处骨骼受侵，伴有皮肤色素沉着和女性性早熟、甲状腺功能亢进症、肢端肥大等内分泌症状。

五　外科治疗

以往有人认为本病系骨内纤维发育异常性疾病，或称纤维结构不良，在成年后能自愈或静

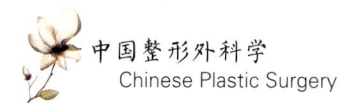

止,由于在青少年时期难以预计异常增殖的程度,只能在这之后才能比较确切地判断其预后。在成年后,病灶不再扩展,相反还缓慢地改善,除了很少数有肉瘤样恶变外,轮廓良好的病灶一般预后良好;而且强调受术者年龄越小术后复发率越高,因此多主张成年后做手术。但近年来,对有症状的活跃病灶多主张及早彻底手术,不宜等待、观察,即使是发育期儿童及青少年。及早并尽量彻底地进行手术切除是目前治疗本病的有效手段,手术应以整形及恢复受累器官功能为准则。本病尤其是单骨型,主要以手术切除为主。鉴于本病临床进展缓慢,对病变较小或无症状者,可暂不手术,但应密切随访观察。病变发展较快者、伴有明显畸形和功能障碍者,应视为有手术指征。

颅颌面骨纤维异常增殖症的治疗是一个比较复杂的工作,只有综合运用颅颌面相关外科技术,如计算机辅助数字化外科、3D打印、术中导航等技术,才能取得较好的手术效果。由于每个人患病的部位、受累骨骼的数量程度不同,个性化治疗方案的选择尤为重要。对于多骨型患者,只有综合运用上述方法,方可达到最大限度改善外形、恢复功能的目的。颅颌面骨纤维异常增殖症的外科治疗方法主要分为两种。

(一)改善功能和外形的局部切除塑形术

本法适用于病变比较广泛,或病变累及重要结构无法行根治性切除者,可将突起、变形的骨骼局部削除,参照正常侧进行塑形,如外耳道狭窄可行外耳道成形、视神经受压可行视神经减压,进而达到改善功能和外形的目的。该方法的主要优点是手术相对简单,创伤小,不需要植骨;缺点是治疗不彻底,为姑息性保守治疗,术后有复发的可能。如复发,可再次手术。上颌或下颌骨纤维异常增殖症有时可造成面部的偏斜和𬌗平面的倾斜,在行病变切削的同时,采用正颌外科技术行上、下颌骨截骨,调整𬌗平面,必要时可加颏部截骨术来矫正颏部偏斜,可明显提高术后的整体效果。鼻窦骨纤维异常增殖症的内镜经鼻微创治疗,可减少手术并发症及手术瘢痕;由于内镜入路具有较好的视野,可避免面部切口,同时最大限度地切除病灶,有时是优于传统手术方法的。本病手术切除预后良好,故术中对邻接颅底及颅内的重要神经、血管部位病变,不要过分切除,以免发生意外。

(二)根治性切除,同时采用自体骨或骨生物代用品进行修复重建

随着外科技术的提高和相关技术的改进,该方法目前已逐渐被多数学者接受,手术效果有了明显提高。对于单骨型非重要功能部位的病变,可采用此方法进行彻底切除,同时采用下列方法予以修复重建。

1. **自体骨游离移植** 根据缺损的大小及形态,可采用自体髂骨、腓骨、颅骨外板等,在塑形后经游离移植,修复病变切除后的骨缺损,来重建颅面部的形态,但术后抗感染能力差。

2. **吻合血管的骨瓣移植** 对严重变形扭曲且无法保留功能的上、下牙槽骨畸形,可将畸形的牙骨段作阶段性切除,采用吻合血管的游离腓骨瓣或髂骨瓣修复骨缺损,重建颌骨的连续性,二期在移植的骨瓣上行种植牙修复,以恢复咬合功能。

3. **生物材料修复** 根据拟切除病变的部位,术前采集三维CT数据,并使用3D打印技术预制个性化修复体,病变切除后,将预制的修复材料置入,可大大提高修复的准确性。

上述方法的主要优点是治疗比较彻底,不易复发,效果优于传统的切削术;缺点是手术相对复杂,对手术医师及医院条件设备要求较高。

六 其他治疗手段

（一）药物治疗

目前得到较为广泛认可的基因突变学说，发现在大部分骨纤维异常增殖症患者的组织中，存在Gsα（存在于细胞膜上的G蛋白，即偶联蛋白）基因活性位点突变，使腺苷酸环化酶活性增强，细胞内的cAMP、IL-6增多，从而诱导大量异常纤维组织增生，同时cAMP和IL-6激活破骨细胞，造成骨质破坏。抑制破骨细胞过度活跃是治疗该病的关键，二膦酸盐类药物是目前临床上一组重要的可用于治疗由破骨细胞介导的以骨吸收为特点的疾病的药物。

帕米膦酸二钠及阿仑膦酸钠均是第2代二膦酸盐类制剂。该类药物对骨组织有选择性吸附作用，通过防止羟基磷灰石的溶解，导致破骨细胞产生形态学变化，从而强有力地直接抑制破骨细胞的活性，控制骨质的破坏；它可抑制各种中介物，如抑制酸液的产生、控制前列腺素的合成及溶酶体的释放，从而间接降低破骨细胞的活性，抑制骨吸收，从而使疼痛减轻。此类药物对钙及骨骼矿物质具有强大的吸附力，主要分布于骨骼中，但不影响骨组织矿物质的正常代谢。其中，帕米膦酸二钠抑制骨吸收的作用强，进入人体后大部分沉积在骨骼中，在骨中的半衰期长达300天，一次给药维持时间较长，临床使用方便。自1994年Liens等首先报道静脉滴注帕米膦酸二钠治疗骨纤维异常增殖症获得确切效果后，二膦酸盐类药物就得到应用，但是缺乏多中心研究支持。

骨纤维异常增殖症药物治疗的目的主要是抑制骨纤维的异常增生，促进骨的正常钙化。其他药物包括拮抗剂（如IL-6）、芳香化酶抑制剂、雌激素受体阻断剂等。但是，这些药物各自存在不同的问题。性激素类的拮抗剂或激动剂的效果也不是很明显。

（二）其他治疗

1. 放疗　多不应用，因放疗不但不能解除疼痛，反而使骨折愈合迟缓，且有行放射治疗后转变为肉瘤的报道。据Gross等报道，本病经放疗后易诱发恶变，放疗使正常骨和其他良性骨肿瘤恶变率增加近400倍，故本病禁忌放疗。

2. 化疗　无相关文献支持。

（周晓　蔡旭　宋达疆）

参考文献

[1] Ingraffea A. Benign skin neoplasms[J]. Facial Plast Surg Clin North Am,2013,21(1):21-32.

[2] Moore R B,Fagan E B,Hulkower S,et al. Clinical inquiries. What's the best treatment for sebaceous cysts?[J]. J Fam Pract,2007,56(4):315-316.

[3] Stockman L D. Diagnostic pathology: vascular[M]. Elsevier Health Sciences,2015:4-22.

[4] Bechara F G,Mannherz H G,Jacob M,et al. Induction of fat cell necrosis in human fat tissue after treatment with phosphatidylcholine and deoxycholate[J]. J Eur Acad Dermatol Venereol,2012,26(2):180-185.

[5] Nanda S. Treatment of lipoma by injection lipolysis[J]. J Cutan Aesthet Surg,2011,4(2):135-137.

[6] Rotunda A M,Ablon G,Kolodney M S. Lipomas treated with subcutaneous deoxycholate injections[J]. J Am Acad Dermatol,2005,53(6):973-978.

[7] Amber K T, Ovadia S, Camacho I. Injection therapy for the management of superficial subcutaneous lipomas[J]. J Clin Aesthet Dermatol,2014,7(6):46-48.

[8] Rosmaninho A,Pinto-Almeida T,Fernandes I C,et al. Do you know this syndrome?[J]. An Bras Dermatol,2012,87(2):324-325.

[9] Veger H T,Ravensbergen N J,Ottenhof A,et al. Familial multiple lipomatosis: a case report[J]. Acta Chir Belg,2010,110(1):98-100.

[10] Kuroiwa T,Ohta T,Tsutsumi A. Xanthoma of the temporal bone:case report[J]. Neurosurgery,2000,46(4):996-998.

[11] Haydar Usul, Kayhan Kuzeyli, Ertugrul Cakir, et al. Giant cranial extradural primary fibroxanthoma: a case report[J]. Surg Neurol,2005,63(3):281-284.

[12] Zak A,Zeman M,Slaby A,et al. Xanthomas: clinical and pathophysiological relations[J]. Biomed Pap Med Fac Univ Palacky Olomouc Czech Repub,2014,158(2):181-188.

[13] Szalat R, Arnulf B, Karlin L,et al. Pathogenesis and treatment of xanthomatosis associated with monoclonal gammopathy[J]. Blood,2011,118(14):3777-3784.

[14] Štork J, Arenberger P, Pizinger K, et al. Cutaneous conditions in disorders of metabolism and nutrition (in Czech),dermatovenerologie[M]. Praha:Galén‐Karolinum,2008:259-274.

[15] Kim J,Kim Y J,Lim H,et al. Bilateral circular xanthelasma palpebrarum[J]. Arch Plast Surg,2012,39(4):435-437.

[16] Singh R K,Simalti A K. Tuberous xanthoma[J]. Indian Pediatr,2009,46(8):727.

[17] Mehregan D A,Winkelmann R K. Necrobiotic xanthogranuloma[J]. Arch Dermatol,1992,128(1):94-100.

[18] Spanou Z, Borradori L. Diffuse plane xanthomas, a cutaneous marker for monoclonal gammopathies and lymphoproliferative diseases[J]. Eur J Haematol,2011,86(1):91.

[19] Cribier B, Scrivener Y, Grosshans E. Tumors arising in nevus sebaceus: A study of 596 cases[J]. J Am Acad Dermatol,2000,42(2 Pt 1):263-268.

[20] Dalle S,Skowron F,Balme B,et al. Apocrine carcinoma developed in nevus sebaceus of Jadassohn[J]. Eur J Dermatol,2003,13(5):487-489.

[21] Correale D,Ringpfeil F,Rogers M. Large, papillomatous, pedunculated nevus sebaceus: a new phenotype[J]. Pediatr Dermatol,2008,25(3):355-358.

[22] Saedi T, Cetas J, Chang R, et al. Newborn with sebaceous nevus of Jadassohn presenting as exophytic scalp lesion[J]. Pediatr Neurosurg,2008,44(2):144-147.

[23] Jaqueti G, Requena L, Sánchez Yus E. Trichoblastoma is the most common neoplasm developed in nevus sebaceus of Jadassohn: a clinicopathologic study of a series of 155 cases[J]. Am J Dermatopathol,2000,22(2):108-118.

[24] Duncan A, Wilson N, Leonard N. Squamous cell carcinoma developing in a naevus sebaceous of Jadassohn[J]. Am J Dermatopathol,2008,30(3):269-270.

[25] Miller C J, Ioffreda M D, Billingsley E M. Sebaceous carcinoma, basal cell carcinoma, trichoadenoma, trichoblastoma, and syringocystadenoma papilliferum arising within a nevus sebaceus[J]. Dermatol Surg,2004,30(12 Pt 2):1546-1549.

[26] Manonukul J, Omeapinyan P, Vongjirad A. Mucoepidermoid (adenosquamous) carcinoma, trichoblastoma, trichilemmoma, sebaceous adenoma, tumor of follicular infundibulum and syringocystadenoma papilliferum arising within 2 persistent lesions of nevus sebaceous: report of a case[J]. Am J Dermatopathol,2009,31(7):658-663.

[27] Muñoz-Pérez M A, García-Hernandez M J, Ríos J J, et al. Sebaceus naevi: a clinicopathologic study[J]. J Eur Acad Dermatol Venereol,2002,16(4):319-324.

[28] Hughes S M, Wilkerson A E, Winfield H L, et al. Familial nevus sebaceus in dizygotic male twins[J]. J Am Acad Dermatol,2006,54(2 Suppl):S47-S48.

[29] Eisen D B, Michael D J. Sebaceous lesions and their associated syndromes: part I[J]. J Am Acad Dermatol, 2009, 61(4): 549-562.

[30] Orchard D C, Weston W L, Morelli J G. Tumors arising in nevus sebaceus[J]. J Am Acad Dermatol, 2001, 45(5): 793-794.

[31] Barkham M C, White N, Brundler M A, et al. Should naevus sebaceus be excised prophylactically? A clinical audit[J]. J Plast Reconstr Aesthet Surg, 2007, 60(11): 1269-1270.

[32] Ashinoff R. Linear nevus sebaceus of Jadassohn treated with the carbon dioxide laser[J]. Pediatr Dermatol, 1993, 10(2): 189-191.

[33] Brandling-Bennett H A, Morel K D. Epidermal nevi[J]. Pediatr Clin North Am, 2010, 57(5): 1177-1198.

[34] Waghmare R S, Kavishwar V S. Inflammatory linear verrucous epidermal nevus[J]. J Assoc Physicians India, 2013, 61(6): 431-432.

[35] Park J H, Hwang E S, Kim S N, et al. Er:YAG laser treatment of verrucous epidermal nevi[J]. Dermatol Surg, 2004, 30(3): 378-381.

[36] Paradela S, Del Pozo J, Fernández-Jorge B, et al. Epidermal nevi treated by carbon dioxide laser vaporization: a series of 25 patients[J]. J Dermatolog Treat, 2007, 18(3): 169-174.

[37] Laura F S. Epidermal nevus syndrome[J]. Handb Clin Neurol, 2013, 111: 349-368.

[38] Kim J J, Chang M W, Shwayder T. Topical tretinoin and 5-fluorouracil in the treatment of linear verrucous epidermal nevus[J]. J Am Acad Dermatol, 2000, 43(1 Pt 1): 129-132.

[39] Burnett C T, Kouba D J. Inflammatory linear verrucous epidermal nevus of the digits treated with surgical excision and skin grafting[J]. Dermatol Surg, 2012, 38(12): 2022-2024.

[40] D'Antuono A, Balestri R, Zauli S, et al. Carbon dioxide laser: first-line therapy in vulvar inflammatory linear verrucous epidermal nevus[J]. Dermatol Ther, 2012, 25(1): 92-94.

[41] Arora B, Singh Khinda V I, Bajaj N, et al. Congenital epidermal nevus[J]. Int J Clin Pediatr Dent, 2014, 7(1): 43-46.

[42] Kim R, Marmon S, Kaplan J, et al. Verrucous epidermal nevus[J]. Dermatol Online J, 2013, 19(12): 20707.

[43] Conti R, Bruscino N, Campolmi P, et al. Inflammatory linear verrucous epidermal nevus: why a combined laser therapy[J]. J Cosmet Laser Ther, 2013, 15(4): 242-245.

[44] Lapidoth M, Israeli H, Ben Amitai D, et al. Treatment of verrucous epidermal nevus: experience with 71 cases[J]. Dermatology, 2013, 226(4): 342-346.

[45] Pilanci O, Tas B, Ceran F, et al. A novel technique used in the treatment of inflammatory linear verrucous epidermal nevus: tangential excision[J]. Aesthetic Plast Surg, 2014, 38(5): 1066-1067.

[46] Lee S, Inglis H, Boylan B, et al. Linear sebaceous nevus syndrome associated with rod-cone dystrophy[J]. J Pediatr Ophthalmol Strabismus, 2014, 51: e13-e15.

[47] Alam M, Arndt K A. A method for pulsed carbon dioxide laser treatment of epidermal nevi[J]. J Am Acad Dermatol, 2002, 46(4): 554-556.

[48] Yamaguchi S, Inui M, Takeoka T, et al. A case of old calcifying epithelioma processed symptomless over 40 years[J]. Case Rep Dent, 2013, 2013: 572372.

[49] Upile T, Jerjes W, Sipaul F, et al. A patient with ulcerated calcifying epithelioma of Malherbe in the pinna: case report[J]. Head Neck Oncol, 2012, 4: 25.

[50] 王大鹏. 皮肤毛母质瘤32例临床病理分析[J]. 中国医学工程, 2014, 22(9): 158.

[51] Ayhan E, Ertugay O, Gundogdu R. Three different dermoscopic view of three new cases with pilomatrixoma[J]. Int J Trichology, 2014, 6(1): 21-22.

[52] Belliappa P, Umashankar N, Raveendra L. Bullous pilomatricoma: a rare variant resembling bouncy ball[J]. Int J Trichology, 2013, 5(1): 32-34.

[53] 杨海燕, 陈颖. 41例钙化上皮瘤细胞病理学特征[J]. 皖南医学院学报, 2014, 33(3): 249-251.

[54] 颉玉胜, 宋维旭, 刘卉, 等. 皮肤钙化上皮瘤38例临床分析[J]. 中国美容医学, 2013, 22(1): 82-83.

[55] Souto M P, Matsushita Mde M, Matsushita Gde M, et al. An unusual presentation of giant pilomatrixoma in an adult patient[J]. J Dermatol Case Rep, 2013, 7(2):56-59.

[56] 孙佳丽. 高频彩色超声对毛母质瘤的诊断分析[J]. 实用医技杂志, 2014, 21(6):618-619.

[57] Tang C Y, Tipoe T, Fung B. Where is the lesion? Glomus tumours of the hand[J]. Arch Plast Surg, 2013, 40(5):492-495.

[58] Glazebrook K N, Laundre B J, Schiefer T K, et al. Imaging features of glomus tumors[J]. Skeletal Radiol, 2011, 40(7):855-862.

[59] Seo J H, Lee H S, Kim S W, et al. Subungual glomus cell proliferation in the toe: a case report[J]. J Foot Ankle Surg, 2014, 53(5):628-630.

[60] Netscher D T, Aburto J, Koepplinger M. Subungual glomus tumor[J]. J Hand Surg Am, 2012, 37(4):821-823; quiz 824.

[61] Chiang Y P, Hsu C Y, Lien W C, et al. Ultrasonographic appearance of subungual glomus tumors[J]. J Clin Ultrasound, 2014, 42(6):336-340.

[62] Gómez-Sánchez M E, Alfageme-Roldán F, Roustán-Gullón G, et al. The usefulness of ultrasound imaging in digital and extradigital glomus tumors[J]. Actas Dermosifiliogr, 2014, 105(7):e45-e49.

[63] 魏代清, 项舟, 杨婧, 等. 肢端血管球瘤的诊治分析[J]. 中国修复重建外科杂志, 2014, 28(4):499-502.

[64] Muramatsu K, Ihara K, Hashimoto T, et al. Subungual glomus tumours: diagnosis and microsurgical excision through a lateral subperiosteal approach[J]. J Plast Reconstr Aesthet Surg, 2014, 67(3):373-376.

[65] Benchakroun M, Zaddoug O, Boussouga M, et al. Sclerotherapy for recurrent glomus tumors[J]. J Mal Vasc, 2013, 38(3):206-209.

[66] MacKee P, Calonje E, Granter S R. Pathology of the skin with clinical correlation[M]. 3rd ed. St. Louis, MO: Elsevier Mosby, 2005:1669-1723.

[67] Shim H S, Ju R K, Kwon H, et al. Subcutaneous dermatofibroma of the cheek[J]. J Craniofac Surg, 2014, 25(5):e417-e418.

[68] Yamasaki F, Takayasu T, Nosaka R, et al. Benign fibrous histiocytoma arising at the temporal bone of an infant—case report and review of the literature[J]. Childs Nerv Syst, 2016, 32(1):189-193.

[69] Burke A B, Collins M T, Boyce A M. Fibrous dysplasia of bone: craniofacial and dental implications[J]. Oral Dis, 2017, 23(6):697-708.

[70] Puranik R S, Puranik S R, Vanaki S S, et al. GNAS1 mutations are hallmark expressions of fibrous dysplasia[J]. J Oral Maxillofac Surg, 2012, 70(8):1768-1769.

[71] Edgerton M T, Persing J A, Jane J A. The surgical treatment of fibrous dysplasia. With emphasis on recent contributions from cranio-maxillo-facial surgery[J]. Ann Surg, 1985, 202(4):459-479.

[72] Santini-Araujo E, Kalil R K, Bertoni F, et al. Tumors and tumor-like lesions of bone: for surgical pathologists, orthopedic surgeons and radiologists[M]. London: Springer-Verlag, 2015.

[73] Lichtenstein L. Polyostotic fibrous dysplasia[J]. Arch Surg, 1938, 36(5):874-898.

[74] Jaffe H L, Lichtenstein L. Non-osteogenic fibroma of bone[J]. Am J Pathol, 1942, 18(2):205-221.

[75] Changus G W. Osteoblastic hyperplasia of bone; a histochemical appraisal of fibrous dysplasia of bone[J]. Cancer, 1957, 10(6):1157-1161.

[76] Shenker A, Weinstein L S, Sweet D E, et al. An activating Gs alpha mutation is present in fibrous dysplasia of bone in the McCune-Albright syndrome[J]. J Clin Endocrinol Metab, 1994, 79(3):750-755.

[77] Verma A, Jindal N, Singh V, et al. Unusual presentation of monostatic fibrous dysplasia in zygoma[J]. J Craniofac Surg, 2013, 24(6):e592-e594.

[78] Anik I, Koc K, Cabuk B, et al. Endoscopic transphenoidal approach for fibrous dysplasia of clivus, tuberculum sellae and sphenoid sinus; report of three cases[J]. Turk Neurosurg, 2012, 22(5):662-666.

[79] Sandhu S V, Sandhu J S, Sabharwal A. Clinicoradiologic perspective of a severe case of polyostotic fibrous dysplasia[J]. J Oral Maxillofac Pathol, 2012, 16(2):301-305.

[80] Florez H, Peris P, Guañabens N. Fibrous dysplasia. Clinical review and therapeutic management[J]. Med Clin(Barc),2016,147(12):547-553.

[81] Robinson C, Collins M T, Boyce A M. Fibrous Dysplasia/McCune-Albright syndrome: clinical and translational perspectives[J]. Curr Osteoporos Rep,2016,14(5):178-186.

[82] 张同韩,廖贵清. 骨纤维异常增殖症的研究进展[J]. 中华口腔医学研究杂志(电子版),2008,2(5):60-63.

[83] 冯国仿,周成勇,严清红,等. 骨纤维异常增殖症发病机制及治疗进展[J]. 中国骨肿瘤骨病,2011,10(3):300-302.

[84] Pagon R A, Adam M P, Ardinger H H, et al. GeneReviews(R)[M]. Seattle WA:University of Washington,1993.

[85] 孟存芳. 口腔颌面部CT诊断学[M]. 第2版. 北京:人民卫生出版社,2014:328-330.

[86] Christopher D.M.Fletcher. 肿瘤组织病理学诊断[M]. 第3版. 回允中,译. 北京:北京大学医学出版社,2009:1636-1638.

[87] 丘钜世,王连唐,朱全胜,等. 骨纤维结构不良和骨化性纤维瘤的组织病理及免疫组化研究[J]. 临床与实验病理学杂志,1993,2:98-101,166.

[88] Sakamoto A, Oda Y, Iwamoto Y, et al. A comparative study of fibrous dysplasia and osteofibrous dysplasia with regard to expressions of c-fos and c-jun products and bone matrix proteins: a clinicopathologic review and immunohistochemical study of c-fos, c-jun, type I collagen, osteonectin, osteopontin, and osteocalcin[J]. Hum Pathol,1999,30(12):1418-1426.

[89] Belaval G S, Schneider R W. Fibrous dysplasia of bone[J]. Cleve Clin Q,1954,21(3):158-168.

[90] 李恩超. 骨的纤维结构不良研究进展[J]. 中国骨肿瘤骨病,2005,4(4):249-252.

[91] 陈秋坚,杨海弟,郑亿庆,等. 致外耳道狭窄的单骨型颞骨骨纤维异常增殖症手术疗效分析[J]. 中国耳鼻咽喉头颈外科,2012,19(9):481-483.

[92] 孙岩,张庆泉,宋西成,等. 影像导航辅助鼻内镜下治疗鼻窦骨纤维异常增殖症的应用体会[J]. 临床耳鼻咽喉头颈外科杂志,2013,27(2):57-60.

[93] Chapurlat R D, Hugueny P, Delmas P D, et al. Treatment of fibrous dysplasia of bone with intravenous pamidronate: long-term effectiveness and evaluation of predictors of response to treatment[J]. Bone,2004,35(1):235-242.

[94] Liens D, Delmas P D, Meunier P J. Long-term effects of intravenous pamidronate in fibrous dysplasia of bone[J]. Lancet,1994,343(8903):953-954.

[95] Bartl R, Bartl C. Bone disorders[M]. Switzerland:Springer International Publishing,2017.

[96] Stanton R P, Hobson G M, Montgomery B E, et al. Glucocorticoids decrease interleukin-6 levels and induce mineralization of cultured osteogenic cells from children with fibrous dysplasia[J]. J Bone Miner Res,1999,14(7):1104-1114.

[97] Gross C W, Montgomery W W. Fibrous dysplasia and malignant degeneration[J]. Arch Otolaryngol,1967,85(6):653-657.

第三十六章
血管瘤和脉管畸形

第一节　血管瘤和脉管畸形的分类

　　1982年，John B. Mulliken首次提出基于血管内皮细胞生物学特性的分类方法，将此前传统意义上的"血管瘤"（vascular anomalies）重新分为血管瘤（hemangioma）和脉管畸形（vascular malformation）。这一分类观点被广泛认同，基于此，国际血管瘤和脉管畸形研究学会（the International Society for the Study of Vascular Anomalies，ISSVA）于1996年制定了一套较为完善的分类系统，成为国际上各学科交流的共同分类基础。此后，ISSVA于2014年在墨尔本对该分类进行了全面修订更新。新的分类系统体现了各国学者对血管瘤和脉管畸形的认识进展，但也存在一些有争议的内容；从2014年至今，有很多新的血管瘤和脉管畸形的病种和基因信息被明确。因此，ISSVA于2018年对该分类系统进行了再一次修订，这是最新的分类系统。

　　本次修订要点主要体现在以下十一个方面：

　　1. 在血管肿瘤部分，增加了诸多新的病种，主要为皮肤科肿瘤。包括良性血管肿瘤中的靴钉样血管瘤（hobnail hemangioma）、微静脉血管瘤（microvenular hemangioma）、交织状血管瘤（anastomosing hemangioma）、肾小球样血管瘤（glomeruloid hemangioma）、乳头状血管瘤（papillary hemangioma）、血管内乳头状内皮增生（intravascular papillary endothelial hyperplasia）、皮肤上皮样血管瘤样结节（cutaneous epithelioid angiomatous nodule）、获得性弹性组织变性血管瘤（acquired elastotic hemangioma）、脾窦岸细胞血管瘤（littoral cell hemangioma of the spleen）、小汗腺血管瘤样错构瘤（eccrine angiomatous hamartoma）、反应性血管内皮细胞瘤病（reactive angioendotheliomatosis）、杆菌性血管瘤病（bacillary angiomatosis）；局部侵袭性或交界性血管肿瘤中的假肌源性血管内皮瘤（pseudomyogenic hemangioendothelioma）、多形性血管内皮瘤（polymorphous hemangioendothelioma）、未另列明的血管内皮瘤（hemangioendothelioma not otherwise specified）。

　　2. 推荐单用"血管瘤"（hemangioma）一词时，特指"婴幼儿血管瘤"（infantile hemangioma）。

　　3. 在暂未归类的血管性病变中增加了肌间血管瘤（intermuscular hemangioma）。肌间血管瘤是一种罕见的良性血管肿瘤，既往报道病例较少，约占血管瘤总病例的0.8%。因既往病例报道较少，目前对该病认识尚不全面，故将其归为暂未归类的血管性病变。有学者研究表明肌间血管瘤最多见于四肢和躯干的骨骼肌，10%~15%发生在面颈部区域，尤以咬肌部位多见。多数的肌间血管瘤表现为无症状的生长缓慢的肿物，肿物过大时可影响功能和外观，治疗需要根据病灶部位、大小、浸润深度、患者年龄及外观等因素综合考虑。

　　4. 在毛细血管畸形部分，增加了网状毛细血管畸形（reticulate capillary malformation）的分类概念。毛细血管畸形的概念十分广泛，在不同的综合征中有着明显不同的表现形式。在小头畸形-毛细血管畸形（MIC-CAP）和巨脑畸形-毛细血管畸形-多小脑回（MCAP）中的毛细血管畸形表现为先天性网状青斑，斑块为密集网状的毛细血管扩张症样皮肤改变。该斑块不同于先天性毛细血管扩张性大理石样皮肤（CMTC），后者斑块表现为粗大的网状"破碎"斑块，且可出现表皮破溃，既往文献常将两者混为一谈。新的分类强调本类型的毛细血管的特征表现。

5. 强调了一些毛细血管扩张症（telangiectasia）中的毛细血管畸形性质不明。毛细血管扩张症广泛存在于各类疾病中，如各类遗传性出血性毛细血管扩张症（HHT）。在某些毛细血管扩张症亚型中，毛细血管畸形的性质存在争议，在将来可能会重新分类。

6. 在淋巴管畸形部分增加了获得性进行性淋巴管病变（acquired progressive lymphatic anomaly）。获得性进行性淋巴管病变又称获得性进行性淋巴管瘤（acquired progressive lymphangioma）、良性淋巴管内皮瘤（benign lymphangioendothelioma），首次报道于1964年，是一种罕见的淋巴管来源的血管性病变。该病好发于头颈部及下肢，表现为红褐色至紫色的浸润性斑块。该病进展缓慢，病理性质尚未完全清楚，如Revelle等认为该病具有肿瘤性质，而Wang等则认为该病是一类获得性迟发的淋巴管畸形。

7. 在静脉畸形部分增加了疣状静脉畸形（verrucous venous malformation）。疣状静脉畸形在以前的分类中被称为"疣状血管瘤"（verrucous hemangioma），既往报道显示该病同时存在血管增生和畸形证据，因此性质尚存争议。该病在患者出生时或儿童期出现，90%以上的病灶发生于四肢，尤其多见于腿部，少量病灶发生于躯干部。该病为累及皮下的淡红或暗紫色肿物，伴不断加重的表皮过度角化。疣状静脉畸形生长缓慢，可通过手术切除。

8. 在静脉畸形部分增加了家族性骨内血管畸形（familial intraosseous vascular malformation）。家族性骨内血管畸形又称遗传性骨内血管畸形（hereditary intraosseous vascular malformation），该病为常染色体隐性遗传，表现为颅面骨或脊椎骨内严重的弥散性脉管畸形，但不累及软组织。该病以往被称为"骨内血管瘤"，后发现其病灶主要以静脉畸形为主。Vargel等人通过4例家族性病例将该病称为家族性骨内血管畸形，其CT表现为畸形扩张的颅面骨伴骨质结构破坏；DSA显示增粗的供血动脉和骨内多处类似低流量血管畸形的造影剂聚集显影；病灶骨活检可见单层薄壁畸形血管。

9. 在暂未归类的血管性病变部分增加了纤维脂肪性血管性病变（fibro adipose vascular anomaly，FAVA）、窦状血管瘤（sinusoidal hemangioma）和肢端动静脉瘤（acral arteriovenous tumor）。

FAVA是一种复杂的血管畸形，典型表现为持续性疼痛、不适、肢体挛缩及其他失能症状。组织学上表现为密集的纤维组织，纤维组织包绕神经，导致神经周围纤维化，大量的静脉畸形伴有静脉石及血栓形成，骨骼肌内淋巴细胞、浆细胞浸润。FAVA疼痛可能是神经及周围纤维瘢痕及静脉淤滞等所致，并因疼痛导致肢体功能受损。

窦状血管瘤是一种特殊类型的血管肿瘤，由Calonje和Fletcher于1991年首次提出，多为单发的皮下孤立性病灶。病灶由大量囊性扩张的薄壁血管组成，部分管腔内可见假乳头样凸起。

肢端动静脉瘤多发生在面部（尤其是口周）的皮肤，为单发的局部结节，易与化脓性肉芽肿混淆，治疗以手术切除为主。组织病理学显示病灶多位于真皮浅层，包含大量厚壁迂曲静脉及性质未明的血管，表现类似于脉管畸形。因此，该病的性质是否属于肿瘤尚不明确。

10. 在血管畸形合并其他病变部分增加了CLAPO综合征（CLAPO syndrome）。CLAPO综合征是一组包含下唇毛细血管畸形（CM）、面颈部淋巴管畸形（LM）、不对称的部分或广泛过度生长的综合征。CLAPO综合征由López-Gutiérrez等于2008年首次提出，其后又陆续有个案报道。Rodriguez-Laguna等明确了CLAPO综合征中存在PIK3CA的体细胞激活突变，因此推测该综合征应属于PIK3CA相关过度生长综合征群（PROS）。

11. 在血管性病变的致病基因附录中增加了新的相关致病基因，如增加了与丛状血管瘤

(tufted angioma，TA)、化脓性肉芽肿(pyogenic granuloma，PG)和卡波西形血管内皮瘤(Kaposiform hemangioendothelioma，KHE)致病相关的GNA14基因，增加了与家族性骨内血管畸形致病相关的ELMO2基因，增加了与散发型动静脉畸形致病相关的MAP2K1基因。

血管瘤与脉管畸形分类（表36-1）。

表36-1 血管瘤与脉管畸形分类

血管肿瘤	脉管畸形			
	单纯性	混合性°	知名血管畸形	并发其他病变
良性 局部侵袭性或交界性 恶性	毛细血管畸形 淋巴管畸形 静脉畸形 动静脉畸形* 动静脉瘘*	CVM CLM LVM CLVM CAVM* CLAVM* 其他	表36-4	表36-4

注：°定义为同一病灶中含有两种或两种以上血管畸形。*为高血流量病灶。某些病变的性质是肿瘤还是畸形并未完全清楚，这些病变单独列于"暂未归类的血管性病变"。

血管肿瘤的ISSVA分类（表36-2）。

表36-2 血管肿瘤的ISSVA分类

肿瘤类型	名称
良性血管肿瘤	婴幼儿血管瘤（附录3） 先天性血管瘤 　消退型(RICH)* 　不消退型(NICH) 　部分消退型(PICH) 丛状血管瘤* 梭形细胞血管瘤 上皮样血管瘤 化脓性肉芽肿（又称分叶状毛细血管瘤） 其他 　靴钉样血管瘤 　微静脉血管瘤 　交织状血管瘤 　肾小球样血管瘤 　乳头状血管瘤 　血管内乳头状内皮增生 　皮肤上皮样血管瘤样结节 　获得性弹性组织变性血管瘤 　脾窦岸细胞血管瘤 相关性病变 　小汗腺血管瘤样错构瘤 　反应性血管内皮细胞瘤病 　杆菌性血管瘤病

续表

肿瘤类型	名称
局部侵袭性或交界性血管肿瘤	卡波西形血管内皮瘤*°
	网状血管内皮瘤
	乳头状淋巴管内血管内皮瘤(PILA,即Dabska瘤)
	复合性血管内皮瘤
	假肌源性血管内皮瘤
	多形性血管内皮瘤
	未另列明的血管内皮瘤
	卡波西肉瘤
	其他
恶性血管肿瘤	血管肉瘤
	上皮样血管内皮瘤
	其他

注：*为某些病变合并血小板减少和/或消耗性凝血（附录4）。°为众多学者认为丛状血管瘤和卡波西形血管内皮瘤是病变的不同时期，并非完全不同的疾病；反应性增生的血管肿瘤被列入良性肿瘤。

单纯性血管畸形的分类（表36-3）。

表36-3 单纯性血管畸形的分类

畸形类型	分类	名称
毛细血管畸形(CM)	单纯血管痣或鲑鱼斑	
	皮肤和(或)黏膜CM(又称葡萄酒色斑) 　单纯型CM(非综合征型) 　CM伴骨和(或)软组织增生 　CM伴中枢神经系统和(或)眼部畸形(Sturge-Weber综合征) 　弥散型CM伴增生(DCMO)	
	网状CM 　小头畸形-毛细血管畸形(MIC-CAP)中的CM 　巨脑畸形-毛细血管畸形-多小脑回(MCAP)中的CM	
	毛细血管畸形-动静脉畸形(CM-AVM)中的CM	
	先天性毛细血管扩张性大理石样皮肤(CMTC)	
	其他	
	毛细血管扩张症* 　遗传性出血性毛细血管扩张症(HHT,如HHT1、HHT2、HHT3、JPHT) 　其他	

续表

畸形类型	分类	名称
淋巴管畸形(LM)*	普通(囊性)LM** 　　巨囊型LM 　　微囊型LM 　　混合囊型LM	
	泛发性淋巴管异常（GLA） 卡波西形淋巴管瘤病（KLA）	
	Gorham-Stout综合征中的LM	
	管道型LM	
	获得性进行性淋巴管病变（又称获得性进行性淋巴管瘤）	
	原发性淋巴水肿 　　Nonne-Milroy-Meige综合征 　　原发性遗传性淋巴水肿 　　淋巴水肿-双睫症 　　稀毛症-淋巴水肿-毛细血管扩张 　　原发性淋巴水肿伴脊髓发育不良 　　原发性泛发性淋巴管畸形（Hennekam淋巴管扩张-淋巴水肿综合征） 　　小头畸形伴或不伴脉络膜视网膜病变，淋巴水肿，或智力发育迟缓综合征 　　淋巴水肿-鼻后孔闭锁	
	其他	
静脉畸形(VM)*	普通VM	
	家族性皮肤黏膜VM（VMCM）	
	蓝色橡皮疱样痣（Bean）综合征VM	
	球形细胞静脉畸形（GVM）	
	脑海绵状畸形（CCM，如CCM1、CCM2、CCM3）	
	家族性骨内血管畸形（VMOS）	
	疣状静脉畸形（旧称疣状血管瘤）	
	其他	
动静脉畸形(AVM)	散发型AVM	
	HHT中的AVM（HHT1、HHT2、HHT3、JPHT）	
	CM-AVM中的AVM	
	其他	
动静脉瘘(AVF)（先天性）	散发型AVF	
	HHT中的AVF（HHT1、HHT2、HHT3、JPHT）	
	CM-AVM中的AVF	
	其他	

注：★在某些毛细血管扩张症亚型中的毛细血管畸形性质有争议，在将来可能会重新分类。*某些病变合并血小板减少和（或）消耗性凝血（附录4）。**当出现过度生长时，一些病变应归于PIK3CA相关过度生长综合征群（PROS，详见附录5）。

混合性血管畸形*的分类（表36-4）。

表36-4　混合性血管畸形*的分类

混合脉管畸形组成成分		名称
CM＋VM	毛细血管静脉畸形	CVM
CM＋LM	毛细血管淋巴管畸形	CLM
CM＋AVM	毛细血管动静脉畸形	CAVM

续表

混合脉管畸形组成成分		名称
LM+VM	淋巴管静脉畸形	LVM
CM+LM+VM	毛细血管淋巴管静脉畸形	CLVM
CM+LM+AVM	毛细血管淋巴管动静脉畸形	CLAVM
CM+VM+AVM	毛细血管静脉动静脉畸形	CVAVM
CM+LM+VM+AVM	毛细血管淋巴管静脉动静脉畸形	CLVAVM

注：*定义为两种或两种以上的畸形出现在同一病灶中。

血管畸形的其他分类（表36-5）。

表36-5　血管畸形的其他分类

类型	分类	特征或表现
主要知名血管的畸形（又称"通道型"或"血管干"血管畸形）	累及脉管	淋巴管 静脉 动脉
	病变脉管特征	来源 走行 数量 长度 口径（发育不全、过度发育、膨胀、动脉瘤） 瓣膜 交通（AVF） 存在时间（胚胎血管的）
血管畸形合并其他病变	Klippel-Trénaunay综合征★	CM+VM±LM+肢体过度发育
	Parkes-Weber综合征	CM+AVF+肢体过度发育
	Servelle-Martorell综合征	肢体VM+骨骼生长不良
	Sturge-Weber综合征	面部及软脑膜的CM+眼部畸形±骨和（或）软组织过度生长
	四肢毛细血管畸形+先天性非进行性肢体过度发育	
	Maffucci综合征	VM±梭形细胞血管瘤+内生软骨瘤
	巨头畸形-毛细血管畸形（M-CM）、MCAP★	
	小头畸形-毛细血管畸形（MICCAP）	
	CLOVES综合征★	LM+VM+CM±AVM+过度生长的脂肪瘤
	Proteus综合征	CM、VM和（或）LM+不对称性躯体过度发育
	Bannayan-Riley-Ruvalcaba综合征	AVM+VM+巨头畸形，过度生长的脂肪瘤
	CLAPO综合征★	下唇CM+面颈部LM+不对称部分或广泛过度生长
暂未归类的血管性病变*	肌间血管瘤**	
	角化性血管瘤	
	窦状血管瘤	
	肢端动静脉瘤	
	多发性淋巴管内皮瘤病合并血小板减少（MLT），或皮肤内脏血管瘤病合并血小板减少（CAT）	
	PTEN（型）软组织错构瘤或软组织"血管瘤病"（PHOST）	
	纤维脂肪性血管性病变（FAVA）	

注：★这些病变属于PIK3CA相关过度生长综合征群（PROS，附录5）。*某些病变合并血小板减少和（或）消耗性凝血（附录4）。**该病有别于IH、肌间普通VM、PHOST/AST、FAVA以及AVM。

附录1 术语缩写表

缩写	病名
AST	软组织血管瘤病
AVF	动静脉瘘
AVM	动静脉畸形
CAT	皮肤内脏血管瘤病合并血小板减少
CAVM	毛细血管动静脉畸形
CCM	脑海绵状畸形
CLAVM	毛细血管淋巴管动静脉畸形
CLAPO	下唇CM＋面颈部LM＋不对称部分或广泛过度生长
CLOVES	先天性脂肪瘤过度生长、血管畸形、表皮痣、脊柱侧弯（或骨骼畸形）、脊髓异常
CLM	毛细血管淋巴管畸形
CLVAVM	毛细血管淋巴管静脉动静脉畸形
CLVM	毛细血管淋巴管静脉畸形
CM	毛细血管畸形
CM-AVM	毛细血管畸形-动静脉畸形
CMTC	先天性毛细血管扩张性大理石样皮肤
CNS	中枢神经系统
CVAVM	毛细血管静脉动静脉畸形
CVM	毛细血管静脉畸形
DCMO	弥散型毛细血管畸形伴增生
DIC	弥散性血管内凝血
FAVA	纤维脂肪性血管性病变
GLA	泛发性淋巴管畸形
GSD	Gorham-Stout综合征
GVM	球形细胞静脉畸形
HHT	遗传性出血性毛细血管扩张症
IH/HI	婴幼儿血管瘤
JPHT	幼年性息肉病伴遗传性出血性毛细血管扩张症（HHT）
KHE	卡波西形血管内皮瘤
KLA	卡波西形淋巴管瘤病
KMP	Kasabach-Merritt现象
LM	淋巴管畸形
LVM	淋巴管静脉畸形
MCAP	巨脑畸形-毛细血管畸形-多小脑回
M-CM	巨头畸形-毛细血管畸形
MICCAP	小头畸形-毛细血管畸形
MLT	多发性淋巴管内皮瘤病合并血小板减少
NICH	不消退型先天性血管瘤
PHACE	后颅凹畸形、血管瘤、动脉病变、心血管病变、眼病变
PHOST	PTEN软组织错构瘤
PILA	乳头状淋巴管内血管内皮瘤
PICH	部分消退型先天性血管瘤
PROS	PIK3CA相关过度生长综合征
RICH	快速消退型先天性血管瘤
TA	丛状血管瘤
VM	静脉畸形
VMCM	家族性皮肤黏膜静脉畸形

附录 2　血管性病变的致病基因

缩写	病名
ACVRL1	毛细血管扩张症，HHT2 中的 AVM 和 AVF
AKT1	Proteus 综合征
BRAF	化脓性肉芽肿（PG）
CAMTA1	上皮样血管内皮瘤（EHE）
CCBE1	原发性泛发性淋巴管畸形（Hennekam 淋巴管扩张-淋巴水肿综合征）
ELMO2	家族性骨内血管畸形
ENG	毛细血管扩张症，HHT1 中的 AVM 和 AVF
EPHB4	CM-AVM2
FLT4	Nonne-Milroy 综合征（又称 VEGFR3）
FOS	上皮样血管瘤（EH）
FOSB	假肌源性血管内皮瘤
FOXC2	淋巴水肿-双睫症
GATA2	原发性淋巴水肿伴脊髓发育不良
GJC2	原发性遗传性淋巴水肿
Glomulin	球形细胞静脉畸形
GNA11	先天性血管瘤（CH），CM 伴骨和（或）软组织增生，DCMO
GNA14	丛状血管瘤（TA），化脓性肉芽肿（PG），卡波西形血管内皮瘤（KHE）
GNAQ	先天性血管瘤（CH），单纯性 CM（葡萄酒色斑），Sturge-Weber 综合征中的 CM
IDH1	Maffucci 综合征，梭形细胞血管瘤
IDH2	Maffucci 综合征，梭形细胞血管瘤
KIF11	小头畸形伴或不伴脉络膜视网膜病变，淋巴水肿，或智力发育迟缓综合征
KPIT1	脑海绵状畸形 CCM1
Malcavernin	脑海绵状畸形 CCM2
MAP2K1	动静脉畸形（散发型）
MAP2K1	动静脉瘘（散发型）
MAP3K3	疣状静脉畸形（躯体型）
MYC	放射后血管肉瘤
NPM11	Maffucci 综合征
PDCD10	脑海绵状畸形 CCM3
PIK3CA	普通（囊性）LM（躯体型）★，普通 VM（躯体型）★，Klippel-Trénaunay 综合征★，MCAP★，CLOVES 综合征★，CLAPO 综合征★，纤维脂肪性血管性病变（FAVA）★
PTEN	Bannayan-Riley-Ruvalcaba 综合征，PTEN（型）软组织错构瘤或软组织"血管瘤病"
PTPN14	淋巴水肿-鼻后孔闭锁
RAS	化脓性肉芽肿（PG）
RASA1	CM-AVM1，Parkes-Weber 综合征
SMAD4	毛细血管扩张症，幼年性息肉病伴 HHT 中的 AVM 和 AVF（含 JPHT）
SOX18	稀毛症-淋巴水肿-毛细血管扩张
STAMPB	小头畸形-毛细血管畸形（MIC-CAP）
TEK（TIE2）	普通 VM（躯体型），家族性皮肤黏膜 VM（VMCM），蓝色橡皮疱样痣（Bean）综合征（躯体型）
TFE3	上皮样血管内皮瘤（EHE）
VEGFC	原发性遗传性淋巴水肿
VEGFR3	Nonne-Milroy 综合征（基因又名 FLT4）

注：★这些病变合并过度生长时属于 PIK3CA 相关过度生长综合征群（PROS，附录 5）。

附录3 婴幼儿血管瘤

项目	成分
分型	单发型
	多发型
	节段型
	中间型
分类	浅表性
	深在性
	混合性（浅表+深在）
	网状性或顿挫性或微增生性
	其他
合并其他病变	PHACE综合征[后颅凹畸形、血管瘤、动脉病变、心血管病变、眼病变、胸骨裂和（或）脐上裂缝]
	LUMAR（SACRAL/PELVIS）综合征（下半躯体血管瘤、泌尿生殖系统病变、溃疡、脊髓病变、骨畸形、肛门直肠畸形、动脉病变、肾脏病变）

附录4 可能合并血小板数量或凝血异常的血管性病变

疾病名称	血液学异常
丛状血管瘤或卡波西形血管内皮瘤	严重而持续的血小板减少合并严重低纤维蛋白原血症，消耗性凝血和高D-二聚体浓度（Kasabach-Merritt现象）
快速消退型先天性血管瘤	一过性轻中度血小板减少，伴或不伴消耗性凝血和高D-二聚体浓度
静脉畸形或淋巴管-静脉畸形	慢性局限性肌间凝血伴D-二聚体浓度升高，伴或不伴低纤维蛋白原血症，伴或不伴中度血小板减少（如手术治疗，可能进展为DIC）
淋巴管畸形	慢性局限性肌间凝血伴D-二聚体浓度升高，伴或不伴轻中度血小板减少（考虑为卡波西形淋巴管瘤病，如手术治疗，可能进展为DIC）
多发性淋巴管内皮瘤病合并血小板减少或皮肤内脏血管瘤病合并血小板减少	持续性、波动性、中重度血小板减少伴胃肠道出血或肺出血
卡波西形淋巴管瘤病	轻中度血小板减少，伴或不伴低纤维蛋白原血症和D-二聚体浓度升高

附录5 PIK3CA相关过度生长综合征群

PIK3CA相关过度生长综合征群（PROS）是由躯干PIK3CA基因激活突变导致的包含多部位过度生长表现，伴或不伴有血管性病变的综合征群。

该综合征群包括：

1. 纤维脂肪性增生或过度生长（FAO）。

2. 偏侧增生伴多发性脂肪增多症（HHML）。

3. 先天性脂肪瘤过度生长、血管畸形、表皮痣、脊柱侧弯（或骨骼畸形）、脊髓异常（CLOVES）综合征。

4. 巨指（趾）畸形。

5. 纤维脂肪性浸润性脂肪瘤病或面部浸润性脂肪瘤病。

6. 巨头畸形-毛细血管畸形（M-CM）、巨脑畸形-毛细血管畸形-多小脑回（MCAP）。

7. 发育不良性巨脑畸形（DMEG）。

8. Klippel-Trénaunay综合征。

（陈辉 邹运 林晓曦）

第二节　婴幼儿血管瘤

一　临床表现

婴幼儿血管瘤是婴幼儿最为常见的良性肿瘤，在我国的发病率约为1%。它可以发生于患儿的任何部位，最常见于头面部（60%），其次见于躯干（25%），再次为四肢（15%）。大多数的血管瘤出现在患儿1～4周龄，平均出现在患儿2周龄，而深部型血管瘤多半在2～3月龄才被发现。其发病机制目前主要包括胎盘理论与转移微环境假说、基因突变假说，以及祖细胞或干细胞来源假说等多种假说。尽管约1/10的患儿表现为常染色体显性遗传，但绝大多数血管瘤表现为单发性和散发性。婴幼儿血管瘤在女婴、白人、早产儿、多胎妊娠中发病率更高，同时产妇年龄偏大、孕期有胎盘前置及子痫也易引起婴儿发病。

婴幼儿血管瘤根据病灶深浅可分为浅表型、深部型和混合型，病程可分为增生期、消退期及消退完成期。浅表型婴幼儿血管瘤经常以针尖样红色斑点或毛细血管扩张斑块为前期表现，它们突出于皮肤表面、边界清晰、压之不褪色，状如草莓。深部型婴幼儿血管瘤的增生出现在皮肤深层、皮下甚至肌层，外观上稍突起，颜色正常或呈浅蓝色，一般可触及质地较硬的包块。其表面可见数条扩张的微小引流血管或一些扩张的毛细血管。深部型血管瘤往往直到患儿3～4月龄时才被发现。深部型血管瘤患儿哭闹后易肿胀而经常被误诊为静脉畸形，而通过患儿病史结合彩色多普勒超声或磁共振检查即能明确诊断。混合型血管瘤兼具两者特点。出生后，患儿常常经历一个以快速增生为特征的增生早期。有些面积较大、表面增生迅速的婴幼儿血管瘤，一系列照片显示，其增长速度最快的时间段在患儿5.5～7.5周龄。婴幼儿血管瘤的一个重要特征是早期即界限清楚，随后体积逐渐增大，但一般不呈放射状增长。前瞻性群组研究能够更加精确地描述增生期的情况，研究结果表明：婴幼儿血管瘤不论为何种亚型、何种深度，在3个月大时基本都达到最终体积的80%。直到患儿6～9月龄瘤体增生速度才放缓，此时为增生晚期。增生期婴幼儿血管瘤常常合并溃疡、视力及听力受影响、累及呼吸道、出现高输出量心力衰竭及骨骼畸形等（图36-1）。

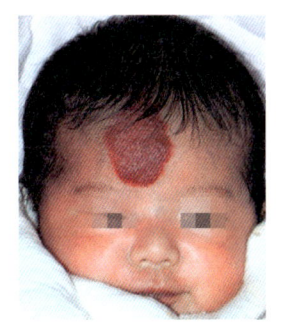

A

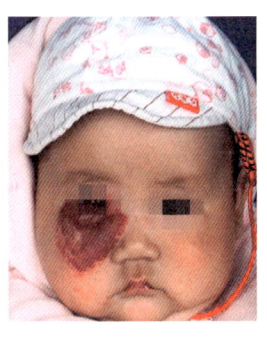

B

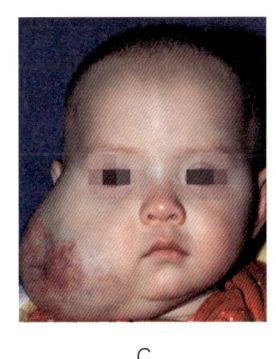

C

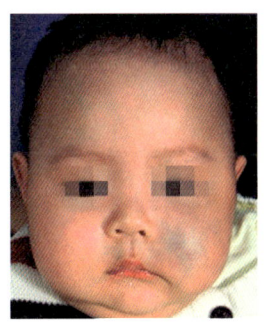

D

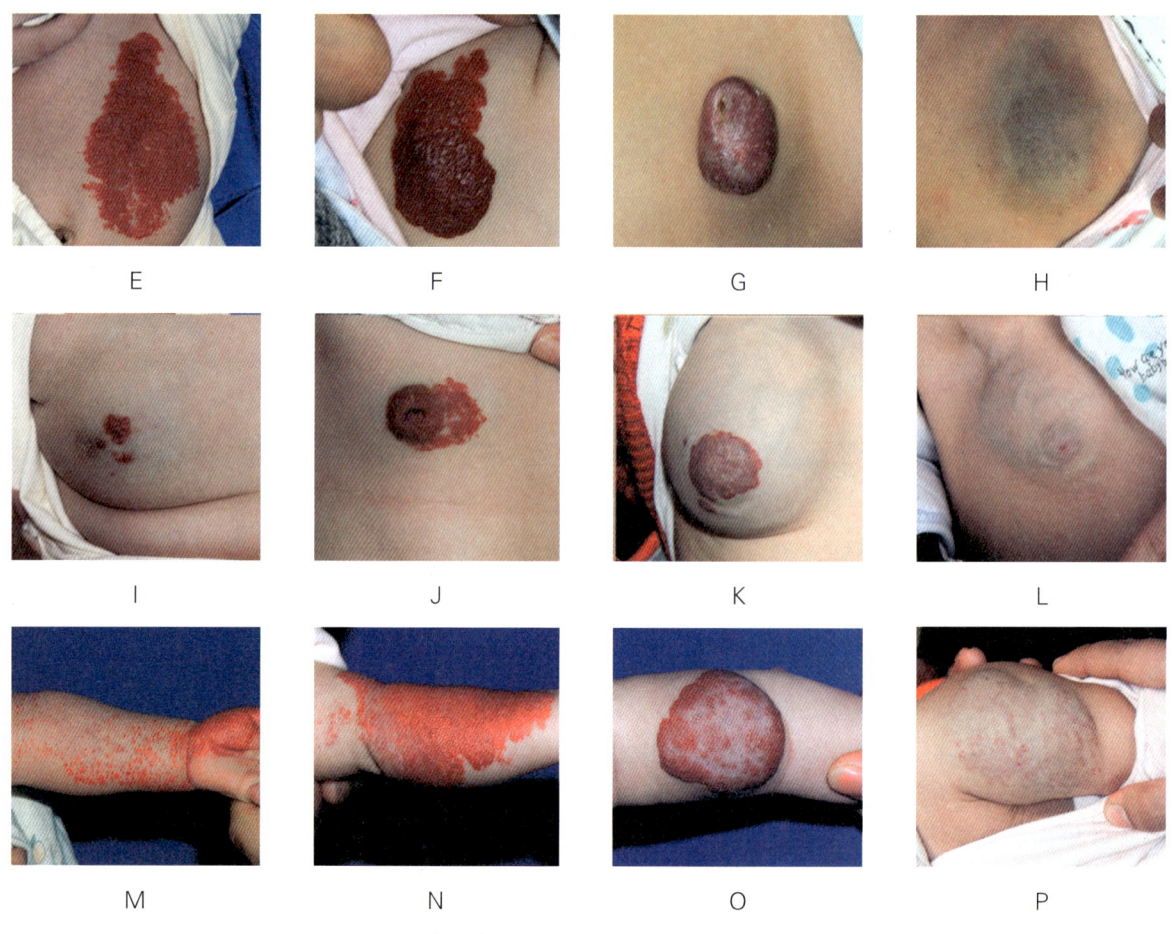

图 36-1 头面部、躯干、四肢增生期婴幼儿血管瘤临床表现

典型的婴幼儿血管瘤通常在患儿 18 月龄时进入消退期。而唇部、鼻部的血管瘤较特殊，通常要经历一个更长时间的消退期。一旦进入消退期，消退过程持续进行，消退期血管瘤约以每年 10% 的速度消退。消退期开始时以瘤体颜色减淡、体积缩小、质地变软为征象。绝大多数典型的婴幼儿血管瘤会自行消退，并在 10 岁前消退完全。约有一半的血管瘤在自动消退后不会遗留瘢痕、永久的皮肤颜色改变或皮肤质地变化，其余一半血管瘤会出现瘤体表面皮肤的萎缩、毛细血管扩张及轻度的色素减退。由于瘤体表面皮肤逐渐扩张，弹性纤维遭到破坏，即使瘤体消退较为完全，也往往残留多余的褶皱皮肤。

二 诊断及鉴别诊断

通过典型病史、患儿早期照片及体检结果，基本能够明确诊断。如需进一步诊断，可借助于彩色多普勒超声检查或磁共振检查。对于诊断不明而又无明显危害的病灶，可以建议家长在 2~3 周后根据是否存在增生后再复诊。

婴幼儿血管瘤与血管畸形的鉴别诊断，首先要清楚患儿的病史。其次，瘤体是否为先天性、生长速度是否超过患儿生长速度均有助于鉴别诊断。另外观察瘤体的颜色对诊断也很有帮助。表浅的婴幼儿血管瘤通常为鲜红色，并在增生期内逐渐加深；而血管畸形表面颜色相对固定，主要取决于其内动脉、静脉、毛细血管、淋巴管的成分及其比例。触诊时血管瘤质地较硬，这主要是由于其内主要为增殖的细胞，而缺少空腔样结构。不同于扁平的毛细血管畸形或突出的静脉畸形，压缩并不能使血管瘤内的血液完全排空。相比之下，静脉畸形由扩张的血管和海绵性组织构成，因此质地软、易压缩。葡萄酒色斑与早期的浅表血管瘤，尤其是节段性血管性难以鉴别，前者压迫后可褪色，后者从动态看会有增生的迹象。另外，相比于淋巴管畸形和静脉畸形，毛细血管畸形、动静脉畸形、婴幼儿血管瘤皮温偏高。

三 治疗

随着诊断、药物、激光、麻醉、手术等技术进步，婴幼儿血管瘤疗效不断提高，传统的"等待观察"患者比例逐渐减少，越来越多的患儿接受了治疗干预而获得了更好的治疗效果。最佳治疗方案需要根据患儿具体病情，由具备多技术联合治疗能力的团队综合评价后制订。病灶部位、大小和患儿年龄是判断是否需要治疗的三大主要因素。病灶所属亚型、分期、深度则是选择治疗方案的重要因素。常见治疗方法如下。

（一）激光治疗

对于增生期血管瘤的浅表病灶，脉冲染料激光（pulsed dye laser，PDL）可作为选择性治疗方案。治疗过程需使用较低的能量、循序渐进的方式，以控制血管瘤的生长、促进消退为原则。面积较小的点状浅表病灶可以选择PDL治疗；对于大面积的浅表病灶，如外用药物有禁忌或效果不佳时，PDL可作为备选方案。对于溃疡性病灶，低能量PDL能加快溃疡创面愈合，缓解疼痛，治疗后无出血、感染及溃疡加重等并发症。针对消退期血管瘤残余病灶，尤其是瘤体表面残余的红血丝，PDL的治疗参数选择同治疗面部毛细血管扩张时一致，通常在治疗3~5次后，颜色可明显好转。对于血管瘤消退后残留的扩张血管和皮肤质地的改变，通常需要联合治疗，应用PDL或长脉冲Nd:YAG激光去除毛细血管扩张，然后使用点阵激光进一步改善皮肤质地，达到美容性外观修复的效果（图36-2）。

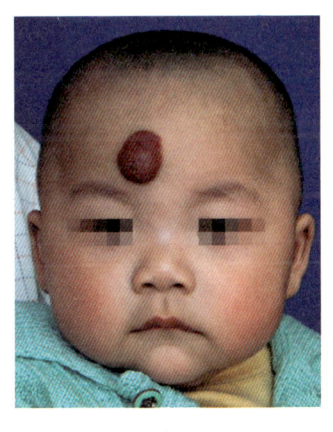
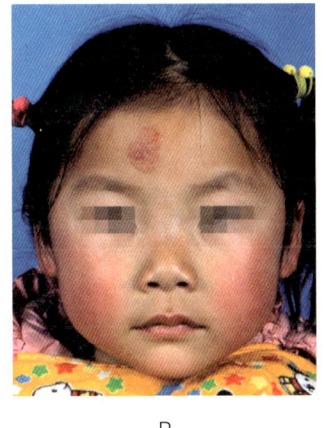
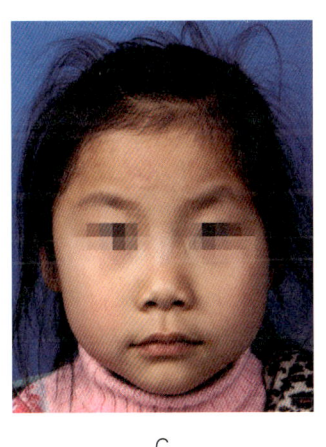

A   B   C

图36-2　额部血管瘤增生期，病灶高出皮肤

A. 患儿8月龄时，治疗前　B. 3岁时随访，血管瘤大部分病灶消退，病灶变平，残留纤维脂肪组织，表面皮肤松弛菲薄，局部毛细血管扩张　C. 595nm PDL激光治疗毛细血管扩张3次，后继续使用CO_2点阵激光治疗5次，病灶表面皮肤紧致，皮肤厚度有所增加

（二）外用药物

外用药物因其副作用小、使用方便、家长容易接受等优点，对浅表增生期的病灶可作为首选治疗，也可试用于所有增生期非复杂性浅表型或混合型血管瘤。目前，国际上被认可的用于治疗婴幼儿血管瘤的外用药物主要有咪喹莫特乳膏、马来酸噻吗洛尔滴眼液、普萘洛尔软膏等。咪喹莫特乳膏可刺激皮肤引起蜕皮和结痂，小部分严重者可局部产生强烈的免疫反应，导致深而迁延

不愈的溃疡,以及后期的瘢痕形成,因此其在临床上的使用已逐渐被β受体阻滞剂外用制剂所取代,而后者已成为现在治疗血管瘤外用药的主流药物(图36-3)。争议主要在于β受体阻滞剂外用制剂全身吸收的风险及副作用,理论上当其被大面积涂抹或在黏膜等容易吸收入血部位使用时,会存在一些与口服普萘洛尔类似的全身不良反应,如低血糖、低血压、心动过缓、哮喘等。虽然尚未见报道,但出于安全性的考虑,仍然不建议其在过大面积的血管瘤上使用。

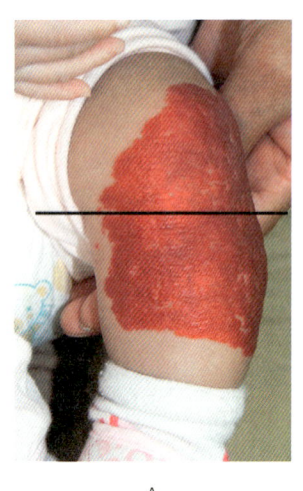
A

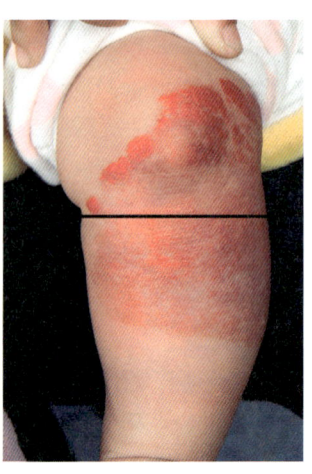
B

图36-3　2月龄患儿,左下肢浅表型婴幼儿血管瘤,给予肢体远端的半侧瘤体外涂噻吗洛尔乳膏治疗,近端半侧瘤体观察未治疗,3个月后可见治疗侧瘤体较非用药侧明显消退,排除血管瘤自身消退因素,噻吗洛尔乳膏疗效肯定

(三)口服药物

在普萘洛尔疗法出现之前的40多年,激素疗法一直是节段型、眶周、呼吸道、体积巨大和其他难治性血管瘤的主流疗法。由于长期口服激素可出现明显的不良反应,目前其主要适用于对口服普萘洛尔有禁忌的患儿。自2008年用于婴幼儿血管瘤的治疗后,普萘洛尔已成为几乎所有部位严重婴幼儿血管瘤治疗的一线用药(图36-4)。口服普萘洛尔的常规剂量为每天2mg/kg。其禁忌证主要包括:①可能危及生命的血管瘤,如合并呼吸窘迫、心脏异常等;②内脏、消化道、颅内血管瘤;③支气管哮喘或哮喘家族史;④心脏传导阻滞(Ⅱ～Ⅲ度房室传导阻滞);⑤重度或急性心力衰竭;⑥窦性心动过缓;⑦肝肾功能障碍;⑧患儿监护人未签署知情同意书(超处方用药)。

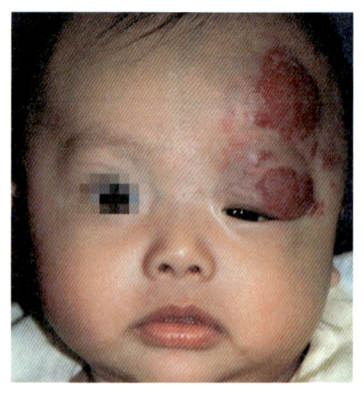
A

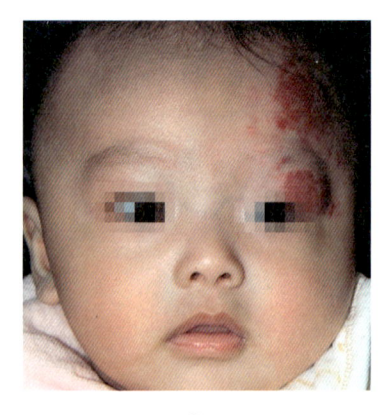
B

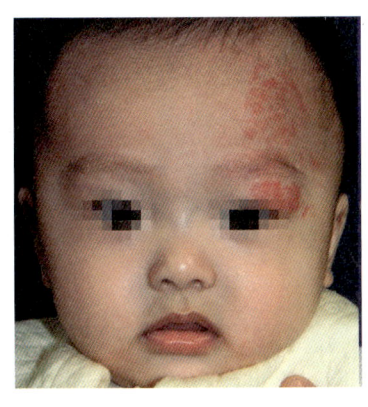 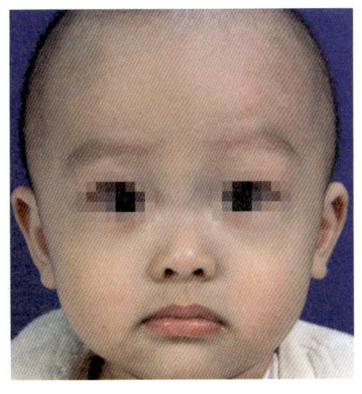

C　　　　　　　　　　　　　　D

图 36-4　3 月龄患儿，左上睑及额部婴幼儿血管瘤伴表面红斑，上睑缘遮盖部分瞳孔
A. 口服普萘洛尔前　B. 服药 1 个月，瘤体明显消退，表面红斑颜色有减退，左眼睁眼幅度增大　C. 服药 3 个月，病灶消退明显，残留部分红斑，考虑停用普萘洛尔，改用噻吗洛尔滴眼液外涂　D. 换用噻吗洛尔滴眼液后 7 个月，病灶无复发，颜色有进一步减退，建议完全停药，患儿左眼视力基本正常

（四）注射疗法

对于小型、局限性突起的血管瘤，尤其是位于鼻尖、面颊、口唇和眼睑等部位，可以考虑局部注射药物。常用药物包括激素、博来霉素（bleomycin）和平阳霉素（pingyangmycin）等。然而眼周的激素注射应注意潜在的血管瘤供血动脉与眼动脉沟通而存在的视网膜中央动脉的可能。这可对视力造成影响。平阳霉素对正常组织发育可能产生抑制作用，而导致未来的发育不足和继发畸形。除此之外，常见的平阳霉素副作用还有溃疡、组织坏死、流感样表现及远期色素沉着或脱失，而由平阳霉素导致的过敏性休克甚至死亡的案例也时有发生。因此，注射疗法应由有经验的医师慎重操作。

（五）手术

传统观念提倡等待瘤体消退后再手术，然而随着对患儿心理发育的关注程度提高，越来越多的外科医师开始提倡早期手术，尤其是对外观敏感的部位如鼻部、唇部和面部等（图 36-5）。另外，延误治疗时机可能导致严重功能损害，甚至危及生命，如可能导致视力损害的眼周增生期血管瘤，可能引起窒息的呼吸道血管瘤等。以上病症如果用非手术治疗不能快速解决问题，也需尽早考虑手术干预。

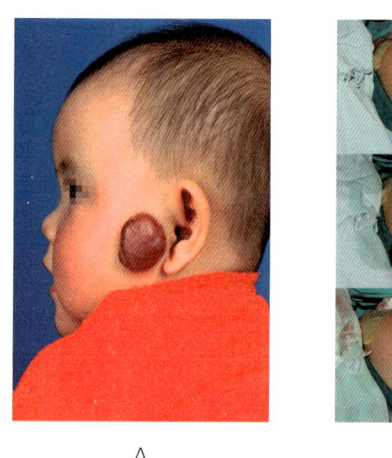 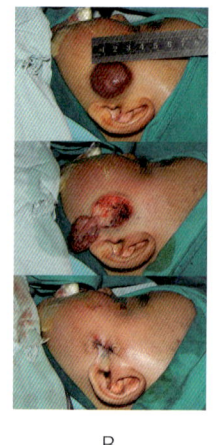 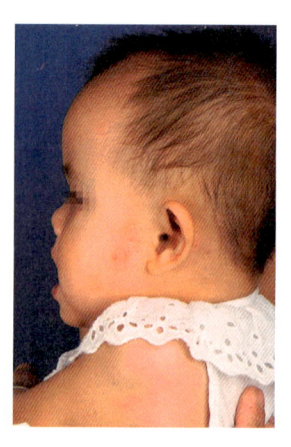

图 36-5　11 月龄女性患儿，左面部婴幼儿血管瘤，局部隆起明显（3 月龄时曾就诊，予口服普萘洛尔，肿物无缩小倾向），病灶局限，瘤体环形切除荷包缝合，术后半年外观明显改善

（常雷　仇雅璟　金云波　林晓曦）

第三节　葡萄酒色斑

葡萄酒色斑（port wine stain，PWS）又名鲜红斑痣、焰色痣（nevus flammeus），俗称"红胎记"。因病灶表面皮肤颜色似葡萄酒样而得名，在旧的教科书中把它归为毛细血管瘤，但从组织学观察，葡萄酒色斑并不是一个增生性的病变，在光镜下可见病变主要表现为真皮内毛细血管及后微静脉的扩张畸形。因此人们认为这种皮肤外观似葡萄酒样的血管病变属于低流量毛细血管畸形（capillary malformation，CM）。

一　临床表现

葡萄酒色斑在出生时即可被发现，在新生儿中发生率为 0.3%～0.5%，无明显的性别差异及家族遗传性。在婴幼儿期葡萄酒色斑通常表现为粉红色或红色，病灶平坦，界限清楚，压之可褪色。可分布于身体的任何部位，但大多（70%～80%）位于头面部及颈部，其中又以面部三叉神经分支区域为多。由于葡萄酒色斑没有自发消退迹象，随着年龄的增长，葡萄酒色斑病灶等比例增大，颜色常逐渐加深，从深红色至暗红紫色或紫色。在患儿哭闹激动时、发热时、环境温度变化时，病灶红斑的颜色可暂时性加深。尽管大多数红斑最初仅表现为斑片状，但多数患者随着年龄的增长，可出现病灶的逐渐增厚、结节生成和相应累及区域软组织或骨骼的肥大畸形，给患者和家庭带来巨大的社会心理压力（图 36-6～图 36-10）。葡萄酒色斑病灶也常合并出现化脓性肉芽肿（pyogenic granuloma）增生，及并发湿疹。

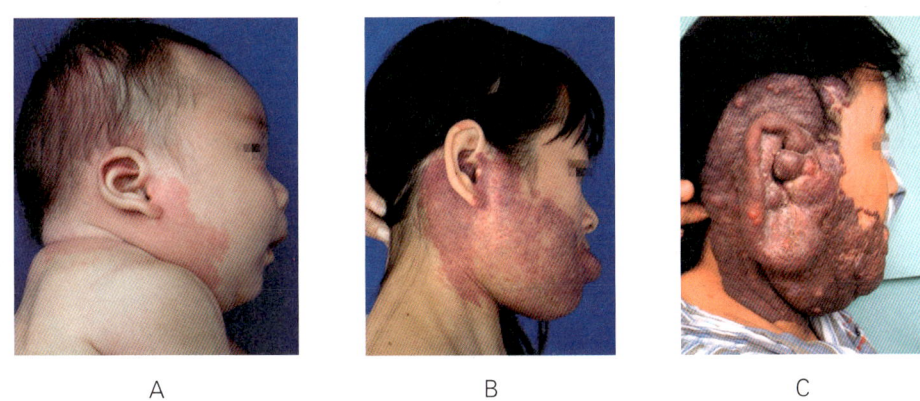

图 36-6 不同患者，葡萄酒色斑均位于面部 V_3 皮区，随着年龄的增长，葡萄酒色斑的颜色逐渐增厚加深

A. 儿童期为粉红色平坦病灶 B. 至成人后开始增厚，为紫红色病灶 C. 年长患者出现病灶增厚，结节形成，并有整个右耳的肥大

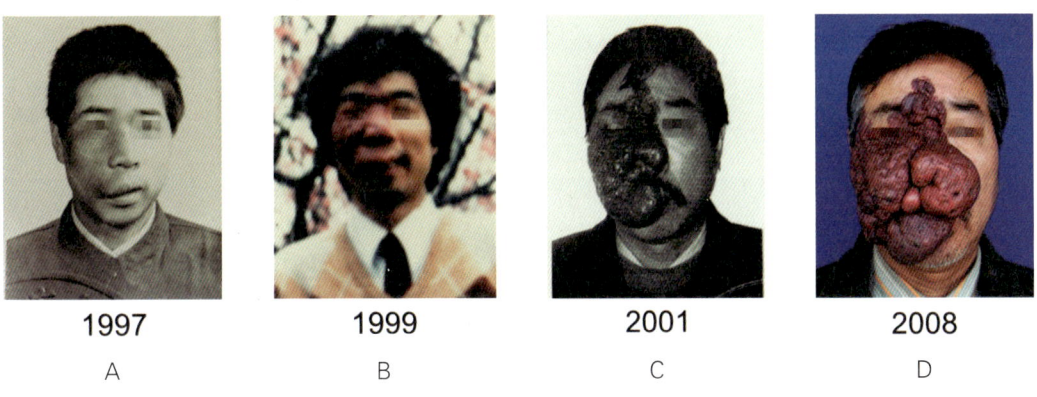

图 36-7 同一男性患者（1956 年出生）葡萄酒色斑病灶的演变过程

A. 41 岁时病灶仍平坦 B. 至 43 岁时，可见病灶增厚，并有结节增生 C. 45 岁时，病灶明显增厚，可见上唇和鼻部肥大畸形 D. 随后的 7 年中，病灶增厚较快，至 52 岁时，鼻部病灶已堵塞气道

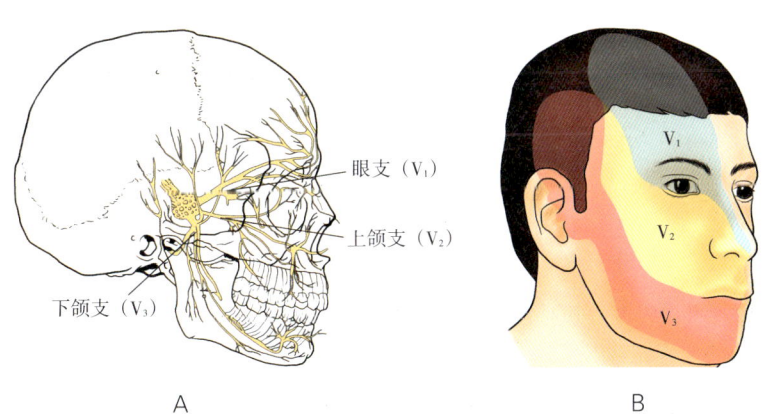

图 36-8 面部三叉神经分支分布特征

A. 三叉神经分为眼支（V_1）、上颌支（V_2）和下颌支（V_3） B. 三叉神经面部皮区分布示意图

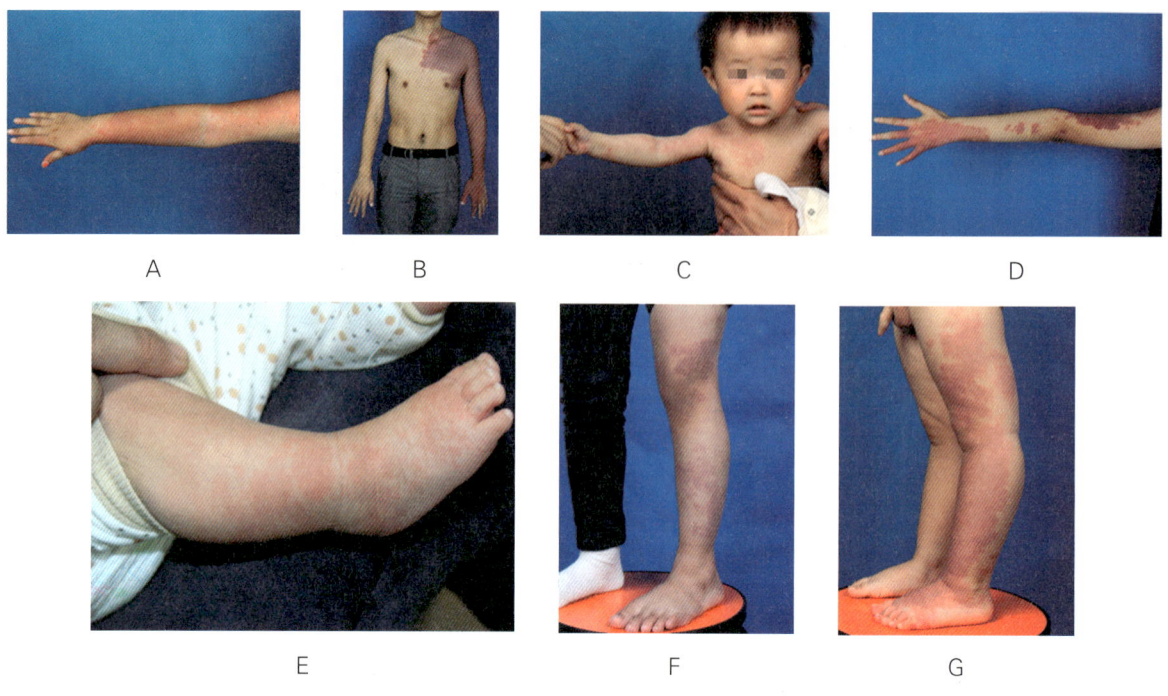

图 36-9 葡萄酒色斑分布于躯干和四肢
A、B、C、D. 病灶分布于上肢,可同时累及前胸或后背部 E、F、G. 病灶分布于下肢,可呈均匀状、散在、地图样分布

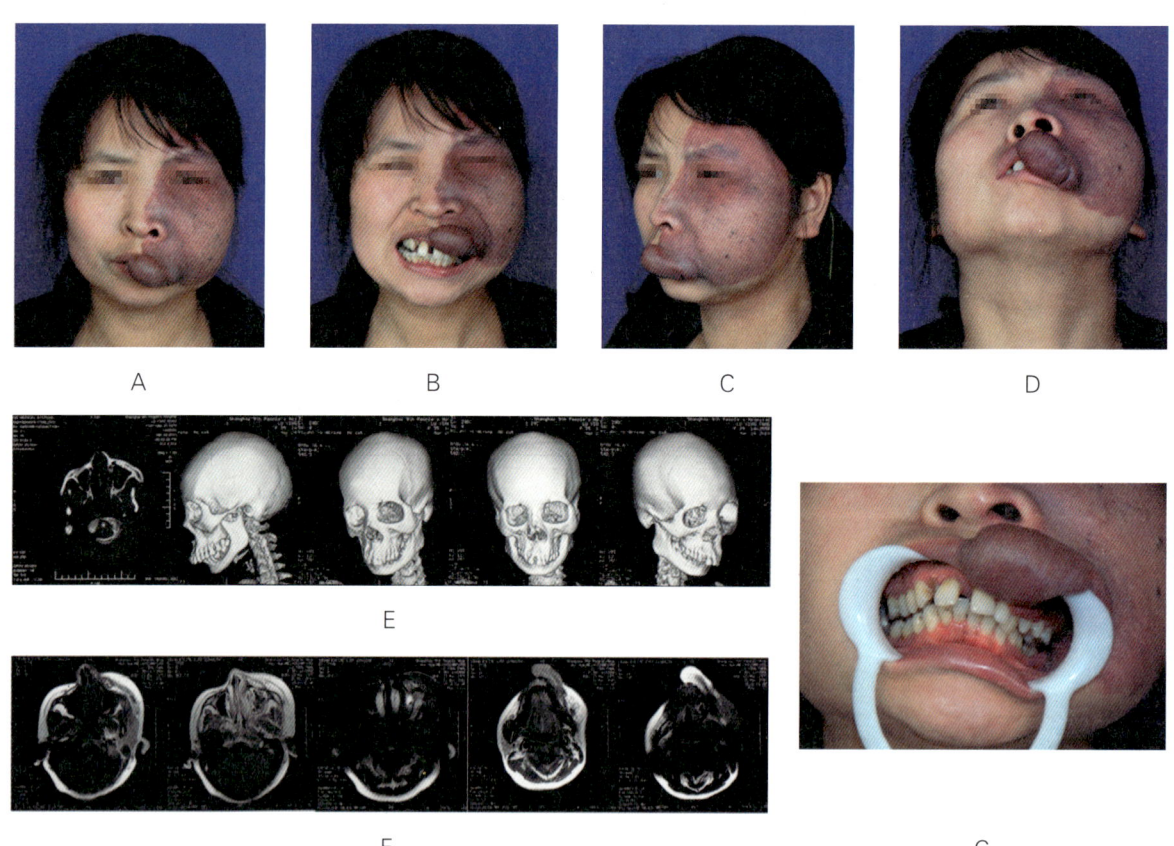

图 36-10 女性患者,34 岁,左面部葡萄酒色斑
A、B、C、D、G. 累及三叉神经 V_1、V_2 皮区,出现左面部肥大畸形,上唇肥大畸形 E. CT 可见左侧上颌骨骨质增厚,左侧上牙槽骨增长,咬合平面倾斜 F. MRI 可见左侧颊部和上唇软组织肥厚,增强后不均匀强化

葡萄酒色斑可以是一组临床症状的表现之一。肢体部位毛细血管畸形合并深部静脉、淋巴管畸形及肢体长度差异,即K-T综合征(Klippel-Trenaunay syndrome)。而最常见的Sturge-Weber综合征则是由面部毛细血管畸形并发脑部血管畸形及眼部血管畸形(青光眼)为临床表现的一组综合征,常见于累及V_1区的PWS合并眼及软脑膜血管畸形,双侧面部PWS婴儿患者有更高的SWS发病率(图36-11)。

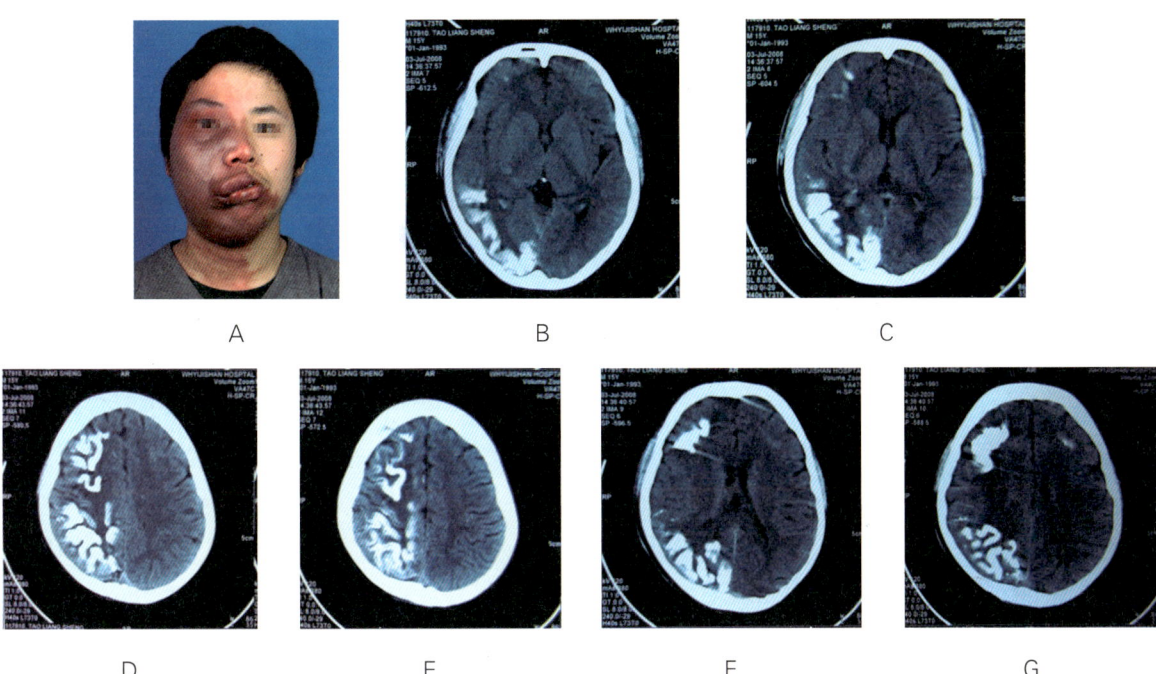

图 36-11 男性患者,16岁,Sturge-Weber综合征,右面部V_1、V_2、V_3区及颈部红斑,于出生时发现,随时间出现患侧面部肥大及唇部软组织肥厚,幼年期间曾有数次癫痫史。CT可见右颅内血管畸形病灶累及

葡萄酒色斑常与新生儿红斑(salmon patch)相混淆。新生儿红斑表现为浅粉红色的毛细血管扩张形成的红斑。但与葡萄酒色斑相比,新生儿红斑具有特征性的分布,面部新生儿红斑的典型部位位于前额、眉间、上睑、鼻部、上唇,被称为"天使之吻(angel's kiss)";因此枕项部中线区域的新生儿红斑被流行地称为"鹳咬斑(stork bite)";偶尔位于头皮顶部和腰骶部(图36-12)。约一半比例的新生儿在出生时可出现新生儿红斑。其发生机制被认为是新生儿皮肤内神经发育迟缓,支配皮肤血管收缩的神经尚未发育成熟导致的红斑。绝大多数面部新生儿红斑在1~2岁时消退(图36-13)。

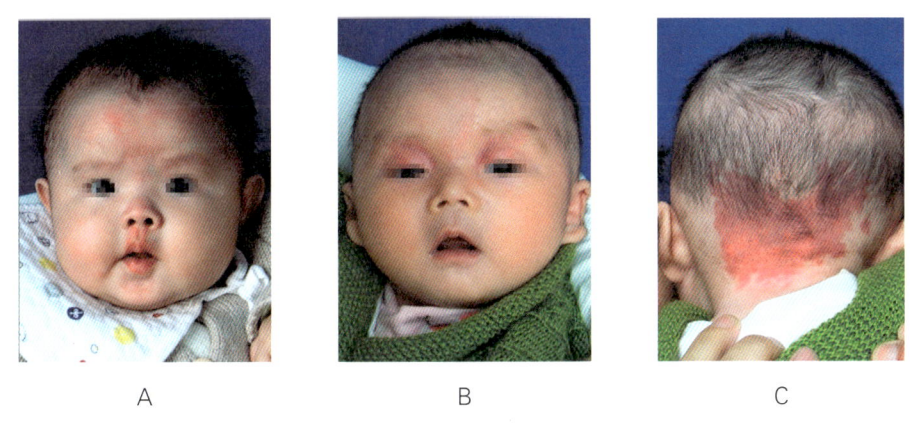

图 36-12 新生儿红斑的典型分布区位于前额中线、眉间、双上睑、上唇和枕部

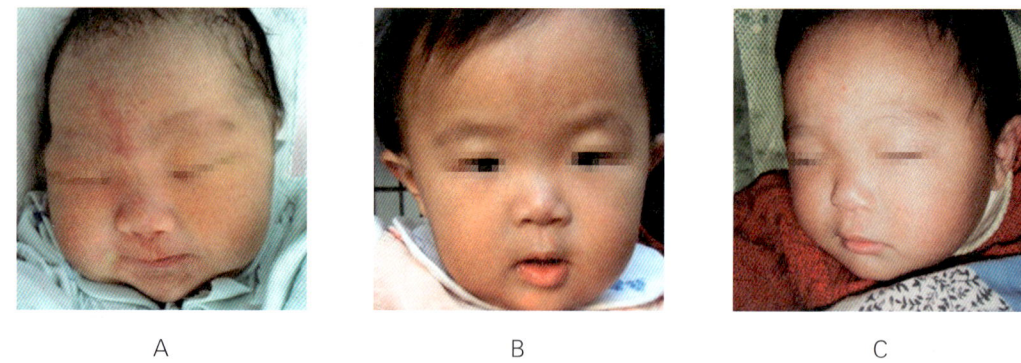

图 36-13　同一患儿新生儿红斑自然消退过程
A. 1月龄时红斑分布于前额、眉间、鼻背及上唇区　B. 1岁时红斑部分消退　C. 2岁时红斑完全消退

二　病理

葡萄酒色斑位于真皮层，深度在 100～1000μm，由许多扩张的成熟毛细血管组成，管径在 10～300μm；内皮细胞发育成熟，形态与正常皮肤的内皮细胞一致，扁平状排列，多数不伴有明显的内皮细胞增殖（图36-14）。

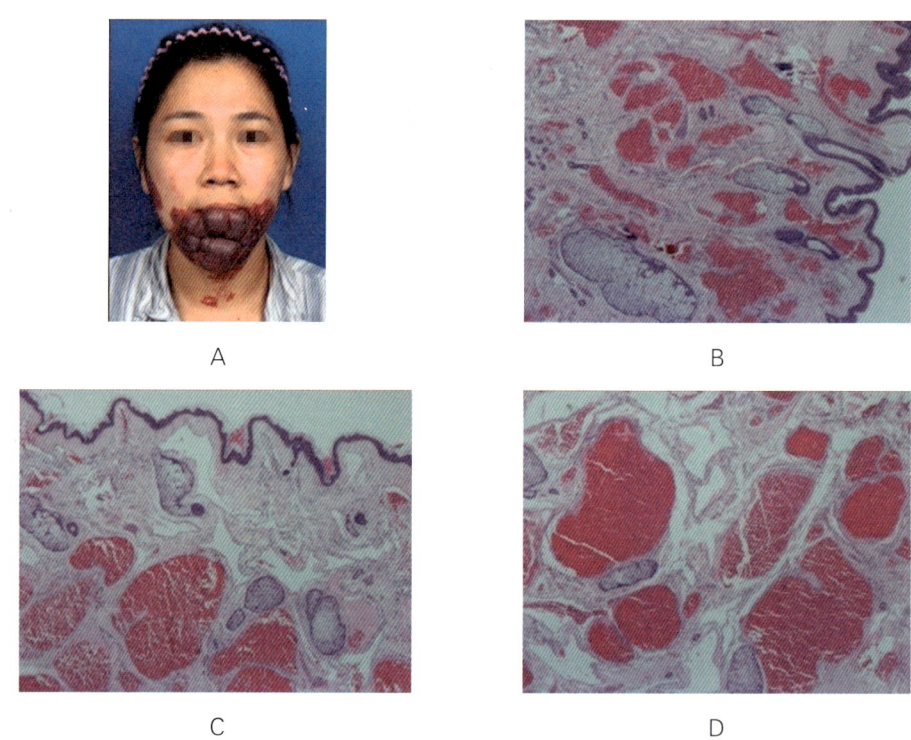

图 36-14　女性患者，25岁，先天性颏部红斑，随年龄 PWS 逐渐增厚形成肿块样外形，镜下可见大量扩张畸形的毛细血管，内皮细胞扁平状疏松排列，腔内红细胞充盈
A. 外观形态　B、C. 40×　D. 100×

三　发病机制

PWS 发病机制至今未明，目前已经提出的相关学说主要有以下几种。

（一）血管失神经扩张学说

普遍认为PWS是由调节血管舒缩的血管周围神经不足或缺乏导致的真皮内血管无法正常收缩而持续性扩张的状态。神经支配对保持血管的紧张性十分重要。神经支配减少可导致神经对血管的调节功能降低，在血液灌注压作用下，血管可扩张。临床上葡萄酒色斑易出现在三叉神经、颈神经和脊神经的分布区域，且分布在三叉神经眼支的葡萄酒色斑更易合并神经和眼部症状，提示葡萄酒色斑的发病原因可能与神经相关。Smoller等比较正常皮肤和葡萄酒色斑皮损处的神经分布情况，结果显示葡萄酒色斑皮损中只有17%的血管周围有神经分布，而正常皮肤中有75%的血管周围有神经分布，PWS皮损中神经密度显著下降，神经与皮肤的面积之比越低，血管扩张越明显。

（二）血管异常学说

血管胚胎学的研究对PWS的病因也有一些启示。外胚层发育为面部上层皮肤、顶枕部大脑和软脑膜及眼球，在妊娠第4~8周，如果胚胎发育不良，可以导致面部、软脑膜和脉络膜的血管畸形；如果胚胎受累部位不同，临床可以单独表现为PWS。早期，大部分学者认为PWS的血管壁结构正常，血管内皮细胞稳定，并无增殖倾向。但也有学者发现在部分增厚型PWS中除了真皮浅层的扩张血管外，还合并有皮肤全层的大量的扩张静脉，而呈现一种静脉畸形样血管结构。

（三）组织错构学说

在增厚型PWS患者的组织病理分析中，可观察到预想中扩张的畸形血管，同时观察到大量的上皮、神经及间质组织的错构改变。有学者提出PWS的增生是上皮、神经和细胞间质的错构现象。根据皮肤胚胎的发生，表皮由覆盖于胚胎表面的外胚层分化而来，真皮主要由中胚层形成，皮肤附属器均由表皮增生分化而形成，并向皮肤深层长入真皮的不同层次。周围神经系统同样源于由外胚层分化的神经嵴。因而，PWS的增厚及结节形成表现为皮肤错构，提示PWS的发病可能源于多胚层先天性发育缺陷。PWS可能是多基因表达异常的综合征。

（四）细胞外基质异常学说

细胞外基质，特别是 I、Ⅲ型胶原，被认为是构成真皮的主要成分，它是支持和支撑血管的主要成分之一。目前的研究主要集中在血管壁的细胞外基质，如发现葡萄酒色斑的血管壁基质（如Ⅳ型胶原）增多。

（五）细胞因子学说

正常血管的形成是在内皮细胞、周皮细胞和间质细胞复杂而精确的相互作用下才完成的。内皮细胞通过血小板衍生的生长因子、肝素结合的生长因子等召集间质细胞，它们又是周皮细胞潜在的增殖刺激因子，间质细胞可以表达周皮细胞标记。因此，这些因子的异常会导致血管形成异常。

（六）基因和染色体变异学说

大多数毛细血管畸形是散发性的，无明显家族遗传史，但有少部分具有家族遗传倾向。毛细血管-动静脉畸形（CM-AVM）在近年来被认为是一个常染色体异常的血管畸形病变，被认为是RASA1基因突变引起的。2013年，Shirley等报道了Sturge-Weber综合征患者以及PWS患者中基因GNAQ基因4号外显子单核苷酸突变（c.548G＞A，p.Arg183Gln）。该报道对Sturge-Weber综合征患者组织活检并进行全基因组测序，发现了GNAQ（c.548G＞A，p.Arg183Gln）点突变。该研究组进一步对Sturge-Weber综合征的患者以及无症状的PWS患者取样测序，发现Sturge-Weber综合征的患者GNAQ总突变率在88%（26例中有23例），无症状的PWS患者突变率在92%（13例中有

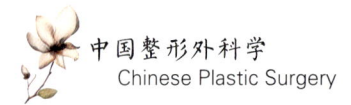

12例），标本中等位基因突变频率在1.0%～18.1%。而热点突变如GNA11、GNAQ的p.Gln209突变则并未被发现，这可能是其仅导致血管壁不正常扩张而非恶性肿瘤的原因所在。

后续研究进一步证实了PWS组织中该突变的存在以及该突变分布的组织类型。Tan等利用激光显微切割技术（laser capture microscopy，LCM）从10例PWS皮肤病灶中分离出血管、表皮、毛囊和结缔组织，利用巢式PCR（nesting PCR）等技术分析了GNAQ（c.548G→A，p.Arg183Gln）点突变在组织中的分布，证实了该突变60%（6/10例）分布在血管，突变率在3.16%至12.37%，这6例中，20%（2/10例）分布在结缔组织，突变率分别为22.17%和6.43%。另外4例患者血管内未发现突变，但其中2例患者结缔组织、毛囊和（或）腺体内发现GNAQ突变，突变频率为2.67%～6.62%。Uchiyama等利用肽核酸（peptide nucleic acid，PNA）以及数字微滴多聚酶链（droplet digital PCR，ddPCR）反应技术，提升了组织中GNAQ突变的检测极限，达到0.1%（3个拷贝数），并首次在10%（4/40例）的Sturge-Weber综合征患者血液白细胞和唾液中发现了GNAQ突变。近来，通过二代测序已经在PWS组织中发现了RASA1、SMARCA4、EPHA3、MYB、PDGFR-β和PIK3CA等新的突变，但是GNAQ基因突变仍是组织中最精准可靠的突变位点，随着检测技术的更新及普及，未来该突变可能成为鉴别PWS与其他脉管畸形的重要依据之一。

（七）雄激素理论

对增厚型PWS病灶的病理组织学研究发现，皮肤附属器大量增生是导致病灶增生的重要因素之一，其中又以皮脂腺增生较为显著。大量研究表明，雄激素是调节皮脂腺代谢的重要影响因素之一。

（八）获得性因素

绝大多数葡萄酒色斑（毛细血管畸形）是先天性的，仅有少部分为后天获得的。获得性PWS于儿童期或成年后出现，创伤为最常见的诱因。获得性PWS的临床表现与组织学与先天性PWS无明显差异。值得注意的是获得性毛细血管畸形与早期硬皮病（morphea）临床表现相似，目前认为创伤可引起间质成分减少，使血管周围支持成分减少，从而导致血管扩张。真皮胶原等支持成分减少可进一步引起交感神经的减少。

四 治疗

（一）脉冲染料激光

1983年，Anderson和Parish提出了选择性光热作用（selective photothermolysis，SPT）理论，为PWS的治疗带来了革命性的飞跃。根据这一理论，脉冲染料激光（pulsed dye laser，PDL）应运而生，成为目前国内外PWS治疗的经典。

PDL治疗PWS的原理在于：使用血红蛋白吸收峰值较高的波长，大量的血红蛋白选择性吸收激光光能转化为热能后被破坏，形成血栓，造成弥漫性血管阻塞，同时血管内皮细胞也受到一定程度的破坏，使血管闭塞而不再通，从而达到治疗血管性疾病的目的。

第一代脉冲染料激光工作波长为577nm，位于氧合血红蛋白（HbO_2）第三吸收峰，脉宽为0.45ms。之后又改良为585nm波长，使激光穿透深度得以加大（从577nm的穿透深度0.5mm增加到585nm的1.2mm），这虽然偏离血红蛋白吸收峰，但血红蛋白能量吸收并没减少很多，同时黑色素对激光的吸收有所减少，能够获得良好疗效，副作用发生率低。

近年来，随着对激光治疗葡萄酒色斑机制的深入了解，脉冲染料激光器的设计思路也有所改进。较重要的改进包括更长的脉宽、更长的波长、更高的能量和使用动态冷却系统（dynamic cooling devices，DCD），被证实能够更加有效地治疗葡萄酒色斑（图36-15）；然而，大部分（70%）患者在多次治疗后难以达到病灶的完全消退。目前认为，PWS血管的解剖学及形态学特点、表皮黑色素含量、表浅血管的光学屏障作用、激光治疗后血管的新生及再生都可影响染料激光疗效。

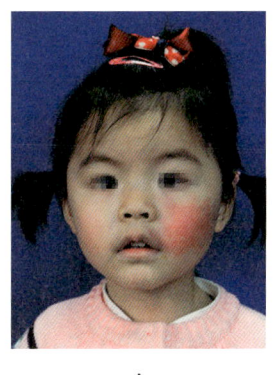
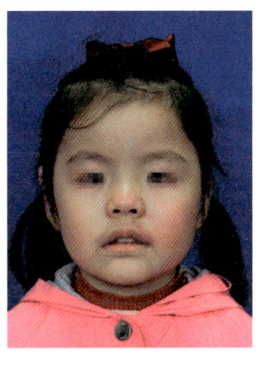

图36-15　女性患儿，3岁，左面部V_2皮区PWS，经595nm PDL激光治疗（能量密度11J/cm²，脉宽1.5ms，光斑7mm，DCD冷却剂喷射时间20ms、间隔20ms）2次后，红斑显著消退

（二）755nm翠绿宝石激光和1064nm Nd:YAG激光，强脉冲光

增厚型PWS的畸形血管的分布可深及2mm以下，超过脉冲染料激光的血管光凝固作用的最大深度范围，对脉冲染料激光反应不佳。对于这种增厚型PWS，临床上常采用755nm、1064nm或595nm PDL联合1064nm的双波长激光进行治疗。强脉冲光（intense pulsed light，IPL）则作为PDL无效的PWS另一种治疗的选择（图36-16～图36-19）。

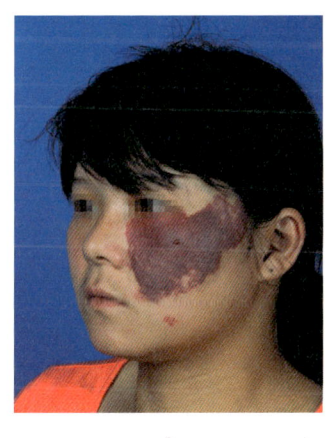
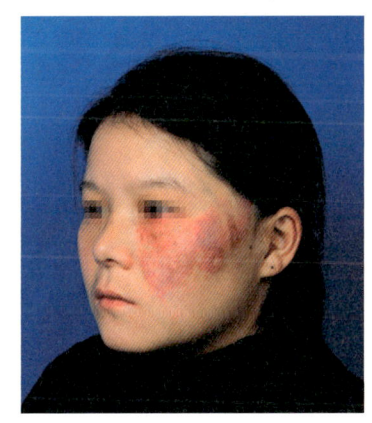

图36-16　女性患者，30岁，左面部V_2皮区PWS，经755nm翠绿宝石激光（25J/cm²，5ms）治疗3次后，病灶厚度变平，颜色消退50%以上

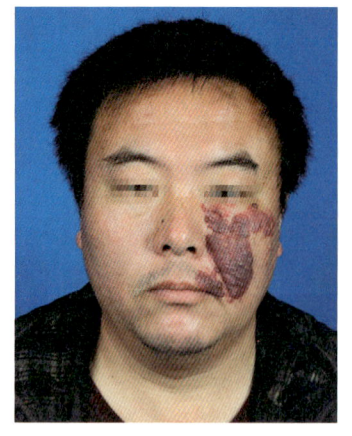
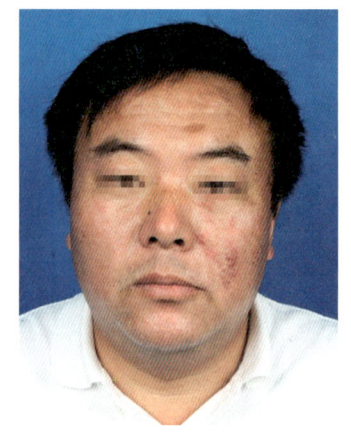

图 36-17　左面部 V2 区增厚型 PWS
A. 治疗前，可见病灶增厚和结节　B. 经 10 次双波长激光 DWL（11J/cm²/2ms＋45J/cm²/15ms）治疗后，病灶达到 95% 以上的消退

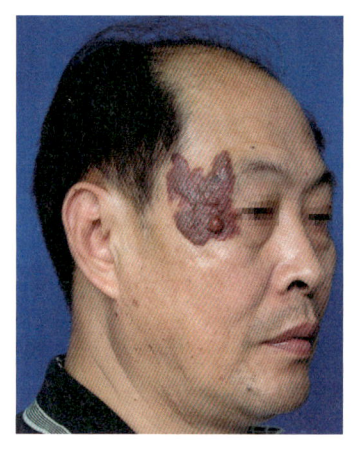
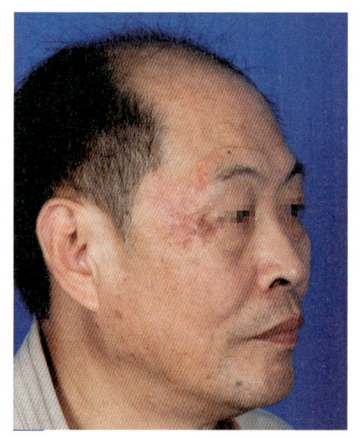

图 36-18　男性患者，65 岁，右颞部增厚性 PWS，经 8 次长脉冲 1064nm Nd:YAG 激光（能量密度 100～120mJ/cm²，双脉冲 3ms/30ms/5ms）治疗后，病灶达到 95% 以上的清除，皮肤局部浅表瘢痕形成

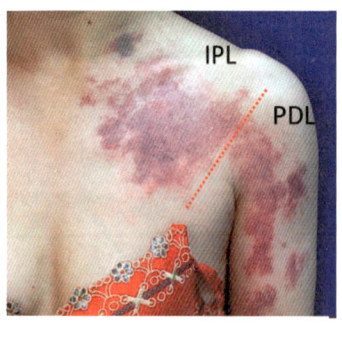
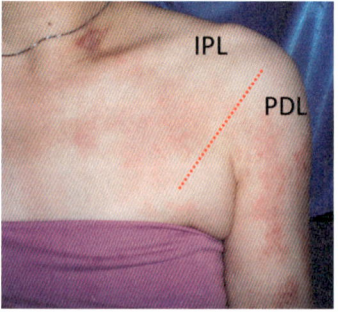

图 36-19　女性患者，43 岁，左肩部 PWS，进行 PDL（595nm，11J/cm²，2ms，7mm 光斑）和 IPL（560nm，22J/cm²，3ms/30ms/3ms）自身对照治疗
A. 治疗前，对照治疗区病灶颜色一致　B. 经 3 次对照治疗（治疗间隔 6 周）后，可见 IPL 治疗区颜色消退明显优于 PDL 治疗区

（三）激光联合血管生成抑制剂

在一些自身对照的研究中，PDL 与雷帕霉素、咪喹莫特联用被认为可以显著提高疗效。另外，研究发现，大鼠皮肤模型在接受 PDL 联合局部外用阿西替尼、雷帕霉素治疗后，术后血管生成因子的表达受到显著抑制，据此研究者认为激光联合血管生成抑制剂治疗有效且可防止术后血管再生，但此结果仍未有定论。

（四）光动力学疗法

光动力学疗法（photodynamic therapy，PDT）由可见光激活光敏剂，光的吸收会触发光化学生物反应，在氧存在的条件下可导致活性氧的产生，这会直接损伤内皮细胞，形成血栓而阻塞脉管循环系统。1990 年，在鸡冠模型研究中发现 PDT 可选择性地破坏真皮血管而不损伤表皮，1991 年由顾瑛开始用于临床，本团队最早发表了英文论著。一项为期 3 年的大样本临床研究证实了 PDT 能成功用于 PWS 的治疗，此后有大量 PDT 成功应用于 PWS 治疗的文献报道。在 8~12 年不等的长期随访临床研究中，PDT 作为治疗 PWS 的一种有效方式，有着非侵入性、有效性、安全性、无复发病例等优点。在长达 18 年的随访中，接受 PDT 治疗的 PWS 患者获得长期稳定疗效并且未见复发（图 36-20，图 36-21）。事实上，已有大量临床研究报道 PDT 的清除率虽然与 PDL 相当，为 20%~30%，但对大面积的 PWS 治疗有更均匀的消退结果，患者的主客观评价更优于 PDL，近

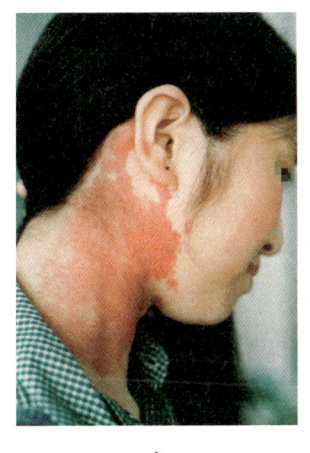
A

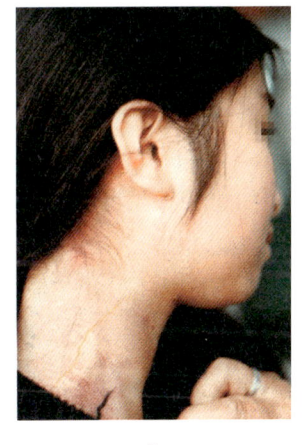
B

图 36-20　女性患者，24 岁，右颈部葡萄酒色斑，最早使用光动力学治疗，一次治疗后治疗区域红斑完全消退，随访未见复发

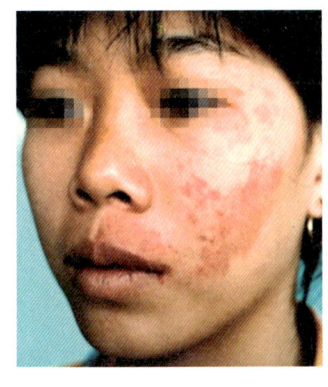
A

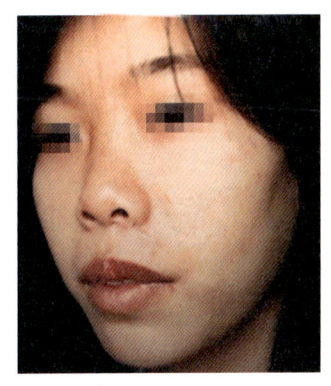
B

图 36-21　女性患者，18 岁，左面部 V_2 区葡萄酒色斑，一次 PDT 治疗后，治疗区域红斑完全消退，皮肤质地无改变，随访未见复发

来的病例显示经多次脉冲染料激光治疗已无效的病例仍可能产生十分明显的消退,因此,除了PDT未被国外大多数国家所使用外,实际上PDT可作为PWS的主流治疗。其并发症包括光毒性反应、色素变化、结痂或皱缩及瘢痕形成;这些并发症多数是轻微的或可逆的(图36-22)。

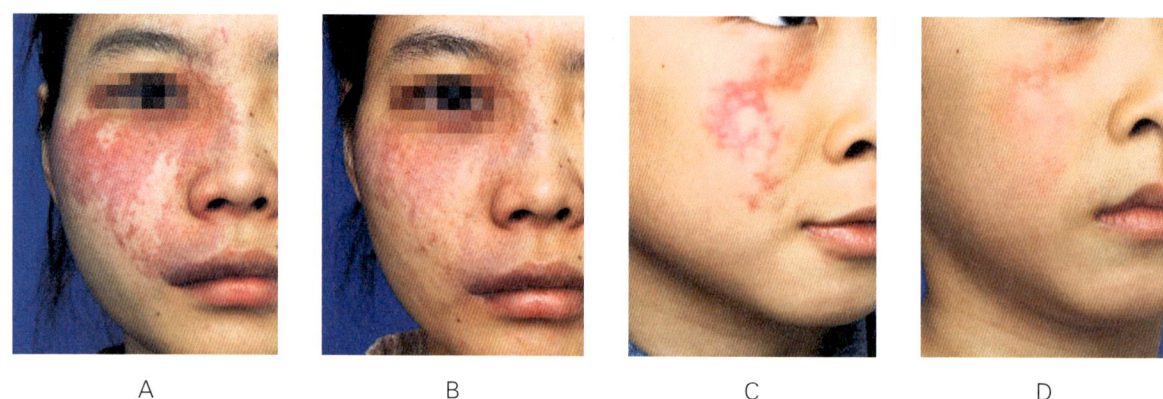

图36-22　分别经过9次和12次全面积的脉冲染料激光已经证实进一步治疗无效的病例,经过一次光动力学治疗后获得后续的进一步消退

(五) 手术治疗

对于部分对激光治疗有抵抗的PWS患者,或病灶不当治疗后出现增生性病变和瘢痕的患者,以及过度增生与扩张明显影响外观的病例,手术治疗已成为重要治疗手段。通常此类病灶切除过程中层次浅,出血可控,面部大面积病灶切除后,外观的美学重建就成为一个巨大的挑战。

1. 直接切除缝合　对于以下条件,可考虑一期手术切除后直接缝合关闭创面(图36-23):①小面积PWS,经多次非手术治疗无效;②既往治疗已形成瘢痕;③小面积病灶增厚明显者。

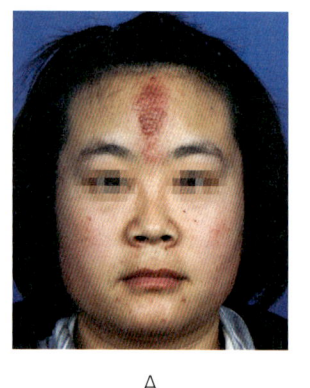
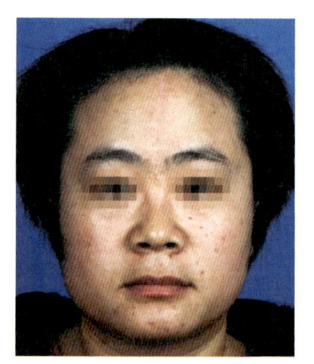

图36-23　直接切除缝合
A. 术前　B. 术后12个月

2. 局部皮瓣　解剖亚单位分布的病灶,可考虑采用局部皮瓣转位亚单位修复(图36-24),经一期皮瓣转位修复成活后,再行皮瓣修整达到较好的外观。皮瓣成活可靠,色泽、质地与受区最接近,修复效果佳。面颈部PWS通过不同亚解剖区域进行区域化手术治疗时,可获得美观、满意的疗效。

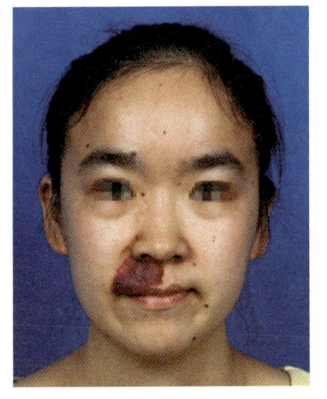
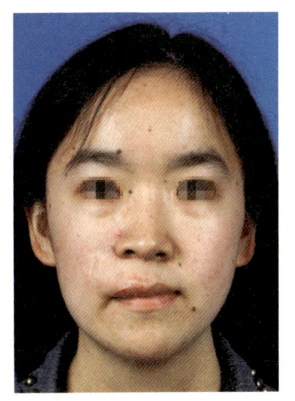

图 36-24 鼻唇沟皮瓣重建上唇的亚单位
A. 术前　B. 术后 12 个月

3. 植皮　大面积 PWS 病灶切除后，创面采用皮片或全厚皮移植覆盖创面，是最传统的、简便易行的手术方法。但我们除了睑缘等区域外，很少采用面部植皮，因为本病的医疗目的是美观与功能并举的。该方法适用于面部大面积 PWS 病灶，周围无正常皮肤供区提供修复、年龄较大、自身条件无法耐受其他修复方法的患者。对于面部病灶，通常采用分区植皮，以利于皮肤移植后的术后制动及成活。游离皮片移植时，病灶切除不宜过深，应在真皮下，否则移植后会有轻度凹陷畸形。止血应更彻底，因该创面较一般其他创面更容易引起皮下积血而致皮片坏死；移植皮片宜选用中厚或厚中厚皮片，因该创面较一般创面血运差，全厚皮片易致表皮成活不良。为增加一期皮片移植的成活率，对创面基底血供不佳的患者，一期切除后，应予创面换药，待创面覆以新鲜肉芽后再行皮片移植。

然而，植皮手术的最大缺点在于术后成活皮肤的色泽及质地与周围相差甚大，而且不可控，后期修整无法，大部分患者出现皮片的色素沉着，导致与周围正常皮肤之间形成明显色差。另外，皮片的术后挛缩可导致周围器官的继发畸形，如下睑外翻等，需行二期矫正（图 36-25，图 36-26）。

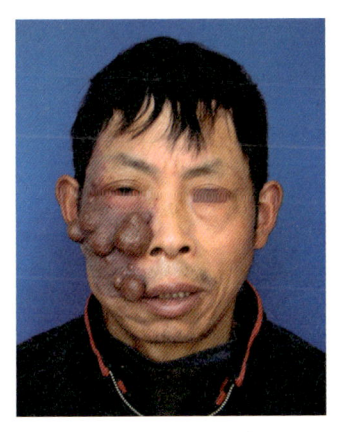
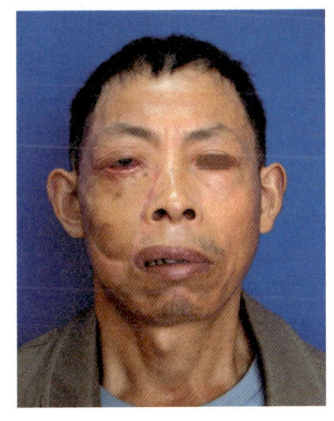
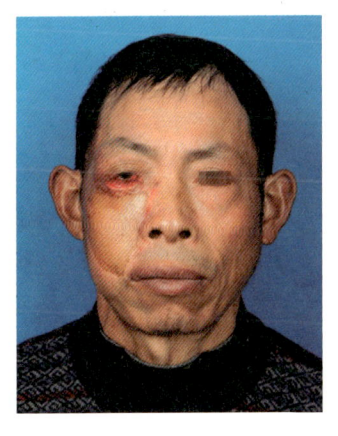

图 36-25 男性，53 岁，右面部葡萄酒色斑
A. 病灶位于三叉神经 V_2 区，局部增厚结节形成 10 年，直径从 5mm 到 5cm 大小不等　B. 病灶切除和中厚皮片移植术后 6 个月，植皮区皮肤色素沉着，下睑外翻　C. 植皮术后 6 年随访，植皮区色素沉着，与周围正常皮肤有色差，下睑外翻加重

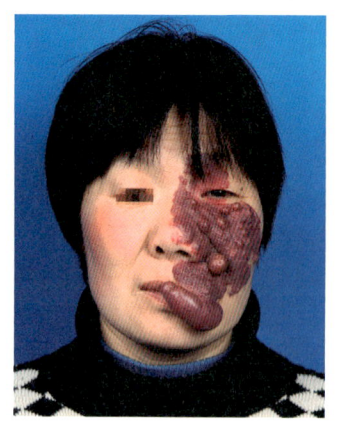 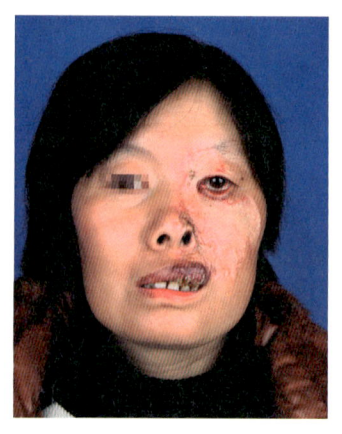

图 36-26　女性，45 岁，左面部葡萄酒色斑
A. 病灶位于三叉神经 V_2 区，局部增厚结节形成　B. 病灶切除和中厚皮片移植术后 6 个月，植皮区皮肤轻度色素沉着，皮片挛缩导致下睑外翻、上唇受到牵拉、鼻翼菲薄，无法达到更好的后期美容性修复

4. 扩张皮瓣　面部皮肤质地具有特殊性，传统的创面修复依赖游离皮片或游离皮瓣移植。术后移植部位的皮肤色泽、厚度、弹性、质地，以及重塑的容貌与正常面部组织相去甚远。而邻近病灶局部皮瓣的皮肤质地、色泽、弹性、厚度与原位组织最接近，可获得较满意的美观重建。病灶面积较大时，可同时应用两个以上扩张器，是目前 PWS 外科治疗的主流选择。

位于面部 V_1 区的病灶，可采用滑车血管为蒂的额部扩张皮瓣，水平推进或旋转推进法修复创面。修复难点在于上睑皮肤菲薄，而扩张皮瓣较厚，缺乏良好的皮肤弹性重建亚解剖结构。

面部 V_2 区 PWS 病灶，应用扩张皮瓣时，如病灶位于内眦鼻唇沟连线以外和外眦口角连线以内，可利用鼻面交界切口和水平辅助切口旋转推进扩张的皮瓣。术中需预留充足下睑区域的皮肤组织量，并在内外侧眶部做有效固定，防止术后扩张皮瓣挛缩导致下睑外翻。超过内眦鼻唇沟连线近中线的病灶，则联合应用面部和滑车血管蒂的额部扩张器分别修复面颊部及鼻部创面（图 36-27～图 36-30）。

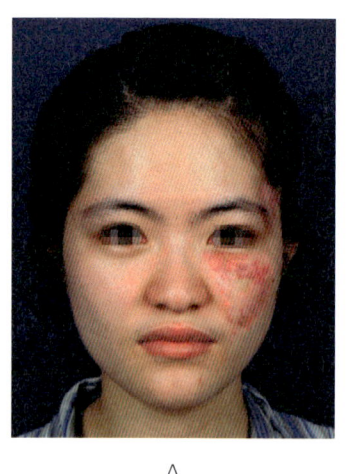 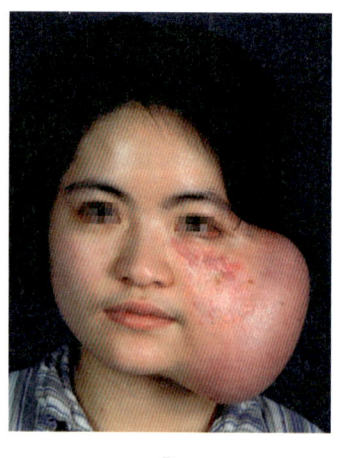 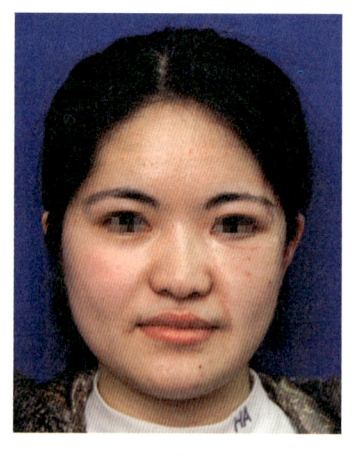

图 36-27　女性，19 岁，左面部葡萄酒色斑
A. 病灶位于三叉神经 V_2 区，幼年接受同位素敷贴治疗后遗留浅表瘢痕　B. 经耳垂切口左面部扩张器植入术后，注水扩张皮肤　C. 左面部扩张皮瓣旋转推进修复创面，切口线位于左侧鼻唇沟和下睑，比较隐蔽，扩张皮瓣与正常皮肤色泽一致

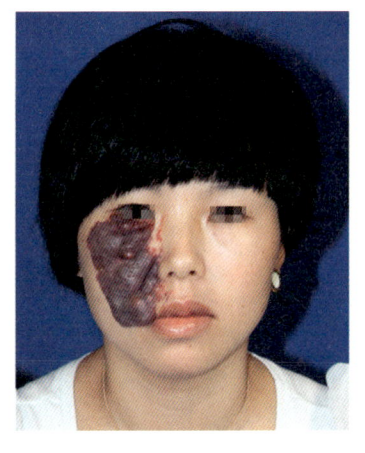 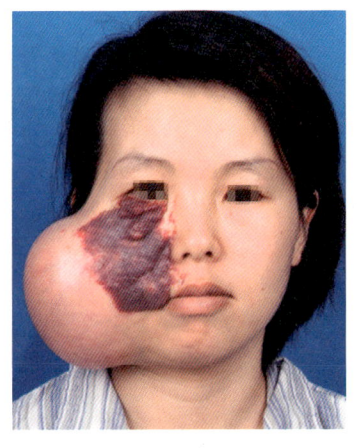 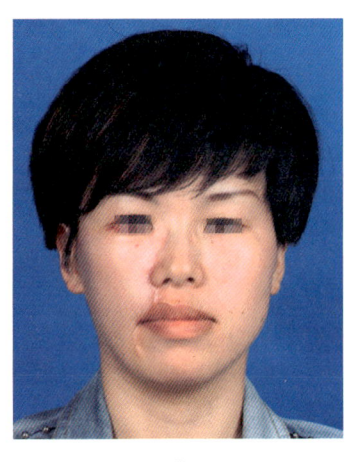

A   B   C

图 36-28　女性，34 岁，右面部葡萄酒色斑

A. 病灶位于三叉神经 V_2 区，8 年前病灶开始增厚　B. 经耳垂切口于右面部植入扩张器术后，扩张器注水扩张皮肤，获得足够的皮肤组织量　C. 术后 7 个月，切口线位于左侧鼻唇沟和下睑，比较隐蔽，扩张皮瓣与正常皮肤色泽一致

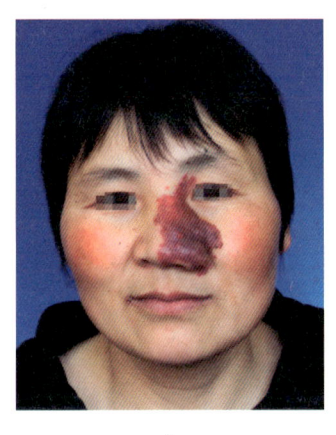 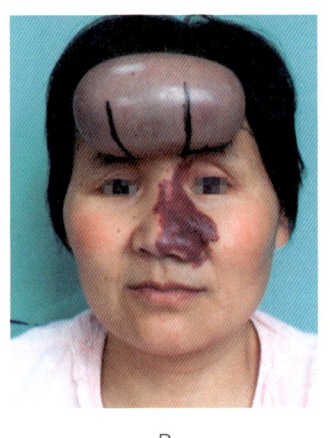 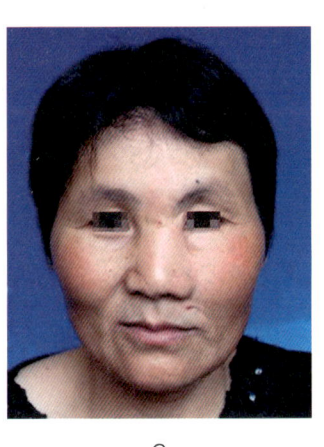

A   B   C

图 36-29　女性，43 岁，右鼻部葡萄酒色斑

A. 病灶位于三叉神经 V_2 区，以左鼻为主，局部病灶增厚，左侧鼻翼较右侧肥大　B. 经发际上切口额部扩张器植入术后，扩张器注水扩张皮肤，获得足够的皮肤组织量（超声多普勒标记滑车血管走行）　C. 术后 12 个月，可见鼻部外形基本对称，切口线位于左侧鼻唇沟，比较隐蔽，扩张皮瓣与正常皮肤色泽一致

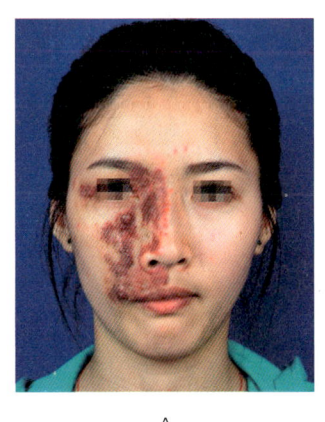 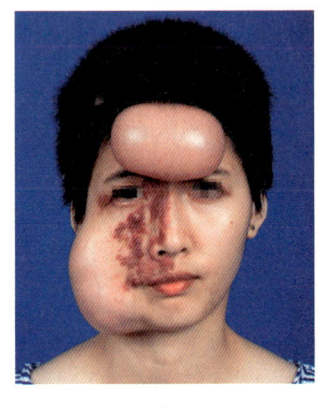 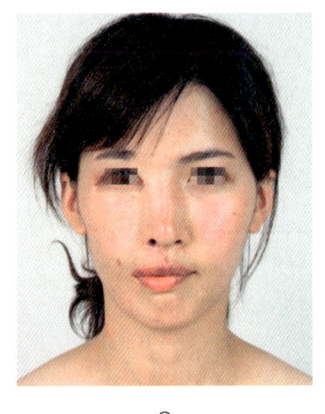

A   B   C

图 36-30　女性，23 岁，右面部葡萄酒色斑

A. 病灶位于三叉神经 V_2 区，同时累及右侧鼻部和上唇，幼年同位素贴敷治疗遗留浅表瘢痕，局部结节形成　B. 右面部和额部同时植入扩张器，注水扩张皮肤，到达足够皮肤组织量　C. 术后 3.5 年，可见鼻部外形对称，双侧面部对称，切口线位于面部亚单位交界处，比较隐蔽，扩张皮瓣与正常皮肤色泽一致

面部病灶若位于三叉神经V₃区，可于邻近的颈部区域放置扩张器，但由于颈部扩张器深面无骨性支撑，皮肤的扩张效率不高，且颏颈角会消耗大量的扩张皮瓣。

5. 预构皮瓣　常规面部扩张皮瓣虽然所扩张的皮肤组织的量足够，甚至大于所需，但由于血供受限，扩张皮瓣最远端的血供不可靠。对于超过单侧面部1/2以上的病灶，应预构皮瓣，通过预先在皮瓣中植入知名的血管束，构建轴型皮瓣，以改善皮瓣血液供应，才能防止转移术后皮瓣的尖端或远端坏死。

将颞浅轴型血管束的筋膜转移到面下颌区域待扩张的正常皮肤组织下。在皮肤扩张的同时，颞浅筋膜血管束形成血管网有效地供应扩张皮瓣的血供，轴型走向带血管蒂的扩张皮瓣，为手术设计提供了更大的灵活度与最大的扩张皮瓣利用率。术后切口瘢痕平行于下睑下缘、内眦和鼻旁沟的连线，隐藏在类似Werbers切口的面部皮肤生理皱褶中。将完整的扩张皮瓣用来修复半侧面部三叉神经V₂和V₃区域的创面，一期覆盖供区和受区创面，使一侧面部在解剖与外观的完整性上都有较好的表现，避免了面部多个扩张皮瓣或皮肤移植拼接所造成的补丁式面容（图36-31～图36-33）。

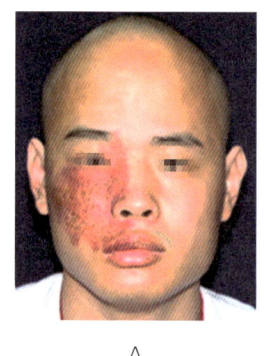 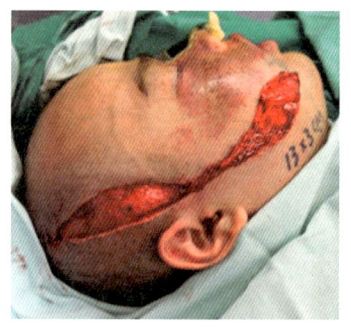 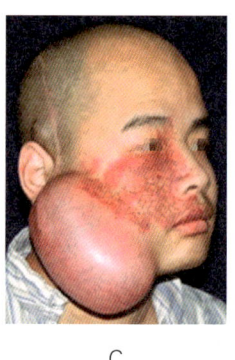 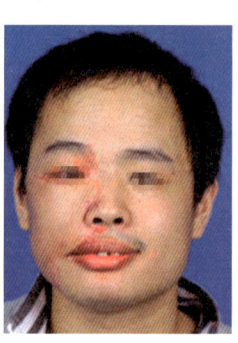

A　　　　　　　　　B　　　　　　　　　C　　　　　　　　　D

图36-31　男性，20岁，右面部葡萄酒色斑

A. 术前病灶曾接受同位素治疗后遗留浅表瘢痕和色素改变　B. 一期切取颞浅血管筋膜瓣固定于面部扩张皮瓣形成预构皮瓣　C. 扩张器注水扩张后，达到充足的皮肤组织量　D. 二期使用右面部颞浅血管预构扩张皮瓣转位推进修复右面部较宽病灶及右上唇病灶，皮瓣血供良好，远端无坏死，术后6个月随访，扩张皮瓣与正常皮肤色泽一致，面部对称性好

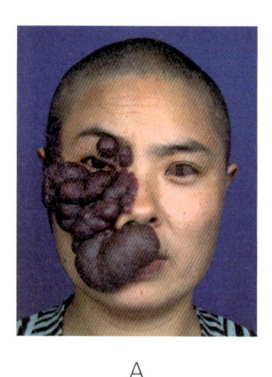 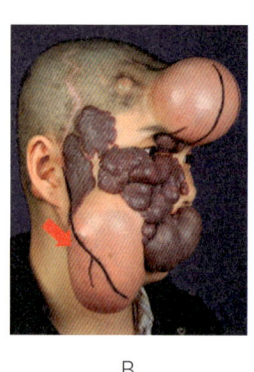 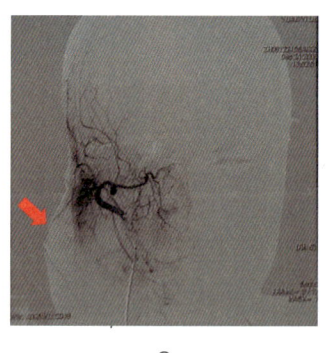 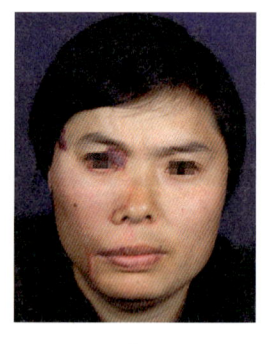

A　　　　　　　　　B　　　　　　　　　C　　　　　　　　　D

图36-32　女性，33岁，右面部葡萄酒色斑

A. 右侧面部大面积的葡萄酒色斑增生、增厚，并伴有巨大结节增生，累及右侧睑眶部、颧部、颊部、颞部、鼻背、口周和上唇　B. 一期手术，右侧颞浅顶支筋膜岛状瓣转移；面部扩张器埋置，额部扩张器埋置备用；置入额部拱形扩张器80ml，置入面部拱形扩张器100ml，用来预构扩张皮瓣的颞浅顶支筋膜瓣血管蒂长11cm、宽4cm；定期于扩张器内注水，直到扩张结束，扩张过程持续109天；面部扩张器共注水330ml，额部扩张器共注水180ml；二期手术前，超声多普勒探测标记颞浅预构血管走行　C. DSA见颞浅血管束为扩张皮瓣主要供血动脉之一　D. 切除面部睑耳平面下PWS病灶，面积约为14cm×12cm；取出面部扩张器，以预构的颞浅血管束为轴型血管，转移扩张皮瓣覆盖创面，直达右侧下眼睑、内眦、鼻面沟、鼻背、口周和上唇人中；预构的扩张皮瓣未见血供障碍，于是放弃额部备用扩张皮瓣；术后14个月随访，皮瓣颜色、质地及重塑的面部轮廓与健侧接近

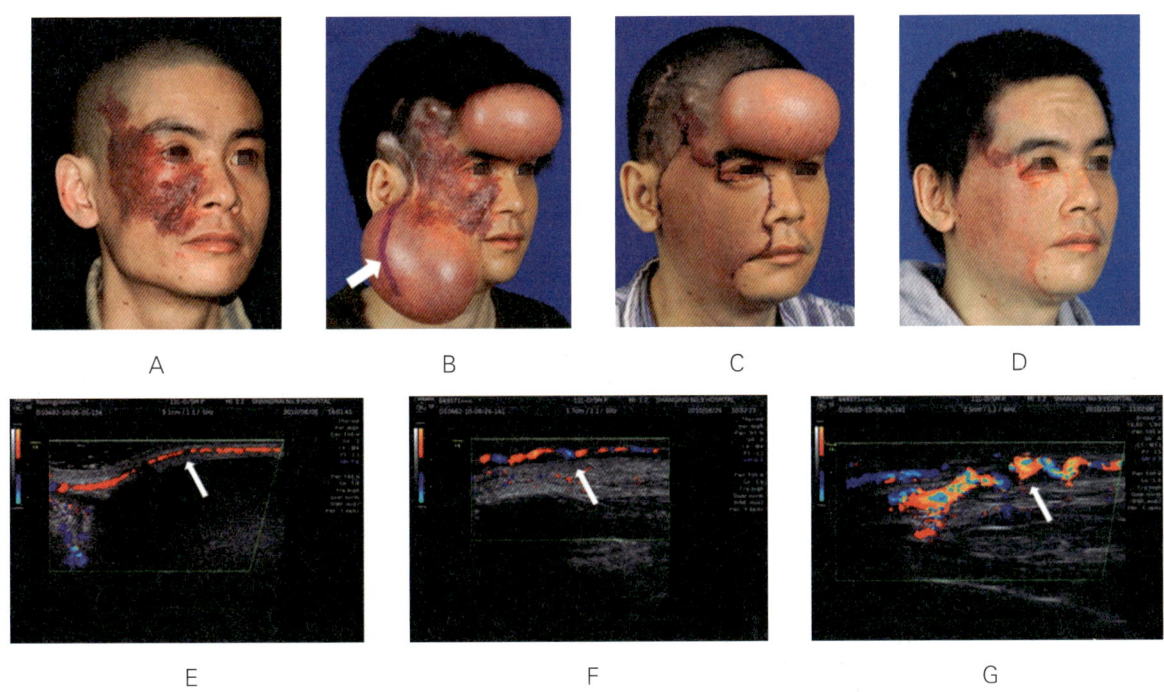

图 36-33 男性，33 岁，右侧面部大面积的葡萄酒色斑

A. 术前病灶局部增厚，结节形成　B. 一期切取颞浅血管筋膜瓣固定于面部扩张皮瓣形成预构皮瓣；扩张器注水扩张后，达到充足的皮肤组织量；二期手术前，超声多普勒探测标记颞浅预构血管走行为蓝色线条所示　C. 使用右面部颞浅血管预构扩张皮瓣转位推进修复右面部较宽病灶及右上唇病灶，术后 6 天，皮瓣血供良好，远端无坏死，额部扩张器未使用，于是放弃额部备用扩张皮瓣　D. 术后 2 个月随访，扩张皮瓣与正常皮肤色泽一致，面部对称性好，取出额部扩张器　E、F、G. 超声多普勒图像显示术前 15 天、术后 6 天、术后 2 个月时，预构血管稳定存在（白色箭头所示）

（于文心　马刚　林晓曦）

第四节　静脉畸形

静脉畸形（venous malformation，VM）是一种较为常见的先天性静脉发育畸形，在国际脉管性疾病研究学会的分类体系中属于低流量血管畸形，不具有血管肿瘤性质。而在国内旧的分类系统中它常被称为"海绵状血管瘤"，目前该称法已被多数国内学者弃用。

静脉畸形发病率为 1‰，无性别差异，可见于全身各处（图 36-34）。出生时，绝大多数病灶即已显现，并随生长发育而逐渐扩张，形成大小不等的蓝紫色包块，质地柔软，有压缩感，体位试验阳性，经皮穿刺可见暗红色血液，可累及皮肤及皮下组织、腺体、肌肉，甚至骨骼，呈孤立性或弥漫性生长。病理上，静脉畸形表现为大量膨胀扩张、相互交通的薄壁血管。

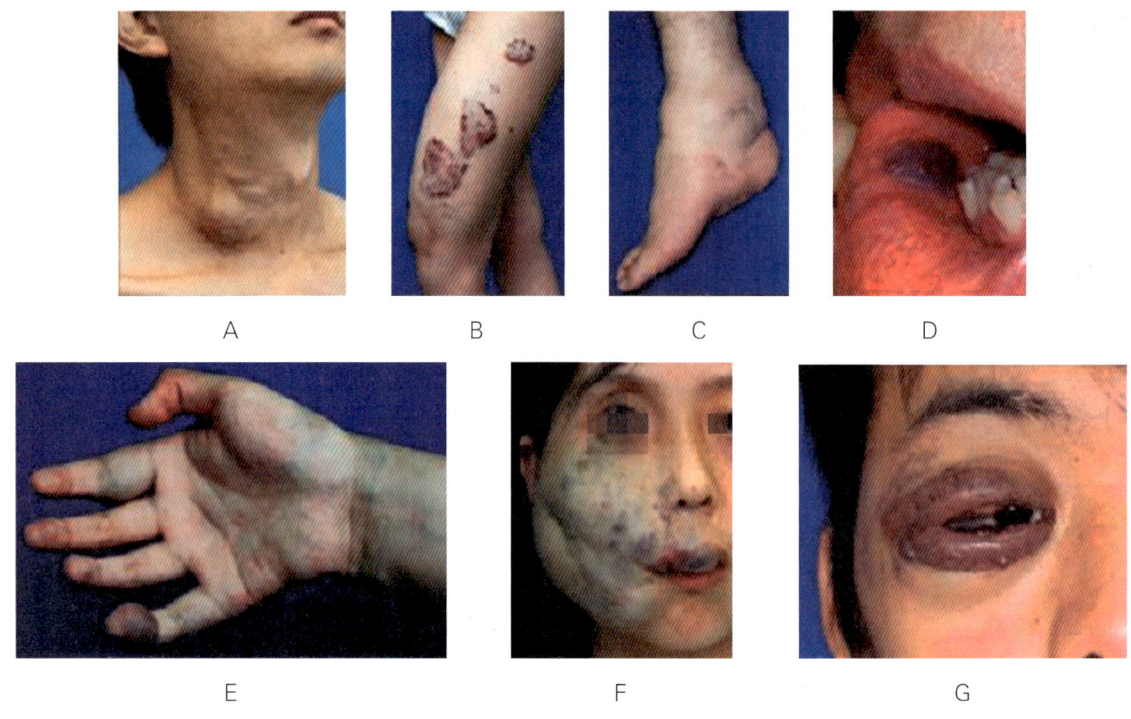

图 36-34 见于身体各个部位的静脉畸形

静脉畸形属于先天性的血管发育异常，散发性静脉畸形发病的分子机制仍未阐明。

一 临床表现

静脉畸形出生时即有，随身体成比例生长。部分患者出生时病灶不明显，甚至成年后才开始显现。病灶可见于全身各处，以头颈部多见，呈孤立性或弥漫性生长，可累及皮肤、皮下组织，甚至深达肌肉、关节囊和骨骼。典型的浅表病灶表现为蓝紫色、柔软而压缩感明显的肿块，皮温不高，无震颤或搏动，病灶大小可因体位变化而改变，当处于身体最低位时，充盈达到最大。在体积大和病程长的病灶中，可扪及大小不一、质地坚硬、光滑易活动的结节，为病灶内血栓机化后形成的静脉石。

绝大多数静脉畸形为孤立的单发病灶（93%），1%为多发性病灶，遗传类型如皮肤黏膜静脉畸形（5%）或球形细胞静脉畸形（1%）通常为多发性。大多数静脉畸形都会经历不断的血栓形成和血栓溶解的循环，持续的血栓会出现钙化，导致静脉石的形成。这样的血栓形成不会引发肺栓塞，因为静脉畸形病灶与主要的静脉通路并不联通。

1. 头颈部静脉畸形　头颈部是静脉畸形最为好发的部位，可累及任何部位或器官，如鼻、耳、眼，导致明显的外观畸形，引起器官的变形移位。巨大病灶还可导致面部骨骼的过度发育或发育不良。病灶位于舌部、咽部或气管旁时，会出现进食困难和气道阻塞。

2. 四肢和躯干静脉畸形　四肢和躯干静脉畸形累及范围不同，患者有明显差异，轻微者仅局部皮肤和皮下软组织受累，严重者皮肤、皮下组织及全部手内肌或四肢肌肉可广泛累及，但累及骨骼者罕见。病灶外观亦表现多样，典型者为蓝紫色柔软包块；也可局部呈现大小不一的结节状突起，质地坚韧；有的为深在的包块，表面皮肤完全正常；有的可合并毛细血管畸形等。累及四肢的静脉畸形约占1/3，从皮肤、浅筋膜、肌肉、关节囊、滑膜到骨骼均可被侵及。四肢静脉畸形可对功能造成不同程度的影响，需引起足够重视。超过90%的静脉畸形会出现疼痛，可能与血栓形成及继发的疼痛神经递质的释放有关，还可能与血管生成和神经分布有关。

在四肢和躯干静脉畸形中，尤其是弥散型病变中，血流缓慢或淤滞会导致病灶内血栓形成，92%的患者也可能出现不同程度的疼痛，这种疼痛一般不造成明显的功能障碍，服用抗凝药物可好转。然而，反复血栓形成可造成凝血因子过度消耗，产生出血倾向。因此，滑膜静脉畸形易于出血这一特征，也可能与上述因素相关。

二、影像学特征

（一）B超

静脉畸形在B超上表现为明显的液性暗区，B超的主要应用价值在于硬化治疗中的穿刺引导，有助于更加准确地穿刺血窦，特别是深部病灶，或多次治疗后残余的分散血窦。

（二）CT

CT通常不首选用于观察静脉畸形病灶，因病灶CT值与周围软组织无明显差异，特别是当病灶呈弥散分布时。CT的优势在于显示继发的骨骼畸形及病灶内的钙化（静脉石）。

（三）MRI

MRI是静脉畸形的首选影像学检查，可以清晰地显示病灶范围、大小、与周围结构的关系，以及除血窦外的其他成分，如纤维脂肪组织及钙化等。MRI图像特征可作为预测治疗效果的参考，MRI图像的变化也是评估治疗效果的重要依据。静脉畸形的典型影像学特征为：在T_1加权像为等信号或低信号，增强时可见不均匀的强化；T_2加权像表现为明显的高信号，在抑脂像中，更能清晰地显示病灶（图36-35）。

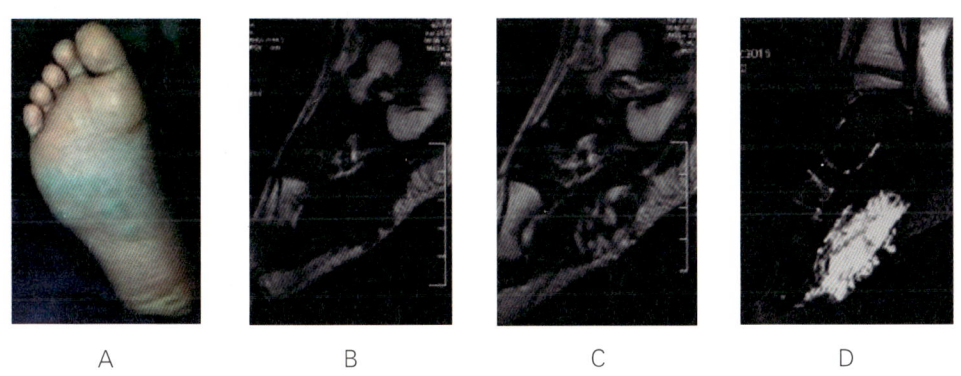

图36-35 足底静脉畸形的MRI特征

A. 右足底静脉畸形　B. T_1加权像，病灶呈等信号，界限清晰　C. T_1加权像增强，可见病灶有不均匀强化　D. T_2加权像，病灶呈较均匀的高信号

（四）数字减影血管造影

通常行经皮穿刺造影，能清晰显示静脉畸形的血流动力学特征，即血流速度、引流静脉的分布，以及判断其是否与重要脏器存在沟通。在静脉畸形的硬化治疗中，数字减影血管造影（digital subtraction angiography，DSA）也可作为常规的监测手段，能观察到药物的分布和引流，提高治疗的有效性和安全性。以下情况最好在DSA下进行治疗：眼球后或颈深部病灶；位于胸壁或头皮，怀疑与胸腔或颅内沟通的病灶；紧贴或包绕四肢主要知名血管的病灶。

三 诊断与鉴别诊断

（一）诊断

绝大多数静脉畸形依靠病史和临床表现即可确诊。影像学检查可进一步明确诊断，为治疗提供参考。MRI 是明确病灶范围、深度及其邻近组织结构关系的最重要的影像学检查。静脉石和骨质侵犯通过 X 线平片和 CT 可以明确。经皮瘤腔穿刺造影可以良好地显现病灶及其血流动力学特征。经动脉的血管造影难以显示静脉畸形，通常不作为常规检查。另一重要的诊断途径为：经皮病灶穿刺，如可见暗红色回血，将进一步明确诊断。

（二）鉴别诊断

静脉畸形主要需要鉴别的疾病有皮下婴幼儿血管瘤和其他特殊类型的静脉畸形、混合性血管畸形，以及在相关综合征中对静脉畸形进行识别等。

早期静脉畸形和皮下婴幼儿血管瘤的鉴别主要依靠 CT 血管造影，能用于鉴别早期静脉畸形和深部血管瘤。后者因为是实体性肿瘤，所以能被均匀地强化，在三维重建图像中呈边界清晰的团块。而静脉畸形仅有不均匀强化，三维重建仅能见模糊的斑片状影，与实体肿瘤差异明显。

（三）遗传学特点及鉴别诊断

主要用于鉴别特殊类型的静脉畸形。依据 TEK 基因介导的不同遗传突变及相应表现型可以将静脉畸形分为以下四种类型。在临床表现较为相似的情况下，可以通过突变基因的检测，进行更进一步的诊断。

1. 皮肤黏膜静脉畸形（cutaneomucosal venous malformation，VMCM）　唯一具有遗传性的类别，表现为多发、多形的皮下病变，由种系突变 R849W 介导，伴或不伴体细胞突变 Y1108。
2. 多病灶静脉畸形（multifocal VM）　与 VMCM 临床表现类似，但为散发类别，由体细胞突变 Y897C 介导、伴或不伴镶嵌突变 R915C（偶从血液中低频检出）。
3. 单病灶静脉畸形（unifocal VM）　临床最常见的单发类型，由体细胞突变 L914F 介导。
4. 蓝色橡皮泡痣综合征（blue rubber bleb nevus，BRBN）　表现为消化道累及、一个主要的皮肤或皮下病灶和多处角化的皮肤病灶，且病灶可同时出现或随时间逐渐进展，由体细胞突变 T1105N-T1106P 双突变介导。

四 治疗

静脉畸形的治疗颇具挑战性，只有联合应用多种技术才能获得理想的效果。其中，血管内硬化治疗是主流性的基础治疗，必要时联合手术整复，可以进一步改善外观。浅表或特殊部位的病灶，激光治疗亦十分有效，并能消除硬化治疗后残余的小面积病灶。因此，需针对不同特点的病灶，选择合适的治疗方法，以获得外观和功能上的良好改善。

（一）血管内硬化治疗

静脉畸形除了极少的局限型病灶，几乎不可能被完全根除。目前国际主流的治疗方法为血管内硬化治疗，即通过无水乙醇（absolue ethanol）、平阳霉素（或博来霉素）、鱼肝油酸钠或泡沫硬化剂（聚多卡醇、十四烷基硫酸钠）等药物破坏血管内皮细胞，造成病灶血管的纤维化闭塞和体积的萎缩，可实现外观和功能上的较好康复，并且复发概率较小。但是对于广泛而弥散的病灶，可能需要次数相当多的治疗，而且效果相对较差。

1. 无水乙醇硬化治疗　无水乙醇是目前国际最为常用、疗效最为确切的硬化剂。可以通过几近烧蚀的作用，迅速损伤血管内皮细胞，并形成大量血栓，从而使病灶纤维化而闭塞。对于体积较大的病灶，使用无水乙醇硬化治疗，几乎是唯一的选择，其强效的硬化效果将有助于控制总治疗次数。除了能有效缩小病灶体积，无水乙醇硬化还可有效缓解由静脉畸形导致的疼痛（图36-36）。无水乙醇直接注射会出现一过性的剧烈疼痛；在注射前，如直接在病灶内注射低浓度的利多卡因，将有助于减轻疼痛（图36-37）。

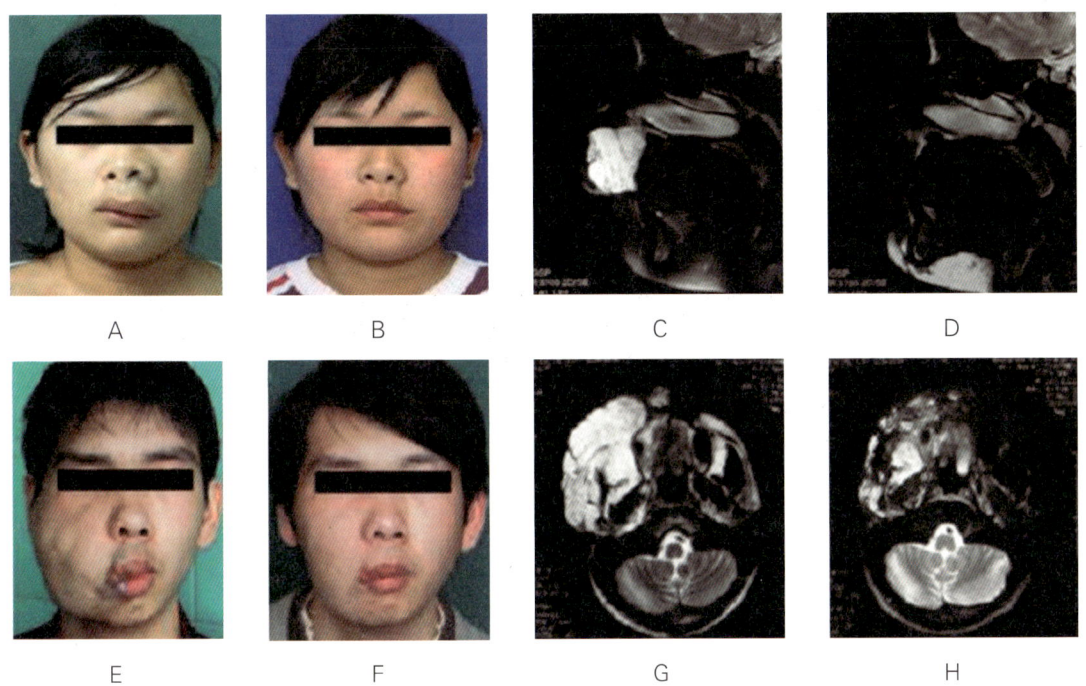

图 36-36　面部静脉畸形的无水乙醇硬化治疗及治疗前后的 MRI 变化
A、C、E、G. 治疗前　B、D、F、H. 治疗后

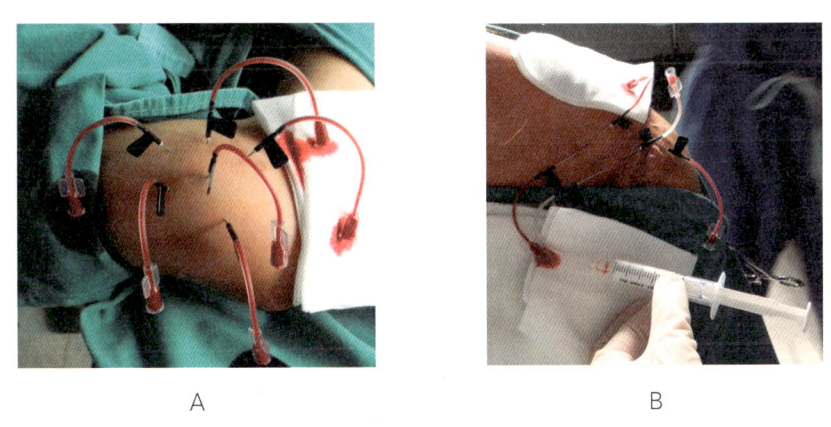

图 36-37　病灶内注射低浓度利多卡因

最易出现的不良反应为局部组织坏死，最常出现坏死的部位为上唇、鼻翼和指端，甚至肢体，主要与局部药物进入正常组织间隙和注入正常血管有关。在任何其他部位十分表浅的病灶中注射时，亦有较大组织坏死的风险。因此，必须严格控制无水乙醇用量，严密观察注射时皮肤颜色的变化。神经损伤容易出现在面神经、指神经和腓总神经周围病灶的无水乙醇注射治疗中。腮腺咬肌区静脉畸形较为常见，因此易出现面神经损伤。腓总神经位置表浅，而膝关节周围静脉畸

形也并不少见,故需谨慎操作。以上区域尽可能使用神经损伤可能性较小的硬化剂。如误损伤,将造成垂足畸形,虽有自行恢复的可能性,但时间可能长达半年以上(图36-38)。

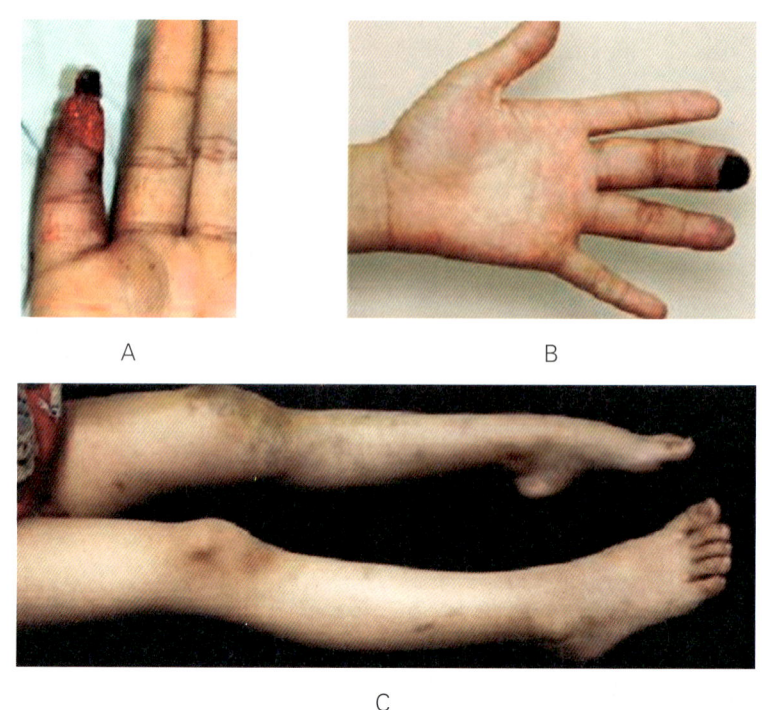

图36-38 肢体静脉畸形硬化治疗的不良反应
A、B. 手指末节的局部组织坏死 C. 左下肢腓总神经损伤,呈垂足畸形,6个月后恢复

Manson等发现血清乙醇浓度与无水乙醇的用量密切相关,当其用量超过1.0ml/kg时,血清中乙醇浓度将明显上升,导致出现呼吸抑制、心律失常、癫痫、横纹肌溶解和低血糖的风险大增。因此,无水乙醇在任何情况下的用量都不要超过0.5ml/kg。Annouk Bisdorff等通过对71例静脉畸形病例162次治疗的回顾性研究显示:与系统性不良反应发生相关的唯一因素是无水乙醇的用量。当超过0.24ml/kg时,发生全身不良反应的风险就会明显升高;而反复多次的治疗,并不会增加全身不良反应的发生概率。出现严重不良反应时,如心肺系统症状,无水乙醇的平均用量达到了0.54ml/kg,但最低0.24ml/kg时,就已有可能发生。因此建议单次治疗中,无水乙醇的用量不要超过0.20ml/kg,这可能是一个安全的建议。

2. 泡沫硬化剂硬化治疗 泡沫硬化疗法于1939年开始在下肢静脉曲张的治疗上流行。70余年来,泡沫制备技术被不断改进。2000年,Tessari报道了使用两个注射器和一个三通管,进行药物和气体对冲混合而产生持久细腻泡沫的方法,现已被最广泛应用(图36-39)。

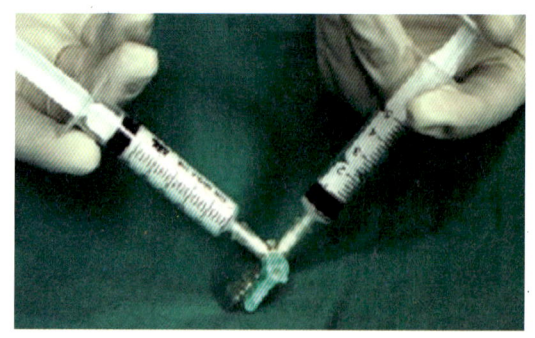

图36-39 Tessari法制备泡沫硬化剂

当前使用的泡沫硬化剂主要为两种：聚多卡醇（polidocanol）和十四烷基硫酸钠（sodium tetradecyl sulphate，STS）。聚多卡醇泡沫更加稳定，而十四烷基硫酸钠对内皮的损伤效力更强。2010年3月，聚多卡醇被FDA批准用于治疗蜘蛛样和网状静脉扩张。目前也已有国产聚多卡醇制剂上市，它正被越来越广泛地使用（图36-40）。

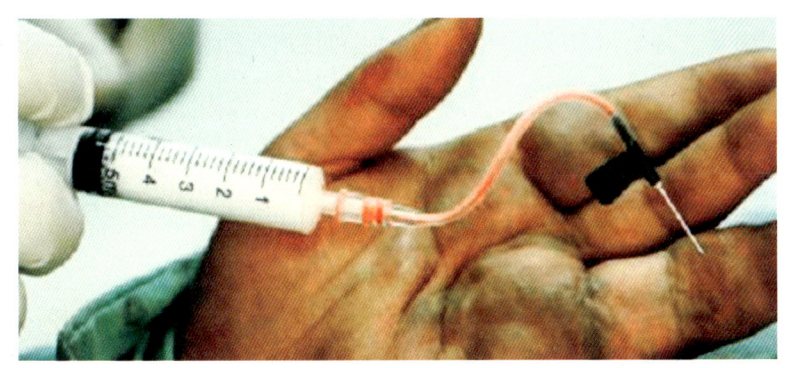

图 36-40　手部静脉畸形的血管内硬化治疗，所用药物为制备成泡沫的聚多卡醇

泡沫硬化剂通过对细胞膜脂质双分子层的破坏使细胞崩解，因此需要与细胞较长时间的充分接触。泡沫硬化治疗可导致神经系统、血管系统、皮肤等发生多种不良反应。2012年，Rathbun S.等对近20年来的104篇泡沫硬化研究的不良反应进行了Meta分析，表明最为常见的为皮肤反应，如色素沉着（18%）、瘀斑（28%），而严重不良反应，如严重过敏（0.2%）、视力障碍（1.2%）、心肌梗死（0.1%）和死亡（0.01%）等发生概率极低，总体安全性是值得肯定的。

3. 博来霉素或平阳霉素硬化治疗　注射时无明显疼痛，药物性质温和，已被血液引流，因此治疗次数较多。但使用时，需警惕发生过敏性休克的风险，要求在补液通畅，准备好应急预案的情况下使用。

4. 降低硬化治疗不良反应概率的措施　除了影像学检查，注射方式的不断改进有助于降低不良反应发生的概率。其中双针引流法是一种较为有效的措施，即通过另一针头将药物或血栓进行引流，避免药物过多的积聚而渗入组织间隙或进入正常血管。

（二）其他治疗

其他治疗主要包括手术治疗、电化学和射频治疗、激光治疗、口服雷帕霉素治疗及患肢压迫治疗等。

1. 手术治疗　手术不是手部或肢体静脉畸形的理想治疗方式，出于功能和病灶边界不清的考虑，通常难以被完全切除，残余病灶会继续出现扩张。且术中出血量大，术后可能出现难以控制的大量持续渗血，持续压迫后组织坏死，最终以截指（肢）告终。术后瘢痕常常较为明显，关节附近的瘢痕容易导致继发功能障碍。位于手足部的局限性突起病灶，如明显影响外观或影响行走穿鞋，可在充分评估后行手术切除。手术主要应用于：继发或硬化治疗后参与的静脉畸形的外形改善，不以切除病灶为主要目的。

2. 电化学和射频治疗　电化学治疗是指将正电极插入病灶，利用电化学反应使病灶组织变性坏死，从而消除病灶。治疗效率不高，易损伤正常组织，且易残留针眼瘢痕，已被逐渐淘汰。射频治疗和电化学的作用方式近似，是通过针尖发射射频的治疗针，利用射频的热作用，使周围病变组织凝固坏死，纤维化愈合而逐渐萎缩。但是，射频热作用的范围难以精准控制，也可能造成意外的皮肤、正常神经血管损伤。

上述两种方法均属于非选择性的组织破坏，因此适合病灶体积较大、血窦丰富、周围没有重要神经血管通过的静脉畸形的治疗。

3. 激光治疗　主要采用长脉宽或准连续Nd:YAG（1064nm）激光。长脉宽Nd:YAG激光适合皮肤或黏膜浅表静脉畸形，其作用靶基为血红蛋白，穿透深度6～8mm。治疗时需要良好的表皮冷却，否则易出现水泡，甚至瘢痕。在黏膜部位也可以准连续Nd:YAG激光进行非接触式治疗，对黏膜有损伤，但可自愈。对于较大体积的病灶，可将准连续Nd:YAG激光经皮插入病灶，利用激光的热作用，对血管进行凝固和破坏，但也存在因过度治疗而导致组织坏死的风险。

4. 口服雷帕霉素治疗　近年来，雷帕霉素用于治疗血管畸形及血管性肿瘤方面的研究越来越多。Hammill等2011年将西罗莫司用于6例有生命危险的脉管肿瘤及脉管畸形患者。其中4例为弥漫型微囊型淋巴管畸形，1例为毛细血管淋巴畸形，另外一例为伴KM现象的KHE。6位患者均取得极好的临床疗效。雷帕霉素为目前FDA唯一批准的哺乳动物类雷帕霉素靶蛋白（mammalian target of rapamycin，mTOR）受体抑制剂。mTOR在细胞合成分解代谢，细胞运动，细胞生长及血管生成方面均起到关键的作用。mTOR通路可以调节作为淋巴管生成和血管生成的关键调节因子VEGF来影响脉管的生成。在小鼠的模型已发现mTOR上游的Akt在脉管畸形中存在过度表达。在2016年的ISSVA会议上，Laurence M. Boon等报道了10例静脉畸形伴有慢性疼痛、功能外观影响或每天胃肠道出血的难治性病例用雷帕霉素治疗，其中8位患者随访达到1年，所有患者症状和疼痛均消失，功能障碍有所缓解，生活质量有所提高，并且病灶体积均有明显减小。副作用主要有口腔黏膜炎、头痛、虚弱及腹泻。对于硬化治疗及手术均难以达到良好效果的难治性静脉畸形或伴有明显症状的病例，雷帕霉素可以作为可选择的治疗方法（图36-41）。

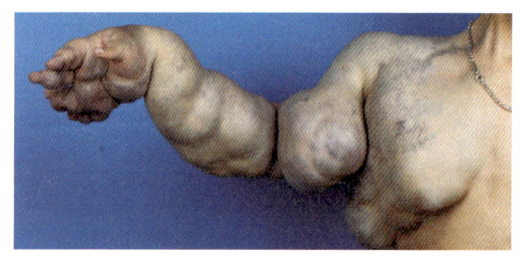
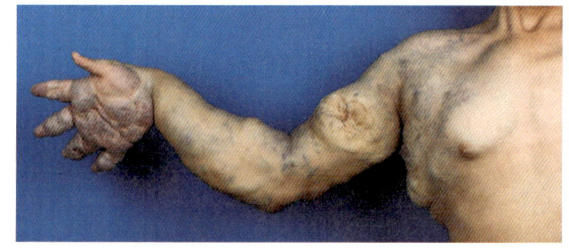

A　　　　　　　　　　　　　　　　　　B

图36-41　口服雷帕霉素在部分静脉畸形病例中，可使病灶明显缩小

5. 患肢压迫治疗　肢体病灶广泛的患者，若早期坚持穿戴弹力服，可延缓病情的进展。如幼年已有明显功能障碍，需配合科学而持续的功能锻炼，使成年后肢体障碍的程度尽可能减轻，必要时需行手术矫形治疗来改善功能。

6. 导航技术联合DSA精准引导栓塞硬化治疗的穿刺　当病灶位于咽喉、气管旁及眼球后部位时，毗邻许多重要的结构，若损伤将产生较为严重的不良反应。因此在进行栓塞硬化治疗时，需要进行精准的穿刺针引导。针对此类病灶，立体定向导航系统作为辅助引导技术可纳入治疗选择。导航辅助的硬化治疗采用光学定位，以骨组织作为坚实的参考点，融合术前CT、磁共振重建的虚拟三维模型可让操作者直观实时地观察穿刺路径，避免损伤邻近重要组织，然后在DSA下进行造影和精准注射（图36-42，图36-43）。

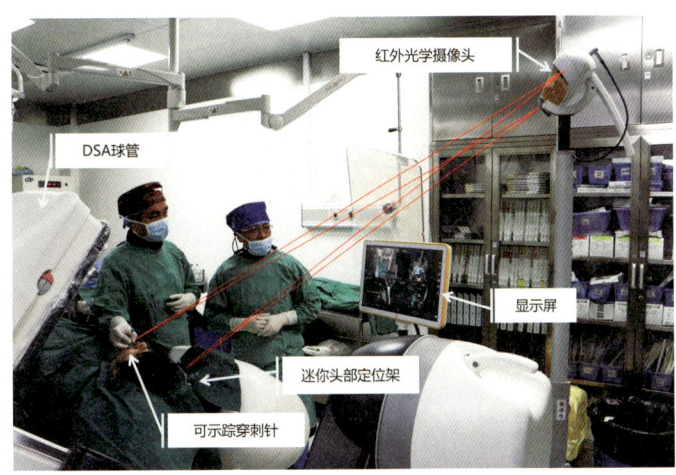

图 36-42 术中应用场景

术中操作者需保证应用参考系完全暴露于红外光学摄像头的视野中，根据屏幕上显示的虚拟三维模型和引导路径穿刺，可实时观察进针方向及深度，DSA 在治疗中可验证穿刺效果

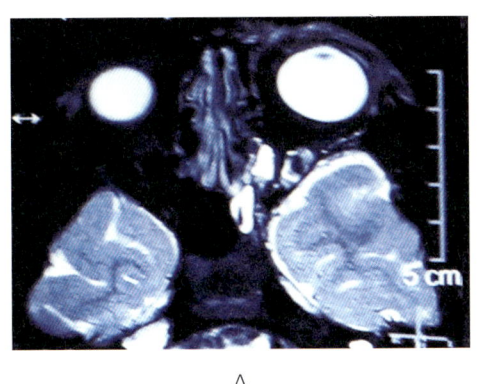
A

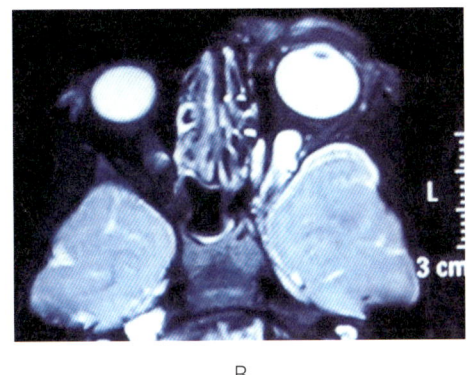
B

图 36-43 治疗病例的影像学结果

左眼球后淋巴管畸形的导航硬化治疗。术前磁共振可见左眼球后一明显的囊样 T2 高信号病灶（A），经过一次导航辅助硬化治疗后，术后 6 个月磁共振复查可见病灶已基本消除（B）

（陈辉　顾豪　林晓曦）

第五节　动静脉畸形

动静脉畸形（arteriovenous malformation，AVM）是一种高流量的先天性血管畸形，由扩张的动脉和静脉组成，异常的动静脉之间缺乏正常毛细血管床。AVM发生率低，男女发生率无明显差异。AVM是先天性血管畸形中最为棘手的类型，临床上症状各异，病情多变，并发症危险，治疗困难，复发率高。

1863年，Virchow根据病灶组织的病理学表现，将脉管性疾病分为血管瘤和淋巴管瘤。血管瘤包括单纯血管瘤、海绵状血管瘤和蔓状血管瘤；AVM在该分类系统中被命名为"蔓状血管瘤"。1982年，Mulliken根据临床表现、组织学特征和生物学行为，将脉管性疾病分为两类：血管瘤和脉管畸形，现已被国际脉管性疾病研究学会（ISSVA）采纳。新的ISSVA分类是以Mulliken分类为基础的延伸和扩展，脉管畸形被进一步分为毛细血管畸形、静脉畸形、动静脉畸形、淋巴管畸形或以上成分混合存在的脉管畸形等。"动静脉畸形（AVM）"是当前国际上临床医师广泛认可并被ISSVA采纳的标准名称，本书将采用标准命名。"蔓状血管瘤"不建议继续使用。

一 发病机制

动静脉畸形的发病机制尚不明确，可能是胚胎发育过程中原始血管丛中的动静脉交通退化障碍所致。动静脉畸形多为散发，其中仅毛细血管畸形-动静脉畸形（capillary malformation-arteriovenous malformation，CM-AVM）被证实为染色体5q上的RASA1基因突变所致。动静脉畸形病情进展的原因不明，血流动力学改变、激素水平升高、外伤所致的局部缺血等均可使处于休眠状态的动静脉交通重新开放，这些都可能加重动静脉畸形的病情。血管发生（vasculogenesis）和血管新生（angiogenesis）在动静脉畸形的病情进展中也可能发挥了重要作用。

在遗传学研究中除发现了具有遗传性的CM-AVM外，还发现颅内动静脉畸形中的体细胞KARS突变，及颅外动静脉畸形中的体细胞MAP2K1突变。无论是颅内动静脉畸形的KARS突变，还是颅外的MAR2K1突变、CM-AVM的RASA1和EPHB4突变，都导致MAPK/ERK信号通路的活化，促进血管生成。

二 临床表现

AVM虽为先天性血管畸形，但仅40%~60%的患者在出生时即发现，初始病灶通常仅表现为皮肤红斑、皮温增高，易被误诊为毛细血管畸形或血管瘤。颅外AVM以头颈部最为常见，其次为四肢、躯干和内脏。病灶临床特征多表现为皮肤红斑、皮温高、可触及的搏动或震颤。当AVM因血流动力学异常而导致组织缺血时，局部可出现疼痛、溃疡或反复出血；严重者可因长期血流动力学异常而导致心力衰竭。此外，AVM还会引起严重的外观畸形、重要组织器官的受压、功能损害等（图36-44，图36-45）。

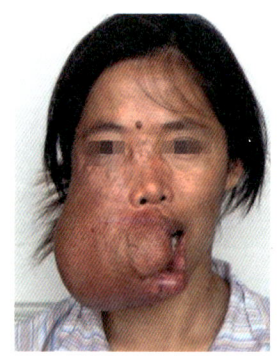
A

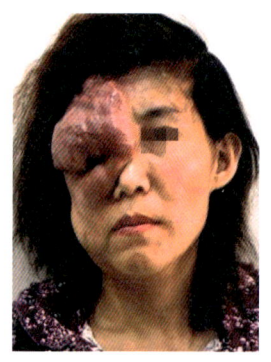
B

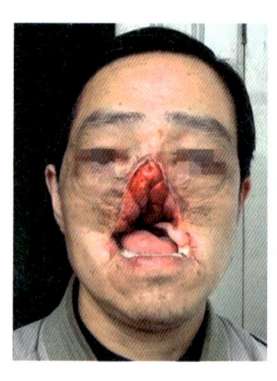
C

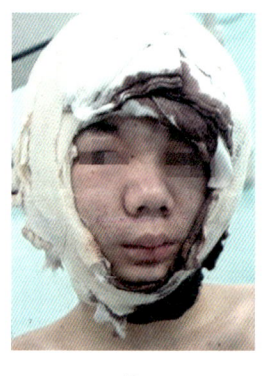
D

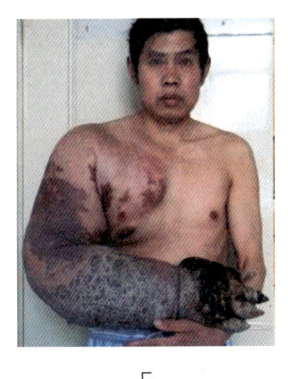 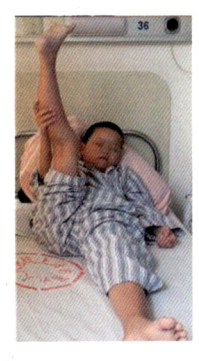 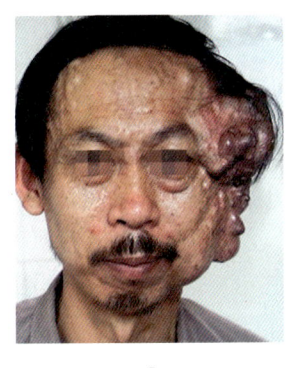 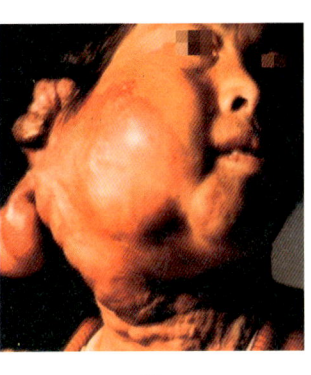

图 36-44　颅外 AVM 的临床表现、常见并发症和预后
A. 面容严重损毁　B. 遮蔽视野　C. 多次切除后复发　D. 自发性致命性大出血　E. 肢体自发坏死，截肢以避免危及生命　F. 顽固性体位性疼痛（腿平放时疼痛）　G. 结扎手术后复发加重　H. 心功能衰竭死亡

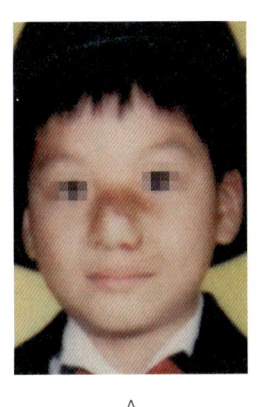 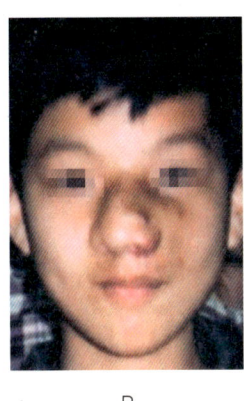 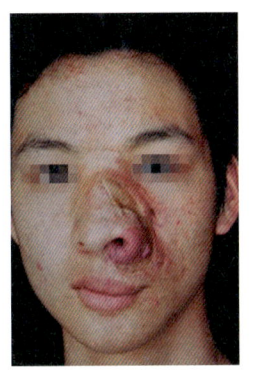 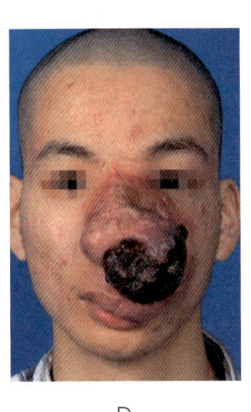

图 36-45　AVM 病情进展的男性患者，23 岁，鼻部巨大 AVM 伴溃疡出血，曾外院行病灶部分切除植皮修复，术后病情逐步加重
A. 7 岁，病灶部分切除植皮术后　B. 16 岁，病灶缓慢增大　C. 22 岁，病灶增大明显　D. 23 岁，病情急剧加重，伴溃疡、出血

1990 年，ISSVA 采纳了 Schobinger 分期，将颅外动静脉畸形按照疾病进展的严重程度分为四期。

Ⅰ期为静止期，无症状，通常从出生到青春期。动静脉畸形病灶不明显，或仅仅表现为葡萄酒色斑或血管瘤消退期的外观。触诊可触及皮温升高。

Ⅱ期为扩张期，通常从青春期开始，肿物增大、肤色加深，侵及皮肤和深部结构。触诊可触及搏动、震颤，听诊可闻及杂音。组织学上表现为动静脉扩张、纤维化。另外，外伤、青春期到来、妊娠和不恰当的治疗方式如供血动脉结扎、部分切除、动脉近端介入栓塞、激光等，均可能导致病情由Ⅰ期向Ⅱ期进展。

Ⅲ期为破坏期，出现自发性坏死、慢性溃疡、疼痛或出血等症状。Ⅲ期是病灶长期进展的结果。

Ⅳ期为失代偿期，因长期血流动力学异常，并发高排低阻性心功能不全或心力衰竭。

三　诊断

绝大多数动静脉畸形可通过典型的病史和体征明确诊断。超声多普勒可用来将其与低流量脉管畸形（如静脉畸形和淋巴管畸形）鉴别。MRI 有利于明确病灶的大小和范围，但需进行脂肪抑制的增强T_1加权成像和脂肪抑制的T_2加权成像；MRI可显示扩张的供血动脉和回流静脉，病灶可见增强，病灶内有流空效应。超声多普勒和MRI检查后如果诊断仍不明确，可选择血管造影检查。如判断患者确实需要治疗干预，治疗前应行数字减影血管造影（DSA）检查，以全面评估病灶的血流动力学特征，为治疗方案的选择提供指导。AVM在血管造影中表现为迂曲扩张的供血动脉、动静脉短路和膨大的回流静脉。如果病灶累及骨骼，还需行CT血管造影（CTA）检查。AVM的病理学无特异性表现，仅表现为异常扩张的血管（图36-46）。因为活检创伤可能引起病灶的出血和扩张，所以除非怀疑恶性肿瘤可能，一般不作为常规检查。

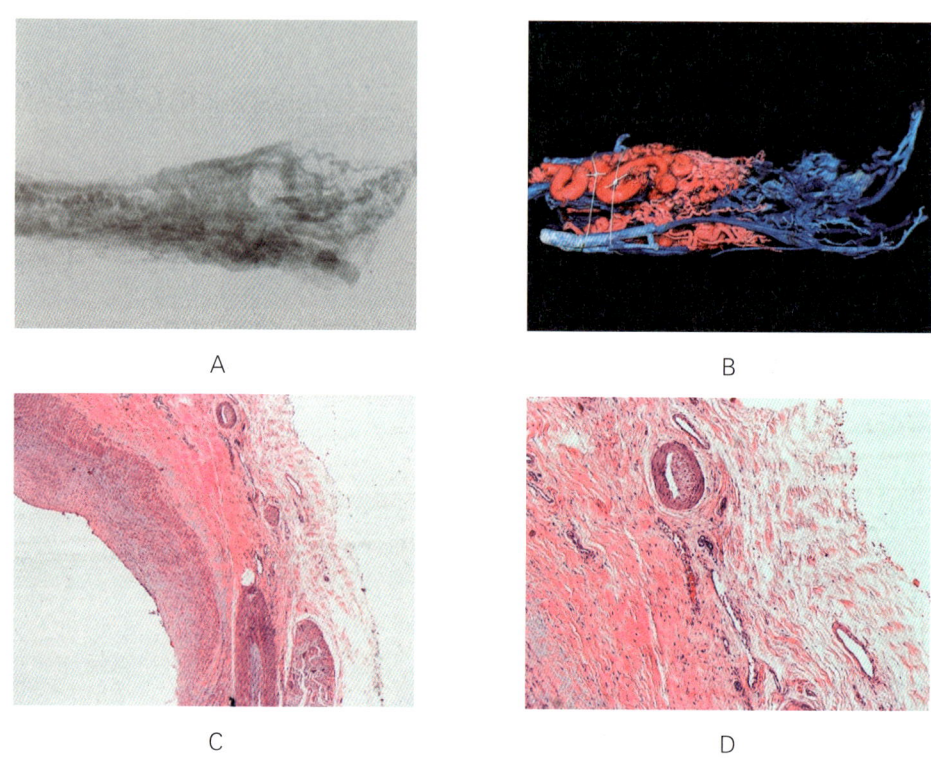

图36-46　AVM异常扩张的血管
A. DSA示AVM病灶供血动脉、引流静脉和异常的动静脉连接组成，但是其中具体血管构筑学并不清晰　B. 截除的AVM，肢体灌注可见AVM病灶三维结构完整呈现　C、D. AVM组织学切片示异常扩张的血管腔和较多的管壁增厚的小血管

四　治疗

AVM治疗十分棘手。传统的治疗策略强调关闭供血动脉，如病灶供血动脉结扎或供血动脉近端栓塞，由于病灶未充分处理，侧支动脉将迅速形成而加重病情，反而不利于后期治疗。这种有害无益的治疗方式应予废弃。病灶部分切除，残留病灶通常也会导致复发或加重，彻底清除病灶是治疗AVM的理想方式。

AVM的治疗方式包括常规介入栓塞、无水乙醇介入治疗、外科手术、联合治疗。目前尚无成熟的内科药物治疗方式。

（一）常规介入栓塞

常规的介入栓塞剂可以是液体［如氰基丙烯酸正丁酯（n-butyl cyanoacrylate，NBCA）、"Onyx"］，也可以是固体［如明胶海绵粉、聚乙烯醇（polyvinyl alcohol，PVA）、弹簧圈］。因常规栓塞剂不能破坏血管内皮细胞，无法去除AVM病灶，绝大多数患者最终会复发。有学者统计术后1

年复发率为85.6%，5年复发率高达98%。因此，目前常规介入栓塞主要用于术前准备，以减少术中出血。

（二）无水乙醇介入治疗

鉴于常规栓塞的高复发率，国外一些学者提出永久性栓塞概念，倡导应用无水乙醇进行治疗。无水乙醇可通过导管注入，也可经皮直接注入病灶。无水乙醇可引起血红蛋白变性、血管内皮细胞脱水、原生质沉淀、血管壁内皮细胞层剥脱、血管壁内弹性膜层节段性损坏等，从而迅速形成血栓，彻底消灭病灶，是一种效果彻底的治疗。

无水乙醇血管内治疗AVM效果显著，正在改写AVM的治疗模式。只要可以超选择性的到达病灶瘘口，无论在哪个临床分期，均可治疗。笔者所在小组应用该方法治疗AVM，发现其根除病灶能力强、复发率低，且可获得前所未有的良好外观（图36-47，图36-48）。

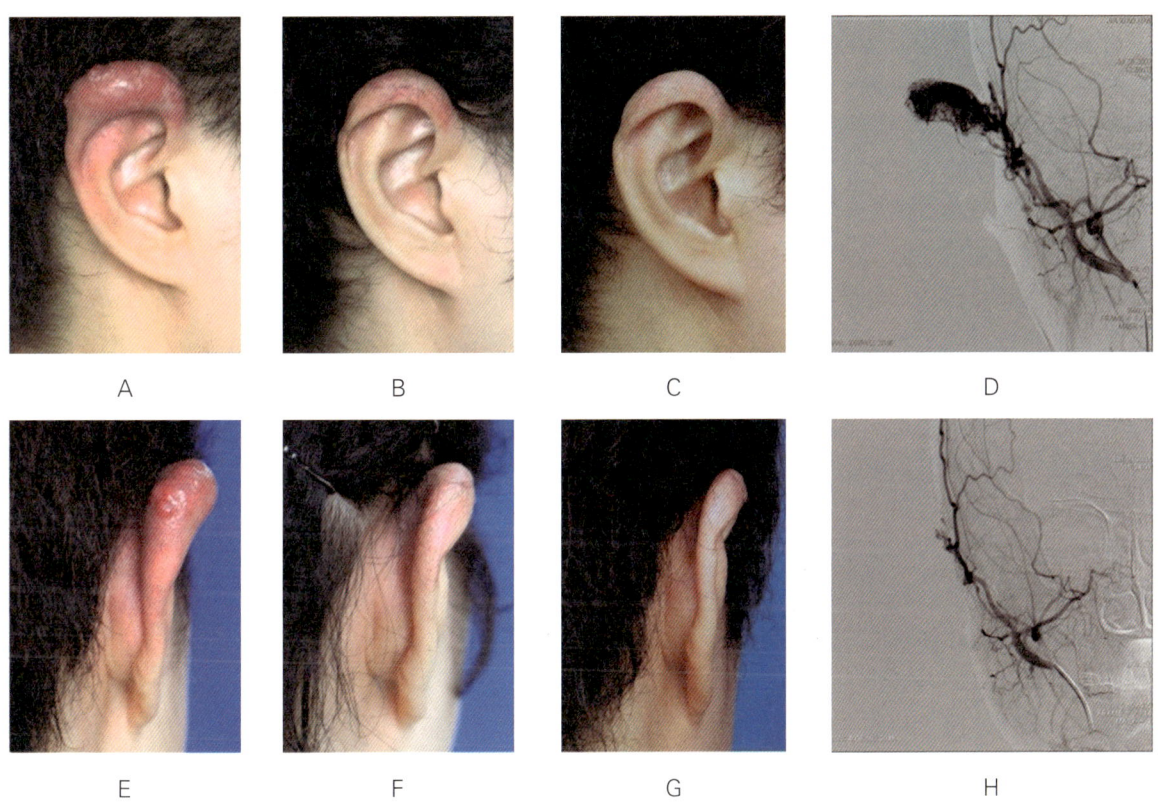

图36-47　女性患者，36岁，右耳郭AVM，病灶进行性增大，影响外观
A、E. 无水乙醇介入治疗前　B、F. 三次无水乙醇介入治疗后15个月，肿物缩小，外观改善　C、G. 无水乙醇介入治疗后5年，未行其他治疗，肿物较之前进一步缩小，接近正常外观　D、H. 无水乙醇介入治疗前和治疗后6个月DSA表现，瘘口消失，正常血管保留完好，治疗前提前显影的回流静脉治疗后消失

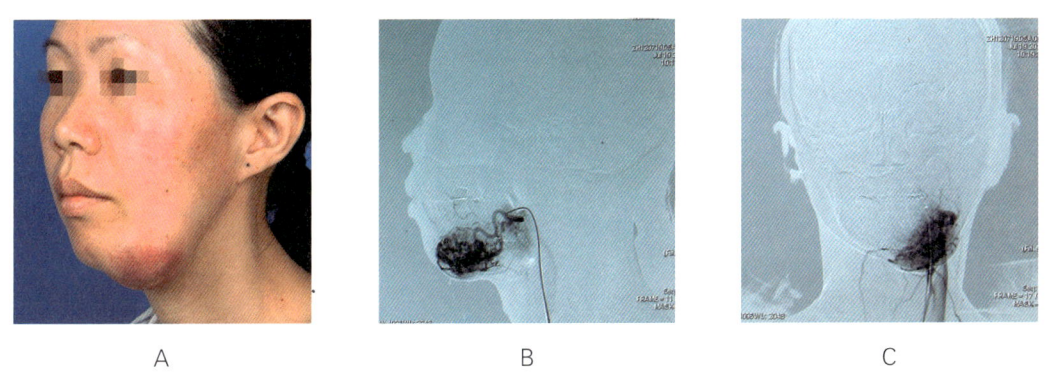

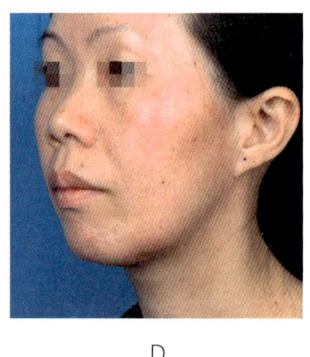 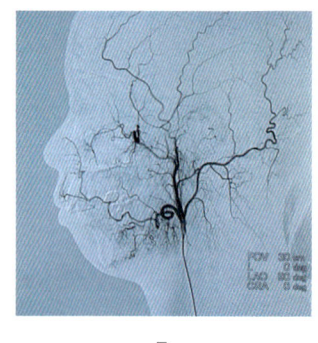 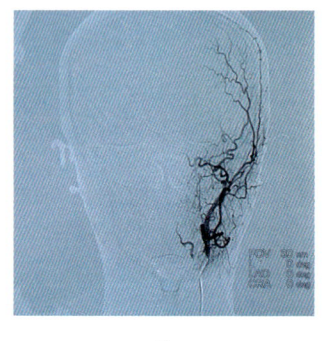

D　　　　　　　　　　　　E　　　　　　　　　　　　F

图36-48　女性患者，36岁，左下颌动静脉畸形
A、B、C. 无水乙醇超选择介入栓塞治疗前　D. 治疗后16个月，肿物消失，搏动消失，皮温正常　E、F. DSA复查异常血管团消失，未见提前显影的回流静脉，面动脉保留完好

另一方面，无水乙醇的严重并发症也不容忽视。如果发生误栓，就可能引起周围正常组织坏死、重要器官功能丧失（如失明），甚至心肺衰而致竭死。Do报道的40例接受无水乙醇血管内治疗的动静脉畸形患者，5例（12.5%）出现严重并发症，分别为感染、肌肉坏死所致的急性肾功能衰竭、永久性正中神经损伤、脑梗死和局灶性膀胱坏死。笔者所在小组自2006年开展该项技术以来，利用该技术治疗了200余例AVM患者，最为严重的并发症也仅为局部组织坏死（图36-49），未出现心肺衰竭、脑梗死、肾功能衰竭等严重并发症。我们认为：医师的经验和技能在治疗中尤其重要；必须由经验丰富的专科医师实施，才能尽可能减少严重并发症的发生；对病灶病理结构和血流动力学状态的精确评估是保证治疗安全有效的前提。我们建议治疗须遵循以下要点：①超选择性地到达血管畸形病灶；②避免误栓正常血管；③无水乙醇用量每次不超过1ml/kg；④良好的术中监测；⑤及时的术后护理，包括恰当用药，以减少不良反应引起的后遗症；⑥密切随访以确定疗效并制订后续治疗计划。

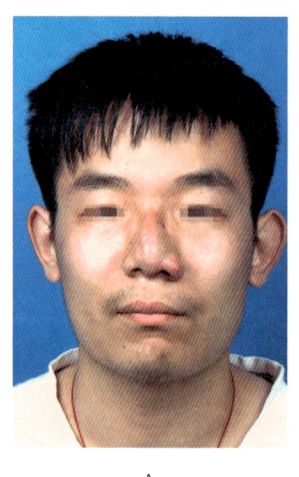 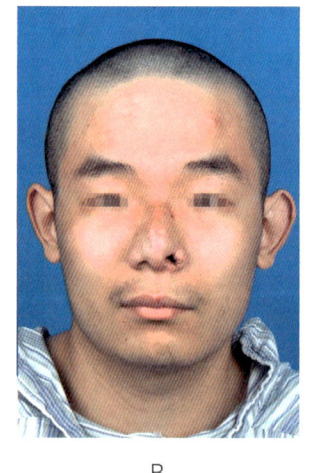

A　　　　　　　　　　　B

图36-49　男性患者，20岁，鼻部AVM，因肿物进行性增大要求治疗，鼻底病灶予无水乙醇超选择性介入治疗，治疗后出现鼻翼坏死缺损

（三）外科手术

手术切除作为传统治疗方式，在无水乙醇介入栓塞治疗出现以前一直是AVM治疗的金标准。彻底清除病灶是手术治疗的理想目标。临床实践中，有些病例病灶累及重要器官和组织，如彻底

切除，可能导致严重并发症，只能次全切除。病灶清除不彻底是该类疾病易复发的重要因素。手术范围主要依据术前DSA结果和术中切口边缘是否有活跃的出血来判断。切除病灶越彻底，复发概率越小。但切除越彻底，对修复重建的要求越高。病灶切除后的缺损不建议直接植皮，可予局部皮瓣、扩张皮瓣或游离皮瓣进行修复。因为AVM手术要求切除尽可能彻底，创面通常较大而且深达骨面，所以各类修复手段对术后重建极为重要（图36-50，图36-51）。

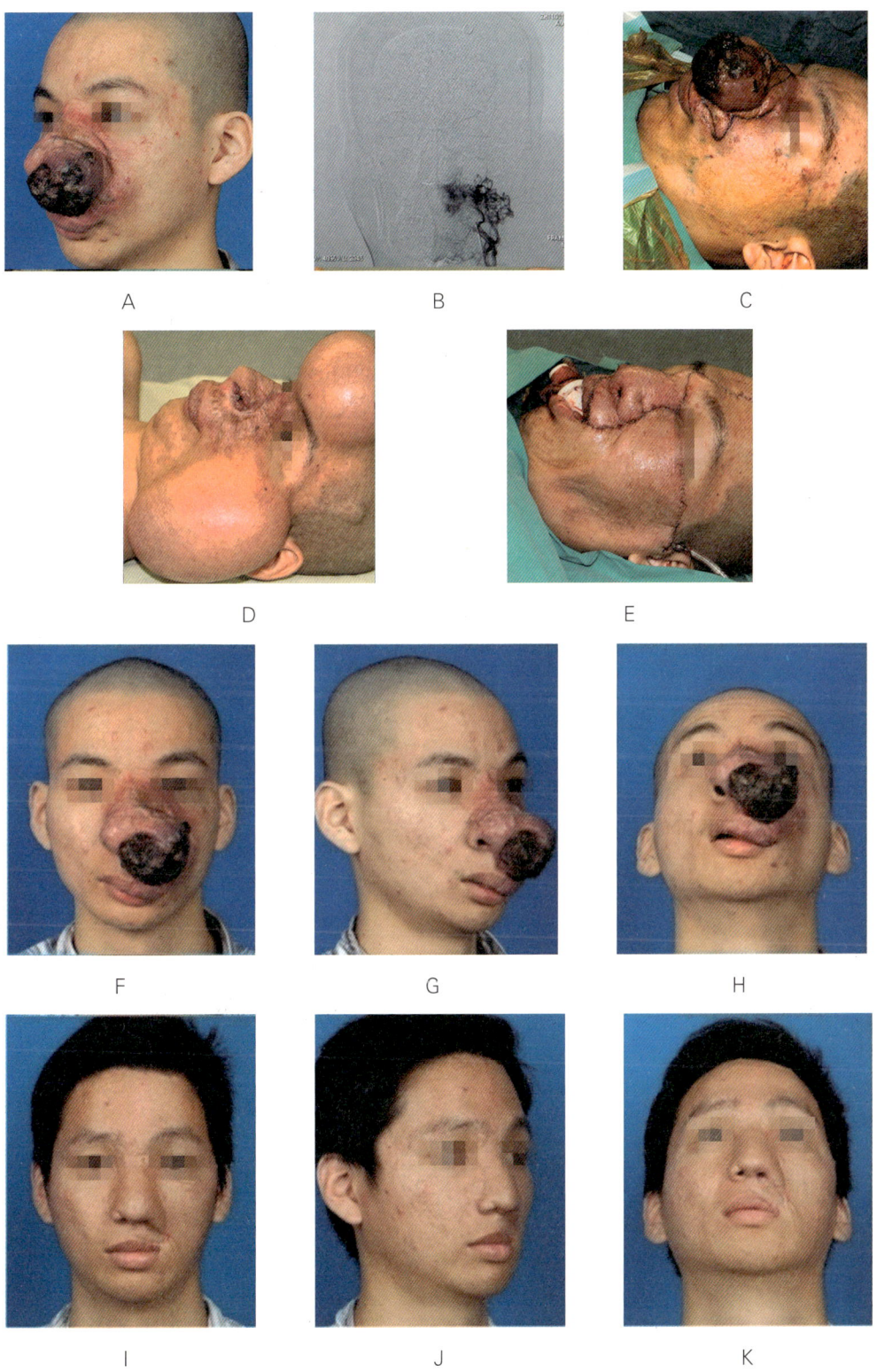

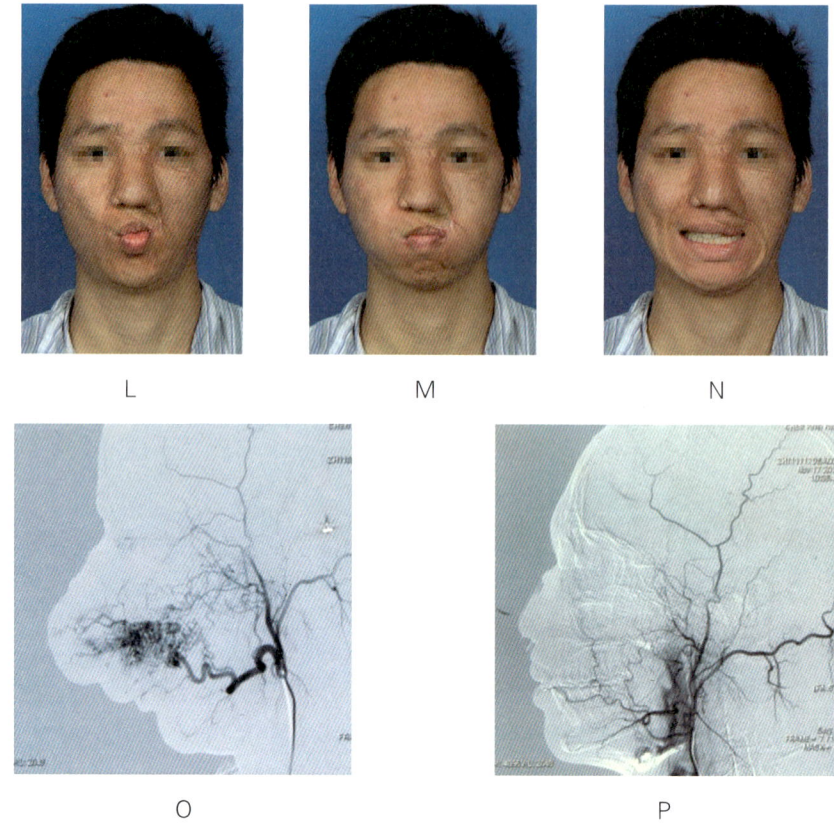

图 36-50　男性患者，23 岁，鼻部 AVM 伴溃疡、出血

A. 曾于外院行病灶部分切除＋植皮修复，术后复发，病情进行性加重外观　B. DSA 显示病灶弥散，介入治疗无法到达细小的瘘口，选择手术切除鼻唇而后再造修复　C. 术前设计　D、E. 二期行残留病灶切除＋扩张皮瓣修复＋自体软骨切取全鼻＋左上唇再造修复术　F、G、H. 术前　I、J、K、L、M、N. 术后 9 个月，病灶去除，溃疡、出血等症状消失，外观较术前明显改善，术后唇红保留，口轮匝肌运动功能存在　O、P. 术前 DSA 与术后复查 DSA 对照，术后病灶消失，术前为病灶供血的面动脉明显迂曲扩张，术后血管变细，形态正常化

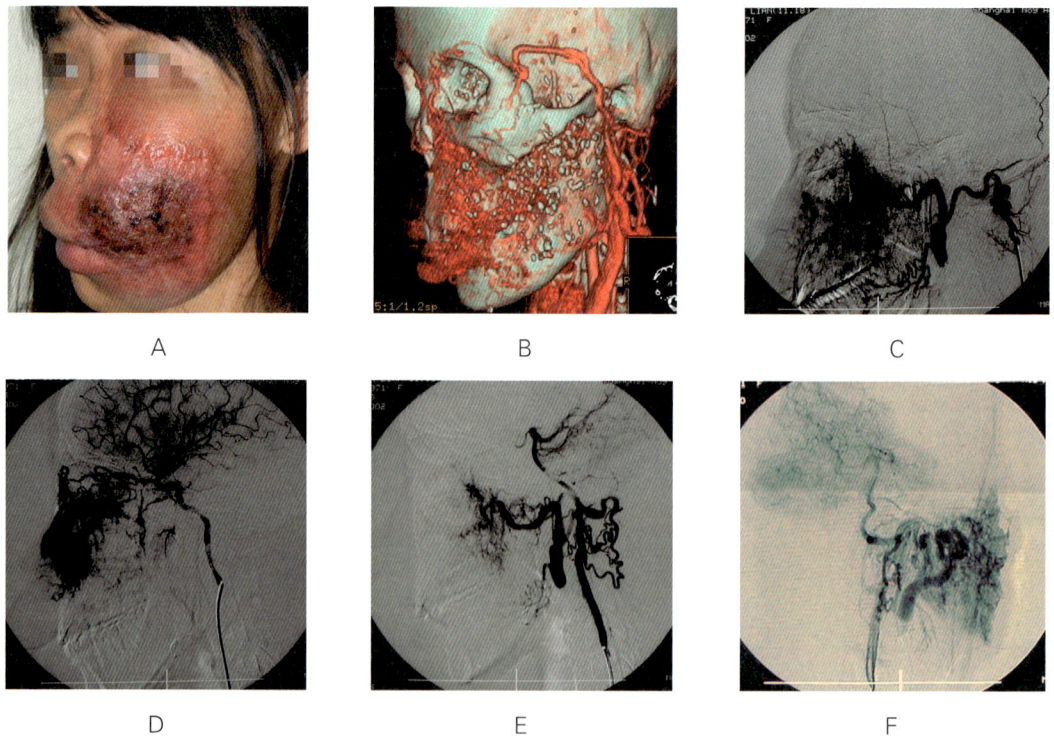

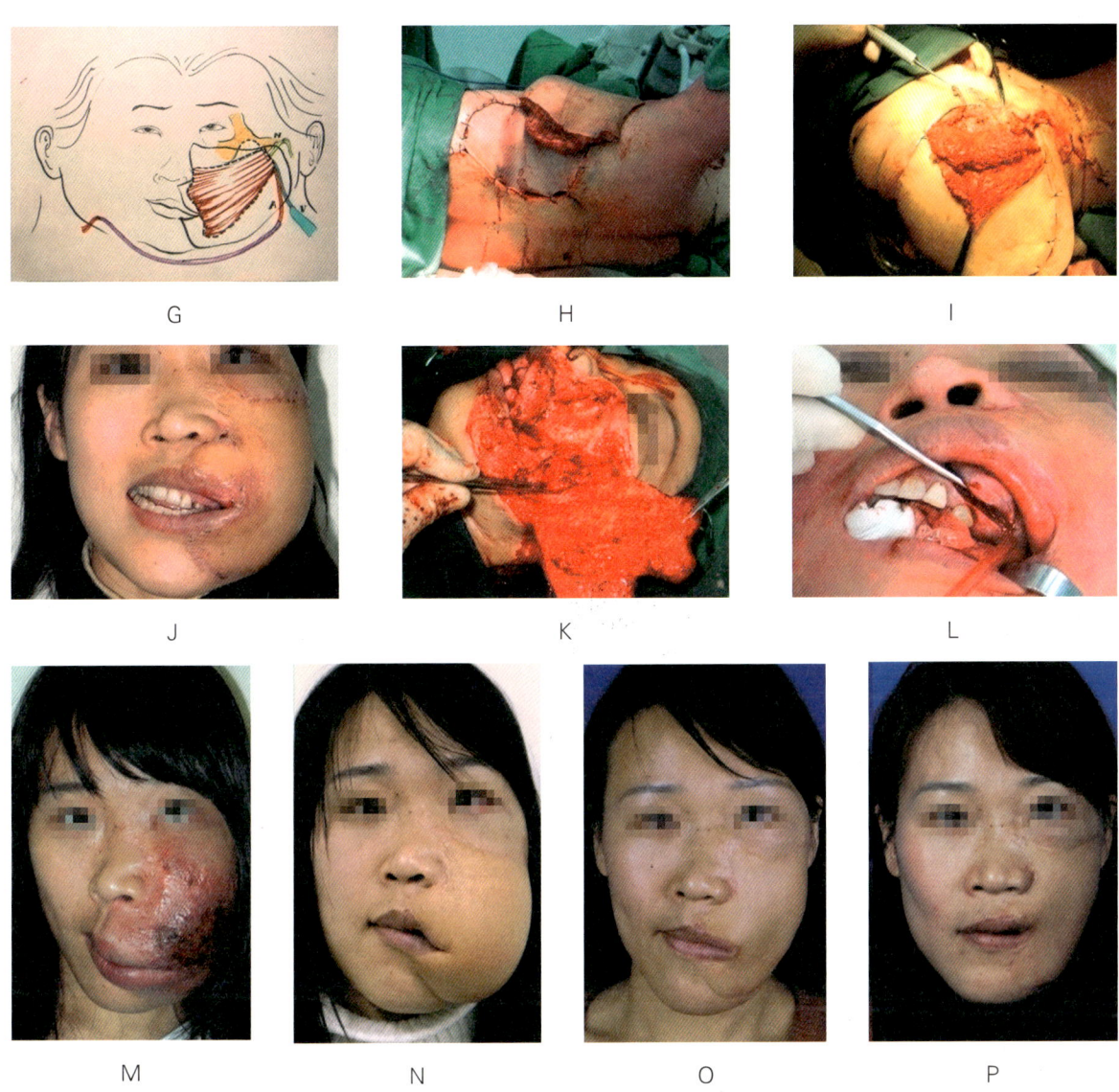

图 36-51　女性患者，31 岁，左面部 AVM 伴溃疡、出血

A. 曾于外院行病灶部分切除＋植皮修复＋颈外动脉结扎术，术后复发，病情进行性加重　B. CTA 显示左面部弥散病灶，伴明显颌骨畸形　C. 经枕动脉 DSA 逆行显影左侧颈外系统，探明颌内动脉为病灶的主要供血动脉，病灶弥散，瘘口细小　D. 经颈内动脉 DSA 显示左侧眼动脉弥散供血给左面部病灶，瘘口细小　E. 经椎动脉 DSA 显示左侧椎动脉与左侧颈外系统形成异常沟通，供血给左面部病灶　F. 对侧椎动脉造影显示有异常血管与病灶沟通　G. 颈外动脉已结扎，病灶弥散且与椎动脉沟通，介入疗效差且风险高，拟行手术切除修复，手术设计以对侧面动脉和同侧颈外静脉为受区，背阔肌皮瓣游离移植＋面神经胸背神经吻合＋面部表情重建　H. 背阔肌皮瓣切取　I. 面部 AVM 病灶切除＋背阔肌皮瓣修复＋面部表情重建　J. 术后面部表情部分恢复　K. 二期手术行皮瓣修薄，改善外观　L. 颌骨畸形整复　M. 术前　N. 一期修复术后　O. 二期皮瓣修薄术后　P. 三期上下颌骨畸形整复术后

相对于无水乙醇治疗，手术切除在很多方面依旧有巨大的优势，特别是当病灶与重要器官的供血动脉密切沟通时，如由眼动脉供血的病灶无水乙醇介入栓塞有失明风险、颅内外沟通病灶有脑梗死风险等。此外，体积巨大、血流流速快的 AVM 病灶无水乙醇介入栓塞治疗的心肺衰竭风险相对也较高，手术切除可能成为这类患者更好的选择。外科手术和无水乙醇介入需要在综合评估患者情况后慎重选择。

有学者统计，AVM 手术后 5 年内复发率高达 86.6%，但笔者所在小组近 20 年的手术病例并未显示如此高的复发率，明显较低的复发率可能与手术时切除更为彻底有关。但是决定外科手术前仍应向患者和家属讲明手术后复发的可能性，让患者意识到终身定期复诊的重要性，有利于早期发现复发的情况并及时治疗干预。

（四）联合治疗

至今尚无单一治疗手段能安全有效地根治AVM。因此，只有综合各种治疗技术，包括无水乙醇介入栓塞技术、器官重建技术、显微外科技术、颌面外科技术、美容外科技术，全面评估治疗风险及收益，灵活选择或联合不同技术，实现个性化治疗，才能实现治疗效果的最大化。

为了追求更高的安全性和疗效，联合治疗成为越来越多AVM患者的选择。比如，无水乙醇介入治疗去除病灶之后，部分患者仍然会残留外观畸形，可通过整形美容手术进一步改善，以达到较为理想的治疗效果。体积巨大、有溃疡出血等并发症者，可先行无水乙醇介入治疗以控制溃疡出血等并发症，再对体积巨大的病灶二期手术切除修复。对于累及腮腺区的AVM患者，病灶部分切除后行二期无水乙醇介入栓塞治疗使面神经得以保留，从而避免面神经损伤及重建的风险（图36-52）。另外，无水乙醇介入栓塞治疗可引起软组织无栓坏死的并发症，良好的整形外科技能有助于最大限度地恢复外观，而手术切除后复发的患者，无水乙醇介入治疗可能是有益的选择。

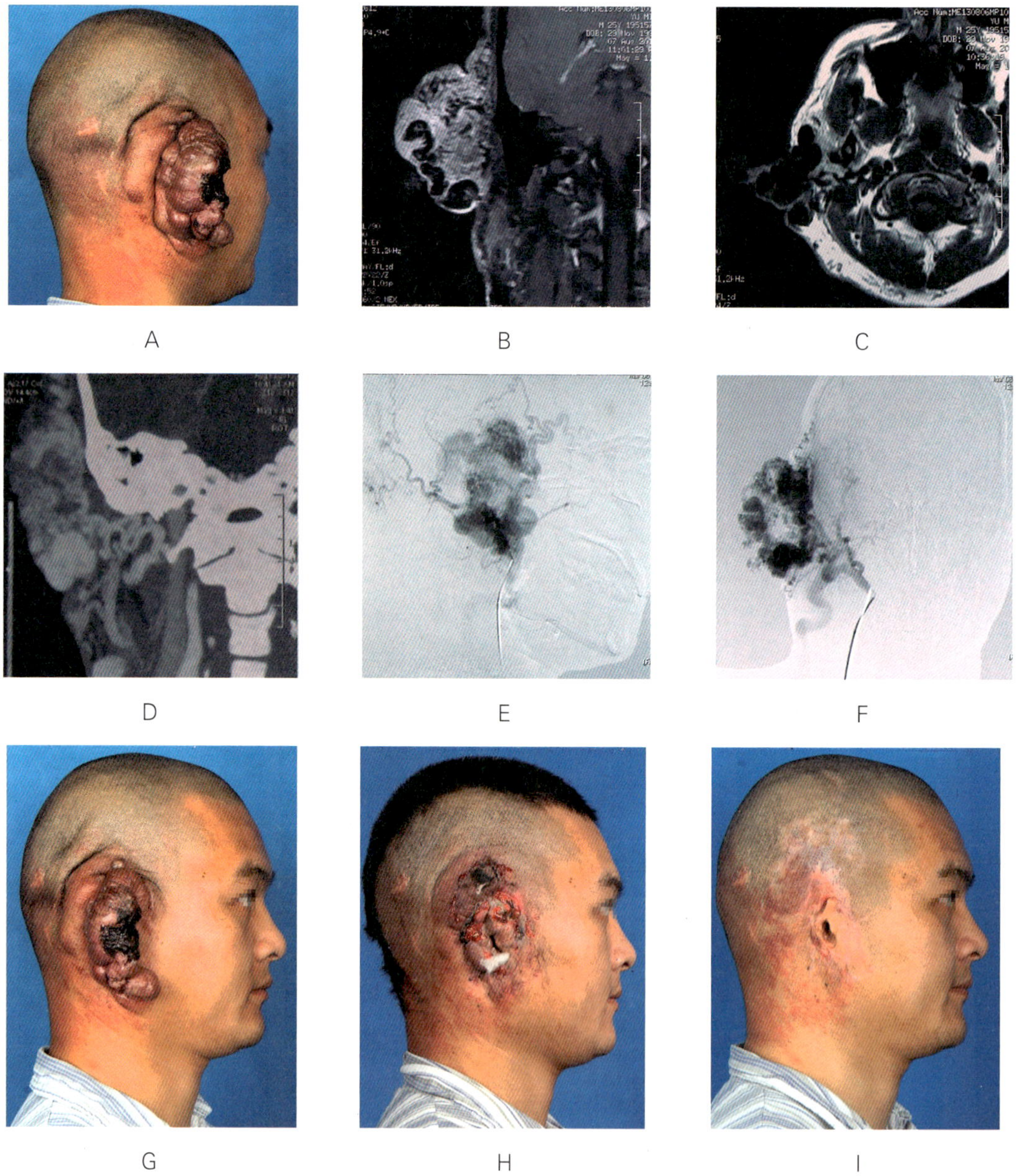

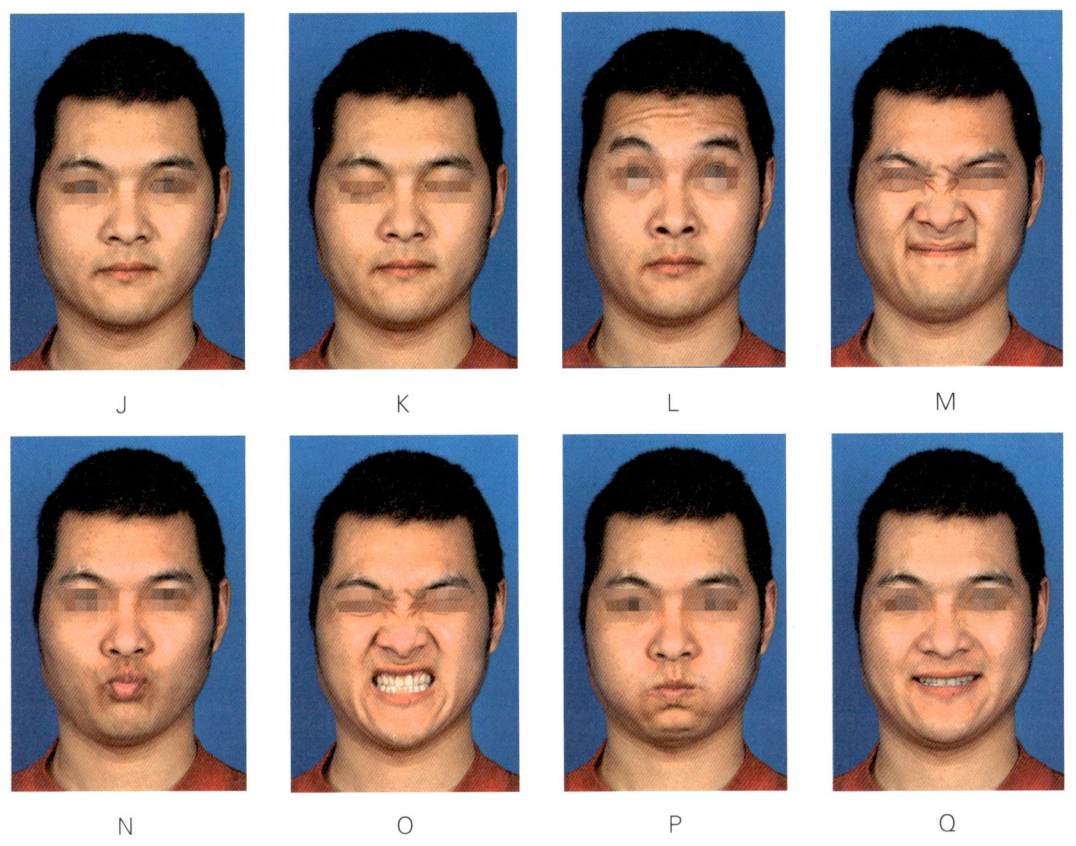

图 36-52 男性患者，27 岁，右耳郭先天性肿物，术前外观 16 岁曾于外院诊断为"右耳郭 AVM"，行右耳郭病灶部分切除术，术后 5 年复发，肿物进行性增大，近 3 年出现破溃出血，出血量大，难以自止 A、B、C. MRI 显示病灶主要位于耳郭，腮腺区可见流空信号　D. CTA 检查示病灶累及腮腺区，深达颅底　E、F. DSA 检查可见巨大畸形血管团，主要为颈外动脉供血　G. 术前　H、I. 根据影像学检查情况，为了保留面神经，行病灶部分切除＋二期无水乙醇介入栓塞治疗，大部切除术后辅助四次无水乙醇介入栓塞治疗，与术前相比，病灶基本消退，溃疡逐渐愈合，未再出现大出血　J～Q. 术后该患者面部表情，提示面神经功能保留完好

综上所述，外科手术和无水乙醇介入治疗均熟练掌握的联合治疗团队可有效实现同一患者多学科技术应用的无缝衔接，实现患者在疗效和安全性方面的利益最大化。

五　总结

AVM 是可能致残和危及生命的先天性血管畸形，其治疗在所有的先天性血管畸形治疗中最具挑战性。对于每一个 AVM 患者个体，都需全面评估病情和病灶特点，在无水乙醇介入栓塞治疗、外科手术治疗，以及介入与手术联合治疗之间谨慎权衡风险和收益，并结合医师对各种治疗技术的掌握水平，最终选择患者获益最大的治疗方案，实现个性化治疗，以达到最为理想的治疗效果。同时应加强发病机制、病情进展机制和治疗后复发机制的相关基础研究，为患者寻找治疗新方向。

（金云波　林晓曦）

第六节 淋巴管畸形

一 临床表现

淋巴管畸形（lymphatic malformation，LM）是一种先天性的由淋巴管发育异常引起的低流量脉管畸形，过去也称为"水样囊肿（cystic hygroma）"及"淋巴管瘤（lymphangioma）"。Mulliken及Glowacki在第三次ISSVA会议上根据血管瘤及脉管畸形内皮细胞的特点提出新的脉管异常分类，将"淋巴管瘤"及"水样囊肿"等统一命名为淋巴管畸形，并得到国际公认。当与其他血管畸形合并存在时，淋巴管畸形通过病理上血管及淋巴管成分的多少和临床及影像学特征，也可命名为淋巴静脉畸形（lymphatico-venous malformation，LVM）或静脉淋巴管畸形（venous-lymphatic malformation）。

淋巴管畸形病灶主要由淋巴管内皮细胞形成的管腔及管腔所包含的嗜酸性的富含蛋白质的淋巴液构成。淋巴管畸形发病率为1/4000~1/2000，无明显性别及种族差异，约65%的患者出生后即被发现有畸形，80%在1岁内可被发现，2岁时90%的患者可有临床表现。约75%的淋巴管畸形位于头颈部，其他主要发生在四肢躯干及内脏器官。

二 发病机制

淋巴管畸形的发病机制目前尚未完全清楚，内源性因素和外源性因素均可导致淋巴管畸形。内源性因素包括胚胎发育过程中淋巴管系统未能与静脉系统相连接、淋巴管异常发芽等。外源性因素包括胚胎期的外伤、感染、慢性炎症及梗阻等。在分子生物学上，淋巴管相关因子基因的异常表达可促使胚胎期及出生后淋巴管畸形的发生与发展。这些因子有血管生成素2、FOXC2、淋巴管内皮透明质烷受体1（LYVE1）、PROX1、"Podoplainin"、血管内皮生长因子C（VEGF-C）等。多位作者指出在淋巴管畸形来源的淋巴管内皮细胞中，在VEGFR-3表达未见增高的情况下，其下游的淋巴管相关因子出现高表达，这提示淋巴管畸形内皮细胞存在自分泌调节来促进病灶生长。

三 病理特征

淋巴管畸形病理上主要表现为不同大小的扩张的薄壁淋巴管，大量分布于真皮浅层或黏膜，可蔓延至皮下、黏膜下、肌肉等处，少数可见内皮细胞成团聚集。依据畸形淋巴管的形态学特点，通常被分为两型，即微囊型和巨囊型淋巴管畸形，两种类型混合性的病灶亦不少见。微囊型淋巴管畸形由蜂窝状、多囊性畸形管腔构成，囊腔直径一般小于2cm；巨囊型则由体积较大的单个或数个畸形管腔构成，囊腔直径一般大于2cm。小的淋巴管通常只由内衬非增殖的内皮细胞构成，较大的管腔可由不连续、不规则的平滑肌包绕。腔内通常是空的，部分管腔内可见嗜酸性的蛋白、淋巴细胞簇，偶尔可见含铁血黄素或少量红细胞。极少情况下可见腔内含血液或血栓，这多由自发性病灶内出血、外伤、手术或与静脉相沟通引起。单一巨囊型淋巴管畸形病理上通常可见囊壁较厚，由肌成纤维细胞、少量平滑肌细胞及间质成分构成，内皮细胞经常缺失。

四　分型

淋巴管畸形根据囊腔大小可分为巨囊型、微囊型及混合型，根据病灶分布可分为局灶型、多灶型及弥漫型。微囊型通常指囊腔小于1cm（或2cm）或未见明显囊腔但有弥漫性软组织增厚的淋巴管畸形。大多数弥漫性的淋巴管畸形都同时有巨囊型及微囊型的成分。淋巴管畸形通常随着年龄增大而等比例生长，当出现感染、梗阻或腔内出血时也会突然增大。巨囊型淋巴管畸形囊间隔动脉及其与周围静脉的沟通出血是导致腔内出血的主要原因。淋巴管畸形囊腔与周围静脉的沟通通常可以使腔内含有血液成分，易被诊断为淋巴静脉畸形。

MRI是淋巴管畸形最重要的影像学检查。巨囊型淋巴管畸形通常可见T_1中低信号、T_2高信号的液性囊腔，边缘清楚，多呈分隔样，囊腔内不强化或极少量强化，囊间壁可见强化，囊内出血可见液-液平面。根据出血时间不同，囊腔内的信号也呈多变性，早期多呈等信号或低信号表现，后期逐渐转变为高信号。微囊型淋巴管畸形MRI上通常表现为T_2加权像的弥散片状高信号，通常增强不明显。脂肪序列在T_1及T_2均表现为高信号，通常会干扰病灶显影，可通过抑脂序列来消除脂肪的影响。一些微囊型淋巴管畸形的病灶由于含有毛细血管成分，会有少量的强化，通常见于眶区、舌部的淋巴管畸形及Gorham-Stout病。

淋巴管畸形可以发生在中枢神经系统以外的全身任何部位，因为中枢神经系统没有淋巴结构。其中以主要淋巴系统所在区域最为常见，这也是为什么颈部及腋下发病率最高，腹股沟、纵隔、腹膜后次之，躯干及四肢最低。巨囊型淋巴管畸形通常由不止一个囊腔组成，囊腔之间可以相通或不相通，囊腔中含有水样的透明液体，有波动感，有时不透光或呈琥珀色；而微囊型淋巴管畸形病灶相对较实心。淋巴管畸形的临床表现受病变的类型、范围和深度影响，差异很大，有些表现为皮肤黏膜上的充满液体的小泡，而有些表现为巨大的肿物。

巨囊型通常见于颈前三角、颈后三角、肩部及腋部等。最常见的并发症为感染和出血，表现为病灶体积短时间内突然增大，伴或不伴有发热、皮肤瘀斑，增大到一定程度后逐渐缩小。另外位于眼睑的病灶可影响视力发育，颈部及气管旁的病灶可压迫气管导致呼吸困难。微囊型淋巴管畸形通常表现为局部组织弥漫性增厚，累及舌部时可引起舌部的间歇性肿胀、出血及舌部淋巴滤泡。位于皮肤及黏膜的微囊型淋巴管畸形常表现为多发的直径2～5mm的小囊泡。囊泡内通常充满无色或淡黄色的淋巴液，有时也可含有血液，外观类似于"带状疱疹"或"蛙卵"。镜下表现为不规则扩张的淋巴管布满真皮乳头并向表皮突起，以及处于深部大量与之相连的扩张淋巴管腔。淋巴滤泡除了会导致外观上的问题外，多数患者会出现反复的难治性的滤泡破裂、感染、淋巴液渗出、出血等（图36-53～图36-55）。

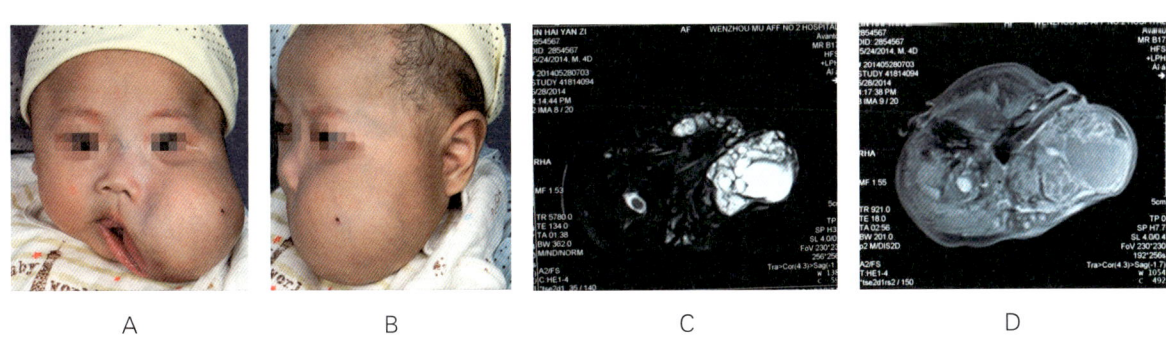

图36-53　5月龄男婴患儿，左面部混合型淋巴管畸形

A、B. 外观　C. MRI上T_2W抑脂序列可见多发囊性高信号区　D. T_1W增强序列可见囊腔内强化不明显，囊壁及间隔强化较明显

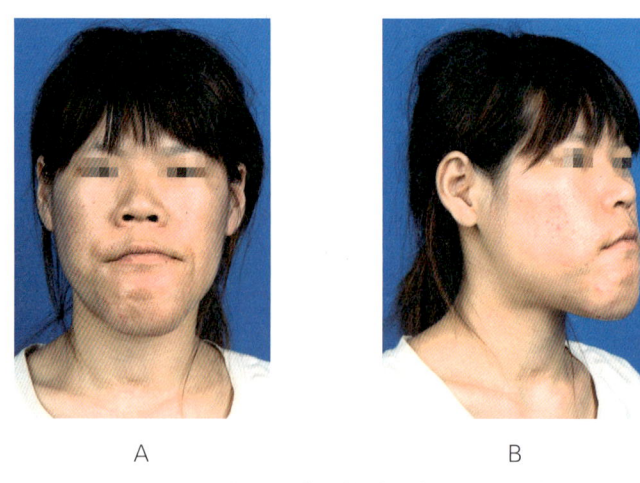

图 36-54 微囊型淋巴管畸形伴下颌骨肥大

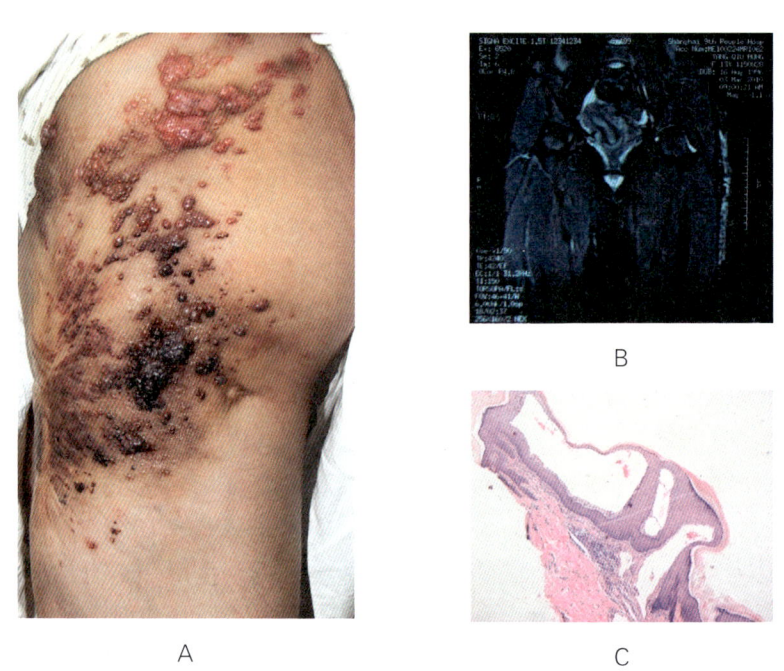

图 36-55 大面积淋巴滤泡手术切除复发
A. 滤泡反复破溃出血，淋巴漏伴感染　B. MRI 示浅筋膜层微囊型淋巴管畸形病灶　C. 病理可见表皮层扩张淋巴管，内含少量血液成分

五　治疗

淋巴管畸形治疗的首要原则是修复或保留患者的功能及外观美学的完整性。所有的治疗都基于彻底评估患者功能损伤及外观畸形。除了有生命危险的功能障碍需要早期治疗外，大部分的淋巴管畸形可以推迟至青少年时期再治疗，根据病灶特点治疗手段主要可选择硬化、手术或观察，治疗的时间点目前还存在争议。累及范围小且没有功能障碍或外观畸形的患者可以无须治疗，有报道称部分低分级的巨囊型淋巴管畸形能自发性消退，尤其是在后颈部区域。大面积的面颈部淋巴管畸形存在上呼吸道压迫的风险，同时也可导致下颌骨畸形、咬合不齐和发音障碍等，儿童期严重的外观畸形对患儿心理的影响也不容忽视。对于这些病灶，建议早期行多学科联合治疗。

淋巴管畸形的治疗包括手术治疗、硬化治疗和药物治疗。其中硬化治疗随着影像学技术的发展、硬化技术进步及新的硬化剂的发现，正逐渐取代手术治疗，成为淋巴管畸形的主要治疗方法。硬化治疗被证明对巨囊型淋巴管畸形非常有效，但对微囊型疗效较差。手术对巨囊型及微囊型均有效，但被认为不能用于大面积、广泛的淋巴管畸形。治疗药物主要包括抗炎药物和抗血管生成药物，如干扰素、普萘洛尔、西地那非、雷帕霉素等，但其疗效目前尚未明确，还需要进一步观察研究。

硬化治疗为淋巴管畸形患者提供了重要的治疗手段，适用于巨囊型和混合型淋巴管畸形。巨囊型淋巴管畸形硬化治疗通常可以取得令人满意的效果，而微囊型淋巴管畸形疗效较差。相对于手术治疗，硬化治疗有以下优点：①创伤小，不易损伤重要神经、血管、腺体、肌肉等组织结构；②对巨囊型效果良好，治愈率高，不易复发；③操作简便，比较安全；④外形恢复良好，无明显瘢痕。进行硬化治疗时，应根据病灶特点，进行分部位、多次囊腔内注射治疗，避免损伤重要神经、腺体等。一般应抽尽或接近抽尽每个囊腔中的淋巴液，再注入合适剂量与浓度的硬化剂。对于侵犯口底、咽旁、气道周围的病例，为避免由治疗后肿胀引起的气道阻塞，治疗前需争取行气管切开术。目前常用的硬化剂有无水乙醇、泡沫硬化剂［如十四烷基硫酸钠（STS）］、博来霉素（国产者称平阳霉素）、溶血性链球菌制剂 OK-432（国产者称沙培林）、强力霉素（doxy-cycline）等（图 36-56）。

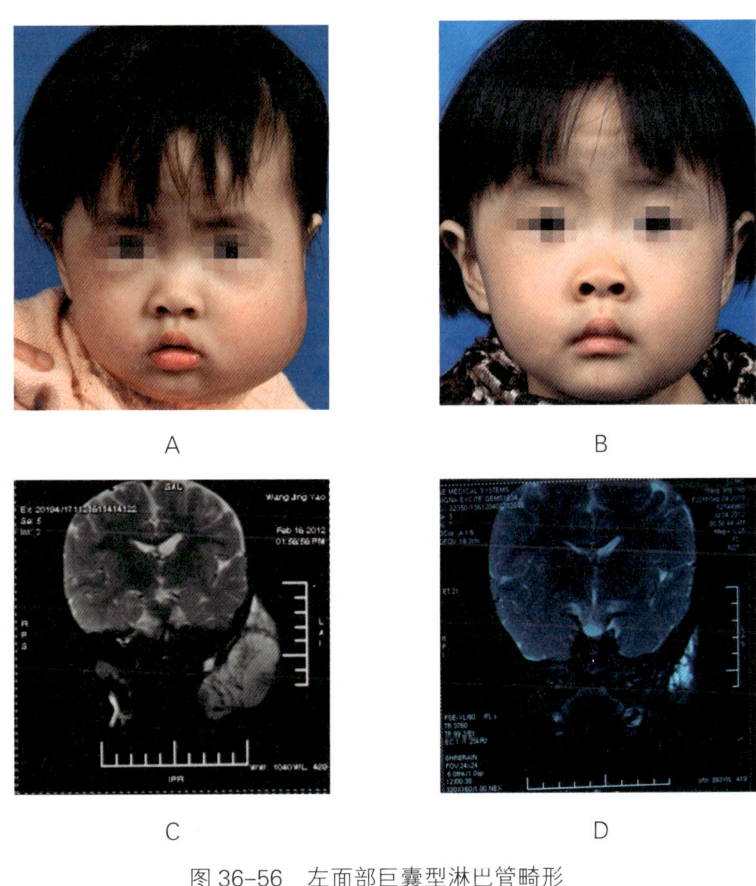

图 36-56　左面部巨囊型淋巴管畸形
A、C. 治疗前　B、D. 两次硬化治疗后 3 个月

手术过去是最主要的甚至是唯一的治疗手段，迄今仍是许多外科医师首选的治疗方法。但随着硬化治疗的开展和经验的积累，目前已不主张毫无选择地对任何类型的淋巴管畸形进行手术切除。早期手术切除是很早以前的观点，现在认为只有少数病例的病灶需要在婴幼儿期进行手术切除。尽管淋巴管畸形可呈缓慢增大倾向，但其并不会侵犯周围组织。局限性巨囊型病变可以手术完全切除，而弥漫性微囊型病变要想完全切除会很困难。其原因有以下几方面：①弥漫性微囊型病变多发生于唇、颊、舌及面部，完全切除势必造成较大的组织缺损，影响美观和功能；②病变

组织与正常组织难以辨认；③淋巴管畸形的管壁薄，术中容易撕裂；④大的病变常与重要结构如脑神经或重要血管关系密切，为了保存这些组织将会影响切除的完整性；⑤完全切除可引起诸多并发症，其发生率约为23%，如重要结构的交感神经、颈动脉鞘、面神经、舌下神经、舌神经等的损伤，Horner's综合征，以及严重的术后淋巴积液、浆液性囊肿和切口感染、长期不愈合等。手术指征为：①病灶较小，位置较好，可完全切除；②有症状的微囊型淋巴管畸形；③硬化治疗后仍有症状的巨囊型及混合型淋巴管畸形；④有危及生命的并发症；⑤对外观影响较大者（图36-57）。

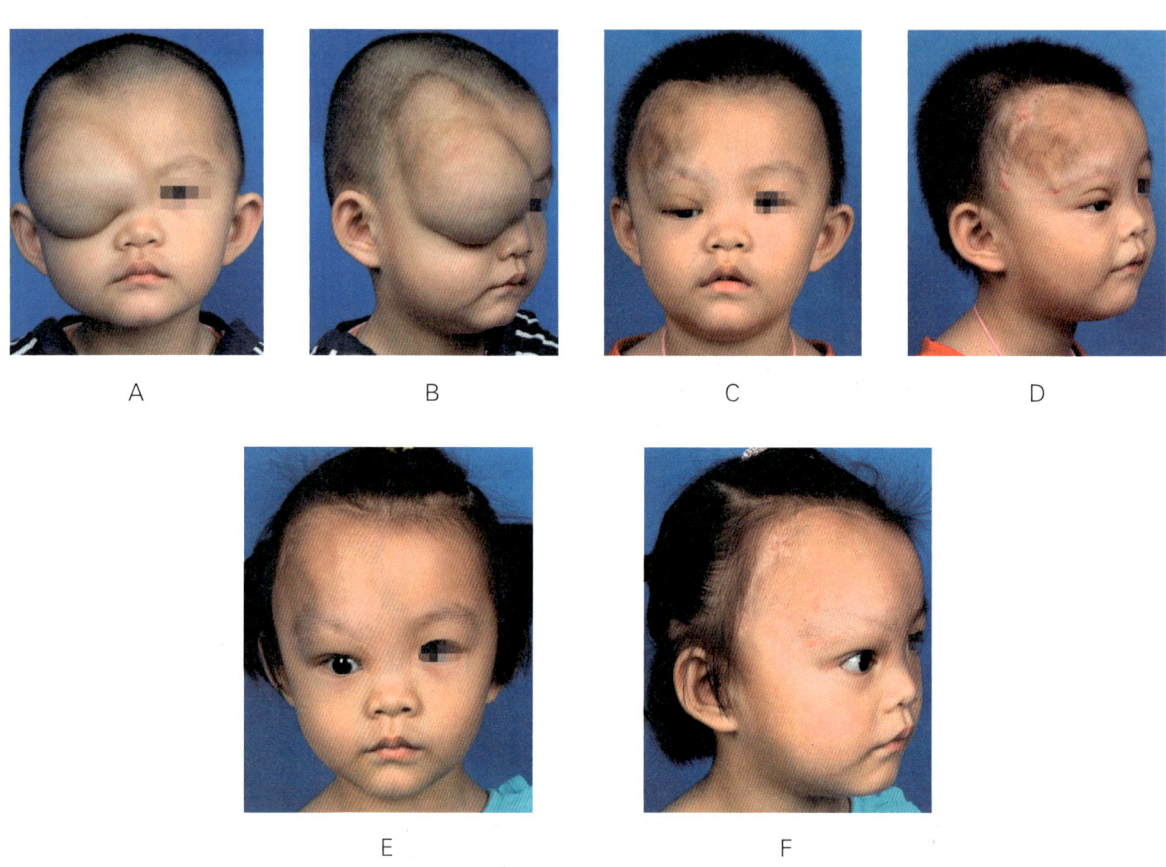

图36-57　右上睑额部微囊型淋巴管畸形

A、B. 右上睑额部微囊型淋巴管畸形伴遮挡视力、弱视　C、D. 一期术后病灶大部分切除　E、F. 二期行上睑提肌缩短及博来霉素注射联合治疗

对于累及胸腔而引起乳糜胸、呼吸困难等严重并发症的微囊型淋巴管畸形，近年来在药物治疗上有了新的有益发现。Swetman等在2012年《新英格兰医学杂志》上首先报道了3例严重的微囊型淋巴管畸形用西地那非治疗取得令人惊奇的疗效。Hammill等在2011年将西罗莫司用于6例有生命危险的脉管肿瘤及脉管畸形，其中4例为弥漫性微囊型淋巴管畸形，1例为毛细血管淋巴管畸形，另外1例为伴Kasabach-Merritt现象的卡波西形血管内皮瘤，6位患者均获得了极好的临床疗效。围绕两种药物的临床和基础研究还需进一步开展，以此来判断药物是否是解决硬化和手术无法解决的弥漫性淋巴管畸形治疗问题的新途径。

（杨希　林晓曦）

参考文献

[1] Haggstrom A N, Drolet B A, Baselga E, et al. Prospective study of infantile hemangiomas: clinical characteristics predicting complications and treatment[J]. Pediatrics, 2006, 118(3): 882-887.

[2] Darrow D H, Greene A K, Mancini A J, et al. Diagnosis and management of infantile hemangioma[J]. Pediatrics, 2015, 136(4): e1060-e1104.

[3] Léauté-Labrèze C, Hoeger P, Mazereeuw-Hautier J, et al. A randomized, controlled trial of oral propranolol in infantile hemangioma[J]. N Engl J Med, 2015, 372(8): 735-746.

[4] Chang L, Ye X, Qiu Y, et al. Is propranolol safe and effective for outpatient use for infantile hemangioma? A prospective study of 679 cases from one center in China[J]. Ann Plast Surg, 2016, 76(5): 559-563.

[5] Chang L, Gu Y, Yu Z, et al. When to stop propranolol for infantile hemangioma[J]. Sci Rep, 2017, 7: 43292.

[6] Jacobs A H, Walton R G. The incidence of birthmarks in the neonate[J]. Pediatrics, 1976, 58(2): 218-222.

[7] Van Drooge A M, Beek J F, van der Veen J P, et al. Hypertrophy in port-wine stains: prevalence and patient characteristics in a large patient cohort[J]. J Am Acad Dermatol, 2012, 67(6): 1214-1219.

[8] Lanigan S W, Cotterill J A. Psychological disabilities amongst patients with port wine stains[J]. Br J Dermatol, 1989, 121(2): 209-215.

[9] Lanigan S W, Taibjee S M. Recent advances in laser treatment of port-wine stains[J]. Br J Dermatol, 2004, 151(3): 527-533.

[10] Nelson J S, Milner T E, Anvari B, et al. Dynamic epidermal cooling in conjunction with laser-induced photothermolysis of port wine stain blood vessels[J]. Lasers Surg Med, 1996, 19(2): 224-229.

[11] Huikeshoven M, Koster P H, de Borgie C A, et al. Redarkening of port-wine stains 10 years after pulsed-dye-laser treatment[J]. N Engl J Med, 2007, 356(12): 1235-1240.

[12] Chang C J, Kelly K M, Van Gemert M J, et al. Comparing the effectiveness of 585-nm vs 595-nm wavelength pulsed dye laser treatment of port wine stains in conjunction with cryogen spray cooling[J]. Lasers Surg Med, 2002, 31(5): 352-358.

[13] Laube S, Taibjee S, Lanigan S W. Treatment of resistant port wine stains with the V Beam pulsed dye laser[J]. Lasers Surg Med, 2003, 33(5): 282-287.

[14] Edström D W, Ros A M. The treatment of port-wine stains with the pulsed dye laser at 600 nm[J]. Br J Dermatol, 1997, 136(3): 360-363.

[15] Chen J K, Ghasri P, Aguilar G, et al. An overview of clinical and experimental treatment modalities for port wine stains[J]. J Am Acad Dermatol, 2012, 67(2): 289-304.

[16] Mulliken J B, Glowacki J. Hemangiomas and vascular malformations in infants and children: a classification based on endothelial characteristics[J]. Plast Reconstr Surg, 1982, 69(3): 412-422.

[17] Sheehan D J, Lesher J L Jr. Pyogenic granuloma arising within a port-wine stain[J]. Cutis, 2004, 73(3): 175-180.

[18] Tsai F J, Tsai C H. Birthmarks and congenital skin lesions in Chinese newborns[J]. J Formos Med Assoc, 1993, 92(9): 838-841.

[19] Chen H, Lin X, Jin Y, et al. Patients with intralesional hemorrhage in venous malformations: diagnosis and embolosclerotherapy[J]. J Vasc Surg, 2009, 49(2): 429-433; discussion 433-434.

[20] Chen H, Lin X, Jin Y, et al. Intralesional hemorrhage in venous malformations[J]. Plast Reconstr Surg, 2009, 123(2): 60e-62e.

[21] Chen H, Lin X, Jin Y, et al. Deep infantile hemangiomas and early venous malformations: differential diagnosis by 3D-CT angiography[J]. Ann Plast Surg, 2010, 64(6): 755-758.

[22] Qiu Y, Chen H, Lin X, et al. Outcomes and complications of sclerotherapy for venous malformations[J]. Vasc Endovascular Surg, 2013, 47(6): 454-461.

[23] Jin Y, Lin X, Chen H, et al. Craniofacial venous malformations: magnetic resonance imaging features that predict treatment outcome[J]. J Oral Maxillofac Surg,2009,67(11):2388-2396.

[24] Robert L V,金云波,林晓曦,等. 无水乙醇在血管畸形治疗中的应用[J]. 中国口腔颌面外科杂志,2007,5(5):323-326.

[25] 陈辉,林晓曦,金云波,等. 双针法无水乙醇硬化治疗局限型上睑静脉畸形[J]. 中国美容整形外科杂志,2011,22(9):535-538.

[26] Jin Y, Lin X, Li W, et al. Sclerotherapy after embolization of draining vein: a safe treatment method for venous malformations[J]. J Vasc Surg,2008,47(6):1292-1299.

[27] Dompmartin A, Vikkula M, Boon L M. Venous malformation: update on aetiopathogenesis, diagnosis and management[J]. Phlebology,2010,25(5):224-235.

[28] Hassanein A H, Mulliken J B, Fishman S J, et al. Venous malformation: risk of progression during childhood and adolescence[J]. Ann Plast Surg,2012,68(2):198-201.

[29] Zheng J W, Zhou Q, Yang X J, et al. Treatment guideline for hemangiomas and vascular malformations of the head and neck[J]. Head Neck,2010,32(8):1088-1098.

[30] Mendonca D A, McCafferty I, Nishikawa H, et al. Venous malformations of the limbs: the Birmingham experience, comparisons and classification in children[J]. J Plast Reconstr Aesthet Surg,2010,63(3):383-389.

[31] Vakil-Adli A, Zandieh S, Hochreiter J, et al. Synovial hemangioma of the knee joint in a 12-year-old boy: a case report[J]. J Med Case Rep,2010,4:105.

[32] Orsini C, Brotto M. Immediate pathologic effects on the vein wall of foam sclerotherapy[J]. Dermatol Surg,2007,33(10):1250-1254.

[33] Bisdorff A, Mazighi M, Saint-Maurice J P, et al. Ethanol threshold doses for systemic complications during sclerotherapy of superficial venous malformations: a retrospective study[J]. Neuroradiology,2011,53(11):891-894.

[34] Yun W S, Kim D I, Rho Y N, et al. Natural course of venous malformation after conservative treatment[J]. Surg Today,2012,42(10):950-955.

[35] Orlando J L, Caldas J G, Campos H G, et al. Outpatient percutaneous treatment of deep venous malformations using pure ethanol at low doses under local anesthesia[J]. Clinics(Sao Paulo),2010,65(9):837-840.

[36] Limaye N, Wouters V, Uebelhoer M, et al. Somatic mutations in angiopoietin receptor gene TEK cause solitary and multiple sporadic venous malformations[J]. Nat Genet,2009,41(1):118-124.

[37] Gokani V J, Kangesu L, Harper J, et al. Venous malformation associated nerve profiles and pain: an immunohistochemical study[J]. J Plast Reconstr Aesthet Surg,2011,64(4):439-444.

[38] Schumacher M, Dupuy P, Bartoli J M, et al. Treatment of venous malformations: first experience with a new sclerosing agent—a multicenter study[J]. Eur J Radiol,2011,80(3):e366-e372.

[39] Spence J, Krings T, TerBrugge K G, et al. Percutaneous treatment of facial venous malformations: a matched comparison of alcohol and bleomycin sclerotherapy[J]. Head Neck,2011,33(1):125-130.

[40] Puig S, Aref H, Chigot V, et al. Classification of venous malformations in children and implications for sclerotherapy[J]. Pediatr Radiol,2003,33(2):99-103.

[41] Roh Y N, Do Y S, Park K B, et al. The results of surgical treatment for patients with venous malformations[J]. Ann Vasc Surg,2012,26(5):665-673.

[42] Cavezzi A, Tessari L. Foam sclerotherapy techniques: different gases and methods of preparation, catheter versus direct injection[J]. Phlebology,2009,24(6):247-251.

[43] McAree B, Ikponmwosa A, Brockbank K, et al. Comparative stability of sodium tetradecyl sulphate (STD) and polidocanol foam: impact on vein damage in an in-vitro model[J]. Eur J Vasc Endovasc Surg,2012,43(6):721-725.

[44] Erkin A, Kosemehmetoglu K, Diler M S, et al. Evaluation of the minimum effective concentration of foam sclerosant in an ex-vivo study[J]. Eur J Vasc Endovasc Surg,2012,44(6):593-597.

[45] Blaise S, Bosson J L, Diamand J M. Ultrasound-guided sclerotherapy of the great saphenous vein with 1% vs. 3% polidocanol foam: a multicentre double-blind randomised trial with 3-year follow-up[J]. Eur J Vasc Endovasc Surg, 2010, 39(6): 779-786.

[46] Ceulen R P, Sommer A, Vernooy K. Microembolism during foam sclerotherapy of varicose veins[J]. N Engl J Med, 2008, 358(14): 1525-1526.

[47] Hamel-Desnos C M, Desnos P R, Ferre B, et al. In vivo biological effects of foam sclerotherapy[J]. Eur J Vasc Endovasc Surg, 2011, 42(2): 238-245.

[48] Mimura H, Fujiwara H, Hiraki T, et al. Polidocanol sclerotherapy for painful venous malformations: evaluation of safety and efficacy in pain relief[J]. Eur Radiol, 2009, 19(10): 2474-2480.

[49] Rabe E, Pannier F. Sclerotherapy in venous malformation[J]. Phlebology, 2013, 28(Suppl 1): 188-191.

[50] Mol W, Furukawa H, Sasaki S, et al. Evaluation of the sclerotherapeutic efficacy of ethanol, polidocanol, and OK-432 using an in vitro model[J]. Dermatol Surg, 2007, 33(12): 1452-1459.

[51] Fujiki M, Kurita M, Ozaki M, et al. Detrimental influences of intraluminally-administered sclerotic agents on surrounding tissues and peripheral nerves: an experimental study[J]. J Plast Surg Hand Surg, 2012, 46(3-4): 145-151.

[52] Kohout M P, Hansen M, Pribaz J J, et al. Arteriovenous malformations of the head and neck: natural history and management[J]. Plast Reconstr Surg, 1998, 102(3): 643-654.

[53] Eerola I, Boon L M, Mulliken J B, et al. Capillary malformation-arteriovenous malformation, a new clinical and genetic disorder caused by RASA1 mutations[J]. Am J Hum Genet, 2003, 73(6): 1240-1249.

[54] Liu A S, Mulliken J B, Zurakowski D, et al. Extracranial arteriovenous malformations: natural progression and recurrence after treatment[J]. Plast Reconstr Surg, 2010, 125(4): 1185-1194.

[55] Konez O, Burrows P E. Magnetic resonance of vascular anomalies[J]. Magn Reson Imaging Clin N Am, 2002, 10(2): 363-388.

[56] Hyodoh H, Hori M, Akiba H, et al. Peripheral vascular malformations: imaging, treatment approaches, and therapeutic issues[J]. Radiographics, 2005, 25(Suppl 1): S159-S171.

[57] Wu I C, Orbach D B. Neurointerventional management of high-flow vascular malformations of the head and neck[J]. Neuroimaging Clin N Am, 2009, 19(2): 219-240.

[58] 陈达, 林晓曦, 范新东, 等. 3D-CTA在周围动静脉畸形诊治中的初步应用[J]. 上海口腔医学, 2004, 13(1): 2-5.

[58] 金云波, 林晓曦, 马刚, 等. 动静脉畸形的介入栓塞治疗[J]. 中华整形外科杂志, 2007, 23(2): 158-161.

[60] Greene A K, Orbach D B. Management of arteriovenous malformations[J]. Clin Plast Surg, 2011, 38(1): 95-106.

[61] Yakes W F, Rossi P, Odink H. How I do it. Arteriovenous malformation management[J]. Cardiovasc Intervent Radiol, 1996, 19(2): 65-71.

[62] 金云波, 林晓曦, 胡晓洁, 等. DSA下无水乙醇超选择性血管内治疗颜面部动静脉畸形[J]. 中华整形外科杂志, 2009, 25(6): 406-411.

[63] Jin Y, Lin X, Chen H, et al. Auricular arteriovenous malformations: potential success of superselective ethanol embolotherapy[J]. J Vasc Interv Radiol, 2009, 20(6): 736-743.

[64] Do Y S, Yakes W F, Shin S W, et al. Ethanol embolization of arteriovenous malformations: interim results[J]. Radiology, 2005, 235(2): 674-682.

[65] Gedikbasi A, Gul A, Sargin A, et al. Cystic hygroma and lymphangioma: associated findings, perinatal outcome and prognostic factors in live-born infants[J]. Arch Gynecol Obstet, 2007, 276(5): 491-498.

[66] Grasso D L, Pelizzo G, Zocconi E, et al. Lymphangiomas of the head and neck in children[J]. Acta Otorhinolaryngol Ital, 2008, 28(1): 17-20.

[67] Hassanein A H, Mulliken J B, Fishman S J, et al. Lymphatic malformation: risk of progression during childhood and adolescence[J]. J Craniofac Surg, 2012, 23(1): 149-152.

[68] Perkins J A, Maniglia C, Magit A, et al. Clinical and radiographic findings in children with spontaneous lymphatic malformation regression[J]. Otolaryngol Head Neck Surg,2008,138(6):772-777.

[69] Churchill P, Otal D, Pemberton J, et al. Sclerotherapy for lymphatic malformations in children: a scoping review[J]. J Pediatr Surg,2011,46(5):912-922.

[70] Ozeki M, Fukao T, Kondo N. Propranolol for intractable diffuse lymphangiomatosis[J]. N Engl J Med,2011,364(14):1380-1382.

[71] Karatza A A, Bush A, Magee A G. Safety and efficacy of Sildenafil therapy in children with pulmonary hypertension[J]. Int J Cardiol,2005,100(2):267-273.

[72] Chaudry G, Guevara C J, Rialon K L, et al. Safety and efficacy of bleomycin sclerotherapy for microcystic lymphatic malformation[J]. Cardiovasc Intervent Radiol,2014,37(6):1476-1481.

[73] Bisdorff A, Mulliken J B, Carrico J, et al. Intracranial vascular anomalies in patients with periorbital lymphatic and lymphaticovenous malformations[J]. AJNR Am J Neuroradiol,2007,28(2):335-341.

第三十七章
神经纤维瘤和神经纤维瘤病

第一节 神经纤维瘤

神经纤维瘤（neurofibroma）是一种起源于施万细胞且分化良好的良性肿瘤。其主要作为系统性疾病1型神经纤维瘤病（neurofibromatosis type1，NF1）或2型神经纤维瘤病（neurofibromatosis type2，NF2）的临床特征之一，其中90%的神经纤维瘤与NF1相关。没有神经纤维瘤病表现的局部单发的神经纤维瘤又称为孤立性神经纤维瘤（solitary neurofibroma）。孤立性神经纤维瘤是神经纤维瘤最常见的类型之一。由于神经纤维瘤病的疾病特征有随年龄逐渐出现的情况，因此在儿童时期对无明确家族史的单发患者不能直接诊断为孤立性神经纤维瘤，同时也无法统计其准确发病率。

一、病理特征

神经纤维瘤的大体标本呈灰白色，切面光滑发亮，除紧密脆嫩的瘤组织外，还可有胶样物质，有些肿瘤瘤体内有许多大小不等的血管窦腔及稀松的蜂窝状组织，血供丰富，窦腔壁无收缩功能，出血时可能较难控制。没有神经鞘瘤那样的继发性退行性变的表现。发生于主干神经上的神经纤维瘤呈梭形膨大，并可见正常的神经进出于肿块。肿瘤累及整条神经干时可呈肿胀的串珠样表现。当神经纤维瘤外存在神经外膜时，往往形成明确的包膜囊，但神经纤维瘤常常起源于较大的神经分支并易于向软组织内生长，累及范围较局限，而不形成包膜。

神经纤维瘤在组织学上的表现因所包含的细胞、黏蛋白及胶原的不同而异，最为特征性的神经纤维瘤表现为核呈波浪状、深染的梭形细胞交织成束，这些细胞与胶原紧密排列，其间可见少量黏液样物质，肿瘤细胞可形成小神经束样结构。肿瘤的基质中除梭形肿瘤细胞外还可观察到肥大细胞、淋巴细胞和极少量的黄色瘤细胞浸润。其次，有些神经纤维瘤没有黏液样物质，均为施万细胞及较均匀的胶原组织。肿瘤内细胞排列为索状或旋涡状。另外还有最少见的，可见大量的黏液样物质，易与黏液瘤混淆，此类神经纤维瘤多发生在肢体。神经纤维瘤的免疫组化特点主要表现为S-100阳性，可见于85%~100%的患者，S-100表达减弱时预示病灶存在恶性转变可能。

二、临床特点

孤立性神经纤维瘤的男女发病率相似，多在20~30岁发病，神经纤维瘤大多数分布在真皮或皮下等浅表部位，如头面、四肢、躯干等，其他部位少见，常常表现为缓慢生长的无痛性软组织肿物。神经纤维瘤导致的临床症状多与肿瘤的位置及体积相关。肿瘤位于皮肤表面时可引起皮肤破坏、色素沉着或随肿瘤体积增大而下垂，进而破坏外观美观或影响功能。当肿瘤位于深部组织或重要器官旁时，肿瘤组织增大可导致邻近重要器官受压，进而引起相应症状。

三 诊断

神经纤维瘤的诊断可依据临床特征及组织活检来确定。病理学诊断是最为准确的，超声、MRI和CT检查可以作为辅助的检查手段。

四 治疗及预后

当患者无临床症状且心理未受影响时可不予治疗。当病灶存在恶变倾向或已对患者功能或心理产生影响时可给予手术切除。不少孤立性神经纤维瘤病例没有病灶区域以外的任何问题，因此对其治疗与修复十分关键。放疗及化疗可以作为预防病灶复发的辅助治疗。但放疗存在增加肿瘤组织恶性转变的风险，治疗时需警惕。神经纤维瘤为良性肿瘤，多预后良好，术后复发和恶变少见。在NF1中神经纤维瘤存在2%～5%的向恶性神经鞘瘤转变的概率，一旦发生，患者死亡率就非常高，因此，神经纤维瘤患者长期随访观察具有重要意义（图37-1，图37-2）。

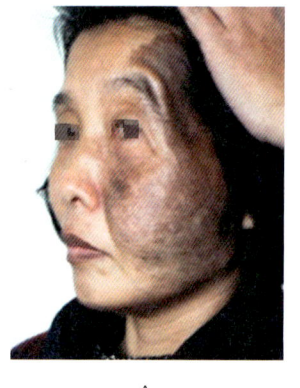
A
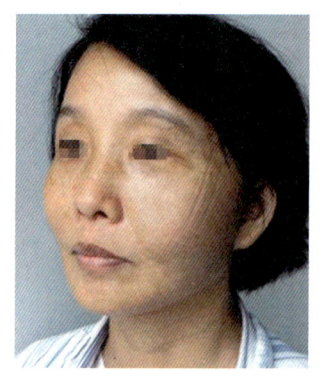
B

图37-1 孤立性神经纤维瘤病灶经过10次Q开关694nm激光后，获得少见的病灶色泽消退，并经历了发际缘切口的皮肤提紧手术，10年后仍然没有复发

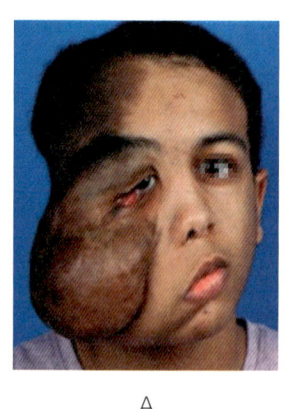
A
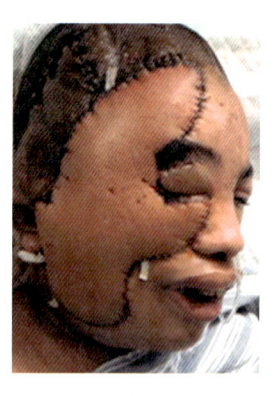
B
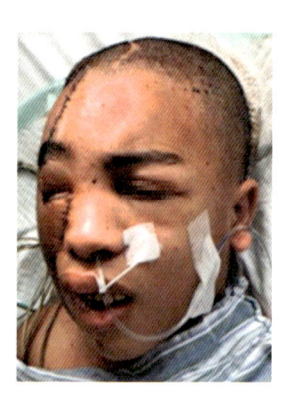
C
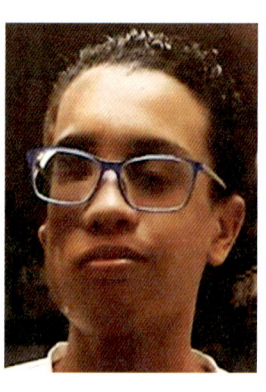
D

图37-2 右侧面部神经纤维瘤经过3次手术后复发而就诊，经过吻合血管的背阔肌肌皮瓣口角动态重建和胸背动脉穿支皮瓣右面部软组织重建术后

如对严重的面部孤立性神经纤维瘤，美容性重建是十分必要的要求，包括扩张或游离的皮瓣覆盖，骨畸形与面神经重建等。

（林晓曦　胡晓洁）

第二节　神经纤维瘤病

神经纤维瘤病（NF）亦称von Recklinghausen's病。von Recklinghausen于1882年最早对其进行了阐述，当时认为是单种疾病。随着研究的深入，人们发现NF包含三种在临床及遗传学上有明显差别的疾病。1987年美国国立卫生研究院（NIH）将NF分为1型神经纤维瘤病（NF1）和2型神经纤维瘤病（NF2），同年NF1和NF2的染色体定位确定，分别位于17号染色体和22号染色体。NF1又称为周围型神经纤维瘤病，最为常见，约占全部神经纤维瘤病的90%；NF2又称为双侧听神经纤维瘤病（bilateral acoustic neurofibromatosis），以前也称为中心型神经纤维瘤病，发病率为1/25000，较NF1少见。1997年，NIH在原NF分型的基础上，增加了第三型NF（NF3），即神经鞘瘤病（Schwannomatosis），发病率为1/40000。

1型神经纤维瘤病

NF1系常染色体单基因显性遗传性疾病，人群发病率为1/4000~1/2500。NF1属于外显率很高的遗传性疾病。约有半数的NF1患者具有家族史，其发病是由遗传获得的异常NF1基因导致的。而散发病例的NF1致病基因由自身基因突变造成。

（一）病因与发病机制

NF1基因位于17号染色体长臂（17q11.2）上，于1990年基因克隆成功。NF1基因全长约为350kb，包含60个外显子，可以转录形成11~13kb的mRNA，编码由2818个氨基酸构成的神经纤维瘤蛋白1（neurofibromin 1，nf1）。nf1在神经系统中高表达，能够抑制肿瘤的生长。nf1包含一段由外显子21~27a编码的360个氨基酸，为GTP酶激活蛋白（GAP）相关的功能区（GAP-related domains，GRD）。GRD能够激活体内的Ras-GTPase，是Ras信号传导的负性调节因子。当NF1基因表达异常时，nf1合成和功能不足，RasGAP的功能丧失，最终导致Ras途径的信号活性增强，细胞大量增殖，形成肿瘤组织。

（二）临床表现

NF1患者可有多种临床特征，主要包括色素性病变、神经纤维瘤、骨骼病变、虹膜的LISCH结节（也称虹膜色素错构瘤）和具有家族遗传史等各个方面。色素性病变主要表现为咖啡牛奶斑、腋窝或腹股沟区雀斑样的色素斑块。神经纤维瘤可以是单发或多发的皮肤神经纤维瘤、弥漫性神经纤维瘤、丛状神经纤维瘤。骨骼病变主要包括蝶骨发育不良或蝶骨大翼缺损，长骨的骨质变薄伴有或不伴有假关节形成。NF1是常染色体显性遗传性疾病，临床诊断为NF1的患者中约半数具有家族遗传史。多数NF1患者具有2个或2个以上临床特征表现。NF1的症状和体征可以在出生时即存在，也可在出生后随年龄增长而逐渐变明显。

1. 咖啡牛奶斑　咖啡牛奶斑是NF1重要的诊断及鉴别诊断标志。典型的咖啡牛奶斑直径多大于 5mm，边界清晰，呈椭圆形或不规则形态。咖啡牛奶斑的特征性病理表现为表皮基底层的色素细胞增多，如果发现有巨大黑色素颗粒，即可在组织学上与雀斑等其他色素性疾病相区分，但是这种色素颗粒不是总能被发现。随着患者年龄的增长，咖啡牛奶斑的数目逐渐增多，其数目多少是确立诊断的一项有意义的指标，不仅可以预示发病，还有利于提示已确诊患者的发病形式及其发展的严重程度。比如，全身仅有少量咖啡牛奶斑的患者可有以下的任一发展倾向：①在该处出现明显的神经纤维瘤；②发生节段性的神经纤维瘤；③2型神经纤维瘤病。也有些患者的咖啡牛奶斑出现较迟，在发育期才开始出现。各种明显的生理变化，如发育、妊娠或绝经、传染病、严重外伤、精神刺激等均可促使咖啡牛奶斑增加或增大。正常人群中10%～15%的人拥有单发的咖啡牛奶斑，这种色斑通常是先天性胎记，并不能预示将会发生NF1。当儿童出现4～6个斑块时需警惕发生NF1的可能性。

2. 皮肤神经纤维瘤 2个或2个以上的皮肤神经纤维瘤是诊断NF1的重要依据之一。单发的神经纤维瘤可见于非NF1的成人。神经纤维瘤是包含正常周围神经的良性肿瘤。皮肤神经纤维瘤多在青春期开始生长，最早表现为出现在腹部和背部的软结节，后逐渐扩展到躯体各个部位，数量可从几个到数千个不等。皮肤神经纤维瘤多为无痛性生长，数量较多时对患者的外观可造成明显影响，进而增加患者的心理负担。

3. 丛状神经纤维瘤 25%～30%的NF1患者有可见的或有症状的丛状神经纤维瘤，但是通过全身的MRI检查可发现超过50%～65%的NF1儿童患者拥有一个或多个丛状神经纤维瘤。丛状神经纤维瘤最常见于下肢，其次是胸部、椎旁和盆腔。面部的丛状神经纤维瘤多在1岁内出现，头颈部的肿瘤多因家人发现患儿出生后面部不对称而被注意到。腹部的丛状神经纤维瘤多发自脊髓根，在腹壁生长，导致腹部不对称。肢体上的丛状神经纤维瘤多发生在单侧肢体。皮肤纤薄时，其下方的丛状神经纤维瘤可呈淡紫色，易误诊为血管畸形。部分丛状神经纤维瘤皮肤伴有毛发生长和色素沉着，肿瘤的周围可显现一圈淡白色晕环。多个融合的丛状神经纤维瘤常伴有头颅、颈项、躯干或肢体相应部位皮肤或皮下组织的增生，引起不对称的局部肥大，如发生于下肢，常被称为神经瘤性象皮腿。

除皮肤组织外，丛状神经纤维瘤也可累及其他器官。神经纤维瘤如发生于椎管内，则可发生慢性神经根痛，晚期可出现的脊髓或马尾压迫症。脑神经中，以三叉神经、面神经、前庭蜗神经和迷走神经最常被累及，可出现咀嚼肌无力和萎缩、面部麻木、周围性面瘫、耳鸣、听力减退等症状。神经纤维瘤累及不同器官，如胃肠道、阑尾、喉、血管及心脏，可出现相应组织器官被压迫、梗阻或出血等症状。神经纤维瘤通常缓慢生长，在青春期及妊娠期可察觉生长加速，但单个病灶的突然增大提示有恶变的可能。约10%的丛状神经纤维瘤可恶变为恶性周围神经鞘瘤（MPNSTs）。必要时可进行MRI或PET检测，尤其是PET检测对帮助早期发现丛状神经纤维瘤恶变具有重要意义。

神经纤维瘤的镜下组织学结构特征包括：无结缔组织包膜，由波浪状胶原纤维组成，疏松排列成束，呈旋涡状或螺旋状。在胶原纤维间有许多梭形或椭圆形细胞核，大小均一，色淡，无弹性纤维。有的肿瘤可发生部分或全部黏液样变性，胞核埋入均一的淡蓝色基质内。

4. 视神经胶质瘤 患有视神经胶质瘤的儿童半数同时患有NF1。在NF1患者中，视神经胶质瘤组织病理学表现为毛细胞型星形细胞瘤，见于15%的NF1患者。视神经胶质瘤多在1岁以内出现，少部分在青春期或成年后发生。视神经胶质瘤早期多为无痛性生长，临床症状多在7岁内出现，平均5岁出现。主要的临床症状包括视力下降、眼球突出、头痛伴呕吐。视神经胶质瘤也可干扰垂体功能而导致性早熟。

5. 腋窝和腹股沟区斑点 腹股沟和腋窝区的斑点是NF1患者的典型特征之一，同时颈部及躯干部位出现斑点也较常见。这些斑点颜色同咖啡斑类似，但面积更小，也可见于普通人。

6. Lisch结节 虹膜Lisch结节多无明显症状，90%的NF1患者发生虹膜色素错构瘤，但需通过裂隙灯检查才能发现。

7. 骨骼病变　大约40%的NF1患者会伴发骨骼畸形，其中包括原发性的发育缺陷及软组织肿瘤侵蚀引起的骨骼病变，但在实际的病例分析中，只有少数表现为骨骼的神经纤维瘤病灶，多数是孤立的骨纤维结构发育不良，临床上可表现为脊柱后凸及侧凸、先天性长骨弯曲伴假关节形成、颅面骨骼发育畸形等。

（1）脊柱后凸或侧凸较为常见，约占患者群的1/4，多发于胸椎，一般为第五到七节，呈锐角，节段虽少，畸形却较为严重，脊柱可以有局部骨质发育不良的表现，也可以与一般的特发性脊柱侧凸相似而无特异的骨质改变。

（2）NF1是先天性胫骨假关节的主要病因之一，长骨发育不良可见于3%～5%的NF1患者。出现假关节形成的儿童患者中约半数为NF1患者，因此当患儿被发现有假关节时需注意排除NF1的可能。畸形多发生在血供较差的胫骨中下1/3段，表现为小腿下段向前成角，肢体缩短且变细，无明显疼痛，有时在皮下还可摸到神经纤维瘤结节；在先天性胫骨假关节的Boyd分型中，2型往往与NF1有关，属于一种溶骨性的病灶；Aegerter认为先天性胫骨假关节的可能病理生理机制是：局部纤维组织增生活跃，周围骨质压缩，进而引起继发性骨萎缩、骨血循环障碍而发生骨折，形成不易愈合的病变较广泛的假关节。

（3）部分NF1还可以有颅面骨骼发育畸形的表现，如蝶骨大翼发育异常导致突眼等；经X线平片或CT扫描往往能发现主要位于下颌骨和颅骨的溶骨性病灶，但可能并无实体肿瘤占位的表现。

NF1在骨骼系统的病变可以是溶骨性病灶，病灶的大部分组织学结构与非骨化纤维瘤或纤维性骨皮质缺损相似，主要表现为束状排列的成纤维细胞，偶见少量巨细胞。

8. 有些年轻的男性NF1可有类似男性乳房发育的表现，但其主要组织学特征是乳房基质的玻璃样变，其中包含细小的神经纤维及成纤维细胞，但无腺体增殖的表现，因此应称为"假性男性乳房发育"。

9. 除了上述特征性的临床表现，还有多种其他表现与此病相关，但其本身对NF1的诊断并无参考价值，比如肢端肥大症、呆小病生长发育失调、性成熟及心理发育失调、甲状腺功能亢进症或减退症、不育症、肾上腺皮质功能减退症、糖尿病、肺部发育畸形等。另外，包括神经鞘瘤、嗜铬细胞瘤、神经节瘤、肾母细胞瘤及白血病等多种肿瘤均有与神经纤维瘤病合并发生的报道。

此外，值得注意的是，少数患者原有的病灶可发生恶变，变为MPNSTs，年龄多在20～50岁，主要表现为以前的病灶在短期内迅速增大或新发疼痛，如出现上述情况，尤其是前者，应立即行组织活检，经证实后及时施行根治手术，但预后往往不乐观。以发生MPNSTs的患者为例，5年生存率为40%～65%，发生远处转移的概率为40%～68%。据文献报道，NF1患者中发生MPNSTs的概率为2%～5%，而大约半数的MPNSTs来源于NF1。病程越长，发生恶变的机会越大。值得一提的是，Sorensen在1986年报道了对丹麦212名NF1患者的长期随访结果，其中9人出现神经或其他软组织来源的肉瘤，16人出现神经胶质瘤；在这组患者中，NF1基因自发突变的84名患者病情较重，均需住院治疗，且恶变率远远高于其亲属，他们的病情更能反映NF1的自然病程，相对而言，他们的亲属病情明显较轻，多无须住院治疗且预后较好。与正常人群相比，NF1患者人群的寿命一般要低10～15岁。

（三）诊断

NF1的诊断标准：对同一患者存在下列表现中两条或两条以上者可以诊断为NF1（摘自1987年7月NIH统一发展会议公报第六卷第十二章）。

1. 青春期以前的患者周身可见6个以上的直径大于5mm的咖啡牛奶斑；青春期以后的患者，

上述斑的直径会大于15mm。

2. 2个或2个以上的任何类型的神经纤维瘤或1个丛状神经纤维瘤。

3. 腋区或腹股沟区雀斑样色素痣。

4. 视神经胶质瘤。

5. 2个或2个以上的Lisch结节，即虹膜错构瘤。

6. 特征性的骨骼病变，如蝶骨发育不良、胫骨假关节形成、长骨皮质菲薄等。

7. 一代血亲（父母、同胞及子女）中存在经正规诊断标准确诊NF1的患者。

NF1的临床诊断现在主要依据上述NIH1987年公布的诊断标准（图37-3）。8岁时接近95%的NF1患者满足此标准。但由于近半数的散发病例中，在出生1年内所表现的临床症状和体征并不符合NIH的诊断，这往往导致疾病诊断的困难（图37-4）。

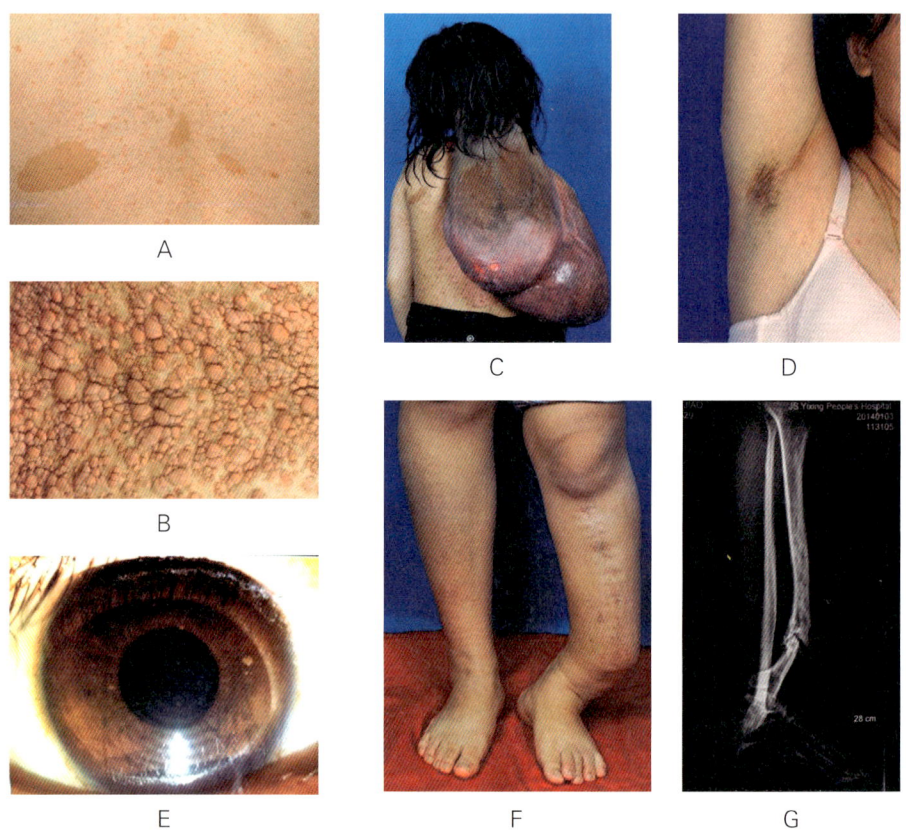

图37-3 NF1的临床诊断标准

A. 咖啡牛奶斑　B. 皮肤神经纤维瘤　C. 背部巨大丛状神经纤维瘤　D. 腋窝雀斑样痣
E. 虹膜色素错构瘤　F、G. 胫骨假关节畸形

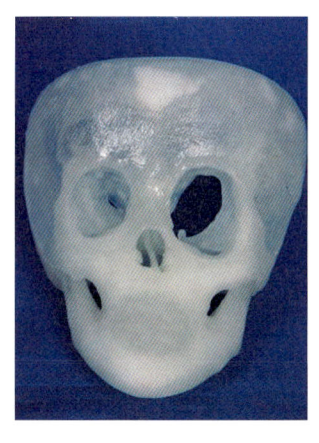 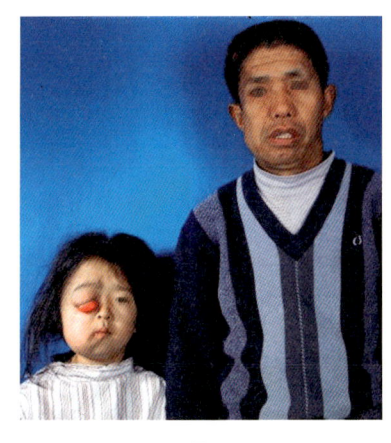 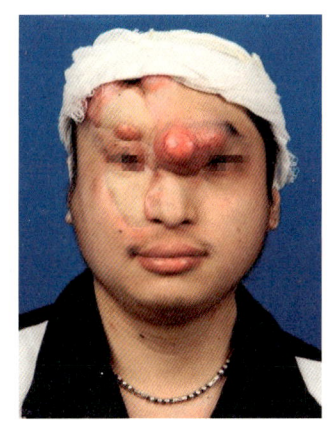

图 37-4 NF1 的不同病例表现

A. NF1 患者，眶部神经纤维瘤累及蝶骨，致使左侧蝶骨发育不良，蝶骨大翼缺损　B. NF1 家庭，父亲和女儿均为 NF1 患者　C. NF1 患者神经纤维瘤发生恶变，患者 14 岁时，病理报告为良性神经纤维瘤；28 岁时，为黏液纤维瘤；33 岁时，为纤维肉瘤；34 岁时，为隆突性皮肤纤维肉瘤转化纤维肉瘤，不排除黏液性纤维肉瘤

（四）鉴别诊断

1 型神经纤维瘤病具有特异性的症状和体征，95% 的 NF1 患者可以通过 NIH 的诊断标准准确诊断。对于临床特征不明显的病例仍需仔细甄别，临床上主要需同黑色素痣、脂肪瘤和神经鞘瘤等疾病相鉴别。

（五）特殊类型的 NF1

1. 微缺失型 NF1　此类型患者表现为 NF1 基因及其周围多发性基因序列的完全性缺失。此种类型的基因突变占所有 NF1 基因突变的 10% 左右。大部分的微缺失是母系起源，因此多导致严重的 NF1 表现型。发生 NF1 微缺失的 NF1 患者表现为颅面部的先天性畸形、巨手和巨足。

2. 脊椎神经纤维瘤　家族性的神经纤维瘤或遗传性脊椎神经纤维瘤病是比较少见的 NF1 类型。所有受累的家庭成员表现为沿神经根对称分布的多发性神经纤维瘤和咖啡牛奶斑，不表现 NF1 的其他临床症状和体征。基因分析显示为 NF1 基因发生连接突变或错义突变。此类患者多无明显临床不适症状。

3. 马赛克型 NF1　马赛克型 NF1 由胚胎发育过程中的体细胞突变导致。马赛克型 NF1 患者皮肤上不出现色素性病变和神经纤维瘤，但其诊断符合 NF1 的诊断标准。节段性神经纤维瘤病指神经纤维瘤或色素斑只位于身体单侧局限部位的马赛克型 NF1。节段性神经纤维瘤病能够遗传给下一代。马赛克型 NF1 的发病率为 1/40000～1/36000，但由于很多携带者并未诊断，实际的患病率可能更高。

4. Watson 综合征　这是一种少见的常染色体显性遗传病，主要表现为咖啡牛奶斑、肺动脉瓣狭窄和学习困难。本病的大部分患者存在 NF1 基因的突变。

（六）治疗

NF1 临床表现多样，治疗也较为复杂。目前本病尚无有效的治疗手段，多根据临床表现采取针对性治疗。常用的治疗方法包括手术治疗、药物治疗、激光治疗、放射治疗、基因治疗等。

1. 手术治疗

（1）适应证：目前手术仍然是去除 NF 病灶、修复外观和重建功能的唯一可靠的治疗方法。目前没有研究证据表明切除皮肤神经纤维瘤会增加新的神经纤维瘤，或者引起未完整切除部分发生恶性转变。由于病灶数量多、散在分布，加上病灶也常常累及深部组织，不是所有的病灶都适合手术。手术适应证包括：①NF瘤体体积较大，对周围组织造成明显压迫和（或）使其产生功能障碍；②可完整切除的较小的NF瘤体；③NF1伴有骨损害，如原发性骨发育缺陷及软组织侵犯造成的骨骼畸形；④NF1侵及其他系统，如中枢神经系统（含脊髓）、内脏等；⑤近期NF瘤体明显增大，疑有恶变可能或活检证实瘤体恶变；⑥NF瘤体破裂伴有急性失血者；⑦造成的外观畸形或长期疼痛，给患者带来较大心理负担的NF肿瘤。

（2）手术特点：NF1的瘤体大多边界不清，无包膜，且血供丰富，尤其是弥漫性或丛状神经纤维瘤，瘤体的血管解剖异常，往往充满丰富的畸形血窦，术中出血多，难以控制，手术难度大。NF切除手术需要根据实际情况制定术前、术中和术后有效的预防出血和止血措施，确定手术的切除范围和手术分期，并制订创面修复、外观与功能重建计划。

1）术中出血控制：NF1大多伴有血管病变。病理研究发现NF的血管内膜发生向心性生长、弹性纤维破裂、结节增生，中膜发生平滑肌减少、弹性成分降低、管壁脆性增加、支持和连接功能下降。这些病理变化导致血管壁变薄，弹性差，在病灶中形成大量血窦，容易破裂出血，而不易控制，且出血量大。术中难以控制的出血极大地影响了肿瘤的切除效率和手术安全性。血管病变所导致的大出血是NF1患者死亡的一个重要因素。应对NF术中出血，必须做好充足的准备工作。

术前：①以超声、MRI、血管造影等定位大血管和血窦的分布情况、血管的交通情况，以及评估病灶血液供应状态，充分备血；②必要时行术前栓塞治疗，缩小瘤体后，再做手术；③术前应注射含肾上腺素或其他缩血管药物的药剂；④栓塞瘤体的供血动脉，以减少术中出血。

术中：①四肢NF切除术，可选用气囊止血带压迫阻断血流，在无血状态下进行肿瘤的切除。②术中低温降压麻醉，控制收缩压不低于80mmHg或维持平均动脉压在50～60mmHg之间；或以降低基础血压的30%为标准并根据术中出血情况调节血压，达到减少出血的目的。③用粗线结扎瘤体的周缘，使线与线之间交叉错合，阻断瘤体血供，以减少术中出血。④如有条件，可采用距瘤体1～2cm的正常组织入路，避开NF瘤体异常血管，切除瘤体，以减少出血。术中边切除边压迫止血，创面敷以止血药物来减少出血。⑤应用超声刀减少出血。⑥针对难缝合、难结扎、脆弱的病灶组织，可采用电刀剥离，边切边凝，以减少出血。⑦如创面渗血较多，难以控制，可先进行创面加压包扎，2～4天后再行二期手术进行修复。⑧术前、术中、术后必要时给予自体血回输和输血治疗。

2）NF瘤体切除范围设计与修复：切除NF瘤体需综合考虑外观、结构和功能的修复重建。选择原位缝合、皮片移植、邻近皮瓣移植、扩张皮瓣移植等手段进行创面的修复工作（图37-5～图37-7）。

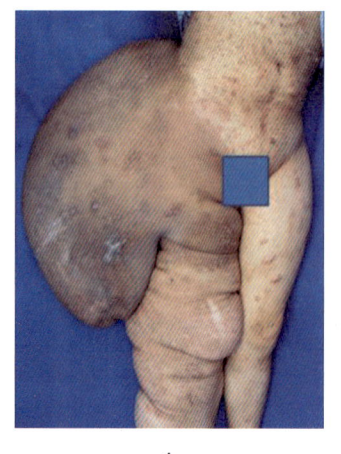
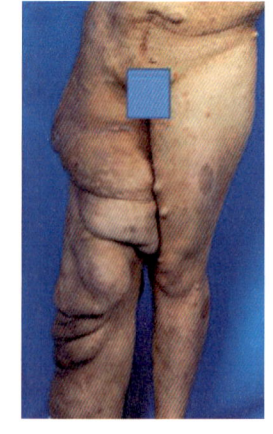

A　　　　　　　　　　B

图37-5　下肢巨大神经纤维瘤病灶切除，局部皮瓣修复创面

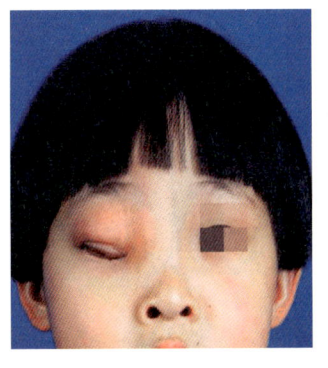 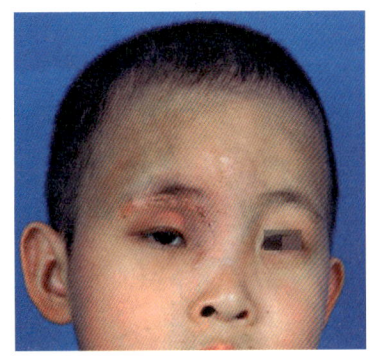

图 37-6　右眼眶内、眶周 NF 病灶切除，眼眶重建

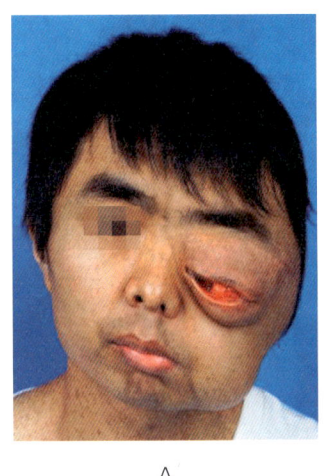 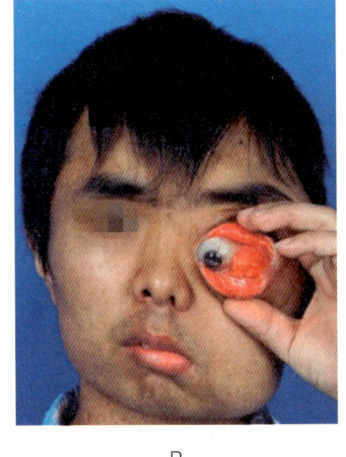 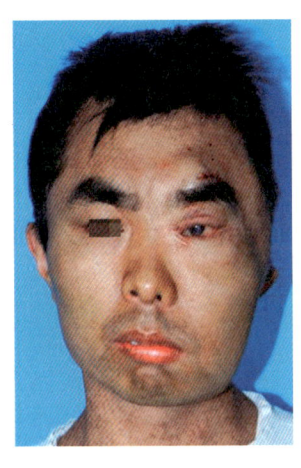

图 37-7　左面部 NF 切除，面部结构重建

3）预后：对于神经纤维瘤，术中切除95%以上病灶，为病灶彻底切除的标准；切除90%以上病灶，为病灶大部切除。病灶经大部切除后，复发率为45%；彻底切除后，复发率为20%。儿童神经纤维瘤切除术后复发率高达40%～60%，其中10岁以前儿童，神经纤维瘤切除后复发率为60%；10岁以后儿童，神经纤维瘤切除后复发率可为30%。而且术后神经纤维瘤仍然存在随年龄增大而不断生长的可能性。神经纤维瘤越是巨大，侵及的周围组织就越广泛，病变可累及重要的血管、神经与其他组织器官。巨大的神经纤维瘤切除时，术中出血多，创伤大，术后破坏严重，修复困难，残留畸形明显。NIH建议应当早期、多次手术治疗，在病灶尚未明显增大前切除，将会增加手术的安全性，有利于减少继发畸形和功能障碍。

2. 药物治疗　找到有效治疗NF1的药物是研究工作者孜孜以求的，近年来不断有研究人员报道，对那些可能对NF1具有治疗作用的药物展开试验，但现阶段尚未找到能够有效控制NF1发展的临床药物。

3. 激光治疗　激光治疗目前在NF1的治疗中应用范围较局限，主要用于色斑和多发性小病灶的治疗。激光治疗对NF1患者皮肤咖啡牛奶斑淡化具有一定效果，可改善部分外观。射频消融技术和CO_2激光在切除体表多发的神经纤维瘤病灶时是一种省时高效的方法，具有手术时间短、无出血、切口无须缝合等优点。应用CO_2激光治疗眼眶部的丛状神经纤维瘤可以保护正常组织，减少创面出血和降低肿瘤复发率。激光治疗一般只用于瘤体直径小于2cm的患者，瘤体过大时容易产生明显的瘢痕。

4. 放射治疗　放射治疗对NF1的治疗效果不明显，目前主要用于中枢神经系统病变的治疗，如神经胶质瘤；也可作为老年患者、拒绝手术的患者和无法进行手术治疗的患者的一种替代性治疗。放射治疗可用于手术前，起到缩小瘤体，增加手术切除率的目的。NF1患者的视神经胶质瘤接受放射治疗后，发生神经系统第二肿瘤的风险明显升高，特别是在儿童期接受放射治疗的患者，因此在儿童期除非必要，不应进行放射治疗。

5. 基因治疗　近年来关于NF1发病机制的基因研究取得了明显的进展，对疾病的发生发展的认识不断加深，特别是NF1基因方面的研究进展，为在分子层面寻找预防和治疗NF1的新方法奠定了良好的基础。如应用早期的基因检测技术在胎儿期对目标人群进行基因检测，以及对具有突变基因的人群进行早期治疗，不仅能避免疾病的发生，还能减少患病后产生的大量治疗费用，减轻患者的家庭和社会负担。应用相关技术在病变细胞内导入正常NF1基因，使其编码正常的纤维蛋白，从而治疗NF1；在肿瘤细胞中导入正常的NF1基因，对NF1的治疗也是一个不错的方向。

（七）合并血管畸形的神经纤维瘤手术治疗个案举例

笔者没有见到过"血窦型"神经纤维瘤的文献报道。但在笔者临床中，遇到过多例巨大神经纤维瘤手术中有难以控制的出血的情况，笔者将这类神经纤维瘤称为"血窦型"神经纤维瘤。

20世纪80年代后期，有1例左面部巨大神经纤维瘤患者，肿瘤从左侧发际以下额部开始，延展至上睑、下睑、眶下、颧部、颊部，巨大如一足球样，曾经辗转多地，最后到了南京某著名医院，进行手术治疗，手术医师精心设计，先进行左侧颈外动脉结扎，再施行手术，在肿瘤下方做一切口，结果是血流如涌，无法继续进行手术，立即做原位缝合，据说患者出输血10000ml，保住了生命。

过了很长一段时间，患者来到上海第九人民医院颅颌面外科就诊，经过充分和精密的术前准备后，由一位具有30多年临床经验的教授带领一位具有10多年临床经验的医师，进行巨大左面部神经纤维瘤切除，吸取第一次南京手术切除肿瘤的经验，手术切口设计在肿瘤上方，结果又碰到了血流如涌而无法继续手术的窘境，只能原位进行切口缝合包扎，面部巨大神经纤维瘤无法予以切除，整个手术过程和手术后据说又是出输血10000ml，保全了生命。由于两次手术失败的经历，患者及其家属滞留于病房。

在患者的要求下，经过精密的设计，并请有关部门协作，决定继续采取手术治疗，在充分准备后，完整地切除了肿瘤，并做了面部的修复重建，整个手术过程如下：①低温低压麻醉；②在肿瘤周围用双层篱笆式缝合，阻止肿瘤周围血供；③用微波针刺进肿瘤内，使肿瘤血窦尽可能缩小，使组织凝固；④每个手术切口都先用长血管钳夹持切口上、下方，然后切开，对于上、下方长血管钳夹的部位进行有效缝扎，直到肿瘤完全切下；⑤肿瘤切除后，切取背阔肌肌皮瓣做面部缺损再造；⑥手术后进行左眼眶赝复体再造，使患者面容能够参加社会生活，整个手术过程及手术后出输血3000ml（见图37-8）。

近年来开始有合并血管畸形的神经纤维瘤病的报道，从而解释了部分的病例出血问题突出的鉴别诊断问题。

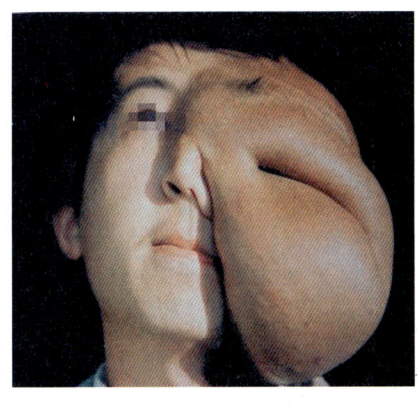 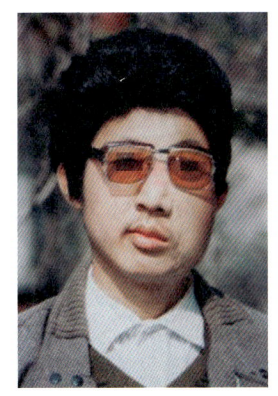

图37-8 "血窦型"神经纤维瘤患者术前和术后

(八) NF1基因遗传学研究临床应用

NF1基因研究成果在临床应用，是精准医疗研究成果通过比较医学与转换医学从实验室研究走向临床（Bench to Bedside）成功应用的典范之一。NF1的基因研究成果包括：①从分子病理学的角度，揭示了看似不相关的各种NF1临床表现之间的内在必然联系；②为临床疑似病例提供了明确诊断和鉴别诊断的利器，有效地弥补了NIH临床诊断标准（1987）的年龄滞后性；③NF1基因突变和临床表型相关性研究，为建立NF1分子亚型分类迈出了探索性的步伐；④NF1基因产前诊断，将有效地预防新生儿出生缺陷，达到优生优育、提高人口素质的目标；⑤寻找治疗和弥补由于NF1基因缺陷致病的药物研究，有望实现彻底治愈NF1的目标。

1. NF1发病机制分子病理学研究

（1）NF1基因与蛋白功能：NF1的基因编码神经纤维瘤蛋白。多种组织细胞中均能表达合成神经纤维瘤蛋白。目前发现nf1蛋白能结合激活GTP-Ras水解酶，并激活GTP-Ras水解酶，将有活性的Ras-GTP转化为无活性的Ras-GDP，水解活性Ras，抑制Ras功能。nf1蛋白被认为是一种Ras癌基因抑制蛋白，能下调Ras信号传导，从而减少Ras信号传导所介导的细胞代谢功能。

（2）NF1基因突变与临床表现：nf1蛋白主要在由神经嵴发育起源的组织和细胞中表达。神经嵴细胞可以迁移分化为所有外周神经系统神经胶质细胞和神经元，以及中枢神经系统的一小部分神经元、色素细胞、滤泡旁细胞、嗜铬细胞、肾上腺髓质细胞和部分中胚层衍生物（如脑脊膜、骨骼、牙乳头、牙囊）等。

NF1基因可发生各种突变，包括染色体畸变、整个基因缺失、多个外显子缺失、小缺失、大插入、小插入、终止突变、氨基酸替代、内含子突变、3′非翻译区突变。当NF1基因突变后，nf1蛋白合成功能或活性不足，GTP-Ras水解酶活性不同程度下降，活性Ras-GTP水平增高，Ras不能被有效抑制，细胞增殖失控，导致肿瘤的增生。

当nf1蛋白功能或活性不足时，由神经嵴衍生分化的组织细胞的nf1蛋白功能就会异常，抑制Ras的功能不足，导致由神经嵴分化的组织或细胞发育异常，出现临床相应的症状，可表现为：外周神经胶质细胞异常增生，可形成神经纤维瘤、视神经胶质瘤；色素细胞异常增生，可形成咖啡牛奶斑、雀斑样痣、虹膜色素错构瘤；嗜铬细胞功能异常，可导致嗜铬细胞瘤；骨组织细胞发育异常，可导致脊柱侧弯、胫骨皮质发育不良、胫骨侧弯、胫骨假关节畸形、颅骨缺损、蝶骨大翼缺失等。

2. NF1的基因诊断标准是NIH临床诊断标准（1987）的必要补充

（1）基因诊断弥补了NIH临床诊断的年龄滞后性：NF1疾病是发病率最高的常染色体显性遗传病之一。NF1患儿出生时，人体细胞就携带有NF1缺陷基因。由于NF1基因缺陷发生的位点或方式不同，导致nf1蛋白功能丧失程度不一，从而使临床表现也不一致。NF1患儿出生时，临床特征性表现可以已经存在，也可以很隐蔽而不被发现，甚或可以没有任何症状。但随着年龄增长，nf1蛋白功能缺失达到一定程度，临床特征会逐渐显现出来。因此，不同NF1患者达到完全符合NIH（1987）临床诊断标准时，年龄会存在差异。

按照不同年龄段针对NF1患者临床表现统计结果，NF1患者咖啡牛奶斑出现的概率为99%，有40%～50%的患儿出生时即存在，而且颜色较浅，容易被忽略，在1周岁之前，95%的患者的皮肤可以出现典型的咖啡牛奶斑的表现，80%的患儿每增长1岁，增加一个咖啡牛奶斑，到4岁能100%出现。在晚期，即儿童3～5岁时，可以出现雀斑样痣。7岁以前，80%的NF1患者可以有雀斑样痣，整个成年期继续发生，逐渐明显。虹膜错构瘤Lisch结节出现的概率为90%～95%，3岁以下仅5%的患儿可以被发现，3～4岁出现的概率达到42%，5～6岁出现的概率达到55%，到了18岁，可以完全显现。皮肤神经纤维瘤出现概率为99%，儿童期发生，7岁以后可以出现皮肤神经纤维瘤，青春期和妊娠时增多，持续整个成年期。丛状神经纤维瘤出现概率为30%～50%，患儿出生后1岁时即可以出现，随年龄增加持续缓慢增长。胫骨假关节畸形出现概率为2%，9～10月龄就可以被发现，站立异常，随生长发育逐渐明显；视神经胶质瘤出现的概率为15%；蝶骨大翼缺损出现的概率为1%；脊柱侧凸出现的概率为10%。这些均属于NF1的特征性临床症状，但是发生概率低，早期往往很难被发现。

各种NF1临床表现的出现概率和发生时间不尽相同，增加了早期确诊NF1的难度。尤其是8岁以下儿童，可以没有完全显现符合NIH诊断标准的典型症状，这种情况下很可能发生NF1临床漏诊。

1987年，NIH在NF1（MIM 162200）的临床诊断标准上达成了共识，并应用至今，95%年龄大于8岁的NF1患者能够据此标准明确诊断。而小于5岁的NF1患儿，临床症状没有完全表现，达不到NIH诊断标准，会有40%的患者不能明确诊断。尤其是对于低龄儿童，往往需要长期随访，等到出现特征性临床表现后才能明确诊断。完全依赖临床表现进行判断，有可能会造成诊断滞后性。尤其是儿童期不能明确诊断，会给患儿及家属造成较大的心理压力，一方面对患儿的病情发展无法预知和进行充足的准备，使得早期干预和治疗得不到有效进行；另一方面，遗传病的信号不明确，需再生育的家族成员进行遗传咨询时，不能获得准确可靠的信息。

1990年，NF1的基因克隆成功，NF1基因检测的方法和技术得到了发展，将近两千种的NF1患者基因突变位点和突变方式被发现。西方国家部分NF1基因研究中心实验室可以通过对血液中的遗传物质进行检测，判断患者是否携带NF1致病突变基因。目前，欧美国家NF1突变基因检出成功率可以达到95%以上。作为NIH诊断标准的一种有效补充，基因诊断技术足以成为对8岁以下的NF1患儿进行鉴别诊断的可靠工具。精确的基因诊断技术将来是否能完全取代NIH（1987）的NF1诊断标准，还有待于基因检出准确率的进一步提高和基因检测成本的降低。

（2）疑似NF1病例的明确诊断与鉴别诊断

1）Legius综合征：Legius综合征临床表现为咖啡牛奶斑和腋窝下或腹股沟雀斑样痣，完全符合NF1的NIH诊断标准，但其基因突变位点SPRED1位于15q13.2（2008年发现），而非NF1位于17q11.2。对于临床具有咖啡牛奶斑和雀斑样痣表现、疑似NF1的患者，完全可以通过基因检测的方法，以排除Legius综合征。相比于建立在搜集临床表现之上的NIH临床诊断标准，基因检测可以提高鉴别诊断的效率。

2）NF1嵌合体：NF1嵌合体由胚胎发育过程中的生殖细胞或体细胞NF1基因突变导致，最终患者体内携带有两套基因组。NF1嵌合体患者的皮肤可发生色素性病变和神经纤维瘤，其诊断符合NF1的诊断标准。NF1嵌合体的发病率为1/40000～1/36000，但由于很多携带者并未获得明确诊断，实际的患病率可能会更高。当NF1基因突变发生在原生殖细胞（primordial germ cell）分化后，神经纤维瘤或者色素斑局限于躯体单侧，称为体细胞NF1嵌合体；当NF1基因突变发生在原生殖细胞分化前，病灶分布范围可不局限在躯体单侧，称为生殖细胞NF1嵌合体，此种类型的NF1具有遗传性。对于NF1嵌合体进行基因检测分型，是提供正确的遗传咨询信息的重要保障。

3. NF1基因突变和临床表型（genotype-phenotype）相关性研究　NF1基因突变的类型与其所产生的临床表现之间的关系相当复杂，尚未完全明确。目前报道公认的仅有两种NF1基因突变具有基因型和表型之间的明确相关性：NF1基因17号外显子3个碱基（AAT）缺失突变[exon17, 3bp（AAT）del]与染色体片段微缺失的NF1基因突变（NF1 microdeletions）。

（1）NF1"exon17, 3bp（AAT）"缺失，nf1蛋白功能不足或部分缺陷，仍存在部分蛋白功能代偿，将逐渐发生细胞组织结构和功能异常，发展过程缓慢，临床症状轻微，仅表现为咖啡牛奶斑、雀斑样痣、虹膜Lisch结节。

（2）染色体片段微缺失的NF1基因突变，NF1基因及其周围多发性基因序列的完全性缺失，nf1蛋白完全无法合成，功能完全丧失，临床出现严重的组织结构和功能异常，此种类型的基因突变占所有NF1基因突变的10%左右。大部分的微缺失是母系起源。发生NF1微缺失的患者，临床上往往伴有严重的NF1表现型，表现为严重的颅面先天畸形、巨手和巨足、学习障碍、智力障碍，出现大量的皮肤神经纤维瘤。

4. 胚胎NF1基因的筛选与优生优育　单基因遗传性疾病导致的新生儿出生缺陷不利于患儿健康、生长发育，给家庭带来了沉重的负担，严重者可以致畸、致残，甚至致死，危及患者的健康和生命。对高危孕妇妊娠期间进行相关的产前基因检查或对初生婴儿进行早期的基因筛查，可以预知疾病，进行精确的诊断和预先采取必要措施，可为遗传病携带者或者已经生育遗传病患儿的家庭提供更精准的产前检测和遗传咨询，最终实现优生优育的目标。

NF1属于单基因常染色体显性遗传性疾病，新生儿发生率为1/3000～1/2600，人群中发病率为1/4000～1/3500。50%的NF1基因缺陷为由遗传获得，还有50%的患者，其致病的NF1基因是自发突变而来，NF1自发突变概率为1/7000～1/6000。根据孟德尔遗传原理分析，NF1子代遗传自亲代的致病基因的概率高达50%。NF1患者孕育下一代时，若能进行基因检测以了解胎儿是否存在致病基因，并给予明确的遗传指导建议，将能阻止遗传疾病的发生，将可能降低近一半的发病率，因此，孕产期胎儿畸形的筛查工作对于NF1疾病预防和控制具有非常重要的意义。

目前，NF1致病基因突变没有明确热点，NF1基因检测复杂而且困难。尽管如此，欧美国家NF1基因检测成功率仍然可以达到95%以上。在此基础上，如果父母有一方确诊为NF1，可在孕9～11周，通过穿刺活检获取胎盘绒毛膜组织，抽提获取胚胎DNA或RNA遗传物质，进行基因测序，分析遗传信息，就可以判断胎儿是否携带致病的NF1基因，实现产前基因诊断。

随着胚胎植入前遗传学诊断（PGD）技术的成熟，受精卵植入子宫前进行单细胞基因检测，筛选携带健康基因的胚胎植入，也可实现减少带有NF1疾病基因的胚胎妊娠，可极大提高妊娠胚胎的质量。

应用无创产前诊断技术或选择性胚胎植入技术，获知胎儿的健康状况，可以极大地促进先天性疾病、遗传病的预防工作，控制新生儿出生缺陷，为家庭和社会带来切实的利益。

5. NF1基因研究成果向临床预防与治疗转化

（1）NF1预防：自从发现NF1疾病以来，人类一直在寻找有效的预防与治疗方法。随着基因检测技术的发展，我们目前已经能将产前检测的准确率提高到90%以上。在攻克单细胞基因检测瓶颈之后，将实现植入前诊断，突破现有的产前诊断技术，更科学地预防携带遗传基因缺陷的患儿出生。

（2）NF1临床治疗：NF1症状多样，良性的神经纤维瘤可以致畸、致残，甚至发生恶变而危及生命。切除肿瘤，是长期以来针对神经纤维瘤病唯一有效的治疗方法。但是手术治疗只能对于影响功能或外观畸形的肿瘤病灶进行部分切除和整形，达到局部外观改善和部分功能修复的效果，并不能控制肿瘤继续增长或针对NF1病变的基因进行有效治疗。

NF1的基因药物研究始终在探索如何通过药物阻断由于NF1基因缺陷而引发的各种临床症状，从而达到治愈NF1的目的。众多的NF1药物研究，聚焦于应用药物矫正由于NF1基因缺陷而导致的下游Ras-Erk信号传导系统异常（包括Ras、新生血管形成和mTOR信号通路）的研究，而且药物的有效性得到了NF1（+/-）动物实验和临床一期试验的验证。诸如，索拉非尼（sorafenib）能抑制RAF-1、B-RAF的丝氨酸-苏氨酸激酶活性，抑制VGFR-2、VEGF-3、PDGF-β、KIT、FLT-3多种受体的酪氨酸激酶活性，既可阻断由RAF-MEK-ERK介导的细胞信号传导通路而直接抑制肿瘤细胞的增殖，又可通过作用于VEGFR，抑制新生血管的形成和切断肿瘤细胞的营养供应而达到遏制肿瘤生长的目的。贝伐单抗[阿瓦斯汀（Avastin），IgG$_1$抗体]与人VEGF结合并阻断其生物活性，可抑制肿瘤血管生成。依维莫司作为mTOR抑制剂，与细胞内受体FKBP-12结合形成复合物后，直接作用于mTOR中的FKBP-12-雷帕霉素复合物结合位点（FKBP-12-rapamycin binding，FRB）结构域，从而抑制蛋白活性。

2016年年底，《新英格兰医学杂志》（*The New England Journal of Medicine*，NEJM）发表论文，总结了24名NF1患者应用MEK激酶抑制剂司美替尼（selumetinib）的治疗效果，发现这次一期临床试验中，70%患者的肿瘤体积缩小了至少20%，表现了显著的药物疗效。司美替尼药物试验的结果，极大地鼓舞了矫正NF1基因缺陷的新药研发的士气。

总之，现代NF1分子遗传学领域研究成果的转化，极大地推动了NF1疾病发生和发展的分子机制研究、疾病的预测和预防，以及临床诊断、个体化治疗和新药的研发。

二 2型神经纤维瘤病

2型神经纤维瘤病（NF2）又称为双侧听神经纤维瘤病，远较1型神经纤维瘤病少见，患病率为1/40000～1/33000。与1型神经纤维瘤病相似，这也是一种高外显率（95%）的常染色体显性遗传病，相关的疾病基因位于染色体22q12.2（22号染色体1区2带2亚带），全长12kb，编码Merlin蛋白，它与促使细胞膜与胞内基质结合而起作用的一种蛋白"ezrin-radixon-moesin"具有同源性。NF2基因突变造成Merlin蛋白的缺失与失活，从而丧失其肿瘤抑制作用，进而导致肿瘤的形成。

2型神经纤维瘤病多在青春期或稍后发病，病程较长，从发病到治疗常长达数年，由于伴发双侧听神经瘤而表现为耳鸣、听力丧失、眼球震颤及头昏、眩晕。听神经瘤大多数由听神经的前庭支发生，其中双侧发生者，基本上是属于2型神经纤维瘤病的局部表现，瘤体呈圆形，生长缓慢，有完整的包膜，与周围组织少黏着。

2型神经纤维瘤病患者也可有咖啡牛奶斑，但数目较1型神经纤维瘤病为少。除了听神经瘤外，常常还易伴发其他脑神经鞘瘤、脑膜瘤及室管膜瘤等其他中枢系统肿瘤，属于脑外科的范畴。目前对于NF2的临床干预原则是对其伴发的各种肿瘤，特别是对功能和外观产生影响的，进行积极的外科治疗。双侧听神经瘤的手术原则是尽可能地切除肿瘤并保留一侧耳的有效听力，尽量避免双侧面瘫的发生，提高患者的生存质量。听神经瘤经手术完全切除后可达到根治，术中保存面神经的成功率亦在逐渐提高。其他伴发的病灶可经脑外科及眼科、五官科等共同收治。

NF2严重影响患者的生存质量，现阶段的治疗手段不能有效控制新生肿瘤的发生和家族遗传。有鉴于此，分子遗传学和分子生物学技术将在未来的疾病预防和治疗中发挥重要作用。通过分子遗传学分析技术有效预测患者后代罹患疾病的风险，可为患者制订个体化的监测、随访和治疗方案，提高患者的生存质量。通过分子生物学技术，针对疾病的发生发展过程研究相应的治疗手段和药物，可改善患病个体的生活质量。

（胡晓洁　高阳　林晓曦　王炜）

参考文献

[1] Widemann B C, Acosta M T, Ammoun S, et al. CTF Meeting 2012: Translation of the basic understanding of the biology and genetics of NF1, NF2, and schwannomatosis toward the development of effective therapies[J]. Am J Med Genet A, 2014, 164A(3): 563-578.

[2] Jett K, Friedman J M. Clinical and genetic aspects of neurofibromatosis 1[J]. Genet Med, 2010, 12(1): 1-11.

[3] DeBella K, Szudek J, Friedman J M. Use of the national institutes of health criteria for diagnosis of neurofibromatosis 1 in children[J]. Pediatrics, 2000, 105(3 Pt 1): 608-614.

[4] Ferner R E. The neurofibromatoses[J]. Pract Neurol, 2010, 10(2): 82-93.

[5] Boyd K P, Korf B R, Theos A. Neurofibromatosis type 1[J]. J Am Acad Dermatol, 2009, 61(1): 1-14; quiz 15-16.

[6] Fadda M T, Giustini S S, Verdino G G, et al. Role of maxillofacial surgery in patients with neurofibromatosis type I[J]. J Craniofac Surg, 2007, 18(3): 489-496.

[7] Lee V, Ragge N K, Collin J R. The surgical management of childhood orbito-temporal neurofibromatosis[J]. Br J Plast Surg, 2003, 56(4): 380-387.

[8] Jackson I T, Carbonnel A, Potparic Z, et al. Orbitotemporal neurofibromatosis: classification and treatment[J]. Plast Reconstr Surg, 1993, 92(1): 1-11.

[9] Abbas O, Bhawan J. Cutaneous plexiform lesions[J]. J Cutan Pathol, 2010, 37(6): 613-623.

[10] Tucker T, Friedman J M, Friedrich R E, et al. Longitudinal study of neurofibromatosis 1 associated plexiform neurofibromas[J]. J Med Genet, 2009, 46(2): 81-85.

[11] Baujat B, Krastinova-Lolov D, Blumen M, et al. Radiofrequency in the treatment of craniofacial plexiform neurofibromatosis: a pilot study[J]. Plast Reconstr Surg, 2006, 117(4): 1261-1268.

[12] Acartürk T O, Yigenoglu B, Pekedis O. Excision and "transcutaneous" lift in patients with neurofibromatosis of the fronto-temporo-orbital and auricular regions[J]. J Craniofac Surg, 2009, 20(3): 771-774.

[13] Cunha K S, Barboza E P, Da Fonseca E C. Identification of growth hormone receptor in localised neurofibromas of patients with neurofibromatosis type 1[J]. J Clin Pathol, 2003, 56(10): 758-763.

[14] Cunha K S, Barboza E P, Fonseca E C. Identification of growth hormone receptor in plexiform neurofibromas of patients with neurofibromatosis type 1[J]. Clinics, 2008, 63(1): 39-42.

[15] Fadda M T, Verdino G, Mustazza M C, et al. Intra-parotid facial nerve multiple plexiform neurofibroma in patient with NF1[J]. Int J Pediatr Otorhinolaryngol, 2008, 72(5): 553-557.

[16] Yen T L, Driscoll C L, Lalwani A K. Significance of House-Brackmann facial nerve grading global score in the setting of differential facial nerve function[J]. Otol Neurotol, 2003, 24(1): 118-122.

[17] O'Brien J X, Ashton M W, Rozen W M, et al. New perspectives on the surgical anatomy and nomenclature of the temporal region: literature review and dissection study[J]. Plast Reconstr Surg, 2013, 131(3): 510-522.

第三十八章 体表恶性肿瘤

第一节 皮肤鳞状细胞癌

一、概述

皮肤鳞状细胞癌（cutaneous squamous cell carcinoma，CSCC）简称皮肤鳞癌，是一种较为常见的皮肤恶性肿瘤，它归属于非黑色素瘤类皮肤恶性肿瘤（non-melanoma skin cancer，NMSC），病理学上以上皮及其附属器的角质细胞异常增殖为特点。在白人中其发病率仅次于基底细胞癌，在非黑色素瘤类皮肤恶性肿瘤中占到约20%。皮肤鳞状细胞癌的发病率与基因背景及日照条件有很大关系，文献报道澳大利亚人群具有最高的发病率，2002年统计的数字为387/10万，欧洲的发病率为22.2/10万～35.4/10万。我国鳞癌的发病率高于基底细胞癌。

皮肤鳞状细胞癌首要的致病因素是日光中的紫外线，特别是紫外线B（ultraviolet B，波长为290～320nm），该波长范围的紫外线可导致抑癌基因P53发生突变，使角质形成细胞异常增殖形成肿瘤。因此皮肤鳞状细胞癌的好发部位也多集中在日光暴露的部位，其中以头面颈部最为高发，其次是四肢和躯干。其他有关的致病因素包括人乳头瘤病毒（HPV-6、HPV-11、HPV-16）感染、接触含砷化合物、接触煤焦油类、电离辐射治疗、慢性炎症性皮肤病、皮肤烧伤或创伤瘢痕等，也与发病有密切的关系。

二、临床表现

皮肤鳞状细胞癌表现多样，可有皮肤的斑块、硬结、疣状突起或表面溃疡。病损的颜色可以和周围正常皮肤一致，也可以形成红色、暗褐色丘疹、结痂等，病灶边界不清，触之有坚实感。患者主诉可有瘙痒、疼痛等，有的搔破后有出血结痂。

皮肤鳞癌早期可表现为日光性角化病（actinic keratosis）和Bowen病。日光性角化病是一种皮肤鳞癌的癌前病变，其外观可呈瘢痕样病损，直径多为2～6mm，触之与周围正常皮肤质地不同，颜色多深于周围皮肤。该病损可持续存在或自行消失。持续存在的日光性角化病可发展成为皮肤鳞癌，其总的癌变率为6%～10%。Bowen病是一种皮肤的原位癌，若未经及时的治疗，Bowen病即可进展成浸润性的皮肤鳞癌。

仔细的体格检查对皮肤鳞癌的诊断至关重要，多数患者存在不只一处病损，尤其是头面颈部的高发区域，一些癌前病变可被忽略，但最终进展成为皮肤鳞癌。体格检查时还需要特别注意病损区域的引流淋巴结,不能肯定为转移的淋巴结时应当结合影像学检查,必要时可实施细针穿刺或手术活检。

三、诊断及病理学特征

病理活检是诊断皮肤鳞癌的金标准。临床上主张对可疑的病损实施切除活检,其他确诊手段包括穿刺及切取活检。HE染色切片上,其病理表现为角质形成细胞的异常增殖,并突破基底层向真皮浸润。高分化的鳞癌可见到角化珠,细胞异型性可不典型,而低分化的较少见到角化珠,细胞核的异型性显著,处于分裂相的细胞显著增多。

四、肿瘤的分级及分期

根据肿瘤的大小、浸润深度、是否有淋巴结转移及是否有远处转移的情况,皮肤鳞癌可沿用TNM分期方法。表38-1所列为美国癌症联合委员会(AJCC)第八版皮肤鳞癌分期方法。

表38-1 AJCC第八版皮肤鳞癌分期方法

T分期	原发灶情况
T_X	原发灶无法评估
T_{is}	原位癌
T_1	肿瘤最大径≤2cm
T_2	2cm＜肿瘤最大径≤4cm
T_3	肿瘤最大径＞4cm;或较小的骨质侵蚀或神经浸润或深部浸润(超过皮下脂肪或＞6mm)
T_4	大体可见侵及骨皮质、骨髓,侵及颅底和(或)侵及颅底孔道
T_{4a}	大体可见侵及骨皮质、骨髓
T_{4b}	侵及颅底和(或)侵及颅底孔道
N分期	**淋巴结情况**
N_X	局部淋巴结无法评估
N_0	局部淋巴结无转移
N_1	单个淋巴结转移最大径＜3cm;无淋巴结外侵犯(ENE-)
N_2	同侧单个淋巴结转移:3cm＜最大径≤6cm,且无淋巴结外侵犯;同侧多个淋巴结转移最大径≤6cm且无淋巴结外侵犯;双侧或对侧多个淋巴结转移最大径≤6cm且无包膜外侵犯
N_{2a}	同侧单个淋巴结转移:3cm＜最大径≤6cm,且无淋巴结外侵犯
N_{2b}	同侧多个淋巴结转移最大径≤6cm且无淋巴结外侵犯
N_{2c}	双侧或对侧淋巴结转移最大径≤6cm且无包膜外侵犯
N_3	淋巴结转移最大径＞6cm且无淋巴结外侵犯;任何临床可见的淋巴结外侵犯
N_{3a}	淋巴结转移最大径＞6cm且无淋巴结外侵犯
N_{3b}	任何临床可见的淋巴结外侵犯
M分期	**有无远处转移**
M_0	无远处转移
M_1	有远处转移

续表

临床分期			
0期	T_{is}	N_0	M_0
Ⅰ期	T_1	N_0	M_0
Ⅱ期	T_2	N_0	M_0
Ⅲ期	T_3	N_0	M_0
	T_1	N_1	M_0
	T_2	N_1	M_0
	T_3	N_1	M_0
Ⅳ期	T_1	N_2	M_0
	T_2	N_2	M_0
	T_3	N_2	M_0
	任何T	N_3	M_0
	T_4	任何N	M_0
	任何T	任何N	M_1

五 外科治疗

皮肤鳞癌首选外科治疗。其指导原则是在完全切除肿瘤的基础上尽可能地保存受累区域的功能和外观，特别是对头面颈部高发区域的手术，必要时应当使用肿瘤整形的方法。研究表明外科治疗可以使肿瘤局部控制率达到95%以上。手术方法可以分为常规肿瘤外科手术法和Mohs外科手术法。

常规肿瘤外科手术法是在原发灶切除时预留一定的安全切缘，扩大切除病损区域。有研究表明4mm的安全切缘对于分化较好的、最大径小于2cm的低危病例具有较高的安全性。而较大的肿瘤（>2cm）或浸润深度>6mm的患者，或伴有预后不良的危险因素的患者（中低分化、复发肿瘤灶、神经侵犯、浸润深度超过筋膜层、唇及耳部位的肿瘤）需要6～10mm的安全切缘。

Mohs外科手术法又称为Mohs显微外科手术法，于20世纪前半叶提出，是常规肿瘤外科手术法以外的另一种手术方法。Mohs外科手术的指导原则是以最小的安全切缘完整切除肿瘤原发灶而最大限度地保存手术区域的正常组织。它的操作步骤是：先以最小的安全切缘完整切除肿瘤，之后对整个手术创区做薄层连续切片（2mm）来进行病理检查，并对切缘部位进行详细标记，将切缘送检，若获得阳性结果，则再次将对应区域切除，直到所有切缘送检结果均阴性为止。Mohs外科手术会增加手术时间，也会增加费用，但研究表明，相对于常规肿瘤外科手术法，该法能将皮肤鳞癌术后的5年复发率由8%降低到3%，因而是一种更为安全可靠的手术方法。

术前确诊为淋巴结转移的患者需要进行区域淋巴结清扫。腮腺区域的皮肤鳞癌严重者可突破腮腺筋膜，这部分患者还需要进行腮腺浅叶切除。绝大部分的患者经过外科治疗能够获得很好的临床疗效。

头面颈部的皮肤鳞癌根据病灶的大小和术后残留创面的大小，可选择直接拉拢缝合或皮瓣移植、植皮等方法关闭创面。对于一些残余创面较大而无法直接拉拢缝合的患者，或对面容影响较大区域的肿瘤，需要用到肿瘤整形技术，邻近皮瓣或游离皮瓣对于患区功能及外观的恢复具有非常好的效果（图38-1）。

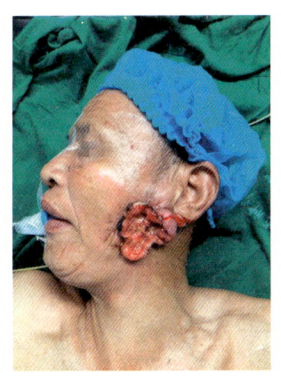 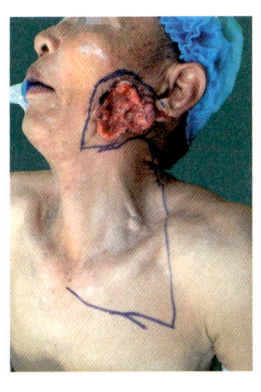 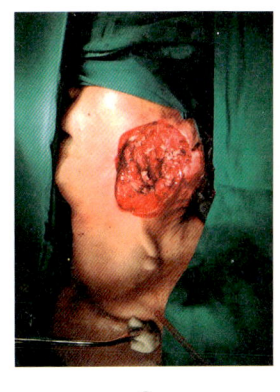 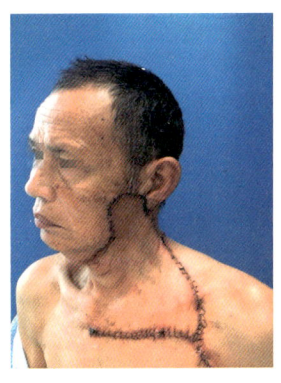

A B C D

图 38-1　腮腺区域皮肤鳞癌病例

A. 腮腺区域皮肤鳞癌，病灶累及腮腺筋膜　B. 面颈胸旋转皮瓣设计　C. 面部肿瘤扩大切除，图示为腮腺浅叶切除后的创面，并做颈部Ⅰ、Ⅱ区淋巴结清扫　D. 术后14天效果，该病例随访4年无复发

六　其他治疗手段

（一）放疗、化疗和靶向治疗

部分区域淋巴结转移的患者有术后辅助放疗指征；一些年纪较大的患者、全身情况差而无手术条件的患者或不愿意接受外科治疗的患者，也可以选择局部放疗。有神经侵犯、深筋膜浸润等高危因素的患者，术后的放疗能够显著降低复发率。全身化疗一般用于有远处转移的患者或者局部晚期患者，常用的化疗药物包括5-氟尿嘧啶（5-FU）、铂类。有些患者可采用放、化疗同步治疗的方式。临床应用证明，有效的靶向治疗药物包括EGFR单抗（如西妥昔单抗、埃罗替尼、吉非替尼和达沙替尼等）。免疫治疗也是值得研究的临床治疗手段。

（二）电化学疗法和冷冻治疗

电子射线结合外用抗肿瘤药物、冷冻治疗也是有一定疗效的非外科疗法，这类保守治疗方法仅适用于高龄患者或有手术禁忌证的患者。但这些方法不能获取明确的阴性边界，其临床治疗效果有待进一步研究证明。

（周晓　周波　宋达疆）

第二节　基底细胞癌

一　概述

基底细胞癌（basal cell carcinoma）又称基底细胞上皮癌，是常发生在有毛部位的表皮基底细胞或皮肤附件的一种低度恶性肿瘤，主要由间质依赖性多能基底样细胞构成。其特点为生长缓慢，有局部破坏性，淋巴结或内脏转移率小于0.5%。

二 临床表现

基底细胞癌好发于老年人，发病高峰年龄是50~70岁，其发病率各地区存在差异，以白人最多发，我国发病率约为1.1/10万。研究表明世界范围内基底细胞癌的发病率有上升趋势。

基底细胞癌多发于头皮、面颈部等暴露部位，提示发病可能与日晒、紫外线有关。长时间接受放射线照射的人，以及长期摄入无机砷或食用含砷量较高的水或食物的人，基底细胞癌发病率明显上升。烧伤后瘢痕、疣状表皮痣、皮脂腺痣等也是基底细胞癌的发病部位。

基底细胞癌早期表现特异性不明显，多表现为表面光亮、边缘隆起的圆形斑片，表皮菲薄，常可见雀斑样小黑点，伴有少数毛细血管扩张；也可表现为淡红色苔藓样丘疹，部分有小而浅的糜烂、结痂或浅表溃疡，多无炎症反应。由于特点不明显，早期常无法引起重视而不能及时就诊。

三 临床分型

基底细胞癌后期逐渐发展成以下类型。

（一）结节溃疡型

本型最常见，初起为小的蜡样结节，缓慢增大，形成溃疡，绕以珍珠状向内卷曲的隆起边缘，偶见皮损呈侵袭性增大，向深部生长，破坏性大，严重者累及骨骼，又称侵蚀性溃疡。

（二）表浅型

本型常发生于躯干部，特别是背部和胸部，病灶为轻度浸润性红斑鳞屑性斑片，向周围缓慢增大，境界清楚，常绕以细线状、珍珠状边缘。皮损表面可见小片表浅性溃疡的结痂，愈后遗留光滑萎缩性瘢痕。

（三）色素型

本型与结节溃疡型的不同之处仅在于皮损呈褐色或深黑色，但不匀称，因其边缘颜色较深，容易被误诊为恶性黑色素瘤。

（四）硬化型

本型少见，常单发，为扁平或轻度凹陷的黄白色蜡样硬化性斑块，缺乏卷起的珍珠状边缘，亦无溃疡及结痂，类似局限性硬皮病，边缘常不清，皮损发展缓慢，一般到最后才会有溃疡发生。

从病理学上看，基底细胞癌镜下表现十分特殊，其癌细胞细胞核大，呈卵圆形，细胞浆少，胞浆分界不清。肿瘤周围可见结缔组织间质增生，平行排列。组织学上分为未分化及分化两类，未分化的称为实体性基底细胞癌，其他如向毛发结构分化的角化性基底细胞癌，或囊肿性、腺样性基底细胞癌属于分化的基底细胞癌。

四 治疗

（一）外科治疗

手术是治疗基底细胞癌的首选，对于原发及复发肿瘤均有较高的治愈率。有循证医学研究显示，原发性基底细胞癌按照传统肿瘤扩切方法治疗，5年治愈率约为93%。一般认为扩大5mm切除肿物是安全的。硬化型侵袭较广，对放疗不敏感，手术切除范围可适当扩大。手术方法包括直接切除、皮瓣转移、游离植皮等。对于眼睑、鼻部等面部肿瘤，在根治肿瘤的基础上需兼顾功能及美容效果。

Mohs显微外科手术是目前国际上比较受推崇的手术方法。通过显微镜确定肿瘤的浸润范围并切除，最大限度地保护正常组织，能取得较高的治愈率。Mohs显微外科手术是目前公认的对基底细胞癌外切缘控制最为精确的手术方法，其初次手术治愈率可达到98%。

基底细胞癌的术后总体复发率在3.5%，多数发生在术后2年内，因此强调严格随访，初次手术后每隔6~12个月进行随访。研究表明周围神经侵犯预示较高的局部复发及远处转移率。术后局部复发患者可再次手术，术后行放疗或不放疗。对于转移性复发患者也可再次手术，术后服用Hedgehog通路抑制剂。

（二）放射治疗

放射治疗（放疗）被认为是除手术以外第二有效的治疗方法，包括单纯放射治疗及术后辅助放射治疗。对于面部瘤体较大的年老体弱患者，以及不耐受手术者可行单纯放射治疗。术后复发患者可考虑术后辅助放疗。硬化型或放疗后复发的病例不宜放疗，其对射线不甚敏感。放疗引起的副作用主要包括组织坏死、皮肤萎缩、炎症反应、色素沉着、瘢痕等。

（三）药物治疗

药物治疗包括局部药物治疗及全身药物治疗。局部药物适用于低危、肿瘤表浅的患者，常用药物包括氟尿嘧啶、咪喹莫特、Picato凝胶、IL-2、维A酸等。全身药物治疗适用于手术及放疗失败、局部进展或转移的患者，常用药物包括经典化疗药及靶向药物。化疗药物主要是以顺铂类为基础，靶向药物主要是Hedgehog通路抑制剂。基底细胞癌的药物治疗只能是一种辅助手段，很难达到根治肿瘤的目的。

此外还有应用于体表的光动力、冷冻、激光等方法，但治疗效果的确切程度不如手术切除，故手术仍是第一选择。

（周晓　吕春柳　周波）

第三节　皮肤瘢痕癌

皮肤瘢痕癌（skin scar carcinoma）是由各种原因导致的皮肤瘢痕发生癌变而造成的。早在1世纪，Celsus就注意到了烧伤瘢痕与恶性肿瘤的关系；1828年，法国外科医师Marjolin首次描述了源于烧伤瘢痕的恶性溃疡及特点，其后有学者把来源于烧伤瘢痕的恶性肿瘤称为马氏溃疡（Marjolin ulcer）。此外，创伤、褥疮、尿道瘘、骨髓炎窦道、下肢静脉曲张及放射性溃疡等原发病，均可能遗留瘢痕，在此基础上发生癌变，也被称为马氏溃疡。蔡景龙等认为瘢痕产生的原因众多，临床表现各异，将此类病变统称为"皮肤瘢痕癌"较妥。

一、流行病学

目前皮肤瘢痕癌确切的发病率尚不清楚,但关于烧伤瘢痕癌已有较多报道。国外报道烧伤瘢痕癌占皮肤癌的1.2%,皮肤鳞癌的2%,基底细胞癌的0.5%;国内报道烧伤瘢痕癌占同期皮肤癌的1%~9.6%,皮肤鳞癌的18%,基底细胞癌的0.8%。鲁开化等报道烧伤瘢痕癌的发生率为1.74%,柴家科等报道则为0.32%。

皮肤瘢痕癌可发生在任何年龄段,国外报道平均发病年龄为53.5岁,国内报道为42.7岁,且以50~60岁(31.1%~35.3%)为发病高峰,40岁以下少见,男、女发病比例为2:1~3:1。皮肤瘢痕癌的潜伏期较长,平均为31年,但也有3个月内发病的报道。有证据表明,潜伏期的长短与患者受伤时年龄成反比。皮肤瘢痕癌最常见的部位为下肢(约占36%),其次是头颈部,再次为上肢及躯干。

二、病因与发病机制

目前普遍认为瘢痕癌的发生与由各种原因导致的瘢痕增生有关。瘢痕形成的常见原因主要可分为两种类型。

(一)外伤

这里的外伤一般指汽油、煤炭等的火焰烧伤,开水、热汤等热液烫伤,强酸、强碱等化学物质灼伤,火药爆炸所致的复合伤,放射治疗及辐射性损伤,手术等医源性损伤等。

(二)感染

这里的感染一般出现在下肢静脉曲张或皮肤病所致的慢性溃疡,骨髓炎等形成的窦道、褥疮等。

其中烧伤后瘢痕癌变是最为常见的。传统的慢性刺激学说认为,创面经久不愈,慢性机械性或炎性刺激,在瘢痕癌的发生中具有重要意义。但其具体机制尚不明确。近年来的相关研究认为可能有多种机制参与其中,如特定癌基因的激活、抑癌基因的失活、细胞凋亡功能缺陷、细胞周期调控障碍、细胞信号传导异常等。

根据文献报道,以下因素可能与皮肤瘢痕的癌变密切相关。

1. 瘢痕组织中淋巴系统的免疫监控作用被减弱,并且肿瘤特异性抗原容易逃避监视。
2. 瘢痕组织中血管分布较少,再生能力下降,损伤后愈合时间长,修复期在细胞快速分裂下基因突变可能性增加。
3. 损伤相关的毒素及肿瘤相关细胞的激活起到共同致癌作用。
4. 创面感染。
5. 瘢痕本身的性质。增生性及无明显色素沉着的瘢痕,弹性差,受到牵拉或外伤时更易发生破溃,且不易愈合。
6. 瘢痕部位。关节部位的瘢痕活动多、经常摩擦、血液循环差,易诱发恶变。
7. 发病原因。化学烧伤引起的瘢痕恶变率较高,而且潜伏期更短。

三、病理特点

皮肤瘢痕癌最常见的组织学类型为鳞状细胞癌,约占71%,并且以高分化鳞癌居多,基底细胞癌约占12%，黑色素细胞瘤约占6%，肉瘤约占5%，其他类型肿瘤约占6%。研究表明发生于热烧伤瘢痕者多为鳞状细胞癌，而发生于放射性烧伤后瘢痕者多为基底细胞癌。根据发病时间的长短，瘢痕癌又可分为急性与慢性两种。从瘢痕形成到发生癌变的间隔时间在1年以内者为急性瘢痕癌，比较少见，类型以基底细胞癌多见；在1年以上者为慢性瘢痕癌，发病率较高，类型以分化良好的鳞状细胞癌多见。

鳞状细胞癌中，肿瘤由不典型角质形成细胞组成，向真皮内侵袭性生长，达到真皮网状层。根据分化程度不同，鳞癌可以分为三级：Ⅰ级鳞癌有着分化较完全的癌细胞，部分成为角化的癌珠，其癌变多限于局部，淋巴结转移较少；Ⅱ级属中等度分化癌，Ⅲ级为低分化癌，这两级转移倾向大。鲁开化等发现烧伤瘢痕癌在癌变部位大多可见"表皮增生→假上皮瘤样增生→癌变"的移位过程、色素细胞减少或消失、基底细胞被棘细胞替代等癌变早期的病理变化特点。鳞癌与基底细胞癌早期无明显差别，但鳞癌破坏性较大，可以向深层组织浸润生长，如侵及深部组织，尤其是骨膜及骨质时，则有剧痛。皮肤瘢痕癌的侵袭性较皮肤原发鳞癌强。

皮肤瘢痕癌的转移途径有三条：

1. 局部浸润　由于瘢痕癌处在瘢痕组织中，且因瘢痕组织纤维成分较多而血管、淋巴管较少，或栓塞、牵拉、受压等使肿瘤组织发展受到一定程度的限制，其癌细胞一般不易经血液循环及淋巴循环转移，且转移和扩散较晚，所以瘢痕癌转移主要为局部浸润，并具有转移慢、恶性程度低等特点。

2. 淋巴转移　占第二位，下肢病变淋巴转移率最高，国外有学者报道为54%，主要为局部和区域淋巴结的转移，并报道淋巴结有转移者，3年死亡率高达65%。

3. 血液转移　多见于癌变晚期或累及深层组织的鳞状细胞癌，以及各种类型的肉瘤和恶性黑色素瘤。癌细胞可通过血液循环转移到肺、脑、肝、肾、骨或其他部位的皮肤。

四　临床表现及诊断

瘢痕形成到癌变大多经过创面破溃、经久不愈或反复发作的慢性溃疡阶段，早期症状多是瘙痒，反复搔抓后形成溃疡。根据瘢痕溃疡大体形态，有学者将皮肤瘢痕癌分为三种类型：①浸润型。溃疡表浅，基底不平，呈火山口状，边缘瘢痕增生、质硬，有色素沉着，呈围堤状，部分边缘不清，向四周浸润。②外生型。溃疡深浅不一，边缘隆起外翻，瘢痕增生凹凸不平，癌组织溃疡呈乳头状增生形成菜花样肿物，分泌物多、恶臭。③混合型。溃疡表浅，中间有异常肉芽突起，可有坏死组织、焦痂，溃疡中还可有肿物长出，高于皮肤，溃疡边缘清晰。

典型病例见图38-2、图38-3。

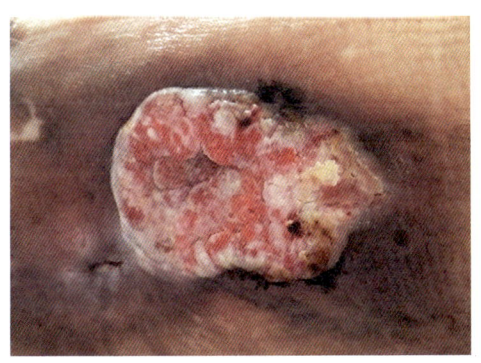

图38-2　左下肢慢性骨髓炎患者，窦口瘢痕癌表现

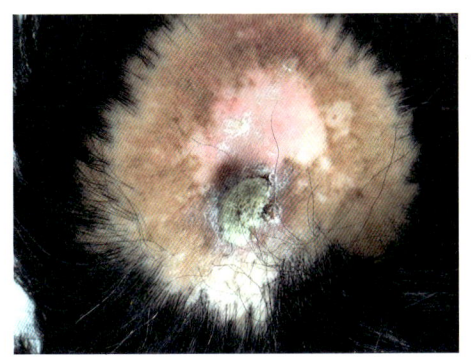

图38-3　头部烧伤瘢痕癌患者，肿块活检为高分化鳞癌

由于皮肤瘢痕癌变时经常伴有感染性破溃，因而易被漏诊。如发现溃疡呈火山口样或菜花样外观、分泌物较多且恶臭、触之易出血，或溃疡创面突然扩大、局部疼痛加剧时应疑有癌变，要及时做组织病理学检查，并与一般慢性溃疡相鉴别。方法是在创面的中心及边缘分别切取深达皮下组织的多块标本，这是皮肤瘢痕癌最主要的诊断方法。但在早期易出现假阴性，原因是在溃疡癌变的早期，可能仅有部分溃疡发生癌变，其余部分为慢性炎症；或者活检切除的组织量少，仅为表面的坏死组织。目前主张对高度怀疑有癌变的溃疡早期采取局麻下多位点多次大块切取深部组织的方法，以早期明确诊断。也有学者证实PET/CT在鉴别溃疡的良恶性及恶性溃疡侵犯深度方面有一定作用。不幸的是皮肤瘢痕癌的确诊往往较晚，在确诊时大约30%的患者会发现局部淋巴结肿大，约19%的患者已发生淋巴结转移，约13%的患者出现远处转移。当瘢痕癌伴有局部淋巴结肿大时，要区别是癌转移所致，还是炎症性肿大，尽可能进行前哨淋巴结活检或针吸细胞学检查，这是选择手术方式时的重要参考依据。Eastman等强调前哨淋巴结活检对发现隐匿的淋巴结转移有帮助。

五 治疗及预后

（一）手术治疗

手术是瘢痕癌目前公认最佳的治疗方法。手术关键是要彻底，既要注意切除的广度，又要注意切除的深度。

1. 局部广泛切除术　病灶的切除范围目前尚无统一标准，一般认为至少应距创缘2cm以上。病灶切除的深度一般认为宜深达筋膜层，也有些学者认为筋膜层能起屏障作用，可减少或延迟癌细胞转移，而主张保留筋膜层。但对癌肿已侵及筋膜层或筋膜下层及其他组织（含侵及骨膜层）的患者，应切除筋膜层，甚至连同部分肌肉、骨膜。近些年，Mohs显微外科逐渐发展，多项前瞻性研究证实采用此方法，患者术后肿瘤复发率降低。有学者主张对于分化较低、侵袭性较高、解剖部位复杂或复发的肿瘤采用Mohs显微外科手术。因瘢痕癌中心部位易复发，所以也成为手术切除的重点。病灶切除后根据组织缺损的部位、面积、深度和患者的一般情况及治疗者的经验，选择修复方法，多数可行自体皮片移植，必要时可行带蒂或游离皮瓣等方法来修复。

2. 淋巴结清扫　对于皮肤瘢痕癌的局部淋巴结清扫问题，目前尚无统一认识。瘢痕癌经常引起邻近淋巴结肿大，其常见原因是淋巴结转移癌或淋巴结炎，术中需做前哨淋巴结快速切片，切片证实为转移癌的需做区域淋巴结清扫。当原发灶恶性程度较高同时瘢痕癌直径超过10cm时，应考虑行淋巴结清扫术。

3. 其他　范围广泛且伴有转移的瘢痕癌，可以通过多学科术前会诊，设计出最佳的治疗方案。发生在四肢的瘢痕癌，一般可以通过肿瘤整形外科的技术手段，尽量保留肢体，截肢手术必须慎重。

（二）其他治疗方法

目前皮肤瘢痕癌原发灶多不主张放疗，因为其病理类型大多分化良好，对放疗敏感性差；且纤维组织包围的、感染的、血供较差的组织区缺乏对放射性损伤的修复能力；此外放射线可诱发新的组织坏死，甚至癌变。化疗可用于手术后的辅助疗法或已经有转移和不能手术切除的病例，但化疗疗效也因病变周围纤维组织包绕、血液循环差、药物难以在局部达到较高浓度而不肯定。免疫疗法、激光疗法等的确切疗效尚待进一步观察。

(三)预后

皮肤瘢痕癌虽然大多数分化程度高,但术后易复发,主要表现在局部皮肤或淋巴结上。文献报道的局部皮肤复发率差异较大,从16%到58%不等。皮肤瘢痕癌的5年、10年、20年生存率分别为52%、34%、23%。皮肤瘢痕癌的预后受各方面因素的影响,主要与病变的范围、程度、解剖部位以及是否有淋巴结转移有关,颜面部及上肢病变的生存率明显比下肢好,外生菜花型较浸润溃疡好,急性瘢痕癌较慢性好,无淋巴结转移者预后较好。

(四)典型病例

1. 病例一 头皮浅表型瘢痕癌。

陈某,女,31岁,因"头部烧伤瘢痕30年,溃烂3个月"入院。入院查体:头顶见烧伤瘢痕,中部有4cm×5cm大小溃烂创面,增厚隆起,触碰易出血。病理活检提示高分化鳞癌。于病灶旁开2cm切除病灶及瘢痕,见病灶穿透头皮,达骨膜表面,颅骨未受侵犯。设计局部头皮瓣转移修复创面,供皮瓣区行自体中厚皮移植修复。术后创面愈合良好,随访2年未见异常(图38-4)。

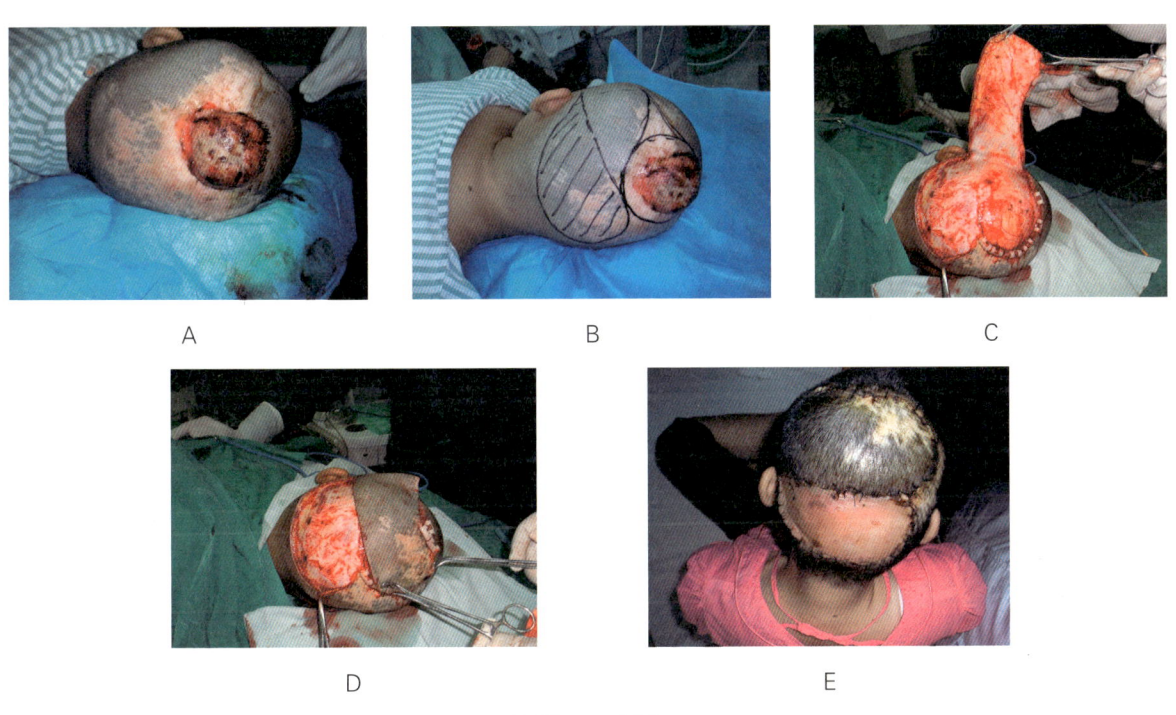

图38-4 病例一

A. 头顶瘢痕癌性溃疡 B. 局部头皮瓣设计 C. 病灶切除,皮瓣掀起 D. 皮瓣转移 E. 创面愈合

2. 病例二 头皮瘢痕癌(侵及颅骨)。

赵某,男,53岁,因"头皮烧伤瘢痕52年,反复溃烂1年半,加重伴头痛3个月"入院。入院查体:左侧头顶见烧伤瘢痕,后部有4cm×5cm大小的溃烂区。CT示颅骨外板骨质破坏,病理活检提示高分化鳞癌。于病灶旁开2cm以上切除病灶,包括全层颅骨,术中见颅骨内板完整,给予钛板一期修补颅骨,局部头皮瓣转移修复缺损创面,供皮瓣区行自体中厚皮移植修复。术后创面愈合良好,头痛消失,随访2年无异常(图38-5)。

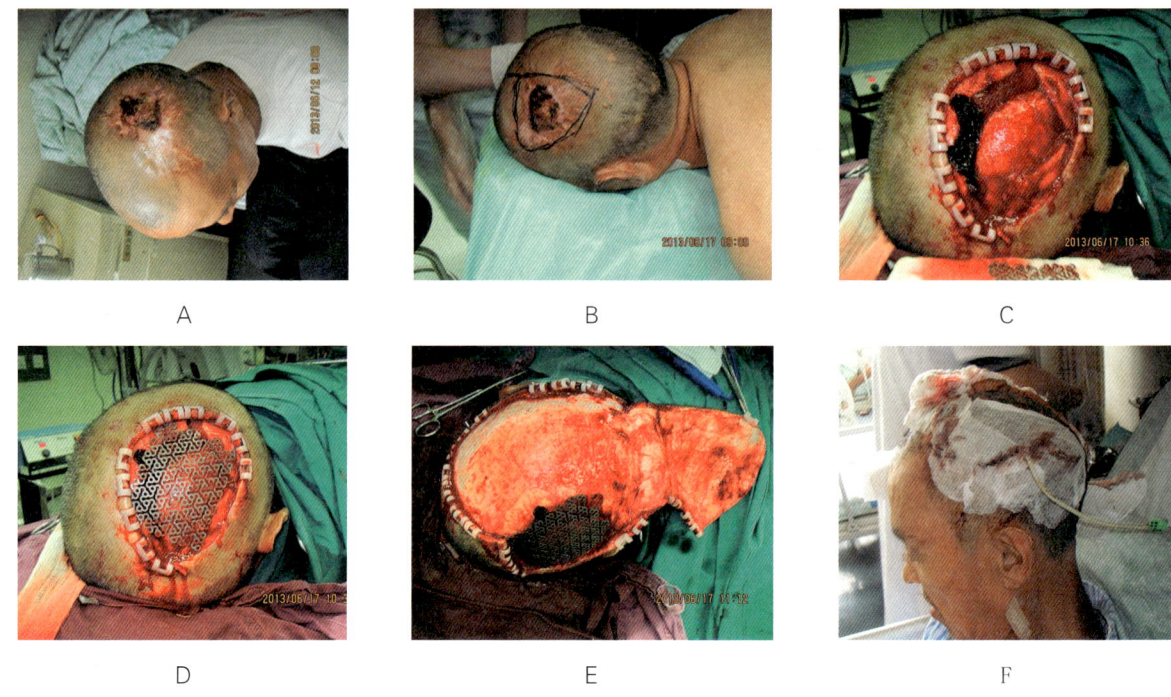

图 38-5 病例二

A. 头部烧伤瘢痕及溃疡　B. 病灶切除范围为旁开 2cm 以上　C. 去除病变的瘢痕和颅骨　D. 钛板修补颅骨缺损　E. 局部头皮瓣转移　F. 术后第 7 天外观

3. 病例三　头皮瘢痕癌（侵及硬脑膜）。

李某，男，51 岁，因"头部烧伤瘢痕 48 年，反复溃烂 1 年，加重伴头痛 2 个月"入院。入院查体：左侧头顶见 5cm×6cm 大小瘢痕溃疡，增厚。CT 示颅骨有破坏，病理活检诊断为中分化鳞癌。于溃疡周边缘 3cm 切除病灶，颅骨病灶旁开 2cm 去除颅骨，切除深层病变的硬脑膜，以人工补片修复硬脑膜缺损，以局部头皮瓣转移修复创面，供皮瓣区行自体中厚皮移植修复。术后伤口愈合良好，头痛症状消失。术后半年复查发现左颈乳突下淋巴结肿大，无症状，皮瓣下因脑脊液漏形成隆起状包块，全身状况良好，因不同意再次手术治疗，回家后失访（图 38-6）。

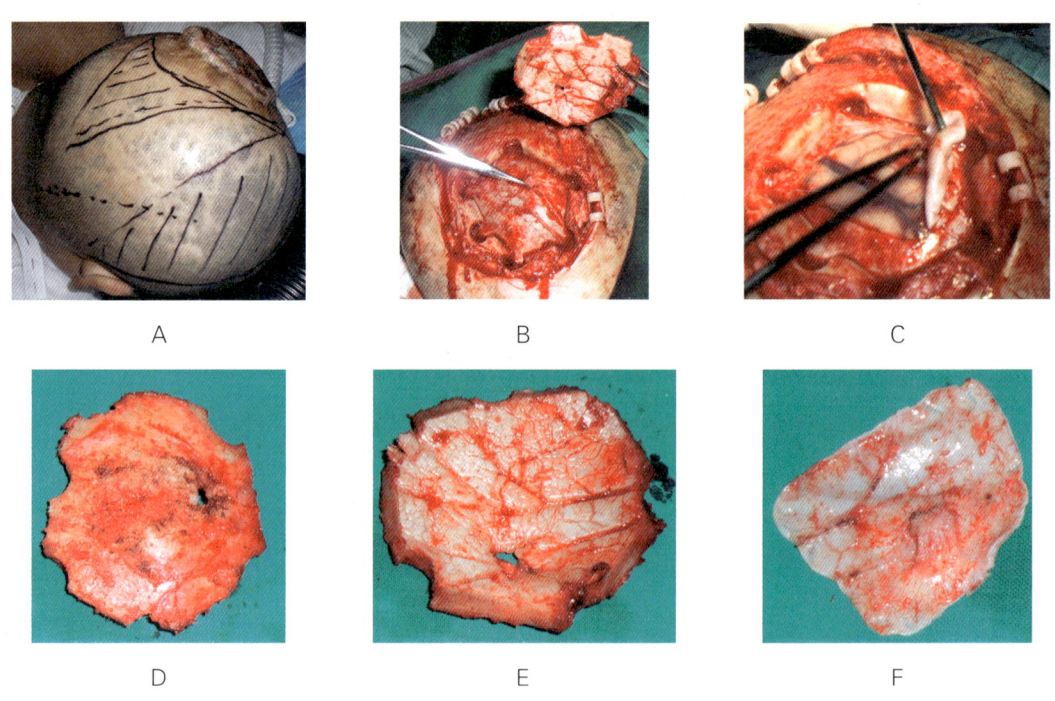

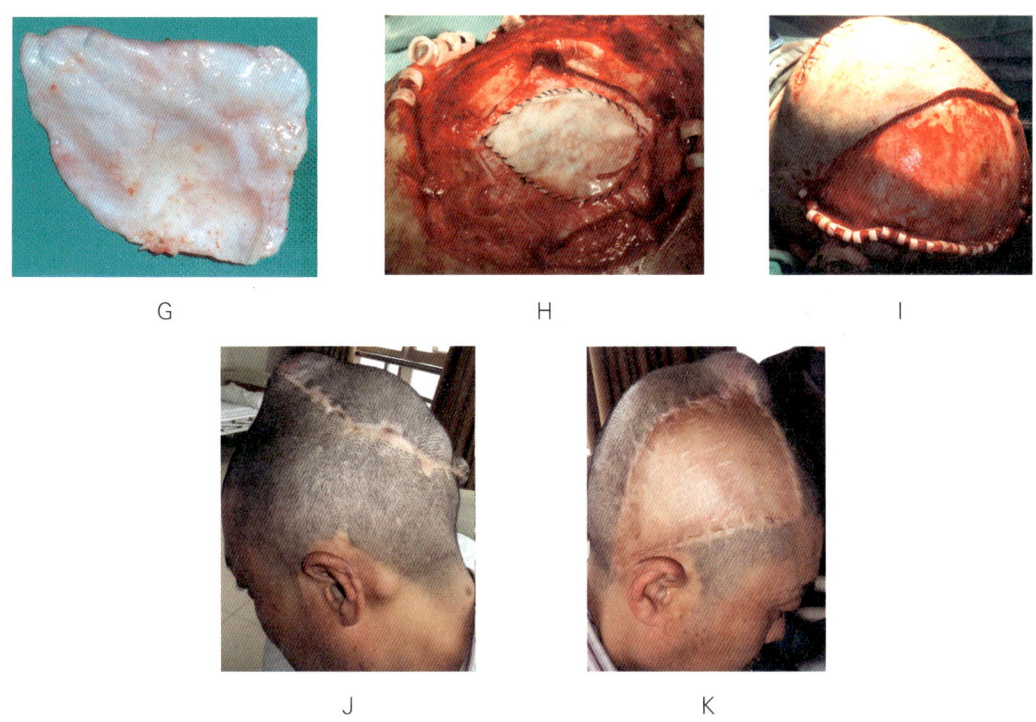

图38-6 病例三

A. 头皮瓣设计　B. 去除受侵颅骨，见硬脑膜受侵犯　C. 切除硬脑膜　D. 受侵犯的颅骨外面　E. 颅骨内面　F. 硬脑膜表面受侵犯　G. 硬脑膜内面光滑完整　H. 硬脑膜修补　I. 头皮瓣转移修复　J. 半年后左颈淋巴结肿大　K. 植皮成活良好

4. 病例四　头皮瘢痕癌（侵及脑组织）。

张某，女，36岁，因"头部烧伤后瘢痕34年，溃烂伴头痛半年"入院。入院查体：左侧头顶为烧伤瘢痕，中后部位见一7cm×8cm大小的溃烂区，有向外生长的病变组织，易出血。MRI及CT见病灶侵及脑组织，病理活检提示高分化鳞癌。于溃疡边缘3cm切除瘢痕及溃疡，于颅骨病灶旁开2cm，在正常骨质处去除病变颅骨，并将深部的硬脑膜切除，大脑表面用电凝仔细清除病变组织。用人工材料修复硬脑膜缺损，创面用头皮瓣转移修复，供皮瓣区行自体中厚皮移植修复。术后创面愈合良好，头痛症状消失，肢体活动正常，1年后复查，左颈后扪及1个肿大淋巴结，大小为1cm×2cm（图38-7）。

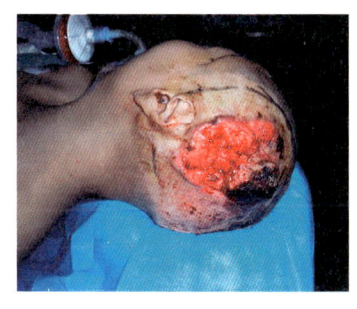
A

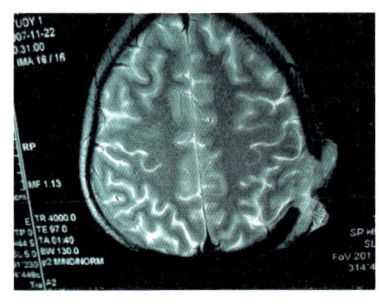
B

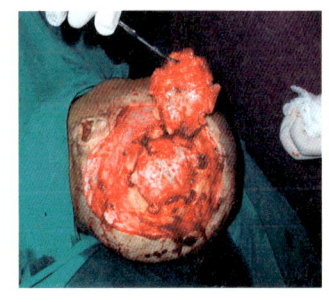
C

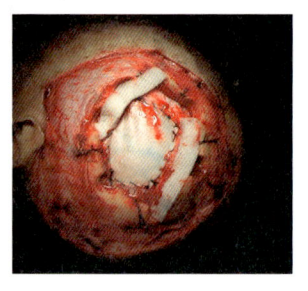 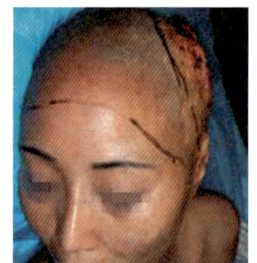 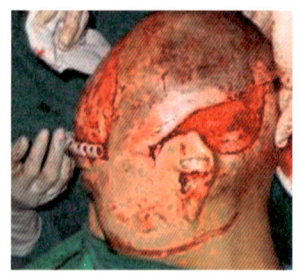 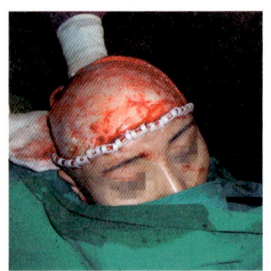

D　　　　　　　　　　　　　　　　　　　　　E

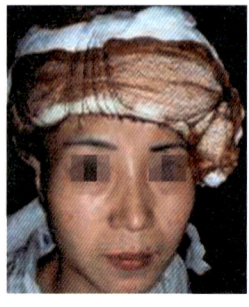 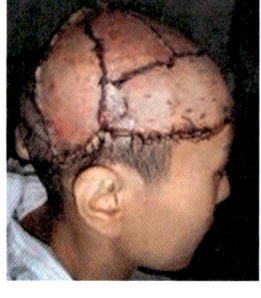 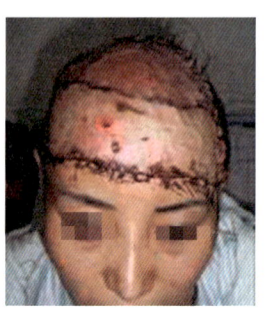

F

图38-7　病例四

A. 左头顶枕部瘢痕癌病灶　B. 侵犯大脑皮质　C. 清除病灶　D. 硬脑膜修补　E. 皮瓣设计及转移　F. 供皮瓣区行自体皮移植后创面愈合

5. 病例五　头皮瘢痕癌（侵及矢状窦）。

刘某，女，30岁，因"头皮烧伤瘢痕28年，反复溃烂2年，加重伴头痛3个月"入院。入院查体：头顶枕部见烧伤瘢痕，10cm×12cm大小溃烂区，易出血，有恶臭味。病理活检提示高分化鳞癌，MRI显示病灶侵犯矢状窦。手术清创发现枕部颅骨有一6cm×7cm大小的缺损，硬脑膜已破损，大脑组织部分膨出，后矢状窦被癌组织侵犯，无法清除。术后头痛稍缓解，给予换药及对症处理，后放弃治疗（图38-8）。

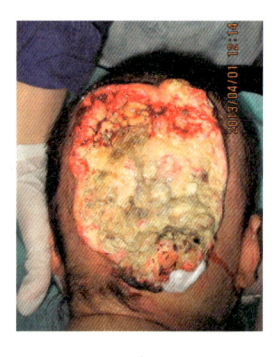 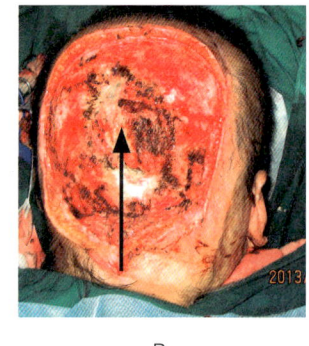 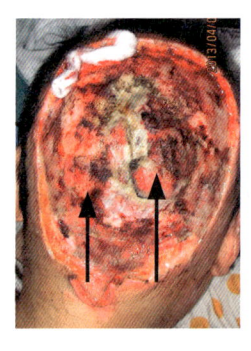

A　　　　　　　　　　　　B　　　　　　　　　　　　C

图38-8　病例五

A. 头顶枕部癌性溃疡　B. 矢状窦病灶无法清除　C. 硬脑膜缺损脑膨出

6. 病例六　左大腿烧伤瘢痕癌。

刘某，男，32岁，"左大腿烧伤瘢痕30年，反复溃烂1年"入院。入院查体：左大腿瘢痕有明显挛缩带，前外侧见4cm×8cm大小的溃疡，未发现腹股沟淋巴结肿大。术前病理活检提示高分化鳞癌。于溃疡边缘旁开3～5cm切除瘢痕组织及溃疡，达正常肌肉组织层面，彻底松解挛缩带，创面行自体中厚皮移植，愈合良好。1年后复查，未见溃疡复发及淋巴结异常（图38-9）。

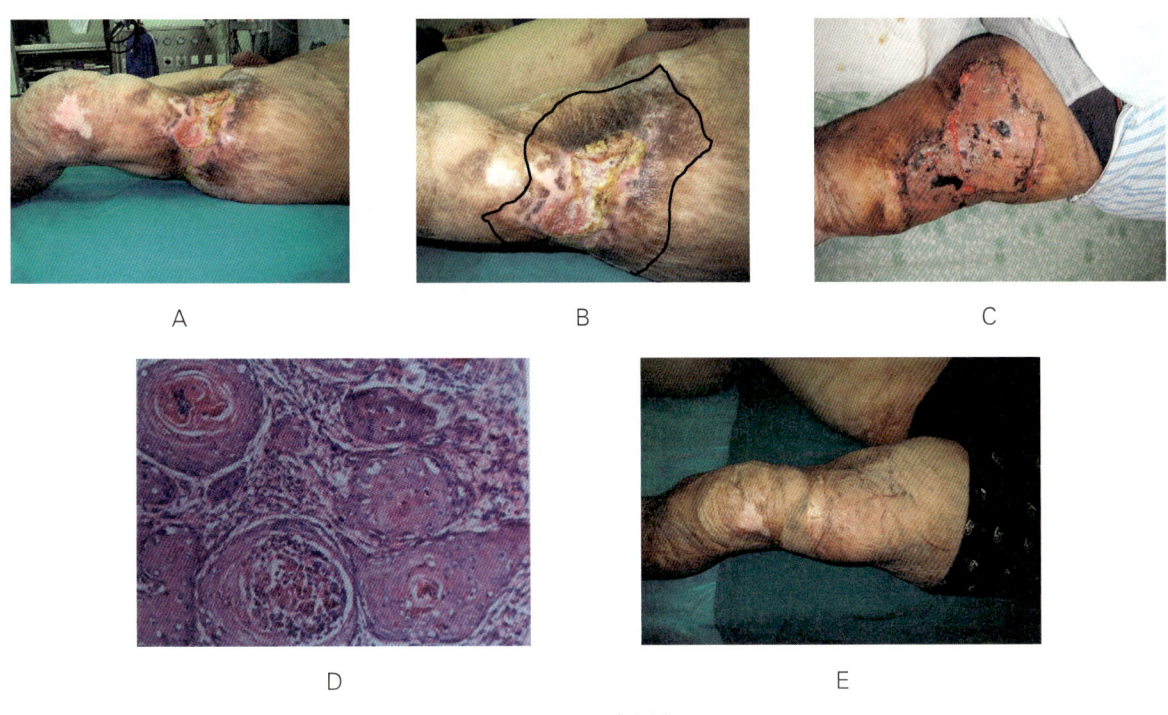

图38-9 病例六
A~C. 右腘窝瘢痕癌 D. 术前病理活检镜下表现 E. 术后12天创面愈合

六 预防

皮肤瘢痕癌位置表浅、易于观测，且恶变时间较长，因此积极预防意义重大。主要注意以下几个方面：

1. 预防烧伤瘢痕癌主要是早期及时正确地处理烧伤创面，深度烧伤创面应早期切削痂植皮，使创面获得稳定愈合。

2. 当瘢痕形成时，特别是位于肢体关节部位的瘢痕或化学、放射性烧伤所致的瘢痕以及老年人的瘢痕，应积极保护皮肤瘢痕组织，避免瘢痕组织重复损伤及遭受搔抓等慢性刺激。

3. 对于不稳定性瘢痕，一旦形成慢性、复发性溃疡，宜及早诊断，及时手术。

4. 对瘢痕疙瘩及其他皮肤急性病变，采用物理或化学疗法时，应严格掌握其适应证，选用适当的方法与剂量。

（贺全勇　周晓　吕春柳）

第四节　恶性黑色素瘤

一 概述及流行病学

恶性黑色素瘤（malignant melanoma）是起源于黑色素细胞的高度恶性肿瘤。黑色素细胞起源于胚胎时期的神经嵴，广泛分布于皮肤、黏膜、眼球及神经系统等与神经嵴分化有关的组织中，其产生的黑色素颗粒对于保护皮肤免受紫外线损害具有重要意义。恶性黑色素瘤的常见好发部位包括皮肤、眼球血管膜、上消化道黏膜、肛门及阴道黏膜等组织，其中又以皮肤黑色素瘤最为多见。

恶性黑色素瘤是近年来发病率增长最快的恶性肿瘤之一。据统计，20世纪70～80年代间，恶性黑色素瘤的发病率以每年6%的速率增长，近年的流行病学调查显示，恶性黑色素瘤的发病率增长速度仍维持在每年3%左右。仅2010年，全球恶性黑色素瘤的新发病例就达到199627例，死亡46372例。

恶性黑色素瘤的发病率与种族及地域的关系较为密切，白色人种较黄色人种和黑色人种高，如2009年统计的高加索人种（属白色人种）发病率约为29/10万，而非高加索人种的发病率仅为1/10万。就地域而言，欧洲的整体人群发病率为10/10万～20/10万，美国为20/10万～30/10万，而澳大利亚的昆士兰地区达到了50/10万～60/10万，是全世界恶性黑色素瘤的最高发地区。我国的发病率远较欧美地区低，据全国32个肿瘤登记地区的统计数字，2003～2007年全国皮肤恶性黑色素瘤的发病率为0.49/10万，虽然我国恶性黑色素瘤的总体发病率不高，但因具有庞大的人口基数，故使我国恶性黑色素瘤发患者数的绝对值居高不下。

恶性黑色素瘤的发病率与年龄及性别也有关系。随着年龄的增长，恶性黑色素瘤的发病率呈现增加趋势。2013年美国流行病学调查显示恶性黑色素瘤患者中位年龄为59岁；65岁以上的男性，恶性黑色素瘤的发病率达到了125/10万。我国肿瘤登记地区统计数字显示，恶性黑色素瘤在85岁以上的年龄组达到高峰，为3.16/10万。虽然恶性黑色素瘤发病率随着年龄的增长而增加，但近年来，恶性黑色素瘤也成为青少年的常见恶性肿瘤，据统计，恶性黑色素瘤已成为美国20～30岁年轻女性最常见的恶性肿瘤。恶性黑色素瘤的发病率具有性别差异，我国2003～2007年的数字显示，女性发病率约为0.46/10万，男性发病率稍高于女性，为0.52/10万。

恶性黑色素瘤为高度恶性的肿瘤，虽然其发病率仅占皮肤恶性肿瘤的5%，但占了皮肤恶性肿瘤死亡率的90%。在美国，恶性黑色素瘤已成为男性的第五位肿瘤死因、女性的第七位肿瘤死因。得益于近年来治疗上的进展，恶性黑色素瘤的死亡率维持稳定或有所降低，我国近年来的恶性黑色素瘤死亡率约为0.24/10万，明显低于欧美地区。

二 病因及危险因素

针对恶性黑色素瘤的研究近年来有较多进展，但其具体发病机制尚未完全清楚，多种机制可能参与了黑色素细胞的恶性转化，如特定癌基因的活化、抑癌基因的失活、错配修复基因的缺陷等，均可导致恶性黑色素细胞的增殖、侵袭及破坏机体正常的免疫监视，从而导致恶性黑色素瘤。

已知下列危险因素与恶性黑色素瘤发病密切相关。

（一）紫外线

紫外线是皮肤恶性黑色素瘤发生的最主要危险因素。根据波长的不同，紫外线可分为UVA（波长范围320～400nm）和UVB（波长范围280～320nm），其中UVB可以被DNA吸收，造成DNA损伤，因此目前多认为UVB在紫外线照射所致的恶性黑色素瘤中起主要作用。也有部分研究认为UVA是诱导恶性黑色素瘤发生的主要致癌物。虽然存在争议，但过多的紫外线暴露可使恶性黑色素瘤的发病风险明显增高已被证实。国际癌症研究署（IARC）将紫外线暴露和日光浴列为高致癌风险因子。

(二) 皮肤表型

恶性黑色素瘤在高加索人种中高发，皮肤表型在恶性黑色素瘤流行病学中占有重要地位。欧美白皙皮肤人群，以及伴随的与之相关的表型如金发碧眼、面部有雀斑等都表明相似的基因背景，这类人群患恶性黑色素瘤的可能性更高。相反的，肤色较暗或黝黑肤色的人群的风险相对较低。

(三) 色素痣

虽然大多数恶性黑色素瘤并非由皮肤的良性痣恶变而来，但一些发育不良的痣和先天性痣可恶变成恶性黑色素瘤。发育不良的痣是一类不高出皮面的黑色素痣，有的表现为边界不清，颜色分布不均匀。发育不良的黑色素痣根据其分化程度，可分为轻度、中度和重度发育不良。

先天性痣的恶变率与痣的大小及痣的数量有关，小的先天性痣恶变率较低，但其外观发生改变时需要引起重视；而先天性巨痣（直径＞20cm）恶变成恶性黑色素瘤的概率高达10%。

Spitz痣又称良性幼年黑色素瘤、梭形细胞黑色素瘤或上皮样黑色素瘤，是一类多见于儿童的皮肤良性病变，这类痣生长迅速，外观呈粉红或棕褐色。Spitz痣和恶性黑色素瘤在组织学上很难区分。

(四) 基因背景

恶性黑色素瘤具有遗传易感性，有恶性黑色素瘤家族史者的患病风险要高于无家族史者，家族中有多位成员患恶性黑色素瘤者风险成倍增加。近年研究发现多个基因的突变与恶性黑色素瘤的发病有关系，如CDKN2A、CDK4、MC1R、BRAF等。根据《中国黑色素瘤诊治指南（2011版）》，C-kit基因和BRAF基因突变为皮肤恶性黑色素瘤的独立预后不良因素，C-kit基因突变为黏膜恶性黑色素瘤的独立预后不良因素。调查显示中国恶性黑色素瘤基因突变率：BRAF突变率约25.9%，其中87.3%为V600E突变，C-kit突变率为10.8%，扩增率为7.4%。

(五) 不良刺激

某些外伤或不良刺激可促使黑色素痣恶变，如化学腐蚀剂、激光烧灼、手术切除不全，手掌、足底、会阴部的黑痣经常受到摩擦也可导致恶变。这类不良刺激均为黑色素痣发生恶变的危险因素。

三 诊断与鉴别诊断

(一) 临床表现及诊断

绝大部分的恶性黑色素瘤是原发的，也有一部分是由良性色素痣恶变而来，良性的色素痣和早期的恶性黑色素瘤鉴别起来有困难。恶性黑色素瘤（简称"恶黑"）的早期表现是正常皮肤上出现黑色皮损，或原有的黑痣近期内扩大，色素加深，随着病灶的增大，病损隆起呈斑块或结节状，也可呈菜花状，表面易破溃、出血，周边可有不规则的色素晕或色素脱失晕。若在皮下生长时，则呈皮下结节或肿块，若向周围扩散，可出现卫星状病灶。

国际通用的"ABCDE原则"可用于指导判断皮肤病损的情况：A代表"asymmetry"，病损外观不对称；B代表"border irregularity"，边缘不规则，界限不清；C代表"color variation"，色彩斑驳或黑色；D代表"diameter"，直径大于6mm；E代表"elevation"，病损隆起。若皮肤病损近期出现颜色、形状或大小改变，或出现瘙痒、出血等表现，应当做病理活检以确诊。

恶性黑色素瘤的诊断包括病理学诊断和临床诊断，诊断方法有查体、病理组织学检查、血清学和影像学检查，有条件时可进行肿瘤组织的分子标志物检测，如BRAF-V600E及C-kit突变等。

病理学诊断是恶性黑色素瘤诊断的金标准。对于一些高度可疑的病灶，切除活检是最佳的诊断方法。切除范围应该包括恶性黑色素瘤病变周围正常的切缘及深部切缘，并且应当使用显著标记来标识不同的切缘，以便在术中及术后进行评估。

原则上所有侵袭性恶性黑色素瘤的患者均需要进行胸片检查和血清LDH检查；对于头颈部原发恶性黑色素瘤（引流区域无明显肿大淋巴结），需要行前哨淋巴结活检的患者还需要加做头颈部B超、CT扫描或者PET-CT检查。伴有头颈部、腹股沟区淋巴结肿大的恶性黑色素瘤患者，应做头颈部、腹部和骨盆CT；对于有远处转移的患者，应做全血细胞计数、碱性磷酸酶、LDH、肌酸激酶检测，胸部、腹部、骨盆CT及头部MRI；对有骨转移症状的患者可做骨扫描。

（二）恶性黑色素瘤的分型

1. 原位恶性黑色素瘤（melanoma in situ）　原位恶性黑色素瘤的病变未突破基底膜，仅限于表皮内，处于原位状态，肿瘤细胞并未进入血管或淋巴系统。原位恶黑可分为三型：①恶性雀斑样痣，又称为Hutchinson雀斑，几乎均发生于暴露部位，开始为色素不均匀的斑点，以后逐渐扩大，直径可达5cm或更大，这种病损经过数年，甚至10～15年，约1/3发展为侵袭性恶黑，此时就会在原有病灶上出现硬结。②浅表扩散性原位恶黑。可发生于任何部位，但多数发生在非暴露部位，多在中年出现，表现为直径<2.5cm的不规则隆起，易被误诊为黑痣，颜色从黄褐到黑色不等。此型原位恶黑开始出现侵袭性发展时，会在2年内出现典型的恶黑表现。③肢端雀斑样原位恶黑。此型到1975年方被确认，黄色人种以此型多见，发展为侵袭性后3年存活率约为11%。病灶多分布于手掌、足跟、甲周等无体毛部位，尤其多见于足跟部。此型停留在原位恶黑的时间短，很快就会出现侵袭性生长。

2. 侵袭性恶性黑色素瘤（invasive malignant melanoma）　侵袭性恶黑是指肿瘤细胞侵犯或越过皮肤基底膜，随着细胞不断增殖，肿瘤呈放射状浸润表皮和上层真皮。根据组织学类型，侵袭性恶黑可分为以下类型。

（1）浅表播散型（superficial spreading）：浅表播散型恶黑是最常见的恶黑类型，发病率占恶黑的60%～70%。多由浅表扩散性原位恶黑发展而来，常见于50岁以下的年轻患者。皮肤病损表现为外观平坦、生长缓慢、边缘不规则和色素分布不均匀，肿瘤细胞可向周围呈放射性浸润扩展，后期也可垂直浸润皮肤深层，出现结节、溃疡与出血，多发生于躯干、背部及四肢，5年生存率约为70%。组织病理学可发现异质性表皮样黑色素细胞呈巢状生长。

（2）结节型（nodular）：结节型恶黑发病率占恶黑的15%～30%，可发生于身体的任何部位，表现为增长迅速的结节，可能伴有局部溃烂和出血，病灶的垂直浸润生长期出现较早，容易浸润皮肤深层，侵犯血管和淋巴管，较早发生转移。多见于70岁左右的老年患者，预后较差，5年生存率为50%～60%。

（3）恶性雀斑型（lentigo maligna）：恶性雀斑型黑色素瘤发病率约占恶黑的5%，多由恶性雀斑样痣侵袭生长而来，也多见于老年患者。这类恶黑多发生在皮肤暴露部位，如头颈部、前臂等。多表现为颜色深浅不一、边缘不规则的斑点状皮损，若浸润真皮层则会隆起于皮面，生长较为缓慢，转移较晚，且转移多局限于局部引流的淋巴结，预后优于其他类型的恶黑，5年生存率达80%以上。

（4）肢端恶性雀斑型（acral lentiginous）：肢端恶性雀斑型恶黑多发生于手掌、足底部及指（趾）甲下，表现为生长缓慢的颜色不均的斑点状病损。在白色人种中，这类恶黑发生率最低，但在亚洲人种中，该类型的发病率占到总发病率的45%，也是我国的最主要病理亚型。

（5）结缔组织增生型（desmoplastic melanoma）：这类恶黑发病率占恶黑的1.7%～4%。与其他类型的恶黑比，该类型表现肉瘤倾向，更容易出现血行转移。因有较高的局部复发率，这类患者即使行病灶扩大切除后，也仍应接受放射治疗。

此外还有一些少见类型，如促纤维增生性恶性黑色素瘤、促纤维增生性嗜神经性恶性黑色素瘤、起源于蓝痣的恶性黑色素瘤、起源于巨大先天性痣的恶性黑色素瘤、痣样恶性黑色素瘤、气球样细胞性恶性黑色素瘤、黏液样恶性黑色素瘤、无色素性恶性黑色素瘤、印戒细胞样恶性黑色素瘤、儿童恶性黑色素瘤等。这些分类仍存在一些争议，因不同类型的恶性黑色素瘤可具有相似的生物学特征。

（三）恶性黑色素瘤的鉴别诊断

1. 色素痣　根据其痣细胞的位置可分为三类：皮内痣、交界痣、混合痣。色素痣与恶性黑色素瘤的区别在于前者变化较慢，通常直径较小（常<6mm），颜色均一，境界清楚。色素痣有较低的恶变率（约为1/10万）。恶变的色素痣一般为交界痣或混合痣，皮内痣则一般不发生恶变。色素痣发生恶变的征兆包括：短期内范围增大、边缘不对称、颜色改变、表面皮肤变化（脱屑、糜烂、溃疡、出血等）、周围出现卫星结节、疼痛、瘙痒等。

2. 发育不良痣　又称为Clark痣或非典型痣，病程较长，一般发生于幼儿期。好发于躯干、面部、双臂，病灶常>6mm，形状多不规则，界限不清。重度发育不良痣可进展成恶性黑色素瘤。

3. Spitz痣　皮损表现为丘疹、斑疹或结节，好发于躯干和四肢，多数单发，表面光滑无毛，很少发生破溃。病理上痣细胞成熟，可与恶性黑色素瘤鉴别。

4. 脂溢性角化病　皮损好发于面部、胸背部，好发年龄为40～50岁。表现为略高于皮面、境界清楚、色素均匀的斑片或斑块，表面呈疣状，如同贴在皮肤表面。

5. Bowen病　可发生于全身任何部位，表现为片状红斑、脱屑或结痂，病理检查可明确诊断。

四　分期

黑色素瘤的分期对于疾病的预后判断具有重要意义。美国癌症联合委员会（AJCC）于2017年发布了第八版皮肤黑色素瘤的分期标准（表38-2，表38-3）。中国抗癌协会临床肿瘤学协作专业委员会（CSCO）也于2017年发布了《2017年CSCO黑色素瘤诊疗指南》，以下摘录AJCC第八版皮肤恶性黑色素瘤TNM分期方法以供参考。

表38-2　AJCC第八版皮肤恶性黑色素瘤TNM分期方法

原发肿瘤(T)	厚度	溃疡状态
T_X	不适用	不适用
T_0	不适用	不适用
T_{is}	不适用	不适用
T_1	≤1.0m	未知或未明确
T_{1a}	<0.8mm	不伴溃疡
T_{1b}	<0.8mm 0.8～1.0mm	伴溃疡 伴或不伴溃疡
T_2	1.0～2.0mm	未知或未明确
T_{2a}	1.0～2.0mm	不伴溃疡

续表

原发肿瘤(T)	厚度	溃疡状态
T_{2b}	1.0~2.0mm	伴溃疡
T_3	2.0~4.0mm	未知或未明确
T_{3a}	2.0~4.0mm	不伴溃疡
T_{3b}	2.0~4.0mm	伴溃疡
T_4	>4.0mm	未知或未明确
T_{4a}	>4.0mm	不伴溃疡
T_{4b}	>4.0mm	伴溃疡
区域淋巴结(N)	**肿瘤累及区域淋巴结数目**	**移行、卫星灶、微卫星灶**
N_X	局部淋巴结无法评估	无
N_0	局部淋巴结无转移	无
N_1	一个受累淋巴结或移行灶、卫星灶和(或)微卫星转移灶不伴受累淋巴结	
N_{1a}	有一个临床中的隐匿转移灶	无
N_{1b}	有一个临床可探及的转移灶	无
N_{1c}	无区域淋巴结病变	有
N_2	2个或3个受累淋巴结或移行灶、卫星灶和(或)微卫星灶伴一个受累淋巴结	
N_{2a}	2个或3个临床中隐匿性转移灶	无
N_{2b}	2个或3个,至少1个临床可探及转移灶	无
N_{2c}	1个临床中隐匿或可探及转移灶	有
N_3	4个或更多受累淋巴结或移行灶、卫星灶,和/或微卫星转移伴2个或更多受累淋巴结,或任意数目粘连不去的淋巴结伴或不伴移行灶、卫星灶,和/或微卫星转移	
N_{3a}	4个或更多临床中隐匿性转移灶	无
N_{3b}	4个或更多,至少1个临床可探及的转移灶,或存在任何数目的粘连不清的淋巴结	无
N_{3c}	2个或更多临床中隐匿性或临床可探及的转移灶,和/或存在任何数目的粘连不清淋巴结	有
M分期	**解剖部位**	**LDH(乳酸脱氢酶)水平**
M_0	无远处转移证据	不适用
M_1	有远处转移证据	见下
M_{1a}	远处转移至皮肤、软组织包括肌肉和(或)非区域淋巴结	无记录或未确定
$M_{1a(0)}$		未升高
$M_{1a(1)}$		升高
M_{1b}	远处转移至肺伴或不伴M_{1a}部位的病变转移	无记录或未确定
$M_{1b(0)}$		未升高
$M_{1b(1)}$		升高
M_{1c}	远处转移至非中枢神经系统的内脏部位伴或不伴M_{1a}或M_{1b}部位的病变转移	无记录或未确定
$M_{1c(0)}$		未升高
$M_{1c(1)}$		升高
M_{1d}	远处转移至中枢神经系统的内脏部位伴或不伴M_{1a}、M_{1b}或M_{1c}部位的病变转移	无记录或未确定
$M_{1d(0)}$		未升高
$M_{1d(1)}$		升高

表38-3 2017年AJCC第八版皮肤恶性黑色素瘤临床、病理分期

TNM临床分期(cTNM)	T	N	M
0	T_{is}	N_0	M_0
I_A	T_{1a}	N_0	M_0
I_B	T_{1b}	N_0	M_0
	T_{2a}	N_0	M_0
II_A	T_{2b}	N_0	M_0
	T_{3a}	N_0	M_0
II_B	T_{3b}	N_0	M_0
	T_{4a}	N_0	M_0
II_C	T_{4b}	N_0	M_0
III	任何T	$\geq N_1$	M_0
IV	任何T	任何N	M_1
TNM病理分期(pTNM)	**T**	**N**	**M**
0	T_{is}	N_0	M_0
I_A	T_{1a}	N_0	M_0
	T_{1b}	N_0	M_0
I_B	T_{2a}	N_0	M_0
II_A	T_{2b}	N_0	M_0
	T_{3a}	N_0	M_0
II_B	T_{3b}	N_0	M_0
	T_{4a}	N_0	M_0
II_C	T_{4b}	N_0	M_0
III_A	$T_{1a/b}$、T_{2a}	N_{1a}、N_{2a}	M_0
III_B	T_0	N_{1b}、N_{1c}	M_0
	$T_{1a/b}$、T_{2a}	$N_{1b/c}$、N_{2b}	M_0
	T_{2b}、T_{3a}	$N_{1a/b/c}$、$N_{2a/b}$	M_0
III_C	T_0	$N_{2b/c}$、$N_{3b/c}$	M_0
	$T_{1a/b}$、$T_{2a/b}$、T_{3a}	N_{2c}、$N_{3a/b/c}$	M_0
	T_{3b}、T_{4a}	Any $N \geq N_1$	M_0
	T_{4b}	$N_{1a/b/c}$、$N_{2a/b/c}$	M_0
III_D	T_{4b}	$N_{3a/b/c}$	M_0
IV	任何T	任何N	M_1

五 外科治疗

(一) 原发病灶的扩大切除

临床高度怀疑恶性黑色素瘤时，可在手术中送快速切片明确诊断，尽量考虑外科手术一次性切除，包括对原发病灶的扩大切除和可能受累区域的淋巴结清扫。

近年来针对前哨淋巴结活检和安全切缘的研究较多，使手术方式和标准发生了较大的变化。尽量扩大切除原发病灶以保证阴性的切缘是长久以来的共识。以往主张切除原发病灶边缘外5cm的正常外观的皮肤及皮下软组织，以及深筋膜，这类切口往往不易直接缝合，需要植皮或以皮瓣来修复。直到20世纪70年代，一系列回顾性研究才表明，缩小切缘距离并不会增加病患死亡率或局部复发率。世界卫生组织（WHO）针对612名黑色素瘤术后患者的回顾性研究所得出的结论是：原发病灶厚度＜1mm的，扩大切除正常组织1cm是安全和有效的。在英国的一项协作研究中，通过随机纳入900名恶性黑色素瘤皮损厚度超过2mm的手术患者，从术后随访局部复发率、远处转移、无瘤生存期等中得出的结论是：对于厚度超过2mm的恶性黑色素瘤，1cm的安全切缘是不够的。对于厚度＞4mm的恶性黑色素瘤安全切缘尚缺乏大样本的随机对照试验。一般来说，对于厚度＞4mm的恶性黑色素瘤，推荐安全切缘超过病损边缘2cm，推荐原位恶性黑色素瘤的安全切缘为0.5～1.0cm（表38-4）。最新的美国国立综合癌症网络（NCCN）指南（2018版）及《中国黑色素瘤诊治指南》（2018版）中均明确指出，早期的黑色素瘤原发灶扩大切除范围由肿瘤的Breslow深度决定，Breslow深度是指从表皮颗粒层到最深处肿瘤细胞的绝对距离，通常以"毫米（mm）"为单位。

表 38-4　恶性黑色素瘤的安全手术切缘（NCCN 2018 指南）

肿瘤厚度（Breslow深度）	临床推荐切除边缘
原位	0.5～1.0cm
1mm	1cm（1类证据）
1.01～2mm	1～2cm（1类证据）
2.01～4mm	2cm（1类证据）
＞4mm	2cm（1类证据）

注：①切除边缘须根据解剖部位及美容需求做出调整，特殊部位（如面部、耳部）等位置只需尽量保证切缘阴性即可；②对于原位恶性黑色素瘤，病理检查边缘阴性非常重要；③切缘以外科医师在术中测量的结果为准。

在切除原发病灶时，要求垂直入刀，避免刀锋内倾而形成楔形标本，导致切缘不够。切除后创面尽量直接闭合。若缺损较大，可选择暂不闭合，待病理确认切缘干净后再实施修复手术。肿瘤术后缺损的修复方法较多，原则是尽早促进伤口的愈合，保障患者尽早接受其他治疗。对于肢端恶性雀斑型黑色素瘤这种我国最常见的恶黑亚型，目前不主张积极进行截肢手术治疗，扩大切除时仍按照病灶浸润深度原则，确定安全缘的范围。对于一些重要部位的黑色素瘤，条件允许下可行Mohs显微外科手术，准确标记切缘部位和方向，根据快速病理检查结果，确定是否扩大切除并确定扩大切除的范围。详细步骤如下：①根据Breslow深度，扩大切除肿瘤；②扩大切除2mm的周围组织，需要连带皮肤和皮下部分组织；③将扩大切除的瘤周组织分割成载玻片可承载的小标本，并编号；④在模式图上标记缺损的位置和形状，以及被分割组织对应的缺损部位；⑤待病理报告回报所有的边缘组织未见肿瘤后，再实施创面修复；⑥若发现残余肿瘤，依据标本编号及模式图明确肿瘤残存的部位，再次扩大切除，将切下的标本分割，编号，并在模式图上标记，送病检；⑦周而复始，直到确认无肿瘤残余，方可实施修复。

（二）选择性淋巴结清扫

恶性黑色素瘤选择性区域淋巴结清扫一直以来是存在争议的，但手术清扫临床诊断已受累的淋巴结已达成共识，而对不能判断是否受累的淋巴结进行清扫，即选择性（预防性）淋巴结清扫（elective lymph node dissection，ELND），其合理性仍受质疑。进行选择性淋巴结清扫的理论依据是恶性肿瘤在发生远处转移之前，先转移到了引流区域的淋巴系统，若在肿瘤发生远处转移之前完全切除原发病灶和清扫了区域引流淋巴结，理论上可根治肿瘤。但数个大样本的临床随机对照试验均未能证实进行选择性的淋巴结清扫可提高黑色素瘤的术后生存率。考虑到淋巴结清扫本身的并发症，包括切口并发症、慢性疼痛、淋巴水肿等不利方面，权衡利弊之后很少有医师愿意选择ELND。随着前哨淋巴结活检的出现，这个矛盾得到了解决。

（三）前哨淋巴结活检

前哨淋巴结理论认为存在一个最先接受原发肿瘤区域淋巴引流的淋巴结，这个淋巴结就称为前哨淋巴结。依据以上理论，肿瘤若发生淋巴转移，癌细胞最先到达的也是前哨淋巴结。通过在原发病灶周围注射锝硫胶体或蓝色染料，术中使用手持式伽马探测仪，可有效显示区域淋巴引流途径及前哨淋巴结，两种方法结合使用，准确率达到97%。大量文献表明，根据前哨淋巴结受累情况可准确评估或预测恶性黑色素瘤转移的情况。术中进行前哨淋巴结活检（sentinel lymph node biopsy，SLNB）多只需切除1~3个淋巴结，其并发症显著少于区域淋巴结清扫。前哨淋巴结的累及情况已经成为恶性黑色素瘤分期的重要依据和独立预后因素。

恶性黑色素瘤SLNB的适应证包括：①累及深度＞1mm；②累及深度＞0.75mm，合并有溃疡，或者Clark分级为Ⅳ、Ⅴ级；③因不全切除活检致累及深度不明的恶性黑色素瘤。对于累及深度＜0.75mm的恶性黑色素瘤，因极少发生远处转移，目前不推荐进行SLNB。

（四）根治性淋巴结清扫

根治性淋巴结清扫（therapeutic lymphadenectomy）的适应证是前哨淋巴结活检阳性，以及临床诊断或影像学支持累及淋巴结结论的患者。其目的是尽可能清除引流区域可能累及的淋巴结，如腋窝淋巴结的根治性清扫需完成Ⅰ~Ⅲ级的清扫。腹股沟淋巴结的根治性清扫应当包括腹股沟浅层的所有淋巴结；若行骨盆CT扫描表明深层淋巴结受累，则应同时行髂腹股沟深层淋巴结清扫。头颈部可能发生淋巴结转移的区域则包括腮腺区、颈部（Ⅰ~Ⅴ区）、枕区、耳后区。头面部的淋巴引流途径较为复杂，一般的面部和前颞顶部头皮可引流到腮腺区和颈部（Ⅰ~Ⅳ区），顶枕部头皮可引流到颈部（Ⅱ~Ⅴ区）、枕部和耳后区。应当根据恶性黑色素瘤的发生部位来选择根治性淋巴结清扫的区域，术前应进行详细的影像学检查。

《中国黑色素瘤诊治指南》（2011版）中提出的恶性黑色素瘤淋巴结清扫原则如下：区域淋巴结充分清扫；受累淋巴结基部须完全切除；通常来说，切除和受检淋巴结个数为腹股沟≥10个、腋窝≥15个、颈部≥15个；在腹股沟区，如临床发现股浅淋巴结转移数≥3个，就应选择性行髂窝和闭孔区淋巴结清扫；如果盆腔影像学提示或Cloquet淋巴结（股深淋巴结）阳性，就需行髂窝和闭孔区淋巴结清扫。

六 非手术治疗

（一）冷冻治疗

冷冻治疗的机制是基于低温对肿瘤细胞的直接杀伤，低温还可使病灶局部血流减慢，微循环栓塞，从而导致细胞缺氧死亡。瘤细胞经冷冻灭活后尚可释放肿瘤特异性抗原（TSA），激发宿主机体对该抗原的免疫应答，进一步产生抗肿瘤作用。液氮冷冻法在口腔、鼻腔黏膜的恶性黑色素瘤的治疗中具有重要地位，综合治疗后其疗效甚至优于手术。

临床上采用喷射、接触或倾注浸泡法将工业用液氮施于局部，术中应当注意冷冻区域大于肿瘤病灶1~1.5cm，同时估计其深度。根据病灶深浅而采用不同的冷冻时间，一般控制在2~5分钟，2~3个冻融周期。术中同时应当注意使用干纱布保护正常组织，避免造成冻伤。

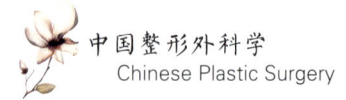

(二)化学及生物治疗

恶性黑色素瘤对化疗多不敏感,大量研究表明联合化疗并不能提高有全身表现的患者的生存率,细胞因子的应用取得了一定的疗效。用于治疗恶性黑色素瘤的细胞因子有干扰素2α(IFN-2α)及白细胞介素2(IL-2)。

美国FDA于1995年批准将高剂量的干扰素(IFN α_{2b})用于Ⅱb期和Ⅲ期恶性黑色素瘤的治疗;1998年批准将高剂量的IL-2用于治疗转移性恶性黑色素瘤;2011年,FDA又批准了长效α干扰素用于高危恶性黑色素瘤患者。

对于Ⅳ期恶性黑色素瘤患者,无论是单药化疗,还是多药联合化疗,都不能改善其生存率。高剂量的IL-2及IFN α_{2b}联合生物化学治疗可缓解某些类型患者的临床症状。美国M. D. Anderson肿瘤中心介绍的序贯联合应用氮烯咪胺+顺铂+长春碱类+干扰素+IL-2的生物化疗方案,完全缓解率达到21%,中位生存期为半年左右。但高剂量的IL-2和干扰素同样可带来严重的副反应,如流感样症状、厌食症、晕厥、抑郁等,剂量过低者临床效果差,因此选择合适的患者非常重要。

(三)靶向治疗

近年来晚期恶性黑色素瘤的靶向治疗取得了突破性进展,靶向治疗也是目前该领域的主要研究方向。

特异性抗体可通过血液循环及体液接触细胞表面并与相应靶点结合而发挥免疫效应。目前一些治疗性抗体已用于临床,如CTLA-4抗体Ipilimumab单抗已应用于恶性黑色素瘤的治疗。CTLA-4是一种在T细胞内表达的蛋白质,可保持机体对自身抗原的耐受性。FDA于2011年3月批准将Ipilimumab单抗用于晚期恶性黑色素瘤的治疗。Ipilimumab单抗可阻止CTLA-4与其配体结合,从而阻断CTLA-4对T细胞的负性调节,增强T细胞对抗原的反应性而产生抗肿瘤作用,这是继1998年的IL-2后第一个被批准的基于抗体治疗恶黑的药物。

2002年,Davies等发现超过50%的恶性黑色素瘤患者有$BRAF^{V600E}$的错义突变,这种突变导致MAPK通路异常活化。针对$BRAF^{V600E}$突变开发出了另一靶向药物——"Vemurafenib",研究表明与氮烯唑胺(DTIC)治疗组比,"Vemurafenib"可使具有$BRAF^{V600E}$突变的恶黑患者死亡率降低63%,恶黑进展率降低74%。鉴于其疗效,三期临床试验结果发布后不到2个月,Vemurafenib便得到FDA批准,用于基因诊断有$BRAF^{V600E}$突变的患者。与Vemurafenib原理相似的药物Dabrafenib目前也已完成三期临床试验,其临床疗效与Vemurafenib相当,但具有较少的药物副作用。其他针对不同靶点的药物目前正在进行更深入的研究,如阳剑波等人发现恶性黑色素瘤硫酸软骨素蛋白多糖(MCSP)参与调节恶性黑色素瘤细胞的生长、迁移与侵袭。针对MCSP的单克隆抗体在体外及动物实验中表现良好的抗肿瘤特性,其临床应用尚待进一步研究。

(四)过继细胞疗法

过继细胞疗法又称为肿瘤浸润淋巴细胞(TIL)治疗。该治疗方法是通过从患者自体分离淋巴细胞,经体外培养活化使之具有杀伤肿瘤细胞的能力后回输入患者体内来达到治疗的目的。目前该疗法被用于对标准治疗无效的进展期恶性黑色素瘤,也是治疗转移性恶性黑色素瘤的可靠方法之一。但由于特异性细胞毒性T淋巴细胞的培养和扩增需要较高的实验室条件,使得这一免疫治疗方法的大规模临床应用受到了限制。

(五)肿瘤疫苗

肿瘤细胞或肿瘤抗原物质可诱导机体产生特异性的细胞免疫和体液免疫反应,从而阻止肿瘤的生长、扩散和复发。肿瘤疫苗即是一类含有自体或异体肿瘤抗原基因或抗原肽的疫苗。最近报道有一种原来用于针对肿瘤-睾丸MAGE-A3抗原的蛋白疫苗对于Ⅲ期或Ⅳ期恶性黑色素瘤患者表现了一定的疗效，针对该疫苗的三期临床试验还在进行中。

（六）放射治疗

因恶性黑色素瘤对放射治疗并不敏感，放疗不是恶黑的常规治疗手段。一些医疗中心仅将放疗作为提高恶黑局部控制率的手段之一，特别是对于具有较高复发率的头颈部恶黑，放疗应用较多。回顾性研究表明，对于有多个淋巴结累及，或者区域淋巴结清扫后发现有包膜外浸润的患者，放疗可能有一定作用。但放疗并不能改善转移性恶黑患者的总生存率。

（周晓　周波　彭小伟）

第五节　隆突性皮肤纤维肉瘤

隆突性皮肤纤维肉瘤（dermatofibrosarcoma protuberans，DFSP）是一种少见的起源于真皮层的低至中度恶性的间质源性肿瘤。Taylor于1890年最早报道了该病，将其描述为一种罕见的、外形类似瘢痕疙瘩、具有复发倾向的肿瘤。1924年，Darier和Ferrand首次完整地描述了其临床特点，并将其命名为"进行性复发性皮肤纤维瘤"。1925年，Hoffman正式将其改名为"隆突性皮肤纤维肉瘤"。其发病率为0.8/100万～5/100万，占所有癌症的0.1%、所有软组织肉瘤的1%，黑色人种的发病率较白色人种高。

隆突性皮肤纤维肉瘤多见于30～50岁的成年人，也有先天性发病患者及老年患者。大多数学者认为其男、女发病率相似，也有学者认为男性患者发病率更高。

一、病因

本病病因尚不清楚，但有报道其发生与创伤有关，如外伤性瘢痕、烧伤、接种疫苗瘢痕、放射性皮炎等。最新的肿瘤生物学研究发现，90%以上的DFSP患者存在t（17；22）（q22；q13.1）染色体易位。17q21～22的COL1A1基因与22q13.1的PDGFB基因融合，从而导致肿瘤形成。COL1A1基因编码Ⅰ型胶原的主要组成部分，而Ⅰ型胶原是人类胶原蛋白中含量最丰富的；PDGFB是一种酪氨酸激酶，是结缔组织细胞的一种生长因子，一般情况下处于阴性作用下。发生在隆突性皮肤纤维肉瘤里的基因易位，导致PDGFB发挥调控作用，并作用于COL1A1。COL1A1-PDGFB融合蛋白被处理后能产生PDGFB的全部功能，这被认为是导致纤维肉瘤肿瘤形成的原因。在大多数的隆突性皮肤纤维肉瘤病例报告中，t（17；22）易位并没有被发现，却检测到另一种涉及PDGFB基因的22号染色体的易位。高度敏感的逆转录聚合酶链式反应和荧光原位杂交实验已被用于检测组织标本中COL1A1-PDGFB融合蛋白的存在。t（17；22）易位的发现，成为采用伊马替尼治疗隆突性皮肤纤维肉瘤的理论基础。

二、临床表现

隆突性皮肤纤维肉瘤多见于躯干（50%），其次为四肢（20%～35%），头颈部少见（10%～

15%），也有罕见的外阴隆突性纤维肉瘤的报道。主要临床症状为缓慢进行性生长的肿块，根据病情发展可分为非隆起和隆起两个阶段。肿瘤非隆起阶段，表现为局部皮肤变硬并呈粉红色、深红色、淡蓝色，甚至紫色变化，外观类似硬皮病样、色素沉着、瘀青、血管瘤样。该阶段肿瘤生长速度缓慢，历时较长，平均为7.6年，最容易被患者忽视或被医师当作其他疾病诊治。隆起阶段肿瘤细胞生长速度明显加快，使肿瘤增大并隆起于皮面，表现为单个淡红色或紫蓝色的质硬小结节，边界不清，活动度差；也可表现为瘢痕疙瘩样，偶有以乳房肿块的形式被发现的，该阶段肿瘤常被误认为瘢痕疙瘩或其他疾病，易误诊、漏诊。随着病程进一步发展，癌灶逐渐向周围及深层组织浸润，发展为多个结节，伴表面皮肤萎缩变薄、毛细血管扩张，结节易破溃、出血，局部开始出现瘙痒、疼痛等典型临床表现，但仍需与神经纤维瘤、平滑肌瘤、表皮样囊肿、恶性纤维组织肉瘤、恶性黑色素瘤、硬斑病样基底细胞癌、硬纤维瘤、卡波西肉瘤、皮肤纤维瘤、结节病及结节性筋膜炎等鉴别。萎缩变种的隆突性纤维肉瘤皮肤明显变薄，需要与硬斑病、皮肤松弛症及瘢痕鉴别。常局部复发，但转移罕见（1%～5%），多次复发的患者有恶变可能。

三、病理表现

DFSP的组织结构镜下表现通常不典型，其病理诊断尤其是早期确诊，是比较复杂和困难的。典型的DFSP瘤细胞HE染色镜下表现为大小一致、排列紧密的梭形细胞，围绕胶原纤维或小血管，呈特殊的轮辐状、扇状或旋涡状排列，遍及整个瘤体，触手状的突起分布于皮下脂肪，导致蜂窝状外观，核异型及有丝分裂活动少。

在组织病理学上，可将DFSP分为普通型（占约90%）、DFSP伴黏液变性（占约1%）、DFSP伴纤维肉瘤区域（fibrosarcomatous DFSP，简称DFSP-FS，占3.2%～15%）、黑色素型（又称为Bednar瘤，约5%）、巨细胞成纤维细胞瘤样型、萎缩型及混合型等。DFSP-FS为一种恶性程度明显增高的变异型DFSP，以肿瘤组织镜下可见高分化纤维肉瘤区域为特点。Bednar瘤以瘤体中富含黑色素的树突状细胞为特点，在黑色人种中多见。普通型DFSP中，CD34普遍表达阳性（敏感率高达84%～100%），为免疫组化诊断DFSP的最重要的因子。在Bednar瘤中，S-100表达阳性，为其主要标志因子。

四、诊断

对于有长期缓慢生长、质地较硬的肿块，应高度怀疑隆突性皮肤纤维肉瘤。常用的确诊方法有临床活检，借助于免疫组化能确诊。细针穿刺检查往往不能确诊，不建议进行。影像学检查能确认肿瘤浸润范围，可根据患者病情进行选择性检查，其中MRI的精准度比超声多普勒高。

五、治疗

目前对于DFSP尚无统一的治疗方案，主要治疗方法包括手术切除、局部放疗及分子靶向治疗等。手术切除仍为首选，可用局部放疗及分子靶向治疗辅之。

（一）扩大切除术

根据NCCN指南规定，扩大切除术（wide local excision，WLE）的范围为沿肿瘤边缘扩大2～4cm切除病灶组织，深达深筋膜层。对于头面部不宜广泛切除的患者，可沿肿瘤边缘扩大切除1～1.5cm。大多数学者认为扩大切除时肿块复发率大大降低。该术式的优点为手术操作简单、治愈率较高且易于在各级医院普及。缺点为：①无法明确切缘有无癌细胞残留；②部分肿瘤形成的假包膜可能干扰对切除范围的判断，导致肿瘤病灶没有完全切除（癌细胞向周围浸润范围明显大于包膜的范围）；③扩大切除后创面修复的难度明显增加；④局部外形欠佳等。故在行扩大切除术的同时应行组织快速活检，以明确手术切缘无癌细胞浸润；对于扩大切除后边缘仍有癌细胞浸润的患者，应沿原切缘再扩大1~2cm切除，直到活检明确切缘无癌细胞残留，术后还应行石蜡切片及免疫荧光染色以进一步明确。因为DFSP罕见淋巴结转移，术中没必要做淋巴结清扫。

病例八：男，38岁。胸骨软骨肉瘤外院三次术后复发。1年半前第三次手术，近3个月肿瘤增长迅速。查体：胸骨上段及下段各有一肿块突出胸壁，大小分别为10cm×8cm×6cm和25cm×20cm×10cm，与胸骨相连。CT提示：胸骨上、下段骨质破坏，侵及相邻双侧锁骨头及多根肋软骨（图38-10）。

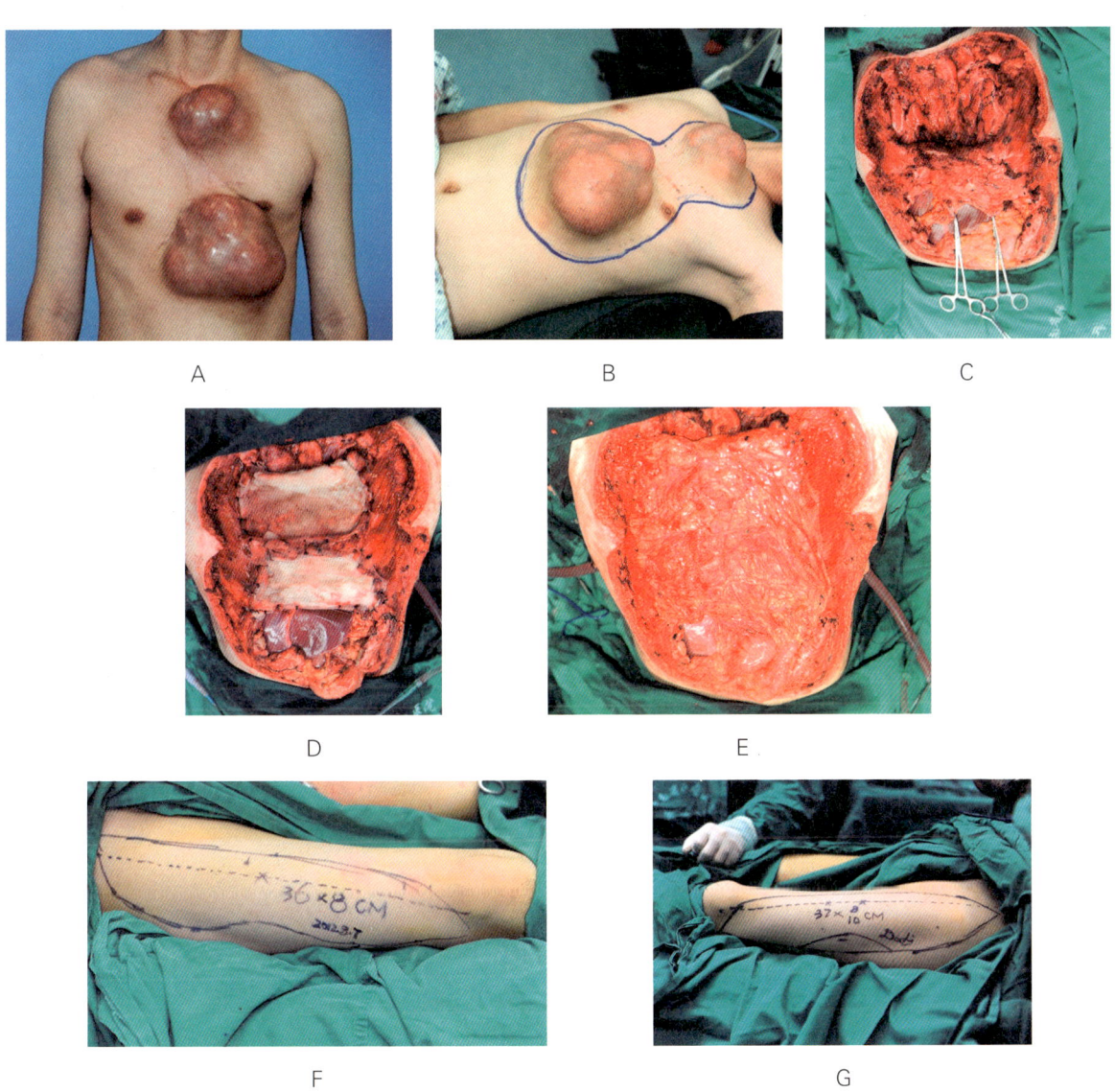

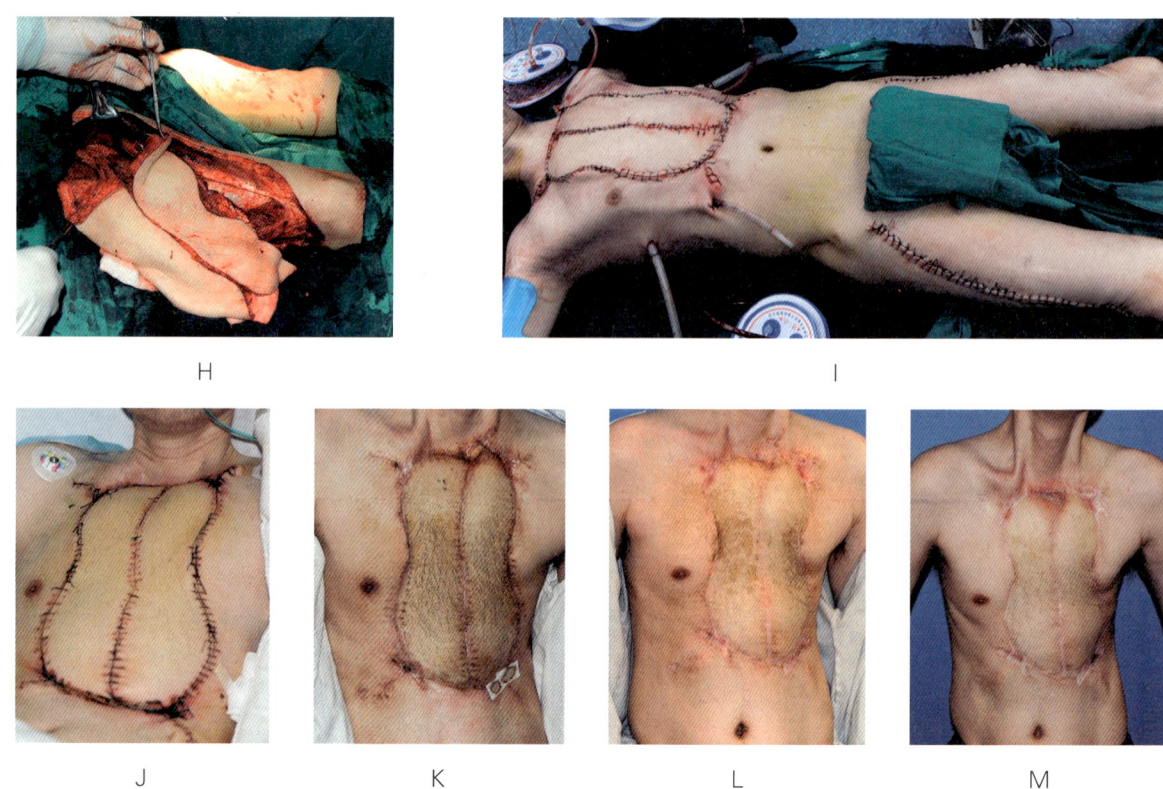

图38-10 病例八

A、B. 胸骨上段及下段各有一肿块突出胸壁，与胸骨相连　C. 术中沿肿块缘旁开1.5cm将肿块切除，术后缺损创面累及腹壁及胸壁全层　D. 采用尼龙网片修补胸膜及腹膜缺损　E. 予以骨水泥修复重建胸壁骨性结构后，取大网膜带蒂覆盖骨水泥表面　F、G. 设计两侧大腿的股前外侧游离皮瓣　H. 将两侧皮瓣予以缝合　I. 术后皮瓣成活情况可，胸腹壁外形满意　J. 术后10天　K. 术后3个月　L. 术后半年　M. 术后16个月

（二）Mohs外科手术

Mohs外科手术于20世纪30年代由Frederic Mohs博士创建，集手术切除、化学组织切片或特殊冰冻切片检测方法（水平冰冻切片和染色）及修复重建于一体。该术式术后局部复发率为0～7%。优点为高治愈率，且可避免无谓地扩大手术创面，是手、足等具有重要活动功能的部位或面部等需考虑外观要求的部位的DFSP的首选治疗方式，是目前公认的治疗DFSP及其他皮肤肿瘤的最理想的手术方式。但有些学者认为Mohs外科手术应慎用，因为在石蜡切片中，当癌细胞以最小的数量残留时，残留的癌细胞无法与真皮、瘢痕或结缔组织等正常组织里散在的梭形细胞鉴别开来，且CD34染色法的结果存在一定的变异性，故Mohs外科手术并不是一种完全精确的手术方式。此外，Mohs外科手术技术要求高、精细度高且耗时长。

（三）分子靶向治疗

甲磺酸伊马替尼为治疗DFSP的分子靶向药物，是一种选择性PDGF酪氨酸激酶受体拮抗剂，主要应用于术后切缘阳性或术中无法予以充分扩大切除而复发及发生远处转移的DFSP患者，也用于手术前的辅助治疗，以促进肿瘤细胞凋亡，缩小手术切除范围。甲磺酸伊马替尼治疗DFSP的有效率达65%，但无法治愈，对于无经典的t（17；22）染色体异位的DFSP无效。目前伊马替尼在DFSP的临床应用上还存在许多问题：①治疗DFSP的最有效剂量及治疗时间、治疗后观察指标尚未明确；②测定血清PDGFB能否有效监测其治疗反应；③伊马替尼对DFSP-FS是否有效；④DFSP术后予以伊马替尼辅助治疗能否有效降低复发率。同时，甲磺酸伊马替尼治疗费用较高，故在我国应用较少。DFSP的甲磺酸伊马替尼治疗方式及效果仍在进一步研究中。

（四）放射治疗

对于DFSP是否采用放疗，目前学者们的观点不一。DFSP术后复发主要是由于原发肿瘤周围存在微小病灶——亚临床病灶，故应以手术扩大切除为主，术后辅以小剂量放疗。也有研究认为术后放疗可能导致DFSP恶性程度增加，对于术后予以放疗的DFSP患者还应密切随访。

六 预后

DFSP的5年、15年生存率分别高达99.2%、97.2%。远处转移发生率为1%～4%，常见于疾病晚期，一般在转移后2年内死亡。DFSP-FS的恶性程度、术后复发率、转移及死亡率明显高于DFSP，局部复发率高达50%，远处转移率高达15%～30%，且疾病进程与术中肿瘤组织有无彻底切除无明显关系。其复发间隔期随复发频次增加而逐渐缩短，远处转移的发生率大增，术中彻底清除肿瘤病灶是避免术后复发的最主要因素。DFSP的恶变率在0.5%～5%之间，DFSP-FS恶变率更高。除手术切缘外，肿瘤病灶的部位也是影响其预后的重要因素。位于四肢以及头颈部的DFSP的复发率较躯干部的要高，可能与这些部位较难彻底切除病灶有关。DFSP复发大多发生在手术切除后的3年内。患者术后应定期复查，前3年应每隔3～6个月复查一次，3年后可1年复查一次。

（李赞　周晓　杨丽嫦）

第六节　体表恶性肿瘤和头皮肿瘤缺损后的修复

一　头皮恶性肿瘤诊断及肿瘤切除范围

最常见的头皮恶性肿瘤有基底细胞癌、鳞状细胞癌、恶性黑色素瘤、纤维肉瘤等。临床表现为菜花状肿物或经久不愈的溃疡，侵犯硬脑膜时有脑膜刺激症状，侵入颅内时可有颅内高压症状。头皮癌常发生于瘢痕部位，如瘢痕处出现反复不愈的溃烂，就最好进行活检。CT或MRI可准确评估肿瘤侵犯的范围和深度，其结果可用于指导下一步治疗。

各种头皮恶性肿瘤切除的范围和深度主要依据术前的临床症状、影像学检查结果和组织病理学检查结果来确定。病变切除的范围需包括周围和深部的部分正常组织。常见的皮肤恶性肿瘤如基底细胞癌、鳞状细胞癌和恶性黑色素瘤，常规外科手术切除周围正常组织的范围分别是5～10mm、10～20mm和20～30mm，切除的深部组织包括未受侵犯的皮下深筋膜层。然而这种常规手术会受到病变周围组织器官的解剖关系和切除术后可能引起的器官畸形、功能障碍等一系列影响手术并发症和术后生存质量等的因素的限制。因此有经验的外科医师会根据术前的临床诊断，对肿瘤的生长方式、厚度、侵犯深部组织的程度、有无溃疡形成及术中对不同肿瘤组织病理变化的了解，判断切除肿瘤周围正常组织的安全范围，并同时修复缺损的组织和器官。皮肤恶性肿瘤手术切除后的预后，与肿瘤的性质、厚度、侵犯皮肤组织的深度范围，以及手术切除的范围、程度，有很大关系，术中切缘常规冰冻切片检查有助于肿瘤的彻底切除。头皮恶性肿瘤的切除范围和深度除应遵循皮肤恶性肿瘤手术的原则外，还要根据肿瘤组织侵犯头皮的组织层次和肿瘤的性质来决定。

二、头皮缺损的修复

头皮较小的良性肿瘤切除后多半能直接拉拢缝合；头皮恶性肿瘤切除后的缺损，小的创面（<3cm）能直接拉拢缝合，大的创面需要通过植皮、局部或游离皮瓣等修复手段进行修复。头皮软组织缺损修复包括两个目的：①完整地覆盖裸露的骨面；②恢复对称性的外形和修复带有头发的头皮。

头皮恶性肿瘤切除术后的组织缺损，根据组织缺损的深度可以分为部分头皮缺损（颅骨膜存在）和全层头皮缺损（颅骨膜缺失）；根据缺损组织成分可分为头皮单纯缺损和复合性头皮缺损，头皮单纯缺损主要是指缺损创面保留完整的颅骨膜、颅骨和硬脑膜，复合性头皮缺损是指涉及头皮、骨膜、颅骨或硬脑膜等多种组织的缺损，复合性头皮缺损可在修复头皮缺损的同时修复，或者等到二期再来修复颅骨或硬脑膜缺损。根据头皮缺损的范围，可分为轻度头皮缺损（缺损直径小于6cm）、中度头皮缺损（缺损直径在6cm以上）和重度头皮缺损（头皮缺损范围超过全头皮的1/3，甚至达到全头皮）。各种类型的头皮缺损其修复要求和方法不同，但基本要求缺损创面被一期闭合，术后不遗留明显的秃发畸形。

（一）轻度头皮缺损

1. 皮肤移植（非全层缺损修复）　无头发覆盖的头皮区的缺损虽然可以用断层皮片移植来修复，但其效果不如局部皮瓣。有头发覆盖的头皮组织厚度较大，对颅骨起到重要保护作用。无头发和组织厚度不足是断层皮片移植修复效果较差的主要原因。在头皮外伤（如挫裂伤、撕脱伤等）中，头皮多在筋膜下结缔组织层分离。无论是在骨膜上还是暴露的骨面上植皮，皮片都将牢固地贴附于受区；因为皮片菲薄且不能移动，基本丧失保护作用，所以在骨面上进行游离植皮修复是一种存在争议的方法。然而，皮片移植在头皮缺损修复中仍具有一定的部位性适应证，用于头顶及额部时常可达到较满意的效果。如果植皮区周围存在正常头皮，头顶植皮区尚可借助头发的覆盖而得到保护。

额部与枕部不同，修复后对于承受机械性压迫（如睡眠时枕部受压）的能力要求较低。先进行肌肉瓣移植，再植皮，可有效避免皮片坏死及骨髓炎的发生，同时也使修复的头皮具有必要的厚度和血液供应。

皮肤移植修复头皮缺损确实具有一定优点，如方法简单、手术时间短、出血少、易成活等。断层皮片在暴露的骨面上移植也可成活。去除部分颅骨外板，改善受区血供条件，虽然更利于皮片移植的成功，但粗糙的表面又成为造成皮片创伤和溃疡的不利因素。

皮片移植术最适用于难以拉拢缝合的额部创面，特别是恶性肿瘤切除后复发可能性较大的病例。

游离植皮术在头皮缺损修复中虽然简单易行，但存在很多缺陷。皮片移植后与骨面紧密粘连，抗损伤能力低，与局部解剖条件所决定的生理功能和形态特征的要求差距较大。

对于小的全层头皮缺损，可以在用脱细胞真皮覆盖后一期植皮修复创面。

2. 局部皮瓣　缺损范围直径小于6cm者，首选局部皮瓣。在帽状腱膜和颅骨骨膜间隙掀起皮瓣，以包含主要营养血管的外周头皮为蒂，可应用单纯的触诊或超声多普勒血流仪来确定营养血管的位置，并在帽状腱膜层作与张力方向垂直、间距约1cm的多刃切口，使皮瓣更为舒展，以覆盖头皮缺损。

（1）旋转皮瓣：在腱膜下间隙，松解邻近的头皮，可使皮瓣易于旋转且缩小供区面积，部分供区缺损可直接缝合，而大部分需皮肤移植。头顶部的缺损应以周围头皮为基底的双蒂皮瓣来修复。

（2）推进皮瓣：头顶后部头皮的缺损，可利用具有一定松弛度的颈项部皮肤及前额部皮肤向后方推移来修复。在设计推进皮瓣时，需注意保护头皮的主要血管及帽状腱膜。推进皮瓣的主要不足在于皮瓣的移动会受到一定的限制。

（3）颅骨骨膜瓣：颅骨骨膜是位于颅骨表面的结缔组织，含有丰富的血管网；应用颅骨骨膜瓣覆盖暴露的颅骨并作为皮肤移植床，也可为骨移植提供血供并增加骨移植的成活率。设计颅骨骨膜瓣需有宽蒂，其大小与缺损面积相仿或略大于缺损区，也可将其上方的头皮一并掀起，共同作为皮瓣。颅骨骨膜瓣的优点在于提供了良好的皮肤移植床而供区损伤较小。当面临较大面积的头皮缺损时，周围的头皮缺损可用局部皮瓣来修复；中央区域的缺损可使用颅骨骨膜瓣加植皮来修复。

（二）中度头皮缺损

头皮缺损范围直径大于6cm，如果颅骨骨膜完整，可单纯采用皮肤移植，该方法尤其适用于有严重复合伤的患者。如果颅骨骨膜缺如，可应用邻近的颅骨骨膜瓣为皮肤移植提供良好的血管床，但临床主要应用复合皮瓣转移修复术。

多瓣法可用于修复中度头皮缺损，其优点是皮瓣有可靠的轴型血管作为血供，皮瓣易成活，而头皮缺损可一期闭合，且皮瓣来自毛发正常生长的头皮区域，能获得较满意的毛发生长效果，但用该皮瓣修复更大面积的头皮缺损时需慎重。

由Orticochen首先提出的四瓣法概念尤其适用于儿童患者。此瓣以知名血管为蒂，颅前部及前额头皮皮瓣包含颞浅动、静脉，而颅后部及枕部头皮包含枕动、静脉。皮瓣转移后的继发性缺损区域若不能直接缝合，可采用皮肤游离移植。

1971年，四瓣法被改进为三瓣法，可利用残留的头皮修复缺损。邻近缺损区域的两个较小的瓣用于闭合原有创面，而较大的第三瓣用于闭合前两瓣旋转后所造成的继发性缺损。

（三）重度头皮缺损

重度头皮缺损如没有再植的条件，可应用吻合血管的游离组织转移覆盖的修复方法。McLean和Buncke首先提出以吻合血管的大网膜移植覆盖头皮创面的方法，大网膜作为皮肤移植受床，以胃网膜血管作为供应血管。该法需开腹切取大网膜，又要吻合血管，因此其应用受到了一定的限制。

腹股沟皮瓣：以旋髂浅血管为蒂，用于修复头皮缺损，但其血管蒂短小，常有解剖变异，因此目前已较少采用。

股前外侧皮瓣：以旋股外侧动脉降支为血管蒂。此皮瓣供区隐蔽，血管蒂长，管径粗，不损伤重要的血管、神经，取瓣后不影响肢体功能，故特别受欢迎。

背阔肌皮瓣：可采用肌皮瓣，也可单用肌瓣而表面植以中厚皮片。Maxwell（1978）首次应用背阔肌皮瓣修复头皮缺损，其皮瓣面积足以覆盖整个头皮缺损区域，血管蒂为胸背动、静脉，解剖恒定，血管蒂较长，皮瓣的肌肉也可为颅骨缺损区提供组织覆盖，应用较广泛。该皮瓣的主要缺点是组织过于臃肿，给后期修复造成一定的困难。

肩胛皮瓣：以旋肩胛动脉的终末支为血管蒂。该皮瓣没有背阔肌皮瓣的臃肿，血管较粗而恒定。其主要缺点是皮瓣较小，不能像背阔肌皮瓣一样覆盖整个头皮。不能恢复头发生长是其主要缺点。因此，在创面闭合后，还必须应用假发来掩饰脱发。

局部带蒂头皮瓣血供丰富，就近取材，操作简便，头皮厚实、美观、易愈合，是头皮鳞状细胞癌切除术后颅骨外露或缺损修复的首选皮瓣。虽然有采用头皮瓣成功修复13cm×12cm头皮缺损的报道，但由于其活动有限，带蒂移位皮瓣还是宜修复缺损＜10cm×8cm者。在设计头皮瓣时尽量考虑切口的隐蔽性，避免损伤头皮轴向供血动脉，尽可能包含知名动脉，如颞浅动脉或枕动脉，必要时借助超声多普勒血流仪进一步明确头皮动、静脉的走行，做到在无张力下缝合皮瓣。当颅骨、硬脑膜外露患者需以皮瓣移位来修复缺损，但无形成局部带蒂皮瓣条件时，需选择远位吻合血管的游离皮瓣来修复。吻合血管的游离皮瓣常用于修复缺损＞10cm×8cm者，尤其是邻近皮瓣修复失败的患者，甚至可以修复全头皮缺损。

病例九：患者雷某，女性，头皮瘢痕癌，累及全层头皮。以及颅骨、硬脑膜，予以人工硬脑膜修复硬脑膜后，以钛网修复颅骨缺损，取股前外侧游离皮瓣修复头皮全层缺损（图38-11）。

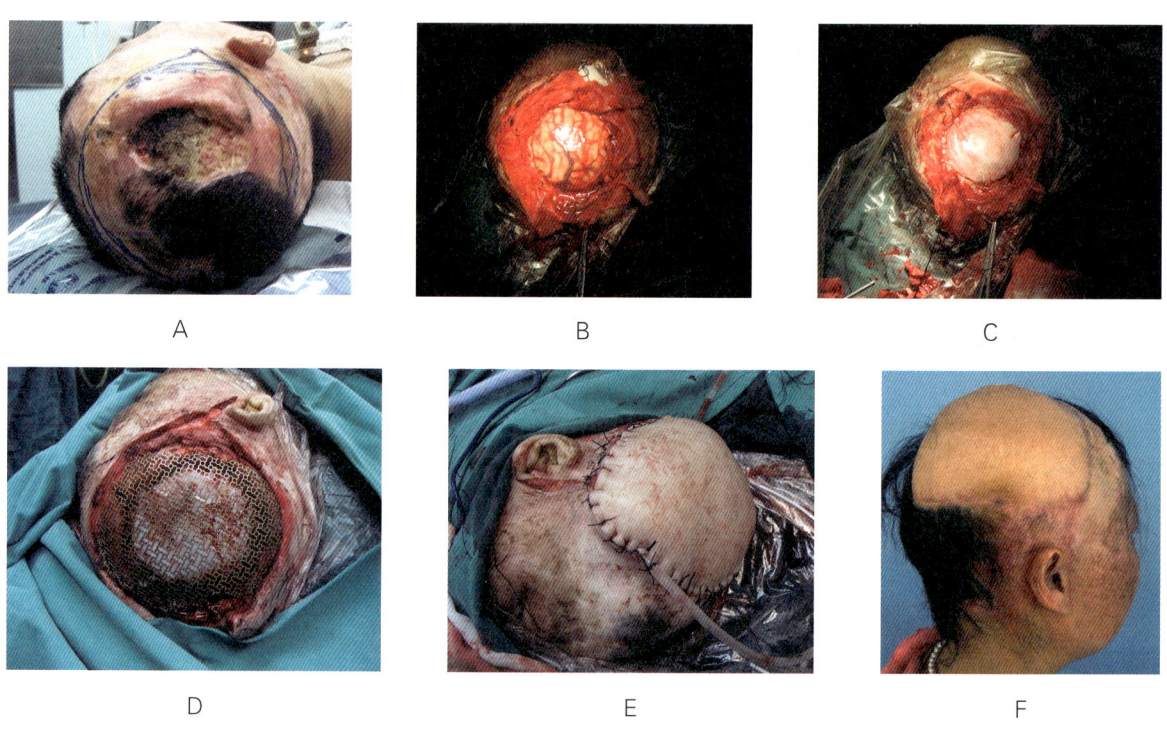

图38-11 病例九

A. 头皮瘢痕癌术前切口设计　B. 手术扩大切除病灶　C. 人工硬脑膜修复硬脑膜缺损　D. 钛网修复颅骨缺损　E. 股前外侧游离皮瓣修复头皮全层缺损　F. 术后8个月复查

三　毛发移植术

毛发移植术是目前国际上发展迅速的有效治疗永久性毛发脱失的一项新技术，它是将自体残存的部分毛发，通过外科手术的方式将其重新分布于毛发脱发区或身体其他毛发脱失部位，使移植后的毛发保持原来的所有生长特性，并在新的移植区域内继续生长，而且终生存在。

对于头部恶性肿瘤切除术后导致的毛发缺失，小的毛发缺失可以采用头皮缩减或头皮瓣修复法进行修复。目前已有大量应用毛发移植法用于瘢痕修复的报道，而在头皮恶性肿瘤术后毛发缺损的修复方面目前尚无相关文献的报道。

（喻建军　杨丽嫦　周晓）

参考文献

[1] Rogers H W, Weinstock M A, Harris A R, et al. Incidence estimate of nonmelanoma skin cancer in the United States, 2006[J]. Arch Dermatol, 2010, 146(3): 283-287.

[2] Staples M P, Elwood M, Burton R C, et al. Non-melanoma skin cancer in Australia: the 2002 national survey and trends since 1985[J]. Med J Aust, 2006, 184(1): 6-10.

[3] Hollestein L M, de Vries E, Nijsten T. Trends of cutaneous squamous cell carcinoma in the Netherlands: increased incidence rates, but stable relative survival and mortality 1989-2008[J]. Eur J Cancer, 2012, 48(13): 2046-2053.

[4] 王炜. 整形外科学[M]. 杭州: 浙江科学技术出版社, 1999: 294-323.

[5] Alam M, Ratner D. Cutaneous squamous-cell carcinoma[J]. N Engl J Med, 2001, 344(13): 975-983.

[6] Breuninger H, Eigentler T, Bootz F, et al. Brief S2k guidelines——Cutaneous squamous cell carcinoma[J]. J Dtsch Dermatol Ges, 2013, 11(Suppl 3): 37-45, 39-47.

[7] Stratigos A, Garbe C, Lebbe C, et al. Diagnosis and treatment of invasive squamous cell carcinoma of the skin: European consensus-based interdisciplinary guideline[J]. Eur J Cancer, 2015, 51(14): 1989-2007.

[8] Nguyen T H, Ho D Q. Nonmelanoma skin cancer[J]. Curr Treat Options Oncol, 2002, 3(3): 193-203.

[9] 周晓, 曹谊林, 胡炳强. 肿瘤整形外科学[M]. 杭州: 浙江科学技术出版社, 2013.

[10] National Comprehensive Cancer Network Basal Cell and Squamous Cell Skin Cancers. Basal cell and squamous cell skin cancers. Clinical practice guidelines in oncology[J]. J Natl Compr Canc Netw, 2004, 2(1): 6-27.

[11] Heppt M, von Braunmühl T, Berking C. What is new in basal cell carcinoma?[J]. Hautarzt, 2016, 67(11): 876-883.

[12] Verkouteren J A C, Ramdas K H R, Wakkee M, et al. Epidemiology of basal cell carcinoma: scholarly review[J]. Br J Dermatol, 2017, 177(2): 359-372.

[13] Hoffner B, Siegel D M. Management of patients with skin cancers: basal cell carcinoma and melanoma[J]. J Adv Pract Oncol, 2017, 8(3): 244-248.

[14] Treves N. The development of cancer in burn scars. An analysis and report of thirty-four cases[J]. Surg Gynecol Obstet, 1930, 51: 749-782.

[15] Arons M S, Lynch J B, Lewis S R, et al. Scar tissue carcinoma. I. A clinical study with special reference to burn scar carcinoma[J]. Ann Surg, 1965, 161: 170-188.

[16] 鲁开化, 汪良能, 徐名达, 等. 烧伤瘢痕癌的预防、早期诊断与治疗的探讨[J]. 中华整形烧伤外科杂志, 1985, 1(4): 258-261.

[17] 张兆祥. 烧伤疤痕鳞状细胞癌[J]. 实用医学进修杂志, 1993, 21(1): 52-54.

[18] 季正伦, 郭恩覃. 皮肤瘢痕癌六例报告[J]. 中华整形烧伤外科杂志, 1993, 9(6): 428-431.

[19] 柴家科, 盛志勇, 郭振荣, 等. 烧伤后瘢痕癌五例报告[J]. 中华整形烧伤外科杂志, 1994, 10(3): 183-185.

[20] Lawrence E A. Carcinoma arising in the scars of thermal burns, with special reference to the influence of the age at burn on the length of the induction period[J]. Surg Gynecol Obstet, 1952, 95(5): 579-588.

[21] 谢尔凡, 黎鳌. 烧伤瘢痕癌国外进展[J]. 中华整形烧伤外科杂志, 1993, 9(6): 430-432.

[22] 杨国亮, 王侠生. 现代皮肤病学[M]. 上海: 上海医科大学出版社, 1996: 945-975.

[23] 蔡景龙, 张宗学. 现代瘢痕治疗学[M]. 北京: 人民卫生出版社, 1998: 427-438.

[24] Kowal-Vern A, Criswell B K. Burn scar neoplasms: a literature review and statistical analysis[J]. Burns, 2005, 31(4): 403-413.

[25] 祁少海, 利天增. 皮肤瘢痕癌临床及病理特点[J]. 广东医学, 1998, 19(5): 359-360.

[26] Ko Y, Han Y M, Hwang H S, et al. Role of 18F-FDG PET/CT in the diagnosis of clinically suspected Marjolin ulcer[J]. AJR Am J Roentgenol, 2012, 199(6): 1375-1379.

[27] Urszula Ochenduszkiewicz, Rafał Matkowski, Bartłomiej Szynglarewicz, et al. Marjolin's ulcer: malignant neo-

plasm arising in scars[J]. Rep Pract Oncol Radiother,2006,11(3):135-138.

[28] Ira D. Facial plastic and reconstructive surgery[M]. NewYork:Thieme Medical Publishers,2004:463.

[29] Edwards M J,Hirsch R M,Broadwater J R,et al. Squamous cell carcinoma arising in previously burned or irradiated skin[J]. Arch Surg,1989,124(1):115-117.

[30] 王炜. 整形外科学[M]. 杭州:浙江科学技术出版社,1999.

[31] Dunki-Jacobs E M,Callender G G,McMasters K M. Current management of melanoma[J]. Curr Probl Surg,2013,50(8):351-382.

[32] Garbe C,Peris K,Hauschild A,et al. Diagnosis and treatment of melanoma. European consensus-based interdisciplinary guideline—Update 2012[J]. Eur J Cancer,2012,48(15):2375-2390.

[33] 曾红梅,张思维,郑荣寿,等. 2003—2007年中国皮肤黑色素瘤发病与死亡分析[J]. 中国肿瘤,2012,21(3):183-189.

[34] Trotter S C,Sroa N,Winkelmann R R,et al. A global review of melanoma follow-up guidelines[J]. J Clin Aesthet Dermatol,2013,6(9):18-26.

[35] Ingraffea A. Melanoma[J]. Facial Plast Surg Clin North Am,2013,21(1):33-42.

[36] 郭军. 黑色素瘤[M]. 北京:人民卫生出版社,2014.

[37] Thorne C H. Grabb and Smith's plastic surgery[M]. 6th ed. Philadelphia:Lippincott Williams & Wilkins,2006.

[38] CSCO黑色素瘤专家委员会. 中国黑色素瘤诊治指南(2011版)[J]. 临床肿瘤学杂志,2012,17(2):159-171.

[39] 段玉芹,高子彬. 冷冻术在诊治口腔恶性黑色素瘤中的应用[J]. 中华物理医学与康复杂志,2004,26(8):495-496.

[40] Davies H,Bignell G R,Cox C,et al. Mutations of the BRAF gene in human cancer[J]. Nature,2002,417(6892):949-954.

[41] Yang J,Price M A,Neudauer C L,et al. Melanoma chondroitin sulfate proteoglycan enhances FAK and ERK activation by distinct mechanisms[J]. J Cell Biol,2004,165(6):881-891.

[42] Price M A,Colvin Wanshura L E,Yang J,et al. CSPG4, a potential therapeutic target, facilitates malignant progression of melanoma[J]. Pigment Cell Melanoma Res,2011,24(6):1148-1157.

[43] Rosenberg S A,Yang J C,Sherry R M,et al. Durable complete responses in heavily pretreated patients with metastatic melanoma using T-cell transfer immunotherapy[J]. Clin Cancer Res,2011,17(13):4550-4557.

[44] Gajewski T F,Louahed J,Brichard V G. Gene signature in melanoma associated with clinical activity: a potential clue to unlock cancer immunotherapy[J]. Cancer J,2010,16(4):399-403.

[45] Akram J,Wooler G,Lock-Andersen J. Dermatofibrosarcoma protuberans: clinical series, national Danish incidence data and suggested guidelines[J]. J Plast Surg Hand Surg,2014,48(1):67-73.

[46] Bogucki B,Neuhaus I,Hurst E A. Dermatofibrosarcoma protuberans: a review of the literature[J]. Dermatol Surg,2012,38(4):537-551.

[47] Pallure V,Dupin N,Guillot B,et al. Surgical treatment of Darier-Ferrand dermatofibrosarcoma: a systematic review[J]. Dermatol Surg,2013,39(10):1417-1433.

[48] 李锦聪. 浅表肿物[M]. 北京:北京市工农兵医院,1977:39-41.

[49] 王炜. 整形外科学(上册)[M]. 杭州:浙江科学技术出版社,1999:514-522.

[50] 王炜,李华. 两种皮瓣一期修复头皮鳞状细胞癌术后缺损疗效分析[J]. 中国修复重建外科杂志,2011,25(9):1145-1146.

[51] 张菊芳. 毛发整形美容学[M]. 杭州:浙江科学技术出版社,2012:135-155,300-301.

[52] Barr L,Barrera A. Use of hair grafting in scar camouflage[J]. Facial Plast Surg Clin North Am,2011,19(3):559-568.

[53] Chang K P,Lai C H,Chang C H,et al. Free flap options for reconstruction of complicated scalp and calvarial defects: report of a series of cases and literature review[J]. Microsurgery,2010,30(1):13-18.

[54] Kwee M M, Rozen W M, Ting J W, et al. Total scalp reconstruction with bilateral anterolateral thigh flaps[J]. Microsurgery, 2012, 32(5): 393-396.

[55] Jung S N, Chung J W, Yim Y M, et al. One-stage skin grafting of the exposed skull with acellular human dermis (AlloDerm)[J]. J Craniofac Surg, 2008, 19(6): 1660-1662.

[56] Mehrara B J, Disa J J, Pusic A. Scalp reconstruction[J]. J Surg Oncol, 2010, 94(6): 504-508.

[57] 程华怡, 丁美修. 头皮恶性肿瘤术后头皮缺损的一期修复[J]. 中华神经外科疾病研究杂志, 2006, 5(6): 546-547.

第三十九章 头皮和颅骨缺损

第一节 应用解剖

一 头皮的构成

头皮软组织由皮肤、皮下组织、帽状腱膜、腱膜下疏松组织、骨膜5层组成。前3层组织互相紧密联结，厚5～6mm，不易分离。但颞部头皮软组织较特殊，其腱膜下疏松组织的深面尚有颞深筋膜和颞肌，共为7层。

（一）皮肤

皮肤为头皮最外层，厚且致密，含有丰富的血管、淋巴管以及大量的毛囊、皮脂腺和汗腺。头皮毛囊经真皮深入皮下组织内。由于皮肤厚，毛囊深入皮下，故作为供皮区时，可反复切取刃厚皮而不影响头皮生长，是严重烧伤皮片移植的良好供区。头发是毛发移植的良好供区（图39-1）。

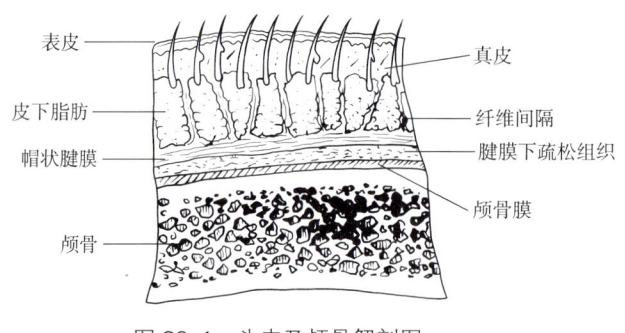

图39-1 头皮及颅骨解剖图

（二）皮下组织

其特点是致密而坚韧，并有许多纤维间隔，缺乏弹性。此层中含所有的头皮血管及神经，具有丰富的侧支吻合，头皮血管分支在头皮层形成密集的互相吻合的血管网，因此头皮皮瓣蒂部虽较狭小，亦能成活。头皮血管断裂后不易收缩，故外伤或手术时出血多，不易自行止住，需要压迫或缝合止血。由于纤维间隔的存在，感染易被局限化，但脓性分泌物会聚集压迫间隔中的神经，产生疼痛。

(三）帽状腱膜

帽状腱膜跨越颅顶枕和双颞，前端与额肌附于眉弓嵴及骨膜，后端连枕肌，附于枕外隆凸和枕骨上项线，两侧延伸至双侧颞部筋膜，是坚韧而富有张力的腱膜组织。

(四）腱膜下疏松组织

腱膜下疏松组织存在于帽状腱膜下方的疏松结缔组织腔隙，间隙中有许多小动脉为颅骨膜供血，并通过导静脉连接颅内静脉窦和头皮浅表静脉。该间隙中的出血易形成巨大的帽状腱膜下血肿，如发生感染易于播散，因此被认为是危险区域。脓性物质聚集该腔隙会破坏骨膜，造成颅骨坏死，甚至可能经导静脉扩散至颅内。枕部感染疖子脓肿可能诱发败血症。

头皮撕脱时，常在此层疏松组织上将皮肤、皮下组织和帽状腱膜整片撕脱。

(五）骨膜

颅骨膜是一层较致密的结缔组织，与颅骨组织紧密相连，在骨缝处尤甚。因此，骨膜下出血，血肿常仅限于一块颅骨区；如骨缝处相连不紧，血肿才能波及相邻的另一颅骨区。在发生严重头皮撕脱时，也可能出现骨膜被一并撕脱的情况。颅骨在失去骨膜后，没有形成新骨的能力，因此，颅骨缺损后不能再生颅骨，只能有少许骨质增生。穿越颅骨膜的血管及颅骨外板的小静脉可能成为感染扩散至板障的通道并造成颅骨的骨髓炎。

二 头皮的血管神经

头皮动脉供应丰富，主要来自颈内、外动脉的分支，分为前、侧、后3组。各组均有伴行的静脉和神经。前组为颈内动脉的分支眼动脉、眶上动脉、滑车上动脉及伴行的同名静脉、神经。侧组为颈外动脉分支、颞浅动脉、耳后动脉及伴行的同名静脉、耳颞神经和面神经耳后支。后组为枕动脉、静脉和枕大、小神经（图39-2）。

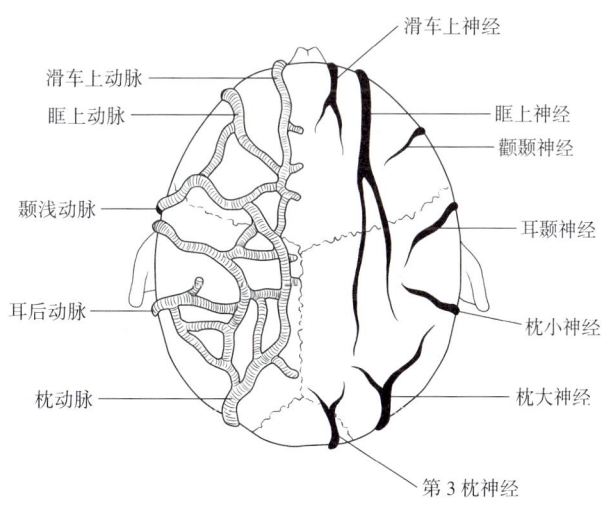

图 39-2 头皮动脉供应及神经分布图

头皮动脉位于皮肤组织中，自周围向颅顶部聚集，两侧3组血管间有丰富的吻合支形成血管网，血液供应丰富，构成"头破血流"结构，因此头部伤口愈合较快。以头皮作皮瓣，其长宽比例较其他部位为大，达1∶6也能成活。而头皮撕裂时，虽仅存一狭小蒂部皮瓣，复位再植也能成活。

三 头皮的淋巴回流

头部的淋巴结大多分布在头颈交界处，枕后引流入枕淋巴结，颞侧及顶部引流入耳前、后淋巴结，额部和额顶部归入颌下及颈淋巴结。

四 颅骨

根据颅骨的发生、功能和位置，可将颅骨分成脑颅和面颅两部分。脑颅构成颅腔保护脑，而面颅则是颜面的基础。脑颅中颅盖部的额、顶、枕诸骨及颞骨鳞部均属扁骨，为膜性化骨，以骨缝相连而形成一完整的圆形颅盖骨，具有较大的弹性和坚固性。其结构自外向内分成三层：外板、板障、内板。内、外板均为致密骨，而板障为松质骨。板障内有板障静脉。颅骨的这种三层结构特点允许颅骨外板作为供区，颅骨外板可移植用于颅骨缺损修复和颌面部骨质重建。

（王炜　陶志平　马奇）

第二节　急性头皮撕脱伤及处理

一 定义

头皮撕脱伤（scalp avulsion injury）多发生于女性，因长发被卷入高速转动的机器或皮带中，致使头皮全部或部分自帽状腱膜下撕脱，严重者有时整个头皮甚至额肌、颞肌、骨膜一起撕脱，颅骨外露，或伴有耳朵、眼睑，甚至颧颊部一并撕脱，是一种急性的严重创伤。

二 临床分类

头皮撕脱伤按病期可分为急性头皮撕脱伤和头皮撕脱伤后遗症两类。
头皮撕脱伤因损伤范围可分为：①全头皮撕脱伤；②部分头皮撕脱伤；③头皮连同面部器官如耳、睑、颊、颏等一并撕脱，称为复合头皮撕脱伤。

三 临床表现

头皮撕脱伤是头皮从颅顶、枕、额、颞附着区撕脱脱离，头顶额枕颞区暴露巨大的创面，因皮肤、筋膜等，以及血管、神经撕脱，呈现为伴有大量出血的皮肤撕脱伤。
头皮撕脱伤是一类急性头部重大创伤。头皮血运丰富，受伤后出血多，常引起休克，或伴有颅脑损伤，不及时医治或撕脱头皮再植失败引起严重感染，会造成严重后果，甚至危及生命。

四 头皮撕脱伤急诊处理

头皮撕脱伤常常是广泛头皮撕脱,伴有急性大量失血,休克,或伴有颅脑损伤,须救治生命和修复头皮撕脱创伤。

上海交通大学医学院附属第九人民医院整形外科自20世纪70年代开始即尝试将撕脱的头皮进行原位再植,积累了数十例到百例各类头皮撕脱伤救治经验,至今已进行40余例撕脱头皮再植并取得成功。对于撕脱头皮修复失败的案例,于1975年开始应用大网膜游离移植加植皮,修复因头皮撕脱伤造成的头皮缺损,配制假发,取得了功能和形态较为满意的结果。

(一) 全身救治

检查神志、呼吸、脉搏、血压,及时确诊和纠正失血性休克,保持呼吸通畅,准确诊治可能伴有的颅脑损伤。

1. 即刻结扎头皮出血血管,开放静脉通路,输送液体或血液代用品,备血和输血。
2. 即刻严密注意保持呼吸道通畅,遇有呼吸不良,给予呼吸辅助医疗。
3. 检查有无并发颅骨骨折及颅脑损伤的症状与体征,对于伴有如颅脑损伤者,深入了解、检查和评估颅脑损伤的过程、范围和损伤程度,密切注意患者的神志、反应、瞳孔大小及对光反射等。伴有颅脑损伤者,需做CT、MRI等检查及神经外科会诊协同治疗。
4. 在排除严重脑外伤,生命体征稳定的情况下,仔细检查头皮撕脱的范围,存留头皮的损伤和血供状况,积极准备撕脱头皮再植。
5. 没有条件进行撕脱头皮再植时,在休克纠正后,冷藏撕脱头皮转院治疗,有效地冷藏撕脱头皮,即使在撕脱后8~10小时再植也有成活的机会。

(二) 头皮撕脱伤的清创和撕脱头皮再植的准备

1. 全身情况稳定下进行头皮撕脱伤清创,预防性应用破伤风抗毒素(TAT)。
2. 麻醉清创手术宜在休克控制后气管插管全身麻醉下进行。
3. 头皮撕脱头部清创

(1) 评估:①检查头皮撕脱的范围,颅骨骨膜撕脱的范围和损伤的程度;②是否伴有眼睑或面部其他器官撕脱;③在撕脱头皮边缘,颞部和枕部的血管存留状况,包括血管长度、损伤状况、动静脉存留状况、神经撕脱和存留状况等。

(2) 清创:进行头部清创。剪短和剃净头发,清洁污染的创面。用软肥皂水和生理盐水彻底清洗,然后进行消毒铺巾,准备手术。对于严重污染创面,特别是有机油污染严重的创伤,笔者常规选用3-2-1清洗法,取三次软肥皂水清洗,盐水冲洗;两次1:2000的苯扎溴铵(新洁尔灭)和生理盐水清洗,最后用大量生理盐水冲洗,重新消毒皮肤,更换敷料、手术巾、手术器械。

4. 撕脱头皮清创(可由另一组医师与头部清创同时进行)

(1) 评估:剪短头发,评估撕脱的头皮挤压和挫伤状况,清除严重挤压和挫伤失活的撕脱头皮,保留血管存在的头皮。若撕脱头皮仍有部分相连,并存有相连的动、静脉时,注意微创清理保护,切不可随意切断,根据头皮远端血供情况逐步修剪,将能存活的头皮原位缝合。

(2) 清洁处理:将撕脱头皮清创后用软肥皂水和生理盐水充分清洗,如伴有油腻污染严重,则按上述的3-2-1清洗法清洗,消毒后用盐水纱布外敷低温保存备用。

5. 颅骨和颅脑损伤及其他损伤的评估 头皮撕脱伤可能伴有颅骨损伤,以及面部其他额部皮肤、眼睑、耳郭撕脱损伤,要根据损伤状况制订医疗措施。

6. 头皮撕脱伤血管损害的病理评估及其治疗原则 撕脱头皮再植前,选择健康内膜和外膜完整的血管进行吻合，是撕脱头皮再植成活的前提。识别血管损伤状况及其相关处理方法是提高撕脱头皮成活的基本功。

（1）单纯性血管断裂：血管断裂口整齐、光滑，没有广泛的血管外膜、肌层或内膜损伤，血管断裂口被血栓阻塞，但在去除血栓后，血管断裂口和内腔光滑，手术者只需在清创的基础上将血管断裂口用含有0.25%利多卡因的生理盐水冲洗干净，做必要的吻合口的修整，包括修整吻合口边沿，清除外膜1mm，然后行血管端端或端侧吻合，重建撕脱头皮的血运。

（2）损伤血管血栓形成：断裂的血管口被血栓所阻塞，其血栓不仅存在于断裂口端，而且存在于血管断裂口近端的一段血管残端内。这类血管损伤是在撕脱及挤压伤同时并存的情况下发生的，血管损伤的范围不是一点，而是一片，不仅损伤了血管外膜，而且内膜、肌层也受损。在处理方法上，要先清除血栓，借助手术显微镜或放大镜，修剪损伤的血管断端，直到血管内膜完整、光洁，血管肌层和外膜致密相连为止。如在头皮颞浅动脉或枕动脉处，可再做血管断端喷血试验，以判断该血管健康与否。如果喷血良好，再做血管端端吻合。头皮再植时遇有血管短缺，必须移植静脉修复。

（3）血管断裂口"蛛网征"：是一种血管内膜或伴有肌层损伤的表现，在显微镜下可见血管断裂口内有闪光的纤维蛋白丝沉着在血管内膜表面，呈蛛网状（图39-3A）。这是由于动脉挫裂伤时，有一段血管内膜被挫伤，使纤维蛋白沉着于断裂口处。处理方法可分为两种：①只有散在的蛛网样纤维蛋白沉着于管壁上，在显微镜下清除沉着于管壁的纤维蛋白丝，冲洗血管断裂口，查血管内膜光洁无损时，才可进行血管吻合。②如果血管断端有一片蛛网样状物充满管腔，则应剪除一段内膜损伤的血管，直到内膜光洁，没有蛛网状物沉着为止，然后冲洗，判断吻合口良好时，进行血管吻合。遇血管短缺，行血管移植修复缺损。

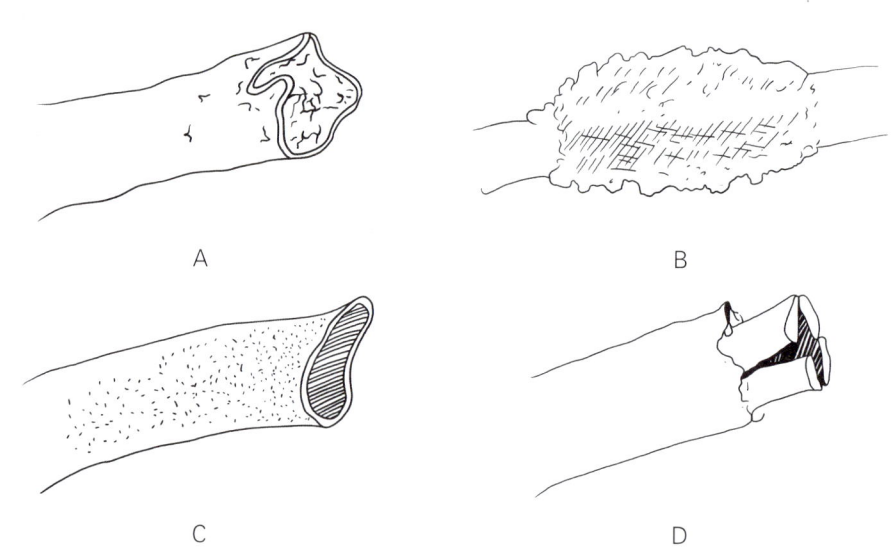

图39-3　血管损伤示意图
A. 血管断裂口"蛛网征"　B. 损伤血管"红肠征"　C. 损伤血管"紫癜征"　D. 损伤血管"望远镜筒征"

（4）损伤血管"红肠征"：血管损伤后，血管的延续性存在，表现为血管外膜下血肿，血管肿胀，直径明显增粗，色紫，形如红肠（图39-3B）。这是动脉挫伤所致，或者是由于动脉的小分支在外膜下撕断，造成小分支出血，积聚于血管外膜下及血管床周围的疏松组织内。处理方法是在手术放大镜或手术显微镜下，清除血肿的血管外膜，结扎断裂的动脉小分支，或用9-0尼龙线缝合修补血管壁。这类损伤中，血管内膜及肌层一般损害不严重，清除血肿的血管外膜后，动脉即可表现为血管充盈及搏动良好，断裂动脉小分支喷血良好，因此没有必要剖开动脉管腔进行检查。只有伴有其他损伤表现，如紫癜征、竹节征等时，才需剖开管腔，检查血管内膜损伤情况。

(5) 损伤血管"紫癜征"：是动脉血管严重地被挤压及挫伤所致，管壁上有许多出血点，呈紫癜分布（图39-3C）。这是由于血管内膜、肌层及外膜全被挤压损伤，在血管外膜下出血之故。血管可能断裂，也可能血管的延续性存在。由于内膜较广范围内损伤，管腔内多半有血栓形成，即使不立即形成血栓，也常常在伤后24小时内形成血栓。在处理方法上应果断地剪除呈紫癜损伤的血管，直到内膜光洁为止。缺损处做静脉移植修补。这类损伤往往伴有血管床周围的肌肉、骨、皮肤的挫裂伤，应做彻底的清创及组织移植修复，造成一个良好的血管床。遇有这类血管损害的头皮，应做损伤血管区域头皮清创切除。

(6) 损伤血管"竹节征"：是一种动脉血管的严重撕脱伤的表现。血管延续性虽然存在，但由于被牵拉，血管肌层或内膜多处被撕裂，在血流充盈下，血管粗细不匀，有的地方血管过分充盈，有的地方血管痉挛，呈竹节样。这类损伤必然会造成血管腔内血栓形成。因此，在处理方法上需彻底地切除损伤的血管，采用静脉移植修补血管缺损。因血管损害失去血供的头皮，应果断切除损伤血管区域头皮。

(7) 损伤血管"望远镜筒征"：动脉撕裂伤，血管断裂，断裂的血管外膜后缩，断裂的血管内膜与血管外膜断裂区不在一个平面上，表现为内膜及部分肌层伸出外膜断裂口之外，形如望远镜筒（图39-3D）。有时内膜分成两瓣，呈触须样，并伴有严重的血管痉挛，血管腔闭塞。处理方法为剪除损伤的血管，直到血管形态完整，外膜、中膜、内膜紧贴，血管内腔光洁为止。遇有血管缺损，采用静脉移植修复。

（三）吻合血管神经的撕脱头皮再植

撕脱头皮再植：在全身状况稳定的情况下，争取早期将撕脱头皮再植，吻合血管并尽可能地吻合断裂的感觉神经，以获得最佳结果。

头皮撕脱伤后，撕脱头皮延缓再植。撕脱头皮在冷藏的情况下可保存更长时间（一般为8～12小时），但时间越长，再植头皮的成活率越低。

撕脱头皮吻合血管再植手术步骤：

(1) 撕脱头皮基本完好，没有严重的挤压、撕裂或挫伤；撕脱头皮得到妥善保存；有可供吻合的颞浅动静脉、枕动静脉等血管。

(2) 检查和评估撕脱头皮的血管和头部的颞浅动静脉以及枕动静脉等，评估其能否进行吻接，果断切除血管受伤的撕脱头皮。

(3) 制造血管吻合床：将撕脱头皮按解剖部位复位再植，在颞浅和枕大血管吻合血管附近做头皮下组织和头皮定点缝合至头部，制造吻接血管的稳定血管床。

(4) 吻接血管：在10倍放大的手术显微镜下用显微外科吻合血管器械无创操作，用9-0～11-0无创血管缝合针吻合血管。先将动脉吻合以使撕脱头皮尽快恢复血供并有助于评估伴有挤压伤头皮的血供状况，便于检查存留静脉的数量和损伤状况。缩短撕脱头皮热缺血时间。一般而言，需吻合2条动脉，并吻合2条以上静脉，以确保再植头皮的血供及其回流。

(5) 血管短缺应用静脉移植，在无张力的情况下进行血管吻合，常选择大隐静脉、小隐静脉或足背静脉作为移植静脉供区。西方医师常选择手及上肢的静脉移植，笔者认为下肢静脉供区具有血管多、切取创面瘢痕隐蔽、切取手术离头皮再植区较远的优点。可另外安排手术组医师参与。

(6) 头皮神经吻接：头皮撕脱伤发生的同时，往往会造成双侧颞浅神经和枕大神经以及耳大神经等的损伤，在撕脱头皮再植过程中力争修复感觉神经，术后6个月头皮可出现感觉。

(7) 撕脱头皮部分严重挫伤，不能得到完全撕脱头皮再植：对于空缺的头颅部皮肤缺损区进行游离的中厚皮片或全厚皮片移植覆盖，缝合后独立打包加压包扎。

(8) 包扎：撕脱头皮吻合血管再植后，再植头皮血供良好后打包轻加压包扎。留有引流皮片和足够的观察再植头皮血供的区域，以便术后观察移植头皮吻接血管的状况，一旦发生移植头皮血供障碍，可及时进行处理。

（9）术后治疗：当撕脱头皮吻合血管再植成功后，常规选用血管扩张剂及抗凝药物，早期选用复方丹参、低分子右旋糖酐，以及预防性应用广谱抗生素静脉滴注，维持3～5天。遇有吻接血管危象，可参照显微外科皮瓣游离移植方法处理。

（10）术后护理：患者置于25℃的环境，局部运用红外线照射，密切注意移植头皮的血供状况，包括肤色、皮温、动脉搏动测定，再植头皮氧饱和度以及头皮的毛细血管充盈时间的检查。术后每小时观测一次，并记录吻合血管头皮状况的动态变化，维持3天。遇有血供障碍时应积极处理，必要时考虑手术探查。

（11）全身状况处理：在注意全身性营养、水电解质平衡、血容量和预防感染的情况下，密切观察和治疗患者可能伴有的颅脑损伤或其他损伤。

（12）术后评定和处置：撕脱头皮再植后8～10天，遇有植皮者需10～14天去除外辅料，拆除缝线。遇有存留创面时，进行清创，移植皮片处理或皮瓣移植处理。

（13）术后每3个月进行随访，观察头皮及毛发生长状况。遇有在暴露区域，如额、颞、枕部毛发脱落或缺损的区域，可考虑在术后3个月内选择毛发种植术。

（14）案例举例：成年女性，全头皮撕脱伤，20世纪80年代末急诊入院救治，进行了撕脱头皮完全再植，获得了成功（图39-4）。

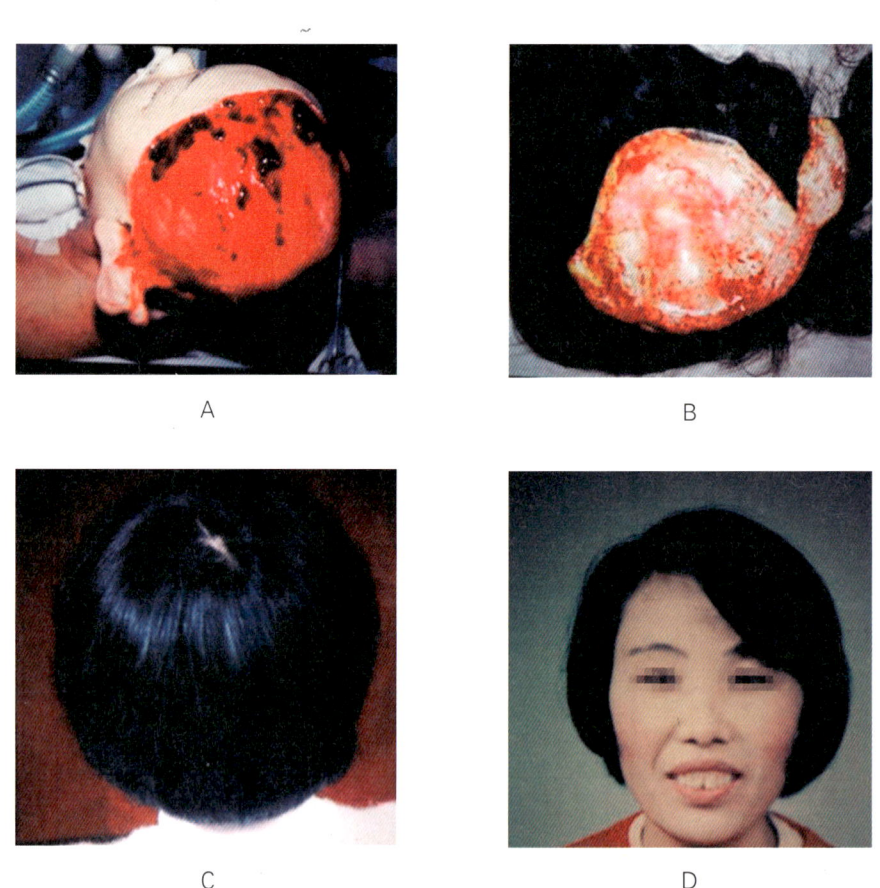

图39-4　女性患者头皮完全撕脱伤，经撕脱头皮吻合血管再植，再植头皮完全成活（程开祥供图）
A. 头皮撕脱伤手术前　B. 撕脱的头皮　C. 撕脱头皮吻合血管再植术后半年，再植头皮完全成活，头发生长良好，枕面观　D. 正面观

（四）头皮撕脱伤撕脱头皮无法再植处理原则

将无法进行血管吻合复位再植的撕脱头皮，修剪成中厚或厚中厚或全厚头皮皮片，复位再植在颅骨骨膜良好，或存有筋膜或肌肉的头颅创面上，细致缝合，留长线打包加压包扎。绝不可将严重挤压挫伤的撕脱头皮原位缝合，以防造成再植头皮坏死、继发性感染等并发症和后遗症。

如果撕脱头皮无法制成皮片移植，可采用别处游离皮片，或游离皮瓣移植，也可选用大网膜游离移植加皮片移植修复，下文详细叙述。

五 头皮撕脱伤吻合血管再植的历程回顾

Miller等（澳大利亚，1976）报道了1例全头皮撕脱再植成功的经验。1974年8月14日，一名21岁的女性整块头皮被撕脱，术中他们吻接了两侧颞浅动、静脉及左侧眶上静脉，由于动、静脉存在缺损，故又在前臂等处切取静脉作移植，头皮血供在受伤后4个半小时得到恢复，术后6个月头发茂密生长。这是显微外科技术在头皮撕脱伤治疗中的首次成功应用。自此，全头皮撕脱经再植成功的病例报道日渐增多。Buncke等（1978）报告2例部分头皮撕脱再植成功，并提出撕脱头皮必须冷藏；同年，Nahai等报道了1例头皮撕脱后长达17小时再植成功。Sakai等（1990）在报道1例大面积头皮撕脱再植成功时，提出为了易于吻合微血管，不需要重建正常的解剖结构；同年7月，Salove等报道1例全头皮撕脱包括双耳及一侧上睑，头皮再植后90%以上成活，部分枕、后颈部及左耳上半部皮肤缺失，二期附加皮肤移植、瘢痕改形及耳再造。Maladry等（1994）提出撕脱头皮再植成活后所遗留的部分组织缺损，可二期应用头皮组织扩张术获得重建，并且认为，小面积头皮撕脱（<400cm^2）可单纯应用二期头皮组织扩张术，而不必将撕脱头皮再植。曹谊林等（1991）报告1例全头皮撕脱再植成功，陆续有应用显微外科技术成功地将撕脱头皮再植的报道。1994年，杨连根报告1例全头皮撕脱再植成功；同年，黎冻等报告3例全头皮撕脱再植，其中1例完全成活，1例大部分成活，1例失败。头皮撕脱伤后，应用显微外科技术将撕脱头皮再植成功的关键，在于全体医务人员必须有坚持不懈的工作精神，必须有可供吻合的颞浅动、静脉，枕动、静脉等血管，撕脱头皮基本完好，没有严重的挤压、撕裂或挫伤，撕脱头皮得到妥善保存（置于密封塑料袋再予以冷藏，以4℃为宜，不可直接置于冰水中）。此外，尚有诸多因素影响再植头皮成活。

六 头皮撕脱伤游离皮片或皮瓣移植修复

如果撕脱头皮挤压挫伤严重，无法进行血管吻合再植时，可考虑将其切取成中厚皮片回植于头皮创面上，也可切取大腿外侧、腹部或背部中厚皮片供移植修复头皮缺损。

（一）游离皮片移植修复头皮缺损

遇有广泛性骨膜撕脱的头皮，无法进行撕脱头皮显微外科血管吻合再植，又缺少显微外科皮瓣游离移植技术的边远城市，可切取大腿外侧、腹部或背部中厚皮片供移植修复头皮缺损。

因其骨膜缺损的头颅部分无法进行中厚皮片移植修复，可考虑采用早年应用的用环钻在颅骨外板上钻孔，间隔1~1.5cm，去除颅骨外板，无菌包扎，并不断更换辅料，保护创面，待3~6个月后通过颅骨髓腔生长出轻触就会出血的鲜红肉芽，再在这新鲜生长的肉芽上游离植皮。只能选用薄中厚皮片，否则移植皮片不易成活。评价：该手术方法费时、费力，皮片移植后屡留创面，现已很少选用。

（二）皮瓣游离移植修复头皮撕脱伤

只要全身状况允许，应考虑选用游离皮瓣移植一期修复头颅暴露的创面。常选用的皮瓣是背阔肌肌皮瓣、股前外侧穿支皮瓣、阔筋膜张肌皮瓣等。也可选用大网膜游离移植加植皮进行修复。如头皮撕脱创面较小，颅骨骨膜或颅骨外板也被撕脱或缺失，可选用局部存留的头皮转移修复缺损区，头皮皮瓣移植的供区用中厚皮片修复，或选用游离皮瓣移植。

第三节　头皮撕脱再植坏死的治疗

一　头皮撕脱再植坏死综合征

头皮撕脱头皮再植坏死是一严重的涉及全身伤害的综合病症，这类患者不仅仅是头皮坏死，还可能伴有全身症状，应尽可能早期予以治疗和处理。急性头皮撕脱伤由于种种原因未得到合适的治疗，如将撕脱头皮原位缝合，撕脱头皮再植失败，导致再植头皮坏死感染，可引起继发性局部或全身感染、休克、败血症、脓毒血症、弥散性血管内凝血（DIC）等严重危及生命的并发症。系统和全面的全身和局部的准确医疗是救治生命和重建颅面形态和功能所必需的。

二　头皮撕脱再植坏死的处理

（一）典型案例介绍

女孩，7岁，头皮及面颈严重皮肤撕脱伤17天，严重感染，休克衰竭，气管切开，生命垂危，来自福建，于1994年急诊入院。

女孩因发辫被卷入家庭作坊机器内，造成全头皮撕脱伤，合并大半额部、眶部及右侧面颊、鼻部、上唇、颊沟、下唇、下颌、颏部、颈部超广泛严重皮肤撕脱伤（图39-5）。

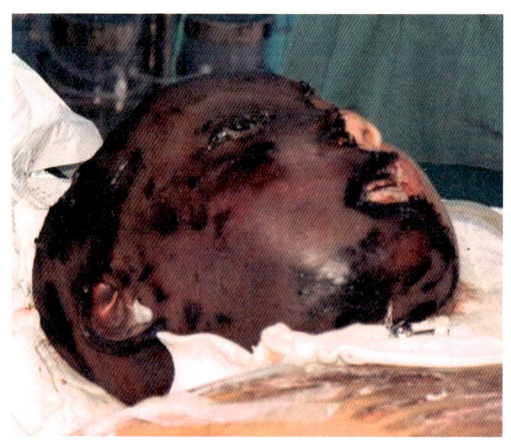

图39-5　7岁女孩，全头皮半侧面颈部撕脱伤17天，再植头皮完全坏死

（二）头皮撕脱再植坏死综合征医治要点

1. 术前评估和准备　争取在1～2天内完成。

（1）全身消毒处理，安置于隔离急症监护室（ICU）。

（2）全身状况评估及医疗：体温、脉搏、呼吸、血常规及生化检查和对症治疗，并对心、肺、肝、肾功能进行测定评估。

（3）全身性营养状况评估和医疗：进行营养状况、血容量和电解质的测定和评估，并进行相应治疗。

（4）全身性感染评估及医疗：进行血液培养和抗生素敏感测定及相应的控制感染治疗。

（5）局部继发性感染评估：对头皮感染状况、范围、程度进行评估，局部分泌物做细菌培养、抗生素敏感测定。

（6）制订手术治疗计划和组织治疗团队。

（7）医患双方对于救助医疗措施、过程、风险、后果预测等取得共识。

2. 手术治疗　在生命体征稳定，血容量、电解质紊乱得到纠正，有效控制感染扩散的情况下进行坏死的撕脱头皮清创，皮瓣游离移植修复头部、右侧额部、眶颧部、颊部、下颌部以及颈部皮肤缺损。

麻醉：气管内插管全身麻醉。

手术分组进行：

（1）受区清创，准备游离移植床：①切除坏死的撕脱头皮，以及面、额、眶、颧、颊、下颌、颈部撕脱皮肤；②取3-2-1冲洗法（见上文），冲洗受区创面，并严格注意保护右侧眼球以及清洗口腔；③对颅骨骨膜广泛撕脱区域，用环钻每隔2～3cm钻孔，去除颅骨外板，以利于游离皮瓣修复缺损后和颅骨髓腔重建血供；④解剖分离受区动、静脉，解剖右侧颈外静脉和甲状腺上动脉备用。

（2）供区游离皮瓣切取和供区修复：①根据头颅以及面颊部和颈部皮肤缺损的范围及形态，设计和切取右侧背阔肌肌皮瓣，待受区准备完善后，切断背阔肌肌皮瓣蒂部的胸背动脉和伴行静脉，将皮瓣游离移植到头颈部；②右胸背部供区缺损，取右大腿外侧中厚皮片移植，加压包扎。

（3）游离皮瓣移植修复头、面、颈部皮肤缺损：①将切取的背阔肌肌皮瓣游离移植到头、面、颈部，分别在头、面和颈部行定点缝合固定。②在吻合血管床周围将背阔肌肌皮瓣的边缘与颈部皮下组织缝合固定，制造稳定的血管吻合床。③用10倍放大的手术显微镜，9-0无损伤微血管缝针吻接血管，率先将胸背动脉的伴行静脉与颈外静脉吻合，再进行胸背动脉和甲状腺上动脉吻合，吻合成功后，可见游离移植的背阔肌肌皮瓣血供良好，结扎游离皮瓣边缘的出血点。④进行头皮和游离皮瓣的皮肤缝合，修复额部、眶颧部、颊部、颏部、颈部皮肤缺损。⑤修复和再造右眶及右上下睑。在右眶部的游离皮瓣上，制造右眼裂，为保护眼球，将右眼裂做暂时性缝合。⑥修复右颧、颊及下颌部皮肤缺损，再造右侧颊沟。在颊部背阔肌肌皮瓣的口腔侧创面进行游离皮片移植，覆盖游离皮瓣的口腔创面，并制造上、下颊沟，用带有碘仿纱条的辅料，缝合打包加压包扎。

（4）术后处理（同游离皮瓣移植）：①按常规应用扩血管药物、抗凝药物及预防性抗生素3天；②密切观察游离皮瓣移植的血供，注意全身营养和气管切开管理；③手术后12～14天拆除缝线，见移植皮瓣完全成活，颊沟植皮成活，拔除气管切开导管，恢复下床活动（图39-6）。

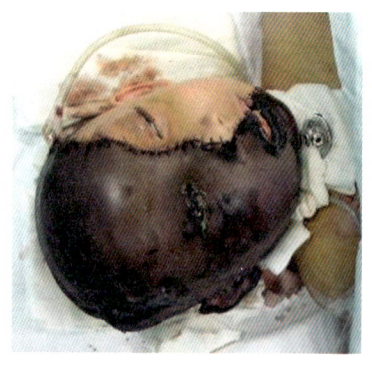 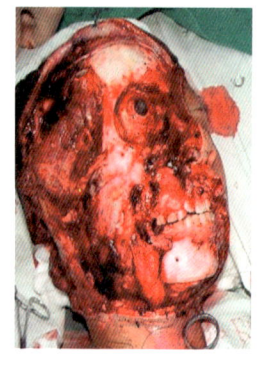 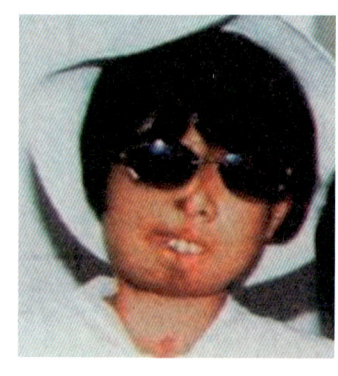

A　　　　　　　　　　　B　　　　　　　　　　　C

图39-6　7岁女童头皮以及大部分额部、右眶、颧、颊、下颌、颏及颈部皮肤撕脱伤，原撕脱皮肤覆盖修复，完全坏死、感染17天

A. 女童入院时撕脱皮肤原位覆盖修复后完全坏死，气管切开，生命垂危　B. 进行坏死的头皮及面颊部皮肤清创，显示头、额、面、颊、颏、颈部皮肤缺损，部分骨膜缺损　C. 用背阔肌肌皮瓣游离移植修复头、额、眶、颧、颊、颏、颈部皮肤缺损，手术后3周

（王炜）

第四节　头皮缺损、瘢痕及秃发

一　病因

头皮缺损和头部瘢痕多数由外伤所致，包括头皮撕脱伤后遗症、头皮烧伤瘢痕愈合、头皮严重挫伤、爆炸伤头皮缺损、先天性头皮毛发发育不良，因肿瘤进行放疗、化疗后毛发缺失等。

二　治疗选择

1. 采用组织扩张器，扩张存留毛发头皮，制成带蒂皮瓣移植修复头皮缺损。
2. 游离头皮皮瓣移植，修复瘢痕头皮。
3. 游离皮瓣移植，修复头皮大块缺损或有颅骨暴露，术后佩戴假发。
4. 头皮大块缺损颅骨暴露，采用大网膜游离移植加植皮修复，术后佩戴假发。
5. 头皮大块缺损者在颅骨骨膜完整区域进行游离植皮修复，术后佩戴假发。
6. 颅骨外板缺失的颅骨暴露区，采取每隔1~1.5cm处用环钻钻孔，去除颅骨外板，等待该区长出新鲜的肉芽后植皮修复，术后佩戴假发。该手术因创伤大、治疗周期长、移植皮片后容易破溃，现已较少采用。
7. 部分头皮缺损，用局部皮瓣旋转推进移植修复。
8. 毛发移植修复秃发区。
9. 电脑形象辅助设计，根据个人形象选择相配色泽和发型的假发。

三 头皮缺损带蒂皮瓣移植和显微外科皮瓣游离移植修复

头皮缺损分为轻、中、重度。

（一）轻度头皮缺损

缺损范围直径小于6cm，头皮皮瓣血供丰富，多处可制成1∶8～1∶5的旋转皮瓣移植，并且多处可制成岛状皮瓣进行移植。

带蒂皮瓣移植：在头颅暴露区无法用头发梳理掩盖的头颅瘢痕，应用局部皮瓣移植修复。在帽状腱膜和颅骨骨膜间隙掀起皮瓣，以包含主要营养血管的外周头皮为蒂，旋转推进或岛状皮瓣移植。为准确了解头皮皮瓣血供分布，可应用多普勒超声血流仪或单纯的触诊确定营养血管的位置和路径。

1. 旋转皮瓣 治疗直径6cm以内的头皮缺损，首选旋转皮瓣。在帽状腱膜下间隙松解邻近的头皮，可使皮瓣易于旋转且缩小供区面积，部分供区缺损可直接缝合，而大部分则需皮肤移植（图39-7）。头顶部的缺损可应用以周边头皮为基底的双蒂皮瓣修复。

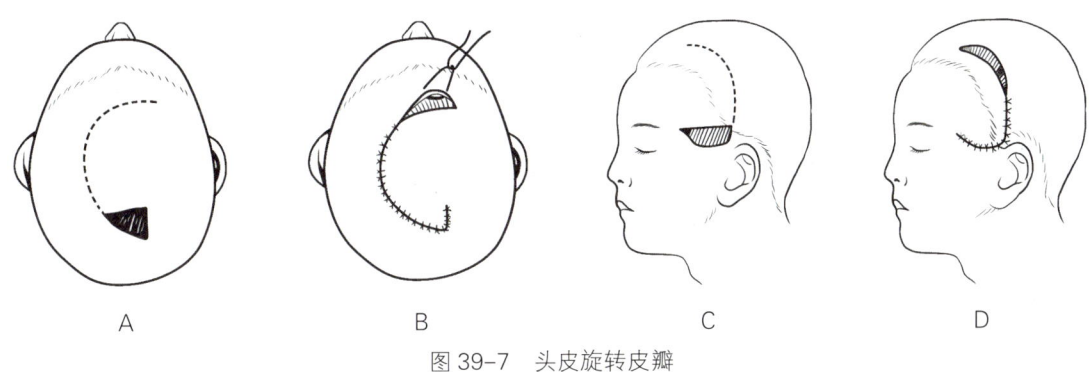

图 39-7　头皮旋转皮瓣

2. 推进皮瓣 头顶后部头皮的大面积缺损，可利用具有一定松弛性的颈项部皮肤，以及前额部头皮向后方推移。在设计推进皮瓣时，需注意保护头皮的主要血管及帽状腱膜。推进皮瓣的主要不足，在于皮瓣的移动会受到一定限制。

3. 颅骨骨膜瓣 颅骨骨膜是位于颅盖骨表面的结缔组织，含有丰富的血管网。应用颅骨骨膜瓣覆盖暴露的颅骨以及作为皮肤移植床，可为骨移植提供血供并增加骨移植的成活率。设计颅骨骨膜瓣需宽蒂，其大小与缺损面积应相仿或略大于缺损区，也可将其上方的头皮一并掀起共同作为皮瓣。颅骨骨膜瓣的优点在于提供了良好的皮肤移植床而供区损伤较小。当面临较大面积的头皮缺损时，周边部头皮缺损可利用局部皮瓣修复；中央区域缺损可使用颅骨骨膜瓣加植皮，后期再次修复。

4. 游离皮瓣 在额部暴露区域或双侧颞部暴露区域，头皮毛发缺损、瘢痕性秃发可采用带血管的游离头皮瓣进行移植修复秃发区，带有毛发的头皮游离皮瓣可取自双侧颞部或枕部。

（二）中度头皮缺损

头皮缺损范围直径大于6cm，如果颅骨骨膜完整，可单纯采用皮肤移植，该方法尤其适用于有严重复合伤的患者。如果颅骨骨膜缺如，可应用颅骨骨膜瓣为皮肤移植提供良好的血管床。但临床主要应用复合皮瓣转移修复以及头皮扩张术。

1. 多瓣法 由Orticochen首先提出四瓣法概念，尤其适用于儿童患者（图39-8）。

多瓣法可用于修复中度头皮缺损。四瓣法可被改进为三瓣法，可利用所有残留的头皮修复缺损，邻近缺损区域的两个较小的瓣用于闭合原发创面，而较大的第三瓣则用于闭合前两瓣旋转后所造成的继发性缺损（图39-9）。

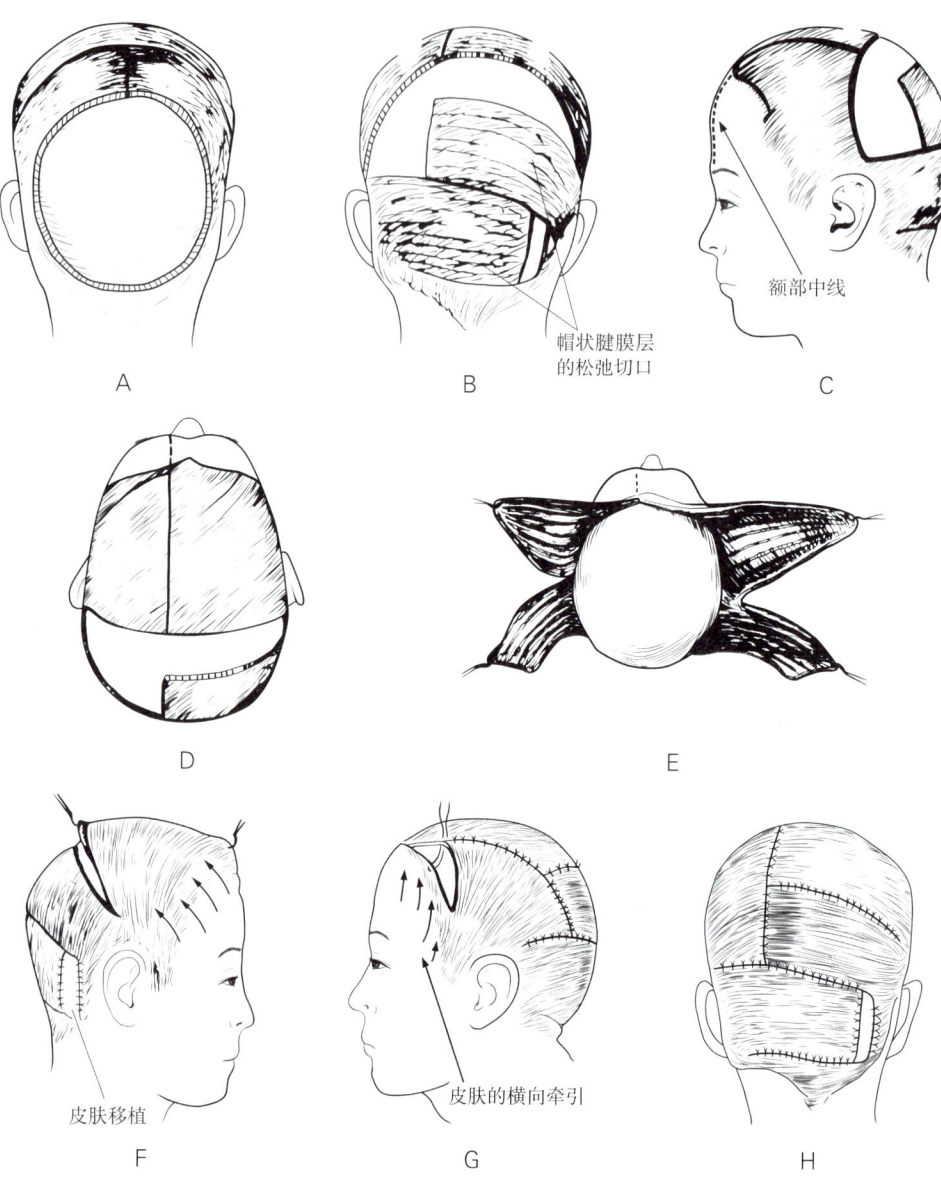

图 39-8　四瓣法修复头皮缺损（尤其适用于儿童）

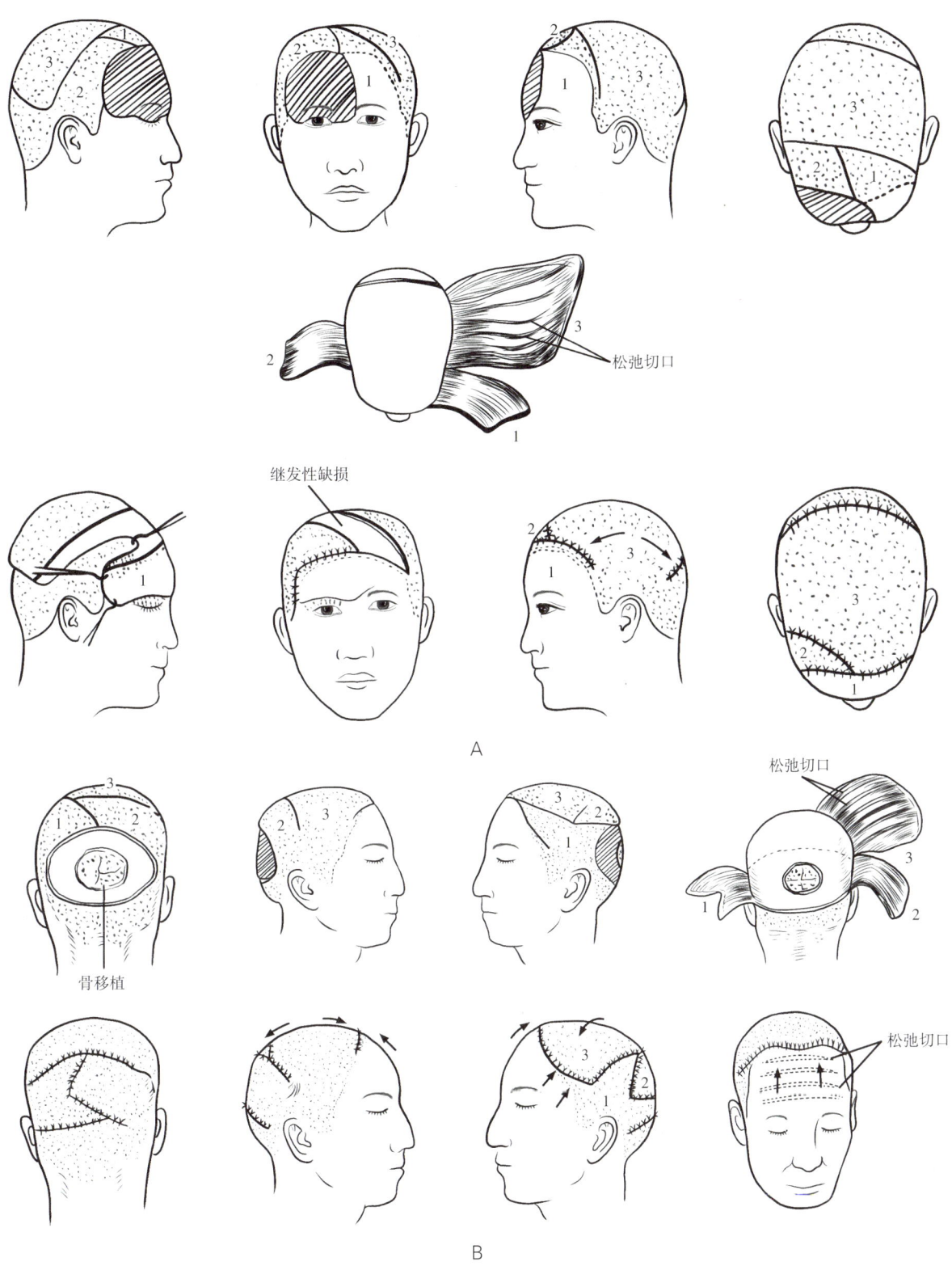

图 39-9　三瓣法修复头皮缺损

A. 按如图所示角度切取皮瓣 1 和皮瓣 2，皮瓣转移后的继发性缺损小于原发性缺损　B. 在皮瓣 3 做松弛切口，皮瓣 1 和皮瓣 2 可在无张力的情况下直接缝合

多瓣以知名血管为蒂，颅前部及前额头皮皮瓣包含颞浅动、静脉，而颅后部及枕部头皮包含枕动、静脉。耳后动、静脉和颞浅动、静脉血管有吻合，也可制成"跨区血供皮瓣"移植修复。

2. 头皮扩张术，较多被选用，见皮肤扩张器章节。

（三）重度头皮缺损

重度头皮缺损是指头皮缺损范围超过全头皮的1/3直至全头皮的撕脱，必须迅速将暴露的颅骨覆盖。首选的重建方法是将撕脱头皮回植，当撕脱头皮挫伤严重不能回植，而创面又难以用皮片移植时，可采用吻合血管的游离组织瓣转移覆盖。

1. 回植　重度头皮缺损患者如果没有危及生命的合并伤，又能承受全身麻醉，应首选撕脱头皮回植的方法（参见本章第二节"急性头皮撕脱伤及处理"）。

2. 吻合血管的游离组织瓣移植　某些重度头皮缺损没有再植的条件，也不能采用皮片移植，可应用吻合血管的游离组织瓣转移覆盖的修复方法。Mclean和Buncke首先提出吻合血管的大网膜移植覆盖头皮创面，大网膜作为皮肤移植受床，以胃网膜血管作为供应血管。该法需开腹切取大网膜，且要吻合血管，因此应用受到了一定限制。

可采用股前外侧穿支皮瓣、大腿外侧皮瓣移植修复。背阔肌肌皮瓣也常被选用，背阔肌肌皮瓣可采用肌皮瓣，也可单用肌瓣加中厚皮片移植覆盖。腹股沟皮瓣、肩胛皮瓣等也可被选择。游离皮瓣移植后，还须应用假发装饰。

四　毛发头皮游离移植修复瘢痕性秃发

Harri（1972）报道应用显微外科技术移植游离头皮治疗严重瘢痕性秃发，目前多被皮肤扩张器应用所替代，但有时还可选用。

典型病例：男性，26岁，1975年被硫酸烧伤，导致右颞部、头顶部瘢痕性秃发，秃发区面积为14cm×12cm。1977年9月在全麻下行左颞部头皮皮瓣游离移植，皮瓣面积为12cm×4cm。在右侧颞鬓部受区切取相应面积的瘢痕组织作为移植床，将皮瓣供区的颞浅动、静脉和受区的血管做端端吻合，颞浅动脉口径为1.3mm，静脉口径为1.7mm。术后10天拆线，皮瓣全部成活，毛囊全部成活，毛发生长旺盛。9个月后随访，秃发区头发覆盖满意（图39-10，图39-11）。

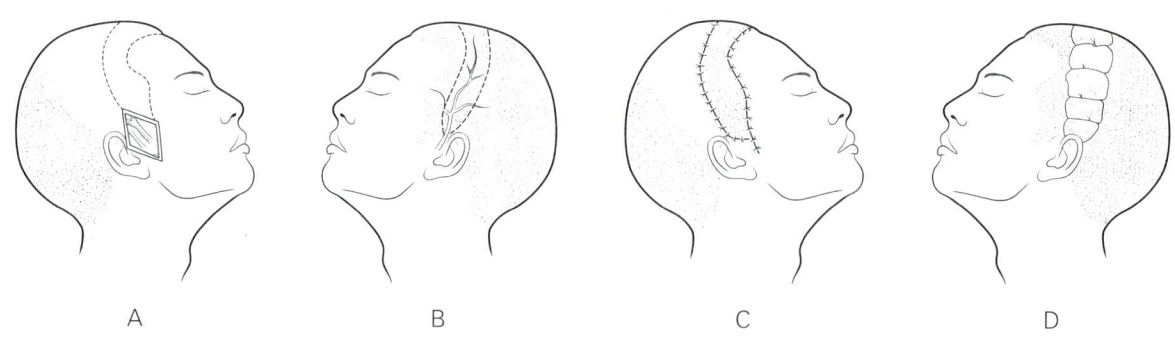

图39-10　游离头皮皮瓣移植手术设计

A. 暴露受区颞浅动、静脉　B. 供头皮皮瓣区的设计　C. 将头皮皮瓣移植到受区　D. 供皮瓣区做中厚皮片移植修复

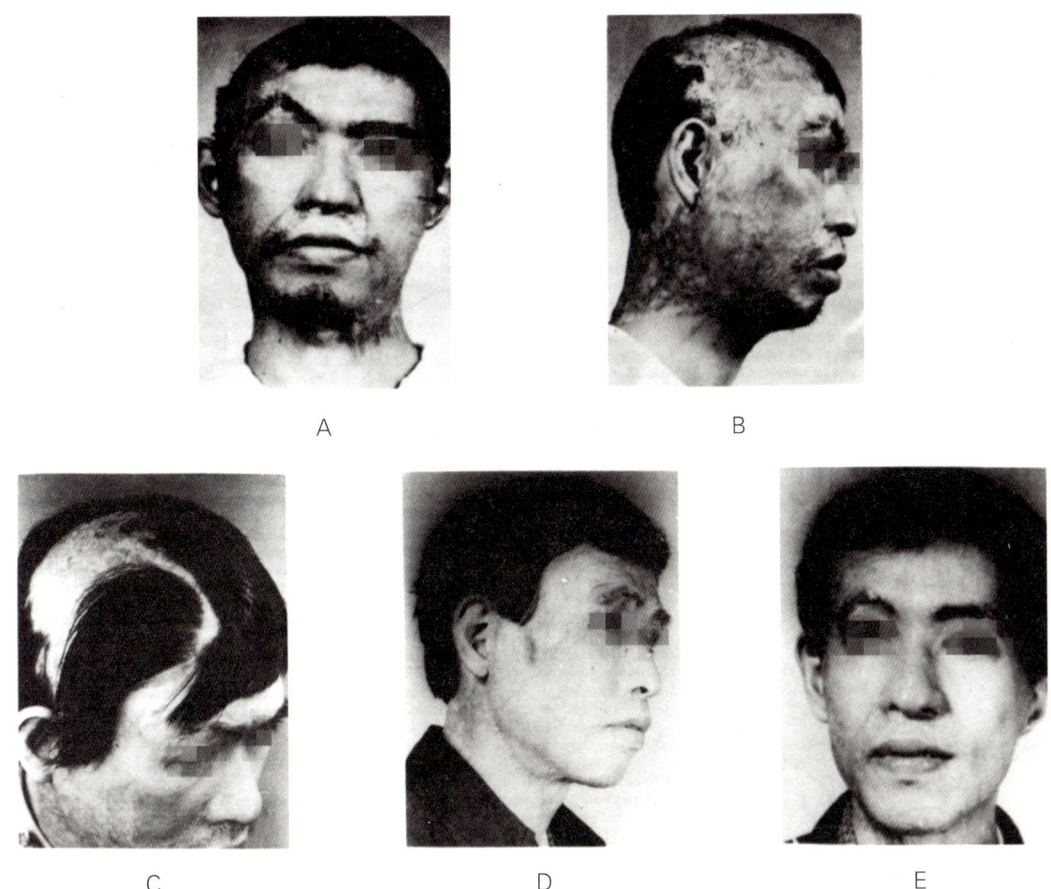

图 39-11 男性，26岁，头皮烧伤右颞鬓、右顶和右额顶区瘢痕性秃发，选择对侧带颞浅动、静脉的游离头皮瓣移植修复缺损

A、B. 术前　C. 修复后早期　D、E. 术后随访

五 邻近头皮皮瓣移植修复瘢痕性秃发

1. 局部旋转皮瓣　可用于修复小区域的瘢痕性秃发。皮瓣应大于所切除的秃发区，旋转皮瓣的长度至少4倍于缺损区才能将其完全覆盖，供区需在无张力的情况下缝合。

2. 邻位转移皮瓣　用于修复较大面积的瘢痕性秃发，尤其是秃发区位于前额部者。顶枕部头皮常为最佳供区，皮瓣转移后遗留的继发性缺损区通常可一期缝合，若缺损区域过大，可用中厚皮片移植。常用的有颞-顶-枕皮瓣、侧头皮皮瓣以及颞部垂直皮瓣。

（1）颞-顶-枕皮瓣：颞、顶、枕皮瓣，根据秃发区的分布和范围而设计不同的皮瓣数目。皮瓣蒂部位于颞部头皮颞浅动脉的位置，其宽度约4cm，长度可达25cm，以至对侧头皮的毛发生长部位。

将皮瓣改良为顶-枕皮瓣可治疗枕部秃发（图39-12）。

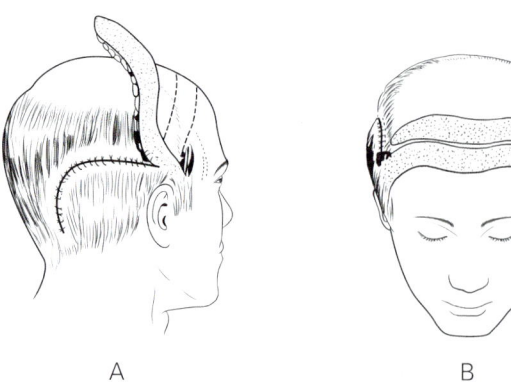

图 39-12　顶-枕皮瓣
A. 顶-枕皮瓣位置　B. 对侧顶-枕皮瓣的位置

Stough（1982）则采用蒂部更狭的颞-顶-枕皮瓣，蒂部仅宽2cm，最宽者为3cm，延迟一次，10天后转移整个皮瓣。该皮瓣转移时至少可跨越前额达2/3。该种皮瓣转移更为方便，供区可在基本没有张力的情况下一期缝合。

（2）侧头皮皮瓣：Elliott（1982）提出更为简便而易于操作的侧头皮皮瓣（或称颞顶皮瓣），以治疗前额部的瘢痕性秃发。蒂部的平均宽度为2.5cm，自耳后方向跨越顶部到达前额部位，可利用两侧颞部头皮，且需要皮瓣延迟，供区可一期缝合（图39-13）。该皮瓣的缺点是皮瓣转移后的毛发生长方向较为杂乱。

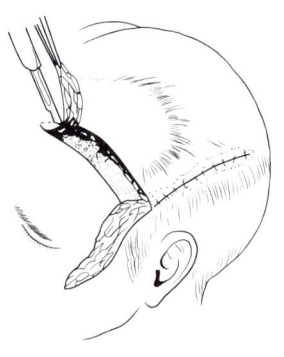

图 39-13　侧头皮皮瓣

（3）颞部垂直皮瓣：Nataf（1984）设计了颞部垂直皮瓣，该皮瓣仅适用于男性秃发。皮瓣转移后其蒂部存在着较大的皱褶，由于皮瓣的血液循环是逆行方向，需延迟二次，时间长达3个月，可作为颞-顶-枕皮瓣不能完全修复前额秃发的辅助方法。

1）双蒂皮瓣：是将枕部头皮转移至前额部瘢痕区，以两侧颞部为蒂，充分修复前额秃发区，供区继发性缺损通常可一期缝合（图39-14）。

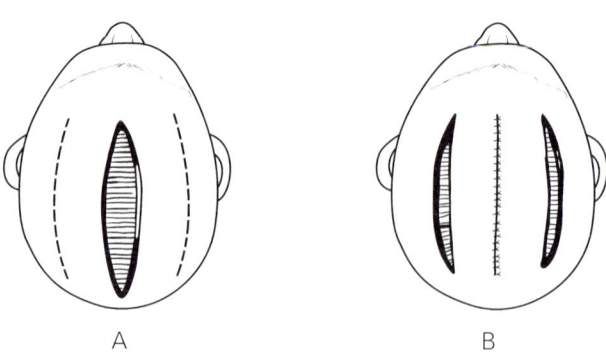

图 39-14　双蒂皮瓣

2）多瓣法：是修复大面积瘢痕性秃发的重要方法，将全部头皮组成完全独立又相互关联的四大瓣或三大瓣。

3）吻合血管游离皮瓣：所有上述皮瓣均为带蒂皮瓣，但由于蒂部的原因，使皮瓣的转移受到了一定程度的限制，常出现较大的皱褶或难以使毛发呈现正常的生长方向。

六 秃发区头皮瘢痕分期切除术

秃发区头皮通常以纵行方向椭圆形切除，一般在额部发际后2cm处直至枕部，椭圆的最大宽度以分离后能一期缝合为度，一般不超过3.0cm，长度为12~15cm。如果存在较明显的张力，可在周围头皮中进行广泛的潜行分离，使继发缺损区一期缝合。对于较大范围的瘢痕性秃发，可通过多次分期切除术使秃发得到最大限度的改善。

七 头皮组织扩张术

将扩张器埋植于正常头皮组织下方，在经过一定时间的扩张后，增加正常头皮的面积。将其设计成各种皮瓣的方式，可覆盖切除瘢痕后的继发性缺损，效果良好。具体操作方法参见第二十一章"皮肤软组织扩张术"。

（王炜　马奇）

第五节　大网膜游离移植加植皮修复头皮撕脱伤和头皮缺损

一 适应证

大网膜游离移植加植皮修复陈旧头皮撕脱伤仅仅适用于广泛头皮撕脱伤，伴有广泛颅骨骨膜撕脱，无法采取撕脱头皮再植，不宜或不愿采取游离皮瓣移植，或游离植皮修复的案例。

二 大网膜移植回顾

大网膜是腹腔内的一层富有血管、淋巴和脂肪的组织，在正常情况下并不发挥重要的功能，长期以来很少被人们注意。最初仅被认为是一种御寒组织和有外力冲击时保护腹腔内脏器的缓冲物。直到19世纪末，Bennet（1894）首先描述了一例经用大网膜填补胃穿孔而治愈的报告。继之，Morrison（1906）发现大网膜有自发填塞疝孔，封闭穿孔，抗局限感染病灶以及为缺血的纤维样变的子宫补充供血的作用，因而被誉为"腹腔警察"。1936年，O'Swanghnessy将大网膜带蒂移植到心肌上，试图改善心肌缺血，获得一定疗效，可防止心绞痛的发作。Walter（1937）将它应用于治疗较复杂的膀胱阴道瘘，Thompson（1945）应用于治疗支气管胸膜瘘，均获得成功。1967年，Goldsmith及Santos将大网膜的左胃网膜动、静脉切断后，将它和胃大弯底部和横结肠分离结扎，然后以右胃网膜动、静脉为蒂，游离大网膜，并按它的血管网分布情况，剪裁成带状，将它从腹股沟上所做小切口中引出腹腔，而到达大腿部肌间隙中，以谋求改善下肢的淋巴或静脉回流阻滞，以治疗下肢慢性淋巴水肿或其他肢体循环障碍性疾病。1972年，Dupont等在治疗一例胸壁上患有面积很大、破坏很深的放射性溃疡患者时，将大网膜一侧分离后，保留另一侧胃网膜动、静脉作为营养血管蒂，从上腹部上所做切口中引出腹腔，并通过腹壁皮下隧道而到达胸壁上，以覆盖已经经过清创的胸壁创面，并同时在大网膜上进行中厚皮片移植。手术后在大网膜上移植的皮片全部成活，从而使溃疡得到根治。

以上所述的大网膜移植都是以带蒂方式进行的，故在临床应用上未免受到限制。在显微外科技术发展的促进下，Mclean及Buncke在1972年首次通过小血管吻合，将大网膜从腹腔取出，游离移植到颅顶部获得成功，为大网膜的移植开辟了新的途径。王炜、张涤生（1977）相继用同样方法来修复头皮缺损，皆获得成功。沈祖尧等在1978年制备大网膜预制皮瓣，将大网膜带蒂引出腹腔，移位到腹壁皮下。2周后做大网膜上方皮瓣的延迟手术。再经3周，将皮瓣和大网膜一并切下，利用胃网膜血管和受区血管作吻合，以修复受区缺损。1980年，Erol及Spira应用同样原则在猪体上进行更广泛的动物实验。他们除证明可利用大网膜来作为游离皮片或皮瓣的携带物外，还可以利用它来携带包括皮肤和骨骼在内的综合体移植物。笔者指出这种应用大网膜轴型移植的原则有着广阔的发展前途。

三 大网膜的外科解剖

大网膜是和胃大弯相延续的两层腹膜，它向下方悬垂，在盆腔上缘附近又反抑而附着于横结肠上，覆盖小肠和结肠（图39-15）。大网膜薄而透明，内含有较多量的脂肪组织，并有丰富的血管网、淋巴循环、淋巴结合神经组织。大网膜略呈方形，成"围裙"状，其左右横径在男性为23～46cm（平均35cm）、女性为20～46cm（平均33cm），上下纵径男性为14～36cm（平均25cm）、女性为14～34cm（平均24cm）。

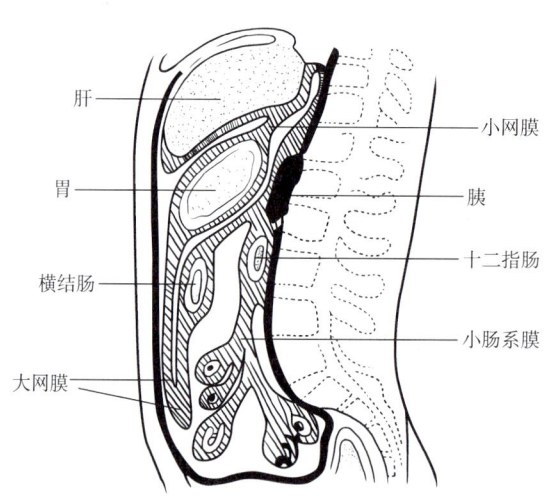

图39-15 大网膜的分层与邻近器官的关系图

大网膜的主要血液供应来自沿胃大弯行走的左右胃网膜动、静脉而形成胃网膜动、静脉弓。从这个动脉弓上向下方分出左、中、右三支大网膜动脉。在右侧还有一条大网膜付动脉从右胃网膜动脉外侧分出，向下方发出若干分支分布于大网膜右侧裙缘处。此外，从胃网膜动脉上还发出一些大网膜短动脉，分别行走于上述主要动脉之间。大网膜中动脉在末梢部分分出左右若干终末支，分别和大网膜左、右动脉的终末支吻合而形成大网膜动脉弓，这种动脉弓在靠近大网膜裙缘处更为明显。大网膜静脉均依上述所有动脉伴行。

但上述的大网膜动、静脉分布在临床上常多变异。依据宁夏医学院解剖教研组80例尸体的解剖材料，将大网膜动脉分布分为五种类型，简述如下：

1. Ⅰ型大网膜中动脉在大网膜下1/3处分2～3支（图39-16）。在80例尸解标本中有62例，占77.5%。

2. Ⅱ型大网膜中动脉在大网膜中1/3处分为2～3支（图39-17）。80例标本中有9例，占11.25%。

3. Ⅲ型大网膜中动脉在大网膜上1/3处分为2～3支（图39-18）。80例标本中有5例，占6.25%。

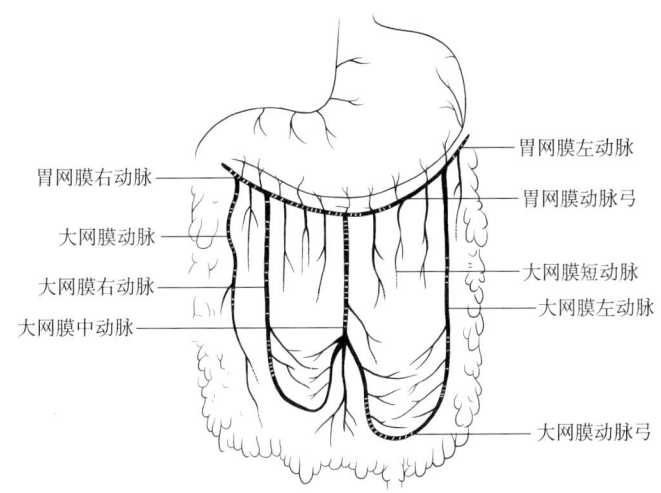

图39-16　大网膜血管分布（Ⅰ型）

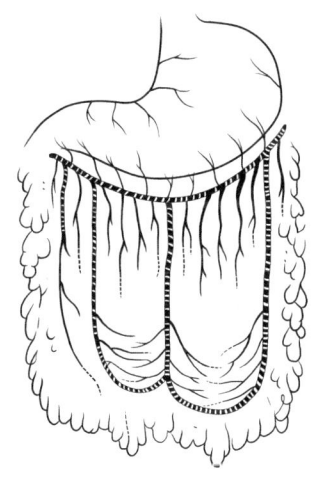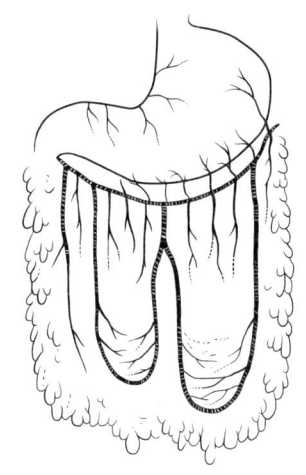

图39-17　大网膜血管分布（Ⅱ型）　　　图39-18　大网膜血管分布（Ⅲ型）

4. Ⅳ型大网膜中动脉缺如，而由大网膜左、右动脉的分支构成大网膜动脉弓（图39-19）。80例标本中有1例，占1.25%。

5. Ⅴ型脾动脉的分支未参与胃网膜动脉弓的构成而单独形成大网膜左动脉。胃网膜右动脉口径较小。这样，胃网膜右动脉沿胃大弯向左行走，而不与胃短动脉相接连，故胃网膜动脉弓不完整。80例标本中有3例，占3.75%（图39-20）。

Alday和Goldsmith对136例成年尸体，依据上述相同方法分型，其百分率和我国资料略有不同，分别为85.29%、10.29%、2.94%、0.74%和0.74%。

不论大网膜带蒂移植或游离移植，均需对大网膜的血管分布情况进行仔细的观察检查。这对选择以哪侧的胃网膜动、静脉作为血管蒂或血管吻合端甚为重要。一般说来，右胃网膜血管口径较左侧略大,故多以右侧动、静脉为血管吻合口。在做大网膜移植时,有时需将它裁剪成束条状,以增加其长度,便于带蒂或吻合血管之用。这种大网膜剪裁方法须按照血管分布状况予以设计(图39-21,图39-22)。

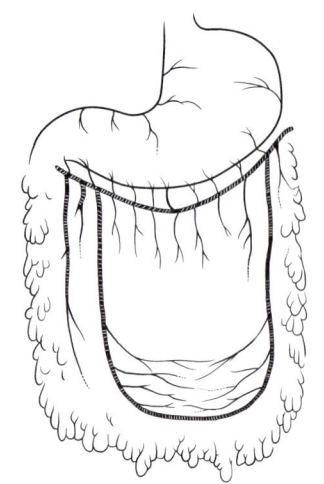
图 39-19　大网膜血管分布（Ⅳ型）

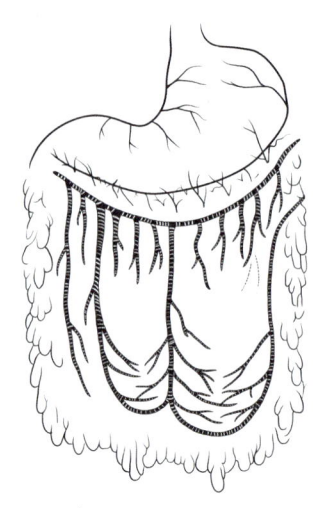
图 39-20　大网膜血管分布（Ⅴ型）

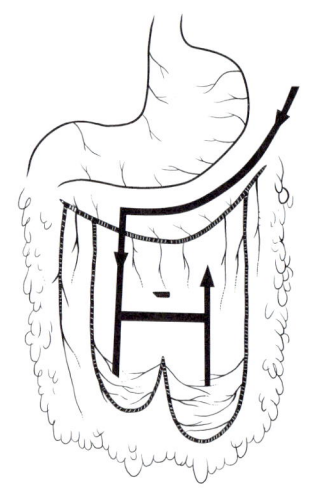
图 39-21　大网膜裁剪方式之一

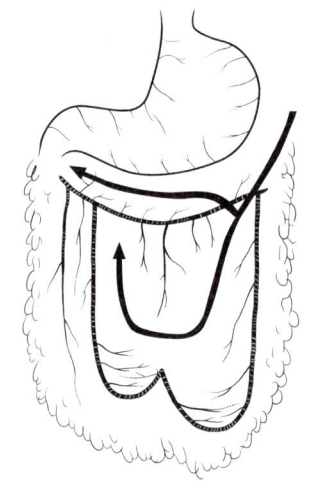
图 39-22　大网膜裁剪方式之二

四　手术步骤

（一）全身麻醉

患者在硬膜外麻醉下进行剖腹切取大网膜。

（二）手术步骤

1. 受区移植床准备　头皮清创，暴露需要修复的头皮缺损区，解剖一侧的颞浅动、静脉，作为受区吻接血管。

2. 大网膜切取

（1）切口：采取上腹正中切口或旁正中切口进入腹腔。

（2）切取大网膜：开腹后检查大网膜，如无粘连，可作移植用时，再观察胃网膜右及左动、静脉分布情况，两者有一可供使用时，即微创切取大网膜，保护好胃网膜左右动、静脉备用。

3. 大网膜移植　将大网膜游离移植头部，在吻合的颞浅动、静脉周围做大网膜定点固定，将胃网膜右动、静脉与颞浅动、静脉端端吻合，先吻合静脉，再吻合动脉。当动脉吻合完成后，可见游离移植的大网膜恢复了血供，将移植的大网膜分点固定在头皮的创面上。由于移植的大网膜面积常常超过头皮缺损的面积，因此需要将移植的大网膜做必要的皱褶铺放。在皱褶铺放大网膜时，避免影响大网膜血管的扭转和折叠。

4. 游离植皮　切取中厚皮片供移植，皮片的供区常选择大腿外侧或腹部。将游离皮片覆盖在吻合血管的大网膜上。皮片的边缘覆盖在大网膜上，并与头皮边缘切口缝合，留长线，在移植皮片的表面安放凡士林油纱布，外置软松纱布覆盖植皮区，打包轻加压包扎。

五　术后处理

按显微外科组织移植术后处理。

1. 密切观察大网膜的血液循环，可直接观察大网膜的动脉搏动，定期测量并记录大网膜上的皮片温度并与受区周围皮温加以比较。
2. 术后常规选用抗凝剂及抗血管痉挛药物，如低分子右旋糖酐等。
3. 术后12～14天拆线，检查游离皮片成活状况，如完全成活，继续以软敷料包扎。
4. 游离大网膜移植成功后，1个月后配制假发。

六　病例举例

病例一：26岁，女性，全头皮伴眉、额、右耳撕脱伤，广泛颅骨骨膜撕脱，头皮再植失败，游离植皮修复，留有多处颅骨外露和反复头皮溃烂两年，1977年住进上海第九人民医院。经医患双方同意取游离大网膜移植，加游离植皮修复，手术完全成功，留有右耳缺损，配制假发，容貌如同常人。1978年在中华外科学会第九次全国学术交流会上报告。

病例二：女，6岁，因头顶部黑色素瘤复发再次住进上海第九人民医院。患儿出生后发现头顶部黑色肿块，于1周岁时施行手术，因肿块侵犯颅骨未能彻底切除。术后曾二次局部复发，肿块逐渐扩大，于1977年12月再次入院。检查患儿营养发育正常，顶后部均为复发肿瘤占据，大小为12cm×12cm，表面发黑，有出血、溃烂。患者经过术前准备，于1977年12月29日在全麻下手术，见肿瘤厚约1.5cm，已侵及颅骨及硬脑膜，全部予以切除，剖面15cm×15cm大小。自腹腔取大网膜16cm×30cm，三层折叠覆盖于缺损区；于右颞部做切口，通过皮下隧道将右颞浅动、静脉与胃网腹右动、静脉作吻合，再于右股部取相同大小中厚皮片游离移植覆盖大网膜上的剖面。术后经过平顺，第8天打开敷料检视大网膜及植皮片成活情况，发现皮片成活约80%，检查原因是将大网膜折叠三层而造成部分大网膜坏死所致。后经换药等，待生长肉芽组织后进行第二次皮肤移植，创面最后愈合出院。病理切片报告：头顶幼年性黑色素瘤，浸润颅骨及脑膜（图39-23）。

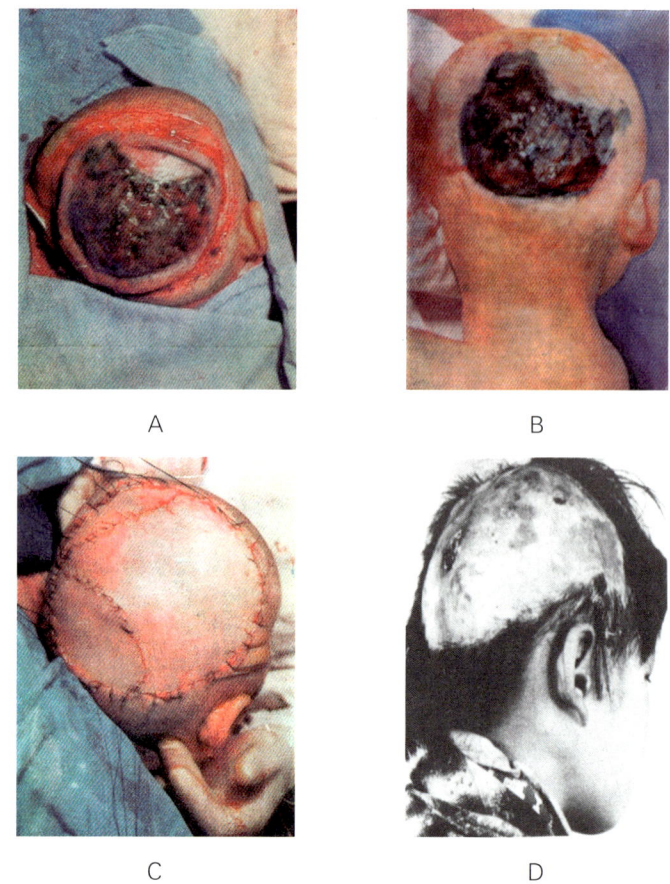

图 39-23 幼年性黑色素瘤切除后头皮及颅骨缺损大网膜游离移植加植皮修复

A. 复发性幼年型黑色素瘤,手术前照片,有出血、溃烂　B. 沿肿块边缘 2cm 做切口　C. 大网膜游离移植覆盖颅骨缺损区,在大网膜表面游离植皮　D. 手术后照片

(王炜)

第六节　颅骨缺损的修复

颅骨是保护脑组织的骨性结构,可分为颅盖骨和颅底骨两部分。其中颅盖骨的平均厚度约 5mm,可分为外板、内板及两者之间的板障三层结构。外伤、电击伤、Ⅲ度烧伤、神经外科手术颅内减压或恶性肿瘤手术均可造成颅盖骨全层缺损,使局部脑组织失去保护而易受伤害,因此需要及时修复。颅骨缺损修复手术的指征为:①缺损直径大于3cm;②缺损部位影响美观;③导致癫痫发作及有明显神经系统症状者。

外伤或恶性肿瘤手术造成的颅骨缺损创面往往还合并有头皮软组织损伤或缺损,因此在进行颅骨修复之前必须充分评估软组织情况,先解决软组织问题,而后再考虑同步或分期行颅骨缺损修补。头皮缺损的修复方法参见本章第二节至第五节内容。颅骨缺损的修复方法按其材料来源可分为自体骨移植、异体骨移植及生物材料颅骨修复。基于颅骨的弧形形态,为制备修复颅骨缺损的材料,当今已成功地运用3D打印技术,制备移植物,成功地用于颅骨缺损的修复。

一 颅骨缺损的病因

颅骨缺损常见于以下几种情况：
1. 神经外科手术时去颅骨，行颅内减压。
2. 头皮肿瘤侵犯至颅骨，颅骨肿瘤切除后造成颅骨缺损。
3. 电击伤、Ⅲ度烧伤或外伤造成颅骨缺损。

二 颅骨缺损修复的历史回顾

早在19世纪，人类即开始采用胫骨骨膜或局部的颅骨外板修复颅骨缺损。进入20世纪后，颅骨缺损的修复方法有了很大的发展。Kappis（1915）应用包含骨膜的第12肋全层以覆盖颅骨缺损。Brown（1917）建议采用劈取肋骨的方法，而遗留的肋骨内侧部分则用以保护胸腔。其他亦有采用胸骨、肩胛骨以及髂骨作为移植物的。Pickerill（1931）提出应用髂骨重建颅骨缺损，到1946年经过长期的病例随访，确认髂骨移植是自体组织重建颅骨缺损的较好方法。1945年，Woolf和Walker提出直径小于8cm的颅骨缺损首选自体骨移植，而对于更大的缺损，可采用替代材料。金、银、钽等合金金属材料曾被运用于颅骨缺损的修复，不锈钢以及近年来所应用的钛合金，以及钛网板是如今颅骨缺损修复的材料，其中钛合金具有抗压、抗疲劳、强度高、耐腐蚀、重量轻等优点。但所有这些金属材料均存在透不过X线、传递冷和热、移植后产生不同移植体的局部反应，以及发生感染和排斥等不利因素。

20世纪70年代以来，对于颅骨缺损的修复，强调应用自体骨移植、切取肋骨修复颅骨缺损。肋骨移植可以采用整段肋骨修复颅骨缺损，也可将肋骨劈成内板和外板，将肋骨髓腔的一面覆盖于脑膜上，以修复颅骨缺损。其他游离髂骨片移植，也是颅骨缺损修复的可选择供区。80年代以后，笔者愿意选用颅骨外板移植修复颅骨缺损。正如前文所叙述，采用颞浅筋膜携带的颅骨外板移植修复颅骨缺损，是一种带血供的颅骨外板移植。

三 颅骨缺损的修复方法

（一）适应证

根据病史、临床表现和CT检查等，确定颅骨缺损原因、部位、范围、畸形状况和有无癫痫发作等，制订治疗计划。

（二）手术

在全身麻醉下，取冠状切口，可为所有的颅骨重建术提供手术视野的良好暴露。在头皮和硬脑膜之间潜行分离，若存在硬脑膜缺损，可用帽状腱膜直接覆盖脑组织，或用自体阔筋膜、e-PTFE等修复。颅骨缺损可选自下述移植物。

（三）自体骨移植修复颅骨缺损

1. 带血供的颅骨外板移植　自19世纪始，即有外科医师采用颅骨外板修复颅骨缺损。近二十余年来，颅面外科的发展使整形外科医师更加熟悉头颅骨的解剖。笔者在80年代运用带颞浅筋膜血供的颅骨外板移植修复颅骨缺损。手术方法：①测量颅骨缺损的范围；②切开头皮，暴露颞浅筋膜，保护颞浅筋膜覆着于额、颞部的颅骨外板；③在额、颞部切取颅骨外板的供区周围，用环钻在颅骨外板打孔；④用微创电锯和骨凿可轻易地切取颅骨外板；⑤将带有颞浅筋膜血供的颅骨外板移植到颅骨缺损区域，用钢丝或尼龙丝结扎固定；⑥颅骨外板切取的供区，用头皮覆盖（图39-24）。

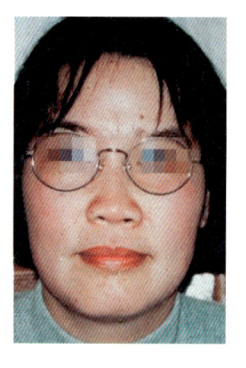
A

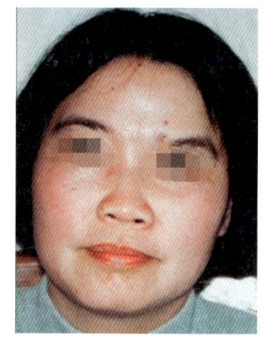
B

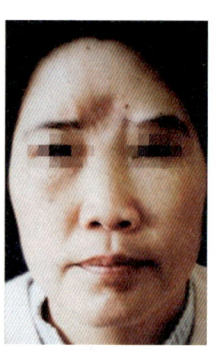
C

图39-24　女性，1986年车祸致伤，鼻根部额骨以及额窦外伤性缺损，选用颞浅动、静脉的颞浅筋膜瓣携带右侧顶骨骨外板移植，修复额骨缺损
A. 术前　B、C. 术后

2. 游离颅骨外板移植修复颅骨缺损　常采用冠状切口，切取额顶部颅骨外板供移植，注意颅骨外板切取过程中应避开矢状窦，防止损伤矢状窦，造成出血。也有切取整块颅骨，将切下的颅骨劈成内外两瓣，内瓣的颅骨内板修复供区缺损，颅骨外板用于修复颅骨缺损区域。颅盖骨是良好的供区，但在切取过程中必须始终注意保护其下方的硬脑膜和脑组织，避免造成硬膜外血肿或脑损伤。有人采用先将整个颅盖骨完全掀起，切取外板后将内板复位，手术操作更为安全可靠。顶骨也可作为供区，最基本的原则是必须避开骨缝区。颅骨外板修复颅骨缺损具有以下优点：①这是安全可靠的自体骨移植；②可将供区的缺陷减至最低限度；③可提供较为理想的弯曲度和外形（图39-25）。

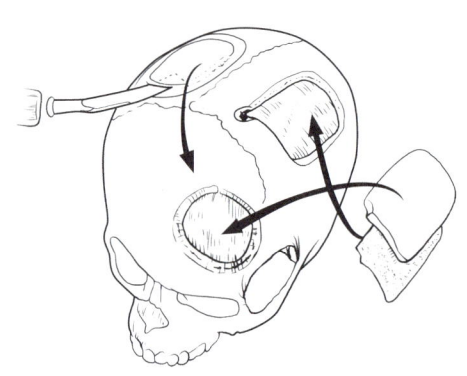

图39-25　颅骨外板移植修复颅骨缺损

3. 带血供的颅骨外板移植　不仅可用于颅骨缺损的修复，也可用于颅面部先天性畸形的修复。1986年，王炜制备颞浅血管和颞浅筋膜携带顶侧颅骨外板带蒂移植，制备成带血供的骨移植，修复额部颅骨缺损和眶颧部骨缺损，用于颅面先天性畸形的修复（图39-26）。

自19世纪始，即有外科医师采用颅骨外板修复颅骨缺损。近二十余年来，颅面外科的发展使整形外科医师更加熟悉头颅骨的解剖。应用薄形电动刀和精密的钻凿可轻易地切取颅骨外板，甚至可采用颅骨内板作为供区。采用颅骨内板可保证作为供区的头颅表面光滑。使用咬骨钳使颅骨缺损的骨缘有新鲜出血后，将劈取的颅骨外板调整后移植，予以金属丝固定，再缝合创口（图39-27）。

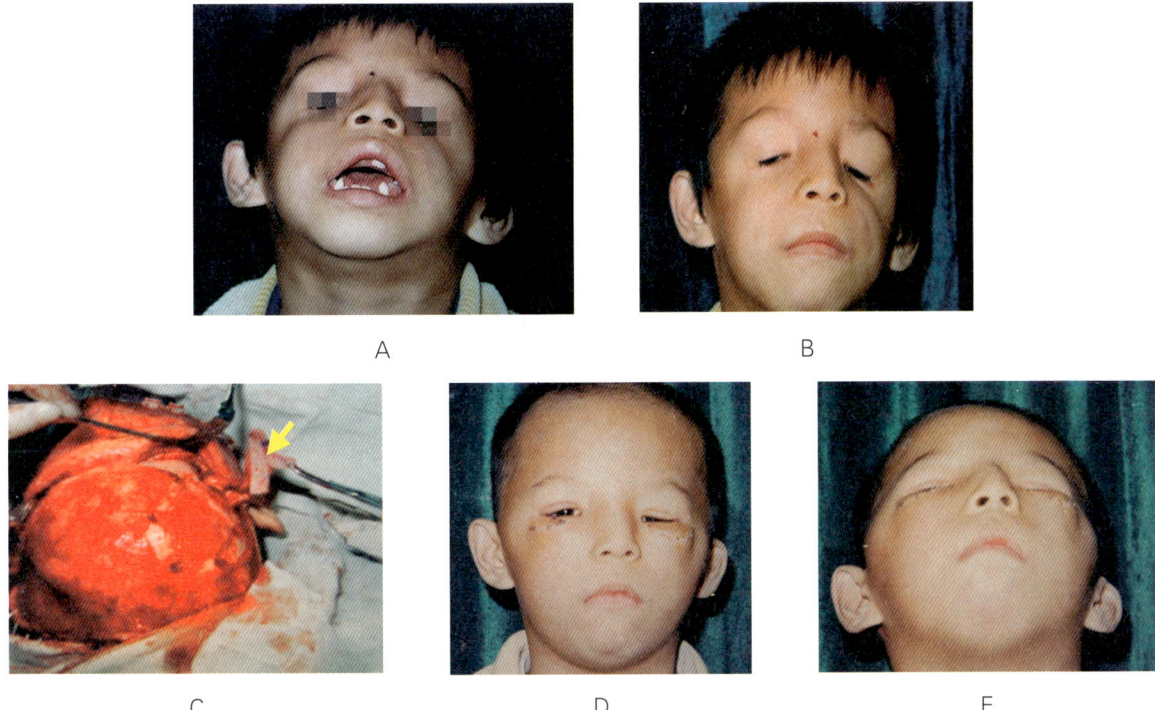

图 39-26 男性，4岁，1986年Treacher Collins 综合征颧弓和眶外侧、眶下缘缺损，制备带血供的颞浅筋膜额部颅骨外板移植修复再造眶外侧缘和眶下缘缺损

A、B. Treacher Collins 综合征术前观 C. 制备颞浅动、静脉的颞浅筋膜瓣携带的T形颅骨外板，黄箭头所指，用于修复眶外侧缘下缘及颧弓缺损 D、E. 手术后早期观

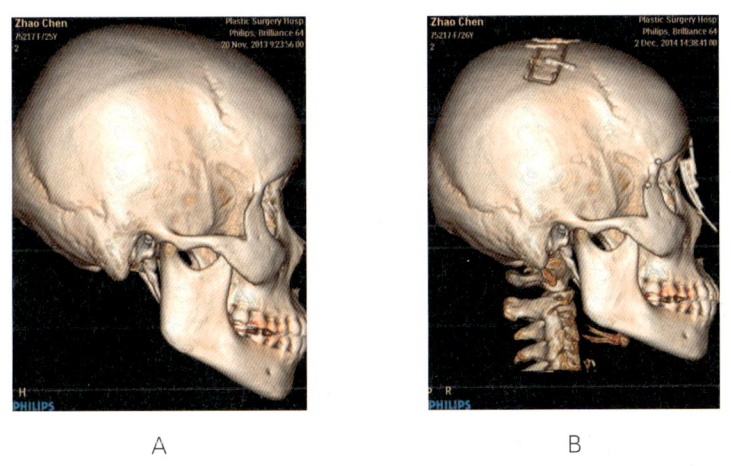

图 39-27 应用颅骨外板行颅骨（额鼻骨）凹陷缺损修复重建（杨斌病例）

颅盖骨是良好的供区，但在切取过程中必须始终注意保护其下方的硬脑膜和脑组织，避免造成硬膜外血肿或脑损伤。有人采用先将整个颅盖骨完全掀起，切取外板后将内板复位，手术操作更为安全可靠。顶骨也可作为供区，最基本的原则是必须避开骨缝区。

应用颅骨外板修复颅骨缺损具有以下优点：①这是安全可靠的自体骨移植；②可将供区的缺陷减至最低限度；③可提供较为理想的弯曲度和外形。

4. 切取肋骨修复颅骨缺损 由Brown医师（1928）首先报道，自20世纪50年代以来得到推广。

肋骨切取应有尽可能大的长度，连续切取不超过两肋是不会影响呼吸的。必须切取两根以上肋骨时，应间隔切除。在切取肋之间保留完整的肋骨膜，在肋切取后肋骨组织可以再生，其长度与保留的正常肋骨膜长度相等，但再生肋的形态通常是不规则的。在切取肋骨的手术过程中应避免损伤胸膜。在手术结束时，需紧密地缝合肌肉、皮肤。

切取肋骨修复颅骨缺损时，可将所切取的肋骨嵌入颅骨缺损的边缘，这样既能保持与颅盖骨相一致的弯曲度，又能增加其稳定性，甚至不需要金属固定。应用2～3条肋骨修复颅骨缺损的面积可达100～150cm²，也可与其他方法联合应用以修复颅骨缺损（图39-28，图39-29）。

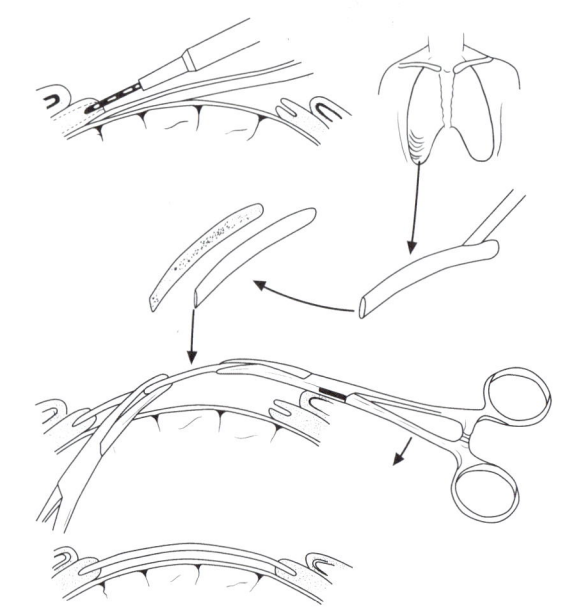

图39-28　肋骨移植修复颅骨（额-鼻-筛）缺损（杨斌病例）

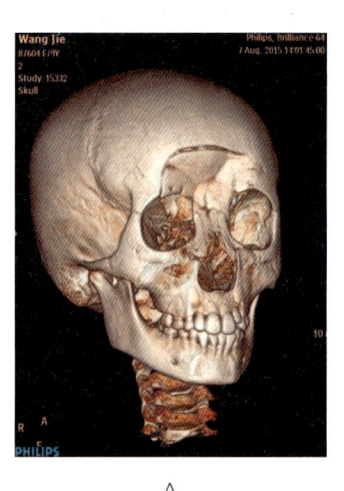 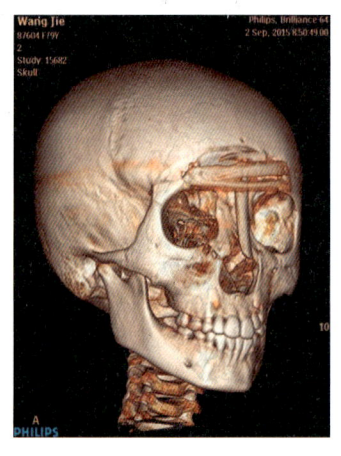

A　　　　　　　　　　　　B

图39-29　肋骨移植修复颅骨（额-鼻-筛）缺损（杨斌病例）

20世纪80年代后，Munro和Guyuron应用金属丝网联合肋骨移植修复颅骨缺损。这种方法可非常有效地增加肋之间的稳定性，因为所有骨移植再血管化的最基本因素是绝对的固定。但这种方法的主要缺点是使用了过量的金属丝，可能会在体表被触摸到。

5. 应用髂骨移植修复颅骨缺损　尤其可为缺损的前额部轮廓提供最佳的弯曲度。通常采用髂骨内板，必要时，髂骨内、外板均可利用。在髂骨移植修复颅骨缺损时，需用金属丝固定。

（四）非生物材料修复

有机玻璃和甲基丙烯酸酯数十年来被整形外科医师广泛应用，其主要问题是后期的外露及感染而导致植入物的取出，虽然并发症的发生与病例总数相比是非常有限的，但在术前仍应明确告知患者术后可能发生的问题。应用有机玻璃或甲基丙烯酸酯修复颅骨缺损时，可首先根据缺损的大小和弧度制成有机玻璃或甲基丙烯酸酯植入体，打磨修整，消毒备用；在术中剥离骨缺损边缘后，将有机玻璃或甲基丙烯酸酯植入体嵌入，颅骨缺损的边缘钻数孔，通过金属丝与植入物固定，全层缝合，皮下放置引流条后妥善包扎。

近几年来亦有采用硅橡胶-涤纶丝网颅骨成形片修补颅骨缺损的报道，它具有取材方便，易于消毒、剪切和固定，无毒性和异物反应小等优点。

近十余年来，整形外科和神经外科临床医师较多地应用钛网修复颅骨缺损。钛网可以在术前应用三维数字化技术和快速成型技术准确地预制成与颅骨缺损形状完全吻合的植入体，操作简捷，节省手术时间，易于稳固固定，术后颅面形态美观（图39-30）。其缺点在于术后远期会磨损软组织使头皮变薄，继而引发钛网外露和感染。

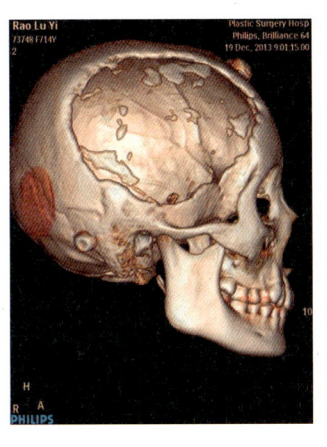
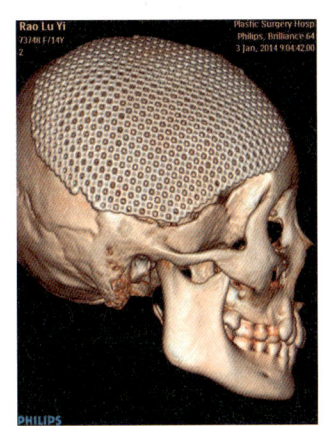

A   B

图39-30　3D钛网修复颅骨大面积缺损（杨斌病例）

（五）组织工程骨及可降解生物材料修复

随着组织工程及材料科学技术的不断发展，可降解生物材料聚乳酸（PLA）、聚羟基乙酸-聚乳酸（PLGA）等被制作成固定板、植入体，用于固定缺损修复的植入骨或材料，或修复小缺损诱导骨再生。以自体骨髓基质干细胞作为种子细胞的组织工程骨在体外构建后植入人体修复颅骨缺损，自体来源的组织细胞无免疫排斥反应，可降解的生物材料可预制成骨缺损的形状，当生物材料降解吸收，种子细胞成骨并形成基质，颅骨缺损将再生修复（图39-31）。目前已可用3D打印快速成型技术制作实际大小头颅模型，用数字化计算机逆向工程法设计并打印生物材料植入体，植入并固定于颅骨修复凹陷缺损（图39-32）。未来应用3D生物打印的组织工程骨将成为修复颅骨缺损的理想方法。

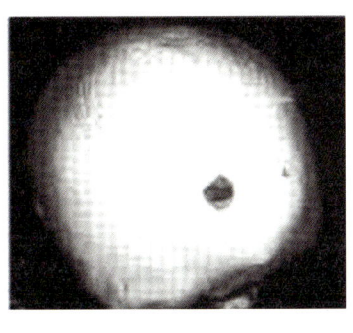
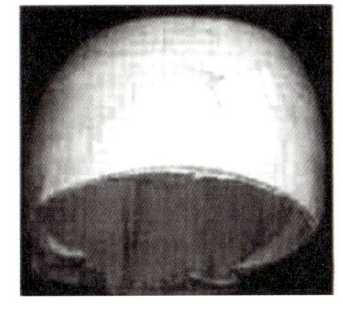

A   B

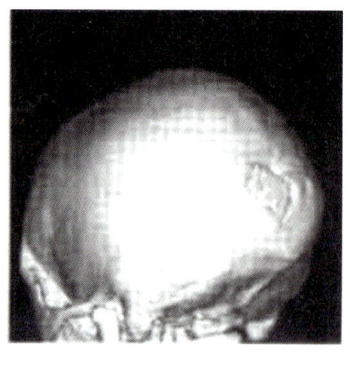
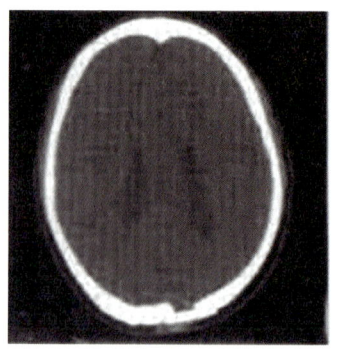

C　　　　　　　　　　　　　　　D

图 39-31　组织工程骨修复颅骨缺损（柴岗、曹谊林等 BMSC＋DBM 组织工程骨）

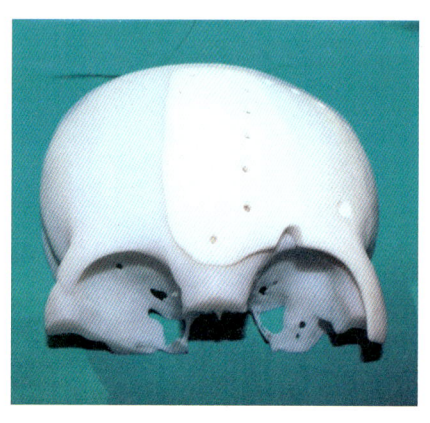
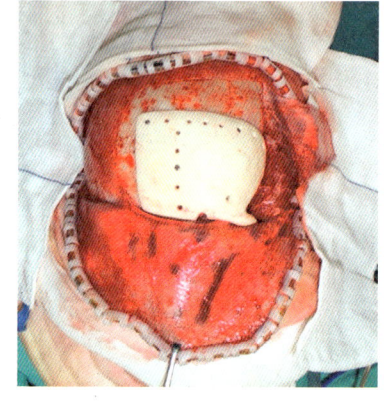

A　　　　　　　　　　　　　　　B

图 39-32　3D 打印头颅模型及生物材料植入体，修复额眶缺损（杨斌病例）

（王炜　祁佐良　曹谊林　杨斌　陶志平　马奇）

参考文献

[1] 王炜. 整形外科学[M]. 杭州:浙江科学技术出版社,1999.

[2] 张涤生. 张涤生整复外科学[M]. 上海:上海科学技术出版社,2002.

[3] 祁佐良,金羽青,邹丽剑,等. 颅颌面骨创伤畸形及骨缺损的临床治疗[J]. 实用美容整形外科杂志,2003,14(5):244-247.

[4] 柴岗,张艳,刘伟,等. 组织工程骨在颅颌面骨缺损临床修复中的应用[J]. 中华医学杂志,2003,83(19):1676-1681.

[5] 王忠诚. 王忠诚神经外科学[M]. 武汉:湖北科学技术出版社,2005.

[6] 张建民,陈肖敏,陈高,等. 灭活自体颅骨回植钛铆钉固定的临床应用[J]. 中华整形外科杂志,2005,21(4):252-254.

[7] 程华怡,丁美修. 头皮恶性肿瘤术后头皮缺损的一期修复[J]. 中华神经外科疾病研究杂志,2006,5(6):546-547.

[8] 宋维铭,冯越寒,王佳琦,等. 组织扩张术在瘢痕性秃发修复中的应用及疗效探讨[J]. 中国美容医学,2006,15(2):134-136.

[9] 杨斌,沈伟,洪清琦,等. 创伤性颅眶畸形的三维可视化诊断分析与手术整复[J]. 中国美容医学,2007,16(4):479-483.

[10] 王继萍,范金财,柴家科. 打孔同步植入毛囊单位法治疗烧伤后瘢痕性脱发[J]. 中华烧伤杂志,2009,25(6):411-414.

[11] 王炜,李华. 两种皮瓣一期修复头皮鳞状细胞癌术后缺损疗效分析[J]. 中国修复重建外科杂志,2011,25(9):1145-1146.

[12] 张菊芳. 毛发整形美容学[M]. 杭州:浙江科学技术出版社,2013:135-155,300-301.

[13] Cheng K,Zhou S,Jiang K,et al. Microsurgical replantation of the avulsed scalp: report of 20 cases[J]. Plast Reconstr Surg,1996,97(6):1099-1106;discussion 1107-1108.

[14] van den Dolder J,Farber E,Spauwen P H,et al. Bone tissue reconstruction using titanium fiber mesh combined with rat bone marrow stromal cells[J]. Biomaterials,2003,24(10):1745-1750.

[15] Chiarini L,Figurelli S,Pollastri G,et al. Cranioplasty using acrylic material: a new technical procedure[J]. J Craniomaxillofac Surg,2004,32(1):5-9.

[16] Rotaru H,Baciut M,Stan H,et al. Silicone rubber mould cast polyethylmethacrylate-hydroxyapatite plate used for repairing a large skull defect[J]. J Craniomaxillofac Surg,2006,34(4):242-246.

[17] Mehrara B J,Disa J J,Pusic A. Scalp reconstruction[J]. J Surg Oncol,2006,94(6):504-508.

[18] Jung S N,Chung J W,Yim Y M,et al. One-stage skin grafting of the exposed skull with acellular human dermis(AlloDerm)[J]. J Craniofac Surg,2008,19(6):1660-1662.

[19] Bozkurt A,Groger A,O'Dey D,et al. Retrospective analysis of tissue expansion in reconstructive burn surgery: evaluation of complication rates[J]. Burns,2008,34(8):1113-1118.

[20] Chang K P,Lai C H,Chang C H,et al. Free flap options for reconstruction of complicated scalp and calvarial defects: report of a series of cases and literature review[J]. Microsurgery,2010,30(1):13-18.

[21] Dua A,Dua K. Follicular unit extraction hair transplant[J]. J Cutan Aesthet Surg,2010,3(2):76-81.

[22] Parsley W M,Perez-Meza D. Review of factors affecting the growth and survival of follicular grafts[J]. J Cutan Aesthet Surg,2010,3(2):69-75.

[23] Barr L,Barrera A. Use of hair grafting in scar camouflage[J]. Facial Plast Surg Clin North Am,2011,19(3):559-568.

[24] Petrovic V,Zivkovic P,Petrovic D,et al. Craniofacial bone tissue engineering[J]. Oral Surg Oral Med Oral Pathol Oral Radiol,2012,114(3):e1-e9.

[25] Nooeaid P,Salih V,Beier J P,et al. Osteochondral tissue engineering: scaffolds, stem cells and applications[J]. J Cell Mol Med,2012,16(10):2247-2270.

[26] Pagni G,Kaigler D,Rasperini G,et al. Bone repair cells for craniofacial regeneration[J]. Adv Drug Deliv Rev,2012,64(12):1310-1319.

[27] Kwee M M,Rozen W M,Ting J W,et al. Total scalp reconstruction with bilateral anterolateral thigh flaps[J]. Microsurgery,2012,32(5):393-396.

[28] Khojasteh A,Behnia H,Naghdi N,et al. Effects of different growth factors and carriers on bone regeneration: a systematic review[J]. Oral Surg Oral Med Oral Pathol Oral Radiol,2013,116(6):e405-e423.

[29] Jung S,Oh S J,Hoon Koh S. Hair follicle transplantation on scar tissue[J]. J Craniofac Surg,2013,24(4):1239-1241.

[30] Mangubat E A. Scalp repair using tissue expanders[J]. Facial Plast Surg Clin North Am,2013,21(3):487-496.

[31] Nirmal B,Somiah S,Sacchidanand S A. A study of donor area in follicular unit hair transplantation[J]. J Cutan Aesthet Surg,2013,6(4):210-213.

第四十章 颌面损伤

第一节 概述

口腔颌面部位于人体显露的部位，有很多重要的器官和组织，有着特殊的解剖生理特点，遭受损伤后，对人体正常生理功能和容貌都有较大的影响，可使发音、语言、进食、咀嚼、吞咽及表情等功能发生障碍，严重者可引起呼吸困难，甚至窒息或者大量失血而危及生命。因此，对颌面损伤及时而正确的救治，对于恢复和改善患者的生理功能和面容，进而减轻和解除患者身体的痛苦和心理的压力是至关重要的。

在和平时期，面部的创伤常常由于社会的暴力而引起。尽管交通设施进一步完善，但是交通相关的创伤还是占据了主要的位置。当然，其他原因引起的创伤也占有很大的比例，例如，人和人之间关系的紧张导致了一些枪伤、钝器伤等暴力型创伤增加，这些创伤在发病机制和并发症方面有其独特之处。还有一些激烈的体育活动，比如拳击、极限运动同样可导致面部创伤的发生。这些新情况的出现，在一定程度上改变了创伤的常见类型。

在战争时期，则以火器伤为主。从近代历次战争的战伤统计资料可以发现，随着高速度、高爆破弹丸的应用，颌面部火器伤的发生率呈增长的趋势。

随着人们生活水平的提升，对于颌面部损伤后的救治不仅局限于单纯的功能性恢复，同时在面型、美观等方面的要求也大大提高，这就对我们的救治水平提出了更高的要求。

第二节 颌面损伤的特点

一 颌面损伤的分类

颌面损伤的分类，是以损伤部位、损伤类型、损伤原因和损伤程度等给予诊断及命名。如上颌骨骨折、下唇撕裂伤、面部烧伤或颊部切割伤等。

（一）按损伤部位分类

颌面损伤可按照颌面部表面解剖分区进行分类，如额、颞、眶、颧、眶下、鼻、耳、唇、颊、颏及腮腺肌区等损伤。

口腔可单独成一区，可分为唇、颊、口前庭、牙列、腭、舌、口底及颌骨等损伤。

颈部可分为颏下、颌下、颈动脉、气管三角及锁骨上三角区等损伤。

（二）按损伤类型分类

按受伤的组织形态分类，如根据伤后体表是否完整，可分为闭合伤和开放伤；火器伤则根据伤道的形态，可分为非贯通伤、贯通伤及切割伤等；非火器伤类型也较多，如擦伤、挫伤、挫裂伤、切割伤、刺伤及撕裂伤等。

（三）按损伤原因分类

按损伤原因分类可分为火器伤、烧伤、冻伤、化学毒剂伤、放射性复合伤等。火器伤又可分为枪弹伤和弹片伤等；非火器损伤可分为交通事故伤、工伤、生活意外伤、跌伤、动物咬伤、切割伤及撞击伤等。

（四）按损伤程度分类

根据伤员的伤情轻重、失去战斗能力和生活能力的程度、治愈时间的长短和后果等，进行伤情分类。一般分为轻伤、中等伤和重伤。如颌面部小范围软组织损伤，在清创后短期内可治愈者，属于轻伤；如有颌骨骨折，虽然没有生命危险，但因失去咀嚼功能，短期内不能治愈，属于中等伤；而面部软组织和颌骨有较大损伤或缺损者，不仅明显影响功能，甚至有窒息或生命危险，应属重伤。

二　口腔颌面部的解剖生理特点

熟悉口腔颌面部的解剖、生理特点有助于掌握这一部位损伤时可能出现的问题和诊断、治疗原则。口腔颌面部血供丰富，上接颅脑，下连颈部，为呼吸道和消化道起端。颌面部骨骼及腔窦较多，并且有牙、舌、涎腺及面神经等重要器官和组织。行使着表情、语言、咀嚼、吞咽及呼吸等多种功能。这一部位一旦遭受损伤，就会直接影响面容和各种生理功能，还可能发生轻重不一的并发症和后遗症，严重者甚至直接威胁伤员的生命。

（一）口腔颌面部血供丰富对损伤的利弊

由于血供丰富，组织抗感染与再生修复能力较强，创口易于愈合。因此，初期清创缝合的期限要比其他部位损伤者长，即使在伤后24~48小时，甚至更晚些，只要创口尚未出现明显的化脓感染，在清创后仍可做初期缝合。另一方面，由于血供丰富，伤后出血较多或易形成血肿；组织水肿反应出现较早而重，尤其在口底、舌根或颌下等部位损伤时，可因水肿、血肿而影响呼吸，甚至阻塞呼吸道而引起窒息。

（二）颌骨牙齿的存在对损伤的利弊

颌骨损伤后的牙列移位或咬合关系错乱，是诊断颌骨骨折的主要体征。治疗牙齿、牙槽骨及颌骨损伤时，常需利用未受伤的牙齿做结扎固定的基牙，而恢复正常的咬合关系又是治疗颌骨骨折的主要标准。但是，口腔颌面部损伤时常伴有牙齿的损伤。被击断的牙齿碎块还可向邻近组织内飞散，造成"二次弹片伤"，并可使牙齿上的牙结石和细菌带入深部组织，引起创口感染。颌骨骨折线上的龋坏牙有时可导致骨创感染，影响骨折愈合。

(三) 易并发颅脑损伤

颌面部上方邻近颅脑，尤其当上颌骨或面中1/3部遭受损伤时，常合并颅脑损伤，包括颅骨骨折、脑震荡、脑挫伤、颅内血肿和颅底骨折等。其主要临床特征是伤后有昏迷史。颅底骨折时，可有脑脊液经鼻孔或外耳道流出。

(四) 有时伴有颈部损伤

颌面部与颈部相接，下颌骨或面下1/3损伤时易并发颈部损伤。颈部为大血管、喉、气管及颈椎所在部位，要十分注意有无颈部血肿、喉或气管损伤、颈椎骨折或高位截瘫等。

(五) 易发生窒息

口腔颌面部在呼吸道上端，损伤后可因组织移位、肿胀、舌后坠、血凝块和分泌物的堵塞等多种原因而影响呼吸道通畅或发生窒息，尤其是昏迷的伤员更易发生。在救治伤员时，要特别注意伤员的呼吸情况，保持呼吸道通畅，防止窒息。

(六) 影响进食和口腔卫生

口腔是消化道入口，颌骨和牙齿是行使咀嚼的主要器官，舌对搅拌食物和吞咽动作起重要作用。口腔颌面部损伤后会影响咀嚼和吞咽功能，妨碍正常进食，需选用适当的饮食和喂食方法，以维持伤员的营养。进食后应注意口腔卫生，清洗口腔，预防创口感染。

(七) 创口易与腔、窦相通

口腔颌面部腔、窦多，有口腔、鼻腔、鼻旁窦及眼眶等。在这些腔、窦内存在着大量的细菌，如与创口相通，则易发生感染。在清创时，应设法尽早关闭与这些腔、窦相通的伤口，以减少感染的机会。

(八) 可能伤及涎腺和面部神经

面侧部有腮腺、腮腺导管和面神经分布。如腮腺损伤，可并发涎瘘；损伤面神经则发生面瘫。当面侧部损伤时，应注意检查有无涎瘘和面瘫。一旦发现，应尽早正确处理。

(九) 伴有面部畸形

颌面部损伤通常都伴有不同程度的面部畸形，影响面容和美观，加重伤员思想上和心理上的压力，故在救治颌面部创伤的各个阶段都应尽最大努力恢复其外形。

第三节 颌面损伤的检查与诊断

口腔颌面部损伤多因工伤、运动意外、交通事故和生活中意外所致。在诊治口腔颌面部损伤时，应对伤者进行快速有序的全身检查，迅速做出伤情判断，避免其他部位的伤情漏诊。根据伤情的轻重缓急，确定治疗次序，妥善救治。必要时可请相关专科医师协助诊治。

一 颌面伤员的检查

(一) 全身检查

检查患者时应首先查明其神志、呼吸、脉搏及血压等各项生命体征，以及是否有威胁伤员生命的危急情况，尤其是昏迷、呼吸道梗阻和未能控制的内、外出血或由此而引起的出血性休克以及严重的颅脑损伤或其他脏器的合并伤等。

1. **气道通畅及颈椎损伤的检查** 对患者生命最有威胁的情况之一是呼吸道梗阻。骨折的下颌骨可使舌向后移位，骨折的上颌骨可能下坠而使气道受阻；血液、凝血块、口和鼻腔分泌物、呕吐物、脱落的牙齿及其他异物都可能堵塞呼吸道。

对于伴有锁骨以上损伤的患者，需要假设颈椎损伤的存在，因此在检查及建立气道通畅时需要避免过度拉伸或者过度弯曲患者的颈部。通过颈椎的正、侧位X光片检查颈椎损伤时，需包括C1~C7椎体，并判读其完整性。

2. **呼吸及换气功能的检查** 在检查创伤患者呼吸及换气功能时，需仔细认真地检查每个部位。视诊胸廓有无畸形、是否正常起伏，听诊呼吸音有无减弱，叩诊肺部有无气体或血液潴留，并结合影像学手段进行检查，如出现胸部合并症，应及时请胸外科医师协助处理。

3. **休克及出血的检查** 出血是造成创伤患者死亡的重要原因，快速而有效地控制出血常可挽救创伤患者的生命。创伤造成的患者血压降低甚至休克，应首先考虑为大量失血引起，可以通过患者的意识状态、脉搏、肤色3项指标快速而准确地评估患者的血流动力学状况。

必须快速查明出血的来源并及时止血，大多数来自口、鼻腔及面部伤口的出血可用纱布填塞或压力包扎而得到控制。对患者的血压、脉搏要不断监护，昏迷者尚需监护经皮氧饱和度，及早判明伤员状况。如伤口出血不多而血压持续下降，要警惕有无脏器破裂所致的内出血或四肢骨折引起的大血肿。

4. **神经系统的检查** 对于颅脑损伤的有关体征必须迅速查明，诸如神志、呼吸、脉搏、血压和瞳孔的变化、肢体动度和病理性神经反射等。检查中如发现危急情况，则需采取有效措施，积极抢救。

(二) 局部检查

一旦患者的全身状态平稳后，就可针对口腔颌面部的伤情进行检查和诊治。面部的每一项系统性体格检查都是必须的。因此应该对颅面区进行一个系统的评估，包括视诊、口内、外的触诊，面部活动度的评估及咬合关系的评估。颌面部血供丰富，伤口出血较多，故应仔细清洁患者面部以免漏诊面部伤情。

1. 视诊

(1) 要在良好的光线下检查伤员。通过视诊，可以大体明确伤口的类型，诸如挫伤、擦伤、裂伤、撕裂伤、刺伤、枪伤、炸伤及烧伤等。应评估组织缺损程度及伤口深度等。

(2) 观察面部两侧是否对称是检查的重要内容。注意有无局部瘀斑或肿胀，伤口是否持续出血，仔细查明出血是来自面部伤口，还是从口腔、鼻腔或耳道流出的。口镜、压舌板、鼻窥器和耳镜的应用有助于查明出血的来源。

(3) 局部凹陷或肿胀、出现瘀斑或血肿，可能是骨折的体征；牙齿排列变位、咬合关系错乱、牙龈裂伤以及张闭口功能障碍都提示存在颌骨骨折。观察从耳、鼻流出的血性液体的速度和流量，分辨有无脑脊液鼻漏或耳漏，可借此判断筛板或下颌关节窝顶部及颞骨岩部有无颅底骨折。乳突附近的瘀斑也往往是颅底骨折的体征。

(4) 在最初检查时就应注意有无因损伤面神经主干或其分支所致的面部表情肌全部或部分瘫痪，也要注意是否存在因伤及腮腺或其导管所致的涎瘘。面神经和腮腺导管都位于面侧部皮下组织中，检查者应熟悉其解剖部位（图40-1）。图中所示的部位中如有较深的裂伤都可能伤及这些组织。

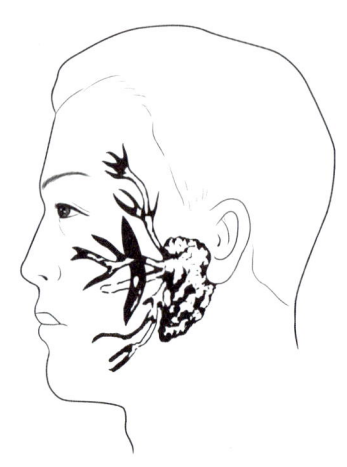

图 40-1　面神经、腮腺及其导管的部位

(5) 要重视观察两眼及眶部的情况。面部的骨折可以间接或直接引起眼部的创伤。眼球异物、穿孔，眼内的出血和视网膜的脱落都可能存在，应及时请眼科医师会诊。上颌骨骨折常发生眶周淤青，呈现"眼镜"体征。对眼睑的检查应注意眼睑是否肿胀、有无裂口、能否睁开或闭拢及上睑是否下垂等；检查眼球有无突出、内陷或破裂、萎缩，眼球运动是否自如或受限，观察有无斜视或眼球震颤，了解伤员是否有复视；注意瞳孔的大小和形状，两侧是否等大等圆，对光反应和调节反射是否存在或对称；观察角膜是否透明或有损伤，眼前部穿孔伤时，伤口常有虹膜嵌顿、前房变浅或消失，并有出血。同时也应检查有无视力下降或失明。

(6) 颞颌关节及张口运动的检查，包括观察张口度的大小，张口运动时下颌骨的动度及髁状突的活动情况。正常张口运动时，下颌骨应呈整体活动。若张口时出现骨段分离所致的异常活动，则表示有下颌骨骨折。张口度一般可以上、下颌中切牙切缘间的距离为标准。正常人的张口度最大时约相当于其自身的示指、中指及环指合拢时三指末节的宽度（4.0~4.5cm）。张口受限常表示颞颌关节或咀嚼肌群受损伤，或因颌面骨骨折，骨折段移位，阻挡下颌骨运动所致，如颧骨骨折后骨折段移位，影响开口时下颌骨喙突的移动。

合并有颈部损伤时，要注意观察颈部重要血管（颈总、颈内、颈外动脉及颈内、颈外静脉）、神经（迷走、舌下、颈交感干等）以及颈部重要器官和组织（食管、气管、甲状腺、甲状软骨等）有无损伤。例如：颈部出现进行性增大的肿胀提示有血管损伤引起的血肿；发音嘶哑，出现呛咳常是迷走神经受损的表现；伸舌歪斜可能有舌下神经损伤；而颈交感干受损则会出现霍纳综合征（表现为上睑下垂、眼球内陷、瞳孔收缩以及面部患侧发红、无汗等）。

(7) 对于口腔的检查应遵循自外向内的顺序。检查口腔前庭时，观察唇、颊黏膜及牙龈的情况，注意有无血肿、裂伤或组织缺损，是否有唇、颊部贯通伤存在。然后查明牙齿有无缺损、松动或移位，牙列是否完整，中线有无偏斜。正常的上、下牙列均属完整的弧形，如伤后牙弓中断、变形，牙列移位，咬合平面呈"台阶状"，该处牙龈有撕裂，表示有颌骨骨折。应特别注意上、下颌牙列之间的咬合关系，咬合关系错乱是颌骨骨折最主要的临床体征，正常人上颌骨是不动的，下颌骨在张闭口运动时呈整体移动，上、下牙咬合有力。如伤员出现咬合无力或上颌骨动度或下颌骨分段活动，则表示有颌骨骨折。检查口腔本部应观察腭、舌、口底及咽部有无血肿、裂伤、出血或缺损，尤其要注意舌的运动情况和有无向后移动。口底肿胀、舌后坠，有发生窒息的危险。咽侧壁如有大的血肿，应注意检查有无颈部大血管损伤。

2. 触诊

（1）触诊在颌面外伤患者的检查中，主要用以判断有无颌面部骨的损伤。对颅颌面部骨性标志进行仔细的触诊，十分有助于了解有无骨折的发生。应同时对比检查面部的两侧，以便发现细微的差异。为了防止漏诊，最好按下列次序自上而下进行检查：①眶上缘和眶外侧缘；②眶下缘；③颧骨、颧弓；④鼻骨；⑤上颌骨；⑥下颌骨和颞颌关节。通常情况下这些部位的触诊并不困难，但当其表面的软组织出现水肿或血肿时，这些骨性标志的触诊就变得尤为困难。在口内侧可沿唇颊内侧的前庭沟处由前向后，贴附骨面做触诊检查。

（2）触诊时应注意有无压痛，骨的外形、轮廓和连续性有无变异，是否出现台阶、切迹或异常动度，及有无骨摩擦音或气肿等。对下述各部进行触诊时，应同时注意以下各点。

1）眶上缘和眶外侧缘：骨凹陷、台阶或成角；触痛；眼球突出或内陷；眉毛不规则；眶周瘀斑；巩膜瘀斑；上睑肿胀或瘀斑；眼球运动受限；复视；额部麻木；额部肌肉的活动度（图40-2）。

2）眶下缘：凹陷、台阶或成角；触痛；眶周瘀斑；巩膜瘀斑；眼球运动受限；复视；鼻唇沟、上唇及鼻翼部麻木；上颌牙麻木（图40-3）。

3）颧骨（颧隆突）：对比两侧的高度（单侧凹陷）；眶周瘀斑；摩擦音；成角。

4）颧弓：凹陷或成角；眶周瘀斑；触痛；下颌骨偏移受限或张口受限（图40-4）。

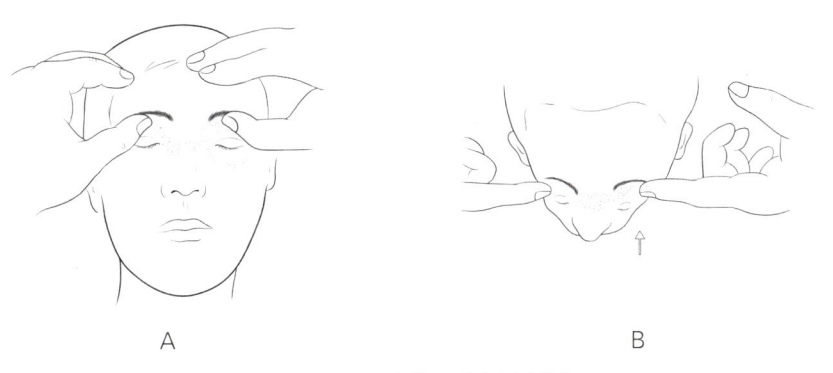

图40-2 眶上缘及外侧缘触诊
A. 眶上缘触诊　B. 眶外侧缘触诊

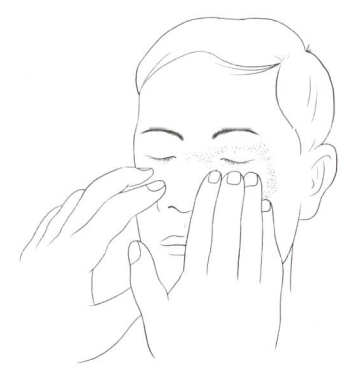

图40-3 眶下缘触诊

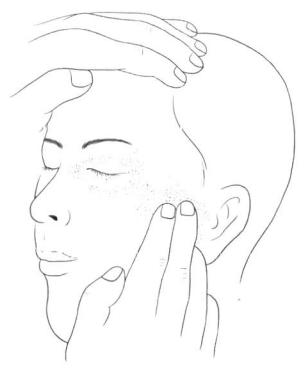

图40-4 颧骨、颧弓部触诊

5）鼻骨：凹陷或成角；眶周瘀斑；鼻出血；触痛；摩擦音；角锥形支架消失；中隔偏移或阻塞（包括血肿）；鼻小柱基部压痛。

6）上颌骨：牙𬌗错乱；眶周瘀斑；上颌骨异常动度；牙弓形态不对称或萎陷；牙移位或缺损；上颊沟或硬腭粘骨膜撕裂（图40-5）。

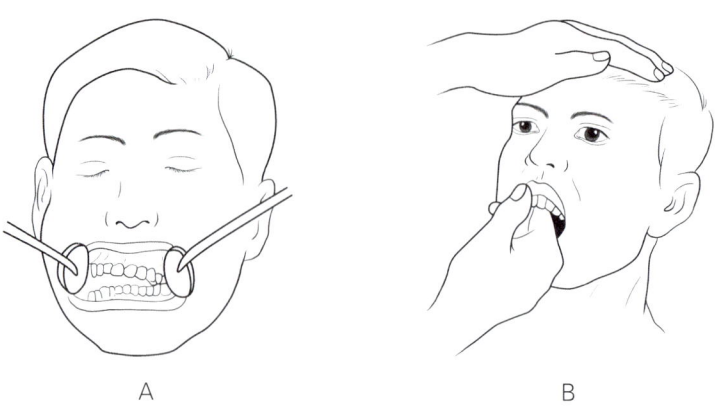

图 40-5　检查上颌骨
A. 检查咬合关系　B. 上颌骨触诊

7）下颌骨：触痛；下颌外伤不对称；牙弓不对称或萎陷；咬合错乱；下颌偏移或张口受限；异常活动；牙移位及缺损；下颊沟撕裂；下唇或下牙麻木（图40-6）。

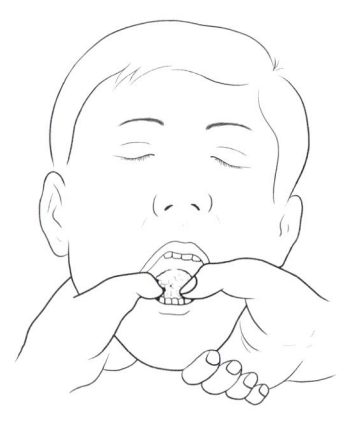

图 40-6　检查下颌骨

（3）颞下颌关节的触诊检查有两种方法。一种是将双手食指或中指分别置于两侧耳屏前，即髁状突外侧，嘱伤员做张闭口运动，感触髁状突的活动度；另一种是将两手小指分别伸入两侧外耳道内，向前方触诊髁状突在张闭口运动中的活动度和冲击感，并做两侧对比。若关节受损伤，则髁状突的活动度减弱；如髁状突骨折后向前内移位，则不能随张闭口而移动，触摸患侧耳屏前可有空虚感；如髁状突可以触及，但张闭口时动度消失，则可能已发生关节强直。

（三）放射学评估

放射学评估是颌面部损伤的重要辅助检查，可显示骨折的部位、骨折线数目和方向及骨折段移位的情况，确定有无金属异物存留以及异物的形态、大小、数目和位置等。面部骨折最终要靠放射学方法来确诊，体格检查不可避免地会遗漏一些面部骨折的情况。放射学评估的方法包括普通X线摄片检查、CT检查和造影检查。

1. 普通X线摄片检查　传统的X线检查具有简单的优点，但由于CT检查的出现，该技术已逐渐被取代。

2. 电子计算机断层检查　即CT检查，有较高的空间分辨率和密度分辨率，可以逐层显示骨及软组织的改变。采取横断轴位扫描或冠状扫描，每层厚13mm（必要时可将扫描厚度减为4mm），对于颅脑、颌面颈部损伤的诊断，可提供较多的资料，并可协助作弹片等异物的定位。随着现代科学技术的进展，该检查亦能够成功地对图像进行冠状位和其他方向的重建。通过面部三维图像的重建，可以使各骨性结构之间的关系得以更好的展示。

3. 造影检查　涎腺造影可以协助诊断涎腺腺体瘘及导管瘘。颈动脉造影可以显示颈动脉系统分支的走向、分布及其邻属关系。对于观察动脉有无移位、破损，是否有动、静脉瘘或假性动脉瘤等有重要价值。尤其对于确定金属异物与颈部大血管的关系并拟定手术方案是必要的。

（四）B超检查

超声波在人体组织内传播时，由于各种组织的密度和特性不同，因而有不同的回声图。超声体层检查通常采用的是B型超声探测仪。超声波检查方法简便，对患者无损伤也无痛苦，对软组织分辨力强，成像速度快，可用于颌面损伤的辅助检查，尤其对于软组织损伤、肿胀的检查可以提供较为准确的信息。例如鉴别肿胀的性质是创伤后均质性水肿，还是组织内血肿或脓肿；颈部肿胀与颈部大血管的关系，鉴别是创伤性假性动脉瘤，还是一般性血肿等。对于软组织内存留的异物，尤其是非金属异物，超声波探查也是颇有帮助的。而颅脑中线波是否移位则有助于诊断颅内血肿。

二、颌面损伤的诊断

迅速、及时地判断伤员的伤情是颌面损伤早期诊断和救治的首要步骤。对伤情的判断应按轻重缓急分两步进行。首先应判断有无危及生命的体征和必须立即抢救的征象，包括意识是否清醒、瞳孔大小和反应、呼吸道是否通畅、失血量的估计、血压和心脏情况等。第二步是在确认伤情稳定后，通过伤史采集和全身检查，作出进一步诊断。

（一）意识和神志

应首先查明伤者神志是否清楚，意识有无丧失。昏迷或有昏迷史的颌面损伤患者多系颅脑损伤所致，应结合瞳孔、血压、呼吸、脉搏、是否出现病理反射等变化及休克等加以鉴别。

（二）呼吸道

在判断呼吸道是否通畅时，应观察有无呼吸动作，及呼吸的次数和深浅。如有呼吸困难，应查明原因。观察胸壁在呼吸时是否对称，有无反常运动，吸气、呼气的情况和间歇。上呼吸道阻塞可因舌后坠、异物（出血及血块、呕吐物、涎液、义齿和其他外来异物）堵塞、声门区水肿、喉部外伤及上、下颌骨骨折块移位等引起。昏迷患者仰卧位时，因舌后坠而阻塞呼吸道者，如将下颌托起，通过下颌前移（舌也随之前移），可排除舌后坠引起的阻塞。

（三）肺、胸

应行胸部的视诊、扪诊和听诊，如无呼吸，应立即进行人工呼吸。胸壁和肺的严重创伤有的将立即影响患者生命，如开放性气胸、活瓣性气胸、严重的血胸及心包积液等，需立即抢救；有的则可能有生命危险，如肺挫伤、气管支气管破裂、食管穿孔、心肌挫伤、大血管损伤和横膈膜破裂等。

（四）血循环

血循环情况对有无休克及休克程度的判断是极为重要的。如伤后15分钟内即发生深度休克，多因大量失血所致。通常在急诊时用以判断休克程度的指征为血压、脉搏、皮肤颜色、温度和湿润度、意识状态、尿量和中心静脉压等。

由于代偿功能，失血量在15%~20%时，血压可不发生变化，超过20%后，血压才下降；老年人失血量为10%~15%时，血压即开始下降。

脉搏每分钟达120次以上，要考虑为血容量不足引起，但应排除疼痛、精神紧张等因素。

皮肤灌注情况是较准确的判断指征。因失血的第一步代偿即皮肤和肌肉的血管收缩，表现为皮肤苍白并发冷，躯干及四肢皮肤冷而湿润。对严重外伤患者，应留置导尿，每15分钟记录尿量1次，由于失血的第二步代偿是内脏血管的收缩，包括肝、肾、胃肠道的血管收缩，故尿量减少能直接反映肾血流量减少。正常最低尿量为每小时0.5ml/kg。

与外伤有关的休克，其本质多为血容量不足。急救时除输血输液外，还应给予吸氧处理。急救的效果应根据脉搏、血压、血气分析、尿量及呼吸情况等综合判断。

对于上述危及患者生命的情况进行救治，病情稳定后，即应进行详细的全身检查和局部伤情检查，进一步详细询问病史。急诊处理中的主要诊断步骤应包括X线诊断，除拍摄头颅各种体位的X线片以了解颌面骨骨折情况外，还应常规拍摄胸片，协助对胸部创伤的诊断。经过以上检查和诊断步骤后，对患者的伤情可以做出更为正确的判断。除应基本搞清楚颌面部损伤以外，还要了解是否有严重的合并伤，如颅脑伤、内脏损伤、脊柱和四肢损伤等，必要时请有关科室会诊，共同诊治。

第四节　颌面损伤的急救

口腔颌面部损伤伤员在首诊时可能出现一些危及生命的并发症，如窒息、出血、休克、颅脑损伤及胸腹伤等，应及时抢救或请相关科室协助抢救。

一　窒息的急救

（一）窒息的原因

窒息可分为阻塞性窒息和吸入性窒息两大类。

1. 阻塞性窒息

（1）异物阻塞咽喉部：损伤后可因血凝块、呕吐物、碎骨块、游离组织块或各种异物堵塞咽喉部而造成窒息，尤其是昏迷的伤员更易发生。

（2）组织移位：当上颌骨发生横断骨折时，骨块向下后方移位，压迫舌根，堵塞咽腔；下颌骨颏部有粉碎性骨折或双发骨折时，由于口底降颌肌群的牵拉，可使下颌骨前部及其所附着的肌肉向后下方移位，引起舌后坠而堵塞呼吸道（图40-7）。

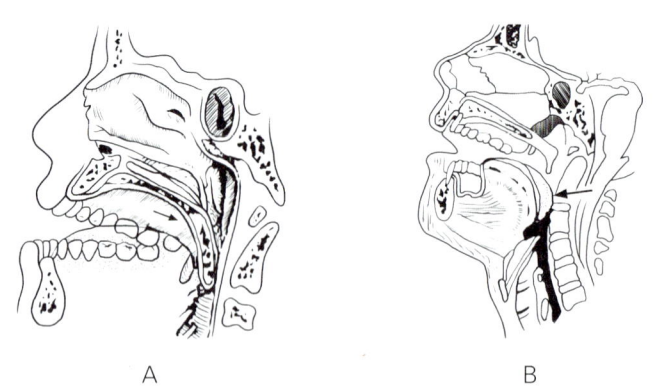

图40-7　组织移位致阻塞性窒息
A. 上颌骨骨折后骨折块向下后方移位，使软腭堵塞咽喉　B. 下颌骨骨折后，骨折块向后移位使舌后坠

(3）肿胀与血肿：口底、舌根、咽侧及颈部损伤后，可发生血肿或组织水肿，压迫呼吸道而引起窒息。

2. 吸入性窒息　主要发生于昏迷伤员，可直接将血液、涎液、呕吐物或其他异物吸入气管、支气管或肺泡内而引起窒息。

（二）窒息的临床表现

临床上往往有几种因素同时存在，使伤员发生呼吸困难，直到窒息。窒息的前驱症状为伤员烦躁不安、出汗、口唇发绀、鼻翼翕动。严重者在呼吸时出现三凹体征，即锁骨上窝、胸骨上窝及肋间隙明显凹陷。如抢救不及时，随之发生脉弱、脉速、血压下降、昏迷、瞳孔散大等危象，以至死亡。

（三）窒息的急救处理

防治窒息的关键在于预防，要及早发现并处理，把急救工作做在窒息发生之前，如已出现呼吸困难，更应分秒必争，进行抢救。

1. 阻塞性窒息的急救　应根据阻塞的原因采取相应的急救措施。

（1）及时清除口、鼻腔及咽喉部异物：迅速用手指或器械掏出或用吸引器吸出堵塞物；将伤员置于俯卧位或头低侧卧位，便于清除血凝块或分泌物（图40-8）。

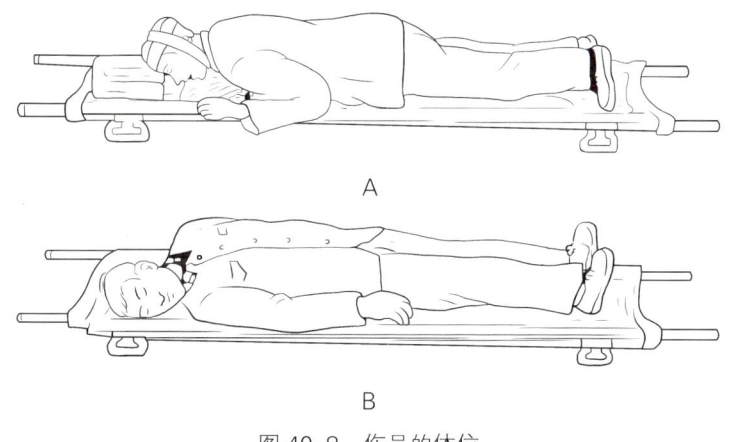

图40-8　伤员的体位
A. 俯卧位　B. 头低侧卧位

（2）牵出后坠的舌：可在舌尖后约2cm处用大圆针和7号线穿过舌组织全层，将舌拉出口外，解除咽腔堵塞。

（3）吊起下坠的上颌骨：可采用筷子、压舌板或特制木质托板，横放于两侧双尖牙部位，将上颌骨向上提吊，并将两端固定于头部绷带上（图40-9）。

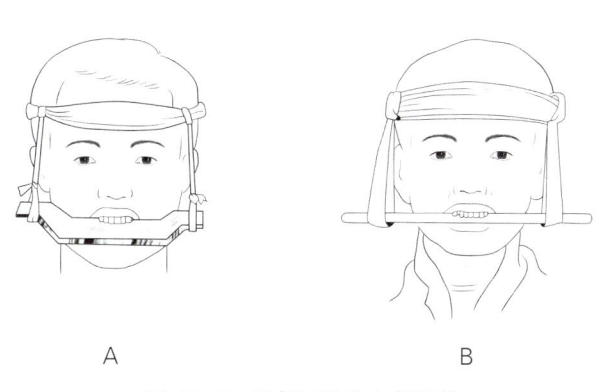

图40-9　吊起下坠的上颌骨块

（4）插入通气导管：对因咽部肿胀而压迫呼吸道的伤员，可经口或鼻插入通气导管，以解除窒息（图40-10）。如情况紧急，又无合适导管时，可用1～2根粗针头做环甲膜穿刺，随时行气管切开术。如呼吸已停止者，可行紧急环甲膜切开术进行抢救，随后再行常规气管切开术。

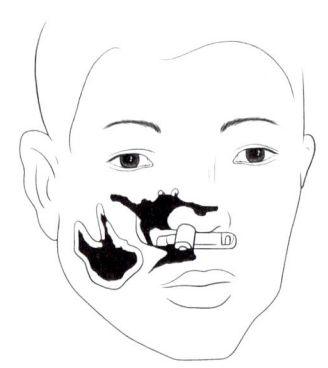

图40-10　鼻腔内放置通气导管

（5）手术清除血肿、止血：对于颈部或咽部急剧发展的血肿，已引起呼吸困难时，应及早切开探查，清除血凝块，寻找出血血管，妥善止血。对于颈外动脉及其分支或颈部静脉破裂出血，均可行血管结扎止血。如系颈总动脉或颈内动脉破裂出血，则根据血管破损情况行血管壁缝合修补术或血管移植修复术。

2. **吸入性窒息的急救**　应立即行气管切开术。通过气管导管，充分吸出进入气管内的血液、分泌物及其他误吸物，解除窒息。这类伤员要特别注意防治肺部并发症（图40-11）。

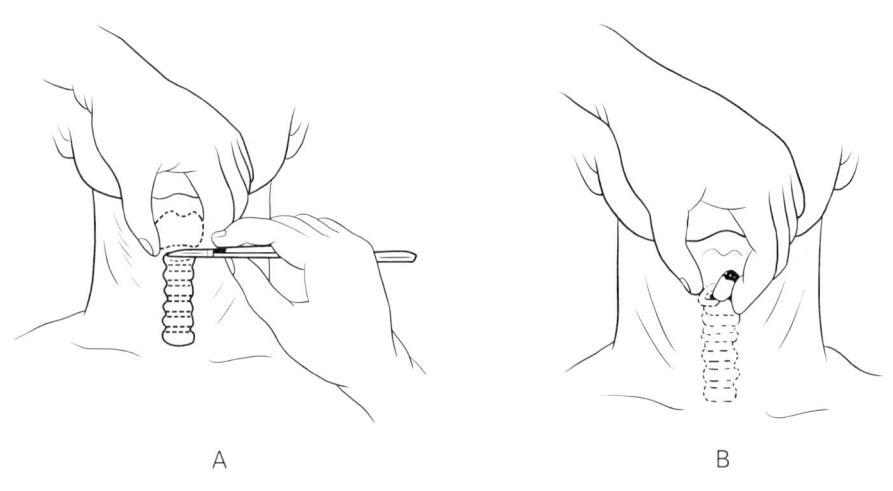

A　　　　　　　　B

图40-11　环甲膜切开术
A. 切口位置　B. 放置导管

二　止血

出血的急救处理，要根据损伤的部位，出血的来源（动脉、静脉或毛细血管）和程度及现场条件，采用相应的方法。

（一）压迫止血法

1. **指压止血法**　是用手指压迫出血部位的知名供血动脉近心端，适用于出血较多的紧急情况，作为暂时止血，随后再改用其他方法做进一步止血。如颞、额区出血，可在耳屏前将颞浅动脉压闭在颧弓根部的骨面上；面颊及唇部出血，可在下颌骨下缘、嚼肌前缘处将颌外动脉压迫在下颌骨面上；出血范围较广或上颈部有动脉性大出血时还可直接压迫患侧的颈总动脉，用拇指在胸锁乳突肌前缘与环状软骨平面的交界处将颈总动脉压向第6颈椎横突（图40-12）。压迫颈总动脉时，持续时间一般不超过5分钟，也禁止双侧同时压迫，否则会导致脑缺血。

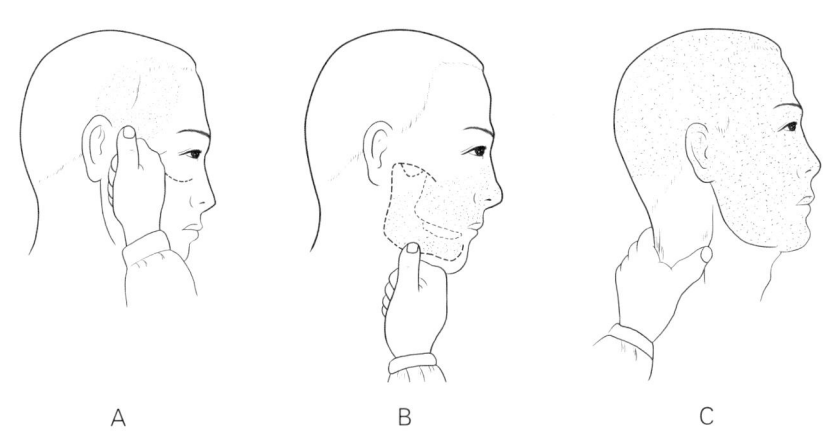

图40-12 指压止血法
A. 压迫颞浅动脉　B. 压迫颌外动脉　C. 压迫颈总动脉

2. 包扎止血法　可用于毛细血管、小静脉及小动脉出血或创面渗血。方法为先清理创面，将软组织复位，然后在损伤部位覆盖或填塞明胶海绵，覆盖多层纱布敷料，再用绷带行加压包扎。注意包扎时的压力要合适，切勿造成皮肤过度受压缺血，加重骨折块移位和影响呼吸道通畅（图40-13）。

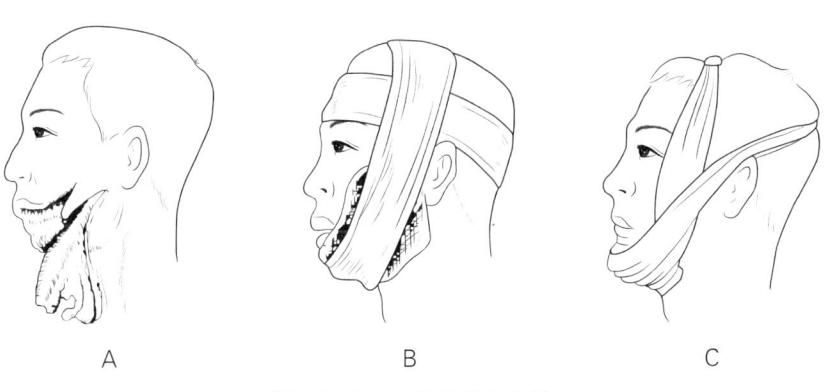

图40-13 加压包扎止血法

3. 填塞止血法　可用于开放性和洞穿性创口，也可用于窦腔出血。紧急状况时，一般将纱布块填塞于创口内，再用绷带行加压包扎，常规填塞时可用碘仿纱条或油纱条。在颈部或口底创口内填塞纱布时，应注意保持呼吸道通畅，防止发生窒息。

（二）结扎止血法

结扎止血法是常用而可靠的止血方法。条件允许时，对于创口内出血的血管断端应用止血钳夹住，作结扎或缝扎止血。在紧急情况下，也可先用止血钳夹住出血的血管，连同止血钳一起妥善包扎后搬送。口腔颌面部较严重的出血如局部不能妥善止血时，可结扎同侧颈外动脉（图40-14）。

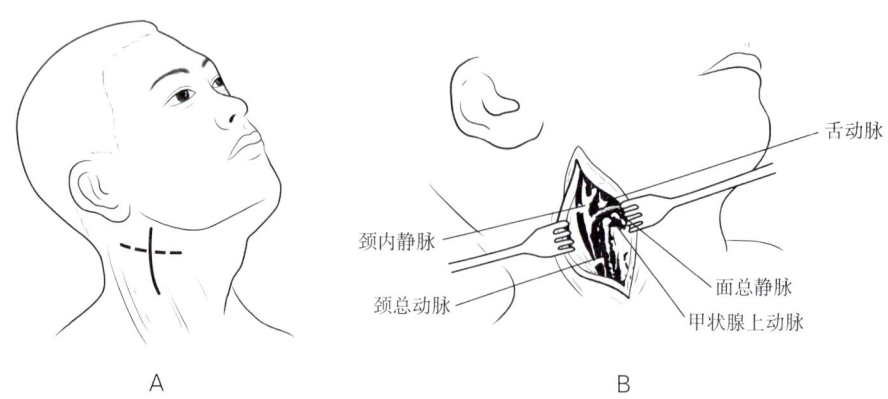

图 40-14　颈外动脉结扎术
A. 实线：常用切口；虚线：可选用切口　B. 颈部血管分布示意

（三）药物止血法

药物止血法适用于组织渗血、小静脉和小动脉出血。局部使用的止血药有各种中药止血粉、止血纱布及止血海绵等，使用时可将药物直接置于出血处，然后外加纱布敷料，加压包扎。全身使用的止血药物如注射立止血、维生素 K_1、止血敏、卡巴克洛（安络血）、氨甲环酸等，可以辅助止血或减少渗血，但不能代替局部止血法。

二　肺通气障碍的急救

建立通畅的气道后，肺部通气状态一定会明显改善，但是若仍有气胸、血胸及连枷胸存在时，胸壁运动无法保证有效的通气，应当仔细进行肺部查体，快速判断造成肺通气障碍的原因并做出相应处理。

（一）气胸

针对不同类型气胸患者，首要治疗原则为快速重建患侧胸膜腔的负压环境，缓解患侧肺萎陷。对于闭合性气胸患者，可给予患者患侧胸腔闭式引流术，若伤者较重出现张力性气胸，可先行粗针头肋间穿刺降低胸内压力后再行胸腔闭式引流术。对于开放性气胸的患者，需先封闭胸膜腔的开放环境，将开放性气胸转化为闭合性后，再行胸腔闭式引流术。

（二）血胸

血胸的治疗包括维持循环血容量、保证通气充足以及引流胸膜腔内积血。如存在持续性出血则需行开胸探查止血治疗。

（三）连枷胸

连枷胸患者的治疗包括三个步骤：第一步，使用胸部外固定，限制胸壁软化区的反常呼吸运动；第二步，行肋间神经阻滞术，有效缓解骨折造成的疼痛，帮助患者进行深呼吸及咳嗽；第三步，使用机械通气提供呼气末正压，改善通气不足，减少肺不张。

四　防治颅脑损伤

由于口腔颌面部与颅脑邻近，颌面伤员伴发颅脑损伤的比例较大。颅脑损伤包括脑震荡、脑挫裂伤、硬膜外血肿、颅骨骨折和颅底骨折等。颅脑损伤伤员有昏迷史，主要临床表现包括意识障碍、颅压增高、体温、脉搏、呼吸及血压等生命体征变化，神经系统体征、瞳孔变化以及脑脊液漏等。颅脑严重损伤的救治优先于颌面损伤，作为整形外科医师不可仅仅关注于本专业病情而忽略全身情况。

（一）严密观察伤情

按颅脑伤病情变化规律，以伤后24~48小时变化最大，定时观察患者的意识、呼吸、脉搏、血压、瞳孔及肢体活动等的变化很有必要，特别要注意患者头痛加重、呕吐频繁、躁动不安、再次昏迷及生命体征进行性加重的动向，高度警惕颅内血肿的发生。对可能需要紧急手术的患者，做好术前准备。

（二）按伤情轻重与类型分别对待

因颅脑伤而死亡的原因为脑挫裂伤、严重脑水肿、颅内血肿、严重合并伤与休克以及早期并发肺炎、胃肠道出血、水电解质平衡紊乱，应针对脑水肿的防治、颅内血肿的早期诊断和及时手术、防止缺氧与肺部并发症、合并伤的处理以及全身情况的调整与支持等进行。

（三）颅脑伤的一般治疗

1. 急救　首先要查明有无危及生命的严重合并伤与休克，并应立即做针对性紧急处理。各种开放伤予以包扎、止血。颅内血肿引起早期脑受压者，须及时做开颅手术，清除血肿并进行减压。应用脱水药、激素、中枢兴奋药及给氧、输血与输液、头部降温等防治脑水肿，稳定患者的生命体征。

2. 保持呼吸道通畅与防治脑缺氧　这是最重要的基本治疗措施。脑组织不能耐受缺氧，大脑皮质最易遭受损害，甚至使患者陷入去皮层状态，难以恢复。颅脑伤的昏迷患者易发生误吸而窒息。颅脑伤可引起气管痉挛、黏膜下出血，导致肺水肿与肺炎，使呼吸通气量减少、周身缺氧与脑缺氧，由此构成脑缺氧、颅内压增高和呼吸障碍的恶性循环。目前对颅脑伤患者的呼吸管理，主张长时间应用控制性过度通气，可以防止缺氧，有利于治疗肺水肿、呼吸窘迫综合征与降低颅内压。

3. 防治脑水肿，降低颅内压　在颅脑伤的救治中如能有效地控制脑水肿和颅内压增高，多数颅脑伤患者可转危为安。

4. 维持水及电解质平衡　颅脑伤的早期治疗原则为须限制水分摄入，同时采用脱水治疗，使水与盐类排出增加。创伤反应发热、感染等因素增加水分排出，所以须注意维持水及电解质平衡，纠正其紊乱。

5. 防治感染　颅脑伤时可能并发创伤感染及颅内感染；昏迷患者常并发肺炎、泌尿系感染、肠炎、疖肿、褥疮等，应正确选用抗生素，加强周身支持疗法和护理。

6. 加强护理　颅脑伤患者，特别是重伤患者应有专人护理，置于监护病室，严密观察病情，制订护理计划，做好各方面护理工作，如五官护理、呼吸道护理、泌尿系统护理、皮肤和肢体护理以及精神、心理护理等，并及时做好对于高热、头痛、躁动、癫痫和呕吐等情况的对症处理。

五　防治感染

口腔颌面部损伤的创口常被异物、尘土和细菌侵入而引起感染。创口感染除增加组织的破坏，影响其愈合外，还可引起颌面部蜂窝组织炎、颌骨骨髓炎、继发性出血及肺炎等并发症，增加颌面损伤的复杂性和严重性。颌面战伤时创口的感染率更高，约为20%。

感染不仅增加患者的痛苦，延长伤口愈合时间，加重颌面畸形，而且要消耗更多的人力和物力，严重者还会危及患者的生命，因此，防治感染也是颌面损伤急救中的重要问题。

颌面损伤感染的病原菌多为化脓性细菌。常见的有葡萄球菌、链球菌、大肠杆菌、变形杆菌和铜绿假单胞菌等。这些细菌广泛分布于自然界、人的皮肤上和肠道里，其致病力不强，入侵能力较弱，毒性较弱；但当人体抵抗力下降，体内菌群失调时，也可以成为主要致病菌，引起广泛的创面感染，甚至发生菌血症、败血症和脓毒血症等。其中铜绿假单胞菌和一些厌氧菌对多种抗生素有耐药性，是创伤感染中较难控制的常见病原菌。

在损伤急救中防止创口感染的方法包括对创伤的局部处理和加强全身的防御能力两个方面。

1. 在伤员救治的全部操作过程中都应遵守无菌技术原则，在救治的各个环节上防止创口感染的发生。
2. 伤后及早包扎创口是减少污染的重要环节，可减少再污染的机会。
3. 伤后尽早应用抗菌药物，尤其是广谱抗生素和抗厌氧菌药物的联合应用。
4. 尽早进行清创术。清除创口中的血凝块、异物、细菌、坏死组织或失去活力的组织及各种进入创口的污物，是减少或消除细菌污染最重要的步骤。尽早行彻底的清创术后如能初期缝合，不仅更有利于预防感染，还为创口的愈合创造了条件。
5. 常规注射破伤风抗毒素1500IU，预防破伤风。
6. 注意全身支持疗法，促进伤员防御机能的恢复。如输液、输血，能补充血容量，提高组织的灌注量；能经口饮食的伤员，注意营养饮食的摄入，以改善全身状况。
7. 妥善处理化脓感染创口。创口脓液较多者，可在充分清洗后，可用庆大霉素纱布或高渗盐水纱布湿敷，经常更换敷料；如创口脓液不多，可在注意引流的条件下，用凡士林纱布覆盖创面，外加敷料包扎，逐日换药，清洁创面；如脓液很少，肉芽组织健康，即可做二期缝合或游离植皮，消灭创面。有条件时，应进行感染创口分泌物的细菌培养和药物敏感试验，以便调整应用有效的抗菌药物。

第五节　颌面部软组织损伤

一　概述

各种不同的原因可导致口腔颌面部软组织的损伤。可以发生单纯性软组织损伤，也可以同时合并颌骨骨折。根据有关统计资料，不论是平时还是战时，软组织伤的发生率均占颌面部损伤的首位，约65%。根据一项9543例颌面部创伤患者的报道，软组织损伤占62.5%。随着现代化爆炸性武器增多，如子母弹、镭射弹、橘子弹、蜘蛛弹等，爆炸后又碎裂成大量小钢珠或小弹片，软组织损伤的发生率较高。

二　颌面部软组织伤分类

由于不同的致伤原因和伤情，软组织损伤可分为各种类型，分述于下。

(一)擦伤

多发生于颜面部较突起的部位，如额部、颧部、颏部及鼻唇部。当局部皮肤与粗糙物体表面或地面呈切线状摩擦后，皮肤的表皮层多有破损，并有少量渗血，创面上常附着砂粒或其他的异物，由于皮肤的感觉神经末梢暴露，伴有烧灼样疼痛。

(二)钝器伤

颌面部软组织遭受钝器撞击或摔跌后，致使皮下组织及其深部组织损伤，而无开放性伤口，伤处组织内的小血管和小淋巴管发生破裂，因此常伴有组织内溢血，形成瘀斑或血肿。较重的损伤可涉及肌纤维撕裂、颞颌关节韧带受损、关节脱位及关节腔内出血；严重损伤则可合并颌骨骨折。

皮肤上的青紫瘀斑随着瘀血的分解和吸收，颜色会逐渐变浅，最后变成浅黄色，一般在伤后3周左右可以全部消散。

(三)挫裂伤

用力较大的钝器伤，可使软组织发生挫裂伤，即在深部组织遭受挫伤的同时，皮肤也出现裂口。挫裂伤的特点是创缘不整齐，裂口较深、广，伴有紫绀色的坏死组织及裂伤，严重的病例可伴发开放性颌骨骨折。

(四)切割伤

切割伤是指被锋利的刃器或破裂的玻璃切割而致伤。其特点是创缘整齐，一般受污染程度不重。如割破血管，可引起大出血；如切断面神经，可致面瘫；如割伤腮腺和导管，则发生涎瘘。

(五)刺伤

为尖头锐器如刺刀、匕首、利剑所刺伤。刺伤的特点是创口小，伤道窄，多为非贯通伤，其深浅不一，可刺入鼻腔、鼻旁窦、眶底、眼窝，甚至深及颅底。刺入物如为木棒、竹筷等物，易发生其末端折断而存留在伤道内。刺入物常可将污物和细菌带入伤道深处，引起创口感染。也可能刺伤重要的神经、血管或器官。

小儿病例常发生腭部刺伤，多因在口内含着筷子、竹棒或尖头玩具时不慎摔倒，而使腭部刺伤。多数发生在硬、软腭交界处或软腭部，使该处穿孔，与鼻腔相通，或软组织撕脱下垂，但一般无组织缺损。

(六)撕脱伤

撕脱伤是一种严重的损伤，由于较大的机械力将软组织撕裂或撕脱。撕脱伤伤情重，伤口边缘多不整齐，出血多，皮下组织和肌肉有挫伤，骨面裸露，疼痛剧烈，多发生创伤性休克和继发感染。常见撕脱伤的例子有：女工的发辫被卷入开动的机器中，造成大块头皮撕脱，严重者甚至连同额颞部及部分面颊软组织一并撕脱。也可见到发生于车祸的病例，由于车轮旋转及拖拽，致使整个头皮及部分面颊组织撕脱，其挫伤程度和污染程度均较严重，亦可并发颅面骨骨折。

(七)剁碎伤及挫碎伤

斧等锐器所致的剁碎伤，由于具有大的机械力作用，伤口深浅不一，伴有挫伤、组织碎裂及开放性骨折。粗暴力量所致的钝器伤，则可造成挫碎伤，伤口边缘常呈不整齐的锯齿状，裂开较深，组织损伤，严重者伴有坏死组织，局部血肉模糊，颜面变形。这两型损伤的伤情均较严重，可有失血、休克或昏迷等。

（八）动物咬伤

在山区，可见狼、熊、豹等野兽咬伤，在农村及城市中可有狗咬伤，亦可偶见鼠咬伤。大型兽类咬伤或抓伤，可造成颌面颈部组织大面积撕裂、撕脱或缺损，甚至使骨质暴露。

乡村中尚可见到被牛角戳伤或被骡、马蹄踢伤的案例，除软组织有戳伤外，尚有挫伤，亦可合并颌面骨骨折。

（九）火器伤

火器伤是指以火药爆炸为动力发射或引爆的投射物（如弹丸、弹片等）所致的损伤。其伤情多因各种武器的性质，投射物的距离、速度和方向而不同。如高速弹丸近距离穿入软组织，则易为贯通伤，其入口与出口的损伤大小基本一致；但如撞击于骨组织引起炸裂伤后，其出口处的软组织炸裂外翻，可伴有组织缺损的较大创口，在其四周的软组织内，亦可有被炸开的碎骨片或碎牙片嵌入、存留。

因土制的鸟枪爆炸或施工中爆炸误伤者，可在口腔颌面部的软组织内形成多处非贯通伤，组织内有大量散在的小铁珠、铅片、泥沙和石砾等异物；因矿井爆炸致伤者，常有大量煤渣、碎石，且易引起外伤性皮肤文身。

因误食用于炸捕小动物的食品，例如残存雷管的红枣、柿饼等而引起爆炸伤的病例，屡有发生，这类病例由于在咬食时爆炸，唇、颊、舌及口底等软组织被炸伤，一般呈典型的放射状撕裂伤（图40-15，图40-16）。

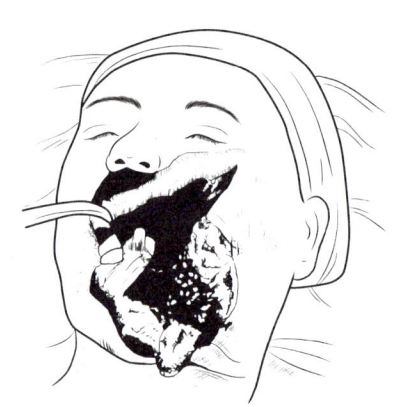

图40-15　火器伤致软组织炸裂、外翻

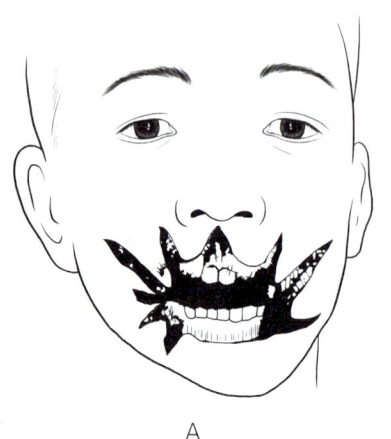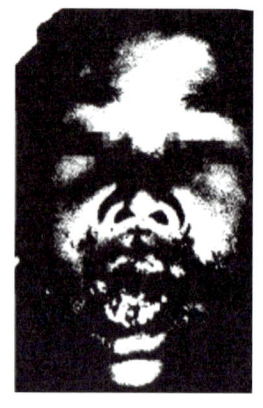

A　　　　　　　　　　B

图40-16　唇、颊部雷管炸伤

颌面部火器伤，尤其是爆炸伤的污染程度较重，气浪可以将地面的泥沙、尘土及细菌直接带入软组织深部；爆炸物穿过腔、窦，又可将其中的细菌带到组织中去；如牙齿被击碎，飞散至附近软组织中，更可将牙面上的污物和细菌引入，导致感染。

三 颌面部软组织伤初期外科处理

口腔颌面部损伤者，只要全身情况容许，或经过急救，情况好转，就可立即行清创术治疗。对存在火器伤者，创口和伤道内存在着因热灼、震荡后失去活力的组织或坏死组织，以及血凝块、金属弹丸或弹片、碎牙或碎骨片、从外界带入的其他异物和细菌等，另外，创口内可能还有活动性出血。

如果不能在侵入的细菌大量生长繁殖并进入组织之前，将细菌和各种异物加以清除，可能将发生创面感染，而妨碍正常的愈合。因此，应尽早通过清创术，进一步探查伤情，妥善止血，清除异物和细菌，将已污染的创面改变为较为清洁的创面，并设法关闭创口，为创伤愈合创造良好的局部条件。

因为口腔颌面部有血供丰富、侧支循环多、组织修复和抗感染能力较强、创口容易愈合等特点，所以缝合的时间要求和清创切除的范围要求均比身体其他部位的更宽泛。其基本原则是：清创要彻底，尽量保留组织，争取初期缝合，先关闭口腔创口，减少感染的发生，再分层缝合肌层和皮肤，最大限度地恢复外形和功能，减少面部畸形。

（一）冲洗创口

细菌在进入创口的6～12个小时以内，多停留在损伤组织的表浅部位，且尚未大量繁殖，容易通过机械性的冲洗予以清除。先用消毒纱布盖住创口，用肥皂水、外用盐水洗净创口四周的皮肤；如有油垢，可用洗洁剂或汽油擦洗。然后在局麻下用大量等渗盐水或1%过氧化氢液冲洗创口。同时用纱布团或软毛刷反复擦洗，尽可能清除创口内的细菌、泥沙、碎片和其他异物，并同时检查组织损伤情况。

（二）清理创口

冲洗创口后，行创周皮肤消毒、铺巾，清理创口。原则上尽可能保留颌面部组织。除确已坏死、失去活力的组织外，一般仅将创缘略加修整即可。唇、舌、鼻、耳及眼睑等处的撕裂伤，只要没有坏死和感染，即使大部分已游离或完全离体，也应尽量保留，争取原位缝合，仍有可能愈合。

清理创口时要进一步去除异物。可用刮匙、刀尖或止血钳去除嵌入组织的异物。组织内如有金属异物，表浅者可探查取出；深部者要通过X线摄片定位以后取出。但如创口已有急性炎症，异物位于大血管旁、定位不准确、术前准备不充分或异物与伤情无关，可暂不摘除。止血必须彻底，找出断裂的血管和活跃的出血点，妥善结扎、止血。在缝合创口前，对污染较重的创面，要用等渗盐水和3%过氧化氢溶液进一步清洗。

（三）关闭创口

颌面部软组织损伤的缝合可以不受时间的严格限制，即使在伤后24小时或48小时以内，均可在清创后做严密缝合；甚至超过48小时，只要创口无明显化脓感染或组织坏死，在充分清创后，仍可做严密缝合。对估计有可能发生感染者，可在创口内放置引流物；已发生明显感染的创口则不应做初期缝合，可采用局部湿敷，待感染控制后，再作处理。

关闭创口时应首先缝合与口腔、鼻腔和上颌窦等腔窦相通的创口；对裸露的骨面应争取用软组织覆盖。创口较深者要分层缝合，创缘要对位平整，尤其在唇、舌及眼睑等部位，更要准确复位，细致缝合，尽量减少术后瘢痕、畸形。

如遇组织缺损、移位或因水肿、感染，清创后不能作严密缝合时，不要勉强拉拢缝合，否则缝合后张力过大，创口对位不良，感染得不到控制，往往再次裂开。此时应先做定向拉拢缝合，使组织大体对位或接近正常位置，术后通过持续湿敷，控制感染，等组织水肿消退后，再做进一步对位缝合。这种定向拉拢缝合法常用钮扣褥式减张缝合或金属丝、铅丸定向缝合法（图40-17，图40-18）。

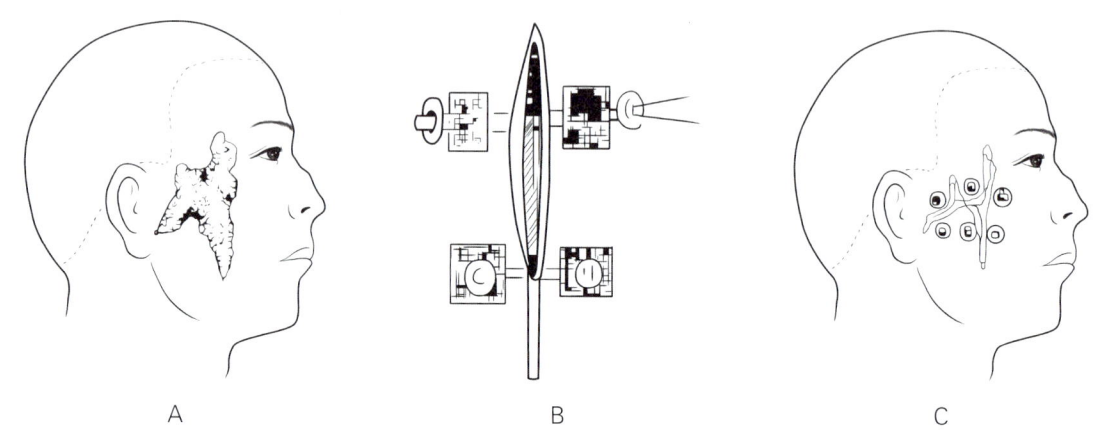

图 40-17　钮扣褥式定向缝合法
A. 右颊部裂伤　B. 创口缝合，用钮扣减张　C. 创口缝合完成

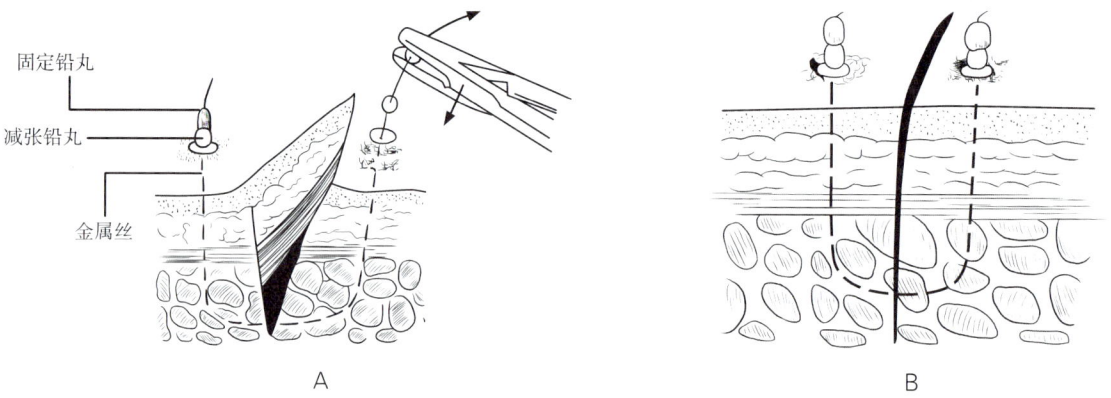

图 40-18　金属丝、铅丸定向缝合法

四　不同部位软组织伤的处理特点

（一）舌损伤

舌的血供丰富，较大的撕裂伤如不及时清创缝合，常发生错位愈合，或与口底、下颌舌侧的牙龈创面粘连，严重限制舌的运动功能而影响进食、吞咽和语言。

舌组织由各种方向的肌纤维组织，富于血管和淋巴管，损伤后组织反应重，水肿剧烈，缝合舌组织时，如按一般整形外科原则，用小针缝合舌的创口，术后舌组织就非常容易被缝线割裂，致创口出现裂口，缝线出现松脱，并继发感染。因此，在缝合舌的创口时，要采用较粗的缝线（如4号丝线），距创缘稍远些（0.4~0.5cm）进针，深度要深，争取多带组织，并打三叠结，以防术后缝线松脱或创口裂开，为了减少创口的张力，一般在间断缝合的基础上，辅以横褥式缝合。

当舌组织有缺损时，缝合创口应尽量保持舌的长度，使缝合后的创缘呈前后纵行方向，这样就不会过多地影响舌的功能；决不能将舌尖向后折转缝合，使舌的长度缩短而影响舌的功能（图40-19）。

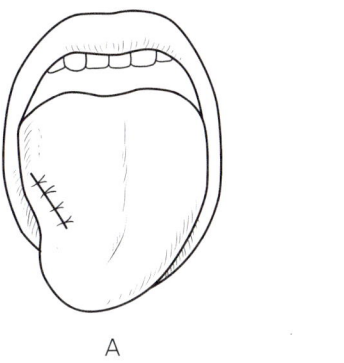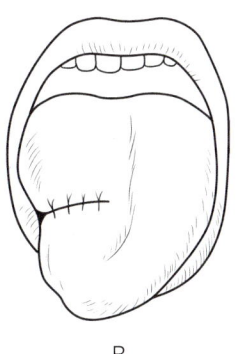

图 40-19　舌损伤的缝合
A. 正确缝合　B. 不正确缝合

如舌的侧面、邻近的牙龈、舌的腹面、口底黏膜都有创面时，应分别缝合，关闭各部的创口；如不能封闭所有的创面时，应先缝合舌的创口，以免日后发生粘连，影响舌的活动。

（二）颊部贯通伤

颊部贯通伤的治疗原则是尽量关闭创口和消灭创面。

1. 无组织缺损或缺损较少者，可按口腔黏膜、肌、皮肤的顺序分层缝合。
2. 口腔黏膜无缺损或缺损较少而皮肤侧缺损较多者，应严密缝合口腔黏膜，关闭贯通创口。面颊部皮肤缺损可行皮瓣转移或游离植皮加以修复；或作定向拉拢缝合，如遗留缺损，以后再行整复治疗。
3. 大面积面颊部洞穿缺损，清创后，可直接将创缘的口腔黏膜与皮肤相对缝合，消灭创面，留下的洞形缺损，后期再行整复治疗，同时修复口腔黏膜和面颊部皮肤覆盖。

如伤情和条件容许，也可在清创术中即时采用带蒂皮瓣、游离皮瓣及游离皮片移植行双层修复。

（三）腭损伤

硬腭软组织撕裂伤，做黏、骨膜相对缝合即可。软腭贯通伤，应分别缝合鼻侧黏膜、肌层及口腔侧黏膜。如硬腭有组织缺损并与鼻腔或上颌窦相通者，可在邻近处转移黏-骨膜瓣，封闭缺损或瘘口，或在硬腭两侧做松弛切口，从骨面分离黏-骨膜瓣后，将贯通口处拉拢缝合，松弛切口处裸露的骨面，可覆盖碘仿纱条，任其自行愈合（图40-20）。

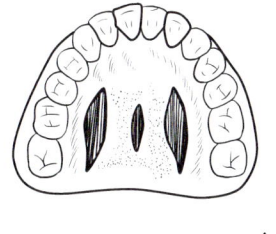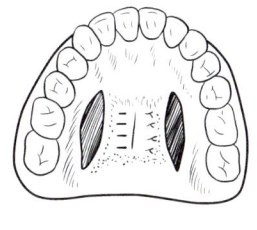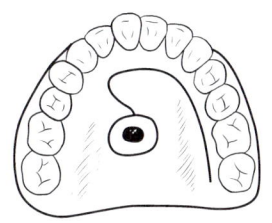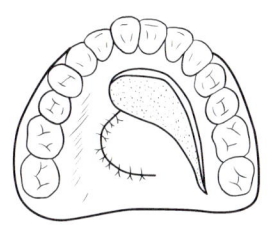

图 40-20　腭部贯通伤缝合法
A. 两侧松弛切口法　B. 邻近黏骨膜瓣转移法

如腭部缺损太大，不能立即手术修复者，可做一个腭护板，使口腔与鼻腔暂时隔离，以后再行手术整复。

（四）唇、舌、耳、鼻及眼睑断裂伤

唇、舌、耳、鼻及眼睑的断裂伤，如离体组织尚完好，伤后时间不超过6小时，原则上应尽量缝回原位。缝合前，离体组织应充分清洗，反复用等渗盐水和1%过氧化氢溶液棉球进行细致、轻柔地拭洗，清除肉眼可见的污物，修剪破碎、污损的创缘，并浸泡于抗生素溶液中。受伤部位行清创术，并修剪成新鲜创面。然后将离断的组织放回缺损处，用细针细线细致缝合。术后注意局部保湿，全身应用抗生素。

（五）腮腺和腮腺导管损伤

腮腺及其导管位于面侧部腮腺咬肌区的皮下深层，在表浅肌肉腱膜层（SMAS）下。腮腺导管的体表投影位置相当于耳垂至鼻翼与口角中点连线的中1/3段，长5～6cm，管径约3mm，在腺体前缘发出，横越咬肌，至咬肌前缘，即向内穿过颊肌，在相当于上颌第二磨牙位置的颊黏膜上开口。损伤腮腺和导管后，涎液外溢，形成涎瘘。尤其在进食时，涎液漏出增多。

1. 腺体损伤　腮腺腺体撕裂时，在清创后，应逐层严密缝合，术后加压包扎，并应用抑制涎液分泌的药物，可防止涎瘘，如果伤后出现涎瘘，则应将瘘管切除，在腺体破裂口周围做荷包缝合，再逐层缝合伤口。

2. 腮腺导管断裂　腮腺导管的断裂可在清创时探查发现。处理时先游离出一小段近心端导管，而后从口内的腮腺导管口中，置入一条粗细适宜的硅胶管，将此管穿出创面中的远心端断口，并使其插入近心端的导管内，作为内部支撑。用7-0尼龙线做管壁端端吻合。分层缝合伤口。硅胶管的口内端，用丝线将其缝合，固定在口腔黏膜上或上颌牙上，并保留10～14天（图40-21）。

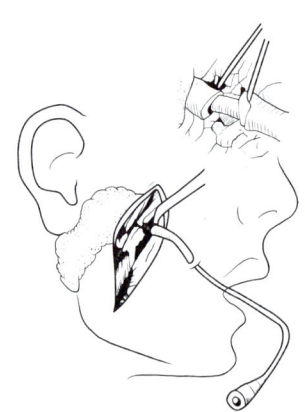

图40-21　腮腺导管吻接术

3. 腮腺导管缺损　清创时如发现腮腺导管有缺损，应查明近心端导管的长度。如断裂处接近口腔，导管尚有足够的长度，就可将其充分游离，并使其向后移动位置，用弯止血钳在咬肌前缘分离组织，至口腔黏膜下做一个通道，在此通道末端的颊黏膜上做一个小切口，将导管送入口腔，并将导管断端与口腔黏膜的开口缝合，使涎液通过改道的导管重新流入口内。

如腮腺导管残余的近心端长度不足，不能做导管改道术时，可以将远心导管断端找出，缺损段可以切取一段颈外静脉来移植修复，与导管的两个断端吻合。如远心端导管已无法利用时，移植静脉的远端可通至口内，与颊部切口吻合，充当新的导管开口。

如导管缺损多，既不能吻合，又不能改道移植至口内，也可以利用颊黏膜再造一个小管与断端吻合（图40-22）。

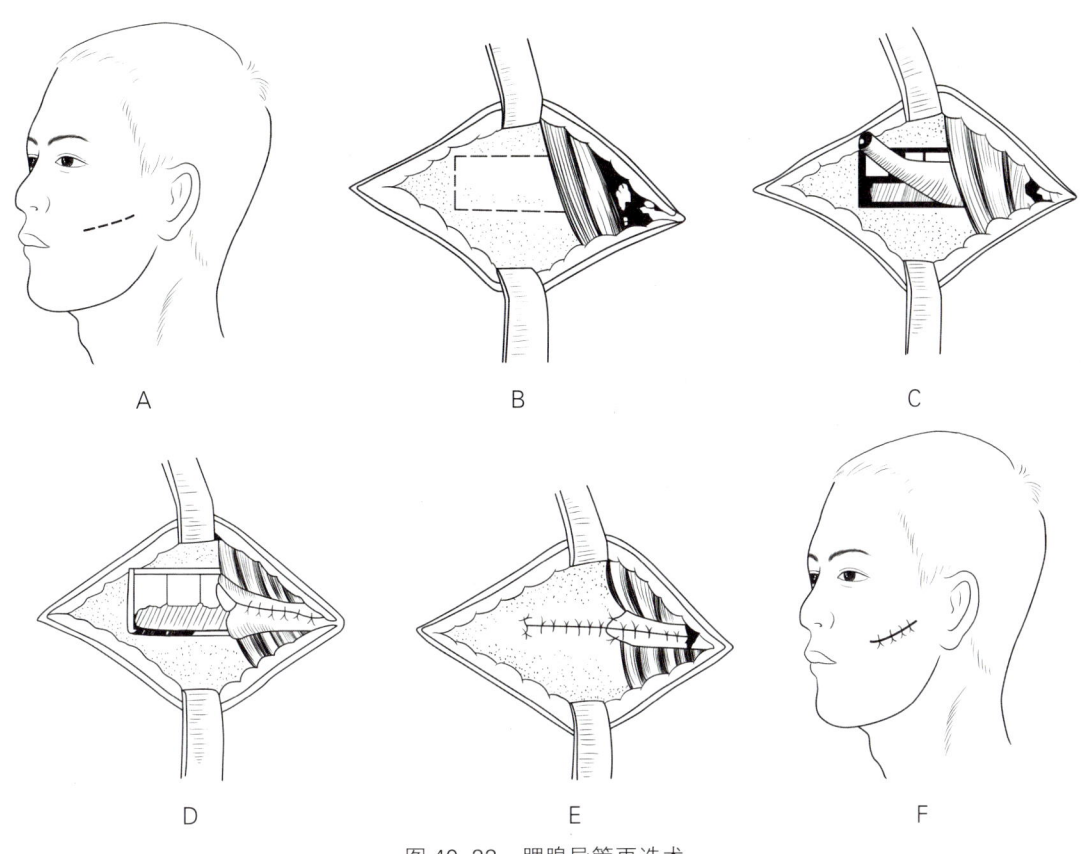

图 40-22 腮腺导管再造术
A. 颊部切口 B. 制备颊黏膜瓣 C. 黏膜瓣卷成导管 D. 导管转移 E. 颊黏膜导管与腮腺导管吻合 F. 手术完成

（六）面部神经损伤

在口腔颌面部分布的神经主要是三叉神经和面神经。三叉神经的功能以支配感觉为主，也支配咀嚼肌的运动；面神经以支配面部表情肌的运动为主，还支配舌的味觉。在颌面部损伤时，神经干和较大的分支也可受损，造成断裂或缺损，特别是面神经的损伤，对面部表情肌的功能活动和面容影响较大，根据损伤的部位和范围，造成不同程度的面瘫。三叉神经分支受损后，其支配区将失去知觉，变得麻木。偶见有舌下神经受伤的病例，表现为同侧舌运动功能丧失，伸舌时歪向伤侧。

早期清创中，应注意探查疑有损伤的神经主干或主要分支，特别是面神经，如有断离，应尽量并及时找出其断端，露出正常神经轴索，使轴索正确对合后，做神经端端吻合术。一般可用7-0～9-0无损伤缝针缝线，在手术放大镜下，进行神经外膜缝合，一般3～4针即可。如神经分支的直径过细，可只缝合1～2针。神经吻合术适用于神经无缺损或缺损在1cm以内，直接缝合后无明显张力者。其缝合方法除外膜缝合外，还有人选择束膜缝合和外膜-束膜缝合。

如神经缺损较长，无法端端缝合或缝合时张力过大，则应进行神经游离移植术。

最常用于修复面神经缺损的自体神经是耳大神经和腓肠神经，切取神经的长度应比实际缺损长15%左右，这是因为切取后的神经会发生短缩之故。

晚期损伤性面瘫的病例必须在远端面神经的神经肌组织接头处尚未变性之前，做神经移植手术，才能收到好的效果。在手术中应注意彻底切除两断端间及其周围的瘢痕组织，提供具有良好血供的软组织床，以利于移植神经的成活。

面神经已完全变性的晚期病例可以采用横跨面部的神经移植及带血管神经的肌瓣移植，在一些病例中取得了较好的效果（参见第五十二章"面神经瘫痪"）。

第六节 颌面骨损伤

一 上颌骨骨折

（一）概述

上颌骨是面中部的主要骨骼，并参与鼻、眶、腭等部的构成，其上方为眼眶的下壁，下面为口腔的顶，内侧壁即鼻腔外侧壁，骨体中空为上颌窦腔，形成一个拱形的支柱式结构。上颌骨的额突、颧突、腭突和牙槽突分别与额骨、颧骨、鼻骨、筛骨、犁骨、泪骨和腭骨等相连接。因此当上颌骨受到较轻的外力时，常被各骨连接部位和各腔窦骨壁所分散，尤其对来自垂直方向的外力有较强的抗力，不致发生骨折；但若受到较大的外力，尤其对来自水平方向的撞击，抗力较弱，上述互相连接的骨缝又是相对薄弱的部位，容易发生断裂，同时尚可有邻近各骨的骨折，如鼻骨、颧骨等，而造成面中1/3部骨折。

附着于上颌骨的肌肉多为表情肌，多止于皮肤，肌力小，肌牵引对骨折片移位的作用很小。

据美国《口腔颌面外科杂志》2014年的报道，在其1990年时统计的458例颌面部骨折中，上颌骨为152例，占约33.2%，在其2010年时统计的1731例颌面部骨折中，有1313例为上颌骨骨折，占约75.9%。根据英国《整形与修复重建外科杂志》2013年的报道，澳大利亚阿尔弗雷德医院2009年至2011年收治的980名面骨骨折患者中，上颌骨骨折占32.27%。

由于上颌骨上接颅脑，下邻口腔，与鼻、咽关联密切，发生骨折时，其伤情往往较重，临床表现和治疗都有特点，如处理不当，将造成面部畸形、复视、咬合错乱和咀嚼功能障碍等不良后果。上颌骨严重创伤也是合并颅脑损伤和发生窒息的重要原因。

上颌骨骨折的致伤原因也分为火器性和非火器性两类，战时的主要致伤原因是爆炸的弹片和弹丸，也有非火器伤。平时则以非火器损伤为主，如交通事故、机械撞击和坠跌所致，也有少数火器性损伤。

上颌骨骨板较薄，骨质较疏松，血供丰富，损伤后出血较多，愈合能力也较强。骨折后如不及时复位固定，常发生错位愈合而难以复位。

由于上颌骨内及其邻近部位窦、腔较多，损伤后常与鼻腔、口腔、上颌窦和眼眶相通，易使伤口污染而发生感染。由于上颌骨相邻骨骼较多，枪弹或弹片撞击骨壁后，其能量减弱，常改变方向，穿入并停留于颌面深部，如窦腔内、颞下凹中或颅底，造成非贯通伤和金属异物存留。

上颌骨骨折后发生错位时，其骨折段移位方向与撞击力的方向、上颌骨本身的重量有关，而与附着于上颌骨的肌牵引无明显关系，这与下颌骨骨折明显不同。

（二）上颌骨骨折的分类

1. Le Fort分类　最常使用的上颌骨骨折的分类法是Le Fort分类法（图40-23）。

（1）Le Fort Ⅰ型骨折：即上颌骨低位骨折或水平骨折。骨折线在梨状孔平面，相当于下薄弱线。骨折线经过鼻底，在所有牙根的上方，水平延伸至两侧上颌骨翼突缝附近，造成包括牙槽突、腭骨及上颌结节在内的上颌骨下1/3的整块骨折。此型骨折的损伤，可有鼻中隔、上颌窦和牙齿的损伤，骨折后仅靠口腔、鼻腔和上颌窦等处黏膜组织与骨折段相连，摇动上颌牙齿，可使整块骨折段随之移动。

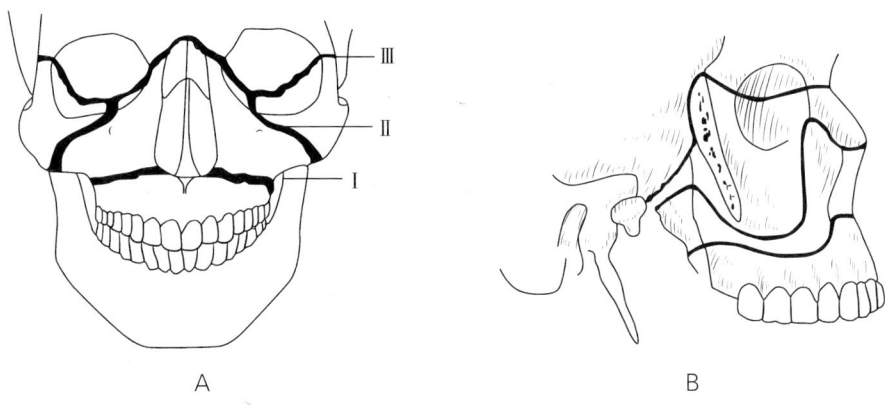

图 40-23　上颌骨骨折 Le Fort 分类

（2）Le Fort Ⅱ型骨折：即上颌骨中位骨折或锥形骨折。骨折线发生于中薄弱线的相应部位，自鼻额骨缝向两侧延伸，横过鼻梁、泪骨、眶底、颧上颌缝、眶下孔、上颌骨侧壁、翼突至翼上颌窝。有时可波及筛窦而达颅前凹。此型骨折临床上最常见。

（3）Le Frot Ⅲ型骨折：上颌骨高位骨折或颅面分离。骨折线发生于上薄弱线相应部位。即通过鼻额线，横越眶底，经颧额缝、颧弓，向后达翼突，形成面中1/3部与颅底的完全分离（图40-24）。

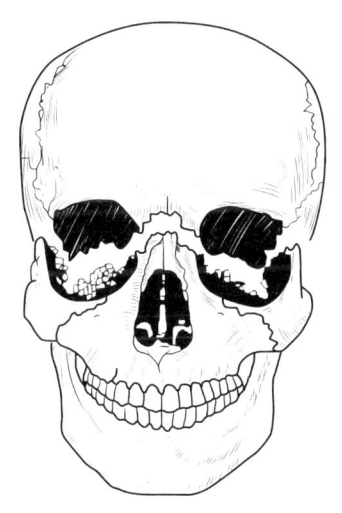

图 40-24　颅面分离骨折

上述三种类型是Le Fort通过实验完成的分类，有重要的临床参考价值。但是，临床的病例由于所遭受的外力有大小、方向、接触面积和部位的差异，骨折可有许多不同的情况。骨折线不一定都是如上描述的两侧对称性骨折，可以是两侧骨折线不在同一平面，即不属同一类型，甚至只有单侧上颌骨骨折、上颌骨正中或旁正中垂直骨折，但均少见。

2. 改良分类　Manson（1986）在Le Fort分类基础上增加了矢状骨折和牙槽突骨折。

（1）低位（水平）骨折：骨折线在Le Fort Ⅰ型水平。

（2）高位（水平）骨折：骨折线在Le Fort Ⅱ型和（或）Ⅲ型水平。

（3）矢状骨折：上颌骨呈垂直断裂，骨折线位于正中或旁正中，垂直或斜行向上，将上颌骨分裂为两半，形成"创伤性腭裂"。治疗以解决𬌗关系为主，关闭"创伤性腭裂"。

（4）牙槽突骨折：骨折线局限于根尖水平，仅波及牙骨段。治疗原则是复位和固定牙骨段。

(三)上颌骨骨折的临床表现

上颌骨骨折除具有一般骨折损伤的共同症状和体征如，肿胀、疼痛、出血、瘀斑、移位和局部畸形等外，有一些症状和体征与下颌骨骨折相似，如耳及牙槽突损伤，咬合错乱，咀嚼功能障碍，影响呼吸等。由于上颌骨局部的解剖生理特点，损伤后还有一些特有的临床表现。

1. 骨折段移位　上颌骨骨折的移位，主要取决于外力的强弱、方向、骨折的类型和颌骨本身的重量。由于造成上颌骨骨折的外力多来自前方，上颌骨骨折段一般是向后、下方移位，使面中部变长和凹陷。如仅为线状裂缝骨折，则多不发生移位。

2. 咬合错乱　咬合关系错乱主要表现为少数牙不正常接触，多数牙无接触。上颌骨骨折段向后、下方移位使上颌磨牙与下颌磨牙早接触，而前牙却咬不上呈开𬌗状态。如上颌骨骨折段被撞向后上方，则可使前牙呈对刃𬌗或反𬌗状态。

3. 口腔、鼻腔出血　上颌骨骨折常使口腔、鼻腔黏膜撕裂。鼻腔出血以鼻腔和鼻旁窦黏膜损伤多见。出血少时，仅由鼻孔流出，而出血多时，则同时由后鼻孔经口腔涌出，此种情况在上颌骨高位骨折时多见。上颌骨低位骨折时，上颌骨前庭沟或腭部黏骨膜如有撕裂伤，则可有口腔出血。

4. 眼镜状瘀斑　上颌骨骨折波及眼眶时，可出现眼睑瘀血、肿胀。这是由于眼睑组织疏松，外伤后组织内出血易淤积，使上、下睑呈青紫色或紫红色肿胀，好像加戴了一副眼镜。此种眼镜状瘀斑多见于上颌骨骨折，但在单纯眶周软组织损伤、颧骨骨折和眼眶部骨折时也可发生，结合病史和其他症状、体征，不难鉴别。

5. 视觉障碍　上颌骨骨折伤及眶底时，可改变眼球位置，使左右眼球不在同一水平线上，而出现复视。如损伤动眼神经或外展神经，可使眼球运动不协调，造成视觉障碍；如伤及视神经，则发生视觉减退，甚至失明。

6. 脑脊液漏　上颌骨损伤并发颅底骨折时，常伴有局部硬脑膜及蛛网膜撕裂，引起脑脊液漏。

脑脊液鼻漏常并发于颅前凹骨折，骨折线经过蝶窦、额窦或筛窦，可同时有眼结膜下出血、嗅神经或视神经伤及额叶脑挫裂伤征象（图40-25）。

脑脊液耳漏常并发于颅中凹骨折，因此可伴有三叉神经、面神经及听神经损伤及相应的脑挫裂伤征象（图40-26）。

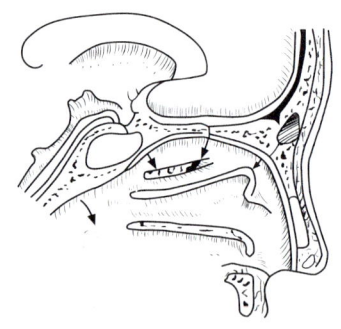　　　　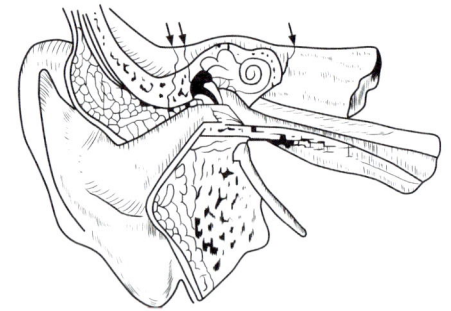

图40-25　颅底骨折与脑脊液鼻漏　　　　图40-26　颅底骨折与脑脊液耳漏

(四)上颌骨骨折的辅助检查及诊断

方法主要有问清病史，查明体征，再结合X线片、CT检查等。

口腔颌面部检查时应注意有无面形的异常：肿胀、面中部凹陷或变长，偏斜或不对称；有无眶周肿胀、瘀斑及结膜下出血；面部有无伤口；有无鼻衄、脑脊液鼻漏及耳漏。

面部触诊应注意上颌骨有无异常活动度，可以用手指握紧上前牙，摇动上颌骨，测试上颌骨是否活动。各骨缘及骨面是否出现台阶和压痛，有无鼻骨移位和异常动度等。

口腔内检查应注意有无黏膜撕裂及黏膜下瘀斑；牙齿、牙槽骨及腭有无异常、移位或破损，是否有咬合关系紊乱。

经过检查可初步诊断，再拍摄X线片进一步确定诊断。三维CT可有效地诊断骨折部位、骨折轻重度及错位情况。

（五）上颌骨骨折治疗原则及方法

上颌骨骨折的治疗包括早期急救处理的确当的治疗—复位与固定。原则上复位固定的时间愈早愈好，但又不能只从颌面部的伤情考虑问题，应重视患者的全身情况，如患者伴有颅脑损伤、休克，其他重要脏器损伤或有窒息危险时，应首先救治这些危急情况，抢救生命，待全身情况好转与稳定后，方可进行颌骨骨折的治疗。

如颌骨骨折伴有软组织创口，应首先或同时进行软组织清创缝合术。与口腔相通的创口，应先关闭口腔黏膜的创口，再进行骨折段的复位与固定，以预防创面的感染。

颌骨上存留的牙齿在颌骨骨折的复位固定过程中有重要的意义。正常的牙列形态和咬合关系是骨折段复位的标准，换句话说，如果骨折处已基本复位、愈合，但患者的咬合关系并未恢复正常，则颌骨骨折的治疗是失败的。另一方面，在颌骨骨折非手术固定的方法中，牙齿又常被用作固定骨折段的基牙。

1. 复位　上颌骨骨折的传统复位方法包括手法复位、牵引复位（颌间牵引、颅颌牵引等）和手术复位，随着坚固内固定技术的不断发展，手术复位的效果得到肯定。手术切开复位是通过手术显露骨折部位，新鲜骨折采用器械使之复位，陈旧性骨折则不应按原来的骨折线打开骨折，而是应采用骨锯进行截骨，然后根据咬合关系与面型的要求移动骨块，达到复位的目的。手术入路目前通常采用口内前庭沟切口配合局部小切口、睑缘下切口或头皮冠状切口等。

2. 固定　上颌骨骨折的固定方法有多种，除上颌骨部分骨折可用牙弓夹板做颌间固定外，双侧上颌骨横断骨折或颅颌分离者，则需做颅颌固定或骨间固定等。

其中，国际内固定研究学会（AO/ASIF）分类提出的治疗原则已得到国内外认同，即解剖复位、坚固内固定、微创外科、早期功能锻炼。解剖复位包含两个方面，除恢复颌骨的解剖形态之外，还要恢复咬合关系，完善咀嚼功能。随着影像学、材料学等新技术的不断发展，目前以开放手术的坚固内固定技术为治疗的主要手段。

上颌骨在解剖学和力学上有其特点，上颌骨在垂直空间上存在三个支柱，即鼻上颌支柱、颧上颌支柱和翼上颌支柱，这些部位结构上骨质较厚，维持着面中部的高度、突度和弧度，能承担面部力量并将其分散至颅底及颅后部，并与颧骨颧弓等关系密切（图40-27）。因此，上颌骨的复位只有先恢复三对支柱和颧骨的位置，才能恢复面中部外形，同时这些部位骨质往往较厚，是放

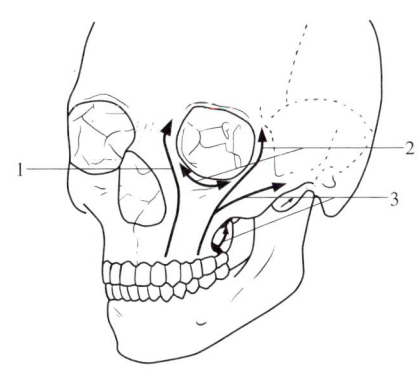

图40-27　上颌骨的三个支柱
1. 鼻上颌支柱　2. 颧上颌支柱　3. 翼上颌支柱

置接骨板的理想位置，如梨状孔边缘、颧上颌缝、眶下缘和颧弓等部位，力争多点固定，至少应达到三点固定（图40-28）。面中部骨折的解剖复位和坚固内固定与下颌骨不同，只要能重新建立三对力柱的连续性，便可满足功能、外形和骨折愈合的需要。

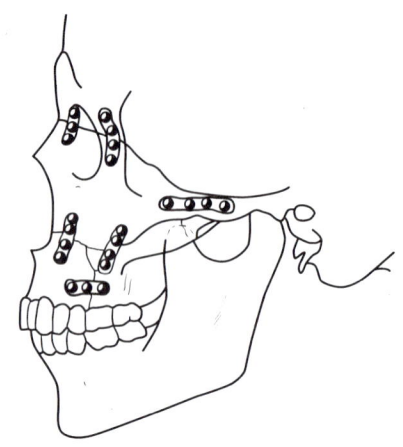

图40-28 上颌骨骨折的固定

上颌骨的坚固内固定通常使用微型或小型钛板，一般微型钛板厚度为0.6～0.8mm，微型钛板用于面中部骨折，小型钛板厚度为1.0～1.5mm，小型钛板多用于颧牙槽嵴和下颌骨骨折。一般两种接骨板有多种组合，也可搭配使用。可吸收接骨板受其强度影响，主要应用于受力较小的区域如上颌骨、颧骨颧弓部位等，其可应用于儿童颌骨骨折，避免了颌骨发育受限。但其缺点是价格昂贵，降解时可能会产生无菌性炎症，固定后尚需辅助颌间固定。螺钉的作用是提供把持力，因此制备钉洞时应注意与骨面垂直。接骨板塑形时不要在同一位置反复弯折，以免造成接骨板疲劳，而在术后发生折断。

术中通过颌间牵引或充分的松解，将咬合关系完全恢复后，再行内固定。固定时应使接骨板与骨面充分贴合，避免翘动、骨折断端出现间隙等，预防不良张力的产生，防止殆干扰发生。固定后根据稳定程度决定是否拆除颌间牵引，或留置1～3天。

（1）对于低位水平骨折，颧牙槽嵴的固定可以恢复颧上颌骨承力结构，并支撑颧骨，防止下沉、内陷和外翘，一般采用110°的L形小型钛板固定。梨状孔旁固定是为了控制上颌前部下沉，可以采用L形、Y形或弧形板固定（图40-29）。上颌骨骨折常常造成力柱结构区粉碎和骨缺损，当缺损大于5mm时应给予植骨。上颌骨中空，内含上颌窦，窦腔四周骨壁薄弱，骨折时常常粉碎或游离，虽不必将骨折片完全对位，但切不可随意去除四壁骨片，应在力柱结构恢复后将骨片复位，以便表情肌正确附着，如窦壁缺损过大，应植骨修复。

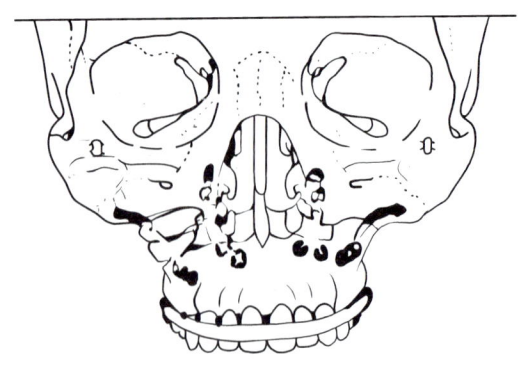

图40-29 颧牙槽嵴用110°的L形小钛板固定，
梨状孔旁用90°L形、Y形或弧形板固定

（2）对于高位水平骨折，手术应尽早进行。伤后7～10天之内的新鲜骨折，骨折块容易松动，可直接复位。如超过2周，骨折断端已发生纤维性愈合，或者骨块嵌顿，无活动度，则需截断翼上颌连接，再行复位，复位后行坚固内固定。如伴有眶底骨折，术前CT提示有眶底破裂、眶内容物疝出时，通过睑下缘切口复位眶内容物，修补眶底。

（3）对于矢状骨折，首先要复位腭中份，恢复上颌骨牙弓宽度，然后再复位垂直力柱。如合并下颌骨骨折，颌间固定前也要先复位腭板并完成腭部固定，以获得正确的面部宽度，然后再引导下颌复位。矢状骨折的固定一般在前鼻嵴区。

（4）对于陈旧性骨折，错位愈合后很难找到准确的骨折线并沿骨折线重新凿开来复位。通常需要根据模型外科设计和定位颌板进行 Le Fort 分型截骨复位。Le Fort I 型截骨适用于低位陈旧性骨折继发错𬌗畸形。矢状骨折并有移位时，需在 Le Fort I 型截骨基础上，进一步分块截骨。高位陈旧性骨折单纯以解决错𬌗畸形为治疗目的时，也可采用 Le Fort I 型截骨。Le Fort II 型和 III 型截骨适用于高位陈旧性骨折继发面中部后缩畸形，要求上颌骨体完整，允许整体移动。陈旧性骨折较新鲜骨折更需要可靠稳定的固定。

3. 其他固定技术

（1）颌间固定法：颌间固定的特点是能较好地恢复骨折前咬合关系（即颌间牵引），并将这种关系保持到骨折愈合（即颌间固定）。颌间固定的基本方法包括：牙齿直接结扎法、间接小环结扎法、水平结扎法、带钩牙弓夹板结扎法等，带钩牙弓夹板颌间固定是临床最常用的方法（图40-30）。固定前，需将牙弓夹板弯制成型，与牙齿唇颊面贴合，并形成后牙的补偿曲线和斯皮曲线。然后用0.25mm的细钢丝将牙弓夹板拴结在双侧第一磨牙间的每颗牙齿上。如果骨折移位导致前牙开𬌗、后牙早接触，或一侧开𬌗、另一侧早接触，可以在早接触区放置2～3mm厚的橡皮垫，再牵引开𬌗区使骨折复位。复位后，撤除橡皮垫，改为钢丝栓结固定。牙齿承托区骨折牵引复位时，须将牙弓夹板在跨过骨折线处切断，做分段牵引。复位后，更换整体夹板或直接用钢丝做硬性固定。颌间固定时间上颌骨骨折一般3～4周，下颌骨骨折一般4～6周，髁突骨折一般2～3周。术后利用颌间弹性牵引引导功能锻炼，矫治肌源性和关节源性错𬌗。目前临床已基本放弃单纯颌间固定的治疗模式，而将颌间固定用作坚固内固定的辅助手段。

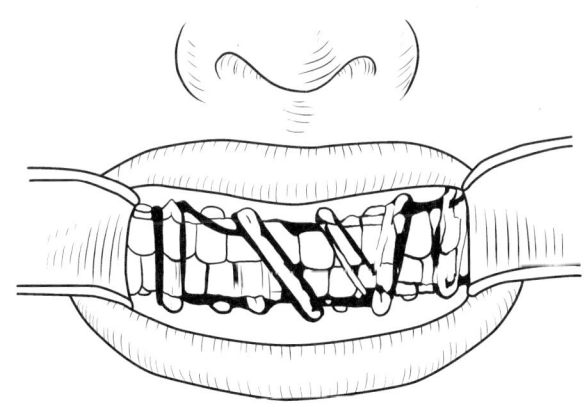

图40-30 带钩牙弓夹板颌间固定

（2）单颌牙弓夹板固定：即将成品或弯制的牙弓夹板横跨骨折线安置到两侧健康牙，用金属丝将夹板与牙齿逐个结扎起来，利用健康牙固定骨折的方法。临床上常用于牙槽突骨折和移位不大的颏部线性骨折，也可以在坚固内固定的张力带处使用，以对抗牙槽突的不良张力（图39-31）。

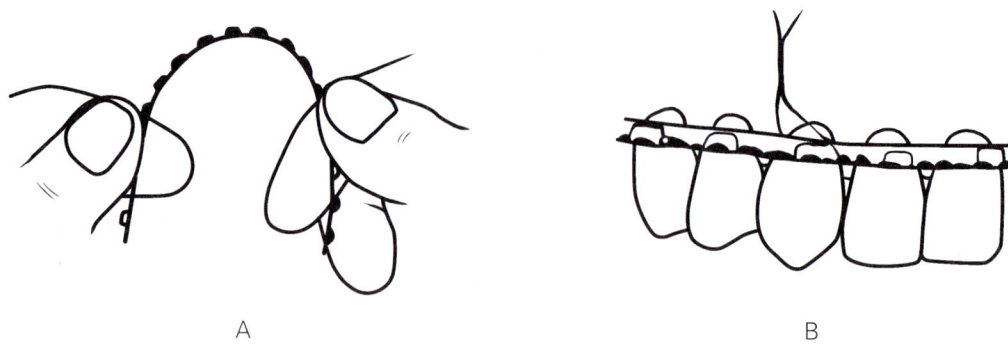

图 40-31　单颌牙弓夹板固定

（3）金属丝组织内悬吊法：此法是利用骨折线上方的正常颅面骨，悬吊固定松动的骨折段。一般可以选择梨状孔缘、眶下缘和额骨颧弓上钻孔，穿过不锈钢丝，然后将钢丝下端结扎在上颌牙列的牙弓夹板上，悬吊固定上颌骨。这种方法可以不用在头部制作石膏帽，受术者比较舒适。由于固定力不足，常需辅以其他手段，目前仅用于粉碎性骨折的小骨片连接。

（4）骨间结扎固定法：对于有开放性伤口的上颌骨骨折，或上颌已缺少可供安置牙弓夹板的牙齿，或骨折处已发生纤维性错位愈合的受术者，均可采用切开复位、骨间固定法。在手术显露骨折端后，先使移位的骨块复位，然后在骨折线两侧的骨面上钻孔，通过0.5mm的不锈钢丝结扎固定。近年来，为了取得更为可靠的固定效果，已较多地采用小钢板（mini-plate）、螺钉来坚固内固定（rigid fixation），取代骨间结扎（图40-32）。

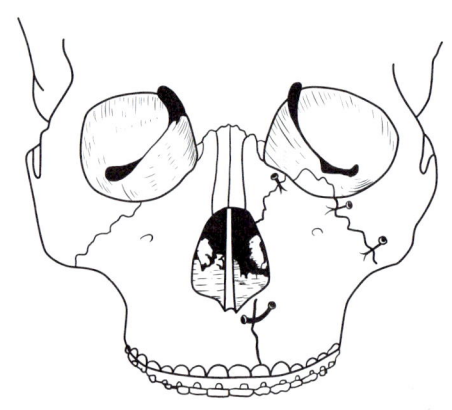

图 40-32　骨间结扎固定

二　下颌骨骨折

（一）概述

下颌骨位于面部的下端和两侧，容易发生骨折，其发病率因地域、经济条件、年龄因素等原因报道不一，据美国《口腔颌面外科杂志》2014年的报道，在其1990年时统计的458例颌面部骨折中，下颌骨为306例，占约66.8%，在其2010年时统计的1731例颌面部骨折中，有418例为下颌骨骨折，占约24.1%。根据英国《整形与修复重建外科杂志》2013年的报道，澳大利亚皇家阿尔弗雷德王子医院2009年至2011年收治的980名面骨骨折患者中，下颌骨骨折有166例，约占16.94%。下颌骨骨折以颏部发生率最多，下颌骨体部次之。髁突颈部骨折可同时并发于颏部和体部骨折，也可单独发生，其中一部分病例可为双侧骨折。应该指出，关于下颌骨骨折的好发部位，由于伤因和遭受撞击的部位不同，各家的报告不尽一致（图40-33）。

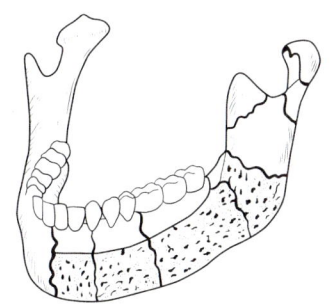

图 40-33　下颌骨骨折好发部位

下颌骨骨折的伤因，平时以交通事故和工伤事故为多，其他还有跌伤、撞击伤等。战时则以火器伤为主，如弹片伤和枪弹伤等。

下颌骨骨折的伤型与伤因有密切关系。非火器性下颌骨骨折，以线型骨折为主，可为单发或双发，少数为多发。火器性下颌骨骨折则以粉碎性骨折为主。

下颌骨骨折的部位常与受撞击的部位与外力的方向有关，如大多数髁突骨折，是颏部受撞击所致，下颌骨体部骨折则多为局部直接受力所致；下颌角部骨折常为下颌体部或角部受打击所致；下颌中线与颏孔之间骨折则多为下颌骨前部受打击所致。下颌骨升支部和喙突骨折同时发生。喙突之所以极少发生骨折，是因为喙突上有颞肌附着，上端为游离端，还受到颧骨、颧弓遮盖。

下颌骨上有两组强大的咀嚼肌附着，一组是升颌肌群，有嚼肌、颞肌和翼内肌等；一组是降颌肌群，有下颌舌骨肌、颏舌骨肌、颏舌肌及二腹肌前腹等。会使其所附着的骨折段发生移位，导致牙齿的咬合关系错乱和咀嚼障碍。

（二）下颌骨骨折的分类

有几种不同的分类方法，介绍如下：

按骨折发生部位分类，已如前述，如颏中缝区骨折、颏孔区骨折，下颌角部骨折，下颌升支部骨折和髁状突颈部骨折等。

有人按骨折段上有无牙齿存在分类，如骨折线两侧骨折段上均有牙齿存在、仅一侧有牙而另一侧无牙、骨折线两侧均无牙等，这种分类对于判断骨折段移位方向和研究骨折固定的方法有帮助。

按骨折线的方向分类，可分为有利型和不利型骨折。前者指骨折线方向与肌肉牵拉方向垂直；后者指骨折线方向与肌肉牵拉方向平行（图40-34）。

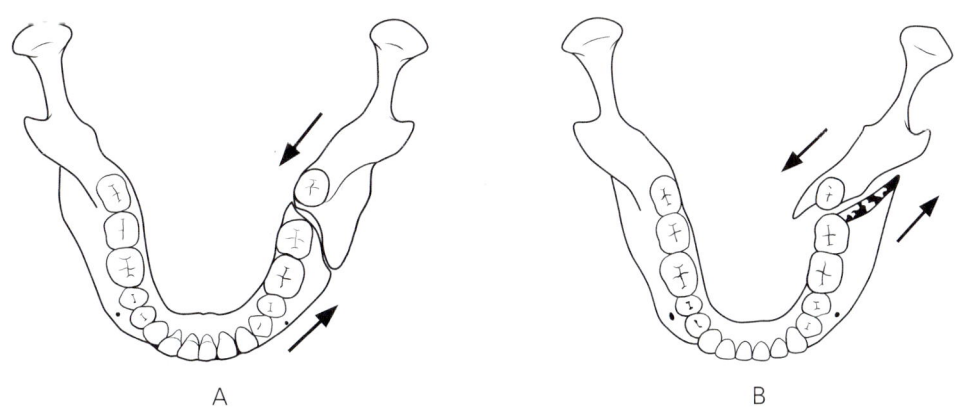

图 40-34　下颌骨按骨折线方向分类
A. 有利型骨折　B. 不利型骨折

按骨折的性质分类可分为以下四种主要类型：

1. 闭合性骨折　骨折线与皮肤和口腔不相通，多为单纯线状骨折，髁突、升支部和下颌角等处骨折多属此类。
2. 开放性骨折　骨折同时有表面软组织裂伤，骨折线与外界或口腔相通。如下颌骨体部骨折时，除可因其覆盖的软组织破裂与外界相通外，还常伴有牙龈撕裂而与口腔相通。
3. 粉碎性骨折　骨折处断裂为许多大小不等的碎片，下颌骨火器伤时常造成这种骨折。
4. 嵌叠性骨折　骨折断端因断裂移位，出现相互重叠、紧密镶嵌的情况。

（三）下颌骨骨折的临床表现

下颌骨骨折时，除具有一般骨折的共有症状和体征如局部软组织肿胀、疼痛、出血、骨折段移位和功能障碍外，还有因下颌骨本身的解剖生理特点受到破坏所带来的特点。

1. 牙齿及牙龈损伤　下颌骨体部和颏部发生骨折时，常可伴有牙齿折断、牙齿松动、脱位、移位及牙龈撕裂伤，使骨折线与口腔相通而成为开放性骨折。
2. 咬合错乱　咬合错乱是颌骨骨折中最主要和最常见的体征，是诊断颌骨骨折的重要依据。下颌骨骨折后，由于骨折段发生移位，会妨碍上、下颌牙齿的正常咬合。
3. 下颌骨异常活动度　在正常情况下，下颌骨的运动是整体、协调的，发生骨折时，会出现不协调的分段活动，检查时可出现骨折段的异常活动度。
4. 张口受限　下颌骨骨折后，可因疼痛、咀嚼肌运动失调和反射性挛缩、骨折段移位或颞下颌关节损伤等，而张口受限。
5. 下唇麻木　下牙槽神经在下颌升支内侧中部的下颌孔进入下颌骨，穿行于升支下部和下颌体中，下颌骨骨折时如并发下牙槽神经损伤，就可使同侧下唇出现麻木感。下唇的感觉是由在下颌骨内走行的作为下牙槽神经分支的颏神经（出自颏孔处，并分布至下唇）支配的。
6. 影响呼吸　下颌骨骨折，尤其是颏部粉碎性骨折或两侧颏孔区双发骨折，可因骨块及舌向后移位而堵塞咽腔，或因颌下和口底出血、肿胀使舌后缩而发生呼吸困难，严重者可导致窒息。
7. 骨折段移位　下颌骨骨折后常发生骨折段移位。影响其移位的因素较多，包括肌牵引、骨折部位、外力大小和方向、骨折线方向及骨折段上是否有牙齿存在等。但其中以咀嚼肌的牵引为主要原因。

（1）正中颏部骨折时，有单发、双发或粉碎性几种类型。如为正中单发骨折，由于骨折线两侧肌牵引力相等，方向相对，常无明显移位（图40-35）。

颏部双发骨折时，正中骨折段可因颏结节区所附着的颏舌骨肌的牵拉而向下后方退缩（图40-36）。

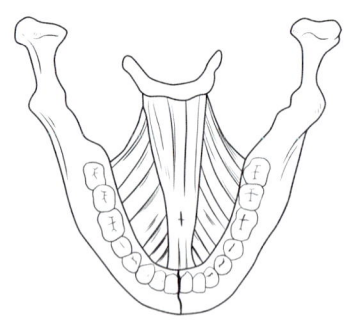 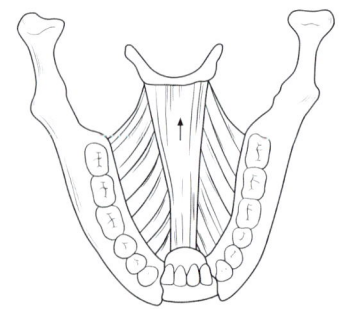

图40-35　颏正中骨折，无移位　　图40-36　颏部双发骨折，骨折段向后移位

颏部粉碎性骨折或有骨质缺损时，颏舌骨肌将正中碎骨片牵拉向后，两侧下颌骨前端变窄（图40-37）。后两种骨折都可使舌后坠而引起呼吸困难，甚至窒息，应特别注意。

(2) 颏孔区骨折：一侧颏孔区骨折，使下颌骨分成大小不等的两段，前段与健侧下颌骨相连，由于降颌肌群和健侧翼外肌的牵引，向下、后方移位，并稍偏向患侧，前牙呈开𬌗状；后段因所附升颌肌群的牵引，才向上方移位，也稍向内侧偏移。如上、下颌都有牙存在，就向上移位至上、下牙接触为止（图40-38）。

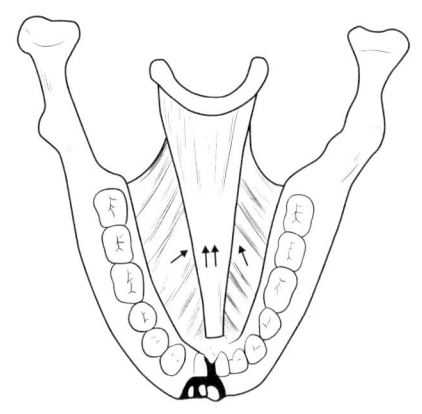
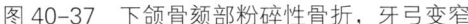
图40-37 下颌骨颏部粉碎性骨折，牙弓变窄

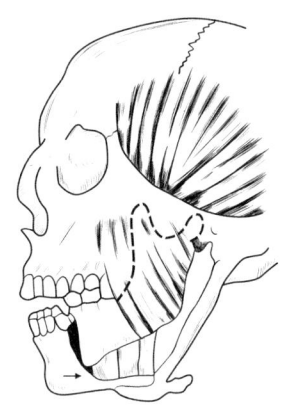
图40-38 下颌骨颏孔区骨折骨块移位情况

骨折段的移位还与骨折线的方向和倾斜度有关，如骨折线方向与肌牵引方向相垂直，骨折段也可不发生移位（图40-39）。

如为双侧颏孔区骨折，两侧后骨段因升颌肌群的牵引，可能向上方移位，中间的骨段则被降颌肌群牵向下后方，使颏部后缩，而引起呼吸困难，发生窒息。

(3) 下颌角部骨折：下颌角部骨折也是将下颌骨分成前后两个骨折段，如骨折线在下颌角或在下颌角稍高处，前后两骨段上都有嚼肌和翼内肌附着，就可能不发生移位（图40-40）。

但如骨折线在升颌肌群附着处前方，前骨折段因降颌肌群的牵拉，向后下移位，后骨折段因升颌肌群的牵拉，向前上移位，与上述颏孔区骨折的移位情况相似。

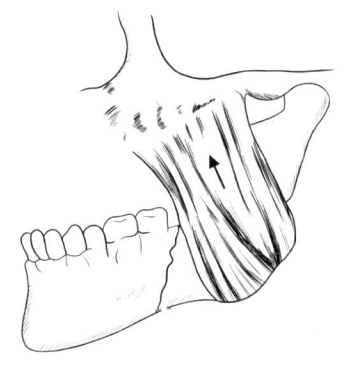
图40-39 骨折线方向与肌牵引方向相抵触

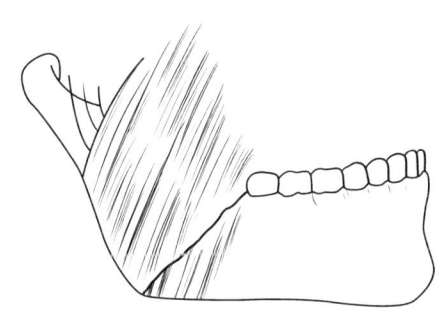
图40-40 骨折线在咬肌附着区，可无移位

(4) 髁突骨折：髁突骨折主要发生在髁突颈部。骨折后，髁突常被其附着的翼外肌牵拉而向前内方移位，而下颌升支因嚼肌、翼内肌和颞肌的牵拉而向上移位，使患侧后牙早接触，前牙及健侧上、下牙呈开𬌗状；如双侧髁突同时骨折，两侧均有骨段移位，则开𬌗将更明显（图40-41）。

(5) 多发性骨折：下颌骨如发生多处骨折，骨折段的移位情况常有所不同。如骨折段上有强有力的肌肉附着，则随肌牵引方向而发生移位；如骨折段上无肌肉附着，或原附着的肌肉也损伤断裂，则骨折片随外力方向发生移位。尤其在粉碎性骨折时更加明显，因其邻近的软组织常伴有严重损伤。

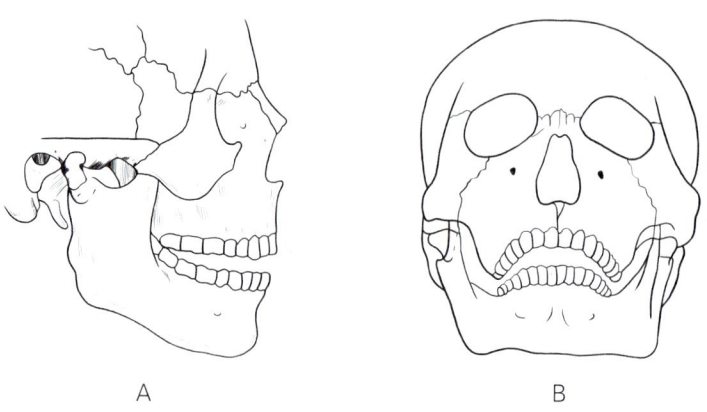

图 40-41 髁突颈部骨折
A. 单侧骨折（开𬌗） B. 双侧骨折（开𬌗）

（四）辅助检查及诊断

详细了解受伤时的各种情况，包括伤因、受力部位和伤后表现等，对于判断可能发生的骨折类型和移位的程度有帮助。

观察患者的面部和头颈部有无出血伤口、挫伤、肿胀、瘀斑和不对称畸形。有出血、肿胀或瘀斑的部位可能就是骨折的部位。

口内的检查可以观察到有无牙列错位、牙龈撕裂、出血、咬合关系错位和下颌骨异常活动度，扪诊时，骨折处常有明显压痛，骨折移位后呈台阶状。

X线检测可以进一步查明骨折线的部位、数目、方向，骨折的类型，骨折移位情况以及骨折线上牙齿的状况等。X线摄片还可以观察颅颌面部其他骨骼有无骨折。为检查下颌骨骨折，常拍摄下颌骨侧位片。条件允许时可拍摄曲面断层全口片。为了检查颅面部其他的合并伤，尚可拍摄头颅正、侧位片和瓦氏位片等。近年来CT逐步取代了X线检查，有条件的单位可以直接拍摄颌面骨三维CT，对于骨折状况的诊断可以一目了然。

（五）下颌骨骨折的治疗

下颌骨骨折的治疗原则是复位及时准确和固定稳固可靠。

骨折后，如患者全身情况允许，对骨折的处理愈早，效果愈好。如需观察和处理严重的合并伤，待患者情况稳定后，再治疗颌骨骨折，也应先进行暂时性或简单的制动与固定。

1. 下颌骨骨折的复位方法　随着技术不断成熟，目前切开复位的适应范围大幅度提升，已成为治疗下颌骨骨折的首选方法，手法复位及牵引复位成为其补充手段，仅在战争或不具备坚固内固定条件时有其使用价值，故不再过多陈述。

切开复位采用合适的显露途径，在口内前庭沟黏膜处或在下颌骨下缘下1.5～2.0cm的皮肤上做切口，手术显露下颌骨骨折部位，将错位愈合的纤维组织切开或切除，如已形成骨性愈合，则需重新凿开或磨开骨痂，使骨断端游离、松解，并将其复位至正常位置，也可在颏部做皮肤切口，暴露下颌骨骨折处，进行复位及内固定（图40-42）。

对于伴有软组织损伤的开放性新鲜骨折患者，可在清创的同时，做骨折段的复位和内固定。

2. 下颌骨骨折的固定　固定是骨折治疗中的一个重要步骤或主要方法。下颌骨由于其特殊的解剖关系，骨折治疗的关键即在于恢复患者损伤前的咬合关系和咀嚼功能。固定的稳定性是治疗骨折的重要原则，也是评价一种固定方法的主要指标。固定如不稳定、可靠，就可能导致错位愈合和咬合错乱。因此，在骨折得到准确的复位后，即应进行稳定的固定。

下颌骨骨折常用的固定方法有单颌固定和颌间固定两大类：

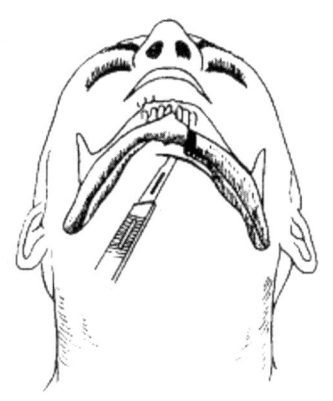

图 40-42 下颌骨开放复位

其中单颌固定是指在发生骨折的下颌骨上进行骨折固定，包括邻牙间结扎固定、牙弓夹板固定、骨间固定法、金属丝单牙结扎固定法、口外需牙弓夹板或金属托盘固定法、金属丝悬吊法等。颌间固定则是利用稳固的上颌骨作为固定的基础，将折断的下颌骨固定在与上颌骨正常咬合关系的位置上，使骨折愈合后，恢复咀嚼功能。但目前大多作为坚固内固定技术的辅助手段，在战争或不具备坚固内固定条件时仍有其使用价值。具体操作可参考上颌骨骨折治疗方法。

下颌骨受解剖形态和位置的影响，骨折主要发生在解剖薄弱区和应力集中区。下颌骨骨折固定时应充分考虑作用于下颌骨的肌力和功能力。研究表明，行使颌功能产生沿牙槽突的张力和沿下颌骨下缘的压力，这些力在下颌骨体内产生屈曲力矩，在下颌磨牙后区的外斜嵴最强而在前磨牙区最弱。同时，在下颌颏联合内产生向中线强度增加的扭转力矩，以此确定了下颌骨骨折固定的理想线（图40-43），建议固定时沿此线放置接骨板，以最大限度地克服不良力，中和张力，减少接骨板和螺钉的厚度与长度。理想线在下颌骨体部正好与下牙槽神经管重叠，为防止损伤下牙槽神经，接骨板可在此线的上、下方放置，或采用单皮质螺钉固定。固定骨板的螺钉一般有单皮质和双皮质两种，一般下颌骨单皮质为3mm，单皮质螺钉是为防止损伤牙根和下牙槽神经而制作的，仅3～5mm长，用于接近牙槽区的固定。双皮质钉较长，有9～11mm，主要用于下颌骨下缘的固定。

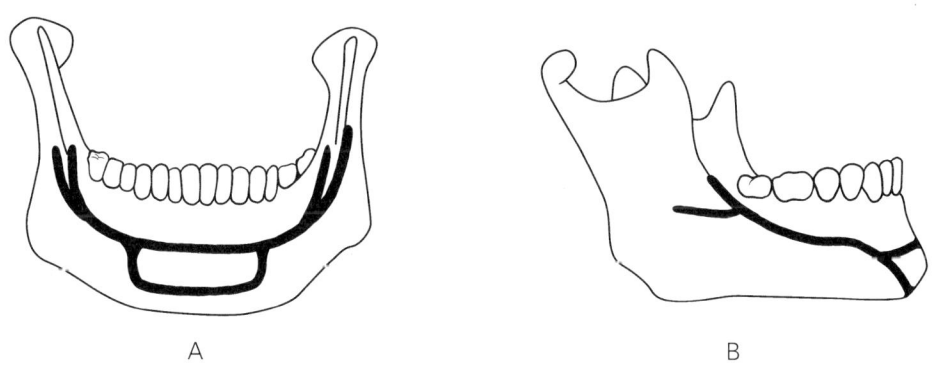

图 40-43 下颌骨骨折固定的理想线

不同部位的下颌骨骨折坚固内固定：

（1）颏、颏旁及下颌骨体部骨折的治疗：单发于下颌体及颏部的线形无移位或轻度移位的骨折，用牙弓夹板做单颌固定并负责头帽颏兜固定4～6周即可。如有多发骨折或移位，应切开复位并坚固内固定。

1）直线和垂直断面状骨折：手术经口内入路。解剖复位后，用骨折复位钳或颌间固定保持复位，直至完成固定。

颏、颏旁骨折可以采用2.4mm动力加压接骨板（dynamic compression plate，DCP）行加压固定，接骨板水平放置于根尖下10～15mm处，固位螺钉长度12～14mm，固定在双侧皮质骨上。用牙弓夹板做张力带可以保证断面均匀受压和紧密接触。也可以采用两枚2.0mm小型接骨板固定，平行放置，彼此间隔在5mm以上，固位螺钉长度在6～8mm。

DCP是根据弯曲圆柱形滑槽内球形滚动原理设计的，球形物在此滑槽内只能沿着一个方向滑动（图40-44），夹板上孔的形状类似由倾斜和水平两部分组成的滑槽；螺丝钉的埋入面为半球形，当螺丝钉旋入时，首先沿倾斜槽滑行，继而转变为在水平方向滑行，从而带动下方的骨折段向骨折线移动，使骨折断面紧密接触并出现轴向压力。DCP一般需要在其上方再放置一枚微型接骨板或牙弓夹板，以对抗作为张力带的牙槽突的分离张力。

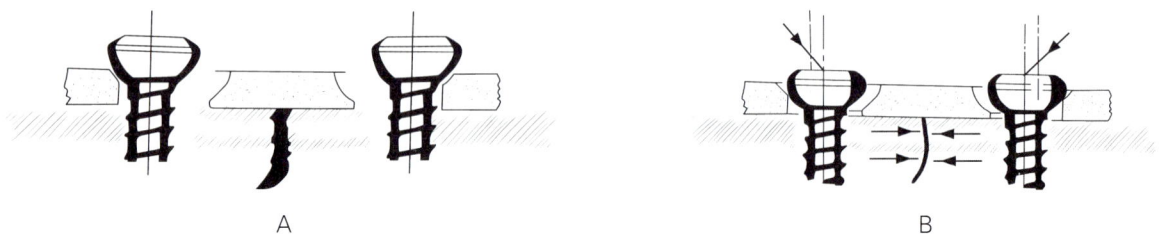

图40-44 DCP轴向加压固定，旋紧螺钉时，螺钉带动接骨板下方的骨折块内聚，产生轴向加压作用

另一种称为偏心动力加压接骨板（eccentric dynamic compression plate，EDCP），是在DCP的基础上，将外侧两孔设计成与轴向成90°、75°或45°角排列。这样，既可以通过内侧轴向排列孔将骨折段轴向加压，又可以通过外侧偏心孔将部分压力施加于牙槽嵴区，以克服该处的张力，并在该处也产生应力的作用（图40-45）。因此，它不需要张力带辅助固定。

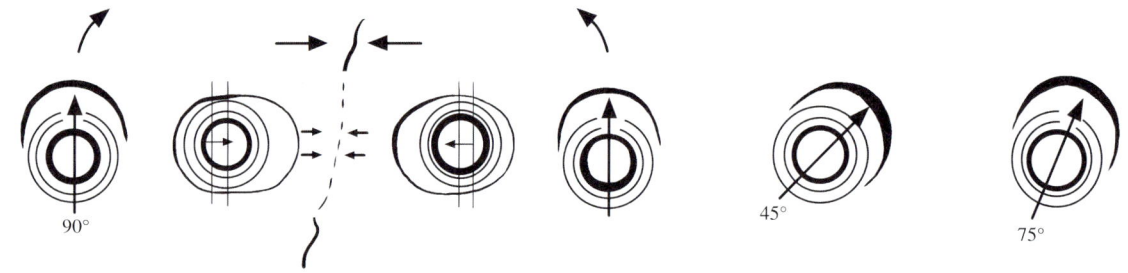

图40-45 EDCP偏心加压孔与接骨板长轴呈90°、75°、45°角排列

下颌体骨折多使用2.0mm小型接骨板固定。对于复位后再移位倾向不严重的骨折用单板固定即可，接骨板放在下牙槽管和牙根之间，用6mm长的螺钉固位。如为双线或多线骨折必须用两根接骨板固定。为了避免过度牵拉颏神经导致术后下唇麻木，固定前可先在颏部适当分离神经。

2）斜线和斜面状骨折：颏、颏旁斜线骨折首选2.4mm拉力螺钉固定，一般用单根螺钉横穿固位，再配合单颌牙弓夹板做张力带，即可获得稳定的固定。斜面状骨折可以采用2～3颗皮质螺钉按拉力螺钉方式做对穿固定。

下颌体容易发生层片状的骨折，复位有一定难度。复位时要彻底清除断面间纤维骨痂和碎骨片，复位后用颌间固定维持复位，并用骨折复位钳从颊舌向夹持骨折使之密合，骨断面的任何错动或断面间嵌顿物都可能影响复位效果，术后出现殆干扰。此类骨折不宜使用小型接骨板，应采用皮质螺钉按拉力螺钉方式做对穿固定。

皮质骨螺丝钉：是另一种能为骨折断端间加压的方法，其螺纹的设计是使螺丝钉能沿钻孔滑动并仅与对侧皮质骨啮合。螺丝钉旋入方向应与骨折线尽可能垂直。钻孔时所用钻头的直径应与螺纹的最大直径相同，因此螺丝钉在旋入时可无阻力地达到对侧皮质骨并与之啮合，产生骨折断端间的压力（图40-46）。

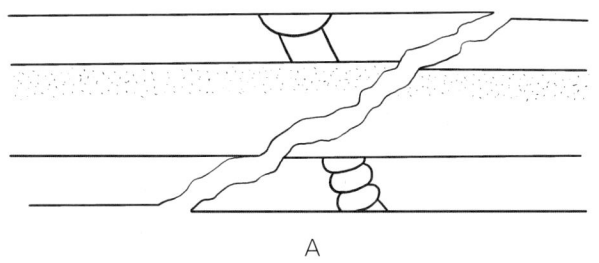 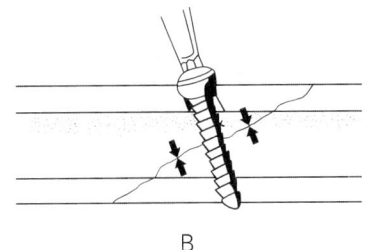

图 40-46　皮质骨螺丝钉作用示意图

3）粉碎性骨折：发生于颏、颏旁及下颌体的广泛的粉碎性骨折，应按骨折前咬合关系实施功能复位，不必过于强调解剖复位，否则可能造成小骨片片的游离，以致影响愈合，甚至发生骨坏死。由于粉碎性骨折缺少骨连续性支撑，最好采用重建接骨板固定。

重建接骨板的特点是固定强度高，可承载功能应力，有骨缺损时，重建板的舌侧可贴附植骨。接骨板厚度为2.4mm，长度可选，有直形、弯形和带颗突形之分。螺钉直径为2.4～2.7mm。进行大跨度不稳定骨折的固定时，要求重建板每端至少需要3颗双皮质螺钉。

重建接骨板主要用于连接骨折区两侧的骨段，骨折区内的小骨片可以用小型或微型接骨板连接，也可以直接用螺钉做穿接固定。

（2）下颌角骨折的治疗：下颌角骨折的固定方法有多种，应根据骨折线类型合理选择。

1）有利型骨折：常规采用小型接骨板张力带固定。手术入路采用磨牙后区角形切口，暴露骨折和外斜线。撬动远中骨折块，使骨折断端解剖复位。由于外斜线是张力部位，下颌角下缘是压力部位，张力部位复位后，压力部位可自行闭合。固定用2.0mm小型接骨板，沿外斜线放置，跨越骨折线，按解剖复位后的骨面弯制接骨板，使之与骨面贴合。骨折线每侧至少用两颗螺钉固定。

尽管下颌角骨折坚固内固定的方法有多种，如沿外斜线拉力螺钉固定、小型接骨板张力带固定、两块小型板并列连接固定、DCP加压固定、通用板或重建板支柱固定等，但张力带固定最符合生物力学原则。可是由于其效果的稳定性很大程度上是依靠功能应力的动力性转换来实现的，只有当骨折条件满足张力带结构要求时，才能实现功能性稳定固定。这种条件包括骨折解剖复位、骨折无严重移位倾向、无骨缺损、断面能紧密接触等。因此张力带固定适用于下颌角有利型和无严重位移倾向的骨折（图40-47）。

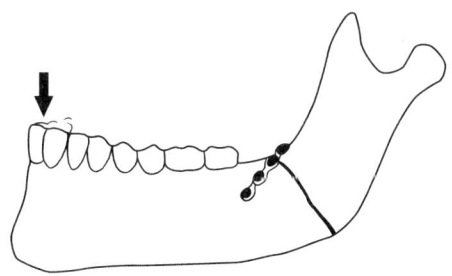

图 40-47　下颌角骨折张力带固定模式图

2）不利型骨折：不利型骨折位移较大，需要更稳定的固定。拉力螺钉较小型接骨板沿外斜线固定特别适用于由后外向前内的斜面状骨折。同样是起张力带作用，拉力螺钉较小型接骨板固定具有更强的稳定效果，应保证螺钉的有螺纹段把持在对侧皮质骨上，螺钉固定方向沿外斜线由前外向后内。

如骨折严重移位或断面有缺损，单靠张力带固定很难保证功能性稳定效果，术后下缘骨折线很容易张裂，导致螺钉松动和感染，这时应在张力带固定的基础上，在下颌角下缘做进一步"补偿"固定，可以用通用板或加压板来固定，也可用小型板来固定。对于粉碎性骨折、骨缺损性骨折、断面已吸收改建的陈旧性骨折，由于已丧失张力带结构要求的边界条件，不宜再做张力带固定，应采用通用板或重建板来固定。

（3）髁突骨折的治疗：大多数髁突骨折可采用保守治疗，即在手法复位后行颌间固定，或在患侧磨牙区垫上2～3mm厚的橡皮垫，用颌间弹性牵引复位法使下颌骨下降、髁突复位，以恢复咬合关系。即使移位的髁突未能完全复位，在愈合过程中也可发生吸收和增生，随着功能的需要而自行调整，恢复到原来的大致位置。这在儿童的髁突骨折治疗上表现得最为明显。

对于在翼外肌附着处上方的髁突高位骨折而无移位者，可不做颌间固定，一般仅需用吊颌绷带限制下颌运动，保持正常咬合关系即可。如局部血肿较大，应及早用空针抽吸出未凝血液。在关节部肿痛一消失，就应行张口训练，以防关节内纤维增生，导致日后关节强直。

对髁突明显移位，用上述方法未能使髁突及下颌骨复位并恢复咬合关系者，应采用手术切开复位和固定的方法。即在耳屏前或下颌下缘下方做切口，分层显露至关节区，探查、发现脱位的髁突后，用器械将其复位至关节窝内，在骨折线两端钻孔后用不锈钢丝结扎固定或用小钢板、螺钉来固定。如髁突嵌顿在前内侧，因被上移的下颌骨升支阻挡而无法复位者，可做下颌骨升支纵向切开术，将下颌升支的后部分及移位的髁突取出，在手术器械台上，在将髁突骨折处妥善固定后，再将其安置到原处，下颌骨升支切开处用小钢板或钢丝固定，逐层缝合手术切口。

对髁突骨折也可用克氏针固定法。即在下颌角前方的下颌骨下缘处做小切口，显露下颌骨面后，将克氏针自下颌下缘钻入，进入髁突内。必要时，可在耳屏前做辅助切口，显露髁突，使之复位，然后在直视下将克氏针钻入以固定。克氏针可长期留置，也可在1个月后取出。

髁突区开放性损伤，尤其是火器性关节伤，局部软组织和关节囊严重受损，髁突呈粉碎性骨折者，在清创时可将粉碎或断离的髁突摘除，争取创口早期愈合，防止由于关节区瘢痕增生、挛缩而在后期发生纤维性骨性关节强直。髁突摘除后，形成假关节，仍可发挥咀嚼功能。

三 颧骨颧弓骨折

（一）概述

颧骨是上颌骨和颅骨之间的主要连接支架，对构成面部的外形具有重要作用。因为颧骨在面中部骨骼中处于突出的位置，所以易遭受外伤而发生骨折。颧骨与上颌骨、额骨、蝶骨和颞骨相连接，其中以上颌骨的连接面最大。颧骨的颞突连接，构成颧弓，位于颅面两侧，较细窄而突出，更易发生骨折。对颧骨、颧弓骨折，早期应积极复位，如延误治疗，常遗留颜面畸形及眼的并发症。

（二）颧骨颧弓骨折的分类

颧骨、颧弓骨折的分类法有好几种，最简单的是将其分为颧骨骨折、颧弓骨折、颧骨颧弓联合骨折及颧骨上颌骨复合体骨折。由于分类的侧重点不同，关于颧骨骨折分类方法繁多，其中最具代表性的有早期的Knight和North（1961）的六分类法、Manson（1988）提出的高中低三种能量分类法和Zingg（1992）的三分类法。

Knight和North提出六分类法：Ⅰ，无移位骨折；Ⅱ，颧弓骨折；Ⅲ，颧骨体骨折向后内下移位，不伴有转位；Ⅳ，内转位颧骨体骨折，左侧按逆时针方向，右侧按顺时针方向或向中线旋转，X线片显示眶下缘向下，颧额突向内侧移位；Ⅴ，外转位颧骨体骨折，左侧按顺时针方向，右侧按逆时针方向或远离中线旋转，X线片显示眶下缘向上、颧额突向外侧移位；Ⅵ，复杂性骨折。其中Ⅱ、Ⅴ类骨折复位后稳定，不需固定；而Ⅲ、Ⅳ、Ⅵ类骨折复位后不稳定，需要再做固定（图40-48）。

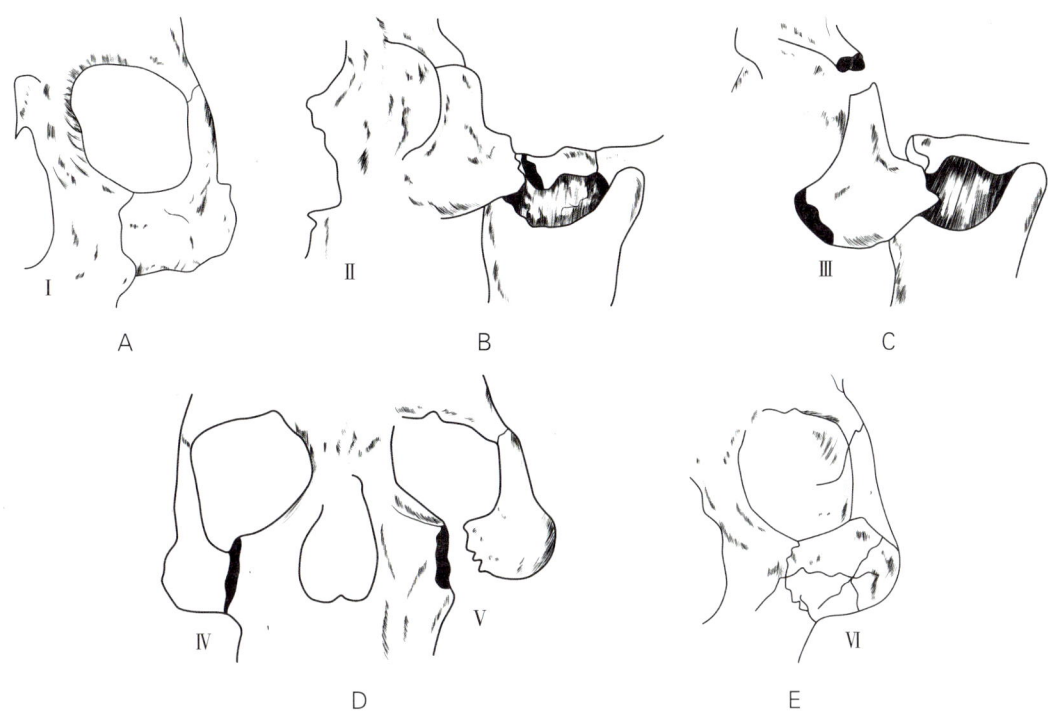

图40-48 颧骨骨折的分类（Knight 和 North 六分类法）

A. Ⅰ类，无移位骨折 B. Ⅱ类，颧弓骨折 C. Ⅲ类，颧骨体骨折向后内下移位 D. Ⅳ类，内转位颧骨体骨折；Ⅴ类，外转位颧骨体骨折 E. Ⅵ类，复杂性骨折

Zinng等（1992）从治疗角度提出将颧骨骨折分为三型：

1. A型 不完全性颧骨骨折。又分 A_1 型：单纯性颧弓骨折。A_2 型：眶外侧壁骨折。A_3 型：眶下缘骨折。

2. B型 完全性单发颧骨骨折。即整块颧骨体从颅面骨完全断离移位。

3. C型 多发性颧骨骨折。即在B型基础上的颧骨多段骨折。

（三）颧骨颧弓骨折的临床表现

1. 颧面部塌陷 颧骨、颧弓骨折后由于骨折块常发生内陷移位，致使颧部突出的外形消失，在伤后早期，可见颧面部凹陷；随后，由于局部肿胀，凹陷畸形又被掩盖，而易被误认为单纯软组织损伤，待数天后肿胀消退，才出现局部塌陷。

2. 张口受限 由于骨折块发生内陷移位，压迫颞肌和咬肌，阻碍喙突运动，导致张口疼痛和张口受限（图40-49）。

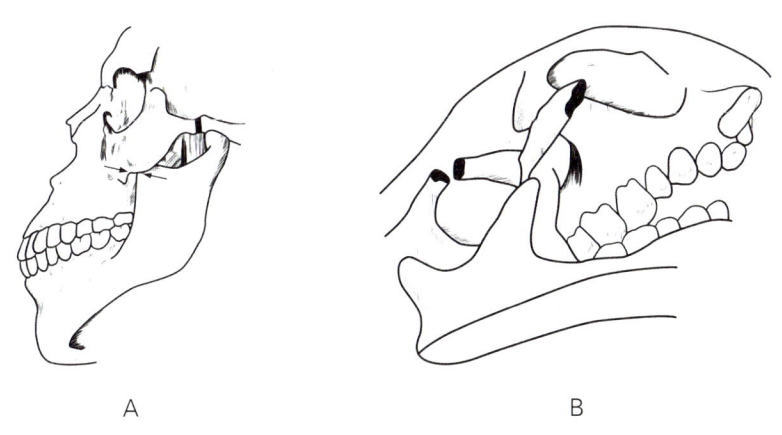

图40-49 致张口受限的颧骨颧弓骨折示意图

3. 复视　颧骨构成眶外缘和眶下缘的大部分。颧骨骨折并移位后，眶缘及眶底也可能随之移位，两侧瞳孔水平不一致，伤侧瞳孔下移，从而出现复视。

如仅为眶外缘折断及移位，复视的产生是由附着于眶外侧壁上的眼球悬韧带随骨折片下移，引起瞳孔水平的改变所致。如有眶底骨折，眶内容下陷，使眼球向下移位，亦可产生复视。眶底骨折时，如下直肌嵌顿于骨折处，使眼球运动受限，也可产生复视。

4. 神经受损症状　颧骨上颌突部骨折可能损伤眶下神经，可出现同侧眶下、鼻旁、上唇皮肤甚至上前牙的感觉异常或麻木。骨折时如同时损伤面神经颧支，还会出现眼睑闭合不全。

5. 眶周瘀斑　颧骨骨折伴有眶壁、眶底损伤时，眶周皮肤、眼睑及球结膜下会出现肿胀及出血性瘀斑。

6. 其他症状和体征　如伴有上颌窦壁骨折，可发生鼻衄，它是由出血进入上颌窦引起的。此外上颌窦腔内的空气还可逸出至面颊组织，而出现皮下气肿。

（四）辅助检查及诊断

X线摄片检查常取鼻颏位和颧弓位。在鼻颏位X线片中不仅可见到颧骨和颧弓骨折的情况，还可观察眼眶、上颌窦及眶下孔等结构有无异常。颧弓位则可清楚显示颧弓骨折及移位的情况。必要时可拍摄CT进一步明确诊断，近些年来随着影像学的发展，应用三维CT重建技术更有助于颧骨颧弓骨折的诊断。

颧骨颧弓骨折可根据局部损伤史、临床表现和辅助检查而明确诊断。

触诊骨折局部可探知压痛、塌陷移位情况，并明确颧额缝、颧上颌缝骨连接处及眶下缘是否有台阶形成。自口内沿前庭沟向后上方触诊，可检查颧骨与上颌骨、喙突之间的空隙是否变小，这些均有助于颧骨骨折的诊断。

（五）颧骨颧弓骨折的治疗原则及方法

颧骨颧弓骨折后如仅有轻度移位，畸形不明显，无张口受限及复视等功能障碍者，可不行手术治疗。凡有张口受限者，均应做复位手术；虽无功能障碍，但有显著畸形者，也可进行手术复位。

1. 颧骨骨折的治疗方法　有盲探复位及开放复位两大类。前者在早年应用较多，但术后部分病例仍有骨连接不良、复视和面部畸形，究其原因可能是复位不全或复位后又脱位。因此对明显移位的不稳定性颧骨骨折，倾向于开放复位和直接固定。

（1）手术复位的途径和方法

1）经口内上颌结节复位法：在上颌磨牙前庭沟黏膜处做1.5cm水平切口，插入合适的骨膜分离器，自上颌结节外侧伸向颧骨深面，用一只手将移位的骨块向前、向上用力撬抬，另一只手放在面部协助以了解复位情况。此法切口隐蔽，复位手术不受面部肿胀情况的影响，但应注意无菌操作，以防将口腔细菌带至切口深部而导致感染（图40-50）。

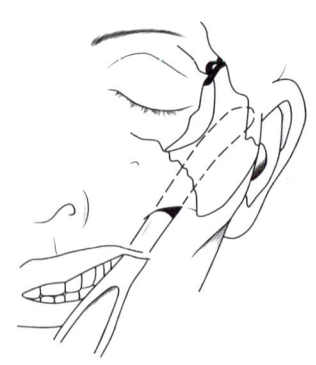

图40-50　经口内上颌结节复位法

2)经皮切口单齿骨钩复位法:在颧突的下缘做0.5cm的皮肤切口,经此切口将单齿骨钩自颧骨下缘绕向它的内侧面,用一只手向前、向上缓慢牵拉,使其复位,另一只手置于眶下缘,引导并保护眼球(图40-51)。此法损伤小,术后瘢痕不明显。

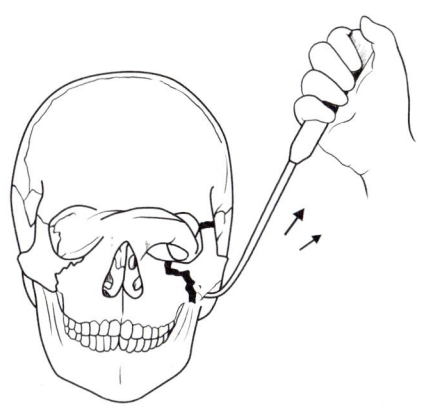

图40-51 经皮切口单齿骨钩复位法

3)颞部切开复位法:在颞部发际内做2~5cm的切口,切开皮肤、皮下组织和颞筋膜,显露颞肌,在颞筋膜与颞肌之间插入宽而广的骨膜剥离器,直至颧骨深面,然后在颞部皮肤上垫上纱布卷。作为支点,向前、向上用力抬起移位的颧骨,直至复位(图40-52)。

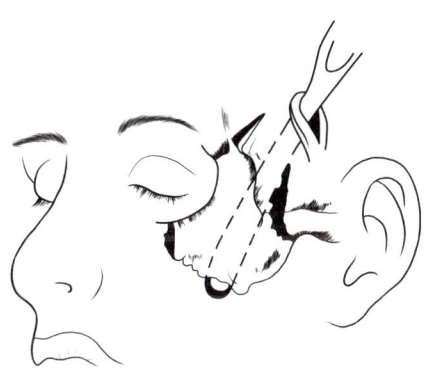

图40-52 颞部切开复位法

切开复位法:在骨折线附近做小切口,显露骨折断端,直视下使骨折块复位并做固定。可供选择的皮肤切口有:①眉外侧切口,自眉梢外向下做长约1.5cm的切口,分层切开至骨面,自骨膜下向眶外壁及颞凹处稍加分离,即可显露颧额缝处的骨折线。由此切口可用剥离器伸至颧后凹,撬动颧骨,使之复位,并在颧额缝处做骨间固定。②睑缘下切口,在睑缘下2~5mm处切开皮肤、皮下、眼轮匝肌至眶隔,勿切开眶隔,分离至眶下缘,切开骨膜,在骨膜下分离,显露骨折断端,并可由此探查眶底骨折情况。③眶外侧缘切口,自额骨颧突沿眶外侧缘绕向颧骨颞突,做弧形皮肤切口,分层切开至骨面,可显露颧骨体及其额、颞两突的骨折线(图40-53)。④口内颊侧前庭沟切口,自切牙向后至磨牙区切开前庭沟黏骨膜,掀起黏骨膜瓣,可显露上颌骨的颧骨前面,此切口提供对颧、上颌骨连接处骨折线的显露,并可在颧牙槽嵴做骨内固定(图40-54)。⑤从美容观点角度,切开复位可采用颅面外科半冠状切口,即颞部切口或半冠状切口,进行颧骨骨折复位,必要时尚可加口内前庭沟切口,使骨折区暴露较清晰、完全,易于复位,而且便于同时进行小型或微型钢板固定。

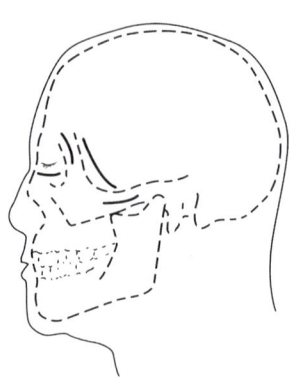

图 40-53　眶外侧缘切口（图中的 4 号切口）

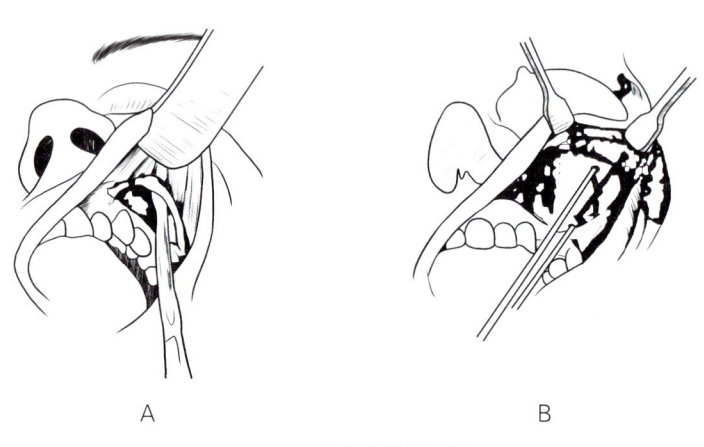

A　　　　　　　　　　　　　　B

图 40-54　口内颊侧前庭沟切口

内镜的运用：应用内镜辅助技术恢复颧骨颧弓骨折位置并固定。采用耳前及眶外侧切口入路进入颧弓颧额区；采用上颌前庭沟入路进入眶下及颧上颌支柱区。内镜技术优点在于创伤小，瘢痕不明显。其缺点在于使用的局限性，对于伴有缺损的颧骨颧弓骨折的治疗是不适用的，另外操作技术要求高、骨折固定复杂、耗时长等也是限制其应用的因素。

（2）颧骨复位固定术的问题探讨

1）颧骨骨折复位途径的选择：选择复位的途径主要根据骨折类型、移位程度、畸形轻重、受术者年龄、性别及心理状态等情况而定。

对于有三处骨折并有移位的颧骨损伤，主要采取开放复位，以便在直视下观察骨折复位的情况；有移位或嵌顿性骨折时，如仅通过一个切口进行复位，常由于对骨折段复位的杠杆力量不足，而使复位不充分，往往需要通过2~3个小切口或采用头皮冠状切口，才能较充分地显露各骨折线，以便使颧骨达到解剖复位。Karlan 认为，三线骨折时的两点对称，颧突仍可向后下内旋转，只有三点对位才能提供精确的复位，并推荐用眉弓外侧切口加口内前庭的切口，后者能实现牙槽嵴部及眶下缘处骨折的复位。

2）颧骨复位后的固定问题：颧骨复位后再发生移位现象的问题日益受到重视，Knight 和 North 六分类法中的Ⅲ、Ⅳ和Ⅵ类颧骨骨折复位后不稳定；Djngman 指出，不稳定型颧骨骨折，复位后如不做固定，可再发生移位，甚至比原先更重；Karlan 认为，颧骨骨折复位后如没有两点稳定的固定，仅咬肌牵拉就可引起颧骨再移位。因此，为防止再移位，在复位后，做两处以上可靠的固定是必要的。固定的方法有以下几种：①骨间内固定。开放复位骨间内固定是颧骨骨折复位最常应用的固定方法。根据骨折移位情况，可做两点或三点固定，一般认为，做颧额缝和眶下缘两点固定，符合生物力学原理；有报告指出，复杂颧骨骨折做颧额缝、眶下缘和口内颧牙槽嵴三处固定，疗效更令人满意。固定方法的选择上，早年都是采用不锈钢丝结扎，近年来也普遍采用小钢板螺丝钉做坚强内固定。②克氏针固定。不稳定型或粉碎型颧骨骨折，通过闭合性或开放性复位后，可用克氏针将颧骨块固定于邻近或对侧正常骨骼上。克氏针可自颧额缝上方的额骨，沿眶外侧缘钻入颧骨体部；也可由颧上颌缝，经上颌窦钻入前鼻嵴稍后的硬腭部（图40-55）。③钢丝悬吊固定。当颧骨复位后如仍有下沉趋势，可在颧骨体上钻孔，穿过钢丝自颧部皮肤穿出，然后制作头部石膏帽，并向下伸出支架，用橡皮筋连接钢丝，并系于支架上，将颧骨向上向外牵引，固定2~3周，待颧骨不再回缩下沉时，即可拆除。现已基本淘汰。

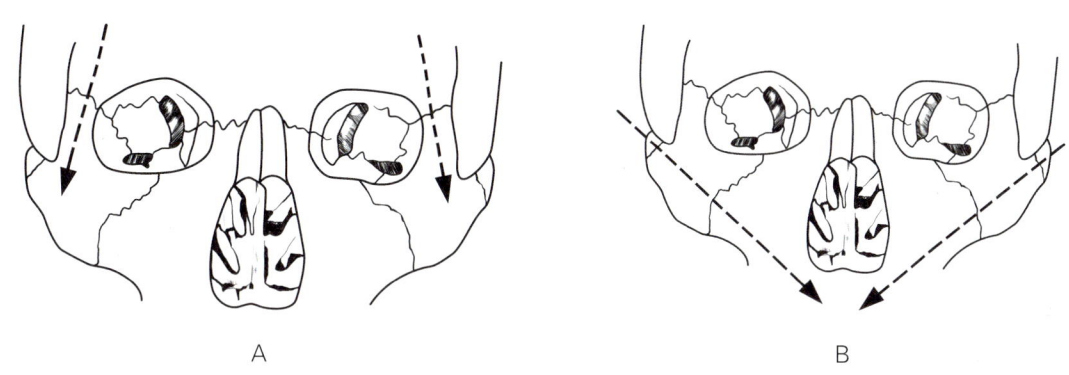

图40-55　克氏针固定法

（3）手术切口避免损伤面神经：颧骨骨折时并发面神经损伤者间或有之，但并不多见。而在切开复位手术中，如果切口设计或手术操作不注意，是可损伤面神经颞支和颧支的，引起额纹消失和眼睑闭合不全的不良后果。在颧弓平面，这两个神经分支在颞深筋膜浅层和腮腺咬肌筋膜相互会合的结缔组织层（即SMAS层）内走行，颞支继续向前上进入额肌，颧支在颧下1cm左右的SMAS层向前进入眼轮匝肌深面。颞支的表面投影为：自耳垂至眉弓外端及最高额纹处做两旁连线，神经行经两线之间，相当于耳屏前0.5cm至眉弓外上方1.5cm处的连线上；颧支的表面投影为：自耳轮角至眼外角作一连线，绝大部分颧支在此连线中1/3前下走行，仅少数分支与此连线后1/3相交，斜向前上方。因此，手术切口要尽可能避开神经走行部位及其所在的层次，细心操作，就可防止误伤。例如做眶外侧缘切口时，向后延伸的距离不要超过颧弓的前1/3；颧弓水平切口时，在切开皮下后，即顺神经走行方向做钝性分离，以便推开神经分支（详见"面神经瘫痪"）。

2. 颧弓骨折的治疗方法　颧弓骨折早期复位较易，一般可不做固定；如为粉碎性骨折或骨折后未及时治疗，复位较难或复位后仍不稳定，就需加以固定。

（1）口内进路复位法：适用于新鲜颧弓骨折内陷的复位。可在局麻下进行，但应注意无菌操作，防止伤口感染。

1）上颌结节途径复位法：参见"颧骨骨折治疗方法"。

2）喙突外侧途径复位法：在下颌升支前缘自上颌牙槽平面向下做4cm长的黏膜切口，深达骨膜上。用中弯止血钳沿喙突外侧向上方做钝性分离，经颞肌腱和颞肌表面，直至颧弓骨折处。换用扁平骨膜分离器，插入，向外抬起骨折片，使其复位，再将骨膜分离器做前后向移动，有助于恢复颧弓的拱凸外形（图40-56）。

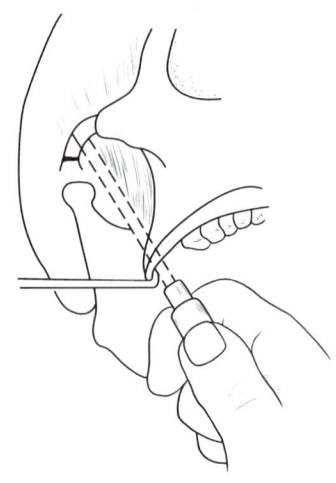

图 40-56　喙突外侧途径复位法

(2) 口外进路复位法

1) 单齿骨钩复位法：参见"颧骨骨折治疗方法"，但刺入骨钩的部位应在颧弓下缘。

2) 巾钳复位法：用大号巾钳刺入颧弓部皮肤及皮下组织，当钳钩达颧弓深面时，握紧钳柄，向上提拉，复位。

3) 颧弓平行切口开放复位法：在颧骨骨折部表面做2cm左右的横切口，切开皮肤及皮下浅层，钝性分离至骨面，切开骨膜，显露骨折端，用骨膜分离器抬起骨折片，使其复位。如骨折片复位后仍不稳定，可采用骨间结扎固定或其他固定法。

(3) 固定方法：颧弓骨折复位后，一般不需固定。如复位后，骨折片仍活动，或不能保持稳定，就可选择适当方法加以固定。其中包括骨间钢丝结扎固定、钢丝牵引护罩固定、小钢板螺丝钉坚强内固定，前两种方法已基本淘汰，仅在坚强内固定无法实施时应用。现临床大多应用小钢板螺丝钉坚强内固定，如不稳定性颧骨颧弓骨折时，可选用4孔小钢板做坚强内固定。

3. 陈旧性颧骨颧弓骨折的治疗　颧骨骨折后2~3周发生纤维性愈合，3个月出现骨性愈合。临床上由于漏诊、早期治疗不当，或颧骨骨折未及时处理，都可造成颧面部错位愈合，而后遗留畸形和功能障碍。

(1) 颧骨塌陷畸形的矫治：临床上常根据患者是否有功能障碍而确定用截骨复位或组织移植的方法进行矫治。

1) 截骨复位矫正：即手术显露错位愈合的部位，造成再骨折，使移位的骨块复位到原有解剖位置，恢复正常颧部外形，同时矫正功能障碍。对于错位愈合的陈旧性颧骨骨折，必须在直视下截骨。①面部小切口加口内切口，可在眉弓外侧、睑缘下和口内前庭沟做切口，显露和探查颧额缝、眶外侧壁、眶底、颧上颌缝和颧弓，用骨凿、骨钻或骨锯将错位愈合的骨折处截开，尽可能使移位的骨段解剖复位。然后在颧额缝、眶下缘及颧牙槽嵴部位分别做骨间固定。如眶底骨折有缺损，应同时做眶底修复，植入自体骨片或植骨代用品。②头皮冠状切口，适用于错位愈合的颧、上颌骨复合骨折，尤其是双侧骨折的病例。可以根据需要采用双侧冠状切口。这种显露途径能提供充分的显露，以便在直视下探明错位愈合的状况，完成截骨、复位和固定。切口隐蔽在发际内，术后面部无瘢痕。如冠状切口显露仍嫌不足时，尚可增加睑缘下切口和口内前庭沟切口。

2) 颧部植骨成形：如颧部畸形并无功能障碍，或系粉碎性骨折，不能做截骨整块复位，或有颧骨缺损等情况，颧部塌陷畸形可采用组织移植的方法加以整复。如常用自体髂骨、肋骨或颅骨外板修复骨缺损或增大颧部以恢复外形，也可用带血管蒂的颞筋膜瓣或带血管的游离真皮脂肪复合组织瓣充填凹陷处。此外，还可选用其他的植骨代用品如珊瑚、异体脱钙骨、发泡聚乙烯（Medpor）或聚四氟乙烯（PTFE）充填等植入修复。

(2）眶部后遗症的矫治：颧骨骨折并发眶底或眶外壁骨折时，如早期未做处理或处理不当，往往遗留复视或发生眼球内陷，治疗的原则是松解脱垂的眶内容物，恢复眶底的连续性，对错位愈合的颧骨进行有效的截骨复位，从而矫正复视和眼球内陷。手术可通过睑下缘切口，由眶缘向后在骨膜下剥离，尤其要细致地分离骨折区眶骨膜，松解粘连，使脱垂的眶内容物得到解脱，注意保护眶下神经及上颌窦黏膜，避免与上颌窦相通，再用钳夹住下直肌，向前牵引，观察眼球向上转动情况，以便了解粘连是否完全得以游离。根据眶底缺损范围和眼球内陷程度，植入适当大小的髂骨片或植骨代用品，植入物置于眶骨膜与眶底之间，并与眶缘固定。如颧骨骨折并发眶外侧壁爆裂骨折，眶内组织向颞凹疝出而引起眼球内陷的，可通过冠状切口矫正修复。

(3）张口受限的外形治疗：陈旧性颧骨骨折伴张口受限，经X线摄片证实为塌陷错位的骨片阻挡喙突所致者，在颧骨截骨复位后，即可恢复张口。若移位骨片与喙突间已形成纤维性或骨性粘连，就需截除喙突，以恢复下颌骨运动功能。

四 眶损伤

（一）概述

骨性眼窝为圆锥形。它的底或轴被定义为一个平面，起始于眶外侧缘，终止于泪骨前。它主要由七块骨头构成，分别是鼻骨、上颌骨、颧骨、额骨、腭骨、泪骨、筛骨和蝶骨。并且分为四个面，分别是眶顶、眶底、外侧壁和内侧壁。眶顶是由额骨和蝶骨构成，内侧壁是由筛骨、泪骨、腭骨和部分上颌骨构成，眶底是由上颌骨和颧骨及一小部分蝶骨构成，外侧壁是由额骨、颧骨和一小部分蝶骨构成，眶下缘主要是由上颌骨内侧和颧骨外侧构成。眶底呈一向后上延伸的倾斜面。眶底与眶外侧壁的后部被眶下裂分开。眶上裂位于眶顶和眶外侧壁之间，其方向是从眶尖斜向前上。

在眶内，眼球的周围包绕着眶脂肪。眼球只位于眶的前囊部，眶的后半部基本上是脂肪，期间还有肌肉、血管和神经（图40-57）。

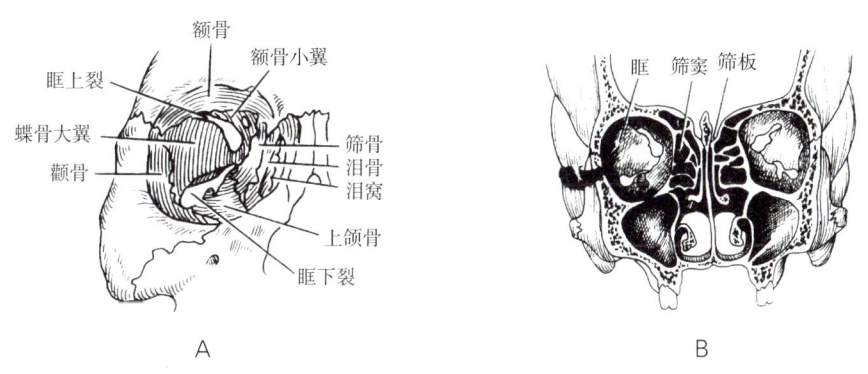

图40-57 眶的应用解剖
A. 眼眶外周的结构关系　B. 眼眶的冠状面观

单独发生的眼眶骨折主要是眶内骨折，不累及或稍累及眶缘，称为眶底或眶壁爆裂性骨折（blowout fracture，图40-58）。另外，也可与其他面骨同时发生，如并发颧颌骨折、鼻眶骨折、Le Fort Ⅱ型和Le Fort Ⅲ型骨折，后两者的骨折线都经过眶底。眶下缘骨折并向后移位，即同时有眶底骨折。颧骨骨折向下移位，即伴有颧额缝的分离和眶底下降，眼眶损伤并发复视者，常同时伴有面中部骨折。

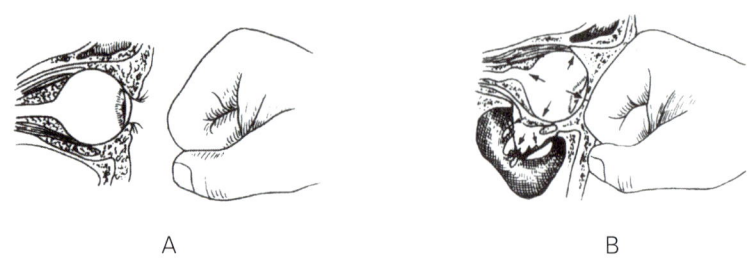

图 40-58 眶底爆裂性骨折的机制

（二）眶底骨折的分类

Converse 将眶底骨折分为爆裂性骨折和非爆裂性骨折两大类。爆裂性骨折又分为单纯性爆裂骨折和非单纯性爆裂性骨折两种。前者是骨折线通过眶底或内侧壁薄弱区，眶缘完整；而后者可伴有邻近面骨骨折。非爆裂性眶底骨折可分为：①线形骨折；②粉碎性骨折，伴有眶内容物进入上颌窦，并合并面中部骨折；③颧骨骨折，颧额分离及颧骨部向下移位，致使Lockwood韧带外侧附着点向下移位。

Rankow 将眶底骨折分为单发与多发两类。但不论单发还是多发，均要符合以下表现：①眶周脂肪嵌入骨折区；②眼肌，特别是下直肌受累，造成复视；③瞳孔平面不一致。根据骨折的区域，眶骨折又可以分为眶顶骨折、内侧壁骨折、外侧壁骨折和眶底骨折，而且这些骨折可以同时出现。

（三）眶损伤的临床表现

1. 眶周瘀血、肿胀　眶周的水肿和瘀斑形成是典型的临床症状，有时候也伴有皮下气肿和皮肤的撕裂。

眶内出血多时可使眼球突出。眶下缘处常可触及台阶，有压痛。

2. 眼球内陷　是眶壁骨折的重要体征。其产生的原因是由于眶内组织下垂，疝入上颌窦或嵌顿于骨折部位，或因眶底或眶壁骨折移位，致眶腔扩大，眼球后移所致；后期，眼球内陷的原因可能是眶内脂肪的坏死、吸收、萎缩或肌肉组织纤维化、瘢痕形成（图40-59）。

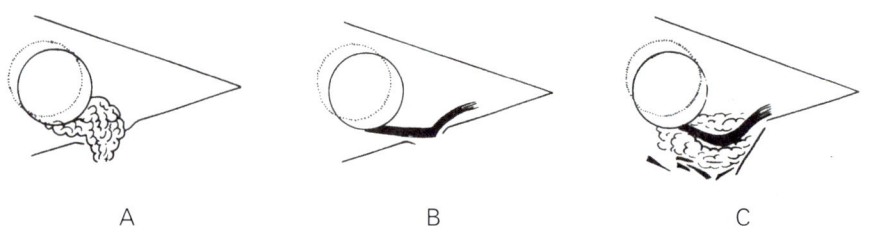

图 40-59 眼球内陷的原因
A. 脂肪进入上颌窦　B. 嵌顿的肌肉牵拉眼球向后移动　C. 骨折片移位，使眶腔扩大

3. 复视　眶下裂前部的骨质因眶下管的存在而成为易发生骨折的薄弱部位，骨折后，眶内的软组织，包括下直肌、下斜肌、眶壁骨膜及其周围的脂肪和结缔组织向下脱出，可能被夹持于骨折片之间，引起眼球垂直方向运动障碍而产生复视。下直肌和下斜肌都是由动眼神经的分支所支配的，如果此神经支受伤，也可引起复视。球外肌肉的直接损伤，动眼神经、滑车神经或眶下神经的损伤，以及眶的复杂骨折或眼球内陷使球外肌肉失去平衡等原因都可能引起复视。

在典型的爆裂性骨折病例中，患者向前看时即出现复视，向上看时复视逐步加重。在伤后早期，由于眼睑水肿和敷料包扎，复视症状可能被忽略。受伤的最初几小时内，可发现眼球向后向下移位。几小时后由于水肿和出血，这种移位的现象被掩盖。水肿和出血也可导致复视，但随着肿胀消退，复视也可消失。

在评价复视时，需要鉴别是横向复视还是竖向复视。横向复视可因外直肌损伤而引起，是暂时性的。竖向复视可由眼球下方出血所致，也是暂时性的。但如果复视原因是眼球下陷或下直肌、下斜肌和眶内脂肪经眶底缺损处疝出，复视就可能是持久性的。

4. 眶下区麻木　眶底骨折的骨折片常伤及或压迫眶下神经，引起该神经支配区麻木：眶下、鼻侧和上唇，有时还波及上牙槽前神经而致上前牙麻木。

（四）辅助检查及诊断

诊断应依据受伤史、伤后症状和体征、局部检查和CT检查。

1. 病史　眶部受到撞击的外伤史，如被比眼眶大的球类或拳头击伤、车祸时头部受撞击而发生鼻眶骨折等。

2. 主要症状和体征　眶周肿胀、瘀斑，眶下区感觉异常，复视，眼球内陷，眼球不能向上活动等。

3. 下直肌牵拉试验　用地卡因麻醉结膜后，用眼科镊通过结膜夹住下直肌腱，做牵拉试验，如眼球上转受限，则为阳性，表明下直肌或下斜肌嵌顿于眶底骨折处（图40-60）。

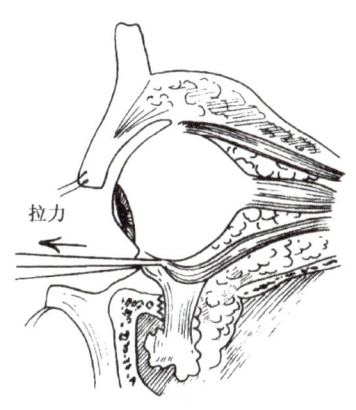

图40-60　下直肌牵拉试验

4. CT检查　单纯的X线检查很容易引起眶骨折的漏诊。现在，CT三维重建技术的普及使得这个疾病的诊断变得更精确和容易。冠状位的重建可以很好地观察到整个眶底的情况，以及眼球和眼外肌的关系。

（五）眶损伤的治疗原则及方法

1. 眶底骨折

（1）手术治疗的目的：①松解嵌顿于骨折处的眼球外肌肉组织，恢复眼球活动，使复视消失；②将疝入上颌窦内的眶内组织送回眶腔；③恢复眶的容积，使眼球内陷及眼球外肌肉组织的功能失调尽可能得到恢复；④缩小眶腔，矫正眼球凹陷。

（2）手术适应证：是否进行手术，要依据患者有无复视、眼球内陷及X线检查骨折的情况而定。眶底骨折、缺损、软组织进入上颌窦、眼球内陷、因眼球下垂（下直肌嵌顿等）所致的复视及由骨折引起的眶腔容积增大等都是手术适应证。

（3）手术时机：伤后不需立即手术。早期的复视可因软组织肿胀而引起，眼球内陷不易判断。如一时不能确定，可继续观察，7～10天后水肿消退，再仔细检查。一经确诊，即应进行手术治疗，最晚不得超过伤后12天；如伤后2～3周后才做手术，眼球内陷等问题就不易解决；有报道指出，伤后3周后手术者，复视的处理比早期处理困难。

如全身情况不允许，或眼球本身已遭受损伤，均应推迟手术。

（4）手术途径：一般可通过下睑缘下切口完成手术探查和治疗。但如需从上颌窦取出碎骨片或合并上颌骨粉碎性骨折时，就需增加口腔前庭切口。

（5）眶底探查与显露：取下睑缘切口，即在下睑睫毛下2～5mm处做一横切口，切开皮肤和眼轮匝肌，但勿切穿眶隔。沿眶隔的表面向下分离，直达眶下缘。在眶缘的正下方横行切开骨膜，沿骨面剥起眶底的骨膜，直达眶底的骨折处。如眶内软组织已疝入上颌窦，应用钝器仔细将其游离复位。如软组织被夹持较紧，不易游离时，可用蚊式止血钳夹持骨的边缘，将其折断，从而使软组织游离（图40-61）。

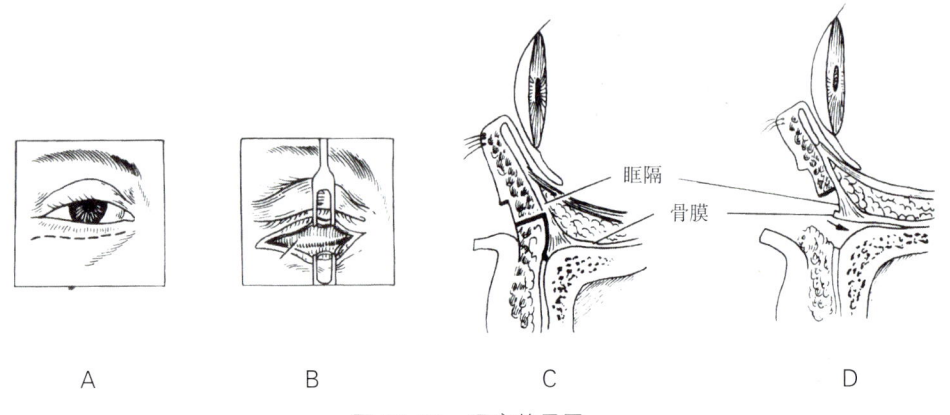

图 40-61 眶底的显露
A. 眼睑切口 B. 显露眶隔 C. 矢状位，显示切口经过的组织层次 D. 从眶底剥起骨膜

（6）眶底的处理：剥离至骨折处，须注意保护眶下神经，将嵌顿的软组织轻巧分离，不可使之断离并遗留在上颌窦内。特别要将下直肌和眶内容物从爆裂处解脱出来，分离要足够，并确定缺损处的后缘。采用下直肌牵拉试验观察眼球运动是否受限，要试验眼球向各方向的运动。有时骨折的部位靠近后方，如未探查、分离到足够的深度，手术效果就会受影响。

如同侧上颌窦及其骨壁有损伤，就做上颌窦根治术，清除上颌窦血块及游离碎骨片，用上颌窦填塞法托起眶底和眶内容物（图39-62）。

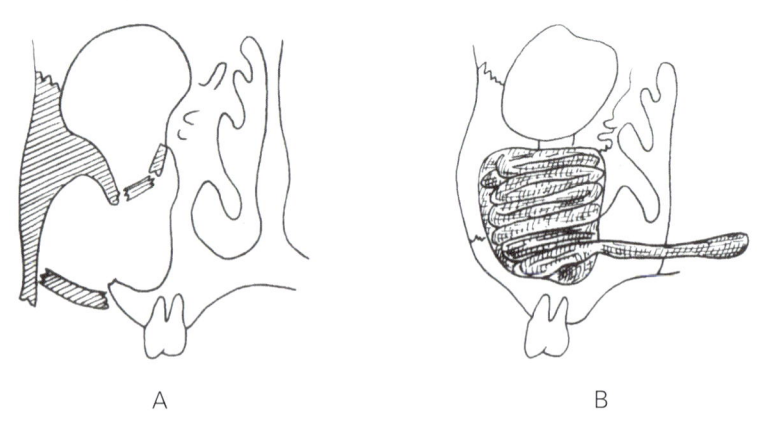

图 40-62 上颌窦填塞法托起眶底
A. 眶底骨折，眶内容物疝入上颌窦 B. 上颌窦腔填塞

如伴有眶下缘骨折，应予复位，钻孔后做骨间结扎固定，就可防止下睑发生纵向缩短。

眶底缺损应予重建，置入植入物覆盖缺损区。植入物可用肋骨、颅骨外板薄骨片、自体髂骨外板、上颌窦前壁移位骨片、软骨片或植骨代用品，也可用硅胶片、聚四氟乙烯片或肽网等。植入不可太靠前缘，以防其滑脱，过于靠后又可能影响眼球活动。

2. 眶鼻骨折　眶鼻骨折是指鼻根部和眶内侧壁的骨折。治疗方法及原则详见本章本节"鼻眶筛骨折"。

3. 眶上及顶部骨折和眶外侧壁骨折

（1）眶顶骨折：眶顶骨折常伴有眶上缘骨折和额骨骨折，也常伴发眶鼻骨折。骨折如经过眶顶后部，就可能引起严重并发症，如视神经、动眼神经、滑车神经和外展神经损伤等。

治疗方法：对于眶顶的骨折，头皮的冠状切口入路是比较理想的，它可以较好地进行骨折区域的显露。不过，因为这个切口需隐藏在头发里面，并不适合脱发的患者。

（2）眶上和眉间骨折：眶上嵴骨折早期表现为该处凹陷，之后的水肿和出血会掩盖外形的改变。如凹陷部位包括上斜肌，就可出现暂时性复视。如骨折片进入眶内，就可影响上睑提肌的运动，它所引起的上睑下垂在早期常被肿胀和瘀血所掩盖。

治疗方法：主要是手术显露额骨，将骨折片撬起。大骨折片复位后，常不需固定，即可保持于原位。如为粉碎性骨折，就做骨间结扎固定或微型钢板固定。

额窦前壁凹陷骨折，也可将其撬起复位。方法之一是从鼻侧向外做切口，或做冠状切口经眶上弓向下，显露眶内侧壁，分开和抬起泪囊；在泪沟的后方打开纸板，进入筛窦。从筛窦内向上分离，至额窦的内侧面。除去额窦低的一部分，即进入额窦，用钝头器械将额窦的前壁抬起。如额窦前壁只有一个大骨折片，复位后常可维持不动；如为粉碎性小骨片，就常需用颅骨外板、肋骨骨片或髂骨片植于额窦表面，以恢复外形。

（3）眶外侧壁骨折：眶外侧壁的前部由额颧眶缘构成，比较坚固，遭受外力时首当其冲；其后部由蝶骨大翼眶突构成，较薄。眶外侧壁严重创伤时多伴有颧骨骨折、颧额缝脱离和眶底外侧部向下移位，外眦随同下移，下睑外翻。

眶外侧壁后部发生爆裂骨折时，眶内容物可被挤至颞凹处，如不予解脱、复位，日后可出现持久性眼球内陷。

治疗方法：手术显露骨折部位，使之复位，并进行骨间固定；必要时，眶外侧壁和眶底可植骨修复。

五　鼻骨骨折

（一）概述

鼻骨为一梯形骨片，上端窄厚，下端宽薄，左右各一，在中线处形成鼻骨间缝。其上与额骨鼻突相连，下端与鼻背侧鼻软骨相连接，外侧与上颌骨额突以鼻额缝相连接，后面借助骨嵴与筛骨垂直板相连接。鼻骨高突于面中上部位，较菲薄，抗击打能力较差，易遭受损伤而发生骨折，伴有不同程度的外鼻软组织损伤或鼻腔黏膜损伤。严重者甚至伴有鼻中隔血肿、鼻中隔骨折和鼻额筛眶复合体骨折。

（二）鼻骨骨折的分类

根据鼻骨骨折的程度、对鼻梁外形的影响、累及鼻骨外结构的范围，可将鼻骨骨折分为四型：

1. Ⅰ型　单纯鼻骨骨折，影像学检查可见有一条或一条以上的骨折线，但无明显移位，鼻梁外形正常。

2. Ⅱ型　在Ⅰ型的基础上出现骨折线对位不良，鼻梁外观变形。

3. Ⅲ型 在Ⅰ型或Ⅱ型的基础上伴鼻中隔软骨骨折、脱位、血肿或鼻黏膜严重撕裂损伤。

4. Ⅳ型 在Ⅰ型、Ⅱ型或Ⅲ型的基础上伴有鼻骨周围骨折，如上颌骨额突、额骨鼻突或鼻窦骨折等。

（三）鼻骨骨折的临床表现

鼻骨骨折的类型及程度取决于暴力的性质、方向和强度。暴力类型可有拳击伤、器械砸伤、运动时的碰撞伤或交通事故伤等。骨折可为闭合性或开放性，可伴有周围组织器官的损伤，严重者有颅底骨折等。鼻骨骨折可为纵向骨折或横向骨折、线性骨折或粉碎性骨折、错位性骨折或无错位性骨折、单侧鼻骨或双侧鼻骨受累，前者多见于儿童，后者常见于成人。

1. 移位和畸形 如打击力来自侧方，则可发生一侧鼻骨骨折并向鼻腔内移位，造成外鼻侧弯畸形；如打击力量较大，则可使双侧鼻骨连同鼻中隔同时骨折，使整个鼻骨向对侧移位，鼻弯曲畸形更加明显；如外力直接击打鼻根部，则可发生横断骨折，使鼻骨与额骨分离，骨折片向鼻腔内移位，同时可发生鼻中隔和筛骨损伤；如鼻骨受到正前方的暴力击打时，则可发生粉碎性骨折及塌陷移位，出现鞍鼻畸形。

2. 鼻衄 鼻腔黏膜与骨膜紧密相连，鼻骨骨折常伴有鼻腔黏膜撕裂而发生出血。

3. 鼻呼吸障碍 鼻骨骨折后可因骨折片移位、鼻腔黏膜水肿、鼻中隔血肿及血凝块存积等原因，使鼻腔阻塞而出现鼻呼吸障碍。

4. 眼睑瘀斑 骨折引起的组织内出血，渗出至双侧眼睑及结膜下，而出现瘀斑。

5. 脑脊液鼻漏 当鼻骨骨折伴有筛骨筛状板损伤、颅前凹骨折或硬脑膜撕裂时，可发生脑脊液鼻漏。初期为混有血液的淡红血水样液，以后则血液减少或只有清亮的脑脊液流出。

6. 皮下气肿 鼻骨粉碎性骨折时，空气可自破损的鼻黏膜、泪器进入鼻、眼睑和面颊部皮下，发生皮下气肿，尤其是挖鼻时，皮下气肿加剧，可扪及捻发音。

7. 嗅觉障碍 如鼻额部损伤累及嗅神经，可有嗅觉障碍。

（四）辅助检查及诊断

根据鼻面部外伤史，以及鼻部的视诊、触诊和鼻腔的检查，结合鼻骨X线侧位摄片，诊断并不困难。X线侧位片容易出现对骨折的误诊，如果一侧鼻骨骨折且无明显错位，那么冠状位、矢状位和水平的CT扫描或CT三维重建可以明确判断有无骨折。CT多方位和多角度重建图像，易于显示鼻骨和上颌骨额突等骨折部位及其脱位情况，特别是CT三维成像，可进行任意方向的旋转观察，有丰富的立体感，能对手术方案的制订提供很大的帮助（图40-63）。诊断时应注意是否伴有筛骨、眶骨，甚至颅底骨骨折。

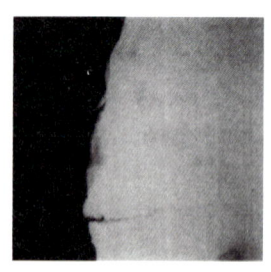
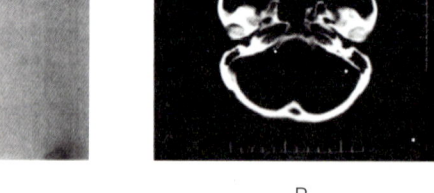
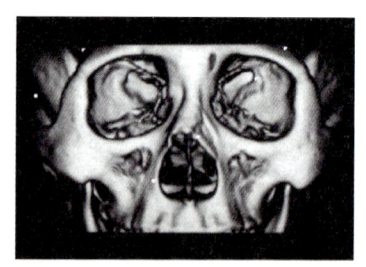

图40-63 影像学检查
A. X线平片未显示明显骨折　B. CT扫描显示鼻骨骨折　C. CT三维重建检查

(五) 鼻骨骨折的治疗原则及方法

鼻骨骨折复位的目的是：恢复外鼻的外形和鼻腔的通气功能。鼻骨骨折应尽早进行移位骨折片的复位。由于鼻部血液循环丰富，骨片较薄，骨折后如未能早期复位，易发生错位愈合，使复位发生困难。如遇到合并有严重头部外伤或全身其他重要脏器病变者，则鼻骨骨折复位可安排在生命体征稳定后进行。

1. 一般治疗　一般治疗包括止血、清创缝合及抗感染治疗。在行前鼻腔填塞时应排除脑脊液鼻漏。

2. 骨折复位术　临床处理可按分型来决定：Ⅰ型者。无移位时，因外鼻形态和鼻腔功能无影响，可不复位。Ⅱ型者。鼻骨骨折需复位。复位的最好时机是在伤后2～3小时，因此时局部软组织尚无明显肿胀。如局部肿胀严重，出血不止，则安排在肿胀消退后进行，大约在一周后。时间较长的骨折因骨痂形成，复位较为困难。Ⅲ型者。按Ⅱ型原则处理，同时整复鼻中隔及鼻腔内黏膜。Ⅳ型者。鼻骨骨折复位不是临床首先考虑的重点，值得重视的是鼻骨邻近重要器官的创伤及严重的并发症。应在病情允许时才考虑骨折复位。

鼻骨骨折复位术有闭合式复位术和开放式复位术两种。临床上闭合式复位术已能适用于绝大多数的患者；开放式复位术主要针对复杂性骨折者或须行钛板钛钉固定者。

（1）闭合式复位术
1）平卧位，成人用局麻，儿童可用全麻。
2）用1%地卡因麻黄碱棉片收敛鼻腔，做黏膜表面麻醉。
3）将鼻骨复位钳伸入凹陷侧鼻腔，复位钳顶端抵住骨折凹陷处鼻骨，并注意其顶端不得超过内眦连线的高度，以免损伤筛板（图40-64）。

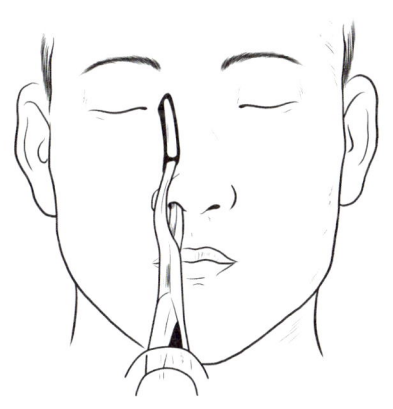

图 40-64　鼻骨复位钳将鼻骨骨折复位

4）用力抬起凹陷处骨片，能感觉出鼻骨复位时的咔嚓声。
5）若对侧鼻骨无异常，则不予处理。若对侧鼻骨凸起，则用手下压凸起处，手法复位鼻骨。
6）若对侧鼻骨亦呈凹陷，则将鼻骨复位钳伸入对侧鼻腔，抬起鼻骨，而后将鼻骨复位钳两叶片分别伸入两侧鼻腔，抬起鼻骨的同时用手法调整鼻骨复位后的形态，使鼻中隔恢复正常位置。
7）若鼻骨骨折合并鼻中隔骨折、脱位或偏曲，可将鼻骨复位钳两叶片分别伸入两侧鼻腔，置于鼻中隔偏曲处的下方，夹住鼻中隔向前上抬起，使鼻中隔恢复正常位置（图40-65）。

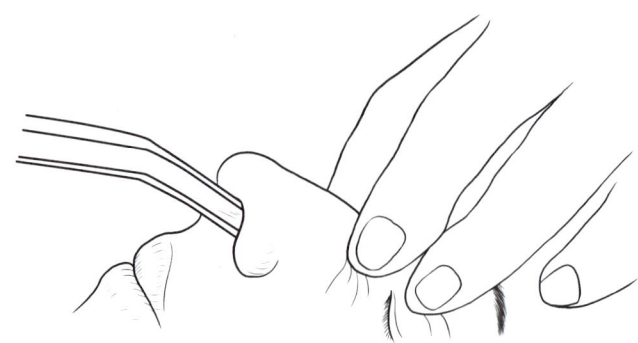

图 40-65　鼻中隔复位方法

8）复位后双侧鼻腔给予填塞。视鼻腔出血情况选择填塞材料，出血少者可用膨胀海绵填塞，黏膜破裂出血多者，应在吸收性明胶海绵或止血纱布保护下予以凡士林碘仿纱条填塞，填塞时间为2~3天。

9）复位后外鼻可用铝夹板、塑料夹板、牙科打样膏等做托板，给予固定保护1周。

（2）开放式复位术

1）在局麻或全麻下止血，清创，清除污染、失活的碎骨和软骨。

2）可利用原外伤创口，或沿鼻部皮纹延伸，或在骨折处行鼻侧切口，暴露骨折处，抬起或挑起凹陷骨片。若鼻骨与颌骨额突断裂或鼻骨与额骨鼻突断裂，则可用钛板、钛钉固定。

3）行鼻腔填塞，外鼻保护固定。

开放式复位术主要针对复杂性骨折者，如Ⅳ型等，但应密切注意该型患者同时伴有的眶异常、眼球运动障碍和颅底骨折等情况。对皮肤无裂口的粉碎性鼻骨骨折，可在外鼻肿胀消退后再行复位，此时碎骨片之间有纤维组织连接，复位后不致重新塌陷，由此避免了开放式复位术导致的外鼻切口瘢痕。

六　鼻眶筛骨折

（一）概述

鼻眶筛骨折是发生于眶间区（naso-orbital-ethmoid，NOE）的骨折，范围包括鼻骨、额骨、上颌骨额突、泪骨、筛骨，位于颅、眶及鼻三者交叉区域。单纯的NOE骨折较为少见，多合并颅颌面其他部位的骨折，该区骨折因为涉及视神经、泪器、内眦韧带等众多重要解剖结构，所以是颌面部最难处理的骨折之一，应积极早期复位，一旦错位愈合，将严重影响面部外形与功能。

（二）鼻眶筛骨折的临床表现

鼻眶筛骨折的急性期表现为鼻腔出血、眶周瘀斑，以及眶周和结膜下出血。肿胀消退后，会出现鼻梁塌陷、眼间距增宽、内眦角圆钝等颌面部畸形。当合并有颅底骨折时，可以发生脑脊液漏、颅内积气。部分患者出现不同程度的嗅觉减退、眼球内陷、眼球运动障碍及复视。

（三）鼻眶筛骨折的辅助检查及诊断

1. 眼睑牵拉试验　用于检查内眦韧带是否松脱。方法是一手侧向牵拉上下睑，一手手指置于内眦处，如触不到弓弦样绷紧的内眦韧带，则提示内眦韧带可能松脱。

2. 双合诊检查　检查NOE骨折中心骨段的情况。用一只手将止血钳经鼻孔插入，将其尖端置于眶内缘内眦韧带附着处骨块下方，另一只手手指置于外侧相应部位，双手配合，检查该骨块是否松动。

3. 相关科室的会诊　眼科检查包括视力、双侧瞳孔的反应和对称性、复视等，观察是否有眼球内陷畸形。因为该区与颅前凹相邻，所以术前还应进行神经外科检查。应注意是否合并颅前凹骨折，是否有脑脊液漏、嗅觉损伤等。

4. 影像学诊断　冠状位、轴位CT结合CT三维重建可明确诊断NOE骨折。轴位CT可显示外鼻支架各骨缝有无分离，以及额窦前后壁、眶内缘、眶内侧壁、鼻中隔、泪囊窝、鼻泪管的骨折及移位，评价眼眶体积的改变及眼球前后向移位的情况。

冠状位CT可显示眼眶各壁、额窦下壁及后壁、颅底骨折及鼻额缝分离的情况、眼眶体积变化和眼球垂直向移位的情况。CT三维重建能直观显示粉碎性、移位明显的NOE骨折的整体情况。

（四）鼻眶筛骨折的分类

Johns Hopkins医院的Markowitz等将鼻眶筛骨折分为三类：

Ⅰ类：中央骨段完整或移位很小，内眦韧带未发生剥离。
Ⅱ类：中央骨段粉碎且有移位，内眦韧带随骨片发生移位。
Ⅲ类：中央骨段粉碎骨折，内眦韧带附着剥离。

（五）鼻眶筛骨折的治疗原则及方法

鼻眶筛骨折多并发颅脑损伤，首先应正确评估和及时处理危及生命的颅脑损伤。当伤情控制后，应尽早行颌面外科手术。早期手术以恢复鼻骨、眶骨的连续性和外形，重新附着内眦韧带来使内眦距对称，以及重建筛区骨折以恢复眶内容积为重点。

常用的手术入路：①冠状切口，能显露眶上缘、眶外侧壁、鼻根、颧额缝和颧弓，不需附加切口即可从颅顶取得所需移植骨块；②下睑切口，可显露眶底、眶下缘和颧颌缝；③口内前庭切口，根据需要决定切口长短，能显示上颌骨前外侧壁、颧骨体，向上与下睑切口相通，向外与冠状切口潜行相通；④鼻根正中切口，内眦韧带附着骨片能得到解剖复位和固定；⑤鼻根外侧切口，能显露鼻额缝和内眦、鼻泪管等。

1. 中央骨块的复位与固定　分离颧骨鼻突和上颌骨额突来找到中央骨块，确认内眦韧带附着点。Ⅰ型骨折的眶缘完整，内眦韧带附着未剥脱，骨段解剖复位后，用接骨板坚固内固定。Ⅱ型骨折的中央骨段虽然游离，但内眦韧带附着未剥脱，识别骨段移位并予以复位固定，再用细钢丝在中央骨段钻孔，穿鼻结扎，以保持中央骨段的位置和内眦间正常距离。Ⅲ型骨折的中央骨段碎裂严重，内眦韧带剥脱，并常伴有眶壁、眶缘和梨状孔边缘骨折，手术应首先恢复被破坏的骨结构，通过复位骨折片、修补骨缺损和坚固内固定来完成眶壁和中央骨段的重建，然后将内眦韧带悬吊于眶内壁植骨片上。

2. 内眦韧带悬吊　经鼻内眦韧带悬吊时，首先要识别并贯穿缝合内眦韧带，再于泪窝上方钻孔，经鼻横穿钢丝，悬吊于对侧额骨鼻突上。只有双侧韧带均悬吊才能保证韧带的功能性附着。泪窝后上方是内眦韧带分支的合力指向，钢丝只有经此方向悬吊才能保证韧带的功能性附着。泪窝区是眶内壁的一部分，骨折时常粉碎，经鼻悬吊之前必须重建。一般用骨片移植、小骨板固定，钢丝穿过植骨片，悬吊于对侧。

3. 外鼻骨性支架重建　大约3/4的NOE骨折需要植骨重建鼻骨性支架。骨折中鼻骨常常粉碎严重，重建复位困难，术后软组织会收缩、变形。Ⅰ期植骨重建可以有效地减少软组织瘢痕化所继发的畸形。NOE骨折常伴有鼻中隔骨折，鼻中隔复位的目的是恢复中线间隔，既保证鼻腔畅通，又有助于外鼻成形。

4. 额窦骨折的处理　无移位的额窦前壁骨折可保守治疗。前壁骨折移位明显，影响外形者，可由头皮冠状切口入路复位固定骨折。如存在骨缺损，需行骨移植或用钛网等材料修补。无移位的额窦后壁骨折无须特殊处理。如果后壁骨折造成硬脑膜撕裂、脑脊液漏，应及时做手术修补硬脑膜，并去除骨折后壁及窦腔黏膜，使额窦颅腔化。骨折可造成额窦引流系统堵塞而使额窦分泌物引流不畅，导致额窦感染，甚至出现黏液囊肿。这种情况应行额窦引流系统封闭和额窦填塞。单纯的额窦底骨折可保守治疗，在复位NOE骨折时，应保持其通畅。如果严格按照现代骨折处理的原则行NOE及额骨骨折复位固定，额窦引流系统阻塞的发生概率就相对很低。如果骨折术后出现额窦引流系统阻塞症状，还可用内镜进行再通手术。

第七节　小儿面部创伤

一　概述

儿童和青少年（0～21岁）常见面部创伤的发生率高于成人，尽管儿童在日常生活中受保护较多，使得其面部骨折的发生率较低，但随着体育活动等体力活动的增多，发生面部骨折的概率也在增高。此外，低面颅比和相对有弹性的儿童面部骨骼，使之免受明显骨折。儿童面部创伤的病因包括车祸（50%）、坠落（23%）、运动（15%）等。

一些研究表明，在儿童骨折中以下颌骨骨折最为常见。儿童面部骨骼矿化程度低于成人，并且其结构中包含了正在发育生长的牙胚及窦腔，因此可以吸收显著的能量而不发生骨折。当骨折确实发生时，也通常是轻度错位的青枝骨折而非成人的蛋壳型骨折。

由于儿童在发育过程中的特殊性，儿童面部创伤也有些特殊情况，例如生长性颅骨骨折、天窗骨折、可吸收固定等，这使得儿童面部创伤的治疗富有挑战性。儿童面部创伤的长期结果仍然难以琢磨，目前的资料显示儿童面部骨折后的面骨生长方式不可预测，这也促使那些选择从事儿童颅面骨折治疗的医师需要确保充分的长期随访，来评价这些年幼患者的生长与发展。

二　小儿面部创伤的体格检查

全面的体格检查对于小儿面部创伤的诊断及后续治疗都至关重要。由于小儿受伤时常哭闹而不配合检查，在检查前适当的镇静很有必要，但镇静的处置必须在完善对全身基本情况的确认之后再进行，以免掩盖病情，造成漏诊。

全身基本体格检查：由于颌面部损伤常合并其他部位的创伤，颌面局部的专科查体必须放在全身基本体格检查之后进行，后者包括心率、脉搏、呼吸、血压的基础生命体征的监测，以及胸腹、四肢、神经系统的查体等，以排除危及生命的重大损伤。患儿初步稳定后，可对面部区域进行系统集中的检查。避免仅关注最明显的损伤而忽视全面有序的检查，如果有任何恶化，需规律性地间断记录变化趋势并随时请神经外科会诊。

1. 颅骨检查　自颅骨开始详尽检查颅脑全部的骨性和软组织损伤。需去除所有的包扎以全面观察，冲洗裂开的创面并检查下方颅骨骨折。在普通额部裂伤下方的额骨骨折常常被漏诊。眉部的检查包括触诊骨性台阶和感觉迟钝。此外，记录任何眉与眼睑的下垂等体征对于指导今后的治疗有重大意义。另外需注意的是，儿童在额窦气化前，其额骨与眶上缘的骨折被认为是前颅底骨折。

2. 眼和眶　检查眼眶应从视力检查开始。有报道称眼眶骨折的儿童失明概率达3%，因此任何遭受眶周创伤的患儿都常规需要眼科会诊。

由于眼结膜连接眶骨的骨膜或眶周，结膜下血肿的出现提示眼眶骨折的可能性大。需仔细检查眼外肌运动范围，是否出现复视等。如果患儿不清醒，需进行外力牵拉试验。眶上裂综合征表现为眼内外肌麻痹、突眼、第六对颅神经麻痹，而眶顶综合征（眶上裂加失明）可发生于任何眼眶骨折，需紧急处理。

可能存在鼻眶筛骨折的患儿，可通过弓弦试验（即在向外侧牵拉下睑的同时触摸眶内侧内眦韧带的附着）来检查内眦韧带的稳定性。

3. 鼻部　鼻部的检查从外鼻开始。需记录任何鼻部的偏斜与压缩。鼻腔分泌物需排除脑脊液漏。如果有，应立刻请神经外科会诊。借助金属反射镜辅助的鼻内检查对排除鼻中隔血肿是很重要的，这通常需要早期的引流。

4. 面中部检查　面中部骨折的体征包括面中部异常活动、可触及的骨台阶、咬合错位，而这在混合牙列的儿童身上通常难以引出。

面中部稳定性的检查从眼眶下缘开始，需注意任何的感觉迟钝和骨性台阶。触诊整个颧骨和大体的颊部。外眦异位与颊部低平提示，可能存在颧上颌骨复合体骨折。当头部固定时，面中部的稳定性可通过手法牵引上颌骨来评估。如果面中部明显不稳定，就应避免这项措施，以防加重面中部结构的损伤。同时应记录主动和被动的咬合关系。

5. 耳部　耳部是面部损伤中常常被忽略的一个部位。仔细检查，并记录任何乳突区的血肿（Battle's 征）或血鼓室，这是颅底骨折的征象。

6. 下颌骨　下颌骨的全面检查触诊一般是从一侧髁突到另一侧。由于骨折常导致三叉神经分支感觉迟钝，因而颏神经的功能需要完整记录。

咬合功能需要再次被评估，因为主动的咬合错位是下颌骨骨折高敏感性（但有时非特异性）的指征。任何反𬌗、开𬌗或错𬌗都需提高对下颌骨骨折的怀疑度。

颞下颌关节的功能评价需通过计算张开度、下巴的侧向度、突出度来得出。

7. 软组织　软组织的评估也是患儿颅颌面检查同样重要的部分。所有的撕裂伤在全面评估和治疗前需要全面清洗消毒。如果患儿无法配合，就在镇静状态下检查。在镇静前，面神经与三叉神经所有分支的功能应尽可能仔细记录。通常，面神经最重要的治疗前检查时机是在接诊时，患儿疼痛或哭闹时。任何的面神经损伤都需尽快修复，以保证潜在功能的恢复。

三　小儿面部创伤的辅助检查及诊断

在近20年中，有关放射影像学的研究已经取得长足的进步。CT扫描已成为儿童颅面创伤紧急诊疗的常规。除了愿意配合的较大儿童使用曲面断层片以外，平片的使用已大大受限，这是由于面部骨骼的低矿化及松质骨与皮质骨的比例的增高，以及大多数骨折是青枝型所决定的。

面部骨骼的标准CT扫描，包括从头顶到颏部的冠状位、轴位、矢状位的三维窗位检查。此外，面部损伤的儿童有较高的头部外伤发生率，因此也有采用CT扫描的必要性。有条件的单位应做CT三维重建检查，对于骨折状况的诊断可以一目了然。

四　小儿面部创伤治疗原则及方法

当治疗面部创伤的儿童时，必须严格遵守高级创伤生命支持原则。与成人相比，儿童的气道危险性会大许多，在任何时候都应确保安全。不管创伤表现如何严重，在治疗面部创伤前，都必须确保呼吸与循环的稳定。应集中判断儿童整体情况良好，避免因仅关注整形专科情况而造成漏诊。

当儿童的骨折轻微或没有移位时，可以保守治疗、充分随访以确认完全愈合。但当骨折线明显移位时，就需要采取外科方法处理。另外，因为金属硬件可迁移至颅内，所以只有可吸收材料（系统）可被用于幼儿和骨骼未成熟者。

（一）颅骨与额部骨折

伴有硬脑膜完整性破坏的小儿颅骨骨折具有显著的发展为"生长性颅骨骨折"的风险。软脑膜病的损害和随后的脑搏动可导致软脑膜囊肿或"疝"，紧接着造成随时间而"生长"的骨舒张。这些常发生于前颅底和眶上，导致随后的搏动性突眼、眼眶膨胀。

治疗生长性骨折，必须切除软脑膜囊肿，通过硬脑膜重建修补"疝"通过骨移植恢复颅面外形。这包括：保护神经鞘、断绝脑脊液漏和重建硬脑膜、避免创伤后感染后遗症（鞘膜积脓、黏液囊肿）、恢复颅面轮廓等。这些复杂的问题通常需要整形外科和神经外科联合处理。

（二）眼眶骨折

根据笔者的经验，若不出现急性眼球内陷和视力急剧下降，不管眶底和眶内侧壁骨折如何明显，大多数眼眶骨折的患儿可密切随访与保守治疗。另有学者认为达1cm^{2}及以上移位的骨折需外科修复以避免眼球内陷，这尚存争议。

当眼眶骨折的患儿伴有急性眼球内陷和视力急剧下降，或有其他相关移位面部骨折时，应采取切开复位内固定。儿童眼眶有多种入路，包括经结膜入路、睫毛下或睑中部入路、眶外侧壁入路等，有经验的临床医师可根据具体情况做出适当选择。无论何时，只要有可能，对正处于生长时期的颅面骨，采用自体材料进行眶部重建更为合适，可选择断层颅骨来移植，或髂嵴或肋骨来移植，可吸收板和网可用于固定眼眶骨折。

（三）鼻部骨折

对于鼻部骨折的复位包括闭合复位和开放复位。

在骨折复位前需注意的是鼻部血肿的形成。血肿可形成于侧鼻软骨和鼻骨之间，此时可通过软骨间或骨膜下切口引流。血肿若在鼻中隔两侧，就先在中隔下方分离，通过单侧切口引流。术后，应用鼻内夹板来压迫黏软骨膜至鼻中隔软骨消灭无效腔。若漏诊或未治疗，典型的血肿会导致鼻中隔变厚、穿孔，以及潜在的鞍鼻畸形。

鼻部骨折闭合复位通常只有在全麻下实施才能获得最佳效果。儿童和成人一样，采用标准技术，包括Ash钳重置鼻中隔、Goldman剥离子复位鼻骨、鼻内充填和夹板固定、鼻外夹板等。通常术后鼻内填塞1周，鼻外夹板在2周后去除。当鼻内存在充填物时，复位后第1周使用抗生素。

在幼儿骨骼发育成熟前，是否行鼻部骨折的开放复位固定与鼻中隔矫正手术，仍存有争议。

（四）上颌骨与面中骨折

由于面中部骨骼发育不成熟，主要的支撑系统未完全形成，在儿童骨折中，Le Fort骨折罕见，而斜形骨折常见。

Le Fort Ⅰ型骨折在儿童中代之以牙齿撕脱和齿槽骨折。

Le Fort Ⅱ型上颌骨骨折和鼻眶筛骨折在儿童多为单侧。

Le Fort Ⅲ型鼻眶筛骨折和颧骨复合体骨折代以多片斜行颅面骨折，而非在成人中的典型颅面分离。

对于年长儿童及青少年的移位和非稳定的面中部骨折和成人一样，其标准原则是：充分显露、精确复位、坚固内固定。需注意的是行颌间结扎时，圆锥形的初始牙根容易挤出，并且有损伤生长中的牙滤泡的危险。当幼儿没有牙齿或乳牙列，传统的弯曲杆颌间结扎是不可能的，也就是说，诸如梨状孔和环颌结扎等可以应用。对还在生长的骨骼的每个骨折，需告知家长，儿童的面中部骨折是可能对其远期生长造成干扰的。

（五）颧上颌骨骨折

如同在骨骼发育成熟的患者中施行一样，外科干预意味着骨折存在明显的错位或面部畸形。上颊沟和睫毛下入路或经结膜切口入路手术就足以暴露骨折。当眶底显露后，眶外侧壁或蝶骨大翼被认为是复位充分的首要标志。严格的三点解剖复位和坚固内固定，通常需要在颧额缝、眶下缘（伴或不伴有眶底）、颧上颌柱小心安置螺钉，以避免损伤生长中的上颌牙滤泡。面中部软组织的重新悬吊固定对减少睑外翻和颊部下垂是必要的。

（六）下颌骨骨折

儿童下颌骨骨折治疗的指导原则：恢复受伤前的咬合关系，以减少对下颌骨生长发育的干扰。如有可能，与患者的牙医或正畸科医师联系以获取受伤前的记录。对于复杂的儿童下颌骨骨折，获取牙模印、铸型、进行模型外科诊疗，最好能在手术前建立理想的咬合。

在进行标准的前唇颊沟切口时，注意保留附着于切口上缘的肌袖用于颏部肌肉再悬吊，这有助于避免"巫婆样"的颏畸形，同时，需注意分离出颏神经并在复位和固定时予以保护。

对于儿童下颌骨，向下放置的微板、单皮质螺钉及环齿钢丝张力带通常已足够。当安置螺钉时，要尽力避免损伤尚在发育的充填于下颌骨的牙滤泡。对于严重损伤的下颌骨难以复位和固定者，可采用弓形杆做短期的术后颌间结扎。对于采用弓形杆困难的患儿，可采取环下颌结扎和梨形悬吊结扎等创造性的方法。

术后采用颏套或颈围，可以使下颌得到休息，获得稳定。

（七）髁突骨折

儿童髁突与髁下骨折较成人多见。这是因为其髁突未完全骨化，且髁颈脆弱。

髁突被认为是儿童下颌骨的生发中心。在幼儿，髁突是血管性的骨海绵。因此，髁突损伤后会阻断其血管化和完整性而影响下颌骨生长，导致颞下颌关节强直。对幼儿的髁突头、颈部骨折通常采取保守治疗，并早期活动以避免颞下颌关节强直。囊内的髁突骨折有引起关节强直的风险，需要早期关节活动锻炼和理疗。

年长儿童单独的髁突颈部骨折和错颌通常采用闭合复位、安置弯曲杆、治疗性的对侧弹性理疗。这是因为儿童髁突下的骨折大多是青枝骨折而无须激进治疗。

第八节　颌面部火器伤

一　概述

在现代战争中，战伤种类较多，有火器伤、烧伤、化学毒剂伤、激光武器伤，甚至核武器损伤等，其中以火器伤最常见。

火器伤是指由火药作为动力发射或引爆的投射物（如弹丸、弹片等）所致的损伤。由于现代高速武器的应用，使火器伤的伤情更为严重和复杂。

二　颌面部火器伤的临床表现

（一）伤情较重

造成枪弹伤或爆炸伤的弹丸或弹片，尤其是高速投射物，有较大的冲击力量，其前冲力形成的原发伤道和侧冲力形成的瞬时空腔，使伤道及其周围组织产生严重损伤。再者，当高速投射物在击中颌面骨骼后即行爆炸，被炸碎的骨片或牙片又相当于继发弹片，进一步损伤周围组织，常造成严重的多发性软组织和骨组织的破坏和缺损。

（二）贯通伤较多

多数情况下，贯通伤的入口较小，出口较大。如颌骨火器性贯通伤时，入口处多为小的洞性骨折，而出口处常为粉碎性骨折，伴有骨折片移位和广泛的软组织破坏。如为只穿过软组织的贯通伤，出、入口的大小差别不明显。近距离火器伤时，则呈现入口大、出口小的表现。

（三）组织内多有异物存留

尤其在非贯通伤，如上颌骨火器伤时，子弹或弹片常因骨的阻挡，速度减慢，或改变方向，可滞留于上颌窦、颞下凹或颅底等部位。下颌骨火器伤时，金属异物可嵌入骨内、颌周及颈部软组织中。如为火药枪的霰弹伤，异物可广泛分散于颌面部组织中。火器伤组织内的异物除金属异物外，还可有碎石块、碎骨片、碎牙片及其他由外界带入的异物。

（四）创口内都有细菌污染

污染的细菌可由致伤物带入，尤其是在地面爆炸后的弹片，可将泥土内的细菌带进伤口；当伤道穿通口腔、鼻腔或上颌窦时，可由腔窦内的细菌污染伤口；如有碎牙片进入组织内，牙面上的细菌即被带入；瞬时空腔效应产生的负压，可将出、入口处的污物吸入伤道内。

（五）颌骨骨折的类型

与非火器性伤不同，上、下颌骨火器伤的伤情，取决于投射物的种类、距离、方向、速度以及致伤部位等因素，与非火器伤时的上、下颌骨骨折的类型不同：既不是上颌骨 Le Fort 分类法的三类横断骨折，又不是处于下颌骨骨折好发的部位。当高速投射物撞击到上、下颌骨骨质致密部位时，可造成粉碎性骨折，击碎的骨片或牙片可作为"二次弹片"造成新的损伤，并常存留于组织内。更因投射物侧冲力的震荡挤压作用，迫使原发伤道周围组织在数毫秒内向四周压缩与移位，所形成的"瞬时空腔"效应可加重邻近组织的损伤，并发邻近骨骼多处线状骨折，所产生的负压可将伤道两侧的污物，吸入伤道深面。

三　颌面火器伤的治疗原则及方法

（一）急救

标准的创伤处理 ABCDE 法同样适用于口腔颌面部火器伤的初期急救处理。A. 评价呼吸道（airway）和颈椎损伤状况；B. 评价呼吸状况（breathing）；C. 评价循环情况（circulation）和控制出血；D. 评价神经系统损伤后出现的功能障碍情况（disability）；E. 患者的全面检查（exposure）。切忌将全部注意力单一放置于颌面损伤，而延误了患者生命的抢救。

颌面部是呼吸道的开口部位，组织损伤后的出血、肿胀、组织移位、异物都可压迫和阻塞呼吸道，高能投射伤产生的瞬时空腔还可造成上呼吸道损伤，因此颌面部火器伤初期救治的首要问题是保持呼吸道通畅，可采用气管插管方式，紧急情况下须行气管切开。在护送伤员时，应密切注意保持呼吸道通畅。尤其是昏迷的伤员，要采用俯卧位或侧卧位。做了舌牵引的伤员，要将缝线妥善地固定在衣服上，防止松脱等。

颌面部火器伤的发生部位不同，伴发颅脑损伤的发生率就明显不同，上颌骨、颞区、下颌升支等靠近颅底的区域损伤时，颅脑损伤发生率在20%以上，而下颌体部、颏区伤时这一发生率仅为3%，因此当伤及颞、上颌、下颌升支区域时，应首先检查颅脑情况。在上述检查处置完成后，需对伤员行二次检查（second survey），包括全身的各系统和各部位，同时补液、抗休克、抗感染处理（包括破伤风毒素），然后才是颌面部损伤的确定性治疗。

（二）初期外科处理

在颌面部火器伤确定性治疗中，处置必须遵循创伤弹道学的基本原则。手枪等低速投射物损伤时，组织损伤范围小，伤道周围组织坏死一般仅发生于伤道周边，由于颌面部血供丰富，可保守治疗，在彻底清除坏死组织和异物的基础上，损伤的骨、神经均可初期修复，伤口初期一期缝合。来复枪（rifle）伤、高速弹片等高能投射伤和近距离霰弹枪伤口处置完全不同，这种损伤常伴有不同程度的组织缺损，甚至是大范围的毁损性缺损，组织损伤范围在受伤早期难以确定，初期清创时仅凭肉眼观察难以彻底清除伤区坏死组织，且伤区伴有严重的污染，常常发生感染、组织坏死，一次清创难以达到彻底清除伤区潜在坏死组织的目的，因而不适宜用于即刻修复组织缺损。适宜的方法是：在初期清创时，尽可能暴露全部伤道，去除肉眼可见的坏死组织和异物，组织清创范围可达0.8cm，暂时不严密缝合和修复，并可在术后用3%高渗盐水湿敷，减轻水肿，或用1∶5000呋喃西林溶液湿敷，以控制感染，待坏死组织分离脱落、肿胀消退后，做二次拉拢和延期缝合，如过期行初期严密缝合，反易促使感染扩散，导致创口裂开。对于深部非贯通伤，以及颌下、咽旁和颈部的创口，在清创缝合时，均应放置引流条，48～72小时抽去引流条时，视创口引流渗出液的多少，决定是否需要再换置引流条。

（三）火器性颌面骨骨折损伤的处理

1. 碎骨片的去留 在颌、面骨火器伤的清创术中，应清除伤道内所有的游离小碎骨片、异物和血块，尽可能保留与骨膜附着的骨折片；对较大的游离骨折片，经充分清洗并浸泡于抗生素溶液中，半小时后可再植回原位，并加以妥善固定，有望成活。

2. 骨折线上牙齿的处理 火器性粉碎性牙槽突部位骨折区的牙齿常为感染灶，使伤口并发感染，久不愈合，故应拔除，但如为线形骨折，骨折线两旁的牙齿无明显松动及感染征象时，可不拔除，并应充分利用口内剩余的牙齿做单颌固定或颌间固定。

3. 骨缺损的处理 根据以往的经验，颌骨、面骨缺损不超过1.5cm时，多可自行愈合而不需要植骨。但如缺损较多，必须植骨修复者，则应将碎骨及早去除，严密关闭口内创口，争取早日愈合，及早进行植骨手术。

关于火器伤致下颌骨缺损的植骨时间，以往的经验是：要等到创口完全愈合且3～6个月未见感染的情况下，植骨才能成功；兼有颌面部软组织缺损者，应先进行软组织修复，再进行植骨。但自显微外科开展以来，上述情况有了变化，已多采用吻合血管的游离骨移植。不同于传统骨移植后的爬行替代方式，这种"活骨移植"的愈合方式类似于骨折愈合，抗感染能力强，容易移植成功；对兼有软组织缺损者，可选用带血管蒂的骨肌皮瓣移植，一次性修复软组织和骨质缺损。国内周训银等利用显微外科技术，对下颌骨火器伤致大块缺损、伤后感染的伤员，在延期11天后再次清创，及时应用带旋髂深动脉和第4腰动脉前支的双血管蒂髂骨瓣，与受区的血管做吻合移植，获得成功。这说明火器性颌面骨缺损，在伤后经正确处理，改善条件，可以争取早期植骨。

4. 与口腔相通的骨创伤处理　应尽早将口内创口严密缝合，使骨创面与口腔隔绝。如黏膜创缘有缺损，勉强拉拢缝合张力大，则应从邻近部位转移黏膜瓣来修复缺损。如黏膜缺损较多，无法缝合，致骨面裸露时，可用碘仿纱条覆盖创面，术后加强口腔护理，使肉芽组织逐渐生长，覆盖创面。

5. 骨折复位与固定　由于火器性颌骨骨折多为粉碎性，甚至有骨质缺损，多不适合做单颌固定。最常用的方法是用带挂钩的牙弓夹板做颌间固定，以恢复和保持良好的咬合关系。

对于有骨质缺损的伤员，如局部污染不严重，清创在6～8小时内进行者，可将医用网状支架固定于两断端之间，保持各骨段的位置。创面愈合而无感染者，即可将自体髂骨碎松质骨植入网状支架内。由于它生骨能力及抗感染能力强，有望植骨成功而不必等待后期修复。

（四）创口的中期处理

经过初期处理的创口，可能出现下述情况：

1. 伤后5～10天内创口已同口腔隔绝，软组织无化脓、坏死、外观清洁，肉芽组织呈健康红色，骨组织也无感染时，可缝合，但缝合不要太密，同时放低位引流。

2. 创口虽已化脓，但渐趋好转，创口内又无死骨者，经多次换药，创口可逐渐愈合。

3. 创口化脓，有死骨，且无好转现象者，需再次手术清创，去除死骨、坏死组织、感染的炎性肉芽组织和可能遗留的异物。手术时机最好在伤后25天以后，因此时无活力的碎骨片已与软组织分离。有明显化脓的骨暴露创面时，必须做妥善的固定，同时应保持通畅的引流。

（五）创口的晚期处理

大多数火器性颌骨损伤部位都要发生不同程度的化脓过程，经正确处理，创口可较快愈合。但如处理不及时或不正确，可向火器性骨髓炎发展。其主要病变是在异物和死骨周围形成化脓病灶。有活力的大骨段一般不形成死骨，但可发生骨质疏松。因为有引流口，故无急性期，常形成久不愈合的瘘口，可长达半年至1年以上。一旦发生了火器性骨髓炎，在伤后6周以上就可用手术清除化脓病灶。

（六）颌面部火器伤的并发症防治

1. 吸入性肺炎　严重颌面部火器伤伴有昏迷的伤员，可能将口腔、鼻腔、咽腔内的分泌物、血液或血块、呕吐的胃内容物，以及其他污物和细菌吸入肺内，在短期内即发生吸入性肺炎，甚至发生肺脓肿或肺坏疽。在受伤早期主要按上述治疗原则进行处理，后期鼓励患者咳痰，促进肺部循环。如已发生肺炎，应按内科原则进行治疗。

2. 继发性出血　在颌面部火器伤中，继发性出血是比较常见的并发症。按其发生的原因可分为机械性与感染性两种。机械性出血多发生于伤后几天内，常因暂覆盖血管破口的血凝块或异物而发生移位或脱落；或因血压升高，血栓被血流冲脱而发生出血。在伤后搬动伤员或伤员活动时，金属异物或碎骨片损伤血管壁，也可引起继发性出血。感染性出血时，由于创口内感染、化脓、引流不畅，血管壁被腐蚀穿破，从而发生出血。感染性出血的时间较机械性出血晚，一般多在5～10天内发生，或在更晚一些时间发生。

继发性出血虽常突然发生，但有时有征兆。如从创口内流出浆液血性分泌物、创口附近有血凝块、口内咯血或有少量出血等。尤其是全身情况衰弱的伤员，口内少量出血，常被咽下而不能及时发现，故应严密观察，以便早期发现和处理。

预防继发性出血的具体措施包括：及时正确地处理创口，清除异物，充分止血，控制感染；对于伤道在下颌角、下颌支内侧、翼腭窝及舌根部者，更应充分引流；如伤道狭窄，就扩大切口，以利引流；颈部已缝合的创口，如有感染、化脓迹象，就应及时拆除缝线，敞开创口，湿敷引流，避免感染向深部颈动脉区扩展，并应严密观察。

3. 张口受限　颌面部火器伤后，常因骨片移位、颌间软组织伤引起瘢痕挛缩、升颌肌群的肌肉内、外异物存留所致的纤维组织增生，以及因颞下颌关节受伤而导致关节强直等，使张口受限。

预防张口受限的重要措施是：在伤后将移位的骨折片及早复位、固定；口腔内因组织缺损过多而不能关闭、缝合的创面，应做游离植皮来修复，以防止瘢痕挛缩；颞下颌关节损伤后，应早期进行张口训练等。

对因瘢痕而发生关节强直的患者，应行手术治疗。

4. 错位愈合和假关节形成　颌骨骨折未早期复位，可发生错位愈合而影响功能。如骨缺损超过1.5cm以上，两骨断端之间就无法进行骨性接合而只有依靠瘢痕组织来愈合，这会形成假关节，而使再愈合的机会减少。如两骨断端无硬骨形成，且有互相连接趋势，则仍有可能发生骨性愈合。

预防错位愈合，应在早期进行正确复位、固定。预防假关节的方法，主要是在清创中尽量保存骨组织，减少骨缺损，不应分离与骨膜相连的骨折片，以防止感染，促进骨折愈合。骨缺损超过1.5cm以上时，应植骨修复。

错位愈合时，如妨碍功能，应在手术切开复位后，将其固定于正常咬合关系的位置上。对于假关节，应手术截除两断端的硬骨质，造成新鲜骨创面，再做植骨修复。

（郭澍　毛天球）

参考文献

[1] 邱蔚六. 邱蔚六口腔颌面外科学[M]. 上海:上海科学技术出版社,2008:263-269.
[2] 王炜. 整形外科学[M]. 杭州:浙江科学技术出版社,1999.
[3] 王炜. 鼻整形美容外科学[M]. 杭州:浙江科学技术出版社,2011.
[4] 张志愿. 口腔颌面外科学[M]. 第7版. 北京:人民卫生出版社,2012.
[5] 张震康,俞光岩. 口腔颌面外科学[M]. 北京:北京大学医学出版社,2007.
[6] 邱蔚六. 口腔颌面外科学[M]. 第6版. 北京:人民卫生出版社,2008.
[7] 张益,孙勇刚. 颌骨坚固内固定[M]. 北京:北京大学医学出版社,2003.
[8] Kellman R M,Tatum S A. Pediatric craniomaxillofacial trauma[J]. Facial Plast Surg Clin North Am,2014,22(4):559-572.
[9] Wolfswinkel E M,Weathers W M,Wirthlin J O,et al. Management of pediatric mandible fractures[J]. Otolaryngol Clin North Am,2013,46(5):791-806.
[10] Miloro M,Larsen P,Ghali G E,et al. Peterson's principles of oral and maxillofacial surgery[M]. 2nd Revised ed. Canada:Inc Hamilton,2004:303-320. [11]DeAngelis A F,Barrowman R A,Harrod R,et al. Review article:maxillofacial emergencies:maxillofacial trauma[J]. Emerg Med Australas,2014,26(6):530-537.
[11] Zilinskiene L,Idle M R,Colley S. Emergency radiology:maxillofacial and skull-base trauma[J]. Trauma,2014,16(4):243-255.

第四十一章 唇颊部畸形和缺损

第一节 概述

唇颊部畸形与缺损的原因可由先天和后天的各种因素造成。先天性因素造成的畸形与缺损，常见的有口裂及面裂等畸形。该类畸形较少有瘢痕粘连；后天性因素所致者常见的有外伤、肿瘤术后畸形，以及少见的坏疽性口炎后遗症等造成的畸形。上述畸形多有组织缺损或瘢痕粘连。而坏疽性口炎后遗症所造成的瘢痕粘连，常可同时和邻近的骨质发生愈合，甚至发生骨性粘连，可造成张口功能障碍，给畸形修复带来较大困难。

唇颊部组织结构上的特点，对唇颊部缺损的修复提出了更高的要求。唇颊部组织外被皮肤，内衬黏膜，中有口轮匝肌或颊肌，又有血管、神经及腮腺导管穿行其间，这种解剖结构上的特点，对缺损组织供区的选择提出了很高的要求，增加了手术修复上的难度。不论先天性畸形，还是后天性各种因素造成的缺损畸形，均可有不同程度的毁容和功能障碍（如涎液外溢、进食和语言功能障碍），精神及心理创伤等。因此，对唇颊部缺损的修复，应依据上述组织结构上的特点，在修复时不但要求在供区组织部位的选择上尽量满足唇颊部组织的色泽、质地和厚度的需要，以利于重建其唇颊部外形，而且要求组织修复后能最大限度地恢复其功能，即恢复功能和重建外形，两者应当兼顾，不可偏废。

唇颊部缺损的修复方法较多，应根据缺损情况做多种选择。随着医学科学的发展、外科修复技术的进步，在整复技术和方法上已经历了任意皮瓣、轴型皮瓣和游离皮瓣等不同阶段，使各种唇颊畸形的修复技术不断地得到改进和完善。不论修复组织的部位、切取形式，还是修复方法、组织类型等，国内外的整形外科学者都积累了丰富的经验，报道过许多新颖的方法。但从唇颊部组织结构的特点，以及缺损修复后肤色、质地、厚度和功能的要求出发，只有利用邻近唇颊部组织瓣来修复，才能获得功能和外形的满意效果。根据唇颊部组织缺损的类别、程度，在拟定最佳的手术方案和疗效评价时，应注意以下几个方面。

1. 在取材部位上　以采取邻近组织修复为好，即选择的供区组织愈接近唇颊部愈好，不仅手术简便，还因肤色、质地与颜面部的组织接近，修复后的功能及美容效果均好。在选择部位（受区组织）时还应考虑所需要的组织量、供区组织可供量、供区创面的处理和供区术后功能等。

2. 在选择方法上　应慎重考虑，有多种选择。遵循的原则为能用简单的方法就不用复杂的方法，能用局部和邻近的组织修复的就不用远位组织转移，能用邻近组织瓣的就不选用游离组织瓣移植。特别要强调的是只能用次要部位组织来修复较重要部位缺损。颜面部组织修复的要求较高，一定要避免由于方法选择不当而可能造成的不协调性医疗上的毁容。如对较小的唇颊部缺损，可用局部和邻近皮瓣修复，也可取对侧唇组织的交叉瓣或颊组织瓣转移修复。对大型唇颊部组织缺损，如上唇或下唇全唇组织缺损，或唇颊全层组织缺损。如不能应用局部或邻近皮瓣修复时，可考虑采用颈、胸肩、上臂组织，以及身体远位组织游离移植修复。

手术前应拟定几种方案，择优选用，如此才能在手术中遇到问题随机应变，恰当地处理。另外还应考虑一旦手术失败，尤其是采用游离皮瓣移植时，如何补救。

3. 在手术效果上 应获得功能和外形、近期和远期的良好效果。手术效果的最终评价，有时需经过长期观察才能最终确定。如下唇全层组织缺损，整复后下唇组织常有自然下坠倾向，对此不但应在术中采取必要的预防措施，而且只有通过远期观察（常需2年以上）才能肯定其最终疗效。唇颊全层组织洞穿性缺损畸形的修复难度更大，除考虑皮肤和黏膜同时修复外，尚应注意修复后自然的张口度和面颊部的丰满度。在疗效的评定上，绝对不能根据组织瓣的成活率、采用皮瓣的类型多少，以及修复手术的难度等来判断和评定手术效果。

第二节　唇颊部手术麻醉选择

面部的整形外科手术，大部分可以用神经阻滞或浸润麻醉来完成麻醉。对一些较大或范围较广而需在身体几个部位同时进行手术者，以及儿童患者，必须在全身麻醉下进行。本节主要介绍唇颊部手术麻醉的特点和麻醉选择的原则。对唇颊部常用的麻醉方法，本节会有较详细介绍，以使整形外科医师能熟练掌握这些方法，让患者完全在无痛条件下进行手术。

一　唇颊部手术麻醉的特点

（一）手术范围广，部位多，时间长，年龄跨度大

唇颊部可因致伤的伤因不同，疾病累及和肿瘤侵犯的范围不同，所以手术的范围广，部位多。唇颊部除唇颊部组织本身缺损外，尚可波及颜面与口腔多个部位同时遭受损害，整形手术要求精细切割，雕削成形，手术所需要的时间一般较长。然而，也不能因此而过于拖长手术时间，应提前设计，尽快完成手术。如为小范围组织缺损，利用邻近组织进行修复即可完成。组织缺损范围较大而比较复杂的手术，例如吻合血管的远位组织瓣游离移植手术，除受区外，供区创面也需要这样处理，不但所涉及的部位多、范围广，而且越是复杂的手术所需的时间就越长。因此，对麻醉有特别的要求，包括体位、失血量、麻醉方法的选择等均应做到心中有数。在整个手术过程中，创口缝合、术后包扎、麻醉等均需处于平稳状态。患者从新生儿到高龄老人，各年龄段都有，不同年龄层次的患者存在不同的疾病特点。

（二）气管内插管麻醉多

唇颊部位毗邻口腔，口内有唾液，头面部血供丰富，术中出血较多，术中避免渗血侵入气管内或误吸非常重要。为了保持上呼吸道通畅，顺利完成手术，对较复杂的颌面部手术多采用气管内插管麻醉。为了确保上呼吸道通畅，避免渗血和唾液分泌物误吸，全麻插管时，常需采用带有防漏套囊的导管，以策安全。

唇颊部缺损畸形，由于正常解剖关系遭到破坏，常给全麻诱导和气管插管带来一定的困难。如需选用气管内插管麻醉者，麻醉医师及护士术前需详细检查患者，有时需与经治医师共同研究，以拟定一个比较安全的方案。遇有下列情况之一者，应特别加以注意：①唇颊部瘢痕粘连、

小口畸形、张口受限者。②鼻部畸形者，应检查鼻孔、鼻前庭、鼻中隔、鼻腔通道有无狭窄，如有，则可用吸引管试探，明确其走向。必要时应做X线、超声或CT检查。③唇颊部烧伤畸形伴颏颈部瘢痕挛缩者及扩张器埋置前后的患者。④烧伤后期整复患者，因早期曾行气管切开，术前要了解气管有无狭窄，以免插管困难或发生意外。

（三）呼吸道管理困难

唇颊和颌面部手术，手术野与气管内插管处于同一部位，通常供麻醉医师坐立的位置为手术者所占用，对麻醉深度变化的观察、呼吸道分泌物的清除和气体交换的掌握、麻醉医师需服从于手术者的需要等，为此给呼吸道的管理带来一定困难。尤其是采用各类皮（肌）瓣修复时及各类截骨手术时，头颈部时常移动或左右搬动，甚至可影响气管内导管的位置。如果操作不慎，甚至可使导管脱出或被切破，而增加渗血或唾液沿导管侵入呼吸道的机会，严重者可造成气道梗阻。因此，手术者和麻醉医师之间应该通力协作，相互配合，把患者看作一个主体。手术者在全神贯注手术的同时，应随时观察呼吸道通畅情况；麻醉医师如发现呼吸道有梗阻征象，应立即告诉手术者暂停手术，采取针对性应急处理。麻醉医师在手术进程中应密切观察，发现导管脱出应及时处理。

二　唇颊部手术麻醉选择的原则

唇颊部手术选用何种麻醉方法为宜，应根据患者的体质、病变的性质和范围、手术部位，以及麻醉药对机体可能产生的影响等加以综合考虑，从而选择安全、有效、方便、简单又经济的麻醉方法。

口腔颌面部常用的麻醉方法有：表面浸润麻醉、神经阻滞麻醉和全身麻醉（如吸入麻醉、静脉麻醉、低温麻醉、控制性降压麻醉和复合麻醉等）。

三　唇颊部手术常用的局部麻醉方法

本节主要介绍唇颊部常用的局部麻醉方法。有关全身麻醉的内容，请参见第八章"整形外科手术麻醉"。

（一）阻滞麻醉

阻滞麻醉是唇颊部手术常用的一种麻醉方法，可暂时性阻断神经末梢传入的刺激，使神经分布区域产生麻醉效果。局麻仅能使局部痛觉消失，而触觉、温度觉等依然存在，方法简便，安全可靠，便于术中患者配合。

阻滞麻醉常用的局麻药，有酯类的普鲁卡因（procaine）和酰胺类的利多卡因（lidocaine，又名赛罗卡因）。普鲁卡因偶可产生过敏反应，用前应常规做皮试。利多卡因药效较普鲁卡因强1倍，作用快，维持时间较长，且有较强的组织穿透性和扩散性，发生过敏反应较少，为目前临床上普遍采用的一种麻醉剂。其浓度主要以1%～2%与肾上腺素按1∶10万或1∶20万共用，但其毒性较普鲁卡因大，一次用量应控制在400mg以内。普鲁卡因毒性低、稳定性好，煮沸消毒也不被破坏，因为它对血管有扩张作用，所以应加入肾上腺素，以使局部血管收缩，延缓吸收，减少毒性反应，延长作用时间并减少术中出血。利多卡因麻醉作用较强，也应适量加入肾上腺素，对高血压病、心血管疾病或普鲁卡因过敏者应用更为有利。

1. 眶下神经阻滞麻醉（block anesthesia of infraorbital nerve）　眶下神经为三叉神经第二支上颌神经的分支。因出圆孔，经翼腭窝、眶下沟、眶下管、出眶下孔而得名，将麻醉药注入孔内即可。有时麻醉药可循眶下管向后浸润，此时上牙槽前、中神经，甚至上牙槽后神经所形成的上颌牙神经全部外神经环均可被麻醉，故此法又称眶下孔注射法。

注射方法有两种。常用者为口外注射法（图41-1）。眶下孔位于眶下缘中点下方0.5～1cm处。注射时用左手示指扪触眶下缘眶下孔处，右手持注射针，自同侧鼻翼旁约1cm处刺入皮肤，使注射针与皮肤成45°角，斜向上后外进针，约1.5cm深度即可直接刺入眶下孔。注入1%～2%的利多卡因肾上腺素溶液1～1.5ml，一般2～3分钟即可显示麻醉效果。但需注意，注射针进入眶下管不可过深，以防损伤眼球。麻醉药注射后可用手指加压1分钟，使药液进入孔内。另有口内注射法，牵引上唇向前翻向上方，注射针在上侧切牙根尖相应部位的前庭沟刺入，与上颌中线成45°角，进针方向与口外注射法相同，此法不易进入管内。采用此法时口内应严密消毒，以免将感染带入深部。

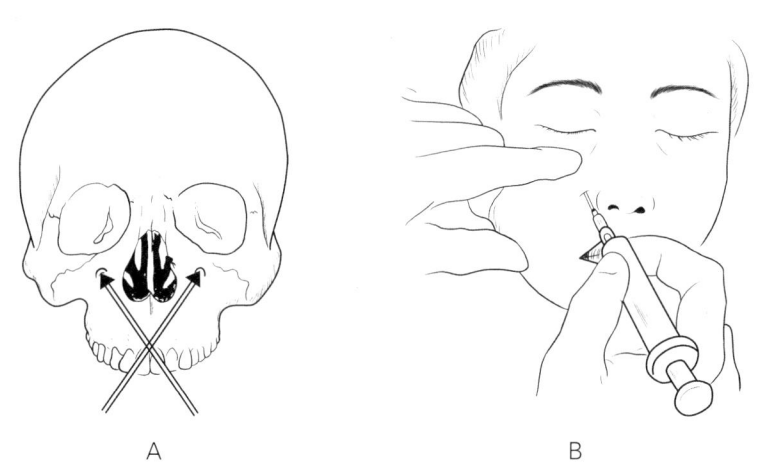

图41-1　眶下神经阻滞麻醉口外注射法
A. 注射针向上后外方与中线成45°角刺入眶下孔　B. 注射方法

此法麻醉区域：同侧下睑、眶下区、鼻侧、上唇、上颌前牙、前磨牙，以及这些牙的唇侧或颊侧的牙槽骨、骨膜、牙龈和黏膜等组织。

2. 颏神经阻滞麻醉（block anesthesia of mental nerve）　颏神经为三叉神经第三支下牙槽神经的末梢分支。下牙槽神经沿下颌骨体下牙槽管走行，在前磨牙部位分出一支，又因出颏孔而得名。颏神经在中线与对侧同名神经有吻合。颏孔与眶下孔基本处于同一条垂线上，位于下颌两个尖牙根尖之间的下方，下颌骨下缘上方约1cm处。颏孔开口方向恰与眶下孔相似，为上后外，注射时应加以注意。

注射方法有两种。常用者为口外注射法（图41-2）。用左手示指扪触颏孔部位，右手持注射针，从相当于下颌第2双尖牙根尖部稍后处的皮肤进针，先注入少量麻醉药做一个皮丘，然后推

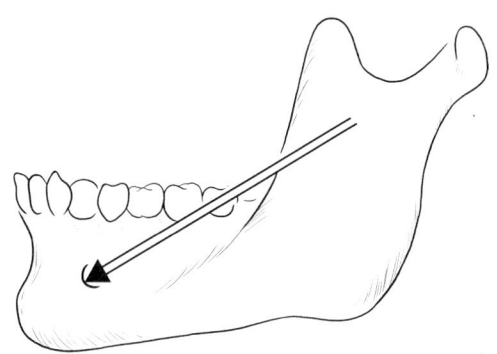

图41-2　颏神经阻滞麻醉口外注射法（进针角度示意）

进到骨面，为减少寻找颏孔时的穿刺痛感可注射少许麻醉药。进针方向为向前下内，当进针感到阻力顿减时，即表示进入颏孔内，注入1%～2%利多卡因肾上腺素溶液0.5～1ml。口内注射法为用口镜将下唇区牵拉向外侧，从下颌第2前磨牙根尖颊沟移行皱襞处进针，注射方向、药量与口外注射法相同。

此法麻醉区域：同侧下唇黏膜和皮肤，下颌第1前磨牙以前的唇颊侧牙龈。

双侧眶下神经和颏神经阻滞麻醉后，上、下唇组织均可达到无痛，可完全满足唇部整形手术的需要。

3. 下牙槽神经阻滞麻醉（block anesthesia of inferior alveolar nerve） 下牙槽神经是三叉神经第三支下颌神经分出的较大一个分支，主要为感觉神经，其中含有运动纤维所组成的下颌舌骨肌神经，在进入下颌孔前发出分支来支配下颌舌骨肌和二腹肌前腹。神经进入下颌孔后，与同名血管伴行而走行于下颌管内，沿途发出分支至下颌磨牙、前磨牙及前牙区域，至前磨牙部位分出一支，出颏孔名为颏神经。本法又称下颌孔注射法，因为可麻醉一侧下颌骨体，所以适用于下唇缺损伴有下颌骨颏部畸形等整形手术。

注射方法有口内和口外两种方法。常用者为口内注射法，因可同时麻醉舌神经和颊（颊长）神经，故临床应用最为广泛。口外注射法应用较少，仅在患者张口受限，或口内进针区域有炎症时方采用。口内注射法注射时，先让患者张大口，此时可见磨牙后与咽部之间有一垂直的黏膜皱襞，名为翼下颌皱襞或翼下颌韧带。颊脂垫尖端相当于翼下颌韧带中点的稍外侧。成年人下颌孔的位置，相当于下颌磨牙𬌗面的水平面（图41-3）。根据以上解剖标志，确定麻醉注射点，此点恰位于翼下颌韧带稍外侧，颊脂垫尖端，距下颌磨牙𬌗面上1cm距离。然后将注射器在对侧口角（相当于下颌前磨牙区）与中线约成45°角向内刺入，当刺入深度约2.5cm时可触及骨面，即到达下颌孔附近。回抽无血后，即可缓缓注入1%～2%利多卡因肾上腺素溶液1.5～2ml，可麻醉下牙槽神经。如需同时麻醉舌神经，将针沿原进入方向后退0.5～1cm，注入药液0.5～1ml，可麻醉舌神经。如需同时麻醉颊（颊长）神经，当针头退至黏膜下时，将针转向颊侧再注入药液0.5～1ml，即可麻醉颊（颊长）神经（图41-4）。注射后5分钟左右，当患者感到同侧下唇肿厚、麻木，探刺无痛时，即表示已产生麻醉效果。

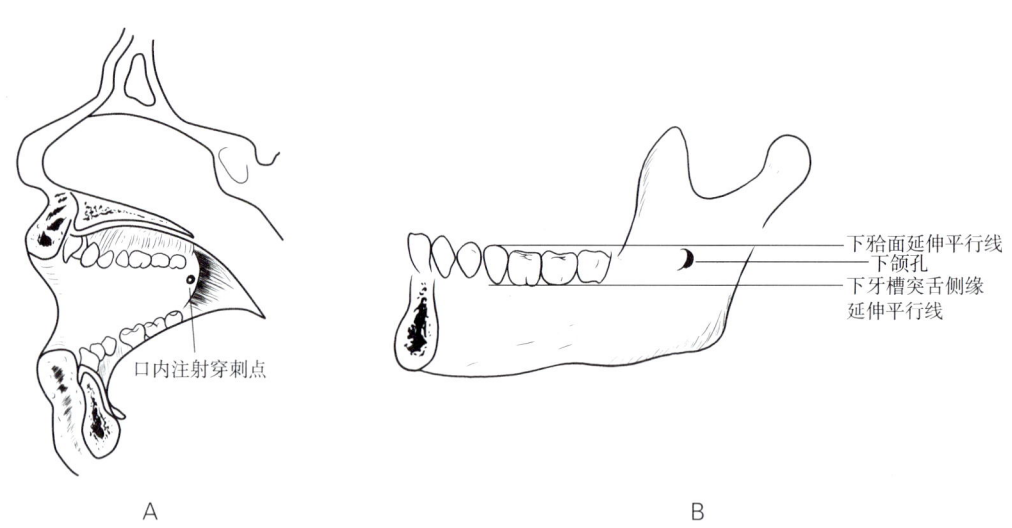

图41-3 下颌孔口内注射标志
A. 穿刺点位于翼下颌韧带中点略偏颊侧处　B. 成年人下颌孔的位置

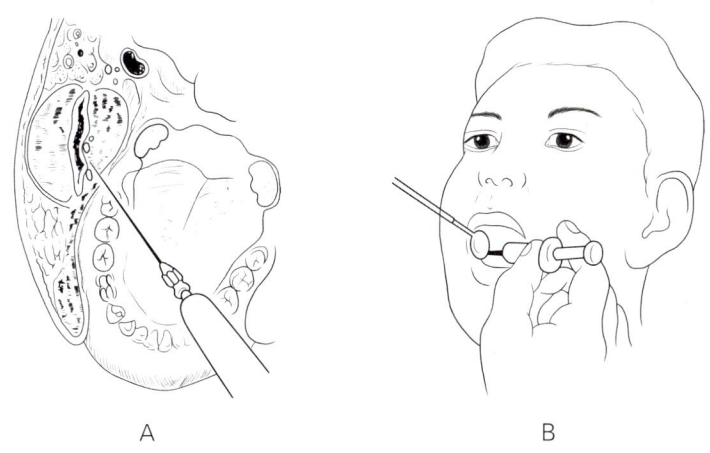

图 41-4 下颌孔口内注射法
A. 注射针由穿刺点刺入，穿过颊肌，进入翼颌间隙达下牙槽神经附近
B. 注射时患者张大口，注射器置于对侧下颌前磨牙区

此法麻醉区域：同侧下颌骨及下颌牙齿与牙周膜，前磨牙至中切牙唇（颊）侧牙龈、黏骨膜、下唇部等。

下颌孔注射法有时会发生麻醉失败或意外。因此，如果想达到预期的麻醉效果，将患者调整至正确的体位、正确选择刺入点、掌握准确的进针方向就非常重要。为了预防失败或意外，术前要告知患者，在注射中要一直保持张口状态，不要随意闭口，以防针头折断。准确掌握进针方向和深度，如刺入很深仍未触及骨面，说明针尖位置过后，不可注射麻醉药，以免将药液注入腮腺内而引起面神经一时性麻痹。如进针尚浅已触及骨面，就表示针尖位置过前，应改动或调整进针方向。如抽吸有回血，则表示针头刺破血管或进入血管内，应将针头退出少许，改弯方向再行刺入，至抽吸不再回血后方可注射，以免将麻醉药直接注入血管内而产生不良反应。

4. 颈丛神经阻滞麻醉（block anesthesia of cervical plexus） 颈丛神经由第2～4颈神经所构成，其皮支在胸锁乳突肌后缘中点附近自颈深筋膜浅层穿出，呈放射状走行于颈浅筋膜内，分别为枕小神经、耳大神经、颈皮神经和锁骨上神经，分布于颈部皮肤，向上可达枕部与腮腺嚼肌区和耳郭，向下可达肩部皮肤。

此法适用于颈部手术。当唇颊部手术波及颌下时，可加上颈丛麻醉，麻醉效果更完全。

颈丛神经阻滞分颈浅神经丛阻滞麻醉和颈深神经丛阻滞麻醉。麻醉时患者均采取仰卧位，头转向健侧。在胸锁乳突肌后缘中点可见有颈外静脉跨越其上，以静脉交叉点的后下方为麻醉穿刺点，注射针与皮肤垂直，刺入组织内，分别向上、中、下方向注射麻醉药，即可阻滞颈丛浅支（图41-5）。如需阻滞颈丛深支，体位与方法同前，所不同的是必须确定颈2（约相当于下颌角水平）、颈3（约相当于舌骨体水平）、颈4（约相当于甲状软骨的上缘水平）的平面。然后分别做出小皮丘，用4～5cm长的7号针从皮丘刺入，向后向内进针约2cm直至触及横突侧缘，然后沿其前缘再向中线推进少许，就是脊椎前结节外侧，抽吸确定针尖未进入硬膜间隙或血管腔内，分别注入1%利多卡因肾上腺素溶液6～8ml，即可达到颈深神经丛麻醉的效果。5～10分钟后，患者颈部感麻木、肿胀，探针刺试已无疼痛。

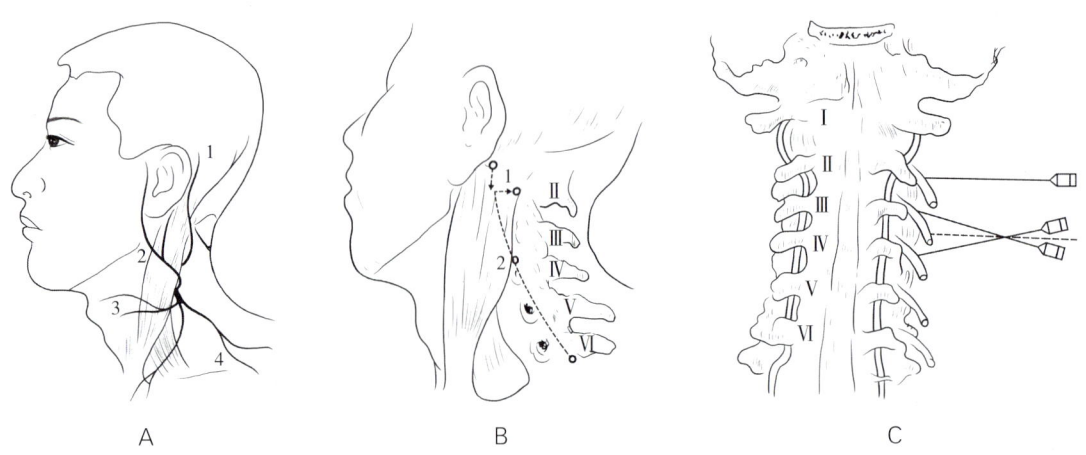

图 41-5 颈丛神经阻滞麻醉

A. 颈浅神经丛的分支 1. 枕小神经；2. 耳大神经；3. 颈前皮神经；4. 锁骨上神经 B. 注射针刺入点的标志 1. 第2颈椎横突的刺入点；2. 颞乳突至锁骨中点连线中点，恰好于第3与第4颈椎横突之间 C. 注射针抵达第2、3、4颈椎横突时，针走行的方向与颈神经的关系

此法麻醉区域：中侧颈部，除三叉神经第3支支配区处，还包括颈部和枕部的皮肤、肌肉、血管及甲状腺等。

（二）浸润麻醉

浸润麻醉（infiltration anesthesia）是将局麻药注入组织内麻醉末梢神经，使其局部神经末梢失去痛觉而产生麻醉效果。唇颊部、面部、颈部软组织和口内黏膜整形手术，绝大部分可以采用浸润麻醉来完成，其应用范围很广。

注射方法为将0.25%～0.5%普鲁卡因肾上腺素溶液或0.25%～0.5%利多卡因肾上腺素溶液，根据需要注入手术区组织内。一般2分钟内即可出现麻醉效果，长者可在3～4分钟内起效，如超过6～8分钟麻醉效果仍不明显，应检查原因。浸润麻醉方法简便，效果完全。可根据需要和不同部位采用不同的注射方法。如为唇颊部软组织，可从手术部位由浅入深分层注射，或由切口周围做环状、扇形浸润麻醉（图41-6A）。如为口内黏膜或牙槽部手术，可做黏膜下、骨膜上或骨膜下注射。其麻醉产生的机制是因药液广泛地从组织扩散，同时借助药液在组织产生的张力，使手术区毛细血管的渗血显著减少、手术野清晰、分离组织容易。

鼻唇沟注射法：适用于上唇畸形的修复。当眶下阻滞麻醉失效，局部注射又恐影响局部变形时，可在两侧鼻唇沟处做浸润麻醉，同样可达到麻醉效果（图41-6B）。

前庭沟注射法：适用于口内黏膜和上、下牙槽部手术。可将药液直接注入前庭沟黏膜下、骨膜上或骨膜下，以达到黏骨膜麻醉的目的。为减轻注射时造成的疼痛，如手术范围较大，前庭沟黏膜下可采用平行注射。为了避免骨膜下注射所致的骨膜分离疼痛，当针头触抵骨面后，可将针退出少许再行注射。

颏部注射法：麻醉效果与双侧颏孔注射法相同。在下唇前庭沟的黏膜处将针刺入，沿骨膜上向下呈扇形放射状注射，可完全满足颏部整形手术的需要（图41-6C、D）。

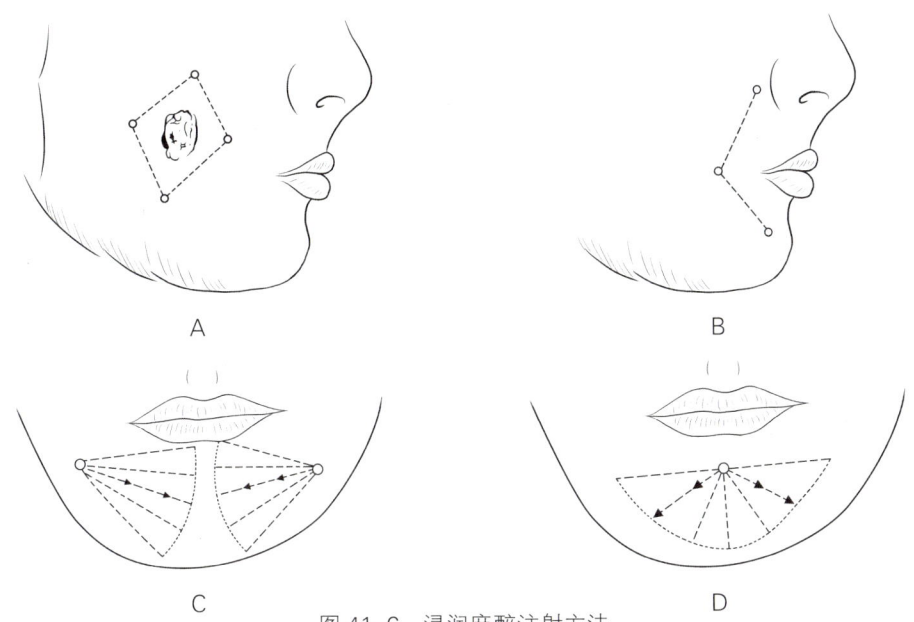

图 41-6 浸润麻醉注射方法
A. 病变周围浸润麻醉　B. 鼻唇沟浸润麻醉　C. 颏部浸润麻醉（口外注射法）　D. 颏部浸润麻醉（口内注射法）

阻滞麻醉和浸润麻醉各有其优缺点。前者麻醉范围广，手术区域组织不变形，因唇面部血供丰富，故术中出血较多。后者容易造成手术区域组织变形，但其优点为出血较少、手术野清晰。另外，浸润麻醉方法简便，容易掌握，安全可靠；如效果不足，可追加麻醉药。但对精细的如对称性器官的手术，为了避免麻醉后组织变形影响手术质量，术前必须做好手术设计，精确、明显地标出器官轮廓。另外，麻醉药总量需要控制，避免过量。

第三节　唇颊部畸形修复的原则及术前、术中与术后处理

一、唇颊部畸形修复的原则

唇颊部畸形修复的原则是应根据造成畸形的原因、组织缺损的范围和供区组织的可供量等情况，采用不同的修复方法。

1. 供区组织部位的选择除应遵守"就近取材"的原则外，尚需考虑供区组织的供量是否足够，供区术后是否会造成更大的畸形和功能障碍，以及供区组织不应有明显的毛发等（可以术后激光脱毛治疗）。如局部缺损严重，可视情况采用远位组织瓣加以修复，必要时需软组织扩张转移修补缺损，根据具体部位情况设计扩张器大小、形状及埋置位置，软组织扩张满意后再行二期修复治疗。

2. 口腔属于污染环境，无法彻底灭菌。唇颊畸形修复手术多与口腔相通，而唇颊部修复手术切口能否一期愈合，直接关系到手术的成败。为此，唇颊部手术的全过程均应常规应用抗生素，加强抗感染措施。

3. 先天性畸形组织松软且常无瘢痕，一般外伤造成的畸形多有瘢痕，以组织的错位愈合为

主。而唇颊部坏疽性炎症瘢痕较厚，且常伴有较深部组织的广泛破坏，包括口腔黏膜及颌骨组织，并可因颊部深层瘢痕挛缩而造成张口困难，因此应针对外伤类别选择修复方法。

4. 唇颊部肿瘤切除后，其周围组织多属正常，较小的组织缺损常可利用邻近组织即时修复。如缺损部位过于广泛者，可视情况采用带蒂或游离的远位组织瓣加以修复。

5. 烧伤造成的唇颊部畸形，常见的有唇外翻，瘢痕挛缩变形，唇红与黏膜组织外翻明显。修复时为使唇部恢复到正常的解剖位置，使修复后唇部外形满意，有时需将多余的组织切除。

6. 唇组织严重外翻畸形，有时可伴有口轮匝肌不同程度缺失，修复时对肌肉缺损亦应加以修复。下唇缺损修复时间一久就可能形成外翻，修复时应注意采取预防措施。

7. 唇颊组织严重缺损畸形，常伴发或导致牙齿及颌骨缺损畸形，因而造成咬合错乱、开𬌗畸形等功能障碍。上述畸形在修复次序上，必须遵循一条重要的原则，即先整复骨组织，装戴义齿，后修复软组织。首先，先修复骨组织，安装义齿，在取戴义齿上均较方便；其次，当恢复咬合关系后，对唇颊组织的真正缺失量也便于正确估计；第三，对修复后的唇颊部组织可起到支撑和固位作用，使外形恢复更加满意。

8. 先天性的唇颊部畸形在修复时应注意是否存在其他部位的先天性畸形及伴随症状。后天的外伤、疾病等引起的畸形，一般应在外界致病因素解除后或病情稳定后，再进行手术治疗。唇颊部肿瘤应尽早手术切除。

二　唇颊部畸形修复术前、术中与术后处理

唇颊部整形手术，因位于面部（颜面部显露和重要的部位），轻微的缺陷或失误即可影响一个人的外貌，使身心遭受创伤。较大的唇颊缺损畸形，必须采用带蒂或远位组织瓣修复，整复技术具有一定的难度；加上口腔属于污染区域，创口一旦感染即可影响修复质量。从修复后功能恢复和颌面部美容上的要求，整形外科手术既是一种外科修复技术，又是一种艺术性和创造性劳动。因此，在唇颊部畸形修复的全过程中，必须注意和强调围手术期（术前、术中与术后）的处理。

（一）术前准备

1. 患者精神心理上的准备　唇颊部缺损畸形的患者，由于颜面部存在缺陷，常有性情孤僻，沉默寡言，或戴口罩，或以手掩盖患处。医护人员对这类患者应给予高度的同情与关怀，使其感到温暖和亲切感，解除其精神心理上的障碍。这类患者对手术的效果多存有顾虑，应注意增强其信心。医师对手术疗效预测应给予恰如其分的说明，以取得患者的合作，以及家属或单位有关人员的配合、协助与支持。患者的资金来源也决定了患者的情绪，一般公费患者或者城市里经济条件比较好的患者压力较小，曾经反复手术、农村患者及资金困难者会较紧张，术后效果要求比较高，手术后容易产生纠纷。

2. 手术区检查与准备　在患者全身情况许可，可以耐受手术的前提下，术前必须对手术区进行详细检查，了解缺损与病变侵入的范围，估计病变切除后组织缺损的程度，以便选择修复方法、组织供区的部位，拟订比较全面和合理的手术方案。对鼻、副鼻窦等器官亦应检查，如有急、慢性炎症，应对症处理，必要时推迟手术。唇部烧伤性瘢痕的男性患者常有胡须、毛发嵌入其中，术前应对瘢痕区仔细清洗和消毒。唇颊粘连术前已行松解安装托牙者，术前对托牙应行消毒，以便术中装戴。如需用特殊的器材和设备，也应在术前准备妥当。

3. 供区组织检查与准备　采用唇颊邻近组织瓣修复时，应检查缺损边缘松软瘢痕可否利用，邻近组织的可供量和修复后组织移位可能增加面颊部畸形的程度。采用远位组织瓣修复时，供区组织多属正常，但应注意供区部位应较隐蔽，切取组织后不应损伤重要功能，而出现功能障碍。

根据面部美容上的要求，供区的肤色、质地与厚度应接近于唇面部，其上不应有毛发。对男性患者如上唇有胡须，可设计带有颞部血管蒂的头皮皮瓣。对选用的组织供区应检查组织瓣内的血管，并询问是否有静脉穿刺史，如果经过多次穿刺，血管壁纤维化增厚，管腔可能狭窄或闭塞，则不宜采用。对确定选用的供区组织，术前应明确交代，或做出标记，术前补液或麻醉给药时，均不应作为静脉通道使用。

4. 降低口腔感染发生率的准备　口腔属于污染区域。上消化道、上呼吸道内的菌群常呈现需氧和厌氧内生菌的混合感染。对口腔外生性或溃疡性肿瘤表面组织微生物学的检查发现，常存在需氧菌和厌氧菌的混合感染，其中厌氧菌的检出率可高达100%。因此术前应对患者做常规口腔检查，清除慢性感染病灶，填补龋齿，拔除残根。对口腔卫生较差者常规在手术前2~3天进行口腔洁治，采用机械的方法清除牙缝与牙周袋内存留的污物、菌群与结石，并用过氧化氢溶液清洗或用含有抗生素的漱口剂含漱，尽量减少口腔局部的细菌数，降低口腔感染发生率。

（二）术中处理

1. 体征与麻醉要求　如前所述，唇颊部麻醉采用气管内插管全麻者较多，手术与麻醉同在一个部位，有时同处于一个腔道，两者相互依存，又相互干扰。如处理不当，会顾此失彼，甚至出现意外。如采用吻合血管的显微外科手术，术区体位有特殊要求，麻醉要求应平稳，因此术中要妥善安排和处理体位与麻醉之间的关系。

2. 术区创面处理　术区创面在修复前要用生理盐水进行一次认真冲洗。因口内常有需氧与厌氧内生菌混合寄生，所以术中手术野必然会遭受内生菌的混合感染。唇颊部手术，如果同时进行颌骨手术，骨断面与修复的软组织之间可存在大小不等的腔隙，这些无效腔如不进行充分冲洗，存留其中的细菌，术后很容易造成感染。如为唇颊部肿瘤手术，还需用抗癌药物冲洗与湿敷。

3. 口内缝合要求　唇颊与口内手术野并非平面，口内缝合时非常强调创缘与皮瓣边缘之间要严密缝合，消灭无效腔。口内缝线浸泡在唾液中，唇颊部常处于运动状态，因此口内缝线可采用较粗的缝线（4~7号），对凹陷的创面与折转部位可加用褥式缝合。缝合的间距要小，边距要宽，并且要保证切口的血液供应。

4. 受区组织与移植组织的血供观察　术中有时会利用受区松软的瘢痕组织翻转口内作为衬里组织，因此术中对皮瓣边缘的血供要密切观察，一旦发现血供不佳，应将其变色部分切除。对带蒂或游离的组织瓣修复前更应仔细观察。当供区皮瓣制备后，为了缩短皮瓣的缺血时间，一般血管蒂暂不切断，此时可观察皮瓣血供变化。血管蒂断离，缺损修复后应再次进行观察，以便术中早期发现血管危象，及时排除。总之，受区组织与移植组织的血供观察在术中即应开始。

（三）术后处理

1. 体位与饮食　局麻患者可视情况而采用仰卧位或头偏向一侧，次日可改为半卧位。全麻患者清醒前采用仰卧位，头偏向患侧，清醒后次日可视情况改为半卧位，以利引流和改善移植皮瓣的静脉回流。采用唇瓣交叉修复时，全麻术后要用头颌绷带妥加固定，一定要避免移植组织瓣的蒂部扭转或受区张力过大。

唇颊部术后饮食非常重要。术后3天常规进食温流质饮食，忌饮食温度过高而影响移植皮瓣成活。3天后可改为半流质饮食。如唇部需制动或唇瓣交叉移植时，可用橡皮管插入口腔喂食，特殊患者可放置胃管鼻饲。

2. 防治感染　抗感染措施应贯穿于手术的全过程。术前、术中与术后均应常规应用抗生素。术前半小时开始应用抗生素，使组织内保持一定的抗生素浓度。术中创面可用庆大霉素溶液冲洗或行创腔内灌注，减少创面感染机会。术后静脉滴注抗生素。

3. 创面处理与更换敷料　唇颊部术后创面可涂一层抗生素油膏或加盖一层凡士林油纱布，可预防创面被唾液污染，更换敷料时也不易黏附创口缝线。再在其上加盖敷料，稍做加压固定，以利止血、消灭无效腔和镇痛。术区水肿不严重者，次日可去除敷料让创口暴露，以免唾液浸湿、污染敷料而增加创面感染机会。对游离组织瓣修复者，加盖敷料时注意不要压迫组织瓣蒂部，以免造成血供障碍。创面一般较大，应常规放置引流装置（负压引流管或橡皮片引流）。创面覆盖的敷料需在其上留置一个观察窗口，以便随时观察皮瓣血供情况，敷料可于术后第3天更换。

4. 加强口腔护理　术后因唇颊部限制活动，创口疼痛，口腔自洁作用较差。术后流质饮食，如牛奶等易黏附在口内缝线上，容易遭受感染。采用舌瓣修复颊黏膜，因为舌运动受限，唾液积聚外溢，污染敷料和创面，所以术后应加强口腔护理。采用生理盐水做口腔护理时，注意不要影响创面。吸引器清除口内分泌物时，注意不要损伤创面。

5. 移植组织瓣血供观察　对采用带蒂或吻合血管的游离组织瓣修复者，术后密切观察组织瓣的肤色变化十分重要。如发现肤色苍白，可能是因为原吻合动脉的血供受阻；如肤色发暗，可能是因为静脉回流不畅。对此均应寻找原因，及时处理，以免延误处理而造成移植组织瓣坏死。有关皮（肌）瓣移植后血供障碍的原因与处理方法参见有关章节。

6. 拆线与并发症处理　因颜面部血供丰富，唇颊部创口拆线时间一般比躯干、四肢早，为4～5天。早期拆线可减少产生瘢痕，但应根据创口所处的解剖部位和张力大小酌情把握时间：如张力不大，可早期拆线；如张力较大，可于7～10天分次拆除；位于口内的缝线可于10天左右拆除，以利于保证创口愈合；如张力较大，皮瓣拆转成形，又处于活动部位时，缝线可不拆除，让其自行脱落。

常见创口并发症为皮肤线结处红肿或裂开。前者多见于唇颊部皮肤，口内黏膜极少发生。遇此情况，应早期拆除缝线。后者多见于唇红处或口内黏膜，遇此情况应再行缝合，尤其是对口内唇颊或咽侧部的活动部位，应严密缝合，以免涎液内漏，造成组织瓣延迟失败。

第四节　上唇缺损畸形

唇的外形和功能在面部美学中占有很重要的地位。由于它与面部表情肌紧密相连，具有重要的生理功能和独特的表情功能。唇的外形、色泽是人的面部情感集中和冲动产生的焦点，因而被称为"情意之门"。一旦唇部组织缺损畸形，不但会破坏面容，而且可造成生理功能障碍，给患者精神和心理带来创伤，给生活带来不便。

唇缺损修复的目标是获得正常的外观和正常的功能。对于外观，要求上下唇比例协调，左右对称；对于功能，既要有充分大小的口裂来完成进食等动作，又要有张、闭口功能，避免流涎。唇组织解剖组织构筑上的特点，外被皮肤，内衬黏膜，中有口轮匝肌环绕其间。由于唇部组织解剖上的特殊性，只有采用局部唇组织瓣修复才能获得唇部外形和功能上的满意效果。因此，对唇组织缺损的修复，虽然文献上曾介绍过许多其他方法，但应用邻近和对侧唇瓣组织转移修复法，仍是目前较为理想的方法。

唇缺损的修复方法应依据缺损的不同类型进行修复。对唇部小型缺损的修复，可利用唇部本身组织直接拉拢缝合，但需应用Z成形术，使缝合后的切口由直线变成曲线。

唇中型缺损修复较有代表性者是Estlander（1877）和Abbe（1898）加以改良的对侧交叉唇瓣修复法，首先采用此法者为Sebatilini（1837）。在此方法中，交叉唇瓣以一侧下唇动脉为蒂，采用全厚的下唇组织瓣旋转至上唇来修复缺损。此后，有不少学者提出许多改良的方法，或根据上唇缺损的外观设计了不同形状的组织瓣，其中有方形组织瓣修复法（Иванов，1947；Федорова，

1957)、上唇人中旁三角形唇瓣修复法（Kazanjian，1954）、双侧人中旁矩形组织瓣修复法（孙弘，1964；Giedroje Turaha，1980；Yoshida，1993）等，或尽量增加瓣的灵活性，血管蒂周围保留更少的组织，提出了保留血管一侧条状口腔黏膜的一期交叉唇瓣修复法（Ohtsuka，1985；Hu，1993）、岛状交叉唇瓣修复法（Holmström，1986）。但由于黏膜下有静脉网，保留蒂部的口腔黏膜越少，静脉回流越差。2013年，尹宁北提出了以肌黏膜为蒂的断层交叉唇瓣，它不同于以往交叉唇瓣以下唇动脉供血，而以颏唇动脉在黏膜下层和皮下层发出的细小动脉网供血，最大限度地保留了蒂部黏膜，使交叉唇瓣的动脉血供和静脉回流都很好。这些方法使唇瓣交叉修复法更臻完善。

对唇大型缺损的修复，较有代表性且效果较好者，为Bernard（1953）和Gillies（1957）提出的唇颊组织瓣滑移修复法。对全唇合并唇颊或唇颏组织缺损者，20世纪70年代以前曾采用传统的管形皮瓣修复法和岛状瓣修复法，以及改良的方法。随着显微外科技术的应用，在形态修复和功能重建上均发生了巨大变化。目前可采用吻合血管的远位游离皮瓣一期完成修复，明显地缩短了疗程，减少了面部瘢痕的发生，提高了修复后效果，给唇缺损的修复任务增加了新的内容。如用前臂桡侧或尺侧游离皮瓣修复上、下唇大型缺损已有不少报告（孙弘，1986；李慧增，1989；Mandrekas，1994）；用复合前臂桡侧掌长肌游离皮瓣修复全下唇缺损，包括颏部和口角（Furruta，1994）；用前臂桡侧骨肌皮双叶瓣和改良的Webster法修复下唇、颏部和前下颌骨缺损（Winzweig等，1994）等，都是极好的例证。

一 诊断与处理原则

上唇缺损或瘢痕挛缩畸形的诊断并不困难，多见于外伤或肿瘤术后。如为坏疽性口炎后遗症，除有组织缺损外还可有广泛的瘢痕粘连、唇龈沟过浅，甚至完全消失；伴有鼻组织缺损者可造成唇部紧缩和鼻翼畸形；严重的烧伤性瘢痕挛缩可造成上唇紧缩或外翻畸形。

上唇缺损的修复，其处理原则为：①上唇缺损与紧缩的处理，应首选邻近或对侧组织，只有缺损范围较大者才考虑应用远位组织。②合并有鼻缺损与上颌骨小范围缺损，可在唇组织修复前先行托牙赝复治疗，修复上颌骨缺损，然后再修复唇和鼻组织缺损，这是一条重要原则。这样除可恢复骨质缺损畸形和恢复咀嚼功能外，对唇部软组织修复时正确估计其缺失量和支撑唇组织很有帮助。③修复时尽量珍惜和利用残存的唇组织，不可任意切除或摒弃，尤其是唇红组织。

二 修复方法

（一）上唇组织瓣推进（滑行）修复法

此方法适用于唇红及唇组织缺损在1~1.5cm以内或仅占全唇1/4以下者。

方法：利用唇部组织柔软和富于弹性等特点，将唇部缺损部位的边缘切成V形创口，然后分层直接缝合。此方法修复注意要点：V形的两边创缘应相等，如两边不等长，可将短的一边切成弧形，务必使两边等长，这样缝后唇部比较丰满。缝合时应注意唇缘两边厚度应相等，唇红黏膜与皮肤连合处应对齐。

（二）下唇组织瓣交叉移植修复法

此方法适用于上唇组织缺损较大，达全层1/3~1/2时。唇组织瓣交叉转移手术（即Estlander-Abbe手术）是修复上、下唇组织缺损的一种传统方法，也是迄今为止公认的一种理想方法。因借助上唇或下唇的正常组织来修复对侧组织缺损，组织解剖结构一致，上、下唇组织的比例关系协调，术后功能及外形效果均较满意。

方法：根据上唇缺损的部位和范围，可设计成下唇单个交叉组织瓣、两个交叉组织瓣或方形组织瓣转移修复等不同术式。

1. 下唇单个交叉组织瓣手术　手术时先测量上唇组织的高度和宽度，自下唇设计一个以一侧下唇动脉为蒂的三角形唇瓣组织，适当保留血管周围黏膜组织，有利于保护伴随下唇动脉的小静脉网，改善术后静脉回流。唇瓣的高度等于缺损的高度，底部的宽度为缺损宽度的一半，这样术后上、下唇的长度可以协调。手术分两期进行，一期于术后2～3周切断蒂部，并行小的唇缘修整（图41-7）。

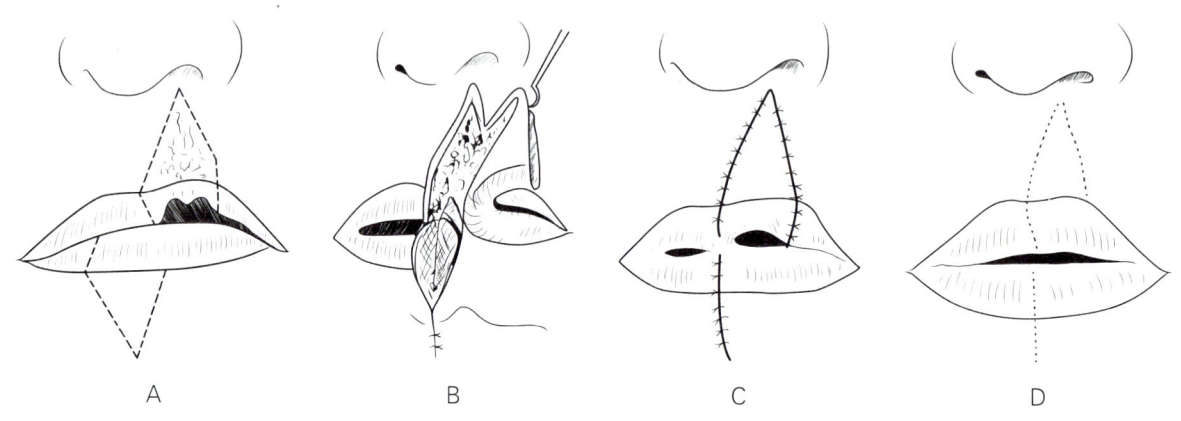

图41-7　下唇单个交叉组织瓣修复法之一
A. 上唇瘢痕切除及下唇交叉瓣切口　B. 下唇瓣区转移至上唇缺损处　C. 唇交叉瓣已缝合　D. 断蒂，唇红加以缝合

对上唇正中较大的缺损，且缺损部位、形状和大小不宜制作成等腰三角形时，在设计下唇唇瓣时，需要结合上唇组织缺损的具体情况。如为上唇正中组织缺损，可在下唇正中设计一个符合缺损特殊形状的唇瓣（图41-8）。如缺损超过唇长的1/2，可采用双侧上唇的组织瓣向中央滑行移动和下唇单个交叉组织瓣联合应用（图41-9）。

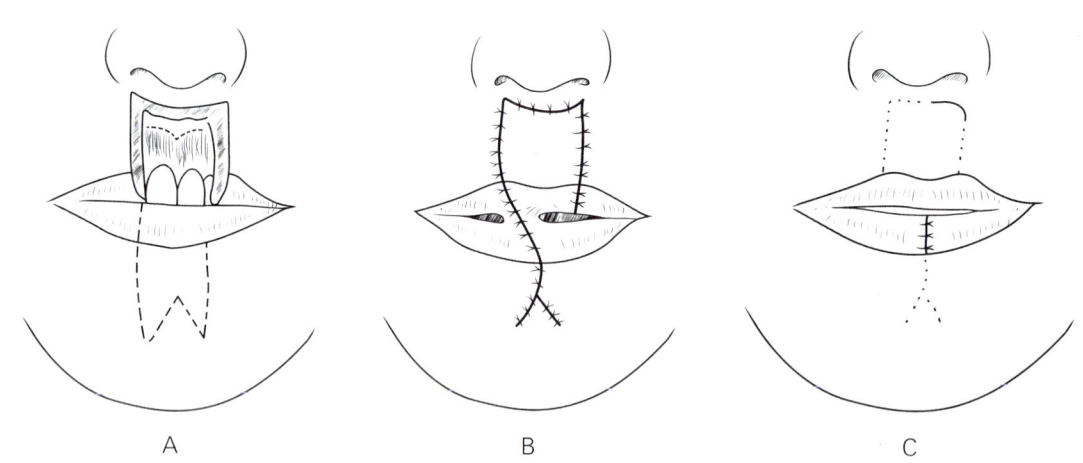

图41-8　下唇单个交叉瓣修复法之二
A. 上唇叉形缺损　B. 下唇叉形皮瓣转移缝合后　C. 唇部断蒂后

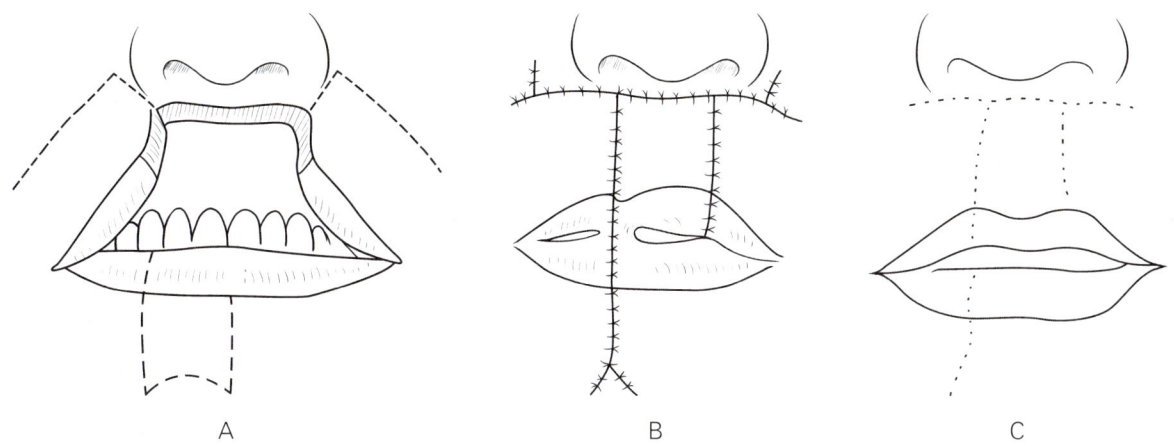

图 41-9　下唇单个交叉瓣与鼻唇沟皮瓣修复法
A. 双侧鼻唇沟皮瓣　B. 下唇叉形瓣与鼻唇沟皮瓣修复法　C. 断蒂，唇部加以缝合

2013年，尹宁北提出了一种以垂直的下唇肌肉黏膜为蒂的断层交叉唇瓣，它以颏唇动脉水平支或垂直支发出的走行于黏膜下和皮下层的细小血管网供血。这种断层交叉唇瓣血供可靠，转移灵活，由于皮瓣较薄，可以对上唇的精细结构进行修复。由于此皮瓣的血供极为可靠，甚至可以在皮瓣上施加肌肉张力，同时完善人中嵴和人中窝等细节。关于张力的施加，详见第四十二章"先天性唇裂和腭裂"。

方法：切除上唇的异常组织，保留黏膜。通常黏膜的弹性很好，可以容纳旋转的下唇交叉唇瓣。然后掀起下唇的断层肌皮瓣，瓣中包含皮肤、皮下组织和大部分口轮匝肌。以肌肉黏膜作为蒂部，蒂部包含黏膜、黏膜下组织和一薄层肌肉，这样能最大限度地保留黏膜下和皮下血管网。红唇切开至干湿唇黏膜交界处或稍向内。双侧下唇动脉及其周围细小分支可在电凝止血后切断。最后将断层皮瓣水平旋转180°，再向上唇翻转180°，填补上唇缺损（图41-10）。

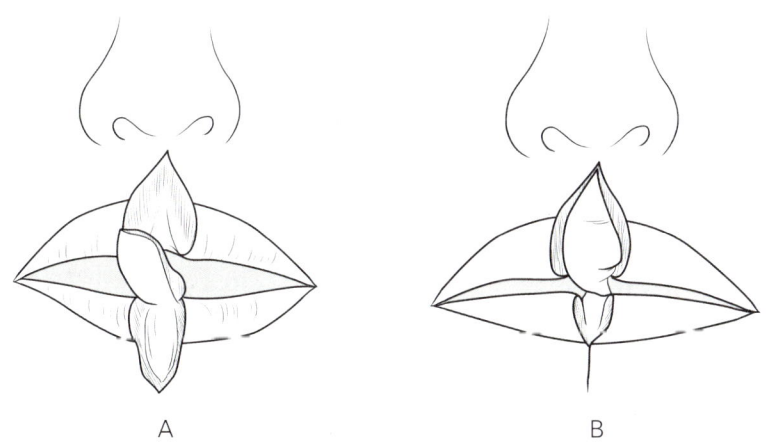

图 41-10　以垂直的下唇肌肉黏膜为蒂的断层交叉唇瓣修复上唇缺损

2. 方形唇部组织瓣（Иванов法）　此法是Иванов首先提出的一种改良方法，Федорова又加以改进，主要用于唇部一侧缺损的修复。按照唇组织瓣交叉转移的原则，既然可用下唇正常的唇组织瓣修复上唇缺损（图41-11），自然也可用上唇组织瓣修复下唇，但易影响或破坏人中。应用此方法，在下唇癌手术中，癌灶呈方形切除较楔形切除更加合理。

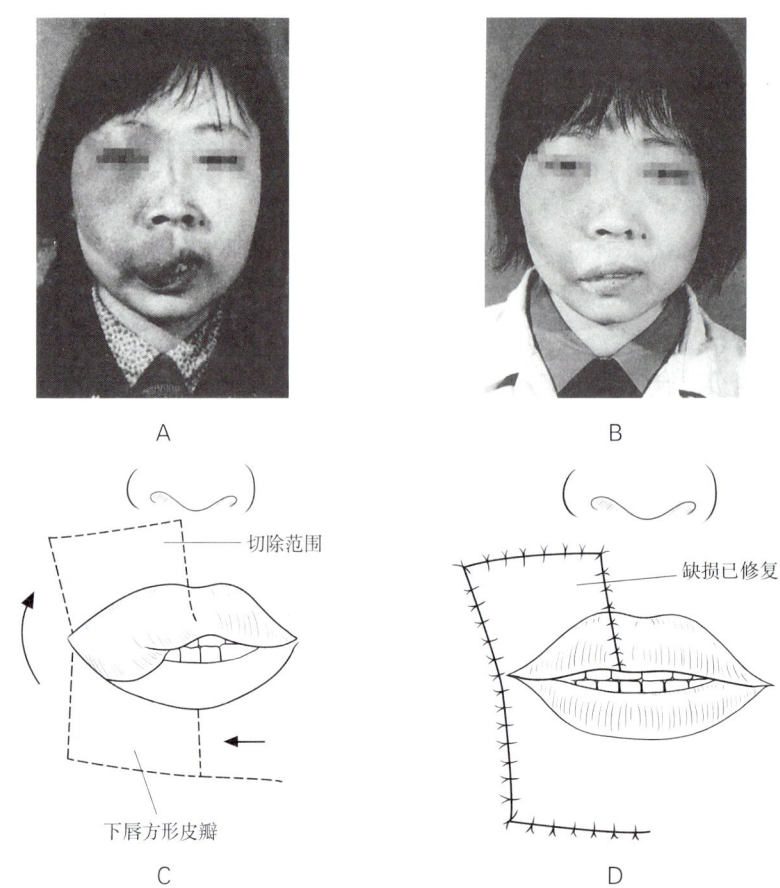

图 41-11 上唇一侧血管瘤切除，用下唇方形组织瓣修复
A. 术前　B. 术后　C、D. 手术修复示意图

唇交叉组织瓣转移修复需注意的要点有：

（1）唇瓣设计应视缺损部位和对侧唇组织的情况而定。对侧唇组织多属正常，其唇瓣蒂部（即唇红横径的宽度）可等于缺损底部的1/2。如果唇组织周围有瘢痕或唇组织弹性较差时，唇瓣蒂部的宽度应加大。

（2）唇瓣蒂部的血管应加以保护，防止损伤。

（3）唇瓣的形状可根据受区缺损的需要而定，可设计成三角形、矩形或各种与缺损处相似的其他形状。因唇瓣含有血管，血供丰富，故唇瓣的长宽比和形状一般可以不受限制。

（4）当缺损接近口角，或唇瓣被设计在口角附近时，对正常的口角组织应妥善保存，这样术后就能获得令人满意的口角外形了。如缺损位于口角部位，一期手术后，蒂部常成为钝圆形或圆形的口角外形，口裂也变小，可在二期手术中做口角开大成形术。

（5）唇瓣断蒂一般可在术后2周进行。唇瓣组织有瘢痕时，可于术后3周断蒂，但断蒂前数天应做蒂部的钳夹血供训练。断蒂部位要先照顾被修复的部位，使之有充分的组织，否则上唇唇红可能会过少，而影响修复效果。

（三）扇形皮瓣修复法

扇形皮瓣（fan flap；Gillies flap）适用于上唇缺损占全唇的1/2以上或缺损区接近口角区，而对侧组织和颊组织又均属正常者。

方法：以上唇正中部位缺损为例。皮瓣设计可在两侧下唇外下方定点，根据上唇的高度，在双侧鼻唇沟处设计鼻唇沟组织瓣。鼻唇沟组织瓣的最高点一般位于鼻翼部，此点与下唇的外下方定点之间要设计成弧形的连线，这样更便于组织瓣向上唇中部旋转滑行。而后，在两侧口角平面稍上方各做一个向下的附加切口，附加切口与弧形切口构成的角度可大于45°，并于下唇外下方定点处与口角平面的附加切口平行，各向上做一个Z形的附加切口。当此扇形组织瓣转移修复后，位于唇下方的Z形瓣正好相当于口角的平面（图41-12）。如上唇正中缺损伴有鼻小柱缺损，在设计鼻唇沟组织瓣时，可根据缺损情况，向上方适当延伸，以便同时修复鼻小柱。

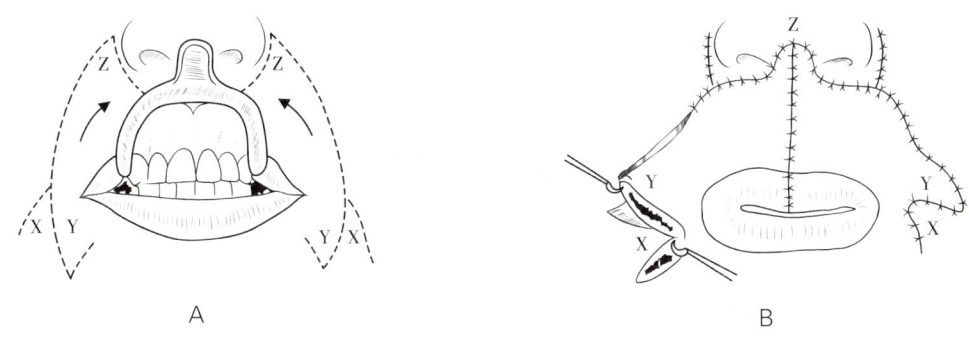

图41-12　扇形组织瓣修复法（Gillies法）
A. 上唇正中及鼻小柱缺损　B. 用扇形组织瓣修复后

此方法修复需注意的要点有：

（1）皮瓣设计时要注意上方需与鼻翼部相平，下方恰位于下唇外下方。其间两侧所形成的弧线必须位于鼻唇沟处。如此，术后形成的瘢痕恰位于鼻唇沟处，瘢痕不明显。

（2）此法术中口裂变小可暂不处理，待以后再行口角开大术。

（四）鼻唇沟皮瓣修复法

鼻唇沟接近唇部，皮瓣转移后鼻唇沟创面可以直接拉拢缝合，术后遗留的瘢痕不会太明显，是上唇组织缺损修复时比较理想的组织供区，也是唇部组织缺损最简便的一种修复方法。若上唇近口角处全层缺损，可以采用同侧口角下鼻唇沟皮瓣来修复，效果较令人满意。

此方法适用于上唇部分或有1/2以上组织缺损的修复。采用鼻唇沟皮瓣修复时，可根据唇部组织的缺损情况，做以下手术设计：①一侧皮肤及皮下肌层缺损时，可设计一侧的鼻唇沟皮瓣；②上唇正中大块组织缺损时，可设计两侧的鼻唇沟皮瓣；③上唇近口角处部分全层缺损时，可设计口角下方的鼻唇沟皮瓣。

方法：将位于上唇和口角处的瘢痕切除，根据缺损面积，在下唇口角下方鼻唇沟处设计皮瓣，将此皮瓣转位180°修复上唇和口角缺损。皮瓣切取时，应不切开口角下唇唇红处，保留其下的唇部血管（图41-13）。

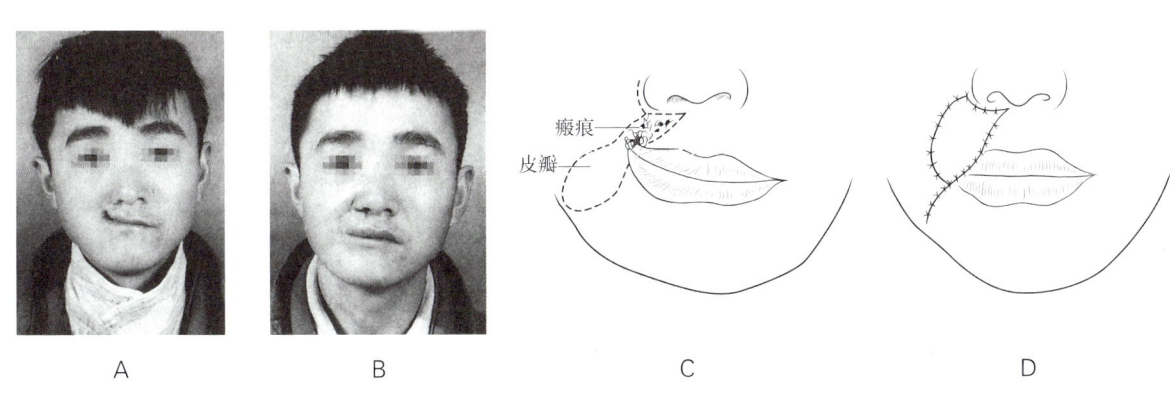

图41-13　口角下鼻唇沟皮瓣修复法
A. 术前，牙疳后遗症造成右上唇瘢痕与缺损畸形　B. 术后，口角下方鼻唇沟皮瓣转移修复后　C. 术前，瘢痕切除与皮瓣设计　D. 术后，口角下方鼻唇沟皮瓣修复完成（皮瓣内含唇部血管）

(五)颞蒂前额隧道皮瓣修复法

颞蒂前额隧道皮瓣是以颞浅动脉为蒂,在岛状瓣与皮肤组织蒂的基础上改进而成,其方法是:将额瓣蒂部的皮肤翻开,使皮下组织血管蒂裸露,形成一个带皮下组织血管蒂的额部岛状瓣。此瓣与通常采用的额部皮瓣的最大不同点是,不需要二次断蒂,可一次性完成修复。

此方法适用于全上唇缺损的修复,也适用于唇、颊、口底、咽侧、腭、舌及眼睑等部位因外伤或肿瘤术后造成的皮肤或黏膜的较大范围缺损。但额部过狭、发际过低者,因可供利用的皮肤面积较少,不宜采用。额部皮瓣供区植皮后,可遗留镶嵌性畸形,有碍面容。年轻男性患者不易接受,年轻女性患者更难接受,故尽量少用或不用。

方法:首先指测颞浅动脉主干的搏动走向与位置或经多普勒超声血流仪探测,再以颧弓上方1cm处为圆心,至上唇缺损一侧创缘为半径画弧,此弧的长度即为蒂长,一般蒂长为12~14cm。然后根据上唇缺损的大小在前额设计皮瓣。额瓣形状有以下几种类型:①如上唇鼻唇沟组织仍可利用,可采用第一种术式,即在双侧鼻唇沟各设计一个三角形瓣,翻向口内作为衬里组织,其上用长方形隧道额瓣来一次性修复。②如鼻唇沟组织无法利用,可在前额皮瓣下先行游离植皮(中厚皮片),创面向外,皮面向骨面,植入皮瓣下,待10天后再行上唇缺损修复,即第二种术式。③第三种术式是将前额皮瓣加宽,设计成长方形额瓣,采用并列折叠式的方法修复。唇外皮肤和口内黏膜缺损的修复一次即可完成。

现在介绍采用第一种术式修复全上唇缺损的方法。手术时先将沿上唇鼻唇沟设计的三角形皮瓣的切口线切开,然后翻向口内并交叉缝合,作为口腔衬里组织。测量上唇缺损面积,设计额部皮瓣,切开蒂部皮肤,注意仅切开真皮层,分离并翻开皮肤,裸露皮下组织,然后沿颞浅动、静脉两侧,将保留的与皮瓣等宽的皮下组织切开,连同颞浅动、静脉及其周围组织,从颞浅筋膜上游离,作为营养蒂。沿额部皮瓣设计切口,由远端与两侧切开皮瓣并掀起,当达皮瓣近端时,沿近端皮瓣的设计线切开,与皮瓣蒂部一样仅切开真皮层,以免将其下的血管蒂及其分支切断。此时仅靠蒂部相连的额瓣完全游离。然后在颧弓上颞部创口至右侧上唇创缘之间的皮下制备隧道,将皮瓣通过隧道导入上唇缺损处进行修复。在额部缺损区植皮,缝合耳颞部皮肤,手术全部完成(图41-14)。

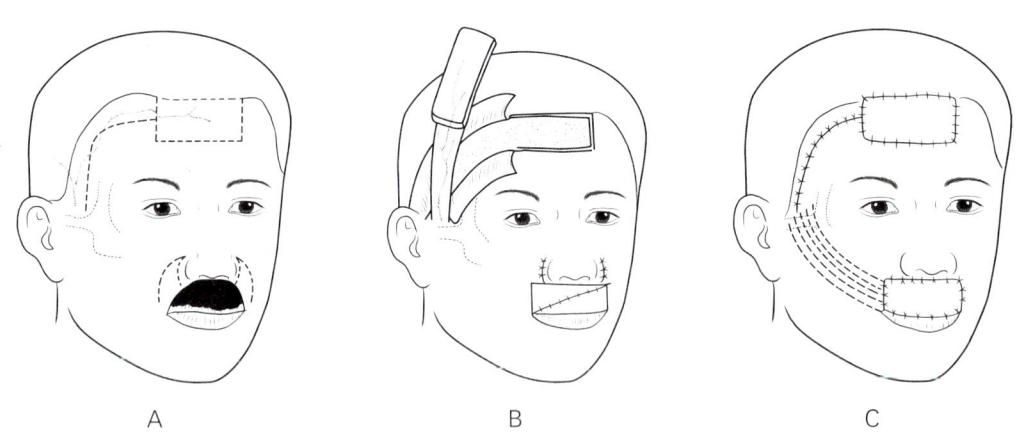

图41-14 颞蒂前额隧道皮瓣修复法
A. 前额皮瓣与蒂部切口设计 B. 皮瓣切取,双侧鼻唇沟皮瓣翻向口内作为衬里组织 C. 皮瓣通过皮下隧道修复上唇缺损,前额植皮

此方法修复需注意的要点有:

(1)确定颞浅动脉的走向,皮瓣蒂的宽度与长度非常重要。动脉走向可以指测或多普勒超声血流仪探测。皮瓣蒂的远端应与皮瓣等宽,耳颞部因动脉管腔较粗,蒂可稍窄。皮瓣蒂长度一般

要求较实际测量的长度略长，以免皮瓣移植后因张力过大而影响血供。如额瓣超过中线，为了保证皮瓣成活，血管蒂应包含耳后动脉在内。

（2）用于修复唇及面颊部皮肤缺损者，隧道以位于颧弓上方和面颊部皮下为妥。这种设计的手术操作方便，术后外形亦不臃肿。皮下隧道制备要适中，过宽则皮下易发生血肿，过窄则皮瓣蒂部不易通过。如勉强通过，蒂部易受压，血供易受阻，甚至导致手术失败。

（3）手术操作应轻柔。皮瓣切取慎勿损伤蒂部的血管及其分支，皮瓣在通过隧道时切勿扭转或受挤压，术后包扎不要压迫蒂部。

（4）在额瓣修复早期，皮瓣的颜色可稍暗，以后可转为黑紫色。一般5~7天后表皮脱落，其下皮瓣颜色红润。上述皮瓣的肤色变化属于额瓣移植的特有现象，不要将其误认为是皮瓣的血供受阻或皮瓣坏死。

（六）带神经的口角提肌肌皮瓣修复法

带神经的口角提肌肌皮瓣（innervated levator anguli oris myocutaneous flaps）是一种复合瓣，由Tobin（1983）首先介绍。肌皮瓣内包含有眶下神经感觉支和面神经颊支的运动支，可修复上唇缺损。转位后的口角提肌变成口腔括约肌，因肌皮瓣内含有感觉和运动神经，上唇修复后功能满意。

此方法适用于上唇大型缺损的修复。如为全上唇缺损，需合用双侧口角提肌肌皮瓣与下唇正中Abbe瓣。此方法不能用于修复下唇缺损。

方法：以修复全上唇缺损为例。在双侧鼻唇沟部位设计带神经的口角提肌肌皮瓣，蒂位于口角处，与口裂两侧相平。肌皮瓣的宽度依上唇缺损的高度而定。肌皮瓣内包含眶下神经感觉支和面神经颊支。将连于上颌的口角提肌、外面皮肤的内侧黏膜，以及进入皮瓣内的神经，一次性转移，修复全上唇缺损。皮瓣转移后的肌肉成为上唇的口腔括约肌，唇红可用黏膜推进法修复。为不使上唇过紧，可在下唇设计Abbe瓣插入两侧口角提肌肌皮瓣中间，创口依层缝合。2周后断蒂，全上唇缺损修复完成（图41-15）。

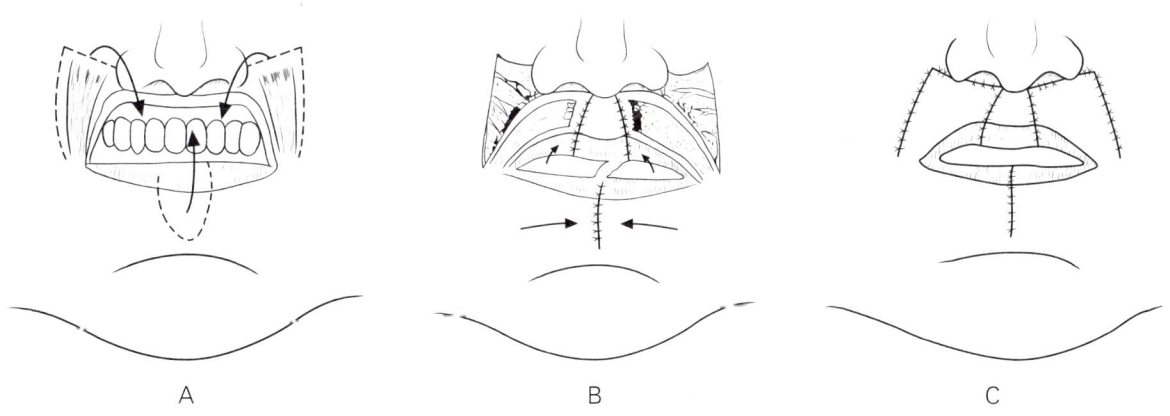

图41-15　带神经的口角提肌肌皮瓣修复全上唇缺损
A. 皮瓣设计（内有肌肉和神经）　B. 带神经的口角提肌肌皮瓣修复全上唇缺损　C. 修复后，唇红用黏膜推进法修复

此方法修复需注意的要点有：手术操作过程中，对进入皮瓣内的感觉和运动神经纤维要注意保留。

（七）前臂桡侧皮瓣修复法

前臂皮瓣包括桡侧和尺侧皮瓣，是分别以桡动静脉和尺动静脉为血管蒂的皮瓣。这个部位对唇面部和口内各部位缺损的修复而言是一个理想的供区，理由是：其解剖位置恒定，手术切取容易；皮瓣厚薄适中，容易折转成形；血管管径较粗，易于进行吻合；供区不留后遗症；血管蒂较长，可以通过面颊皮下隧道与额颈部的正常血管进行吻合，迄今在国内外仍广泛应用于临床。

方法：采用前臂桡侧皮瓣，修复全上唇缺损。根据唇部组织实际缺失量和形状，以桡动脉和头静脉的长轴为轴心设计皮瓣。如单纯修复全上唇缺损，可设计长方形皮瓣；如上唇伴有鼻底缺损，可在长方形皮瓣相当于鼻底部位，再设计一个舌状小皮瓣来修复鼻底；如全上唇伴有双侧鼻翼、鼻小柱部分缺损，可设计成适合于折叠修复上述缺损部位的三叶状皮瓣（图41-16）。

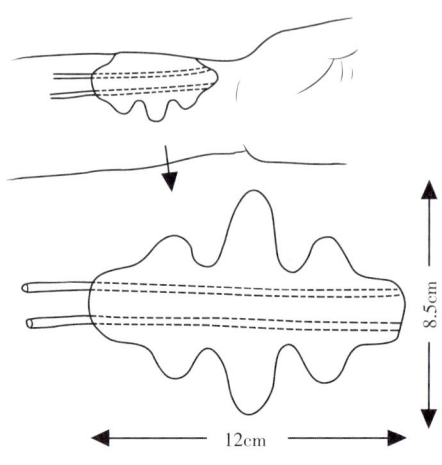

图41-16　前臂桡侧三叶状皮瓣设计

手术分组进行。供区组：切取前臂桡侧皮瓣。受区组：在唇部缺损区，切除瘢痕组织，制备皮瓣移植床，选择好用于吻合的受区血管，并进行解剖和显露。如唇部部分瘢痕可供利用，可在唇两侧缺损区用颊部皮肤形成皮瓣，翻向口内作为衬里，其上用前臂桡侧皮瓣覆盖，这样全上唇缺损修复就完成了（图41-17）。

典型病例：王某，男，20岁。患者2岁时患坏疽性口炎，致上唇部缺损，伴有鼻翼、鼻小柱与牙槽部缺损畸形。曾行修复术失败，故上唇缺损边缘瘢痕较厚。术前先行缺牙修复。于1982年2月9日在全麻下采用前臂桡侧皮瓣行上唇缺损修复术。术中先使缺损区两侧颊部的皮肤形成皮瓣，并翻向口内作为衬里，近口角处的正常唇红组织予以保留。上唇缺损创面（约9.0cm×2.5cm）游离移植，一次性完成修复。术后皮瓣全部成活，唇外形得到恢复（图41-17），鼻缺损待以后修复。

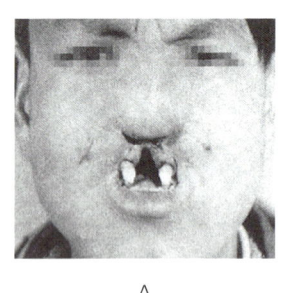 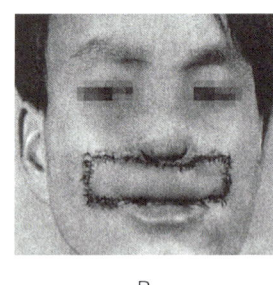 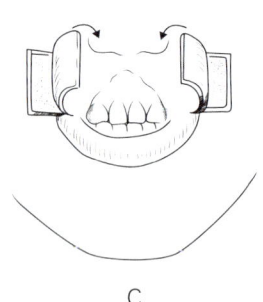 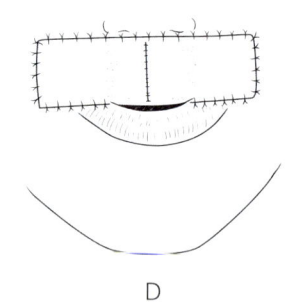

A　　　　　　　　B　　　　　　　　C　　　　　　　　D

图41-17　前臂桡侧皮瓣修复上唇缺损

A. 上唇缺损　B. 前臂桡侧皮瓣修复上唇缺损　C. 缺损区两侧颊部翻转皮瓣设计　D. 翻转皮瓣作口内衬里组织，前臂皮瓣修复皮肤

此方法修复需注意的要点有：

（1）前臂桡侧皮瓣可设计成12.0cm×8.5cm。血管蒂的长度可根据血管吻合的部位而定，动脉蒂长7～8cm，静脉蒂长10～12cm。一般多与面动、静脉吻合，如与甲状腺上动脉和颈外静脉

吻合，应适当增加血管蒂的长度。

（2）如遇桡动脉与头静脉相距较远，皮瓣移植后静脉回流较差，可在皮瓣血管断蒂前，先将皮瓣远端的桡动脉伴行静脉与头静脉的相应分支做端端或端侧吻合，建立静脉回流系统，可确保静脉回流通畅。

（3）对皮瓣移植后血管通畅的观察，笔者常规采用皮瓣远端结扎线松开检查法，即动脉接通后，将皮瓣远端的桡动脉结扎线松开，如动脉出血呈喷射状，就证明血流通畅良好，再将动脉结扎；否则应查明原因。此方法经临床应用，对预防动脉血栓形成和保证血供通畅非常有效。

第五节 下唇缺损畸形

一 诊断与处理原则

下唇缺损畸形的原因和处理原则除与上唇缺损的相同点外，尚应处理好以下问题。

1. 如选用上唇部组织修复下唇缺损时，要尽量避免破坏上唇人中和上唇结节，因上述部位的外形破坏后修复较为困难。

2. 合并有颏部软组织及下颌骨缺损时，如仅为牙槽部缺损，就应先安装托牙，后修复软组织。如合并下颌骨骨组织缺损，在修复次序上，就应先修复软组织，后修复骨组织，最后再安装托牙，这是一条重要原则。

3. 下唇大型组织缺损，多数可采用邻近组织或对侧唇组织修复。当局部唇颊部组织无法利用，需采用远位组织瓣修复时，组织瓣可有自然下坠倾向，一定要积极采取防止下垂的措施。较为理想的远位组织瓣是足背皮瓣和前臂皮瓣（尺侧肌皮瓣）。组织瓣因为可包含肌肉在内，所以对预防下唇下垂非常有利。下唇缺损伴有颏部软组织或骨组织大块缺损的患者，在修复上较为困难。胸肩峰皮瓣、胸大肌（骨）皮瓣可供选用，因胸大肌（骨）皮瓣修复后外形肥厚臃肿，效果不如胸肩峰皮瓣。另有传统的管形皮瓣（皮管），虽然与游离组织瓣相比，手术次数多、需时长，但若医师经验丰富、操作得当，仍不失为一种较好的方法。

二 修复方法

（一）下唇组织瓣推进（滑行）修复法

此法适用于下唇缺损宽度在1.0～2.0cm以内者。

方法：可以采用两种术式。

1. 直接缝合　如唇红和下唇皮肤均有缺损，可采用此法。手术时先切除缺损边缘的瘢痕组织，沿缺损底线两侧切开，将两块唇组织瓣滑行在中线缝合。

2. 直接缝合加Z成形术　此法多适用于唇红缺损时，可将唇缺损缘切成V字形（图41-18），去净瘢痕组织，在两侧唇颊沟底做松弛切口，然后将两侧唇部组织滑行拉拢缝合，术后下唇皮肤缝合成曲线。

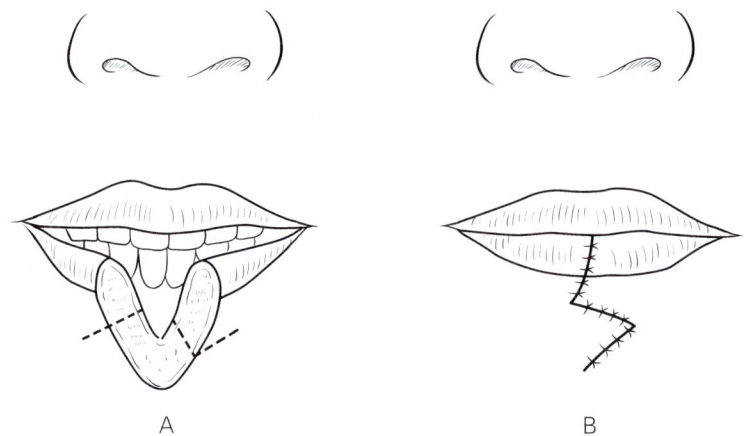

图 41-18 直接缝合加 Z 成形术

(二) 上唇组织瓣交叉转移修复法

采用上唇组织瓣修复下唇组织缺损，其部位可以选在正中的人中旁组织或上唇外侧组织瓣。因为切取上唇正中组织会破坏人中，所以采用上唇人中旁组织瓣的转移修复效果最好。Kazanjian 和 Roopenian 提出用人中两个带蒂的三角形唇瓣，转移 180° 修复下唇正中缺损。笔者为下唇正中相当于一侧以上或大部缺损的病例，设计了双侧人中矩形唇瓣，可满足下唇较大范围缺损的修复。

此方法适用于下唇正中组织缺损达 1/2 以上，或大部缺损的患者。

方法：根据下唇组织缺损的部位和范围，可采用两种术式。

1. 人中旁三角形唇瓣　根据下唇缺损的部位和大小，在人中旁各设计一个三角形唇瓣，唇瓣外侧唇红不切断，有唇动脉相连，然后将两个带蒂唇瓣向下转移 180° 修复下唇正中缺损，2 周后断蒂。此方法的优点是保持人中和唇结节在正常的解剖位置上，修复后两侧口角对称（图 41-19）。

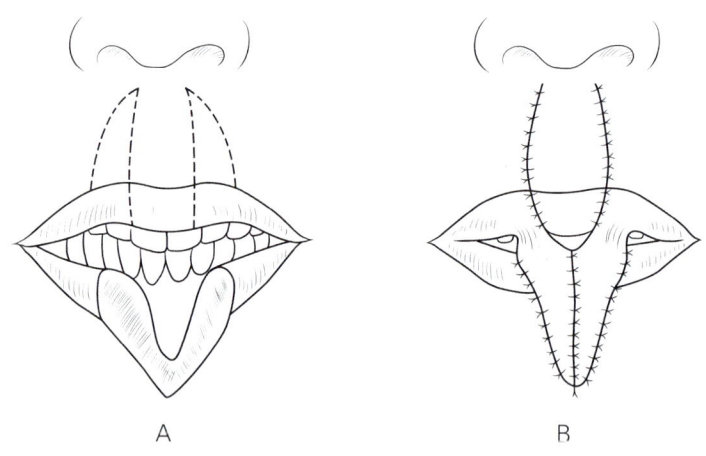

图 41-19　人中旁三角形唇瓣修复
A. 上唇人中旁皮瓣设计　B. 皮瓣转移至下唇

2. 人中旁矩形唇瓣　术式设计原则与手术步骤与第 1 种术式基本相同。不同者在于此方法可根据下唇缺损的高度和宽度，在上唇人中旁设计同样大小的唇瓣。为使唇瓣转移至下唇后，人中旁一侧的创口便于缝合，可在矩形唇瓣上缘（相当于鼻底线）各向外侧做一个延伸切口，使上唇两侧组织滑向中央做拉拢缝合（图 41-20）。此方法的优点是：①双侧人中旁组织不但在宽度和高度上完全够用，而且修复后上、下唇仍可保持适度的比例关系；②唇瓣蒂内含有唇动脉，血供良好，可保证唇瓣成活；③人中仍在正中位置，上唇结节得到完整保存，术后仍显示正常唇弓的外形；④术后上唇瘢痕不明显，恰在两侧的人中嵴上和鼻底线上；⑤两侧口角和颊部对称，唇瓣断蒂时，如需行口角开大术，可同期进行；⑥术后唇部运动和生理功能恢复良好，张、闭口不受限制。

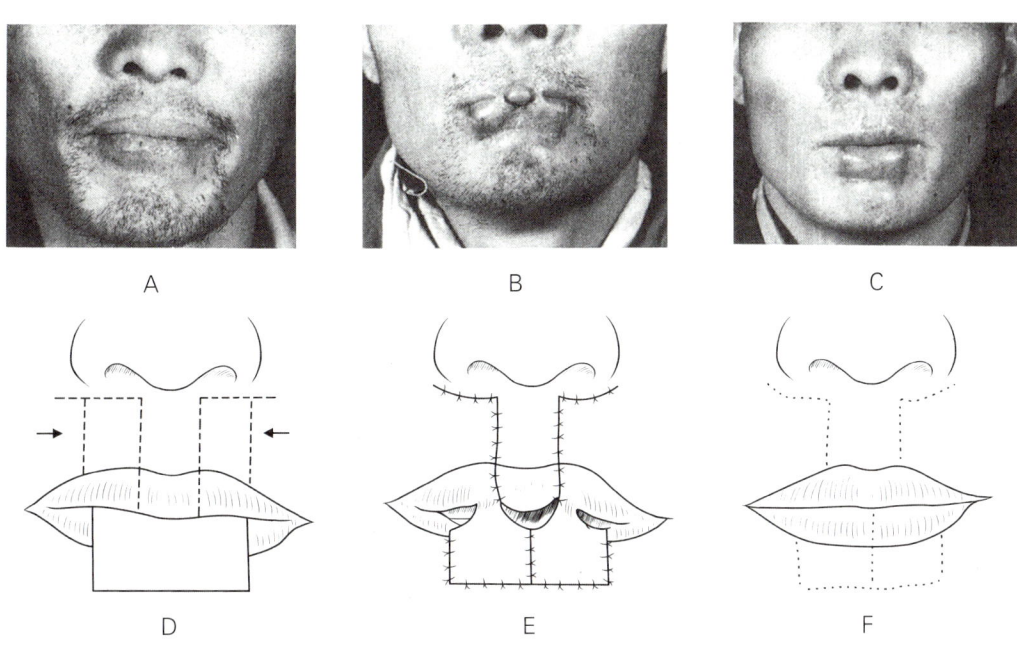

图 41-20　双侧人中旁矩形唇瓣修复
A. 术前，下唇疣状癌　B. 术中，双侧人中旁矩形唇瓣转移至下唇，未断蒂　C. 术后，下唇缺损修复
D. 手术切口设计，图示下唇切除范围　E. 修复后，未断蒂　F. 修复完成

典型病例：谭某某，男，30岁。下唇疣状癌，下唇中 2/3 黏膜干燥皲裂，唇组织缺损 1.0cm×3.5cm，颏下淋巴结未触及。1979年1月17日在局麻下行下唇癌块状切除术。采用双侧人中旁矩形瓣修复，唇瓣蒂宽为1.7cm，术后2周断蒂。经5年随访，颏下及颌下淋巴结未见转移，唇部功能及外形均较满意。

（三）扇形皮瓣修复法

此方法适用于下唇中央的中型缺损。

方法：皮瓣宽度的切口设计应等于再造唇所需的宽度。切口从两侧上唇外侧的适当部位的唇红缘开始，继而斜向颊侧，绕过口角，再与下唇的缺损缘相连。手术时应穿透唇部，切开全层，以两侧上唇唇红缘为唇瓣蒂部，并在两侧颊部各做一个横向附加切口。然后将两侧上唇外侧的扇形唇瓣各旋转60°左右，在下唇正中相互缝合。唇瓣蒂部形成新的口角，唇瓣的夹角插入两侧颊部的横向的附加切口内，至此手术全部完成（图41-21）。术后口裂较小，可在以后做口角开大术。

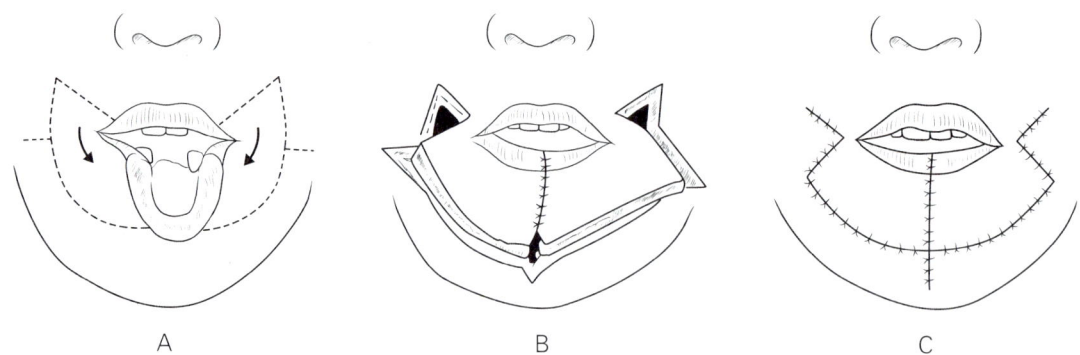

图 41-21 扇形皮瓣修复下唇缺损
A. 皮瓣设计 B. 皮瓣转移至下唇对位情况 C. 皮瓣缝合后

此方法修复需注意的要点有：

（1）皮瓣宽度等于下唇缺损所需的宽度。在两侧上唇近唇红缘处为唇瓣的蒂部，切开时要注意保护其下的唇动脉免遭损伤，以免影响扇形皮瓣蒂部的血供。

（2）在皮瓣两侧颊部做横向的附加切口，切口应与口裂的水平线平行，如此皮瓣旋转缝合后，两瓣口角可处于同一平面。

（四）带神经的口角降肌肌皮瓣修复法

带神经的口角降肌肌皮瓣（innervated depressor anguli oris myocutaneous flaps）是包含肌肉、神经、皮肤和黏膜的复合瓣，由 Tobin（1983）首先提出，即利用带有神经的口角降肌（三角肌）复合肌皮瓣转移来修复下唇部分或全部缺损。

此方法适用于下唇部分或全部缺损。如为全下唇缺损，就需用双侧肌皮瓣。此方法不能用于修复上唇缺损。

方法：以修复全下唇缺损为例。在双侧设计口角降肌肌皮瓣，肌皮瓣的蒂部位于口角，与口裂相平。肌皮瓣的宽度依下唇缺损的高度而定。肌皮瓣包括口角降肌、颏神经、面神经下颌缘支、外周皮肤和口内黏膜，两侧肌皮瓣一次性转移至下唇缺损区，在中线处对位缝合。口角降肌作为下唇的口腔括约肌，唇红用黏膜推进法修复，创面依层缝合，全下唇缺损修复完成（图 41-22）。

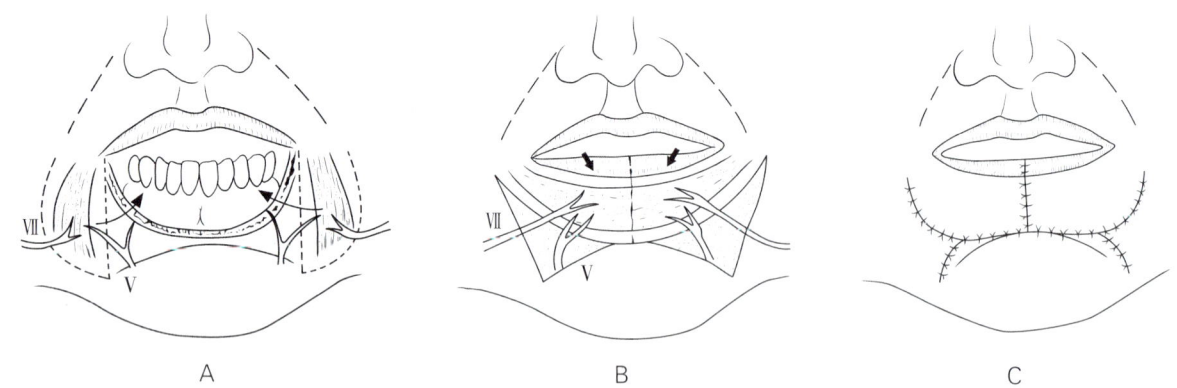

图 41-22 带神经的口角降肌肌皮瓣修复全下唇缺损
A. 皮瓣设计（内有肌肉和神经） B. 带神经的口角降肌肌皮瓣转移修复下唇缺损 C. 修复后，唇红用黏膜推进皮瓣修复

(五) 双侧颊组织瓣推进修复法

对全下唇缺损病例,在取材和修复方法上均较困难。一般对大型下唇缺损或合并颏部不同程度缺损时,可以采用改进的双侧颊部组织瓣推进(滑行)的方法进行修复(图41-23)。如近两侧口角处尚有部分下唇唇红组织,在切除口角外侧一块三角形组织时,应将内侧黏膜瓣予以保留,用此黏膜瓣来修复近口角处的唇红(图41-24)。以上方法对下唇癌术后造成的全下唇缺损修复尤为适用,因为都同时可做双侧舌骨上淋巴结清除术。

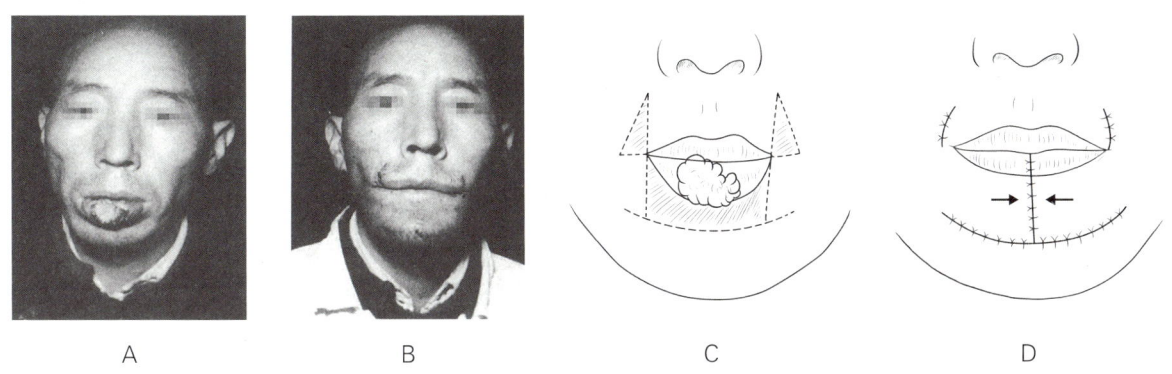

图41-23 双侧颊部组织瓣推进皮瓣立即整复下唇大型缺损
A. 术前下唇癌外观 B. 肿瘤切除后,以皮瓣立即修复下唇大型缺损 C. 手术切口设计 D. 修复外观

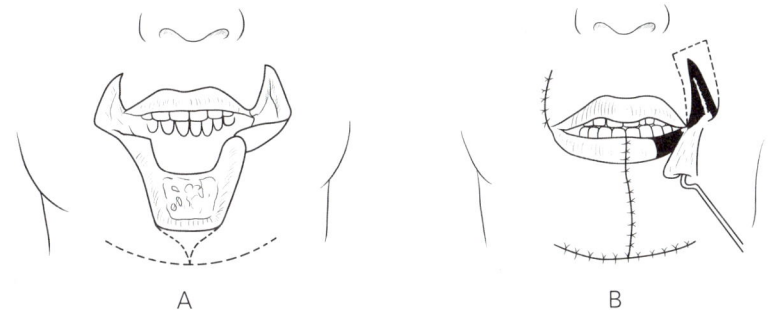

图41-24 用保留Burow三角内侧黏膜瓣修复口角唇红

此方法适用于下唇大型缺损或全下唇缺损,伴有颏部软组织不同程度缺损。

方法:沿两侧颌下缘做皮肤切口,切口长度可根据组织缺损的需要量而定。口内黏膜在前庭沟处做切口,分离两侧颊组织瓣直至咬肌,再将两侧大型颊瓣向中线滑行推移,对位拉拢缝合。然后在两侧上唇的口角的鼻唇沟处各设计一个底与口裂平行、尖端向上的颊部三角形皮瓣,将三角形的两侧做全层切开,底边只切透肌层。三角形的皮肤与肌肉组织切除,其下的黏膜保留,沿外侧创缘做黏膜下潜行分离,拉拢缝合鼻唇沟切口。将保留的蒂置于口角的三角形黏膜瓣组织内,向外翻转,与下唇的皮肤创缘缝合,形成唇红。

此方法修复下唇全层缺损的优点在于:①颊组织的解剖类似唇。因新形成的下唇只有皮肤、肌肉、黏膜三层组织,故无明显皱缩和下坠,所含的颊肌纤维方向也与下唇口轮匝肌的肌纤维方向基本一致。②修复后下唇两侧对称,肤色协调,效果令人高度满意。③不但上唇能完整保存,而且可与其他手术同时进行。如对唇癌施用可同时或分期行舌骨上淋巴结清扫术。此方法的不足之处在于:①下唇常显内收,上前牙容易咬着下唇。②口角还不够自然。

典型病例:吴某某,男,42岁。下唇角化型鳞癌(病理证实)。外观呈菜花状,溃疡面约3.5cm×3.0cm。1974年10月在全麻下行下唇缺损双侧颊组织瓣推进法立即修复,2周后行舌骨上淋巴结清扫术,术后开口方便,外形尚好。随访22年,疗效满意。

（六）双侧鼻唇沟与颊组织瓣修复法

此方法适用于下唇癌全层矩形切除后造成的全下层缺损。

方法：根据下唇矩形缺损范围，在双侧鼻唇沟（包括部分颊组织）设计鼻唇沟瓣，瓣的上缘在鼻唇沟顶点，向外至颊部，蒂位于口角外侧，瓣的长宽比例恰恰相当于下唇的缺损范围。当双侧鼻唇沟瓣全层切取后，各向下旋转90°至下唇的缺损部位。两侧组织瓣向中线拉拢缝合，内侧黏膜缝合，将鼻唇沟上缘内侧的黏膜翻转向外，借以修复唇红。为预防下唇正中直线收缩，可将鼻唇沟瓣末端做交叉缝合，双侧鼻唇沟创面稍做潜行分离，拉拢缝合。缝合后缝线恰在鼻唇沟的位置上（图41-25）。如需行颈淋巴结清扫术，可同时进行或于术后2～3周进行。

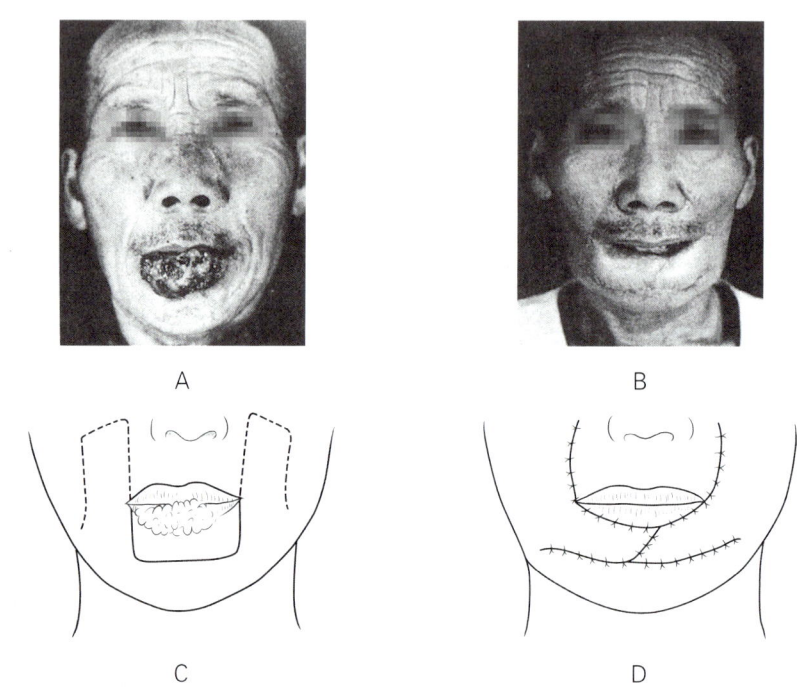

图41-25　双侧鼻唇沟与颊组织瓣修复全下唇缺损
A. 术前下唇癌外观　B. 全下唇缺损采用此方法修复后，鼻唇沟瓣交叉缝合
C. 手术切口设计　D. 修复后情况

典型病例，曹某某，男，63岁。下唇溃疡型癌（病理证实为鳞癌Ⅲ级）。病史3年，癌灶突出，表面溃疡，周围组织浸润，颏下淋巴结肿大如杏仁，并与深部粘连固定。术前行放疗5000R，肿块明显缩小。1958年5月在局麻下行下唇癌矩形切除术（距肿瘤外1.5cm，两侧口角垂直向下高度约3.5cm，横过颏隆突）。全下唇缺损用双侧鼻唇沟与颊组织瓣修复。3周后行舌骨上淋巴结清扫术，发现右侧一个颌下淋巴结有癌细胞转移。随访4年余，未见复发。

（七）足背皮瓣修复法

足背皮瓣是以足背动脉和大隐静脉为血管蒂的皮瓣。皮瓣内可包含腓浅神经分支，移植后有感觉功能；皮下脂肪层较薄，修复后无臃肿感。足背皮瓣不但有与前臂桡侧皮瓣相同的优点，而且皮瓣内可包含拇伸短肌，一起作为复合组织瓣移植；利用肌腱分别悬吊于两侧口角的口轮匝肌上，对防止下唇修复组织下坠及外翻十分有利。因此，足背皮瓣对于全下唇缺损的修复是较理想的。

此方法适用于全下唇缺损，伴有广泛颏部组织缺损，而又无法利用邻近唇颊组织修复者。

方法：以足背皮瓣修复外伤性全下唇缺损为例。手术分组进行。

供区组：术前必须确定足背动脉存在，且胫后动脉无损伤或阻塞。根据下唇缺损组织的缺失量，以足背动脉走向为轴心，结合组织蒂所需的长度设计皮瓣。用以修复下唇，足背动脉分布区的供区已足够。方法按"足背皮瓣"进行（参见第十五章"皮瓣移植和穿支皮瓣"）。

受区组：沿左颌下做横切口，长约8mm，切开颈阔肌后，暴露面动脉与面前静脉，将血管分离出2cm，以用于血管吻合。沿下唇缺损缘下约1cm处做弧形切口，将此皮瓣翻向舌侧作为口内衬里组织。检查下唇缺损创面约为6cm×8cm。用下唇创缘与颌下切口间的皮下组织制备隧道。最后将断离的足背皮瓣移植于下唇缺损的创面上，因下唇黏膜高度不足，尚缺1cm，故可将皮瓣近唇红缘处进行折叠1cm，翻向口内作为口腔衬里。血管蒂由皮下隧道引至颌下区，足背动脉与面动脉、大隐静脉、面前静脉各自进行端端吻合。检查血管通畅后，将皮瓣内的拇短伸肌肌腱及肌腹分别缝合固定在两侧口角的口轮匝肌上，对再造下唇起悬吊作用。创口依层间断缝合，下唇修复完成。

典型病例：阎某，男，44岁。唇部爆炸伤已1年余。上、下全唇组织缺损，下颌颏部粉碎性骨折。唇缺损边缘与牙槽嵴粘连，多数牙缺失，进食困难，言语不清，唾液外溢。入院后先行上、下唇颊沟加深术（中厚皮片槽式植皮法），术后托牙赝复。1978年3月14日在全麻下按上述方法修复下唇，皮瓣大小为7cm×8cm，血管蒂长度为5cm，术后皮瓣全部成活。于同年5月17日行第2次手术，以带颞浅动脉的隧道额瓣修复上唇缺损，修复后效果满意（图41-26）。经6年随访，张口与闭口运动正常，进食和语言功能恢复良好。

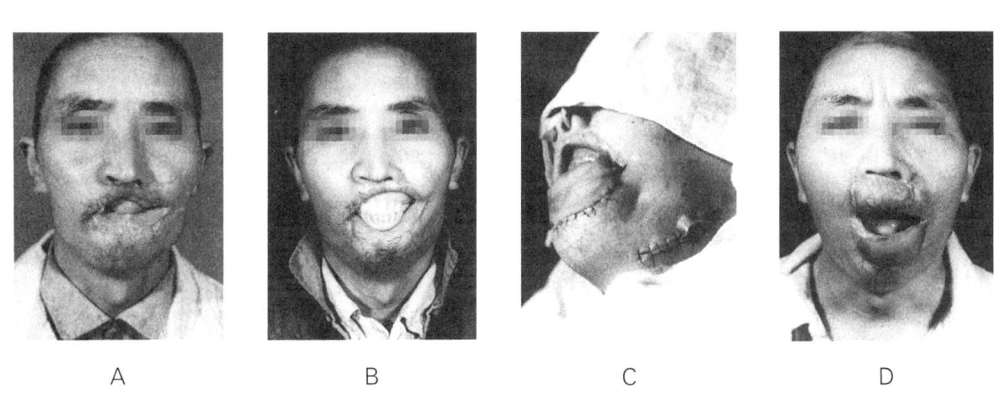

图41-26　足背皮瓣修复全下唇缺损

A. 外伤性上、下唇缺损　B. 唇缺损，已行颊沟加深，托牙修复　C. 足背游离皮瓣折叠，修复下唇（颌下伤口为血管吻合处）　D. 下唇修复完成（上唇用前额隧道皮瓣修复），开口度正常

此方法修复注意要点：

（1）足背皮瓣切取时，如同时携带拇短伸肌，在分离过程中应随时注意将皮瓣的真皮下组织和深层组织分别予以缝合固定，以免发生撕脱而影响血供。术中应特别强调要保护好趾伸肌腱周围腱膜的完整性，以利于皮片移植后成活及保证术后肌腱能够正常活动。

（2）足背皮瓣切取后，足部静脉回流较差，术后常可发生足部肿胀，故术后除抬高患肢外，皮片成活后还应常规应用弹性绷带包扎肢体3个月左右。足部水肿一般多于术后2~3天自行消退。

（3）足背皮瓣血供丰富，组织致密，薄而柔软，可行折叠。本例在术中发现下唇黏膜高度不足，将皮瓣近唇红缘处折叠翻向口内1cm，皮瓣仍全部成活。

（4）下唇缺损修复后会出现下垂现象。本例因皮瓣内含有拇短伸肌，术中将其肌腱及肌腹分别悬吊于两侧口角的口轮匝肌上，以预防下唇下垂和外翻，经长期观察，疗效满意。

（八）管形皮瓣修复法

管形皮瓣简称皮管，即在腹壁等供区皮肤上，按 1 : 3 的宽长比例设计两个平行切口，深达皮下脂肪层，分离经创缘对位缝合后其下供区创面可拉拢缝合或植皮，缝合后形成管状，故而得名。管形皮瓣作为整形外科传统的修复方法，迄今仍有一定的应用价值。其与吻合血管的游离皮瓣相比，虽然手术次数多、需时长，但是从软组织的修复来看，仍具有一定优点：①不受肢体供区知名血管的限制，供区广泛；②可携带较多的皮肤与皮下脂肪组织；③皮管无创面暴露，感染机会较少；④皮管血供充分，易修复成活；⑤不需特殊设备，手术较为安全。皮管对战伤性的广泛唇颏部软组织缺损，修复后效果令人十分满意。

此方法适用于下唇、颏部缺损，伴下颌骨广泛软组织和骨组织缺损的情形。

方法：以修复战伤性下唇、颏及下颌骨缺损为例介绍具体方法。根据唇颏部，包括下颌骨组织的缺失量，选择皮管供区与管形皮瓣大小。为了修复口底组织和唇颏部皮肤缺损，可设计两个皮管，分别修复口底、口内的黏膜和唇颏部的皮肤。管形皮瓣的切取与制备按皮管切取法进行。因皮管转移需时较长，对腹部皮管均用左前臂腕部携带至受区两侧，以便让患者能够用右手进行生活自理。受区唇红部除瘢痕外均应保存，待皮管血供建立后，连于腕部的皮管断蒂，剖开皮管，一条作为口内黏膜，一条作为口外皮肤，修复软组织缺损。术后 1 年做下颌骨植骨（髂骨移植），后行口内颊沟形成术，最后安装托牙赝复，恢复咀嚼功能（图 41-27）。

典型病例：周某某，男，35 岁。下唇、颏部、口底因枪弹伤而广泛缺损，于 1955 年 7 月入院。检查：下唇、颏部、口底前区、两侧下颌骨体部软组织和骨组织缺失，下颌骨仅存两侧升支残端，缺骨长度约 22cm。舌及口底外露，唾液外溢，言语不清，进食困难（图 41-27A）。按上述手术程序修复，术后下唇、颏部外形与咀嚼功能均较满意（图 41-27D）。

本法修复注意要点：对唇、颏、下颌骨广泛缺损的病例，在修复次序上的一条重要原则就是，应先修复软组织，再修复骨组织，最后装托牙。因此，术前需考虑骨缺失量，根据植骨时组织床所需要的软组织量选择供区。如果不遵守这一原则，软组织量不够，对以后的植骨和托牙赝复均会造成极大困难，有时不得不重新增加软组织量，使患者增加不必要的手术痛苦。

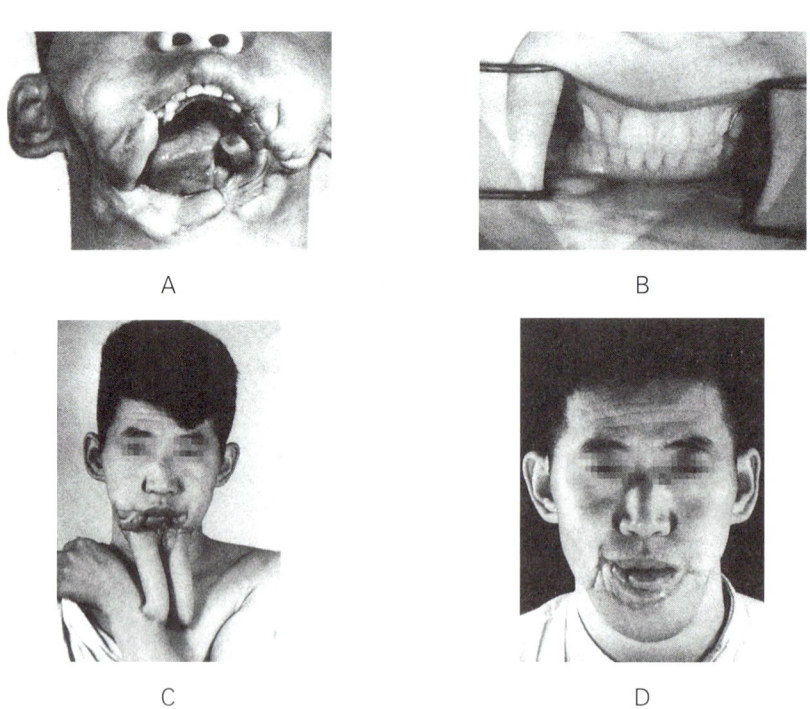

图 41-27　皮管修复下唇、颏、口底战伤性缺损

A. 下唇、颏、口底大型缺损　B. 双侧腹部皮管转移至颌下部　C. 颌骨缺损，髂骨植骨后，安装托牙　D. 缺损修复后

第六节　唇红缺损畸形

唇红缺损的修复有许多方法。von Esmarch 和 Kowalzy（1892）提出用单纯黏膜推进法重建唇红。Kurth（1958）用唇黏膜瓣法，即由深层组织潜行分离，使黏膜瓣向前推进进行修复。McGregor（1966）采用舌瓣修复唇红，并对失神经支配的舌瓣可能出现的损害和范围，以及舌瓣术后变化等有关问题进行了讨论。Watson（1973）介绍了一种有神经支配的肌黏膜瓣，用于上唇唇红缘缺损的修复。Kolhe 和 Leonard（1988）介绍用口轮匝肌肌黏膜瓣重建唇红缺损，使肌黏膜瓣向前推进，并与V-Y成形术结合应用。Lusting 等（1994）用双蒂肌黏膜瓣（bipedicaled myomucosal flap）修复唇红切除后的下唇缺损等。唇红缺损、唇结节重建，以及加高唇成形术亦有介绍，如用双桨瓣（propeller flap）推进法重建上唇结节（Yoshimura 等，1991）；用黏膜肌肉瓣加高唇成形术（Botti 等，1995）；用文身法在前臂桡侧皮瓣重建下唇后行唇红成形术（Furuta 等，1994）；对口角电击伤后的缺损，Donelan（1955）介绍用复合舌腹部黏膜肌肉瓣（composite ventral tongue flap of mucosa and muscle）加以修复，获得满意效果。这些方法为唇红，包括唇结节、口角等处缺损的修复添加了新的内容，使修复效果更加完善。

一　诊断与处理原则

唇红组织缺损可根据唇红组织特有的颜色加以辨别，诊断并不困难。但当唇红组织外伤产生瘢痕后，单以颜色和外形无法确定时，就需要依靠病史和触诊检查来确定。唇红组织的质地和结构，除口内黏膜外，其他部位的组织无法代替。在修复时，其处理原则为：

1. 唇红部小范围缺损，主要采用邻近唇红组织、口内前庭黏膜来修复。
2. 唇红部较大范围缺损，可采用对侧唇红组织或舌瓣组织来修复。
3. 唇红部大部缺失或无唇红，无法利用邻近、对侧和舌瓣修复者，可采用口轮匝肌肌黏膜瓣或带蒂颊黏膜组织瓣来修复。
4. 唇珠（上唇结节）不明显或缺损时，仍应以邻近唇红组织进行修复。

二　修复方法

（一）Z成形修复法

此方法适用于唇红部小范围缺损。

方法：唇红部小范围缺损常在缺损部位形成凹陷切迹。手术时可沿凹陷切迹处两侧，视情况做V形或U形切除，然后按Z成形术原则缝合修复（图41-28）。术后唇红部不会因直线缝合而再发生凹陷切迹。

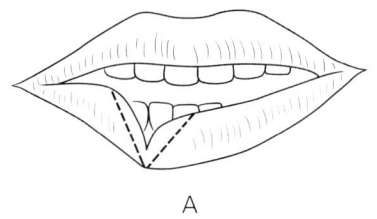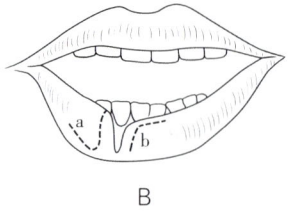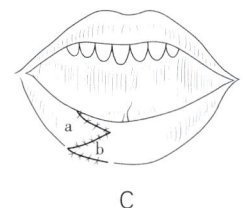

图 41-28 唇红小范围缺损用 Z 成形术修复

A. 缺损边缘两侧先做 V 形切除　B. 设计两个黏膜瓣（按 Z 成形术原则）　C. 缝合后

（二）对侧唇红组织修复法

此方法适用于上唇正中小范围缺损，唇结节不明显的病例。

方法：以上唇正中唇红缺失为例，按照唇瓣交叉转移术原则进行。根据上唇正中唇红及唇结节缺损的组织量，在下唇设计一个蒂在一侧的黏膜肌肉瓣，修复上唇唇红缺损，下唇创面直接缝合，7～10天断蒂，此法修复后可获得唇红及唇结节处的满意效果（图41-29）。此方法在切取唇红组织瓣时应注意上、下唇厚度有一定的比例关系，以免修复后唇部比例不协调。

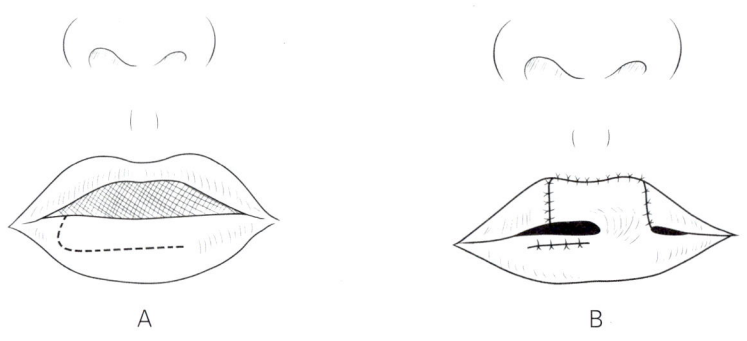

图 41-29 上唇正中唇红缺损用下唇带蒂黏膜瓣修复

A. 下唇带蒂黏膜瓣设计　B. 转移至上唇缝合后（尚未断蒂）

（三）舌瓣组织修复法

此方法适用于近口角处唇红小范围缺损，缺损范围小于一侧1/2者。

方法：根据唇红的缺损范围，在同侧舌缘设计舌瓣。如修复上唇唇红，舌瓣蒂位于舌缘以上；如修复下唇唇红，舌瓣蒂位于舌缘以下。切取舌瓣时包括部分舌肌，肌层厚度可根据唇红组织的量而定，后将舌瓣缝于缺损面，10天断蒂（图41-30）。

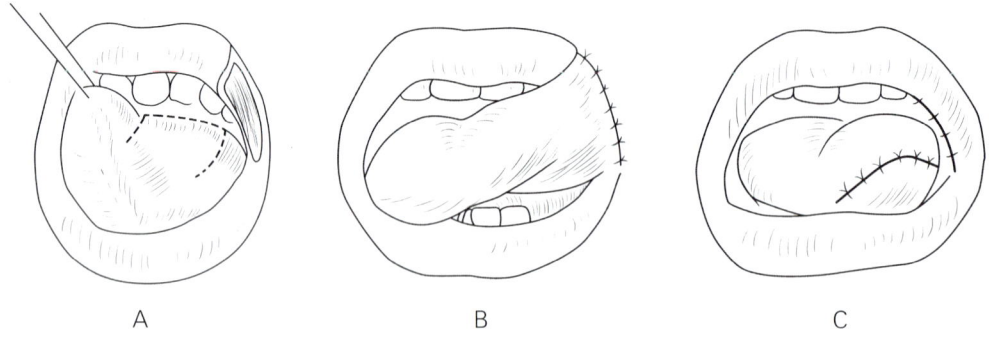

图 41-30 近口角唇红缺损用带蒂舌瓣转移修复

A. 上唇近口角处唇红缺损，虚线为舌瓣切口　B. 舌瓣修复口角唇红缺损，未断蒂　C. 舌瓣断蒂，唇红修复完成

此方法修复时需注意的要点有：

（1）舌是一个肌肉性器官，肌肉纤维纵横交错，具有语言、咀嚼、舌咽等重要功能，而且经常处于活动状态，术后应限制舌部活动。文献中虽有介绍用舌前部修复下唇唇红缺损的方法，但舌较大范围缺损修复后，舌体外形可发生改变，且术后舌体不易固定，不如利用舌侧缘组织为好。根据观察，当张口时舌活动减少，术后可在口腔一侧放置殆垫。放置殆垫可保护和避免上、下牙齿对舌瓣的损伤。

（2）舌瓣近蒂部为暴露创面，口腔为污染区域，舌瓣术后由于舌被固定，口腔自洁作用较差，术后应注意口腔护理，以防感染。

（四）口轮匝肌肌黏膜瓣修复法

此方法适用于唇红因肿瘤术后或外伤等引起的较大范围的缺损。

方法：在切除唇红的创缘上，由皮肤肌肉交界处斜向内下，侧位矢状面切口应至唇内侧黏膜下。其间肌黏膜瓣必须将下唇动脉包括在内，此点非常重要，因可保证转移后肌黏膜瓣的血供。然后切口向下折转，在肌层和黏膜下腺体之间深达前庭沟，充分分离肌黏膜瓣，向唇红缘掀起。肌黏膜瓣创缘与唇部皮肤创缘对位缝合，修复唇红缺损。为了延伸下唇高度，可在下唇系带处做V-Y手术，延长下唇。为使唇黏膜Y形缝合更加顺利，可在前庭龈唇沟处做一水平切口（图41-31）。

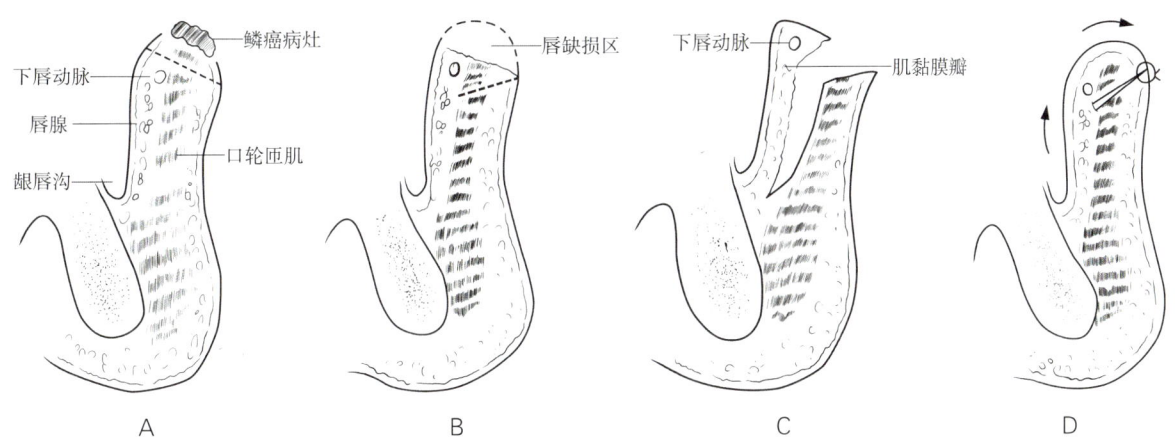

图 41-31　口轮匝肌肌黏膜瓣修复唇红大范围缺损
A. 病变切除　B. 口轮匝肌黏膜瓣切口设计　C. 肌黏膜瓣切取分离　D. 肌黏膜瓣向上滑移与唇部皮肤缝合，修复唇红缺损

此方法修复注意要点：

（1）本法中肌黏膜瓣虽有下唇动脉可提供血供，并有神经支配。但下唇唇红放射性损害时若采用此方法，因组织较硬易脆，操作中应加以注意。

（2）肌黏膜瓣潜行分离时，必须在腺体与肌肉之间进行，以免损伤其间的血管和神经支配。

（3）V-Y成形术的切口设计要正确，尤其是延伸切口不要损伤颏神经分支，如此方可保存唇红的感觉和运动功能。

（五）唇颊黏膜组织瓣修复法

此方法适用于全下唇唇红缺损。笔者曾遇1例因牙疳后遗症而致全下唇缺损，皮瓣修复后无唇红组织，而邻近组织又无法利用的病例，采用双侧带蒂唇颊黏膜组织瓣一期修复，获得满意效果。

方法：以全下唇唇红缺损为例。设计唇颊黏膜组织瓣时，蒂位于双侧口角处黏膜，蒂的宽度要大于颊黏膜瓣宽度，长度可不受限制。唇颊黏膜瓣转移后蒂的旋转弧要大于90°角，切取时蒂部保留的组织要较远端厚一些，以保证黏膜瓣血供。根据下唇唇红所需宽度，切除下唇皮肤制备受区。按上述原则切取黏膜瓣，并转移至下唇修复唇红缺损，唇颊肌黏膜供区创面拉拢缝合，口内不留创面，手术一期完成（图41-32）。

典型病例：刘某某，女，38岁。下唇牙疳后遗症致全层组织缺损，下唇无唇红，口裂较小（图41-32A）。1995年10月入院，先行小口开大术，6个月后在局麻下按上法采用双侧带蒂唇颊黏膜瓣一期修复下唇唇红，瓣蒂的宽度为1.5cm，长度为6cm。术后黏膜瓣全部成活。因右侧颊黏膜组织较少，致使右侧唇红宽度不够，以后可再行唇红加宽术修复（图41-32B）。

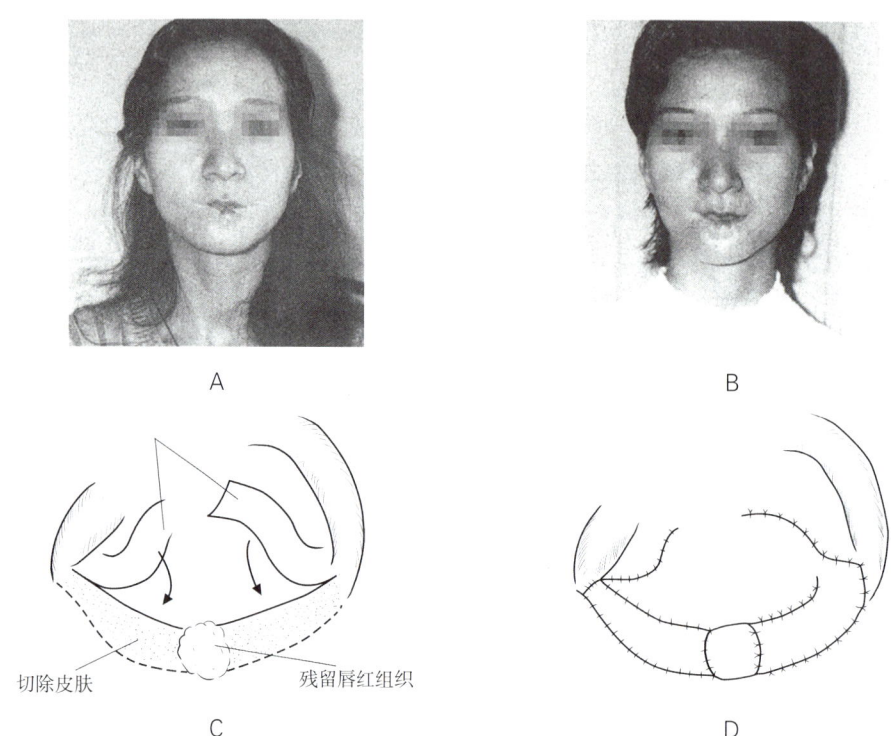

图41-32 双侧带蒂唇颊黏膜瓣一期修复全下唇唇红缺损
A. 下唇唇红缺损，正中残留唇红组织，且伴有小口畸形 B. 双侧带蒂唇颊黏膜瓣一期修复后外观 C. 唇红区皮肤切除与双侧带蒂唇颊黏膜瓣设计 D. 下唇唇红缺损修复后

此方法修复注意要点：

（1）带蒂双侧唇颊黏膜组织瓣修复全下唇唇红缺损，因黏膜瓣较长，内无知名的血管，故蒂部要有一定的宽度，移植于唇红部不应有张力。

（2）移植于唇部的黏膜瓣主要靠受区创面基底供血，故唇部受区创面不应有瘢痕，创面基底要松软。

（3）术后早期黏膜瓣颜色先为暗红色，继而转为暗黑。不要认为这是黏膜瓣坏死的表现，不需进行任何处理。7天后拆线时，颜色仍较暗，待以后其上黏膜表皮脱落，其下为鲜红黏膜颜色，色似唇红组织。

（六）唇珠不明显或缺失修复法

唇珠又称上唇结节。因疾病或外伤所致的不丰满或缺失可使唇失去魅力和美感。最常见者为唇裂修复后继发畸形，致使上唇正中部凹陷形成"口哨畸形"，双侧唇裂更易发生。修复方法多为以唇珠部位组织以Z成形术、V-Y推进术等进行修复，但唇珠重建的效果不够满意。可以采用侧唇组织进行修复，如红唇双叶瓣法，其效果满意。其他方法有带蒂下唇唇瓣（Abbe flap）交叉修复法和下唇带蒂交叉唇黏膜瓣法，均需二次断蒂。另有肌肉组织瓣嵌入法及其他的改良方法，手术可一期完成，修复后唇结节比较丰满。

1. **红唇双叶瓣法** 修复红唇缺损。本法适用于红唇"口哨畸形"，唇珠不明显，侧边红唇肥厚的病例。

方法：a瓣位于缺损处的唇黏膜处，延伸至龈唇沟，其宽度不超过10mm；b瓣位于侧边略厚处的唇红黏膜处，根据缺损及对侧红唇的形态调整其宽度及长度，切至口轮匝肌表面；旋转双叶瓣；a瓣用于修复"口哨畸形"重建唇珠，b瓣用于填补a瓣转移以后的缺损（图41-33）。

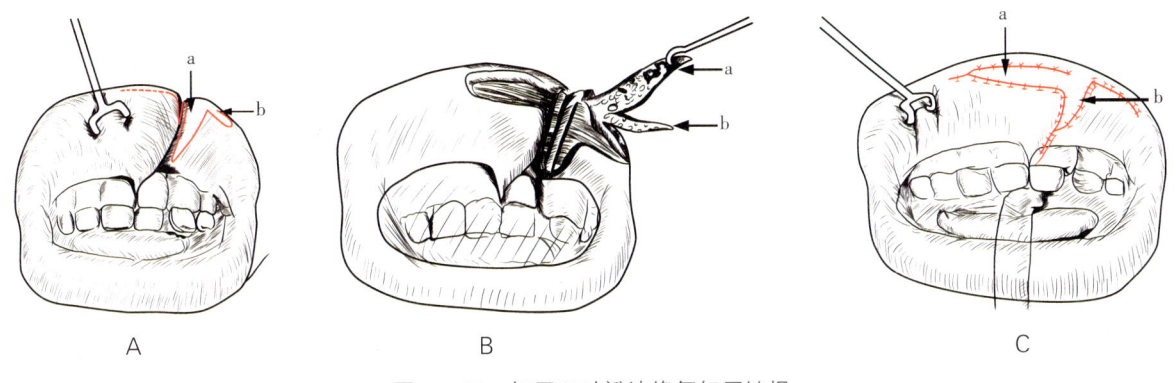

图41-33 红唇双叶瓣法修复红唇缺损

2. **下唇带蒂交叉唇黏膜瓣法** 本法为Kawamota（1979）首先创用，主要适用于修复唇珠不明显及一侧唇红组织严重不足的术后畸形。

方法：根据唇珠和一侧唇红组织缺失的范围，在健侧下唇的唇红黏膜线上设计一个蒂在正中的条形黏膜瓣。该黏膜瓣切取游离后，将其旋转180°后用以修复对侧上唇黏膜不足，用蒂部重建唇珠，2周后二期断蒂（图41-34）。本法修复后的唇红和唇珠色泽逼真，形态良好。下唇供区切取时需注意组织的切除量，以免影响下唇外形，下唇左右的厚度也需均衡对称。

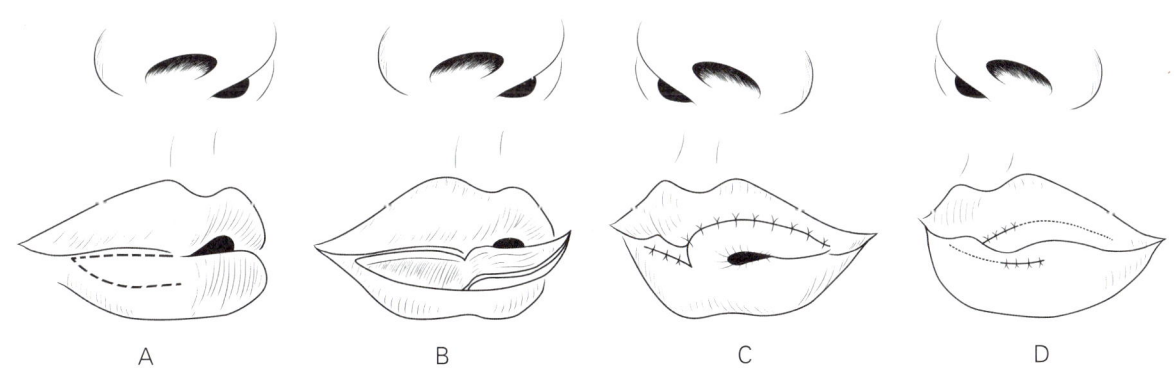

图41-34 下唇黏膜瓣交叉修复重建唇珠
A. 下唇黏膜瓣切口设计　B. 黏膜瓣已分离　C. 交叉修复至上唇　D. 唇珠重建完成

3. **唇肌肉组织瓣插入法** 本法为Guerrero-Santos（1971）首先应用，主要适用于单侧唇裂手术时或唇裂术后继发唇珠不明显的病例。

方法：以单侧唇裂术后继发畸形为例。该类畸形唇珠不明显，多伴有一侧鼻孔过大，一侧上唇增宽。手术在修复唇裂术后继发畸形的同时，应在外侧过多的唇红处分离出一个肌肉组织瓣（简称肌瓣）。在唇珠部位的黏膜下制备一条隧道，然后将此带蒂的肌肉组织瓣插入唇正中凹陷处的隧道内，并用一针褥式缝线固定，使唇珠部位隆起形成唇珠。如在单侧唇裂修复时，发现唇珠不明显，此法就更为适用（图41-35）。笔者按照上述原则，对单侧或双侧唇裂继发畸形、唇珠不明显的病例，采用单侧或双侧人中旁带蒂肌瓣插入法，即通过将带蒂的口轮匝肌肌瓣插入唇珠处来重建唇珠，效果也较满意。

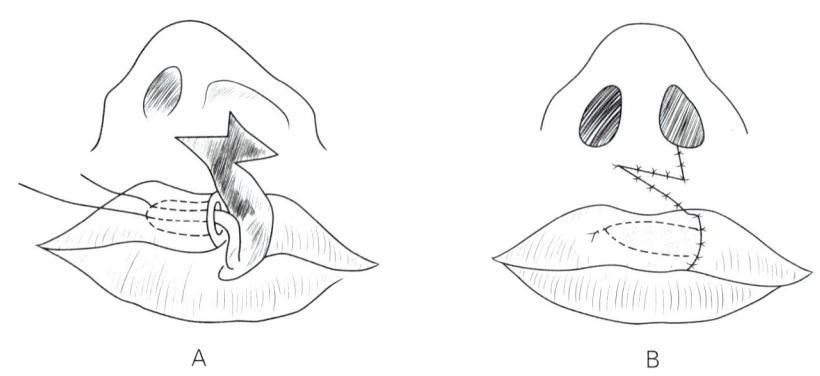

图41-35 唇肌肉组织瓣重建唇珠
A. 制备上唇缺裂侧唇肌肉瓣　B. 唇肌肉组织瓣插入唇珠黏膜下制备的隧道内，并用缝线牵引固定

4. 唇红下组织瓣插入法　本法适用于唇珠不明显，伴有上唇较厚的病例。

方法：根据上、下唇厚度的比例关系，在上唇改薄手术时，将位于唇珠处的切口改为V形。如此，术后唇珠才能显得自然而丰满。如唇珠不明显，可将V形切口的多余唇红组织加以保留，根据唇珠的丰满程度，将双侧带蒂的唇红下组织瓣（唇红表皮削去）翻转对位缝合，然后插入唇珠下制备的隧道内，组织瓣与唇珠下黏膜定位缝合。笔者自1992年12月起已将此法作为上唇改薄手术及加高唇珠高度的常规方法（图41-36），临床应用22余例，效果满意。本法的优点是：充分利用被切除的多余而废用的唇红组织，就地取材，不增加唇部切口，组织质地与唇红组织相同；唇珠重建后轮廓自然，外形满意。

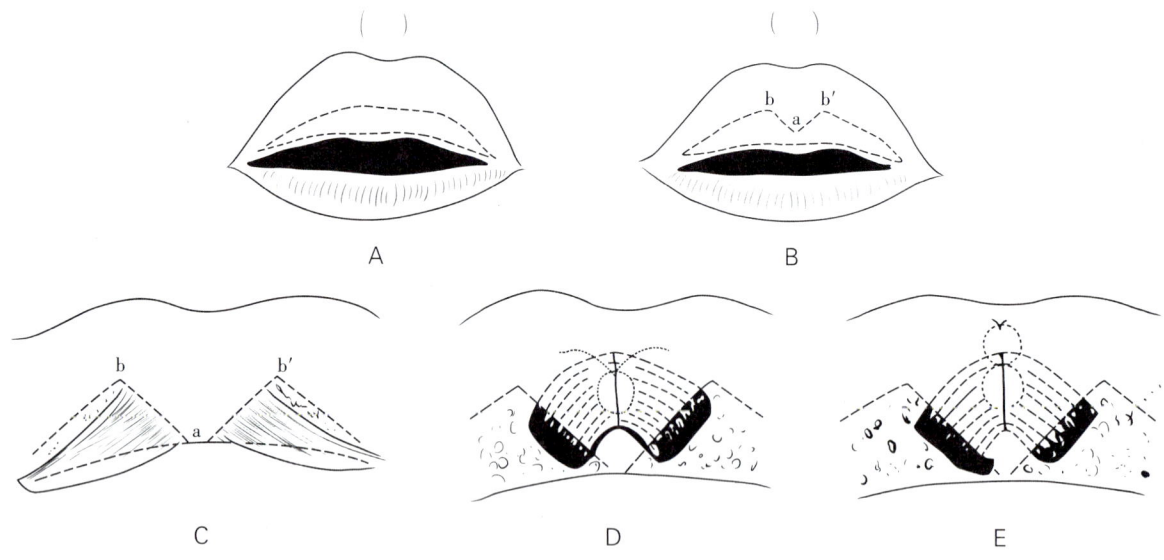

图41-36 上唇改薄与加高唇珠
A. 传统的上唇改薄手术切口　B. 改良的上唇改薄手术V形（bab'）切口　C. 多余的唇红组织保留　D. 切去唇红黏膜，将唇红组织瓣翻转至唇珠黏膜下，对位缝合　E. 唇红组织瓣固定于唇珠下，加高唇珠

第七节 唇外翻畸形

一 诊断与处理原则

唇外翻（lip ectropion）畸形可由颜面部烧伤、创伤及感染等因素造成。其中又以烧伤后产生的瘢痕挛缩所引起者较为多见。处理原则应以外翻畸形和功能障碍的程度而定。

1. 由烧伤后轻度瘢痕挛缩造成者，可有唇轻度外翻，或仅下唇有外翻，或伴有口角变形。仅用局部皮瓣转移，行V-Y推进术或Z成形术，畸形即可矫正。

2. 当颏颈或颏胸部发生严重粘连时，下唇可极度外翻并出现进食、咀嚼、语言，甚至呼吸等方面的功能障碍。如在幼时发生这种畸形，可因瘢痕牵拉而影响下颌骨的发育。对此，可视情况采用邻近皮瓣转移修复，下颌骨畸形依靠正颌外科矫治。

3. 火器伤所造成的唇外翻畸形，因伤后多伴有严重感染，产生的瘢痕较为广泛。坏疽性口炎常合并深部组织的广泛破坏或瘢痕挛缩，甚至可发生颌骨或颞下颌关节粘连，对此在修复时应有充分的估计。

二 修复方法

（一）V-Y推进皮瓣法

此方法适用于索条性瘢痕挛缩，唇部轻度外翻畸形，而唇周组织松软者。

方法：在唇外翻的一侧做深达肌层的V形切口，组织瓣的蒂部应位于唇红一侧。充分游离组织瓣，向唇红侧推进，应使外翻的唇部充分复位，且缝合后不应有过大的张力。行Y形缝合矫正唇外翻畸形。

（二）Z成形术

此方法适用于上、下唇直线瘢痕挛缩所引起的外翻畸形。

方法：以上唇直线瘢痕挛缩为例。手术时将瘢痕切除，按Z成形术原则，使直线变成曲线，延长上唇长度，使上唇因瘢痕收缩所形成的凹陷切迹畸形得到矫正（图41-37）。术后瘢痕位于鼻唇沟自然皱褶处，故瘢痕不太显露。

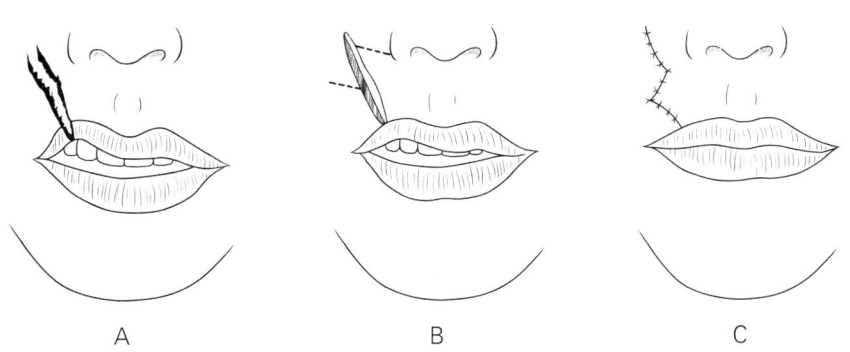

图41-37 上唇外翻畸形用Z成形术矫正
A. 右上唇索状瘢痕　B. Z形皮瓣设计（切口线）　C. 瘢痕松解，皮瓣互换位置缝合后

(三) 鼻唇沟皮瓣法

方法：根据上唇或下唇的外翻程度和组织损伤的范围，在鼻唇沟设计蒂位于下方的皮瓣。将瘢痕切除、松解，使外翻唇部复位至正常高度。沿设计范围取鼻唇沟皮瓣，注意蒂部的面动脉分支，皮瓣向下转移至缺损区，鼻唇沟创面拉拢缝合（图41-38）。

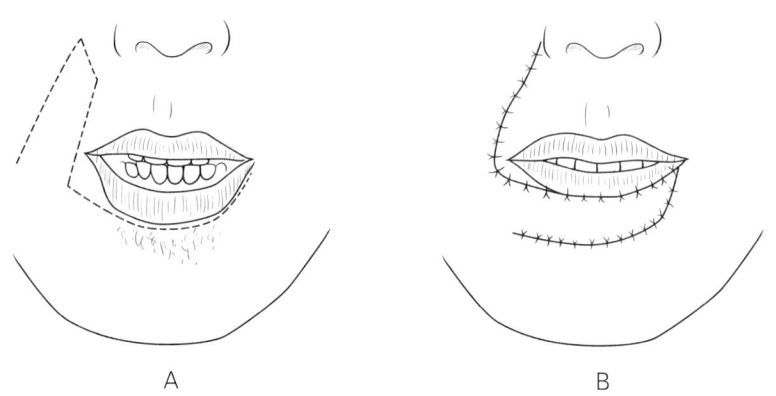

图 41-38　下唇外翻用鼻唇沟皮瓣矫正
A. 切口线设计　B. 鼻唇沟皮瓣转移至下唇缝合后

(四) 额部扩张后皮瓣法

本法适用于将外翻唇部恢复到正常位置后缺损较多或者合并鼻部缺损的患者。

方法：先行额部扩张器植入，经过2个月左右，额部皮瓣被充分有效扩张后，经测量，当皮瓣远端能在无张力的情况下到达唇部缺损处时，即可行一期手术；二期手术即应用以眼动脉和滑车上动脉为蒂部的额部皮瓣，供区直接缝合，皮瓣蒂部形成皮管，皮瓣远端用于修复部分唇部瘢痕切除或松解后遗留的缺损；三期手术即在4～6周后将额部皮瓣蒂部切断，切除全部剩余瘢痕组织，转移皮瓣完全覆盖缺损。发际线处的皮瓣可以用于再造上唇胡须。

(五) 上臂远位皮瓣法

本法适用于缺损较大且面部周围无合适供区的患者。

方法：一期手术将部分瘢痕切除、松解，根据缺损程度设计上臂内侧皮瓣范围，形成上臂带蒂皮瓣，并形成皮管；二期手术于3～4周后切断蒂部，剖开皮管，平铺，并修复剩余缺损，使外翻唇部恢复至正常位置。

(六) 颌颈部旋转皮瓣法

此方法适用于下唇及口角处因瘢痕挛缩而造成的外翻畸形。

方法：根据下唇及口角处瘢痕切除后组织缺损的范围，在同侧颌颈部设计蒂位于上方的长方形皮瓣（图41-39）。皮瓣要有一定的长宽比例，转移至下唇及口角处创面进行修复。供区组织松软，一般可直接拉拢缝合。

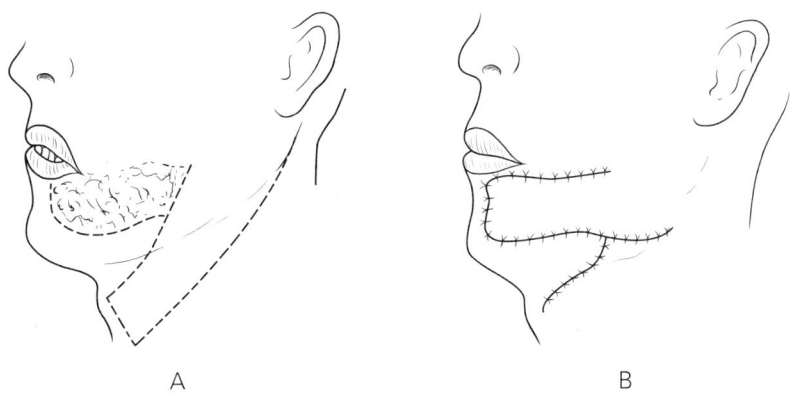

图 41-39 下唇及口角外翻用颌颈部皮瓣矫正
A. 颌颈部皮瓣设计　B. 皮瓣转移修复缝合后

（七）游离皮片修复法

较严重的唇外翻畸形，局部无皮瓣转移可提供时，可采用游离皮片移植的方法来修复。

方法：将鼻唇间的挛缩瘢痕组织全部切除，充分进行组织分离松解，务使唇部恢复到正常的解剖部位，创面充分止血。根据上唇、鼻与唇红缘间的皮肤缺损面积，切取全厚皮片或断层皮片来移植。

此方法修复时要注意的要点有：

（1）皮片的量要足，以免术后皮片收缩再次造成唇外翻。移植的皮片若是位于唇部的两侧，应对称，这有利于术后唇部外形的自然感；若是位于唇部容易滑动的部位，如口角、下唇下方凹窝处，移植的皮片要在基底做数针褥式缝合，以利生长。

（2）修整过多的唇红组织时，对病期较长的患者，唇组织常被拉长，当全部瘢痕组织切除后，常显示唇红过多。植皮前需要将过多的唇红组织切除一部分，使唇黏膜轻度内翻。

（3）植皮后应行可靠、持久的加压包扎固定，是防止皮片收缩、唇外翻复发的关键措施。皮片成活后，为防止皮片皱缩，可改用弹性绷带压迫包扎。唇外翻严重的病例，尤其是下唇，术后弹性绷带包扎需坚持3个月以上。

第八节　口角歪斜畸形

一　诊断与处理原则

口角歪斜畸形，一般由烧伤挛缩瘢痕的牵拉，或外伤、坏疽性口炎的后遗症造成。前者一般为单纯的瘢痕挛缩，并无或仅有少量的组织缺损；而后者常有不同程度的组织缺损或伴有组织移位。

处理原则：可根据瘢痕挛缩的部位和程度、口角唇红组织的完整性，以及口角周围软组织的柔软度来选择修复方法。对轻度口角歪斜畸形而无组织缺损的病例，可采用局部转移皮瓣来修复；对一侧口角因瘢痕牵拉发生移位者，可采用Z成形术原则处理。

二 修复方法

(一) V-Y推进皮瓣法

此方法适用于轻度口角歪斜畸形而无组织缺损的病例。其手术原则、切口设计，与唇外翻畸形的手术方法基本相同。

(二) Z成形术

此方法适用于一侧口角因瘢痕牵拉向上方或下方移位造成的畸形。

方法：以一侧口角向上牵拉移位畸形为例。先让患者做开闭口动作，以测量并选定正常的口角部位，然后按Z成形术原则进行。

第九节　小口畸形

一 诊断与处理原则

小口畸形，又称小口症（microstomia），是指口裂较正常者小。按原因分类，可分为先天性和后天性两种。先天性小口症为胎儿时期发育障碍，可见于Freeman-Sheldon综合征等，严重者可为无口症（astomia），口腔完全闭锁；后天性小口症，最常见者为口周烧伤后瘢痕挛缩所致，亦可由外伤、肿瘤术后、严重感染、天疱疮、唇裂修复失败等引起，严重者口裂呈鱼口状。笔者曾遇1例口唇部被炸伤的伤员，因口轮匝肌环状收缩，最后形成小口畸形，其小口直径仅允许一根筷子通过，严重影响了饮食和语言功能。

小口畸形的诊断及分级，可根据口裂宽度测量而定。正常成人当上、下唇轻闭时，理想的口裂宽度从口角间距和眼内眦间距之比来看，以3∶2为宜，大约相当于平视时两眼瞳孔的间距，一般为36～45mm，即标准型。小于上述标准者为窄型，大者则为宽型。笔者认为亦可以瞳孔中心之间的距离，作为口裂大小的标准，并分为三度：口裂大小等于瞳孔内侧缘之间距离的为小口Ⅰ度，等于眼内眦角间距离者为Ⅱ度，小于内眦角间距离者为Ⅲ度；位于标准线以外者为口裂较大，位于瞳孔外侧缘者为Ⅰ度，位于眼外眦角者为Ⅱ度，位于外眦角以外者为Ⅲ度。口裂较小或较大并不一定是畸形，只有Ⅱ度、Ⅲ度者方可诊断为畸形（图41-40）。

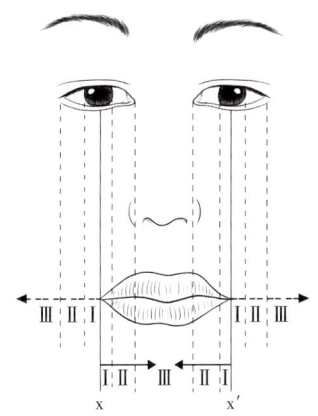

图41-40 口裂大小测量标准(以度数表示)
x、x′为两侧自瞳孔中心向下的垂直线(口裂大小标准线),位于标准线外侧表示口裂较大,位于标准线内侧者为口裂较小,均以Ⅰ度、Ⅱ度、Ⅲ度表示

处理原则:主要根据口裂畸形发生的原因、大小、口角周围瘢痕多寡等情况,选用不同方法加以修复。如为一侧口角唇红部发生粘连所致小口症,可采用唇红组织瓣滑行或转位修复开大口角。如唇红组织丧失较多,可采用颊黏膜瓣修复,后者适用于双侧口角开大术。

二 修复方法

(一)滑行唇红瓣口角成形

此方法适用于一侧口角唇红部发生粘连,粘连性瘢痕切除后唇红缺损创面长度在1~1.5cm及以下者。

方法:手术时先在患侧按健侧口角位置定点,沿口角定点部位至口裂做一个水平切口,直到口腔黏膜。将此区内粘连的瘢痕组织切除,沿上、下唇正常唇红缘和口内黏膜各做一个水平切口,形成上、下两个唇红组织瓣,其长度以能充分向口角滑行,缝合后无张力为止。再将上、下唇组织瓣各用褥式缝合固定于口角外侧正常皮肤上,最后将组织瓣分别与唇红缘及口内黏膜缝合,从而开大口角(图41-41)。

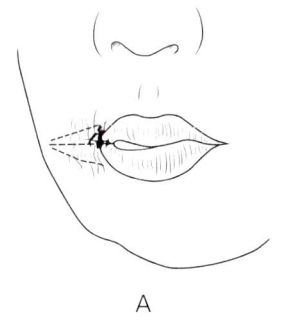
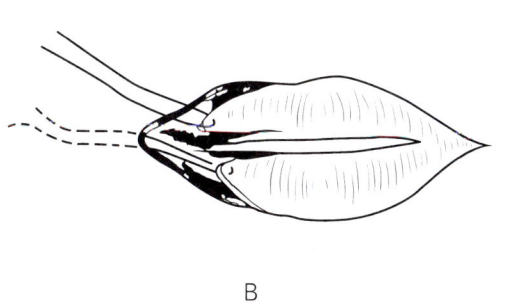
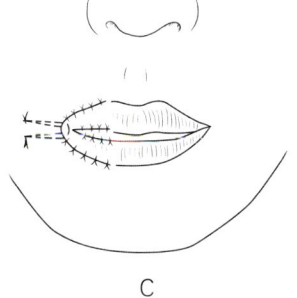

A　　　　　　　　　　　B　　　　　　　　　　　C

图41-41 滑行唇红瓣口角成形
A. 切口线　B. 瘢痕及黏膜切开后　C. 缝合后

（二）唇红旋转及滑行组织瓣转位口角成形

此方法适用于一侧口角瘢痕较小，而唇红组织丰满者。

方法：患侧口角位置定点与唇红滑行瓣法相同。手术时在下唇唇红向上唇延伸部位，设计一个上唇唇红旋转组织瓣，切除口角的瘢痕组织，在上唇唇红组织旋转瓣内侧，形成另一个上唇唇红组织滑行瓣。a、b两瓣分别形成后，转位至口角处加以缝合，从而开大口角（图41-42）。

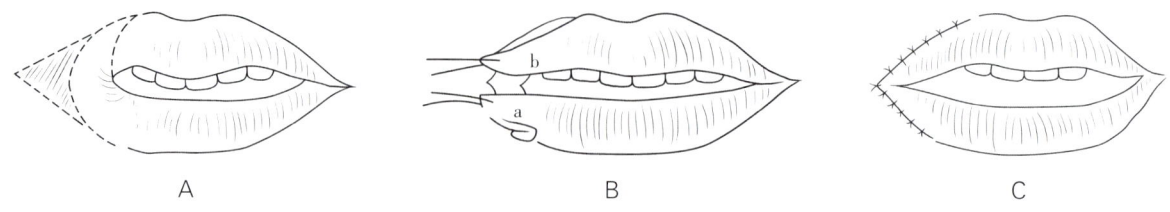

图41-42 唇红旋转及滑行组织瓣法开大口角

（三）颊黏膜旋转滑行瓣法口角成形

此方法适用于一侧唇红组织丧失较多和双侧口角开大的病例。

方法：口角定点及口角至唇红部的三角形瘢痕皮肤切除，均与滑行唇红瓣法相同。根据唇红组织缺失量的大小，在同侧近口角处的颊黏膜上设计一个双叶状颊黏膜组织瓣，蒂部在后方。组织瓣在充分游离后，转移至上、下唇缺失唇红的创面上，缝合以开大口角，颊黏膜供区拉拢直接缝合（图41-43）。如为双侧口角开大，手术分侧进行，先将口角三角区皮肤切除，并沿唇红与口裂平行线切开，使口角增大。根据口角区缺损面积，在同侧口内黏膜设计一个Y形切口，Y形三角黏膜瓣底部应位于颊侧。切开颊黏膜瓣，并行黏膜下分离，将Y形三角黏膜瓣尖端转向外侧口角与皮肤创缘缝合，形成新的口角。然后将上、下两块黏膜瓣的创缘适当修剪，与上、下唇皮肤创缘缝合（图41-44）。

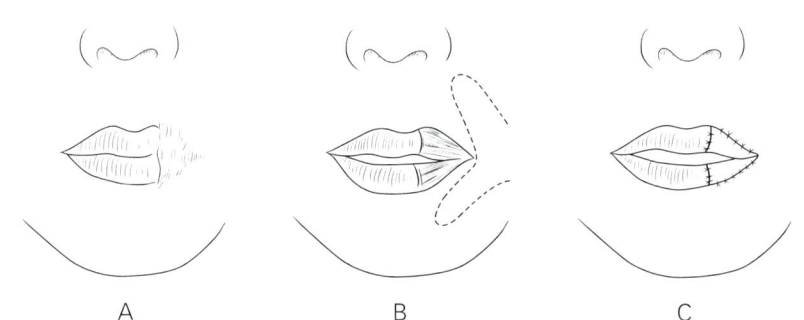

图41-43 颊黏膜旋转滑行瓣口角成形
A. 口角瘢痕粘连　B. 瘢痕切除，颊黏膜双叶瓣已分离　C. 黏膜缺损整复后

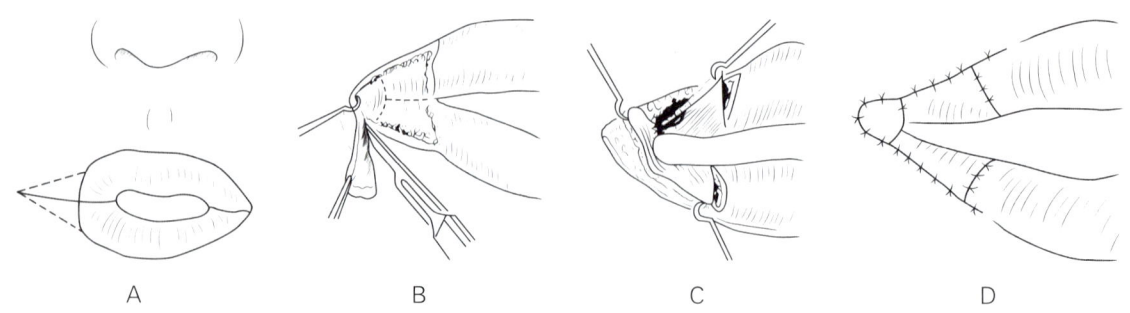

图41-44 颊黏膜旋转滑行瓣转移口角成形
A. 切口线　B. 切除的部分　C. 口腔黏膜分离拉出　D. 缝合完成后

(四)唇黏膜推进方形口角法

此方法适用于烧伤后口周有环形瘢痕,而张口困难者。

方法:按正常口角口裂成形。手术时先用亚甲蓝绘出拟定口唇外形的轮廓。为了使口角处皮瓣有足够宽度,皮瓣蒂部为0.5~1cm。沿绘出的上、下唇唇红缘切开,切除瘢痕组织,两侧口角处各保留一个三角形皮瓣。沿口内黏膜创缘充分游离,在口角黏膜处水平切开1~2cm,最后将口腔黏膜拉出,与上、下唇皮肤创缘缝合形成唇红,将口角处三角形皮瓣转向口内,与黏膜创缘缝合形成口角。本法术后口角略成方形(图41-45)。为矫正方形口角,可参照图41-44法,矫正方形口角畸形。

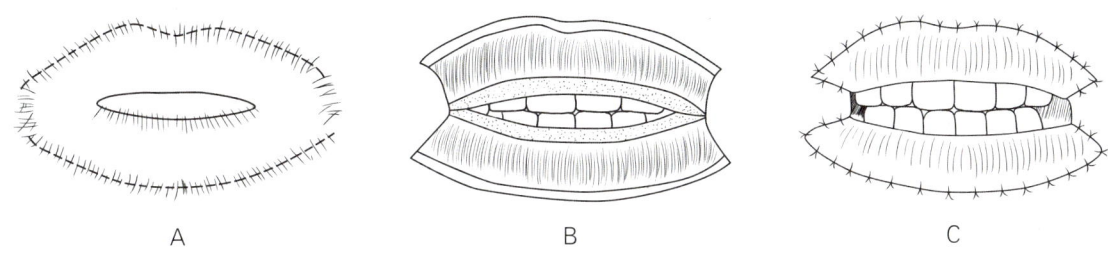

图 41-45　口周环形瘢痕挛缩唇黏膜推进方形口角法
A. 口周环形瘢痕挛缩,设计唇外形轮廓　B. 切除口周瘢痕组织,口角各留一个三角形皮瓣　C. 口腔黏膜向外拉出与唇缘皮肤创缘缝合,口角处皮肤向内缝于黏膜创缘

(五)黏膜组织瓣转移配合肌肉瓣滑行口角成形术

方法:按瞳孔中点(±1cm)垂线与口裂连线的交点为口角定点,在上唇向下唇延伸部位设计一个下唇唇红旋转组织瓣;掀开组织瓣暴露口轮匝肌,将口轮匝肌分成深、浅两层,将肌肉瓣向两侧滑行后进行端端缝合;旋转下唇唇红瓣修复并延长上唇,同时取颊黏膜瓣来填补下唇缺损;皮肤创缘在适当修整后,缝合形成新的口角。

(六)多次Z成形小口开大术

方法:在双侧口角黏膜处设计"五瓣Z成形",并于上、下唇各做两个Z成形,适当修整创缘之后缝合黏膜。

小口畸形开大术需注意的要点有:

(1)对小口畸形需行口角开大术者,应首先确定口角的位置,即大约相当于两眼平视时两眼瞳孔向下的垂线上。在用上述方法测量时,应同时全面观察患者面部各器官的比例,以使口裂大小与面部的比例关系达到最协调的程度。并注意矫枉过正,矫正后的口角大于健侧口角3~5mm,以防术后挛缩。

(2)术后口角的位置应与术前设计的口角位置一致,因该类手术很容易发生术后口角偏小,与健侧口角不对称。为此,口内黏膜切开时,或口内黏膜瓣翻向外成为口角时,黏膜切口应与口外皮肤切口同在一个位置上。

(3)制备口内颊黏膜瓣时,应带部分黏膜下组织,其蒂部应较黏膜瓣尖端厚些,以保证黏膜瓣血供;黏膜瓣尖端过薄,张力较大,易发生黏膜瓣坏死。

第十节 大口畸形

一 诊断与处理原则

大口畸形是一种少见的面颌部先天性畸形，一般称巨口症（macrocheilia），由胚胎发育时期上颌突与下颌突部分或全部未融合引起，是面裂的一种，可有单侧裂或双侧裂之分，多为单侧裂，男性多见，一般裂隙多终止于颊部，严重者可形成面部横裂。根据面部横裂的程度不同，可分为轻度、中度、重度。轻度指由口角至颊部，中度指由口角至咬肌前缘，重度指由口角达下颌骨后缘或达外耳道。

另有一种属于第一、二鳃弓综合征，也常呈巨口症。该症形似巨口，但并非真正的巨口症，而是因软组织缺失，使口角斜向患侧；常可同时伴有一侧颌骨发育不良和外耳畸形（包括耳屏、耳前赘物等异常情况），严重者可使颌骨发育发生严重障碍。

处理原则：修复的时间和年龄可按唇裂修复术的原则进行。其修复方法可根据巨口的大小采用直接缝合法或口角成形术。对患侧有软组织缺如的患者，可同时行真皮脂肪瓣填充，即以原口角点为中心在外侧紧贴表皮下分离，形成上、下两个真皮脂肪瓣，将该脂肪瓣分别翻转填充于原口角凹陷处。如为第一、二鳃弓综合征形成的巨口，也可按上述方法进行，但颌骨等畸形修复的效果常不够满意，一般需待成人后用正颌外科手术加以矫正。

二 修复方法

（一）直接缝合法

此方法适用于单侧或双侧轻度大口畸形的病例。

方法：以单侧大口畸形为例。先在患侧确定口角位置，手术时按图41-46，沿abc线及ba'd线分别切开。将两个三角形唇黏膜瓣掀起，将ba'd唇红黏膜瓣翻转向内，其一边创缘与上唇内侧黏膜创缘相对缝合来作为口腔衬里，再将肌肉缝合。最后将掀起的abc唇黏膜瓣，稍加修整和ba'd唇红创缘缝合，构成患侧口角，皮肤相对缝合。此方法的优点首先是可以形成一个较为理想的口角，其次是口内黏膜切口和口外皮肤切口不在同一个平面上。

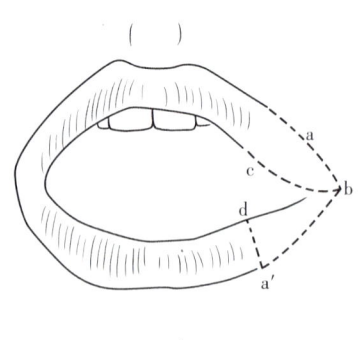

A

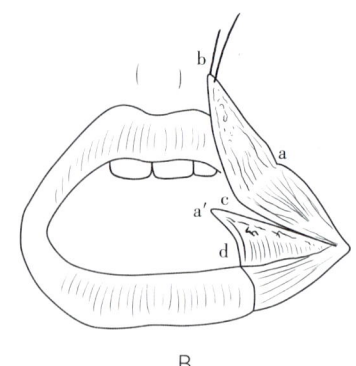

B

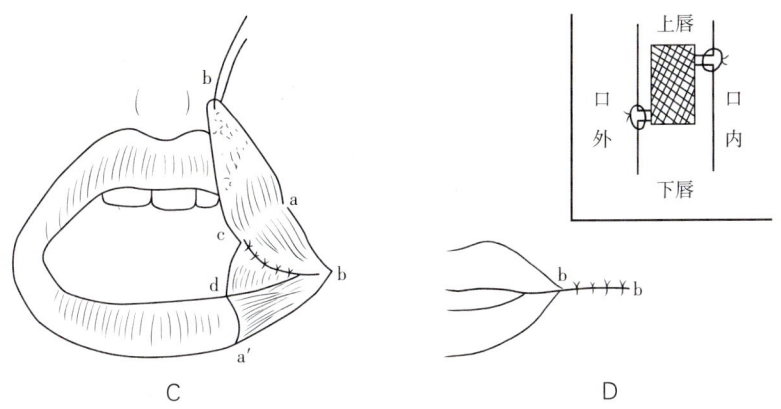

图41-46 直接缝合法矫正大口畸形
A. 切口设计　B. 两个三角形黏膜瓣已翻起　C. 下唇黏膜瓣与上唇口内黏膜边缘缝合　D. 缝合后（右上图示口内、口外缝合的线结不在一条线上）

（二）Z成形术缩小口裂

此方法适用于单侧大口畸形较长的病例。

方法：以健侧口角为标准，确定患侧口角的正常位置。按照Z成形术原则设计切口。一种方法是在上、下唇及口角做Z形切口，Z形瓣分离后，缩小口裂，分离大口畸形侧的上、下唇黏膜，使其对龈，制成衬里，缩小口角，其口角区皮肤互相换位缝合，矫正大口畸形（图41-47）。另一种方法是切口沿将口裂皮肤的边缘切开，但不切除黏膜，翻转到口内作为口内黏膜。然后在裂隙皮肤边缘做附加切口，以对偶三角瓣移位交叉缝合，因皮肤切口呈曲线，不致产生瘢痕挛缩，术后瘢痕亦不明显。

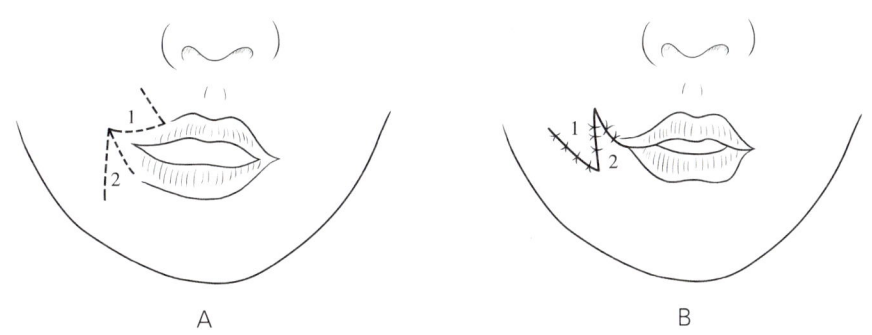

图41-47 Z成形术矫正大口畸形
A. 切口设计线　B. 术后

（三）改良的口内外联合Z成形术

方法：设计方法同Z成形术。在处理肌肉时，不直接缝合，而是沿上、下唇的口轮匝肌肌纤维方向纵行切开，对位缝合。直接缝合颊部的肌肉断端，口外口角处按Z成形术的1、2皮瓣交错缝合，口内黏膜和部分红唇设计成a、b两瓣，交错包绕口角缝合。皮肤缝合同Z成形术。

第十一节　面颊部皮肤缺损与畸形

一　诊断与处理原则

面颊部皮肤缺损可由外伤、肿瘤等造成。小范围缺损除面部增添瘢痕外，不致造成面部畸形；大面积严重缺损可影响语言、咀嚼、表情等重要生理功能。面颊部皮肤良性肿瘤所致者，因其周围组织为正常的健康组织，松软而具有弹性，故修复比较容易。如为外伤，多合并有感染，所产生的瘢痕常较广而深。修复时应鉴别伤因，选用正确的修复方法。

面颊部皮肤缺损的修复，除传统的局部、颈颊、颈胸皮瓣转移外，尚可用两个颊颈旋转皮瓣修复面部缺损（Lin等，1993）；用面颈深层旋转推进皮瓣修复大型颊部缺损或其他面部缺损（Kroll等，1994）；用颈侧皮瓣修复口面区缺损，包括颊、口底和舌侧部，也可修复外伤性下唇和颏下区缺损（Kummoona，1994）；用扩张器预制肌皮瓣游离移植修复面颊部缺损（Igawa等，1995），均能提高面颊部皮肤缺损修复的质量。

处理原则：

1. 将面颊部缺损分成数个皮肤美容单位，选择修复方法。Baker（1994）的三个美容单位包括眶下区、耳前区和颌颊区（图41-48）。以上区域彼此互有重叠，构成面颊部的轮廓外形。修复时可按三个美容单位加以选用。

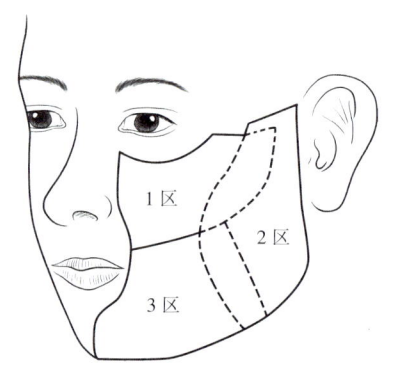

图41-48　面部美容单位分区
1区为眶下区，2区为耳前区，3区为颌颊区

在三个区域的整形中，组织扩张器的应用是一良好选择。可供移植的皮瓣有下列几种，作为选用时的参考。

（1）用于眶下区缺损修复的移植皮瓣有：①各种改良交叉皮瓣（modified Limberg flap）；②局部转位皮瓣（local transposition flap）；③邻近旋转滑行皮瓣（swing-slide flap）；④带蒂岛状鼻唇沟皮瓣（island-type nasolabial flap）；⑤面颈部皮瓣（cervicofacial flap）；⑥颈部附加皮瓣（neck additional flap）；⑦单侧推进皮瓣（single-pedicle advancement flap）；⑧耳后皮瓣（retroauricular flap）。

（2）用于耳前区缺损修复的移植皮瓣有：①局部推进皮瓣（local advancement flap）；②耳后皮瓣；③旋转皮瓣（rotation flap）；④Z形交叉皮瓣（Z-plasty flap）。

(3) 用于颌颊区缺损修复的移植皮瓣有：①颈颊部推进皮瓣（neck and cheek advancement flap）；②颈胸皮瓣（cervicopectoral flap）；③胸三角区皮瓣（deltopectoral flap）；④胸大肌肌皮瓣（pectoralis major flap）；⑤背阔肌肌皮瓣（latissimus dorsi flap）；⑥斜方肌肌皮瓣（trapezius flap）。

2. 应首选面颊部局部皮瓣修复，因其皮肤厚度、质地、肤色均与面颊部组织接近，修复后效果比较满意。面颊部无邻近组织可利用时，方可考虑采用颈胸部皮瓣或其他远位皮瓣。

3. 外形和功能两者应当兼备。面颊部皮肤缺损在修复外形的同时，应最大限度地恢复面颊部的丰满度和自然的动态功能。

二 修复方法

（一）局部转位皮瓣法

本法适用于面颊与唇部小范围缺损的修复。

方法：局部转位皮瓣是对面部小范围缺损最常用的一种局部皮瓣，一般将皮瓣设计成长方形，长的一边两侧应相等，短的一边作为蒂部。皮瓣长宽比例设计要保证皮瓣远端不会发生坏死。在面部由于血供丰富，长宽比例通常为3∶1，也可超过这一比例。皮瓣设计的切口要符合美容要求，即必须使切口瘢痕与面部皮纹线（Langer's线）和皱纹线相一致。如此切口恰位于皮纹线上，术后瘢痕不明显。现以面颊与下唇小型皮肤缺损为例，图中A设计合理而正确，术后瘢痕不明显，外形效果满意；图中B为不合理和错误设计，术后产生的瘢痕比较明显（图41-49）。

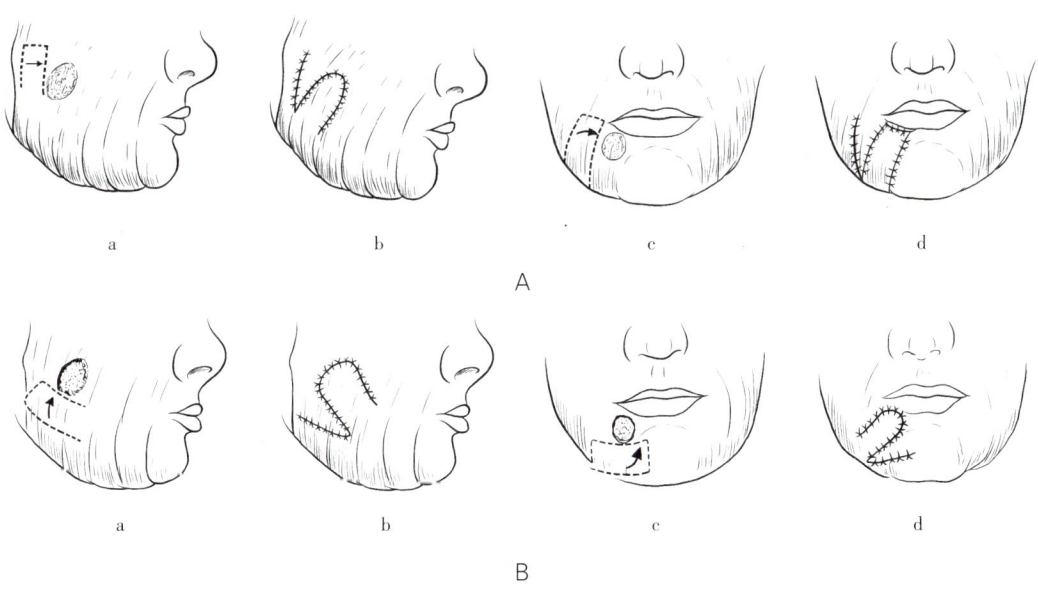

图41-49 局部转位皮瓣修复缺损正确设计及错误设计

A. 正确设计 a. 皮瓣设计；b. 皮瓣转位修复与面颊皮纹一致，术后瘢痕不明显；c. 皮瓣设计；d. 皮瓣转位修复与唇下皮纹一致，术后瘢痕不明显 B. 错误设计 a. 皮瓣设计；b. 皮瓣转位修复与面颊皮纹不一致，术后瘢痕明显；c. 皮瓣设计；d. 皮瓣转位修复与唇下皮纹不一致，术后瘢痕明显

（二）颈胸旋转皮瓣法

本法适用于面颊后皮肤较大缺损的修复。

方法：根据面颊后皮肤缺损的范围设计切口。其蒂位于颈前内侧，皮瓣血供主要为颈横及乳房内动脉的前胸穿支。切口环绕耳垂至耳后发缘，沿颈部发缘向下达前斜方肌边缘后2cm。然后

切口越过肩部的锁肱区，沿胸侧缘，且与锁骨平行，大约在男性乳头上或第3肋间隙以上3cm。掀起皮瓣深达颈阔肌和前胸大肌肌膜间分离。皮瓣转移修复后，颈后部切口放置引流。供区在青年人或老年人均可拉拢缝合，不需植皮（图41-50）。本法最大的优点是血供丰富，皮瓣转移修复后可拉拢缝合，不需植皮；经过耳后与颈部的切口，因位于发际而不明显。其缺点为创面较大，上胸部可存留瘢痕。

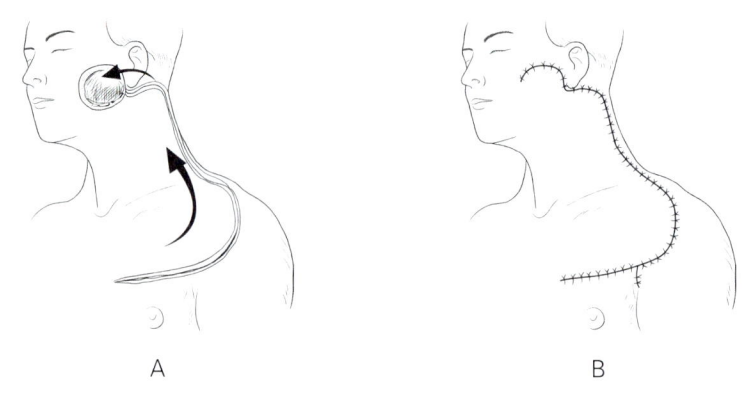

图41-50　颈胸皮瓣修复面颊部皮肤缺损
A. 切口设计　B. 转移修复

（三）颈颊部推进皮瓣法

本法适用于面颊部大型皮肤缺损的修复。

方法：对面颊部大型缺损，根据缺损范围设计一种颈颊部皮瓣。皮瓣的基部位于颈前部，后面的切口视情况设计在颈部发缘和斜方肌前缘，皮瓣的横行切口位于锁骨上。为了保证皮瓣转位推进后皮瓣远端不致血供障碍，皮瓣需先行延迟，待2周后，将皮瓣掀起转位推进至面颊缺损区，颈部创面用中厚皮片植皮（图41-51）。

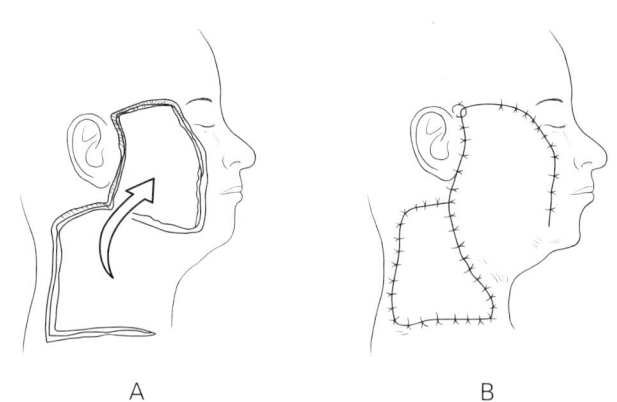

图41-51　颈颊部推进皮瓣修复面颊皮肤大型缺损
A. 皮瓣切口设计　B. 面颊缺损修复，颈部供区植皮

（四）皮下组织蒂岛状皮瓣法

本法适用于唇颊部皮肤的小范围缺损，尤其适用于鼻翼周围和鼻唇区缺损。

方法：以唇鼻部皮肤基底细胞癌切除后缺损修复为例。以皮肤缺损的最宽距离设计皮瓣切口长度，沿鼻唇沟和唇上缘各做一个弧形切口，相交于鼻唇沟下方。切开皮肤，因皮下组织蒂无知名血管，故对连于皮瓣下的组织蒂分离时要注意保存皮下蒂的微血管，并将皮下蒂稍行分离，按照V-Y推进瓣方式,将皮瓣推进至缺损区,对位缝合,皮下蒂部创面拉拢缝合,手术即可宣告完成(图41-52)。因皮下组织蒂的长度有限,推进修复后要注意皮瓣与皮下组织的张力不能太大,以免妨碍皮瓣成活。皮瓣修复后,因瘢痕位于鼻翼旁鼻唇沟处的自然皱褶内,术后瘢痕不明显。皮瓣的颜色、质地和厚度均与供区接近,修复后外形满意。

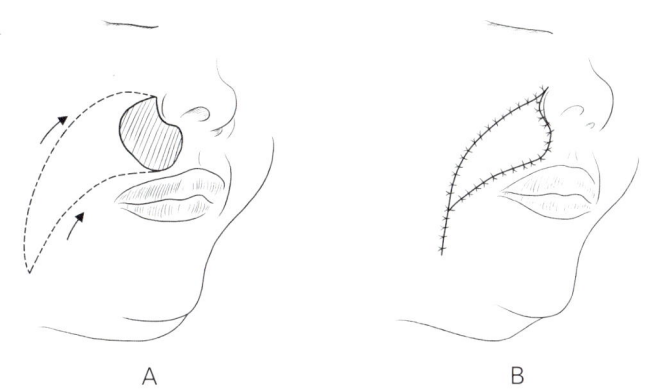

图41-52 皮下组织蒂岛状皮瓣修复唇颊皮肤缺损
A. 唇颊皮肤缺损范围与岛状皮瓣切口设计呈V形 B. 皮瓣推进修复后,缝合成Y形

(五)带真皮下血管网植皮

带真皮下血管网植皮(或称血管网皮瓣)的方法,为日本塚田贞夫(1980)首先创用。他认为移植时保留真皮下的一层血管网及其间少许的脂肪组织,可以使皮片移植后,通过此层血管网使皮肤成活或较易成活。而传统的看法则认为皮片越厚,建立血管越慢,皮片越难生长。塚田贞夫在显微镜下活体观察血管网皮片移植血供建立的过程,他认为皮片的成活主要是在早期利用皮片本身丰富的血管,以及真皮下血管网增加了血管互相吻接的机会。国内外许多单位进行了相关血管重建的实验研究和临床观察,感到其成活率不够稳定,易出现表层真皮坏死和花斑样缺陷,愈合后不够满意。但皮片成活良好的病例,其外形、色泽、质地与功能则较全厚植皮为优。

本法适用于面颊部较大范围的皮肤缺损。颈、手、足等与关节功能有关的部位的无菌创面亦可施行。

方法:根据受区缺损的面积,选择胸、腹或大腿内侧作为供区。根据所需皮片的大小,将皮肤连同皮下脂肪整块切下,细心修剪脂肪组织,尽量减少和不损伤真皮下血管网。血管网之下仅保留很薄的一层脂肪组织,修剪时不必挤压及排空血管网的血液。在受区创面的瘢痕组织妥善止血后,将皮片紧贴创面做间断缝合,轻轻加压,包扎固定(图41-53)。

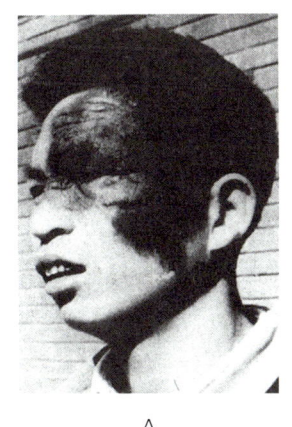 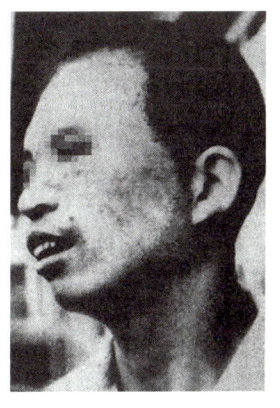

图41-53 带真皮下血管网植皮修复颜面部皮肤大面积缺损
A. 术前颜面部黑毛痣 B. 真皮下血管网皮片修复术后外观

(六)全厚皮片移植

全厚皮片移植术后6~12个月，质地柔软，皮片下可生长、积存一薄层脂肪组织，随着真皮内弹性纤维的再生，皮片弹性亦有所恢复。皮片晚期收缩较少，颜色近似正常皮肤，是修复面颊部皮肤缺损较理想的一种皮片。

此方法适用于面颊部较大范围的皮肤缺损。

方法：皮片供区可根据缺损的范围、大小，依次选用耳后、锁骨上、上臂（或前臂内侧）、侧胸等部位。选用愈接近面颊部的皮肤愈好。小范围植皮可用徒手切取法，大块全厚皮片可用切皮机切取，但均不应带皮下脂肪。皮片的面积应比受区创面略大。植皮方法与中厚植皮相同。因面颊部经常处于动态位置，故加压包扎、术后制动是保证植皮成活的关键措施。

第十二节 颊黏膜缺损

一、诊断与处理原则

颊黏膜缺损多为由黏膜白斑（或癌变）、黏膜癌等术后造成的，亦可由炎症（牙疳后遗症、放射性黏膜损害）等黏膜损害引起。后者黏膜损害的深度和广度均较大。对单纯的颊黏膜缺损，过去常规采用各类皮片修复，因皮片术后容易收缩、发硬，甚至影响张闭口功能，现已较少采用。前额部带蒂岛状瓣，因术后前额供区植皮可发生镶嵌性瘢痕，影响面容，虽可利用皮肤扩张器，避免植皮，但前额部仍存留线状瘢痕。目前认为，从远期效果来看，采用邻近或远位组织瓣修复是一种较为满意的方法。

二、处理原则

（一）小范围缺损

可借助黏膜松软的特点直接拉拢缝合。

（二）中等或大范围缺损

如无法拉拢缝合，或勉强缝合影响张口功能者，可视情况首先采用邻近组织瓣（如舌瓣、颈阔肌肌皮瓣等）修复，因邻近组织质地接近，方法简便。其次，采用远位组织（如前额带蒂岛状瓣、前臂桡侧和尺侧皮瓣、空肠段游离移植等）修复，手术效果比较满意，但手术难度较大。前额供区植皮，与面容不协调；前臂供区系显露部位，植皮后存留瘢痕，如手术失当或发生并发症，可影响手部功能，故仅适用于颊黏膜的大面积缺损；而肠段游离移植需开腹，手术相对比较复杂。

三 修复方法

(一) 双蒂开门式舌瓣法

本法由 Domarus（1988）首先介绍。因为舌肌黏膜瓣蒂部很宽，好像开启的两扇门，所以称开门式舌瓣。舌黏膜牢固地附着在舌肌表面，其血供来源为舌深动脉分支所形成的血管网（由舌黏膜毛细血管网、舌黏膜下动脉网和舌肌毛细血管网等组成），血供丰富，转移方便，转移后成活率较高。舌瓣供区一般不致遗留明显畸形和舌部功能障碍，故舌瓣作为修复口内颊黏膜缺损是一种理想的瓣。虽然舌瓣可取自舌的任何部位，但就颊黏膜而论，用一侧舌肌黏膜瓣，即一侧舌侧缘双蒂开门式舌瓣是最佳选择，但需二期断蒂。

本法适用于一侧颊黏膜的中等范围或大范围缺损。

方法：根据颊黏膜缺损范围，从同侧舌缘中线起做与颊黏膜缺损长度等长的切口。切开后，沿肌层向切口两侧分离，舌肌黏膜瓣的厚度应为 5~7mm。一蒂位于舌背侧，另一蒂位于舌腹侧，分别向上和向下翻转。舌瓣上、下游离缘分别与颊黏膜缺损的上、下创缘缝合，3 周后断蒂，颊黏膜缺损修复，舌部供区可以直接缝合（图 41-54）。该法术后舌的感觉、吞咽、语言等功能均无明显障碍。

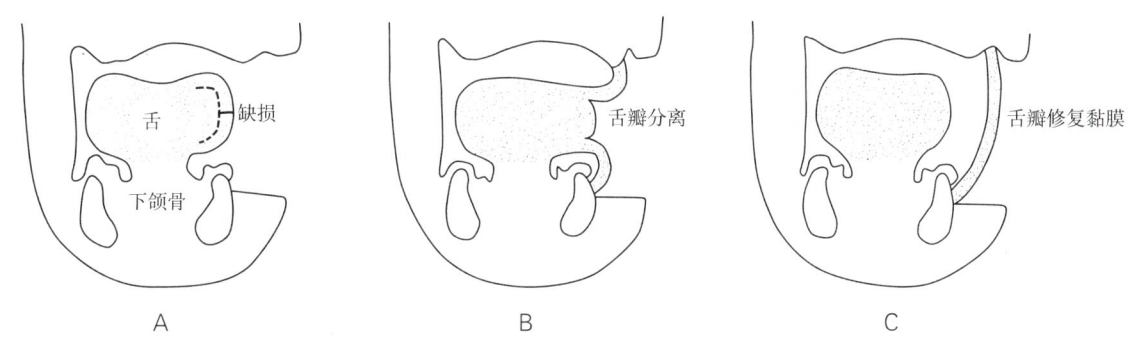

图 41-54　双蒂开门式舌瓣法修复颊黏膜缺损
A. 舌瓣切口设计　B. 舌瓣切开分离　C. 颊黏膜缺损修复完成

本法修复需注意的要点有：

（1）舌肌黏膜瓣分离时，应用锐性剥离，且需保持同等的厚度。舌肌出血时可压迫止血或电凝止血，不应采用结扎或缝合止血，以免舌部肌肉因存留过多线结而在日后形成舌部肉芽肿。

（2）如术侧尚有牙齿，术后需用牙垫做颌间支撑固定，以免牙咬伤舌瓣。一般术后不需采取任何限制舌部活动的措施。

（3）舌瓣断蒂时，因手术野较小操作不太方便，应先切断舌背侧舌瓣的蒂部，而后切断舌腹侧舌瓣蒂部。为了方便于舌腹部进行手术操作，可在腹侧舌瓣与口底之间插入一骨膜起子，使黏膜蒂部处于紧张状态。

(二) 颈阔肌肌皮瓣法

颈阔肌是一块薄而宽阔的皮肌，肌肉由颈外动脉分支的多条小动脉提供营养，血管均由肌的周边部分向肌的中央汇聚分布，因而血供丰富。肌肉的运动神经为面神经颈支，皮肤的感觉神经为颈神经丛的皮支。此处肌肉面积大，较菲薄，质柔软，肤色接近面部，皮瓣易于切取和折转造型，是修复口内颊黏膜和软组织缺损的理想供区之一。

本法适用于一侧颊黏膜大型缺损的修复，对口内舌、口底等黏膜缺损亦可采用。

方法：以一期修复法为例（不需二次断蒂）。根据颊黏膜缺损的范围，将颌下缘Ⅱ、Ⅲ区作为皮瓣的蒂部（图41-55A）。该区为面动脉血供的主要供区，蒂的宽度以肌皮瓣切取后切口能够拉拢缝合为度。为了增加肌皮瓣的长度，肌皮瓣可设计成曲线（图41-55B）。为了保证皮瓣旋转后远端的血供，可将甲状腺上动脉与面动脉行端端吻合（图41-55C）。按肌皮瓣设计线切开，达颈阔肌深层后，自下而上分离，直到颌下缘。如进行血管吻合，需首先仔细解剖颌下区面动脉与其分支和甲状腺上动脉，再将动脉切断，近端结扎，远端和甲状腺上动脉远端行端端吻合（图41-55C）。肌皮瓣蒂部的表皮必须切除，待皮瓣转移至口内修复颊黏膜缺损后，颈部皮肤依层缝合。

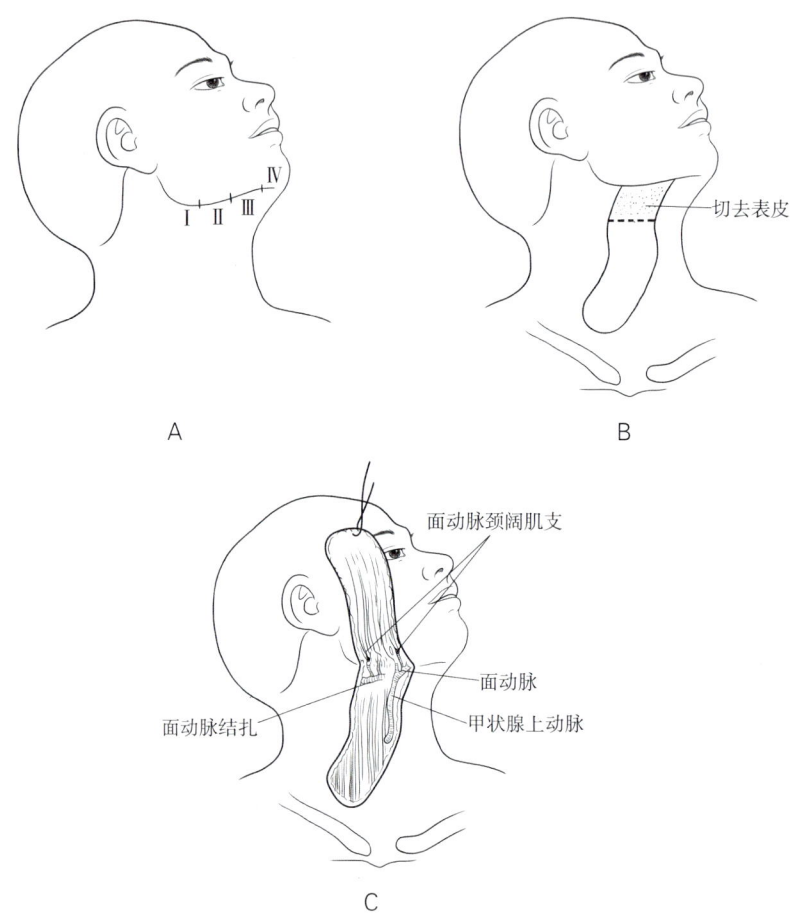

图41-55　颈阔肌肌皮瓣修复颊黏膜缺损
A. 颌下缘分区　B. 肌皮瓣设计成曲线　C. 面动脉与甲状腺上动脉端端吻合

本法修复的注意要点有：

（1）肌皮瓣的长轴方向应与依肌肉纤维的走行方向一致。不论肌纤维汇合的方式如何，中线处的肌纤维明显较上后份更菲薄，故肌皮瓣应以中份偏后为好。肌皮瓣的宽度以术后创缘能够拉拢缝合为度，而长度一般不受限制。如切取长度达锁骨上缘，必须进行血管吻合（图41-55C）。

（2）肌皮瓣术后的制动和固定非常重要。如术侧上、下颌牙齿完好，可用殆垫支撑固定。如术侧缺牙，可将周边缝线留长，打包固定，但固定不宜过紧。

（3）肌皮瓣修复后的肤色变化，因皮瓣被唾液浸渍，与修复口外皮肤的表现不同。最初肤色发白灰暗，皮肤起皱；约从第3周开始，肌皮瓣的表层组织逐渐变苍白，继而分离脱落，深层组织的再上皮化也同时完成。术后皮瓣肤色苍白、灰暗，甚至暗紫，不要误认为是皮瓣坏死，一般不需处理。

(三)颞浅动脉额部皮瓣法

本法适用于口内颊部或口底的大范围黏膜缺损。

方法:以颞浅动脉为蒂的前额隧道皮瓣,修复一侧颊与口底黏膜缺损为例(一期法)。可根据颊部与口内黏膜缺损的范围,设计成前额瓣。切取前额瓣的方法和修复注意要点,与本章第四节中介绍的方法相同。不同者为在颧弓下制备隧道,因颧弓下间隙较小,难以通过较宽的皮瓣及其蒂部,为此需将下颌冠状突截除(图41-56)。

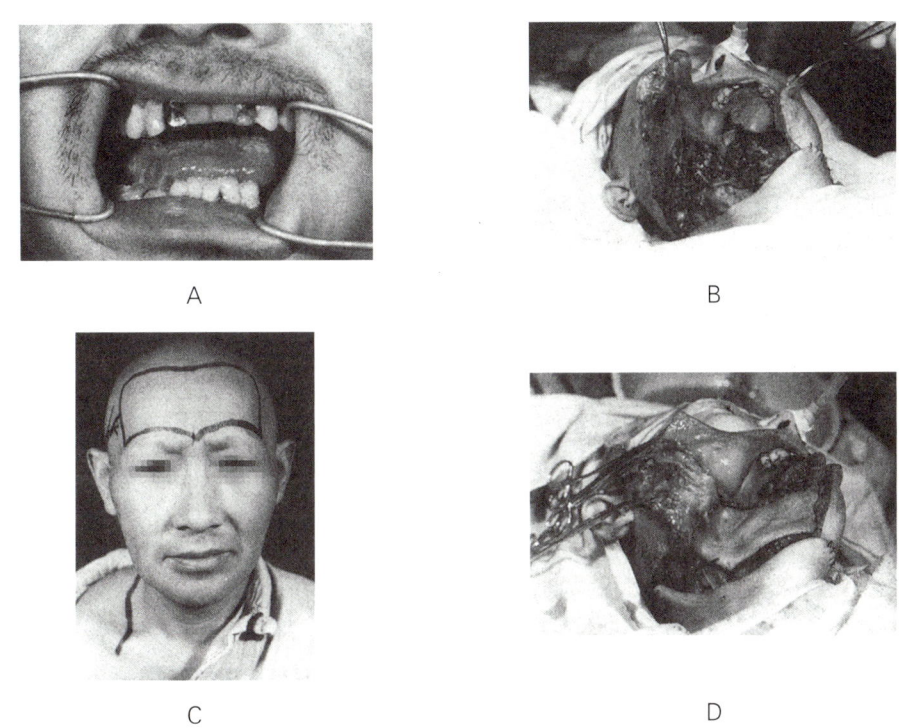

图 41-56 带颞浅动脉额瓣修复一侧颊与口底黏膜缺损
A. 舌与一侧口底癌术前 B. 根治性切除后 C. 前额皮瓣切口设计 D. 一期修复一侧颊与口底黏膜缺损

(四)前臂桡侧皮瓣法

本法适用于一侧颊黏膜大部或全部缺损的病例。当修复面颊洞穿性缺损时,前臂桡侧皮瓣作为口内衬里组织是最佳选择。笔者通过长达10年以上的随访观察,认为用前臂皮瓣修复颊黏膜缺损,远期效果十分令人满意,其柔软度几乎与黏膜相同,但其结构仍为皮肤组织。前臂桡侧皮瓣的切取方法与修复注意要点与本章第四节介绍的方法相同。

(五)结肠瓣游离移植法

口腔或口咽腔鳞癌术后大面积缺损,除可用前臂游离皮瓣、空肠和胃网膜等作为供区外,还可采用结肠瓣游离移植。Jones等(1995)报道了4例口咽腔鳞癌病例,其中1例采用前臂游离皮瓣,3例采用游离的结肠瓣修复,术后未发生腹部并发症和口腔与皮肤瘘,疗效满意。

本法适用于口腔和口咽腔鳞癌术后大面积黏膜缺损的修复。

方法:全麻下行气管切开,手术分组进行。一组经下唇和颌骨联合切口,完全暴露口腔和口咽腔,切除肿瘤。另一组经脐上中线腹部切口,切取横结肠及肠系膜,从横结肠上小心地切断网膜,切取一段12~14cm带血管蒂的横结肠,注意不要损伤肠系膜血管,同期做胃造瘘术。在口咽腔黏膜组织缺损创面,将游离的结肠端剖开,并从后向前用4-0可吸收缝线将其与创面缝合。

结肠动、静脉蒂通过颌下隧道,与颈外动脉和颈内静脉的分支吻合(图41-57)。

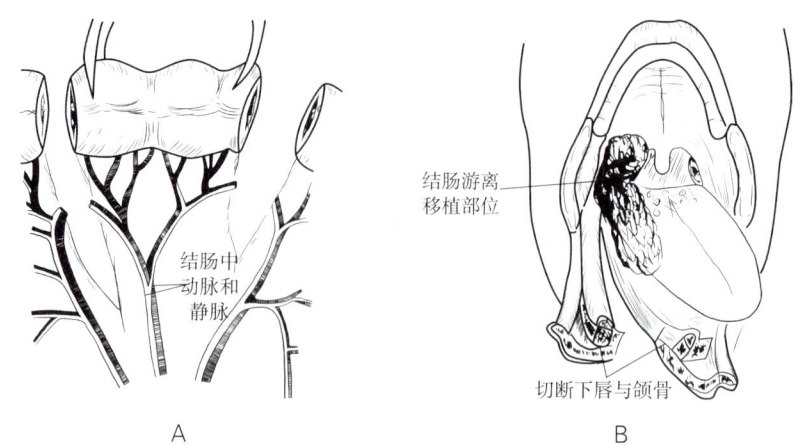

图41-57　结肠瓣游离移植修复口咽腔缺损
A. 结肠瓣切取示意图　B. 结肠瓣游离移植修复口咽腔黏膜缺损

本法修复需注意的要点有:

(1) 术前检查与准备:对年龄超过40岁患者,术前要用钡剂灌肠或做结肠镜检查,看是否有新生物或肠憩室。钡剂灌肠对确定结肠有无病变更有实用价值。术前3天进流质,并做肠道清洁准备。为了预防口腔和肠道感染,应常规应用抗生素(新霉素或红霉素)。

(2) 术后处理:每隔1小时观察结肠瓣的色泽,用多普勒血流探测仪探测口内或颈部皮肤结肠瓣血管蒂血流情况。术后5~7天开始进流质,2~3周可进软食。

(3) 移植的结肠瓣术后可有适度的黏液分泌。如患者术后需行放疗,可照常进行,放疗对结肠瓣的影响与其对口腔黏膜的相似。

(六) 颏下岛状皮瓣

颏下岛状皮瓣是以作为颌外动脉的分支之一的颏下动脉供血的岛状皮瓣,Martin等最早对其做了详细的报道,具有皮瓣皮肤与面部皮肤相近、手术简单、不影响根治、修复效果理想、供区损伤畸形小、成活率高等优点,常用来修复面中部及下部软组织的缺损,尤其是口底、舌及颊黏膜的缺损,对于口腔癌切除术后的修复具有良好的效果。

方法:在下颌骨下缘处从上到下解剖颌外动脉及面前静脉,找到颏下动脉及颏下静脉。按设计切开皮肤、皮下及颈阔肌,皮瓣均包含二腹肌前腹;根据需要,可包含或不包含下颌舌骨肌。将皮瓣通过皮下隧道转移至受区创面进行缝合。在颏下游离皮瓣时,切断颌外动脉及面前静脉,与对侧血管吻合。颏下的继发创面可直接拉拢缝合,或行附加切口后缝合,不需植皮。

注意事项:

(1) 分离血管时应避免损伤发自下牙槽动脉的下颌舌骨肌支(随颏下动脉远端行走),因其支配二腹肌前腹。分离血管时,注意保留面前静脉,以保证颏下岛状皮瓣的静脉回流。

(2) 皮瓣制备过程中,妥善处理面神经下颌缘支,避免颌面继发功能障碍。

(3) 皮瓣应带有一定厚度的脂肪组织,以保证皮瓣的血供,有利于使皮肤的颜色、质地和弹性与周围皮肤一致。

(七) 胸锁乳突肌肌皮瓣

胸锁乳突肌肌皮瓣是以胸锁乳突肌为蒂的颈侧部肌肉皮肤瓣,它可用来修复口底、咽及面颊部缺损。胸锁乳突肌起自胸骨和锁骨的两个头,由副神经支配其活动,血供较多,主要来自颈外动脉胸锁乳突肌支、枕动脉、耳后动脉、甲状腺上动脉、肩胛上动脉和颈横动脉的肌支等。几十年来国内外学者相继报道用此种肌皮瓣修复口腔颌面部组织缺损，均获得成功。

胸锁乳突肌肌皮瓣常用于腮腺肿瘤术后面颊部软组织缺损的修复。

方法：沿肿瘤切除术后原切口于颈阔肌深面向颈后下潜行分离，暴露胸锁乳突肌上半部，在距乳突尖6～8cm处切断胸锁乳突肌浅层的一半，沿肌纤维向上切取，至乳突尖下1.5～2cm，形成一个蒂在上的肌皮瓣，然后翻转覆盖于术后凹陷区，与周围组织缝合。

注意事项：

（1）由于肌皮瓣移位后均有一定程度的萎缩，因此肌皮瓣切取面积应稍大于缺损范围，但一般不要超过此肌1/2宽度和表面1/2深度。

（2）要保护好枕动脉及耳后动脉的肌支，以保证肌皮瓣的良好血供。

（3）术中注意避免分离过深而伤及副神经。

（4）肌皮瓣蒂要选在上方，这样既可以保证血供，使肌皮瓣成活，又可以防止术后出现转头功能障碍。

（八）脱细胞异体真皮基质

脱细胞异体真皮基质自1995年Wainwright运用于移植覆盖Ⅲ度烧伤创面取得成功后，便逐渐被运用于临床。其主要原理为应用组织工程学技术，将同种异体组织通过生物学和化学的方法处理后，去除引起异体组织间排异反应的细胞成分，保留了由胶原蛋白、弹性蛋白等低抗原物质构成的细胞外基质，并完整保留了真皮层与表皮层之间的基底膜，形成基底膜和真皮层两个面，表面有利于血管的生长，基底膜面可为上皮细胞的移行和定植提供一个平台。脱细胞异体真皮基质修复没有供体，且形成无角质化的黏膜，瘢痕组织较少。应严格掌握组织补片的适应证，对于组织全层缺损或软组织缺损较多的患者，应考虑其他修复方式。

（九）颊脂垫修复口腔黏膜缺损

颊脂垫是一团由菲薄筋膜包被的、呈叶状突起的脂肪块，其血供来源恒定，且供体内存在广泛的血管吻合，具有较强的抗感染能力和组织修复能力，术后很少发生坏死或吸收。但由于供体有限，形成瓣的面积小，只能用于直径5cm以下范围的组织缺损修复。术中颊脂垫瓣要充分覆盖创面，保证在无张力情况下缝合创口，表面以碘仿纱条打包固定，压力适宜，避免无效腔形成，避免积血、积液，使颊脂垫瓣与创面紧密相贴。以颊脂垫瓣修复一定范围的颊部软组织缺损，是一种安全、简便、有效而可靠的方法。

（十）锁骨上动脉岛状皮瓣

锁骨上动脉岛状皮瓣以颈横动脉颈段皮支为血供，皮瓣最大面积可达26cm×17cm，具有颜色质地与面颈部相近、厚度适中、制备简便和供区并发症少等优点，自Pallua首次报道以来，已经广泛应用于头颈部缺损，是颊黏膜以及口底黏膜组织缺损重建较理想的选择。

方法：根据缺损大小，在锁骨上和肩部及三角肌上部表面设计皮瓣，按设计线切开皮瓣的外、下、内缘达深筋膜深层，由下向上翻起皮瓣，术中不可伤及深筋膜。因颈横动脉与胸肩峰动脉、胸廓内动脉有丰富吻合支，在掀起皮瓣的过程中，注意仔细结扎以上几处血管，组织分离至锁骨平面时，可清楚见到进入皮瓣的血管在深筋膜浅层的走行方向。分离至蒂部时须留意，以皮瓣旋转后可无张力覆盖为原则，防止过度分离而损伤颈横动脉颈段。皮瓣切取成岛状，旋转180°后覆盖创面。

口腔黏膜大面积缺损供区的选择尚存争议。对口腔或口咽腔黏膜大范围缺损的修复，采用传统的中厚植皮，因术后收缩变硬影响口腔功能，迄今较少采用。前臂游离皮瓣，因血管蒂较长，皮瓣较薄，成活率高，供应组织量可最大满足缺损修复的需要，这是首选供区；但皮肤缺乏黏膜生理特性，如遇毛发存在，食物残粒容易存留其中。空肠、胃-网膜移植（gastro-omental transfer）有黏膜组织的特点，其缺点为过度分泌，网膜突出，皱褶易碎，增加患者烦恼。空肠直径有限，修复大的缺损则嫌不足。游离的胃-网膜移植，可因部分胃切除而有胃动力性变化的危险，且获取胃-网膜游离皮瓣较为费时。结肠供区丰富，直径为5cm的结肠，剖开后可成为16cm宽的矩形黏膜瓣；结肠壁薄、柔软，其分泌的黏蛋白可提供一种薄且光滑的表面，是口腔黏膜很好的替代物。空肠、胃-网膜和结肠均需开腹，创伤较大，而腹部肠粘连及感染是危险的并发症。

第十三节　唇颊沟缺失

一　诊断与处理原则

唇颊沟缺失的发生原因，主要为老年性牙槽骨萎缩；其次为外伤，或坏疽性口炎造成的牙槽骨缺损；第三为颌骨缺损植骨后，唇颊沟完全缺失。老年人因缺牙而造成的唇颊沟变浅，颊沟黏膜多属正常，而外伤或坏疽性口炎造成的唇颊沟缺失常伴有瘢痕存留。植骨后的唇颊沟缺失，覆盖于其上的组织或为黏膜，或为皮肤，其下均无正常骨膜。唇颊沟变浅或缺失，不利于托牙基底固位，严重者无法安装托牙，不能发挥咀嚼功能，因此唇颊沟加深术属于托牙修复前的准备手术。

二　处理原则

1. 牙槽骨萎缩、唇颊沟变浅者，可采用唇颊沟或舌沟黏膜瓣加深术。
2. 牙槽骨外伤性缺损或植骨后缺失者，多需采用游离植皮或其他组织瓣移植来修复。

三　修复方法

（一）唇颊沟黏膜瓣加深术

本法适用于多数缺牙、牙槽骨萎缩、唇颊沟变浅，或同时需行牙槽突修整的病例。

方法：本法系根据Kazanjian（1935）提出的牙槽黏膜和口腔前庭黏膜瓣加深唇颊沟的方法加以改进而成。术前取准确的托牙印模，作为预成托牙备用，或用于术后加压固定。手术时用左手拇指和示指拉紧下唇，在口腔前庭正中部及下唇系带上做T形切口，纵切口是从牙槽嵴向唇侧切开，长2~3cm，深度仅切透黏膜，向两侧黏膜下做潜行分离。向上剥离尽量达牙槽嵴上缘，向下分离距牙槽嵴2~3cm，当剥离达颏孔附近时，注意防止颏神经血管损伤。继由牙槽嵴上做横切口，与唇系带上纵切口相交，在骨膜下剥离，当至牙槽突0.5~1cm处，沿牙槽突边缘剪断骨膜，此时牙槽嵴处黏骨膜与前庭黏膜瓣相连，翻开左右两个三角形黏膜瓣，将位于唇侧骨膜上的颏肌、下唇门齿肌剪断下移。如牙槽突需行修整，可同时进行。然后将黏骨膜瓣切口做间断缝合，在中线的T形交叉处做一针褥式缝合。最后用预成托牙及剖开的橡皮管，裹碘仿纱布后加压固定（图41-58）。

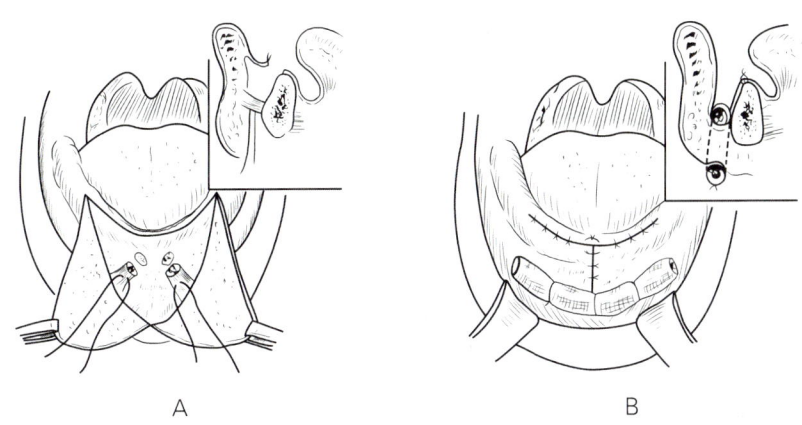

图 41-58 唇颊沟黏膜瓣加深术
A. 牙槽嵴T形切开，翻开黏膜瓣，剪断颏肌肌纤维　B. 唇颊沟加深，颊沟底用碘仿纱布条固定于颏下

(二) 舌侧肌肉带蒂骨膜瓣加深术

本法适用于多数缺牙或全口无牙、牙槽突萎缩、舌沟过浅的病例。此方法也可用于唇颊沟加深。

方法：本法主要是在舌侧黏膜下，用肌肉带蒂骨膜瓣向下推移的方法来加深舌沟。术前取准确的托牙印模，作为预成托牙备用，或用于术后加压固定。切口在牙槽嵴顶上内侧面，由一侧前磨牙至另一侧前磨牙部位，切口深达骨面。在正中区，相当于唇系带部位的舌侧做一垂直切口，长度约1.5cm，两切口构成T形，深度为仅切开舌侧黏膜。然后用蚊式止血钳插入黏膜下与骨膜之间，做上下左右的潜行分离，分离时保留肌肉附着处以上的部分，务使这处黏膜与骨膜保持粘连。其下分离可深过1.5cm，以减小肌肉带蒂骨膜瓣向下推移时的张力。再用骨膜分离器由牙槽嵴顶上切口在骨膜下剥离直达舌侧颌下缘。此时用弯剪刀由正中区切口插入舌侧黏膜与骨膜之间，分别在双侧位于肌肉附着线以上，与牙槽嵴平行，做水平剪断，继在两侧前磨牙远侧端做骨膜垂直切口，长约1cm。此时长方形肌肉带蒂骨膜瓣形成，将骨膜瓣向下推移至颌下缘，牙槽嵴顶与舌侧正中伤口做间断缝合，舌侧沟与颏下皮肤做固位缝合，手术完成（图41-59）。

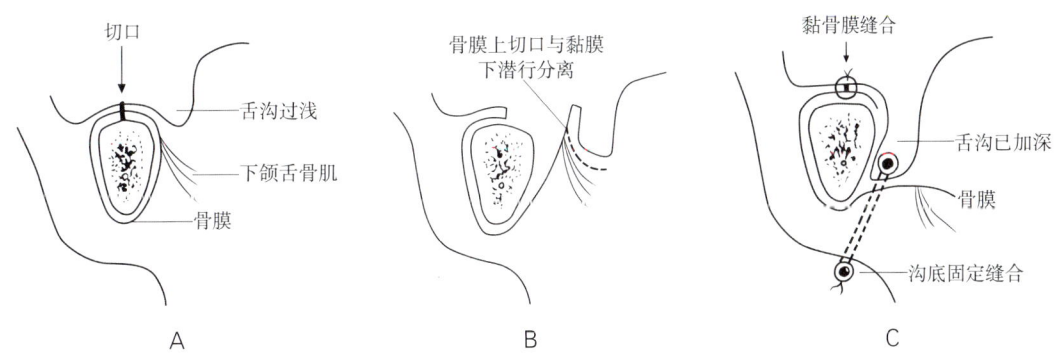

图 41-59 舌侧肌肉带蒂骨膜瓣舌沟加深术
A. 牙槽嵴黏骨膜切开　B. 黏膜下与骨膜上切开分离，将骨膜连同肌肉蒂向下推移　C. 舌沟已加深

以上两种利用黏膜瓣加深唇颊与舌侧沟的方法，在操作中要注意黏膜瓣不要破损。牙槽嵴黏膜与骨膜不应分开，以加强黏膜的支持力，保持牙槽嵴部正常的厚度。术后形成的唇、舌沟应加压定型，并与颏下皮肤做褥式缝合固定，但力量不宜太大，以免造成皮肤及黏膜压迫性溃疡。

（三）游离植皮唇颊沟加深术

口内游离植皮用于唇颊沟重建，主要是修复口腔黏膜缺损，改善托牙修复的条件。Moszkowicz（1916）和Esser（1917）首先用二期手术法（内嵌式包膜植皮法）进行唇颊沟加深术，但因包膜向下移位和皮片显著收缩，结果不够满意。Gillies和Waldron（1918）改为口内切口的一期手术（外嵌式包膜植皮法），简化了手术步骤，缩短了治疗时间，效果比较理想，为口内游离植皮奠定了基础。以后许多学者对移植皮片的厚度和固定方法等进行了有价值的研究。我国在20世纪50～60年代有不少这方面的经验介绍，使口内游离植皮技术更加完善。

此方法主要适用于颌面部晚期战伤、肿瘤切除、颌骨骨髓炎、走马疳后遗症等造成的唇颊沟过浅或完全缺失。

方法：根据唇颊沟过浅或缺失情况，可以采用两种术式。

1. 骨面植皮颊沟加深术　适用于牙槽部骨质较完善，骨有一定高度，黏膜缺损较小，瘢痕较少的病例。此方法用锐性分离形成合适的创沟后，只在沟的靠骨面一侧及沟底植皮，另一侧转移黏膜瓣作为沟的外侧壁。用此方法重建的唇颊沟，因一侧为骨面植皮，收缩很小，沟深较恒定；另一侧沟壁为黏膜，质柔软，活动度好，托牙修复效果亦较满意。因沟底边缘可产生条状瘢痕，故托牙基板压迫时可产生轻微疼痛。黏膜瓣固定需在边缘用缝线与口外皮肤贯穿缝合，皮片需用预成托牙等方法固定（图41-60）。

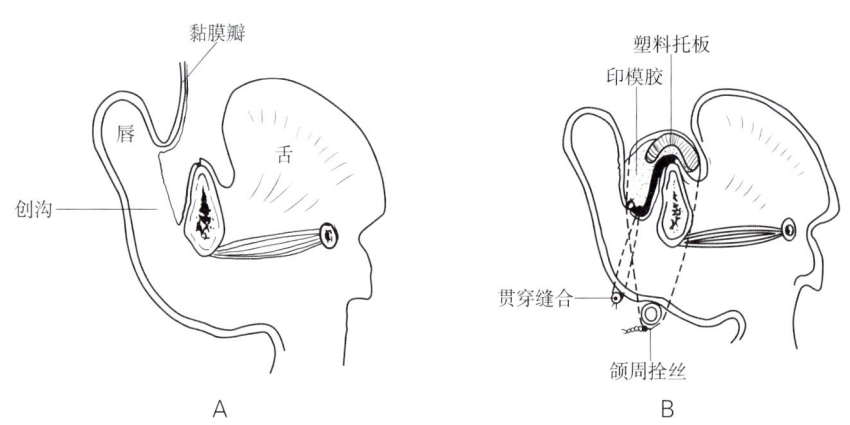

图41-60　骨面植皮颊沟加深术
A. 用锐性分离形成创沟与黏膜瓣示意　B. 单面植皮皮片固定

2. 槽式植皮颊沟加深术　适用于黏膜缺损较多，下颌骨植骨后骨块高度不足，骨块位置较低的病例。该法用锐性分离在沟的两壁及底形成颊沟，充分切除瘢痕组织形成槽式深沟。用一整块皮片，将皮片边缘与牙槽嵴创缘和唇侧黏膜创缘分别行间断缝合，并将缝线留长。用一段柔软的橡皮管贯穿口内及颏下并缝合数针，固定在皮片的沟底部分。槽内加碘仿纱条均匀填塞，然后将两侧的长线头结扎加压固定（图41-61）。此方法操作简单，加压均匀，形成的沟底及两壁光滑，但注意下颌骨表面应留有一定的软组织，便于植皮的成活，符合托牙要求。

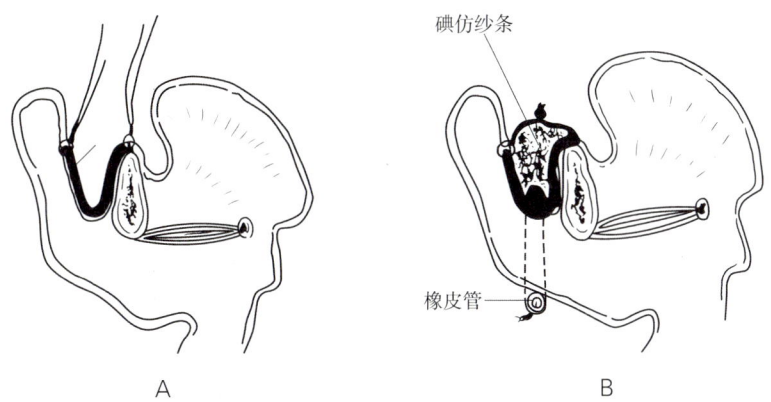

图 41-61 槽式植皮颊沟加深术
A. 形成创沟后，放置皮片，边缘缝合，留长线头　B. 沟底用橡皮管做贯穿缝合，皮片上用碘仿纱条填塞加压

本法修复注意要点：

（1）锐性分离形成创沟时，应充分切除瘢痕组织，以免重建完成唇颊沟一段时间后收缩或变浅，影响托牙修复质量。

（2）止血要完全，应用热盐水纱布压迫止血，不用结扎止血，以免皮片下形成血肿，影响皮片生长。

（3）皮片固定要可靠，加压要均匀，移植皮片松紧度要合适。皮片过松容易发生皱褶而影响生长，过紧则日后皮片收缩较大。缝线与固定拆除时间，一般为7～10天。

（4）口内皮片移植后的颜色变化：成活的皮片初呈灰红色，1～2周后变为褐色，以后保持这种颜色。部分病例经追踪观察8～10年之久，颜色可稍变浅，但不会变成近似黏膜的颜色，也不会变成黏膜。

（四）前臂皮瓣游离移植法

本法适用于口底正中、牙槽嵴创缘和唇侧颊沟黏膜缺失的修复。在左侧前臂桡侧（或尺侧）设计一菱形皮瓣，前臂皮瓣切取方法参见本章第四节。菱形皮瓣长轴与动、静脉长轴一致，修复双侧口底两个短的部分，一个修复舌腹和舌系带，一个修复牙槽嵴和唇侧前庭沟缺损的黏膜。

四　增加牙槽骨绝对高度

（一）骨移植

骨移植增加牙槽骨绝对高度的方法包括自体骨移植和异体骨移植。

1. 自体骨移植　自体骨移植的骨来源，可以从颌面部、髂嵴、胫骨、腓骨，甚至肩胛骨获得。自体骨移植物的成分可以是皮质骨、皮质松质骨、骨碎屑及压缩的骨松质。种植床预备时产生的骨浆可由带抽吸装置的收集器收集起来。游离骨移植主要是作为骨引导作用，而不是骨诱导作用，且自体骨移植的另一缺点是需要开展第二术区，可能导致该部位的并发症。

2. 异体骨移植　由于自体骨量的不足及为了避免开展第二术区供骨的手术，大量的研究集中于发展骨的替代品上，这些替代物主要是由矿物质组成，如羟基磷灰石（HA）、生物活性玻璃陶瓷、珊瑚类材料、多孔矿化牛骨（Bio-Oss）等。理想的增高牙槽嵴的生物材料除了要具有良好的生物相容性，还要求能承受压力而不塌陷，有骨引导和诱导作用及合适的生物降解率以被宿主新生骨替代。但是目前临床上尚无一种材料能完全满足上述条件。

(二) 诱导骨再生术

诱导骨再生术（GBR）是指通过可吸收或不可吸收的膜来阻止软组织长入骨形成区域，让骨细胞在膜下优先生长，从而重建骨组织的技术。GBR已用于治疗牙周病所造成的骨下袋，也可用于在种植前对牙槽嵴进行少量的增宽或增高。GBR技术中维持膜下空间、防止膜移动和创口裂开等均较困难，且其增加高度一般不超过6mm，限制了其临床应用。

(三) 牵张成骨

1996年，Block等应用牵张成骨技术增高牙槽嵴，分别在动物实验和临床上获得成功。此后牵张装置、牵张方法的研究渐成热点。从口外装置发展到口内装置，出现骨外型、骨内型牵张器以及牵张种植体，手术创伤不断减小。与传统牙槽嵴增高术相比，牵张成骨不需要使用移植材料，增高牙槽嵴的再吸收程度较低。尤其重要的是，软组织也同步牵张延长，手术不受患者软组织量的限制，牵张成骨成为牙槽嵴增高术的又一种选择。但牵张成骨在形态复杂的牙槽嵴牵张过程中即使术前设计牵引方向，应用单向直线的牵引装置，其效果也不能令人满意，且常有牵张方向偏移及牙槽骨舌腭侧轴向移位。故牵张装置的微型化、牵张方向的多维控制、尽量避免轴向移位，以及手术的简单化、微创化，是迫切需要解决的问题，有待进一步研究。

第十四节　面颊部洞穿性缺损畸形

一　诊断与处理原则

面颊部因肿瘤、外伤或感染造成的洞穿性缺损，诊断并不困难。但不同病因所造成的组织缺失量有所不同，如颊癌根治时，为使手术能获得安全、满意的切除边界，术后造成缺损的范围常较大。外伤或感染所遗留的瘢痕挛缩畸形，其畸形程度并不等于实际缺损的范围，瘢痕切除后，一般较术前估计的缺损范围要大。

二　处理原则

1. 修复时应充分注意保持正常的张口度和面颊部的丰满度。如唇颊同时缺损，尚应注意修复后唇的功能和外形。
2. 取材部位应遵守"就近取材"的原则，并注意受区所需要的组织量、肤色和质地等因素。
3. 整复方法应依每个患者的具体情况而定。应选操作简单、时间较短、对组织创伤较小的方法，尚应考虑被移植组织的厚度，以及修复后能否满意地恢复颊部的功能和外形。

三　修复方法

面颊部洞穿性缺损的修复具有方法多、难度大和要求高等特点。本文仅介绍经临床应用而被认为较为理想的方法。

（一）局部皮瓣与邻近旋转皮瓣修复

该方法适用于颊部皮肤或口内黏膜一侧组织缺失量较小的病例。

方法：根据洞穿性缺损大小与周围组织的情况，在洞穿部位的周围局部皮肤上设计一个皮瓣，翻入口内作衬里组织。然后视皮肤的缺失量，在缺损邻接颌颈部设计一个旋转皮瓣，修复皮肤缺损，修复后一般效果都比较满意（图41-62）。

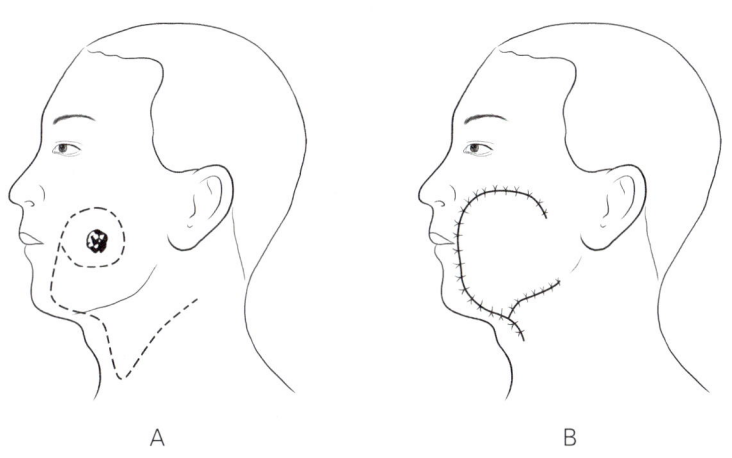

图 41-62　局部与邻近旋转皮瓣修复
A. 颊部小穿孔，局部翻转皮瓣作衬里　B. 邻近皮瓣旋转一期修复

（二）两块皮瓣呈瓦合形式修复

目前认为用两块皮瓣呈瓦合形式修复面颊洞穿性缺损是一种最佳的修复方法，即根据缺损情况，采用一块游离皮瓣，再加一块带蒂皮瓣；或采用两块游离皮瓣等，以瓦合形式一次完成修复。简称瓦合皮瓣（tiling flap）。下面结合具体病例加以介绍。

1. 一块游离皮瓣与邻近旋转皮瓣瓦合修复　该方法适用于面颊洞穿性缺损较大，用一种皮瓣瓦合修复或修复后效果欠佳者。

方法：以颊癌术后洞穿性缺损为例。用一块前臂桡侧游离皮瓣修复口内黏膜。颊部皮肤根据缺损情况，用带蒂的颌下旋转皮瓣修复。患者孙某某，女，61岁。因左颊部肿块逐渐增大3月余，于1980年12月16日入院。检查两侧面部不对称，左颊部皮肤稍见隆起，皮肤表面色泽正常。口内黏膜可见2cm×2cm大小的溃疡，表面高低不平，肿块基底质硬，约4cm×4cm大小。诊断为颊黏膜鳞癌Ⅰ~Ⅱ级（$T_3N_{1b}M_0$，病理检查证实）。入院后1周在全麻下行颊癌根治性切除，颊部呈洞穿性缺损，约5cm×5cm大小，黏膜面缺损用左前臂游离皮瓣修复，皮肤缺损选用邻近颌颈部旋转皮瓣修复。术后皮瓣全部成活，功能与外形恢复均较满意（图41-63）。

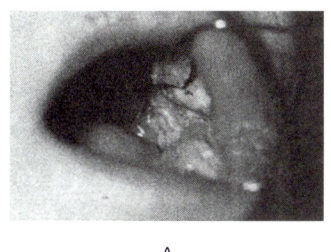
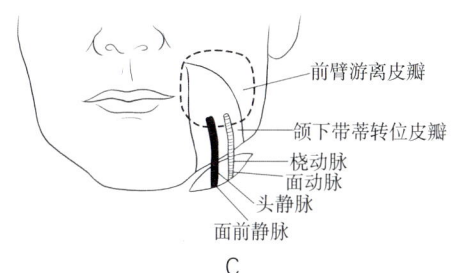

图 41-63　带蒂和游离皮瓣瓦合修复
A. 口内黏膜鳞癌　B. 皮瓣瓦合修复　C. 手术设计

2. 一块游离皮瓣与带蒂胸大肌皮瓣瓦合修复　该方法适用于面颊部大型洞穿性缺损，伴有一侧下颌骨与口底缺损的病例。

方法：以颊癌术后，颊、下颌洞穿性缺损为例。患者高某某，女，60岁。左颊部肿块已5年，近期因肿块增大迅速，伴有疼痛，于1981年10月26日入院。检查左颊颌部可触及一5cm×5cm×2.5cm肿块，并已侵犯颌骨，颌下淋巴结肿大。诊断为左颊鳞癌（$T_4N_{1b}M_0$，病理检查证实）。于同年11月4日在全麻下行左颊颌联合根治术，口内全颊部及口底黏膜切除后的缺损创面，采用左前臂游离皮瓣修复，颊部缺损的皮肤采用带蒂岛状胸大肌肌皮瓣修复。术后皮瓣全部成活，功能与外形满意（图41-64）。

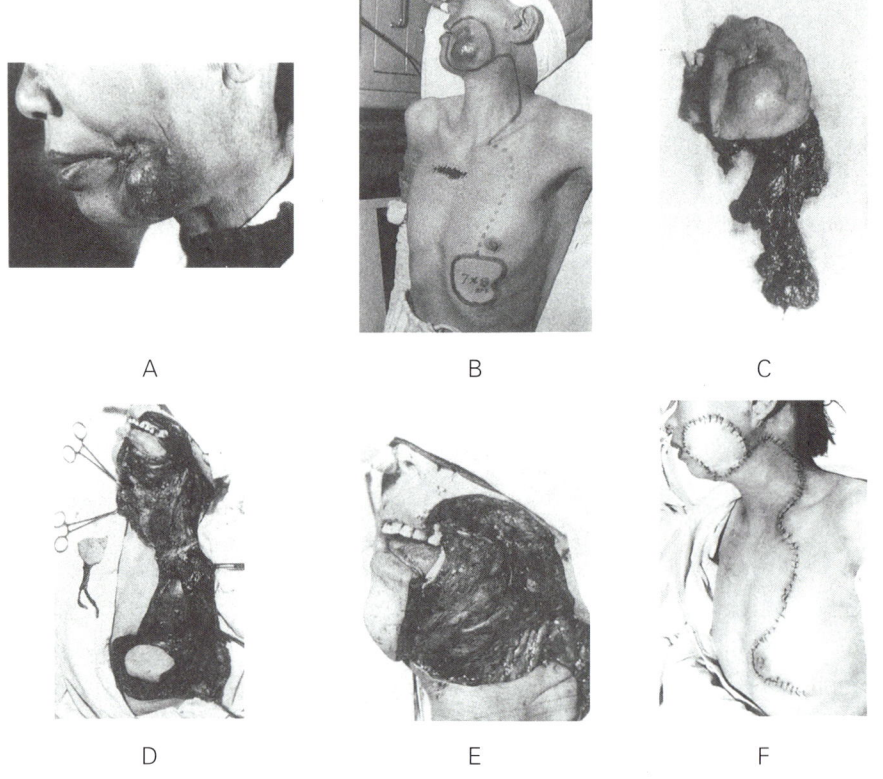

图41-64　颊部全层缺损用游离皮瓣和带蒂胸大肌肌皮瓣瓦合修复
A. 颌颊部鳞癌已波及下颌骨　B. 颌颊部鳞癌联合根治术切口设计与带蒂胸大肌肌皮瓣设计　C. 切除标本　D. 颌颊部缺损范围，胸大肌肌皮瓣已制备好，左侧为切取的前臂皮瓣　E. 前臂皮瓣修复口内黏膜缺损　F. 胸大肌肌皮瓣修复面颊皮肤缺损，胸部伤口拉拢缝合

3. 一块游离皮瓣与带蒂前额岛状皮瓣瓦合修复　该方法适用于面颊部大型洞穿性缺损及伴有上颌骨缺损的病例。

方法：以颊、上颌癌术后面颊洞穿性缺损为例。患者王某某，男，53岁。左颊部腺样囊性癌，曾多次手术切除，并反复复发。肿瘤已波及同侧上颌骨、颧骨，于1980年5月24日入院。检查：左颊部有一凹陷性瘢痕，2.5cm×3.5cm大小，口内前庭沟粘连，张口明显受限。于1980年6月4日在全麻下行肿瘤根治术，将同侧面颊、上颌骨、颧骨及下颌骨部分升支予以切除，造成面颊洞穿性缺损。上颌骨创面用中厚皮片植皮覆盖，口内黏膜缺损约6cm×6cm大小，采用带动脉蒂前额岛状皮瓣一期法修复。颊部皮肤缺损用左前臂桡侧游离皮瓣修复，术后额瓣及前臂皮瓣全部成活，功能与外形均较满意（图41-65）。

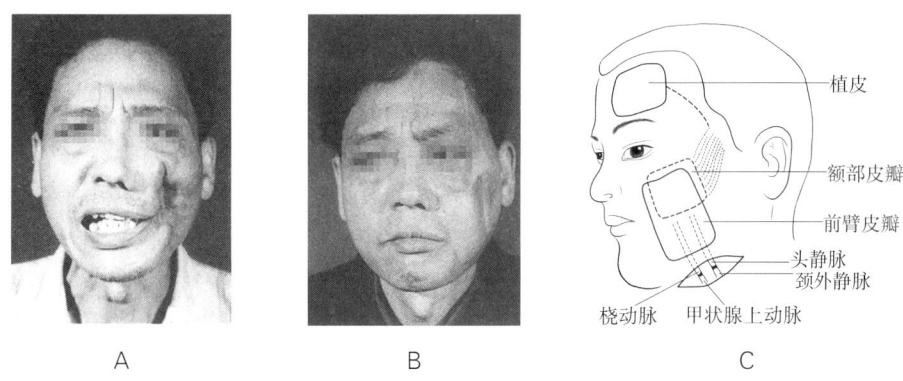

图 41-65　面颊洞穿性缺损用游离皮瓣和带蒂前额岛状皮瓣瓦合修复
A. 腺样囊性癌多次复发术后瘢痕粘连，张口受限　B. 修复后外观　C. 额部皮瓣修复口内黏膜，前臂皮瓣修复面颊皮肤

4. 两块游离皮瓣瓦合修复　该方法适用于下颌龈癌伴面颊下部大型洞穿性缺损的病例。

方法：以龈颊癌根治术后洞穿性缺损为例。患者朱某某，男，69岁。因右下牙龈疼痛溃疡糜烂3个月，于1982年8月7日入院。检查：两侧面部不对称，右颊部可触到一肿块，约5cm×6cm大小，表面皮肤稍有充血，质硬，边界不清，压痛明显，张口度正常。右侧牙龈糜烂，呈菜花状，高出于黏膜表面，约4cm×6cm，质硬，边界不清。舌向上抬举时轻度受限，同侧淋巴结可触及，约3cm×3cm大小，可移动，质硬，有压痛。诊断为右下牙龈鳞癌Ⅱ级（$T_4N_{2b}M_0$，病理检查证实）。同年9月1日在全麻下行右颌颈联合根治术（颈部做功能性颈淋巴结清扫术）。颊部及口底黏膜缺损，用左前臂桡侧皮瓣修复（皮瓣8cm×15cm，蒂长8cm。桡动脉与右面动脉、头静脉与面前静脉，均行端端吻合）。口外皮肤缺损用同侧上臂内侧皮瓣修复（皮瓣7cm×7cm，蒂长5cm。尺侧上副动脉与右面动脉翼内肌支，贵要静脉与右颈外静脉，均行端端吻合）。术后30小时，贵要静脉与颈外静脉吻接处有血栓形成，经清除血栓，再行缝接，皮瓣成活。术后外形与功能均较满意。口内黏膜缺损修复后3个月，皮瓣上可见有毳毛生长，显示前臂皮瓣生长良好（图41-66）。

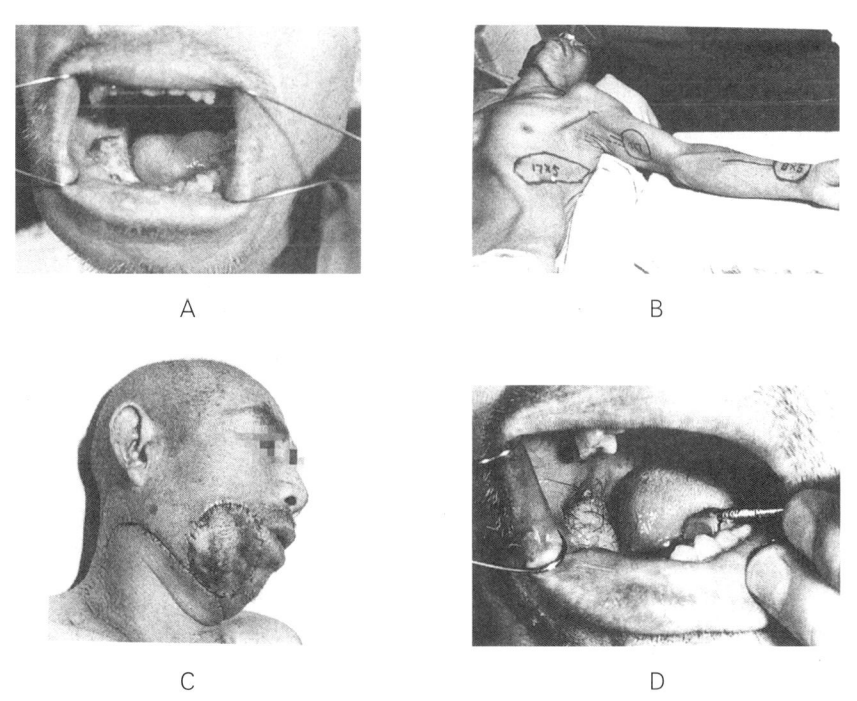

图 41-66　两块游离皮瓣瓦合修复
A. 龈颊鳞癌病变范围　B. 皮瓣设计：前臂皮瓣修复口内，上臂内侧皮瓣修复口外，侧胸皮片覆盖供区创面　C. 面颊修复后外观　D. 口内皮瓣修复后3个月，已有毳毛生长

(三) 一块皮瓣折叠修复

该方法适用于面颊伴有唇颊或口角全层缺损,以及面颊部中、小型洞穿性缺损的修复,即把一块皮瓣折叠成双层修复。其修复术式有两种:一种是单纯折叠修复颊及部分上、下唇和口角区缺损;另一种是去除皮瓣一部分表皮,制成两个皮岛,称双叶皮瓣或双岛皮瓣(孙弘,1990;Savant,1995)。笔者把两个皮岛设计成纵向的近中、远中形式,或横向的并列形式。双皮岛不一定等大,可视其缺损大小灵活掌握。一般以近中皮岛修复面颊皮肤,远中皮岛修复口内黏膜。

方法:以颊癌术后洞穿性缺损,用前臂桡侧游离皮瓣修复为例。患者张某,女,43岁。左颊黏膜溃烂4月余,颊黏膜可见2cm×2.5cm溃疡面,边缘与基底较硬,触痛明显,颌下淋巴结可触及,活动。诊断为左颊黏膜鳞癌Ⅱ级($T_3N_{1b}M_0$,病理检查证实)。1985年4月26日在全麻下行颊颌颈联合根治术。颊黏膜缺损5~8cm,皮肤缺损5cm×5cm。左前臂桡侧按纵向的近中、远中设计形式进行。近中、远中皮岛间去表皮约2cm,用近中皮岛修复皮肤,远中皮岛修复黏膜。桡动脉(2mm)与面动脉(1.5mm)、头静脉(2mm)与颈外静脉(2.5mm),均行端端吻合。供区桡动脉缺损自左小腿切取大隐静脉10cm游离移植,前臂用全厚皮片植皮,术后皮瓣全部成活(图41-67)。术后颈淋巴结病检均为阴性,随访1年余,功能及外形均较满意。

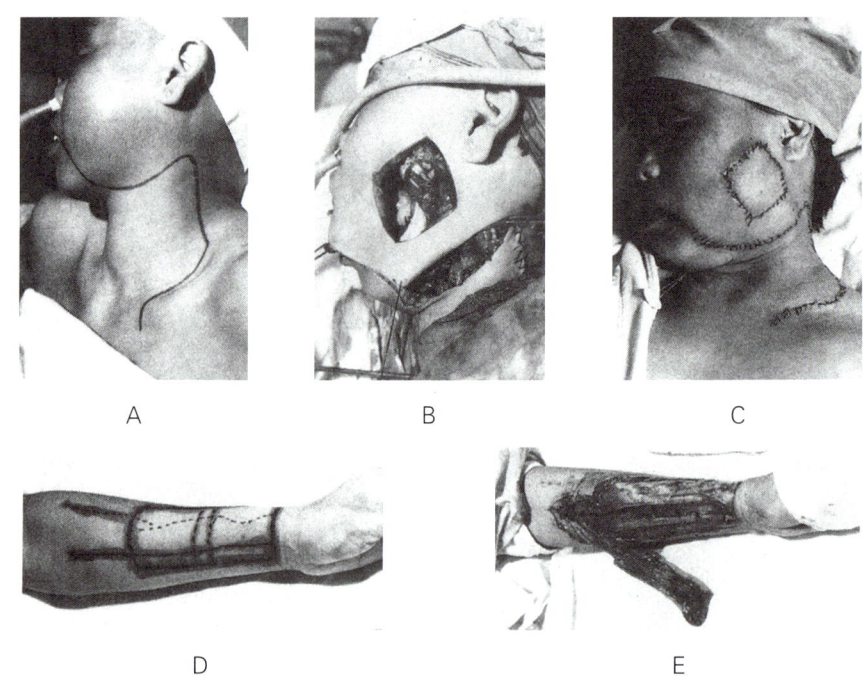

图41-67 前臂双皮岛皮瓣修复
A. 颊鳞癌已侵犯皮肤 B. 面颊洞穿性缺损 C. 面颊缺损修复后(拆线前) D. 前臂双皮岛皮瓣设计 E. 前臂游离皮瓣已分离(血管蒂未切断)

对面颊洞穿性缺损,内外皮肤缺损均较大,亦可采用一块带蒂的胸大肌双皮岛皮瓣折叠修复,即在胸大肌肌皮瓣的远端设计两个皮岛,并行折叠,近中皮岛修复皮肤,远中皮岛作为衬里组织修复黏膜(图41-68),修复后效果满意(Sharzer等,1981;Baek等,1982)。同期行根治性颈清扫术时,胸大肌肌蒂可覆盖和保护颈部大血管,术后颈部外形也较丰满。该方法安全可靠。

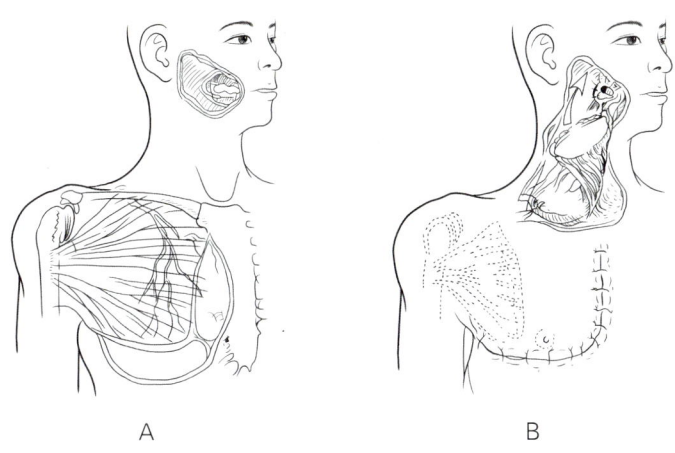

图 41-68　胸大肌肌皮瓣双皮岛修复面颊洞穿性缺损
A. 胸大肌肌皮瓣双皮岛设计　B. 双皮岛皮瓣

应用游离皮瓣或带蒂的胸大肌双皮岛皮瓣修复注意要点：

（1）应用游离皮瓣进行面颊洞穿性缺损修复时，必须熟练掌握血管吻合技术。尤其是采用两块游离皮瓣瓦合修复时，一块皮瓣移植失败将会影响另一块皮瓣成活，因此应慎重选用方法。

（2）以折叠形式的双皮岛皮瓣修复面颊洞穿性缺损，从理论上来说，任何一种轴型皮瓣均可适用，但笔者认为前臂皮瓣因血供的解剖学特点，属于轴型皮瓣的第三种类型，即动脉干网状血管皮瓣，应以双皮岛的形式修复面颊洞穿性缺损为首选。双皮岛制备的形状可不受限制，双皮岛间皮肤切除的范围应以皮瓣折叠后的厚度为宜，但不能破坏或损伤皮下的毛细血管网，否则会影响皮瓣的质量，甚至会造成皮瓣坏死。根据孙弘（1990）动物（家兔）实验观察，凡是皮下毛细血管网破坏区的皮瓣，用荧光素检查时呈花斑状的，在愈合过程中皮瓣可发生中心性缺血坏死。

（四）延长下斜方肌岛状肌皮瓣

Baek等于1980年首次将下斜方肌岛状肌皮瓣用于头颈部重建，以颈横动脉为主要血供，因其供区血管蒂恒定、径粗、蒂长和组织量大，带血管蒂时可在较大范围内旋转修复头、颈、面、腋、胸和上臂等部位的组织缺损，特别是在修复颅颌面大型缺损方面显示出明显的优点，日益受到人们的重视、推广和应用，并成为头颈部重建常用的带蒂组织瓣之一。后Chen等认为，延长下斜方肌肌皮瓣为"三级供血"：最上端由枕部动脉供血，中间由颈横动脉浅支供血，下端及延长部分由颈横动脉深支（肩胛背动脉）和其向下与肋间动脉形成的血管网供血；静脉回流同上斜方肌。故Chen等以颈横动脉作为主要血供，制备出下斜方肌岛状瓣，其远端可延伸至肩胛下角下20cm，皮岛可达5～7cm宽、8～12cm长。

综合外科修复：面颊部洞穿性缺损涉及面颌部皮肤、软组织、口腔黏膜，甚至上、下颌骨缺损，需要进行面颊部三维立体解剖结构重建，修复难度大，技术要求高。现代整形外科技术为唇颊部洞穿性缺损的软组织修复提供了多种方法，单纯唇颊部软组织缺损修复的核心内容是恢复唇颊部的皮肤外被组织和口腔衬里，多种轴型皮瓣、肌皮瓣、岛状皮瓣和游离皮瓣通过单一皮瓣折叠或双皮瓣瓦合的方式进行修复，包括胸大肌皮瓣、斜方肌皮瓣、腹直肌皮瓣、腹股沟皮瓣、额部皮瓣、胸三角皮瓣、前臂皮瓣、股前外侧皮瓣等许多皮瓣都可以应用于临床修复。这些皮瓣由于组织量大、易于塑形、血供充分等优点而成为修复唇颊部软组织缺损的常用选择。但是对于受区血管可能受损的陈旧性损伤，不宜作为首选。陈旧性缺损由于组织结构破坏严重、瘢痕过度粘连及常伴有颌骨感染坏死等因素，修复难度较新鲜颌面部缺损更大，另外由于组织缺损量难以判断，对于皮瓣的设计也增加了难度。尽管针对这类缺损的方法众多，但目前还没有一项方法能够适用于各种复杂多变的病例，制订适合不同病例的个体化修复方案是治疗复杂性洞穿性缺损的必然趋势。而对于伴有颌骨缺损的复杂病例，在修复软组织缺损的同时还需要进行颌骨重建，修复难度更大，非血管化游离骨移植、吻合血管的各种骨瓣（如腓骨瓣、髂骨瓣等）的移植是目前恢复颌骨连续性常用的自体骨移植组织。同时颌骨牵引延长技术是骨缺损治疗的一种重要手段，不需要自体或异体骨移植，安全可靠，形成的新骨连续性、稳定性良好，尽管其具有某些局限性，如牵引速度受限、治疗周期长、牵引过快过长时易导致新骨形成不良等问题而限制了其在临床上的推广应用。

针对唇颊部洞穿性缺损复杂多变的病变特点，各种整形外科基本技术应综合应用来修复缺损：①以组织移植技术作为修复唇颊部缺损的基本手段，根据各个病损选择个体化修复，不拘泥于某一固定术式和方法，充分考虑到形态改善与功能恢复的统一。②对于具体病例，应用多项整形外科基本原则和技术进行修复。③分期序列治疗。先应用各种皮瓣恢复唇颊部基本框架结构，在此基础上根据需要进行局部修复整形，修复内容包括唇颊部及口腔颌骨三维立体结构及周围组织畸形等多方面；设计方面都需要全面系统考虑，合理安排手术方案和步骤；每期手术的效果都会对下一次手术产生影响，因此每次手术都应避免出现并发症，最终才能获得最佳效果。

（孙弘　尹宁北）

第十五节　口唇美容术

一　口唇的生理功能和美学意义

口唇是语言表达的器官和食物摄入的门户，同时由于它与面部表情肌密切相关，因此还具有高度特殊化的表情功能。双唇和眼睛一样会说话，能传递情感，所以有人称它是"面部的魅力点"。口唇的形态与其比例、线条、色彩这三大基本要素有密切关系，也就是说优美的唇型必须具备上下唇协调、厚度适当、曲线流畅、色泽红润等特征。

二　口唇的解剖

口唇部一般指上、下唇与口裂周围的面部组织，上界为鼻底，下界为颏唇沟，两侧至鼻唇沟。上、下唇均可分为三部分：一为皮肤部（也称白唇）；二为红唇部，皮肤极薄，没有角质层和色素，故其下方血管内的血色可清晰显露；三为黏膜部，在唇的里面，为口腔黏膜的一部分，色泽较深，有光亮感，并具有分泌功能。正常的上唇，从正面观，在上唇皮肤与黏膜交界处构成一条弓形曲线，称唇弓；唇弓上两个等高的最高点为唇峰；两个唇峰中央的最低点称为唇弓凹；唇中部的红唇呈结节状突出，称唇珠，它使红唇的形态更为生动，富有美感。在上唇的中部有一条深浅因人而异的纵沟，称人中，这是人类特有的结构，也是构成理想上唇外观的重要组成部分（图41-69）。

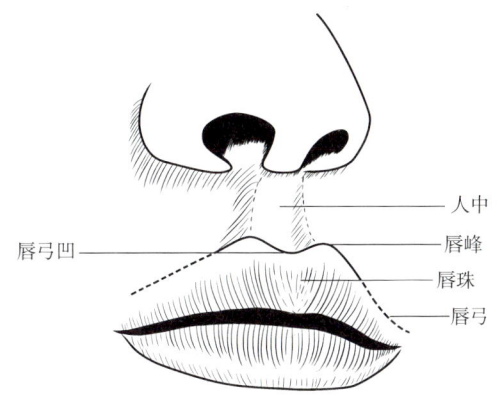

图 41-69 口唇部局部解剖标志

唇部主要由皮肤、口轮匝肌、疏松结缔组织和黏膜组成。支配口唇肌肉运动的主要为面神经。该区域的感觉分别由眶下神经和颏神经支配。口唇部血运非常丰富，其血液供应主要来自颈外动脉的分支、上唇动脉的上行支与下唇动脉，分别构成上、下唇动脉弓，走行于距红唇缘深面约 6mm 处。据此，在施行口唇部手术时，为减少术中出血，可压迫两侧口角处的上下唇动脉。

三 口唇的美学参数

对口唇的审美观，常随时代的潮流而改变。是厚唇美还是薄唇美，是崇尚大口形还是追求樱桃小口，众说纷纭。以下是目前人们所公认的优美唇型的标准。

（一）上唇高度

上唇高度指鼻底至唇峰的距离。我国成年人上唇高度在 13～22mm 之间。
1. 低上唇　高度小于 12mm。
2. 中等唇　高度在 12～19mm。
3. 高上唇　高度大于 19mm。

（二）唇的厚度

唇的厚度指上、下唇轻闭时，上、下红唇部的厚度。上、下唇厚度的比例是 2∶3。
1. 薄唇　厚度在 4mm 以下。
2. 中等唇　厚度在 5～8mm 之间。
3. 厚唇　厚度在 9～12mm 之间。
4. 厚凸唇　厚度在 12mm 以上。

（三）口裂宽度

口裂宽度大约相当于在两眼平视时两瞳孔向下延伸的垂线间的水平距离，通常可分为三类。
1. 窄型　小于 35mm。
2. 中等型　36～45mm。
3. 宽型　46～55mm。

（四）唇弓的形态

上唇唇红缘的形态在个体间、种族间存在较大差异，一般可分为弓形、桥形和弧形。其中最符合美学标准的是弓形，此点可供唇部手术时参考。

四 手术方法

(一) 厚唇整复术

引起厚唇的原因很多,大多数是先天性唇肥厚,也有某些疾病所致者,术前应注意鉴别。

在唇红黏膜与口腔黏膜交界处的口腔黏膜侧,设计一横向梭形切口,这样可使切口瘢痕较为隐蔽。为防止瘢痕挛缩,切口线可为波浪形。切口应超过口角,以免口角侧出现"猫耳"。唇正中部切除的宽度应较两侧为小,以保证术后唇珠部丰满。按标记线切除过多的黏膜,必要时还可将口轮匝肌修薄,但应适度,以免出现新的凹陷畸形。创缘两侧不需作分离,切口直接拉拢缝合(图41-70)。

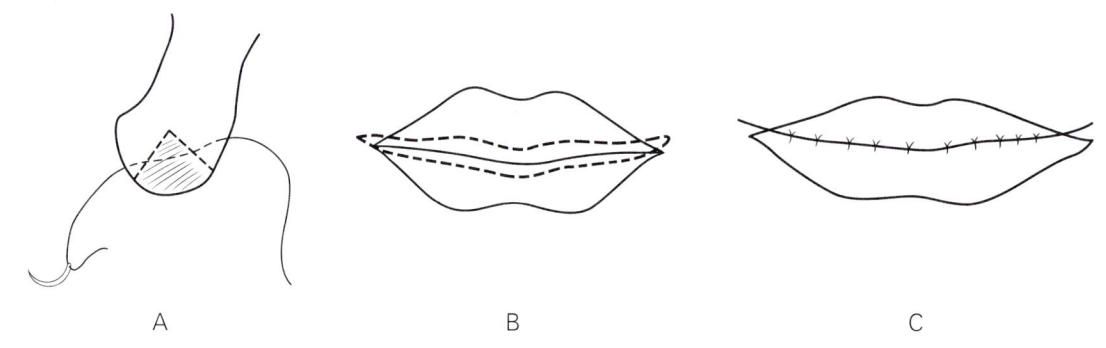

图 41-70　厚唇整复术
A. 切口缝合的剖面图　B. 切口两侧超过口角　C. 缝合后瘢痕线在口内

(二) 重唇整复术

重唇是较少见的先天性畸形,多见于男性青年的上唇,常因近中线的两侧唇红黏膜下组织及黏液腺的增生而形成。其症状是在红唇的里面又有一条红唇,故称重唇。一般在闭口时畸形不明显,而在进食、说话等口唇运动时,可见到明显的两层唇缘之间有深浅不等的唇沟,黏膜也常呈松弛下垂状。其矫治的手术方法与厚唇整复术相同。为了使术后上唇不显得紧张,在彻底切除增生的黏液腺时,可多保留一些口腔黏膜,以免缝合时张力过大。

(三) 薄唇整复术

薄唇是指红唇较薄,往往会给人以寒酸、单薄的印象。发生在青年人中的原因是红唇发育过短,表现为只显露很薄的一层红唇,一般较少见。通过上唇黏膜双V-Y法可矫正。

在上唇的口腔黏膜上,设计两个横向开口向外的Y形切口,竖线在同一轴线上,长度为1.0~1.5cm。两Y分叉的夹角根据红唇所需增加的量而定,夹角越大则红唇增加的量也越多。按设计切开后,将唇珠侧黏膜瓣分离,然后将两个V形三角瓣的尖端向唇中部推进,到两尖端相连或交错连接(图41-71)。

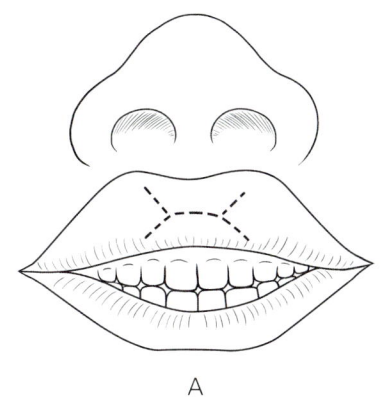
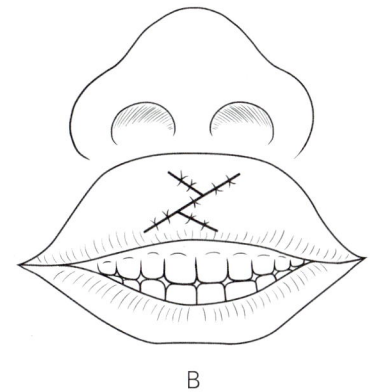

图 41-71　薄唇加厚术
A. 两 Y 分叉切口　B. V-Y 改形后

下唇唇红黏膜肌瓣：以近口角的下红唇一侧或两侧口轮匝肌为蒂，切取梭形的唇红黏膜肌瓣，长为整个下唇，宽为0.5～1.0cm。在上唇黏膜的干湿面交界处切开，将皮瓣转移后缝合。

采用自体真皮脂肪瓣游离移植或人工生物材料（聚四氟乙烯）进行填充：①自体真皮脂肪切取。在耳后切取呈椭圆形的全层皮肤组织，长约6cm，宽约3cm，去除表皮，修剪所需要的形状；或者将聚四氟乙烯折叠成所需形状。②隧道形成。在口角两侧唇红黏膜行1cm的横切口，组织剪在皮下及口轮匝肌之间剥离，形成隧道。通过小鼻中隔剥离子，将置入物（自体真皮脂肪瓣或聚四氟乙烯）导入，置入物两侧用5-0可吸收线，缝合固定于口角。

自体脂肪注射：供区局部肿胀麻醉，部位选取一般为下腹、髂腰、大腿外侧及臀下区，吸脂时一定要保持平整和对称性，注意臀部与腰腿之间的平移连续曲线优美。采用注射器低压抽脂，减少对脂肪细胞的机械损伤，颗粒脂肪自然悬浮在生理盐水中，反复漂洗3～5次，筛选质量好的颗粒脂肪吸入注射器内。注射丰唇进针点为两侧口角唇白线处，进针点少许局麻，根据求美者个性化的唇外形要求，在唇部及四周划分出十二个独立的解剖学区域，多点、多隧道、多平面注射自体颗粒脂肪。上唇分为九个亚单位：人中窝区、两侧人中嵴区、两侧唇外侧区、两侧鼻唇沟区、唇红区、唇珠区；下唇分为两个亚单位：唇红区和唇颏区；口缘区为一个亚单位：是皮肤和黏膜在唇红的交界处有一个上唇为M形、下唇为U形的优美弧度的曲线，称为唇白线。

（四）唇珠重建术

唇珠是构成上唇红唇部外形的重要部分。由于它的存在，红唇更富有立体感，更显得生动、美观。唇珠的明显与否因人而异。有些人虽无明显唇珠，但只要其与红唇形态的整体相协调，这一缺陷就不会很突出。因此，唇珠重建术的对象，只是那些红唇中部扁平且厚度稍差的人。一般可通过以下两种方法整复。

1. 方法之一　如果两侧唇红组织较厚，可在中线两侧设计一个蒂在中央部的黏膜下肌肉瓣，瓣的宽度可视两侧红唇部的量而定。按设计线切开黏膜层并修去表面的黏膜，从瓣的中外部切开并掀起黏膜下肌层，注意保护唇中部的血管蒂。在唇中部的黏膜下作分离，翻转两侧肌瓣，充填于唇中部的黏膜下并作交叉缝合。这一方法既丰富了红唇中部的不足，又减少了侧方红唇的过分前突，可收到一举两得的效果（图41-72）。

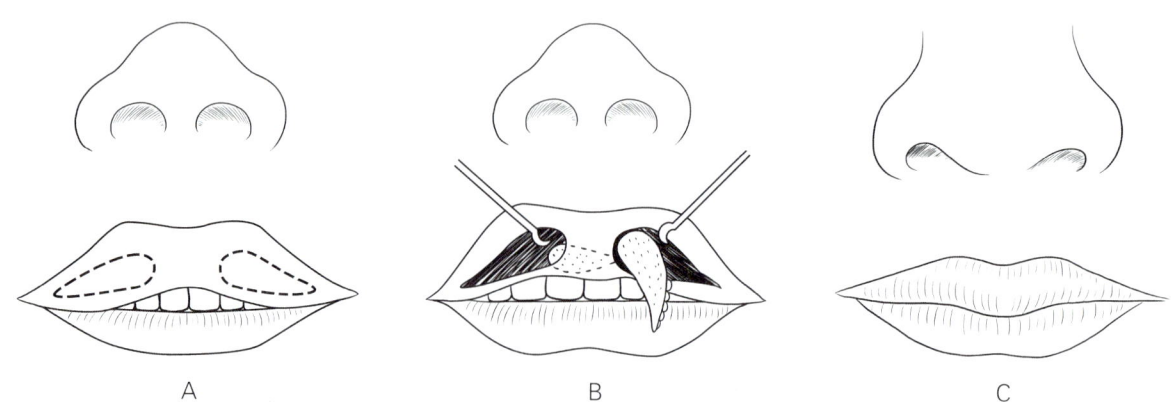

图 41-72　唇珠重建术方法之一
A. 上唇两侧瓣的设计　B. 黏膜下复合瓣形成及转移　C. 两侧切口缝合

2. 方法之二　在上唇中线内侧黏膜上，设计一个蒂在红唇处的黏膜下肌瓣，切开黏膜层并修除黏膜后，将形成的黏膜下复合肌瓣通过唇中部的黏膜下隧道，转移至唇珠部，从而重建唇珠（图41-73）。

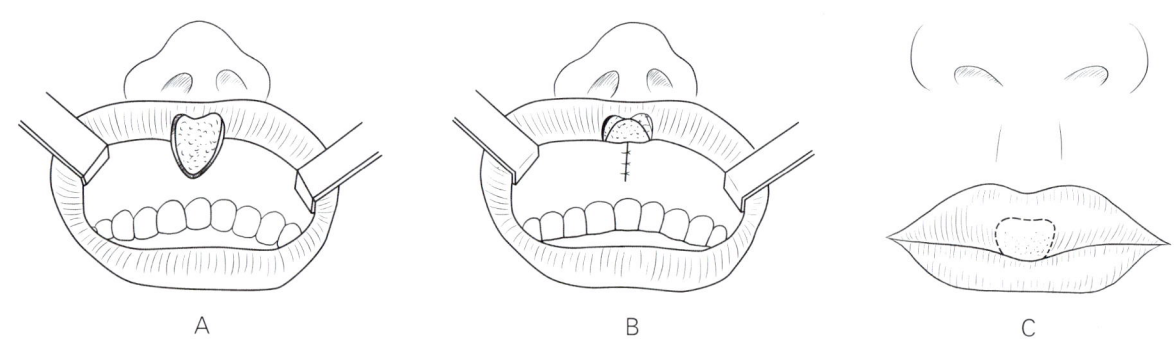

图 41-73　唇珠重建术方法之二
A. 唇中线内侧瓣的设计　B. 黏膜下复合瓣形成及转移　C. 唇珠重建后

（五）文唇

文唇的原理是用文饰器械刺伤皮肤或黏膜，将特殊的染料植染于人体组织内，形成长期不褪色的新的唇型（线），在本质上是一种创伤性皮肤黏膜着色术，是一项永久性的美容医疗技术。其根本目的是在原有的唇的形态基础上，利用现代美容手段掩饰瑕疵、祛除缺陷、扬长避短、修饰美化，创造出更理想的唇形态，以达到增强其局部美感和整体容貌之美的目的。文唇的实施必须遵循医学原则、符合医学要求，做到无病理损害和不良反应。

从施术程序看，文唇操作包含术前准备、施术过程和术后处理三个阶段。

从三个阶段内涵分析，术前准备阶段首先要做好医学咨询和适应证、禁忌证的判断，以及术前的美学形态设计。

在施术过程阶段，医学原则和方法的应用更为突出、重要，如消毒技术、麻醉方法、无菌操作、施术损伤程度的掌握及并发症的预防等。术后处理阶段不仅要做好创面的消炎处理，更要指导受术者自我观察和保护，对术后并发症既要预防，又要做到及时发现和处理。

（尹宁北　张波）

参考文献

[1] 孙弘. 双侧人中旁矩形组织瓣修复下唇正中缺损(附三例报告)[J]. 第二军医大学学报,1980,4:36-39.

[2] 孙弘,孙璐. 前臂双皮岛皮瓣整复面颊洞穿缺损[J]. 中华显微外科杂志,1990,13(2):72-74.

[3] 孙弘. 吻合血管法增加颈阔肌肌皮瓣的长度[J]. 中华显微外科杂志,1990,13(4):227-228.

[4] 孙弘. 颌面显微外科学[M]. 北京:人民军医出版社,1993:145-160,167-182.

[5] 孙璐,孙弘,陈卫平,等. 带血管蒂双皮岛游离皮瓣修复洞穿性缺损[J]. 中华实验外科杂志,1990,7(4):171-172.

[6] 汪良能,高学书. 整形外科学[M]. 北京:人民卫生出版社,1989:612-649.

[7] 张涤生. 整复外科学[M]. 上海:上海科学技术出版社,1979:314-380.

[8] 周继林,洪民. 利用推移肌肉带蒂骨膜瓣以加深唇颊舌沟的手术方法介绍[J]. 中华口腔科杂志,1959,7(1):24-27.

[9] 洪民,王贤俶,周继林. 唇颊沟加深术:介绍一改进的手术方法[J]. 中华口腔科杂志,1957,2:115.

[10] Baker S R. Local cutaneous flaps[J]. Otolaryngol Clin North Am,1994,27(1):139-159.

[11] Botti G,Villedieu R. Augmentation cheiloplasty by using mucomuscular flaps[J]. Aesthetic Plast Surg,1995,19(1):69-74.

[12] von Domarus H. The double-door tongue flap for total cheek mucosa defects[J]. Plast Reconstr Surg,1988,82(2):351-356.

[13] Donelan M B. Reconstruction of electrical burns of the oral commissure with a ventral tongue flap[J]. Plast Reconstr Surg,1995,95(7):1155-1164.

[14] Furuta S,Hataya Y,Watanabe T,et al. Vermilionplasty using medical tattooing after radial forearm flap reconstruction of the lower lip[J]. Br J Plast Surg,1994,47(6):422-424.

[15] Furuta S,Sakaguchi Y,Iwasawa M,et al. Reconstruction of the lips, oral commissure, and full-thickness cheek with a composite radial forearm palmaris longus free flap[J]. Ann Plast Surg,1994,33(5):544-547.

[16] Igawa H H,Minakawa H M,Sugihara T,et al. Cheek reconstruction with an expanded prefabricated musculocutaneous free flap: case report[J]. Br J Plast Surg,1995,48(8):569-671.

[17] Jones T R,Lee G,Emami B,et al. Free colon transfer for resurfacing large oral cavity defects[J]. Plast Reconstr Surg,1995,96(5):1092-1099.

[18] Kawamoto H K Jr. Correction of major defects of the vermilion with a cross-lip vermilion flap[J]. Plast Reconstr Surg,1979,64(3):315-318.

[19] Kroll S S,Reece G P,Robb G,et al. Deep-plane cervicofacial rotation-advancement flap for reconstruction of large cheek defects[J]. Plast Reconstr Surg,1994,94(1):88-93.

[20] Kummoona R. Use of lateral cervical flap in reconstructive surgery of the orofacial region[J]. Int J Oral Maxillofac Surg,1994,23(2):85-89.

[21] Lustig J,Librus H,Neder A. Bipedicled myomucosal flap for reconstruction of the lip after vermillionectomy[J]. Oral Surg Oral Med Oral Pathol,1994,77(6):594-597.

[22] Tsukada S. Transfer of free skin grafts with a preserved subcutaneous vascular network[J]. Ann Plast Surg,1980,4(6):500-506.

[23] Sakai S,Kawaguchi T,Haibara H. Cheek flaps for reconstruction of full-thickness lip defects[J]. Ann Plast Surg,1991,26(2):188-193.

[24] Savant D N,Patel S G,Deshmukh S P,et al. Folded free radial forearm flap for reconstruction of full-thickness defects of the cheek[J]. Head Neck,1995,17(4):293-296.

[25] Spira M,Gerow F J,Hardy S B. Subcutaneous pedicle flaps on the face[J]. Br J Plast Surg,1974,27(3):258-263.

[26] Weinzweig N,Chen L. Lower face reconstruction using a neurosensory osteocutaneous radial forearm flap

and Webster modification lip repair[J]. Plast Reconstr Surg,1994,94(5):685-690.

[27] Yoshida T,Sugihara T,Ohura T,et al. Double cross lip flaps for reconstruction of the lower lip[J]. J Dermatol,1993,20(6):351-357.

[28] Yoshimura Y,Nakajima T,Yoneda K. Propeller flap for reconstruction of the tubercle of the upper lip[J]. Br J Plast Surg,1991,44(2):113-116.

第四十二章
先天性唇裂和腭裂

第一节 唇腭裂的流行病学与相关基因的研究

唇腭裂（cleft lip and palate，CLP）是一种由多种因素造成的先天性疾病，由胚胎期一系列转录因子和信号分子共同调控而造成。如果此过程中存在轻微的调控异常，会导致头面部的原基融合或者联合失败，进而导致唇腭裂的发生。

唇腭裂作为一个系统模型，其中原发腭发育成为上唇和上颌骨。在人类胚胎中，原发腭在28天左右（小鼠约为胚胎9.5天）时，鼻基板内陷，中线和两侧的鼻突发育增大，同时由神经嵴细胞发育而来的两侧上颌突和中鼻突相融合；在此之后，两侧鼻突和中鼻突相融合，在人胚胎第6～7周之前（小鼠约为胚胎11天），融合处的上皮细胞由间充质细胞取代，继发腭发育成为口腔顶部和鼻底部位。人原发腭在胚胎第6周时，呈垂直位列于舌缘两侧。大约在人胚胎第9周（小鼠约为胚胎14.5天）时，两侧腭突抬升直至融合，在第12周之前（小鼠约为胚胎15天）完成。因为原发腭早于继发腭进行发育，所以融合不全能形成唇裂，同时可以导致继发腭发生错位，从而使腭突支架不能接触或融合。从病理类型来看，唇裂可以包含腭裂或者不包含腭裂，而继发腭的融合不全只有腭裂存在。

一、唇腭裂的流行病学

国内外的报道，口面裂占活产新生儿的1/700左右，但在一些国家和地区有所不同。对58个机构的出生缺陷患病率的调查显示，唇腭裂的患病率为3.4/10000～22.9/10000，其中单纯性腭裂的患病率为1.3/10000～25.3/10000。其原因可能是单纯性腭裂相对于唇裂伴或者不伴腭裂更难以被关注。唇腭裂的患病率在拉丁美洲、亚洲（如中国、日本）较高，而在以色列、南非及南欧地区较低。单纯性腭裂的患病率在加拿大和北欧地区较高，而在拉丁美洲及南非的部分地区较低。

唇腭裂在男性中高发，单纯性腭裂则以女性多见。在白人中，发病的男女比例为2:1；而在日本群体中也是男性高发。有研究发现，对于女性占优的患病率，新生儿的父亲一般在40岁以上。

唇裂伴或者不伴腭裂（CL/P）与单纯性腭裂（isolated cleft palate，ICP）相比，ICP伴有其他器官畸形者较多见，因此临床上诊断时更需要注意这些特点。一个对4000例单纯性腭裂的研究显示，55%的患者无其他畸形，18%的患者伴发器官异常，27%的患者明确诊断为综合征的一部分。另外一个对5000名CLP的调查显示，71%的患者为单独发病，29%的患者伴有其他器官异常。

唇腭裂占所有颅面畸形的1/2左右。Marazita对亚洲唇腭裂人群的患病率进行研究后指出，中国非综合征唇腭裂及综合征唇腭裂的患病率为1.30‰，日本为1.34‰，其他亚洲国家约为1.47‰，患病率约为1.33‰；其中非综合征唇腭裂的患病率，中国为1.20‰，日本为1.18‰，患病率约为1.19‰。对于出生缺陷的唇腭裂来说，其患病率低于通常报道的2‰的水平。原因是这些样本包含出生缺陷和怀孕流产的总和，而且并未区分综合征及非综合征，以及唇腭裂类型如单纯性腭裂、唇裂伴发腭裂等。中国20世纪60年代统计的唇腭裂患病率为1.00‰，1988年为1.82‰。

人们在经济水平与腭裂患病率的相关性方面也有研究，但是它需要长时间来进行研究。研究表明，居住在马尼拉、夏威夷、加利福尼亚的菲律宾人，经济水平较高，其腭裂发生率为1.2‰；而居住在经济水平较低地区的菲律宾人的患病率为2‰。

尽管在过去的100年间，唇腭裂的患病率和致死率大大下降了，但是由于监测体系、分类方法、样本对照选择、病例筛选等一些原因，对此类出生缺陷的患病率的统计并无统一标准，特别是发展中国家。在所有人类的出生缺陷疾病中，唇腭裂占有非常大的比重，并且病因相当复杂，对患者的身体健康影响非常大。根据解剖学、遗传学、胚胎发育学的研究，唇腭裂分为唇裂伴（不伴）腭裂、单纯性腭裂；另外也可以根据发育畸形或者身体其他部分的畸形，分为综合征唇腭裂和非综合征唇腭裂。总体来讲，亚洲人和美洲的土著后裔唇腭裂患病率最高，高加索人居中，而非洲黑人最低。

唇和腭的发育：从胚胎第4周开始，由神经管背部迁徙而来的神经嵴细胞和中胚层细胞共同形成面部原基，其中涉及细胞的迁徙、分化和凋亡。在胚胎第6周早期，中鼻突相互融合，形成原发腭，此区域和两侧的上颌突共同形成侧唇。神经嵴细胞来源的继发腭，也是从胚胎第6周开始，从上颌突的内侧腭架发育而出；下唇和颌骨是由下颌突发育而来，两侧下颌突在中线相互融合。在胚胎第7~8周之间，上皮间充质转化及细胞凋亡导致腭架在中线处融合，并提升到一个合适的位置。其中，基质金属蛋白酶、微管和肌动蛋白细胞骨架都涉及上皮间充质的转化过程。

口面结构的形成受到一系列的分子事件调控，如成纤维细胞生长因子（fibroblast growth factors，FGFs）、音猬因子（sonic hedgehog，Shh）、骨形态发生蛋白（bone morphogenetic proteins，BMPs）、转化生长因子β（transforming growth factor β，TGF-β）、超家族转录因子（如Dlx、Pitx、Hox、Gli T-box家族）等。其中，细胞外基质（主要是透明质酸）的水合作用对腭架的抬升提供了内在的驱动力，细胞外基质的水合作用和弹性纤维、骨骼肌纤维的收缩，都被认为是腭架抬升的关键因素。

二 唇腭裂的候选基因与功能

唇腭裂的发病机制主要有三种观点：多基因叠加模式、主要致病基因遗传模式、多基因作用阈值模式（即多对基因对性状产生控制，每对基因的致畸作用微弱，只有在两对以上基因或者更多的致病基因累加到一定程度后，才引起发病）。

大量遗传研究显示，唇腭裂的候选基因在染色体上分布较多。动物实验证明，这些候选基因在发育及表型中的作用占有重要地位，它们的功能大多是由基因敲除小鼠来证明的。全基因组扫描也对候选基因的定位提供了重要的信息。直至今日，13个全基因组的扫描研究显示，非综合征唇腭裂群体经过Meta分析，其杂合性LOD值明显增高，其主要定位于1q32（IRF6）、1q36（MTHFR）、2p13（TGF-α）、4p16（MSX1）、6p23-25、14q24（TGF-$β_3$）、17q21（RARA）、19q13（BCL3、CLPTM1、PVRL2、TGF-$β_1$）和TP73L等。

（一）1q32（IRF6）

van der Woude综合征中的IRF6基因以往研究较多，通常本综合征是研究唇腭裂的最好模型之一，因为综合征中具有最少的表型组合，即下唇瘘管同时伴有唇腭裂或者单纯性腭裂，其中人群中有12%的患者涉及此基因；而在家系当中如果此基因突变，其后代发病率上升3倍。连锁分析发现，此综合征的致病基因定位于1q32-41。突变分析证实其位点位于IRF6基因中。小鼠模型中发现IRF6表达局限于腭部的中嵴上皮（MEE）细胞，并且在腭突融合之间表达，此区域同时也有TGF-$β_3$表达，因此结果表明这两个基因可能存在相互作用。研究发现，IRF6突变（V274I）导致蛋白结合域的改变，由此推测此基因可能是先天性非综合征唇腭裂的调节基因。传递不平衡检测发现，10个来自不同群体（亚洲、欧洲和南美洲）的样本中（共计8000多人），发现此基因具有V274I突变，这进一步证明了IRF6是唇腭裂的调节基因之一。另外在基因的附近区域发现rs2013162、rs2235375、rs2235373、rs2235371位点单核苷酸多态性（single nucleotide polymorphisms，SNPs）与非综合征唇腭裂（non-syndromic cleft lip and palate，NSCLP）有关，但是在样本中测序分析并未发现明显的致病突变，另外也有报告称IRF6存在无义突变。IRF6目前作为NSCLP的致病基因之一。

（二）1q36（MTHFR）

亚甲基四氢叶酸还原酶（methylene tetrahydrofolate reductase，MTHFR）是叶酸代谢关键酶之一。MTHFR中C667T突变后，MTHFR编码合成的酶活性降低，血浆中同型半胱氨酸升高，叶酸水平降低。在阿根廷的样本中，C667T多态性如果是TT纯合型，则CLP的发病率升高3倍。

（三）2p13（TGF-α）

Ardinger通过对染色体限制片段多态性（restriction fragment length polymorphism，RFLP）的研究发现，转化生长因子TGF-α定位于2p13区域并与CLP有关，TGF-α结合到EGF受体后，产生类似EGF的信号，TGF-α在腭部组织特别是中缝处和邻近间充质组织中表达，这表明TGF-α在腭裂当中也发挥作用。尽管没有定论，但是群体相关研究显示，TGF-α或者它邻近的基因在腭裂中发挥作用。

尽管一些基于家系的连锁分析并未发现阳性结果，可能是由于样本量过小所致，但其中Feng的研究发现TGF-α的C2等位基因与CLP相关，另外Mitchell使用Meta分析进一步证明了TGF-α与CLP有关联。在其他一些研究当中，由于CLP遗传异质性的问题，结论也不太相同，如Shaw并未发现TGF-α与C2等位基因存在必然的相关关系；Carinci对14个多代的CLP家系研究发现在2p13区域中的分子标记与CLP有关联，进而进一步证明了TGF-α是致病位点附近的一个基因，因此TGF-α可能是一个CLP的调节基因，但并不是一个必需基因。有趣的是，Marazita发现在中国的样本中，TGF-α并不与CLP相关，研究中使用的一些阳性分子标签在欧洲群体中明显，而在中国群体中呈阴性结果，这也从另外一个方面说明了CLP基因定位中的遗传异质性。

（四）4p16（MSX1）

MSX1成为CLP的候选基因，是根据小鼠模型MSX1敲除后导致腭裂和少牙畸形而开始的。关联研究显示，MSX1多态性和CP以及CLP具有连锁不平衡关系。MSX蛋白在上皮间充质的相互作用中发挥作用。在颅面部的发育中，如果MSX1所在的4p片段缺失会经常导致腭裂；另外，其外显子1无义突变后可以导致牙齿发育不全和各种不同类型的腭裂。对1000例无血缘关系的唇腭裂患者进行此基因的测序，发现MSX1单独突变可以引发2%的唇腭裂。分析唇腭裂和单纯性腭裂传递不平衡的检验中发现，MSX1在两组中存在明显差异，但在此区域当中，编码区域的突变分析并未发现明显的致病位点。此外，来自荷兰的家系研究中也未发现牙齿发育障碍及唇腭裂同时存在。结果表明，此基因并不能单独导致唇腭裂的发生。随后的报道中出现了矛盾的结论，发现此基因可能跟唇腭裂连锁，或者有报告称此基因并不与唇腭裂连锁。尽管研究结果是矛盾的，但究其原因是此类研究受种族影响的可能性较大。而最有说服力的研究来自对MSX1的测序分析，Jezewski对不同种族的唇腭裂患者进行了比较研究，发现MSX1突变对2%的非综合征唇腭裂的发病具有作用，而样本中主要是唇腭裂患者。

（五）6p23-25

对于此区域的基因定位研究较多，但是结论较少。关于此区域的连锁分析，Davies报告了3个口面裂患者与6p相关，其中涉及HGP22及AP2两个基因。在21个意大利的样本中发现，6q23与CLP有明显的连锁关系。另外，来自小鼠模型的研究表明，具有AP2无效等位基因的小鼠表现为CLP，其基因下游的375～930kb具有断裂点，从而排除它是候选基因之一。另外，此区域中的OFCC1也在腭不发育中表达，但是功能至今不明。

（六）14q24（TGF-β_3）

TGF-β_3基因敲除小鼠的研究表明此基因与腭裂相关。TGF-β_3在时空上主要表达在发育腭当中，TGF-β_3小鼠腭突融合障碍，这表明此类信号在人类中也发挥作用，其作用位点具有特异性，使得MEE细胞不能停止分化，凋亡下降，不能降解基底膜。而且异源性TGF-β_3促使腭突融合，MEE细胞物理性接触，腭中缝形成。所以TGF-β_3是另一条关键的发育通路。但是人类的研究结果是矛盾的，尽管Meta分析中发现过TGF-β_3与CLP连锁，却只有15%的家系能够连锁到此区域，因此表明TGF-β_3可能与部分CLP有关。另外，区域中的BMP4及PAX9小鼠也被发现存在口面裂的表现。

（七）17q21（RARA）

RARA是维A酸受体之一，对于口面部的发育非常重要。各种研究报告发现的结果是不一致的。Shaw研究发现，此基因突变与CLP存在连锁关系，同时研究中提出D17S579在CLP和CL中频率较高，因此RARA可能是CLP的调节基因之一。家系研究的结果也证实此基因与CLP有关。但是Stein和Vintiner的研究并未发现它与CLP的连锁关系。

其中在来自中国的样本中发现，对于NSCLP群体RARA或者其附近位点可能是致病的候选基因。

（八）19q13（BCL3、CLPTM1、PVRL2、TGF-β_1）

基因定位研究发现，此区位点与CLP具有关联或者连锁关系。此区中涉及四个主要基因：BCL3、CLPTM1、PVRL2、TGF-β_1。BCL3定位于19q13.1，与细胞的增殖、分化、凋亡有关。Stein通过对17个家系的研究发现，原癌基因BCL3与CLP存在连锁关系；随后对于散发病例及其父母的研究中也获得了BCL3与CLP存在连锁不平衡的结论，其中BCL3中的D19S574具有高度多态性并且与CLP连锁。CLPTM1在胚胎组织中编码跨膜蛋白。PVRL2编码跨膜糖蛋白，并属于脊髓灰质炎病毒受体家族成员之一。通过对南美群体和美国爱荷华群体的研究证实PVRL2具有26个突变体，其中包含2个罕见氨基酸突变体，但是PVRL2导致CLP的具体机制并不清楚。需要指出的是，同类基因PVRL1突变可以导致自体隐性遗传腭裂，其中W185X突变是其主要的突变类型，并且与NSCLP有关。而TGF-β_1与骨干发育不良综合征相关，但是此综合征中并没有CLP的表型。

（九）TP73L

Celli发现自体显性，四肢畸形（ectrodactyly）、外胚层发育不全（ectodermal dysplasia）、唇腭

裂（cleft lip and palate）是一种常染色体显性遗传病（EEC综合征），主要表现为外胚层发育不全和唇腭裂。TP73L定位于3q27，其中TP73L基因发生了杂合性的突变。有趣的是，基因不同部位的突变会产生不同程度的腭裂，如DNA结合区域错义突变产生唇腭裂、C末端突变产生唇裂或者腭裂、处于保守区域之外的N末端突变只有腭裂的发生或者根本没有发生等。迄今为止，只有少数非综合征患者进行了突变的扫描，但是没有突变的发生。另外，P63蛋白域突变后，明显具有基因型和表型之间的联系。

三 染色体的重排

基因组的重排时常发生，导致缺失和重复两种结果，这种情况最好用22q11缺失综合征来解释。

有研究表明，此区域重复后导致腭裂，因此采用比较基因组实时定量聚合酶链式反应（polymerase chain reaction，PCR），从等位基因丢失，可能发现额外的腭裂位点。

腭心面综合征（velo-cardio-facial syndrome，VCFS）的经典基因型区域位于22q11.2，长为1.5~3Mb。Saitta等研究后指出，减数分裂时同源染色体近端区域的内部交换是导致22q11.2缺失的主要原因之一。研究发现，于22q11.2缺失断点区域的低拷贝重复序列（low copy repeats，LCRs）在减数分裂期间的同源重组介导了缺失或重排的发生，从而产生了各种重组后类型。重组后类型如图42-1所示。

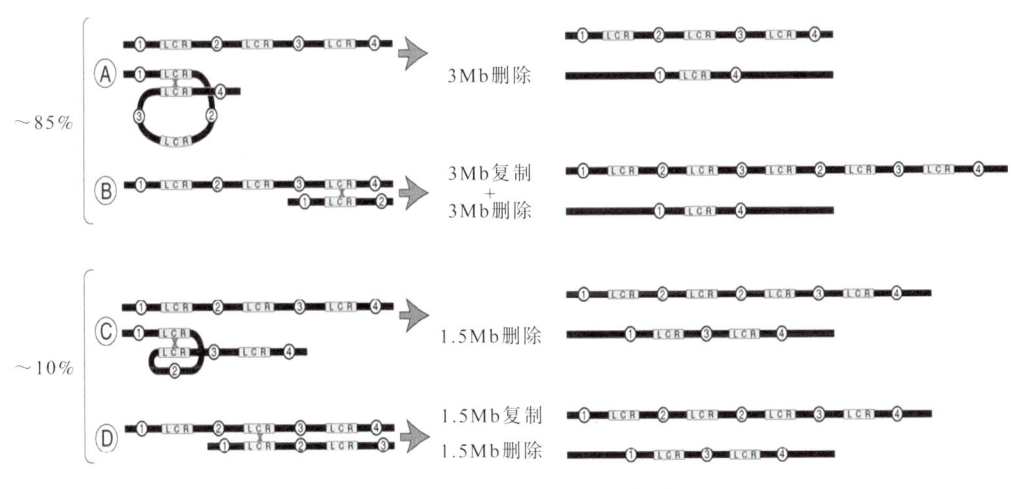

图42-1　22q11.2重组后类型

图42-1中的①、②、③、④分别代表LCRs区间的基因组片段，综合征区域低拷贝重复序列介导发生不同片段基因的重组，从而产生各种不同的基因型。临床命名的众多综合征，如der（22）综合征、迪格奥尔格综合征、腭心面综合征、CATCH22综合征等均为基因组重组不同所致。近期研究者通过基因特异性PCR或同源性比对，证实了6个调控单元LCR22A、LCR22B、LCR22C、LCR22D、LCR22E、LCR22F具有不同程度的序列同源性，在减数分裂期间形成断裂频率不同的重组特性，因而介导了3Mb典型缺失类型、1.5Mb缺失类型及其他重组后的类型。

CRKL属于3Mb缺失区域，参与发病机制中细胞信号转导通路中的TGF-β（非22q11.2）通路，从而使CRKL不能磷酸化，导致头颅神经嵴细胞分化受阻，咽弓系统不能正常发育，进而引起从咽弓衍化而来的颅、面、腭（腭裂或腭咽闭合不全）及心脏锥体干区域器官发育障碍。因此，除受区域内多个基因的调控外，本综合征可能在22q11.2以外区域也存在调节基因，它们与典型区域内TBX1、CRKL基因相互作用，调控颅、面、心等部位的器官发育。Baldini研究表明，

22q11.2区域的多个候选基因呈现剂量依赖性，纯合性缺失表型比杂合性缺失表型产生的畸形谱更为广泛且严重，并与腭心面综合征的表型类似。另外，当染色体水平上的缺失或者重复类型单独发生时，都将导致综合征某些表型的出现，但是其严重程度和外显率相差很大。

腭心面综合征属于遗传性疾病，其病变累及口腔和颅、颌、面部，部分具有单基因遗传特征，部分由生殖细胞和体细胞多个（多次）基因突变引起。但这些疾病的共同特点是遗传物质的变化。经临床观察，中国腭心面综合征患者的表型与西方国家的患者有所不同，常以先天性腭咽闭合不全和智力发育障碍为主，其发病因素及机制亦可能与西方国家有所差别。

四 环境因素干扰

唇腭裂中同卵双生子的发病一致率为25%～50%，这表明除了基因之外，环境也是其致病因素。能引起唇腭裂的环境因素包括化学药物、调味品、食品添加剂、化妆品等。大多数化学药物对人类有益，但有些会引起胚胎期发育畸形进而导致出生缺陷。此外还有孕期因素，比如缺乏叶酸、吸烟、饮酒、接触农药、X线照射、精神创伤等。

（一）药物

从1943年Warkany发现环境因素对于腭裂的发生具有促进作用以来，许多研究表明，苯妥英类、丙戊酸类和沙利度胺等药物都对腭裂发生具有作用。现在已知的药物有激素类如可的松、地塞米松等，抗惊厥药如苯妥英钠、苯巴比妥等，镇静药如沙利度胺、地西泮等。比如，他汀类降胆固醇药可以通过口服而阻止胆固醇的生物合成，从而影响胆固醇依赖性的Hedgehog信号，此类信号对一系列组织结构，包括面部的发育都有重要作用。如果妊娠期有他汀类药物暴露史，胎儿就有可能发生先天性缺陷，包括唇腭裂，例如31例先天性缺陷患者中，2位有唇腭裂，2位有腭裂。另外，肾上腺皮质激素暴露后也有轻度腭裂的发生。

（二）叶酸

实验表明，饮酒和吸烟都会提高后代的唇腭裂发病率，而叶酸能降低发病风险。环境因素对母体和胎儿的基因都会产生作用，例如TGF-α、TGF-$β_3$、MSX1、BCL3、RARA、MTHFR、CYP1A1、NAT1、NAT2、GSTT1和EPHX1基因，但是研究的结果并不一致。近来的Meta分析表明，吸烟和TGF-α的突变存在比较统一的结果。

大量研究显示，叶酸代谢途径对于唇腭裂的预防具有重要作用，补充叶酸后能降低唇腭裂和神经管畸形的发生。研究中，对MTHFR基因的多态性做了具体研究，发现C677T或A298C这两个位点的突变都能降低此酶的活性。相关研究的结果仍然存在争议，这可能是分析方法不同所致。MTHFR活性不足对于唇腭裂的发生是必需的，但并非充分条件。通过线性回归的方法发现，TT型和AT型的MTHFR跟腭裂相关。另外的研究发现，母源的MTHFR变异也跟腭裂相关。小鼠实验发现，叶酸结合蛋白失活后，可以导致唇腭裂的发生。

（三）二噁英

最近的研究表明，食物、烟草、汽车废气、工业漂白剂中广泛存在的二噁英会导致芳香烃受体突变，从而引起唇腭裂的发生。其中，芳香烃受体核转位分子ARNT作为辅助因子共同介导下游的TGF-α、TGF-β、EGF和EGFR等。小鼠实验研究显示，定位于7号染色体的ARNT内部在300kb缺失的情况下能导致腭裂发生。

(四)吸烟

吸烟一直被认为是CLP发病的重要因素。孕期吸烟(包括主动吸烟和被动吸烟)和CL/P及ICP存在确定的相关关系,人群归因危险度高达20%。Meta分析表明,吸烟能轻度增加口面裂的风险,其相关风险度,唇腭裂为1.34(1.25~1.44,95%可信区间),腭裂为1.22(1.1~1.35)。烟草导致胚胎发育异常的途径可能有两个:①化合物产生具有生物活性的环氧化物,再形成DNA复合物,从而诱导突变的产生;②化合物干扰一些生物酶,例如谷胱甘肽硫化转移酶和微粒环氧化物水解酶,促使酶的活性发生改变,进而影响DNA的某些位点。日本的研究表明,孕期如果吸烟,其胎儿唇腭裂的患病率明显上升。虽然吸烟和唇腭裂的关系尚不明确,但是作为一个预防措施,应当引起重视。另外,英国的研究证明,唇腭裂的发病与孕早期吸烟存在确定的相关性,并且呈剂量依赖性。而美国Beaty的研究结果则相反,孕早期吸烟不会导致唇腭裂的发病风险。

(五)营养

孕期营养对唇腭裂的发生也是一个影响因素。孕早期多种维生素的摄入可以降低胎儿发生口面裂的风险。Meta分析显示,多种维生素的摄入可以降低25%的发病风险。但是多种维生素的补充是否可以预防口面裂需要更多的研究来支持,目前由于样本过小且数据不足,难以评价结果。匈牙利的一项研究显示,多种维生素的摄入可以降低神经管缺陷的发生率,但是对于口面裂的预防并没有直接证据。研究发现,孕期或者孕前期服用高剂量叶酸(2.5mg或者1.0mg),前者发病率较高。叶酸缺乏可以导致口面裂,叶酸拮抗后也可以增加口面裂的发病风险。但是在人类中进行叶酸补充预防,其结果尚待确定。北美从1990年开始强制性地给予孕妇含叶酸的谷物,胎儿口面裂的患病率有所下降。在澳大利亚的研究中,孕妇的叶酸摄入是自愿的,其胎儿的患病率无从比较。

第二节 唇腭裂与分子遗传学

一、基因突变及其产生的后果

唇腭裂的大部分研究都是基于基因突变的理论基础。唇腭裂研究需要对基因组有不断认识与探索,因此,基因组研究显得十分重要。同其他物种基因组一样,人类基因组的DNA并非一个静态实体;相反,它将遭受各种不同类型的可遗传改变(突变)。大范围的染色体畸变,其中涉及染色体的丢失或获得,或者染色体的断裂与重接。根据对DNA序列的影响,小范围的突变可分为下列类型:①碱基置换。涉及通常为单个碱基的替换;少数情况下几个或成簇的碱基可以通过一种形式的基因转变同时被替换。②缺失。一个或者多个核苷酸从序列中删除。③插入。一个或者多个核苷酸插进序列当中。

突变也可根据它们是否涉及单一的DNA序列,或者是否涉及两条等位序列或非等位序列的交换来分类。

新突变可产生于单一个体的体细胞或种系中。如果一个种系突变并未严重损害一个人通过生育传递该突变的能力,它将传播于一个(有性)群体的其他成员。因此,源于DNA核苷酸序列水平上的差异,其DNA是稳定的,且可传至下一代细胞的基因改变便称为突变。人类子代和亲代之间无论在形态结构、生理活动和生化代谢等方面都很相似，就是由于序列改变所在的基因能被传递下来，而具有遗传性。突变是进化的原动力，但它们也可能导致疾病。它们可以是某种表型异常的直接原因，也可能导致个体对疾病易感性的增加。通常低水平突变可以视为以导致疾病为代价而允许偶然的进化新颖性与造成某个物种一定比例成员死亡之间的一种平衡。

人类基因组的规模对DNA聚合酶的精确度提出了极高的要求：人类细胞的每一次分裂都需要由60亿个核苷酸组成的序列精确地复制。因而，基因突变可能发生在个体发育的任何阶段，以及体细胞或生殖细胞周期的任何分期。如果基因显性突变在生殖细胞中发生，它们的效应可能通过受精卵而直接遗传给后代并立即在子代中表现出来；如果突变基因是隐性的，则其效应就可能被其等位基因所遮盖。如果突变发生在某一配子中，那么，在子代中只有某一个有可能承继这个突变基因。如果突变发生在配子发生的早期阶段（如发生在成熟分裂的性母细胞），多个配子都有可能接受这个突变基因，突变基因传到后代的可能性就会增加。携带突变基因的细胞或个体，称为突变体（mutant）；没有发生基因突变的细胞或个体，称为野生型（wild type）。

变异效应对于携带的有机体既非有害也非有益，这种突变称为中性突变。有害的基因突变影响到基因表达，或者直接改变一段编码序列，或者通过改变至关重要的基因内或基因外序列。绝大多数被记载的致病性突变均被发现于编码序列中，这将引起遗传性疾病。据估计，人类有30000个结构基因，正常人的基因座位处于杂合状态的可占18%，一个健康人至少带有5或6个处于杂合状态的有害突变，这些突变如在纯合状态，就会产生有害后果。

二、遗传性疾病的概念

遗传性疾病（hereditary disease）简称遗传病，是指生殖细胞或受精卵的遗传物质（染色体或基因）发生突变（或畸变）所引起的疾病，通常具有垂直传递的特征。遗传性疾病具有三个特征：①垂直传递。遗传病不同于传染病的水平传递，而是具有从上代往下代传递的特点，但不是每个遗传病的家系中都可观察到这一现象。因为有的患者是家系突变中的首例；有些遗传病特别是染色体异常的患者，由于活不到生育年龄或不育，以致观察不到垂直传递的现象。②遗传物质（主要是指基因，也可包括染色体）的突变或染色体畸变。③不是任何细胞的遗传物质改变都可以传给下一代，只有生殖细胞或受精卵的遗传物质发生改变才可以传给下一代。例如约50%的腭心面综合征患者是在减数分裂时发生了染色体的重组，并遗传给了下一代。

三、遗传因素在疾病发生中的作用

从环境与机体统一的观点看，疾病是环境因素（外因）和机体（内因）相互作用而形成的一种特殊的生命过程，伴有组织器官形态、代谢和（或）功能的改变。遗传因素是构成内因的主要因素。因此可以认为，任何疾病的发生都是环境因素与遗传因素共同作用的结果。但在某一具体疾病发生时，环境因素与遗传因素的相对重要性则要具体分析，大致有以下三种情况：第一类是环境因素起主导作用的疾病；第二类是遗传因素起主导作用的疾病；第三类是环境因素与遗传因素都很重要，遗传因素提供了产生疾病的必要的遗传背景，环境因素促使疾病表现相应的症状和体征。但三者之间并无严格的界限，如非综合征唇腭裂是环境因素和遗传因素共同作用的结果；腭心面综合征具有早前定位较为明确的基因区域，并为小鼠基因纯合子与杂合子基因剔除实验所证实。

四 遗传病的致病基因作用机制

人体细胞的构成、生理功能和生化反应均有蛋白质参与。蛋白质的构成单位是氨基酸，它的特异性受基因控制。DNA分子上的遗传信息通过转录传递到mRNA分子上。含有DNA特定遗传信息的mRNA分子穿过核膜进入细胞质，将mRNA分子上转录的遗传密码翻译成氨基酸序列，合成特定的肽链，然后连接成蛋白质分子。如果基因发生了变异，则相应的结构蛋白、酶和各种激素也将发生变异，从而引起各种病理生理改变，导致遗传病的发生。遗传病的发病机制主要是由于DNA分子链上某一区域被某种物理、化学或生物因素干扰，引起分子结构的变化，从而导致该分子所控制的性状发生变化。

另一方面，基因组的不稳定性同样也可导致遗传病。约10%的细胞的DNA内有双核苷酸或三核苷酸的重复序列，这种重复序列具有不稳定性，其拷贝数会发生扩增而导致突变。早期表现为三核苷酸重复的数量增加，引起体积增大，当超过某一阈值时，便会导致基因组的不稳定性。这时可以不引起或仅引起极轻微的临床表现。但是这种三核苷酸数量在其后的几代中可急剧增加，导致临床发病。这种情况下发病越早症状越严重。目前已知至少有17种疾病的产生是由这种变化引起的。

遗传病的发病中存在着基因异质性现象，临床上完全相同或极为相似的综合征可以分别是由于两种或更多的基因突变所导致。例如，X染色体上两个不同的座位中任何一个发生突变均导致血友病的临床表现。其一引起Ⅷ因子缺乏，导致甲型血友病，另一突变的结果为Ⅸ因子缺乏，导致乙型血友病。再如葡萄糖-6-磷酸脱氢酶缺乏的变异型多达数百种。遗传性高铁血红蛋白血症可由3个不同的基因座位至少10种不同的突变引起，其中既有等位基因突变，也包括非等位基因性的基因异质性。我们所研究的腭心面综合征就是一种有着较为广泛基因异质性的常染色体遗传病，目前已知其基因存在于4q34.2、8p23、9q34.3、10p13-14、17p13.3、22q11.2、22q13等遗传位点。例如，4q34.2的缺失可导致室间隔、房间隔缺损、肺动脉狭窄、黏膜下裂、第5指异常等与腭心面综合征相似的症状；而10p13-14缺失类型中，出现了肾发育不良、甲状旁腺功能减退症、免疫缺陷等疾病。虽然各个遗传位点分别处于不同的染色体上，但都能导致相同的腭心面综合征的部分临床症状，即表型谱部分一致。而9q34.3的位点具有心脏发育畸形、癫痫、精神障碍等表型（OMIM 610253），表型谱也证实了这一点。

五 遗传病的检出方法

（一）群体调查法

调查某一地区一般人群中某遗传病的发病率及先证者亲属中的发病率，假如这两者发病率有明显差异，则表明该病可能与遗传有关。

（二）双生儿法

单卵双生儿具有相同的遗传基础，而双卵双生儿则不同，故比较两者患病的一致性，若有显著差异，则表明该病可能属于遗传病。

（三）家系调查与系谱分析

对初诊患者进行家系调查，制成系谱进行分析，按其传递方式可判断患者是否患有遗传病，并推断其遗传方式。

（四）染色体检查

染色体检查可判断患者是否患有染色体病。

六 单基因遗传病与唇腭裂

单基因遗传病主要分为常染色体显性遗传病、常染色体隐性遗传病和性染色体连锁遗传病。现发现某些综合征的基因均与唇腭裂相关。我们目前所进行的研究主要为常染色体显性遗传病。该种遗传病主要具有下列特征：①除新突变外，每一个患者的双亲中必有一个是患者；②患者的子女或同胞中，患者与非患者的机会各为一半；③性状的传递与性别无关，即男性与女性患者都可以将遗传性状传递给儿子或女儿，且患病机会均等；④患者的正常子女所生育的后代全部正常；⑤如该病不损害患者的生存和生育，该性状便呈垂直传递。

常染色体显性遗传病与其他遗传方式的疾病存在着某些不同。在某些情况下其性状的表现程度各不相同。有时其异常基因的表现度极弱，以致有一代携带该基因者不出现临床症状，即该性状不外显。显性性状外显的比率称为外显率（penetrance），外显率为100%者称为完全外显，而不足100%者称为不完全外显。不完全外显有可能是体内、外环境因素影响的结果。例如除影响性状或疾病的结构基因外，还有修饰基因，可以加强或减弱与该遗传性状有关的结构基因作用。这种不完全外显的现象中隐藏着某种能够控制遗传病发生的因素，它启发了遗传学家去努力探求影响致病基因外显的因素，以求找到控制这些因素的方法。某些常染色体显性遗传病于出生后数年至数十年后才发病，例如家族性多发性结肠息肉病一直到40多岁才可能发生恶变。前期研究结果证实，腭心面综合征的智力发育障碍，在7岁之后呈明显下降状态，一般表现为70分左右。这种延迟发病的情况也见于遗传性舞蹈病和成年型多囊肾。但这种现象并不见于常染色体隐性遗传病。有时某些显性性状呈纯合型时其临床症状极重，多致死；其杂合子的表现度介于显性纯合型和正常纯合型之间。但由于这种两个患者婚配的机会极少，故该情况极少发生。一般情况下每组等位基因可以有2个以上的成员，如果某一等位基因座位有3个或3个以上的成员便形成复等位基因，例如人类ABO血型系统中的I_{AB}基因即为共显性。每种常染色体显性遗传病患者均有一些是新突变所致，其频率一般为5/1000000。

新突变的发生率与该疾病患者是否存活至成年且有生育的能力成反比关系。新突变多发生于相对高龄父亲的生殖细胞。Marfan综合征和软骨发育不全侏儒症均有这样的父亲年龄效应。散发病例父亲的年龄较一般群体中父亲的年龄和由父亲传递而获得突变基因者的年龄均大5~7岁。如果某疾病的患者于生育年龄前必然死亡，新发生的病例就总是由新突变所致。现在已知的近1000种常染色体显性遗传病中极少发现有酶缺陷，这与隐性性状的基本缺陷为酶异常不同。目前已知人类有3000余种遗传性状（包括遗传病）是按常染色体显性遗传方式传递的。

七 多基因遗传病与唇腭裂

人类遗传病分为两大类：除了上述单基因遗传病外，临床上还可见到另外一些在人群中发病率较高（>1%），常表现为家族聚集倾向的性状或疾病，如糖尿病、特发性高血压、先天性出生缺陷（如非综合征唇裂及腭裂、动脉导管未闭）和精神分裂症。这些疾病受多对基因控制，每对基因之间没有显性与隐性的区分，而是共显性。多个基因的任何一个基因对于疾病的发生既不是必要条件也不是充分条件。这些基因对该遗传性状或疾病形成的作用是微小的，且效应大小不一，可通过积累或叠加（也可以是互补）作用于一种疾病的发生，并受环境因素的影响。这样的遗传方式称为多基因遗传。多基因遗传在人群中的分布呈连续变异的形式，为正态曲线分布。例如身高和智商属多基因性状，这些性状在一个随机取样的群体中由低到高逐渐过渡，大多数人接近平均值，位于两个极端者是少数。多基因遗传病的发病存在一个阈值，亲缘关系越远，通过遗传得到相似的基因组合的机会也越少，彼此之间相似的程度也越少。人群作为整体而言，有一些频率低、作用微小但有累积效应的致病基因。如果某一个体通过遗传得到许多这种基因，并恰到好处地达到阈值，便会使原来不显露的疾病变得明显。这时致病的环境因素便决定了该性状或疾病的表现度。患者家系中其他成员是否会发生这种疾病，取决于是否获得相似于这种恰到好处的基因的组合。亲缘关系越近者这种可能性也越大。另一方面，决定某一性状所需组合的基因数越多，亲属通过遗传得到这些基因组合的机会便越少。

八　人类基因组计划

经过多个世纪对外部宇宙的探索，我们至少对比较容易接近的部分有了大致的了解，正如维度概念一样，正在不断地增加；而对于内部世界，同样是一个令人惊叹的领域。直到现在，对于内部世界的探索在规模上一直是适度的、局限的。运用显微镜研究细胞及亚细胞结构提供了观察内部世界的一条途径，生物化学和分子、细胞生物学的开拓性进展紧随其后。为了给新的探索阶段铺平道路，这个催化剂就是人类基因组计划（human genome project，HGP）。唇腭裂研究随着基因组计划的实施也在不断发展，一些候选基因及候选基因之间的关系正在被阐明。人类基因组计划对于唇腭裂研究具有重要而又深远的意义。

第三节　唇腭裂患儿的解剖与生理特点

唇腭裂是口腔颌面部最为常见的先天性畸形。口腔是消化道的起始部分，它的前方为唇；后经咽门，与口咽部相续，经口咽部与鼻腔、喉相通；两侧为颊；上为腭部（硬腭与软腭）；下壁由舌下和舌根区组成。口腔参与消化过程，能协助发声、辅助呼吸，并具有表情及温觉、味觉等生理功能。

一　唇的境界与表面解剖标志

唇位于面下1/3，其质地较软，富有一定的韧性和弹性。上为鼻底，下为颏唇沟，两侧为唇面沟。中部有口裂将唇分为上、下唇，口裂两端为口角。上、下唇的游离缘是皮肤与黏膜移行区，称为唇红。上唇的唇红呈弓背状，称为唇弓，并在正中线稍低向前微突，此处称为人中点。左右两侧唇弓最高点称为唇峰。唇珠是上唇正中处唇红呈珠状向前下方的突起部分。人中是鼻小柱向下至唇红缘的纵行浅沟，两侧为对称的皮肤嵴，称为人中嵴。这些部位是唇裂整复术中的重要解剖标志（图42-2）。

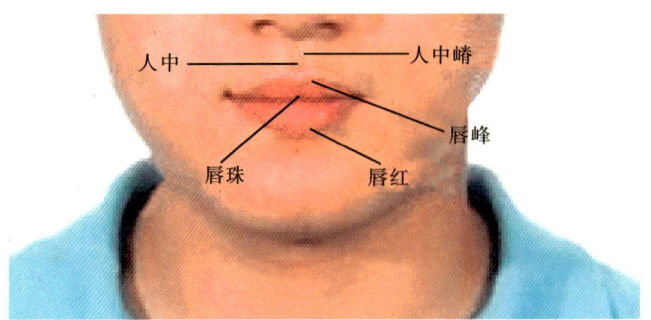

图 42-2　唇的表面标志

二　唇的解剖层次

唇由表面皮肤、内侧黏膜及两者之间的移行部分（即唇红）组成，其结构由外向内可分为五层（图 42-3）。

1. 皮肤　与浅筋膜及表情肌紧密结合。表皮由角化层、真皮层和皮下组织构成，皮下组织中含有丰富的皮肤附属器。
2. 浅筋膜　较疏松。
3. 肌层　主要为口轮匝肌。
4. 黏膜下层　较厚，深部附着于口轮匝肌，内含上、下唇动脉和唇腺（图 42-4）。
5. 黏膜层　唇黏膜属被覆黏膜，并含有唇腺开口。

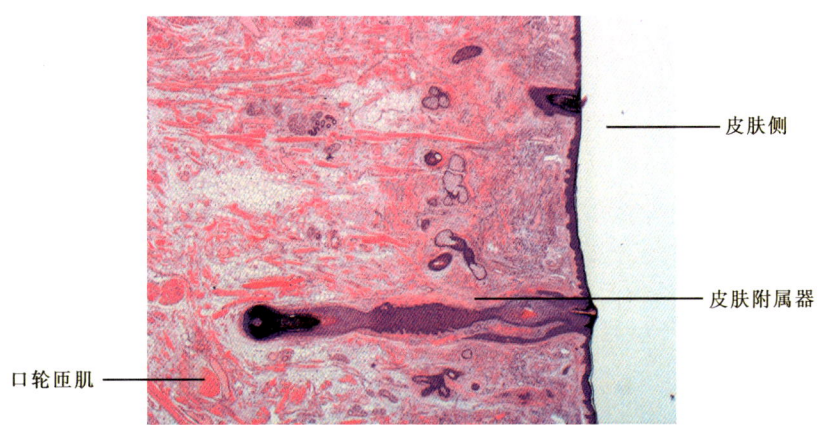

图 42-3　唇的解剖层次

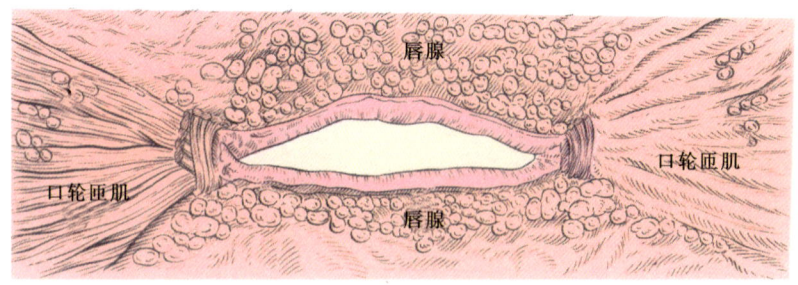

图 42-4　唇腺模式图

三　唇的血液供应、淋巴回流及神经支配

1. 唇的血液供应　主要来自颌外动脉的分支，为上、下唇动脉；静脉血经面前静脉回流。
2. 唇的淋巴回流　上、下唇外侧部的淋巴管注入颌下淋巴结，下唇中部的淋巴管注入颏下淋巴结，下唇中线或近中线的淋巴管可相互交叉至颌下淋巴结。
3. 唇的神经支配　唇的感觉神经来自上、下颌神经的分支，面神经则支配唇的运动。

四　唇的生理功能

1. 唇能体现丰富的面部表情，分布在唇周围的口轮匝肌收缩可使面部呈现不同的表情。
2. 唇能辅助食物的摄取，特别是在婴幼儿时期。
3. 唇参与食物的咀嚼过程，与舌共同保持口腔动力平衡，把食物转送至固有口腔。
4. 唇与舌、腭一样具有丰富的感受器，故能排除、辨别进入口腔内的异物或致伤性物质，对人体具有防御功能。
5. 唇参与调节发音与语言，尤其是对唇音和唇齿音的调节。

五　腭部的解剖生理特点

腭部在解剖学上分为硬腭和软腭，两者的结构和功能完全不同。硬腭位于前部，形如平穹，不能运动；软腭位于后部，形如垂幔，具有非常灵活的运动功能。

(一) 硬腭

硬腭（hard palate）的主要结构为骨骼，位于前部，介于鼻腔和口腔之间，其主要功能是将鼻腔与口腔分隔，避免食物进入鼻腔，避免鼻腔分泌物流入口腔，有利于保持口、鼻腔的清洁卫生。

构成硬腭的骨骼有上颌骨腭突和腭骨水平板。前者占据其绝大部分（前部和中部），后者占据其一小部分（后部）。水平板的后缘为硬腭的后缘。其正中有一长约5mm的骨棘，称为后鼻棘，有腭帆提肌的前部肌纤维附着。水平板后缘的其他部分有软腭的腭腱膜和其他肌肉的肌纤维附着。水平板虽然较薄，但它支撑软腭，在软腭的上提、后退，与腭咽闭合功能中，起着重要的作用。

硬腭的前端和两侧都有牙槽突环绕。牙槽突的后端为上颌结节。结节的内后侧为翼内板钩突，可用手指扪及。钩突的内前方为腭大孔。腭前神经和腭大动脉自腭大孔穿出，分布于硬腭的黏骨膜。腭大孔之后尚有腭小孔。腭中、后神经和腭小动脉都从腭小孔穿出。硬腭的中线有一中央嵴。嵴的前端亦有一孔，称为切牙孔。鼻腭神经和蝶腭动脉皆自切牙孔穿出后，分布于前腭的表面。

硬腭的鼻腔面被覆着呼吸道黏膜，而口腔面则覆以口腔黏膜。其口腔黏膜肥厚，缺乏黏膜下层，与骨膜紧密相连，不能分开，故称黏骨膜（mucoperiosteum）。黏骨膜结构坚韧，血液供应丰富，容易形成组织瓣，对腭裂修复有利。

腭裂患者的硬腭在骨骼组成上与正常人的硬腭完全相同，但在形态结构上有明显差异：主要表现为腭穹隆部裂开，存在有程度不等的裂隙，前可达切牙孔，甚者从切牙孔到达牙槽突；裂开部位的硬腭与鼻中隔不相连，造成口、鼻腔相通；在体积上患侧较健侧小。

(二) 软腭

软腭（soft palate）是一个垂幔形软组织结构，故称腭帆。它的上缘为腭腱膜，使软腭附着在

硬腭的后缘。它的下缘为游离缘。游离缘的正中为腭垂，两侧为腭舌弓和腭咽弓。腭舌弓在前，与舌根相连；腭咽弓在后，与咽侧壁相连。

软腭的主要结构是肌肉，主要由腭咽肌、腭舌肌、腭帆张肌、腭帆提肌和腭垂肌五对肌肉组成，并且与分布于咽侧壁及咽后壁的咽上缩肌的肌纤维相连，形成一个完整的肌环。

1. 腭帆张肌　其作用为使腭帆紧张和开大咽鼓管，起自蝶骨的角棘、翼突的舟状窝和咽鼓管的软骨板下，呈扇状下行，至翼突钩附近变肌腱绕过翼突钩后呈水平状走行至腭骨的后缘，构成腭腱膜。该肌收缩时软腭被向两侧拉紧，便于发高音。腭裂患儿该肌的起点、走行均正常，但两侧的肌纤维在中线处不连续。

2. 腭帆提肌　其作用为上提软腭，是参与腭咽闭合的主要肌肉。起自颈内动脉后的岩尖下部，呈圆柱状走行于咽鼓管软骨部的下方，后肌肉呈扇状分散至腭腱膜、软腭中部和腭垂的上方，与对侧同名肌肉纤维相连续，形成一个向后上方的"提肌吊带"。发音时将软腭提起，并向中部上、向后方运动，并使软腭与咽后壁接触，产生腭咽闭合，因此，此肌也是言语功能的重要肌肉。发音时，软腭两侧常有两个凹窝，即两侧腭帆提肌附着点。腭裂患儿的腭帆提肌起点正常，但附着点异常。它不但两侧中断，肌纤维数量减少，而且附着点前移。有的附着于短缩的硬腭后缘，有的则与腭咽肌、腭垂肌的肌纤维聚集成束，伸入后鼻棘的后半部和硬腭裂隙侧的内缘。

3. 腭舌肌　其主要功能是使腭帆下降，紧缩咽门。上方起自腭腱膜的口腔面，止于舌根后2/3处，肌肉呈两端宽阔，其中间狭窄处位于腭舌弓之下。参与发音和吞咽。腭裂患儿该肌起自硬腭后缘和裂缘后份，肌束大小正常。

4. 腭咽肌　其作用是上提咽喉和向前牵引腭咽弓，使两侧向中间靠拢。位于腭咽弓内，上下两端较宽阔，起于喉咽腔后壁的咽纤维膜和甲状软骨板的后缘，向内上方止于腭腱膜，有一肌纤维束止于咽鼓管的软骨——咽鼓管咽肌。在做吞咽动作时，隔绝鼻咽腔，同时可协助咽喉上提。腭裂患儿两侧腭咽肌在中线不连续，并与腭帆提肌、腭垂肌和腭舌肌纤维相交织，沿裂隙缘向前附于硬腭后缘。

5. 腭垂肌　其作用为上提腭垂，进食时有分流作用。起自后鼻棘和软腭、腭腱膜，止于软腭正中的游离缘。腭垂向后方提起，参与腭咽闭合，也参与言语功能。腭裂患儿的该肌肉在中线处不连续，沿裂隙缘向前附于硬腭后缘。

以上5对肌肉，除腭帆张肌属三叉神经的上颌神经支配外，均由迷走神经的咽丛支配。

（三）腭的血管、淋巴管和神经

1. 腭的血管　硬腭的动脉主要为上颌动脉的腭大动脉。软腭的动脉来源：面动脉的分支腭升动脉、咽升动脉的咽支、腭降动脉的腭小动脉支和舌动脉的舌背支。静脉和同名动脉并行，与邻近静脉丛吻合，如翼丛、咽丛等。

2. 硬腭的淋巴管　汇入颈深上淋巴结。

3. 腭的神经　分布于硬腭黏膜的神经，主要是三叉神经的上颌神经支，经蝶腭神经节，发出腭前、腭中、腭小神经。腭大神经分布于硬腭的大部，在切牙管附近，与上颌神经的鼻腭神经末梢吻合，分布于硬腭前方小部分的黏膜。腭中、腭后神经分布到软腭和腭扁桃体，面神经的中间神经，借岩浅大神经到蝶腭神经节，换神经元后，节后神经纤维沿腭小神经到软腭，分支分布于软腭上皮、软腭内的血管和腺体上。

在发音时，由于肌瓣的收缩，使软腭处于抬高状态，软腭的中后1/3部分向咽后壁、咽侧壁靠拢；再由咽上缩肌活动配合，使口腔与鼻腔的通道部分或全部暂时隔绝，形成"腭咽闭合"。正常发音时，随着软腭和咽上缩肌有节奏地运动、收缩，使气流有控制地进入口腔，再通过舌、唇、牙等器官的配合，能发出各种语音。

腭裂患者软腭的肌肉组成虽与正常人的软腭相同，但由于软腭有不同程度的裂开，改变了软腭五对肌肉的肌纤维在软腭中线相交织所呈的拱形的结构，使之呈束状沿裂隙边缘从后向前附着在硬腭后缘和后鼻棘，从而中断了腭咽部完整的肌环（图42-5）。因此，腭裂患者无法形成"腭咽闭合"，口鼻腔相通，同时也影响咽鼓管功能，导致吸吮、语音、听力等多种功能障碍。

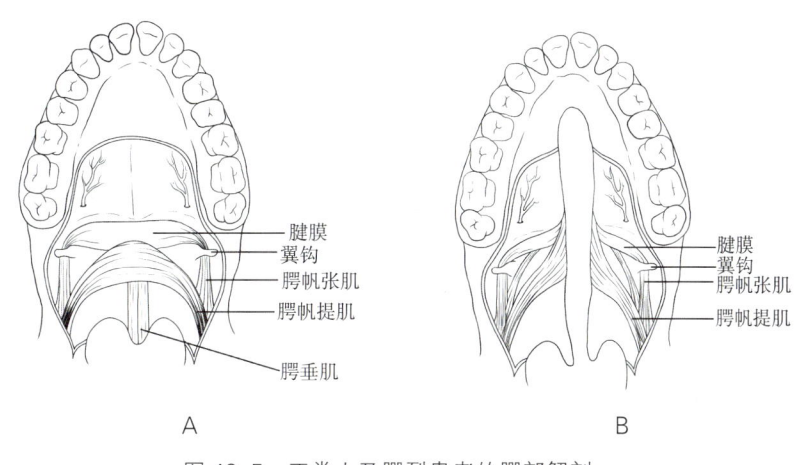

图 42-5 正常人及腭裂患者的腭部解剖
A. 正常人 B. 腭裂患者

六 咽的解剖生理特点

（一）咽的分部

咽为上宽下窄、前后稍扁的呈漏斗形的肌膜管。上起颅底，顶壁以纤维膜紧密附着于颅底；下达第6颈椎平面，在环状软骨下缘续接食管；前壁自上而下与后鼻孔、咽峡和喉口相通，所以此壁几乎不存在，仅在其下份，借喉的后壁构成咽的前界；后壁借疏松结缔组织、椎前筋膜和椎前诸肌与颈椎相邻；两侧壁有茎突和附着于茎突的肌肉，以及颈内动脉、颈内静脉和迷走神经。咽腔是连接口腔食管、鼻腔到喉腔的共同通道，是消化道和呼吸道相交叉的部分。咽腔以软腭和会厌上缘为界，自上而下分为鼻咽、口咽和喉咽三部分。

1. 鼻咽部　鼻咽部又称上咽部，位于颅中窝底与软腭平面间，为顶部呈球面的近似立方体状的腔道，连接鼻腔和口咽部。顶壁：呈穹隆状，以纤维膜贴于蝶骨体及枕骨基底部的下面，顶壁外侧邻近破裂孔，肿瘤常经此侵入颅内。后壁：平对第1、2颈椎，顶壁与后壁交界处黏膜下有丰富的淋巴组织，构成咽扁桃体。前壁：正中为鼻中隔的后缘，两侧为后鼻孔。底壁：由软腭及其后边缘与咽后壁之间的鼻咽峡构成。侧壁：相当于下鼻平面，距下鼻甲后端1~1.5cm处，有咽鼓管咽口，其后上方为咽鼓管圆枕，圆枕后上方的凹陷为咽隐窝，是鼻咽癌的好发部位。

2. 口咽部　口咽部又称中咽部，位于软腭平面以下和会厌上缘平面以上，上接鼻咽部，下续喉咽部。上壁：软腭前面，包括腭垂。前壁：上份为咽峡，由腭垂、软腭游离缘、腭舌弓、腭咽弓构成，两弓之间为扁桃体窝，腭扁桃体位于此窝内。

3. 喉咽部　喉咽部又称下咽部，位于会厌上缘至环状软骨下缘平面之间，上接口咽，下续食管。前壁：为会厌、杓会厌襞和杓状软骨所围成的喉入口。后壁：平对第4~6颈椎。侧壁：为梨状窝。喉咽分区：①下咽上区。前界为轮廓乳头线1cm后的舌根；后界为会厌舌面；下界为会厌谷；两侧为舌会厌襞。②下咽下区（梨状窝区）。上界为舌会厌襞；下界为梨状窝尖；外侧界上部为甲舌膜，下部为甲状软骨翼板；内侧界上部为杓会厌皱襞，下部为环状软骨。甲舌膜与杓会厌皱襞之间为膜部，甲状软骨与环状软骨之间为软骨间部。③下咽后壁区。此为上自会厌尖平面、下至环咽肌间的下咽后壁。④环后区。系环状软骨后面和环咽肌区，上自环杓关节平面，下至环状软骨下缘，前壁为环状软骨后黏膜，后壁为椎前筋膜。

（二）咽壁的解剖及咽周间隙

1. 咽壁的结构　咽壁组织由四层构成：①黏膜层。鼻咽部为假复层柱状纤毛上皮，口咽部、喉咽部为复层鳞状上皮，黏膜下含有咽腺及大量淋巴组织。②腱膜层。由纤维组织构成，上部坚韧肥厚，形成咽腱膜；下部形成坚韧的咽缝，为咽缩肌附着处。③肌肉层。一为咽缩肌组，分为上、中、下三对，自上而下呈覆瓦状排列，分别起自翼突、舌骨大角、舌骨小角、甲状软骨和环状软骨，均止于咽缝；二为咽提肌组，由茎突咽肌为主要咽提肌，起自茎突，止于咽后壁等处；三为腭帆肌组，由腭帆张肌、腭帆提肌、腭垂肌等组成。④筋膜层。为颈深筋膜浅层的延续，包裹于肌层之外。

2. 咽周间隙　咽周间隙包括咽后间隙和咽旁间隙：①咽后间隙。位于颊咽筋膜与椎前筋膜之间，上至颅底，下达气管分叉平面，两侧有筋膜与咽旁间隙分开。椎前筋膜与颊咽筋膜在咽后正中线处紧密附着，将咽后间隙分成左、右两个互不相通的间隙。咽后间隙内有咽后淋巴结。②咽旁间隙。左右各一，形如锥体，底朝上，尖向下。上起颅底，下至舌骨，内侧壁为下颌骨升支、翼内肌和腮腺，后壁为椎前筋膜。茎突及其附着肌肉将旁间隙分为前、后两部。茎突前间隙较小，内含蜂窝组织及少数淋巴结，茎突后间隙较大，内有颈内动脉、颈内静脉、颈外动脉、咽升动脉、腭升动脉、后四对颅神经、交感神经和颈深上淋巴结。

（三）咽部淋巴组织

咽部淋巴组织丰富，包括扁桃体、淋巴结和淋巴滤泡。淋巴组织互相通连构成淋巴环：内环由咽扁桃体、咽鼓管扁桃体、腭扁桃体、舌扁桃体、咽侧索、咽后壁淋巴滤泡等构成，位于呼吸道和消化道的入口处；外环由咽后淋巴结、下颌角淋巴结、颌下淋巴结、颏下淋巴结构成。两环内淋巴组织互相通连，且内环淋巴流向外环，外环淋巴流向颈外侧淋巴结。

1. 鼻咽部淋巴组织　咽扁桃体（腺样体）位于鼻咽部顶后壁交界处。咽扁桃体黏膜上皮为假复层纤毛柱状上皮，间以复层鳞状上皮，其基质与腭扁桃体的相同，均为淋巴网状结构。咽扁桃体的纵槽中有大量黏液腺的开口，其黏液有清洁作用。咽扁桃体与咽壁间无纤维组织包膜，行咽扁桃体切除术时不易彻底切除。鼻咽部淋巴管主要集中于侧壁的前、后方，淋巴先汇入咽后壁下纤维组织内的外侧咽后淋巴结，再汇入颈深上淋巴结。鼻咽部淋巴管也可直接汇入颈深淋巴结或副神经淋巴结链。

2. 口咽部淋巴组织　腭扁桃体为咽部最大的淋巴组织，位于扁桃体窝内，由淋巴滤泡、结缔组织网架和滤泡间的间质组织三部分构成。扁桃体包膜的结缔组织伸入扁桃体组织内，形成小梁，在小梁之间为淋巴滤泡。滤泡分皮层和生发中心两部分，滤泡间组织为发育期的淋巴滤泡。扁桃体可分为内侧面（游离面）、外侧面（深面）、上极和下极。内侧面覆盖复层鳞状上皮，上皮向扁桃体实质内陷入形成6～20个隐窝，为扁桃体隐窝，其中最高、最大者为扁桃体上隐窝。外侧面为结缔组织包膜，与咽上缩肌相邻，附着不紧密，易于剥离。上端有半月襞，位于腭舌弓和腭咽弓相交处。下端为三角襞，位于腭舌弓延伸覆盖扁桃体前下部。口咽前部淋巴管汇入下颌角淋巴结，口咽后部淋巴管汇入咽后淋巴结。上述淋巴管最后均汇入颈深淋巴结。

3. 喉咽部淋巴组织　喉咽前部淋巴管与喉上区淋巴管合成淋巴干，汇入二腹肌下淋巴结或颈内静脉淋巴结。喉咽后淋巴管汇入咽后外侧淋巴结和颈内静脉淋巴结。

（四）咽部血管

1. 动脉　咽部由颈外动脉的分支供应：①咽升动脉。咽支分布于咽上缩肌、咽中缩肌、茎突咽肌；腭支分布于软腭、扁桃体和咽鼓管。②甲状腺上动脉。咽支分布于下咽部。③面动脉。腭升动脉分布于软腭、扁桃体及咽鼓管；扁桃体动脉分布于扁桃体中部及其附近咽壁。④舌背动脉。分布于舌腭弓、扁桃体、软腭和会厌。⑤上颌动脉。腭降动脉分布于口腔黏膜、软腭和扁桃体；翼管动脉分布至鼻咽上部。

腭扁桃体的血液来源：①咽升动脉扁桃体支；②面动脉扁桃体支；③面动脉的腭升动脉；④舌动脉的舌背动脉；⑤上颌动脉的腭降动脉。

2. 静脉　咽部静脉在咽后壁形成咽静脉丛，向上与翼丛相交通，向下与甲状腺下静脉和舌静脉相联系，或直接与面静脉或颈内静脉相交通。

（五）咽部神经

咽部神经主要来源于由舌咽神经咽支、迷走神经支、副神经及交感神经构成的咽丛，其中运动神经主要源于副神经，而鼻咽上部、软腭及扁桃体上端的感觉为三叉神经的上颌神经所支配，扁桃体下端的感觉直接由舌咽神经的那些未经咽丛的分支支配。

七　腭咽闭合机制与腭咽闭合类型

完善的腭咽闭合是正常语音所必不可少的。在正常情况下，从矢状面观察，静止时，软腭的前部与硬腭后缘相接，悬挂在腭咽腔，腭垂向下。当发辅音时，软腭抬起在第一颈椎水平以上同咽后壁接触，同时两侧咽侧壁向中线运动，完全将口腔和鼻腔分隔，防止气流通过鼻腔，形成腭咽闭合。

在正常的腭咽闭合中，不同个体的腭咽部肌肉的运动程度不同，形成了不同的闭合方式。应用鼻咽纤维镜观察正常人群的腭咽闭合，一般分为四种闭合类型。

1. 冠状闭合（coronal closure）　闭合时以软腭运动为主，向后上运动与咽后壁接触。
2. 环状闭合（circular closure）　闭合运动由咽侧壁和软腭共同完成，软腭向后上运动及咽侧壁向内运动，有时有咽后壁向前运动。
3. 矢状闭合（sagittal closure）　腭咽闭合主要由咽侧壁的向中性运动完成。
4. 环状加派氏嵴闭合型　腭咽闭合的类型是可以随训练或局部解剖环境的改变而变化的，特别是咽侧壁的运动，正常人群中60%的腭咽闭合类型在青春期前及青春期后发生变化，在唇腭裂患者中有30%发生变化。

第四节　唇腭裂的临床分类

一　概述

唇腭裂是人类口腔颌面部最常见的先天性畸形。2011年6月，Marie M. Tolarova教授的研究结果表明：目前口面裂新生儿正以每2.5分钟新增1位的速度来到这个"地球村"，这是一个值得国内外从事该专业的人士关注的重要课题。按这一研究结果，推测我国近年来每年新增口面裂患儿在3万例左右。Mark P. Mooney于2008年报道，美国口面裂患儿的发生率在16.9/10000左右，亚洲唇腭裂的发生率为15.0/10000～36.1/10000，欧洲唇腭裂的发生率在10.0/10000左右。据近来的文献报道，非洲唇腭裂患儿发生率最低，在5.0/10000左右。我国对唇腭裂的发生率曾有过多次比较权威的调查，但是众所周知，由于调查者和其调查年代或地域的不同，其结果也难以一致。1996—2000年我国西北缺陷检测中心所的调查结果显示：在国内31个省、市的2218616名入围患儿中，有唇腭裂患儿2265例，其发生率为1.63‰。国内外的报道几乎都表明近年来唇腭裂的患病率有上升的趋势。

唇腭裂是整形外科、口腔颌面外科、口腔正畸科等临床科室的常见病。国内外学者普遍认为：对唇腭裂的临床分类似乎并不十分困难或复杂，事实真是如此吗？一旦有学者欲深入或进一步了解唇腭裂的临床分类方法，就会发现它其实是十分复杂的，事实上要真正制定一种让国内外专业人士能接受并能在临床上应用的国际统一的唇腭裂分类方法，目前还是有难度的，其可能性也不大，仍有待于各国同行间的不断沟通与研究、探讨与总结，也需要不断地进行临床观察、分析。建议国内外该专业人员要加强临床与相关方面的深入合作，尽快地制定一种能被国内外同行普遍认可或接受，并可以在世界范围内应用的真正统一的唇腭裂临床分类方法。

二 临床上进行唇腭裂分类的原因

有些唇腭裂临床专科医师会情不自禁地问："我们难道还不知道唇腭裂的临床分类吗？"事实真是如此吗？目前国内外真还没有一种统一的唇腭裂临床分类方法。那么是否一定有必要去追求这么一种统一的唇腭裂临床分类方法呢？回答是肯定的，有必要。严格地说是为唇腭裂专科医师提供一种比较客观和科学的统一的诊断和治疗标准，既有利于统一临床专科医师对唇腭裂畸形的诊断，也有利于他们对医疗方法和治疗结果的客观评估。事实上，唯有被大家认可的临床分类方法，才能真正意义上建立对患者治疗结果的标准，不然，各自的治疗结果常常会受到临床医师的质疑。由此可见，对唇腭裂的分类方法并非可有可无，或随随便便地加以临床分类。国内外大多数长期从事该领域的专业人士认为，一种比较完整或比较客观的唇腭裂临床分类方法原则上应该具备以下几个基本要素：能最大限度地客观记录每一位唇腭裂患者的畸形部位与程度；形态应直观，容易被描述，更易被记忆，简单实用，便于推广。特别应该关注的是近年来，由于计算机应用技术广泛渗透于各现代医疗领域，能否对唇腭裂的临床分类进行计算机数字化管理呢？使其既有利于日常的临床资料保存和管理，又有利于同行间的交流，同时也有助于对患者术前术后的客观评价。然而，由于唇腭裂的发生部位、畸形的程度十分复杂，即便是同一种微小唇裂其临床表现也各有不同，因此，用单一分类方法去描述和理解，或通过似乎准确的方法进行统一的唇腭裂分类在目前还是有不少难以解决之处，是不客观的。虽然国内外学者在该领域经历了几代人的努力，试图尽快建立国内外统一的唇腭裂临床分类方法，目前仍然困难重重，其难以实现的主要原因也正是综上所述的一些问题。要积极解决这些问题，需要一些真正长期从事在国内外临床第一线同行间的良好合作，不定期地共同研讨，不断发现问题，共同解决问题，从而建立一种真正能在国内外临床应用的唇腭裂临床分类方法。

三 唇腭裂的分类方法

回顾国内外有关唇腭裂分类方法的文献报道，主要有以下几种：用个人名字命名的；按所在大学或学会命名的；按形态或畸形程度命名的；用字母或数字等进行临床分类的。综观这些临床分类方法，虽然复杂，方法繁多，但最终根据患者局部形态和解剖的畸形来进行唇腭裂分类仍是其最主要的理论依据。目前对唇腭裂患者的治疗原则是综合序列治疗，有众多学科的专业人员参与讨论，并制订具有针对性的治疗计划，使每一例接受经多学科讨论后的治疗结果有了明显的提升，患者的功能（如语音和咬合等）也得到了改善。但在这个由众多专业人士组成的治疗团队人员中，主要治疗内容则由外科医师和正畸科医师来承担。因此，现有的唇腭裂临床分类方法主要是围绕着形态和畸形的程度进行分类。这些分类方法尽管在目前临床上已广被应用或被大家所接受，但仍然存在着一些不足之处。例如：在临床上同样一个不完全性腭裂的患者，他的裂隙畸形程度、软腭肌肉的发育和缺损，以及上、下颌骨的生长发育程度和气道的局部情况等都难以一致，由于这些局部或全身畸形都可以不同程度地直接或间接影响患者的治疗结果，当然还可以在临床上有众多方面的不确定因素，如操作者的治疗技能、患者或其家属的配合程度等。因此，唇腭裂的临床分类方法虽然重要，也十分有必要，但是，事实上要真正既客观又简便实用地制定一份唇腭裂临床分类方法，仍有待各国同行相互交流和共同努力。近年来，有些国外的科学家试图通过人类发生学，用基因方面或病因系统来弥补这些临床上唇腭裂分类方法的缺陷，他们试想通过染色体分析（chromosomal analysis）或一些基因方面的技术来完善对唇腭裂的分类设想，但仅仅是有学者提出这方面的设想，是否能弥补现有唇腭裂临床分类方法的缺陷，还需要时间的考验，并获得国内外同行的认可。

四 目前常用的唇腭裂临床分类方法

（一）国内常用的分类方法

1. 按程度分

（1）单侧唇裂：Ⅰ度唇裂。裂隙仅局限在红唇部分，可包括唇隐裂（图42-6）。Ⅱ度唇裂。裂隙至上唇大部分组织，但鼻底未裂开，鼻底部分皮肤完整（图42-7）。Ⅲ度唇裂。上唇直至鼻底皮肤、肌肉完全裂开（图42-8）。

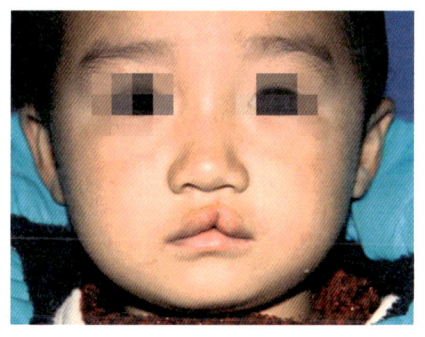 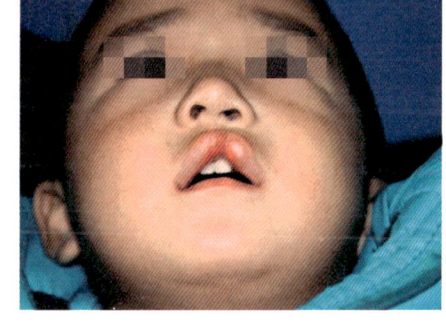

A　　　　　　　　　　　　　　B

图42-6　单侧Ⅰ度唇裂

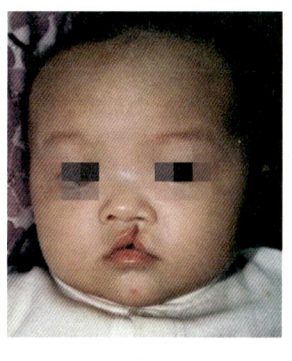 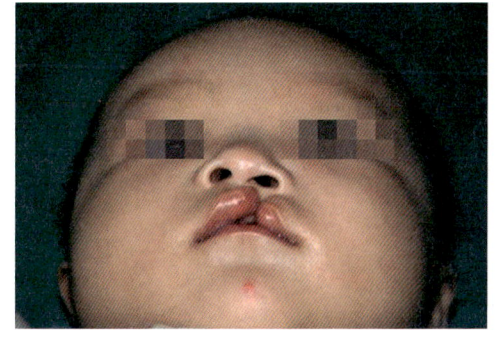

A　　　　　　　　　　　　　　B

图42-7　单侧Ⅱ度唇裂

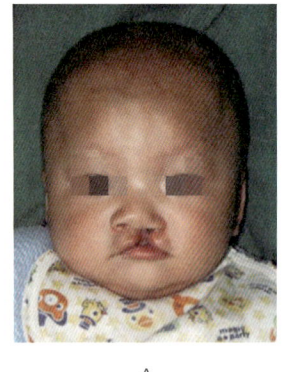
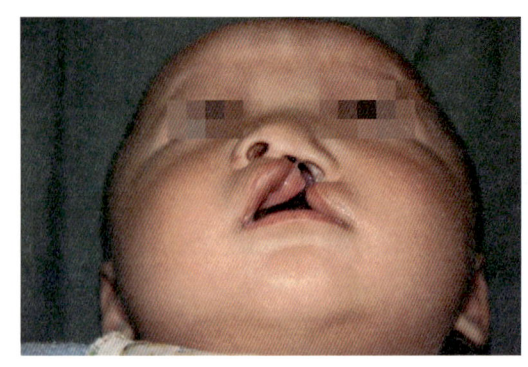

A B

图 42-8　单侧Ⅲ度唇裂

（2）双侧唇裂：用单侧唇裂分类法对双侧分别进行分类，包括双侧Ⅰ度唇裂（图 42-9）、双侧Ⅱ度唇裂（图 42-10）、双侧Ⅲ度唇裂（图 42-11）、一侧Ⅲ度另一侧Ⅰ度或Ⅱ度混合性唇裂（图 42-12）。

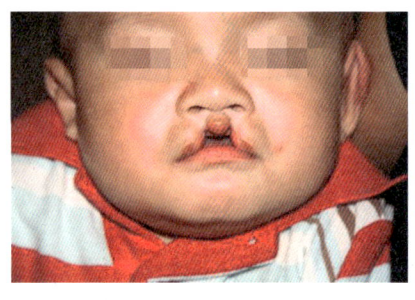
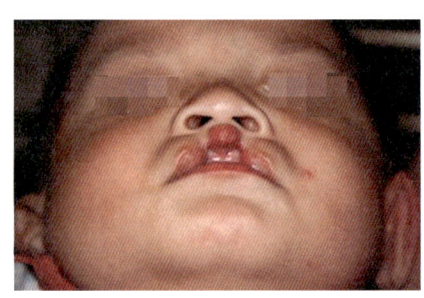

A B

图 42-9　双侧Ⅰ度唇裂

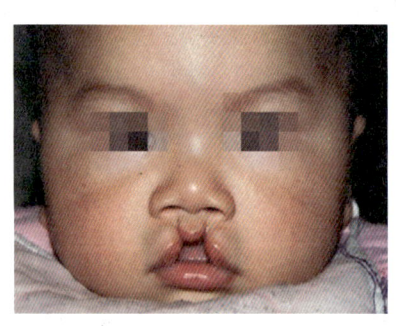
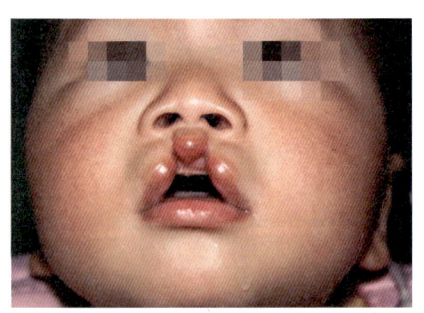

A B

图 42-10　双侧Ⅱ度唇裂

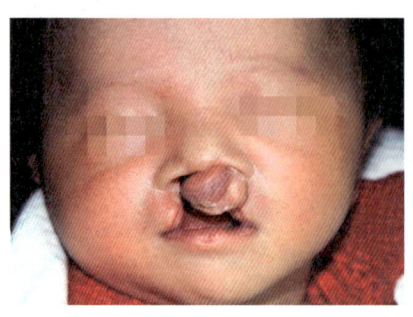
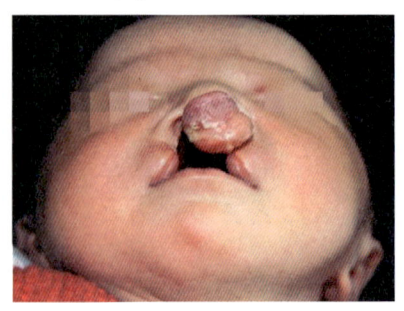

A B

图 42-11　双侧Ⅲ度唇裂

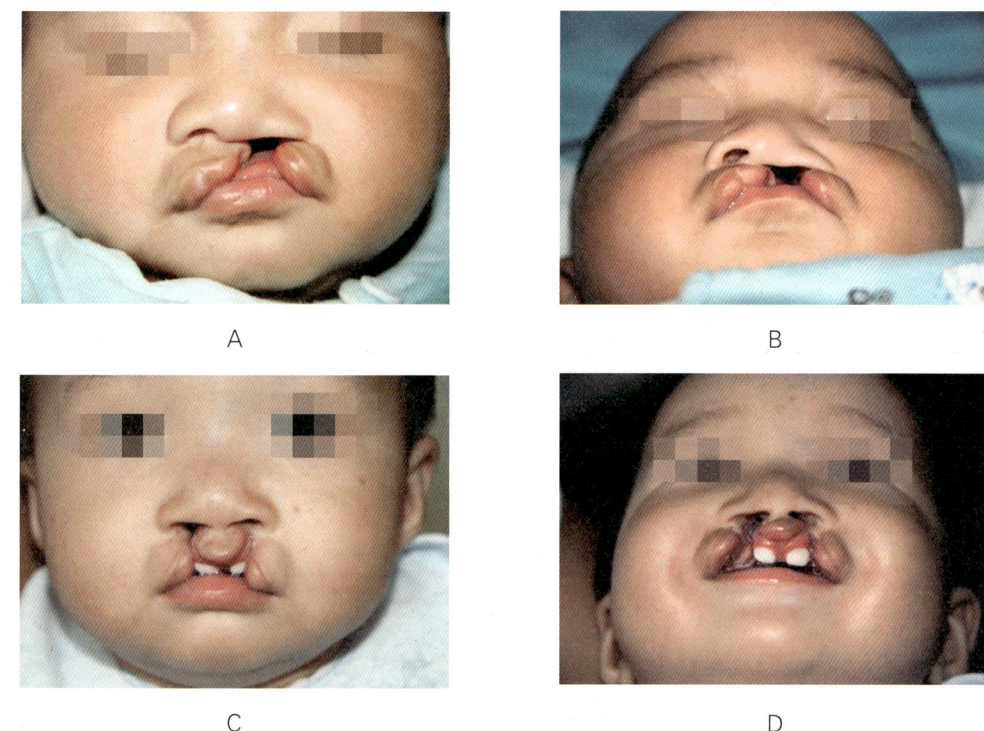

图 42-12　一侧Ⅲ度另一侧Ⅰ度或Ⅱ度混合性唇裂

2. 按裂隙部位分

（1）单侧唇裂：包括不完全性和完全性（图 42-13）。

（2）双侧唇裂：包括不完全性（图 42-14）、混合性（图 42-15）和完全性（图 42-16）。

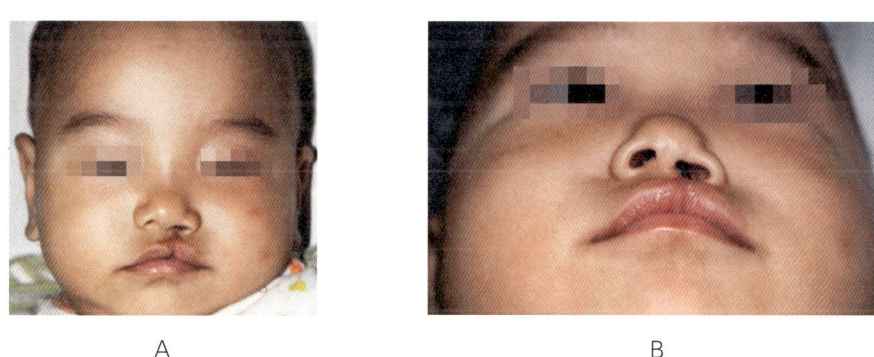

图 42-13　单侧唇裂

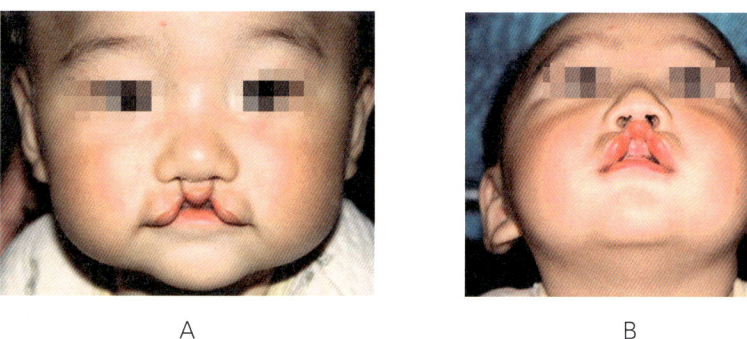

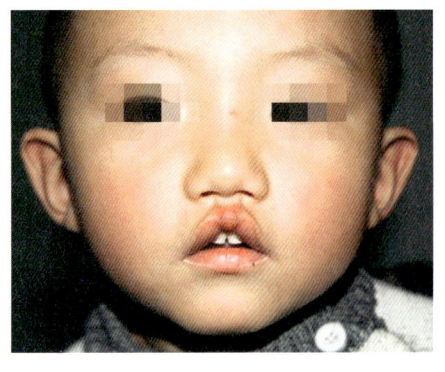
C

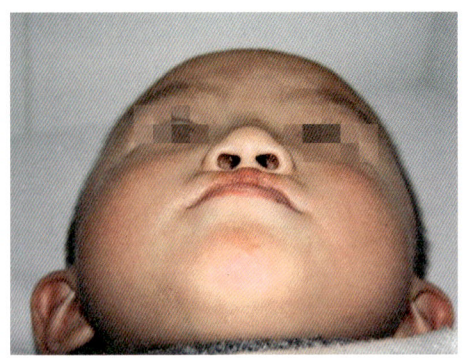
D

图 42-14 双侧唇裂（不完全性）

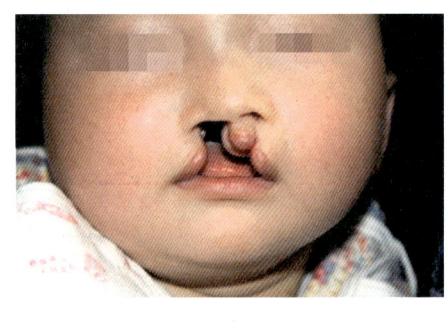
A

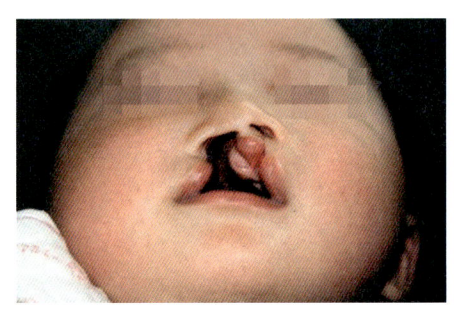
B

图 42-15 双侧唇裂（混合性）

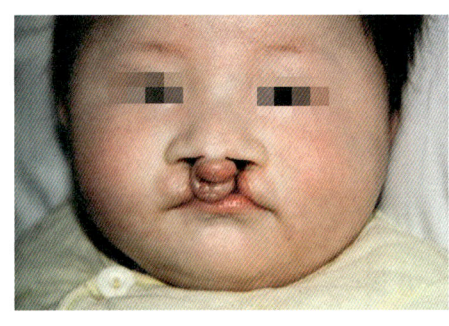
A

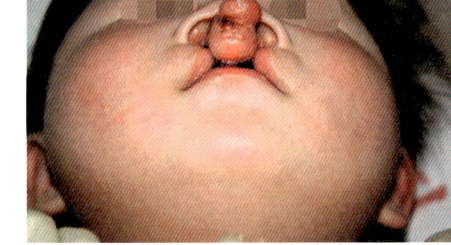
B

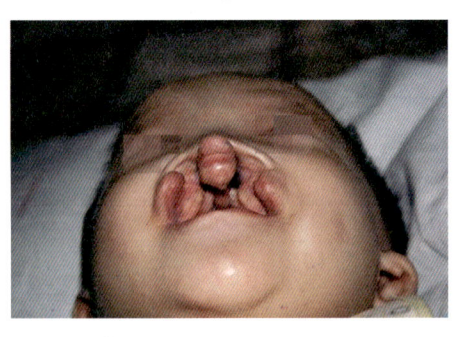

C　　　　　　　　　　　　　　　　　　D

图 42-16 双侧唇裂（完全性）

3. 根据硬腭和软腭的骨质、黏膜、肌层裂开的程度和部位分　目前学者主要采用此种临床分类方法。

（1）软腭裂：仅软腭裂开，不分左右，临床上以女性为多，有些患者软腭肌层发育不良，有的患者常伴小下颌，临床上应特别注意有无其他综合征，常不伴唇裂（图42-17）。

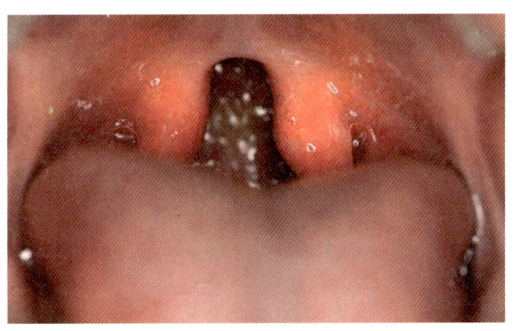

图42-17　软腭裂

（2）不完全性腭裂：亦称部分腭裂，表现为软腭完全裂开或部分硬腭裂开（图42-18）。这类患者的临床表现一般比较复杂，部分患者伴其他综合征。

（3）单侧完全性腭裂：裂隙至切牙孔，一侧牙槽突裂开，牙槽突裂的裂隙表现不一，有时裂隙变大，有时仅为一非常细的裂缝，常可伴同侧唇裂（图42-19）。

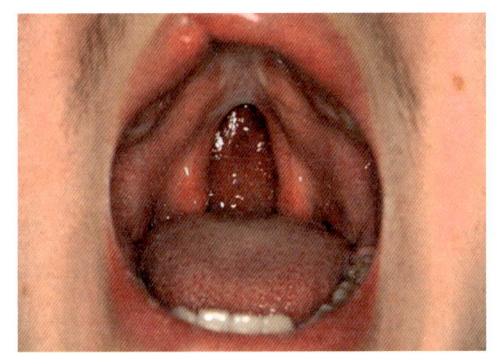

图42-18　不完全性腭裂

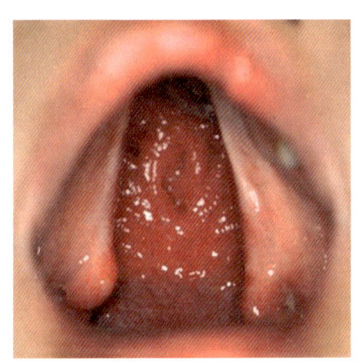

图42-19　单侧完全性腭裂

（4）双侧完全性腭裂：裂隙在前颌骨部分，各向两侧斜裂，直达牙槽突，鼻中隔、前颌突及前唇部分孤立于中央，临床上常伴双侧唇裂（图42-20）。

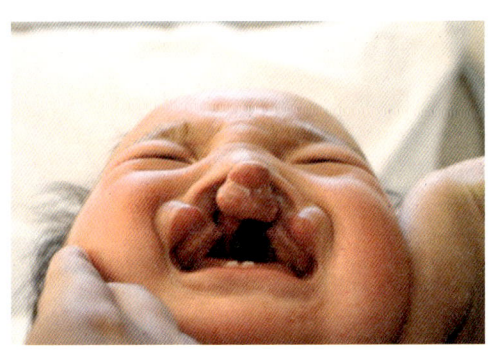

A

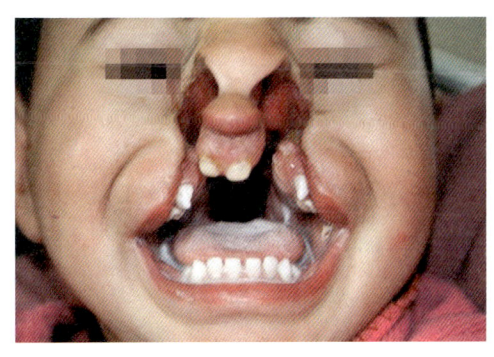

B

图42-20　双侧完全性腭裂

Ⅰ度：仅在软腭或腭垂裂开（图42-21）。
Ⅱ度：部分腭裂，腭部不完全裂开，临床上常与综合征伴发（图42-22）。
Ⅲ度：腭部全裂开，包括牙槽突裂，常与唇裂伴发（图42-23）。

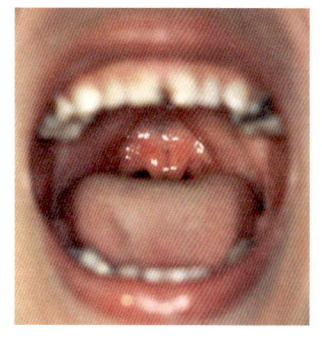 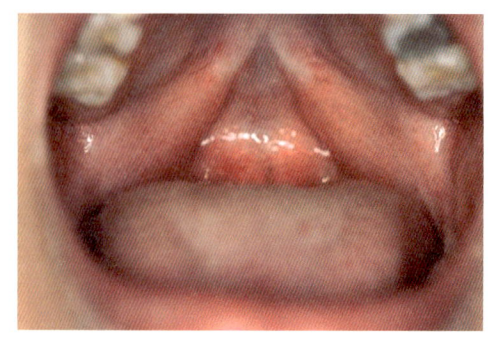

图 42-21 软腭（隐裂）或腭垂裂

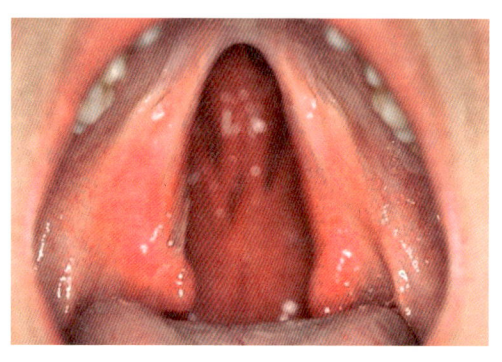 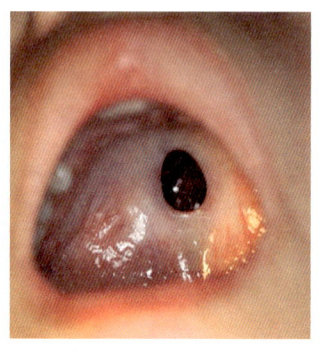

图 42-22 腭部不完全裂开

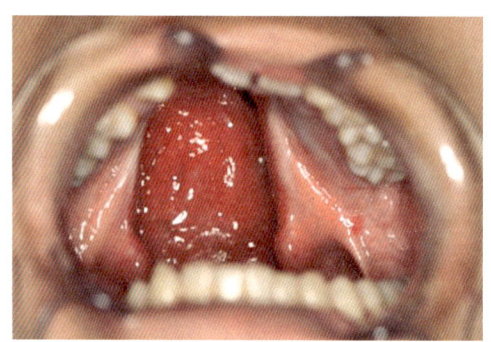

图 42-23 完全性腭裂

（二）国外常用的分类方法

1. 根据形态学的分类方法（morphologically based classification systems）

（1）1组（group 1）：唇裂（不累及牙槽裂）。

（2）2组（group 2）：唇和部分腭裂开（不包括隐裂）。

（3）3组（group 3）：唇腭完全裂开（单侧或双侧）。

该方法早在1922年由 Davis J. S. 报道以来，至今仍在沿用，后人仅仅在该版本基础上做了一些修改，但该方法存在着不少缺陷，如唇腭隐裂几乎不能或难以客观地体现出来；而如今在临床上唇腭隐裂确实又是一种值得治疗的唇和腭部的先天性畸形，事实上其治疗往往比完全性唇腭裂更为麻烦。因此，在20世纪30年代，Later、Veau 根据自己长期的临床经验，在原来的基础上提出了自己的临床分类方法，并作了以下修订。

Ⅰ型（type Ⅰ）：软腭裂。

Ⅱ型（type Ⅱ）：软、硬腭裂。

Ⅲ型（type Ⅲ）：单侧完全性唇腭裂。

Ⅳ型（type Ⅳ）：双侧完全性唇腭裂。

这些分类方法能比较客观地说明部分唇腭裂畸形，但仍欠全面或不够完善。Kernahan医师根据自己长期在唇腭裂临床治疗上的经验，首先提出Y型唇腭裂分类法。但该方法自报道以来，真正在临床上被引用者并不多。几年后，Kriens医师主张使用LAHSHAL分类法，这种方法较以前传统的唇腭裂临床分类方法能更全面地表达唇腭裂的畸形部位，但真正在临床上应用仍然存在着众多不足之处。事实上也正是由于这些缺点，无论是Y型唇腭裂分类法还是LAHSHAL唇腭裂分类法都难以在临床上被推广应用，即使是其作者本国的学者，也很少在临床上使用这两种分类方法，由此可见，这些唇腭裂的临床分类方法真正要在国际上被推广使用还是有难度的。

2. 根据病因学的分类方法（pathogenically based classification systems） 西方有些学者试图通过病因或胚胎形成学说理论来进行唇腭裂的临床分类，最常见或具有代表性的有以下几种：

（1）1组（group 1）：原发性唇裂。

（2）2组（group 2）：原发和继发性腭裂。①唇；②牙槽；③硬腭。

（3）3组（group 3）：继发性腭裂。①硬腭；②软腭。

3. 其他常用的唇腭裂分类方法　见图42-24。

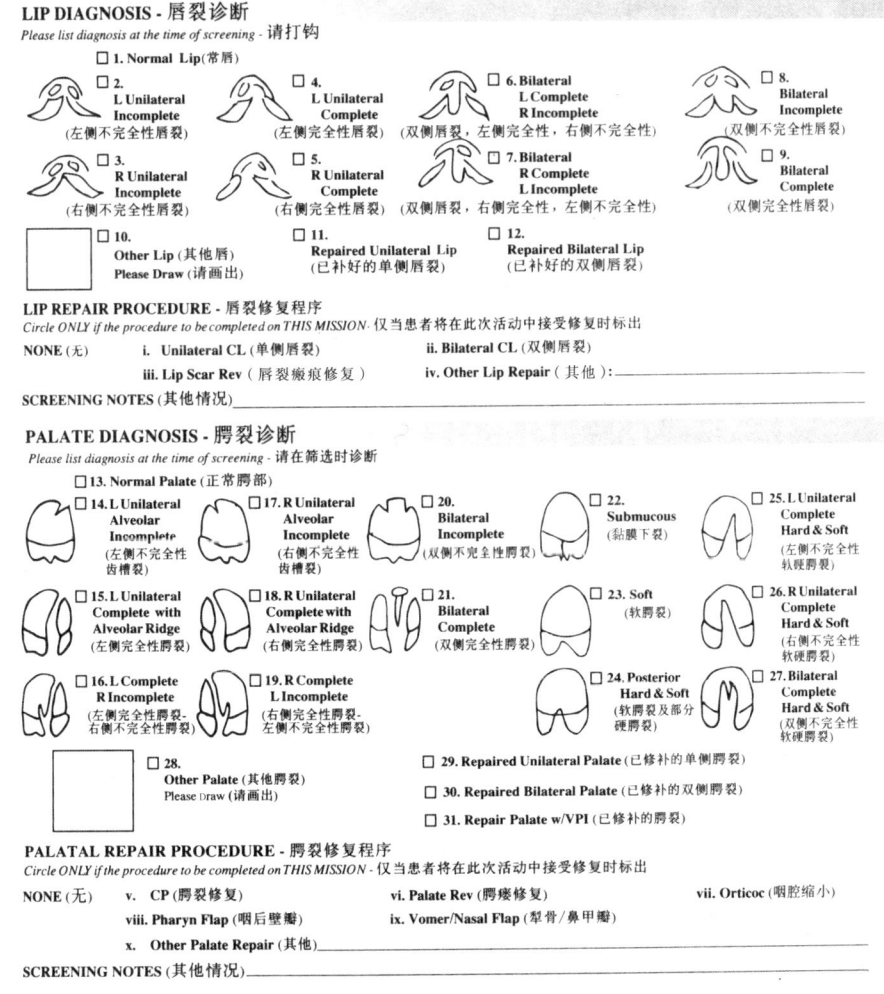

图42-24　唇腭裂分类方法

综上所述，报道唇腭裂临床分类方法的很多，国内外相关专业人员就唇腭裂的分类方法从各个方面提出了各自不同的理论和观点，以及他们长期以来应用于临床的分类方法。事实上这些临床分类方法都在不同的年代和国家或地区得到临床医师的广泛采用，有的已被应用至今。值得指出和关注的是近年来，国际上有学者对上唇隐裂有了新的认识和提法，将临床上传统的"唇隐裂"称为"微小唇裂"（microform cleft lip），同时又根据唇部和鼻部畸形的程度进一步把"微小唇裂"细分为多个亚型。这一分类方法目前还没有被国内外同行广泛接受或真正应用于临床，也许若干年后会有比较明确的结果，或得到国内外同行的认可。

第五节　唇裂修复术

一、概述

手术是治疗唇裂畸形的唯一方法。治疗效果除了与手术者、手术方法、器械精细度等有关外，与唇裂畸形的严重程度以及是否伴发其他畸形有关。近年来，随着术前鼻牙槽塑形（nasoalveolar molding，NAM）的开展，唇裂的手术效果尤其是鼻唇同期手术的效果有所改善。良好的鼻牙槽塑形既降低了手术难度，又提高了手术的治疗效果。

唇裂整复的目的是恢复唇部的正常形态和功能。正常上唇有完整的口轮匝肌结构，且与邻近的面部表情肌有着固有的连接，从而具有吸吮及做唇部各种细腻的表情等功能。正常唇部上下唇比例协调，两侧人中嵴明显、对称，人中凹陷，唇弓明显，唇红缘清晰，唇珠突起、丰满，上唇下部轻微噘起；两侧鼻孔对称，鼻尖、鼻小柱居中，鼻翼呈拱状，鼻唇角正常（图42-25）。

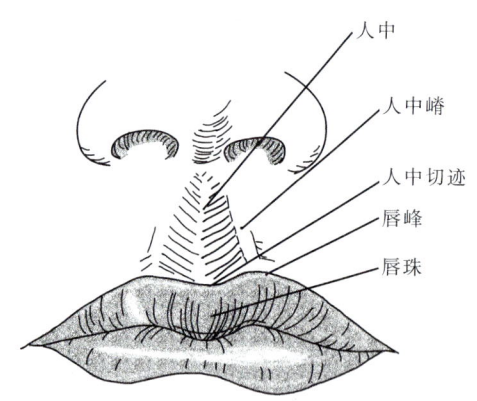

图42-25　正常人鼻唇部形态示意图

唇裂手术是否同期行鼻畸形矫正的问题，存在着争议，争议的焦点就是早期鼻矫正是否会影响鼻软骨的发育而导致鼻翼长度不足、鼻孔过小。有学者认为，早期行鼻畸形矫正对鼻发育的影响不大，尤其是在术前行鼻牙槽塑形者，其影响更小。因此唇裂手术同期一般都行鼻畸形矫正术，术后需用鼻模。

唇裂整复手术由早期的直线缝合，到以后的曲线切口直线缝合、矩形组织瓣修复、三角形组织瓣修复和旋转推进组织瓣修复，经历了几个世纪。经过长期的临床实践，不断创新，现在的整复方法的修复效果已有很大的改善。但是，因不同手术方法均有优缺点，而唇裂畸形程度也有差异，术者所掌握每一种手术方式的熟练程度也不同，所以至今尚无任何一种手术方式能适合各种类型的唇裂患者。因此，术者应根据患者的个体特点选择适宜的手术方法，灵活应用才能达到比较理想的手术效果。

唇裂整复术有定点、切开、缝合三个主要步骤。定点要确认并保留正常解剖结构和标志，不宜去除过多的组织。健侧唇峰点，即点3的位置，不能为了下降的方便而下移，1、3两点的距离不能小于1、2两点的距离；患侧唇峰点，即点4的位置，不能外侧移位过多，使患侧上唇的宽度过短，这都将为以后的修复带来无法弥补的错误。注意两侧的对称性，大于3mm的差距会很容易辨别出来。其实很多病例无法做到两侧口角到唇峰的距离等长，不然两侧的唇高不容易控制；反之只注意唇高，可能使患侧唇峰定点偏外侧较多，加之缝合时的错位，会导致术后中线偏移明显，唇珠偏斜。如何取舍要根据术者自己丰富的临床经验。切开时要准确，使创缘整齐，并需在解剖结构移位的地方做松解切口以达到复位目的。肌肉松解应在颌骨骨膜上进行，这样可以去除异常的肌肉附着，尽可能恢复到正常的解剖位置上。手术操作时应沿定点的亚甲蓝线垂直整齐地切开，避免过度损伤皮肤。止血应准确及时，避免以蚊式钳钳夹过多的组织而引起组织受损，如裂隙过宽而存在较大张力时，需在口腔前庭黏膜转折处做松弛切口以减少缝合张力，应避免由牙槽部的塌陷造成的组织内卷，而使两侧唇红的厚薄出现较大的差异。缝合时应使组织准确对位，用可吸收线分别缝合肌层及皮下组织，用细针细线缝合皮肤，并做到对等平齐、轻度外翻，这些都有利于减少手术本身引起的瘢痕。尤其是唇峰点及唇红对合要准确，避免唇峰点分离，口轮匝肌要对位缝合，避免沟状凹陷以及患侧唇部组织下垂。双侧唇裂手术时，应尽量把侧唇的肌肉留给打算做唇珠的部分，可以避免口哨样缺损畸形，鼻底肌肉组织尽可能在中线处复位缝合，同时要做到组织无太大张力，避免鼻翼过宽畸形。

二 单侧唇裂整复术

单侧唇裂分类各地并不统一。目前常用的分类为单侧完全性唇裂、单侧不完全性唇裂（Ⅰ度、Ⅱ度）和单侧微小唇裂。畸形最严重者为单侧完全性唇裂，单侧微小唇裂畸形最轻微。下面是单侧完全性唇裂的解剖特点：

单侧完全性唇裂因上唇部完全裂开，口轮匝肌失去环状结构，沿裂隙边缘向上，健侧异常附着于鼻小柱基底部，患侧异常附着于鼻翼基底部，肌肉运动时，牵拉鼻小柱、鼻中隔软骨下缘向健侧偏斜和患侧鼻翼向外下方移位，致使患侧鼻孔宽大、鼻翼塌陷、鼻翼脚塌陷外移。唇部正常解剖标志移位和消失，健侧唇峰点向上移位，人中嵴不明显，唇红变薄，干唇红变窄，患侧唇宽不足。特别是伴有牙槽裂和腭裂的患者，患侧鼻底塌陷所致的鼻唇部畸形更加严重（图42-26）。

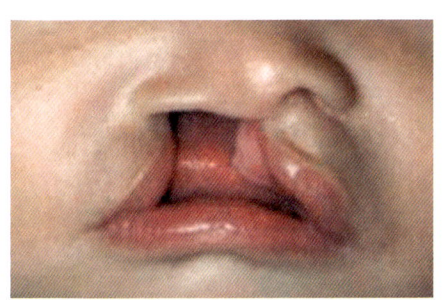

图 42-26　单侧完全性唇裂的解剖特点

（一）唇粘连术

Randall为了改善完全性唇裂的手术效果，建议切开唇裂边缘组织，对唇裂部位进行部分封闭的极简单的唇粘连术手术方法。该手术将完全性唇裂改变为不完全性唇裂，缩窄牙槽裂的宽度，降低其在数月后进行唇裂修复术的难度，从而使上唇和外鼻获得接近正常的外形。

如图42-27所示，Randall最初设计了在两侧唇裂的边缘部形成宽短的三角瓣，并将其重叠缝合的唇粘连术方法。

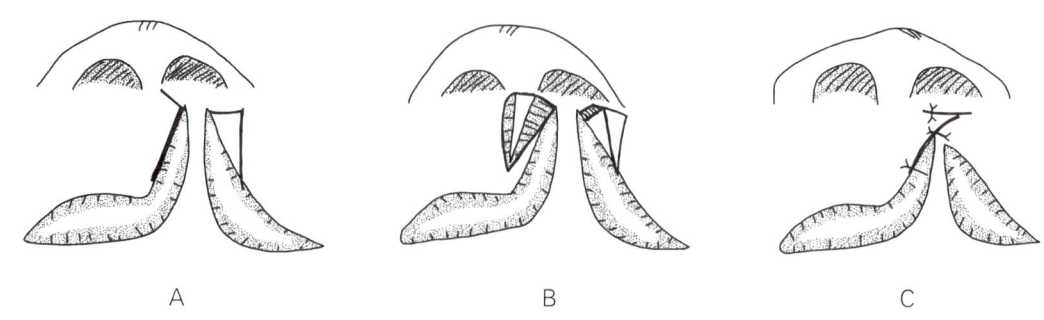

图42-27　Randall唇粘连术的三角瓣重叠缝合示例

以后，Randall等为了降低唇部张力，采用了如图42-28所示的在唇裂缘形成基部相对较宽的两个矩形瓣，并用3-0尼龙线行减张缝合，缝针从黏膜侧进入，在离缝合线1～1.5cm的皮肤处穿出，然后从该针孔重新进入。由此在通过肌肉层与对侧相对的皮肤部位穿出的基础上，再次从同一针孔穿入，通过唇组织全层，而后从黏膜侧穿出并打结完成手术。利用该方法缝合唇裂后，不需要再对上颌组织进行剥离。

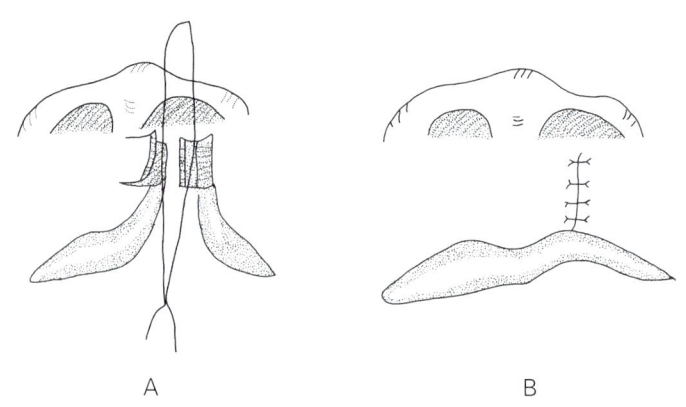

图42-28　Randall唇粘连术的矩形瓣重叠缝合示例

现在通过NAM的应用，可以有效缩小裂隙及改善牙槽骨段的弧度，矫正鼻翼塌陷的程度，减少术后组织的张力，完全可以一次完成手术。

（二）Rose-Thompson直线缝合法

此法的优点是：切口瘢痕与人中嵴重叠，定点精确，操作简单，但切除组织较多，适用于Ⅰ度唇裂或唇隐裂。该手术须将远期瘢痕挛缩的可能性考虑在内。与任何唇裂修复术一样，定点是关键步骤，须参照健侧鼻底，用细针头蘸亚甲蓝在患侧鼻底定点1、1′，1-1′间距离为健侧与患侧鼻底宽度之差。将偏斜的鼻小柱推向中线使之恢复正常位置，有助于准确定点。测量健侧鼻底至唇峰的高度，并作为患侧定点的标准。在两侧唇峰点定点2、2′，用弧形切口可增加上唇高度。切开皮肤，充分分离肌层和黏膜，准确对位，注意与皮肤切口的一致性，缝合不宜过紧。用可吸收线作皮下缝合，以减小皮肤切口张力，减轻皮肤的缝合瘢痕。唇红部可做Z成形术，以防止直线瘢痕收缩（图42-29）。

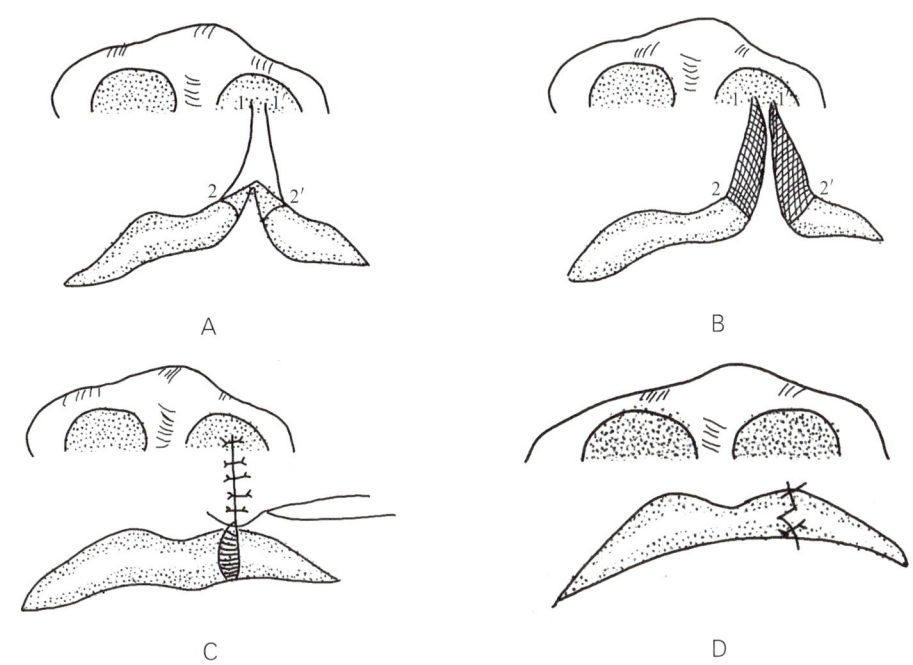

图 42-29 Rose-Thompson 直线缝合法
A. 定点　B. 切开　C. 肌肉及皮下对位缝合　D. 红唇 Z 成形术

（三）Millard 旋转推进法

旋转推进法是 1958 年 Millard 报道的唇裂整复术，经国内外学者进行了多次改良。它的优点是：切除组织少，可最大限度地保留唇部自然的解剖结构，唇部的瘢痕线与人中嵴相近似，鼻小柱复位较理想等。其缺点是：定点的灵活性较大，初学者不易掌握，有些完全性唇裂患者会出现患侧唇高不足。Millard 方法有 I 式和 II 式之分。

1. Millard I 式旋转推进法（图 42-30）　定点步骤灵活，而不像其他方法需要实际测量数值。先定点唇峰和人中切迹，若患侧唇峰不明显，可根据人中切迹至健侧唇峰的距离来定点。定出鼻底点 6、7 及唇峰点 3、4 后，在鼻小柱根部偏健侧定点 5，患侧鼻翼基底稍外下方定点 8。沿定点位置画线。5-3 呈弧线，下段基本与人中嵴平行。先切开 5-3，切口长度以使唇峰扭转下降至正常位置为宜。因此可根据情况调整点 3 位置，若下降不足，可将点 5 外移，但不可超越鼻小柱健侧边缘，否则健侧唇高也会加长。患侧 7-4 切开后，长度应与 5-3 相等。裂隙较宽时，点 4 可稍外移。切开 7-8，旋转患侧鼻翼，使之恢复正常位置。不完全性唇裂患侧鼻底较宽时，可于鼻底切除一小三角形组织。旋转健侧 6-3-5 组织瓣至鼻底。此瓣的旋转有助于矫正向健侧偏斜的鼻小

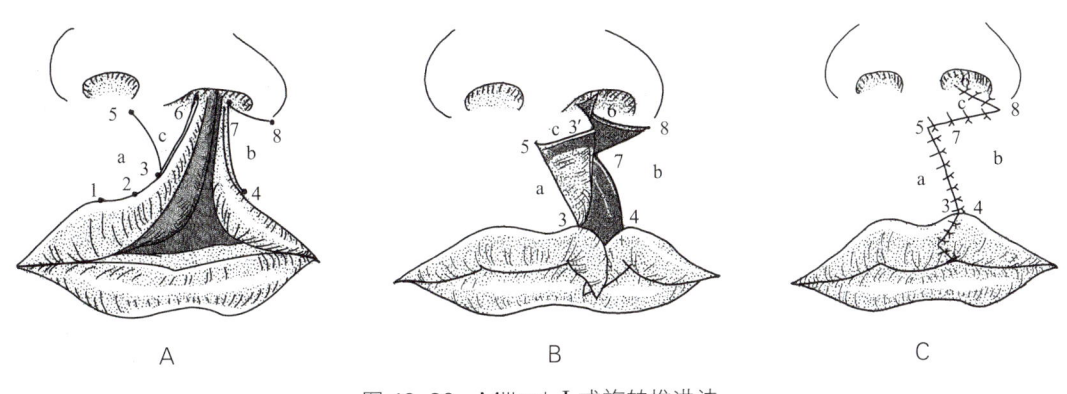

图 42-30 Millard I 式旋转推进法
A. 定点　B. 切开　C. 缝合

柱位置。若患侧唇高不足，可自点2'沿红白唇嵴稍向外延长，延长过多可使患侧唇宽度减小。

裂隙较宽的完全性唇裂，为形成足够大的患侧组织瓣而将点4外移，从而牺牲过多红唇组织，造成唇弓不对称是本法的最大缺点。

2. Millard Ⅱ式旋转推进法（图42-31） 针对 Millard Ⅰ式手术方法的不足，尤其是难以使裂隙较宽的完全性唇裂患者的唇弓充分旋转下降的缺陷，Millard设计了Ⅱ式旋转推进法。保留唇弓形态仍为定点设计中必须遵循的原则。点6、7及点3、4定点方法同 Millard Ⅰ式法。点5位于健侧鼻小柱边缘和唇中线之间。自点3起沿人中嵴向上并转向外侧，至点5全层切开。Millard Ⅱ式法与Ⅰ式法的主要区别在于自点5起向外下方延长至点p，这一步骤称为"back-cut"。点X一般不越过健侧人中嵴。点p位置灵活，可根据旋转量进行调整。患侧自点7起沿鼻翼基底做弧形切口，切开6-3、7-4裂边缘，切除少量红唇。健侧旋转下降后应使3-p长度等于7-4。用小拉钩牵引患侧鼻孔顶端，充分游离组织瓣6-3-p。在3-5弧线上定点9，使5-9长度大致等于5-p，并将此两段切口相对缝合。通过鼻翼旁弧形切口和龈颊沟松弛切口将患侧鼻翼和唇部在骨膜上广泛剥离，然后做7-p尖角对位缝合。切口3-p与7-4长度不一定相等，可在保证点2位置正确的前提下进行调整。关闭鼻底时，注意保持两侧唇高一致。有时可在点4内上方形成一小三角瓣，插入点2上方的小切口内，如此处理可望获得更好的红白唇嵴外形。最后分三层关闭伤口。

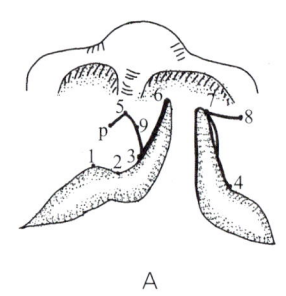 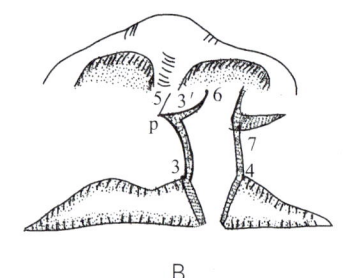 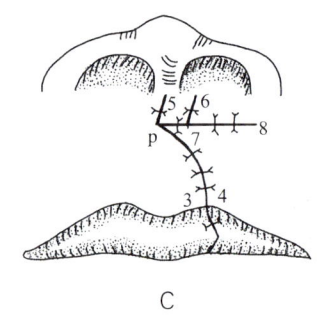

A　　　　　　　　　　　B　　　　　　　　　　　C

图42-31　Millard Ⅱ式旋转推进法

此法除具有Millard Ⅰ式法的全部优点外，尚可延长鼻小柱，矫正鼻穹隆畸形，鼻翼外形好，手术方法非常灵活。但是，很难用 Millard Ⅱ式手术方法在不同病例中得到相同的效果。Millard Ⅰ式中用于修复鼻底的瓣在Ⅱ式中用于延长鼻小柱，因此，对患侧瓣提出了额外要求，既要患侧瓣向健侧充分推进，又不能明显影响患侧唇宽，即有可能使唇高得到充分降低。但由于瓣的横行转移，导致鼻孔过小，且由于鼻解剖特征的种族及组织量的差异，Millard Ⅱ式中某些优点的体现程度会有一定的变化，如由健侧旋转瓣修复患侧鼻底变为延长鼻小柱。

（四）罗慧夫的改良Millard法

我国台湾长庚医院的罗慧夫（Noordhoff）教授根据自己长期的临床实践，对Millard术式进行了比较大的改良，在临床上受到同行的关注，其方法也被同行应用。

定点同Millard Ⅰ式法，沿点3、4的连线切开，继续向上至鼻前庭，抬高患侧鼻小柱，形成鼻前庭黏膜缺损区。应用健侧的蒂在上的唇红黏膜瓣，旋转修复该缺损区。患侧唇红黏膜瓣形成蒂在上的L瓣，修复患侧鼻前庭的黏膜缺损。如果裂隙过宽，还可利用下鼻甲黏膜瓣一起修复鼻腔黏膜的缺损。两侧的唇红黏膜瓣相对缝合，封闭鼻腔和上唇的黏膜。点8的位置在患侧鼻翼基底的内侧，切开后C瓣旋转插入缝合。患侧唇红形成干唇三角瓣，插入健侧唇红的干唇内，增加健侧干唇的高度，可避免唇红的凹陷畸形和干湿唇线的峰状畸形。唇红缘可做微小的附加切口，以形成良好的唇弓形态（图42-32）。

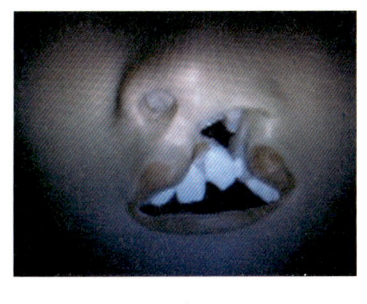 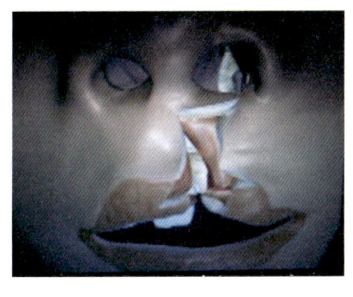 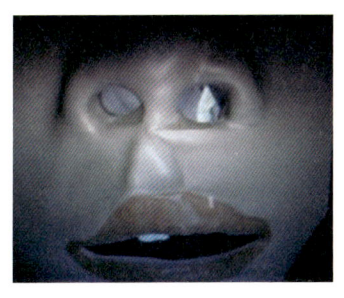

图 42-32 罗慧夫改良的 Millard 方法
A. 单侧完全性唇裂 B. 切开后，C 瓣插入 8 点，健侧唇红三角区形成，患侧唇红三角瓣形成 C. 缝合后

罗慧夫的改良方法亦可同期矫正鼻畸形。彻底分离双侧鼻翼软骨和侧鼻软骨，使患侧鼻翼软骨恢复到正常位置固定。延长患侧鼻小柱，患侧鼻小柱后穹隆的黏膜缺损由同侧的唇红黏膜瓣转入修复。使用该方法的患儿，建议术后佩戴鼻模1年左右。

（五）九院的改良Millard旋转推进法

上海交通大学医学院附属第九人民医院（九院）王国民教授在长期的临床实践中提出了"手术方法越简单越好、切除组织越少越好"的手术原则。

1. 定点　将Millard方法的五点定在鼻小柱的患侧，C瓣向上修复鼻小柱后侧和鼻底的缺损，这样3-5连线缝合后形成的人中嵴与健侧人中嵴接近对称。无论是不完全性唇裂，还是完全性唇裂，患侧鼻翼下方的点8都不切开，这样就少了一条横行的瘢痕，术后效果更美观，而且同样能够获得足够的唇高。先定点唇峰和人中切迹，若患侧唇峰不明显，可根据人中切迹至健侧唇峰的距离测定。定出鼻底点6、7及唇峰点3、4后，在鼻小柱根部偏患侧定点5，至此，定点即告完成。

2. 切开　选用11号尖刀片，按所画的各连接线分别行全层唇组织切开，所画线以外的红唇缘近裂隙末端的红唇组织应暂时保留，以备修整红唇时使用。健侧黏膜翻转向前庭沟区，缝合在原来唇系带剪开后遗留的创面，使唇裂修复术后有良好的自然前庭沟，同时进行肌功能修整，能够使肌肉得到良好的复位，和错位的皮肤产生一定的分离。对裂隙较宽者，为减少缝合张力及恢复鼻小柱和鼻翼的正常位置，应加做松弛切口以减张。通常可在裂隙两侧的口腔前庭黏膜转折处做水平切口，但一般仅在患侧即可。切开黏膜和肌层直至骨膜上，切口的长度应根据松弛的范围而定。切开后即可用刀柄或骨膜剥离器将唇颊部软组织自骨膜上剥离，剥离的范围可达梨状孔边缘、眶下孔区域及后方的磨牙区，但应根据裂隙大小、鼻小柱及患侧鼻翼基部移位的程度而定。

3. 缝合　用5-0的可吸收线和6-0尼龙线按各创口及组织瓣相应位置的各点分层缝合皮肤、肌层及口腔黏膜。如为单侧完全性唇裂，尚需封闭患侧鼻底裂隙。除可使用患侧7-4连线内侧上方组织转移至鼻底来修复外，还可在鼻底裂隙两侧各制一矩形黏骨膜瓣，向下翻转缝合，置线头于口腔侧，以修复口腔面组织，再拉拢缝合鼻小柱裂隙及患侧鼻翼基部内侧的皮肤，以修复鼻腔侧（图42-33）。

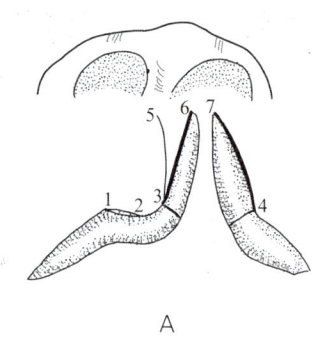 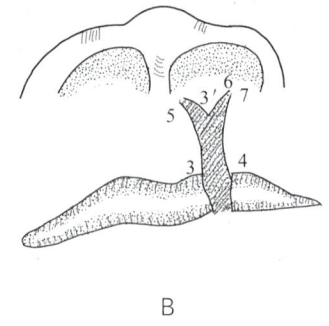 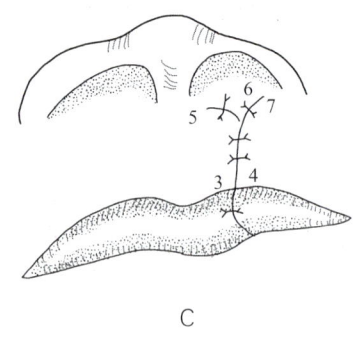

图42-33 九院的改良Millard旋转推进法
A. 定点 B. 切开 C. 缝合

红唇的修复是唇裂修复的关键部分，也是技术难度较大的部分。红唇部解剖结构独特，有很强的立体感；另外上唇位于颌面部醒目的部位，处于美学焦点上，如果左右稍有不对称，就显得很明显。临床常用的修复方法有三种：①直线缝合法，即将裂隙缘两侧红唇末端组织修整后对位缝合。此法术后红唇游离缘有时容易遗留凹陷畸形。若能将两红唇末端组织中的肌组织从红唇和黏膜下解套后对位缝合，再缝合黏膜层，就可有效减少红唇游离缘凹陷畸形的发生（图42-34）。②用健侧红唇末端组织形成的三角形红唇肌瓣，插入患侧红唇的沿红唇干湿黏膜交界线切开的切口中，用健侧红唇上尚存的唇珠形态恢复红唇的外形。但其缺点是红唇上的切口缝合线与白唇上的切口缝合线方向一致，术后伤口瘢痕收缩容易使唇峰上移（图42-35）。③可用患侧红唇末端组织形成的三角形红唇肌瓣，插入健侧红唇的沿红唇干湿黏膜交界线切开的切口中，用患侧红唇组织重建唇珠的形态。如此缝合后，皮肤和红唇的切口不在同一方向的直线上，避免了切口瘢痕组织收缩的影响（图42-36）。上述三种方法，术者应视术中患者的实际情况和自身操作技术的熟练程度，实行个性化设计。

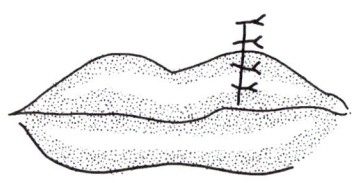 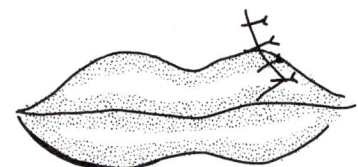

图42-34 直线缝合法　　　　图42-35 健侧肌瓣插入患侧切口中

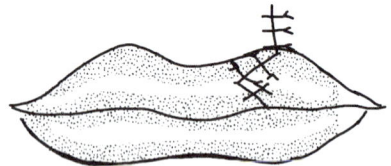

图42-36 患侧肌瓣插入健侧切口中

三　双侧唇裂整复术

双侧完全性唇裂常伴有双侧牙槽突裂，前颌骨的前突和偏斜的程度不同表现为畸形程度不同。前唇组织的多少决定着将采用何种手术方法，术后的效果也各异。双侧唇裂前唇组织中几乎没有足够的口轮匝肌，双侧裂隙外侧的口轮匝肌沿裂隙边缘向上异常附着于两侧鼻翼基底，牵拉鼻翼基底向外侧、下方移位，形成过宽的鼻孔。双侧鼻翼塌陷，鼻小柱严重缺失（图42-37）。

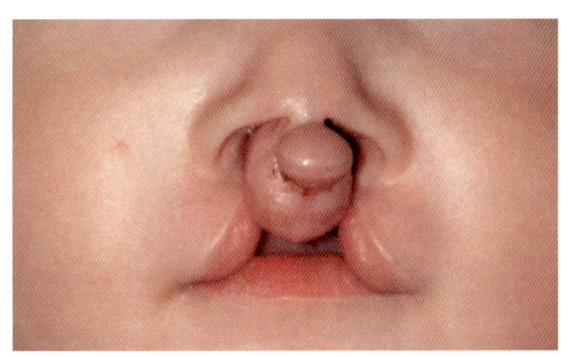

图 42-37　双侧唇裂畸形的外形，鼻小柱严重缺失

双侧唇裂的畸形程度比单侧唇裂严重，手术也比单侧唇裂复杂。目前按前唇的发育情况分为前唇原长修复术和前唇加长修复术，以及我国台湾长庚医院的双侧唇裂整复术和双侧混合性唇腭裂的分期整复术。

（一）前唇原长修复术

前唇原长修复术适用于生长发育阶段的婴幼儿或前唇发育较好且长度足够的成年患者。该术在术后短期内上唇稍嫌短小，但随着上唇功能的恢复和年龄的增长，其高度会逐渐改善，故远期效果良好。

1. 定点　点3定在鼻小柱基部稍外；点2定于前唇缘，相当于术后唇峰的位置；点1定于前唇红唇缘中点，即术后人中切迹处。2-3连线即为修复后的人中嵴，故两侧2-3连线的位置应参照正常人中形态来调整，切不可以前唇原有的形态作为修复后的人中，以免术后上唇形成不自然的外观。

在侧唇上先定点4，定此点时应考虑修复后上、下唇宽度的协调性。点4不应仅定于侧唇的红唇最厚处，还可用下唇宽度的1/2或接近此宽度，由同侧口角测量而定出点4。沿红唇皮肤嵴向上连线至点5，再画出2-3连线。按同法完成另一侧定点。

2. 切开　沿2-3连线切开至皮下，将2-1连线切开，剥离并向口腔侧翻起前唇外侧缘的皮肤黏膜瓣，作修复口腔黏膜层之用。将侧唇部4-5连线全层切开，刀尖向外侧偏斜，尽量保留唇红组织。仔细止血，如需修复鼻底，同单侧唇裂鼻底修复法。另一侧操作相同。

3. 缝合　为了鼻翼基部能获得良好的复位，宜采用自点2、4两唇峰点开始的由下而上的分层逆行缝合，保证两侧上唇高度的对称性。

按同法进行另一侧的缝合（图42-38）。

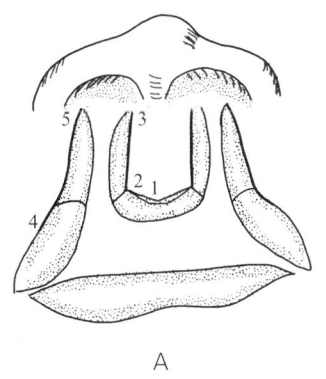
A

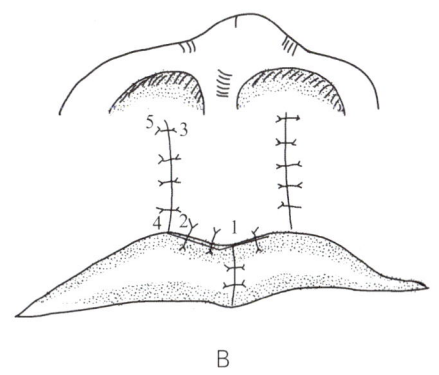
B

图 42-38　前唇原长修复术

双侧唇裂的红唇术后常因前唇下端的唇红组织菲薄而不够丰满，解决的方法主要有两种：一种是用去上皮的两侧唇红末端组织瓣作衬里，用前唇唇红黏膜组织瓣覆盖其表面，形成唇珠；另一种方法是利用前唇唇红黏膜瓣作前庭衬里，用两侧唇红组织瓣在中线对位缝合修复唇珠。

在双侧唇裂原长修复术中，还有叉形瓣储备法整复术。储备的叉形瓣用于后期鼻小柱高度的延长。定点基本同前唇原长修复术，不同之处在于点3位于同侧鼻小柱基部，点3外侧唇红缘定点6，连线3-2-6，形成3-2-6瓣。在鼻翼基底定点8，切开7-8连线，将3-2-6瓣插入缝合，即形成叉形储备瓣。后期延长鼻小柱时，再切开3-2-6瓣，将两侧瓣在鼻小柱下对位缝合，延长鼻小柱，7-8连线切口原位缝合（图42-39）。

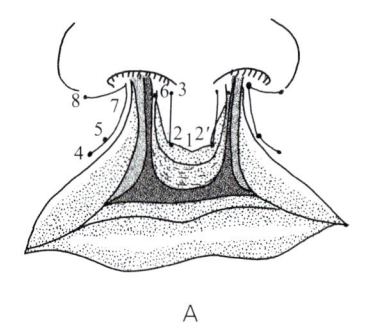
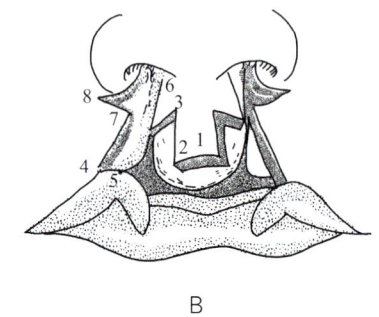
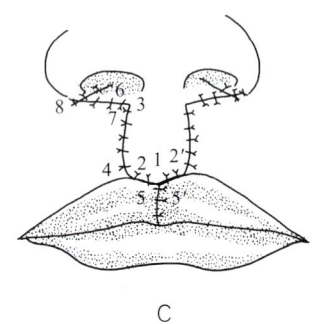

图42-39 双侧唇裂叉形储备瓣整复术
A. 定点　B. 切开　C. 缝合

（二）前唇加长修复术

该术是将侧唇的唇组织转移到前唇的下缘，以缩减上唇横向距离来增加上唇纵向长度，故用此术修复后的上唇在短期内虽有较好的外形，但随着上唇的生长发育和年龄的增长，可逐渐出现上唇下部过紧而上部突出、上唇横向过窄而纵向过长、红唇缘内翻等现象。该术目前在国内已很少应用。

1. 定点　点1、2、3的确定同前唇原长修复术，点4定于侧唇鼻底平鼻翼基部平面的红唇皮肤交界处，点5定于裂隙两侧唇缘，相当于唇峰内侧的人中切迹处的位置。根据2-3连线的距离定出点6，应使4-6连线的长度等于2-3。在4-6连线上定点7，应使6-7连线的长度等于1-2、角567接近90°。5-6连线的长度灵活性较大，一般约为上唇全长的1/3，旋转后作为上唇中央全长的下份。应注意点6至红唇缘的距离一般应稍长于点7至红唇缘的距离，如此可形成较为明显的唇珠外形。

2. 切开及缝合　按定点连线，切开唇组织，将点4与点3、点6与点1、点7与点2相对缝合。最后将两侧唇红组织瓣相对缝合，修复唇珠（图42-40）。

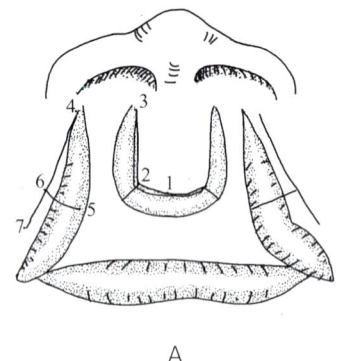
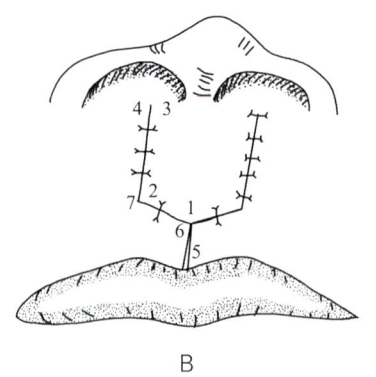

图42-40 前唇加长修复术
A. 定点　B. 缝合

(三)长庚法双侧唇裂整复术

1. **定点与连线** 在前唇中点定点1,前唇两侧的唇峰点定点2和3,2-3的距离为4~5mm,前唇的宽度向上逐渐缩小,至鼻小柱基部为3~4mm。鼻小柱侧面的组织呈两个叉形瓣,瓣的下缘起于人中嵴上端,垂直于前唇瓣的纵向切口,横向外至皮肤与黏膜的交界处,转折向上沿着膜样鼻中隔的皮肤黏膜交界处向上到鼻翼穹隆。前唇下缘的切口设计成唇弓的形态,切口在白唇线上方。侧唇唇峰点2′、3′位于红唇最宽处,一般位于侧唇红线与白唇线交点的外侧3~4mm处。侧唇的切口位于白唇线上方1mm处,形成白唇线-唇缘瓣,用于唇弓的重建。

2. **切开缝合** 用11号刀片在前唇按连线切开,将前唇瓣由前颌翻起,用剪刀将前唇、叉形瓣及鼻小柱与鼻中隔分离,用大双钩钩住鼻翼,使前唇、叉形瓣及鼻小柱向头侧前移,使鼻小柱在改建位置上缝合。侧唇切口在白唇线上方1mm处切开,留下1mm白唇线与内侧的红唇及唇缘内部的口轮匝肌组成白唇线唇缘瓣,用于唇弓重建。肌层的解剖是在上颌的骨膜上进行,解剖范围因畸形程度而定,两侧肌层在中线缝合不宜有太大的张力。用PM瓣和L瓣缝合封闭鼻底和上唇黏膜,过宽裂隙可用下鼻甲膜。肌层下半部用垂直褥式缝合,上半部常规缝合,肌肉上缘用缝线固定于鼻中隔,防止术后唇部下垂。将前唇的唇峰点与侧唇的唇峰点做精确缝合,全层的OM瓣放置在前唇皮瓣之下,其长度稍长于唇峰至唇中点的距离,以使噘嘴时有自然的唇珠。长庚法双侧唇裂整复术是同期行鼻畸形矫正术。双侧鼻翼边缘做田岛式(Tajima)切口,在直视下用弯剪解剖外侧鼻翼软骨,直到鼻尖的纤维组织与软骨彻底分离为止。将双侧分离后的下外侧鼻翼软骨在中线褥式缝合,将鼻尖部的纤维脂肪组织重新缝合于鼻翼软骨上。将田岛式切口多余的皮肤切除,缝合切口。用5-0 PDS线对鼻中隔、鼻翼-颜面沟做内外固定缝合,对下外侧软骨的外侧脚提供额外的支撑(图42-41)。

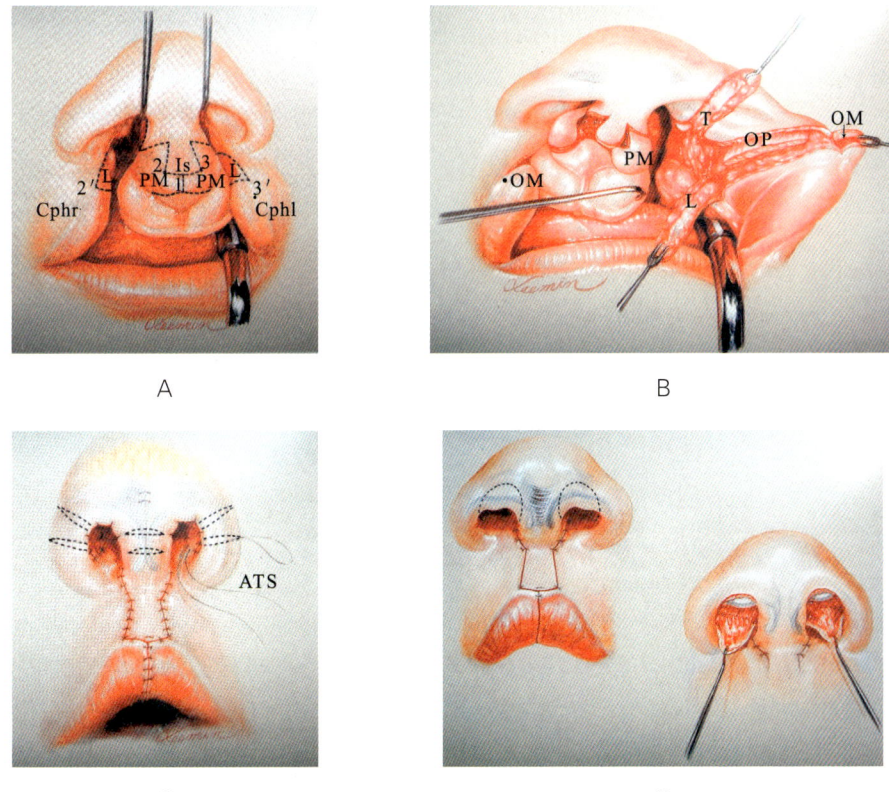

图42-41 长庚法双侧唇裂整复术
A. 定点　B. 切开　C. 缝合　D. 田岛式切口

四 双侧混合性唇腭裂分期手术

对于双侧混合性唇腭裂，明显不对称且伴有腭裂的患者，上海交通大学医学院附属第九人民医院的经验是在患儿3～5个月时，用改良的Millard方法做严重一侧的唇裂整复术；在患儿12个月行腭裂修复时，同期做对侧的唇裂修复，这样可以早期先完成完全性唇裂的一侧，也容易将两侧不对称畸形做到对称，亦没有增加手术次数，只是在分期手术时，对唇珠的修复要求更高，往往会造成唇珠不丰满。分期手术对术者的要求更高。

五 功能性唇裂整复术

功能性唇裂整复术是指在唇裂整复术时，将移位的口轮匝肌解剖分离，并复位至正常位置，使术后上唇的功能活动恢复正常。方法如下：

（一）定点

按常法在红唇缘处定出各点，然后在患侧鼻底裂隙两侧定出两点。沿红唇皮肤嵴连接裂隙两侧的连线，同时画出健侧人中嵴及患侧的鼻唇沟线，此两线即分别为健侧和患侧解剖分离口轮匝肌的外侧范围。双侧唇裂按保留前唇长度的方法定各点，其肌解剖的范围则为双侧的鼻唇沟。

（二）切开及解剖肌层

沿裂隙两侧的连线切开并向口腔侧翻起黏膜瓣，用15号刀片或小眼科剪分别在两侧创口的皮肤和肌之间、肌层和口腔黏膜之间按前述解剖范围锐性分离口轮匝肌。然后在健侧的鼻小柱基底深面切断前鼻棘的异常附着肌，并将肌束旋转向下。此时在前鼻棘处可形成小盲袋，同时还需在健侧唇珠位置也分离形成另一个小盲袋。在患侧，应剪断异常附着在鼻翼基部及梨状孔外侧缘的肌束，形成一个较宽大的肌瓣，并也将其旋转向下。双侧唇裂同样经两侧侧唇缘切口，按单侧唇裂患侧的解剖肌层方法进行，并需将前唇的口腔侧黏膜自前庭沟黏膜转折处切开，将口腔黏膜瓣向下方翻起，或在前唇侧方切口的两侧由皮下分离成贯通隧道，以备两侧肌瓣能在中线处相互缝合。

（三）缝合

先缝合两侧自裂缘内翻的黏膜瓣以修复口腔侧，将患侧肌瓣向下旋转并向健侧牵拉，用手术剪将此肌瓣分为上2/3及下1/3两个瓣，上份肌瓣缝合于前鼻棘下的盲袋内，下份肌瓣则缝于健侧唇珠部位的盲袋内，以支撑形成丰满的唇珠。健侧肌瓣则与患侧两肌瓣间行交叉缝合，如此即完成口轮匝肌的重建。皮肤创口的缝合可酌情选用Tennison术式或Millard术式。红唇可按常规方法整复。

对双侧唇裂，先将两侧唇裂缘翻向口腔侧的黏膜瓣在前唇的口腔侧相互缝合，然后将两侧肌瓣在前唇的皮肤下在中线处行端端缝合，再缝合皮肤。修整红唇时，可先将两侧唇的末端创口在中线处相互缝合，再将翻起的前唇黏膜瓣覆盖于其表面。小心切除覆盖区域内的口腔黏膜上皮后，逐一对位缝合创缘。

第六节 微小唇裂整复术

一、概述

微小唇裂是唇裂畸形中最为轻微的一种，近来国外学者用得比较多的专业名词是"submucocial cleft lip"或"microform cleft lip"，以后者较常用。这两个英语词组翻译成汉语是"唇黏膜下裂"或"微小唇裂"，两种翻译。国内在临床上常常习惯用"唇隐裂"，而无论从唇裂的性质，还是从畸形的程度，"唇隐裂"的名词都确有不全之处，"微小唇裂"则更符合其唇部畸形的状态（图42-42）。

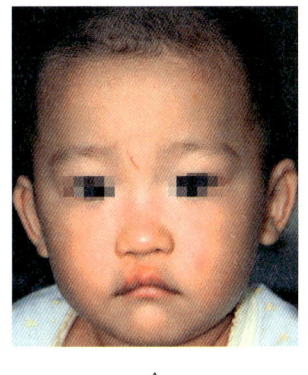
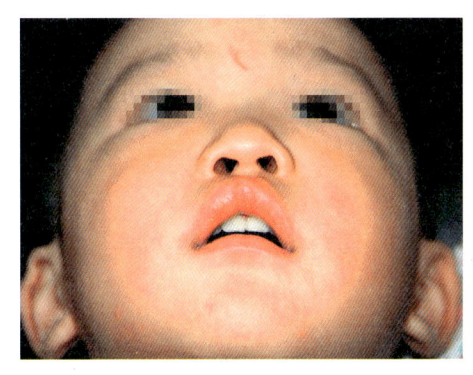

图42-42 微小唇裂

近几年，微小唇裂在临床上有明显增多趋势，而完全性唇裂患儿有所减少，这与孕期超声影像技术的性能提高有着密切的关系。7年前，笔者被邀到韩国去进行学术交流，得知韩国近来临床上唇裂患儿有减少的趋势，而笔者也在关心中国有无这一趋势。当笔者问他们，为什么你们国家近来唇裂患儿会明显减少？回答是那么的明确和出乎意料："因为在孕期普及了产前各项检查，尤其是超声影像学检查，伴随着仪器性能的提高，当孕妇得知胎儿有唇裂时，有不少孕妇会主动终止怀孕。"在我国近年有无类似的现象，笔者难以回答。但在笔者的专科门诊，常常有不少准妈妈拿着B超单前来就诊，真正终止怀孕的比例有多少，值得进一步观察和研究。

综上所述，笔者认为目前我国微小唇裂增多的主要原因可能来自两个方面：首先是微小唇裂患儿家属在就诊时提出的问题往往非常多，这应该完全可以理解，由于微小唇裂局部畸形的程度常常十分轻微，但在临床上其所选择的手术方法与完全性唇裂整复术几乎相同，使大多数家属难以接受或认同，医师对其说明或解释的时间远远多于一般唇裂的家属，同时微小唇裂患儿的家属对其术后的期望值普遍很高，对临床手术医师操作技能的要求特别高。

临床上也有个别微小唇裂家属认为由于唇部畸形并不明显，自认为随着患儿长大可能局部的畸形会逐渐消失或改善，事实上，微小唇裂患儿随着年龄的长大，原来唇部并不明显的畸形会越来越明显（图42-43）。

在我国，当准妈妈得知自己怀孕的是唇裂胎儿时，常常会感到困惑和不知所措，有些孕妇来医院咨询后，选择把小孩顺利地生出，但也有些孕妇选择终止怀孕。

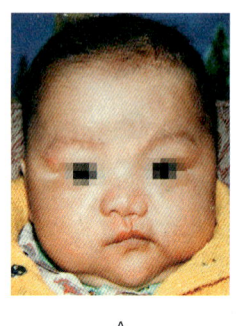 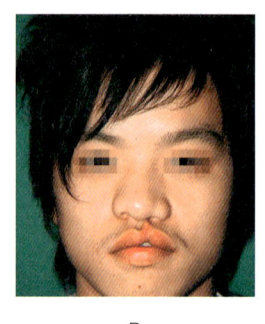 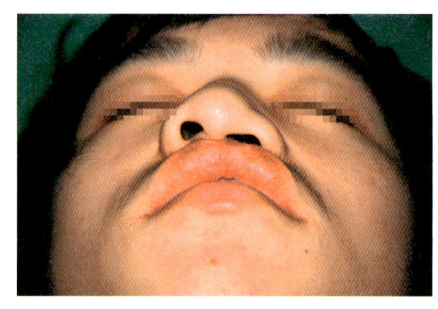

A　　　　　　　　　B　　　　　　　　　　C

图 42-43　随着患儿年龄的增大，微小唇裂畸形越来越明显

据上海交通大学医学院附属第九人民医院唇腭裂治疗研究中心的临床数据显示：2006年7月至2011年8月在该专科病区接受手术治疗的4728例唇腭裂患者中，微小唇裂患儿（者）共216例，其中男性128例，女性88例；本地26例，非本地190例。该临床资料还显示：微小唇裂患（儿）者所占比例并不高，但近年有增高的趋势，值得国内同行关注和重视。

目前国内外对其手术方法的报道不一，较多的临床医师把微小唇裂按单侧唇裂手术方法行常规唇裂整复术，也有医师报道行的"内切口"或"黏膜切口"的，但仅仅是在学术会议上的交流，尚未真正看到在这方面有影响力的文章报道。长期的临床实践经验表明：由于微小唇裂的畸形程度和局部组织缺损并不严重，临床上其手术比完全性唇裂要简单。但由于这一临床特点，几乎每一位微小唇裂患儿家属的要求都非常高，他们术前渴望了解的内容也都很多。因此建议手术医师或主管床位医师术前与患儿家属有充分的沟通，使他们了解术后存在的问题，术前不应回避和忽略，尤其是术后唇部的瘢痕和患侧外鼻形态的畸形问题。

二　手术年龄

微小唇裂手术的术前检查同其他唇裂整复术相同，但应根据术者的操作技能或临床经验而选择合适的手术年龄，不应急于单一或盲目追求手术，有些微小唇裂患儿甚至可在12个月以后进行手术。

三　手术方法

麻醉方法和手术时患儿（者）的体位与其他唇裂手术相同，建议气管内插管。

不建议选择行经典的Tennison和Millard术式。前者除切口线失去上唇正常解剖标志外，术后患侧上唇还常常出现过长等不足之处。后者是国内外唇裂整复术的主要术式，但它在患侧鼻底有一横切口，这一横切口线在术后常常可有明显的瘢痕形成。另外，在临床上常常发现用C瓣者和无C瓣者术后局部的瘢痕完全不同，有C瓣者术后局部的瘢痕常常较没有C瓣者明显得多，尤其对瘢痕体质者而言更是明显，其原因有待国内外同行共同分析和总结。

微小唇裂的黏膜内缝合法：微小唇裂的畸形程度不一，手术方法不同，适用黏膜内缝合的微小唇裂适应证就不宜一致。如上唇皮肤没有明显凹陷及色素沉着、唇红缘错位轻微者，就不需要切开皮肤，可调整局部肌肉后行黏膜内缝合，但这部分患者很罕见。

手术方法描述上比较简单，实际操作要求高。在上唇黏膜侧对应于皮肤隐裂线的位置直线切开黏膜，将部分断离的肌层完全切开达皮下，千万不可切破皮肤。仔细分离两侧的肌层，向皮肤侧翻卷缝合，形成人中嵴形态，同时将断离的肌肉对位缝合，缝合上唇黏膜层，修整唇红，消除凹陷，直线、三角瓣、Z形瓣均可。

微小唇裂患儿的局部畸形并非简单，有的患侧外鼻畸形明显，有的唇部肌肉不对称，但局部组织缺损并不严重是其特点。因此，决定手术方法时应严格按照整形外科的手术原则，把局部术后难以避免的瘢痕尽可能符合或接近健侧的解剖标志或形态。下面是几个微小唇裂术前术后的病例，供大家参考（图42-44～图42-48）。

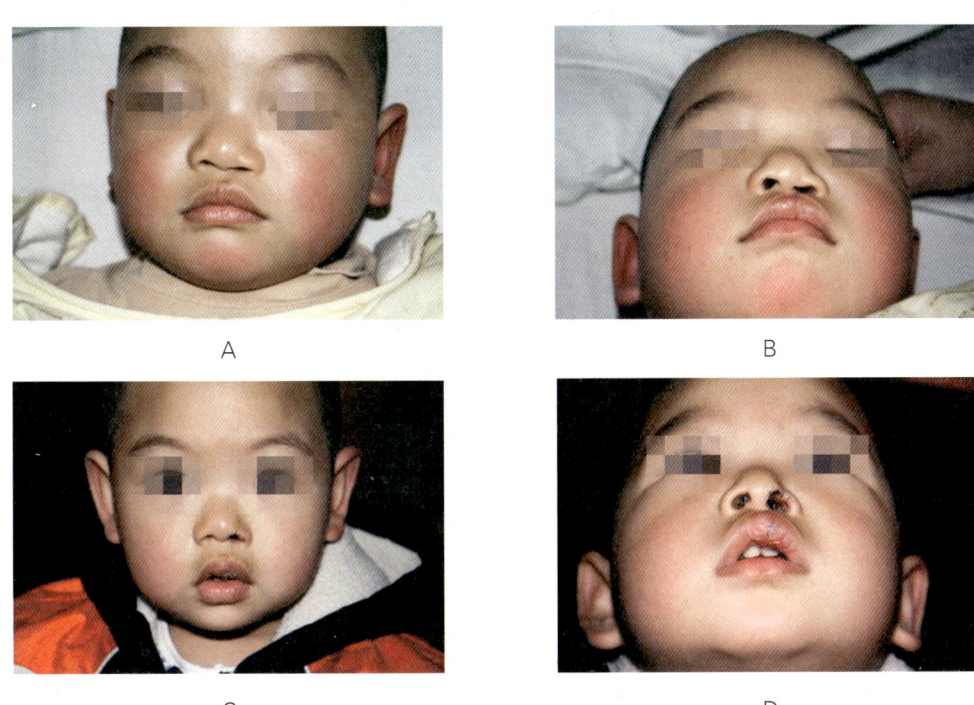

图42-44　微小唇裂术前、术后即刻

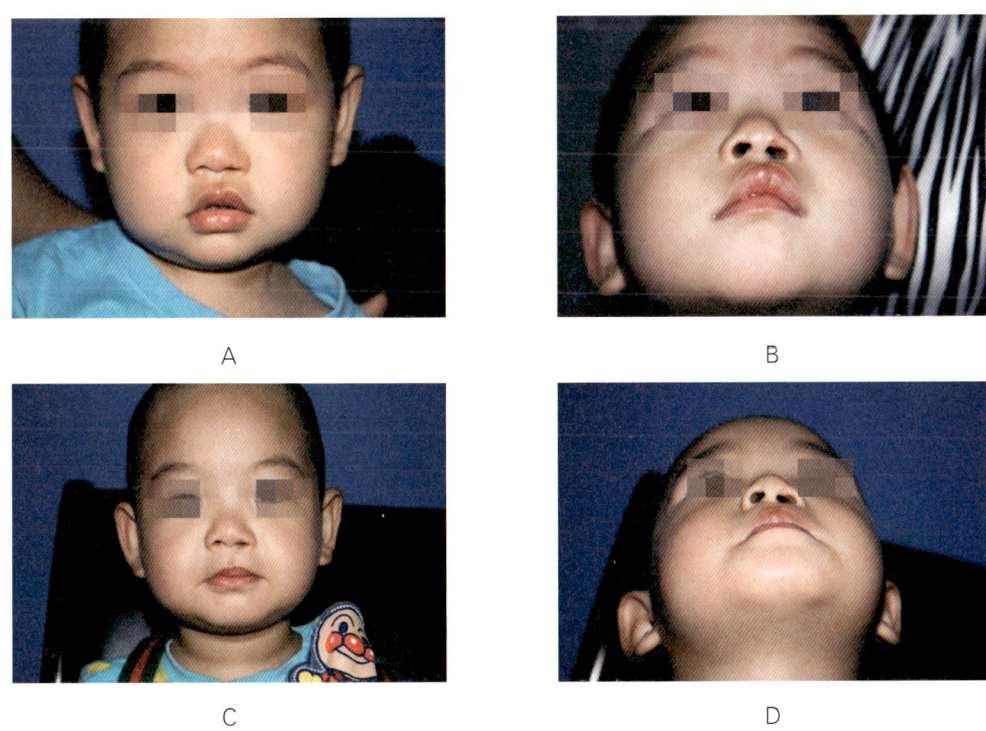

图42-45　微小唇裂术后
A、B. 术后1个月　B. 术后4个月

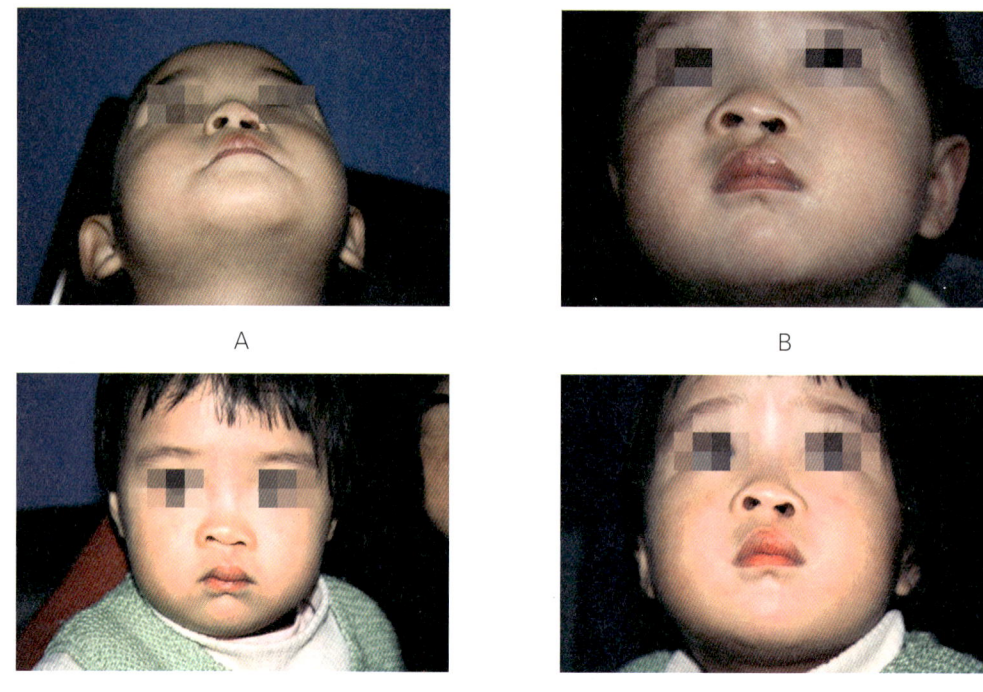

图 42-46 微小唇裂术前和术后 6 个月

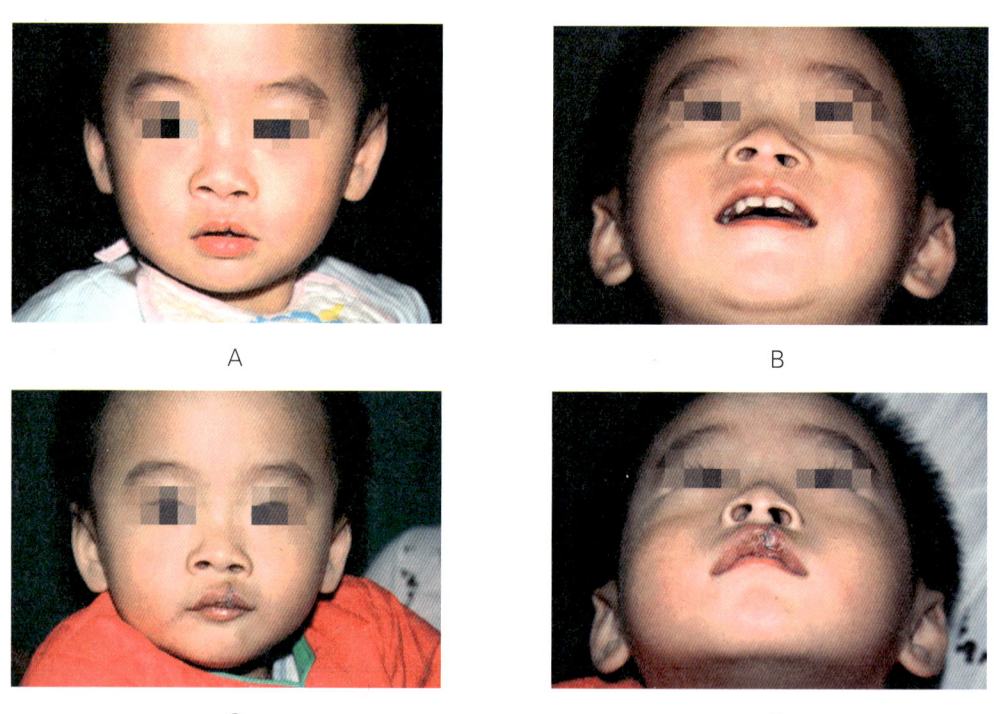

图 42-47 微小唇裂术前、术后（部分切开）

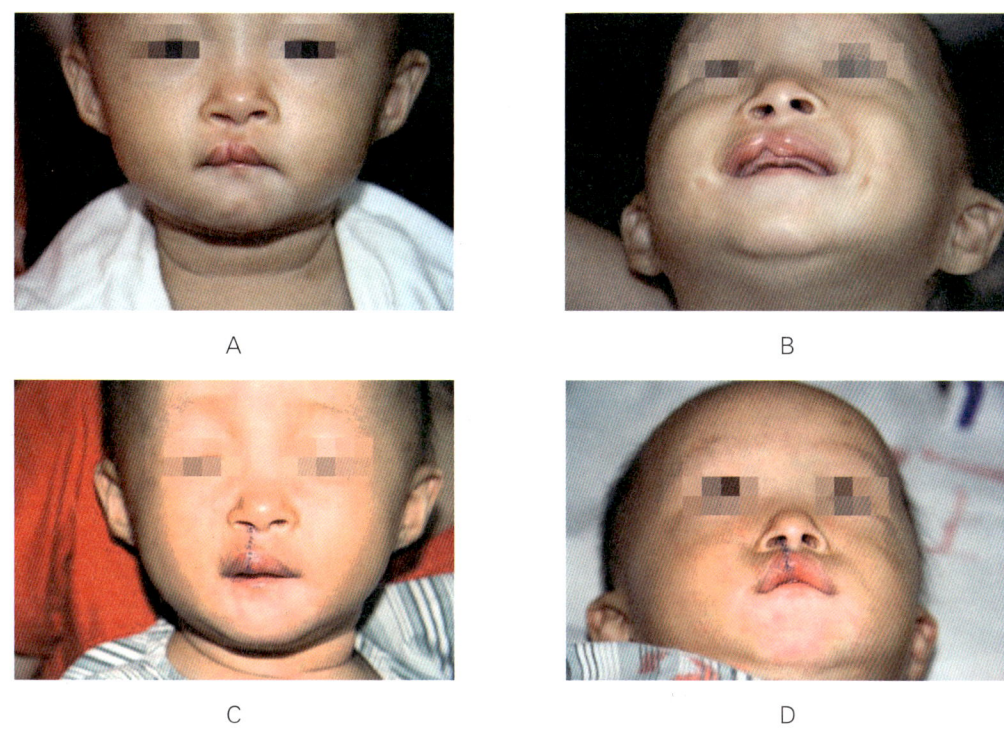

图 42-48 微小唇裂术前、术后（改良直线切口）

第七节 腭裂修复术

一 概述

腭裂修复术与唇裂修复术有所不同：①唇裂的治疗目的主要是恢复外形，而腭裂是恢复其语言功能，要达到这些要求，目前在医疗上仍有难度。②唇裂的位置表浅，手术操作较容易，出血较少，手术风险较小，但它对美观的要求高；腭裂的位置较深，手术操作较困难，出血较多，手术风险也大，对功能的要求高。③唇裂以软组织畸形为主，其移位的组织容易复位；腭裂有骨或软组织畸形，其移位的组织有时不易复位。

在严重畸形的腭裂术前，建议进行正畸治疗。正畸治疗以选用对上颌骨具有生理性刺激和引导复位作用的 Hotz 板为好。其原因有二：一是患儿从出生到实施腭裂修复手术的这段时间较长，医师有时间来完成对错位骨段的复位；对单纯性腭裂而言，也具有完成缩窄裂隙的充裕时间。二是 Hotz 板的佩戴有助于婴幼儿在腭裂修复前有正常的吮吸功能，不让舌位发生明显改变，也有利于患儿正常语音的建立和腭裂语音的矫治。

腭裂术前正畸治疗不仅可降低手术操作的难度，还可以简化手术操作步骤，减少术中腭黏骨膜瓣的分离和创伤，使翼上颌结节区和硬腭裸露骨面上形成的术后瘢痕组织减少或消失。手术应自然关闭裂隙的鼻腔黏膜而能完整缝合，使软腭创伤轻、移位小、软腭长度和动度得到最大限度的恢复等。

腭裂修复手术的时机、术式会直接影响到患儿的语音效果、面部形态的生长发育及咽鼓管的功能，因此在选择手术时机和术式上应作慎重考虑，结合每一位患儿具体的畸形特点，采用个体化的治疗模式，为实现腭裂术后语音的正常提供条件。

二 手术目的和要求

腭裂手术是序列治疗的关键部分，其主要目的是修复腭部的解剖形态、改善腭部的生理功能，从而获得良好的腭咽闭合功能，为正常吸吮、吞咽、语音、听力等生理功能的恢复创造条件。修复的基本原则是：①封闭裂隙，延伸软腭长度；②术中保留与腭部营养和运动有关的血管、神经和肌肉附着点，以改善软腭的生理功能，达到重建良好的腭咽闭合功能的目的（图42-49）；③尽量减少手术对颌骨发育的干扰；④减少手术创伤，确保患儿的安全。

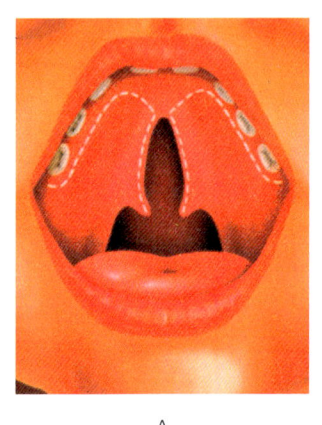
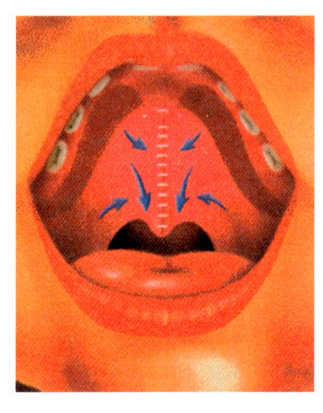

图42-49 腭裂修复示意图
A. 切口设计 B. 缝合

三 手术年龄

对于最合适施行腭裂手术的年龄，至今在国内外仍有争议，其焦点是手术后的语音效果和手术本身对上颌骨发育的影响。一种意见主张早期手术，在8～18个月手术为宜；另一种意见则认为在学龄前，即5～6岁施行手术为好。主张早期手术的学者认为，8～18个月是婴幼儿开始说话的时期，在此以前如能完成腭裂修复，有助于患儿比较自然地学习说话，有助于养成正常的发音习惯。早期手术对颌骨发育虽有一定影响，但并不是决定性因素，因腭裂患者本身已具有颌骨发育不良的倾向，且在少年期如可行扩弓矫治和（或）颌骨前牵引，纠正上颌骨畸形，成年后颌骨发育不足的外科矫治的效果就可比腭裂语音治疗更理想。这些观点目前已得到国内外多数学者的认同。此外，早期手术矫正腭帆张肌的解剖异常，也有助于改善咽鼓管功能，避免听力丧失，改善患儿的听力，又有助于其智力发育，更好地促进患儿语言能力的正常发育。有研究表明，患儿手术时间若推迟到4岁以后，就会有90%以上的腭裂患儿无正常的发音习惯。持另一种意见的学者则认为：早期手术语音效果好，但麻醉和手术均较困难，手术风险较大；同时，过早手术由于影响黏骨膜瓣的剥离，可能会破坏血供，并造成术后瘢痕形成等，这些都是加重上颌骨发育不足的主要因素，使患儿成长后出现面中部凹陷畸形。故他们主张以5岁以后再行手术为宜，同时可减少麻醉和手术的难度。但Ross通过对多个国家唇腭裂中心相关资料所做的综合统计分析发现，大年龄组和小年龄组患者之间，腭裂修复术后对生长发育的受限程度似无明显差异。他甚至断言，在腭裂患儿10岁前的任何时间内手术都会干扰其上颌骨的生长发育。此外，有些学者提出腭裂二期手术的方法，即早期修复软腭裂，大年龄期再修复硬腭裂，以期既有利于发音，又有利于颌骨发育。其缺点是一期手术分两期进行，手术复杂化，同时在行二期手术时增加了手术难度，故尚未得到众多学者的支持和患儿家长的接受。目前这一术式主要局限在欧洲部分国家施行。

上海交通大学口腔医学院经30多年临床观察和通过对在不同年龄时接受腭成形术患者的颌骨发育状况、腭咽闭合功能，以及语音效果的客观检测比较分析等一系列研究发现，在18个月左右施行腭成形术者，无论是腭咽闭合功能，还是语音效果，均优于大年龄手术者。至于对上颌骨发育的影响，主要表现在牙弓宽度方面，对上颌骨前后向发育的影响并不明显。腭裂早期手术操作方便，腭黏骨膜瓣非常容易剥离，出血量少，术野清楚，因此手术所需时间反而比大年龄者少，术后反应也比大年龄者小，一般不需要补液，术后当天患儿就可以进流质饮食。幼儿麻醉的危险性也是相对的，随着麻醉和监测仪器及药物的不断更新，也为确保低年龄段施行腭裂修复术的安全性提供了重要的先决条件。因此，只要所在医院或科室具备一定的条件，由有经验的麻醉师承担，细致地做好工作，手术医师与麻醉师密切配合，幼儿麻醉的安全性是有保障的。

四 术前准备

腭裂修复术较唇裂修复术复杂，操作较难，创伤较大，失血量较多，术后一旦发生并发症也较严重，术前准备不应忽视。要对患儿进行较全面的健康检查，主要检查患儿的生长发育、体重、营养状况、心肺功能、有无上呼吸道感染以及其他先天性畸形等全身器质性疾患；实验室检查主要是胸片、血常规、出凝血时间、活化部分凝血活酶时间（APTT）或凝血酶原时间（PT）。值得一提的是：部分腭裂患者可同时伴有全身其他部位脏器或肢体畸形，必要时应做针对性检查。手术应在腭裂患儿一般情况良好时进行，否则应推迟手术。口腔颌面部也应进行细致检查，如面部、口周及耳鼻咽喉部有炎症存在时，需先予以治疗。如扁桃体过大并可能影响手术后呼吸者，应请耳鼻喉科医师先摘除；要保持口腔和鼻腔清洁，术前先清除口腔病灶。

对畸形程度严重、大年龄男性腭裂患者，应排除血液方面等疾病，如需要，预先还要制妥腭护板。

五 麻醉选择

腭裂手术应采用全身麻醉，并行气管内插管，以保持患者术中呼吸道通畅和氧气吸入。腭裂手术的气管内插管可以经口腔插管，也可经鼻插管，但临床上以前者为多。经鼻插管可借鼻孔固定，又不干扰口内的手术操作；但是行咽后壁组织瓣转移手术，应采用经口腔插管，用胶布将其固定于左侧口角或下唇的一侧，最好用缝线在口角处缝合一针加强插管的固定，以防插管移动或滑脱。幼儿的喉头黏膜脆弱，气管内插管可能损伤喉头或气管而引起喉头水肿，造成严重并发症，故操作时应细致、轻柔、正确。

六 手术方法

法国牙科医师Le Monnier早在1764年就施行过关闭腭裂的最原始手术。1861年von Langenbeck提出了分离裂隙两侧黏骨膜瓣向中央靠拢，一次手术关闭软硬腭裂的手术方法，被人们认为是腭裂修补的基本术式。在长期的临床实践中，各国专家们提出了各自不断加以改进的手术方法。这些手术方法可分为两大类：一类是以封闭裂隙、保持和延伸软腭长度、恢复软腭生理功能为主的腭成形术（palatoplasty）；另一类是以缩小咽腔、增进腭咽闭合为主的咽成形术（pharyngoplasty）。后者的适应证是腭咽闭合功能不全者。在大龄患儿或成年患者，如有必要可两类手术同时进行。幼儿患者一般只需行腭成形术，待以后有必要时再二期行咽成形术。

腭裂修复手术的方法除切口不同外，其基本操作和步骤大致相同。

（一）Von Langenbeck 术

Von Langenbeck 是第一位设计并应用同时关闭硬、软腭裂隙手术方法的学者。此方法的优点在于手术操作相对简洁，术后裸露骨面较小，可能对上颌骨生长发育的影响较小；其缺点则是软腭后退较少。

1. 体位　患儿平卧，头后仰垫肩。手术者的位置以手术操作方便及术者的习惯而定，一般在手术台前端、患儿的头顶或头侧进行手术。

2. 切口　在做切口前先在腭部用加适量肾上腺素的 0.25%～0.5% 利多卡因或生理盐水作局部浸润注射，以减少术中出血和利于剥离黏骨膜瓣。切口用 11 号尖头刀片从腭舌弓外侧翼下颌韧带稍内侧开始绕过上颌结节的后内方至硬腭，沿牙龈缘 1～2mm 处向前切开黏骨膜，直至超过裂隙 1cm；应注意，切口在硬腭处应深达腭骨骨面，勿伤及腭降血管和伴行的神经束，也勿超越翼下颌韧带外侧，以免颊脂垫露出。

3. 剖开裂隙边缘　沿裂隙边缘由前向后直抵腭垂末端，小心地将边缘组织剖开。软腭边缘特别是腭垂部分的剖开应小心进行，用力适中，刀刃必须锋利，因这部分组织十分脆弱，极易造成撕裂。

4. 剥离黏骨膜瓣　以剥离器插入松弛切口，向内侧剥离直抵裂隙边缘，将硬腭的黏骨膜组织与骨面分离。剥离黏骨膜瓣时，一般出血较多，对瓣末端和边缘有搏动性出血点，应及时结扎或缝扎止血。剥离黏骨膜组织瓣时，以点带面，要求迅速准确，助手及时吸去血液，使手术野清晰，方便手术。

5. 游离翼钩周边的肌腱　在松弛切口的后端、上颌结节的后上方，扪及翼钩位置，只要充分游离翼钩周边的肌腱，腭帆张肌便失去原有的张力，两侧腭瓣组织可松弛地被推向中央部，以便减少软腭在中线缝合时的张力。

6. 腭前神经、腭降血管束的处理　黏骨膜瓣分离后掀起，显露两侧腭大孔，用血管分离器或牙槽刮匙从腭大孔后缘细心插入，提起血管神经束根部，小心游离血管神经束 1～2cm，以消除其对腭瓣的牵制。在对成年人行腭前神经、腭降血管束处理时应该格外小心，若有失误，极易将腭血管神经束弄断，从而导致同侧组织瓣部分坏死，严重者可发生腭部洞穿性缺损。

7. 腭腱膜的处理　在软硬腭交界处，将黏骨膜瓣拉向外后侧，显露腭腱膜，用细长弯头组织剪或 11 号锋利尖刀片，沿腭骨后缘剪断腭腱膜。可视裂隙大小、需要松弛的程度，决定切断或不切断鼻腔黏膜。这样可使两侧软腭鼻黏膜得到充分游离，并能在中央无张力下缝合。

8. 分离鼻腔侧黏膜　用弯剥离器从硬腭裂隙边缘切口的鼻侧面插入，并充分分离，使两侧鼻腔黏膜松弛，能在中央缝合，以消灭鼻腔创面。分离时，应注意剥离器刃应紧贴骨面，否则易穿破鼻腔侧黏膜。另一侧按照以上步骤做同样操作。

9. 缝合　将两侧腭黏骨膜瓣及软腭向中央靠拢，后推并与对侧组织瓣相接触后，用 0 号或 3-0 细丝线将两侧组织瓣分层缝合。缝合应先自前向后再自后向前，先缝合鼻腔侧黏膜，再缝合软腭肌层，最后由后向前缝合口腔侧黏膜。在硬腭区，可采用纵行褥式缝合与鼻腔侧黏膜兜底缝合加间断缝合，使两侧黏骨膜瓣内侧缘与鼻腔侧紧密贴合，防止黏骨膜瓣脱离骨面，并保持腭穹隆的高度。

10. 填塞创口　目前低龄的接受腭成形术的患者较多，因此在松弛切口放置止血纱布或不做任何处理也可。但大龄患者或有渗血者，必须缝扎活跃的渗血点，以防术后出血。

（二）单瓣术

单瓣术亦称后推术（push-back operation）或半后推术，适用于软腭裂。该方法由 Dorrance

（1925）首先提出，后经张涤生教授改进，将两次手术合为一次完成。其手术方法为：从一侧翼下颌韧带稍内侧起，绕过上颌结节的内后方，距牙龈缘2～5mm处沿牙弓弧度做一弧形切口，至对侧翼下颌韧带稍内侧为止，然后剥离整个黏骨膜瓣。此种切口不能切断腭前神经、腭降血管束，只宜游离之。如前端的弧形切口在乳尖牙部位（成人在前磨牙部位）即弯向对侧，称为半后推切口。此种切口由于腭瓣较小，故可将血管神经束切断，并结扎，也可保留血管神经束，并作充分游离。

游离翼钩周围的肌腱，这时整个腭黏骨膜瓣就可以向后方推移，从而达到延长软腭的目的。然后将腭裂边缘剖开形成创面，分层缝合软腭。如果硬腭后缘鼻侧黏膜不剪断，可在软腭裂隙两侧鼻侧黏膜作Z形黏膜瓣交叉，以达到延长鼻侧黏膜的目的。最后将黏骨膜瓣前端与腭骨后缘的膜性组织缝合数针，以固定黏骨膜瓣。用碘仿纱条油纱布填塞两侧切口及腭骨组织的暴露创面，敷料可用缝线（或用护板）固定。

（三）两瓣术

两瓣术又称两瓣后推术，是在von Langenbeck术的基础上加以改良发展而来，是多瓣术中最常用的手术方法，能达到关闭裂隙、后推延长软腭长度的目的。该术适用于各种类型的腭裂，特别适用于完全性腭裂及畸形程度较严重的不完全性腭裂。其手术方法为：修复完全性腭裂时，切口从翼下颌韧带内侧绕过上颌结节后方，向内侧沿牙龈缘1～2mm处向前直达裂隙边缘，并与其剖开的创面相连。

修复不完全性腭裂时可根据腭裂畸形的程度，切口到尖牙或侧切牙处时就斜向裂隙顶端，使之呈M形，然后剥离黏膜组织瓣，剖开裂隙边缘，游离翼钩周围的肌腱，分离鼻腔黏膜，剪断腭腱膜，最后缝合。单侧完全性腭裂由于健侧与鼻中隔犁骨紧连，不可能在该侧显露和分离鼻腔黏膜。硬腭鼻侧面的关闭就不可能是两侧鼻黏膜相对缝合，而必须将健侧犁骨黏膜瓣向上翻转，使创缘与患侧鼻侧黏膜缝合，以封闭鼻腔侧创面，称犁骨黏膜瓣手术。

以前，犁骨黏膜瓣手术常与唇裂修补同时进行，以先期整复硬腭的缺损；目前，该术常作为腭裂手术关闭鼻腔创面阶段的组成部分，很少单独施行。其手术方法为：在健侧腭瓣形成后，沿裂隙边缘的切口，用扁平剥离器直插入犁骨骨面，先应以点破面，即可容易地将犁骨黏膜分开；然后在犁骨后缘向颅底方向做斜行切口，形成梯形瓣，则犁骨黏膜瓣即可翻转接近对侧，与对侧鼻侧黏膜缝合，关闭鼻腔创面。修复双侧完全性腭裂时，在犁骨做双Y形切口，剥离后形成双侧犁骨黏膜瓣与两侧裂隙的鼻腔侧黏膜相对缝合，关闭鼻腔侧创面。如为单独施行犁骨黏膜瓣手术，就需先在健侧腭部与犁骨交界处切开；缝合时，患侧裂隙边缘亦需剖开并稍加分离，然后将犁骨黏膜瓣插入此间隙中，与患侧瓣边缘相对缝合几针即可。

（四）提肌重建术

Braithwaite等（1968）提出修复腭裂时应恢复腭帆提肌的正常位置。手术时不仅应将软腭肌从硬腭后缘、后鼻棘等不正常的附着处游离，还应将游离的肌纤维与口、鼻腔侧黏膜分离，形成两束蒂在后方的肌纤维束；然后将两侧肌纤维束向中央旋转并对端、交织缝合在一起使呈拱形（即正常的悬吊姿态）。通过手术将移位的腭帆提肌纤维方向重新复位在正常位置，从而进一步发挥腭帆提肌对腭咽闭合的作用。其他操作步骤与两瓣术基本相同（图42-50）。

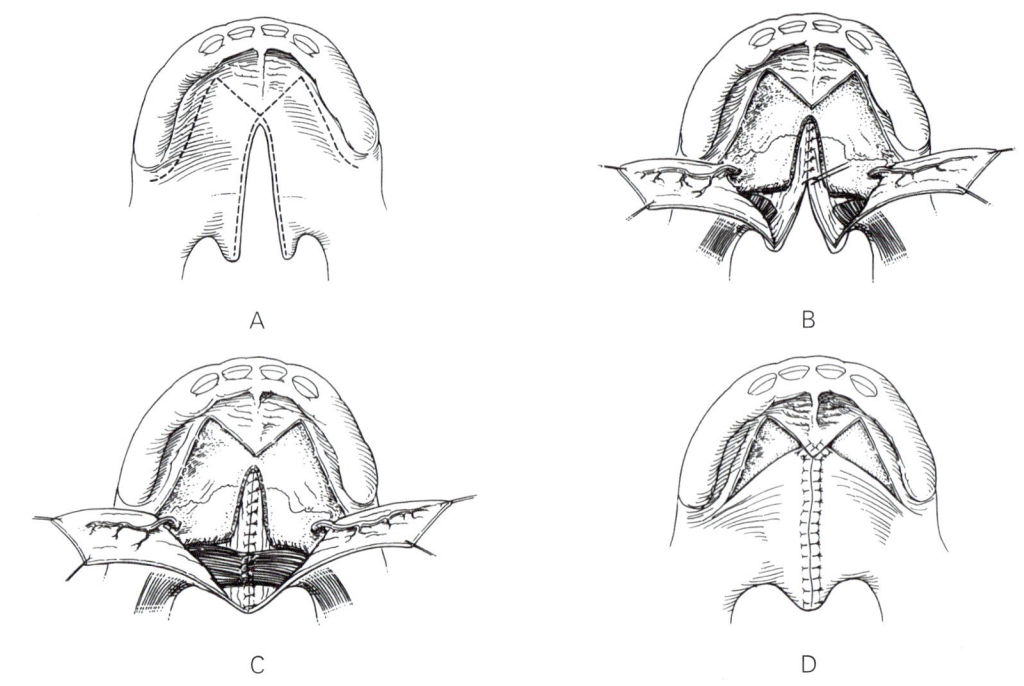

图 42-50　提肌重建术示意图

（五）软腭逆向双 Z 形瓣移位术

软腭逆向双 Z 形瓣移位术由 Furlow（1978）报道，即通过口腔面和鼻腔面两个方向相反、层次不一的 Z 形黏膜肌瓣交叉移位，以达到肌纤维方向复位和延长软腭的目的，适用于裂隙较窄的各类腭裂和腭裂术后腭咽闭合不全或先天性腭咽闭合不全者。其手术方法为：剖开裂隙边缘后，在口腔黏膜面的裂隙两侧各做一个呈 60° 的斜行切口，形成 Z 形组织瓣，蒂在前面（近硬腭）的组织瓣切口仅切开口腔黏膜层，蒂在后方（近软腭游离末端）的组织瓣切口应切断肌层达鼻腔侧黏膜。分离后，在口腔侧即形成两个层次不一的对偶三角组织瓣，即一蒂在前的口腔黏膜瓣与一蒂在后的口腔黏膜肌瓣。然后在鼻腔面做两个方向与口腔面相反的斜行切口，以形成鼻腔侧两个层次不一的对偶三角组织瓣，即一蒂在前面的鼻腔黏膜瓣与一蒂在后面的鼻腔黏膜肌瓣。最后分别将鼻腔面和口腔面的对偶组织瓣交叉移位缝合，裂隙两侧的肌纤维方向也将随组织瓣的移位交叉而恢复到水平位，并相对重叠，近似正常。同时由于 Z 形组织瓣的交叉，还达到了延长软腭的目的（图 42-51）。

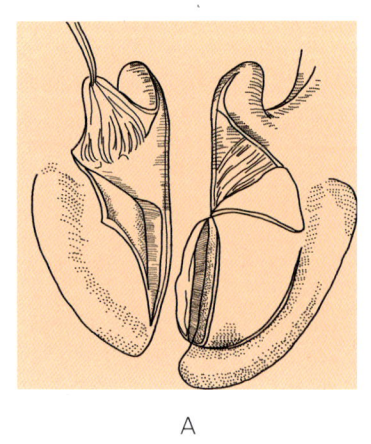
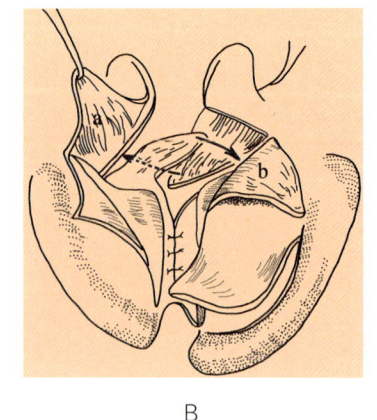
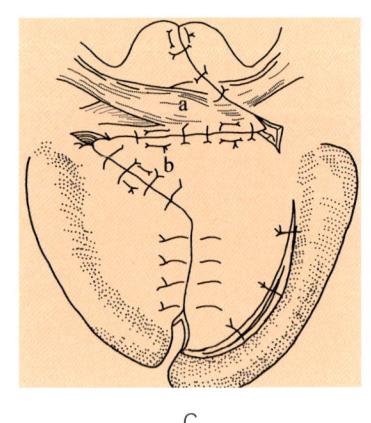

图 42-51　软腭逆向双 Z 形瓣移位术

美国费城儿童医院的Randall教授于1979—1992年间用软腭逆向双Z形瓣移位术治疗腭裂共390例，其中181例手术年龄小于6个月，术后都曾接受语音病理学家的语言治疗。术后5年随访，其中88.4%的患儿具有良好的腭咽闭合和语言功能。

Furlow本人提出以下意见：第一，此术术后患者软腭确实可以延长1cm，但半数以上患者在术后早期并无明显的语音改善；第二，不在硬腭做松弛切口，避免骨面暴露妨碍上颌骨的发育；第三，不截断翼钩，避免妨碍咽上缩肌的功能；第四，不在咽侧作潜行分离，避免损伤腭帆提肌；第五，操作不熟练者不宜使用该手术方法。

七 咽成形术

咽成形术是指以缩小咽腔、增进腭咽闭合为目的而对腭咽闭合不全施行的各类手术的总称。最常用的手术方法有以下几种：

（一）咽后壁组织瓣转移术

此术将咽后壁黏膜瓣转移至软腭部，达到延长软腭长度、缩小腭咽腔、改善腭咽闭合功能和发音条件的目的。此术适用于软腭过短或者腭垂缺少、软腭与咽后壁距长、软腭活动度差、咽侧壁移动度好的腭咽闭合不全者。其手术主要步骤如下：

1. 设计　在软腭从腭垂正中切开至软腭中部，或用缝线或单钩将软腭向前牵拉，充分暴露咽后壁。用亚甲蓝液在咽后壁上画出一舌形瓣边界，蒂在上方，相当于第1颈椎平面上方。瓣的宽度和长度必须根据每位患者腭咽闭合不全的程度、腭咽腔的深度、咽侧壁向中央移动的程度以及咽后壁的宽度进行设计。瓣的宽度不应过窄，约为咽后壁宽度的2/3以上。以瓣的游离端与软腭中部或前部鼻侧面在无张力下缝合为妥。用含有1/10万或1/20万的肾上腺素的0.5%～0.25%的利多卡因溶液在设计范围内于椎前筋膜浅面作浸润注射，有利于手术操作和减少出血。

2. 切开　应确认咽侧壁无异常搏动，并在咽后壁所设计的瓣的下端缝合一针作为牵引线，按设计线做切口，深达椎前筋膜浅面。用组织剪剥离，形成咽后黏膜肌瓣，然后适当剪断瓣的下端，使瓣的下端游离并向上翻转可达软腭中后部鼻侧面。咽后壁两侧组织向中央拉拢缝合于椎前筋膜上，以缩小咽后壁创面。

3. 形成软腭创面及缝合　在软腭中后交接部位的鼻侧黏膜面，形成一个蒂在腭垂方向的黏膜瓣，将鼻侧黏膜向后翻转，使形成的创面可以与咽后壁组织瓣的缝合。将咽后壁组织瓣创面与软腭创面紧密贴合，瓣的前端进行贯穿全层褥式缝合，其余部位作间断缝合。

（二）鱼口式咽后壁组织瓣转移术

近年来，上海交通大学医学院附属第九人民医院唇腭裂治疗研究中心对传统咽后壁组织瓣转移术式进行了改良，并对466例做过这一改良手术的患者进行了随访，术后出现轻度腭咽闭合功能不全者仅7例，可见这一改良有效地提高了咽成形术的成功率。值得一提的是：该术式仅限于腭裂修复术后和先天性腭咽闭合功能不全者，不能与腭裂修复术同时进行。其手术方法如下：

局部麻醉方法，以及咽后壁组织瓣的设计、制备，与传统的咽后壁组织转移瓣相同。

在距腭垂0.5～0.7cm的软腭口腔面处做一横行切口，宽度与咽后壁组织瓣宽度相同，贯穿切开至鼻腔黏膜；然后去除距咽后壁组织瓣末端0.3～0.5cm处的附着黏膜，将其组织瓣插入切口间。将组织瓣分左、右、中固定三针于肌层，最后缝合软腭切口。

（三）腭咽肌瓣转移术

由于形成咽后壁的两侧纵行切口均会切断进入咽上缩肌的运动神经，因此咽后壁形成是静态地延长软腭，将腭咽腔一分为二来达到缩小腭咽腔的目的的，从而使人在发音时不能进行协调运动。Orticochea（1959）提出动力性鼻口咽括约肌手术，即利用两侧腭咽肌瓣转移，可以不损伤肌瓣的运动神经，从而建立一个有收缩功能的新咽腔。其手术方法如下：

1. 腭咽肌瓣制备　先在一侧腭咽弓下端附着处缝合一针以作牵引。沿腭咽弓前外侧和后内侧黏膜分别做一纵行水平切口，从扁桃体窝上端至腭咽弓附着端，切口深度应达咽上缩肌浅面。在平舌根水平横行剪断黏膜及腭咽肌下端，形成蒂在上方的腭咽肌膜复合组织瓣。注意不能分离过高，以免损伤咽丛。腭咽肌瓣掀起后，将腭咽弓创缘对位拉拢缝合，关闭创面。

2. 咽后壁创面制备　在相当于腭平面的咽后壁部位中央做一个蒂在上方的宽1.5～2cm、长1～1.5cm的咽后壁组织瓣；或在咽后壁中央与腭咽弓后缘切口相连处做一个横行切口，深度达椎前筋膜浅面。

3. 腭咽肌瓣转移及缝合　将两腭咽肌瓣都向着中线旋转90°。缝合时，先将两瓣游离端转成水平方向，褥式缝合成黏膜肌环；然后将其向上翻转，使其创面与咽后壁组织瓣创面褥式缝合固定，并将黏膜肌瓣边缘与咽后壁创缘紧贴缝合，形成咽后壁突起呈横嵴状的括约肌环。如在咽后壁中央做横行切口，则将横行切口缘向上、下稍加分离并翻转，然后将腭咽肌环创面与咽后壁创面相贴合，肌环两边缘与咽后壁创缘相缝合，形成咽后壁带状突起呈横嵴状的括约肌环。

4. 腭咽肌瓣的手术适应证　4岁以上；无扁桃体炎症反复发作史，咽侧窝无粘连，易于显露腭咽弓者；咽腔横径宽而腭咽弓发育较好者（可借腭咽肌瓣转位而有效地缩小咽腔横径）；咽腔前后距离短、软腭运动良好者（可有效地重建良好的腭咽闭合）。

八　术后处理

1. 腭裂手术后，需待患儿完全清醒后才可拔除气管内插管。拔管后患儿往往有一个嗜睡阶段，因此回到病房或复苏室后，仍应按未清醒前护理，严密观察患儿的呼吸、脉搏、体温；体位宜取平卧头侧位或平卧头低位，以便口内血液、唾液流出，并可防止呕吐物逆行性吸入。病房应配有功能良好的吸引设施，以便及时吸除口鼻腔内过多的分泌物。在嗜睡时患儿可能发生舌后坠，这会妨碍呼吸，可放置口腔通气道，必要时给予氧气。如发现患儿哭声嘶哑，说明有喉头水肿，应及时用激素治疗并严密观察呼吸。常规可用地塞米松5mg肌注或静脉用药。发现呼吸困难时应尽早行气管切开术，防止窒息。术后高热应及时处理，预防高热抽搐、大脑缺氧。

2. 注意术后出血。手术当天唾液内带有血水而未见有明显渗血或出血点时，局部无须特殊处理，全身给药可给予止血药。如口内有血块，应注意检查出血点，有少量渗血无明显出血点者，局部用纱布压迫止血；如见有明显的出血点应缝扎止血；量多者应及时送回手术室探查，彻底止血。

3. 患儿完全清醒4个小时后，可喂少量糖水，观察半小时，没有呕吐时可进流质饮食，但每次进食量不宜过多。流质饮食应维持至术后7天，继以半流质3～5天，10天后可进普食。

4. 保持口腔卫生。鼓励患儿饮食后多饮水，以利于保持口腔卫生和伤口清洁。严禁患儿大声哭叫或将手指、玩具等物纳入口中，以防伤口裂开。腭部伤口缝线可不拆除，任其自行脱落。

5. 口腔为污染环境，腭裂术后应常规应用抗生素2～5天，预防伤口感染；如发热不退或已发现伤口感染，抗生素的应用时间可适当延长。

6. 为了术后有利于保持口腔清洁，可用呋麻滴鼻液滴鼻，一天2～3次。

九 术后并发症的防治

(一) 咽喉部水肿

因气管内插管时的创伤或压迫以及手术对咽部的损伤,都可能导致咽喉部水肿,造成呼吸或吞咽困难,严重时可发生窒息。其防治措施为:根据患儿年龄选择适宜大小的插管,防止导管对气管壁造成持续性压迫;插管动作要熟练轻巧,尽量减少创伤。手术时尤其是行咽成形术时操作应仔细、轻巧,止血彻底,以减少组织损伤和血肿形成。尤其在关闭创面时,必须确认两侧缝合层次正确无误。术后给予适量激素可以减轻或防止咽喉部水肿的发生,必要时应气管切开。

(二) 出血

腭裂术后大出血并不多见,但在幼儿患者,即使是少量出血,也能引起严重后果,故术后应严密观察是否有出血现象。术后的早期出血(原发性出血)多由术中止血不全导致。出血部位可来自断裂的腭降血管、鼻腭动脉、黏骨膜瓣的创缘以及鼻腔侧暴露的创面。术后较晚期的出血(继发性出血)常由创口感染引起。

一旦发现出血,应及时查明准确的出血部位和出血原因。如为渗血,可用明胶海绵或止血粉、止血纱布,或浸有肾上腺素的小纱布行局部填塞和压迫止血。如出血在鼻腔侧创面,可滴入1%麻黄素溶液数滴,或以浸有麻黄素液的纱条填塞和压迫止血。发现有明显的出血点时,应及时缝扎止血。如查明为凝血障碍引起的出血,应输鲜血,并给予相应的止血剂,如维生素 K_1、维生素 K_3 或酚磺乙胺等,必要时应请相关科室会诊,进一步明确诊断和处理。

(三) 窒息

腭裂术后发生窒息极为罕见,但一旦发生将严重威胁患者的生命,应该给予足够的重视,积极预防窒息的发生。腭裂术后患者应平卧,头偏向一侧,以免分泌物及渗血或胃内容物误入气道。腭裂术后患儿的腭咽腔明显缩小,加上局部肿胀,使患儿的吞咽功能较术前明显下降。对于一些手术时间长或小下颌(Robin综合征)患者,尤其应加以注意。

防治措施:除了咽喉部水肿的防治措施外,患者完全清醒后应予流质饮食,速度不宜过快,一次进食量不宜过多;在咳嗽和大声哭闹时暂时不宜进食。一旦发生窒息,应迅速吸清口内、咽喉部液体,速请麻醉科医师行气管插管,并请相关科室人员共同抢救。若两肺有分泌物,即使行气管切开,其效果也差。

(四) 感染

腭裂术后感染者极少见,偶有局限性感染。严重感染可见于患儿抵抗力差、操作不熟练以及手术时间过长等情况。

(五) 创口裂开或穿孔(腭瘘)

根据复裂的范围,一般不主张马上再次手术,建议8个月后再处理。

第八节 腭裂术后语音障碍的诊断与治疗

一 腭裂术后语音障碍的病因

腭咽闭合功能不全是腭裂患者术后引起语音障碍的主要和常见原因。患者在发爆破音（也称塞音）、摩擦音及其他一些辅音时可不同程度地出现过度鼻音或鼻漏气，即可确诊为腭咽闭合功能不全。发/a:/音时腭咽腔过大，有的是因软腭过短，或不对称；有的是因为软腭区瘢痕广泛；也有的患者腭咽腔虽然不大，但用常规方法难以看到腭咽腔，这是由于这些患者的腭咽腔过深，不易清晰见到腭咽腔和咽后壁；有的患者虽然没有显而易见的腭裂和腭隐裂畸形，但在发/a:/音时，软腭毫无动度。因此，腭咽闭合功能不全的临床表现以过度鼻音和语音清晰度差为主，临床上专科医师认真检查一般不易漏诊或误诊。腭咽部在人体中虽仅占那么小小的一部分，但它所起的生理作用真是非同一般；虽然症状并不十分复杂，但国内外至今还难以找到一种统一、明了的检测或影像学标准。临床医师对典型的腭裂术后的腭咽闭合功能不全的诊断并不困难，但对一些边缘性和综合征型的患者进行及时明确诊断仍有一定的难度。正因为如此，在一些英语文献中常常出现意义各异的有关腭咽闭合功能不全的词汇，常用的有"velopharyngeal dysfunction""velopharyngeal inadequacy""velopharyngeal incompetence""velopharyngeal impairment""velopharyngeal insufficiency"等。这些专业名词翻译成汉语几乎都可译成统一的"腭咽闭合功能不全"。笔者曾和美国北卡罗来纳州州立大学颅颌面治疗研究中心的 Warren D. W. 教授等专家讨论过这些专业名词的确切含义，但难以真正找到和汉语有确切对应关系的词。由此可见，至今临床上对过度鼻音、鼻漏气都用"腭咽闭合功能不全"这一专有名词确有不够确切或全面之处。对临床上不同类型的"腭咽闭合功能不全"相对应的专业用词，还需国内同行和学者共同探讨和总结，只有如此才有望不断完善该专业用语的准确性和规范性。

二 腭咽闭合功能不全的诊断方法

临床上对腭咽闭合功能不全（VPI）的检测方法大致可归纳为主观评价和客观评价两大类。在现代科学技术发展突飞猛进和医疗检测仪器不断创新的年代，难免受到一些医学治疗技术的超常干预，有些临床医师过度依靠仪器的作用，在充分相信现代医学技术威力的同时，不应忽略患者的每一个主诉，应仔细检查每个患者的体征，尤其是对患者的口咽、腭咽部动静状态的观察。认真审听患者在发音时的语音清晰度非常重要，因为至少在目前还没有任何一种精密仪器能替代专业人员的审听方法。

腭咽闭合功能是指在发音过程中软腭与咽后壁的协调运动。在发某些音时，软腭后1/3与咽壁形成广泛而紧密的接触，瞬间使口腔与鼻腔完全隔开，以维持发音者语音的共鸣平衡，同时在口腔内形成一定的呼吸气流压力。患者在发音时口鼻腔不能按正常生理要求瞬间有效地隔开，也不可能在口腔内形成足够的气流压力，造成在发爆破音、摩擦音时发音困难，以及辅音弱化或脱落。临床上大多数患者试图通过自我调整发音习惯来纠正自己的异常语音，而事实结果是：患者的语音清晰度没有任何改善的迹象，久而久之，反而更加重了患者的不良发音习惯。这也就是为何临床上大龄语音障碍者的治疗难度远远大于低龄者，治疗所需疗程也明显长于低龄者的原因所在。

（一）口腔和腭咽部的常规检查

临床检查时被检查者取坐位，头后仰至与水平面呈45°左右，嘱患者发/a:/音时（维持2~3秒时间），仔细观察软腭、咽侧壁、派氏嵴在发声时的收缩程度和形态，重点观察这一部位组织的活动度是否有力，形态是否对称、能否闭合，腭咽腔有无过深，两侧扁桃体有无过大，腺样体有无增生或充血，以及咽后壁区有无瘢痕和咽侧壁部位有无异常搏动等。

（二）语音清晰度测试

语音清晰度测试是临床上最常用于评价患者语音清晰度的重要方法之一。它具有方法简单、容易推广、无医源性交叉感染等优点，是深受国内外语音病理学家欢迎的一种常规检查方法。自上海交通大学医学院唇腭裂治疗研究中心和华东师范大学所建立的汉语语音清晰度测试字表1993年用于临床以来，已被国内外一些同行所应用。受过一定训练的专业人员或从事过多年唇腭裂临床治疗的医护人员，基本能在临床上熟练地运用汉语语音清晰度测试字表。测试时应注意以下几点：①在测听时应该特别强调患者的肢体尽可能放松，呈自然状态；②环境应该保持安静，室内外无噪声，一般在密闭性能良好的专业录音室内进行；③被检查者的语速不宜过快，音量不宜过轻，被检查者的口腔一般距麦克风5~8cm；④审听者在记录和审听的同时，必须密切注意被检查者在发音时口腔颌面部的动态，如额部、面中1/3的肌肉有无参与运动等；⑤必要时对每个可疑发音进行多次慢读，同步录音，供评价和音声分析用。

（三）气流、气压测定法

气流、气压测定法能直接测定患者在呼气或指定语音时口腔和鼻腔的压力、气流流量，是一种无任何损伤性的临床检查方法。现已有专业软件供临床诊断或检测使用。该方法的优点是：能比较客观地评价患者在发音时口腔、鼻腔的压力和气流流量，也可以检测腭咽腔的大小。该仪器除了价格比较昂贵外，临床上难以观察VPI的形态等是其主要不足点。

（四）吹水泡试验

吹水泡试验（blowing test）是目前临床上最为常用、简单、实用的常规检查方法。具体检查方法是在普通水杯内放入1/3水，将一根吸管置于水中，然后让被检查者吹水泡，并认真记录每一次吹水泡所能维持的时间。特别应该指出的是：同被检查者说明如何正确吹水泡的方法这一环节不应被忽略。要耐心而认真地叮嘱每一位被检查者：水泡要吹得小，时间应维持得长，并认真记录最长一次的时间。正常语音者一般可维持20秒以上，VPI患者往往只能维持2~8秒。

（五）雾镜检查法

雾镜检查法是指用一块特制的、有刻度的不锈钢板作为雾镜，嘱患者在发某些音（常用于临床检查的音有：/ji/、/qi/、/xi/、/zi/、/ci/、/si/、/pa/等）或在吹水泡时，把雾镜水平放置在患者的鼻底部，视其金属板面上在发这些音时雾气的程度。患者VPI程度越严重，雾镜面上的雾气范围就越大。值得注意的是，如果室内温度过高（25℃以上），雾镜检查的敏感性会受到一定影响，从而直接影响检查结果的准确性。

（六）鼻息计检查

鼻息计是目前临床上较常用的一种语音专科检查仪器，能用于了解患者在发音时过度鼻音和鼻漏气的程度，从而反映VPI的程度和声音的物理量，但它需要特定的被检音，而且并非所有的被检音都有效果。这一检查方法在国外使用比较普遍。其优点是有助于了解口腔和鼻腔的共鸣状况，也可作为语音治疗仪器；主要不足之处是临床上需选择特定的词句和被检音，并且需要操作者经过专业培训，同时该仪器的价格也比较昂贵。

（七）头颅侧位片检查

随着近年来医学影像仪器性能的提高，临床上即使一般头颅侧位平片也能非常清晰地显示软腭、咽后壁等区域的解剖标志。上海交通大学医学院唇腭裂治疗研究中心临床常规检查患者腭咽部在静态、发/ka/音和发/m/音的三个不同的位置，从这些位置改变中可以比较客观地了解软腭的活动程度、腭咽腔的深度以及软腭肌层的厚度。目前在临床上此方法用于低龄者和合作较差的患者检测时还是有困难的，同时有发射源的副作用。

（八）鼻咽纤维内镜检查

自1969年Pigott医师首先报道用鼻咽纤维内镜对正常成人进行腭咽部动态观察以来，国内外学者已发表了许多这方面的研究文章。近年来随着影像学技术的发展和计算机技术的应用，能将被检查者腭咽部的运动状态同步地客观记录在录像带或相应的软件上，为临床医师在诊断和治疗时提供具有参考价值或指导价值的材料。这一检查方法的最大优点是：临床医师能直接观察到被检查者的腭咽部在动态和静态转换时的瞬间变化，但需要操作者有一定的专业操作技能，而且在低龄者或合作差的患者中检查尚有一定难度。另一方面，如果临床上消毒不严或不规范，鼻咽纤维内镜容易引起医源性交叉感染。

（九）计算机语音分析仪检测

计算机语音分析仪是近年来深受国内外语音病理学家欢迎和被广泛应用于临床的一种无创、可视、可定量的专业音声语音分析仪器。目前国内外使用最为普遍的是CSL-4500等型号，值得高兴的是目前国内也有专业公司生产相似功能的计算机语音分析系统。它既具备传统语图仪的功能，又结合了计算机高科技应用技术，可用来分析和检测各类异常语音，并能有效地使瞬间变化和一闪而过的辅音得以图像化，有助于客观评价各类异常语音。由于其在临床上无创伤性、无医源性交叉感染等独特的长处，它成了目前在国内外临床上最为流行的专业语音分析仪器。它通过对特有的音压、共振峰、辅音起声时间等进行定量分析和研究，为临床工作者和从事语音病理学研究的学者科学地评价异常语音提供了客观的证据。

三 汉语语音清晰度测试字表的建立和临床应用

人类不同人种的发音器官虽然相同，但所使用的语言不一样。一种语言所用的最小语音单位不过几十个，奇妙的是发音器官可以把它们组合成多种不同的复杂语音形式，代表着无数词语，使语言获得无比丰富的表现能力。传统的语音病理学主要是从听音、记录音声入手来研究语音的，也就是凭我们的耳朵审听或辨听语音，用一定的专业符号把听到的声音记录下来并加以分析，说明所研究的这种语音或异常语音一共有多少个不同的语音单位，这些语音单位是在发音器官的什么部位、用什么方法发出来的，如何纠正患者的不良发音习惯，怎样评估患者语音障碍的严重程度等，这些都急需一套能解决这些问题的语音清晰度测试字表。

凭耳辨听语音，要求辨音能力越强越好，记录语音越细越好。因此，一个从事语音专业或语音病理学专业的人必须经过专业知识的学习和比较严格的听音、记音训练。然而，人耳辨听语音的能力总是有一定限度的，即使是一位经过严格专业训练的语音或语音病理学家，他所记录的也只能是他所听到的声音的主观印象。为了更客观、更精确、更全面地记录和描写所听到的语音，我们进行了一些切合临床实际的研究工作，使只能听而看不到的"语音"变得"视觉化""图像化"和"定量化"。然而，在音声医学领域内，对中国人语音障碍的客观评价及诊断与治疗效果的评价，至今尚无一套能在临床上应用的汉语语音清晰度测试字表（简称"字表"）。此外，如何帮助因口腔疾患而引起语音障碍的患者恢复或改善说话能力、如何训练腭裂术后异常语音患者恢复正常发音，都是医学界迫切希望解决的问题。这项既复杂又艰巨的工作自然只有相关学科间密切配合才能取得进展。由于需解决的是说话问题，如何比较客观地评价其语音清晰度就显得十分重要了。

在以美国和日本为代表的发达国家中，早就有根据母语国家的民族文化、语言文字特征等研究出来的适应本国的统一语音清晰度测试字表，并应用在日常语音障碍的临床诊断与治疗中了。因此，有必要充分和认真地借鉴国外已制定语音清晰度测试字表的理论，以及他们在音声医学研究方面的先进技术和临床经验，结合长期积累的临床资料，制定出一套针对我国汉语语言文字的文化特征的语音清晰度测试字表。在华东师范大学中文系实验语音学朱川教授的鼎力支持和热情协助下，我们设计了这套尽可能适合在我国临床应用的汉语语音清晰度测试字表。

（一）研究对象及方法

1. 研究对象和审听者　被检查者均属腭成形术术后语音障碍，能配合检查和有要求进行语音治疗的患者，能熟练应用普通话，经检查后无严重听力和智力障碍。60例患者中，男女各30例；年龄最小6岁，最大34岁，平均14.2岁。录音时无感冒、咽喉炎、鼻炎等影响语音功能的疾病。

对照组为正常语音，能熟练应用普通话的在校学生。30名学生中，男女各15名。录音时无影响发音的疾病。

审听者为听力正常，能熟练掌握普通话，并在语音治疗专业工作8年以上的专业人员，共3名。

2. 检查方法　在室内，无任何干扰，一对一地进行录音。录音前，尽量让被检查者处于自然放松状态，这对于儿童或精神过分紧张者尤为重要。让患者熟练朗读检测字表，确认无生字或难以发清和不易发准的字音。确认无误后，嘱患者取坐位，发声时口腔距麦克风5～8cm，按提示要求逐行、逐句、逐字朗读。录音时速度不宜过快，平均每1～2秒一个音，音量要适中（录音机能调试至要求的范围），过度或过弱可能影响语音清晰度的测试结果。因此，在检查时应该特别强调每个被检查者"发音要到位，一丝不苟，尽可能放松"。

3. 审听方法　长期的临床实践结果告诉从事音声医学的临床医师，其实语音仅仅是语言感知的外壳。人们就是通过听觉感知来接受语言所传递的信息的。因此，判断语音的正确与错位也应该通过听觉感知来实验。审听是目前听觉感知的重要手段。但是，笼统地说"审听"似乎有失于科学性，使结果的客观性、真实性、可靠性不同程度地下降。不同的审听者和不同的审听方法所得出的结果是有差异的。由研究语音学的专家审听的结果和一般人审听所找出的问题显然不完全相同。为了避免人为主观判断误差，提高审听的可信度，应注重审听的环境，并由两位专业人员各自按其所听清楚的语音逐字记录在特定的字表中，然后将记录所得的结果与字表认真进行逐一核对，找出其不同的字音，也就是被检查者的异常发音，最后算出两个审听结果及其平均值，即汉语清晰度测试的百分比。

（二）汉语语音清晰度测试字表

在语音病理学或语音学研究中，字表是不可或缺的重要工具之一。无论是语音病理学中的语音训练或治疗，还是外国人学习汉语时的语音测试，都需要有一份尽可能完备和理想的字表，如同检查视力有视力表那样，能有一张在国内被大家接受的"语音清晰度测试字表"。但字表完全不同于视力表。字表必须以各国特有的文字为背景，不能直接套用别国的字表。为了客观地评价和审定患者语音障碍的程度,根据临床上语音障碍患者出现最频繁的异常语音而设计成语音清晰度测试字表Ⅰ(表42-1),同时按我国汉语语音的病理学理论设计制成语音清晰度测试字表Ⅱ。字表Ⅰ选用汉字100个,其中包括:①所有汉语普通话的声母和韵母;②所有汉语常用音节14个,次常用音节33个;③能反映汉语音位结合规律,如n、l及零声母有四呼而其他各组均不能搭配的;④能反映汉语音位对立关系,如舌尖前与舌尖后对立、前后鼻音对立及f-h、n-l、i-ü对立等。

表 42-1 语音清晰度测试字表Ⅰ

拜	杯	奔	别	冰	抱	叁	粗	四	赛
爬	盼	盆	胖	票	片	算	知	这	张
大	带	刀	掉	端	点	争	吃	愁	师
特	偷	汤	听	吞	贪	少	瘦	山	帅
泣	给	狗	跟	光	公	日	肉	然	入
渴	考	看	康	夸	快	瑞	蓉	陈	猪
家	叫	剪	中	觉	军	宽	国	不	热
切	求	曲	圈	裙	穷	凶	藏	催	休
瞎	小	秀	先	许	自	灾	鸡	找	嫂
贼	祖	坐	亲	村	松	终	常	量	谢

所选用的汉字充分考虑到临床上大部分患者是学龄前后的小学生,因此绝大多数汉字选自北京语言学院所编的《实用汉语课本》(第一册),极少数选自第二册。换而言之,这些字表所出现的字,都是日常生活中使用最频繁的汉字,我们试图通过它们客观地了解不同的调音点、审听语音障碍的类型和程度。

汉语语音清晰度测试字表的计算方法:

$$清晰度值(\%)=\frac{Ⅰ值×审听者人数}{审听者人数}$$

其中,Ⅰ值=字表Ⅰ各审听者核对正确音的相加数。

结果:语音障碍组,字表的检查包括两个方面,即选择性语音清晰度检查和诊断性语音清晰度检查。前者是通过字表的检查,可比较迅速地了解到那些不易发准或发清楚的音,并找出其规律。如患者在发含有"s"的语音时出现异常,要特别注意它的相近语音,如"x""q""z""c""j"等,并观察其在发音时口唇、舌及下颌的动态,以帮助和提高所测异常语音的清晰度。而后者是在前者的基础上,经反复检测、观察分析所得到的较客观的评价量。腭咽闭合功能不全患者在发爆破音(塞音)和摩擦音时,几乎都难以发清这些语音,并伴有其他不良发音习惯。反之,腭咽闭合功能良好的患者虽然语音清晰度较高,但在发摩擦音时往往也可暴露无遗。60例语音障碍患者的检查结果见表42-2。

表 42-2 语音障碍与语音清晰度的关系

分级	语音障碍与语音清晰度的关系	清晰度	被检者(例)
0	大部分会话内容基本容易理解。常伴有腭化构音、侧化构音和轻度的鼻腔构音	71%~96%	14
1	大部分会话内容不容易理解。常伴有腭咽闭合功能不全,可有声门爆破音或侧化音	36%~70%	35

续表

分级	语音障碍与语音清晰度的关系	清晰度	被检者(例)
2	会话内容要反复试问才能勉强理解。几乎所有的患者都存在着腭咽闭合功能不全,所发辅音几乎难以听清,发爆破音时面部表情肌可参与运动。常有典型的声门爆破音、咽喉摩擦音和过度鼻音	≤35%	11
总计			60

注：本组资料中审听字表Ⅰ的平均值，两位审听者一致率≤±7%（平均）。

正常语音组：在校学生30名，男女各15名，除1名为山西籍学生外，其余均为上海籍学生。在上述同一环境下，经3位审听者审听、检测后，评价其语音清晰度字表测听结果。计算所得结果表明：语音清晰度全部≥97%，两位审听者一致率达97%。

20世纪70年代，著名日本语音病理学家田口先生曾指出，通过对异常语音患者某些语音的检查，有助于客观地了解患者在发音时的调音能力，尤其是对那些语音障碍患者，其效果更为确切和可靠。在字表的设计和制定过程中，应尽可能多地反映被检查者的异常语音信息，即汉语特有的声、韵、调、拼合规律、常用音节等，但同时应尽可能做到数量少、具有一定的代表性，这样既能使患者乐于接受，又便于临床检查，更容易在临床上推广应用。更重要的是，字表应具有本民族语音和变化的特征，尽量使字表具有较高的科学性、避免烦琐、容易掌握，且有较大的适应范围。汉语语音清晰度测试字表是根据语音障碍者在临床上常见的异常语音，结合音声语音病理特性与物理特性经分析研究归纳而成。它能通过不同的异常语音反映语音障碍的程度和类型，因此有助于临床上对语音障碍患者作比较客观的音声评价和类型诊断。

（三）语音障碍与语音清晰度

对声的强弱和音的高低可用音声周波数分析器来检查，但对语音清晰度的检查，目前最为有效的方法仍是靠耳的辨听。目前计算机应用技术已经发展到人工智能水平，如何做到人机对话，使电子计算机不但能听懂人的说话，而且能在人的指令下说话，这是与语音识别和语音合成密切相关的科学研究工作。近几年来，这方面的发展速度令人赞叹不已。目前，让计算机识别某个特定的人的声音和他所说出的某一些特定的词句，已经是可以完美做到的事了。然而，要让计算机对不同的人说出的自然语音都能识别，目前似乎还困难重重。这不仅是因为自然语言里出现的语音和句式极其丰富、复杂，还因为每个人说话的声音都不一样，如此复杂和瞬息多变的信息，要想通过计算机完全识别出来，至少在短期内还是有困难的。我们每个人都能够将自己熟悉的人特有的语、声分辨得非常清楚，连牙牙学语的婴儿都能做到这一点。在现实生活中我们不难发现，个还在牙牙学语的婴儿常常完全有能力辨别是谁的声音，还常常能正确无误地辨别出这是谁的脚步声，现实生活中类似的实例还有很多。这足以说明人类对语音（言语）的识别能力是非常惊人的，计算机还远远比不上人类的这些最基本和特有的本能。

由此可见，听觉是人类的一种最基本的感觉，但它的判定率不同程度地受到主观因素的影响，为了尽可能避免主观因素的干扰，选入字表的字音大多是不成词、句的单个音。为了有利于审听者的判听，读汉字语音清晰度测试字表时的速度要适中，不宜过快或过慢。尤其要强调逐行、逐字读音，经两位以上审听者判定后加以记录，然后对照字表进行逐一核对，这样在很大程度上降低了主观因素的影响。对于正常语音的语音清晰度，据国外文献报道，数人间的判听不一致率＜±3%；但对于语音障碍患者的语音清晰度，数人间的判听不一致率＜±9%，这是因为语音障碍患者的语音清晰度差、元音的音声不稳定所致。

语音障碍与语音清晰度在程度上有密切的关系。本组研究资料中，轻度语音障碍14例，重度

11例，其余都是中度，这一结果优于日本学者降矢教授的报道。笔者认为，这可能与汉语语系中特有的四声和大龄患者有关。由于汉语具有四声的特点，尤其是大龄患者在中度语音障碍者中占相当大的比例，几乎普遍存在着不同程度的代偿发音习惯，使一些语音在单个音中几乎接近正常的音，但它的调音点完全不同于正常人，这一现象尚有待下阶段进一步从音声角度来阐明其机制。

为了对口腔疾患引起语音障碍者的语音清晰度进行检测，并对其异常语音类型进行诊断，在华东师范大学中文系的支持下，我们建立了汉语语音清晰度测试字表。部分研究成果不仅在临床上得到很好的应用，在对外汉语的教学中还获得了一定的效果，替代了以往"优、良、中、差"的粗略主观评价。

字表的长处有以下几点：①根据汉语的文字特点，首次制定了百字表，并用百分率值表示，与国际同学术领域的评判标准相一致，为汉语语音病理学早日跨入国际同学术领域起到了推进作用；②清晰度字表的评分由三人以上审听，减少了主观因素的影响；③本字表几乎适用于所有不同原因引起的语音障碍，如失语症、听力障碍以及口腔肿瘤术后引起的语音障碍患者；④可用于观察和评价语音治疗的效果与存在的问题；⑤属于无创性检查，便于患者接受和在学龄患者中推广应用。但也有不足之处：①需有正常听力且具备专业能力的两人以上的审听者；②对环境的要求比较高，不能有噪声，并要有一定的设备；③仍可受主观因素影响（可出现±9%的结果偏差）；④对学龄前儿童、文盲的检测尚有一定的困难。

四 腭裂语音的临床治疗

腭裂术后患者异常语音治疗是唇腭裂序列治疗中的一个重要组成部分，属语音病理学范畴，语音病理学是研究发音器官的结构和功能异常等原因引起的语音障碍的一门新学科。

（一）语音治疗的原则

1. 治疗前应注意的问题

（1）腭咽闭合功能：欲获得正常的语音功能，应具备良好的腭咽闭合功能，因此语音治疗前对患者腭咽闭合功能的评估非常关键，不应被忽视。软腭过短、腭咽腔大或咽侧壁、软腭活动度差所致的腭咽闭合功能不全者，应首先改善腭咽闭合功能后才能进入语音治疗。

（2）智力：无严重智力障碍。一般智力商数（IQ）应在70以上。临床上常见的腭心面综合征等疾病的患者会有不同程度的智力障碍，IQ低的患者在语音治疗过程中配合较差，常常会影响患者的治疗效果。

（3）听力：双耳听力丧失值<30～40dB。部分腭裂患儿因反复中耳炎导致不同程度的听力障碍，常常影响语音治疗效果。

（4）咬合关系：腭裂患者上颌发育不足导致的反𬌗、牙列不齐、牙弓狭窄等，大年龄患者最好先行正颌、正畸治疗，待尽可能改善咬合关系后再进行语音治疗。小年龄患者因暂不具备正颌、正畸治疗条件，可先期进行不良发音方法和发音部位的纠正，以提高语音清晰度，待择期行正颌、正畸治疗后，若还存在发音问题，再进行语音治疗。

（5）年龄：国外有2岁左右行语音检测和治疗的报道，国内往往对4周岁以上的儿童才开始进行语音治疗。腭心面综合征患儿中存在智商较低的状况者应延后，待能有较好的配合程度时再治疗。虽然主张低龄进行语音治疗，代偿性发音习惯形成的时间短及咽部肌肉活动较好，但年龄过小，配合程度往往欠佳。儿童在4岁后，语音发育趋向成熟，有较强的模仿和观察能力，并能理解和复述语言内容。大龄患儿不良代偿性语音形成时间长，咽部肌肉活动相对较差，加上一部分患儿受方言的干扰，因此在熟练运用正确发音习惯和消除鼻音代偿能力方面有时不如低龄患儿。

2. 治疗方案

（1）个体化训练：即一对一训练模式。根据每个患儿的异常发音、年龄及解剖结构等特点，进行针对性的治疗。由于患儿在家自行训练的时间长短、理解和配合程度等存在一定差异，笔者主张采取一对一的语音治疗方式。

（2）群体训练：即小班化训练。对同一类异常语音并且个体差异不明显者（如同一类腭化音或咽摩擦音），由多位患儿集中在一起训练。它的优点是彼此能听音、辨音，取长补短，产生互动，还可调动患儿的积极性；但缺点是效果同步和治疗周期参差不齐。这一方法理论上可行，但临床效果往往不理想。

（3）训练时间与周期

1）训练时间：一周1次，每次30分钟（交通不便的患者可每2周一次）。嘱咐患者每天在家按所教内容与方法认真自行训练，训练时间至少每天2小时。

2）治疗周期：10次为一个疗程，一般2~4个疗程，需定期进行语音评估或复查。此周期主要进行音素、词、词组、短句、短文、简单会话训练。

3）随访周期：语音治疗结束后，应自行在日常生活中注意自己的发音习惯，语速不宜过快，3个月左右到语音专科门诊复诊一次，患者应能熟练、随意、流畅、清晰地说普通话。语言是一种习惯，如果没有持续的巩固训练，随着未巩固的正确发音习惯渐渐淡化，有的患者语音清晰度又会出现问题。

（二）语音治疗的方法

1. 行为疗法　腭裂语音最常见的原因是腭咽闭合功能不全。解析正常者在发摩擦音和爆破音时主要有以下三个过程：口腔形成阻力；口腔保持阻力；口腔突破阻力。腭裂语音障碍者在其中的第二个过程中出现了问题，使发音方式和气流通道发生了改变。因此，整个语音训练中，如何使他们"口腔保持阻力"来进行训练就显得非常重要和关键。

（1）机体反馈：通过屏气、吹气、鼓气、吞咽和深呼气等生理机制来提升软腭，增强软腭活动度，是腭咽闭合功能锻炼的一种基本方法，更是语音治疗前期必不可少的辅助训练。患者领会方法后，建议回家训练。

（2）视觉反馈：用镜子将患者的发音器官与语音师的发音器官图片进行对照和模仿，并观察口、齿、舌在发音时的异常活动情况。对于辨音困难者，从直观的口形、齿、下颌等动态情况判断舌的异常运动与构音。可将患者发音时吹出的气体以及鼻漏气时在镜面上显示的雾气范围作为训练腭咽闭合功能的一项参照指标。

（3）听觉反馈：听音和发音是相辅相成的，只有听清楚才能发清晰。纠正异常语音要有良好的声音反馈基础，因此辨听能力的训练不宜忽视，而这在临床上往往被忽略。

（4）触觉反馈：用辅助性手段帮助患者掌握正确的发音部位，直到渐渐脱离辅助而能自我控制。如发/s/时口形不稳定，展唇不到位，可用手牵拉来固定左右口角，反复练习至正确。当发功能性置换音/ke/（可）→/te/（特），舌顽固性上抬难以控制时，可用压舌板或口镜轻压舌尖，限制舌面上抬，让患者感受到舌面的正确位置后再反复练习。

2. 诱导法　对发音方法和发音部位错误造成辅音脱落或弱化的患者，可用发音方法接近且发音部位接近的音进行诱导训练。

（1）发音方法诱导：如擦音（/s/）、塞擦音（/c/、/z/）脱落，用双唇吹气音/x/诱导出唇齿音/f/、舌尖前擦音/s/；用咳痰动作诱导出送气塞音/k/。

（2）发音部位诱导：针对发音时舌后缩引起的代偿性发音如咽摩擦音、腭化构音和侧化构音，利用齿间音/θ/的舌前伸来控制舌后缩或舌面向硬腭拱起的问题，同时也为建立舌尖前音、舌面音的正确发音部位奠定基础。

3. 递进法　腭咽闭合功能不全所致的代偿性发音在临床上很常见，对发音方法不同而发音部位相同的音，可采用从易到难的训练法则，即送气音→不送气音、擦音→送气塞擦音→不送气塞擦音，如舌尖前音/s/→/c/→/z/；送气塞音→不送气塞音，如双唇塞音/p/→/b/。方法以/s/、/p/为基准音，在此基础上逐步增强塞与擦的气流压力和音强，直至从基准音分离出，成为要纠正的目标音。递进法主要针对辅音脱落与弱化，从压力小的辅音逐渐增加到压力大的辅音。

4. 归类法　将发音部位相同或发音方法相同的音归为一组，先纠正其中的一个音，再训练与之相同部位的其他音，如同部位舌尖前音（/s/、/c/、/z/）、同方法擦音（/f/、/s/、/x/）。

5. 比较法　对于送气音与不送气音，可用直观吹纸片方法来比较。如双唇音/p/除阻时气流较强因而能吹动纸片，/b/气流弱因而不能吹动纸片（图42-52）。观察发音时有无鼻漏气，可将捏鼻的情况与不捏鼻的进行比较，有鼻漏气时捏鼻会有鼻堵塞的声音。

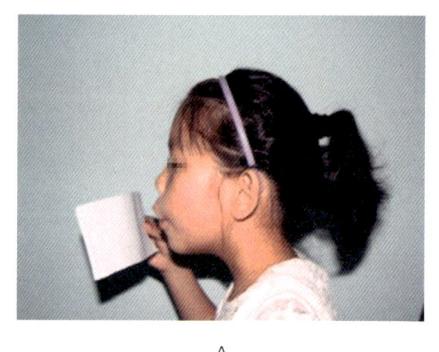
A

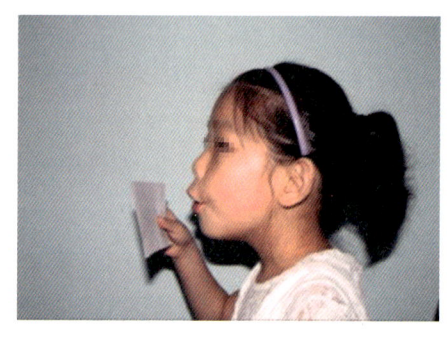
B

图 42-52　比较法
A. 送气音　B. 不送气音

上述方法还要融会贯通到具体语言训练中。

（三）语音治疗的流程

语音治疗的流程见图42-53。

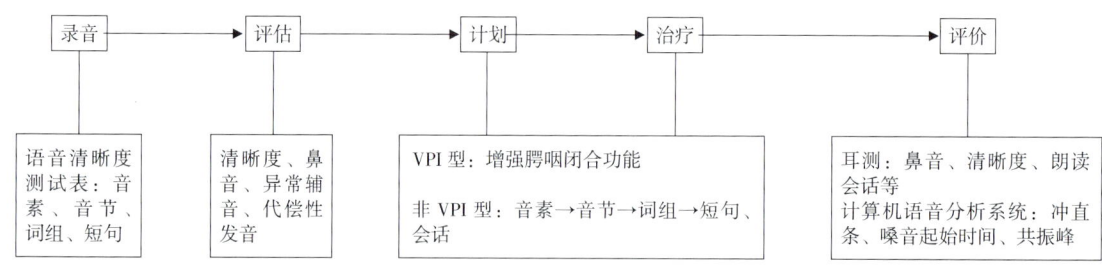

图 42-53　语音治疗的流程

1. 录音　在安静的录音室常规记录患者汉语语音清晰度测试表的音声样本。用普通话按一定语速、正常音声慢读（或跟读）音素、音节、词组、短句（学龄前儿童采用带读方式），同步录入专业录音器或者输入计算机语音处理系统。

2. 评估

（1）过度鼻音

1) 鼻化音（过高鼻音）：发音时腭咽腔过大或功能障碍，气流从口鼻腔通过，使口腔与鼻腔同时产生共鸣所形成的一种音。根据测试表中的元音，结合辅音音节进行审听，作出轻度、中度、重度三种判定。如为轻度，再细分出轻-、轻、轻+。

2）过低鼻音：腭裂患者由于鼻中隔偏斜，鼻腔一侧部分阻塞，发音时气流通过鼻腔时受到一定的阻力，使鼻腔共鸣发生改变所产生的一种鼻音弱化。

（2）代偿性语音：因腭咽闭合功能不全产生鼻漏气，患者自以为能通过舌后缩、咽喉部肌肉收缩来缩小咽腔和控制气流，甚至借助鼻翼及面部肌群收缩以阻止鼻漏气。舌是最活跃的发音器官，舌的位置改变会使发音时气流通过的途径也发生改变，从而产生各种代偿性语音，临床上常见的是声门爆破音（塞音）、咽喉摩擦音（塞擦音）、咽塞音、腭化构音、侧化构音、置换音等。对腭咽闭合功能不全患者来说，主要是持阻障碍引起的代偿性语音；对腭咽闭合功能良好的患者来说，主要是成阻异常引起的功能性代偿性语音，并有腭弓过高等解剖上的特征。

1）声门爆破音（塞音）：是腭咽闭合功能不全患者最常出现的声门代偿音，表现为音节中声母的脱落或弱化，并伴有严重的鼻漏气，可出现在所有需口腔压力的辅音中。

2）咽喉摩擦音：是腭咽闭合功能不全患者出现的舌根与咽壁代偿音，听上去像喉部挤压时摩擦出的一种声音，有严重的鼻漏气产生，以舌尖前音、舌面音和舌尖后音为多见，是我国腭裂术后异常语音中最常见者。

3）腭化构音：常见于腭咽闭合功能良好的腭裂患者与非腭裂患者，尤其是低龄腭裂修复术后者。音声特点：无鼻漏气和过度鼻音，气流通过舌与腭部靠近时发出的摩擦音，/z/、/c/、/s/最容易被检出。腭化构音可单独出现，也可同时伴有不同程度的侧化构音。

4）侧化构音：常见于腭咽闭合功能良好的腭裂患者与非腭裂患者，尤其是低龄腭裂修复术后者。音声特点：无鼻漏气和过度鼻音，发音时气流从口角两边流出，往往伴有一侧或两侧口角牵动，/j/、/q/、/x/最容易被检出。侧化构音可单独出现，也可同时伴有腭化构音。

5）置换音：近年来临床上比较常见，可以发生在正常人群。常见的有"/ke/（可）→/te/（特）""/ge/（哥）→/de/（都）"等。

6）齿间音：发/z/列音时患者的舌尖置于上下牙齿间，常见于非腭裂的语音障碍患者，腭裂患者较少见。

7）鼻腔构音：在发口辅音或元音时，因"舌尖与齿龈"或"舌根与软腭"完全封闭，气流不经口而完全在鼻腔形成共鸣，如/si/（思）、"/ge/（哥）→/n/"、/ng/。

VPI与非VPI代偿性语音的鉴别见表42-3。

表42-3　VPI与非VPI代偿性语音的鉴别

	前部代偿	后部代偿	发音部位	气流	临床表现	发音特点
VPI		声门爆破音	声门	口、鼻	鼻音，鼻漏气，脱落，弱化	/ge/→/e/、/ji/→/i/
		咽喉摩擦音	舌根与咽喉	口、鼻		
		咽塞音	舌根与咽肌	口、鼻		喉咽部挤压噪音
非VPI	腭化构音		舌面与中腭	口	气流从舌腭缝隙摩擦出	弱化，摩擦噪音
	侧化构音		舌尖与前腭	口	气流从舌两边口角溢出	口角向两侧牵动带漏气噪音
	置换音		舌、齿、腭	口	辅音替代	/ke/→/te/、/ge/→/de/、/san/→/dan/
	齿间音		舌尖与齿间	口	气流从舌齿间和口角溢出	/si/、/ci/、/zi/→近似/θ/
		鼻腔构音	舌根与软腭	鼻	形成封闭，口通道关闭，鼻腔共鸣	/si/、/ge/→/n/、/ng/
			舌尖与齿龈			

(3) 汉语语音字表清晰度（%）：是指由两位语音师审听后得出百字表中正常音节所占的百分比。重度语音障碍为≤35%，中度为36%～70%，轻度为70%～95%。腭咽闭合功能不全伴有辅音脱落与弱化者以重度较多，腭咽闭合功能良好者一般以中度和轻度较多见。

(4) 计算机语音分析系统（CSL）分析辅音声学特征：通过CSL检测，使临床难以检测的异常语音得以可视和定量分析，对反映音声特征的嗓音起始时间、共振峰等作出音声定量分析，弥补了单靠耳测评定的主观误差，为临床评估异常语音的声学特征及语音治疗疗效评价提供了量化指标。

（四）治疗的注意点

根据患者的年龄、临床诊断（病理与功能）、腭咽闭合功能、异常语音的临床类型等制订个体化的语音治疗方案。

VPI型：腭咽闭合功能不全引起的语音障碍，在改善腭咽闭合功能后，建议加强腭咽闭合功能训练，避免急于求成；诊断明确，训练方法正确，患者配合不应被忽视。

非VPI型：对非腭咽闭合功能不全引起的异常语音，主要是纠正舌在发音时的不正确部位。

语音治疗需要一个有效、长期的过程。治疗程序可按音素→音节→词组→短句→短文→会话来进行。

1. 利用共性，针对特征　语音障碍患者因个体差异与语音病理的复杂性，治疗方法难以一致。应按照发音部位与方法的不同特点，充分利用其共性，根据需要，及时灵活运用和调整，扬长避短。在每次语音训练中，有时对舌位的纠正，如按语音教学理论与舌位解剖图去纠正发音部位，舌位难以纠正或控制，尤其在低龄舌后缩或舌面抬高者，建议可用已纠正的辅音进行引导，慢慢使患者自己找到新的感觉，这在语音治疗中尤其重要。

同时在语音治疗中应善于发现每一位患者的不同声音特征，寻找和使用针对性方法进行突破。有些患者/z/列音异常，但与之结合的个别韵母组成的音节发音常常比较正确，此时应利用他的这一特点，嘱其在训练中慢慢体会和寻找感觉，抓住正确音节中声母发音的起始瞬间，找准声母发音部位与方法，使声母从短暂的音节中尽量延长分离，直至能独立自然地发出声母。

2. 看，听，模仿　在接受每一位异常语音或语音障碍的患儿时，首先强调这三个字的作用和重要性。"看"——语音治疗师在发音时唇、舌位、下颌等的动态；"听"——清楚语音治疗师每一次所发的音；"模仿"——认真把"看"和"听"到的内容认真地反复模仿。由最初简单容易掌握的方法开始，渐渐诱导出复杂困难的，如擦音/x/诱导/f/、/s/和/g/。这种"看，听，模仿"先从患儿容易掌握的送气音/ha/、/hao/、/he/、/x/、/s/开始，同时配合做吹灭蜡烛或吹动纸的动作及用吹水泡的方法，患儿往往是比较容易学会和理解这些发音方法的，在此基础上过渡到唇齿音/f/。上述两者都用到了唇部发音且位置比较接近，而/f/与舌尖前擦音/s/都用到了齿，发音部位也相对比较接近，通过/f/带出/s/也常常显得比较容易。在整个诱导过程中，尽可能使患儿忘记或淡化自己原有的错误发音习惯。临床上一些年龄较大的患儿可用另一种发音方法或发音部位去诱导，直到用正确的方法取代原有的错误发音。

患儿正确发音应建立在他（她）能辨听出错误发音部位的基础上。每一次发音过程中除了腭咽闭合功能外，舌在发音中的作用是非常重要的。舌在发音过程中因部位不同而产生不同音声，许多异常语音是舌的位置改变所致，所以在语音训练时要重视舌位的变化。事实上，在发音过程中语音治疗师不可能直观地观察舌位及其动态，这就需要语音治疗师积累经验，准确辨听后再去判断。临床上一位有经验的语音治疗师完全有能力正确感知患儿发每一个音的具体舌位。

3. 医患良好互动　语音治疗与传统的临床医学有着很大差别，不仅与每一位患儿的生理结构有关，还与患儿及家属持之以恒配合的程度密不可分。笔者这些年的语音治疗经验和结果可以得出这样的结论：无论患儿语音障碍有多严重，甚至一些还是因为智力障碍所致，但如果主观努力，就都能达到较理想和满意的疗效。语音治疗周期的长短，除了年龄、智力、腭咽闭合功能等条件外，患儿与家属的积极配合也是非常关键和重要的。应按照语音治疗师每一次的要求、时间和内容回家自觉训练，直至最终达到清晰的发音结果。临床上有不少患儿对所掌握的正确发音还没真正达到熟练、稳固阶段，便自行中断训练（当然患儿客观存在种种原因，如路途远、上学等），这些患儿的治疗结果往往是令语音治疗师失望的。笔者所在治疗中心接受的患儿，本地的仅为15%左右，80%以上来自全国各地，有些甚至来自国外。临床实践和治疗结果表明：如果没有语音治疗师采取有效和正确的方法，患儿要想在家通过自学取得清晰的语音疗效是不现实或有困难的。不同地区应建立更多的语音治疗设施，并有更多的语音治疗师在当地为患儿们治疗。

五、我国腭裂语音病理学的现状与展望

近年来，我国对腭裂术后患儿语音治疗方面的重视和投入是前所未有的，除了一些有历史传统的院校外，一些地区医院也纷纷开展了有关语音治疗的工作。语音治疗工作者工作的环境、难度和强度不同于其他科室的医务工作人员。至今我国真正工作在临床一线的大部分语音治疗师和国外同行还有着很大的区别，国外的语音治疗师一般都经过专业学习或培训，而我国目前在口腔院校医院工作的大部分语音治疗师没有经过系统和专业的学习。由此可见，国内语音治疗师能取得现有的成绩是非常不容易并且是可喜可贺的。如果没有他（她）们的不懈努力，我国的临床语音病理学不可能有今天这样的大好局面，大部分腭裂整复术后患者也不可能有现在这样清晰的语音治疗结果。国内一些医院纷纷建立（或正在准备）可开展语音治疗工作的专科项目，得到了广大患者和家属的欢迎。语音病理学也正在成为目前我国口腔临床医学中一个新的医疗增长项目，为使其健康可持续性地发展，仅仅依靠国内长期从事唇腭裂医疗的专科医师的关注和重视是远远不够的，还需要相关职能部门和社会方方面面的支持和充分的理解。

国内一些唇腭裂治疗研究中心在语音治疗方面工作有所起色，以往只重外科手术、轻功能治疗的观点有了一些改变，对腭裂术后患者语音功能的关注程度也正在不断提高。但目前真正得到有效或规范治疗的患者的数量还非常有限，其治疗效果还有待不断提高。腭裂术后患者语音功能的恢复程度与术者的操作技能、手术方法等有一定的关系，同时与患者接受手术时的年龄、畸形的程度以及患者的行为能力等因素有着密切的相关性。语音治疗是一项无创伤性的康复治疗或行为治疗，但要在国内真正普及或开展这项临床工作并非一件容易的事，西方发达国家的经验和教训能给我们一些有益的启示。即使在今天的发达国家，也并非100%的语音障碍患者都能真正获得正规和合格语音治疗师所给予的治疗。因为腭裂语音障碍的临床表现十分复杂，治疗前正确的临床分类非常重要，而并非任何腭裂术后语音异常患者都可以直接进行语音治疗。对此我们不应盲目回避，更不能只做些表面文章。有关这方面的文章不少，但有些内容缺乏实质性和有临床意义的结果，针对性不强，实际作用很难评价。国内外诊断VPI的方法基本一致，但在检测方法上还是有区别的。美国诊断VPI的常规辅助方法是鼻咽纤维内镜（约79.4%）、动态录像（约20.6%）、气流气压测定和鼻压计；日本语音病理师常常习惯用吹水泡试验、雾镜以及语音清晰度检测等方法。笔者认为：一名专业人员要明确诊断腭裂术后语音障碍的类型并不困难，通过吹水泡试验、雾镜以及语音清晰度检测等方法完全能作出明确的诊断。对临床上诊断有难度的病例，或因研究需要，可用上述仪器进行检测。但是否每一位在临床上被治疗的患者都有必要进行这些仪器的检测，笔者持保留意见。增加患者的费用先不论，国内患者量多，鼻咽内镜消毒、患者配合程度、医源性交叉感染等都是目前难以避免的日常实际问题。简单、实用、可行、可信度高且可供他人重复应用和验证的方法，或容易在一般医院推广应用的方法，应被视为"有生命力的方法"，理应接受和推广，不应盲目地加以拒绝。

语音治疗在国内尚未普及，一些腭裂术后患者难以得到及时、正确的诊断和有效的治疗，分

析其原因是多方面的，有主观因素，也有客观原因；有历史原因，也有社会方方面面的复杂原因。笔者从事语音病理学临床工作近30年，有经验，更有教训。同一位语音障碍患者，经A治疗10余次没有起色，经B治疗2~3次明显有效，患者还是这个患者，为什么结果是如此不同？20世纪60—70年代的日本也出现过笔者所述的现象，当时一些日本的年轻医师远赴美国去学习语音病理学知识，他们中有些医师后来成了日本医学界著名的教授和知名的语音病理学家。正是由于这些学者当年的努力，改变了日本语音病理学在国际上弱势的学术地位。

语音病理学在我国还是一门年轻、未被普遍重视、有待建立的边缘新学科，没有相对应的专业职称。当今国内活跃在该临床的主要人员几乎都是口腔颌面外科或整形外科医师，以及一批非常优秀的护师，如果没有他（她）们孜孜不倦和默默无闻的付出，不可能有今天这样的成果。看到问题总比回避问题更积极、乐观。因此，在思考如何促进该领域学科发展时，更应该结合目前各专业学科发展的优势和薄弱环节，尽快确定语音病理学专业的拓展空间，这也是临床医学平衡发展的社会性需求。我们生活在医学、生命科学突飞猛进的年代，医学和患者都需要有这门新学科——语音病理学。学而时习之，我们将任重而道远。

（王国民）

第九节　唇鼻肌肉张力带概念和唇裂修复

一　研究背景与问题的提出

多年来整形外科技术基本依赖皮瓣转移、各种组织移植和组织代用品的应用，被其他专业称为"缝缝补补，拆东墙补西墙"。尽管人们知道浅表肌肉是影响体表形态的重要因素，但由于对肌肉层与体表形态的生物力学关系尚不清楚，目前极少见到关于表情肌生物力学与面部形态相关性的研究，因此以肌肉层的力学调整来达到体表塑形这一领域的工作尚无很多人开展。

以唇裂的治疗为例，Delaire（1979）根据对唇裂尸体口轮匝肌的深入研究，提出了唇裂的功能性修复术，强调术中口轮匝肌的重建，这一研究被认为是唇裂修复领域划时代的进步。然而，因为对唇鼻肌肉走行方向的理解有局限性，手术中仍然主要强调口轮匝肌连续性的恢复，这一技术近40年来一直没有实质性发展。目前在唇裂治疗领域内，"皮瓣转移和软骨塑形"的手术模式一直被沿用，而每年新发表的相关文章主要集中在对原有皮瓣设计与软骨塑形方法的改良上，在肌肉纤维细节层面的研究几乎无大的进展。由于没有找到新的核心技术手段，难以实现修复效果的超越。近年来根据口轮匝肌三维结构方面的研究，以及在唇裂临床手术经验的积累总结，我们在唇鼻肌肉张力线分布与体表形态的关系方面找到了一些规律并加以临床应用。

由于缺乏有效的观察手段，以往细小肌肉纤维的走行方向方面的研究是非常困难的。后来当我们获得了一种观察肌肉纤维走向的可靠方法后，才发现唇鼻部肌肉纤维分布组态的复杂程度超出我们以往对它的了解。我们的问题是：这些复杂的肌肉纤维结构是否与唇鼻的表面形态细节有关？如果有关，那么可否通过更加系统的研究手段，进一步明确唇鼻肌肉纤维的组态与表面皮肤的关系呢？肌肉纤维组态具体是以何种生物力学机制造成体表形变，对表面形态分别会造成怎样的具体影响？这些原理又能否被整形外科利用？为解决上述问题，需要构建更加精确的唇鼻肌肉纤维组态模型，并验证所建模型的可靠性；在解析唇鼻相互关联的各组肌纤维之间的生物力学关系后，测定人唇鼻部皮肤、肌肉、软骨等组织的生物力学参数，构建生物力学模型，明确各组肌纤维影响唇鼻体表形态的机制；最终进行临床验证。本研究已经于2014年开始得出结果，并于当年发表SCI论文5篇，同时以快速通道在《中华口腔医学杂志》发表研究报告1篇。

正常人唇鼻肌肉的影像学分析

将正常胎儿的唇鼻组织标本浸泡在碘-碘化钾水溶液（卢戈液）中（浓度为3.75%）染色7天。然后，所有的样品均由微计算机断层扫描（Micro-CT）技术进行扫描，所获得的图像在肌纤维和结缔组织之间可以取得很好的对比度（图42-54）。

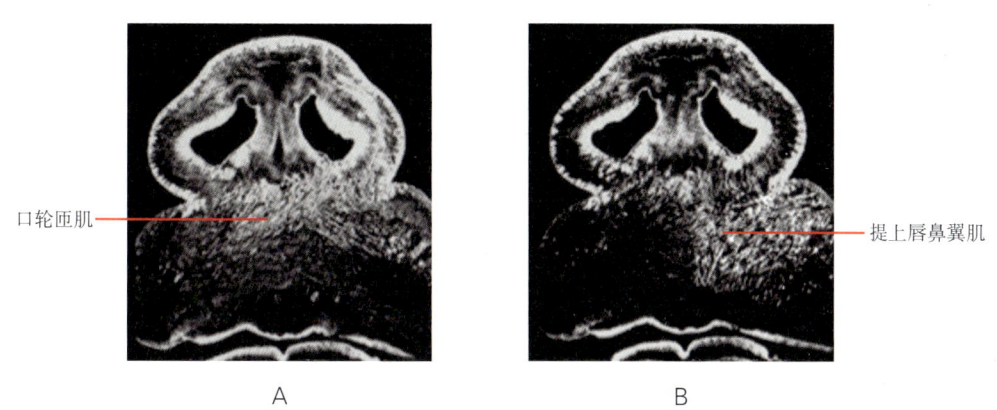

图42-54 正常唇鼻标本内三维走行的口轮匝肌和提上唇鼻翼肌的二维投影图

研究发现在唇鼻区域，鼻肌、口周部口轮匝肌、提上唇鼻翼肌肌纤维、口缘部口轮匝肌之间没有清晰的界限，并不是孤立地存在，而是相互联系成一个整体，我们称为唇鼻肌肉复合体。各部分肌纤维之间相互交叉、在传统解剖学划分的肌肉内部，可以依据其起止点进行进一步的分析，并且归纳成不同的肌肉条束。这些肌肉束呈条带状结构（图42-55），具有不同的起止点和方向。

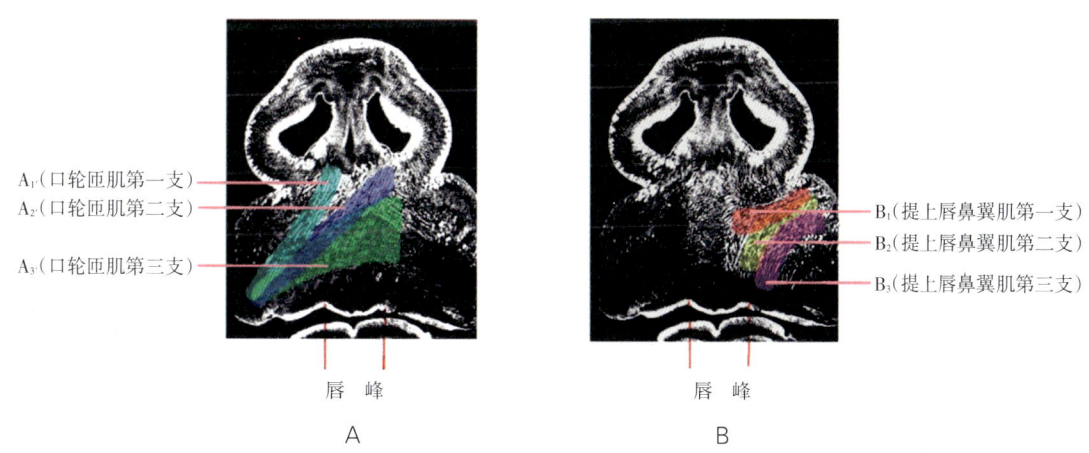

图42-55 正常口轮匝肌分支和提上唇鼻翼肌分支

口周部口轮匝肌外形呈扁平扇形，位于上唇皮肤的深面。它源于一侧蜗轴（modiolus），肌纤维表面上呈整体斜向上内侧分布，但仔细观察，可见其分成三个部分走行，具有不同的止点，可以理解为三个不同分支（A_1、A_2、A_3。对侧的同名分支以$A_{1'}$、$A_{2'}$、$A_{3'}$表示，以下类同）。A_1终止于同侧前鼻棘下方，移行为鼻中隔降肌，与口唇动作功能有关；A_2越过中线在对侧鼻底处和对侧的来自鼻翼软骨外侧脚的深处的鼻肌翼部相互延续，与鼻底鼻翼的形态直接相关；A_3在中线处与来自对侧的同组肌纤维相互交叉，大部分终止于对侧人中嵴区域的皮肤，还有一小部分肌肉纤维终止于对侧人中嵴外侧的皮肤，与人中形态直接相关。

提上唇鼻翼肌位于上唇浅面和侧面，起源于面部，从上外侧方向进入上唇，同样分成三个部分向内下方向走行（B_1、B_2、B_3）。B_1终止于同侧人中嵴内侧的皮肤，与人中形态相关；B_2在红唇唇峰处与口缘部口轮匝肌交错连接，并终止于唇峰处的皮肤，与唇峰形态位置有关；B_3相对于其他两个分支要小很多，并且终止于同侧唇峰外侧的红唇缘皮肤，与临床所见的唇珠突度有关。

口缘部口轮匝肌位于上唇唇红区的皮肤深层，其深面紧贴红唇黏膜面。它起源于于一侧蜗轴，行经红唇边缘，在中线处与对侧相互移行。

三 正常人唇鼻肌肉张力线概念的提出

基于用Micro-CT扫描上唇所得到的二维图片并结合我们以往的临床手术经验，我们提出了一个假说：唇鼻肌肉复合体以及肌肉张力线理论假说。鼻肌翼部、鼻中隔降肌、口轮匝肌、提上唇鼻翼肌肌纤维之间存在紧密联系，共同构成唇鼻肌肉复合体。唇鼻肌肉内部纤维的排列虽然复杂，但具有一定的规律，不同肌肉的纤维虽有不同的方向，但存在力学的传递（肌肉纤维的平行递进）或相互交叉（肌肉纤维的垂直牵拉支撑）的关系。当肌肉纤维平行递进时，一块肌肉的力量可以通过另一块肌肉的递进，经过加强后传递给较远处的皮肤，造成皮肤的形变，我们称之为张力线；当两组不同张力线内肌肉纤维相互垂直时，会造成不同肌肉纤维之间的相互交叉，其结果是力学原理上的相互支撑和牵拉，导致维持体表的特定形态。这种张力线的交叉我们称之为张力带。通过对肌肉纤维三维模型的观察，我们可以总结出存在三个张力带结构，各组张力线通过彼此交叉作用点相互交织联系，共同构成唇鼻肌肉张力体系，并维持唇鼻的特定形态。上唇及鼻部的外观轮廓及细节均取决于此。

根据对外形的影响程度，我们把上唇口轮匝肌肌张力系统归纳成三个张力带结构，分别为：主张力带、第一副张力带、第二副张力带。同一区域内两束肌肉纤维相互交叉，形成"力偶"，造成组织的形变，并达到新的力量平衡并维持形态和位置。这就是张力带在唇鼻肌肉复合体内的重要作用。

（一）第一副张力带

起自一侧蜗轴的口周部口轮匝肌的第一个分支（A_1），终止于同侧前鼻棘下方，与同侧鼻中隔降肌连续，称为张力线L_1。同侧鼻肌翼部起自大翼软骨外侧脚的外侧部分，沿着梨状孔边缘由深向浅的方向绕过鼻底，与来自对侧蜗轴的口周部口轮匝肌第二个分支（$A_{2'}$）在鼻底处相互延续，其在力学方向上也形成前后相连的传递关系，称为张力线L_2。这两条不同走行方向的张力线在通过鼻翼软骨形成的环状结构相互连成一体之前，首先在鼻底区域进行交叉，被称为第一副张力带。其在鼻底处形成的交叉被称为第一副张力线交叉作用点。临床上，第一副张力带与鼻翼外展度、鼻小柱位置、鼻槛形态以及鼻底丰满度有关（图42-56）。在后面描述的有限元分析中，该张力带甚至可以影响鼻翼的丰满度与鼻尖的形态。

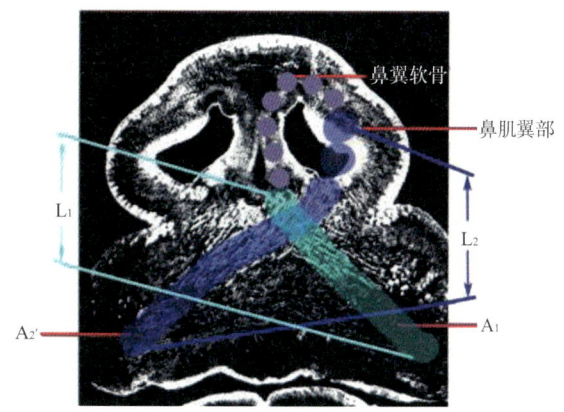

图 42-56 第一副张力带
L_1：起自左侧蜗轴的口周部口轮匝肌的第一支（A_1），终止于同侧前鼻棘下方，与同侧鼻中隔降肌连续。L_2：左侧鼻肌翼部和右侧口轮匝肌第二支（$A_{2'}$），在鼻底处相互延续

（二）第二副张力带

口周部口轮匝肌第三个分支（A_3）起源于一侧蜗轴，向上内侧走行，跨过中线后终止于对侧人中嵴及其外侧区域的皮肤，称为张力线 L_3。同时对侧提上唇鼻翼肌的第一个分支（B_1）从上外侧进入上唇，向内下方向走行，并终止于该侧人中嵴内侧的皮肤，称为张力线 L_4。在上唇的轴状面上，张力线 L_3 与 L_4 在方向上相互交叉，构成肌纤维的相互作用，称为第二副张力带。第二副张力带与人中的形态有关。由于肌肉纤维的力量，L_3 与 L_4 在人中嵴处分别将人中嵴两侧的皮肤相向牵拉，各自形成与肌纤维方向相垂直的小斜面，最终形成人中嵴轮廓。正是由于 B_1 与 A_3 肌纤维走行方向并非水平走向，可以解释人中嵴自内上向外下斜向发育，由此形成上窄下宽的人中轮廓。与传统观念中，人中嵴的形成原因在于肌肉组织的堆积不同，但我们认为人中的形态是由肌肉牵拉而成，是第二副张力带决定的（图 42-57，图 42-58）。

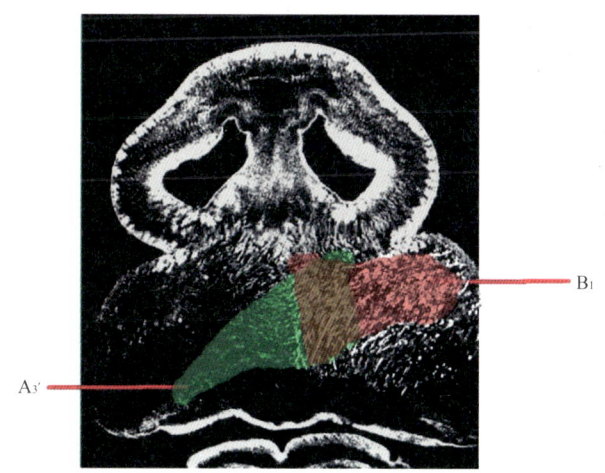

图 42-57 第二副张力带
$A_{3'}$ 为口轮匝肌第三支；B_1 为对侧提上唇鼻翼肌第一支。其中绿色为 $A_{3'}$，红色为 B_1，棕色为 $A_{3'}$ 与 B_1 的重叠部分

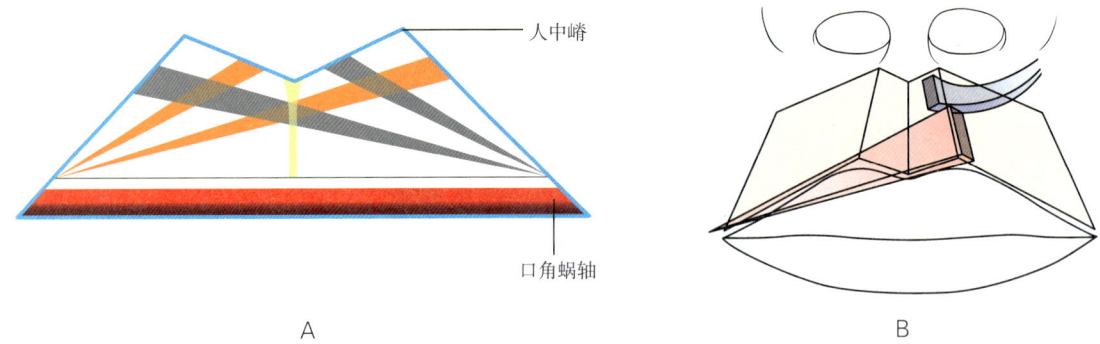

图 42-58　两个方向的肌肉拉力作用于人中的内外侧，形成人中剖面的雁翅形状示意图
A. 轴面观　B. 前面观

（三）主张力带

起源于两侧蜗轴的口周部口轮匝肌分成了三个分支（A_1、A_2、A_3）向上内侧走行，其中A_2、A_3在中线处与来自对侧的同名肌纤维斜行交叉之后继续走行，最后A_2与来自对侧的鼻肌翼部形成线性连接，即前面提到过的张力线L_1，而A_3与B_1形成投影线上的连接，亦可以理解为张力线L_1的补充。张力线L_1在中线处与对侧同名张力线的相互交叉区域就叫做主张力线交叉作用点。同时，由于张力线L_1在鼻小柱下方前鼻棘处与对侧同名张力线同样存在交叉关系，这就使得三组张力线的交叉共同构成一个强大的张力带，称为主张力带（图42-59，图42-60）。由于此组肌纤维相对较多，交叉区域因此较广泛，但主要分布于鼻小柱下方、上唇的上1/2区域。临床上，主张力线与上唇的松紧度、人中深度、鼻翼宽度等方面相关。

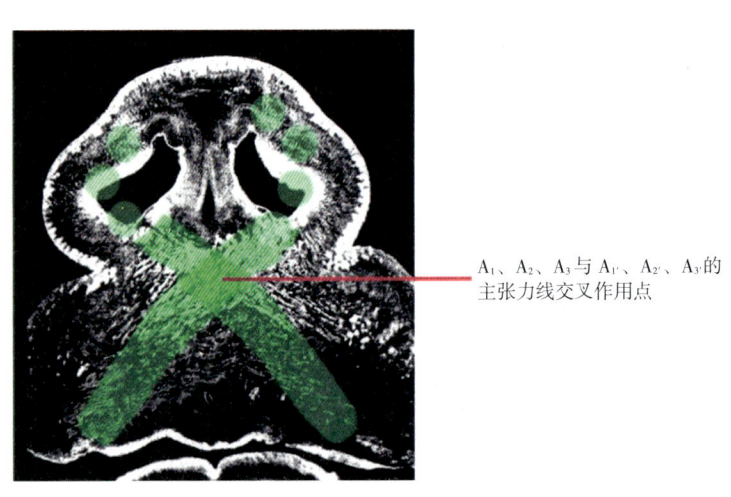

A_1、A_2、A_3与$A_{1'}$、$A_{2'}$、$A_{3'}$的主张力线交叉作用点

图 42-59　来自双侧的口轮匝肌的三支在上唇中线处形成强有力的张力带

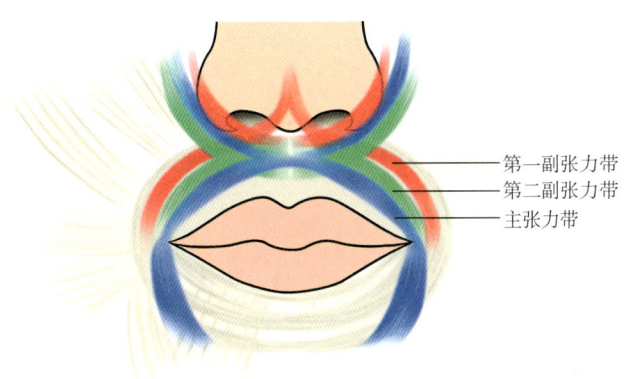

图 42-60　各张力带在唇鼻部的位置示意图

四　唇鼻肌肉纤维三维模型的建立与拟合度检验

在获得的二维图像的基础上用Mimics软件（Mimics 10.01，Materialise公司，比利时）进行三维重建。通过使用Mimics软件的内部工具Edit Masks功能，在编辑过的蒙皮基础上通过软件计算获得了三维模型，将Mimics 10.01重建得到的模型在软件里面重新切片，和组织学连续切片匹配对比，发现模型断面上每组肌肉的截面均有组织切片上相应肌肉截面与之对应，证明本模型所模拟的唇鼻肌肉纤维组态具有较高的仿真度，可以用于进一步的三维有限元分析。

为了更加直观地显示唇鼻肌纤维在三维空间的相互关系，可以根据研究结果应用CAD软件制作鼻唇肌肉纤维组态模型（图42-61）。

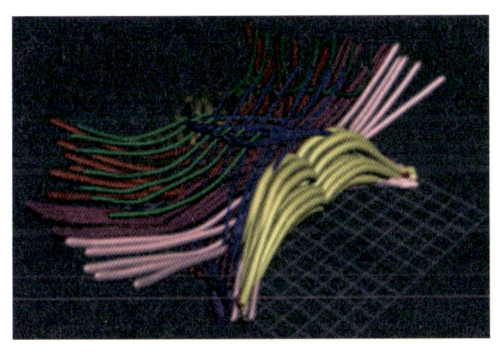 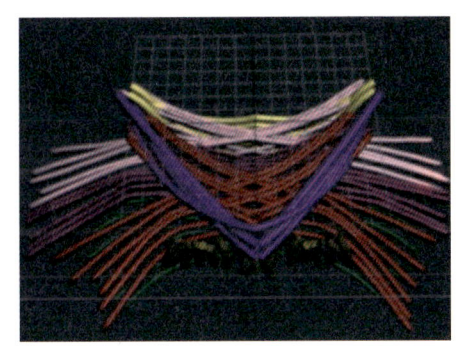

　　　　　A　　　　　　　　　　　　　　　　　B

图 42-61　上唇肌肉纤维组态模型
A. 侧面观　B. 后面观

五　肌肉生物力学与唇鼻形态的三维有限元初步研究

有限元分析是一种理论生物力学研究方法，目前也是至今最有效的模拟软组织变化的方法。有限元分析在软组织的应用比较少见。其原因在于软组织的结构成分较骨组织更加复杂，另外其生物力学参数具有非线性的特点。但原则上仍可以用简化的线性关系来分析肌力与体表形变的关系。根据文献，设定模型中的肌肉为各项同性的线性材料，软骨也为各项同性的线性材料，皮肤为不可压缩的超弹性材料，纤维结缔组织为不可压缩的超弹性材料，本构关系来自各个材料的生物力学拉伸试验与Ogden计算。

根据前文所建立的三维模型以及分析得出的张力线概念，应用三维有限元技术建立了唇鼻肌肉复合体生物力学模型，并在张力线上进行了力的加载，观察了相应的体表形变。与此同时，我们模拟唇裂发生的情况，将一侧上唇进行离断，观察到的唇鼻部形变与临床所见极为接近。

全层离断模型的左侧上唇，对裂隙两侧的所有肌纤维进行力的加载，力的方向均沿着肌纤维的切线并且背离裂隙的方向，每组肌肉上的力的大小分别是1N。通过有限元计算模拟左侧完全性唇裂的结果与临床实际情况相比基本相符，模拟结果跟真实情况接近：①左侧鼻尖降低，鼻尖点偏于健侧；②左侧鼻翼扁平塌陷，鼻翼外展下垂，鼻穹隆塌陷；③左侧鼻小柱缩短，鼻小柱向右侧偏斜（图42-62）。单侧上唇离断的模拟结果跟临床上单侧完全性唇裂的临床表现接近，说明模型可靠。这一结果提示我们，唇裂体表软组织畸形的发生，其实质在于唇鼻肌肉张力带的断裂。反之，如果恢复了正常的张力带结构，就有可能恢复正常的唇鼻形态。

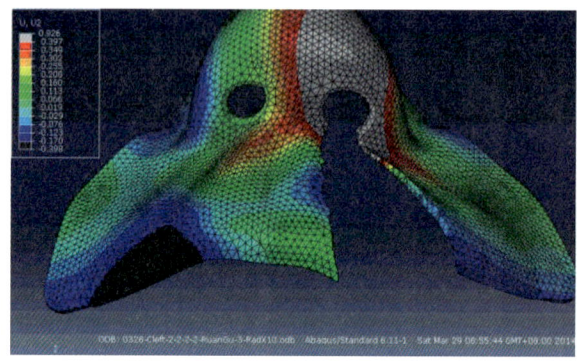

图42-62　左侧上唇离断时唇鼻的形态变化（各种颜色表示该区域与左侧角标尺相对应的形变率）

另一方面，在对正常结构模型的各张力线进行肌力加载时（对肌束所加载的肌力均保持在1N～2N之间变化）可以看出，肌肉的张力带变化的确会影响唇鼻的体表形态，并且有规律可循，可以控制（图42-63）。在模型的模拟加载过程中，我们可以通过张力线的加载，比较自如地做到鼻底、鼻翼、鼻尖、人中嵴、人中窝，甚至唇峰的成形。这一点提示我们，在进行唇裂修复的时候，可以通过肌肉张力带的调整，来达到恢复正常唇鼻形态的目的。

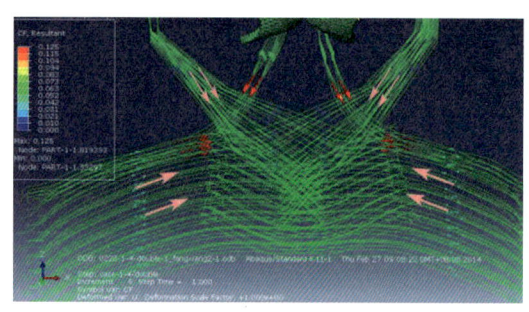
A

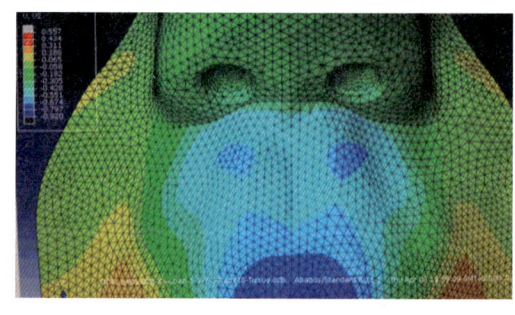
B

图42-63　肌力加载时，鼻唇相应的形态变化（各种颜色表示该区域与左侧角标尺相对应的形变率）
A. 肌力加载方向　B. 加力时体表各部位的变形率

六　应用第一、二副张力带的重建来修复单侧唇裂的形态细节

（一）切口设计

在上唇任何区域（不论是在上方还是在下方）的三角瓣都会干扰人中嵴的成形，同时鼻底部位的三角瓣也会不利于鼻槛的塑造。为了更好地体现应用肌肉张力带修复唇裂的优势，我们没有

采用传统的唇裂切口设计,而是设计了三叶瓣的切口,从而使得在鼻底至唇峰的全部高度上,没有三角形皮瓣的存在,主要应用肌肉的牵拉作用,帮助唇峰下降(图42-64)。

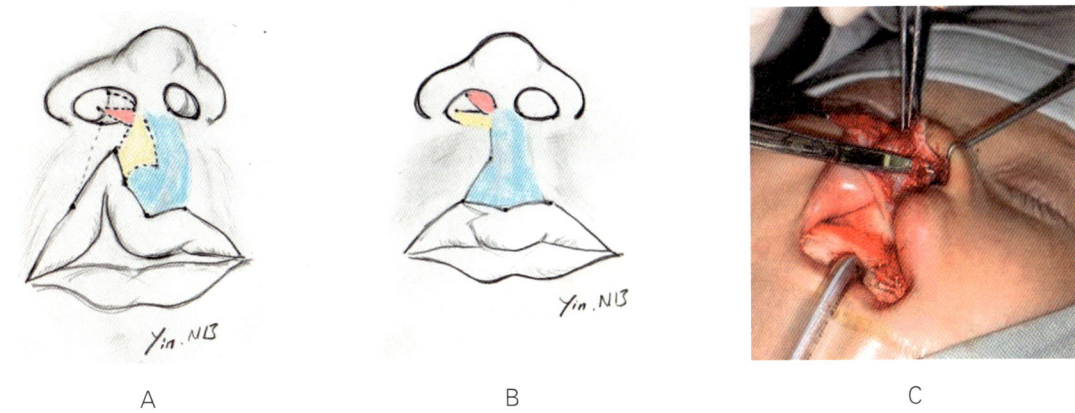

图42-64 皮瓣的设计与术中肌肉解剖

(二)第一副张力带的重建

沿切口,于口轮匝肌深、浅层做潜行分离,于患侧人中嵴处纵向剪断口轮匝肌,将口轮匝肌"脱套",深层者将于骨膜浅面异位附着于梨状孔下、外侧,上颌前部牙槽突的鼻肌翼部和口轮匝肌离断。根据肌肉纤维走行方向,形成鼻肌翼部肌瓣和口轮匝肌肌瓣;于裂隙内侧鼻小柱根部形成一小口轮匝肌肌瓣,与裂隙外侧的鼻肌翼部肌肉瓣缝合;将裂隙外侧的口轮匝肌肌瓣覆盖上述结构并缝合固定于前鼻棘(图42-65)。可以在临床上模拟生物力学结构,第一副张力带的重建得以完成。此时常常可以见到鼻翼、鼻孔、鼻小柱、鼻底、鼻槛等解剖结构的形态得到明显改善,术者可以根据前文所述的生物力学加载方式,根据实际需要对肌肉缝合张力进行调整,直到外观达到完美。

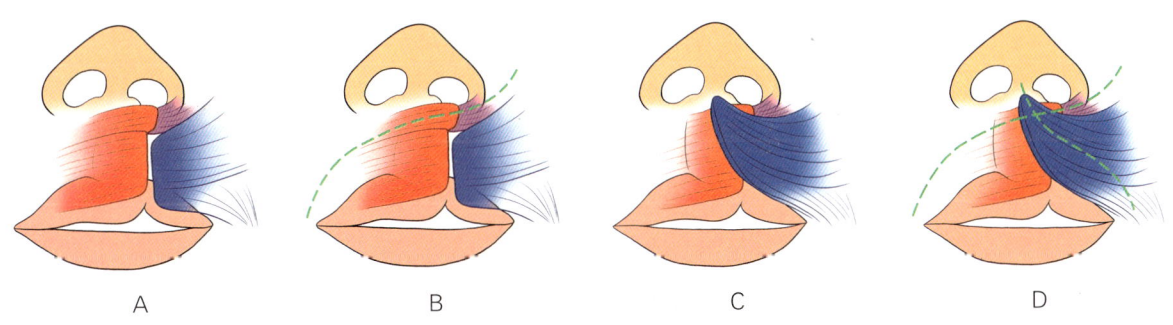

图42-65 第一副张力带重建示意图
A. 肌肉瓣分离与缝合　B. 一侧张力线建立　C. 对侧肌肉瓣分离与缝合　D. 双侧张力线交叉形成第　副张力带

(三)第二副张力带的重建

在进行上述第一副张力带重建的同时,将裂隙内侧的全层口轮匝肌与裂隙外侧的深层口轮匝肌缝合;同时将裂隙外侧的深层口轮匝肌与口腔侧黏膜下层缝合固定;将裂隙外侧的浅层口轮匝肌与裂隙内侧白唇皮肤的真皮深层相缝合,形成人中窝、人中嵴(图42-66)。可见,由于第二副张力带同样可以通过肌肉的重建而得以恢复,达到模拟的力学结构,临床上可以生理性地重建人中窝和人中嵴的构造。

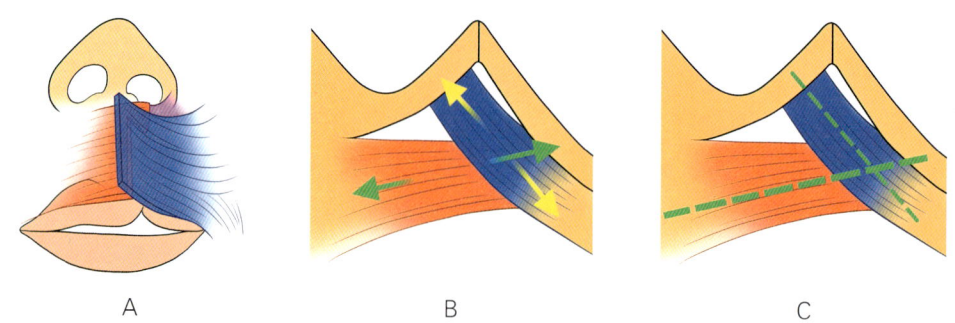

图 42-66 第二副张力带重建示意图
A. 肌肉的空间搭建方式　B. 各肌肉作用于皮肤的力线　C. 第二副张力带形成

应用第一、二副张力带重建来修复单侧唇裂病例见图42-67~图42-70。

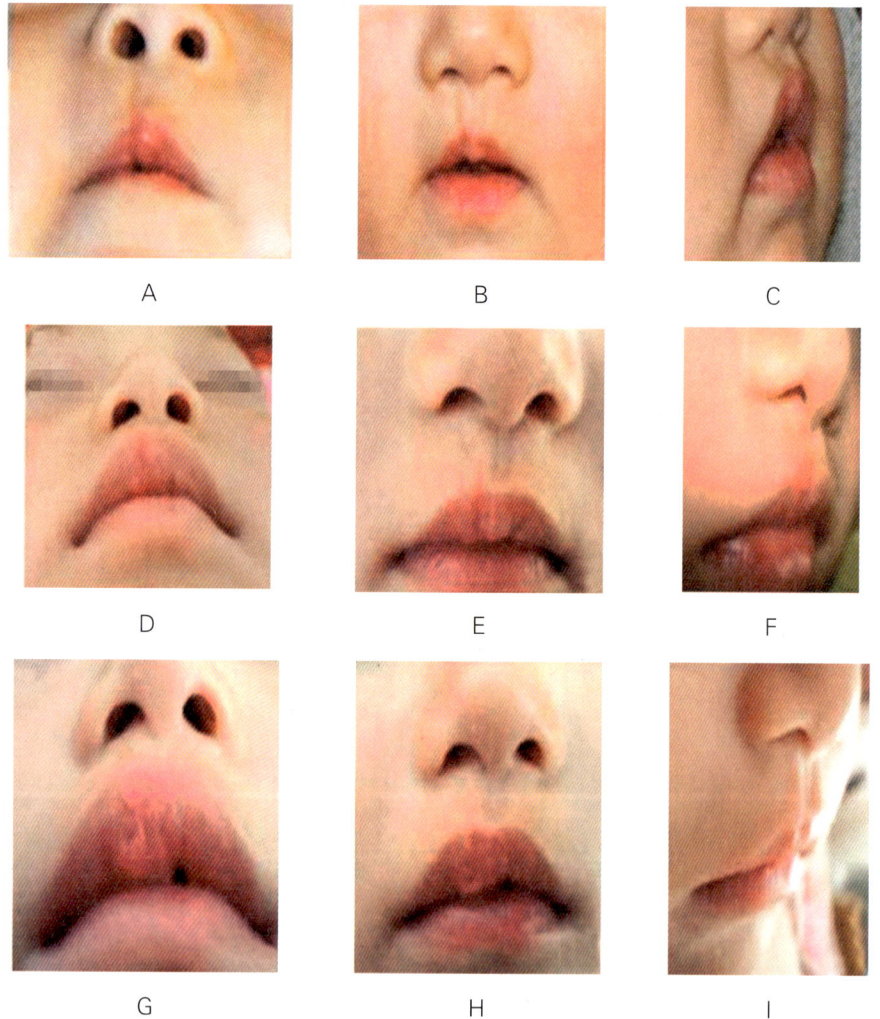

图 42-67 患儿男性，5个月，第一、二副张力带重建后，右侧隐性唇裂鼻底、鼻槛及人中嵴的术后恢复过程
A、B、C. 术前仰头位像、正位像和右侧位像　D、E、F. 术后半年仰头位像、正位像和右侧位像　G、H、I. 术后2年仰头位像、正位像和右侧位像

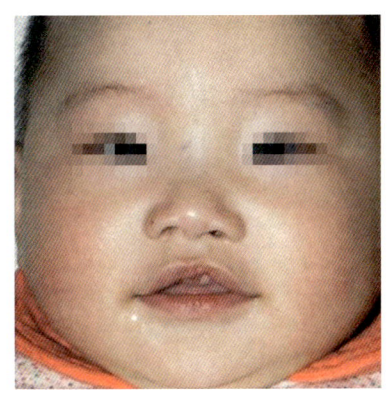 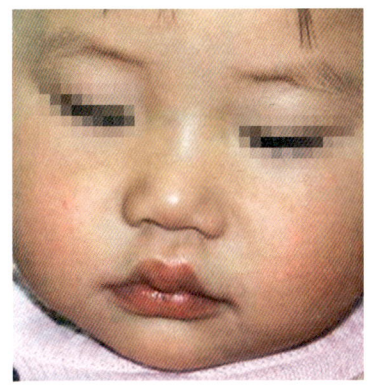

图 42-68　患儿女性，4 个月，左侧隐性唇裂重建人中嵴并修复红唇轮廓
A. 术前　B. 术后 1 年

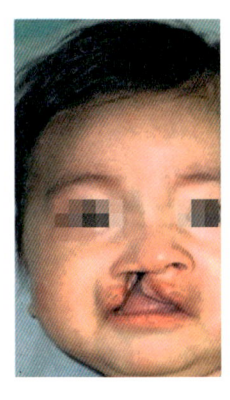 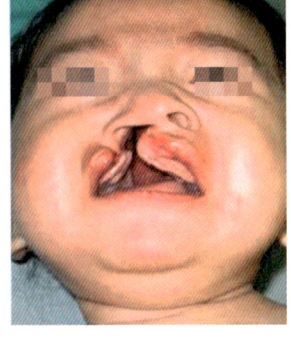 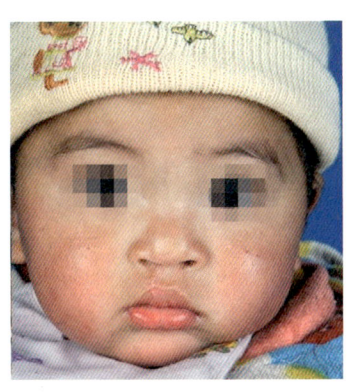

图 42-69　单侧Ⅲ度唇裂修复后的唇鼻轮廓细节
A、B. 术前　C. 术后

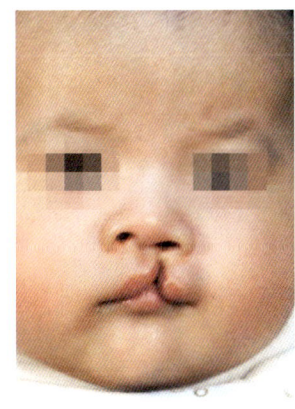 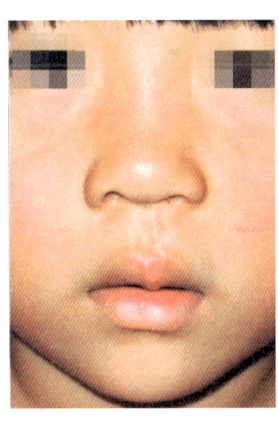 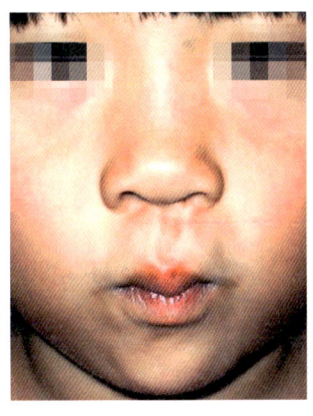

图 42-70　张力带重建后的动态修复效果
A. 术前　B. 术后 5 年静止位　C. 术后 5 年噘嘴时的上唇人中细节正常

七 应用主张力带和第一、二副张力带的重建修复双侧唇裂的形态细节

（一）切口设计

皮肤切口同常规双侧唇裂修复术。

（二）第一副张力带的重建

基本类似于单侧的第一副张力带的重建在两侧同时进行。不同之处在于双侧唇裂前唇无肌肉组织，因此在重建张力线 L_1 时无须解剖裂隙内侧的肌瓣，而是将鼻肌瓣自外上方朝向内下方直接缝合固定于前鼻棘。当对侧的 L_1 重建完成时（口轮匝肌瓣自外下方朝向内上方缝合于前鼻棘），自然共同形成本侧的第一副张力带。

（三）第二副张力带的重建

同理，由于双侧唇裂前唇无肌肉组织，此处的肌肉瓣张力功能由皮下结缔组织代为行使，结果是在水平剖面上，上唇肌肉的张力传递方向形成了从远端肌肉浅层到同侧人中嵴内侧面、远端肌肉深层到对侧人中嵴外侧面的双重交叉，即第二副张力带，并通过肌肉的交叉张力作用在切口线上形成了人中嵴，前唇皮瓣下凹形成人中窝（图42-71）。

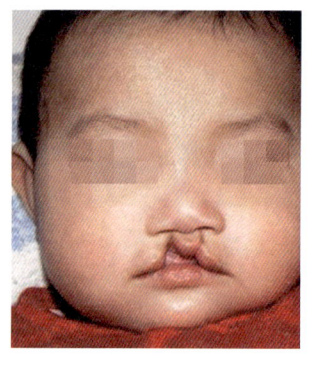
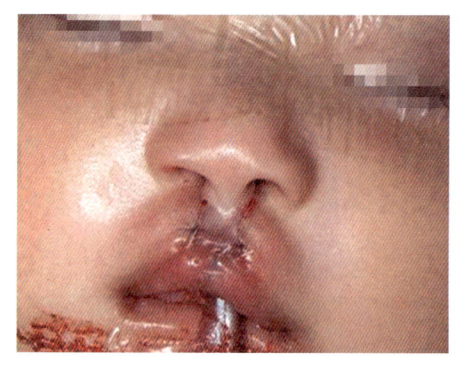

A   B

图 42-71 双侧唇裂一期人中成形
A. 术前 B. 第二副张力带重建后，术中完成人中重建

（四）主张力带的重建

这一点在临床上比较易于理解，当两侧的鼻肌翼部、口轮匝肌深层各自形成的四个肌瓣分别在各自方向上向前鼻棘缝合固定时，客观上在前鼻棘部位就出现了一个强大肌肉组的交叉关系。手术中这一步骤的完成即标志着主张力带的重建。

主张力带在水平方向上可产生合力，可以收拢两侧鼻翼。同时将皮瓣切口的张力向肌层分散，由肌肉张力承担，减小了切口处的张力，从而减轻了远期瘢痕的形成。

主张力带的交叉结构也会在垂直方向上产生合力作用，能够推动前颌回位。这是单纯依赖皮瓣所不能达到的效果。前颌骨向后回位，而鼻中隔继续向前发育，这使鼻小柱在发育中逐渐延长并使鼻尖抬高。反之，如果肌肉的主张力带重建不充分，前颌骨的回位不充分，鼻中隔的发育将带动前颌骨继续向前，对鼻小柱和鼻尖形态的发育是不利的（图42-72）。

双侧唇裂的各组肌肉张力带重建见图42-73。

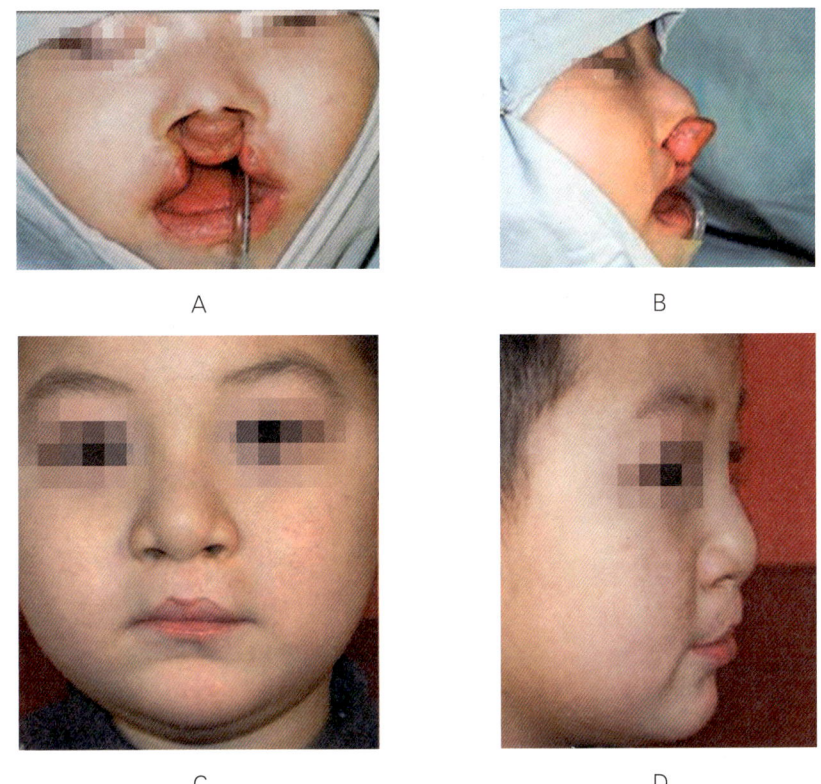

图 42-72　双侧唇裂肌肉主张力带重建的效果
A、B. 双侧唇裂术前　C、D. 术后 2 年

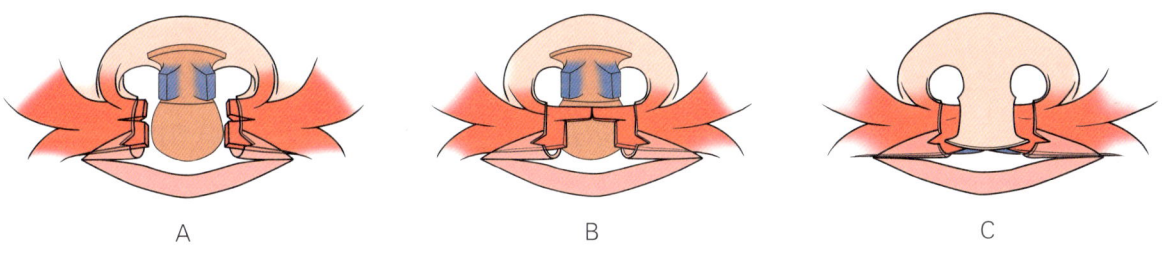

图 42-73　双侧唇裂的各组肌肉张力带重建

对于婴幼儿的一期唇裂修复，我们主张在完成唇鼻之间张力线重建之后，不急于同期对鼻畸形进行软骨的矫正，而是把塑形的任务交给肌肉张力本身，让肌肉继续完成鼻部的形态塑造。这一点已经在临床上证实得到良好效果。而对于 6 岁以上的一期或二期患者，由于自身发育的机会已经不很充分，考虑到学龄期的问题，我们一般同期进行鼻肌翼部松解，同时将扭转的软骨和鼻腔衬里皮肤复位，此时鼻部的形态常常得到完全的矫正，甚至可以达到鼻孔的正八字对称（图 42-74，图 42-75）。至于人们一直在争论的，关于在这个较小的年龄进行鼻畸形矫正是否会造成对生长发育的影响的问题，我们的观点是乐观的。因为术中没有进行过度的软骨塑形操作，而另一方面，如果重建了生理性的肌肉张力系统，那么平衡的肌力将有利于鼻部的发育，而不是起阻碍作用。这一点在临床上已经初步得到证实。

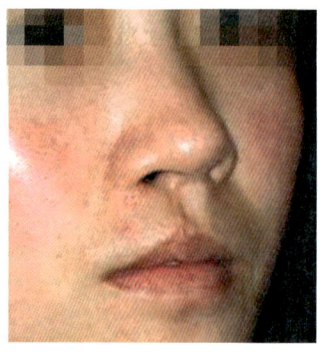 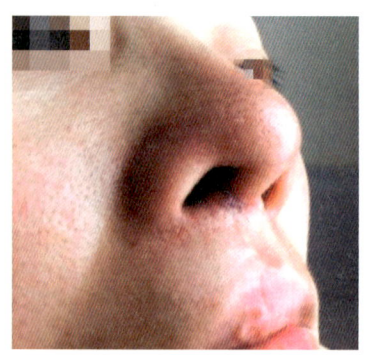

图 42-74　唇裂继发畸形的鼻畸形矫正和人中修复

A. 术前鼻翼和鼻底畸形，人中缺失　B. 张力带调整后 6 个月，鼻形态纠正，人中得到重建

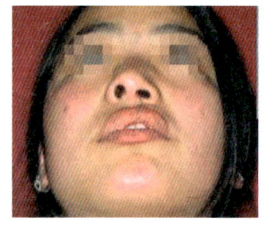 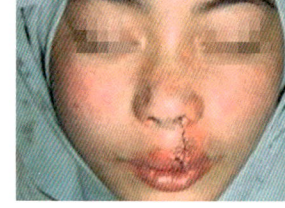 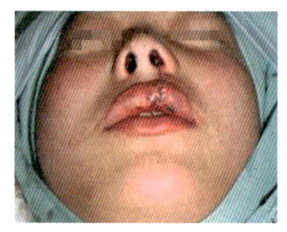 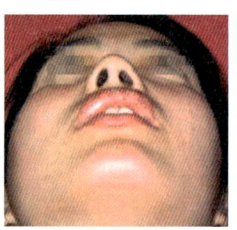

图 42-75　鼻畸形矫正后，鼻孔的正八字对称效果

A. 术前　B、C. 术中即刻的鼻部轮廓　D. 术后 2 年的鼻孔形态

八　一点思考和展望

篇幅所限，我们只是以单侧和双侧唇裂肌肉张力带举例。临床上通过对唇鼻肌肉张力带的调整和重建，不仅可以使我们更加完美地修复单侧和双侧唇裂，在各型唇裂的修复中，乃至在二期修复的时候亦具有十分重要的意义（图42-76，图42-77）。

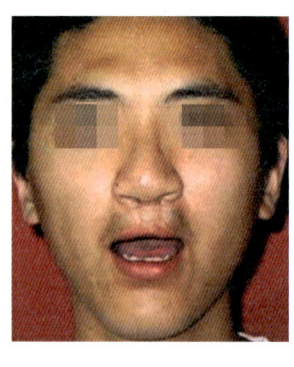 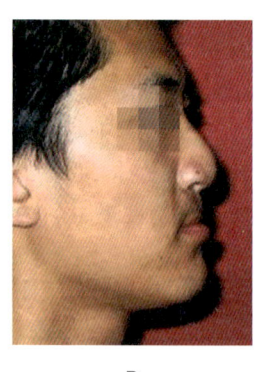 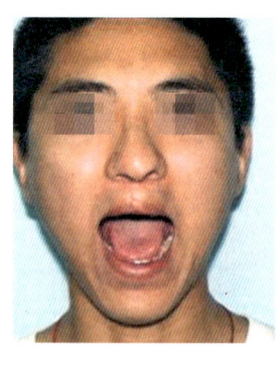 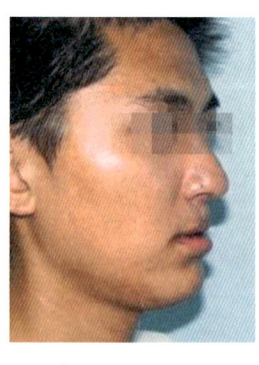

图 42-76　张力带重建修复双侧唇裂二期鼻畸形（未应用软骨移植或植入材料）

A. 术前正位像，鼻翼宽大　B. 术前侧位像，鼻尖低平　C. 术后 1 年，鼻翼缩窄　D. 术后 1 年，鼻尖成形效果

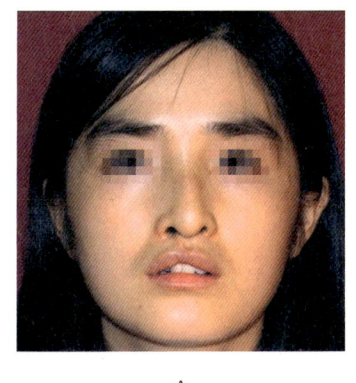 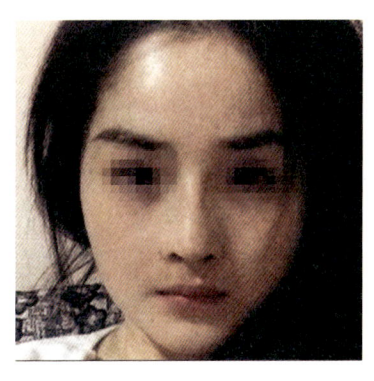

图 42-77　唇裂修复后唇鼻的美容手术化效果
A. 术前，鼻尖鼻翼畸形，唇部结构紊乱　B. 术后 2 年，鼻尖鼻翼形态矫正，红白唇形态自然美观

有时我们也可以在唇部的缺损重建的过程中引入这一唇鼻肌肉张力带的概念。当我们应用皮瓣来修复唇部组织缺损的时候，在移植的皮瓣上同样可以加载张力带的力量。由于张力带是唇鼻形态的重要构成要素，可以在修复组织缺损的同时，同期重建人中嵴、人中窝、唇珠等解剖细节，大大提高皮瓣修复的满意度，甚至可以达到动态的治疗效果（图42-78）。

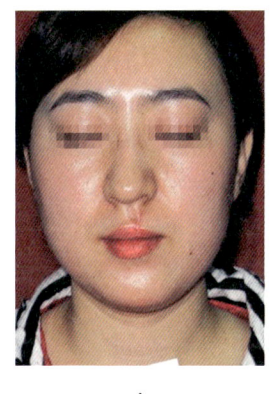 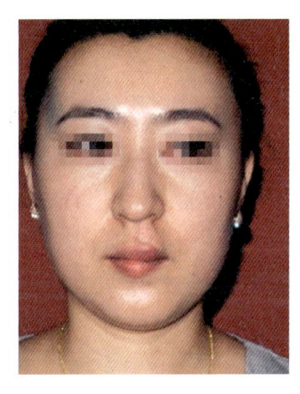 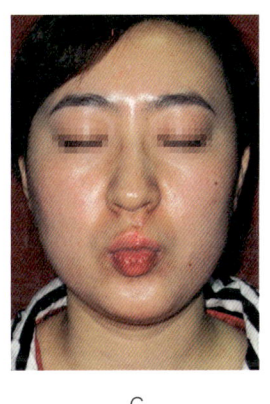 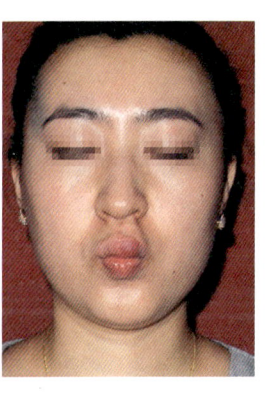

图 42-78　应用交叉唇瓣转移结合第二副张力带重建修复上唇缺损，获得人中形态的动态修复效果
A. 术前静止位，人中缺损　B. 术前噘嘴像，人中结构紊乱　C. 术后静止位，人中组织量恢复　D. 术后噘嘴像，人中动态结构得到修复

甚至在唇鼻部的美容外科领域，这一理论依然适用。我们可以应用这一肌肉张力线平衡的概念，通过小切口的肌肉张力线重建，调整唇鼻轮廓，获得正常人唇鼻微创美容的效果。当然，基于唇鼻肌肉复合体的概念，唇鼻肌肉是联动而不可分割的，因此这样的手术常常是唇鼻同期调整。但这一点不仅不会造成问题，反而变成了整形外科医师的机会，因为当我们观察临床病例的时候，的确发现大多数求美者唇鼻的缺憾是同时存在的。当一个患者要求进行鼻美容手术时，内心常常带有唇部美容的潜在需求，反之依然。当医师提出唇鼻同时调整时，多数患者都能够欣然接受（图42-79，图42-80）。可以说，这是唇鼻肌肉复合体概念所带来的必然结果。

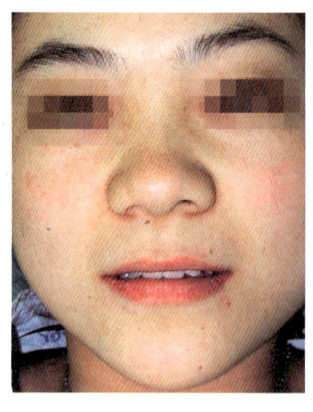
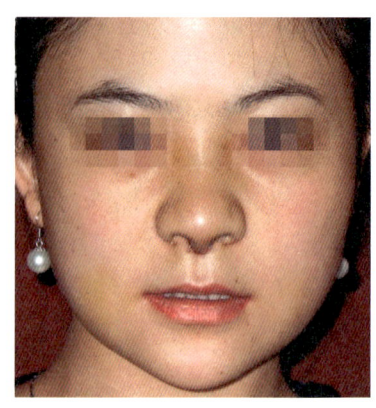

A　　　　　　　　　　　　　B

图 42-79　应用主张力带与第二副张力带协同调整，同时改变鼻、唇轮廓
A. 术前，鼻翼过宽，鼻尖低平，上唇轮廓过宽，人中嵴不清晰　B. 术后 2 周，鼻尖隆起，鼻翼缩窄，上唇收紧，人中轮廓加强

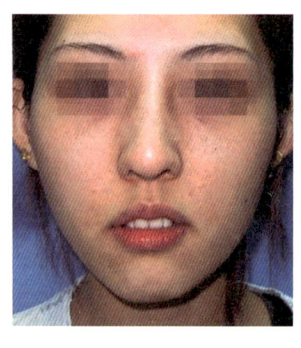
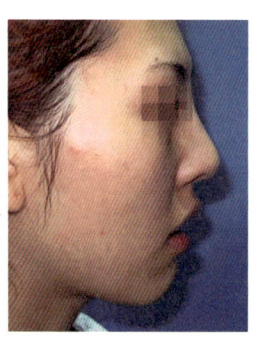
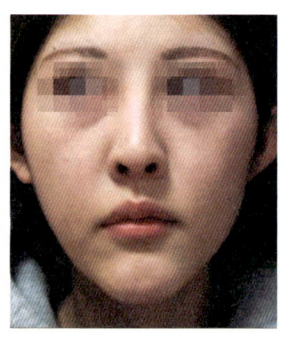
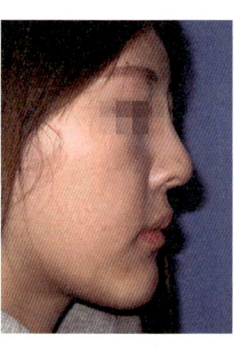

A　　　　　　　　B　　　　　　　　C　　　　　　　　D

图 42-80　唇鼻肌肉张力带重建应用于唇鼻美容外科：口腔正畸后，患者应用主张力带及第二副张力带重建治疗上唇过短，并调整唇部轮廓
A. 术前正位像，唇形圆钝，开唇露齿　B. 术前侧位像，上唇过短　C. 术后 1 年，唇部轮廓清晰　D. 术后 1 年，上唇延长

在此之前，口轮匝肌张力线理论未见报道。尽管人们知道浅表肌肉是影响体表形态的重要因素，但由于对肌肉层与体表形态的生物力学关系尚不清楚，目前极少见到表情肌生物力学与面部形态相关性的研究，以肌肉层的力学调整来进行体表塑形这一领域的工作尚未见开展。以往对于口鼻肌肉口轮匝肌的解剖结构已有较多研究，但是对于口轮匝肌与双侧对称隆起的人中嵴结构、双侧对称的唇峰、唇珠的饱满外观，以及鼻底、鼻孔外形之间的相互关系，未见详细描述及报道。Bardach 和 Cutting 认为单侧唇裂的肌肉力量不平衡是其唇裂鼻畸形形成的主要原因。但是他们并未对这种不平衡的肌肉力量与畸形形成的关系进行具体分析。尽管近年来出现少量文献表明人们在唇裂手术中开始重视对肌肉不同位置的固定或瓦合缝合，但其观念仍然停留在通过肌肉组织堆积成形的层面，没有从生物力学的角度形成理论体系。

从生物力学角度，肌肉张力是一种存在于肌肉的松弛状态下的机械应力，它帮助保持躯干的姿势，并且为肌肉运动提供必需的背景张力。同理当嘴唇在静止的时候，口轮匝肌以肌张力的形式维持着嘴唇的外观，并使得唇弓、人中、鼻翼成为一个相互作用、相互制约的整体。另一方面，正是因为肌张力对称的存在，才使得面部对称地发育。本质上，人体器官的形态不是由组织堆积而构成的。浅表肌肉筋膜系统本身存在固有的生物力学平衡体系，而体表器官形态的实质即是这一平衡在体表的表达形式。唇鼻外形不完全决定于软组织本身的容积，事实上，它更是相关肌肉肌张力平衡的结果。一旦张力线被破坏，畸形就随之发生了。

要达到修复效果的突破，需要寻求新的理论指导。我们在近十年的基础医学与临床工作基础上，发现唇鼻的体表形态与内部肌肉的肌肉张力分布之间具有明确的关联，逐步形成了一种唇鼻整形外科的新思路——利用肌肉张力线原理重建唇鼻形态。临床上根据这一思路所衍生出的一系列原创术式已经在唇鼻美容和先天性畸形修复上取得了优良的效果，正在逐步形成一种独特的唇鼻肌肉纤维三维定向重建手术模式，一年内已有5篇SCI论文发表，后续研究工作目前亟待跟进。与传统唇裂修复技术不同的是，我们不仅强调唇部肌肉连续性的重建，更进一步主张复杂唇鼻肌肉张力系统重建的重要性，并且强调唇鼻肌肉之间的力学联动关系在形态塑造中的意义。唇鼻各组肌肉之间关系虽然复杂，但其本质可以归纳为三组张力线的共同作用，换而言之，唇鼻的形态轮廓是由三个张力带相互作用形成并维持的。从前文的有限元分析结果可见，肌肉的张力带变化的确会影响唇鼻的体表形态，并有规律性，可以控制。因此行唇裂修复时可通过肌肉张力带的调整达到恢复正常唇鼻形态的目的。也就是说，一旦抽象的张力带在一定程度上被构成或者改建，就相当于重建了唇鼻外观。众所周知，通过手术把肌肉纤维的解剖结构恢复到和天然形成的正常人完全一样几乎是不可能的，但是把肌肉张力带和结构恢复到正常人水平，达到修复畸形的目的，这在临床上是完全可以做到的。

如能进一步开展此项研究，这一理论的意义将不限于唇裂，其应用领域甚至可能从唇鼻区域向整形外科其他专业扩展。在面部各体表部位，均有望通过表情肌张力线的改建或重建来达到体表器官的整形与修复目的，为整形外科增添一种技术手段。

（尹宁北）

第十节　唇腭裂鼻畸形的整形美容

一、概述

唇腭裂鼻畸形（nasal deformities of cleft lip and palate）是指与先天性唇腭裂同时发生的先天固有的鼻部软组织和软骨的畸形。而唇裂术后继发的鼻畸形指的是初期唇裂修复时，由于先天组织缺损、不足，设计不当、操作失误等技术因素造成的继发畸形或遗留的未能完全矫治的原发畸形。唇裂鼻畸形可分为单侧唇裂鼻畸形及双侧唇裂鼻畸形。唇裂术后继发鼻畸形，同样可分为单侧唇裂术后鼻畸形及双侧唇裂术后鼻畸形。

对先天性唇裂鼻畸形的病理解剖学特点的深入认知、术前合理的鼻牙槽畸形的矫正、首次手术方法的选择、施术者的技术水平等因素，直接影响着鼻唇畸形的治疗效果。

对于唇裂术后继发鼻畸形，由于各种技术所致的畸形是多种多样的，因此多数情况下需要鼻唇畸形同时修复方能取得整体修复的美学效果。术后畸形修复的难度，与原唇裂鼻畸形的程度、首次手术选用的方法及术中处理等密切相关。若术中破坏了鼻唇部的自然解剖结构，使组织移位、大量瘢痕组织形成等，则二期修复手术会非常困难，修复效果往往不会令人非常满意。若同时伴发牙颌畸形，又未能及时得到矫正，则二期修复后整体效果会更令人担忧。

因此我们说，唇裂鼻畸形的修复是整形外科中具有挑战性的课题之一。尽管许多学者进行了不断的潜心研究，提出了不同的治疗方法，取得了可喜的进步，但是目前仍存在一些未解的问题，如鼻唇畸形修复的时机及方法问题，鼻、牙槽、颌骨发育过程中的矫治及相关序列治疗问题等。本节所述唇腭裂鼻畸形的修复自然与唇裂修复有不同的侧重，但也存在必然的联系。成功完成唇裂鼻畸形的修复必须全面掌握唇裂修复的各种技术，并能灵活地加以运用。

二 解剖学特点与术前矫治

（一）唇腭裂鼻畸形的解剖学特点

1. 单侧唇腭裂鼻畸形的解剖学特点　单侧唇腭裂，尤其是完全性唇腭裂，裂隙部位前颌骨变位、旋转，存在牙槽裂及上唇裂，伴有明显的鼻畸形，表现为鼻尖偏向健侧，患侧鼻翼扁平、内弯，无正常圆顶样突起；鼻翼内、外侧脚间夹角呈钝角；患侧鼻翼沟消失，患侧鼻孔移位；鼻中隔偏曲，鼻小柱偏斜至健侧，发育不足；鼻底缺如或过宽（图42-81，图42-82），以上这些解剖学特点根据裂隙的宽狭而有所变化。

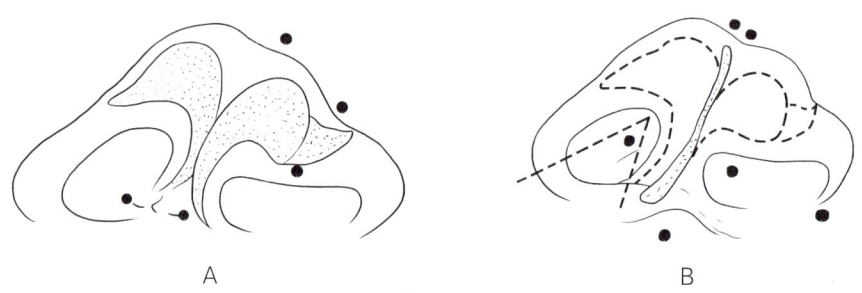

图 42-81　单侧唇腭裂鼻畸形的典型表现示意
A. 鼻尖偏向健侧，患侧鼻翼扁平　B. 鼻翼内、外侧脚间夹角呈钝角，鼻中隔偏曲，鼻底缺如或过宽

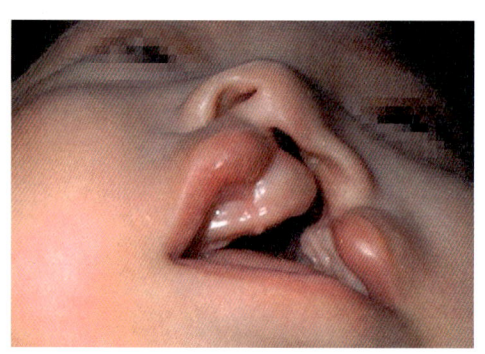

图 42-82　单侧完全性唇腭裂鼻畸形

关于唇裂鼻畸形的病理解剖学理论：经过半个多世纪的临床研究，Hogan 和 Converse（1971）提出了"偏斜的三脚架"理论，并提出上述鼻畸形是由先天固有的软组织和软骨的发育不足所致。这一理论在实践中逐渐被认同。

2. 双侧唇腭裂鼻畸形的解剖学特点　双侧唇腭裂鼻畸形常常伴有前颌骨前突或扭转；鼻翼基底明显增宽，鼻尖低平有时直接与前唇瓣相连，鼻小柱缺如或严重发育不足；鼻翼平坦；双鼻孔呈水平卵圆形，伴鼻孔过大。鼻畸形严重程度与双侧唇腭裂裂隙宽度、前颌骨位置等有明显相关性。鼻小柱短小或缺如是双侧唇腭裂鼻畸形整形修复的难点（图42-83，图42-84）。

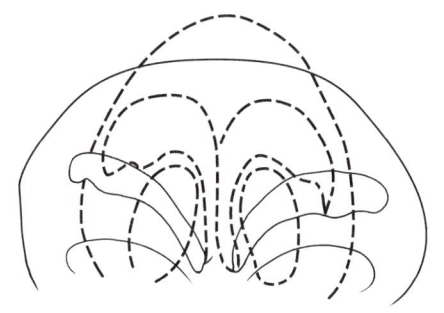

图 42-83 双侧唇腭裂鼻畸形的典型表现示意

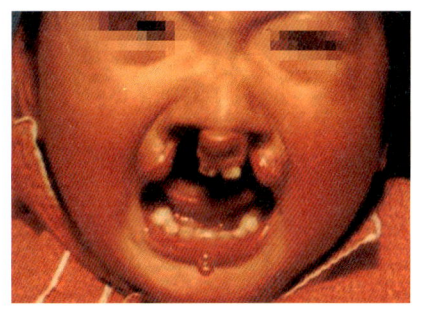

图 42-84 双侧完全性唇腭裂鼻畸形

（二）唇腭裂鼻畸形术前鼻及牙槽畸形的矫正

1. 唇腭裂鼻畸形及牙槽畸形矫治的历史与现状　在过去的一个多世纪里，很多技术被用于唇腭裂鼻畸形及牙槽畸形的术前矫正。当然这些技术是唇腭裂序列治疗的组成部分。因唇腭裂鼻畸形的治疗离不开唇部软组织、上颌骨、牙槽骨硬组织畸形的治疗，所以常常将其作为一个整体进行矫治。

早在1686年，Hoffman就提出用带翼头帽后推前颌骨和缩窄裂隙，来修复唇腭裂鼻畸形。但他早年设计的一些装置主要是被用来矫正牙槽裂本身，而唇腭裂鼻畸形的整形美容修复，始终是一个令人关注的课题。

1993年，Grayson等提出并设计了在婴儿时期矫正鼻、牙槽及唇畸形的模型装置（nasoalveolar molding，NAM）。经过不断改进，该装置现已用于临床，并取得了应有的效果，为手术修复奠定了良好的基础，同时尚有术后维持矫正器等（图42-85）。

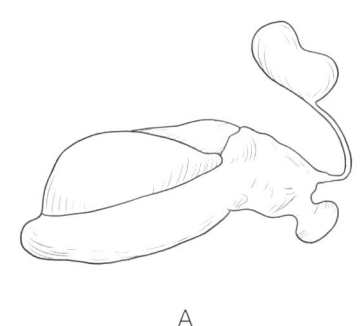
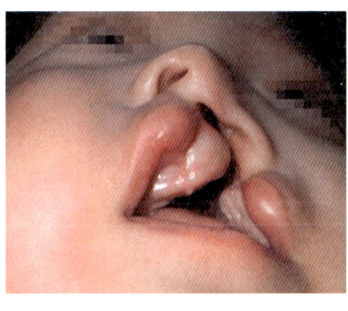
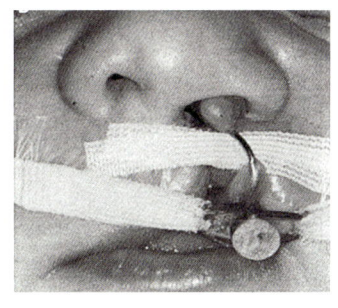

A　　　　　　　　　　　B　　　　　　　　　　　C

图 42-85　NAM 在单侧唇裂中的应用

A. 单侧唇裂鼻、牙槽畸形矫正器示意　B. 术前未应用 NAM 矫正的鼻畸形　C. 术前应用 NAM 矫治鼻、牙槽畸形

2. 术前鼻牙槽矫正器应用的目的　鼻牙槽矫正器（NAM）最大的优点是应用力学原理使变形的鼻软骨塑形，从而大大减轻原始唇裂畸形导致的鼻畸形的严重程度。

术前NAM的应用使唇裂软组织靠近、鼻翼软骨外侧脚接近对称，调整鼻腔黏膜衬里有利于鼻尖耸立。另外，NAM的应用可缩窄牙槽裂的宽度，使两侧裂隙靠拢、鼻底及唇部向正常形态发育，有利于单侧唇裂患侧鼻小柱归位。

患有双侧唇裂的新生儿，使用NAM的目的是延长鼻小柱，并从中线矢状面上延长前颌骨，后退前颌骨来与后方牙槽裂部分相靠拢；另外一个目的是缩小鼻尖宽度、改善鼻尖凸度、减少鼻翼基底的宽度。术后可用其来维持正常外形，但可根据情况选用管状维持器（图42-86）。

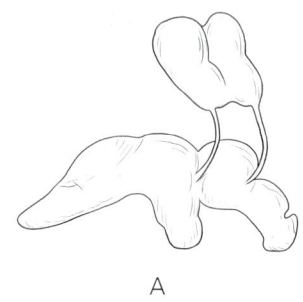 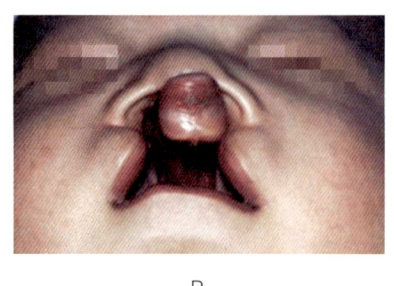 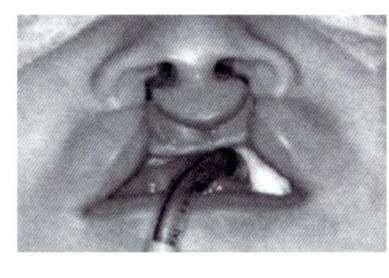

A　　　　　　　　　　　　B　　　　　　　　　　　　C

图 42-86　NAM 在双侧唇裂中的应用

A. 双侧唇裂鼻、牙槽畸形矫正器示意图　B. 术前未应用 NAM 矫正的鼻畸形，双侧唇裂鼻小柱缺如，前颌骨前突，鼻翼基底宽，鼻尖低平　C. 应用 NAM 治疗后，可见鼻小柱得到发育，前颌骨后退摆正，两侧唇瓣向中线靠拢

三　唇腭裂鼻畸形的修复

手术修复是治疗唇腭裂鼻畸形的重要手段。但由于唇腭裂鼻畸形常伴唇、牙槽骨、上颌骨及相应软硬组织畸形，绝非单一鼻部手术即能达到整体功能与外形俱佳的满意效果，因此整形外科、颌面外科医师必须了解其中存在的相关问题及解决办法。

（一）唇腭裂鼻畸形治疗的现代趋势

唇腭裂鼻畸形不同于一般意义上的鼻畸形，因其会伴发相应的其他软硬组织的畸形，并随发育不断明显，因此近代提出了"序列治疗"方案，即对这类患儿生后要由儿科、耳科、整形外科或颌面外科、正畸科、语音科、心理科医师共同组成治疗小组协同治疗，分别诊治存在的相关畸形和疾病，当然要以整形外科医师或颌面外科医师为主。强调手术前的鼻、牙槽畸形的矫正，从而为获得理想的手术效果奠定基础。关于手术修复，以往的观点是由于担心手术损害鼻软骨膜及软骨而影响软骨发育，不主张早期修复鼻畸形，有的人主张要推迟到学龄前或至 11～12 岁以后。但事实上，手术不涉及鼻部，鼻部始终在畸形基础上发育，仍是一种畸形发育，同时会随发育而变得明显，严重影响患儿的身心健康。因此近年来，一些有经验的医师提出了早期修复鼻畸形的观点，即在修复唇裂的同时修复鼻畸形，并在术前应用各种矫治器进行矫治，并在术后维持矫治，获得了极为满意的效果。笔者也是这一观点的积极倡导者和执行者。唇部手术不仅强调功能修复，更要注意美容技巧，尽量减少瘢痕。在软组织修复的同时，要注意上颌骨、牙槽骨畸形的发育，适时地矫治牙颌畸形，修复牙槽裂；对已经形成的上颌骨后退畸形，可行骨牵张术予以矫正。总之，综合的"序列治疗"方能取得满意的治疗效果。

（二）手术时机的选择

关于唇裂鼻畸形修复的时机一直存在着一些争议。McIndoe（1938）、Brown 和 McDowell（1944）、Hoffman（1949）、Berkeley（1969）、Millard（1964）都曾提出鼻唇畸形同期修复的观点，但受当时技术水平所限而一直未得到推广实施，加之相当一部分人提出早期手术会损害鼻翼软骨的发育，反对同期修复鼻畸形，提出推迟鼻畸形修复的观点。后一观点在相当长的时间里起主导作用，以致在一些教科书或专著中仍然记述着这一观点，且至今仍在发挥作用。近年来，以 Salyer 为代表的一派学者在总结多年经验的基础上，提出了早期唇裂鼻畸形与唇裂同期修复术。笔者根据 30 余年的临床经验总结，亦认为早期鼻唇畸形修复，配合围手术期的"序列治疗"，以及整形外科医师纯熟的手术技巧，尽最大可能减少损伤和瘢痕，会达到理想的修复效果。

目前公认单侧唇裂修复的最适年龄为 2～3 个月（10 周左右），鼻畸形修复与之同期进行。这样早期手术可尽早恢复唇、鼻的正常形态和功能，使其在正常位置上发育成形。双侧唇裂鼻畸形修复与双侧唇裂修复同期进行，一般在6~12个月时进行，Mulliken提出在4~6个月时进行。随着治疗技术、设施的不断进步，修复年龄有提前的倾向，但所有手术均应根据患儿全身健康及生长发育情况而定。对于有胸腺肥大、发育欠佳、血红蛋白过低等情况者，应推迟手术。

（三）术前准备

术前进行全面体检，包括营养状况、心肺状况、体重等；注意判断有无上呼吸道感染及消化不良等，面部有无湿疹、疖疮等皮肤病；常规拍摄胸片，排除先天性心脏病、胸腺肥大等；进行常规血尿检查，注意血红蛋白、白细胞、出凝血时间是否正常。任何全身或局部的不正常均需查明原因，并予以适当治疗，待恢复后方可进行手术。

术前喂养、局部消毒、术前用药等均同先天性唇裂的术前处理。

一般不需做输血准备；若为双侧完全性唇裂且体质较差者，可做输血准备。

（四）麻醉选择

施行唇裂及鼻畸形修复术原则上都应行气管插管全身麻醉，这是比较安全的麻醉方式。对于较大儿童或成人，可考虑在局部麻醉（眶下孔及鼻腭神经阻滞麻醉）下进行手术。

（五）手术方法

1. 唇裂及鼻畸形修复术

（1）鼻唇畸形的同期矫正术

1）方法Ⅰ：Salyer技术。①唇部手术设计定点：进行改良的旋转推进手术设计。首先在健侧唇瓣定出弓背曲线三点，画出红唇湿线。从健侧鼻小柱根部横跨鼻小柱向裂侧唇峰点3画线，此线下段与健侧人中嵴平行。在患侧裂隙唇缘红唇最厚处即相当于唇峰处定点3′，然后沿红唇皮肤交界处画线至鼻腔，继续延伸至鼻侧壁，即下鼻甲的上方，这个切口将充分游离那些处在鼻翼深面的不正常附着在骨组织上的软组织（图42-87A）。②切开：用15号刀片与11号刀片沿所设计的切口切开全层组织，形成旋转推进组织瓣，裂隙外侧唇部用11号刀片沿红唇与皮肤交界处贯穿切开，然后继续切开鼻腔内至下鼻甲上方的切口。切口延伸与否需根据鼻畸形的严重程度而定。利用此切口充分游离异常附着在骨组织上的软组织，为鼻部整体组织成形奠定基础；进一步分离患侧鼻翼软骨外侧脚的鼻腔黏膜，使之与软骨分离。同样用剪刀通过此切口分离鼻翼软骨外侧脚的皮肤，使鼻翼软骨充分游离，以便使鼻翼软骨成形缝合（图42-87B）。潜行分离口轮匝肌：近中唇瓣被拉向下，潜行分离口轮匝肌至健侧人中嵴。患侧外侧唇瓣同样潜行分离皮肤、口轮匝肌2~4mm的距离，牵拉旋转皮瓣使推进皮瓣的长度与之吻合。两侧唇瓣肌肉充分潜行分离，直至达到肌肉功能修复的位置，即达到两侧对称、患侧唇高与健侧相等的目的（图42-87C）。鼻腔切口从鼻翼基底延伸至下鼻甲上方，通过此切口游离异常附着在梨状孔边缘的骨膜上的软组织；同时用剪刀分离鼻翼软骨外侧脚的皮肤与软骨，使其完全游离，以利于重新定位塑形（图42-87D）。③缝合：首先固定缝合充分游离的变位的鼻翼，用双直针从鼻端部位皮肤出针，这一关键的缝合会改变扁平、塌陷的鼻翼，并使鼻端耸立；接着做鼻腔内黏膜缝合，继之褥式缝合口轮匝肌，要特别注意两侧唇瓣长度的一致，必要时潜行分离口腔黏膜（图42-87E）。肌肉缝合时要注意鼻底部位肌肉软组织平台的重建，横向放在鼻底用来形成鼻限（鼻槛）。根据患侧鼻唇位置尽量缩小该切口。红唇缝合首先对好红白唇交界处的位点，然后按画出的干湿唇交界线修复红唇，使之对称协调（图42-87F）。皮肤缝线以用6-0尼龙线为好。

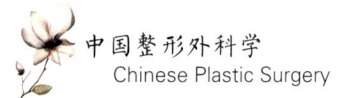

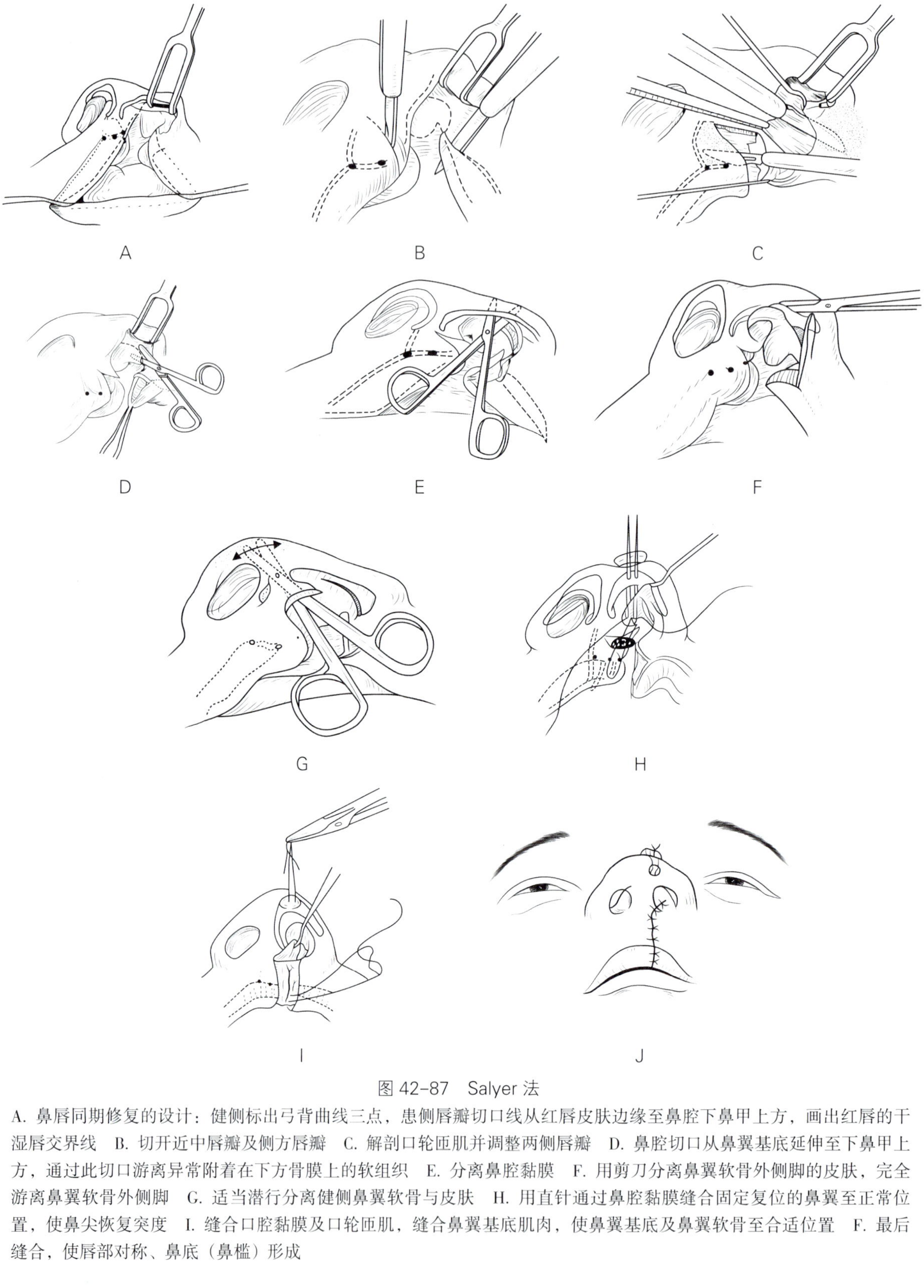

图 42-87　Salyer 法

A. 鼻唇同期修复的设计：健侧标出弓背曲线三点，患侧唇瓣切口线从红唇皮肤边缘至鼻腔下鼻甲上方，画出红唇的干湿唇交界线　B. 切开近中唇瓣及侧方唇瓣　C. 解剖口轮匝肌并调整两侧唇瓣　D. 鼻腔切口从鼻翼基底延伸至下鼻甲上方，通过此切口游离异常附着在下方骨膜上的软组织　E. 分离鼻腔黏膜　F. 用剪刀分离鼻翼软骨外侧脚的皮肤，完全游离鼻翼软骨外侧脚　G. 适当潜行分离健侧鼻翼软骨与皮肤　H. 用直针通过鼻腔黏膜缝合固定复位的鼻翼至正常位置，使鼻尖恢复突度　I. 缝合口腔黏膜及口轮匝肌，缝合鼻翼基底肌肉，使鼻翼基底及鼻翼软骨至合适位置　F. 最后缝合，使唇部对称、鼻底（鼻槛）形成

2）方法Ⅱ：Noordhoff 技术。

Noordhoff 主张对唇腭裂的病理构造进行合理评估，通过外表测量，了解标记点及测量值，评估辨认组织的欠缺和变位，以便更好地修复唇裂。

手术切口设计定点：设计基本遵循旋转推进法的基本原则。C 瓣的设计重点在于裂侧唇瓣

（图42-88A）。首先设计下鼻甲黏膜瓣T，牵开裂侧唇瓣，以小剪刀剪开牙槽突边缘的黏膜，逐渐向上直到鼻甲底部；接着向下沿着下鼻甲的下缘切开约1.5cm，在下鼻甲上缘与鼻翼软骨交界处作一个0.5cm长的鼻翼软骨间切口，再在下鼻甲下缘切口底部作一个横切口，反向掀起蒂在鼻前庭皮肤的下鼻甲黏膜瓣；然后分离下鼻甲软骨与上颌骨边缘的连接纤维，上颌骨本身不做组织剥离。完成上述切口后，形成颊黏膜瓣B（图42-88B、C）。

重新组合鼻翼软骨并重建鼻底，用尼龙线贯穿鼻翼软骨将其提起并向内旋转予以固位，利用下鼻甲黏膜瓣T及颊黏膜瓣B重建鼻孔下缘内衬（图42-88D）。将C唇瓣皮肤转移至合适位置后，延长鼻小柱，或向外侧延伸至鼻翼基底下方；将鼻翼向内侧旋转，推进皮瓣至旋转皮瓣尖端处并缝合，重建鼻底，并完成鼻翼软骨重塑、鼻翼成形；唇部按步骤行肌肉重建缝合，重建红唇；最后行鼻翼穿透性缝合，使鼻翼软骨与皮肤重新固定，并创造鼻翼沟（图42-88E）。

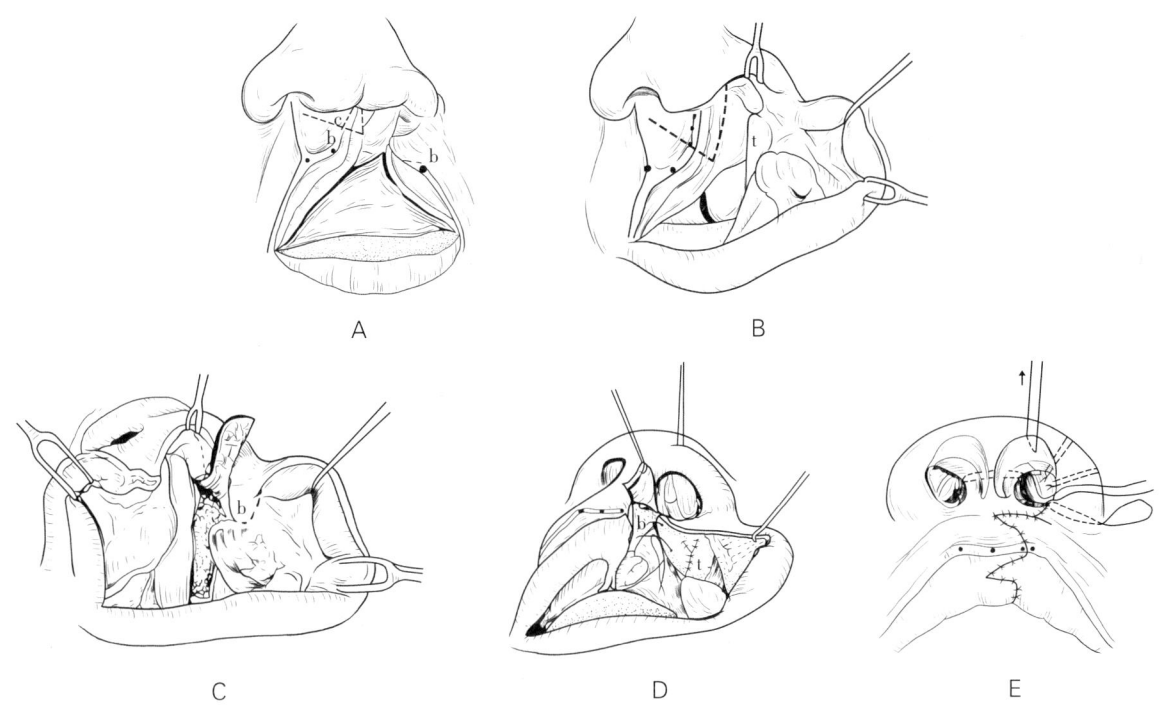

图42-88 Noordhoff法
A、B. 手术设计　C. 鼻甲黏膜瓣t切开和掀起，颊黏膜瓣b的设计　D. 鼻底再造　E. 鼻翼成形，悬吊

3）方法Ⅲ：单侧唇裂改良的Delaire修复，同时修复鼻畸形。

Delaire法即单侧唇裂功能性修复术，可选用Delaire原始设计，亦可选用旋转推进法设计，切开关键在于解剖口轮匝肌及鼻翼肌，充分游离鼻翼软骨外侧脚的异常附着，同时在鼻基底侧方将鼻软骨与皮肤分离直达鼻尖。重建口轮匝肌肌环，修复异常的鼻周肌肉，包括鼻横肌、提上唇鼻翼肌和提上唇肌，修复鼻畸形及唇畸形。术后注意鼻腔形态的维持矫正。

4）方法Ⅳ：运用旋转推进法的基本原则，全面掌握各种修复技术的要点、适应证及优缺点，灵活运用各种技术的精髓。尤其是吸取Salyer和Noordhoff手术的精华，予以灵活运用，进行单侧唇裂鼻唇畸形同期修复。

手术切口设计定位：设计旋转皮瓣切口线（图42-89A、B），重要的是设计蒂在前额的黏膜瓣CM，用来重建鼻底衬里。可将CM黏膜瓣分离反折缝合两针来增加鼻小柱的活动度，以便于使鼻孔底部成形。

裂侧唇瓣切口设计：可采用Noordhoff方法形成下鼻甲黏膜瓣T及颊黏膜瓣B，也可采用Salyer方法延伸切开下鼻甲黏膜瓣，剥离下鼻翼软骨与上颌骨梨状孔外缘的异常附着纤维，并用小剪刀从鼻前庭处分离鼻翼软骨和其表面皮肤。然后临时贯穿缝合将下鼻翼软骨提起，重建鼻孔底部的内衬，用备好的黏膜瓣CM、下鼻甲黏膜瓣、颊黏膜瓣转至黏膜瓣CM与下鼻甲黏膜瓣之上，并缝至鼻小柱后方，完成重建鼻孔底部衬里修复（图42-89C、D、E、F），进而完成旋转皮瓣及侧方唇瓣口轮匝肌的重组。修建鼻孔下缘组织，避免鼻翼基底周围的切口，最后缝合皮肤（图42-89G、H）。修复红唇，鼻翼成形缝合固定。术后有条件的放置预成的鼻膜，没条件的可放置碘仿包裹的硅胶管支撑，以利于成形（图42-89I）。

这一改良的手术技术特别强调外科医师的经验，因对于不同个体会有不同的改进，灵活掌握才是关键。若没有一定的经验，手术会造成鼻腔前庭瘢痕化，效果就不如推迟鼻部整形术。

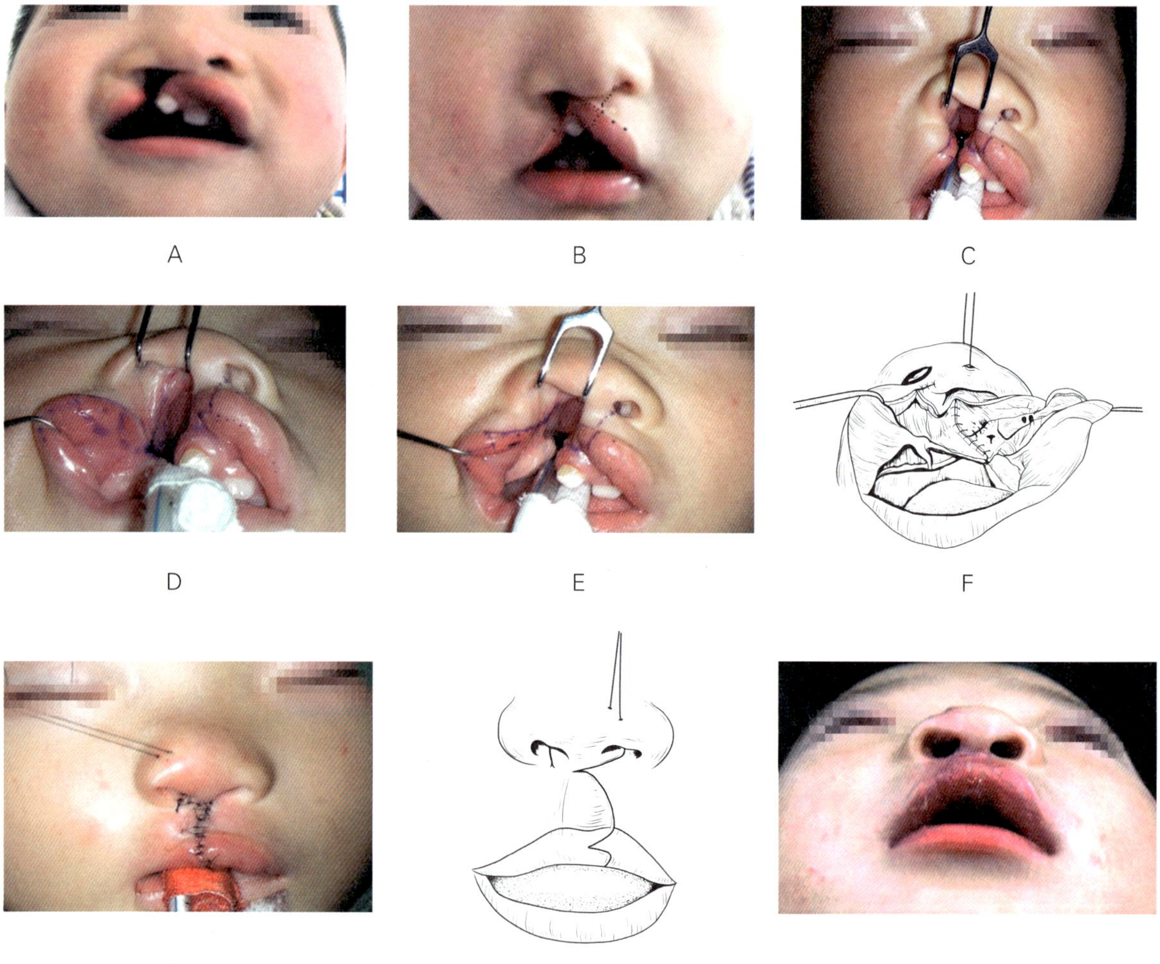

A B C D E F G H I

图42-89 单侧完全性唇裂鼻唇畸形同期修复术

A. 术前 B、C、D、E. 手术设计 F. 鼻底成形缝合 G、H. 鼻翼成形，唇部缝合 I. 鼻唇同期修复术后2个月

5）典型病例：见图42-90、图42-91。

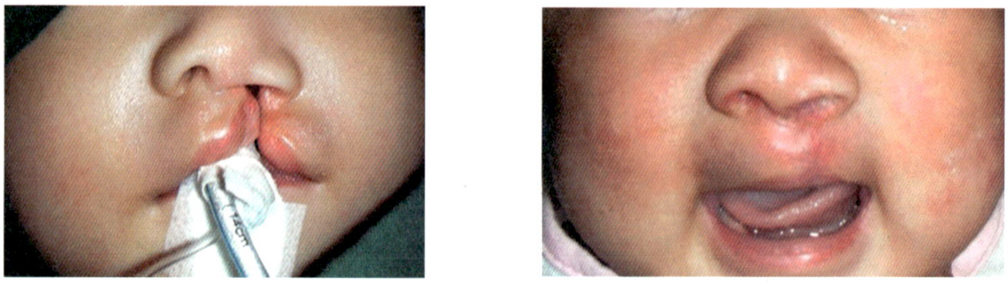

A B

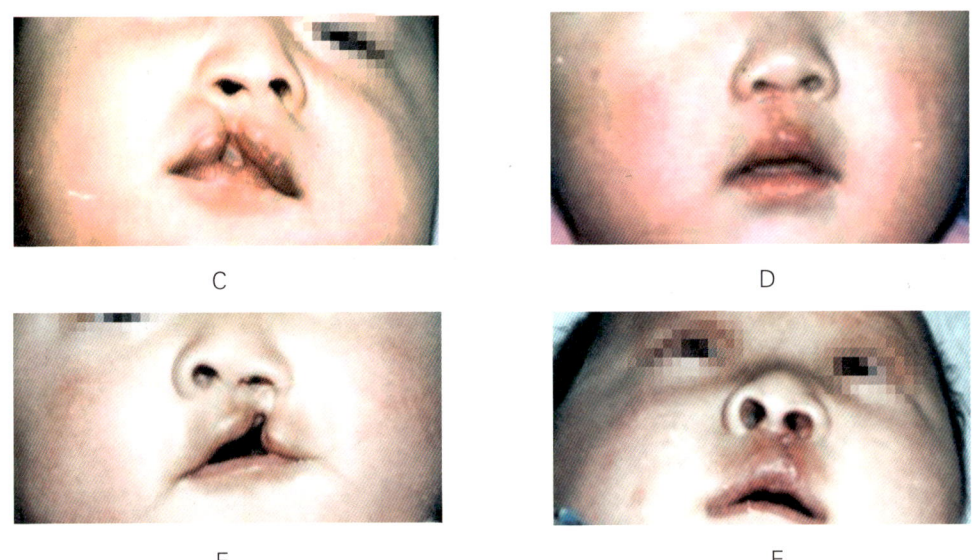

图 42-90　单侧唇裂术前与近期术后对比
A. 术前（患儿 3 个月）　B. 术后 2 周　C. 术前　D. 术后 3 周　E. 术前　F. 术后 3 周

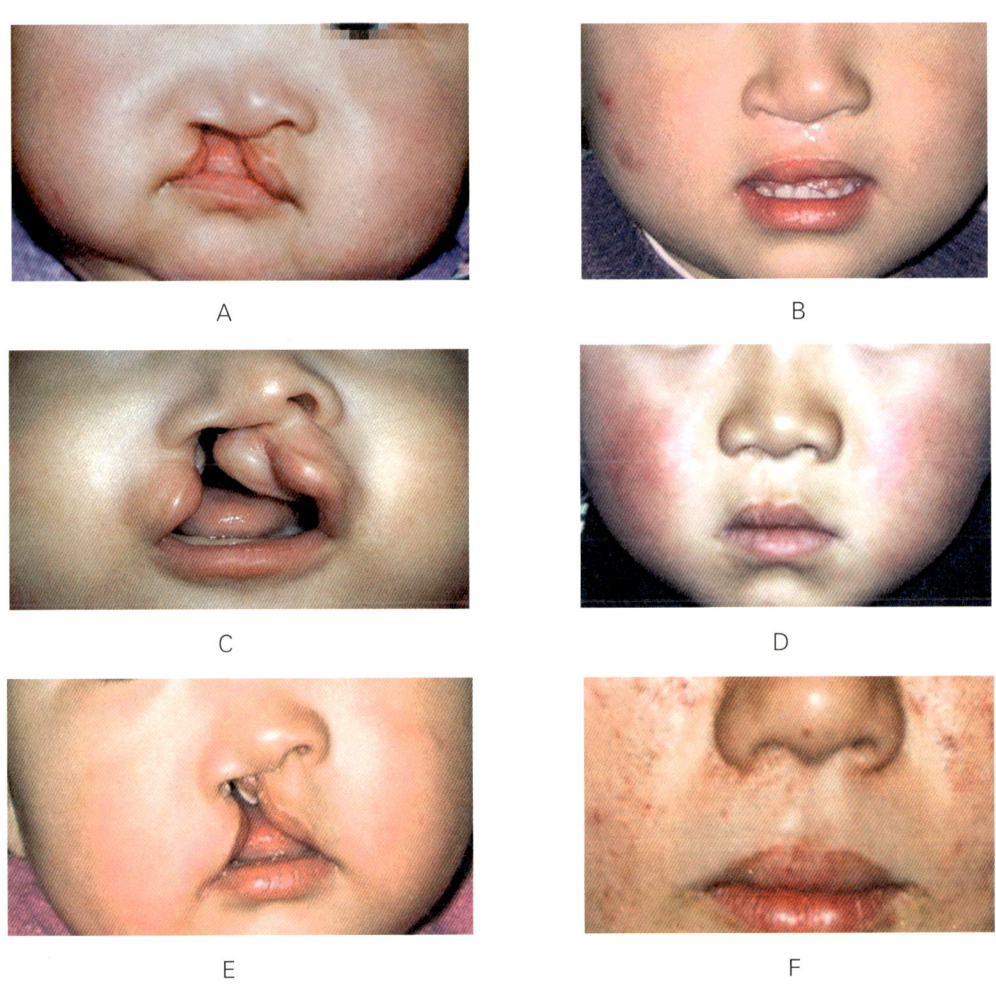

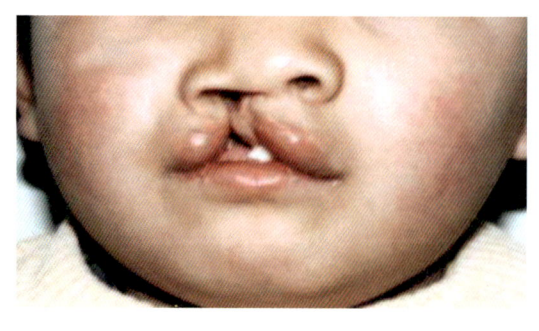
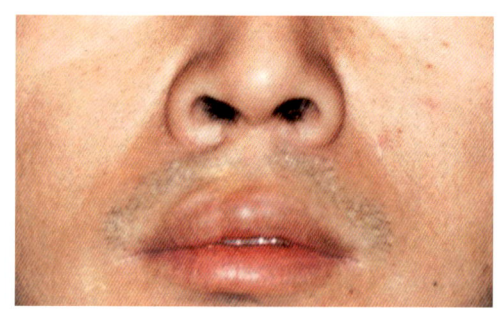

G　　　　　　　　　　　　　　　　　　　　　H

图42-91　完全性唇腭裂鼻唇畸形修复的远期效果观察
A. 术前　B. 术后1年　C. 术前　D. 术后2年　E. 术前　F. 术后20年　G. 术前　H. 术后28年

6）讨论：唇裂鼻唇畸形同期修复这一技术刚刚问世时，一些技术会导致术后鼻畸形很严重，因此很多人坚持认为早期手术会损害婴幼儿鼻的发育。但随着时间的推移，人们认识到鼻畸形若不予以同期矫正，鼻畸形就会随年龄增长而日益明显。一些学者经过30余年、数百个病例的实践，证明了鼻唇畸形早期同期修复，会达到鼻翼成形、鼻底再造（鼻槛形成）、鼻尖耸立及唇部对称等预期效果。即使仍有小的欠缺，二期修复也相对容易。需强调的是：鼻腔内切口应放在下鼻甲上方平面，如此才足以延伸鼻内完全游离变位的鼻腔黏膜、鼻翼软骨、皮肤等，使之重新再造塑形，并松解不正常附着的唇、鼻肌肉组织，使之复位至正常的解剖位置，这是手术成功的关键。术后继续佩戴鼻矫正维持器是有益的，可防止瘢痕挛缩，维持形态。笔者主张在拆线后立即放入维持器，最好维持3个月以上，并根据牙槽骨畸形情况进行矫正，配合好序列治疗，会取得理想的面部对称和谐，并有正常咬合的整齐牙列、正常或近于正常面唇的理想效果。

这一技术成功的关键在于医师的经验，对于每一病例、每一步骤的灵活处理，以及术前、术后合理的维持治疗。

（2）双侧唇裂鼻唇畸形的修复：双侧唇裂鼻唇畸形的修复始终是最具挑战性的课题之一，并有"双侧唇裂双倍困难于单侧唇裂，而修复效果又仅仅是单侧唇裂的一半"的说法。纵观大量双侧唇裂术后畸形外观，可以发现人中形态不自然、弓背曲线不清、无人中窝、红唇中央薄、唇珠缺如、两侧唇瓣肌肉运动畸形、鼻幅宽、鼻尖塌陷、鼻小柱短缩、鼻孔轴向呈斜形，再加上牙颌畸形，整个畸形修复是非常棘手的问题。由此不难设想，若首次手术能采用更好的技术，加上序列治疗，可能远期效果会令人欣慰。

一个世纪以来，学者们先后提出了很多修复方法，并不断加以改进，对双侧唇腭裂患者的前颌骨处理、前唇瓣使用、鼻唇修复等原则和方法进行了大量的临床研究，得出如下结论：①前颌骨前突或位置歪斜，应行术前矫正，除特殊病例外，不宜采用离断犁骨使前颌骨后退的手术方法。因从胚胎学观点来看，犁骨是上颌骨的发育中心，不宜破坏。实践证明，非手术方法的矫正完全可以达到前颌骨复位的目的。②前唇瓣的应用。前唇瓣看似短小，但它恢复了周围组织张力后会得到延长，因此在婴幼儿双侧唇裂修复中，可应用前唇瓣来形成前唇人中正中部分（即前唇原长）的方法，并充分运用其组织修复鼻底。③重建口轮匝肌的连续性，即解剖两侧唇瓣口轮匝肌，将其在中线处缝合，形成口腔肌肉环。④利用两侧唇红瓣重建红唇形成唇珠；不用前唇瓣红唇，因其颜色与双侧唇红不匹配。

关于同期矫正双侧唇裂鼻畸形，传统的观点认为鼻畸形修复只能在二期手术时完成。经过20多年的实践，在一些学者的努力下，提出了首次修复双侧唇裂的同时可以进行鼻畸形矫正的观点。

术前正畸矫正是必要的，应矫正前突的前颌骨与后退内收的上颌骨至同一曲线上。不论是前面介绍的NAM矫正器还是其他类型的矫治器，均可用来进行术前的鼻牙槽骨畸形矫正。

1）方法Ⅰ：双侧唇裂鼻唇畸形同期修复术（Mulliken法）。①手术定点设计：首先在前唇瓣上设计人中瓣，通常其长度与前唇瓣长度相同，为6～7mm；如果前唇瓣过长，应适当缩小。在鼻小柱与唇交界处宽度约2mm，两侧唇峰间距为4mm左右。人中瓣两侧画出点状的皮瓣，去除表皮后，进入侧方推进皮瓣皮下，有利于形成人中嵴，其两侧鼻小柱基底处形成近三角形的皮瓣。然后在侧方唇瓣定出两侧唇峰点，向上至鼻底画线，注意保留足够的红唇以形成唇珠，并在鼻翼与唇交界处画出横切口线，沿鼻翼缘画出切口线（图42-92A）。②切开：以11号刀片切开人中瓣，其两侧点状画线的部分去除表皮，其余前唇残存皮肤可以去除，近鼻小柱基底处两侧形成蒂在鼻小柱鼻中隔方向的三角瓣，用来形成鼻底及延长鼻小柱。掀起人中瓣至鼻中隔尾端，沿双侧唇瓣设计定点切开，形成红唇黏膜瓣及裂隙侧唇瓣，分离解剖两侧唇瓣的口轮匝肌。切开双侧鼻翼缘切口，用剪刀分离鼻翼软骨，待成形缝合（图42-92B）。口腔牙槽裂边缘切开至鼻底，修剪前颌骨区域的口腔黏膜，形成口腔前庭。③缝合：首先缝合口腔侧，关闭牙槽裂隙黏膜及鼻底黏膜，形成前庭沟。将两侧唇瓣口轮匝肌拉向中线缝合，并在前鼻棘处固定缝合。将两侧唇红瓣拉向下方再造人中弓背曲线和唇珠（图42-92C）。

在未完全缝合人中瓣之前即开始鼻畸形矫正处理。在充分分离鼻翼软骨的基础上，将两侧外展低垂的鼻翼软骨外侧脚向上，在中线位置缝合，并将鼻翼软骨穹隆部和鼻翼中部向上方缝合至侧鼻软骨。将向内推进的鼻翼基底部与鼻小柱基底的三角形皮瓣缝合，形成鼻槛，同时缩窄鼻幅，一般在22～24mm（图42-92D）。在鼻翼软骨外侧脚解剖复位后鼻翼缘软组织会出现皱襞，应给予修剪后缝合（图42-92E）。这一步骤同时可以延长鼻小柱上份。在彻底关闭唇部创口前，要适当修剪侧方唇瓣，用6-0尼龙线或丝线关闭皮肤创口（图42-92F）。

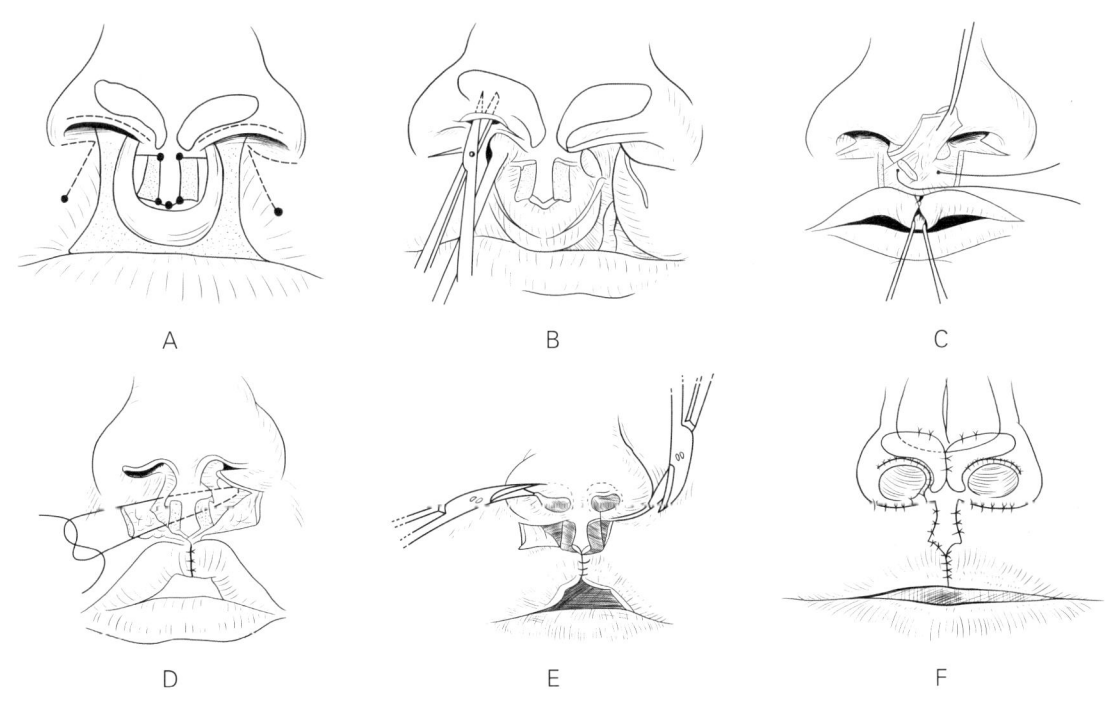

图42-92 Mulliken法
A. 修复双侧唇裂鼻唇畸形的定点设计　B. 修整变位的鼻翼软骨　C. 口轮匝肌对位缝合并固定在前鼻棘上
D. 修复鼻底，缩窄鼻幅　E. 修整鼻翼缘及鼻小柱上方过多的皮肤及衬里　F. 悬吊鼻翼软骨，完成鼻唇修复

2）方法Ⅱ：利用前唇瓣原长，合理设计前唇瓣形态。将前唇瓣设计成三叶瓣，两侧皮瓣用来延长鼻小柱并修复鼻底，双侧侧方唇瓣按Millard法设计成推进皮瓣，口轮匝肌行功能修复；同时鼻底成形，注意适当延长鼻小柱；新月形切除扁平鼻翼软骨，分离、悬吊并予以成形（图42-93）。

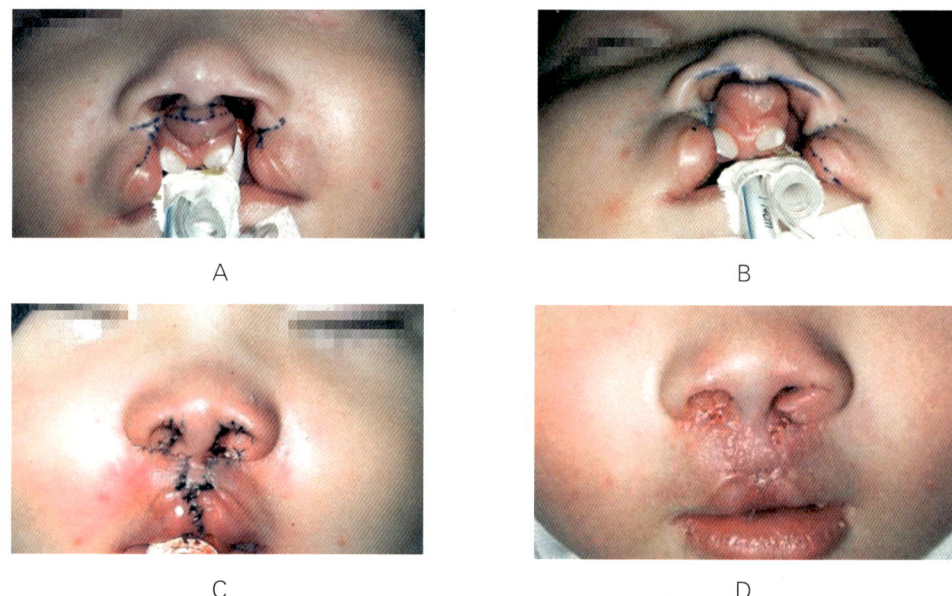

图 42-93 利用前唇瓣原长合理设计前唇瓣形态，双侧唇裂鼻唇畸形修复
A、B. 术前设计　C. 术终　D. 术后 6 天

3）典型病例：见图 42-94。

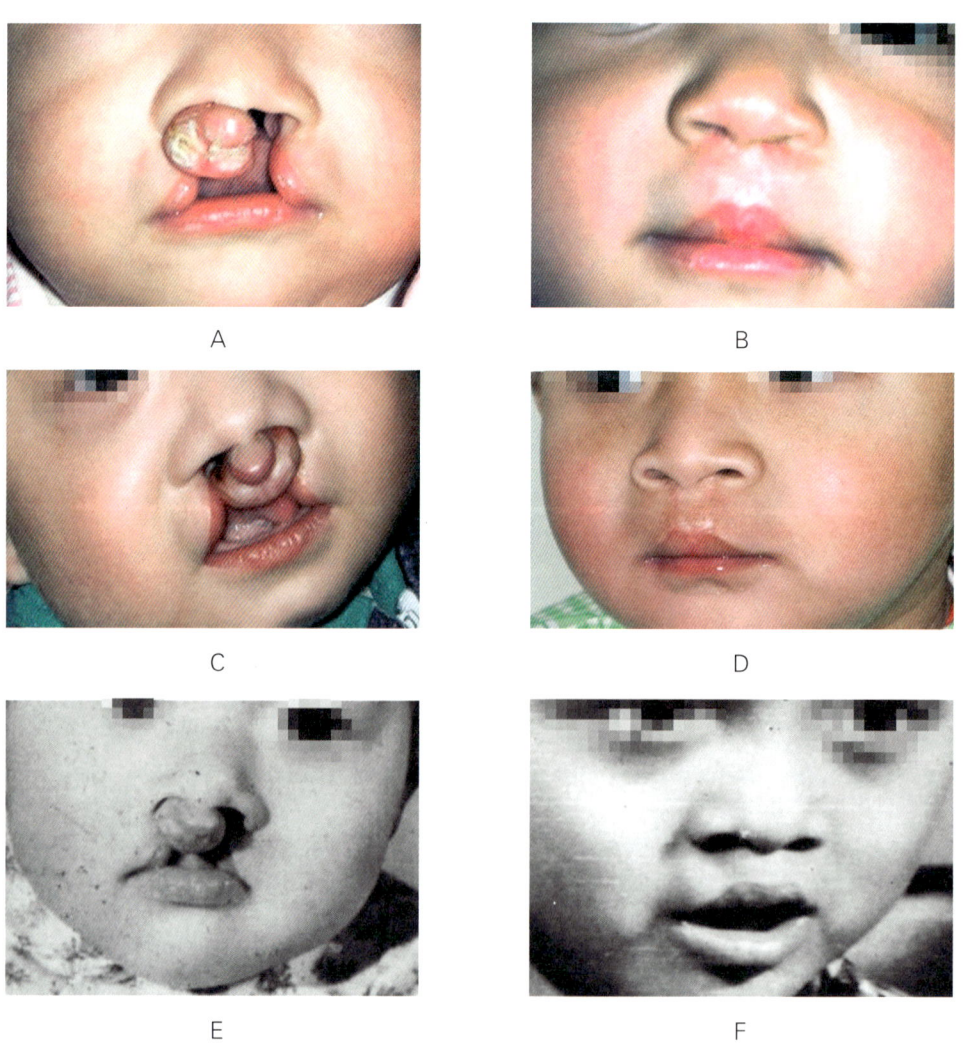

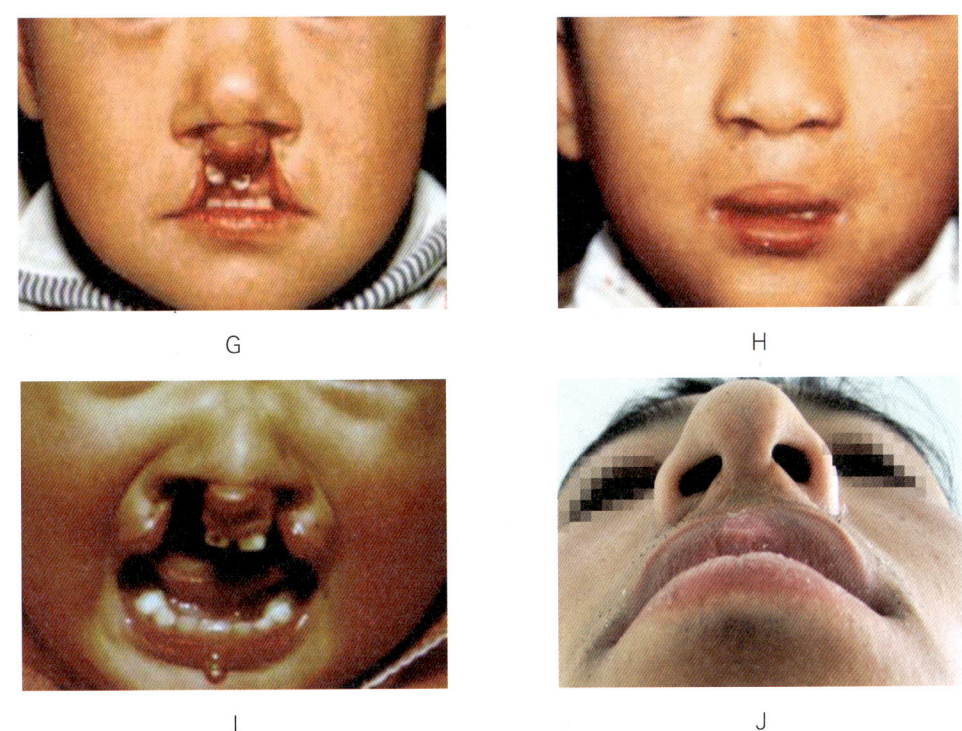

图 42-94 双侧唇裂鼻唇畸形修复远期效果

A. 术前　B. 术后半年　C. 术前　D. 术后1年　E. 术前　F. 术后7年　G. 术前　H. 术后8年　I. 术前　J. 术后18年

4) 讨论：双侧唇裂鼻唇畸形同时修复，可用于不同类型的双侧唇裂。但对于对称性不完全性双唇裂两侧鼻翼软骨基本对称、鼻小柱长度及鼻尖突出度均为正常者，只要适当注意缩小鼻幅宽度即可。对于不对称性（即混合型）双唇裂，要先修复完全裂一侧，然后修复不完全裂一侧，并注意对称性缝合。对于伴有完全性腭裂的双唇裂，其畸形特点要求修复技术应有一定的改良，以适应其修复和生长发育的需要。

此外，外科医师有责任不断地随访术后患者，观察其生长发育过程中的局部变化，适时给予合适的颌骨、牙槽骨及鼻发育矫正治疗，使之向正常和接近正常的形态及功能发育。

关于手术对上颌骨的影响这个一直存有争议的问题，笔者的观点是唇腭裂患者存在先天性上颌骨发育不足的因素，手术无疑会有一定的影响（应当尽量减少手术创伤），但绝不能因此而使这类患儿一直拖延到成年后再修复。况且我们见到至11~12岁尚未修复的唇腭裂患儿也出现上颌骨发育不足的现象。

不可否认的是一部分唇腭裂患者需行上颌骨前徙手术，目前可采用骨牵引术、内牵张、外牵张或正颌手术。

双侧唇裂鼻唇畸形同期修复的方法已经建立，并在不断地发展，但学界尚未形成一致的意见。很多学者仍认为要推延到13岁以后再进行鼻畸形矫正术，也有坚持在学龄前进行二次修复的。总之，目前双侧唇裂鼻畸形修复尚需不断探索完善。

2. 唇裂术后鼻畸形二期整复术

(1) 单侧唇裂术后鼻畸形二期整复术。

1) 施行二期整复术的原因：唇裂术后鼻畸形是指唇裂修复术后继续存在的鼻畸形或唇裂修复术后继发的畸形。其主要原因有：①手术方法本身尚存的缺陷，以及手术者的经验不足，甚至发生错误；②鼻畸形本身严重，术中未予同期处理；③各种因素造成上颌骨、唇部、鼻部畸形。

2) 关于二期手术修复的时机：关于二期修复唇裂鼻畸形的时机一直存有争议。一些人主张等鼻部发育完成后（即青春期后）再行手术修复，一些人主张早期修复。Millard等认为4～6岁鼻翼软骨已基本发育完全，可以手术。也有人主张推迟到8～12岁后。

笔者认为，唇裂鼻唇畸形修复第一次手术是关键，必须强调以首次修复尽量到位，二期进行小的残存畸形修复较为理想。但面对目前大量的鼻唇畸形会严重影响患儿身心健康的事实，在技术条件允许的情况下应在学龄前修复。早期正确地矫正鼻畸形，配合很好的序列治疗，并不影响面部发育，且对患儿身心发育有利。笔者认为越严重的畸形越要早期矫正。

3）修复技术：鼻孔过小的主要表现为鼻孔横径过窄而纵径相对变长，明显与健侧不对称，这主要因为手术定点时远离裂隙缘而切除了过多的鼻底皮肤组织，可利用对偶三角瓣移位术进行矫正（图42-95）。

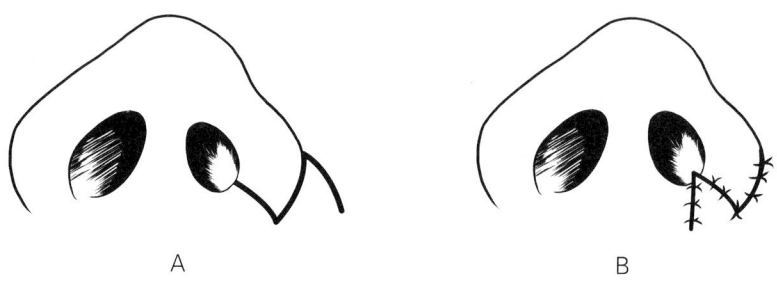

图42-95　Z字成形，鼻孔过小矫正

鼻孔过大是指鼻孔基底过宽，无其他鼻翼畸形。这时可采用鼻底对偶三角瓣移位术予以矫正，亦可行菱形组织切除、缝合，来矫正（图42-96～图42-98）。

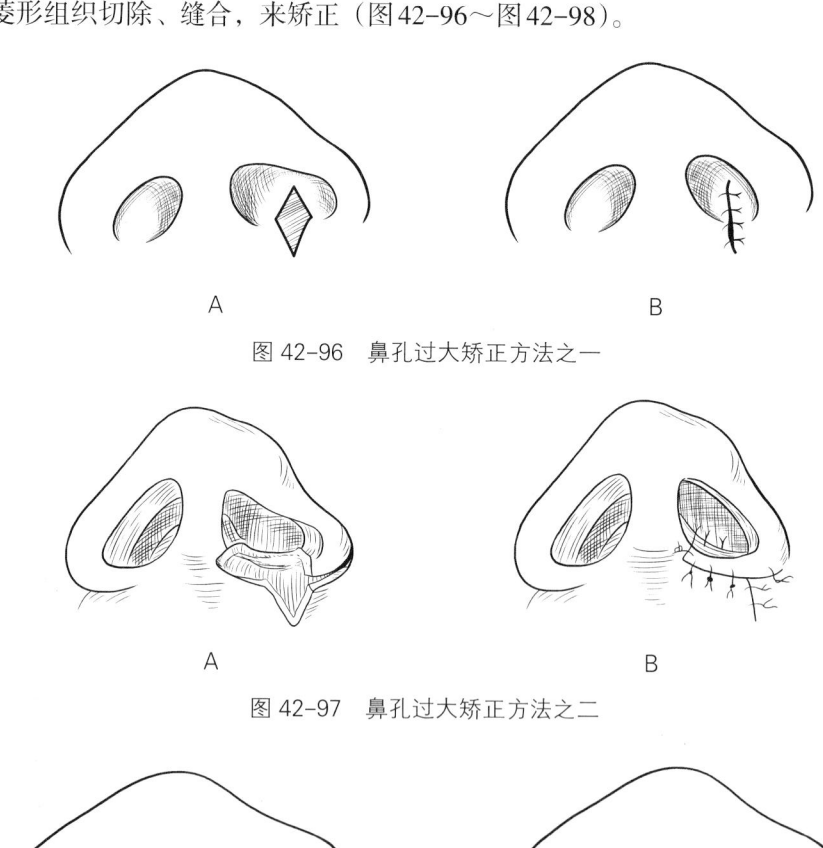

图42-96　鼻孔过大矫正方法之一

图42-97　鼻孔过大矫正方法之二

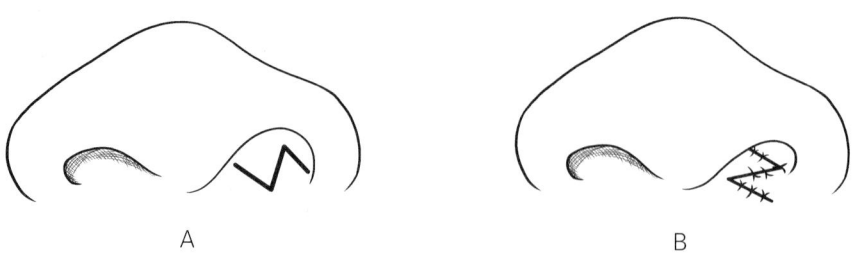

图42-98　鼻孔过大矫正方法之三

a. 鼻翼基底过低：单侧完全性唇裂在整复时，由于对于鼻翼基底分离、分解复位不到位，加之牙槽裂存在等因素，鼻翼基底均过低。对于牙槽裂已修复、上颌骨鼻切迹发育尚好的病例，可采用简单的V-Y推进法或Z成形术（图42-99，图42-100）。

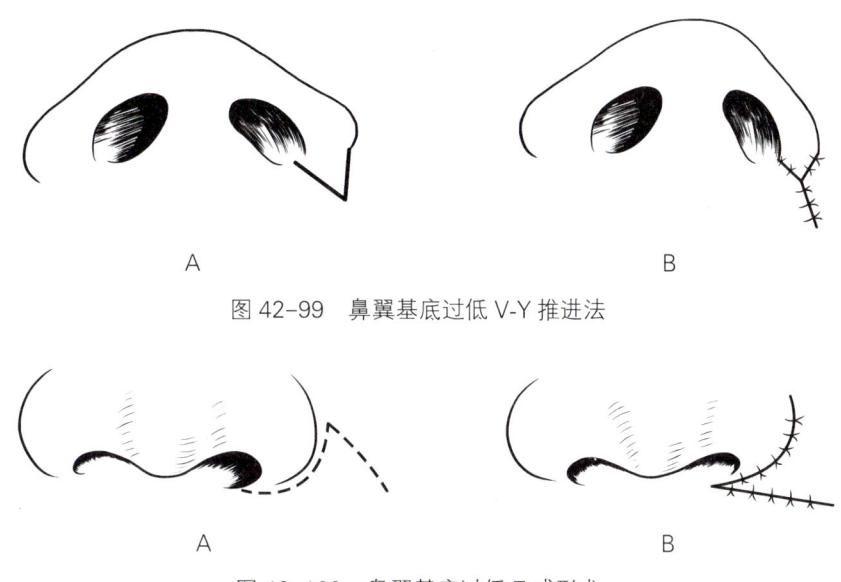

图 42-99　鼻翼基底过低 V-Y 推进法

图 42-100　鼻翼基底过低 Z 成形术

b. 鼻小柱歪斜：鼻小柱歪斜是先天性单侧唇裂固有的畸形，由于第一次手术未能予以矫正所致。对于鼻孔等大、鼻小柱歪斜的，可采用Z成形术或Y-V成形术；若两侧鼻孔不等，就采用对偶三角瓣移位术（图42-101，图42-102）。

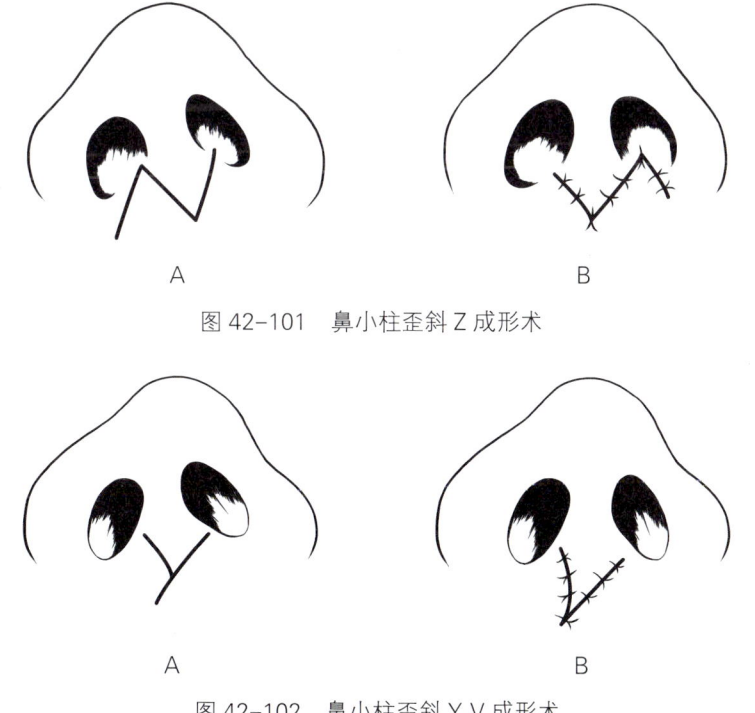

图 42-101　鼻小柱歪斜 Z 成形术

图 42-102　鼻小柱歪斜 Y-V 成形术

c. 鼻翼扁平塌陷伴鼻尖歪斜及鼻翼基底过低：此类畸形是单侧唇裂术前即有的畸形，是第一次手术未予矫正或未予彻底矫正所致。矫正原则主要是彻底游离异常附着在上颌骨鼻切迹处的鼻翼软组织，分离鼻翼软骨外侧脚，使之恢复正常位置，实现两侧软骨支架的解剖复位和两侧鼻肌张力的均衡。

这类畸形是单侧唇裂鼻畸形中最常见的，也是比较难处理的畸形，而且目前尚无一个专门方法能解决所有的问题。这就要求医师全面掌握多种修复方法的原则和技巧，在充分分析畸形存在的特点后能灵活地运用某些修复原则和技巧，对每个病例进行有效的修复。下面介绍一下有关此类畸形的修复技术：①手术入路。传统的鼻翼畸形手术入路很多，但实践中越来越多的人认为应便于对鼻翼软骨进行解剖，显露复位或成形。外入路切口在鼻尖飞鸟形切口基础上有多种改进，但笔者认为改良的飞鸟形切口，即将鼻小柱横切口变为W形或V形，切口术后瘢痕最小。②鼻翼软骨松解，复位，成形悬吊。唇裂鼻畸形中鼻翼软骨的畸形修复是最难达到满意效果的，近半个世纪以来学者们提出了很多种单侧唇裂鼻翼软骨成形悬吊的方法（图42-103）。③鼻翼软骨鼻腔衬里复合组织瓣行V-Y推进鼻翼畸形矫正术：彻底游离鼻翼软骨外侧脚在鼻尖基底部的异常附着，将鼻翼软骨黏膜复合组织向鼻端方向推进，并显露健侧鼻翼软骨、侧鼻软骨，行双侧软骨重组，亦可采用Rees-Converse技术。对于一些16岁以上的鼻畸形患者，从美学观点来看，若需要可同期进行隆鼻治疗，但假体可考虑分段或于鼻端、鼻翼进行特殊雕刻处理，同时修复鼻唇其余残存畸形（图42-104～图42-110）。

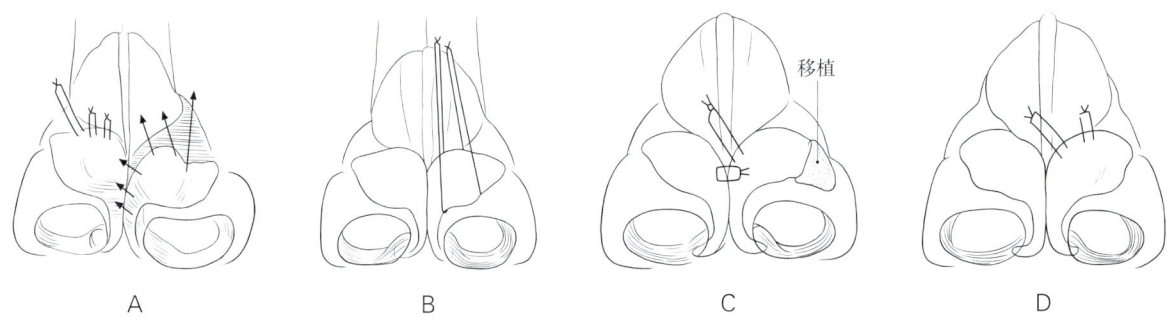

图42-103　鼻翼软骨缝合悬吊技术
A. McIndoe（1959）　B. Stenstrom（1966）　C. Converse（1966）　D. Reynolds（1965）

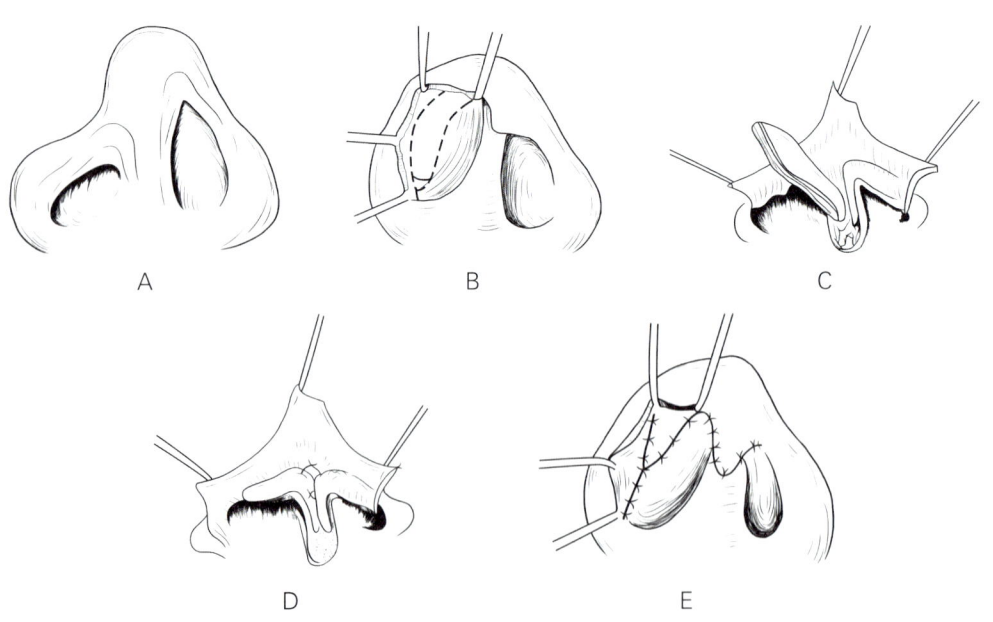

图42-104　鼻翼软骨鼻腔衬里复合组织瓣V-Y推进鼻翼畸形矫正术
A、B. 手术设计　C. 掀起鼻翼软骨复合组织瓣　D. 鼻翼软骨成形固位缝合　E. 缝合

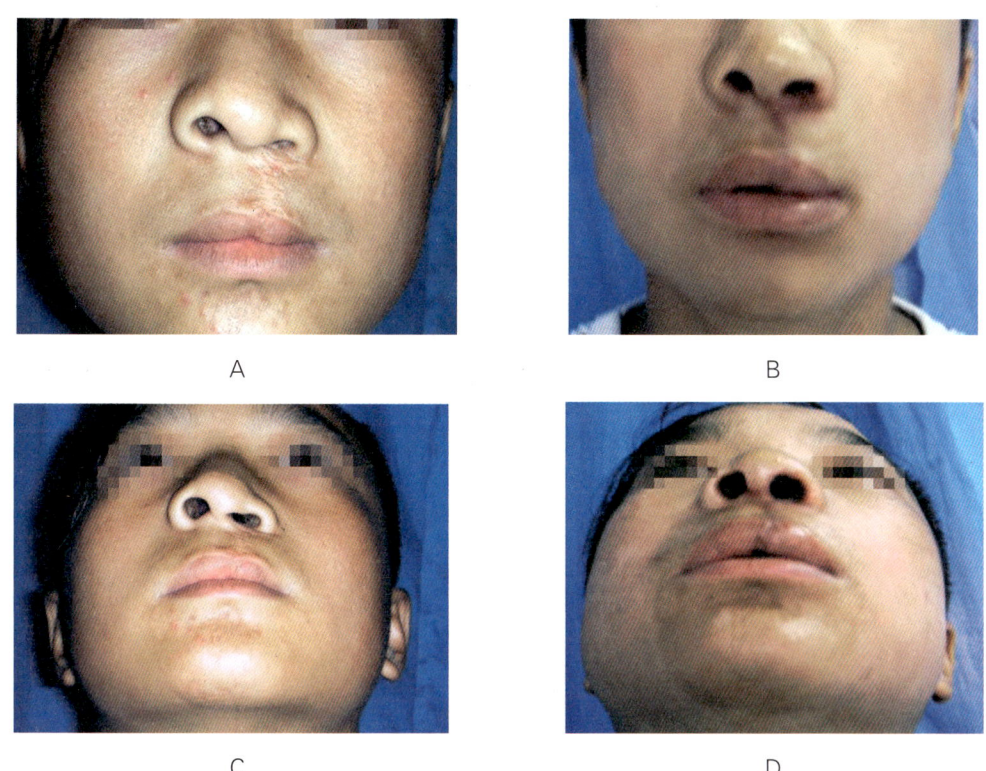

图 42-105　单侧唇裂鼻畸形二期修复（一）
A. 术前正位　B. 术后正位　C. 术前仰位（鼻基底位）　D. 术后仰位（鼻基底位）

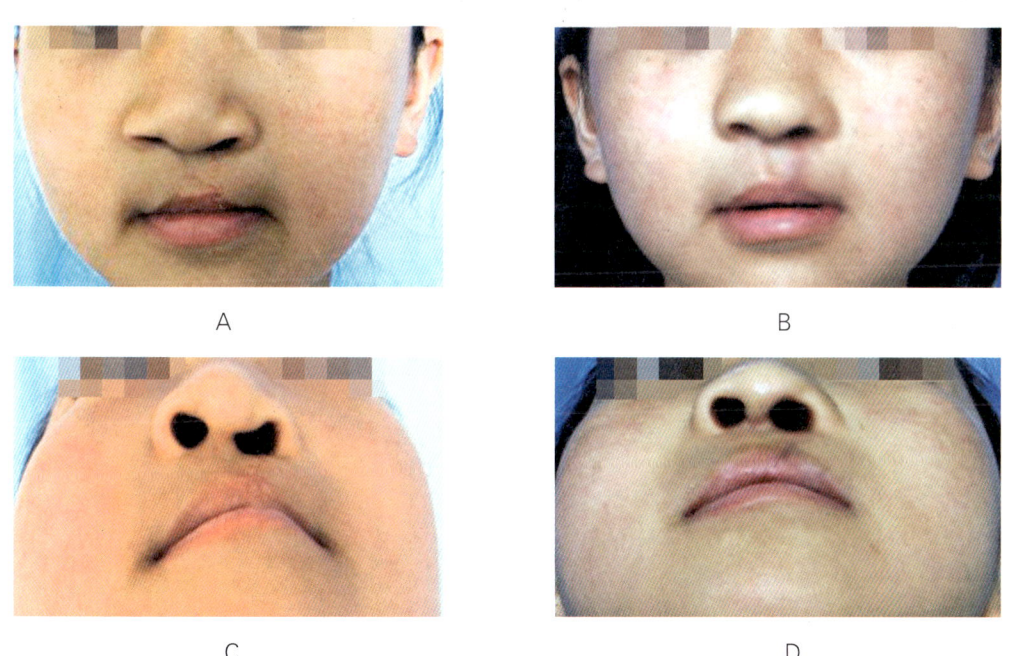

图 42-106　单侧唇裂鼻畸形二期修复（二）
A. 术前正位　B. 术后正位　C. 术前仰位（鼻基底位）　D. 术后仰位（鼻基底位）

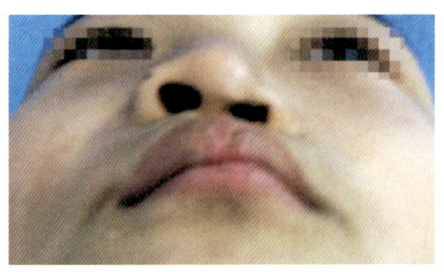 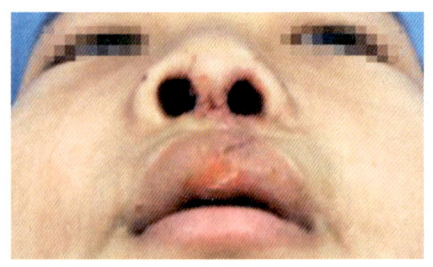

A B

图 42-107 单侧唇裂鼻畸形二期修复（三）
A. 术前　B. 术后

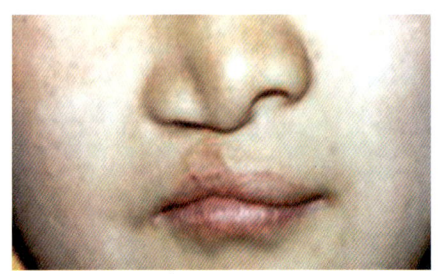 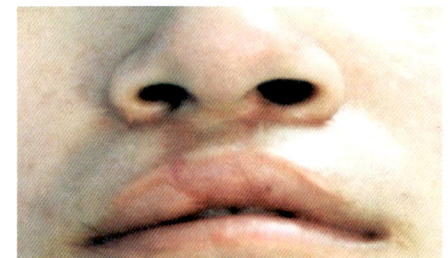

A B

图 42-108 单侧唇裂鼻畸形二期修复（四）
A. 术前　B. 术后

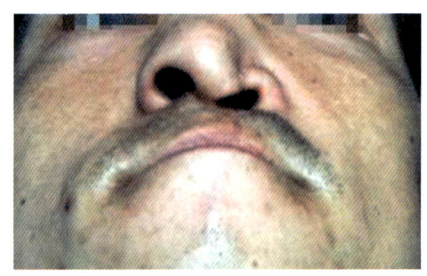 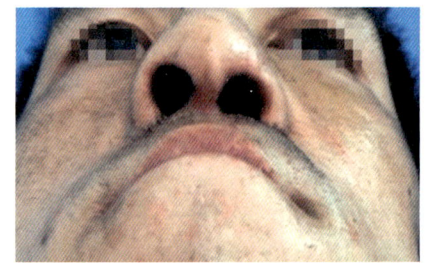

A B

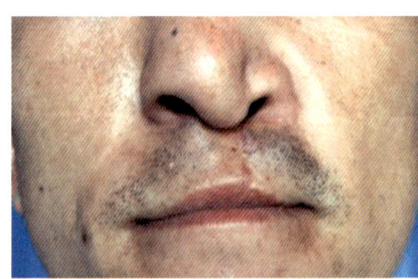 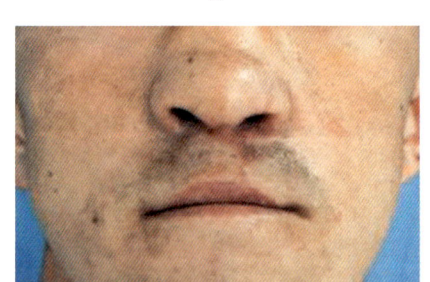

C D

图 42-109 单侧唇裂鼻畸形二期修复（五）
A. 术前仰位（鼻基底位）　B. 术后仰位（鼻基底位）　C. 术前正位　D. 术后正位

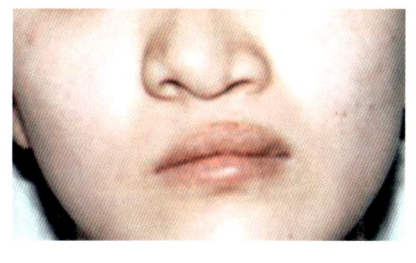
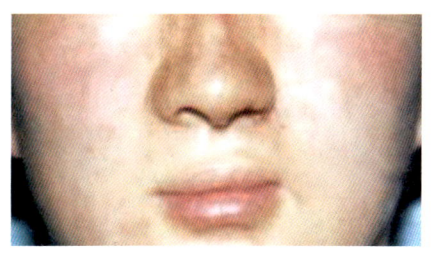
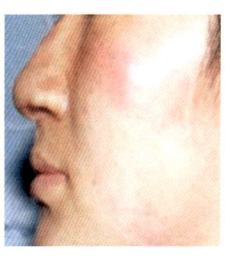

图 42-110　单侧唇裂鼻畸形二期修复（六）：鼻翼畸形矫正同期行隆鼻术
A. 术前　B. 术后正位　C. 术后侧位

（2）双侧唇裂术后鼻畸形二期整复术：双侧唇裂，特别是完全性或混合型双侧唇裂鼻畸形，表现为鼻小柱短缩甚至缺如、鼻尖低平、双鼻翼外展扁平、鼻幅增宽，这些是双侧唇裂术前即存在的畸形。第一次手术未予矫正或矫正不当所残留的畸形，修复方法有很多，下面介绍几种常用的方法。

1）鼻小柱延长术：利用V-Y成形术原理，有很多不同的鼻小柱延长方法，现介绍其中几种。

a. 采用V-Y成形术延长鼻小柱方法一（图42-111）。

b. 采用V-Y成形术延长鼻小柱方法二（Cronin技术，图42-112）。

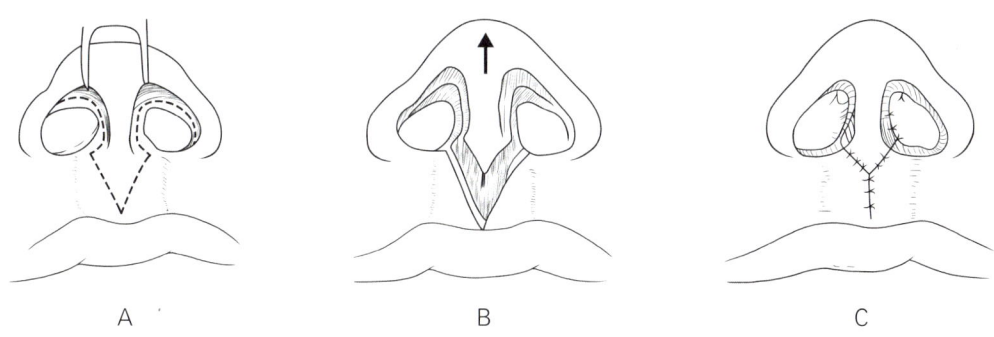

图 42-111　前唇部V-Y推进，V切口延伸至鼻中隔黏膜，推进唇部组织延长鼻小柱，抬高鼻尖（Converse，1977）
A. 术前切口设计　B. 切开后，V切口延伸至鼻中隔黏膜　C. 术后示意：延长鼻小柱，抬高鼻尖

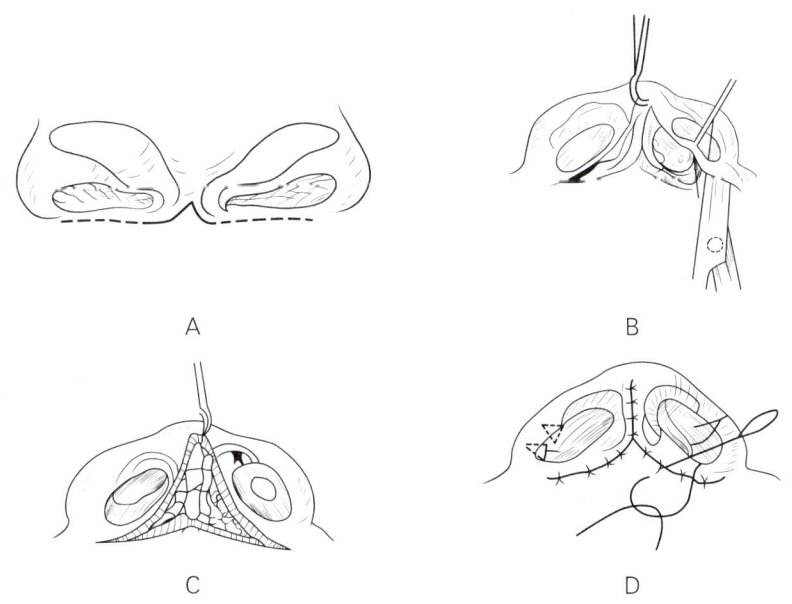

图 42-112　双侧唇裂鼻小柱延长（Cronin技术）
A. 术前切口设计　B. 切开　C. 术中内侧脚成形示意　D. 术后示意：鼻小柱被延长，鼻尖被抬高

c. 采用星形皮瓣延长鼻小柱（图42-113）。

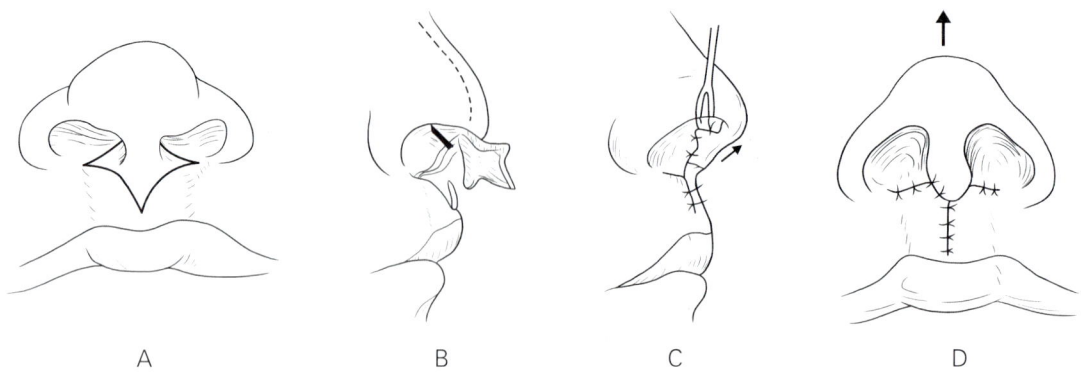

图42-113　采用星形皮瓣延长鼻小柱
A. 设计星形皮瓣　B. 掀起星形皮瓣蒂在鼻尖，同时在残存鼻小柱的鼻中隔处设计小切口　C. 星形皮瓣缝合就位，达到延长鼻小柱的目的　D. 星形皮瓣使两侧V-Y推进瓣在上唇中线上相结合

d. 采用鼻底两侧三角瓣旋转交叉法（Converse技术）延长鼻小柱或采用其他作者的多种上唇、鼻基底部皮瓣转移技术来修复鼻小柱畸形（图42-114～图42-120）。

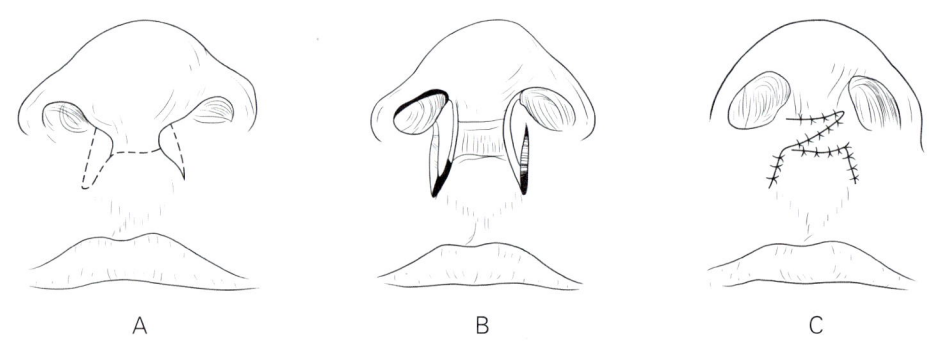

图42-114　双V形叉形瓣抬高鼻尖，延长鼻小柱，同时形成弓背曲线（Millard技术）
A. 皮瓣设计　B. 切开　C. 皮瓣旋转交叉

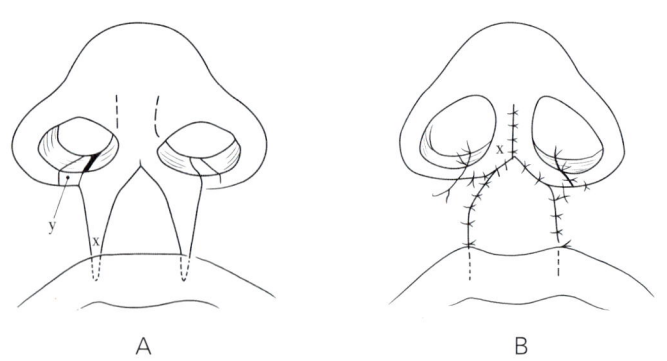

图42-115　人中两侧V-Y推进皮瓣法鼻小柱延长术（鼻小柱再造）
A. 术前切口设计　B. 术后示意

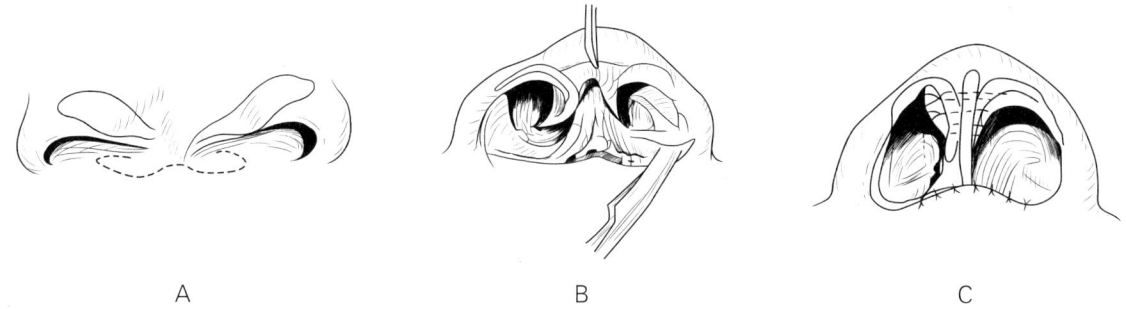

图 42-116　叉形瓣法延长鼻小柱，抬高鼻尖（Noordhoff 技术）
A. 切口设计　B. 切开　C. 术后示意

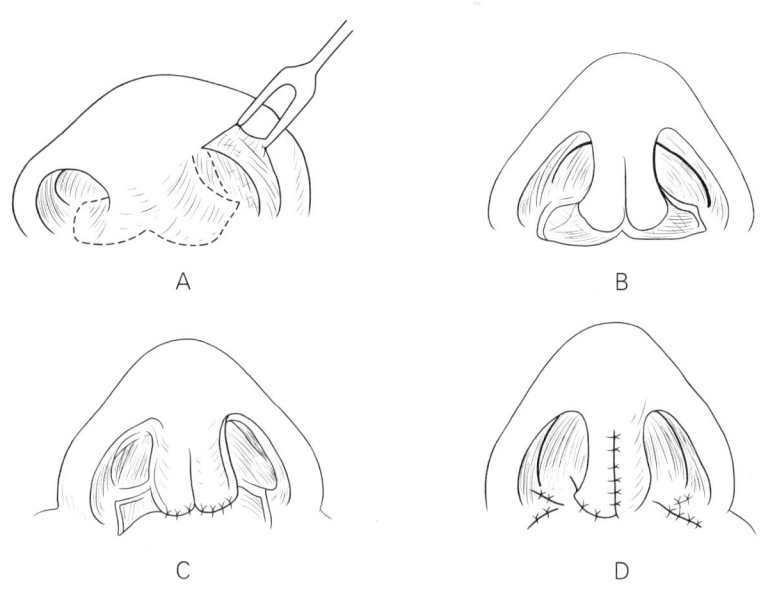

图 42-117　双鼻底瓣推进法延长鼻小柱，双侧唇裂鼻畸形矫正（Converse 技术）
A. 切口设计　B. 切开　C. 延长鼻小柱示意　D. 术后示意

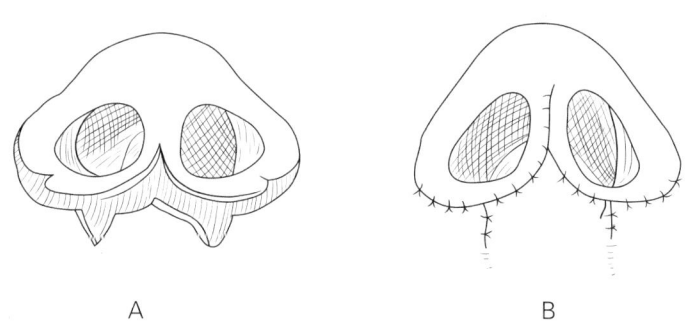

图 42-118　鼻小柱延长（Cronin 技术）
A. 切口设计　B. 术后示意

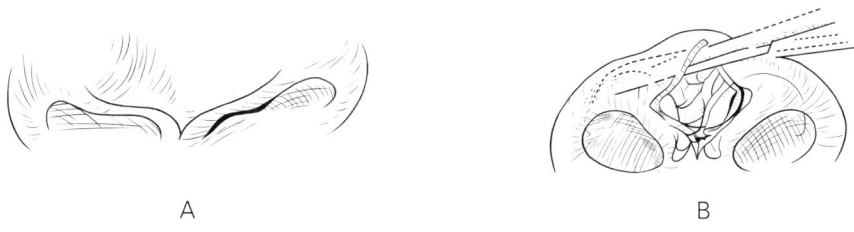

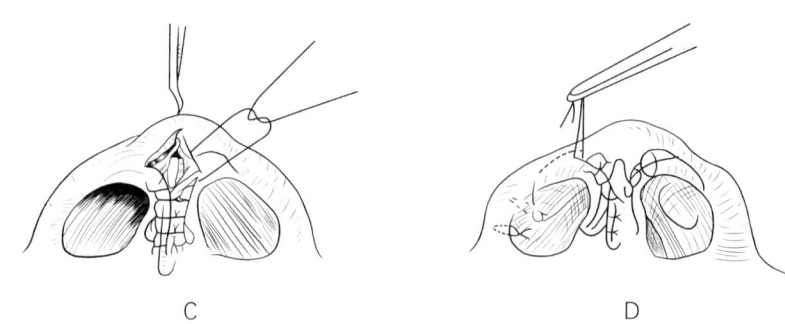

图 42-119　开放鼻尖延长鼻小柱（Noordhoff 技术）
A. 切口设计　B. 切开　C. 延长鼻小柱　D. 术后示意

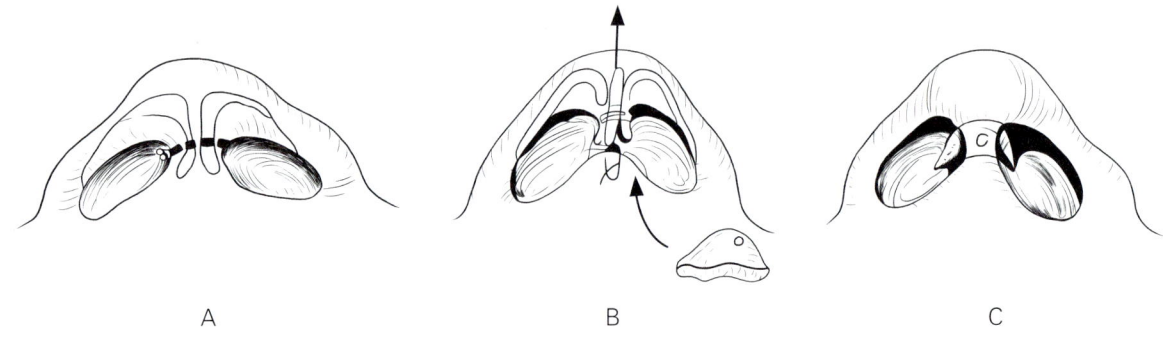

图 42-120　复合耳垂组织瓣移植延长鼻小柱（Noordhoff 技术）
A. 切口设计　B. 耳复合组织移植　C. 术后示意

e. 利用前唇瓣延长鼻小柱，同时用下唇 Abbe 瓣再造前唇：适用于上唇过紧，前唇下部由于第一次手术致瘢痕化、鼻尖低平、鼻小柱过短者（图42-121）。

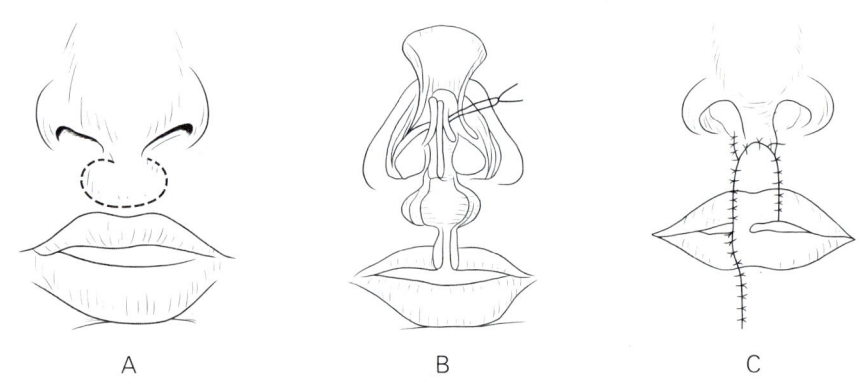

图 42-121　前唇瓣延长鼻小柱，Abbe 瓣再造前唇
A. 切口设计　B. 切开　C. 术后示意

2）在双侧唇裂鼻翼畸形、鼻中隔偏曲矫正的同时，行隆鼻术，改变鼻部整体形态，临床病例见图42-122、图42-123。

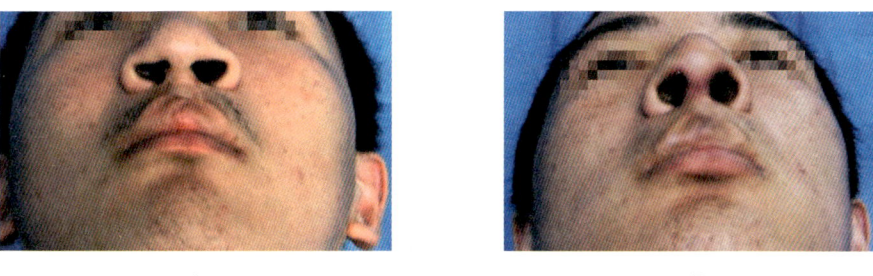

图 42-122　双侧唇裂术后鼻畸形二期矫正（一）
A. 术前　B. 术后

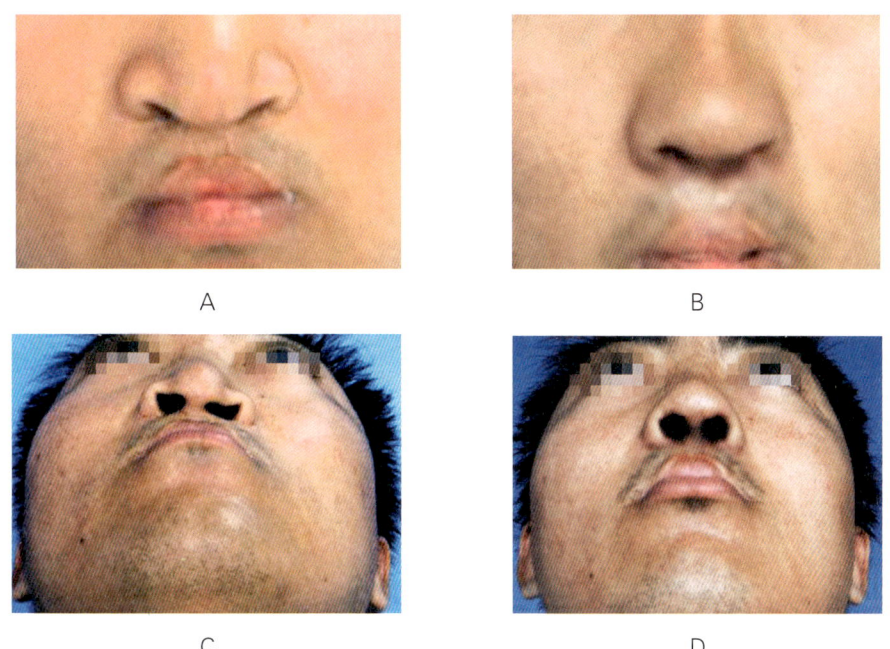

图 42-123　双侧唇裂术后鼻畸形二期矫正（二）：鼻小柱延长，鼻翼成形，同期行隆鼻术
A. 术前正位　B. 术后正位　C. 术前仰位　D. 术后仰位

（王玉新）

参考文献

[1] 王国民,杨育生. 唇腭裂序列治疗学[M]. 杭州:浙江科学技术出版社,2014:24-41.

[2] Vieira A R,Avila J R,Daack-Hirsch S,et al. Medical sequencing of candidate genes for nonsyndromic cleft lip and palate[J]. PLoS Genet,2005,1(6):e64.

[3] Lidral A C,Romitti P A,Basart A M,et al. Association of MSX1 and TGFB3 with nonsyndromic clefting in humans[J]. Am J Hum Genet,1998,63(2):557-568.

[4] Hecht J T,Mulliken J B,Blanton S H. Evidence for a cleft palate only locus on chromosome 4 near MSX1[J]. Am J Med Genet,2002,110(4):406-407.

[5] Fallin M D,Hetmanski J B,Park J,et al. Family-based analysis of MSX1 haplotypes for association with oral clefts[J]. Genet Epidemiol,2003,25(2):168-175.

[6] Mitchell L E,Murray J C,O'Brien S,et al. Evaluation of two putative susceptibility loci for oral clefts in the

Danish population[J]. Am J Epidemiol, 2001, 153(10):1007-1015.

[7] Kobrynski L J, Sullivan K E. Velocardiofacial syndrome, DiGeorge syndrome: the chromosome 22q11.2 deletion syndromes[J]. Lancet, 2007, 370(9596):1443-1452.

[8] Baldini A. DiGeorge syndrome: an update[J]. Curr Opin Cardiol, 2004, 19(3):201-204.

[9] Tang L S, Finnell R H. Neural and orofacial defects in Folp1 knockout mice[J]. Birth Defects Res A Clin Mol Teratol, 2003, 67(4):209-218.

[10] Abbott B D, Probst M R, Perdew G H, et al. AH receptor, ARNT, glucocorticoid receptor, EGF receptor, EGF, TGF alpha, TGF beta 1, TGF beta 2, and TGF beta 3 expression in human embryonic palate, and effects of 2,3,7,8-tetrachlorodibenzo-p-dioxin(TCDD)[J]. Teratology, 1998, 58(2):30-43.

[11] Olshan A F, Shaw G M, Millikan R C, et al. Polymorphisms in DNA repair genes as risk factors for spina bifida and orofacial clefts[J]. Am J Med Genet A, 2005, 135(3):268-273.

[12] Tsai C H, Van Dyke D L, Feldman G L. Child with velocardiofacial syndrome and del (4)(q34.2): another critical region associated with a velocardiofacial syndrome-like phenotype[J]. Am J Med Genet, 1999, 82(4):336-339.

[13] Greenberg F, Courtney K B, Wessels R A, et al. Prenatal diagnosis of deletion 17p13 associated with Di-George anomaly[J]. Am J Med Genet, 1988, 31(1):1-4.

[14] Motulsky A G. If I had a gene test, what would I have and who would I tell?[J]. Lancet, 1999, 354(Suppl 1):35-37.

[15] Ott J, Bhat A. Linkage analysis in heterogeneous and complex traits[J]. Eur Child Adolesc Psychiatry, 1999, 8(Suppl 3):43-46.

[16] Carelle-Calmels N, Saugier-Veber P, Girard-Lemaire F, et al. Genetic compensation in a human genomic disorder[J]. N Engl J Med, 2009, 360(12):1211-1216.

[17] 王国民. 唇腭裂修复术与语音治疗[M]. 上海:世界图书出版公司, 2013.

[18] 张志愿. 口腔颌面外科学[M]. 第7版. 北京:人民卫生出版社, 2012.

[19] 钟滨, 钟伟. 口腔组织学图谱[M]. 上海:上海教育出版社, 2006.

[20] 张震康, 邱蔚六, 皮昕. 口腔颌面外科临床解剖学[M]. 济南:山东科学技术出版社, 2001.

[21] 皮昕. 口腔解剖生理学[M]. 第6版. 北京:人民卫生出版社, 2008.

[22] DuBrul E L. Sicher's oral anatomy[M]. 7th ed. St. Louis:Mosby Co, 1980.

[23] Susan S. Gray's anatomy[M]. 39 th ed. New York:Elsevier Churchill Livingstone, 2005.

[24] 脇田稔, 栗栖浩二郎, 前田健康. 標本で学ぶ口腔の発生と組織[M]. 東京:医歯薬出版株式会社, 2003.

[25] Losee J E, Kirschner R E. Comprehensive cleft care[M]. Philadelphia:McGraw-Hill, 2009.

[26] 王国民, 杨育生. 唇腭裂序列治疗学[M]. 杭州:浙江科学技术出版社, 2014:9-13.

[27] Losee J E, Kirschner R E. Comprehensive cleft care[M]. Philadelphia:McGraw-Hill, 2009:21-34.

[28] Losee J E, Kirschner R E, Whitaker L A, et al. Congenital nasal anomalies: a classification scheme[J]. Plast Reconstr Surg, 2004, 113(2):676-689.

[29] Harkins C S, Berlin A, Harding R L, et al. A classification of cleft lip and cleft palate[J]. Plast Reconstr Surg Transplant Bull, 1962, 29:31-39.

[30] Kernahan D A. The striped Y—a symbolic classification for cleft lip and palate[J]. Plast Reconstr Surg, 1971, 47(5):469-470.

[31] 邱蔚六. 口腔颌面外科学[M]. 第5版. 北京:人民卫生出版社, 2003:393-394.

[32] Davis J S, Ritchie H P. Classification of congenital clefts of the lip and palate[J]. J Am Med Assoc, 1922, 79(16):1323-1327.

[33] Carstens M H. Development of the facial midline[J]. J Craniofac Surg, 2002, 13(1):129-187; discussion 188-190.

[34] Mulliken J B. Double unilimb Z-plastic repair of microform cleft lip[J]. Plast Reconstr Surg, 2005, 116(6):1623-1632.

[35] 邱蔚六. 口腔颌面外科学[M]. 第6版. 北京:人民卫生出版社,2008:375-398.

[36] 王光和. 唇腭裂的序列治疗[M]. 北京:人民卫生出版社,1995.

[37] Randall P. History of cleft lip nasal repair[J]. Cleft Palate Craniofac J,1992,29(6):527-530.

[38] Mohler L R. Unilateral cleft lip repair[J]. Plast Reconstr Surg,1987,80(4):511-517.

[39] Noordhoff M S, Chen Y R, Chen K T, et al. The surgical technique for the complete unilateral cleft lip-nasal deformity[J]. Oper Tech in Plast Reconstr Surg,1995,2(3):167-174.

[40] Mulliken J B. Repair of bilateral complete cleft lip and nasal deformity—state of the art[J]. Cleft Palate Craniofac J,2000,37(4):342-347.

[41] Randall P, Whitaker L A, LaRossa D. The importance of muscle reconstruction in primary and secondary cleft lip repair[J]. Plast Reconstr Surg,1974,54(3):316-323.

[42] LeMesurier A B. A method of cutting and suturing the lip in the treatment of complete unilateral clefts[J]. Plast Reconstr Surg(1946),1949,4(1):1-12.

[43] LaRossa D. Respecting curves in unilateral cleft lip repair[J]. Oper Tech Plast Reconstr Surg,1995,2(3):182-186.

[44] Grayson B H, Santiago P E, Brecht L E, et al. Presurgical nasoalveolar molding in infants with cleft lip and palate[J]. Cleft Palate Craniofac J,1999,36(6):486-498.

[45] Cho B C. New technique for correction of the microform cleft lip using vertical interdigitation of the orbicularis oris muscle through the intraoral incision[J]. Plast Reconstr Surg,2004,114(5):1032-1041.

[46] Byrd H S, Salomon J. Primary correction of the unilateral cleft nasal deformity[J]. Plast Reconstr Surg,2000,106(6):1276-1286.

[47] Salyer K E, Genecov E R, Genecov D G. Unilateral cleft lip-nose repair—long-term outcome[J]. Clin Plast Surg,2004,31(2):191-208.

[48] 王国民,杨育生. 唇腭裂序列治疗学[M]. 杭州:浙江科学技术出版社,2014:79-93.

[49] Salyer K E. A passion for excellence[J]. J Craniofac Surg,2009,20(Suppl 2):1632-1634.

[50] Wang G, Yang Y, Wang K, et al. Current status of cleft lip and palate management in China[J]. J Craniofac Surg,2009,20(Suppl 2):1637-1639.

[51] Vargervik K, Oberoi S, Hoffman W Y. Team care for the patient with cleft: UCSF protocols and outcomes[J]. J Craniofac Surg,2009,20(Suppl 2):1668-1671.

[52] 邱蔚六. 口腔颌面外科学[M]. 第6版. 北京:人民卫生出版社,2008:405-425.

[53] 王国民,朱川,袁文化,等. 汉语语音清晰度测试字表的建立和临床应用研究[J]. 上海口腔医学,1995,4(3):125-127.

[54] Kuehn D P, Moller K T. Speech and language issues in the cleft palate population: the state of the art[J]. Cleft Palate-Craniofacial J,2000,37(4):348.

[55] Morris H L, Bardach J, Jones D, et al. Clinical results of pharyngeal flap surgery: the Iowa experience[J]. Plast Reconstr Surg,1995,95(4):652-662.

[56] Viator J A, Pestorius F M. Investigating trends in acoustics research from 1970-1999[J]. J Acoust Soc Am,2001,109(5 Pt 1):1779-1783.

[57] Patterson D, Connine C M. Variant frequency in flap production. A corpus analysis of variant frequency in American English flap production[J]. Phonetica,2001,58(4):254-275.

[58] 王国民,袁文化. 咽后壁组织瓣转移术[J]. 口腔颌面外科杂志,1997,7(4):282-285.

[59] Axer H, Jantzen J, Graf von Keyserlingk D. An aphasia database on the internet: a model for computer-assisted analysis in aphasiology[J]. Brain Lang,2000,75(3):390-398.

[60] Perry A R, Shaw M A. Evaluation of functional outcomes (speech, swallowing and voice) in patients attending speech pathology after head and neck cancer treatment(s): development of a multi-centre database[J]. J Laryngol Otol,2000,114(8):605-615.

[61] Warren D W. Velopharyngeal orifice size and upper pharyngeal pressure-flow patterns in cleft palate speech:

a preliminary study[J]. Plast Reconstr Surg,1964,34:15-26.

[62] McWilliams B J,Glaser E R,Philips B J,et al. A comparative study of four methods of evaluating velopharyngeal adequacy[J]. Plast Reconstr Surg,1981,68(1):1-10.

[63] Mayo R,Warren D W,Zajac D J. Intraoral pressure and velopharyngeal function[J]. Cleft Palate Craniofac J,1998,35(4):299-303.

[64] Morley M E. Cleft palate and speech[M]. 7th ed. Edinburgh:E. & S. Livingstone,1970:69-285.

[65] Folkins J W. Issues in speech motor control and their relation to the speech of individuals with cleft palate[J]. Cleft Palate J,1985,22(2):106-122.

[66] Peterson G E. Systematic research in experimental phonetics. IV. The evaluation of speech signals[J]. J Speech Hear Disord,1954,19(2):158-168.

[67] 王国民,杨育生. 唇腭裂序列治疗学[M]. 杭州:浙江科学技术出版社,2014:99-107.

[68] Winitz H. Treating articulation disorders:for clinicians by clinicians[M]. Baltimore:University Park Press,1984:224-234.

[69] 王国民. 唇腭裂修复术与语音治疗[M]. 上海:上海世界图书出版公司,2013:122-164.

[70] Warren D W,Dubois A B. A pressure-flow technique for measuring velopharynheal orifice area during continuous speech[J]. Cleft Palate J,1964,16:52-71.

[71] Wyszynski D F. Cleft lip and palate[M]. Oxford:Oxford University Press,2002:354-368.

[72] Hofer S,Ohar B,Robinson P,et al. A 10-year review of perioperative complications in pharyngeal flap surgery[J]. Plast Reconstr Surg,2002,110(6):1393-1397.

[73] Ysunza A,Pamplona C,Ramirez E,et al. Velopharyngeal surgery:a prospective randomized study of pharyngeal flaps and sphincter pharyngoplasties[J]. Plast Reconstr Surg,2002,110(6):1401-1407.

[74] 蔡红莲,周同春,陶建平. 新世纪的现代语音学[M]. 北京:清华大学出版社,2000:45-47.

[75] 王国民,杨育生,蒋莉萍,等. 改良咽后壁组织转移瓣在VPI患者的临床应用和研究[J]. 实用口腔医学杂志,2001,17(6):519-521.

[76] Hofer S O,Ohar B K,Robinson P H,et al. A 10-year review of perioperative complications in pharyngeal flap surgery[J]. Plast Reconstr Surg,2002,110(6):1393-1397;discussion 1398-1400.

[77] Sperry E E. Long-term results of 2-flap palatoplasty[J]. J Craniofac Surg,2009,20(Suppl 2):1737-1738.

[78] Cable B B,Canady J W,Karnell M P,et al. Pharyngeal flap surgery:long-term outcomes at the University of Iowa[J]. Plast Reconstr Surg,2004,113(2):475-478.

[79] Brunner M,Stellzig-Eisenhauer A,Pröschel U,et al. The effect of nasopharyngoscopic biofeedback in patients with cleft palate and velopharyngeal dysfunction[J]. Cleft Palate Craniofac J,2005,42(6):649-657.

[80] 蒋莉萍,王国民,袁文化,等. 功能性异常语音发音特点的研究[J]. 口腔颌面外科杂志,2000,10(1):17-19.

[81] 王国民,费斐,蒋莉萍,等. 异常语音的临床分类和治疗[J]. 华西口腔医学杂志,2002,20(2):112-114.

[82] 蒋莉萍,王国民,杨育生,等. 腭裂咽成形术后患者语音治疗疗效评价[J]. 上海口腔医学,2004,13(5):444-446.

[83] 朱川. 外国学生汉语语音学习对策[M]. 北京:语文出版社,1997:19-110.

[84] 王国民,袁文化,蒋莉萍,等. 腭裂术后语音障碍和音声特征的研究[J]. 中华口腔医学杂志,1995,30(6):334-336.

[85] 蒋莉萍,王国民,杨育生,等. 腭裂咽成形术后患者异常语音的发音特点研究[J]. 中国口腔颌面外科杂志,2005,3(1):48-50.

[86] 吴宗济,林茂灿. 实验语音学概要[M]. 北京:高等教育出版社,1989:112-125.

[87] 王国民,费斐,蒋莉萍,等. 行为疗法在语音治疗中的应用研究[J]. 上海口腔医学,2002,11(1):10-12.

[88] 蒋莉萍,王国民,杨育生,等. 齿间音θ在异常语音治疗中的作用[J]. 上海口腔医学,2010,19(6):565-567.

[89] 王国民,杨育生. 唇腭裂序列治疗学[M]. 杭州:浙江科学技术出版社,2014:231-279.

[90] Nicolau P J. The orbicularis oris muscle: a functional approach to its repair in the cleft lip[J]. Br J Plast Surg,1983,36(2):141-153.

[91] Latham R A,Deaton T G. The structural basis of the philtrum and the contour of the vermilion border: a study of the musculature of the upper lip[J]. J Anat,1976,121(Pt 1):151-160.

[92] Namnoum J D,Hisley K C,Graepel S,et al. Three-dimensional reconstruction of the human fetal philtrum[J]. Ann Plast Surg,1997,38(3):202-208.

[93] Bardach J,Cutting C. Muhidisciplinary management of cleft lip and palate: anatomy of the unilateral and bilateral cleft lip and nose[M]. Philadelphia:W. B. Saunders,1990:150-159.

[94] Delaire J. Theoretical principles and technique of functional closure of the lip and nasal aperture[J]. J Maxillofac Surg,1978,6(2):109-116.

[95] Markus A F,Delaire J. Functional primary closure of cleft lip[J]. Br J Oral Maxillofac Surg,1993,31(5):281-291.

[96] 宋红芳,王雪影,黄跃,等. 女性盆底组织病理状态下的三维有限元分析[J]. 中华妇幼临床医学杂志(电子版),2011,7(5):338-340.

[97] 董雷,王盛章,宋建星. 基于有限元模型的单侧唇裂鼻畸形的生物力学分析[J]. 组织工程与重建外科杂志,2014,10(2):85-88.

[98] Flynn C,Taberner A,Nielsen P. Modeling the mechanical response of in vivo human skin under a rich set of deformations[J]. Ann Biomed Eng,2011,39(7):1935-1946.

[99] Har-Shai Y,Bodner S R,Egozy-Golan D,et al. Viscoelastic properties of the superficial musculoaponeurotic system (SMAS): a microscopic and mechanical study[J]. Aesthetic Plast Surg,1997,21(4):219-224.

[100] Coto N P,Meira J B,Brito e Dias R,et al. Assessment of nose protector for sport activities: finite element analysis[J]. Dent Traumatol,2012,28(2):108-113.

[101] Lee D W,Choi B K,Park B Y. Seven fundamental procedures for definitive correction of unilateral secondary cleft lip nasal deformity in soft tissue aspects[J]. J Oral Maxillofac Surg,2011,69(11):e420-e430.

[102] 尹宁北,赵敏,黄金井,等. 单侧唇裂三叶瓣修复术[J]. 中华整形外科杂志,2009,25(2):81-84.

[103] 尹宁北,吴佳君,陈波,等. 唇鼻部肌肉组态的三维有限元研究及临床验证[J]. 中华口腔医学杂志,2015,50(5):278-285.

[104] Wu J,Yin N. Detailed anatomy of the nasolabial muscle in human fetuses as determined by micro-CT combined with iodine staining[J]. Ann Plast Surg,2016,76(1):111-116.

[105] Wu J,Yin N. Anatomy research of nasolabial muscle structure in fetus with cleft lip: an iodine staining technique based on microcomputed tomography[J]. J Craniofac Surg,2014,25(3):1056-1061.

[106] Bo C,Ningbei Y. Reconstruction of upper lip muscle system by anatomy, magnetic resonance imaging, and serial histological sections[J]. J Craniofac Surg,2014,25(1):48-54.

[107] Yin N,Wu J,Chen B,et al. Muscle tension line concept in nasolabial muscle complex—based on 3-dimensional reconstruction of nasolabial muscle fibers[J]. J Craniofac Surg,2015,26(2):469-472.

[108] Yin N,Song T,Wu J,et al. Unilateral microform cleft lip repair: application of muscle tension line group theory[J]. J Craniofac Surg,2015,26(2):343-346.

[109] Berkeley W T. The cleft-lip nose[J]. Plast Reconstr Surg Transplant Bull,1959,23(6):567-575.

[110] Cohen M. Cleft lip and palate[M]. Philadelphia:Elsevier Saunders,2004.

[111] Converse J M. Reconstructive plastic surgery,vol.4[M]. 2nd ed. Philadelphia:W. B. Saunders,1977.

[112] Converse J V,Hogan M,Cupuis C C. Combined nose-lip repair in bilateral complete cleft-lip deformities[J]. Plast Reconstr Surg,1970,45(2):109-118.

[113] Georgiade N G,Hagerty R F. Symposium on management of cleft lip and palate and associated deformities[M]. St. Louis,Mosby:C.V. Mosby,1974:228.

[114] Cronin T D,Upton J. Lengthening of the short columella associated with bilateral cleft lip[J]. Ann Plast Surg,1978,1(1):75-95.

[115] Ferrario V F, Sforza C, Tartaglia G M, et al. Three-dimensional lip morphometry in adults operated on for cleft lip and palate[J]. Plast Reconstr Surg, 2003, 111(7): 2149-2156.

[116] Aston S J, Beasley R W, Thorne C H. Grabb and Smith's plastic surgery[M]. 5th ed. Philadelphia: Lippincott-Raven, 1997: 237-244.

[117] Grayson B H, Cutting C, Wood R. Preoperative columella lengthening in bilateral cleft lip and palate[J]. Plast Reconstr Surg, 1993, 92(7): 1422-1423.

[118] Millard D R Jr. Closure of bilateral cleft lip and elongation of columella by two operations in infancy[J]. Plast Reconstr Surg, 1971, 47(4): 324-331.

[119] Millard D R, Latham R, Huifen X, et al. Cleft lip and palate treated by presurgical orthopedics, gingivoperiosteoplasty, and lip adhesion (POPLA) compared with previous lip adhesion method: a preliminary study of serial dental casts[J]. Plast Reconstr Surg, 1999, 103(6): 1630-1644.

[120] Mulliken J B. Bilateral complete cleft lip and nasal deformity: an anthropometric analysis of staged to synchronous repair[J]. Plast Reconstr Surg, 1995, 96(1): 9-23; discussion 24-26.

[121] Mulliken J B. Principles and techniques of bilateral complete cleft lip repair[J]. Plast Reconstr Surg, 1985, 75(4): 477-487.

[122] Mulliken J B. Primary repair of bilateral cleft lip and nasal deformity[J]. Plast Reconstr Surg, 2001, 108(1): 181-194; examination, 195-196.

[123] Mulliken J B, Burvin R, Farkas L G. Repair of bilaterial complete cleft lip: intraoperative nasolabial anthropometry[J]. Plast Reconstr Surg, 2002, 107(2): 307-314.

[124] Mulliken J B, Wu J K, Padwa B L. Repair of bilateral cleft lip: review, revisions, and reflections[J]. J Craniofac Surg, 2003, 14(5): 609-620.

[125] McComb H. Primary repair of unilateral cleft lip nasal deformity[J]. Oper Tech Plast Reconstr, 1995, 2(3): 200-205.

[126] McComb H. Primary repair of the bilateral cleft lip nose: a 15-year review and a new treatment plan[J]. Plast Reconstr Surg, 1990, 86(5): 882-889; discussion 890-893.

[127] Bardach J, Morris H L. Multidisciplinary management of cleft lip and palate[M]. Philadelphia: W. B. Saunders, 1990: 242-246.

[128] Noordhoff M S, Chen Y R, Chen K T, et al. The surgical techinique for the complete unilateral cleft lip-nasal deformity[J]. Oper Tech Plast Reconstr, 1995, 2(3): 167-174.

[129] O'Connor G, McGregor M, Tolleth H. The nasal problem in cleft lips[J]. Plast Reconstr Surg, 1963, 3(2): 99.

[130] Salyer K E, Genecov E R, Genecov D G. Unilateral cleft lip-nose repair: a 33-year experience[J]. J Craniofac Surg, 2003, 14(4): 549-558.

[131] Gregorio H Z. New concepts in primary unilateral cleft lip-nose repair[J]. Plast Reconstr Surg, 1997, 99(5): 1478.

[132] Salyer K E. Early and late treatment of unilateral cleft nasal deformity[J]. Cleft Palate Craniofac J, 1992, 29(6): 556-569.

[133] Salyer K E. Primary correction of the unilateral cleft lip nose: a 15-year experience[J]. Plast Reconstr Surg, 1986, 77(4): 558-568.

第四十三章
面部烧伤后期整形

第一节 面颈部的解剖与功能

全面了解面颈部的解剖结构和层次是烧伤后组织重构的重要基础。面部组织大致可分为五层：皮肤、皮下脂肪、表情肌、深层的脂肪或肌肉、骨骼。

一、面颈部皮肤

面部皮肤薄而柔软，富有弹性。皮肤厚度不均一：眼睑皮肤疏松而活动度大，鼻尖皮肤致密。面部皮肤含有较多的皮脂腺、汗腺和毛囊，且血供丰富。面颈部皮肤的皮纹分布具有一定的规律，称之为 Langer's 线（图 43-1），可为面部手术切口提供参照。

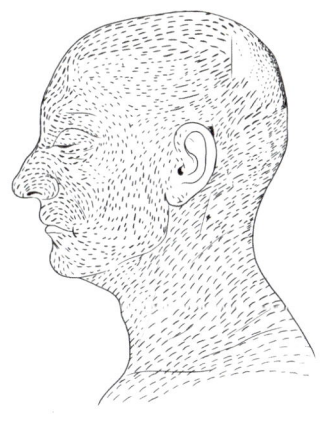

图 43-1 面颈部 Langer's 线

二、面颈部皮下脂肪

传统的观点认为面部的皮下脂肪是一个连续的整体，但是有研究发现面部皮下脂肪被来源于深层的骨或肌腱的面部支持韧带和筋膜隔系统分隔成很多的小室，称为皮下脂肪室。根据其分布的位置还可以分为皮下浅层脂肪室和皮下深层脂肪室。皮下浅层脂肪室主要分布在皮肤和 SMAS 筋膜之间，彼此之间相互独立层（图 43-2）。皮下深层脂肪室主要位于面部表情肌和面部骨骼之间。

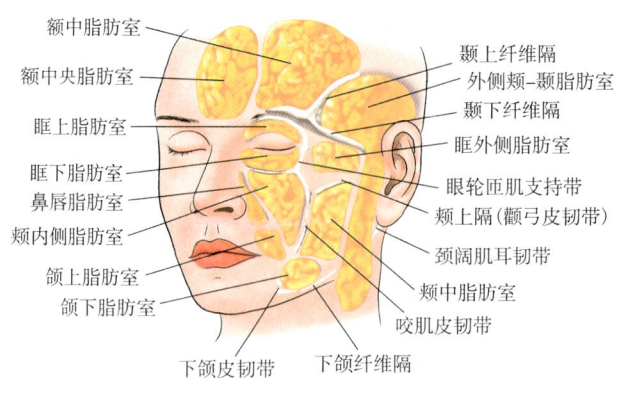

图 43-2　面部浅层脂肪室

三　面颈部支持韧带和纤维隔

面颈部支持韧带是由骨膜或深筋膜发出的强韧纤维组织，垂直穿过面部层次并锚定于真皮组织，起到支持和稳定面部皮肤和SMAS的作用。韧带之间的部位为产生面部运动的部位。韧带纤维向浅层分散，将皮肤和SMAS联系在一起，使之在面部运动中成为一个整体，同时也把皮下层分隔成浅脂肪室（图43-3）。

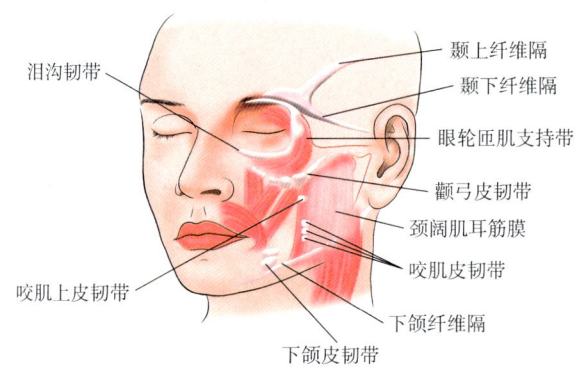

图 43-3　面部韧带和纤维隔

面颈部重要的韧带结构包括颞韧带、颧韧带、眼轮匝肌支持带、咬肌皮韧带和下颌韧带。颞韧带附着于眶上缘上方1cm的区域，范围约1.5cm×2cm。颞韧带分别向外上和外下发出颞上隔和颞下隔（图43-4）。颞上隔位于颞线位置，是帽状腱膜、骨膜与骨融合的位置。

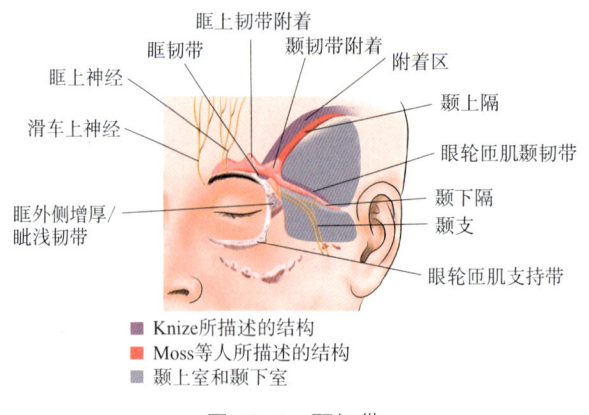

图 43-4　颞韧带

眼轮匝肌支持带位于眶周，起自眶缘骨膜，穿过眼轮匝肌，止于睑颊沟处的皮肤，眼轮匝肌支持带下内侧半称为泪沟韧带，起自眶下缘下方的上颌骨骨膜，分隔眼轮匝肌内侧半的睑部和眶部，向外止于眶外侧，于眶外侧增厚，又称外眦浅韧带。

颧韧带起自颧弓下缘，向前止于颧骨体和颧弓交界处。咬肌韧带起自咬肌肌腱和咬肌筋膜前缘，向浅层止于皮肤，也有报道称它起自咬肌前缘后1~2cm或咬肌的中央位置。

颈阔肌耳韧带（筋膜），起自腮腺筋膜，将颈阔肌后缘固定于耳前，在为耳软骨前方2.5~3cm的区域。下颌韧带，起自下颌骨前1/3，穿过降口角肌下部，止于真皮。颈部的韧带包括颏下韧带、颈阔肌正中皮韧带、颈阔肌旁正中皮韧带、下颌下颈阔肌支持韧带和舌骨韧带。

四 面颈部肌肉

面部肌肉按功能和来源分为表情肌（图43-5，图43-6）和咀嚼肌两种。

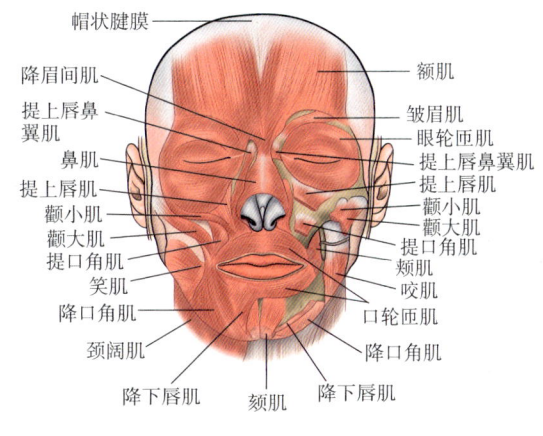

图 43-5　面部表情肌正面观

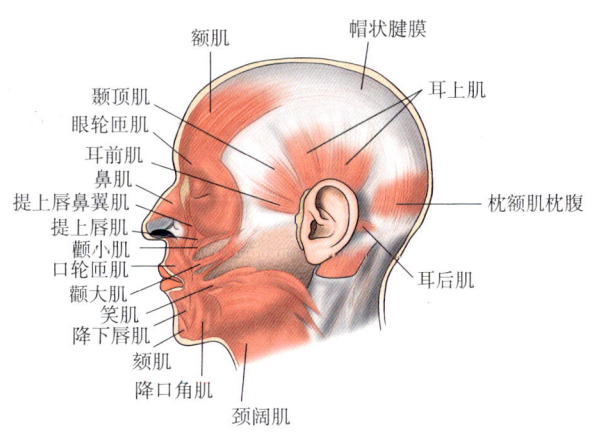

图 43-6　面部表情肌侧面观

表情肌按分布位置可分为五群：

（一）颅顶肌

颅顶肌（epicranius）包括前方位于额部皮下的额肌和位于枕部皮下的枕肌，两者借帽状腱膜相连，又称为枕额肌。颅顶肌与颅部的皮肤和皮下组织共同形成头皮，与深部的骨膜借疏松结缔组织相连，颅顶肌收缩时，可以前后移动。额肌止于眉部皮肤，并和眼轮匝肌纤维交错，受面神经颞支支配，收缩时可上提眉部和眼睑，并使额部皮肤出现皱纹。枕肌起自枕骨上项线外侧半和乳突部上面，受面神经耳后支支配，收缩时可向后牵拉帽状腱膜。

（二）耳外肌

耳外肌（extrinsic auricular muscle）位于耳郭周围，是退化的肌肉，包括耳上肌，耳前肌和耳后肌。耳上肌（superior auricular muscle）又称耳提肌，为三角形扁肌。起自帽状腱膜，止于耳郭软骨三角窝，隆起于颅侧，作用为上提耳郭。耳前肌（anterior auricular muscle）较小，有时缺如，起自颧弓，止于耳轮脚嵴，作用为牵引耳郭向前。耳后肌（posterior auricular muscle），起自乳突基底部，止于耳甲部软骨后面，作用为牵引耳郭向后，并稳定颅耳角。

（三）眼周围肌

眼周围肌位于眼眶周围，分为两层，包括浅层的眼轮匝肌、降眉肌和降眉间肌，以及深层的皱眉肌。

眼轮匝肌（orbicularis oculi）位于睑裂周围皮下，分为眶部、睑部（又分为睑板前部和眶隔前部）和泪囊部，受面神经颊支和颧支支配。眶部肌肉起自睑内侧韧带和周围骨面，于外眦处上下纤维交错，止于该处皮肤或移行于临近诸肌。该部肌纤维收缩时可使眶周皮肤产生皱纹，降眉，上提颊部皮肤，并可使睑用力闭合。睑部，位于眼睑皮下，起自内眦韧带和临近骨面，止于外眦韧带，作用为眨眼。泪囊部，位于睑部深面，起自泪骨的泪后嵴和泪囊的深面及浅面，弓向外侧，与睑部肌纤维相互结合，作用为使眼睑紧贴于眼球上，防止异物侵入并藏于结膜囊内，同时使泪囊扩大，使囊内产生负压，促进泪液的流通。

降眉肌（depressor supercilii）起自额骨鼻突，止于眉部皮肤，作用为在收缩时能降眉的内侧半，同时还可协助泪囊抽吸泪液。

降眉间肌（procerus）为额肌的延续，起自鼻骨和鼻软骨，止于眉间皮肤，作用为牵引眉间皮肤向下，使鼻根部皮肤产生横纹。该肌受面神经颞支支配。

皱眉肌（corrugator）位于眼轮匝肌和额肌的深面，起自额骨鼻部、眉头深面，肌纤维斜向外上，止于眉部皮肤。该肌收缩时牵眉向内下，使鼻根部皮肤产生纵沟，即川字纹，出现皱眉表情。该肌受面神经颊支及颞支支配。

（四）鼻肌

鼻肌（nasalis）不发达，包括三组肌：压鼻孔肌（compressor naris）、鼻孔开大肌（dilator naris）和降鼻中隔肌（depressor septi）。它们均由面神经颊支支配。压鼻孔肌位于外鼻下部两侧的皮下，在提上唇肌深面起自上颌犬齿和侧切牙齿槽，在鼻背借腱膜与对侧肌肉相连，该肌收缩时使鼻孔缩小。鼻孔开大肌位于压鼻孔肌内侧，止于鼻翼软骨外侧面，该肌收缩时牵引鼻翼向外下方扇动，还能使鼻孔扩大。降鼻中隔肌分为浅部和深部，浅部起自口轮匝肌，深部起自上颌骨中切牙齿槽轭，止于鼻中隔软骨下面，作用为牵引鼻中隔下降。

（五）口周围肌

口周围肌分为三层，包括浅层的口轮匝肌、提上唇肌、提上唇鼻翼肌、颧大肌、颧小肌、笑肌和降口角肌；中层的提口角肌、降下唇肌和深层的颏肌及颊肌。

1. 浅层

（1）口轮匝肌（orbicularis oris）：位于口裂周围，上至外鼻，下至颏结节上方，收缩时使口裂关闭，受面神经颊支和下颌缘支支配。

（2）提上唇肌（levator labii superioris）：又称上唇方肌，受面神经颊支支配。起自眶下缘与眶下孔之间的上颌骨骨面，止于上唇皮肤。该肌收缩时能上提上唇。

（3）提上唇鼻翼肌（levator labii superioris alaeque nasi）：由面神经颊支支配。起自上颌骨额突的下部，平梨状孔上缘附近，向下肌纤维分为三束，第一束止于鼻翼皮肤，第二束止于鼻唇沟附近皮肤，第三束止于犬牙牙槽轭内侧和外侧，该肌收缩时可牵引鼻翼向上，使鼻孔开大，同时使鼻唇沟加深。

（4）颧小肌（zygomaticus minor）：由眼轮匝肌外侧肌束延续而来，向下止于上唇，收缩时能上提上唇。该肌由面神经颊支支配。

（5）颧大肌（zygomaticus major）：起自颧骨接近颧颞缝处的骨面，止于口角的皮肤和颊黏膜，收缩时能牵拉口角向外上方活动，使面部表现笑容。该肌由面神经颧支和颊支支配。

（6）笑肌（risorius）：为少数横行肌束，起自腮腺咬肌筋膜，止于口角外侧、鼻唇沟附近的皮肤，能牵引口角向外侧活动，显示微笑面容。该肌受面神经颊支支配。

（7）降口角肌（depressor anguli oris）：起自下颌骨下缘自颏结节至第一前磨牙之间的部分，止于口角皮肤，收缩时能使口角下垂。该肌受面神经下颌缘支支配。

2. 中层

（1）提口角肌（levator anguli oris）：位于提上唇肌及颧大、小肌深层，起自尖牙窝，止于口角皮肤，部分肌纤维与降口角肌纤维结合，收缩时能上提口角。该肌受面神经颊支支配。

（2）降下唇肌（depressor labii inferioris）：位于下唇皮下，部分位于降口角肌深面，起自下颌体前面的斜线，止于下唇的皮肤和黏膜，收缩时能使下唇下降。该肌受面神经下颌缘支支配。

3. 深层

（1）颏肌（mentalis）：位于降下唇肌深面，起自下颌骨中切牙和侧切牙的牙槽轭，肌纤维向下与对侧纤维靠近，止于颏部皮肤，收缩时能上提颏部皮肤，使下唇前送。该肌受面神经下颌缘支支配。

（2）颊肌（buccinator）：位于面深部，内面贴于口腔黏膜，起自下颌骨颊肌嵴、上颌骨牙槽突的外后面及翼突下颌缝，止于口角，与口轮匝肌共同作用可做吹口哨、吮吸动作。该肌受面神经颊支支配。

（六）颈浅层肌肉

颈阔肌（platysma）：起自胸大肌和三角肌筋膜，肌纤维斜向上内方，越过锁骨和下颌骨至面部，前部肌纤维止于下颌骨的下颌缘和口角，最前部纤维左右相互交错，后部纤维移行于腮腺咬肌筋膜和部分面部肌肉表面，收缩时牵引口角向外。该肌受面神经颈支支配。

五 面颈部血管神经

支配面部运动的神经主要来自面神经和三叉神经中下颌支的咀嚼肌支。其中面神经负责支配面部表情肌，而咀嚼肌支负责支配包括咬肌、颞肌、翼内肌和翼外肌在内的咀嚼肌。

面神经起自脑桥的面神经核，纤维的走行分为颅内段、面神经管内段和颅外段。面神经出茎乳孔后走行于茎突的后外侧和乳突的前方，向前进入腮腺时分成颞面干和颈面干，在腮腺实质内交错呈网状分布，于腮腺前缘浅出并分成五组神经：颞支、颧支、颊支、下颌缘支和颈支，走行于咬肌筋膜深层，到向前至咬肌前缘进一步交错成网，走行于面部表情肌和面深脂肪室之间，向前、向浅支配面部表情肌（图43-7）。

颞支主要负责支配额肌、眼轮匝肌、皱眉肌、耳前肌和耳上肌。颧支主要支配眼轮匝肌、鼻周围肌和提上唇的肌肉。颊支主要支配上唇肌肉、眼轮匝肌、皱眉肌。下颌缘支主要支配下唇肌肉。颈支支配颈阔肌。其中，颞支走行于前额部的颞浅筋膜和SMAS层深面，贴颞浅筋膜走行，其体表

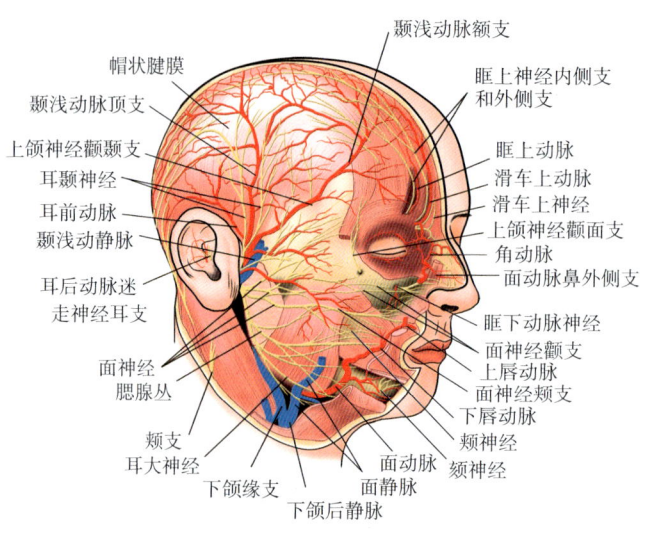

图 43-7 面神经和面部动脉

投影位置是耳屏下0.5cm至眉弓外2cm处的连线。下颌缘支在沿下颌骨下缘向前走行的过程中，走行于颈阔肌的深面。在相当于咬肌前缘的位置越过面动、静脉，其位置比较恒定，也可作为下颌缘支的标志之一。

除下颌角及耳垂部分皮肤由耳大神经支配外，面部大部分的感觉神经主要来源于三叉神经的三大分支，即眼神经、上颌神经和下颌神经。三组分支以眼裂和口裂为界分别支配上面部、中面部和下面部的皮肤和黏膜的感觉。眼神经支配区的感觉神经主要包括眶上神经、滑车上神经、泪腺神经和滑车下神经，负责额部皮肤、上睑和鼻背的感觉。其中眶上神经负责上睑、额区、顶区皮肤的感觉。滑车上神经负责额部中线附近的皮肤和上睑内侧三分之一部位的感觉。泪腺神经除负责泪腺外，尚有细小分支负责外眦附近皮肤。滑车下神经分为上睑支和下睑支：上睑支和滑车上神经相交通，分布于上睑；下睑支分布于泪囊、上下睑内侧部、泪阜及内眦的皮肤。筛前神经的终末支负责鼻背下部，鼻尖和鼻翼的感觉。上颌神经支配区的感觉神经主要包括眶下神经、颧颞神经和颧面神经。颧颞神经自颧颞孔穿出，负责颞区前半皮肤。颧面神经负责部分颊部。眶下神经分为下睑支、上唇支、鼻外支和鼻内支四组终末支，负责下睑、上唇及附近的颊部皮肤和黏膜、鼻外侧区后部和鼻前庭皮肤的感觉。下颌神经支配区的感觉神经包括耳颞神经、颊神经和颏神经（图43-8，图43-9）。

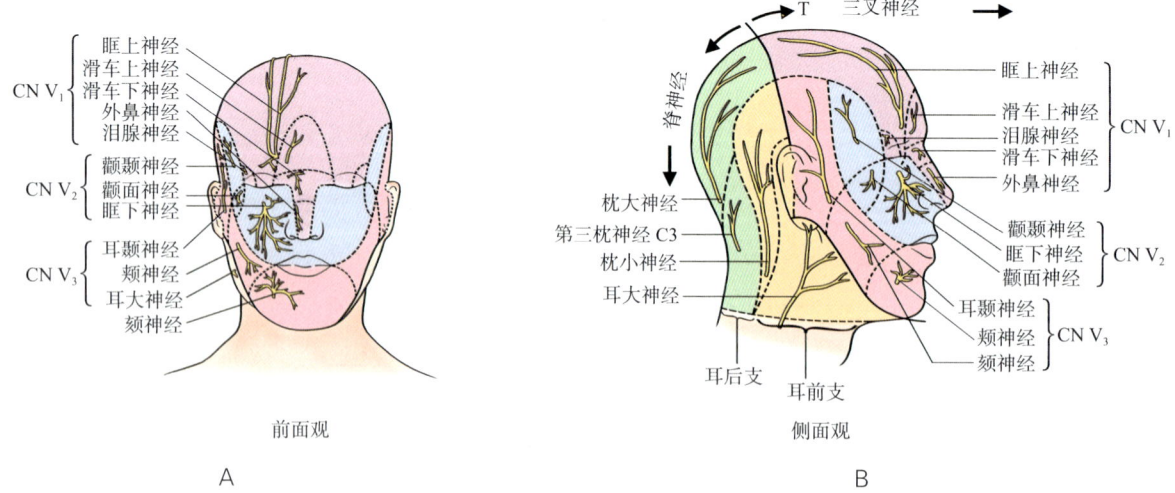

图 43-8 面部感觉神经分布
A. 前面观 B. 侧面观

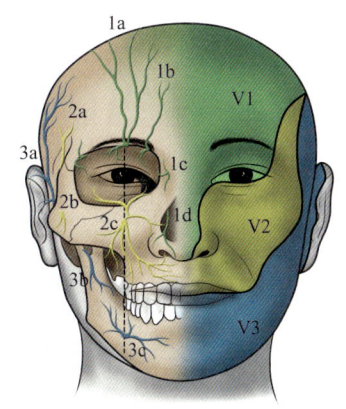

图 43-9　面部感觉神经分布

颈部的感觉神经主要来源于颈丛的浅丛，从胸锁乳突肌后缘中点浅出，分为枕小神经、耳大神经、颈横神经、锁骨上神经和膈神经五组，其中前四组负责枕部和耳郭皮肤和颈部皮肤的感觉。颈部皮肤局部麻醉可从胸锁乳突肌后缘中点处进针，此处为神经集中浅出点，可实现颈前部皮肤的麻醉。

（一）面颈部的血管

面部的动脉血供主要来源于颈外动脉的分支，而负责面浅部血供的主要包括面动脉和颞浅动脉。

面动脉起源于颈外动脉，穿下颌下腺，在咬肌前缘位置绕过下颌骨底到面部，向口角及鼻翼方向走行。面动脉在面部向口角方向走行于颈阔肌和笑肌的深面、颊肌的浅面，在颧大肌和颧小肌深面提口角肌浅层向鼻翼走行，穿行通过提上唇肌和提上唇鼻翼肌。面动脉在口角附近发出上下唇动脉，走行于口轮匝肌内或深层，靠近唇黏膜。其终末支走行到内眦内侧，称为内眦动脉，发出鼻外侧动脉供应鼻背血供。双侧面动脉的唇动脉分支可以互相吻合，此外，面动脉还可通过其主干或分支与上颌动脉的颊支、眶下动脉、颞浅动脉的面横动脉，以及通过鼻外侧动脉和眼动脉的鼻背动脉相吻合（图43-10）。

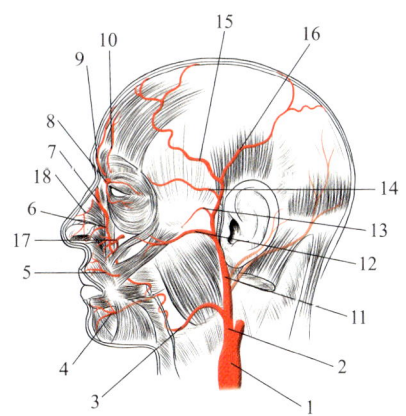

图 43-10　面部动脉
1. 颈总动脉；2. 颈外动脉；3. 面动脉；4. 下唇动脉；5. 上唇动脉；6. 鼻翼动脉；7. 角动脉；8. 内眦动脉；9. 滑车上动脉；10. 眶上动脉；11. 颈外动脉；12. 上颌动脉；13. 面横动脉；14. 颧面动脉；15. 颞浅动脉额支；16. 颞浅动脉顶支

颞浅动脉是颈外动脉的终末支，走行于腮腺深部，在腮腺上极浅出，走行于耳屏前方。颞浅动脉在颧弓上方5cm处分为额支和顶支。额支供应额肌、颅骨膜和前额皮肤，可与眶上动脉及滑车上动脉相吻合。顶支可与对侧顶支、耳动脉及枕动脉相吻合。

面部的浅静脉主要包括面静脉和颞浅静脉。面静脉没有静脉瓣，可通过眼静脉眶下静脉、面深静脉及翼丛与颅内海绵窦相通，因此面部感染可波及海绵窦引发面部感觉和眼球运动异常（图43-11）。

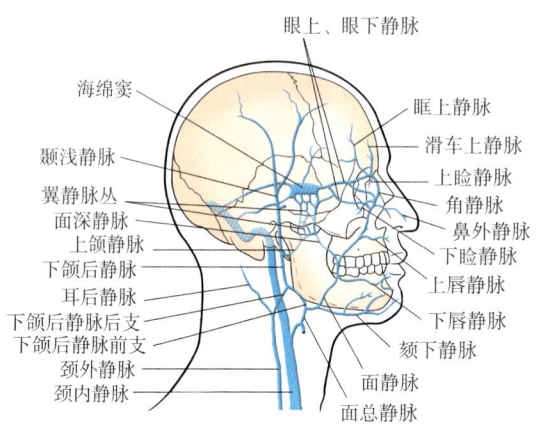

图43-11 面部浅静脉分布

颈部的浅静脉主要位于颈阔肌深层，包括位于胸锁乳突肌浅层的颈外静脉和位于颈前正中线两侧的颈前静脉，有时会出现联系两者的交通静脉。

（二）面颈部的淋巴回流

面部的浅淋巴结主要包括：眶下淋巴结、颊淋巴结和颌上淋巴结。

眶下淋巴结位于眶下区，在鼻面沟和颧弓之间。颊淋巴结位于与口角相对的颊肌表面。颌上淋巴结位于下颌骨外侧面、咬肌前缘、面动静脉附近。主要收集眼睑、球结膜、鼻颊皮肤和黏膜的淋巴回流。注入上颌下淋巴结（图43-12）。

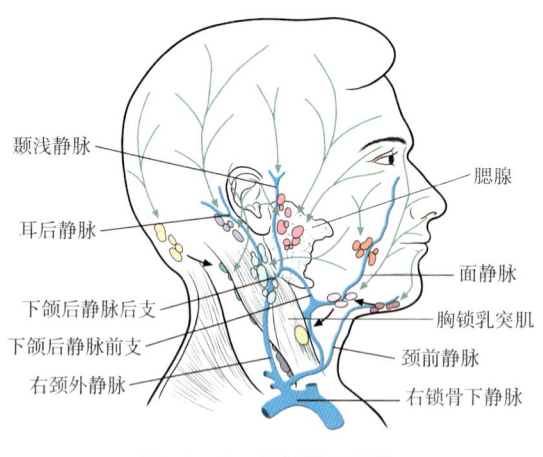

图43-12 面部淋巴回流

（三）面颈部局部解剖

上、下睑均位于眼球的前方，起到保护作用，两者之间的裂隙称为睑裂，其游离缘称为睑缘，厚约2mm，为皮肤和睑结膜的交接处，有2~3行睫毛。睑缘前唇圆钝，其后唇成直角紧贴眼球。睑前、后两缘之间为缘间部，有一浅灰色线称为灰线，将眼睑分为由皮肤和眼轮匝肌构成的前层，以及由睑板和结膜构成的后层。

眼睑由浅到深可分为：皮肤、皮下组织、眼轮匝肌、眼轮匝肌下脂肪、眶隔、提上睑肌及腱膜、睑板及Müller's肌、睑结膜（图43-13）。眼睑皮肤是全身最薄的，仅为1mm，其皮下组织为疏松结缔组织，不含脂肪或含少量脂肪，水肿易发生于此。眼轮匝肌根据其分布部位可分为眼轮匝肌的睑部（包括睑板前部和眶隔前部）、眶部和泪囊部（图43-14）。眶部轮匝肌在眼睑随意闭合（瞬目）和主动闭合中有重要作用。眶隔前部也可使眼睑随意和不随意闭合。睑板前部收缩可使睑缘贴近眼球表面，同时使泪囊产生负压来吸收泪液。轮匝肌下脂肪组织分为上睑肌肉下的上睑眼轮匝肌下脂肪（retro-orbicularis oculus fat，ROOF）和下睑肌肉下的眼轮匝肌下脂肪（sub-orbicularis oculi fat，SOOF），脂肪组织量个体差异较大，ROOF丰富的个体会使上睑组织显得臃肿。眶隔为一层纤维组织膜，附着于骨性眶缘由骨膜增厚形成的弓状缘处。眶隔将浅层组织和深层眶内组织分隔开，防止浅层出血或炎症向深层扩散。提上睑肌起自视神经管前上方的蝶骨大翼，止于睑板下三分之一。提上睑肌腱膜向内侧和外侧分散，向外侧分散纤维将泪腺分为眶叶和睑叶，止于外侧的支持带。内侧纤维止于泪后嵴（图43-15）。Müller's肌起自上睑提肌肌腱结合处，附着于睑板上缘，其中间部分薄弱，向外侧增厚，由交感神经支配，运动幅度为2mm左右。睑板组织主要由富含纤维结缔组织的弹性纤维和睑板腺构成，男性上睑板高7~9mm，女性6~8mm，长约29mm，厚约1mm。下睑板高3~5mm，长25~30mm。上、下睑板构成眼睑的支架，维持眼睑的形状。

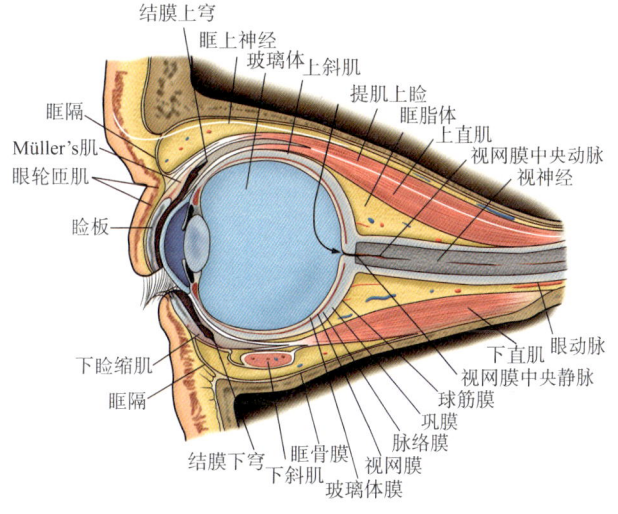

图43-13　眼睑组织层次

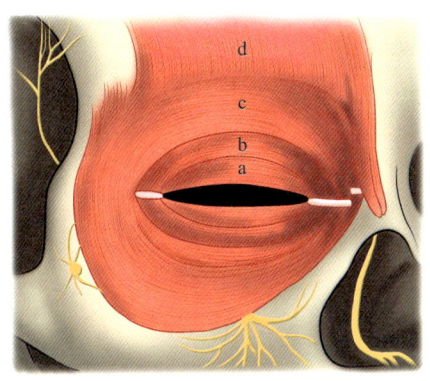

图43-14　眼轮匝肌分部
a. 眼轮匝肌睑板部；　b. 眼轮匝肌眶隔前部；　c. 眼轮匝肌眶部；　d. 额肌

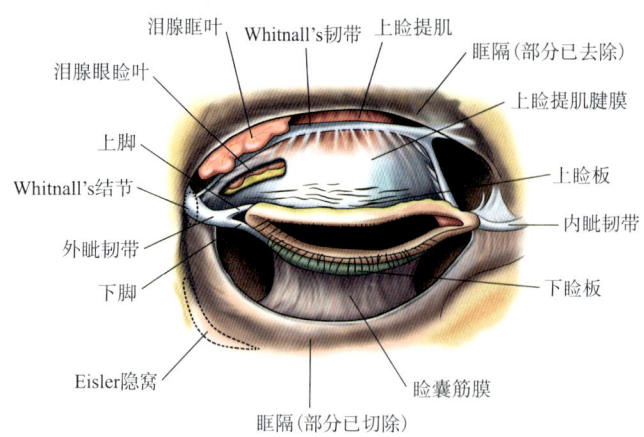

图 43-15　上睑提肌及腱膜

上、下睑板在内、外侧分别借内侧和外侧睑板韧带附着于骨性眼眶内。内眦和外眦在相应内外结合处成角，外眦角锐利，为30°～40°，位于眶外缘内侧5～7mm，距颧额缝约10mm，内眦角略圆钝。正常人睑裂男性平均为7.66mm，女性平均7.44mm。睑裂长度男性平均28.33mm，女性平均27.14mm。儿童上睑缘位于角膜上缘，成年人较之略低1～2mm，一般位于角膜缘下2mm。下睑缘一般与角膜下缘相切，上睑最高点为瞳孔鼻侧，下睑最低点位于瞳孔稍靠颞侧。

眼睑供血动脉来源于颈内系统的泪腺动脉、眶上动脉、额动脉和鼻背动脉，以及颈外系统的内眦动脉、颞浅动脉和眶下动脉。内眦动脉和眼动脉的鼻背支吻合供应内眦、泪囊及附近下睑。颞浅动脉发出额支、颧眶支和面横支。其中额支和泪腺动脉及眶上动脉吻合供应额肌和眼轮匝肌。面横支供应颧骨区域和下睑外侧。眶下动脉分布于下睑和泪囊。睑内、外侧动脉在上睑内形成两个动脉弓，即睑缘动脉弓位于睑板浅层，距离睑缘2～3mm；周围动脉弓位于上睑提肌和Müller's肌之间，平行于睑板上缘上方，图43-16。

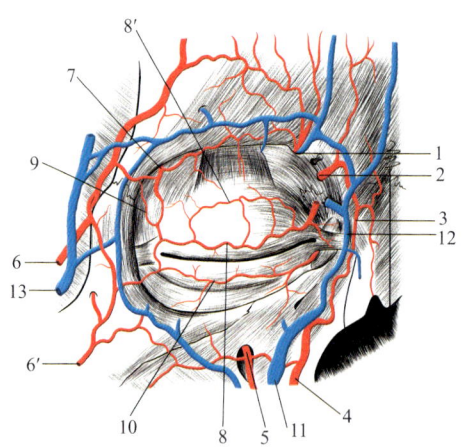

图 43-16　眼睑动脉及浅部静脉
1. 眶上动静脉；2. 滑车上动脉；3. 角动脉；
4. 面动脉；5. 眶下动脉；6. 颞浅动脉前支；
6'. 面横动脉颧支；7. 泪腺动脉；8. 上睑动脉及睑缘动脉弓；8'. 周围动脉弓；9. 上睑动脉、泪腺动脉和颞浅动脉吻合；10. 下睑动脉；
11. 面静脉；12. 角静脉；13. 颞浅静脉属支

眼睑静脉分为浅部和深部两个系统，深层位于睑板之后，由眼上静脉和眼下静脉构成；浅层由内眦静脉、面前静脉和颞浅静脉构成（图43-17）。

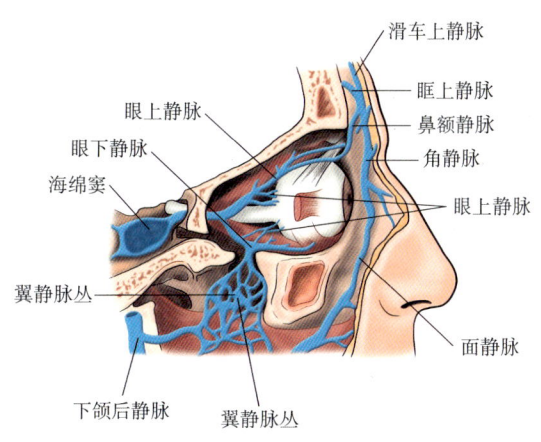

图 43-17　眼睑静脉深部

（四）唇的局部解剖

上唇突出于下唇前方。其中央部凹陷称为人中，其中凹陷部分称为人中凹，两侧边缘隆起处称人中嵴。上唇皮肤和黏膜交界处的弓形曲线称唇弓，可见皮肤色泽与唇红黏膜交界处的红线。红线上方约1mm处有一与之平行略隆起的柱状线，这两条线之间为呈皮肤色泽但无毛发生长的移行区。在唇弓上数毫米处有一条与其平行的略凹的线，称为沟状线。在唇红黏膜正中有一个小结节状突起，称为唇珠。在唇弓上有两个对称的高点，与人中嵴相接，称为唇峰。在两唇峰之间有一个凹点，即唇弓的中央点，称为唇弓凹（图43-18）。

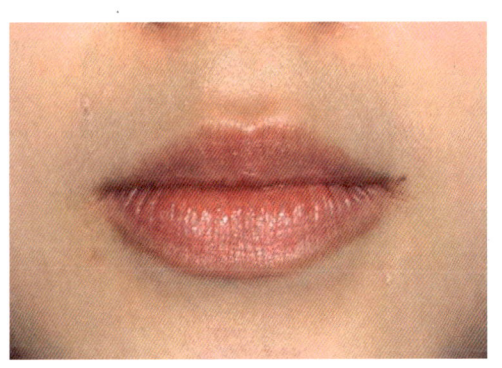

图 43-18　唇外观

唇部组织从浅到深依次为皮肤、皮下组织、肌肉、肌肉下疏松结缔组织、黏膜。皮肤和黏膜在上、下唇处互相移行。

控制上、下唇运动的肌肉主要为口轮匝肌。此外还包括控制上唇运动的提上唇鼻翼肌、提上唇肌、提口角肌、颧大肌、颧小肌和笑肌以及控制下唇运动的降口角肌，降下唇肌和颏肌。口唇黏膜可分为干燥部和湿润部：前者无腺体分泌功能，称为唇红黏膜；后者具有腺体分泌功能，且有光泽，称为唇黏膜。两者性质、功能完全不同。

唇部的血供主要来自自由面动脉发出的上唇和下唇动脉，走行于唇红黏膜和唇黏膜交界处，位于黏膜和肌肉层之间的结缔组织中（图43-19）。上唇动脉还可发出鼻中隔动脉到鼻中隔。唇部的静脉位于肌肉浅层，而淋巴系统位于皮下或黏膜下，随面静脉径路汇入颌下淋巴结。

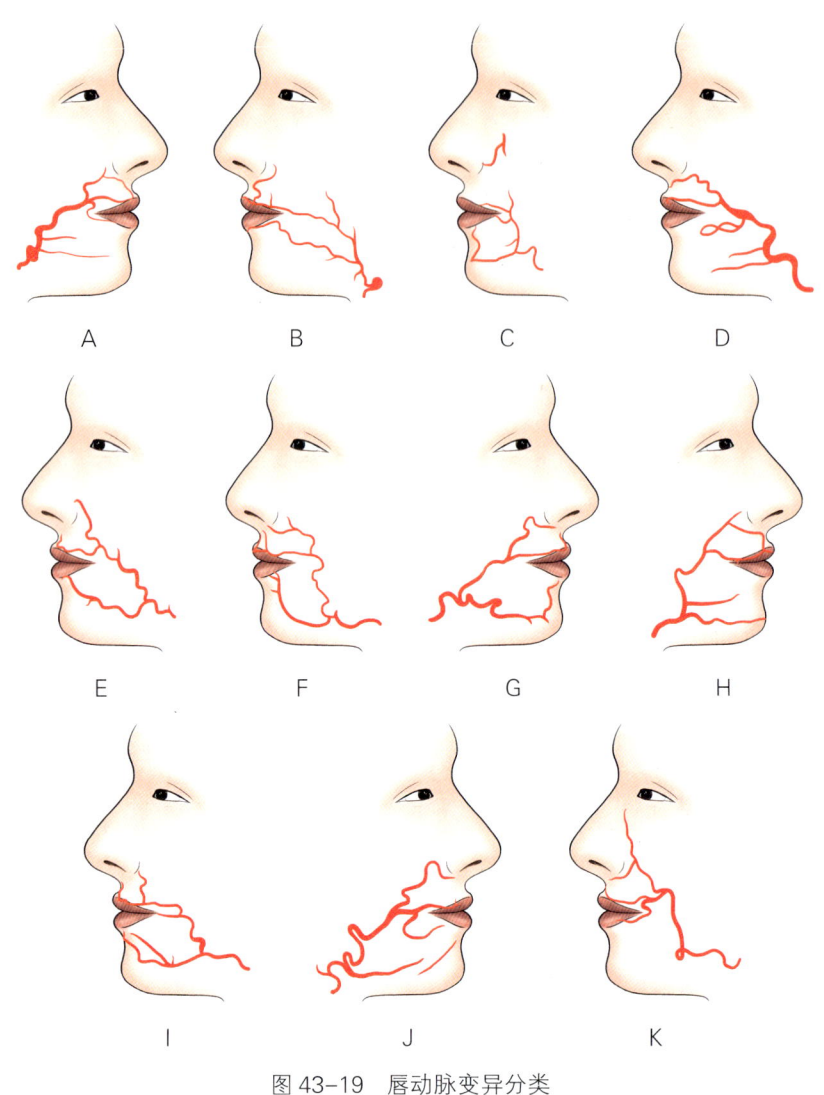

图 43-19 唇动脉变异分类

（王文进　李青峰）

第二节　头面部烧伤的特点

据国内外文献统计分析，大面积烧伤发病率有逐年下降趋势，反之，中小面积烧伤在烧伤发病率中所占的比例则有所增加，其中头面部作为人体最大的暴露部位，烧伤一旦发生，往往不可避免地遭受不同程度的烧伤。在全身各部位烧伤中，头面部烧伤往往占到50%以上，头面部是五官所在的部位，烧伤后各有其特殊性，若治疗不当，对预后将有很大影响。

头皮的解剖分为五层，依次为皮肤、皮下组织、颅顶肌和帽状腱膜、腱膜下组织和颅骨外膜。头皮的毛囊、汗腺及位于较深层的密集的皮脂腺。颅骨则分为外板、板障层和内板。

头部烧伤可导致严重的水肿，头围可增大1/3～1倍，头皮有丰富的血供，创面愈合能力强，在严格控制感染的情况下，创面一般可在1～3周内迅速愈合。

头面部是五官集中的部位，既关系到一个人的外貌特征，又具有丰富的表情活动，人体独特的视觉、听觉、嗅觉、味觉功能皆与面部器官紧密相关。面部皮肤薄而柔软，组织疏松，有丰富的汗腺和皮脂腺，皮下有大量的血管、神经和表情肌。面部作为一个整体可分为额部、眶部、眶下部、颧部、鼻部、颊部、口部及颏部，面部各器官之间既有相互联系，又具有各自的独特性。在处理头面部烧伤时，最大的难点在于，不仅要修复创面，还要考虑到五官的功能，尽最大努力减少对容貌的毁损，在治疗的同时，要有意识地减少对患者日后的心理和社会影响。

头面部烧伤后，由于组织疏松，面部水肿显著，往往肿胀变形，眼睑外翻，24～48小时可达最高峰，以后逐渐消退。深度烧伤时，水肿波及咽后壁，往往可导致呼吸道梗阻，造成缺氧和窒息，严重者可突然心跳停止，对伴有吸入性损伤者，以建立人工气道为佳，翻身时需注意预防窒息。

面部烧伤后，创面液体丢失往往较其他部位多，尤其是小儿患者，补液时应注意调整，面部因血供丰富，富含表皮干细胞的毛囊较多且较深，烧伤后愈合会较其他部位快，但局部创面被食物和五官分泌物污染的机会也变得较多，极易造成创面感染而延迟愈合，头面部静脉网通过眼静脉与海绵窦相交通，当面部创面严重感染时可继发颅内感染，应引起重视。

眼部烧伤多为热力烧伤（由火药爆炸、炽热金属、热气等导致）和化学烧伤。眼烧伤除了造成局部损害外，往往还伴有全身变化。眼睑皮肤菲薄，组织疏松，烧伤后肿胀明显，难以睁眼。眼睑深度烧伤时，可有全层水肿、睑结膜外翻、睑裂无法闭合，而导致角膜外露，久之可形成角膜溃疡。深层眼睑烧伤愈合后可因瘢痕挛缩而出现睑外翻。

结膜和眼球可因爆炸、炽热金属碎片，以及酸、碱等化学物质溅入而导致烧伤。结膜烧伤分为四度，表现为结膜轻度充血水肿、结膜贫血水肿、结膜金属坏死、结膜坏死累及角膜。角膜烧伤可分为四度：Ⅰ度，上皮损伤或混浊脱落；Ⅱ度，基质浅层水肿，角膜深层似透明；Ⅲ度，实质浅层水肿、混浊，角膜呈毛玻璃状，角膜深层基质受损；Ⅳ度，全层受累，呈白色混浊，见不到虹膜。

外耳的解剖特点为耳郭皮肤菲薄、皮下组织极少、耳软骨自身无血供。耳郭一旦烧伤，就极易发生化脓性耳软骨炎，严重烧伤常引起全耳郭烧焦、坏死、脱落，外耳道烧伤后因引流不畅，容易感染、鼓膜穿孔而引起化脓性中耳炎，临床上应加以注意。

（程大胜　夏照帆）

第三节　面部烧伤畸形的治疗发展

一　面部烧伤畸形治疗的复杂性

（一）面部烧伤畸形的危害性

随着我国工业、交通、能源等领域的高速发展，烧伤、交通伤、工业创伤、爆炸伤等严重创伤日渐增多，成为一类新的多发病或高发病。据报道，每年烧伤和车祸病例已达100万余例。这类创伤救治后多遗留不同程度的毁损畸形，我国已积累了数量巨大的此类患者，如何对此类患者进行有效救治，恢复其外貌与功能，成为影响我国经济和社会发展的一大问题。

面部是人体的外显部位，体现个人的主要特征，在社交活动中有着重要作用；同时，面部集中了眼、耳、鼻和口等，也是维持人正常生理功能的重要器官。因烧伤、肿瘤、外伤等因素而导致面部大面积复合缺损和严重畸形等的情况在临床上十分常见。严重面部畸形不仅使患者失去了正常的面容，变为"丑陋"甚至"恐怖"，还使患者出现眼、口闭合与通气功能障碍及颈部活动受限，甚至造成眼、口、鼻等器官的渐进性损伤、失明等。这类创伤的对象通常是18～50岁的青壮年，创伤使之丧失了工作能力，并有严重的心理、社交障碍，社会人群对其的恐惧和拒绝，也使患者无法融入社会，生活在极其痛苦之中，并成为社会和家庭的巨大负担。

（二）面部重建的复杂性

面部皮肤富有弹性，皮下脂肪组织薄而致密，与其下面的表情肌肉紧密贴合，可以完成丰富的表情，同时集中了目、耳、鼻、口、舌这具有精细结构的五官，其组织结构与形态十分独特。随着社会经济的发展、人民精神和物质生活水平的提高、医疗水平的进步，面部重建要求也逐渐提高，以前注重创面覆盖、功能改善；现在更加强调兼顾形态和功能、注重所重建的颜面可以被社会接纳，使者能够重新融入社会。

颈胸部皮肤由于和面部颜色、质地、结构接近，而成为面部修复的最佳供区之一。但是严重烧伤后通常伴有颈胸区域烧伤后瘢痕形成，从而造成供区的缺乏，这又制约了颜面修复效果。

二、治疗方法的进展

植皮、皮瓣和皮肤扩张技术是这类患者面部修复的常用手段。随着对皮瓣认识的深入，穿支皮瓣、超薄皮瓣、预构皮瓣、预制皮瓣等皮瓣技术在面部软组织修复中的应用逐渐增多。近年来随着异体器官移植技术进步和免疫移植技术发展，异体颜面移植正在成为一种严重面部缺损或畸形的治疗方法。

（一）植皮

植皮是整形外科古老的修复方法之一，最早可以追溯到1869年，Reverdin成功地进行了首例自体皮肤移植。1872年，Ollier采用连续的片状植皮手术进一步提高了疗效。后来，眼外科医师Wolfe发现采用全厚皮瓣移植可以更加有效地矫正眼睑外翻畸形。

对于颜面部深度烧伤的患者，多数烧伤科学者主张在伤后2～3周，焦痂坏死组织自行脱落之际，加速焦痂清除、按照面部分区行大张自体皮片移植。植皮方法操作相对简单。

面颈部植皮以全厚皮片（full-thickness skin grafts，FTSGs）和中厚皮片（split-thickness skin grafts，STSGs）为主。供皮区越接近面部越好，一般以上胸部、上臂内侧和大腿内侧等处为佳。由于缺乏皮下组织，皮片成活后易发生收缩，对眼睑、鼻翼、口角、外耳等结构牵拉移位，在色泽上变深，质地变僵硬，这在有色人种中尤为严重。

一般有整张植皮、分区植皮两种方式。

1. 整张植皮　方法是将大张中厚皮片铺盖在整个面部，在相当于眉、眶、鼻孔、口裂等"洞穴"部位切开，裁剪成相应的孔洞，从边缘对合整齐，间断缝合固定。眼睑部可单独另作小块皮片移植。全脸大张皮肤移植，虽然一次手术就可完成整个面部的整复，但是手术时间冗长，术后面容比较呆滞，不自然，表情差，眼睑、唇缘往往需要再次修整。

2. 分区植皮　主要依据"面部亚单位"的原则，按照面部自然皱褶、皮肤纹理和皮肤张力的方向分区切除瘢痕组织，松解挛缩，移植皮肤，可使手术后瘢痕隐蔽，皮片收缩形成的面容比较自然，效果较好。分区植皮不仅有利于面部形态效果，还便于治疗步骤的实施。根据各单元区域畸形的不同病理特点，选择合适的方法和组织来源，择期分次、分期完成颜面畸形的整复，对患者的康复、体力恢复、情绪影响和经济负担等较有利。

植皮的主要缺点是：植皮的主要目的是覆盖创面，难以对颜面软组织进行有效的形态功能重建。植皮后通常存在颜色、质地、厚度的差异，呈现为补丁状外观；术后皮片可发生挛缩，可造成面部器官（如眼睑、口角）牵拉变形、皮肤紧绷，难以展现表情（图43-20）。随着组织扩张、皮瓣技术的发展，以及对颜面软组织修复要求的提高，目前植皮技术在颜面修复中应用范围缩小，主要适用于面积较小的畸形矫正，如上睑外翻、口唇外翻、鼻翼畸形等。

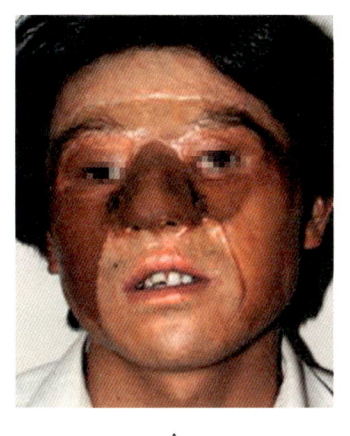 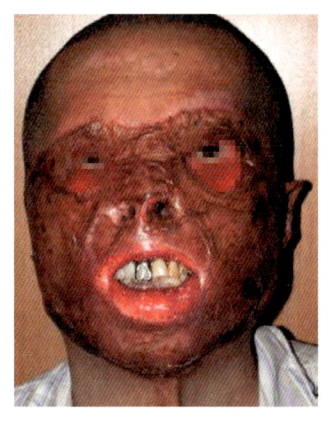

A　　　　　　　　　　B

图 43-20 面部植皮修复效果
A. 移植皮肤和正常皮肤存在颜色、质地差异，形成补丁样外观　B. 植皮后皮片挛缩，难以传达面部表情

（二）皮瓣

20世纪，皮瓣技术的发展为颜面软组织修复带来新的发展。20世纪前半叶，采用的是随意皮瓣，通过带蒂皮瓣或皮瓣技术进行转移修复创面。遵循的是在实践中皮瓣长宽比例的原则，如在头面部不超过5∶1，在下肢不超过1∶1。当时，为了扩大皮瓣切取的长宽比例，获得较长的皮瓣，应用最多的方法是进行皮瓣延迟术（delay procedure）来扩大皮瓣的切取面积。1965年，Bakamjian无意中发现包含了胸廓内动脉肋间穿支为蒂的胸三角皮瓣修复咽-食管缺损的成功经验，将皮瓣的长宽比例安全地扩大到2∶1，获得了优良效果。1970年，Milton通过系列动物实验，证明了单纯强调皮瓣切除长宽比例是不科学的；皮瓣成活与否，是由其内在的血液供应（intrinsic blood supply）特性所决定的，出现了轴型皮瓣的概念。其中具有里程碑意义的事件是，Esser认识动脉皮瓣的血管构建及20世纪五六十年代显微外科技术的发展，使得通过血管吻合技术，在远位皮瓣组织游离移植上获得成功，极大地提高了颜面修复的效果。

皮瓣组织由于具有可靠的血供、含有一定厚度的皮下组织、移植后不发生收缩，在修复颜面部畸形方面有着突出的优势，结合扩张器技术，可以提供较多的可供修复的组织量。其不足之处在于：受限于皮瓣血管自身的构建，皮瓣大小有限，修复后通常外观臃肿，不适合面部表情的展现。

1. 局部皮瓣（local flaps）　局部皮瓣临近受区，修复后可以获得颜色、质地、厚度比较接近的外观。主要用于颜面修复的局部皮瓣有：

（1）随意皮瓣（random flaps）　适合颜面小范围组织畸形，如眉、鼻翼、口角等部位的牵拉歪斜畸形，皮瓣转移的方式主要有推进（advancement flap techniques）和旋转（transposition flap techniques）两种，可采用Z形交错皮瓣、Y-V或V-Y推进皮瓣、菱形旋转皮瓣、双叶皮瓣等手术方法，松解索条状挛缩，恢复眉、鼻翼、口角的正常位置。

（2）轴型皮瓣（axial flaps）　皮瓣里有比较明确的轴型血管或肌皮血管分支，转位更加灵活，在再造器官上有着一定优势，比如颞颧部皮瓣旋转后再造眼睑、额部皮瓣再造全鼻、鼻唇沟

（颊唇）皮瓣再造鼻翼、耳后乳突部皮瓣再造外耳，以及锁骨上皮瓣、胸三角皮瓣修复双颊、口周、颏部、颈部等。反流轴型皮瓣，比如颞浅动脉供血的耳后乳突部皮瓣、眶上动脉供血的耳郭复合组织瓣，在面部修复中也有一定的应用。肌（皮）瓣可以提供较多的组织量，并且不需要复杂的显微技术，适合修复伴有凹陷和缺损的面部修复，主要有胸大肌肌皮瓣、斜方肌肌皮瓣、胸锁乳头肌肌皮瓣、颈阔肌肌皮瓣、背阔肌肌皮瓣、颞肌肌瓣等。

2. 远位的游离皮瓣（free flaps） 当颈肩胸区域不能作为供区时，远位的游离组织移植可以作为修复颜面软组织缺损的方法，如前臂皮瓣、股前外侧皮瓣、背阔肌肌皮瓣、腹直肌肌皮瓣、肩胛皮瓣等可以提供大面积的组织，腓骨肌皮瓣、肩胛骨皮瓣、髂骨骨皮瓣等可以修复伴有骨缺损的复合组织缺损创面。但是显微外科需要复杂的技术，并且修复后外观欠佳，色泽、质地与周边组织差异大，容易形成臃肿的外观，即使面神经部分功能残存，也难以形成丰富的面部表情；同时，也会对供区造成较大的创伤（图43-21）。

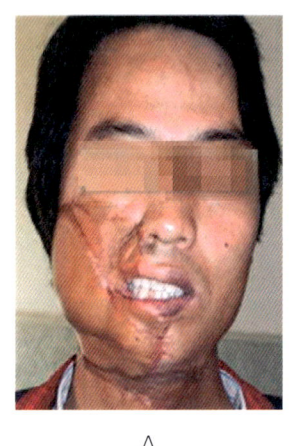 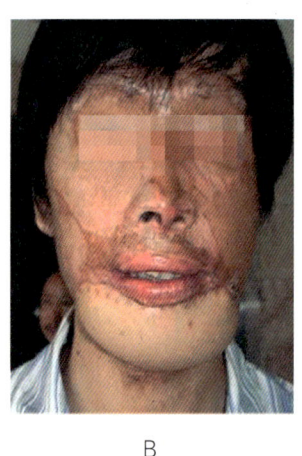 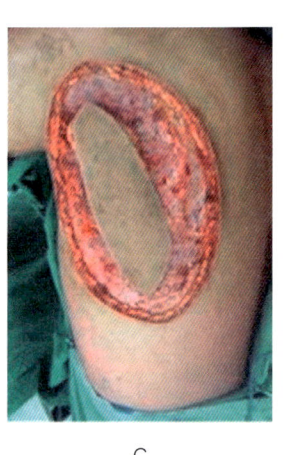

A　　　　　　　　　　B　　　　　　　　　　C

图43-21 面部游离皮瓣修复效果

A. 皮瓣肥厚，难以传达面部表情　B. 移植皮瓣和正常皮肤存在颜色、质地差异，形态肥厚　C. 供区损伤

3. 穿支皮瓣（perforator flap） 最早提出穿支皮瓣概念的是Kro U.等和Koshima等，在肌皮瓣的基础上，发现只要保留穿过肌肉的营养血管，即使除去周围的肌肉，靠肌皮穿支皮瓣也能存活。1987年，Taylor等提出了"血管供区（vascular territory）"的概念，奠定穿支皮瓣的解剖基础。通过解剖学研究，人们发现人体表面可以根据供应动脉划分成40个血管供区。血管直径≥0.5mm的穿支约有374个，均有可能成为潜在的穿支皮瓣。通常临床上可应用的穿支皮瓣必须有以下特点：①可预测和恒定的血供；②至少一个以上的较大穿支血管（直径≥0.5 mm）；③血管蒂长度足够；④供区可以直接缝合关闭。

穿支皮瓣是显微外科皮瓣移植的新发展，由于可以携带更少的皮下组织、更易进行颜面部塑形，减少了供区的损伤。但它对显微外科技术提出了更高的要求，需要使用更精细的显微手术器械，发挥更高超的显微操作技能，完成更细小的显微血管吻合。

目前可以用于颜面部修复的主要穿支皮瓣有颏动脉皮瓣、锁骨上皮瓣、胸廓内动脉穿支皮瓣、颈浅动脉穿支皮瓣、肩胛皮瓣、股前外侧皮瓣等。

4. 预构（置）皮瓣（prefabricated or prelaminated flap） 预构皮瓣的概念由我国学者沈祖尧提出，1981年，他发现通过血管束植入的方式可以将任意皮管转化为轴型皮瓣，他指出：植入的层次，和血管与周围组织接触的密切程度对预构皮瓣血管化具有重要的意义。1992年，Pribaz首次提出皮瓣预制（prelamination）的概念，并认为预制是增加更多的组织成分来形成复合组织瓣，以满足修复的需要，在组织转移过程中有赖于皮瓣原有的血供。后来的作者在总结预构皮瓣修复头颈部的经验时，更加明确地将皮瓣预构（flap prefabrication）和皮瓣预制（flap prelamination）进行了区分，认为皮瓣预构的概念应该是通过血管载体植入形成轴型皮瓣。皮瓣预构一般包括两个过程：在原来不含轴型血管的皮瓣内植入轴型血管蒂；经过一段时间血管化后，用新形成的轴型皮瓣来完成移植（吻合血管或岛状移位）。而皮瓣预制是在依赖于皮瓣原有血供的基础上增加组织的成分。

目前，预构皮瓣广泛地应用于面颈部瘢痕、坏疽性口炎、严重的手和前臂外伤创面修复。同时，预构皮瓣也是眼窝、眼睑、外耳、外鼻、上下颌骨、食管、气管、乳房、阴道等器官再造的有效方法。预构皮瓣技术可以克服传统轴型皮瓣有赖于人体本身血管构建的限制，进一步结合扩张器技术，可以形成大面积、超薄的皮瓣，更适合大面积或复合组织缺损。预制皮瓣可以形成复合组织，适合颜面部复合组织缺损或器官再造。这类技术通常需要显微外科基础，预构皮瓣血管化程度难以预测，因此在临床应用中会受到一定的限制。

5. 超薄皮瓣（super-thin flap） 1966年，法国Colson等为改善皮瓣移植效果，曾尝试削薄皮瓣脂肪的方法，将单蒂或双蒂的臂部交叉皮瓣修薄至全厚皮的厚度。1977年，日本塚田贞夫等发现真皮下血管网皮片较柔软而无皮瓣臃肿缺点，但易出现水泡或灶性坏死而导致后期色素沉着，呈花斑状。直到1983年，司徒朴首次报道了暴露真皮下血管网的带蒂皮瓣移植，由于削除了原皮瓣的过多的脂肪，较传统皮瓣更薄，又被称为"超薄皮瓣"。1992年，高建华等在解剖学研究的基础上开发了一种"含皮穿支窄蒂超薄皮瓣"。1994年百比束古和高建华又在之前研究的基础上进一步改进，将皮瓣扩大延长并附加了供区内另一套营养血管来吻合，形成包含两套血供的巨大超薄皮瓣，以移植修复畸形缺损。

通过远端吻合血管（flap supercharging）的超薄皮瓣在进一步保障皮瓣血供的同时大大地增加了皮瓣面积，因此，超薄皮瓣可以薄而大并且便于旋转，适用于修复外形和功能要求较高的部位。其中，枕颈背皮瓣、枕颈肩皮瓣、枕颈胸皮瓣适合面颈部皮肤软组织缺损畸形的修复，如烧伤、创伤所致的面颈部皮肤组织缺损、烧伤后面颈部增生性瘢痕和瘢痕挛缩畸形（如颏颈粘连、颏胸粘连）等。

（三）皮肤软组织扩张

1957年，Neumann首次报道了应用皮肤软组织方法增加头皮的面积来进行耳重建的案例。1976年，Radovan采用扩张的硅胶假体进行乳房再造。后来，随着对皮肤软组织扩张技术相关的实验和临床研究的深入，组织扩张逐渐成为一种用于修复整形外科的获得皮肤软组织材料的方法。皮肤软组织扩张器经手术被埋植于正常皮肤的皮下，定期注入生理盐水来扩张，皮肤逐渐得到伸展；在机械张力条件下皮肤组织再生，从而获得"额外"的皮肤软组织；转移新增加的皮肤软组织修复缺损。

在颜面部修复重建中，组织扩张术已经成为被广泛应用的治疗手段。当任何缺损不能直接闭合或常规的面部皮瓣不能提供足够多的所需组织时，就可以进行组织扩张。组织扩张术可扩展传统局部皮瓣、邻位皮瓣或游离皮瓣的应用范围，可对面部缺损或有缺陷的组织进行满意的替换修复。

（四）异体颜面移植

随着移植免疫学和外科学的发展，异体颜面移植（facial allotransplantation）给极重度面部畸形的治疗带来了治愈的希望，不但可以一次性地修复不同层次的组织缺损，而且完全避免了供区的继发性损伤。目前国内外先后报道了数十例部分异体颜面复合组织的"换脸术"，为将来的全颜面异体组织移植奠定了一定的基础。但是有些问题有待于深入，同种异体复合组织移植术的难度不在于手术本身，而在于早期移植手术成功后的一些后续问题，主要包括：目前免疫抑制技术尚未达到理想的选择性的抑制水平；异体颜面移植后的功能恢复问题，尤其是面神经恢复、运动恢复问题；患者心理对颜面移植的接受程度；异体颜面移植后的社会、伦理问题等。因此，异体颜面移植与成为临床常用的治疗手段仍有一段距离。

（五）其他修复技术

1. 皮肤替代物　对于广泛烧伤、机体缺乏供皮区的患者，可以选用真皮替代物覆盖创面，它具有全厚皮片移植的优点，不会造成供区损伤，主要的产品有"Integra"（Life Sciences Corp）、"Alloderm"（Life Cell Corp）和"Matriderm"（Dr·Otto Suwelack Skin & Health Care）等。

2. 复合组织移植　在治疗颜面部微小复合组织如鼻翼、睑缘缺损时，一些复合组织移植是较好的选择，但是通常修复的面积有限、存在再血管化比较困难的缺点。

（昝涛　李青峰）

第四节　面部烧伤的修复原则

由于面部皮肤富有弹性，皮下脂肪组织薄而致密，与其下面的表情肌肉紧密粘贴，可以完成丰富的表情，同时面部集中了眼、耳、鼻和口等具精细结构的五官，其组织结构与形态十分独特。对于面部大面积的皮肤软组织和五官的缺损，重建其独特的形态和功能，是一件极具挑战性的工作。在面部烧伤修复时，应该遵循三个主要的原则：

一　相似替代原则

笔者认为主要包含两层意思：第一，尽量选择颜色、质地、厚度相似区域的组织进行修复，可以恢复外观。以面颊部缺损为例，对于小范围颊部缺损首先考虑同一分区的组织进行修复，比如，可以选择颊颈部扩张皮瓣进行修复；更大的缺损，可以选择临近区域的组织，如颈胸部皮肤，进行修复；对于局部无正常皮肤组织利用的情况，可以选择预构皮瓣、游离皮瓣进行修复。这一原则也符合修复重建外科"由简到繁"（reconstructive ladder）的原则。第二，对于复合组织缺损，根据缺损组织类型进行修复。如伴有肌肉、骨骼等缺损，就选择肌皮瓣、骨皮瓣进行修复。

根据相似替代（replace with like to like）原则，目前颜面部大面积皮肤软组织缺损主要以临近面部的颈区、锁骨上区、前胸区作为首选供区。锁骨上区皮肤质地较为接近颜面部皮肤，并且皮下脂肪较薄，尤其适用于较肥胖者。前胸区也具有与锁骨上区类似的皮肤质地，但皮下脂肪层较厚，其优点是皮肤疏松、基底宽而平坦、可以设计或构建较锁骨上区皮瓣更大的皮瓣。侧胸以及背部和颜色质地与颜面部较为接近、供区面积大，但是由于真皮、皮下脂肪较上述区域更厚，修复后外观欠佳。因此，侧胸部、背部在颈胸部毁损，不能提供足够大修复用材料时，也可以作供区之一。

二　亚单位原则

近几十年，根据美学分区进行颜面部重建的原则逐渐被接受，即皮肤纹理、皮肤张力的解剖排列不仅使面部具有丰富的表情，还使面部皮肤形成各种皱褶沟线和自然的界限，这些交界区通常处于面部凹凸交接、光线明暗交界的区域，有利于隐藏瘢痕、恢复面部的轮廓和对称性。

同时，笔者认为：面部不同美学分区的解剖学特征有着明显的差异，中央区的眼周、鼻、口唇区包含诸多亚单位（sub-unit）结构，与五官的功能息息相关，其修复包括缺损覆盖及精细结构重塑等多期手术过程。而外周的额部与双颊所占的面积较大，如有皮肤颜色、质地差异就显得较明显，但相对亚单位结构较少，治疗以恢复正常面部皮肤颜色、质地为主。因此，根据美学分区定义颜面部畸形与缺损有助于各修复技术之间的比较并且有助于指导治疗方案的制订。在Spence R.J.针对面颈部软组织重建的报道中，也应用了面部美学分区的概念指导治疗，提出外周区以扩张皮瓣为主、中央区以植皮为主的治疗手段，为面颈重建提供了参考。在我们的治疗中较少采用植皮技术，这主要是因为对有色人种而言，植皮常造成术后瘢痕、色素沉着及不同程度的皮片挛缩，尤其是中央区的方案，如仅依赖于植皮技术，在五官再造和表情修复上存在严重的不足。

三　MLT原则

2008年，李青峰等依据颜面部独特的组织和解剖学特点，提出用于颜面部大面积皮肤软组织缺损修复的组织应具备以下条件：①色泽、质地与颜面部皮肤相匹配；②面积足够大，皮瓣的面积足以覆盖整个皮肤软组织缺损；③皮肤组织足够薄，以利于面部形态和五官的塑形，能够展露表情。以上就是颜面部修复在作供区选择时应该遵循的MLT原则。

（李海洲　昝涛）

第五节　面部烧伤畸形的分型及修复方法

目前面部皮肤软组织重建的文献报道多是针对某一单个技术的描述性论著，缺少颜面部皮肤软组织缺损或畸形的分类标准，以及各修复技术无适证症等指南性文献。同时，由于各医疗单位对各种诊疗技术熟悉程度存在差异，治疗方法的选择可能有差异。对于疗效评价，皮瓣坏死率、患者满意度是常用指标，不能对各项诊疗技术修复后的形态、功能等作客观的评价。对如何合理地应用不同的技术方法，以优化治疗结果，一直未能达成共识。这也使得许多患者的颜面缺损未能得到有效的重建，无法重返生活和工作。

对于面部烧伤畸形的修复，应该对其进行术前评估，评价组织缺损的类型、范围及可选用组织供区的情况，在综合考虑后再制订合适的治疗方案。

一　面部软组织重建原则

本节结合国际上在面部软组织重建问题上所取得的共识，结合全国整形外科多中心医疗机构对中国人面部软组织重建的治疗经验，提出面部皮肤软组织畸形与缺损的分型与治疗技术的建议。

对于全面部软组织修复，Spence的建议是：将面部大面积软组织缺损分为三类，即外周型、中央型和混合型，分别以植皮、皮瓣和扩张皮瓣为治疗手段，具体如图43-22：

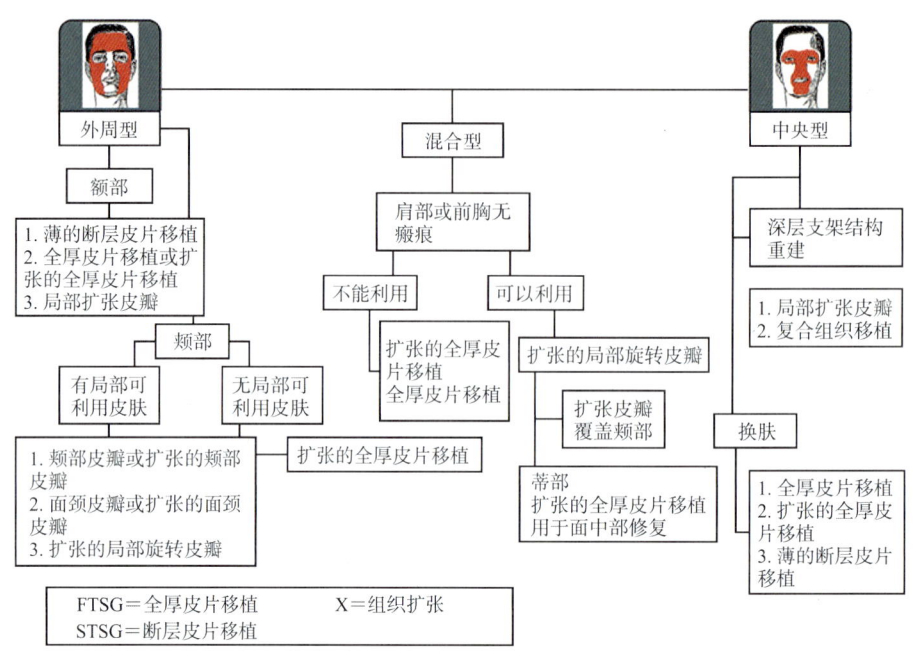

图 43-22 面部软组织重建原则

各种情况的创伤,有不同的特点,因此临床分类有不同的方法。有根据区域分类的,如前述Spence的方法,也有根据损伤程序、组织类型的不同分类的,从不同的角度反映了人们对这一疾病治疗的思考角度,各有一定的局限性,也各有可取之处。相对于白人,有色人种面部创伤后的瘢痕色泽较深,挛缩较严重,表情限制较重,特别是植皮后,那些成活了的皮片也存在同样的问题。因此,对于有色人种面部软组织缺损的治疗,应尽可能遵循的原则是应用组织扩张技术来治疗,选用尽可能相近的皮肤来修复缺损,以得到形态、色泽、质地尽可能一致的修复效果,这一原则同样应体现在面部五官的再造上。相反,植皮在这类患者的治疗上,只能算是一种姑息的选择。

因此,本文试图依据面部皮肤软组织修复的三个重要原则及重建面部美学和功能重建的要求,提出面部皮肤软组织畸形与缺损的分型与治疗技术(图43-23)。

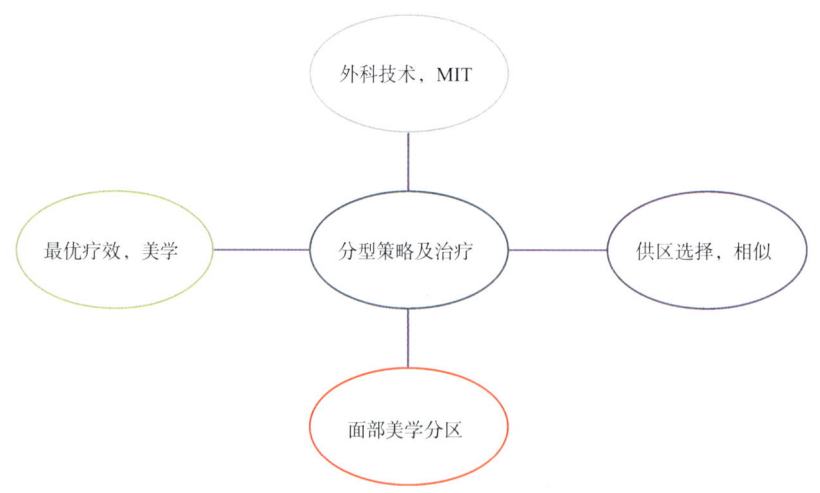

图 43-23 颜面部软组织缺损的分型与治疗技术建议的基础

二、面部皮肤软组织畸形与缺损的分型

面部皮肤软组织畸形与缺损的分型是建立在面部美学分区概念的基础上的，它结合临床常见情况，将颜面部美学分区简化为额部、颊部、口周、鼻及眼周五个区域，以便于临床分型。根据创伤的范围不同，将面部皮肤软组织畸形与缺损分为四型（表43-1）。

表43-1 面部皮肤软组织畸形与缺损的分型

分型	定义
Ⅰ型	单个分区的部分缺损
Ⅱ型	单个分区的完全缺损或临近分区的部分缺损
Ⅲ型	涉及多个分区的缺损
Ⅳ型	亚全面/全面部缺损

三、面部皮肤软组织畸形与缺损的治疗技术

结合多中心各医疗单位临床工作中的常见病例，提出各型面部缺损与畸形的常见临床类型与推荐的治疗技术（图43-24、表43-2）。

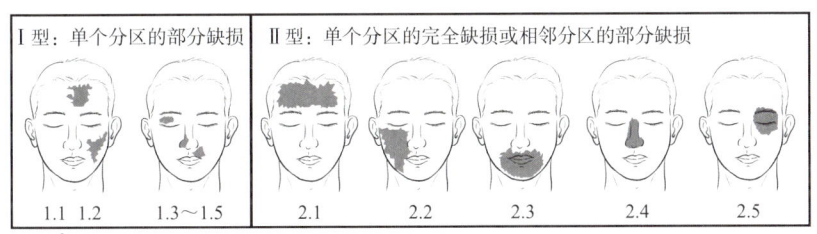
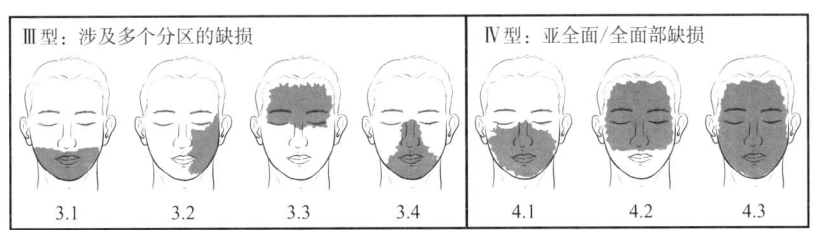

图43-24 各类别面部皮肤软组织畸形与缺损的常见临床表现

表43-2 各级面部皮肤软组织畸形与缺损的常见临床类型与建议治疗技术

分型及定义	临床常见情况	建议治疗技术
Ⅰ型：单个分区的部分缺损	1.1 额部的部分缺损	局部皮瓣、额部扩张皮瓣
	1.2 颊部的部分缺损	局部皮瓣、颊部扩张皮瓣、颈部扩张皮瓣
	1.3 口周的部分缺损	局部皮瓣、颊部扩张皮瓣、颈部扩张皮瓣
	1.4 鼻的部分缺损	局部皮瓣、额部皮瓣
	1.5 眼周的部分缺损	局部皮瓣、全厚或中厚植皮

续表

分型及定义	临床常见情况	建议治疗技术
Ⅱ型：单个分区的完全缺损或相邻分区的部分缺损	2.1 额部的完全缺损	游离穿支皮瓣、扩张的全厚或中厚植皮
	2.2 颊部的完全缺损	带蒂穿支皮瓣
	2.3 口周的完全缺损	双侧颈部扩张皮瓣、带蒂穿支皮瓣
	2.4 鼻的完全缺损	额部扩张皮瓣
	2.5 眼周的完全缺损	额部扩张皮瓣、全厚或中厚植皮
	2.6 不相关的多个分区的部分缺损	参考Ⅰ型推荐技术分别治疗
	2.7 相关的多个分区的部分缺损	采用带蒂或游离穿支皮瓣同时治疗
Ⅲ型：涉及多个分区的缺损	3.1 以口周及双侧颊部为主的下面部缺损	血管增压的带蒂穿支扩张皮瓣或游离穿支扩张皮瓣结合二期口裂成型
	3.2 以一侧颊部及部分眼周、口周为主的半侧面缺损	
	3.3 以额部及双侧眼周为主的上面部缺损	颞浅筋膜颈部预构扩张皮瓣或游离穿支皮瓣结合眼睑的全厚或中厚植皮
	3.4 以鼻及口周为主的中面部缺损	颈胸预构扩张皮瓣结合二期口裂修整、鼻再造
Ⅳ型：亚全面/全面部缺损	4.1 以鼻、口周及双侧颊部为主的中下面部缺损	血管增压的颈胸预构扩张皮瓣结合受累器官的二期再造与塑形
	4.2 以额部、鼻、双侧眼周及上颊部为主的上面部缺损	
	4.3 面部各分区均受累的全面部缺损	

带蒂或游离穿支皮瓣的选择：根据相似原则和MLT原则，依次优先选用锁骨上、前胸、侧胸，以及背部、远位皮肤软组织作为供区，针对同一供区的多源性血供，根据术前彩色多普勒超声结果选择优势血管为蒂。最常用的穿支皮瓣为带蒂锁骨上皮瓣、带蒂或游离乳内动脉穿支皮瓣等。

穿支皮瓣可结合皮肤软组织扩张的方法扩大皮瓣面积，避免供区植皮。

多个分区的部分缺损尽量分别治疗，以保证手术切口隐藏于自然轮廓线内，如供区同时缺损，无法设计局部皮瓣分别治疗时，需采用带蒂或游离穿支皮瓣进行一体修复。

（李海洲　昝涛　李青峰）

第六节　头面部烧伤修复的疗效评估

目前，对于面部修复后疗效评价，多局限在组织（皮瓣、皮片）存活率，以及术前、术后照片对比上，缺乏量化标准。为了量化评估颜面部皮肤软组织重建的手术效果，以术前评分为参照，笔者在2012年提出了颜面重建术后的疗效评估标准建议（A&F评价法），对患者在形态和功能上的改善情况进行疗效评价。

根据形态轮廓（appearance）和面部及五官功能（function）来评分，分值为0～6分，具体评价标准如下（表43-3）：

表43-3 颜面重建术后的疗效评估标准建议（A&F 评价法）

分数	形态轮廓美学评估	功能评估
3分	近乎正常	表情和五官近乎正常
2分	颜面或五官形态正常，瘢痕较平坦柔软，颜色与周边软组织相似，界限不清	五官功能基本正常，表情轻度受限，不自然
1分	颜面或五官的轻度变形，瘢痕明显高于正常皮肤、质硬，颜色与周围正常软组织区别明显	张口受限，张口大于两指；鼻孔通气轻度受限，呼吸有阻力感；睁闭眼不全；表情明显受限
0分	颜面或五官明显扭曲、变形	闭口不全，或张口严重受限；鼻孔阻塞；睁闭眼不能；表情严重障碍

注：通过对患者形态轮廓美学评估和功能评估评分，获得总分数（满分6分）。术前和术后总分差异可以反映手术疗效。

（李海洲　昝涛）

第七节　全面部烧伤后期缺损的预构重建

一、全面部修复的现状

因烧伤、肿瘤、外伤等因素导致全面部皮肤软组织缺损或畸形在临床上十分常见，也是整形与修复重建外科面临的最大挑战之一。这类疾病治疗的难点在于：①在修复的要求上，面部畸形的整复治疗的要求上较身体其他部位高。②在治疗的目的上，面部畸形整治除了恢复功能效果外，对形态和轮廓的重塑也是非常注重的，有时甚至是唯一目的。如外耳、鼻再造时，通常将听力、呼吸功能改善放在次要的地位。③在修复组织上，面部的组织具有其独特的解剖结构，修复时通常需要颜色、质地、外观、组织类型相匹配的大面积的厚度薄的皮瓣，而严重创伤后机体时常缺乏满足上述要求的合适的供区。

目前全面部皮肤软组织治疗方法主要有全面部植皮、皮瓣、皮肤软组织扩张技术等。全面部整张或分区植皮技术虽然是覆盖创面的简捷有效的方法，但是由于存在皮片的挛缩和色素的沉着，治疗后往往存在皮片挛缩而造成颜面器官的畸形和功能障碍，如口唇与眼睑的闭合不全，面部表情无法表达，呈面具样脸；同时，因皮片的色素沉着造成的补丁样外貌，这些在有色人种，则更为严重。20世纪60年代后期，出现了以显微外科技术为基础的游离皮瓣移植，是现代修复重建外科发展的标志性技术之一，但应用于颜面部瘢痕治疗存在皮肤色泽及质地不匹配、组织肥厚、面积有限、不易塑形和表情传递困难等问题。产生于20世纪80年代的皮肤软组织扩张技术，为修复面部畸形提供了色泽、质地、厚度合适的皮肤软组织，但是在临床上可以用来扩张的皮肤面积有限。

随着移植免疫学和外科学的进展，异体颜面移植给极重度面部畸形的治疗带来了治愈的希望，可以一次性地修复不同层次的组织缺损，而且完全避免了供区的继发性损伤。目前世界上先后报道了部分异体颜面复合组织的"换脸术"，为将来的全面部异体组织移植奠定了一定的基础。但是仍有些问题有待于深入研究，同种异体复合组织移植术的难度不在于手术本身，而是在于早期移植手术成功后的一些后续问题，主要包括：目前免疫抑制技术尚未达到理想的选择性的抑制水平；异体颜面移植后功能恢复，尤其是面神经恢复、运动恢复问题；患者心理对移植颜面的接受程度如何；异体颜面移植后社会、伦理问题等；因此，异体颜面移植距离成为临床常用的治疗手段仍有一段路。

预构皮瓣是根据受区需要，通过血管载体植入的方式，在不含轴型血管的区域构建出可带血供转移或移植的组织瓣。预构皮瓣可以摆脱皮瓣血管分区的限制，选用颜色、质地、外观、组织类型相匹配的区域作为供瓣区，可获得较为理想的修复外观，是治疗这类复杂畸形的有效手段。

二 预构皮瓣在大面积颜面瘢痕修复中的优势

应用预构皮瓣技术，可以将轴型血管或含有知名血管的网膜、筋膜、肌肉等血管载体移植到机体适当部位（供瓣区）的某一层次，通过血管新生而形成轴型皮瓣。这种新形成的皮瓣，其优势主要体现在：

1. 克服传统轴型皮瓣有赖于人体自身血管构建的限制，皮瓣的设计具有灵活性。可以在严重创伤后残存的有限的正常皮肤部位或者具有特殊结构的区域（如利用含有毛发的部位重建上唇）构建皮瓣。

2. 选用组织结构、质地与受区相似的区域作为供瓣区，可以获得颜色、质地等外观匹配的修复效果。

3. Tark证实，植入血管载体的大小与预构皮瓣存活面积成正比。临床上选用面积大的、血管网丰富的组织作为血管载体，以及结合软组织皮肤扩张技术，可以获得大于常规轴型皮瓣切除范围的组织瓣。

4. 通过在更浅的层次内植入血管载体，同时结合软组织扩张技术，可以获得厚度更薄的皮瓣组织。

5. 选用隐蔽、非功能部位作为供区，可以减少供区的创伤。

6. 结合皮瓣预制的概念，通过植入骨、软骨、生物材料、组织工程化的产品，可以形成复合组织，以满足复杂畸形或器官再造的需要。

正是预构皮瓣具有上述这些优点，才使它有潜力成为一种治疗严重颜面创伤后大面积瘢痕的有效手段。通过在机体中选择肤色、质地与颜面部相似的有着充足皮肤来源的部位来构建皮瓣，进一步结合皮肤软组织扩张技术，以获得颜色、质地匹配的大面积的超薄的（MLT）皮瓣来满足面部大面积皮肤软组织缺损重建的要求。

三 全面部预构重建技术

（一）供区选择

颈肩胸部毗邻颜面部，该区域皮肤在颜色、质地、厚度上与颜面部最匹配，因此，对于颜面部大面积皮肤软组织缺损的修复而言，理想的供瓣区是颈肩胸部。但是，这些区域内常规的随意皮瓣或扩张皮瓣受限于皮瓣的长宽比和不灵活的转移方式（一般只能在有限的角度下旋转或推进），很难修复大面积的颜面部组织缺损。Lamberty、Pallua报道了以锁骨上动脉皮支为蒂的轴型皮瓣，提供了一种修复颈部和下面部的皮肤缺损的手段。但是，由于该皮瓣的旋转点一般位于锁骨中点之上2cm，同时该岛状皮瓣的蒂部也较短，不适合大面积颜面皮肤软组织的修复。

本文报道的颈肩胸部预构皮瓣，除了面积大、厚度薄以外，还具有以下优点：

1. 更接近面部创面的旋转点，皮瓣更容易修复包括中上面部在内的创面。如选择面动脉作为受区血管，预构皮瓣的旋转点就会较锁骨上皮瓣的旋转点高7～10cm；如选用甲状腺上动脉作为受区血管，预构皮瓣的旋转点就会位于甲状软骨水平，较锁骨上皮瓣的旋转点高4～6cm（图43-25）。

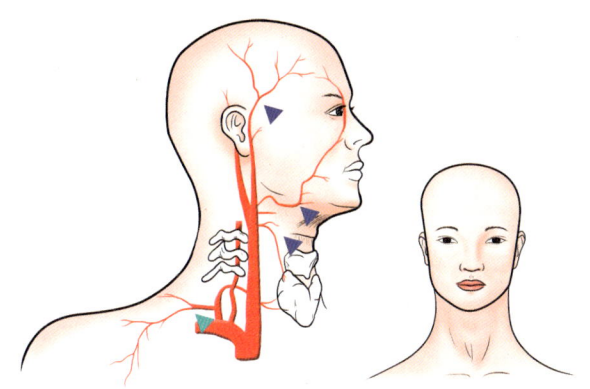

图43-25　预构皮瓣和颈部轴型皮瓣旋转点的比较

2. 充足的血管蒂长度使得构建的皮瓣更容易达到更远的面部创面。

3. 可以不受机体自身血管构筑的局限，选择面积广泛的颈肩胸部正常皮肤作为预构区域，以构建面积足够大的皮瓣；而锁骨上皮瓣只能依据锁骨上动脉的滋养范围确定皮瓣切取的范围，一旦该区域有瘢痕分布，就不宜选择此方法。

4. 可以结合皮瓣血管增压技术（supercharging），保留供区皮瓣内固有的动静脉，结合植入的血管，形成双蒂皮瓣，扩大皮瓣切除的范围（图43-26）。

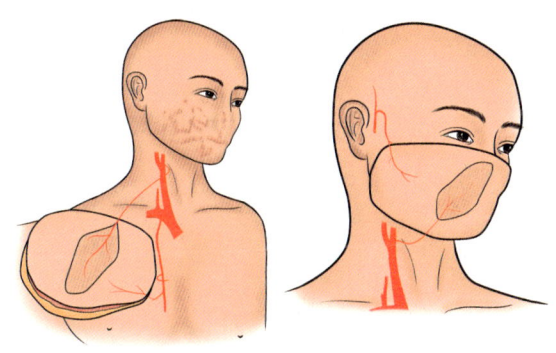

图43-26　预构皮瓣血管增压示意图

5. 李青峰等通过基础研究和临床试验发现，结合干细胞移植可以促进扩张皮肤再生及血管化，这为获得全面部修复组织提供一个重要的技术支持。

预构皮瓣用于面颈部重建时，选用的受区血管通常有：①颞浅动脉；②面动脉；③甲状腺上动脉。锁骨上轴型皮瓣的滋养血管：锁骨上动脉。

（二）预构手术过程

主要的技术环节：①应用患者的自体组织作为重建材料；②通过血管预构，软骨支架预制，皮肤软组织扩张和3D数字模拟技术等多项技术组合；③结合干细胞移植促进组织再生和组织血管化的治疗作用；④在人体特定部位构建新的"脸面"，用于重建患者被毁的脸面。关键技术点：

1. 术前三维数字技术应用　评估和模拟缺损和需修复组织的三维结构、尺寸、骨支架，供受区面积等（图43-27）。

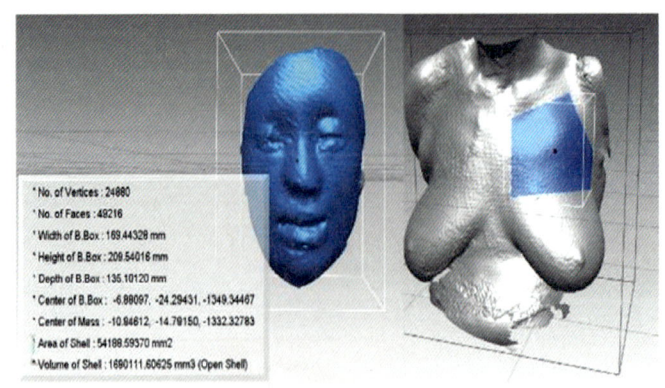

图 43-27 术前三维数字技术应用

2. 血管构建 将滋养血管与血管网植入身体拟构建面部皮下（图 43-28）。

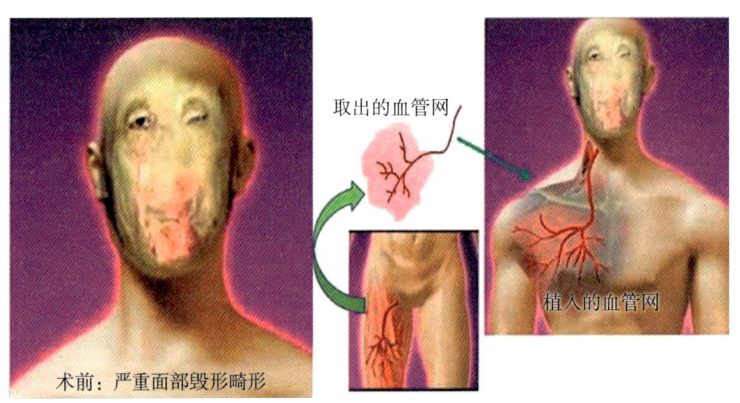

图 43-28 血管构建

3. 皮肤扩张再生 皮肤软组织扩张器植入血管网下，并扩张（图 43-29）。

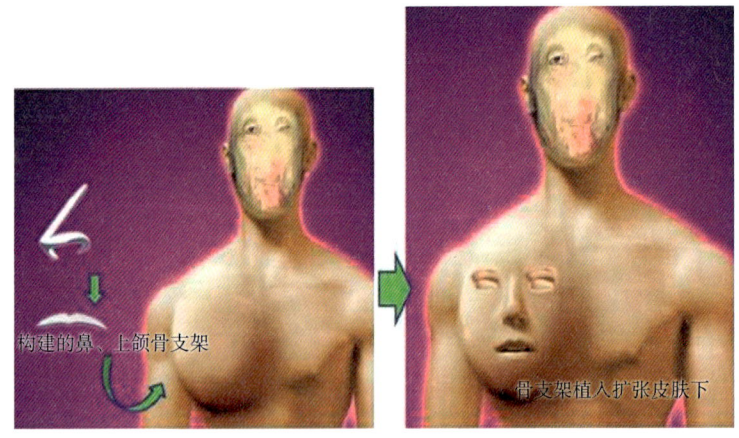

图 43-29 皮肤扩张再生

4. 皮肤超量再生和血管化治疗 对于皮肤扩张后变薄的病例，用自体骨髓来源干细胞注射移植于预构的皮肤中（图 43-30）。

5. 面部器官的构建 自体软骨构建鼻、上颌骨等骨性支架，并植入上述区域皮肤下（图 43-31）。

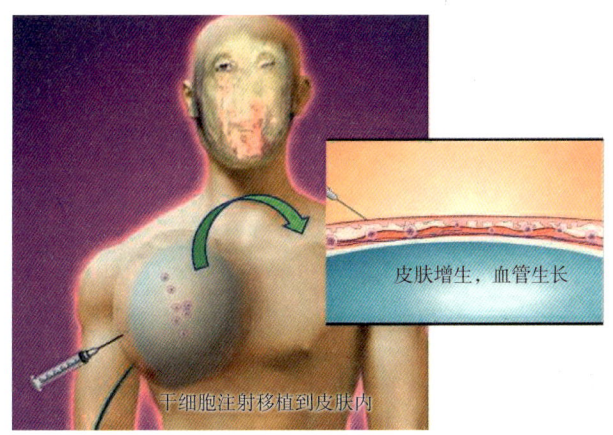

图 43-30　皮肤超量再生和血管化治疗

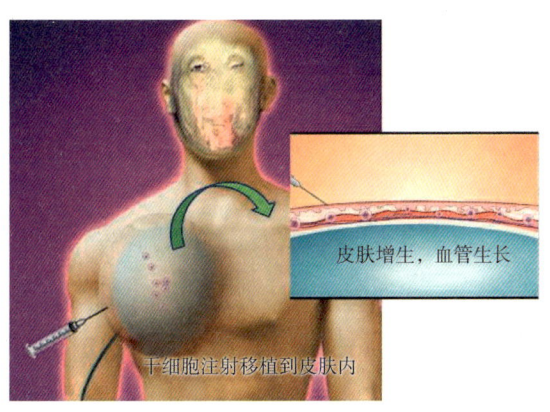

图 43-31　面部器官的构建

6. 脸面形成　将构建的脸面移植转移至毁损的面部重建脸面。

7. 后期修整　将转移后的皮瓣进行修整以突显脸面轮廓与五官精细结构。主要分为如下步骤（表43-4）：在皮瓣转移术后8～10天，打开口裂、眼裂，使患者恢复视物与进食能力，同时降低眼内、口内分泌物感染皮瓣的可能性。该期手术视皮瓣血供情况，可进行眼周皮瓣的去脂与锚定，一般而言3周后进行眼周修整较为安全。手术中沿原接缝处切开皮瓣，内外眦处五瓣法切开改型，将眼轮匝肌表面皮瓣修薄至真皮下血管网，并用丝线固定于内眦韧带、外侧眶缘骨膜与上下眼轮匝肌处；鼻部修整也可在术后3周左右进行，鼻部三叶瓣切开，外侧两瓣形成鼻翼，中间瓣形成鼻尖，修薄面鼻沟处皮瓣，并与深部骨膜锚定。因扩张器包囊的关系，皮瓣早期难以与颜面深部结构贴合，易产生回缩，故眼周与鼻修整不宜推迟；口周修整与外周区皮瓣修薄可在之后进行。面部脂肪区（如颏垫、颊垫）可适度保留皮瓣脂肪，而无脂区（如口周、颧骨下区等）应进行重点修薄以恢复颜面轮廓。

表 43-4　系列皮瓣修整手术

修整手术	脸面转移术后时间
打开眼裂、口裂	8～10天
眼周修整 鼻再造	18～21天
蒂部与口周修整	28～35天
颊部、额颞部修薄 瘢痕修整	3个月

典型病例：患者，女性，31岁，硫酸伤导致全面部毁形，曾于外院多次进行植皮手术治疗，效果不佳。患者鼻翼缺损，鼻孔外露，张口、睁眼受限，面部表情受限（图43-32A～C），采用以颈胸预构皮瓣为基础的自体组织全面部重建技术，术中切除全面部瘢痕及原植皮（图43-33A～D），将鼻背原皮肤保留作为鼻内部衬里，分期打开眼裂与口裂（图43-33E），植入硅胶假体支架进行鼻器官再造（图43-33F）。术后患者皮肤恢复面部统一色泽、质地。睁眼、张口无障碍，表情传递自然（图43-32D～I）。

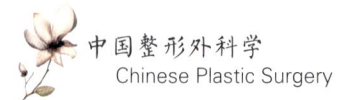

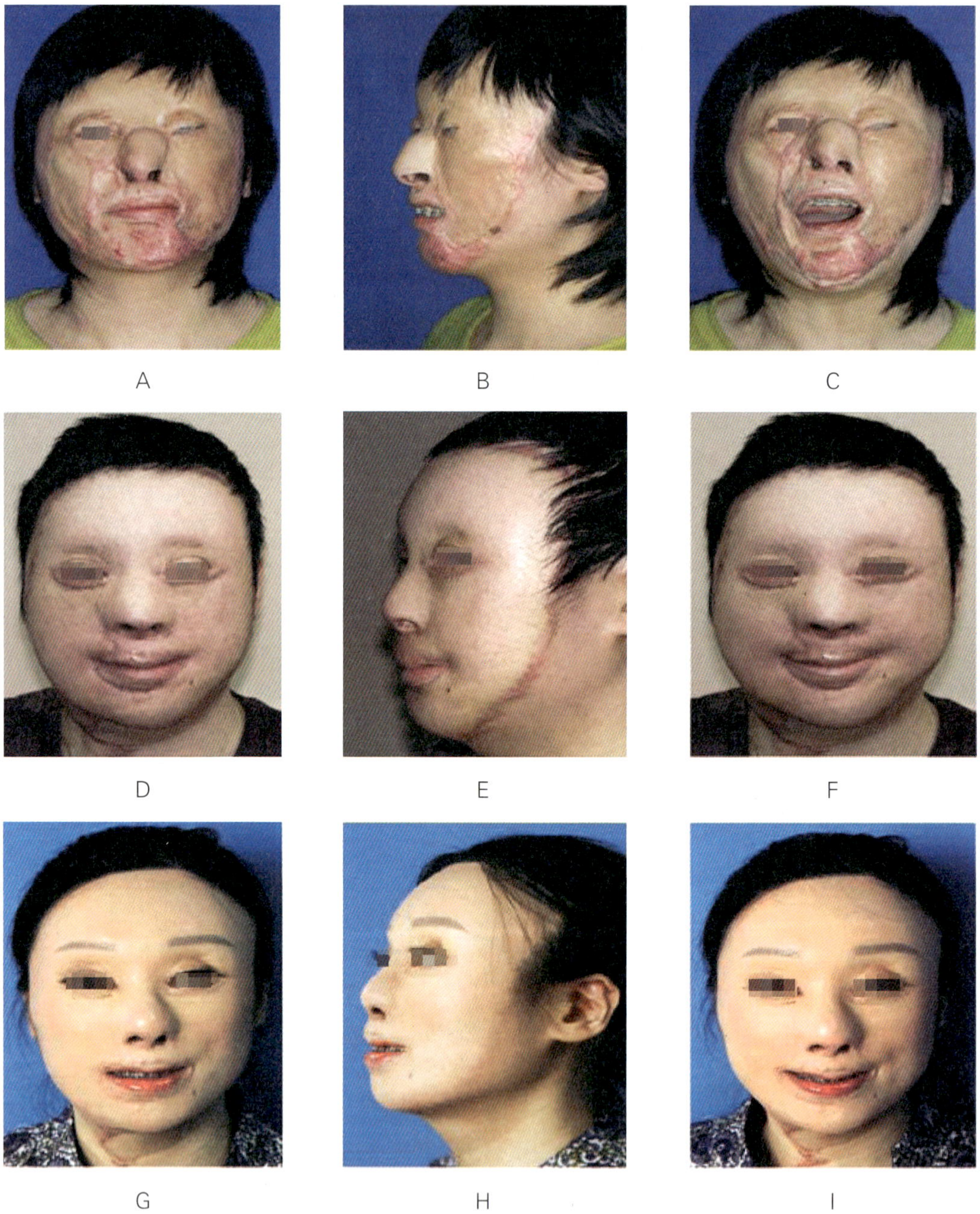

图43-32 自体组织移植全面部重建病例术前、术后照片
A～C. 术前　D～F. 术后2个月　G～I. 术后10个月

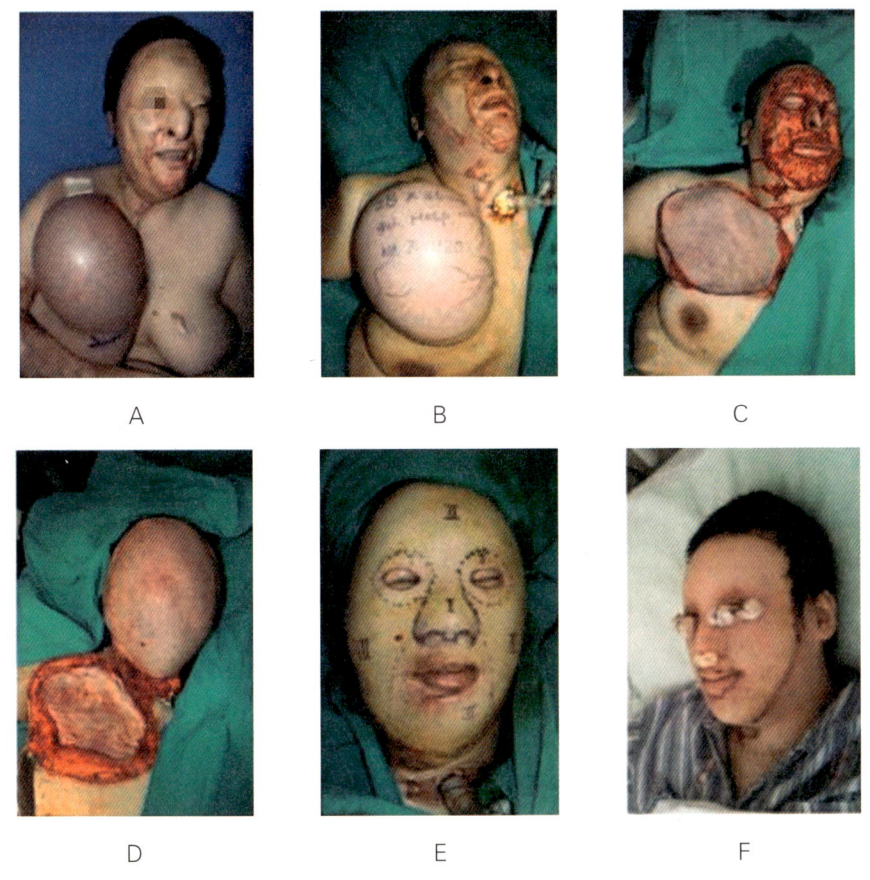

图 43-33　自体组织移植全面部重建病例术中照片

四　自体全脸面预构重建的前景展望

面部创伤后的修复和重建十分困难，长期以来，就是整形外科的核心难题。这一治疗成为难题的主要原因在于治疗技术和手段的不足。其根本原因，也是面部重建的核心问题，是人体缺乏与面部肤质、结构相匹配的修复用的组织供体，即人体这辆车没有备用的轮胎。如何获得符合面部重建要求的修复用组织，是这一领域发展的关键。作者于2008年提出，大面积面部软组织缺损重建中，选用修复用组织的MLT原则，选择肤质相近（M，matched color and texture）、大面积（L，Large size，可均一性重建大面积面部皮肤软组织缺损）和超薄（T，thin thickness，有利于表情和面部轮廓的重建）的供体或修复用材料，以重建面部。依从这些原则，大面积、应用超薄且肤质近似的皮瓣的应用，可以克服传统植皮和传统皮瓣带来的挛缩、色泽不一及臃肿等问题，并可为五官的塑形和功能提供良好的皮肤与软组织材料。这使得面部重建将在形态和功能上得到显著的改善。

然而以目前的技术来说，皮肤软组织扩张技术能为面部重建提供十分良好的修复材料，但通常来说皮肤扩张存在扩张面积有限（一般2～3倍）和过薄皮肤的回缩等问题。这些由于皮肤再生能力有限造成的问题，使皮肤软组织扩张技术在大面积面部重建中的应用受到了很大的限制。同时，修复大面积缺损时，需要的皮瓣组织量常常超过单一或数个穿支的滋养范围，虽然笔者在这类患者中应用了预构技术和血管增压技术，但是有时也难以获取面积足够大的皮瓣组织，因此如何提高扩张过程中皮肤再生和组织血管化能力是需要攻克的核心问题之一。利用干细胞移植技术、基因调控技术等新技术来促使被扩张的皮肤生长和使血管新生将尽可能地为面部修复提供大张的超薄皮瓣。未来修复重建外科技术发展方向何在？是目前学科在新的一轮以再生医学、材料科学、组织工程学等为代表的新知识、新技术支撑下的发展中要回答的主要问题。可以预见结合新的知识、技术和方法，针对人体缺损组织的要求，构建一备用"轮胎"，即符合这一缺损组织特征的备用修复用组织，是提高修复重建外科治疗水平的现实之路。

（昝涛　李青峰）

第八节　头面部烧伤后的器官修复与重建

一、面部严重烧伤上下睑全层缺失的视力挽救

面部器官在烧伤中最易被损及，尤其是眼部。一些重度烧伤患者常伴几乎全部的面部软组织缺失，包括上下睑全层的缺失。这些患者由于缺少眼睑对角膜的保护，导致角膜长期暴露在空气中而引起感染、角膜炎、角膜溃疡甚至视力损伤。因此应在进一步的治疗，如角膜移植之前，尽快行眼睑重建，以保护患者的角膜，进而挽救患者的视力，尽可能为后期治疗创造最佳条件。在眼睑修复中对于轻微的眼睑缺失患者，通常采用局部皮瓣覆盖法，对可行血管吻合术的患者，自体皮瓣移植是个较好的方案。Han选用前额皮瓣修复上睑部分缺损，Iliff和Bodian采用横向滑行或推进带蒂皮瓣修复下睑部分缺损。与Matsumoto用颈部皮瓣修复下睑缺损不同，Hallock选用额肌瓣。一般邻近皮瓣是用于眼睑重建的最佳皮瓣，因为其肤色、质地、厚薄都最为接近正常眼睑，如耳后皮瓣。但是对于眼球活动受限的上下睑全层缺失并伴有眼周（包括额肌）在内的全面部组织缺损的患者，尤其是缺乏受区血管者，其眼睑重建就成了整形科和烧伤科的一个难题。由于患者额部及颌下缺乏正常软组织及可行吻合的血管而只能行皮肤移植。

完整的眼睑重建包括皮肤、睑板、结膜。对于部分眼睑缺损的患者其睑板和结膜重建目前常采用Hughs方式，而全部缺损者采用推进的结膜衬里瓣。然而这些方法的远期效果并不理想，因为在睑裂成形后又会出现新的问题，即重建的眼睑不能像正常的眼睑那样开闭，同时使眼球运动受限从而导致结膜长期暴露在空气中而形成溃疡。为了最大限度地挽救患者的视力，并使患者的视力得到长期有效的保护，我们采用一种简便易行的方式使以上这些问题部分得以解决，并从最大限度上挽救了患者的视力，提高了患者的生活质量。

（一）病例介绍

1. 体检　5例严重面颊部烧伤的病例平均年龄36岁，上下睑全层缺失，眼球运动严重受限，可伴有眼周组织缺损、受区血管缺如。面部器官丧失，包括上下睑、外鼻、外耳及上下唇。由于上下睑的全部丧失，角膜直接暴露在空气中。

2. 眼科检查　5人中的3个患者一只眼视力丧失，另一只视力极弱，余下的2个患者双眼只有光感。5个患者贝尔综合征均为阳性，但是眼球运动极度受限，患者详细信息见表43-5。

表 43-5　患者相关信息数据

病例	年龄/性别	病因	烧伤面积/面部面积	术前视力		术后视力		随访时间（年）
				右	左	右	左	
1	24/男	烧伤	90	光感	无	0.3	无	9
2	29/男	烧伤	95	光感	无	0.4	无	8
3	48/男	烧伤	90	指数	指数	0.5	0.4	6
4	43/女	烧伤	93	指数	指数	0.3	0.4	3
5	36/男	烧伤	95	光感	无	0.6	无	1

3. 手术步骤

（1）一期手术：对5个患者残存的结膜进行分离缝合，形成重建眼睑的衬里；外部组织采用全厚皮片移植构建；在皮片内外侧各留一小孔，用以引流泪液。

（2）二期手术：4个月后在正常睑裂下5mm处行横向切口，形成新的睑裂。

对5个患者进行了1~9年的随访，视力得到了良好的维持，以下介绍1个特殊患者的治疗过程：

患者，男性，29岁，头面部、双手及上胸部重度烧伤，眼科检查示右眼仅存光感，角膜暴露，并被覆脓性分泌物，左眼视力完全丧失，角膜受损。未入我院前，大部分医师，包括眼科、烧伤科和整形科医师在内，认为患者必须行右眼摘除术，以牺牲右眼视力为代价来保命。然而我们在眶周清创和呼吸道重建后采用如下的治疗措施成功挽救了患者的视力：在将残存的结膜分离后，置入一个3cm×2cm大小椭圆形的打磨光滑的支架来保护角膜，而后缝合。硬物放置至少6个月，既能保护患者角膜，又能维持患者眼眶容积，预防结膜挛缩。在移植皮片内外侧分别留一小孔以排出分泌物（图43-34）。4个月后在正常睑裂位置下5mm处横向切开皮片，长约2cm。嘱患者活动右眼，以保证角膜处于湿润状态，并可避免由挛缩造成的眼睑闭合不全（图43-35）。3个月后为患者施行角膜移植术，术后其视力为0.4。通过我们的方法患者避免了因眼球摘除而失明，成功挽救了患者残存的视力。

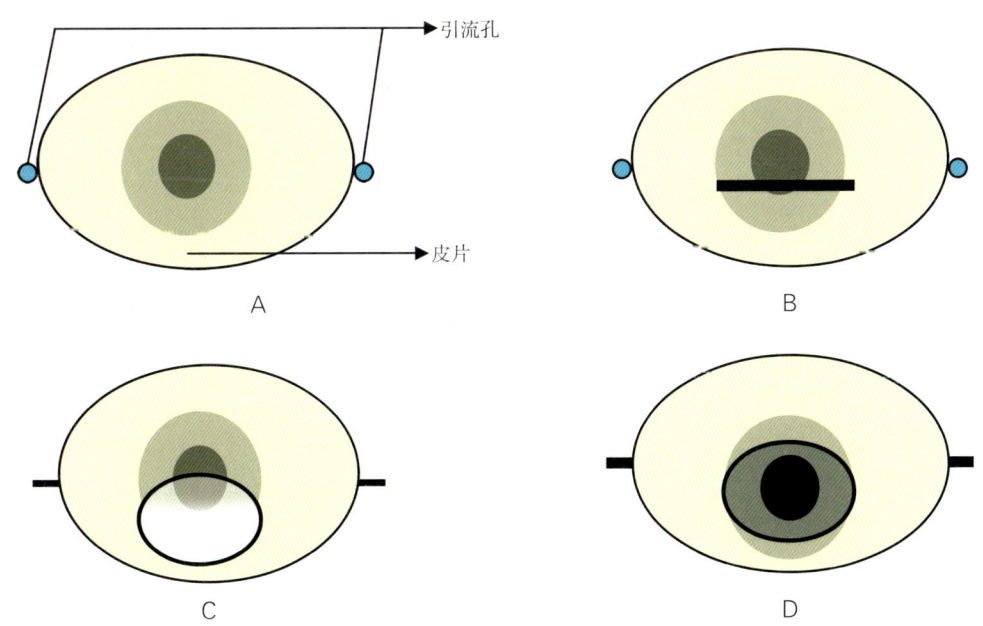

图 43-34　手术过程

A. 皮肤移植至眼睑处，并在内外侧各打一小孔，以便引流、排出分泌物　B. 做2cm大小横向切口　C. 患者低头，似"眼睑闭合"，可湿润角膜　D. 患者仰头，似睁眼，可视物

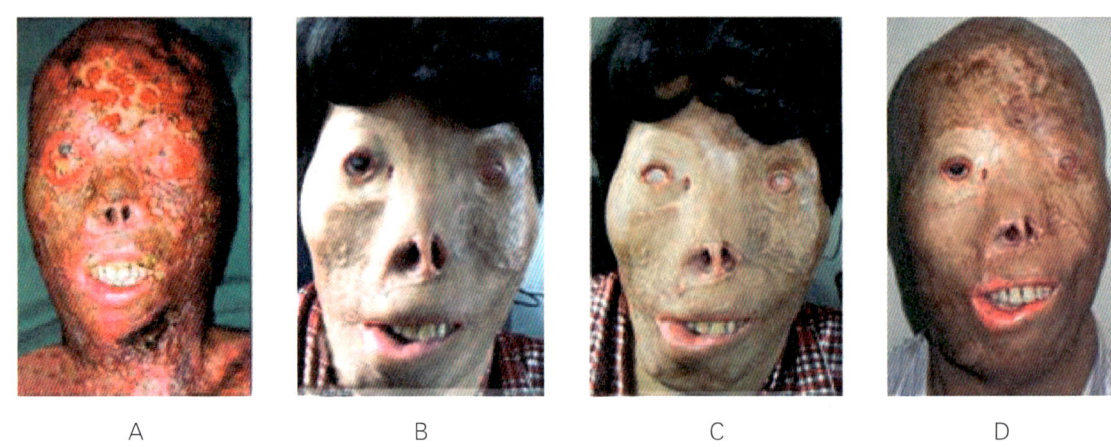

图 43-35 全面部烧伤后眼睑重建视力保全过程
A. 术前观：全眼睑丧失，仅存颗粒状组织　B. 术后观：右眼睁开　C. 术后观：右眼闭合　D. 术后8年：右眼睁开

（二）治疗关键点

选取重建睑裂的位置较正常人低，保证患者在眼球运动受限的情况下依旧能够在睡眠中将角膜覆盖，并且工作时通过颈部抬伸活动代替部分上睑提肌功能，从而满足工作和休息的需要（图43-36），这样就能最大限度保护患者角膜，进而挽救其视力。

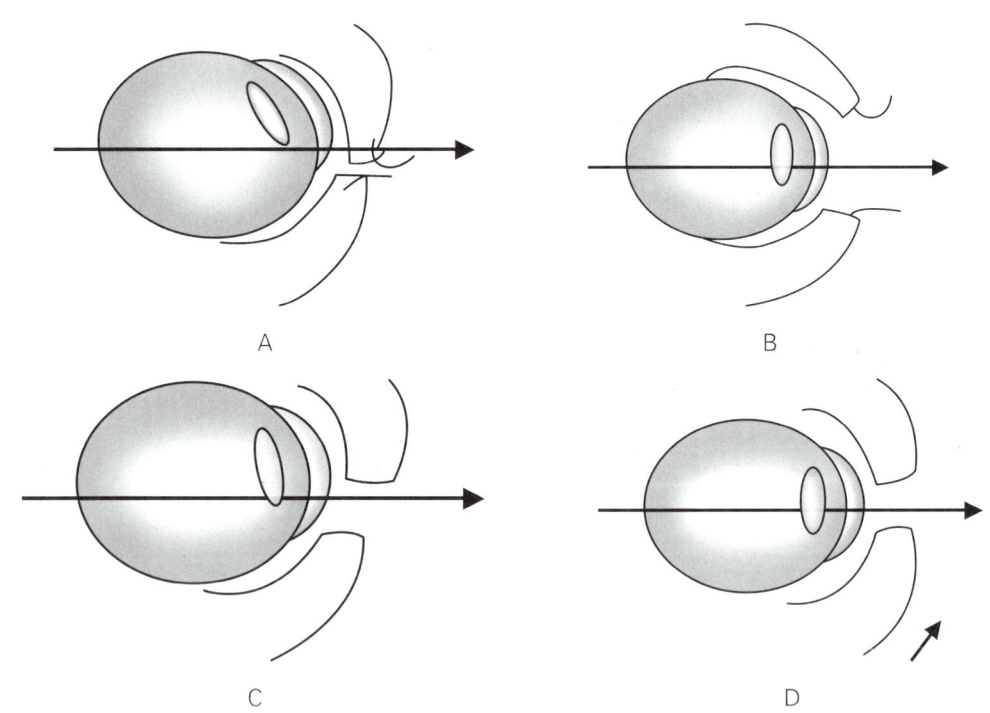

图 43-36　模拟眼球运动的侧面图
A. 正常人睁眼　B. 正常人闭眼　C. 重建眼睑患者睁眼　D. 重建眼睑患者闭眼

尽管这些患者依旧不能眨眼，但在患者软组织及血管均受损的严峻情况下，采用这种简便易行的手术方案使患者通过头颈的活动来部分代替眼睑开闭，较为成功地挽救了其视力。术后随访9年，患者依旧能够视物，亦能维持正常工作。

二 眼睑缺损畸形的修复整形

眼部是面部外伤的高发区。眼睑切割伤、裂伤、穿透伤等均能引起眼睑不同程度的缺损。轻者仅为睑缘切迹，重者可伤及眼睑全层，导致全层缺损。眼睑缺损影响外观，更重要的是它使眼球和角膜失去了保护，易发生暴露性角膜炎甚至发生角膜溃疡而损害视力，严重时可以导致失明。眼睑缺损必须手术修复。眼睑组织中的睑板层对眼睑起支持作用，是眼睑的独特结构，因此大范围眼睑缺损的修复是一个临床难题。

（一）外伤性眼睑缺损的分类

引起眼睑缺损的外伤以烧伤和爆炸伤多见。可根据部位、深度、范围等进行分类。

1. 按照部位分类　可分为上睑缺损、下睑缺损、睑缘缺损、内外眦部眼睑缺损。治疗不同位置的眼睑缺损其手术方法有着较大的差别。上、下眼睑结构相似，但是功能不同。上睑对于眼球的保护功能起主要作用，而下睑是以支撑功能为主的。上睑缺损修复难度更大。内外眦部位的眼睑缺损一般都会伴有泪道和韧带损伤，尤其是当内眦处的特殊凹陷性结构消失时，修复难度较大。

2. 按照深度分类　分为浅层缺损、深层缺损和全层缺损三种。眼睑从前到后分为六层：皮肤、皮下组织、肌肉、肌下间隙、睑板和结膜。临床上一般又以灰线为界线将眼睑分为前、后两层：前层包括皮肤、皮下组织和肌肉，称为皮肤肌肉层；后层包括睑板和结膜，称为睑板结膜层。缺损只累及前层者称为浅层缺损，缺损累及后层者称为深层缺损，前、后两层均累及者称为全层缺损。不同的缺损层次，修复方法不同。

3. 按照范围分类

（1）轻度：缺损横径小于或等于睑缘全长的1/4，这种缺损可以直接缝合修复。

（2）中度：缺损横径大于睑缘全长的1/4，小于或等于1/2。这种缺损可以利用周围组织瓣滑行和转移来修复。

（3）重度：缺损横径大于睑缘全长的1/2，甚至全睑缺损。这种缺损修复难度很大，一般需要远处复合组织瓣修复和游离组织移植修复。

（二）眼睑缺损的修复原则

1. 在制订手术方案前，应充分了解造成眼睑缺损外伤的类型、缺损部位、缺损范围、视力和周围组织情况。

2. 外伤性眼睑缺损，周围组织常错位愈合，同时组织缺损的量并不多，通过适当的组织瓣转移即可达到修复目的。

3. 上睑功能更为重要，一般不用正常上睑组织来修复下睑的缺损。在上睑修复过程中，对提上睑肌的修复极为重要，因为上睑若呈下垂状态，会影响外观并遮挡视线。下睑睑板缺损时，修复需补充支撑性组织，并辅以筋膜悬吊术，以保持它良好、稳定的支撑作用。

4. 轻度缺损可直接拉拢缝合，特别是老年人，眼睑组织松弛，缺损达全睑长度的1/3时仍能直接缝合。上睑严重缺损时，可采用：①下睑全层旋转组织瓣或下睑全层滑行组织瓣来修复；②额部动脉岛状瓣修复上睑外层，内层利用穹隆部结膜及球结膜滑行或旋转至皮瓣底部来修复。下睑严重缺损，可采用：①上睑睑板、睑结膜滑行瓣修复下睑内层，外层采用游离植皮；②上睑全层滑行组织瓣修复下睑；③局部滑行皮瓣结合鼻中隔黏软骨膜-软骨复合组织修复法。上下睑同时严重缺损时，尽量利用上下穹隆结膜残端形成瓦合皮瓣；如结膜量不足，可用鼻中隔黏软骨膜-软骨复合组织补充其不足，外层以额部岛状瓣或镰刀状皮瓣来修复，可暂时封闭睑缘，待日后打开时再重新形成睑裂。

5. 有视力存在或有条件行角膜移植者，应尽早修复缺损的眼睑，以避免暴露性角膜炎的发生。再造眼睑的衬里必须是润滑的黏膜。缝线不应穿过结膜面，可作结膜下边缘缝合，缝线和线结置于睑缘外。无视力存在者，可待局部瘢痕松解后择期修复，再造眼睑的衬里可用皮片或皮瓣移植修复。

6. 纵向缺损因内眦有泪道，只能利用转移缺损侧颞部残余组织的方法来修复。横向缺损可利用推进缺损部上下的组织的方法进行修复。如果上下穹隆的结膜较为松动，就可以充分利用，将其作为蒂部，行睑板-结膜瓣推移或旋转。

（三）眼睑缺损的修复方法

1. 眼睑浅层缺损　眼睑的浅层包括皮肤、皮下组织和肌肉。根据缺损的大小、部位不同，可采取直接缝合、旋转皮瓣、滑行皮瓣和游离植皮等方法来进行修复。

（1）直接缝合法：对于缺损范围比较小的可以采取直接缝合的方法来修复，要求是不能使眼睑位置发生改变。

1）如果缺损近睑缘，可将缺损处修剪成以睑缘为底的三角形，切开缺损区的两侧灰线，长度超过三角形底边长度。充分分离缺损两侧的浅层组织，然后将肌肉和皮肤直接对位缝合，缝合后呈T形外观。

2）如果缺损区域以水平方向为主，可以先沿睑缘从缺损区域两侧延长皮肤切口，再将缺损区修剪成新月形，充分分离两侧肌肉下组织以后，将肌肉皮肤上下分层对位缝合。

3）如果是较大的下睑缺损且皮肤松弛的患者，可按照眼袋整形的方法，把缺损区域的伤口延长至整个睑缘长度，再作皮下潜行分离后，把切口下方的皮肤向颞上方牵拉，切除多余的三角形皮肤，然后间断缝合切口。

（2）旋转皮瓣：对于缺损范围大，无法进行直接缝合的患者，就要考虑皮瓣修复，首选肌蒂皮瓣。因为用邻近组织的肌蒂皮瓣修复不但具有相近的组织来源，而且带有血供，有利于皮瓣的成活和伤口的愈合。皮瓣可以取自上睑颧部、颞部、眉上、鼻侧或者额部。上睑缺损常选用颞部皮瓣，鼻侧或额部由于在颜面中部，较少用；下睑缺损多选用颞部、鼻部或同侧上睑皮瓣修复。应用时应注意以下几点：

1）用皮瓣修复上睑时应谨慎处置，以免因皮瓣过于臃肿肥厚而影响上睑快速灵活的开合功能。

2）设计的皮瓣的长、宽应比实际缺损创面的长、宽稍大一些。

3）皮瓣的宽长之比不能小于1/5，旋转角度不超过90°，旋转后蒂部近侧出现的"猫耳"不宜即刻修整，以免影响蒂部宽度而影响皮瓣尖端血供。

4）无论哪种旋转皮瓣，如果所设计的皮瓣蒂部有皮肤瘢痕，就需先考虑瘢痕对旋转皮瓣修复皮瓣血供的影响，再谨慎选择。

（3）滑行皮瓣：滑行皮瓣在临床上也较为常用，可采用水平向滑行皮瓣、垂直向滑行皮瓣及带有旋转性质的滑行皮瓣。

1）水平向滑行皮瓣：又分为双侧滑行皮瓣法和单侧滑行皮瓣法。如果缺损区位于上下睑靠近内侧的区域，或者缺损处横径不超过5mm，可采用双侧滑行皮瓣法。将缺损处修剪成方形或者长方形，再视缺损大小来决定切开一侧灰线还是双侧灰线，作一个平行于灰线的切口还是两个这样的切口。皮下分离以后，做成两个侧方皮瓣，游离后向中部缺损区域滑行，对位缝合。如果缺损区位于上下睑靠近外侧的区域或者缺损处横径超过5mm，就沿方形缺损区域与睑缘平行向外上方作两个延伸切口，分离皮下组织，做成单侧滑行皮瓣。皮瓣分离以后，通过向内滑行来修补缺损。对于滑行后蒂部产生的"猫耳拱起"，可在切口末端作两个以延长切口为基底、尖端向上或者向下的三角形切口，并切除其皮肤，这样就可以使缝合的皮肤显得平整。

2）垂直滑行皮瓣：适用于水平径大而垂直径小的上睑浅层缺损患者。可将缺损区域先修剪成长方形，在长方形离开睑缘的两侧各做一个三角形切口，高度等于或者略小于缺损的垂直径，形成与缺损范围一样的矩形皮瓣，分离皮瓣后向下或者向上滑动至缺损处，分层对位缝合。在修复下睑缺损时，如果范围过大，由于下睑组织较上睑紧张，且加上重力的作用，下睑就容易出现睑外翻。

3）弓形皮瓣：是带有旋转性质的滑行皮瓣。适用于未累及睑缘的眼睑和眶周皮肤缺损的修复，根据缺损的大小和深度可以适当调节皮瓣的厚度，同时修复深部缺损。因为上睑可供延伸的皮肤较少，所以此法不宜用于上睑缺损，而常用于下睑及累及颊部的皮肤缺损。

（4）游离植皮：适用于大面积的眼睑浅层缺损，或者上、下睑均有较大面积的缺损，以全厚或者中厚皮片游离移植较为合适。全厚皮片可以取自对侧眼睑、耳后、锁骨上、上臂内侧、腹部或者大腿内侧等部位，视具体情况而定，方法不尽相同。无论是全厚皮片还是中厚皮片，为了防止皮下血肿的产生和皮片移动，术后植皮区都需打包加压10天。相对全厚皮片而言，中厚皮片虽然成活率更高，但是继发收缩的程度大且色泽深。

如果缺损累及上下眼睑及睑缘，就可以将上下眼睑作为一个整体来作一大片的皮片移植，以减小皮片收缩。缝合时若内外眦各留一小口，既有利于结膜囊内分泌物排出，又可作为二期手术切开的标志。一般术后3个月植皮剪开。如果患者为幼儿，为了防止弱视的发生，缝合时应在眼裂中央开孔，使视线不受遮挡。

2. 眼睑全层缺损的修复　考虑到上睑的重要功能，设计修复时需考虑到以下几点。①修复后的上睑必须能够完全遮盖角膜，以免角膜暴露而发生角膜炎和角膜溃疡。②修复的组织瓣不能过厚，以免过度影响眼睑活动。③修复后的上睑张力要适度。一方面要保持一定的张力以避免上睑外翻；另一方面又不能过紧，以免造成眼睑活动困难。④后层的修复组织由于和角膜直接接触，需尽量光滑，以免摩擦角膜。⑤修复的组织瓣应与提上睑肌的残端缝合，以恢复眼睑的闭合功能。

下睑相对上睑来说，更多的是起支撑和对称的作用，其对于眼球的保护作用没有上睑大，因此下睑在重建中以美容和外观考虑为主。

（1）轻度眼睑全层缺损：只要缺损横径小于睑缘长度的1/4，就都可争取分层直接缝合，可达到较好的美容效果。必要时还可以进行外眦角切开术，减少对合时的张力。直接缝合可以同时重建浅层后层，避免分期手术和选用替代物，而且重建后的眼睑外观自然。但是手术时要仔细操作，可将眼睑深层和浅层劈裂分开缝合，避免术后睑缘切迹的产生。手术时将缺损区域修剪成三角形或者五边形，直接分层缝合即可。也可沿灰线劈开，将眼睑深浅两层分开并错开，然后分层缝合。这样可以有效地避免睑缘切迹的产生（图43-37）。

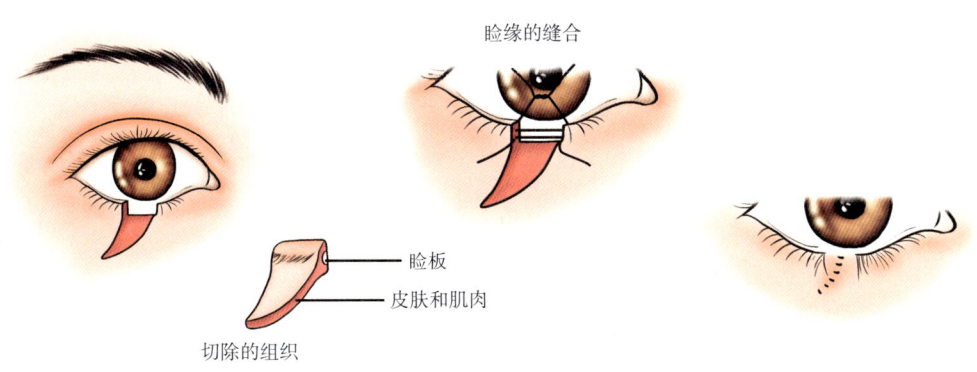

图43-37　直接缝合法修复轻度眼睑全层缺损

（2）中度眼睑全层缺损

1）剪断外眦韧带法：对于较小程度的中度上睑缺损，先将缺损区修整成U形，然后剪断外眦韧带的上支，使残留的外侧眼睑组织向鼻侧移动3~5mm。松解局部组织后，将缺损处直接拉拢缝合。

2）睑板结膜瓣垂直滑行法：将缺损区域修剪成矩形。从缺损的矩形两端垂直向上剪开睑结膜，直到结膜上穹隆处，同时以相同宽度向上切开提上睑肌腱膜和Müller's肌。将提上睑肌和眼轮匝肌分离以后，形成一个可以向下拉动的睑板结膜瓣。随后瓣向下滑行到缺损区域，用可吸收线将瓣的边缘与缺损区对位缝合（图43-38）。此法的优点是：简单易行，不造成其他部位的损伤，而且血供充分，容易成活。但需要注意三点：①分离睑板结膜瓣时，注意不要损伤提上睑肌睑板附着处。②浅层修复的皮瓣和皮片要小于深层修复的组织瓣，以防止发生眼睑内翻。③睑板结膜瓣与缺损区域缝合时，不要穿透睑板，作半层缝合，以免线头摩擦刺激角膜。

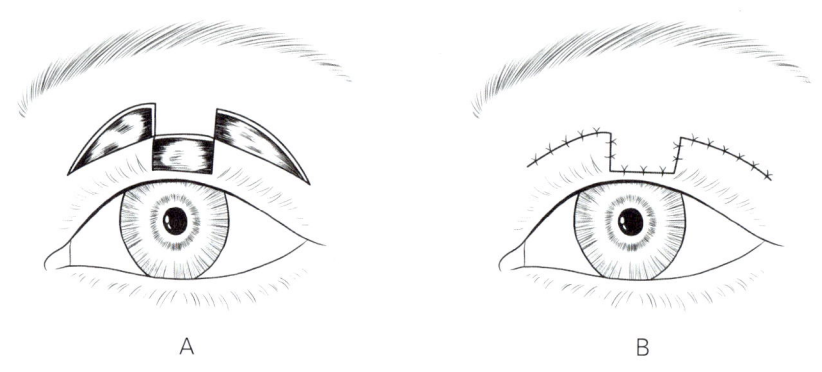

图43-38 睑板结膜瓣垂直滑行法修复中度眼睑全层缺损

对于上睑皮肤比较松弛的患者，可以直接将残留的肌肉皮肤向下滑行来修复浅层缺损。如果浅层残留少，就只能采用颞部或额部滑行法、转位皮瓣或游离皮片法来修复。

3）睑板结膜瓣水平滑行法：适用于单纯的上睑内侧或外侧缺损者。根据缺损区域的高度，决定睑板瓣的高度，平行于睑缘切开睑板，松解睑板上缘至结膜穹隆部，获得一个可水平滑动的睑板结膜瓣。将瓣水平滑动到缺损区域，如为外侧缺损，就将睑板外侧端滑动并缝于外侧眶骨膜或者外眦韧带上；如为内侧缺损，就将睑板瓣内侧滑动并缝于内眦韧带残端上。最后将提上睑肌腱膜残端缝于睑板上缘。最后用邻近皮瓣或者游离皮片修复浅层缺损。手术需要做眼睑对合部位的牵引缝线，以免因修复组织收缩造成睑缘切迹畸形（图43-39）。

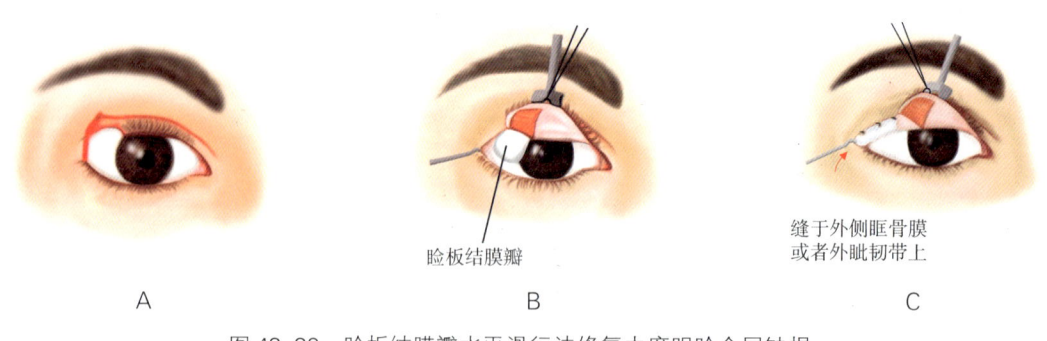

图43-39 睑板结膜瓣水平滑行法修复中度眼睑全层缺损
A. 上睑外侧缺损 B. 制取睑板结膜瓣 C. 睑板结膜瓣水平滑行、固定

4）游离组织移植法：适用于残留结膜睑板组织少，无法制成转位组织瓣者。可取患者的耳郭软骨、鼻中隔软骨、硬腭黏膜，以及异体巩膜和其他替代物，修剪成组织缺损的大小和形态，

然后移植到缺损区域。与转位组织瓣比，这种方法虽然手术后一般不影响眼睑活动，但是生理性较差，且移植后需注意眼睑与角膜组织的摩擦损伤。

5）Tenzel半圆形旋转皮瓣：是起源于外眦角的半圆形肌皮瓣。它适用于上睑中部小于1/2的缺损，以及下睑的中间和外侧达40%～70%的缺损。对于下睑中央的缺损，这种皮瓣效果较好，并可以将睫毛旋转到缺损部位。术中标出切口线和外眦向下的半圆形标志线，半圆直径距外眦2cm左右。将缺损区域修剪成以睑缘为底边的五边形。沿外眦的半圆形标志线切开皮肤，分离皮下组织，制成半圆形皮瓣。切断外眦韧带上支后，将上睑外侧部（包括半圆形皮瓣）向内侧旋转，分层缝合睑板、皮肤和肌肉。穹隆部在残留结膜分离后向前移动，作为旋转皮瓣的衬里。旋转皮瓣与外侧眶缘骨膜和外眦韧带下支缝合固定（图43-40）。

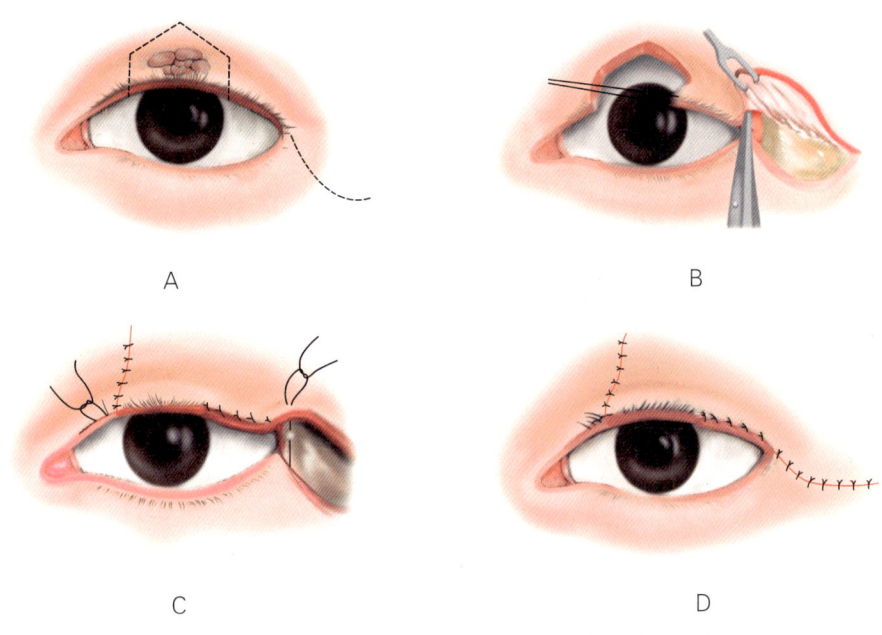

图43-40　Tenzel半圆形旋转皮瓣修复中度眼睑全层缺损

6）Mustardé瓣：适用于上睑在垂直方向上缺损较大的患者。由于缺损区域缺乏残留睑板结膜，因此选用下睑全层180°旋转组织瓣来修复上睑缺损。该手术分两期完成，一期手术将下睑带蒂组织瓣转入上睑缺损区域，二期手术再将皮瓣蒂部切断，修整上下眼睑睑缘。与其他组织瓣比，该瓣在修复组织缺损的同时也可重建上睑的睫毛，美容效果较好。

（3）重度眼睑全层缺损：对于全层缺损在2/3以上的重度缺损，修复重建术比较复杂，难度也较大，不同的眼睑缺损，重建方法也不尽相同。术前需仔细比较，制订合适的手术方案。

1）Hughes下睑再造术：该方法是利用上睑睑板-结膜瓣滑行法代替下睑缺损的后层，再利用滑行皮瓣或者旋转皮瓣来修复缺损前层。适用于下睑缺损70%以上的中央部缺损，50%左右的外侧缺损；手术以后上睑会出现睫毛缺失、上睑退缩和内翻等并发症。

将下睑缺损区域修剪成长方形。上睑拉钩翻转暴露睑板结膜面，在距上睑缘4mm处平行于睑缘切开睑结膜和睑板，切口的宽度与下睑缺损宽度一致。在该切口两侧作垂直切口，直达上穹隆部。于睑板与眼轮匝肌之间分离，并将Müller's肌与穹隆结膜充分分离，使睑板结膜瓣在无张力的条件下滑行到下睑缺损处，与下睑后层缝合。结膜囊内置弥补物。皮肤肌肉的缺损修复视下睑皮肤紧张度而定：如下睑松弛，可用下睑滑行皮瓣修复；如皮肤紧张，也可用旋转皮瓣或颞部滑行皮瓣修复。在一期术后8周左右，在睑缘处剪断睑板结膜瓣，切口应略向上弯，以适应上睑原来的弧度，并使下睑保留较多睑板结膜，待创缘愈合后取出弥补物（图43-41）。

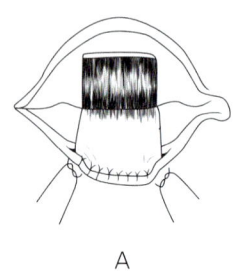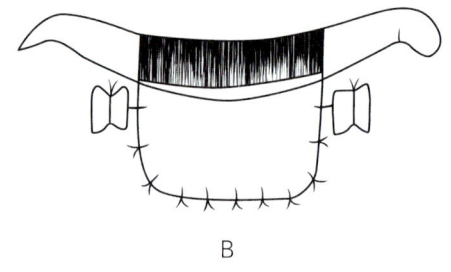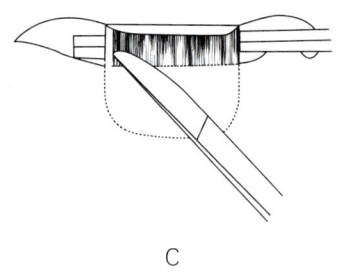

图43-41 Hughes下睑再造术

A. 将上睑睑板-结膜瓣向下翻转缝合于下睑缺损处 B. 下睑外层创面游离植皮 C. 8周后在睑裂处剪断睑板-结膜瓣

2）Cutler-Beard瓣法：该方法适用于大的上睑缺损，甚至是上睑全缺损。由于下睑所含睑板较少，如果上睑有残留，睑板和内眦韧带要进行充分的利用，以获得比较稳定的上睑。

在保证正常上睑张力的情况下，测量实际缺损大小。为保护下睑睑缘动脉弓，在距离下睑缘3mm处画水平切口线，两侧垂直于该线画线，并向外略倾斜，使所设计的皮瓣的蒂部略宽于缺损区域的宽度。沿水平线全层切开下睑组织，保留3mm宽的桥状下睑睑缘，在下睑缩肌平面分离和松解组织，形成矩形皮肤肌肉瓣。分离下穹隆结膜，使下睑组织瓣松解，将矩形组织瓣经过桥状下睑缘的后面向上滑行推进到上睑缺损处，与缺损部位创缘分层缝合（图43-42）。下睑桥状创缘暴露或者在其上下两侧各放一卷凡士林纱布，防止因受压而使睑缘组织坏死。术后不宜包扎过紧。

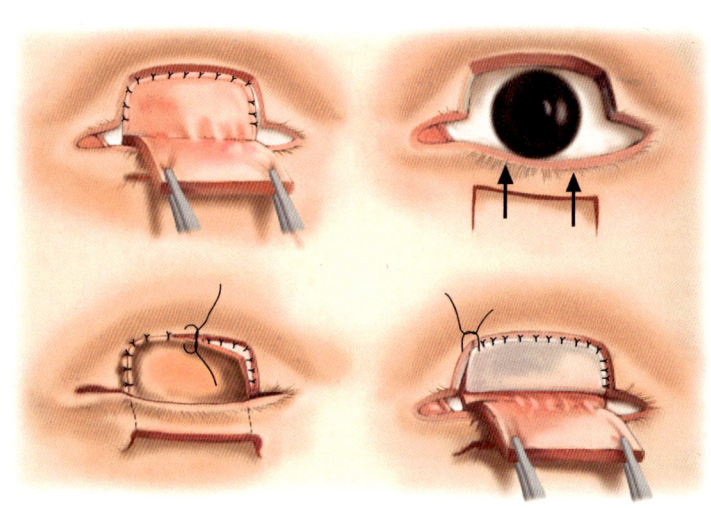

图43-42 Cutler-Beard瓣法

一期手术后2～3个月，待皮瓣完全成活后，在相当于新的上睑睑缘处剪断滑行瓣，下睑桥状瓣的创缘上皮刮除后与滑行瓣切口下缘缝合。有些学者提出在Cutler-Beard瓣的前后两层植入软骨或者巩膜等睑板替代物，可降低术后睑内翻等并发症的发生率。

3）Mustardé颊部旋转皮瓣法：下睑内侧垂直性的大范围缺损可以利用该方法修复。主要是利用颊部旋转皮瓣修复前层，结合软骨等睑板替代物移植，联合修复缺损区域。这个切口的曲线比较好，它可一直向外延伸到耳前区。与Tenzel瓣相同的是它也跟外眦相连。肌皮瓣需要制备得比较厚，希望能够在2～2.5cm，以保证重建眼睑的体积和外形。然后皮下分离直到耳前区，将其上提。皮瓣要分离到修补缺损部分并且要保证没有张力。为了皮瓣和外眦角，需要将皮瓣的肌肉部与眶缘固定，然后将皮瓣的其余部分缝合。皮瓣下方经常会出现"猫耳朵"，可以将其先修剪掉或者留待以后再处理。缺损后层一般用耳郭软骨等进行替代用重建，用可吸收线将其与残留的眼睑组织缝合，或者与内外侧的骨膜缝合（图43-43）。

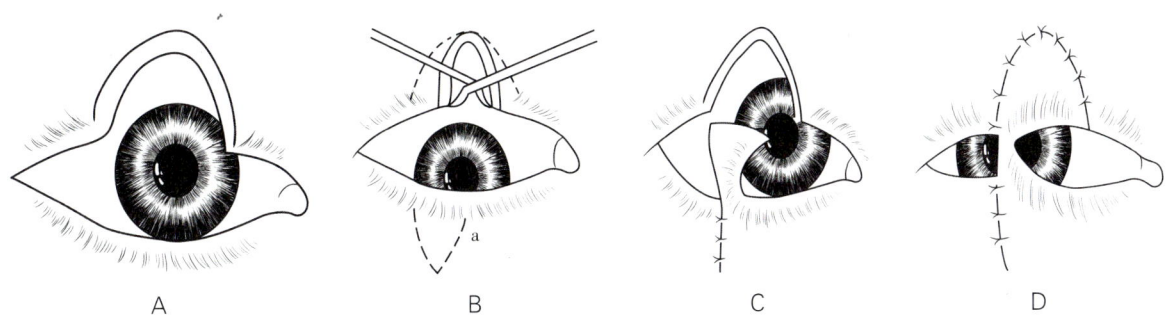

图 43-43　Mustardé 颊部旋转皮瓣法

4）眼睑带蒂交叉组织瓣转位法：此法是将大部分的下睑全层组织瓣旋转至上睑，来修复大面积上睑缺损。修整上睑创面，测出实际缺损宽度、高度，在下睑对应于上睑缺损的中心位置、距下睑缘4～5mm 的皮肤上用亚甲蓝标记 h 点，根据缺损高度，以上睑缺损宽度的1/2作为下睑组织瓣的宽度，于 h 点颞侧画出所需旋转的下睑组织瓣（abh）；自 a 点起，做全层弧形切口，切开abh，以从 h 点到睑缘段为蒂，以保护睑缘动脉弓；水平切开外眦，必要时从外眦向颞侧做一弓形切口，切断外眦韧带下支，松解该处所有牵制力量。

下睑全层组织瓣旋转180°，置于上睑缺损处，与上睑创缘分层缝合；将下睑颞侧组织向鼻侧牵引滑行，与组织瓣蒂部分层缝合，关闭下睑缺损。若上睑缺损部位处在正中央，必须将提上睑肌与组织瓣的轮匝肌下的组织缝合。术后包扎不能加压，以免影响血循环；5～7天拆除皮肤缝线，3周左右在睑裂处切断组织瓣，同时作睑缘修整。应用此法时蒂的设计转向鼻侧、颞侧均可；也可用此法修复下睑缺损（图43-44）。

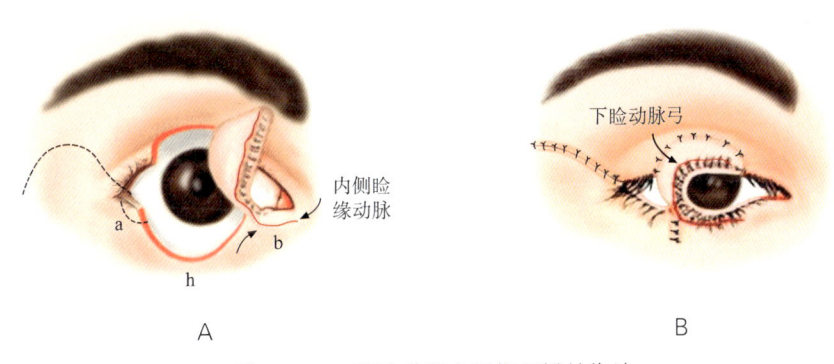

图 43-44　眼睑带蒂交叉组织瓣转位法

5）颞浅动脉岛状皮瓣：用颞浅动脉额支的前额皮肤和皮下组织瓣修复重度眼睑缺损（图43-45）。手术的缺点是创伤大、皮瓣较厚、重建后的眼睑易出现上睑下垂或下睑退缩。除非面部广泛性烧伤无法利用滑行皮瓣或旋转皮瓣法修复眼睑缺损，一般不选择此法。

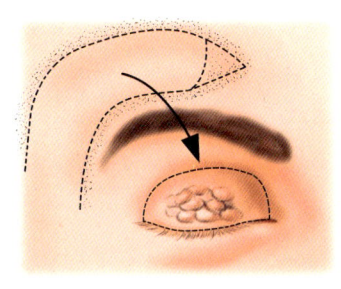 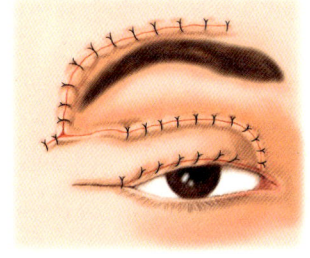

图 43-45　眼睑带蒂交叉组织瓣转位法

3. 睑缘缺损的修复　外伤后会造成睑缘的形态改变，出现切迹样缺损，或者因眼睑组织的部分缺损、瘢痕的牵拉而导致睑缘呈豁口样缺损和外翻。根据不同的病情，可选择不同的手术方法来修复。

（1）Stallard舌行皮瓣：此法适用于因瘢痕牵拉而导致的睑缘豁口样缺损和外翻。方法是全层切除豁口处瘢痕组织，在创缘处各作一个与睑缘平行的切口，深达眼睑全层。在瘢痕的颞侧作一纵行的舌形皮瓣，长度大于瘢痕长度。分离皮瓣的皮下组织，将皮瓣旋转至水平位置，植入缺损区域，缝合创缘。

（2）Z形皮瓣：此法适用于眼睑有垂直走向且波及眼睑全层的条索状瘢痕所致的睑缘切迹样缺损者。方法是在瘢痕两侧行全层切口，切除中间的瘢痕组织，并在切口周围的睑板层与轮匝肌之间潜行分离。深层创缘作睑板前间断缝合。在皮肤切口的上下两段各作一个斜向内上和外下的切口，使整个切口呈Z字形，分离皮下组织后，易位缝合，若瘢痕条索较长，就可作两个Z形切口，分离后将皮瓣易位缝合。

三　外鼻重建

鼻，位于面部的中央和突出部位，不仅具有诸多功能，如净化气流、调节气流温湿度，以及在嗅觉、发音等方面起着重要作用，其形态还在面部美学方面占有重要的地位，对显示个人的性格特征有着很大影响，有"面部之王"之称。

面部烧伤后鼻部常累及，引起鼻部瘢痕，以及鼻尖、鼻翼、鼻小柱的畸形、缺损，严重者鼻中隔外露，甚至造成通气障碍等。患者常因容貌丑陋而自我封闭，与社会隔绝。通过手术进行烧伤鼻的修复和再造，不仅能改善通气功能，还可使患者恢复到接近于正常人的面貌，消除因畸形而产生的自卑心理，使其更好地融入社会。因此，烧伤鼻的整复是非常有意义的工作。

（一）临床表现和诊断

全面、准确的诊断是良好治疗的基础。正常外鼻表面有多个亚单位：鼻尖、侧鼻（一对）、鼻背、鼻翼（一对）、鼻小柱、软三角（一对）等。一般认为：3个或3个以上亚单位缺损，就有全鼻再造的指征。烧伤鼻的临床表现直观，诊断较易。通常情况下，虽然面部烧伤常可导致鼻部皮肤缺损、瘢痕化，但鼻支架、鼻衬里基本完好。因而常表现为鼻背瘢痕挛缩，引起鼻尖上移、鼻孔上扬、鼻翼外翻等。若早期烧伤较严重，还可引起鼻尖、鼻翼、鼻小柱缺损。若为面部毁损性烧伤，可造成鼻中隔、鼻甲的完全暴露，并合并周围器官的损害、畸形。

（二）治疗

烧伤鼻的治疗应遵循"鼻部美学亚单位"原则，即以鼻的亚单位为整体进行修复。若在亚单位区域内，除瘢痕组织外，还存在正常组织，就应将正常组织与瘢痕一并切除。单个亚单位的皮肤缺损，以局部皮瓣或瘢痕瓣修复。而面部烧伤后更多见的是多个亚单位的畸形，按照目前的观点，宜行全鼻再造或多个亚单位的大部鼻再造。

烧伤鼻的另一治疗特点是，再造鼻的皮肤覆盖应尽量与烧伤后的面部皮肤特征相协调，包括皮肤的颜色、质地等。即使再造鼻的皮肤留有表浅的瘢痕，如果面部皮肤同样存在表浅的瘢痕，再造鼻也能显得比较逼真、自然。应尽量避免采用小块皮片移植或颜色、质地相差甚远的皮瓣修复，以免产生补丁样畸形。

烧伤鼻的修复、再造涉及三个组织结构：皮肤、支架和衬里。虽然烧伤鼻的缺损范围、损伤层次、毗邻结构各不相同，但只要术前明确缺损的组织结构，遵循"缺什么，补什么"的原则，并且将鼻的组织结构作为三维的立体结构进行塑造，而非平面化地理解，那么，通过不断地探索、实践，一定能再造出立体的、具有精细外形轮廓的外鼻。以下就主要的烧伤鼻的修复、再造方法进行探讨。

1. 皮片移植　皮片移植是一种比较简单易行的方法。适用于鼻部的皮肤缺损而支架和衬里完好的情况。治疗时应按鼻的亚单位或整个鼻单元切除瘢痕组织和正常皮肤，尽量选用与面部肤色相近的皮肤进行全厚或中厚皮片移植，如耳后、锁骨上、上臂内侧等处的皮肤。皮片移植的主要缺点：①晚期收缩明显，可引起鼻翼、鼻孔的上扬、变形；②皮肤色素沉着，与面部肤色反差大；③不够饱满。因皮片下缺少足够的皮下组织，整个鼻部显平坦，尤其是鼻尖，高度不够。

2. 额部皮瓣　虽然鼻再造的方法层出不穷，但起源于3000多年前的印度额部皮瓣再造法目前仍是鼻再造的首选。手术一般分两期进行，一期：在额部正中垂直或斜形设计皮瓣，长9～11cm，最宽处7.5～8cm，蒂宽1.5～2cm，皮瓣远端呈三叶状。皮瓣切开，在帽状腱膜下分离，皮瓣最远端180°旋转后能达到上唇，皮瓣蒂部保留一侧滑车上动脉。远端自身折叠形成鼻翼、鼻小柱，供区拉拢缝合或植皮。二期：3周后，皮瓣断蒂，修整。

额部供区是否用扩张器进行皮肤预扩张，目前仍存在争议。部分学者认为：术前预扩张能使供区直接缝合，减少瘢痕及植皮带来的风险。也有学者认为：扩张后皮瓣行全鼻再造晚期收缩严重，远期效果不甚理想；而用未扩张的额部皮肤行全鼻再造，晚期收缩少。该法供区需少量植皮，若植皮区皮片色泽与周围组织相差很大，可二期行扩张器植入修复。笔者在临床观察到，若扩张器缓慢扩张，扩张完毕后放置1个月左右，术后皮瓣的晚期收缩不甚明显。

面部烧伤后额部常留有瘢痕，或已行植皮手术。若额肌尚完整，瘢痕表浅或散在，额部皮肤就仍可作为皮瓣转移，或在帽状腱膜下放置扩张器。蒂部应仔细检查，必要时用超声检测滑车上动脉或眶上动脉的存在，评估眉间瘢痕皮肤作为蒂部静脉回流的可行性。

3. 额部阶梯状超薄皮瓣　常规的额部皮瓣行全鼻再造，因皮瓣中携带额肌，再造鼻显臃肿，外形欠佳，尤其亚单位轮廓不显，需二次修整。Shumrick曾对额部皮瓣的血管解剖进行研究。认为：滑车上动脉在额部下2/3段行走于额肌内，在额肌上1/3段走行于皮下脂肪层中。李青峰等在全鼻再造术中也观察到滑车上动脉在眶上1～2cm处有一皮支直接进入皮肤，并且解剖较恒定，报道的9例中均见此结构。笔者根据滑车上动脉在眶上出现相同走向皮支的解剖特点，在烧伤后鼻再造时，将额瓣从额肌表面切取，蒂部为带额肌的肌皮瓣，整个皮瓣呈阶梯状。皮瓣远端形成的真皮下血管网薄皮瓣，与正常鼻部皮肤厚度相似，再造的鼻翼、鼻小柱等亚单位厚度和弧度接近正常，形态逼真，无须二期修整。通过临床实践与随访，取得了较满意的效果。具体方法如下：

（1）鼻部处理：在内眦水平以下按照鼻部美学亚单位分布或整个鼻部单元，切除、松解挛缩的鼻背瘢痕，使移位的鼻翼和外翻的鼻黏膜复位，鼻孔上翘畸形得到矫正，尤其是松解、切除了鼻翼软骨周围的瘢痕，使鼻翼沟得到了显现，而鼻尖亚单位区的瘢痕有部分得到保留，用于鼻尖成形。此类患者一般鼻支架、鼻衬里完好。若有一侧或双侧鼻翼缺损，或者有衬里缺损，可在切除瘢痕前翻转部分鼻背瘢痕或正常皮肤作为衬里。也可应用周围局部皮瓣转移，或采用皮瓣折叠、皮瓣下预先植皮等方法解决衬里问题。鼻支架的缺损，应尽量采用自体肋软骨或肋骨移植，硅胶假体有外露的可能。最后，按照鼻部美学亚单位的范围切除余下的正常皮肤组织，形成一个具有三维立体结构的鼻部创面。

（2）皮瓣设计：运用逆行设计法，依照鼻部创面的大小画出额部正中或旁正中皮瓣的范围。以一侧滑车上动脉为蒂，蒂宽约1.5cm。为覆盖鼻小柱和鼻翼，皮瓣远端呈阶梯状，大小依实际缺损情况而定，一般皮瓣最宽处7～7.5cm（图43-46）。若额部发际较低，一侧皮瓣就可带部分毛发。

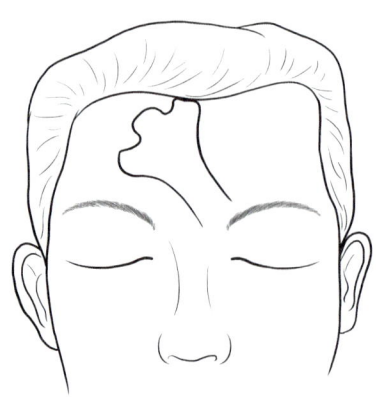

图 43-46　额部阶梯状皮瓣设计

（3）皮瓣切取：切开皮瓣远端，在皮下脂肪组织与额肌之间分离，掀起阶梯状瓣及远端皮瓣。当分离到眶上 1.5～2.0 cm 处时，可见皮下有一较明显的动脉皮支进入皮瓣，其为滑车上动脉的分支，与肌层的滑车上动脉同向。于此处切开额肌，切断并结扎滑车上动脉的肌层支，在额肌下、骨膜上分离皮瓣到眶缘，形成以一侧滑车上动脉皮支为蒂的额部阶梯状皮瓣（图 43-47）。

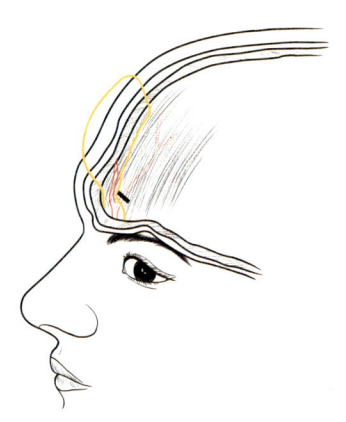

图 43-47　阶梯状皮瓣切取

（4）皮瓣转移：眉间皮肤作切口，在面肌表面掀开皮肤，皮瓣旋转 180° 覆盖创面。若额部预先放置扩张器进行皮肤扩张，供区一般能直接拉拢缝合。若额部皮肤未用扩张器扩张，阶梯状皮瓣供区需植皮修复，约 5 cm×5 cm。旋转的蒂部两侧用切开的眉间皮肤覆盖创面。3 周后断蒂，将蒂部还纳于眉间，使缩小的眉间距离恢复正常，同时行鼻根部成形术。

4. 远位皮瓣　若额部遭受深度烧伤，组织缺损无法利用，或眉间烧伤严重，影响到皮瓣的动脉供应或静脉回流，就可考虑行上臂皮管鼻再造术。也可采用游离皮瓣，如前臂皮瓣、足背皮瓣等。但这些部位的皮瓣或皮管再造鼻的造型、皮肤的颜色、质地均不如额部皮瓣理想。

（三）术后并发症及处理

1. 皮瓣坏死　由动脉供血不足引起的皮瓣坏死比较少见。1985 年，McCarthy 等通过尸体灌注证实：若额部皮瓣内未携带知名血管（任意皮瓣），皮瓣转移后也能得到足够的血供。由此可见，皮瓣坏死大多为静脉回流障碍所致。可能的原因有：蒂部皮肤瘢痕化，皮下血管网损伤严重，蒂部扭曲、卡压等。处理措施：蒂部通过拆除部分缝针来减压、局部按摩、皮瓣远端间断性放血等。

2. 支架下移　多见于术后 1 个月左右。表现为内眦间支架起点下移，鼻尖 L 形支架角度变锐，鼻尖皮肤变薄，张力增高。可能与支架因重心下移、皮瓣或瘢痕瓣术后收缩等因素有关。处理措施:取鼻翼缘切口,祛除部分鼻尖部皮下软骨,或将鼻支架重新上移、固定。

3. 假体外露　多见于硅胶假体置入后,在鼻小柱侧方或侧上方切口处外露。与假体滑移,以及长期刺激、压迫皮肤和鼻腔黏膜有关。处理措施:可切除外露的鼻假体后让其复位,切口重新缝合,但有再次外露的可能。

(1) 典型病例一:男性,28岁,面部烧伤后5个月(图43-48)。左下睑外翻,鼻背、鼻尖、鼻小柱及右鼻翼瘢痕,左鼻翼缺损。在左下睑外翻矫正＋全厚植皮术后,行鼻部瘢痕切除＋瘢痕瓣翻转左鼻翼衬里再造＋额部阶梯状皮瓣鼻再造＋额部供区植皮术。3周后断蒂,将蒂部还纳于眉间,同时行鼻根部成形。术后3个月后,额部供区通过扩张器扩张修复原植皮区。

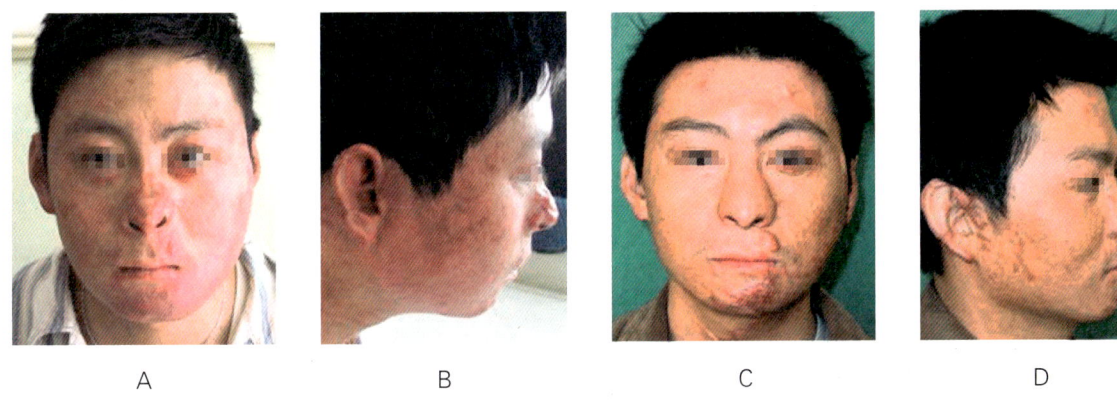

图 43-48　烧伤鼻术前和术后,额部供区已于术后 3 个月行扩张器修复

(2) 典型病例二:男性,35岁,面部烧伤后10个月(图43-49)。鼻背瘢痕,引起鼻尖上移、鼻孔上扬。行鼻部瘢痕切除＋鼻尖、鼻翼复位＋额部阶梯状皮瓣修复术＋额部供区植皮。3周后断蒂,修整。

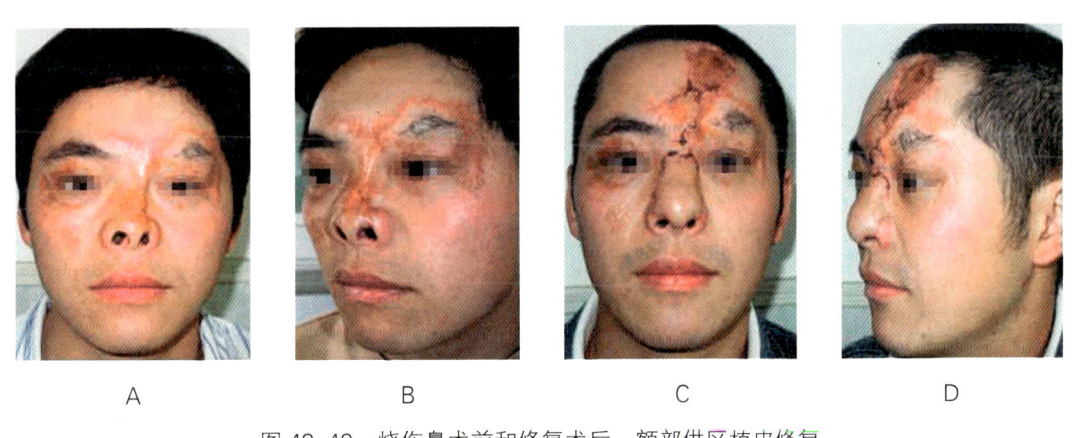

图 43-49　烧伤鼻术前和修复术后,额部供区植皮修复

四　外耳重建

面部,尤其是颞部,烧伤后常累及耳部,引起外耳郭的瘢痕挛缩畸形或缺损,以及外耳道的瘢痕挛缩狭窄或闭锁,在外观和听力等方面给伤者的生活带来诸多不便,常需要整复治疗。

(一) 烧伤后耳郭畸形

单纯的耳郭烧伤畸形不多见,常合并颞部或侧颈部的烧伤瘢痕挛缩畸形。根据耳部烧伤的部位和严重程度,可将耳部烧伤后畸形及治疗分别叙述如下:

1. 耳郭瘢痕增生　表现为外耳轮或耳垂部单处或多处瘢痕增生。早期瘢痕红、硬，高于皮面，增生期消退时间长，有时需两年或更长的时间。虽然没有功能障碍，但严重影响外观。多见于火焰烧伤后，也见于化学烧伤后，且为深二度烧伤，常合并面颈部或双手的瘢痕增生。

治疗：待瘢痕增生消退后，沿一侧瘢痕边缘切开瘢痕，掀起瘢痕瓣，将瘢痕修薄成2～3mm厚的瘢痕瓣，再原位缝合，恢复外耳郭或耳垂的形态。术后结合药物注射治疗和放射治疗，可大大降低瘢痕再次增生的发生率。如果肥厚的瘢痕范围较小，耳后留有较多的正常皮肤，就可在正常皮肤下放置扩张器，将扩张的皮肤用来修复耳部或耳垂的增生瘢痕畸形。术后修复的效果无论从颜色方面，还是从质地方面，均优于瘢痕瓣的治疗效果。全厚或中厚皮片移植的方法尽量不用，术后皮片的挛缩及色素沉着是其主要的问题（图43-50）。

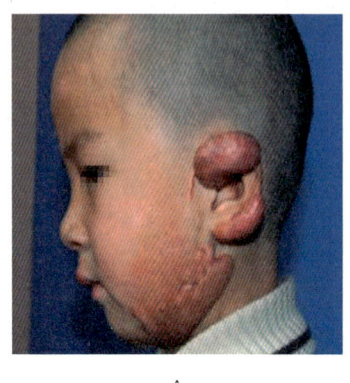　　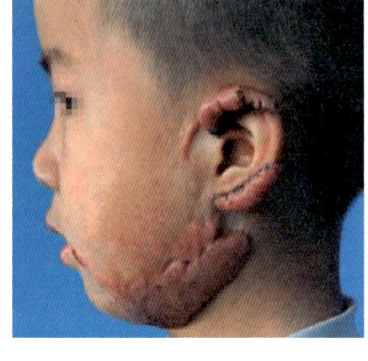

A　　　　　　　　　　　　　　B

图43-50　耳郭、耳垂瘢痕增生，行部分瘢痕切除＋瘢痕瓣耳郭耳垂成形

2. 耳郭瘢痕粘连　颞部和侧面颈部深度烧伤后常引起耳郭瘢痕粘连。视损伤部位，耳部向上可与颞部粘连，常伴有瘢痕性秃发；向前可与耳前皮肤粘连，有时伴有外耳道的瘢痕性狭窄；向下受颈部瘢痕挛缩的影响，引起耳垂拉长、变形，但最多见的是与耳后区的瘢痕粘连，引起颅耳沟的变浅或消失。这不仅影响外观，还影响功能，如佩戴口罩、眼镜。

治疗：耳郭粘连时耳软骨支架一般还是完整的，行粘连瘢痕松解＋全厚或中厚皮片移植术一般就能解决问题。但注意松解瘢痕时勿暴露耳软骨。耳后瘢痕松解时应松解彻底，甚至深达耳甲腔软骨底部，使术后植皮的皮片与沟底粘连、颅耳沟够深。耳后植皮后需佩戴支架3～6个月，以防皮片收缩。有时瘢痕松解植皮可与局部皮肤或瘢痕瓣改形结合运用，以减少皮片的挛缩。颞部瘢痕粘连可与运用扩张器治疗瘢痕性秃发同时进行。耳垂部粘连常有窦道形成，应注意清理。应完整切除整个窦道，包括囊腔的全部上皮组织，以防术后感染，窦道复发。耳垂部的成形主要运用局部皮肤或瘢痕瓣的V-Y推进或Z改形等。

3. 耳郭部分或全部缺损　耳部严重烧伤后可引起耳郭的部分或全部缺损，耳郭不但具有一定的功能，如佩戴眼镜、口罩等，而且具有一个完整的耳郭对于患者的心理、社会活动等均有很大的影响。因此，烧伤后再造一个接近正常形态的耳郭对于患者的生活、工作均有重要的意义。烧伤后引起耳郭缺损的原因主要为：①直接热损伤；②软骨炎导致耳软骨吸收，最终导致耳畸形。烧伤后耳再造对于整形外科医师来说是一个挑战性极高的工作，手术的效果取决于耳软骨支架的完整、耳周围用于覆盖耳支架皮肤的大小和质量。根据烧伤引起耳郭损伤的范围，可将耳郭损伤分为：①外耳轮缺损；②耳郭部分缺损；③全耳缺损。

（1）外耳轮缺损：表现为耳的外耳轮缺损而对耳轮和耳甲腔存在。修复方法：如果耳后乳突区为正常皮肤或表浅瘢痕组织，可在此区域制备约2cm×6cm的细长皮管，皮管制备3周后，切断它的上端，并转移到耳郭缺损端的上方。经3周后断蒂，将皮管沿耳郭缘铺下，断端修整后缝合于耳郭缺损的下方，形成外耳轮。如果耳后为瘢痕组织，可在颈侧方或上臂内侧形成皮管。

(2) 耳轮、对耳轮和耳甲腔部分缺损：表现为耳郭上 1/3、中 1/3 的部分缺损。治疗：如果耳后乳突区皮肤正常或瘢痕表浅，可切取肋软骨，雕刻成耳郭缺损部位的形态备用。在缺损缘的上下方作切口，在乳突区皮下潜行分离形成腔隙，将乳突区上方切口的上缘与缺损区上方切口的后缘，乳突区下方切口的下缘与缺损区上方切口的后缘互相缝合，将软骨支架埋植于乳突区的皮下腔隙，并将软骨支架的上下端分别与耳郭软骨的断端缝合固定，最后缝合伤口。3 个月后，沿耳轮缘作切口，从移植的软骨深面分离，将耳郭连同软骨一起掀起，形成合适的颅耳角。耳后和乳突区的创面行全厚或中厚皮片移植。当然，也可以在耳后皮肤下放置扩展器，充分扩张后将扩张皮瓣作为耳前皮肤供区，放置支架，耳后皮肤如显不够，就行耳后筋膜翻转后植皮。扩张皮瓣下行负压吸引。如果耳后皮肤不能利用，可在支架固定后行颞浅筋膜翻转包被，外面行中厚皮片移植。耳垂下 1/3 缺损主要为耳垂缺损，主要通过耳后乳突区的皮瓣或瘢痕瓣转移、折叠来再造耳垂，创面或周围组织游离后拉拢缝合，或用皮片覆盖。

4. 全耳缺损　烧伤后全耳缺损的再造手术对于整形外科医师来说是一个具有挑战性的工作。因为耳周可利用覆盖耳支架的正常皮肤较少，它远难于先天性小耳畸形的耳再造术。

耳再造涉及两个方面：支架和其表面的覆盖。烧伤耳再造的支架基本上均用自体肋软骨雕刻而成。虽然 MEDPOR 或 e-PTFE 等人工材料仍用于先天性小耳畸形的耳再造，但在烧伤耳再造中要谨慎使用。因表面覆盖的组织大多为非正常的瘢痕组织，材料的外露率极高。烧伤耳再造的表面覆盖是手术的难点。依照耳周的皮肤情况，可将烧伤全耳再造分为五种情况：①耳周皮肤正常，耳再造的过程与先天性小耳畸形的耳再造过程基本相同，可分两期再造或以扩张器植入来进行耳再造。②耳周皮肤有浅表瘢痕，或烧伤早期已植皮，但皮肤质地尚柔软。可以用上述第一种情况的方法或局部结合耳后筋膜+植皮的方法。③耳周皮肤组织瘢痕化，不可利用。可用同侧的颞浅筋膜瓣覆盖，术前先用超声确定颞浅动静脉的存在。④耳周皮肤不能利用，同侧颞浅筋膜瓣也不能利用。可用对侧的颞浅筋膜瓣游离移植包裹支架或前臂筋膜瓣游离移植。当然，也可先在前臂或颈胸部预制"耳"，二期带蒂转移或游离移植。⑤根据手术麻醉的需要或患者的意愿，或鉴于患者依从性较差，可考虑耳的赝复体再造。

（二）烧伤后外耳道瘢痕挛缩

外耳烧伤后可引起外耳道的瘢痕狭窄，导致耳道内皮肤分泌物排出困难和听力下降。具体表现有二：

1. 环状蹼状瘢痕挛缩　可行蹼状瘢痕错位"十"字切开+瘢痕瓣交叉缝合，尽量游离周围组织再缝合，尽量开大耳孔而不植皮。

2. 外耳道有一段瘢痕组织挛缩　应切除耳道内整段瘢痕组织，打通外耳道。支架外覆皮片，使皮片肉面向外，植入外耳道，形成外耳孔和部分外耳道。皮片成活后需佩戴支架 3~6 个月，以预防皮片挛缩。

五　唇部重建

唇部是面部的重要器官之一，其在面部器官中活动范围最大，既能传情，又能说话。因此，唇是蕴藏着极大魅力的软组织器官。面颈部烧伤后，口周常常被累及，包括上唇、下唇和口角。瘢痕挛缩引起颏颈、颈胸粘连的同时常常伴有上唇外翻、下唇外翻，并引起上下唇闭合不能、口涎流出、牙列暴露、进食困难。口角瘢痕粘连可形成小口畸形，重者口裂仅能容小指尖通过。唇部的瘢痕挛缩使语言、饮食发生障碍，对患者的外貌、生活和社交均产生巨大的影响。

(一）唇外翻畸形：包括上唇外翻、下唇外翻

烧伤后的唇外翻畸形，主要表现为上、下唇不能正常闭合的一种畸形，可表现为上唇或（和）下唇外翻。发生的原因主要是上、下白唇烧伤后瘢痕挛缩。由于男性有胡须存在，胡须的毛囊被瘢痕包裹，常引起炎症，炎症又加重了瘢痕增生，如此反复，可引起慢性窦道，使瘢痕增生明显。上唇瘢痕引起上唇外翻的同时，常存在人中嵴和人中凹的消失。按照唇外翻的程度，可分为三度：①轻度。表现为局部的唇外翻，或轻度的上下唇闭合不全。②中度。表现为唇部黏膜明显外翻，外翻范围接近或超过唇游离缘的1/2。③重度。表现为唇游离缘完全外翻、下唇有唇颏沟消失、下牙列完全外露、口水外流。如果是幼儿时烧伤，成年后常合并颏部发育不良、开殆畸形等。

治疗原则：在改善功能的同时，兼顾外观。应尽量保留唇部原有的组织，以采用唇部临近组织修复为好。越接近唇部的修复组织，无论肤色，还是质地，都越接近原组织，而且手术相对简便，节省时间。因此，对于较局限的唇部畸形，尽量采用局部或邻近皮肤修复。只有较大的唇部组织缺损，才考虑应用植皮或远位组织修复。

1. 上唇外翻矫正　唇组织外被皮肤，内衬黏膜，中有口轮匝肌。烧伤后一般肌肉和黏膜损伤较轻。因此，上唇外翻矫正包括两部分：①瘢痕切除、松解，外翻唇组织复位；②创面的覆盖，即解决外层皮肤的组织缺损。

（1）Z改形：上唇直线瘢痕或接近于直线瘢痕的挛缩。外翻畸形常表现为一侧唇部向上且唇红缘外翻，或唇部呈凹陷性切迹畸形。可采用连续多个Z改形进行矫正，区域包括白唇和红唇。

（2）局部皮瓣：包括V-Y推进、局部旋转皮瓣等。唇局部小片状表浅瘢痕引起的外翻畸形，可采用V-Y推进的方式矫正。或将瘢痕切除，唇组织复位后会留有较小的创面，运用局部旋转皮瓣修复，比如可运用鼻唇沟皮瓣修复，供区一般可直接缝合。

（3）植皮术或扩张器治疗：对于上唇大部分瘢痕，或合并有颈部瘢痕挛缩的患者，手术时应按上唇的分区，将范围里的瘢痕全部切除，包括一部分正常的上唇皮肤。分区范围：上为鼻底和鼻小柱基底，下为唇红弓状缘，两侧为鼻唇沟。手术时应充分进行瘢痕松解，使唇部组织恢复到正常的解剖位置。创面仔细止血后，可行中厚或全厚皮片移植。皮片的供区可选患者的上臂内侧或大腿外侧。植皮术后需用弹性绷带加压3个月，以防止皮片的挛缩。或者术前先在两侧颊部皮下放置两个扩张器。待颊部皮肤扩张后，运用鼻唇沟处的扩张皮瓣旋转推进来修复上唇，此方法尤其适合于上唇人中嵴尚完整的患者。当然，运用颈部扩张皮瓣进行上下唇同时修复（暂时口裂封闭，俗称口罩皮瓣），对于上下唇均外翻而颈部完好的患者，是一个不错的选择。

上唇人中再造：在植皮或皮瓣修复整个上唇之后，正常人中的形态（即人中嵴和人中凹）大多不显。可在一期手术时同时再造，但大多数均在二期时修复。方法一：通过鼻底或唇红缘切口，在人中部位皮下广泛分离，I形切开口轮匝肌，将肌瓣向两侧分开，缝合，形成两侧隆起的"人中嵴"和中间凹陷的"人中凹"。再将"人中凹"上的皮肤修薄，并用油钉固定。方法二：在人中部位移植一块一面覆盖皮肤的耳甲腔软骨，凹面向外，打包固定2周（图43-51）。

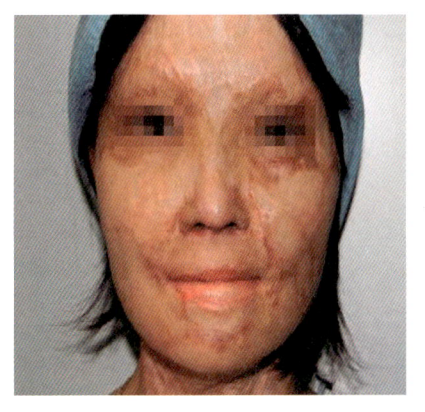 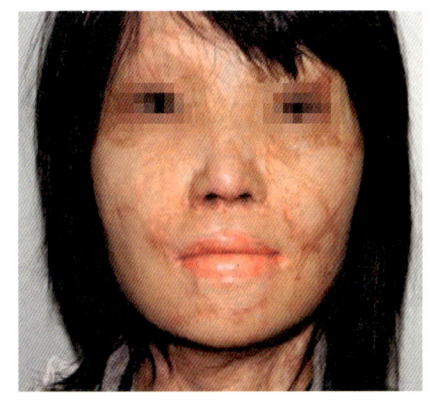

图 43-51 面部烧伤后上唇植皮术后，行口轮匝肌肌瓣翻转，人中嵴和人中凹成形，并行唇弓再造

2. 下唇外翻矫正 下唇的直线瘢痕挛缩或局部瘢痕引起的下唇轻度外翻或局限性的外翻，修复方法基本同上唇外翻的修复方法，即可采用连续Z改形、V-Y推进或局部皮瓣旋转法来修复。

对于片状的，大面积的下颌部瘢痕挛缩引起的严重唇外翻，可先按分区的原则，切除整个区域内的瘢痕和部分正常皮肤组织，松解粘连，使下唇组织复位。下颌分区的范围：上界为下唇红唇缘，两侧为鼻唇沟的延长线，下界为下颌缘。在手术切除瘢痕组织时，应有目的地保留颏脂肪垫，甚至此位置的瘢痕组织，使颏部丰满。当联合颈部瘢痕松解时，将颏底的颈阔肌瓣翻转垫高颏部，使唇颏沟显现。下唇长期外翻后，唇缘会增长，唇外翻矫正后常常唇向外膨出。手术时可在下唇中央楔形全层切除部分下唇，使之收紧，与牙列贴合。如是在幼小时烧伤，常合并小颌畸形，可于术中或术后在颏部骨膜下置入硅胶假体，使术后颏部向下拉长，且向前微翘，在美学上更加生动。

下唇外翻矫正后创面的修复，可采用皮片移植，术后弹性绷带加压固定。若和颈部瘢痕挛缩手术同时进行，术后还需佩戴支架、颈托，以防止皮片挛缩。为避免供区瘢痕、皮片收缩和色素沉着，可于术前在颈部放置扩张器。在颈部皮肤扩张足够大时，上提，以修复下唇外翻。甚至暂时性口裂封闭，同时修复上唇，俗称"口罩皮瓣"。虽然扩张皮瓣有诸多优点，但由于颈部扩张效率较低，术后多数情况下颏颈角仍显不足，而且术后皮瓣收缩，引起唇外翻部分复发。为避免这一情况，可于术中在颈中部、颌颈反折处行Z改形，并将局部皮肤与舌骨固定，以加深颏颈角。

（二）口角畸形

1. 口角歪斜畸形 两颊部或口角处烧伤后瘢痕挛缩引起口角移位，或向上，或向下，使两侧口角不在同一水平线上。虽然基本不影响功能，但影响美观。治疗：局部瘢痕引起的口角歪斜，常采用局部组织改形矫正。手术时先让患者作开闭口动作，依对侧正常口角位置定患侧的口角位置，然后局部形成一三角瓣，与口角这一三角瓣交义改形。

2. 小口症 口角皮肤组织烧伤后瘢痕挛缩，引起一侧或两侧口角张开受限。严重时仅能容一小指通过。这严重影响患者进食和生活，也给手术时插管麻醉带来不利影响。因此，对于有小口畸形的烧伤患者，小口的矫正应该优先。

常用的小口开大手术术式较多，常用的有黏膜瓣法：首先定位术后口角的位置。考虑到术后瘢痕挛缩的因素，口角应定位于正常口角位置偏外处，一般是平视时瞳孔的垂线与口角水平线的交点。两侧口角的距离是6.5～7cm。术前与患者充分沟通，使形成的口角位置既考虑到功能，又兼顾美观。然后沿定位口角点与现口角点的连线切开，并向上、下唇红缘延长。在口轮匝肌表面掀起瘢痕瓣，松解瘢痕，再沿正常唇红弓状缘切除瘢痕，形成一个三角形创面。切除创面内的残留瘢痕组织及部分口轮匝肌，打开口轮匝肌环，直到口腔黏膜。在此口腔黏膜面Y形切开，三角黏膜瓣的底部位于颊侧，其尖端反转180°与定位的口角皮肤缝合，形成新的口角。然后将上、下两块黏膜瓣略作黏膜下分离后向外翻起，适当修整创缘，与上、下缘皮肤创缘缝合。为了避免口角再次瘢痕挛缩，也可在定位口角处设计一个三角瓣，使创缘切口呈锯齿状而非环状，这样术后口角就会呈方形。

（三）唇缺损

严重头面部烧伤后，常使上、下唇全层组织缺损，牙列外露，不仅影响进食、说话，还影响外观。

修复方法：唇组织包括皮肤、肌层和口腔黏膜，黏膜衬里的修复主要依靠残存的唇组织作部分切开，翻转形成。外面的皮肤覆盖主要运用皮瓣，如游离皮瓣或皮管等。如上、下唇均有缺损，皮瓣修复时还需暂时性封口或部分封口，二期时再将口裂打开。口轮匝肌的修复目前还无成熟的方法，一般用掌长肌腱悬吊，希望借助口角处残留的口轮匝肌功能，使再造唇能保持一定的张力。部分学者在神经肌肉移植修复口轮匝肌功能方面进行了有益的探索。皮瓣法再造唇的感觉受到越来越多的关注，由于再造唇缺乏感觉，尤其是缺乏冷热觉，在进食时可能会被烫伤（图43-52）。

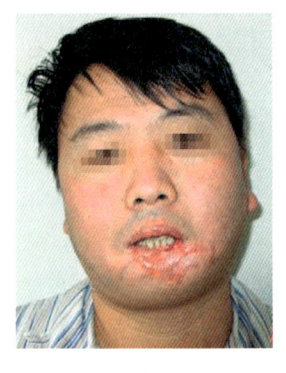
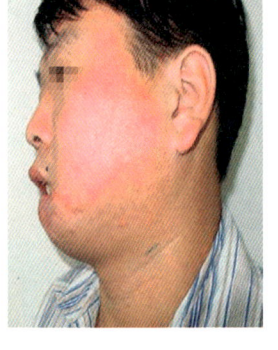
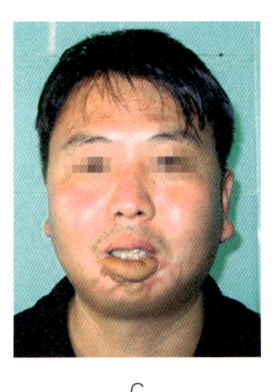
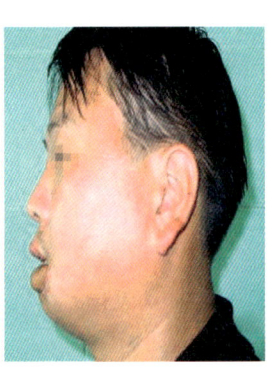

A　　　　　　　　B　　　　　　　　C　　　　　　　　D

图43-52　下唇缺损上臂皮管修复术前和术后
A、B. 术前　C、D. 术后

（刘凯　李青峰　张余光　顾斌）

第九节　面部同种异体颜面复合组织移植

一　同种异体颜面复合组织移植的历史

同种异体复合组织移植亦称血管化复合组织同种异体移植（vascularized composite allografts，VCA），异体颜面复合组织移植常引起媒体、科学家和普通大众很大的兴趣和想象力。因为人脸的功能远远大于其他体表组织器官，人们通过面部表情与周围的世界相沟通，也是人们彼此认知的窗口。在所有的生理残疾中，没有一项会像面部畸形一样严重影响人的社交能力。在掌握了显微外科技术，复合组织移植（尤其是手移植）的免疫抑制方案之后，世界医务工作者开始探索面部移植的可能性。

2005年，在经历了激烈的伦理争论后，法国亚眠和里昂两地的外科学家成功实施了世界第一例同种异体颜面部复合组织移植。随之，我国于2006年在第四军医大学西京医院韩岩教授和郭树忠教授主持下成功进行了世界第二例（国内首例）异体面部复合组织移植术，此例也是世界第一例男性异体颜面复合组织移植手术（图43-53）。随后，法国又进行了第三例面部移植，进而美国分别于2008年和2009年在克利夫兰和波士顿进行了相似的手术。全颜面异体复合组织移植手术在2010年和2011年分别在西班牙和波士顿进行，波士顿的移植团队在2011年底报道了三例系列全颜面移植受术者的早期结果。面部移植的早期结果总体良好，仅有轻微的不良反应和可控的并发症。几家医学中心已经报道面部异体移植组织感觉恢复稳定，运动功能同步恢复显著，接近正常水平，如患者口语能力、面部表情功能及重返社会的能力等都得到改善。因为有良好临床结果的支持，随后世界多地的医疗团队都致力于开展颜面复合组织移植的工作。

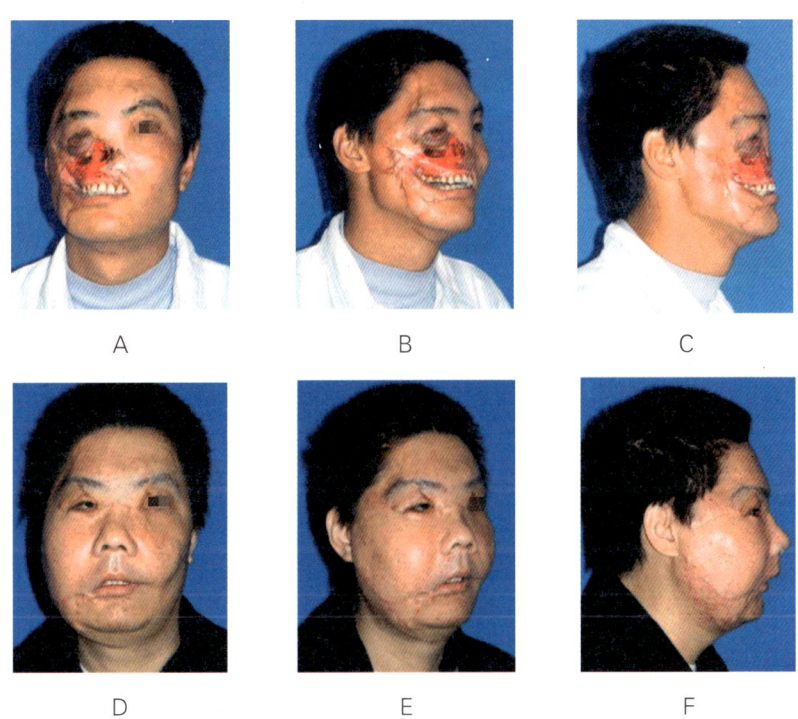

图43-53　我国首例同种异体颜面移植
A～C. 移植前可见患者面部大面积缺损，包括皮肤软组织缺损合并瘢痕挛缩畸形，缺损涵盖上唇、全鼻、右上颌窦前壁、右眶骨外壁及下壁、右颧骨及右腮腺大部　D～F. 移植术后20个月

二、同种异体脸面移植手术的意义

各种先天畸形、创伤、感染、肿瘤等均可造成颜面大范围组织缺损，导致严重的功能障碍和毁容。而面容的残缺会对人的自理能力甚至社会心理产生严重影响。因此对组织修复的需求十分强烈。按传统的方法，采用游离植皮、皮瓣转移、皮肤扩张术等自体组织修复，虽然可以明显改善外形、部分或全部恢复功能，但突然造成供区破坏，面对不可替代的缺损时更是捉襟见肘。且外观与正常颜面比较，存在颜色、质地、轮廓和面部表情活动等多方面的差异，即使多次修复，也与正常容貌相差甚远。在功能上，颜面在感知外界信息和释放内心信息的能力具有重要作用，

除表面的一层皮肤外，深部还有皮下脂肪和表情肌，而肌肉的活动受神经的支配与控制，没有颜面部肌肉的正常运动，说话、闭眼甚至饮食等活动都不可能完成；而没有骨骼结构支撑的外观，功能也不能发挥，美观更无从谈起。社交上，面容是人体表最重要的标志，具有美感的容貌对于人的社交活动非常重要，严重的面部畸形与缺损对患者心理可以造成严重的创伤，患者往往不能被社会正常人群所接受，而是受到歧视、嘲笑和排斥。颜面部的重建非常困难，既往即使是最有经验的整形外科医师，采用目前最先进的组织修复方法，也不可能完全重建颜面部这个人体最复杂的器官。传统方法的根本局限是修复组织异于需要修复的部位，强烈的再造需求与自体供源有限这一矛盾呼唤一种根本性的解决办法。随着异体器官移植技术的日益成熟，同种异体复合组织移植应运而生。同种异体面部复合组织移植术是彻底解决面部重建问题的一项有效技术。异体颜面复合组织移植术已经不再是能不能做的问题，而是在伦理及心理层面上此项技术该不该做的问题，因为同种异体复合组织移植不同于一般的器官移植，在多数情况下其目的是提高患者生活质量而不单纯是治疗疾病或挽救生命。

面部复合组织移植的适应证包括烧伤、毁损性创伤、神经纤维瘤病等。大多数患者在此手术之前接受多次重建手术而没有获得可接受的功能和外形效果。随着技术的成熟，未来可能的适应证还有：战争所致面部组织缺损、先天性畸形、肿瘤切除术后严重感染性损伤等。

三 免疫抑制剂的应用

在带血管复合组织异体移植中，追求理想的免疫抑制剂是一项挑战。实施此项技术需解决的关键点仍无法确定。尽管与实体器官移植存在相似策略，但其重要的差别是要求有独一无二的方法达到必要的免疫抑制，同时减低相关的并发症。急性和慢性排斥关乎移植物的存活。当前的焦点是降低免疫抑制药物的副作用，经嵌合和获得性耐受达到脱离终生免疫抑制的最终目的。皮肤长期以来被认为有很强的免疫原性，因此在血管化复合组织同种异体移植（VCA）条件下的免疫抑制极具挑战性。但它易于监测排斥反应而能接受系统和局部的早期治疗。同时，所转移皮肤和组织的数量也是一个考虑因素，即表面积较大的移植体（如多个肢体，或肢体与面部联合移植）与少量移植体是否需要不同的免疫策略。

VCA免疫移植方案由现有的实体器官移植策略修正而来。典型的诱导方案始于多克隆抗胸腺细胞球蛋白（甲状球蛋白）或抗白介素-2单克隆抗体（赛尼哌/达利珠单抗和巴利昔单抗）其他还有抗CD52单克隆抗体（阿仑单抗）及抗CD3单克隆抗体。移植后，钙调磷酸酶抑制剂（如他克莫司）、抗增殖剂（如麦考酚酯）及类固醇激素以不同剂量联合应用。几乎所有面部组织移植患者均发生了急性排斥反应，只是程度不同。对此，典型的控制方案是类固醇（口服或静脉给药）的冲击疗法，以及局部和（或）系统地使用他克莫司。此外，一旦发生急性排斥，且患者对类固醇耐药，就可以考虑用抗胸腺细胞球蛋白或单克隆抗体，它们可以有同样的治疗效果。

过去的26年里实体器官移植取得了巨大的进步，包括他克莫司及麦考酚酯的使用，但在VCA中广泛应用仍因治疗相关的明显副作用而受到巨大限制。有鉴于此，不同的移植中心根据各自的临床经验采用了不同的治疗方案（表43-6）。此外，许多其他策略包括体外光疗、供体造血干细胞输注等尝试诱导免疫耐受的方法在临床上也取得一定的效果。VCA患者中输注自体干细胞使嵌合体形成，促进耐受和减少移植后的免疫抑制。虽然诱导耐受的前景乐观，但在此目标实现之前仍有大量的工作可以做。当前，大多数医学中心尝试降低免疫抑制药物水平，以及使某些受术者脱离激素来降低必要的免疫抑制和与之相关的副作用。虽然对这些进步及相关的供体特异性耐受持乐观态度，但终身免疫抑制相关的副作用仍限制了VCA的推广应用。

表 43-6　各移植中心临床免疫抑制方案

	免疫抑制剂	带血管的复合组织移植实施中心所在地
诱导期	甲状腺球蛋白	巴塞罗那、波士顿、克利夫兰、里昂、巴黎
	抗白介素-2受体单克隆抗体(赛尼哌/达利珠单抗与巴利昔单抗)	中华人民共和国、路易斯维尔
	造血干细胞移植＋连续体外光化学治疗	里昂
	阿仑单抗(抗CD52单抗)	路易斯维尔
维持期	三联:他克莫司(钙调磷酸酶抑制剂)＋麦考酚酯(抗增殖剂)＋泼尼松	巴塞罗那、波士顿、克利夫兰、里昂、巴黎
	二联:他克莫司＋麦考酚酯(撤用类固醇后)	波士顿
	二联:他克莫司＋泼尼松(撤用麦考酚酯后)	克利夫兰
	撤用激素报道	波士顿
挽救性治疗	糖皮质激素丸剂	典型方案:所有中心
	临时增加免疫抑制剂维持量(含类固醇)	里昂、巴黎
	只增加他克莫司剂量	波士顿
	阿仑单抗	因斯布鲁克(奥地利西部城市)
	局部使用他克莫司	路易斯维尔
	局部使用他克莫司＋氯倍他索＋糖皮质激素	中华人民共和国,路易斯维尔、里昂
	兔抗人胸腺细胞免疫球蛋白	路易斯维尔、里昂
	抗淋巴细胞血清	巴黎

四　有关异体复合组织移植的主要并发症

根据文献报道来看，VCA患者并发症较实体器官移植患者轻，这可能与其能直接观察到排斥反应的早期变化而调整治疗策略有关。复合组织移植的主要并发症可以分为两大类：一类是免疫反应直接引起的并发症，另一类则是应用免疫抑制治疗后引起的并发症。前者有急性排斥反应、慢性排斥反应。而后者主要有：机会感染（条件致病菌感染，以及真菌、巨细胞病毒、疱疹病毒、EB病毒感染等）、机体代谢紊乱（糖尿病、库欣综合征、甲状旁腺功能亢进等）及癌变（基底细胞癌、鳞状细胞癌）。

(一) 急性排斥反应

如前所述，几乎所有面部和手复合组织移植患者均会发生急性排斥反应，只是程度不同，表现为皮肤红斑、肿胀、充血等。而更为客观的是其组织病理学变化。为此2007年移植相关的学者制定了复合组织移植病理学分级指南（表43-7），治疗一般是基于临床和大于Ⅱ级的病理学依据。

表 43-7　2007年 Banff（班芙）含皮肤的异体复合组织移植病理学分级指南

分级	程度	表现
0级		无炎性浸润或者仅有极轻的炎性浸润
Ⅰ级	轻度急性排斥	轻度血管周围浸润,未侵及表皮层
Ⅱ级	中度急性排斥	中度血管周围炎,伴或不伴有表皮或附属器侵犯(局限于网状层和炎细胞),无表皮角化不全或凋亡
Ⅲ级	重度急性排斥	致密的炎性反应和表皮层侵犯伴表皮细胞凋亡
Ⅳ级	坏死性急性排斥	表皮或其他皮肤结构直接坏死

(二) 慢性排斥反应

尽管慢性排斥反应在任何VCA患者中都未得到证实，但严重的血管内膜增生引起的缺血曾导致一名患者于术后275天移除肢体，而较长时间的随访需要确认其真正的发生率和其对移植物成活和功能的影响。VCA早期的经验说明内膜增生并未像实体器官移植一样反复急性排斥后导致后续的慢性排斥增加，但已有实验验证了反复的急性排斥反应会影响功能恢复。尽管VCA组织可视化监测相对简单，但还没有像监测实体器官移植功能失调一样完善的实验室检查项目。已有报道血管变形和内膜增生在表浅的排斥反应中存在，提示VCA最终也可发生慢性排斥反应。这些结果说明皮肤检查和活检并不能全面地监视急性或慢性排斥现象。

(三) 机会感染

机会感染是使用免疫抑制剂最常见的副作用，尤其多见的是巨细胞病毒感染和皮肤真菌病，有些患者甚至发展为肺炎、单纯性疱疹等。而所有这些，都与患者免疫抑制密切相关。

(四) 相关代谢性疾病

免疫抑制剂除其所共有的血清病、机会感染、恶变、药物毒性等副作用外，还具有特异性的副作用。环孢素（CSA）具有肾毒性，能够引起高血压、高血糖症、高脂血症和胃肠炎等疾病，其中肾毒性的发病率报道高达70%。类固醇激素可引起糖尿病、库兴综合征、伤口愈合延迟和胃肠穿孔等。尽管停用类固醇以后可以逆转，但有些患者最终发展成为糖尿病。罕见的并发症有精神错乱、无菌性血管坏死等。在治疗过程中，需根据患者的敏感性不同而选择合适的药物。

(五) 其他

除常见的术后血栓形成、血肿、皮肤坏死、动静脉瘘形成、手术部位感染外，还包括股骨头无菌性坏死、肾功能减退、移植后淋巴增生性紊乱（post-transplant lymphoproliferative disorder, PTLD）等。极端的并发症有移植失败和患者死亡。文献报道已有数例肢体移植失败。法国第二例颜面合并双上肢移植（世界第一例面-双上肢联合移植）患者死于颌面部手术后常见并发症（呼吸道梗阻），另一例中国患者则因居住偏远地区，缺乏依从性而在移植后2年死亡。VCA受术者在免疫抑制治疗期间其并发症具有很大的可变性。免疫抑制治疗缺乏依从性导致不可逆转的排斥，造成移植失败甚至患者死亡。因此强调依从性已成为VCA成功的持续优先要素。一方面是提高患者对医师的依从性，促其遵从医嘱、按时按量服用药物及术后接受随访康复治疗；另一方面是提高患者对药物的依从性。急、慢性排斥反应几乎见于所有的VCA病例，主要见于因各种副作用（如感染、高血糖等）而需下调免疫抑制剂剂量的情况。但更常见的诱因是患者依从性降低，如无法耐受长期服药、无法坚持频繁的门诊复查和血药浓度监测。药物依从性因素已成为制约VCA发展最重要的因素之一，如何寻找简便、有效、安全的给药方法和途径，已成为VCA面临的一项极为迫切的课题。

五 颜面部异体复合组织移植术的伦理问题

VCA的开展引发了激烈的伦理学争论，焦点在于其并非挽救生命的治疗措施，以及是否值得承担可能导致死亡的免疫抑制剂副作用。随着显微外科手术技术的进步及免疫抑制治疗方案的发展，血管化的复合组织移植技术已经取得了阶段性成果。面部移植患者从外观到功能都得到了极大程度的恢复，生活质量得到了很大的提高。因此，伦理学的争论已经从过去的质疑该技术是否可行转化为因免疫抑制的长期应用而是否值得推广应用上来。异体移植的目的在于重建一个同时具有感觉和运动功能的人体部分，恢复患者自理甚至参与社会生活的能力，同时治疗生理和心理的双重创伤，以重拾生活信心，而这一目的单凭自体移植或假体是无法实现的。只要能实现极高的疗效-风险比值，仍可考虑进行面部复合组织移植。目前其并发症大多在可控范围之内，但我们应清醒地认识到，面部移植手术仍存在着极大的风险——显微外科手术风险、移植后急性排斥、移植后慢性排斥反应及长期应用免疫抑制治疗后的副作用所导致的并发症等，这都需要医师严格掌握手术的适应证。随着免疫学技术和新型免疫抑制剂的发展，排斥反应有望在未来得到有效控制，异体移植的前景依然广阔。

异体移植涉及供体和受体分别所在的两个家庭。因此，必须注意供、受体双方的知情同意问题，知情权和医师的技能在伦理学中同样重要。供体虽一般是尸体，但捐赠者必须在生前痛下决心才能将器官捐献出来。在选择意外死亡者作供体时，从切除到移植到受体的时间必须尽可能缩短，最好在24小时内完成，而要求死者亲属这么快做出同意的决定也绝非易事。在我国，由于受传统观念的影响，供体来源移植比较紧张。因此，在法律允许的范围内，全社会鼓励和认同捐献的善举，才有可能使工作得以进行。而那些不负责任的追求过于渲染的报道将可能影响捐赠者及其家庭的积极性，从而整体上减少器官的捐赠。另外，一个不容忽视的问题是，相比实体器官采集，面部移植组织的切取将造成供体最引人注目的畸形。出于这个原因，西方大多数面部移植机构认为需要修复供者面部缺损，以保存捐赠人的尊严。常用的材料有石膏、硅胶假体及树脂面具来提供可接受的面部拟合。这样会使捐赠人、家庭、社会更能接受颜面移植。

与供者相比，受者需要承受更多的心理压力和伦理考验。首先，受者并不知道组织切取过程的相关事情，也不知道供者的信息，捐赠的地方是被隐藏起来的。另外，供者的家庭可能会了解到受者的身份和命运，这就无意中先给受者增加了很大的责任和心理负担。容貌是一个人区别于另一个人主要标志，而人类社会非常注重人体的外表，因此面部复合组织移植会给受者、双方家属、双方朋友等带来一系列的心理问题，因此，在心理上有一个逐渐适应的过程。

六 康复治疗

异体复合组织移植不仅要使移植组织成活，还必须最大限度地恢复其功能和外观。相关的康复治疗相当重要，应引起足够的重视。必须建立一个整体的系列的全程复合组织异体移植的康复观念。目前发展最为迅速的是对异体手移植的术后康复计划，不但已有详尽的理疗及功能锻炼方法，而且国外已经发展到注重移植手与脑神经支配的早期重建。通过功能性磁共振（functional MRI）监测大脑皮质运动感觉区的血流，术前可以用理化刺激等方法促使长期废用的断肢所对应的脑皮质区重新激活，术后还能对脑-移植手神经支配的恢复情况进行量化评估。有的团队更为患者制作了个性化的移植手感觉训练手套，术后早期就着眼于眼-移植手及肢体位置感觉的协调性功能锻炼，大大促进了移植手的功能重建。借鉴手移植康复经验，许多颜面复合组织移植中心的计划书中已经涉及康复训练。对于颜面移植者，康复治疗师必须以其目标和期望制订一个全面的治疗计划，它应该在筛选阶段告知物理治疗方式、频率、目标和期望，以增加其对恢复过程的理解，入选者必须完全遵守康复计划，因为物理治疗是面部功能恢复的关键措施。手术前的肌肉训练也已纳入康复护理的范畴，并与术中微创操作、术后不同时期的积极功能锻炼一起形成了一个完整的、紧密衔接的康复链。世界第一例面部移植的患者物理治疗开始于术后48小时，术后4个月之内一天2次，此后一天1次。康复计划包括主动面部练习和被动面部练习，而这些训练主要是围绕唇部运动和口张合动作进行的。尤其需训练移植后的呼吸道适应、咀嚼、吞咽、语言等。虽然移植治疗策略因计划不同而有差异，但大多数受者开始物理治疗是在完成手术后的48~72小时。每天进行运动康复评估、微笑训练、发元音字母（a、e、i、o、u）、感官和面部接受再教育等，直到受者出院，完整的康复计划还包括出院后数月甚至数年的训练日程表。虽然这些康复尝试常常需要合并视觉练习协助功能恢复，但许多是基于非视觉的反馈治疗。此外，许多文献已报道适用于盲人特殊需求的标准物理治疗措施。术后严格物理治疗、表情训练、语音训练和吞咽治疗对面部肌肉组织的功能恢复至关重要，因此，多学科的参与非常重要。

异体复合组织移植患者的心理与其他内脏器官移植患者的心理有所不同。在颜面移植中，当患者由毁损的面孔换为另外一个陌生的面孔时，在看到由面部表情、吞咽、咀嚼、发声、嗅等动作引发的功能时，其心理变化是复杂的。患者从渴望移植到愿望实现，对面孔由陌生、拒绝到熟悉、视为自体的一部分，由无功能到有功能，需要一个过程，只有经过良好的心理康复指导和心理干预，患者才能完全接受它、爱护它、听从医师的指示来进行功能锻炼，取得良好的功能恢复。因此，在面部复合组织同种异体移植中，心理康复显得尤为重要。

复合组织异体移植的功能康复是一个长期的系统工程，患者虽然在住院期间受到了系统的治疗和康复护理，但尚需在家庭和社会进行系统的后期康复治疗，包括职业训练等。因此，应对家属进行必要的功能康复训练指导，使患者继续得到正规、连续的功能康复训练。另外，社会应正确对待移植患者，多给他们一些机会，让他们做力所能及的工作，使他们在生理功能得到健全后，社会角色也能进一步得到完善。

（刘虎仙　韩岩）

参考文献

[1] Schaverien M V, Pessa J E, Rohrich R J. Vascularized membranes determine the anatomical boundaries of the subcutaneous fat compartments[J]. Plast Reconstr Surg, 2009, 123(2): 695-700.

[2] O'Brien J X, Ashton M W, Rozen W M, et al. New perspectives on the surgical anatomy and nomenclature of the temporal region: literature review and dissection study[J]. Plast Reconstr Surg, 2013, 131(3): 510-522.

[3] Alghoul M, Codner M A. Retaining ligaments of the face: review of anatomy and clinical applications[J]. Aesthet Surg J, 2013, 33(6): 769-782.

[4] Gierloff M, Stöhring C, Buder T, et al. Aging changes of the midfacial fat compartments: a computed tomographic study[J]. Plast Reconstr Surg, 2012, 129(1): 263-273.

[5] Drake R L, Vogl W, Mitchell A W M., et al. Gray's anatomy for students[M]. 2nd ed. New York: Churchill Livingstone/Elsevier, 2010.

[6] 王怀经, 赵玲辉. 局部解剖学[M]. 北京: 人民卫生出版社, 2005.

[7] 王炜. 整形外科学[M]. 杭州: 浙江科学技术出版社, 1999.

[8] Pinar Y A, Bilge O, Govsa F. Anatomic study of the blood supply of perioral region[J]. Clin Anat, 2005, 18(5): 330-339.

[9] Al-Hoqail R A, Meguid E M. Anatomic dissection of the arterial supply of the lips: an anatomical and analytical approach[J]. J Craniofac Surg, 2008, 19(3): 785-794.

[10] 黄跃生, 彭毅志, 刘旭盛, 等. 5378例烧伤病例临床分析[J]. 中国医师杂志, 2003, 5(10): 1345-1347.

[11] Spence R J. An algorithm for total and subtotal facial reconstruction using an expanded transposition flap: a 20-year experience[J]. Plast Reconstr Surg, 2008, 121(3): 795-805.

[12] Zan T, Li H, Gu B, et al. Surgical treatment of facial soft-tissue deformities in postburn patients: a proposed classification based on a retrospective study[J]. Plast Reconstr Surg, 2013, 132(6): 1001e-1014e.

[13] Li Q, Zan T, Gu B, et al. Face resurfacing using a cervicothoracic skin flap prefabricated by lateral thigh fascial flap and tissue expander[J]. Microsurgery, 2009, 29(7): 515-523.

[14] Li Q, Zan T, Li H, et al. Flap prefabrication and stem cell-assisted tissue expansion: how we acquire a monoblock flap for full face resurfacing[J]. J Craniofac Surg, 2014, 25(1): 21-25.

[15] Pribaz J J, Caterson E J. Evolution and limitations of conventional autologous reconstruction of the head and neck[J]. J Craniofac Surg, 2013, 24(1):99-107.

[16] Atabay K, Celebi C, Cenetoglu S, et al. Facial resurfacing in xeroderma pigmentosum with monoblock full-thickness skin graft[J]. Plast Reconstr Surg, 1991, 87(6):1121-1125.

[17] Angrigiani C, Grilli D. Total face reconstruction with one free flap[J]. Plast Reconstr Surg, 1997, 99(6):1566-1575.

[18] Siemionow M, Unal S, Agaoglu G, et al. A cadaver study in preparation for facial allograft transplantation in humans: part I. What are alternative sources for total facial defect coverage?[J]. Plast Reconstr Surg, 2006, 117(3):864-872; discussion 873-875.

[19] Latifoğlu O, Ayhan S, Atabay K. Total face reconstruction: skin graft versus free flap[J]. Plast Reconstr Surg, 1999, 103(3):1076-1078.

[20] Yao S T. Microvascular transplantation of prefabricated free thigh flap[J]. Plast Reconstr Surg, 1982, 69(3):568.

[21] Pribaz J J, Fine N, Orgill D P. Flap prefabrication in the head and neck: a 10-year experience[J]. Plast Reconstr Surg, 1999, 103(3):808-820.

[22] Khouri R K, Ozbek M R, Hruza G J, et al. Facial reconstruction with prefabricated induced expanded (PIE) supraclavicular skin flaps[J]. Plast Reconstr Surg, 1995, 95(6):1007-1015; discussion 1016-1017.

[23] Teot L, Cherenfant E, Otman S, et al. Prefabricated vascularised supraclavicular flaps for face resurfacing after postburns scarring[J]. Lancet, 2000, 355(9216):1695-1696.

[24] Topalan M, Guven E, Demirtas Y. Hemifacial resurfacing with prefabricated induced expanded supraclavicular skin flap[J]. Plast Reconstr Surg, 2010, 125(5):1429-1438.

[25] Spence R J. Expanded transposition flap technique for total and subtotal resurfacing of the face and neck[J]. J Burns Wounds, 2007, 6:e8.

[26] Burget G C. A 10-Year experience in nasal reconstruction with the three-stage forehead flap[J]. Plast Reconstr Surg, 2002, 109(6):1856-1861.

[27] Guo L, Pribaz J J. Clinical flap prefabrication[J]. Plast Reconstr Surg, 2009, 124(6 Suppl):e340-e350.

[28] Demir Z, Yüce S, Karamuürsel S, et al. Orbicularis oculi myocutaneous advancement flap for upper eyelid reconstruction[J]. Plast Reconstr Surg, 2008, 121(2):443-450.

[29] Haefliger I O, Trittibach P, Pimentel A R, et al. Large upper eyelid full-thickness defects reconstructed only with an anterior lamella[J]. Klin Monbl Augenheilkd, 2009, 226(4):341-343.

[30] Paridaens D, van den Bosch W A. Orbicularis muscle advancement flap combined with free posterior and anterior lamellar grafts: a 1-stage sandwich technique for eyelid reconstruction[J]. Ophthalmology, 2008, 115(1):189-194.

[31] Kilinç H, Bilen B T. A new approach to retroauricular flap transfer: parietal branch-based reverse flow superior auricular artery island flap[J]. Ann Plast Surg, 2006, 56(4):380-383.

[32] Han K. Total reconstruction of a partial-thickness upper eyelid defect with the expanded forehead flap[J]. Ann Plast Surg, 1997, 39(1):24-29.

[33] Bodian M. Extensive lid reconstruction using an augmented pedicle flap[J]. Ann Ophthalmol, 1983, 15(1):35-37.

[34] Matsumoto K, Nakanishi H, Urano Y, et al. Lower eyelid reconstruction with a cheek flap supported by fascia lata[J]. Plast Reconstr Surg, 1999, 103(6):1650-1654.

[35] Hallock G G. Reconstruction of a lower eyelid defect using the temporalis muscle[J]. Ann Plast Surg, 1984, 13(2):157-162.

[36] Koshima I, Urushibara K, Okuyama H, et al. Ear helix flap for reconstruction of total loss of the upper eyelid[J]. Br J Plast Surg, 1999, 52(4):314-316.

[37] Rubino C, Farace F, Puddu A, et al. Total upper and lower eyelid replacement following thermal burn using

an ALT flap—a case report[J]. J Plast Reconstr Aesthet Surg,2008,61(5):578-581.

[38] Kushima H,Yuzuriha S,Kondo S,et al. Reconstruction of an inner layer defect of the upper eyelid with avulsion of the superior levator palpebrae muscle and orbital fat[J]. Ann Plast Surg,2003,51(3):321-324.

[39] Herde J,Krause A,Bau V. Results of the Hughes operation[J]. Der Ophthalmologe,2001,98(5):472-476.

[40] 王炜. 整形外科学[M]. 杭州:浙江科学技术出版社,1999:931-940.

[41] Codner M A,McCord C D,Mejia J D,et al. Upper and lower eyelid reconstruction[J]. Plast Reconstr Surg,2010,126(5):231e-245e.

[42] Burget G C,Menick F J. The subunit principle in nasal reconstruction[J]. Plast Reconstr Surg,1985,76(2):239-247.

[43] Ullmann Y,Fodor L,Shoshani O,et al. A novel approach to the use of the paramedian forehead flap for nasal reconstruction[J]. Plast Reconstr Surg,2005,115(5):1372-1378.

[44] Shumrick K A,Smith T L. The anatomic basis for the design of forehead flaps in nasal reconstruction[J]. Arch Otolaryngol Head Neck Surg,1992,118(4):373-379.

[45] Boyd C M,Baker S R,Fader D J,et al. The forehead flap for nasal reconstruction[J]. Arch Dermatol,2000,136(11):1365-1370.

[46] 李青峰,雷华,顾斌,等. 额部阶梯状皮瓣与肌、皮双瓣鼻再造术[J]. 中华整形外科杂志,2004,20(5):351-353.

[47] Adamson J E. Nasal reconstruction with the expanded forehead flap[J]. Plast Reconstr Surg,1988,81(1):12-20.

[48] Zuker R M,Capek L,de Haas W. The expanded forehead scalping flap:a new method of total nasal reconstruction[J]. Plast Reconstr Surg,1996,98(1):155-159.

[49] Herford A S,Zide M F. Reconstruction of superficial skin cancer defects of the nose[J]. J Oral Maxillofac Surg,2001,59(7):760-767.

[50] Bolton L L,Chandrasekhar B,Gottlieb M E. Forehead expansion and total nasal reconstruction[J]. Ann Plast Surg,1998,21(3):210-216.

[51] Furuta S,Hayashi M,Shinohara H. Nasal reconstruction with an expanded dual forehead flap[J]. Br J Plast Surg,2000,53(3):261-264.

[52] 顾斌,李青峰,沈国雄,等. 运用额部阶梯状皮瓣修复烧伤后鼻部畸形[J]. 中华医学美学美容杂志,2007,13(3):141-143.

[53] Guo S,Han Y,Zhang X,et al. Human facial allotransplantation:a 2-year follow-up study[J]. Lancet,2008,372(9639):631-638.

[54] Diaz-Siso J R,Bueno E M,Sisk G C,et al. Vascularized composite tissue allotransplantation—state of the art[J]. Clin Transplant,2013,27(3):330-337.

[55] Cendales L C,Kanitakis J,Schneeberger S,et al. The Banff 2007 working classification of skin-containing composite tissue allograft pathology[J]. Am J Transplant,2008,8(7):1396-1400.

[56] Murphy B D,Zuker R M,Borschel G H. Vascularized composite allotransplantation:an update on medical and surgical progress and remaining challenges[J]. J Plast Reconstr Aesthet Surg,2013,66(11):1449-1455.

[57] Brown J B,McDowell F. Massive repairs of burns with thick split-skin grafts:emergency "dressings" with homografts[J]. Ann Surg,1942,115(4):658-674.

[58] Tobin G R,Breidenbach W C 3rd,Ildstad S T,et al. The history of human composite tissue allotransplantation[J]. Transplant Proc,2009,41(2):466-471.

[59] Brown J B,McDowell F. Epithelial healing and the transplantation of skin[J]. Ann Surg,1942,115(6):1166-1181.

[60] Gibson T,Medawar P B. The fate of skin homografts in man[J]. J Anat,1943,77(Pt 4):299-310.

[61] Harrison J H,Merrill J P,Murray J E. Renal homotransplantation in identical twins[J]. Surg Forum,1956,6:432-436.

[62] Merrill J P, Murray J E, Harrison J H, et al. Successful homotransplantation of the human kidney between identical twins[J]. J Am Med Assoc,1956,160(4):277-282.

[63] Murray J E, Merrill J P, Dammin G J, et al. Study on transplantation immunity after total body irradiation: clinical and experimental investigation[J]. Surgery,1960,48:272-284.

[64] Merrill J P, Murray J E, Takacs F J, et al. Successful transplantation of kidney from a human cadaver[J]. JAMA,1963,185:347-353.

[65] Gilbert R. Transplant is successful with a cadaver forearm[J]. Med Trib Med News,1964,5:20-23.

[66] Gilbert R. Hand transplanted from cadaver is reamputated[J]. Med Trib Med News,1964,5:23.

[67] Ustüner E T, Zdichavsky M, Ren X, et al. Long-term composite tissue allograft survival in a porcine model with cyclosporine/mycophenolate mofetil therapy[J]. Transplantation,1998,66(12):1581-1587.

[68] Strome M, Stein J, Esclamado R, et al. Laryngeal transplantation and 40-month follow-up[J]. N Engl J Med,2001,344(22):1676-1679.

[69] Duque E, Duque J, Nieves M, et al. Management of larynx and trachea donors[J]. Transplant Proc,2007,39(7):2076-2078.

[70] Delaere P, Vranckx J, Verleden G, et al. Tracheal allotransplantation after withdrawal of immunosuppressive therapy[J]. N Engl J Med,2010,362(2):138-145.

[71] Hofmann G O, Kirschner M H, Wagner F D, et al. Allogeneic vascularized transplantation of human femoral diaphyses and total knee joints—first clinical experiences[J]. Transplant Proc,1998,30(6):2754-2761.

[72] Dubernard J M, Owen E, Herzberg G, et al. Human hand allograft: report on first 6 months[J]. Lancet,1999,353(9161):1315-1320.

[73] Petruzzo P, Badet L, Gazarian A, et al. Bilateral hand transplantation: six years after the first case[J]. Am J Transplant,2006,6(7):1718-1724.

[74] Petruzzo P, Lanzetta M, Dubernard J M, et al. The international registry on hand and composite tissue transplantation[J]. Transplantation,2010,90(12):1590-1594.

[75] Levi D M, Tzakis A G, Kato T, et al. Transplantation of the abdominal wall[J]. Lancet,2003,361(9376):2173-2176.

[76] Cipriani R, Contedini F, Santoli M, et al. Abdominal wall transplantation with microsurgical technique[J]. Am J Transplant,2007,7(5):1304-1307.

[77] Devauchelle B, Badet L, Lengelé B, et al. First human face allograft: early report[J]. Lancet,2006,368(9531):203-209.

[78] Lantieri L, Meningaud J P, Grimbert P, et al. Repair of the lower and middle parts of the face by composite tissue allotransplantation in a patient with massive plexiform neurofibroma: a 1-year follow-up study[J]. Lancet,2008,372(9639):639-645.

[79] Siemionow M, Papay F, Alam D, et al. Near-total human face transplantation for a severely disfigured patient in the USA[J]. Lancet,2009,374(9685):203-209.

[80] Pomahac B, Pribaz J, Eriksson E, et al. Restoration of facial form and function after severe disfigurement from burn injury by a composite facial allograft[J]. Am J Transplant,2011,11(2):386-393.

[81] Barret J P, Gavaldà J, Bueno J, et al. Full face transplant: the first case report[J]. Ann Surg,2011,254(2):252-256.

[82] Pomahac B, Pribaz J, Eriksson E, et al. Three patients with full facial transplantation[J]. N Engl J Med,2012,366(8):715-722.

[83] Ravindra K V, Wu S, Bozulic L, et al. Composite tissue transplantation: a rapidly advancing field[J]. Transplant Proc,2008,40(5):1237-1248.

[84] Bueno E M, Diaz-Siso J R, Pomahac B. A multidisciplinary protocol for face transplantation at Brigham and Women's Hospital[J]. J Plast Reconstr Aesthet Surg,2011,64(12):1572-1579.

[85] 易成刚,郭树忠,韩岩. 同种异体全颜面复合组织移植进展[J]. 中华整形外科杂志,2005,21(3):222-

224.

[86] 张旭东,郭树忠,韩岩. 复合组织同种异体移植的治疗进展[J]. 中华整形外科杂志,2006,22(1):68-71.

[87] Pomahac B,Nowinski D,Diaz-Siso J R,et al. Face transplantation[J]. Curr Probl Surg,2011,48(5):293-357.

[88] Kueckelhaus M,Lehnhardt M,Fischer S,et al. Progress in face transplantation[J]. Handchir Mikrochir Plast Chir,2014,46(4):206-213.

[89] Lee W P,Yaremchuk M J,Pan Y C,et al. Relative antigenicity of components of a vascularized limb allograft[J]. Plast Reconstr Surg,1991,87(3):401-411.

[90] Machens H G. The first bilateral arm transplantation in the Klinikum rechts der Isar[J]. Handchir Mikrochir Plast Chir,2008.

[91] de Lago M. World's first double leg transplantation is carried out in Spain[J]. BMJ,2011,343:d4541.

[92] Gordon C R,Siemionow M,Papay F,et al. The world's experience with facial transplantation: what have we learned thus far?[J]. Ann Plast Surg,2009,63(5):572-578.

[93] Schneeberger S,Gorantla V S,van Riet R P,et al. Atypical acute rejection after hand transplantation[J]. Am J Transplant,2008,8(3):688-696.

[94] Hivelin M,Siemionow M,Grimbert P,et al. Extracorporeal photopheresis: from solid organs to face transplantation[J]. Transpl Immunol,2009,21(3):117-128.

[95] Dubernard J M,Lengelé B,Morelon E,et al. Outcomes 18 months after the first human partial face transplantation[J]. N Engl J Med,2007,357(24):2451-2460.

[96] Siemionow M,Ozturk C. An update on facial transplantation cases performed between 2005 and 2010[J]. Plast Reconstr Surg,2011,128(6):707e-720e.

[97] Leventhal J,Abecassis M,Miller J,et al. Chimerism and tolerance without GVHD or engraftment syndrome in HLA-mismatched combined kidney and hematopoietic stem cell transplantation[J]. Sci Transl Med,2012,4(124):124ra28.

[98] Del Bene M,Di Caprio A P,Melzi M L,et al. Autologous mesenchymal stem cells as a new strategy in immunosuppressant therapy in double hand allotransplantation[J]. Plast Reconstr Surg,2013,131(2):305e-307e.

[99] Breidenbach W C,Gonzales N R,Kaufman C L,et al. Outcomes of the first 2 American hand transplants at 8 and 6 years posttransplant[J]. J Hand Surg Am,2008,33(7):1039-1047.

[100] Brandacher G,Ninkovic M,Piza-Katzer H,et al. The Innsbruck hand transplant program: update at 8 years after the first transplant[J]. Transplant Proc,2009,41(2):491-494.

[101] Knoll B M,Hammond S P,Koo S,et al. Infections following facial composite tissue allotransplantation—single center experience and review of the literature[J]. Am J Transplant,2013,13(3):770-779.

[102] Unadkat J V,Bourbeau D,Afrooz P N,et al. Functional outcomes following multiple acute rejections in experimental vascularized composite allotransplantation[J]. Plast Reconstr Surg,2013,131(5):720e-730e.

[103] Pei G,Xiang D,Gu L,et al. A report of 15 hand allotransplantations in 12 patients and their outcomes in China[J]. Transplantation,2012,94(10):1052-1059.

[104] Shores J T,Imbriglia J E,Lee W P. The current state of hand transplantation[J]. J Hand Surg Am,2011,36(11):1862-1867.

[105] Dickenson D,Widdershoven G. Ethical issues in limb transplants[J]. Bioethics,2001,15(2):110-124.

[106] 裴国献. 国际异体复合组织移植发展现状与展望[J]. 解放军医学杂志,2012,37(12):1097-1102.

[107] Pomahac B,Papay F,Bueno E M,et al. Donor facial composite allograft recovery operation: Cleveland and Boston experiences[J]. Plast Reconstr Surg,2012,129(3):461e-467e.

[108] Kay S,Wilks D. Invited comment: Vascularized composite allotransplantation: an update on medical and surgical progress and remaining challenges[J]. J Plast Reconstr Aesthet Surg,2013,66(11):1456-1457.

[109] Petit F,Paraskevas A,Minns A B,et al. Face transplantation: where do we stand?[J]. Plast Reconstr Surg,

2004,113(5):1429-1433.

[110] 潘华,郭树忠. 复合组织异体移植后功能恢复的研究进展[J]. 中国美容医学,2009,18(1):117-120.

[111] Neugroschl C,Denolin V,Schuind F,et al. Functional MRI activation of somatosensory and motor cortices in a hand-grafted patient with early clinical sensorimotor recovery[J]. Eur Radiol,2005,15(9):1806-1814.

[112] Siemionow M Z,Papay F,Djohan R,et al. First U.S. near-total human face transplantation: a paradigm shift for massive complex injuries[J]. Plast Reconstr Surg,2010,125(1):111-122.

[113] Fisher F R. Rehabilitation of the blind amputee: a rewarding experience[J]. Arch Phys Med Rehabil,1987,68(6):382-383.

[114] Turner M,Siegel I M. Physical therapy for the blind child[J]. Phys Ther,1969,49(12):1357-1363.

[115] Pillar T,Gaspar E,Dickstein R. Physical rehabilitation of the elderly blind patient[J]. Int Disabil Stud,1990,12(2):75-77.

[116] Carty M J,Bueno E M,Lehmann L S,et al. A position paper in support of face transplantation in the blind[J]. Plast Reconstr Surg,2012,130(2):319-324.

[117] Diaz-Siso J R,Parker M,Bueno E M,et al. Facial allotransplantation: a 3-year follow-up report[J]. J Plast Reconstr Aesthet Surg,2013,66(11):1458-1463.

第四十四章
颈部畸形和缺损

第一节　颈部烧伤后期整形

一　颈部解剖特点及颈部瘢痕病理生理学

颈部是人体连接头部与躯干的特殊部位，内部有气管、食管和通往头部的大血管，以及来自中枢的重要神经等通过，颈椎的生物构造使颈部能够在三维空间内灵活运动，而由于经常暴露于外，颈部同时具有突出的形态美学意义。但是，颈部皮肤较薄，加之轮廓呈凹面，具有天然形成的接近90°的颏颈角。这些因素使得颈部致伤后容易发生瘢痕挛缩畸形，造成颏颈角消失，从而明显影响颈部的生理功能和外形，理想的修复方案需要兼顾功能和美观，一直是整形外科的临床难点问题。

颈部瘢痕挛缩畸形（cervical scar contracture deformity）在临床常见，其中深度烧伤（深Ⅱ度和Ⅲ度）、烫伤（婴幼儿）和化学品损伤是最常见的致病原因。如未能早期削、切痂并植皮，创面愈合后未坚持佩戴颈部支架并进行功能锻炼，大多数患者后期会发展成为不同程度的瘢痕挛缩畸形。挛缩瘢痕坚硬厚实，涉及皮肤、皮下软组织损毁瘢痕增生，甚至涉及肌肉，以致骨骼（颈椎、下颌骨）损害，最终严重影响颈部活动及颈部器官功能与美观。此外，颈部皮肤和皮下组织的严重感染坏死、创伤或手术后所致的纵行切口或伤口愈合不良，也可以形成条索状或蹼状挛缩瘢痕。颈部畸形，据统计，约占烧伤后全身各部位畸形的10%左右，多发生于颈前，也可位于颈侧或全颈部。

挛缩的瘢痕不但使头颈部的运动受限，而且由于颈部皮肤直接与面部相连，颈部挛缩还可造成眼睑、鼻翼、口角及面颊部皮肤受到不同程度的牵拉，严重时造成下睑和下唇外翻，不能闭眼和闭口，呼吸、咀嚼及语言等功能也受限制，颈椎也受到影响，发生在儿童时甚至会影响整个面颈部的正常发育。

二　颈部瘢痕挛缩分度评估与测量

正常颈部活动范围为：前屈后伸均45°，侧屈45°，旋转60°。颈椎活动有一个简易的测定方法：正常时屈颈下颌可抵前胸，后伸时鼻尖与前额的连线与体轴垂直；侧屈肩稍耸耳可触肩。而颈部瘢痕挛缩畸形往往影响几个方向的颈部活动，主要是对后伸的影响最大，也是重建的主要关注点。

(一)颈部瘢痕挛缩分度评估

国内颈部瘢痕挛缩的分类主要采用四度分类法,依据瘢痕范围、颈部活动受限情况及面部继发畸形情况等,进行综合评估,以求对治疗选择有指导意义。

Ⅰ度:轻度颈部瘢痕,不涉及面部,颈部活动如常,但有颈部紧绷感,有时在后伸等活动位置可见瘢痕条带。

Ⅱ度:瘢痕延至颏部,存在颏-颈粘连或颏-颈-胸粘连,颏颈角变浅或消失,颈部后伸受限。下唇可有轻度外翻,下唇前庭沟尚存在,不流涎,能闭口。

Ⅲ度:瘢痕延至下唇,存在下唇-颏-颈粘连。颈部后伸困难,不能过垂直中线。下唇严重外翻,口角、鼻翼甚至下睑均被牵拉向下移位,不能闭口,发音不清,流涎不止,饮食困难。

Ⅳ度:下唇-颏-颈-胸粘连,瘢痕上起下唇下缘,下至胸部,颈部极度屈曲,颈部基本不能活动,颈、胸椎后突,头部不能回到正常中立位,不能平视,不能闭口,流涎不止,饮食、呼吸都发生困难。在儿童还可以继发下颌骨发育不良、下切牙外翻,出现开殆和错殆。

(二)颏颈角相关评估测量

对于颈部功能及美学测量评估,传统上还要进行软组织颏颈角的定量测量,笔者认为单纯的传统意义上的静态的软组织颏颈角还不足以反映颈部瘢痕挛缩的全部情况,将其加以扩展,成为三个不同概念的颏颈角(MCA)的测量,如图44-1所示:

1. 软组织颏颈角(soft tissue MCA) 患者平视前方时软组织颏下点(Mes)-舌骨体表投影点-胸骨上凹体表投影点三点间两两连线所形成的夹角,也即颏下线和颈前线间的夹角,能直观地反映颈部挛缩的程度,又称美学颏颈角(图44-1A)。该角是在静态下对颈部形态的评估。该角在术前因为瘢痕挛缩,舌骨在瘢痕表面的对应点比正常情况下前移,所以反而比正常大。术后角度减小,说明颏颈角加深,颈部的美观得以恢复。

2. 骨性颏颈角(osseous MCA) 以患者头中间位平视前方时所摄X线片进行骨性定点,颏下点(Me)-舌骨点-胸骨上凹三点间两两连线所形成的夹角(图44-1B),测量排除了软组织的干扰,又称静态功能颏颈角。对颈部骨性结构进行测量所得到的骨性颏颈角反映了颈部瘢痕对深部组织的影响,治疗后若其增大就表明手术对深层组织的干预起到了作用。

3. 动态功能颏颈角(dynamic MCA) 该角是侧位极限低头位与极限抬头位所测骨性颏颈角度的差值(图44-1C、D),能准确定量反映颈部活动功能,此数值才是真正能准确反映颈部活动功能的参数,治疗后动态功能颏颈角的增加表明颈部活动得到了改善。

这三种颏颈角概念的引入,使颈部功能及美学评估的指标实现了客观化和数字化。为治疗前、后颈部瘢痕及其功能、美学改变提供了一个便于进行统计学分析的客观评价体系。

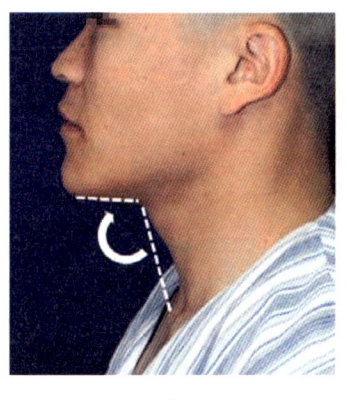

A

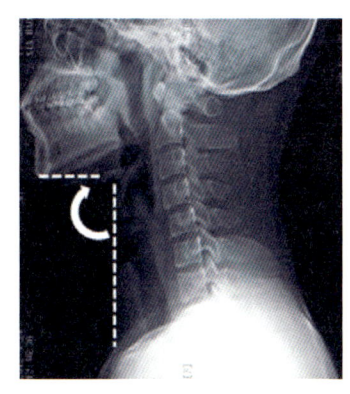

B

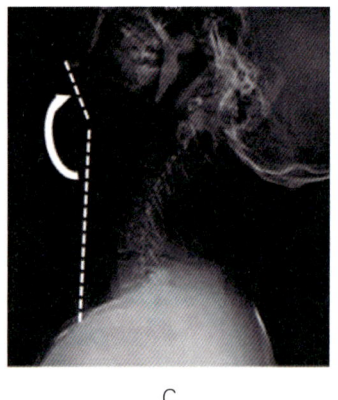
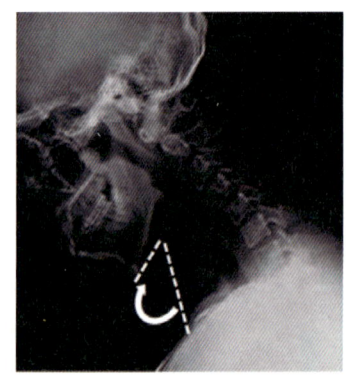

图 44-1 三种颏颈角亚型的测量
A. 软组织颏颈角（美学颏颈角） B. 骨性颏颈角（静态功能颏颈角）
C、D. 动态功能颏颈角，即 C 所示极限抬头位所测骨性颏颈角与 D 所示极限低头位所测骨性颏颈角的差值

（三）Achauer 颈部瘢痕挛缩评估及 Remensnyder und Donelan 分型

Achauer 根据颈前部受累范围大小，将颈前部瘢痕挛缩分为轻度、中度、重度及特重度四度。当对颏颈胸粘连的患者制订个体化手术方案时，Achauer 分型可以较好地描述手术松解对颈前部受累挛缩程度的影响，具有很重要的临床意义（表 44-1）。

表 44-1 颈前部瘢痕挛缩的 Achauer 分型

程度	颈前部受累范围
Ⅰ-轻度	瘢痕挛缩带累及颈前部的表面积＜1/3
Ⅱ-中度	1/3≤瘢痕挛缩带累及颈前部的表面积＜2/3
Ⅲ-重度	瘢痕挛缩带累及颈前部的表面积≥2/3
Ⅳ-特重度（广泛）	颏颈胸粘连

2002 年，Remensnyder und Donelan 分型按照受累程度及功能异常将颈部瘢痕挛缩分为轻、中、重三组。这一分类方法在对患者进行回顾和分析时，通过结合不同的解剖区域，可以精确描述受累程度及功能异常，因此也得到了较为广泛的应用（表 44-2，图 44-2）。

表 44-2 Remensnyder und Donelan（2002）颈部瘢痕挛缩分型

分型	受累程度及功能异常
重度	a. 唇-胸粘连
	b. 颏-胸粘连
中度	a. 颈-胸粘连
	b. 多条粗大挛缩带
	c. 仅累及颈部上方区域
轻度	a. 不连续的线状挛缩带
	b. 单独的颈部瘢痕

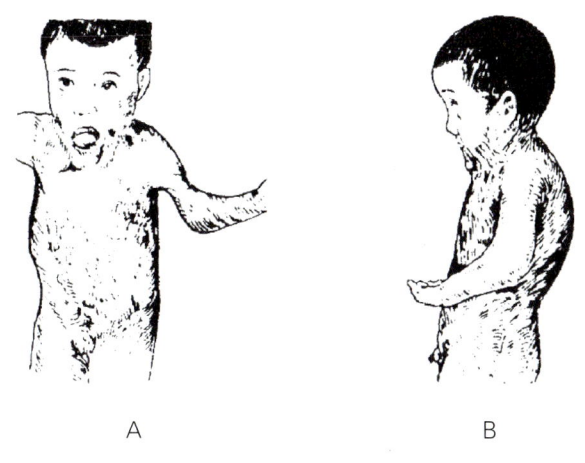

图 44-2　重度挛缩（唇-胸粘连）

三、颈部瘢痕挛缩畸形手术选择和治疗准备

颈部瘢痕挛缩畸形治疗的目标是安全、彻底地松解挛缩，恢复颈部的正常伸展功能和颏颈角的形态，防止挛缩复发。

（一）手术治疗适应证

伴有功能障碍和外观畸形、流涎、进行性牙齿病变、毛囊炎、影响正常进食及呼吸的颈部畸形和气管插管均为颈部瘢痕挛缩畸形进行手术重建的适应证。急性期的重度颈部屈曲挛缩常常需要早期手术干预，以改善气道管理。颈部瘢痕挛缩的手术重建应先于颜面部烧伤瘢痕挛缩的矫正和重建。

（二）术前准备

1. 应进行全面系统的术前检查，确保心肺肝肾功能良好，排除血液系统疾病，吸烟习惯得到控制。

2. 如有慢性呼吸道感染，应先予控制感染治疗，其后再行手术。特别注意术前应确保无咳嗽，以防影响术后植皮的成活。经常流涎的患者应做好口腔的清洁卫生。

颈胸前有慢性溃疡者应控制感染。术前备皮要彻底，瘢痕凹陷处的污垢一定要清洗干净。

3. 确保颈部修复组织移植的供区良好。

（三）手术时机

目前对于颈部深度烧伤建议于伤后早期即行切削痂、大张中厚植皮，而不要等到创面发展成为严重的瘢痕畸形、产生了继发损害后再行手术。对于错过了伤后早期治疗时机的患者，通常成人Ⅰ、Ⅱ度病例以创面愈合后半年左右（瘢痕挛缩基本稳定后）进行手术为宜；小儿病例因为可能影响发育，所以应该尽量提前手术，Ⅲ、Ⅳ度病例中那些严重影响生活质量者应及早手术。

（四）手术目标

1. 使颈部恢复稳定的皮肤软组织覆盖和轮廓，恢复颈部正常的活动，重建颏颈角，兼顾功能修复重建和外形美学再造。

2. 矫正颈部挛缩相关部位畸形、唇外翻畸形、小口畸形、下颌骨畸形矫正等，严格根据患者的全身状况和医疗条件，分期完成手术或一期完成。

（五）手术原则

全层切除瘢痕，彻底松解挛缩，恢复面颈部移位器官位置及形态，保证颈部三维方向的活动，尽可能在外形色泽、组织质地及功能上进行修复重建和美学再造。

（六）手术选择的注意事项

1. 颈部合并口周瘢痕挛缩的矫正手术是一项高危和复杂的手术。
2. 麻醉、手术过程都是可能涉及生命危险的操作。
3. 术后由于颈部包扎敷料和口周术后包扎，容易引起术后呼吸道不畅。
4. 术后可能有呕吐窒息等致命性并发症，应具备应急护理和抢救设备，医护人员要足够重视。

四 麻醉

1. 颈部瘢痕范围较小、只需局部改形者，可选用局部浸润麻醉。
2. 瘢痕较大、有多个手术部位、手术时间较长者，宜采用气管插管全身麻醉。
3. 由于患者受挛缩瘢痕牵拉，头部后仰受限，不能充分张口，甚至有喉头移位，气管插管常很困难；如进行诱导，就易发生喉痉挛或分泌物堵塞，引起窒息，因此最好先进行清醒插管，且以经鼻插管为宜。
4. 某些挛缩严重的患者，在气管内盲插困难时，也可先在局部浸润麻醉下横向切开瘢痕组织，使颈部或口周挛缩部分松解后再进行插管。当然，目前由于纤维支气管镜在麻醉辅助插管中的广泛应用，局麻配合盲插已逐步被取代。
5. 术中麻醉应维持到手术区包扎固定完全结束后为止，以防止患者因过早苏醒而发生咳嗽、呕吐、扭动，而使皮片移动或形成皮片下血肿，影响皮片成活。

五 颈部瘢痕挛缩松解和畸形矫正

（一）瘢痕切除和挛缩松解

患者取仰卧位，肩下垫上头枕使头充分后仰，切开全厚瘢痕直达瘢痕下的正常组织平面。再循这一平面向下剥离，切除部分或全部瘢痕，松解挛缩，彻底恢复功能性颏颈角。严重挛缩的病例在切除瘢痕时，应注意颈部的重要器官、组织（气管、颈外血管、重要神经等）可能会由瘢痕牵拉而移位，应防止误伤。在术中可能会暴露下颌下腺，注意保护其表面筋膜层以避免腺体下垂影响术后效果。瘢痕较广泛时，两侧切口须延伸至颈侧，形成锯齿状曲线外形，避免直线切口。颈部有瘢痕且下唇外翻者，应将瘢痕切除直达下唇唇红缘处并且高于口角平面，并彻底松解挛缩，将下唇完全复位。对于长期唇外翻造成下唇横径延长的患者，下唇还需行楔形全层切除术以收紧下唇，从而防止再次外翻的发生。

（二）双向颈阔肌肌瓣和颏颈角重建

对于Ⅱ度以上颈部瘢痕挛缩，如果颈阔肌的处理不够充分，术后容易复发或者临床效果容易不充分。颈阔肌的位置表浅，位于皮肤与颈前筋膜之间，颈部最初的受伤因素或其后的炎症或手术创伤都会不同程度地波及颈阔肌，使其处于持续的挛缩状态，是颈部瘢痕挛缩或复发的重要原因。颈阔肌的血供解剖特点如图44-3所示：上半部分血供来自蒂在双侧外上方的颌下动脉，下部血供则来自蒂在双侧外下方的颈横动脉，两者间与周围其他动脉系统有着广泛而可靠的交通。在舌骨或甲状软骨水平横向切开颈阔肌至颈前筋膜表面，将断开的颈阔肌分别向上、向下分离形成两个肌瓣。向上翻转的肌瓣固定于颏（颌）底部，既可彻底松解颈部深层的挛缩，又可以丰满因长期瘢痕挛缩而后缩的颏部，加深重建软组织颏颈角。向下翻转的颈阔肌瓣覆盖于颈胸交界处瘢痕的断面，能够较好地消除植皮区边缘与周围瘢痕组织的高度差，形成颈胸自然过渡，并为后续的植皮提供血供良好的受区。而翻转上、下颈阔肌瓣后，整个颈部外形也更纤细、美观（图44-3）。

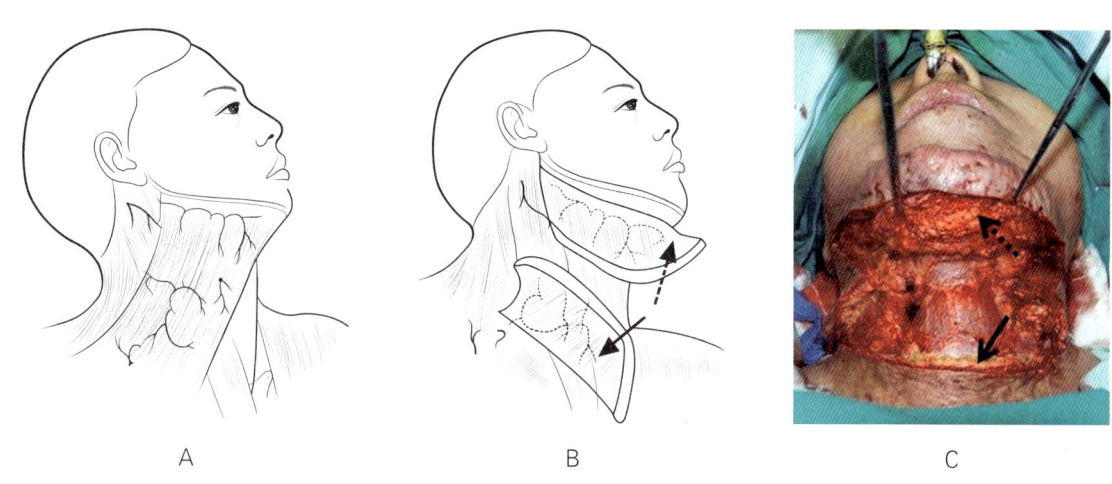

图44-3　颈阔肌的血供和双向瓣的形成

A. 颈阔肌的上半部血供来自颏下动脉，下半部血供来自颈横动脉，两者广泛交通　B. 将颈阔肌沿中份切开向上、下分离，形成两个肌瓣　C. 向上翻转的肌瓣（虚线箭头）固定于颏（颌）底部，在加厚颏部的同时加深重建的颏颈角；向下翻转的肌瓣（实线箭头）覆盖于颈胸交界处瘢痕的断面，形成颈胸自然过渡并成为血供良好的受皮区

（三）继发下颌骨后缩小颏畸形处理

由于颈部瘢痕长期挛缩、限制，特别是婴幼儿期的颈部瘢痕挛缩会极大地影响下颌骨颏部的发育，造成严重的继发性小颏畸形，表现为严重的下颌骨后缩。针对此畸形，首先应该彻底松解周边瘢痕的限制，其次需要用适当量的软组织瓣（局部或者远位组织瓣）进行充填。必要时甚至需要配合颏部水平截骨前移（即颏成形术）或者远位骨皮复合组织瓣移植等治疗手段。

六　颈部瘢痕挛缩畸形矫正皮肤软组织覆盖

颈部瘢痕切除、挛缩松解后形成继发创面，修复方法众多。Dowd（1927）首先提倡应用皮瓣修复颈部，Padgett等（1932）开始使用全厚皮片移植，Greely（1944）提出用中厚皮片移植，获得了广泛应用。其他如Spina等（1955）主张在颈前区植以皮瓣、在颏下区和胸部植以厚中厚皮片；Harii和Ohmori（1974）首先应用游离皮瓣移植修复颈部瘢痕松解后的创面。

笔者治疗了数以千计的颈部严重烧伤瘢痕挛缩患者，现将治疗经验的要点介绍如下：①彻底切除颈部瘢痕，相关组织挛缩充分松解，颏颈角重建。②为松解瘢痕和再造颏颈角，必要时切断部分或全部颈阔肌。③彻底止血后用生理盐水清洗创面，进行游离植皮，或皮瓣覆盖。④对于Ⅱ和Ⅲ～Ⅳ度颈部瘢痕挛缩范围广泛患者，仍以游离植皮覆盖创面为最佳选择，加强手术后康复治疗减少移植皮片挛缩。⑤行皮瓣移植或配合组织扩张器的皮瓣移植覆盖创面，这种操作多用于Ⅰ度患者部分Ⅱ度患者或颈部孤立性瘢痕挛缩切除后的创面，如颏下区、下颌区等。⑥Ⅲ～Ⅳ度患者颈部瘢痕挛缩患者，若皮片移植后期颈部挛缩部分复发，就需要再次手术补遗。

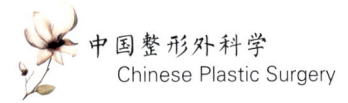

（一）皮片移植

1. 中厚或全厚皮片　皮片移植具有操作简便、覆盖面积大、颈部修复匀称、治疗周期较短的优点。由于颈部修复创面较大，一般选择中厚皮片或厚中厚皮片覆盖，对恢复颈前区的外形、质地及色泽效果尤为理想，是治疗方法的首选。中厚皮片术后会有一定程度的收缩，对于儿童来说皮片覆盖区的生长往往无法与儿童整体的生长发育同步，依靠术后处理来减少移植皮片的挛缩很重要，例如支架佩戴、功能锻炼、理疗按摩等，少数案例在一期手术后因为移植皮片挛缩，需要再次植皮以矫正继发性挛缩。

全厚皮片移植多用于较小区域的创面，如颏下区、下颌区等。

在皮片移植中注意皮片应妥帖覆盖，以减少移植皮片继发性挛缩，可以将皮片横向覆盖在创面上，如需拼接两块皮片之间的接缝应呈横向并避免直线。在颏颈角处的皮片与创底之间，横向缝一道连续的固定缝线，使皮肤与创面紧贴。因吞咽动作会影响局部皮片成活，所以在喉结上、下将皮片与创面各固定数针。在一些凹陷部位，特别是两侧的尖角凹陷部位，可以适当地在皮片上打些小孔，以便充分引流，防止皮下血肿或血清肿。缝合完毕，冲洗清除皮片下积血，皮片上盖一层凡士林纱布和大量疏松纱布，加压包扎，打包外层盖以厚纱布和棉垫，再用绷带适度加压包扎，敷料量要足，也可使用石膏片使颈部保持后仰制动位。然而，打包和包扎也不宜过紧，以免造成患者呼吸困难。

2. 真皮支架替代物＋自体薄层皮片　对于大面积烧伤而全厚、中厚皮片供皮区非常匮乏的患者，可以采用真皮支架替代物加自体薄层（刃厚）皮片进行覆盖的方式。目前医疗市场上可以作为成熟产品的人工真皮支架替代物主要有同种异体脱细胞真皮基质（"ADM"，北京桀亚莱福生物技术有限责任公司；"Alloderm"，Life Sciences 公司），人工构建的真皮单层组织工程化皮肤（"DERMAGRAFT"，异体成纤维细胞＋可降解聚乳酸生物合成支架PGA，Advanced Tissue Sciences 公司；"Integra"，牛肌腱胶原提取物＋葡萄糖氨基多糖基质复合物＋医用硅胶膜片，Integra Life Sciences 公司）。

手术可以分两期进行，一期先行颈部瘢痕松解，创面覆盖真皮支架替代物，1周后待真皮支架替代物已基本与创面融合后，二期再进行自体植皮。优点是成功率高，可以避免因术后创面血肿或感染造成的植皮失败。当然手术也可以一期创面同时覆盖真皮支架替代物和自体薄层皮片，但植皮坏死的风险会有一定程度增高。笔者所在治疗组从2002年以来接待接近60例此类患者，移植物绝大部分成活，植皮区平整、柔软、弹性佳、轻微挛缩，功能恢复良好，供皮区无明显瘢痕增生。术前瘢痕的温哥华评分为10分左右，术后半年改善到5分左右，治疗前、后差异有显著统计学意义。

（二）皮瓣移植

皮瓣修复不仅具有色泽质地良好、继发挛缩少等优点，在儿童还可随着生长发育而生长，适合修复深度灼伤后的严重挛缩创面和要求外形和质地优良的部位。

皮瓣移植的缺点包括：供区创伤较大；局部或轴型皮瓣由于大多数情况下皮瓣的宽轴是对应颈部创面的长轴，在用于重度挛缩患者时，不能充分满足纵向的松解；皮瓣较厚时，后期需要修薄手术；游离皮瓣对显微外科技术的要求较高，移植风险较大；扩张皮瓣治疗周期长，手术次数多，治疗风险也相应增加。

1. 随意（任意）皮瓣

（1）Z成形术：适用于纵向的条索状或蹼状颈部瘢痕，瘢痕两侧需要比较健康的皮肤，可以达到颈部变细变长的效果。当瘢痕条索状较长，两侧的皮肤又不够松弛时，可做成几个连续的Z成形。

（2）连续Y-V成形术：适用于条索状瘢痕两侧皮肤的质地不佳、血供不够可靠时采用连续V-Y成形法的设计。

此外常用的还有Z成形和Y-V成形相结合的五瓣法，可以用于充分松解颈部蹼状瘢痕（图44-4）。

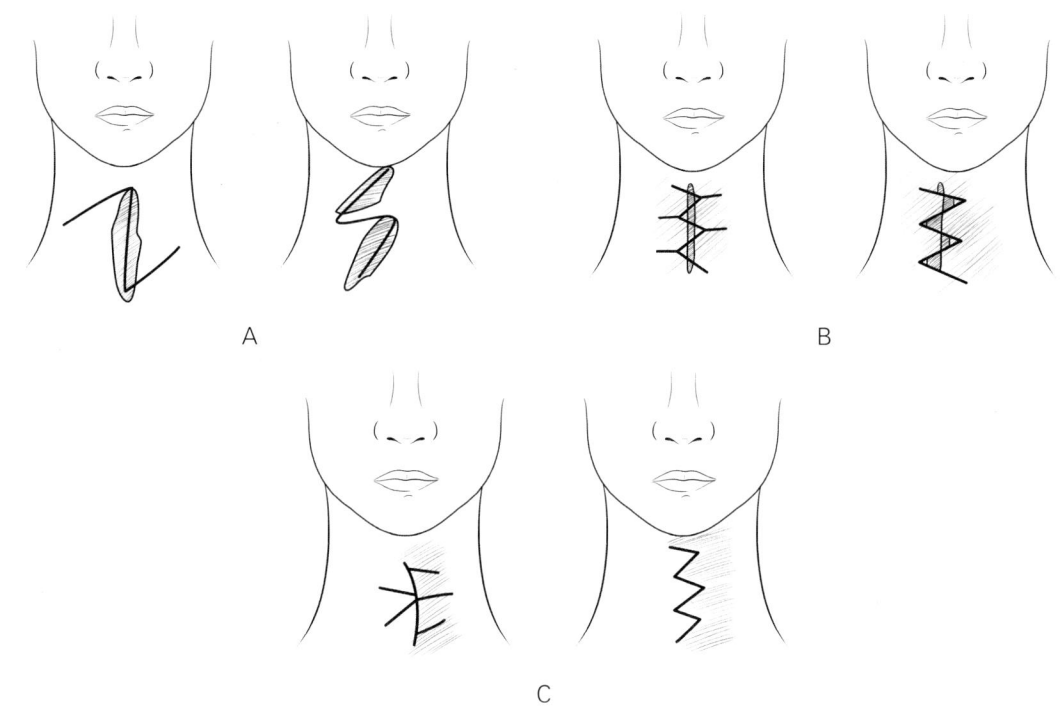

图44-4 颈部局部皮瓣设计
A. Z成形术 B. 连续Y-V成形术 C. 五瓣成形术

（3）颈部双蒂皮瓣：如果瘢痕仅限于颈上、颏底部，就切除瘢痕后循颈阔肌下平面向下潜行剥离，直达锁骨及胸骨切迹，切开下端皮肤和颈阔肌，形成一个横向的颈下部双外侧蒂皮瓣，向上滑动覆盖颈上、颏底部创面，供瓣区可行皮片移植。此方法的不足是，皮瓣转移后往往在颈部形成较大的皱褶，软组织颏颈角增大，需在2~3个月后进行第二次修整（图44-5）。

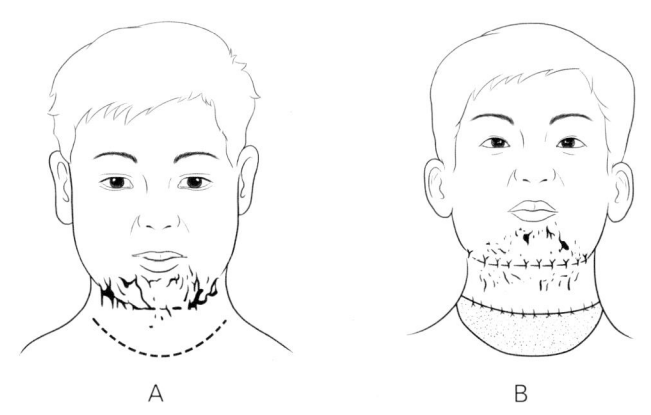

图44-5 颈部双蒂皮瓣修复颈部瘢痕挛缩

（4）颈侧皮瓣：适用于颈前区创面较小而颈侧部皮肤正常的病例。皮瓣蒂可以放在耳后，包含耳后动脉在内，然后循深筋膜平面沿斜方肌前缘向下方延伸，长宽比可达到2.5∶1。如需超越中线或延伸到锁骨切迹以下，就宜先做延迟手术。皮瓣形成后颈转移到颈前、颏部，甚至达到下唇。如创面较大，单侧颈侧皮瓣不够时，可以设计双侧的颈侧皮瓣，转移到颈前区以后分置上、下，予以交错缝合。供皮瓣区植以断层皮片（图44-6）。

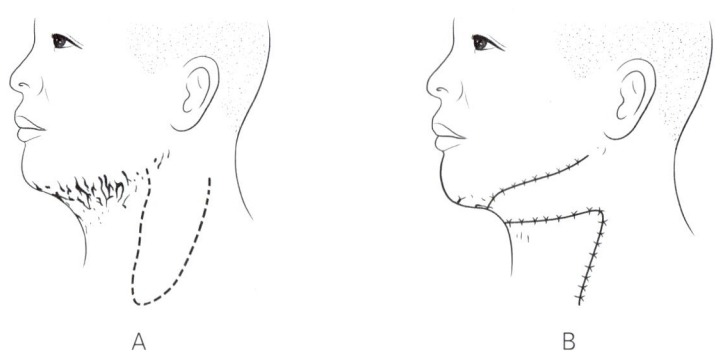

图44-6　颈侧部皮瓣修复颈部瘢痕挛缩

2. 轴型皮瓣　轴型皮瓣取自颈部邻近部位，可以完成匹配颈部皮肤色泽和质地的修复，有知名血管的血供保证可以取得足够大的皮瓣，供瓣区也比较隐蔽，带蒂转移在技术上也相对简便可靠。在经过持续发掘和应用游离皮瓣的热潮后，近年来轴型皮瓣的应用又重新获得了重视和广泛应用。当颈前瘢痕牵涉广泛、挛缩重，而胸前、锁骨上或肩枕部有完好的皮肤时，以邻近组织形成的轴型皮瓣是修复继发创面的优先选择。这些轴型皮瓣也可以先行扩张处理以获取更大面积皮瓣并争取一期缝合供瓣区。

（1）锁骨上（岛状）皮瓣（supraclavicular artery island flap，SCAIF）：此皮瓣由颈横动脉的分支锁骨上动脉供应，锁骨上动脉通常在相当于锁骨中1/3处从颈横动脉上分出，然后向肩锁关节方向走行，皮瓣解剖基本稳定，血供可靠（图44-7）。通常锁骨上区皮肤薄于颈前区皮肤，因此锁骨上区皮肤是很好的修复颈部的供区。

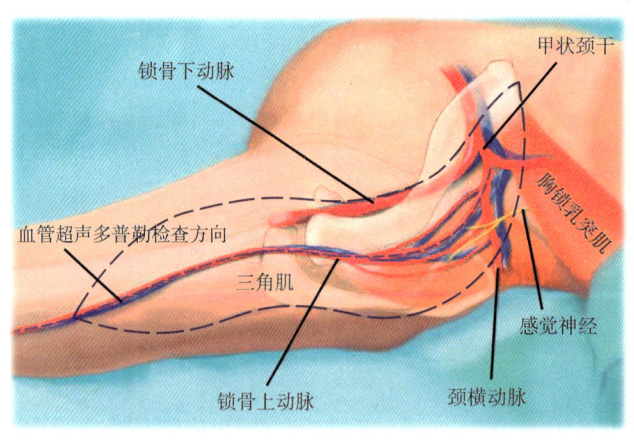

图44-7　锁骨上动脉解剖和其支配的皮肤区域（虚线所示）

此皮瓣1979年由Lamberty首先报道，1997年Pallua等人报道应用该皮瓣成功修复了8例颈部瘢痕挛缩畸形。也曾称为"颈肩皮瓣（cervicoacromial flap）""枕颈肩皮瓣"或"颈肱皮瓣（cervicohumeral flap）"。皮瓣切取范围可以达到11cm×21cm大小，前、后和外侧缘分别可以达到锁骨下缘、斜方肌上表面和上臂。一般是采用岛状转移，修复时可以达到180°的旋转，最远可达上面部和对侧颈部。如果切取双侧锁骨上动脉岛状皮瓣可以修复更大区域的缺损，包括全部颈前部及下唇。

1979年，Lamberty报道了取自肩部和锁骨上区域的轴型皮瓣——锁骨上动脉皮瓣。Lamberty

认为，锁骨上动脉皮瓣血供多数情况下发自颈横动脉，少数情况下发自肩胛上动脉。

1997年，Pallua报道了应用锁骨上岛状皮瓣修复颈部瘢痕挛缩的情况并详细描述了该皮瓣的血管解剖。在Pallua的研究中，锁骨上动脉全部发自颈横动脉。其伴行静脉也全部汇入颈横静脉或颈外静脉。锁骨上动脉的发出点位于颈外静脉、胸锁乳突肌后缘和锁骨所围成的三角形区域中（图44-8）。Pallua的研究显示，锁骨上岛状皮瓣的宽度可为4～12cm，长度可为20～30cm。此后，该皮瓣即被认为安全可靠并被广泛用于修复颈部瘢痕挛缩畸形。

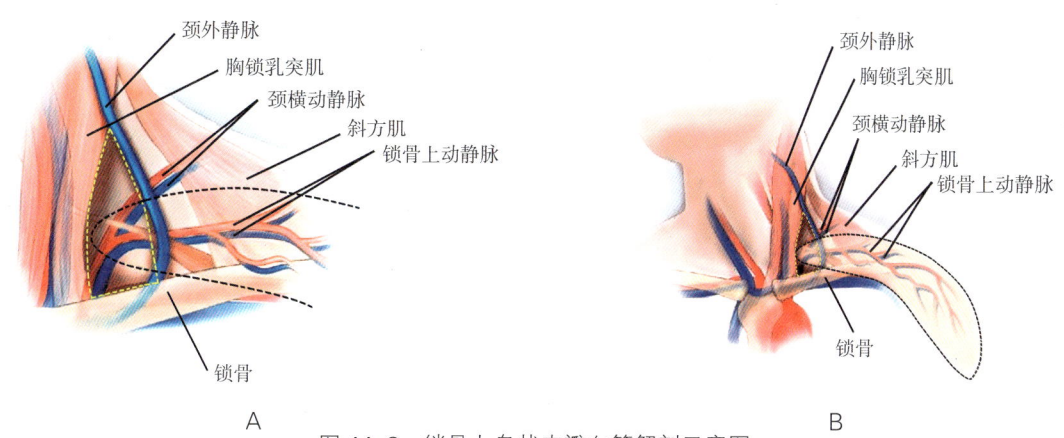

图44-8 锁骨上岛状皮瓣血管解剖示意图

A. 锁骨上动脉位于黄色虚线标注的三角形区域中（边界为颈外静脉、胸锁乳突肌和锁骨） B. 锁骨上动脉供应锁骨上窝和三角肌表面的皮肤，锁骨上岛状皮瓣以黑色虚线标出

术前，应用手持多普勒血流探测仪在图44-8A黄色虚线的三角形区域内探测血流信号，并追踪至肩峰区域。锁骨上动脉的发出点被设计成皮瓣的蒂部。在测量皮瓣长度时，这一点也被定为起始点。为直接缝合供瓣区，皮瓣宽度不应超过7cm，而皮瓣的长度可达25cm左右。皮瓣从远端向近端沿深筋膜下分层次掀起。在三角肌表面，可沿三角肌肌膜表面掀起皮瓣。此处旋肱后动脉的穿支血管均可结扎。此后，沿筋膜下将皮瓣后缘掀起至斜方肌前缘并注意保护脊副神经，皮瓣前缘掀起至锁骨。在皮瓣解剖过程中，一旦到达肩峰就应小心，以避免损伤血管蒂。有条件时，可在术中采用多普勒血流探测仪识别锁骨上动脉，否则可以在手术时通过透照皮瓣的方法进行识别。解剖一直在深筋膜下进行，以防血管蒂损伤。通常，若不影响皮瓣旋转，皮瓣蒂部血管不需解剖得特别清楚。必要时，蒂部血管蒂可向近端延伸至颈横动脉。在对皮瓣近端多余皮肤去表皮后，将皮瓣旋转经皮下隧道到达缺损部位。修剪皮瓣远端皮缘并观察出血情况。若出血不活跃，可将皮瓣向近端修剪直到出血活跃为止。供瓣区拉拢缝合并放置引流管。受区也应放置引流管。

（2）锁骨前胸皮瓣（flap based on the thoracic branch of the supraclavicular artery）：其实该皮瓣的血供和上述皮瓣相似。该皮瓣蒂部位于锁骨上，瓣部斜向下方，其知名血管是颈横动脉属支，皮瓣长宽比例可稍大于2∶1，皮瓣最大切取面积在9cm×20cm左右，原则上不可越过中线。其剥离的层次在深筋膜浅层，皮瓣转移后遗留创面部分可直接闭合，或以中厚皮片移植修复。此皮瓣蒂部位置较低，转移后难以修复颈部以上的区域。如果能设计双侧锁骨前胸皮瓣，才足以覆盖全部颈前区。

（3）胸三角皮瓣（deltopectoral flap）：该皮瓣是由胸廓内动脉第1肋间或（和）第2肋间穿支所供养。皮瓣范围主要位于胸上部，锁骨下部，蒂位于胸中部、胸骨外缘肋间，皮瓣切取范围如果需要超过胸大肌三角肌肌间沟，超过部分就需视为随意皮瓣，胸廓内动脉第1和第2肋间穿支直径在1mm以上，理论上该皮瓣可以制成10cm×20cm的范围，但是不宜超越三角肌区边缘。如需超过三角肌区前面或进入锁骨上，则需先行延迟手术。切取皮瓣时要将胸大肌和三角肌表面筋膜包括在内，从远到近掀起皮瓣时无须明确看到穿支血管。

胸大肌肌皮瓣带蒂移植修复颈部瘢痕挛缩，也是良好的选择。

其他尚有斜方肌肌皮瓣、背阔肌肌皮瓣等用于修复颈部瘢痕挛缩的报道，但皮瓣移植旋转不易，重建颏颈角效果较差。

3. 斜方肌皮瓣 斜方肌皮瓣是松解颈部瘢痕挛缩的重要方法。斜方肌起自枕骨隆突外侧部及C7~T12棘突，止于锁骨、肩峰及肩胛冈。其运动受脊副神经及第3、第4颈神经腹侧支支配。斜方肌的血供较为丰富。枕动脉斜方肌支、颈横动脉、肩胛背动脉均向其供血。基于这些血管的解剖，可设计上、外及下斜方肌皮瓣。斜方肌皮瓣的界限向内达中线，向外达斜方肌外侧缘，向下达肩胛下角下5~10cm。斜方肌皮瓣的内上方携带有肩胛背动脉和颈横动脉，因此在操作时应特别小心。另外，在应用斜方肌皮瓣时应尽可能保留斜方肌上部，以防止术后两肩不对称（图44-9）。

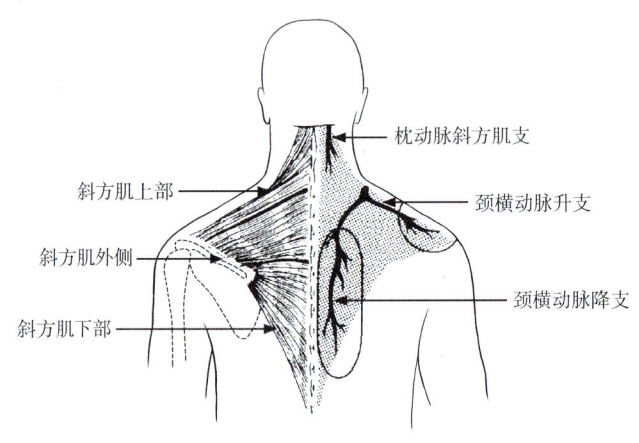

图44-9 斜方肌解剖

4. 游离皮瓣移植 游离皮瓣的应用大大拓展了可供选择的组织范围，有报道应用腹股沟游离皮瓣修复颈部瘢痕挛缩，将腹壁下动、静脉或旋股浅动、静脉分别与面动、静脉吻合。但该皮瓣皮下组织较厚，修复后外形臃肿。也有应用前臂皮瓣修复颈部创面的报道，该皮瓣薄，在成年男性皮瓣面积可取到18cm×25cm大小，可以修复颈部全部及下颌部、下唇直到两侧耳下的所有创面，术后外观和功能比较满意。缺点是前臂遗留大片瘢痕并牺牲了上肢的一条主要动脉。胸外侧皮瓣、肩胛皮瓣及股前外侧皮瓣在颈部创面修复的应用都有报道，这些游离皮瓣供区隐蔽，可切取面积较大。

5. 扩张皮瓣 在前述各种皮瓣的基础上都可以先采用扩张器对计划转移的皮肤组织进行预扩张，具有可扩大皮瓣切取面积、皮瓣较薄、供区可直接缝合和皮瓣血供预处理等多项优点。

在计划选择扩张皮瓣的方案时也要了解扩张技术当前存在的一些问题和限制，如扩张过程中的风险、扩张皮瓣术中和术后回缩，需要二次甚至多次间隔时间较长的手术，治疗周期长，患者负担较重。

实际操作中选择容量较大的扩张器，在可能的情况下延时、超量扩张，充分考虑扩张回缩的因素，以防止因为高估扩张量、低估颏颈三维立体结构所消耗的组织量而造成覆盖不足、颏颈角变浅、消失等不良后果。植入时做到精细操作、严格止血、预防感染，扩张过程也要严密观察、谨慎无菌操作、耐心合理注液扩张，切忌急于扩张或过快扩张，出现并发症时及时处理。

（三）创面修复方案选择的思考：分区、序贯治疗

综上所述，创面修复的方案众多，包括植皮、局部任意皮瓣和轴型皮瓣、扩张皮瓣及游离皮瓣，最终方案取决于患者年龄、身体状况、瘢痕的部位和范围、挛缩的严重程度、挛缩松解后创面的情况、可选择的局部或远位供区组织的情况、患者的意愿及医师本身的经验等多种因素。

笔者主张根据不同解剖区域、不同挛缩程度采取分区、序贯治疗的修复方案。在临床实践中，我们发现用皮瓣修复全部颈部继发创面会造成颈部分区差别减小甚至消失、下颌（颏）部后缩、颌底下坠、美学颏颈角消失、颈前区臃肿，外观上很难满意。颈前-颌底两区的皮肤皮下软组织较薄，面积较大并以平面结构为主，因此我们修复这两个区域的继发创面时，以中厚皮片移植覆盖为主。

颈部瘢痕长期挛缩、限制会继发小颏畸形，此区单纯植皮会导致修复区域丰满度不够，且术后皮片既易发生轻度挛缩，又容易导致下唇外翻和口角牵扯畸形的复发。针对此畸形需要用适当组织量的皮瓣进行修复重建，必要时需要配合颏部水平的截骨前移。

在皮瓣选择方面，由于重度颈部瘢痕患者患处或多或少会涉及邻近的肩、胸部位，难有正常皮肤软组织可供局部或轴型皮瓣转移之用，且肩、胸也都为相对暴露部位，因此我们大多选择从比较隐蔽的部位切取游离皮瓣进行修复。肩胛（旁）皮瓣是笔者常用的皮瓣之一，其色泽、质地相对接近面颈部，设计灵活、应用范围广泛。我们考虑选择肩胛皮瓣是因为其皮下脂肪较少、皮瓣较薄、血管解剖比较稳定而变异少。由于我们只用于重建下颌（颏）部，皮瓣宽度可取得较窄，一般在8cm以内，可以直接缝合关闭供瓣区。皮瓣如有需要，可分期修薄、塑形。

颈部各区手术的方法不一，侧重点不同，术后包扎、观察和处理的方式皆不相同，例如植皮术后需使颈部固定于过伸位并打包包扎固定皮片，这样会牵拉或压迫皮瓣血管吻合口处，而游离皮瓣术后常会使用抗凝剂，而这会增加植皮皮片下血肿形成的风险。因此，笔者认为颈前-颌下区与下颌（颏）区的修复最好是分开序贯进行。

一般一期先行颈前-颌下区的瘢痕挛缩松解、双向颈阔肌肌瓣翻转，以及全厚、中厚皮片分区移植手术，将颈部挛缩因素最大限度去除，恢复颈部三维方向活动，增加动态功能颏颈角，并且获得纤细的外形和接近90°的软组织颏颈角及骨性颏颈角。待3~6个月后植皮成活稳定，此时可准确评估患者小颌（颏）畸形的程度，行肩胛（旁）皮瓣游离移植，矫正顽固性唇外翻及小颏畸形，从而恢复下颌（颏）部丰满的外形，降低软组织颏颈角，从而满足不同解剖区域在功能、外形、质地上的不同修复要求。

与传统方法（用单一植皮或单一皮瓣修复全部颈部创面）相比，分区、序贯治疗方案对于重度颈部瘢痕畸形的治疗更为有效，更为安全，成功概率更大，而代价较小，对于该区域的功能和美学重建具有积极的临床指导意义（图44-10）。

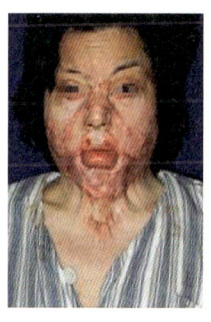
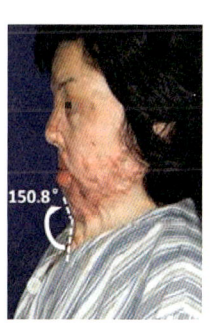

A

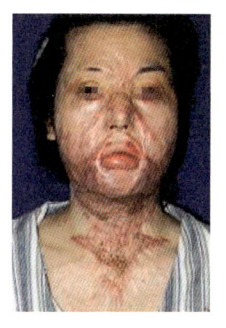
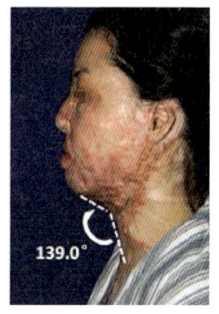
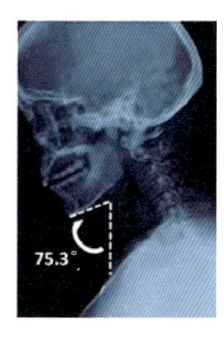
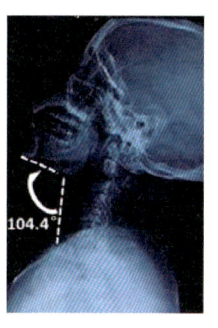

B   C

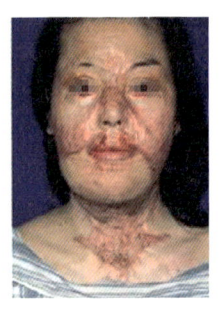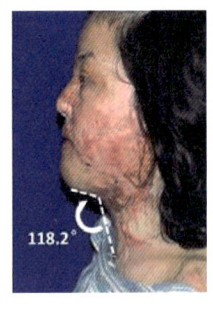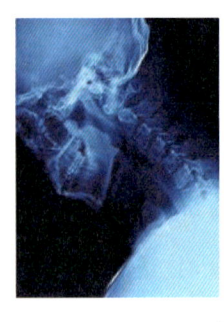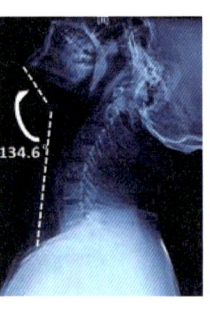

D E

图 44-10 重度颈部瘢痕挛缩畸形的分区序贯治疗

A. 25岁女性，颈部烫伤17个月，经历6次植皮手术，颈部重度瘢痕挛缩畸形　B、C. 一期植皮术后4个月，软组织颏颈角减小到139.0°，动态功能颏颈角增加了29.1°（术前75.3°，术后104.4°）　D、E. 肩胛旁皮瓣游离移植重建颏部6个月后，软组织颏颈角进一步减小到118.2°，动态功能颏颈角进一步增加

七　颈部瘢痕挛缩矫正术后早期处理

手术患者由于该部位具有上呼吸道、大血管压力感受器等解剖特点，在包扎时压力一定要适度。麻醉苏醒一定要彻底，必须确认神志及自主呼吸完全恢复后方可返回病房。回病室后取仰卧位，肩下垫一枕头，头部后仰，保持安静。手术后48～72小时应严密观察氧饱和度等呼吸道通畅情况，以及血压、心率等循环系统体征。床旁应备有输氧、吸引器、气管插管器械和气管切开包。遇有呼吸困难者，应立即拆开敷料，保证呼吸道通畅。如有喉头水肿，应及时行气管插管，严重者需气管切开。如发现皮片下血肿压迫呼吸道者，应立即返回到手术室清除血肿，妥善止血，冲洗创面，再将皮片缝回。术后5～7天内进高能量流质饮食，严密观察生命体征，尤其是呼吸情况，以及包扎敷料是否有移位和污染等情况。皮片移植者，术后7～10天揭开创面，观察皮片成活情况更换敷料，并继续加压包扎，一般术后8～12天拆线。

八　颈部瘢痕挛缩手术后康复治疗

颈部瘢痕挛缩手术修复后移植皮片的挛缩防治需采取综合性康复治疗：如术后颈部垫枕平卧位，移植皮区进行物理治疗，以及佩戴颈圈等以减少移植皮片的术后挛缩。佩戴颈圈（图44-11）是一简单易行的治疗方法，主要有三个目的：①使颈部保持伸展位置；②保持颈前曲线的形态，特别是保持颏颈角的形态；③对所植皮片施加均匀的、一定程度的压力，防止皮片下方的皮片周边生成增生性瘢痕，保证皮片平滑柔软、表面不起褶皱。

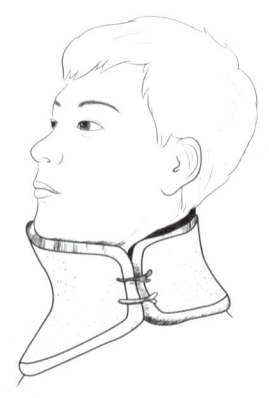

图 44-11　颈圈

使用的颈圈有以下几种：

1. 石膏颈圈　用14～16层石膏绷带，内侧面和边缘垫以袜套，做成颈圈。石膏初步凝结后用石膏刀从两侧剖开，分为前、后两片后，取下修整，完全干燥后即可应用。其缺点是容易形成棱角磨压皮片，形成溃疡，因此只能临时使用。

2. 铝片皮革颈圈　可于植皮后第二周除去敷料，用石膏取模，以铝片为骨架，包以羊毛毡和皮革而制成。

3. 塑料颈圈　可用4cm厚的泡沫塑料或其他塑形塑料，以光滑柔软的纺织品衬里围于颈部，外层用弹性绷带包绕加压。此种颈圈制作方便，无须取模，不会压迫皮片产生溃疡或对颈部的活动产生影响，并且施加在皮片上的压力均匀，压力可随时调整。但是泡沫塑料质地柔软，不能确保颈部一直处在伸展位置。

戴颈圈应注意不可太紧，颈部应有适当的活动度。手术后第二周开始佩戴颈圈，即使当时尚有未愈合创面或进行了补皮植皮，也可在盖上薄层敷料后戴颈圈。颈圈面积必须超过整个植皮区。即使植皮区较小，颈圈上缘也至少要抵到下颌缘，下缘要达到锁骨上缘，以维持颈部的位置。颈圈软硬要适度，对皮片压力要均匀。使用石膏颈圈或铝片皮革颈圈每天都应取下，检查受压情况，如有过度受压的点、线，就需及时调整颈圈，使之完全适合。如戴的是泡沫塑料颈圈，可不必每天都取下，除偶尔清洁皮肤以外日夜都应佩戴。4～5个月后可晚上戴，白天取下。注意观察皮片是否有形成皱褶或有挛缩复发的趋势，如无，可在6个月后除去颈圈，否则必须延长戴颈圈的时间。

（杨军　罗旭松　高建华　陈其庆　王炜）

第二节　蹼颈

先天性蹼颈（webbed neck）表现为颈部皮肤和皮下组织呈蹼状增宽，项部发际低宽并伴有体表或内脏的各种综合畸形。该病于1883年由Kolylinski首先报道。1902年Funke将其命名为蹼颈。1938年，Turner报告了一种仅发生于女性的综合征，包括蹼颈、发育幼稚和肘外翻，称之为Turner综合征。后Ford等指出：Turner综合征患者只有45条染色体，即44条常染色体和1条性染色体XO。缺乏1条性染色体不仅使性腺发育不全，还可引起其他畸形。这些女性患者呈典型的侏儒状，可有蹼颈、短而宽的发际、蹼肘、蹼膝、内眦赘皮、下颌畸形、指甲异常、主动脉缩窄、原发性高血压、四肢淋巴水肿、月经延迟等。

一　临床表现

蹼颈多是Turner综合征的症状之一。其表现为颈短而宽，在颈的两侧自乳突起至肩峰形成两片纵向的蹼状皮膜，由两层皮肤和一层纤维结缔组织构成。颈的左右旋转略受限制。患者项部发际宽而低，一部分蹼颈上也可生长头发，尤以蹼的后面为甚。个别患者在颈前正中颏下部生成蹼颈，合并有下唇正中裂或颈前中线裂，此种颈前部的蹼颈非常罕见（图44-12）。

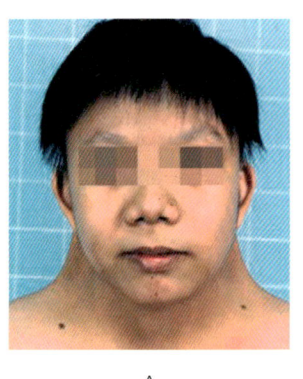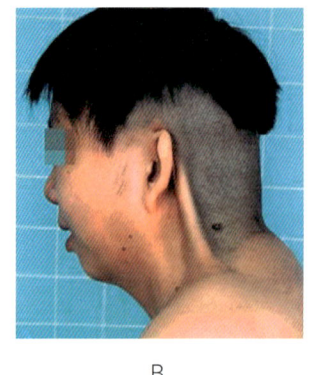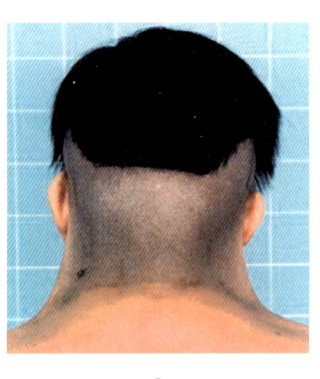

图 44-12 蹼颈

A. 正位，可见颈短而宽　B. 侧位，可见连接乳突和肩峰的蹼状皮膜　C. 后位，可见宽而低的发际
（供图单位：南方医科大学南方医院整形外科）

二 诊断与鉴别诊断

对 Turner 综合征的诊断除临床体征外，同时要求做颊黏膜涂片，以检查核染色体来确诊。

三 治疗

Turner 综合征的治疗方法分激素治疗和手术治疗。前者主要对青春期年龄的患者给予雌激素治疗，后者常见的手术方法有以下两种：

（一）Z 成形术

原则是同时矫正双侧蹼颈，即自乳突至肩峰劈开颈蹼至皮下组织，根据蹼的具体情况，形成两个三角瓣，切除皮下纤维索条，将两个三角瓣对偶换位缝合（Z 成形术，图 44-13）。但少数患者由于蹼的牵拉，"短颈"十分明显，严重影响颈的活动，颏横行切开蹼组织，矫正"短颈"，创面植厚中厚皮，手术后必须立即佩戴合适的颈托支架。

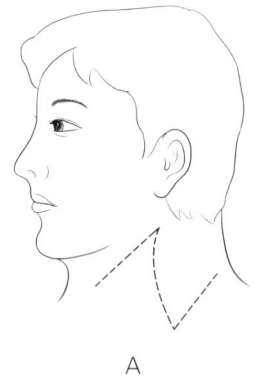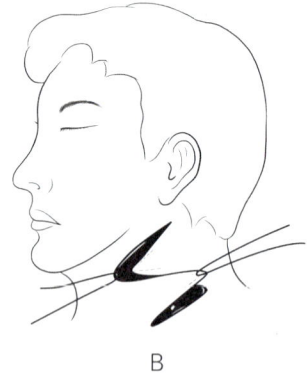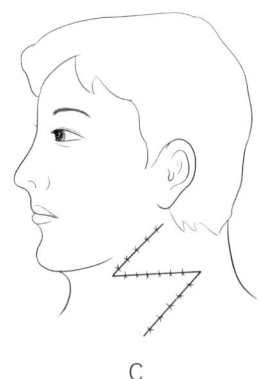

图 44-13 蹼颈畸形 Z 成形术

（二）不对称 Z 成形术

多数典型的 Turner 综合征患者，颈后发际很低，颈蹼上常生长很多头发，因此不能设计常规的 Z 成形术，必须在蹼部切除大块半月形或椭圆形带发皮肤，再在创面的上、下两端设计两个不

对称的附加斜切口，形成不对称的Z成形术，尽量将多发区皮瓣转移到颈后方、少发区皮瓣转移到颈前（图44-14）。

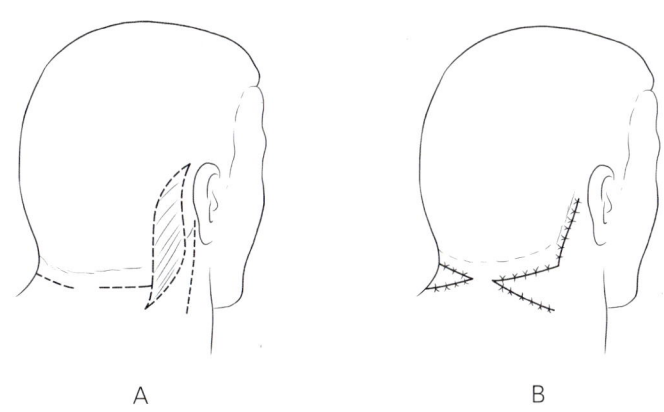

图44-14　蹼颈畸形不对称Z成形术
A. 切除蹼颈后方一块月牙形的带发皮肤，两端作不对称附加斜切口
B. 两个不对称的三角形皮瓣对偶换位缝合

第三节　甲状舌管瘘（囊肿）

甲状舌管瘘（thyroglossal duct fistula）或甲状舌管囊肿（thyroglossal duct cyst）是由甲状腺与甲状舌管的胚胎组织残余引起的。

胚胎第4周末，可见甲状憩室（舌盲孔胚胎组织）始于咽肠腔唇的中线处、奇结节的尾侧，其细胞不断增生，穿过舌根，在舌骨之后、喉部之前向下延伸，形成一条中空有腔的上皮细胞条索，称甲状舌管，其下端以后分化发展呈甲状腺。到胚胎第5周末，甲状舌管自然闭锁而消失，如在发育过程中留有残余，就会形成甲状舌管囊肿；如甲状舌管未退化消失，就会形成甲状舌管瘘。

舌与舌骨的发育晚于甲状舌管，甲状舌管可经舌组织的中央下降，或从舌骨体前方越过舌骨转折向上，再在舌骨体的后面迂回向下，或穿过舌骨的中央而下行。因此囊肿都发生在颈前中线上，多位于甲状舌管膜之前，有时上端连有小管而且与舌盲孔相通。

一　临床表现

甲状舌管囊肿一般无症状。囊内分泌物增多时，舌内或颈部有紧迫或堵塞感。若继发感染，囊肿处就会红、肿、热、痛，甚至可化脓。若将囊肿切开或任其自行破溃，就会在该处形成瘘管，瘘管可在中线处或稍偏向一侧。

甲状舌管瘘症状亦少，患者当吞咽时可能有少许液体自外瘘口流出。如继发感染，则面部发生红肿、疼痛、流脓（图44-15）。

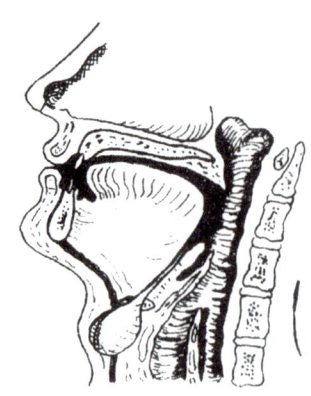

图 44-15 甲状舌管囊肿（矢状面）

囊肿多位于颈前中线或其两旁，在胸骨上窝与舌骨之间，大小不一，光滑质韧且有弹性，可随吞咽或伸舌而上下活动。压之不缩小，有时可能触到条索状隆起而与其上缘相连接。

甲状舌管瘘的分泌物颇似黏液或唾液，如发生感染则成脓液，可经颈外瘘口或舌盲孔溢出。

二、诊断与鉴别诊断

甲状舌管囊肿或瘘管外口多位于颈前中线，在颏联合与胸骨上切迹连线的任何部位，表面皮肤色泽正常，囊肿随吞咽上下移动。需与之鉴别的疾病较多，其中包括：

1. 甲状腺结节或囊肿　位于甲状腺后，与甲状腺关系密切。
2. 皮样囊肿或皮脂腺囊肿　发生于颈部活动处，与皮肤粘连。
3. 舌甲状腺　位于舌盲孔与会厌之间的中线上，色红质硬，穿刺有血吸出。碘-131（^{131}I）检查可以确诊。
4. 鳃源性囊肿及瘘管　发生于颈侧。内瘘口多在扁桃体窝内。
5. 水囊瘤　发生于新生儿及婴儿，位于锁骨上颈后三角区，质软，不能移动，为透光的囊性肿物。
6. 颈前结核性淋巴结炎破溃形成瘘管　多数可触及不止一个，并连接成块。根据结核病史、胸透及活检即可确诊。

三、治疗

治疗可行甲状舌管囊肿切除术，一般在2周岁后于无急性感染时进行。若要彻底完整地切除囊肿或瘘管，手术时就须将甲状舌管径路连同舌骨中部一小段舌骨一并切除，以免复发。术前、术后应给予抗生素，以防感染。

1. 术前准备　术前要应用抗生素以预防感染。瘘管如有急性感染形成脓肿，应先行切开引流术。
2. 麻醉　小儿可采取基础麻醉加局麻或全麻，成年人可用局麻。
3. 手术方法　患者取仰卧位，肩下垫小枕，使头后仰。在囊肿表面作一4～6cm长的横切口，如囊壁与皮肤粘连并破溃成为甲状舌管瘘者，可自瘘口注入少许亚甲蓝帮助辨认界限。在瘘口或粘连的皮肤周围作横向梭形切口。切开皮肤、颈阔肌后，向两侧分开，如果囊肿存在，则显露囊肿。将囊肿与周围组织分离，抽出部分囊液，注入少许亚甲蓝于内，在距舌骨中部0.5～1.0cm处两侧做骨膜下分离，剪断舌骨，使切断的舌骨中段（长约1cm）连于囊肿上，继而向上切断部分颏舌骨肌纤维，牵开颏舌肌和颏舌骨肌，向上分离纤维索条至盲孔。为使术者便于分离，助手可将手指伸入患者口腔内，将盲孔下压。分离时牵拉要轻柔，千万不要拉断纤维条索，以免盲管断端回缩，这样会不易找到而导致复发，并注意勿伤及舌下神经。将囊肿、舌骨中段和盲孔一并切除。按层缝合舌根部肌肉、舌骨骨膜、颈阔肌和皮肤。伤口内放置一橡皮片引流，术后24小时拔除，5~7天拆线（图44-16）。

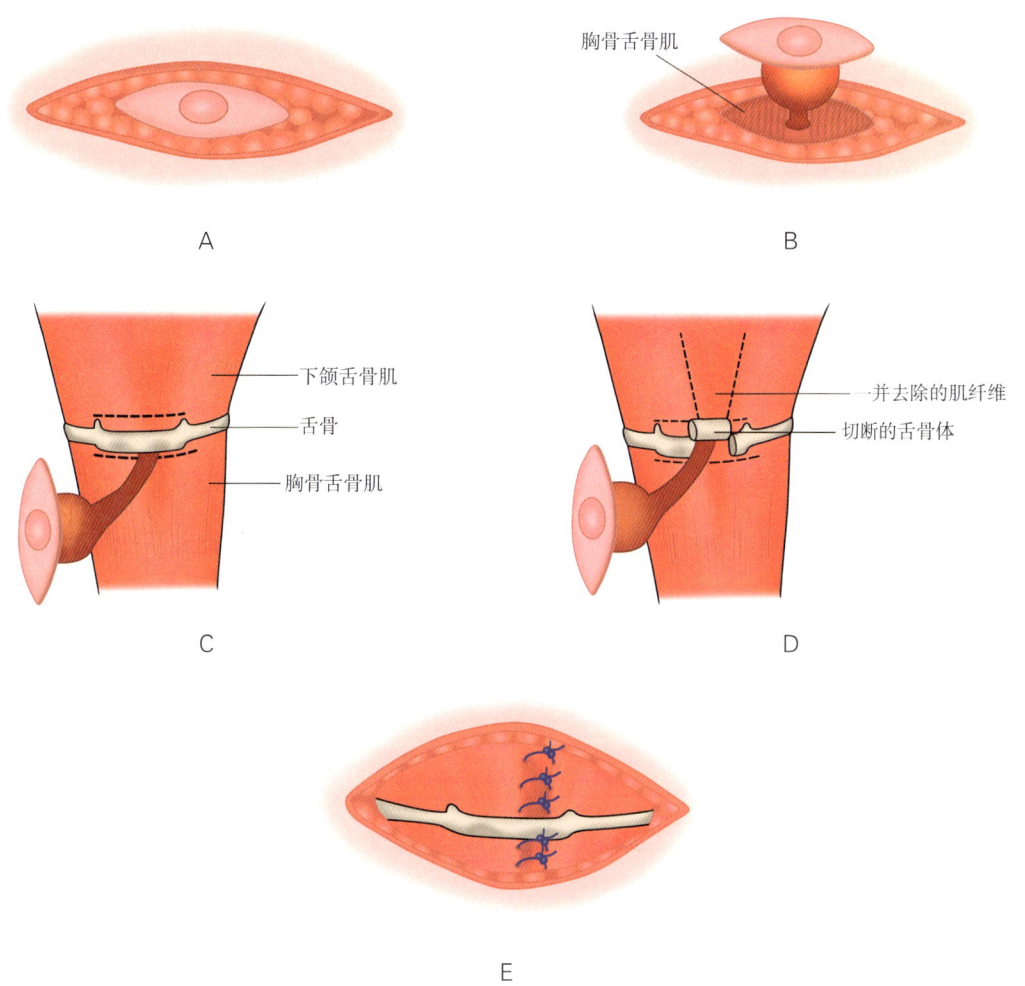

图44-16 甲状舌管囊肿切除示意图

第四节 斜颈

斜颈（torticollis）是指一侧胸锁乳突肌挛缩，进而导致头颈转向一侧，伴有头部偏斜。需要指出的是，斜颈可由多种原因导致。斜颈的病因可分为先天性、获得性两大类。

一 病因

（一）先天性斜颈

先天性斜颈继发于宫内束缚或产伤，主要与胸锁乳突肌肌纤维短缩有关，也有部分患者与先天骨骼畸形、蹼颈、中枢神经系统病变（累及脊副神经）有关。

（二）获得性斜颈

1. **继发于一种可导致胸锁乳突肌痉挛的急性病程** 多数病例都与韧带或肌肉损伤相关，在轻微外伤、剧烈活动或体位突然改变后发病急骤。扁桃体炎、颈淋巴结炎、咽后壁脓肿等炎症或感染性病变会导致颈淋巴结肿大，并刺激周围的肌肉组织。比较常见的有各种原因所致的寰枢椎半脱位。

2. **可逆性斜颈** 可逆性斜颈可以是吩噻嗪、甲氧氯普胺、氟哌啶醇所产生的特异质反应；婴幼儿发作性可逆性斜颈，与前庭功能异常相关；在Sandifer综合征中，患儿可因胃食管反流继发"公鸡头样"姿势的可逆性斜颈。

3. **假性斜颈** 继发于外直肌或其他动眼肌瘫痪、点头状痉挛或先天性眼球震颤，此时斜颈是身体对眼功能下降作出的机械性代偿。

4. **进行性斜颈** 小脑幕下肿瘤可导致进行性斜颈。其原因可以包括：①结构病变。第三脑室胶质囊肿、脊髓空洞症。②恶性肿瘤侵及脑神经。③基底节功能异常。④胸锁乳突肌肌炎。

二、临床表现

先天性斜颈的患儿只会把头转向一侧。患儿在出生时可能无明显表现，但常常在出生第1个月内表现出来。患儿在出生时常为臀先露或被使用过产钳。大约1/5的患儿还同时存在其他的先天性骨骼畸形。

获得性斜颈的患者可能具有外伤史，可能近期或同时患其他疾病，也可能具有特定的药物暴露史。发作性斜颈的在婴幼儿患者中可发现头晕、失稳、眼动异常等神经系统症状。特异质反应的患者具有特定的药物使用史。中枢神经系统肿瘤的患者可能存在相应的定位定性症状。

三、诊断与鉴别诊断

斜颈的诊断主要基于病史和体格检查。当病史和体格检查具有一定指向性之后，再用辅助检查确诊，如在怀疑颈椎病变时可摄颈椎X线片，在怀疑咽后壁脓肿或颅脑病灶时可行MRI检查。

鉴别诊断方面，先天性斜颈需与水囊瘤、鳃裂囊肿、椎体或神经病变、椎体脱位、Klippel-Feil综合征、Sprengel畸形等相鉴别。获得性斜颈的鉴别诊断详见本节"病因"。

四、治疗

（一）保守治疗

在确诊的基础上，从新生儿开始即可进行手法治疗。在1岁以内可采用保守治疗，如推拿、理疗和手法矫正等。对继发于肌肉痉挛、椎间盘钙化等的患者，可以给予热疗。应积极治疗潜在疾病。

（二）手术治疗

1. **麻醉** 对4~5岁的患儿可用基础麻醉加局麻或全麻，成人用局麻即可。
2. **手术适应证** 斜颈较重，早期保守治疗无效者，须尽早行手术治疗。
3. **手术方法** 包括胸锁乳突肌下端切断术及胸锁乳突肌延长术等。
4. **术前准备** 术前需拍摄X线片，以便与因颈椎所致的斜颈相鉴别。手术切口设计在患侧锁骨上缘，做横向切口。

5. 手术操作　常采用以下两种方法。

（1）胸锁乳突肌下端切断术：在患侧锁骨上缘胸锁乳突肌锁骨头处做横向切口，切开颈阔肌，将胸锁乳突肌的锁骨头和胸骨头切断并向上分离，松解挛缩组织（包括颈鞘等），严重者可在乳突部再做切口，将该肌肉上端切断，甚至可切除一段肌肉，使头部能在无张力情况下转向正中。术中要不断活动头部，以观察、判断所要松解的范围。术中应避免损伤局部主要血管、神经、淋巴管等组织。术毕充分止血后只缝合皮肤。以石膏托固定4~6周（图44-17）。

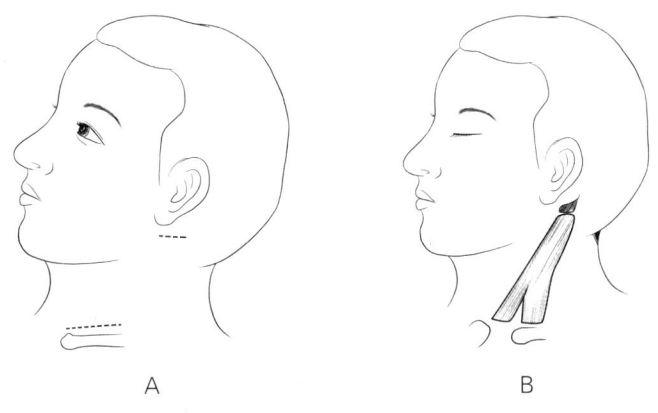

图44-17　胸锁乳突肌下端切断术

（2）胸锁乳突肌延长术：术前测得健、患两侧胸锁乳突肌长度之差，作为患侧胸锁乳突肌需延长的长度。切口设计同胸锁乳突肌下端切断术，若皮肤紧张、颈阔肌挛缩时，可行Z成形术切口。切开显露胸锁乳突肌两下端后，从其中部分成两条纵行肌束，上束在胸锁乳突肌中、下1/3部位切断，下束在胸锁乳突肌下端与肌腱交接部切断。松解所有挛缩的筋膜后，将自然回缩的两束断端在无张力下呈Z形缝合，彻底止血后缝合皮肤。放置橡皮引流条，术后第2天取出，7天拆线。术后用海绵颈圈固定2~3周，此后白天可做适当的功能锻炼，夜晚以颈圈固定（图44-18）。

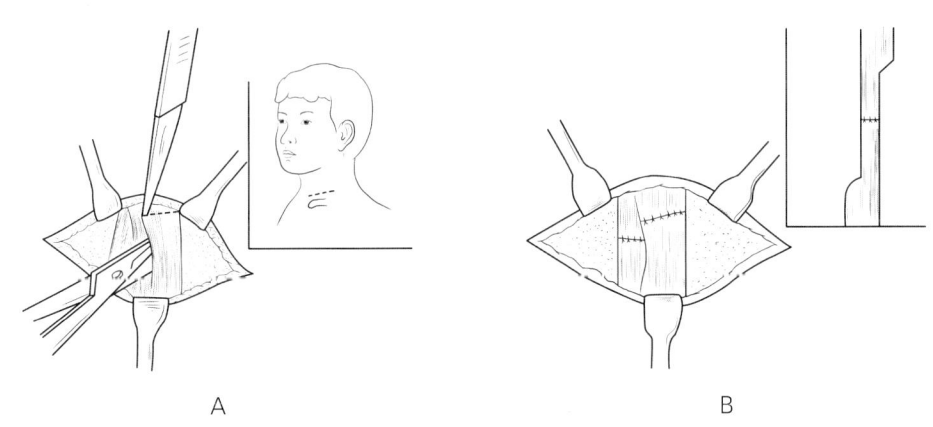

图44-18　斜颈胸锁乳突肌延长术
A. 肌肉切开示意图　B. 肌肉缝合示意图

6. 注意事项　若为斜颈病程在1年以上的患者，切断术后必须将头部放置在过度矫正位至少6~8周，以防复发，可在术后1~2天就开始用石膏颈圈或牵引布帽加以固定。而延长术患者只用海绵颈圈固定2~3周，即可适当进行功能锻炼。

第五节 咽部狭窄及闭锁

咽部狭窄及闭锁（stenosis and atresia of pharynx）：由各种原因引起的咽部瘢痕组织导致内腔狭窄者，称为咽部瘢痕性狭窄。狭窄严重时可达闭锁的程度。咽部狭窄又可分为口咽狭窄和鼻咽狭窄。口咽狭窄（oropharngeal stenosis）是指舌根与软腭、咽弓之间的瘢痕粘连和咽腔狭小，以舌根与咽弓之间的粘连最多见。鼻咽狭窄（nasopharyngeal stenosis）是指咽后壁与软腭、咽弓之间的瘢痕粘连，使鼻腔与口腔之间变窄，出现部分或全部闭塞。完全的瘢痕性鼻咽闭锁很罕见，也有先天性发育异常引起的鼻咽闭锁。

一 病因

（一）烧伤或腐蚀伤

烧伤或腐蚀伤是引起咽部狭窄最常见的原因。如吸入烈焰、芥子气毒剂或强酸、强碱等，可引起咽部黏膜的腐蚀或坏死，愈合后瘢痕粘连挛缩，发生狭窄。此种原因的狭窄常可累及整个咽部。

（二）机械及医源性损伤

机械性损伤如枪伤、贯通伤、切割伤等可造成咽部的瘢痕狭窄。在扁桃体切除、修复咽腭闭合不全及鼻咽部肿瘤切除等手术时，因操作不当也可造成咽部的瘢痕狭窄。

（三）感染

自抗生素广泛应用以来，由感染所致的咽部狭窄已很少见。较常见的原发病有梅毒、结核、白喉和鼻硬结病等特异性感染。其他如咽部的非特异性化脓性感染、狼疮、伪膜性炎症及真菌感染等，也可导致此类狭窄。而以梅毒对组织的破坏最为严重，瘢痕呈放射状、白色，血液循环很差。结核引起的咽部瘢痕狭窄已很少见。

二 临床表现

（一）口咽部瘢痕狭窄

瘢痕狭窄较轻者常仅有口咽部牵拉感。典型的表现是吞咽困难、讲话有阻力，多在狭窄较严重时出现。对于重症者可出现完全不能进食，经口内检查能见到瘢痕组织，口咽通道狭窄。

（二）鼻咽部瘢痕狭窄

主要症状是鼻阻塞、经鼻呼吸困难和经口呼吸。由于鼻塞和软腭运动度差，可出现发音不清，讲话时有塞鼻音。对于严重者由于不能经鼻呼吸，连续吞咽时也会出现呼吸困难。咽鼓管通气和引流也会受到影响，同时可使咽鼓管发生充血和阻塞，出现耳鸣、听力障碍等耳部症状。经口内检查能见到软腭与咽后壁之间的瘢痕粘连，经鼻检查常难以看清楚。

三 诊断

咽部瘢痕狭窄的诊断并不困难。患者多有吸入烈焰、被强酸、强碱腐蚀以及咽部感染病史。结合吞咽困难、经鼻呼吸困难的典型症状和检查咽部见到瘢痕组织，大多可以明确诊断。对于咽部瘢痕狭窄的另一个重要方面就是查清瘢痕的范围和厚度。有时判断很困难，通过口内检查及口内手指扪诊可以了解咽弓、舌弓、软腭、舌根部及咽后壁瘢痕粘连的情况，了解瘢痕的范围、硬度和紧张度。也可用探针经鼻腔或口腔探查鼻咽部瘢痕粘连处是否存在小孔。但鼻咽镜检查对鼻咽部的情况很难查清楚。侧位X线摄片或鼻咽造影，对判断瘢痕的形状、范围、厚薄及口鼻通道情况有所帮助。

四 治疗

（一）非手术治疗

咽部瘢痕松解训练适用于轻症的咽部瘢痕狭窄。如舌根一侧有很轻的粘连时，可让患者反复练习伸舌和用手指压迫舌根，以松解咽部瘢痕挛缩。对轻度咽部狭窄，可用扩张器反复进行扩张。此类扩张器种类较多，较常用的有Maloney扩张器（图44-19）。Maloney扩张器头端纤细、润滑、柔软，易于穿过狭窄部位。最重要的是，当遇到阻力时其柔软的头端可有效避免医源性穿孔的发生。如果在经过几次扩张后出现了咽部狭窄复发，则应考虑教会患者自行每日进行扩张。通常，患者可自行使用28~30F的Maloney扩张器每天扩张数次。在扩张前15~30分钟吞服约10ml 2%利多卡因凝胶可减轻恶心反射。Maloney扩张器的直径可逐渐增大，但往往不必超过36F。

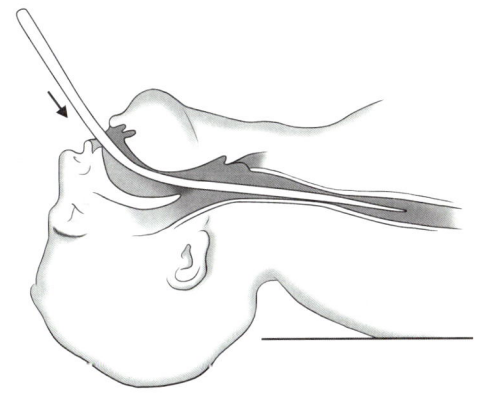

图44-19 Maloney扩张器示意图

（二）手术治疗

对于口咽狭窄者出现吞咽困难；鼻咽狭窄者影响呼吸功能，需张口呼吸，鼻腔分泌物不能排除，咽鼓管受影响，引起听力障碍或中耳感染；发音时鼻音、语音不清；吞咽时鼻腔不能呼吸，连续吞咽呼吸困难者，均需手术治疗。

1. 术前准备　应详细了解口咽、鼻咽瘢痕粘连的情况，看口鼻腔是否相通，查清瘢痕的范围及厚薄，以便设计切口的位置深浅，瘢痕组织的切除量及术后是否需要扩张等。术前应用抗生素，以防止术后感染而影响黏膜瓣成活。术前3天用Dobell's液清洁口腔，鼻部滴用氯霉素与麻黄素合剂等。

2. 手术方法 迄今为止较好的手术方法是切开狭窄部位后，在邻近设计黏膜瓣转移修复创面。最常用的方法有：

（1）软腭瓣缝合成形术（Mackenty 手术）：此术式适用于治疗悬雍垂后方尚有口鼻通道，瘢痕较薄而不太坚实的鼻咽部狭窄。先用弯探针自小孔处探清粘连的厚度，在悬雍垂两侧的咽后壁上各制作一基底在上方的黏膜瓣（其长度与粘连的范围相关）。向上分离软腭与咽后壁粘连区，在组织瓣下缘贯穿缝线，然后将缝线引入软腭背面，经软腭，由软腭的口腔表面穿出并结扎，将软腭的鼻腔一侧创面完全覆盖（图44-20）。

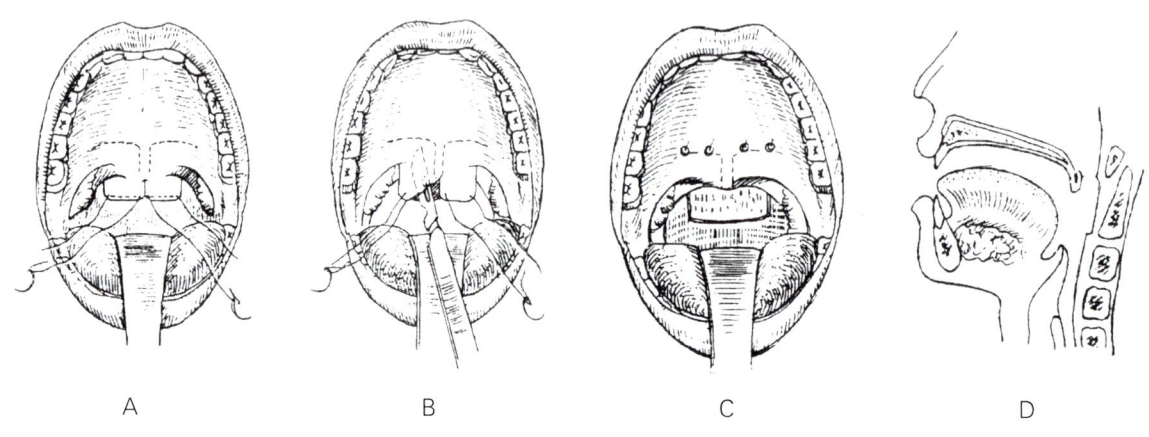

图 44-20 软腭瓣缝合成形术

A. 咽后壁黏膜瓣切开　B. 向上分离黏膜瓣，切开软腭与鼻咽后壁之间的瘢痕粘连　C、D. 黏膜瓣向后反折，闭合软腭后方的创面，咽后壁创面任其自然愈合

（2）磨牙后区黏膜瓣转移术（Kazanjian 手术）：此术式适用于瘢痕较薄的鼻咽部狭窄。先将舌根外侧与咽壁之间的粘连切开，在咽壁上形成创面，然后在磨牙后区做一个蒂在上方的黏膜瓣，长、宽比例一般为1.5∶1～2∶1，旋转覆盖咽壁创面，再将邻近的颊黏膜游离后向内侧牵拉，缝于磨牙后区，封闭供黏膜瓣的创面（图44-21）。

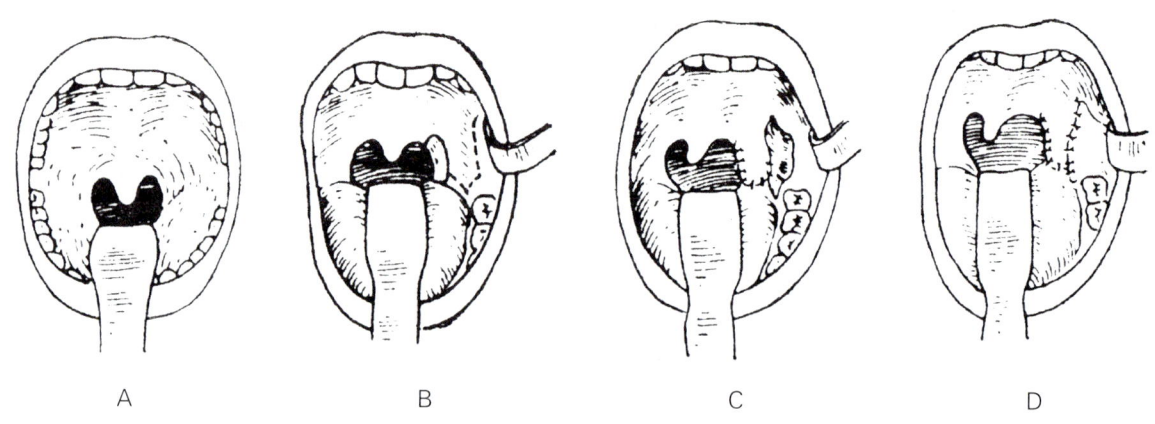

图 44-21 磨牙后区黏膜瓣转移术

A. 舌与咽弓、扁桃体窝瘢痕粘连　B. 切开左侧黏膜，并在磨牙后区形成黏膜瓣　C. 黏膜瓣转移，修复手术切开的创面　D. 向内侧游离颊黏膜，修复供区

（3）软腭及咽后壁成形术（Hamacher 手术）：此术式适用于瘢痕较薄的鼻咽部狭窄。手术在悬雍垂两侧与咽壁相连的黏膜做弧形切口，切开黏膜及黏膜下层，在黏膜下分离，软腭已分为前后两片，软腭的口腔面为前片，鼻腔面为后片。继续分离咽后壁黏膜，使其与软腭的后片相连，然后将黏膜片向前翻转，使后片黏膜与软腭切线缝合，软腭前片黏膜向后翻转，用于修复咽后壁

创面，并缝合，软腭及咽后壁上均无裸露创面，可防止瘢痕粘连复发（图44-22）。

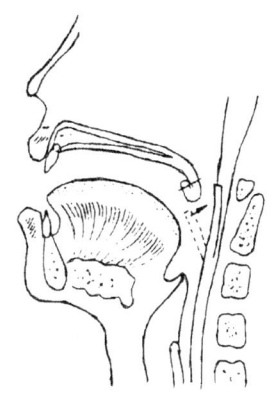

图 44-22　软腭及咽后壁成形术

如狭窄累及食管上段，就无法用黏膜瓣覆盖创面。此种情况下，可行皮瓣转移以增加狭窄部位的直径。若狭窄程度严重，就需将狭窄部位切除并再造缺损的食管。具体的手术方法较多，包括胸大肌肌皮瓣转移（图44-23）、桡侧前臂皮瓣转移、空肠游离移植等。

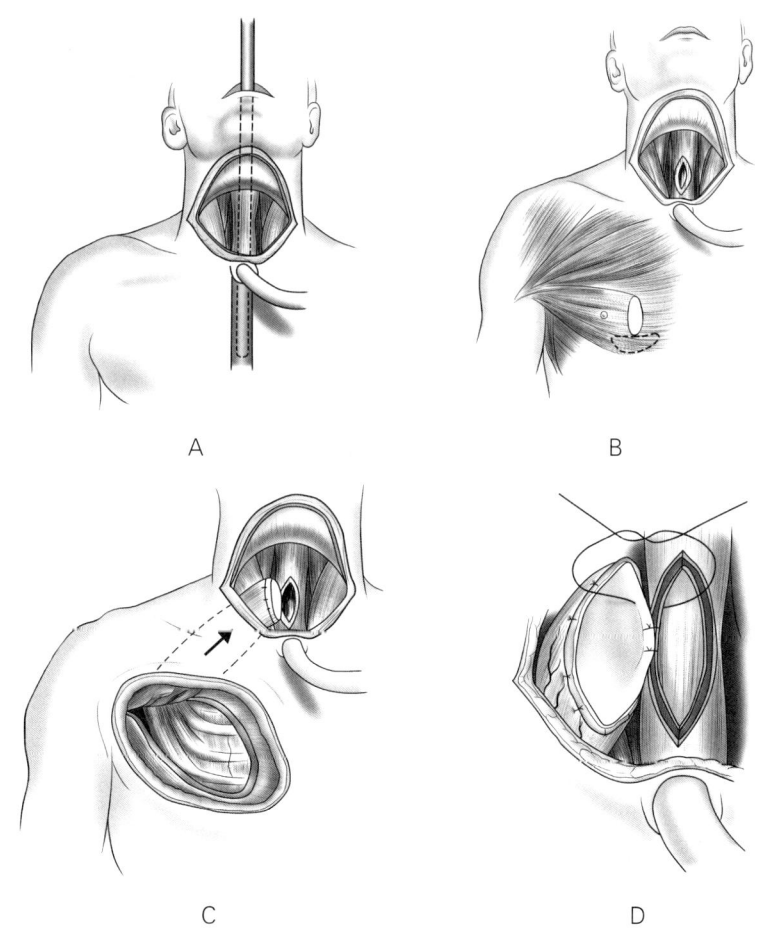

图 44-23　胸大肌肌皮瓣转移修复咽部狭窄

第六节 喉气管狭窄及缺损

喉气管狭窄及缺损（Laryngotracheal stenosis and defect）在整形外科临床上较为少见。喉与气管以环状软骨分界，发生在环状软骨以上的瘢痕狭窄称为喉狭窄，而在环状软骨以下则为颈段气管狭窄，也有喉和气管同时受累者。瘢痕狭窄严重时可达到闭锁的程度。在喉气管缺损中，更为多见的是气管或咽喉瘘。

一、病因

喉气管狭窄可分为先天性和获得性。在胚胎发育过程中喉腔再通不完全可导致不同程度的会厌及（或）会厌下狭窄。获得性喉气管狭窄与咽部瘢痕狭窄一样，主要诱因有外伤和感染两大类。其中喉气管的机械性、医源性损伤是最常见的病因，如打击、冲撞、挤压所致的软骨骨折或气道挫裂和移位变形，切伤、刺伤、气管切开术或喉部手术操作不当，以及气管插管或喉插管技术不熟练、留管过久、套管过大等。做环甲膜切开术后未及时去除套管者，有90%发生狭窄。气管插管超过10天的患者中约有15%发生喉狭窄。小儿因环状软骨小、弹性差，黏膜对机械性刺激及炎症的抵抗力弱，更易发生损伤。喉气管恶性肿瘤术后发生咽喉瘘的可能性很大，据报道全喉切除术后瘘的发生率可达20%。

另外，呼吸道的烈焰烧伤、化学烧伤等也常可造成喉气管的狭窄和缺损。感染的原发病以梅毒和结核为多，但由于抗梅毒和抗结核治疗水平的提高，感染所致的喉气管狭窄和瘘已非常少见。

二、临床表现

喉气管瘘的表现是显而易见的，但喉狭窄的临床表现随患者年龄、疾病、活动水平及狭窄程度的不同而不同。在喉梗阻的患者中，喘鸣（stridor）是最常见的体征。当梗阻发生于会厌上或会厌时，患者将表现为吸气相喘鸣。当梗阻发生于会厌下和气管时，患者将在吸气相和呼气相同时出现喘鸣。其他的症状和体征还包括呼吸困难、三凹征、呼吸频率快等。低氧血症可导致焦虑。如果会厌受累，患者还可能出现声音嘶哑、不能发声和吞咽困难。在儿童中，轻至中度狭窄常常无明显症状。上呼吸道感染导致气道水肿和分泌物增多可加重狭窄。反复出现或持续的犬吠样咳嗽也是儿童发生会厌下狭窄的典型表现。另外也可表现为咳痰困难、咳嗽及进食时呛咳等。检查可发现喉、气管外伤、感染的瘢痕、软骨缺损或变形。由气管切开术引起的狭窄，多可见气管切口位置过高。

间接或直接喉镜检查，可见狭窄的喉腔呈裂缝或不规则空隙，狭窄区有束带状、皱裂状或膜状的瘢痕组织，或盖住声门。用小号支气管镜或管道纤维支气管镜经声门切口的瘘口进入，有助于了解声门下区及气管的狭窄情况。常规拍摄喉气管正、侧位及体层片，必要时行喉气管造影，可了解狭窄的范围与程度、软骨缺损与气道变形的情况。

三、诊断

根据病史、症状及体征，即可诊断喉气管狭窄及缺损。应查明瘢痕狭窄的原因、范围及程度,并进行必要的鉴别诊断。声门狭窄而声带不能分开者,应注意鉴别是否为双侧声门外展肌瘫痪。气管瘘孔根据其直径可分为大、中、小三型:直径大于2cm者为大型瘘;直径在1~2cm者为中型瘘;直径不到1cm者为小型瘘。

四 治疗

(一) 喉气管狭窄的扩张及撑张治疗

其目的在于恢复呼吸通道,免除终身颈部带管,恢复发声功能。在进行此种治疗时,均应行低位气管切开术。

1. 一过性扩张法　只适用于早期、狭窄较轻、范围不大的病例。对瘢痕已经成熟,伴有软骨缺损或塌陷者无效。其方法是:在直接喉镜下用扩张探条缓慢通过狭窄区,每7~10天扩张1次,逐渐增大扩张探条的直径。另外,这类病例也可做内镜下激光手术。

2. 硅胶T形管撑张法　适用于范围较广的各种类型喉气管狭窄。1965年,Montgomery首先报道了一种用硅胶制成的T形气管扩张器,折叠捏扁后可经气管切口放入气道内,然后自动弹开持续撑张狭窄部。成人用的外径为12~15mm,婴儿用的为8mm。国内1978年开始用于临床。其手术方法是:先切开喉气管以明确气管狭窄情况。软骨架完整及瘢痕组织堵塞气管者,应彻底去除瘢痕,疏通气管。软骨架已破坏者,则应充分保留并利用瘢痕组织修复或重建气管。狭窄病变处理完毕后,根据气管管径及创面范围,选择粗细合适、长短适度的硅胶T形管,放入后,既能密切贴附于气管壁,又无张力压迫,管的上、下端需超过创面,贯通于已成形的气管内。T形管的支管由气管瘘口或切口的下缘伸出。术后待全麻清醒后,要立刻将T形管的支管堵塞,否则可形成干痂而堵塞主管。

T形管放置术后的主要并发症有:T形管上下端部位长肉芽、误被咽下、T形管内干痂堵塞、会厌和声带水肿致呼吸困难、T形管上移、喉气管内出血等。预防的关键是,术中T形管要剪修光滑、长短适合、术后加强护理(图44-24)。

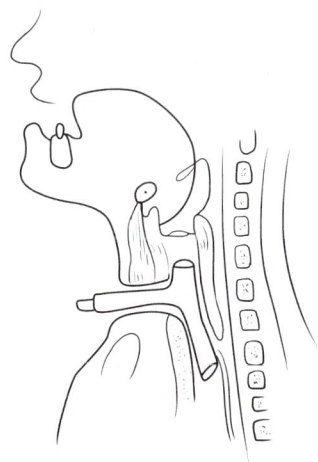

图44-24　硅胶T形管撑张法

(二) 喉气管修补或重建术

1. 单纯喉气管瘘修补术　即Mikulicz手术,适用于中、小型喉气管瘘。手术时从瘘口周围取一个局部皮瓣,翻转向里作为衬里。另在局部再做一个推进皮瓣或旋转皮瓣,转移覆盖于翻转皮瓣的组织面上，作为外盖，修复颈部瘘孔。Conley在此基础上做了改进，他用皮片移植代替局部皮瓣作为外盖皮瓣，也取得了较好的效果（图44-25）。

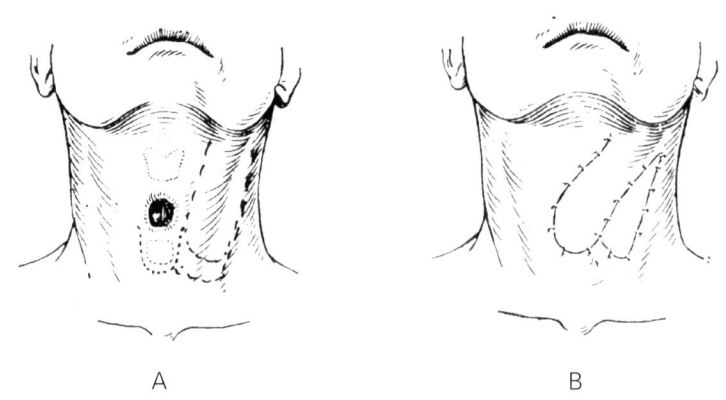

图44-25　单纯喉气管瘘修补术（Mikulicz手术）
A. 在瘘口下方或侧方设计翻转皮瓣或外盖皮瓣　B. 皮瓣转移修复瘘口

对于中、大型喉气管瘘同样可选用局部皮瓣翻转作为衬里，但外盖皮瓣常难在局部选用，而采用锁骨前胸皮瓣、胸三角皮瓣、胸锁乳突肌肌瓣或肌皮瓣等修复。此外，在用皮瓣修复中、大型气管瘘时，两层皮瓣之间多需放入软骨片、硅橡胶片、有机玻璃片或沙网等支持组织，以代替破损的气孔环，防止以后在呼吸时修补短的气管出现塌陷。也有用鼻中隔黏膜软骨片移植来嵌入修补瘘孔的，效果也较理想。

2. 管腔修补及管腔径增大术　适用于软骨缺损较多、管腔狭窄明显、范围较大者。腔径的增大可通过裂开喉气管放入撑张模来实现，并在裂开创口间嵌植各种组织材料。嵌植材料可采用耳郭软骨、带一侧黏膜的鼻中隔软骨、带一侧软骨膜的肋软骨或甲状软骨翼片、带蒂会厌软骨、游离舌骨及肌蒂舌骨等。其中肌蒂舌骨是比较理想的嵌植材料。若所需嵌植的创口不长，可取包括舌骨小角在内的半侧肌蒂舌骨；若需嵌植的创口较长，可取包括两侧舌骨小角在内的肌蒂舌骨段（图44-26）。

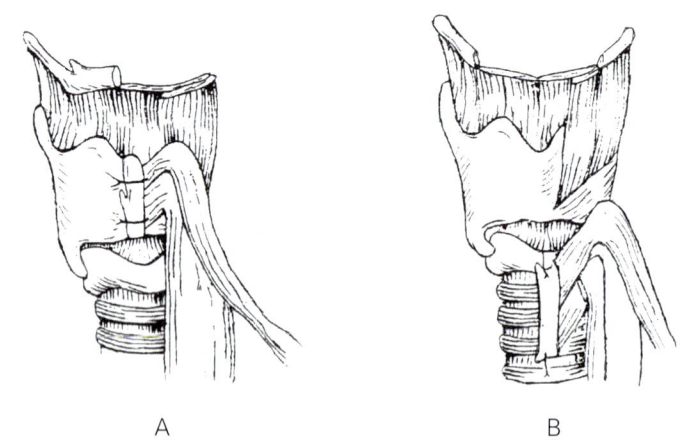

图44-26　管腔修补及管腔径增大术
A. 半侧肌蒂舌骨嵌植修补　B. 包括两侧舌骨小角在内的肌蒂舌骨段嵌植修补

3. 狭窄段气管切除断端吻合术　适用于腔段严重狭窄或闭锁者。此术为Qgura（第1版）于1962年最先报道。狭窄段切除后，酌情做甲状软骨和气管吻合、环状软骨和气管吻合或气管和气管吻合，其中以气管和气管吻合较为容易，因其形状、粗细、大小相同。一般主张术后置模6周。

此手术仅限于切除4个气管环或4个环以下，否则吻合有困难。

4. 喉气管腔分期重建术　适用于颈段气管软骨支架大部毁损、腔壁塌陷、黏膜下大量瘢痕形成者。做喉或气管正中裂切开，黏膜下切除瘢痕及坏死感染的软骨，若有裸露创面，可以植皮。取宽厚、长短适度的肋软骨，植入狭窄区两旁软组织内。喉气管腔内植撑张模。将创缘皮肤向内卷入与黏膜缝合，保持新腔开放。待植入的肋软骨愈合、新腔内上皮化之后，行二期手术修补新腔的前壁。可先用肌蒂舌骨等硬材料将两侧植入的肋软骨撑住，保持新建腔径不致缩窄，再用带蒂皮瓣修补。若腔径足够大，亦可将两侧翻入的皮瓣根部断开后，皮肤向内拉拢缝合。

5. 记忆合金撑模植入术　可通过纤维喉镜植入气管狭窄部位，免去气管切开；也可对较严重的狭窄区先破开气管前壁，气管内植入钛记忆合金撑模，然后用带蒂肌（皮）瓣修复气管前壁缺损部分，术后3周肌瓣开始上皮化。

第七节　颈段食管缺损

颈段食管缺损（cervical esophageal defect）又称为高位食管缺损（参见第五十三章"食管狭窄和缺损"）。其发病原因可为：颈段食管癌、喉癌切除术后食管缺损；颈段食管癌、喉癌放射治疗后缺损；食管缺损用胃肠带蒂上移手术后远端肠管血供不佳，形成吻合口瘘，甚至因远端坏死造成缺损；机械性损伤、化学性烧伤或其他外伤造成的颈段食管缺损、狭窄或闭塞。

颈段食管缺损的修复早先多采用的方法是局部皮瓣法和嵌体植皮法。Lane（1911）和Tratter（1913）最先使用了局部皮瓣法，方法是在颈部设计一个水平皮瓣，卷成一个翻转皮管，两端与食管上、下残端对应吻合，用以修复颈段食管缺损。嵌体植皮法由Rob和Bateman（1949）首先提出，是用一个纱网作为扩张支架，在网管外方缝上一层阔筋膜，埋植于食管缺损段皮下，再造颈段食管。后改用尼龙管作为扩张支架，在管外反植一层中厚皮片，埋植于食管缺损部位，2~6个月后去除尼龙管。后来又改用在管外反植阴茎皮肤的方法。但上述方法均存在手术次数多、设计复杂、易发生吻合口瘘及吻合口狭窄等缺点，20世纪60年代以来这些修复方法逐渐被废弃。目前，临床效果较为满意的方法主要有以下两种。

一　岛状肌皮瓣法

岛状肌皮瓣法适用于食管缺损范围较小的患者。这种方法简单易行，疗效良好；但供区范围有限，因组织瓣太厚，塑形不太容易。常用的有胸大肌肌皮瓣、胸锁乳突肌肌皮瓣、斜方肌肌皮瓣等。Shesol和Clarke（1980）报道用带血管蒂的背阔肌肌皮瓣修补1例大型食管瘘获得成功，其缺损为食管周径的4/5，长3cm。樊玉林等（1983）报道利用胸锁乳突肌制成带蒂的肌膜肌肉管，内包一个不锈钢管作为扩张支架，修复了一段长4cm的颈段食管。不锈钢管留置8个月后取出，届时肌膜肌肉管的内壁已有周围上皮爬行覆盖，无须另行游离植皮作衬里。

二　显微外科法

用显微外科技术行组织移植再造食管的方法最早由Seidenbery（1959）报道，所采用的移植组织是游离的空肠。之后，Hiebert（1961）和Nakayama（1962）分别报道应用胃窦部游离移植和乙状结肠游离移植行颈部食管再造。随着显微外科技术的发展，游离皮瓣再造颈段食管也获得成功，国内则由张涤生（1977）首先开展。这类方法的成功应用给常规手术难以治疗的患者带来了希望，手术一期完成，效果较为满意。综上所述，应用显微外科方法行食管再造采用的组织移植类型主要有：游离空肠和空肠袢移植、游离结肠移植、游离皮瓣移植及个别游离胃窦部移植等，但以移植空肠更为理想。

（一）游离空肠移植技术

该技术适用于单纯的颈段食管重建。手术分两组同时进行。一组开腹选取一段肠管较直、肠系膜动静脉口径较粗（2mm左右）而易于吻合者截断，分离时注意勿损伤肠系膜血管。肠管游离后用0.05%苯扎溴铵和新霉素液灌洗，但慎勿将肠系膜血管蒂泡在上述溶液中，以免刺激损伤。肠管离体缺血时间不得超过90分钟。另一组在颈部解剖出供吻合之用的血管。动脉以甲状腺上动脉为最佳，也可选用甲状腺下动脉、颌下动脉、颈横动脉等，静脉以颈外静脉为最佳，也可选取面静脉、颈中静脉、甲状腺中静脉。先将移植肠段在受区略做固定缝合后，将肠系膜血管蒂与选取的受区血管进行吻合，先吻合静脉，再吻合动脉，以端端吻合为宜。待肠段血管恢复之后，再做移植肠段上、下口和食管的吻接术。

空肠襻移植是将空肠段在空肠系膜的肠壁剪开，使肠段变成肠片，以修复食管壁的缺损。

（二）游离皮瓣再造技术

在喉和气管均保持完整的情况下，术中对食管的显露非常有限，给手术操作带来困难。食管周围空间狭小，游离皮瓣具有最大的灵活度。基于同样的理由，用于再造食管缺损的皮瓣也不宜过厚。因此常可选用桡侧前臂皮瓣。该皮瓣具有薄、可供皮瓣范围较大、血管蒂长、血管口径粗等特点，适用于食管再造。手术的关键是皮瓣的设计，宽度要足够，一般应在7～9cm之间，以保证再造食管的口径在2.5～3cm，防止因口径过小而引起术后狭窄；但也不宜太大，以免产生颈部组织太臃肿而无法关闭创面的后果。这些缺损常常仅有几厘米长，所以前臂皮瓣的设计可与传统设计成90°，以皮瓣的短轴来填补缺损的长轴，而皮瓣的长轴可沿血管蒂卷成皮肤向内的皮管（图44-27）。皮瓣切下后翻转制成皮肤向内的皮管移植至颈部。由于食管缺损常常位于颈部下方，在术中常常不能显露颈外动脉。因此，可将颈横动脉或甲状腺上动脉作为受区动脉与皮瓣吻合。皮瓣的静脉则可与颈横静脉和颈内静脉吻合。皮瓣的血管蒂常常偏长，故应防止蒂部血管扭转导致血运障碍。管型皮瓣与食管残端吻合时，采用曲线形或Z形，以防止吻合口环状狭窄。

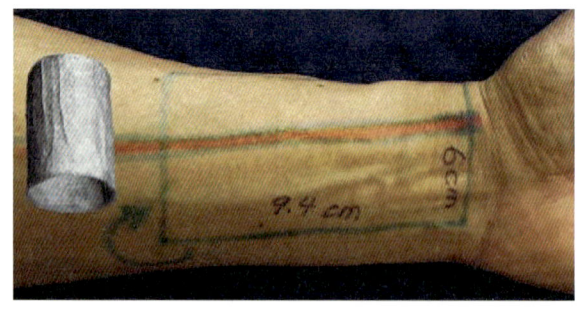

图44-27 可沿血管轴方向将桡侧前臂皮瓣卷成皮肤向内的皮管以修补长度较短的咽食管缺损

（高建华　陈其庆　冷永成　章庆国　黄金龙　王炜）

参考文献

[1] SPINA V. Surgery of cicatrices of the neck after burns[J]. Rev Paul Med,1955,47(2):197-214.

[2] Granzow J W,Suliman A,Roostaeian J,et al. The supraclavicular artery island flap (SCAIF) for head and neck reconstruction: surgical technique and refinements[J]. Otolaryngol Head Neck Surg,2013,148(6):933-940.

[3] Kokot M,Mazhar K,Reder L S,et al. The supraclavicular artery island flap in head and neck reconstruction: applications and limitations[J]. JAMA Otolaryngol Head Neck Surg,2013,139(11):1247-1255.

[4] Strauch B,Vasconez L O,Hall-Findlay E J,et al. Grabb's encyclopedia of flaps volume 1: head and neck[M]. 3rd ed. Wolters Kluwer:Lippincott Williams & Wilkins,2008.

[5] Carachi R,Agarwala S,Bradnock T J,et al. Basic techniques in pediatric surgery: an operative manual[M]. Heidelberg:Springer,2013.

[6] Mcquone S J,Eisele D W. Management of pharyngeal and esophageal stenosis[J]. Head Neck Surg,1997,8(4):231-241.

[7] Neligan P C. Plastic surgery—volume 3: craniofacial, head and neck surgery[M]. 3rd ed. Amsterdam:Elsevier Medicine,2012.

[8] 王炜. 整形外科学[M]. 杭州:浙江科学技术出版社,1999:826-831.

[9] 刘润玑. 先天性肌性斜颈的病因探讨[J]. 中华小儿外科杂志,1997,18(4):244-245.

[10] 汪良能,高学书. 整形外科学[M]. 北京:人民卫生出版社,1989.

[11] 罗旭松,汪希,杨群,等. 重度颈部瘢痕畸形的序贯修复治疗策略[J]. 中华医学杂志,2013,93(14):1050-1054.

[12] 纪赓,王守宝,罗旭松,等. 颈阔肌瓣双向翻转在颈部严重瘢痕增生挛缩整复中的应用[J]. 组织工程与重建外科杂志,2012,8(1):35-36,39.

[13] 杨军,章一新,王丹茹,等. 脱细胞异体真皮与自体刃厚表皮复合移植的应用[J]. 上海交通大学学报(医学版),2008,28(1):84-87.

[14] 李养群,徐军,李森恺,等. 肩胛皮瓣游离移植修复面颈部皮肤缺损[J]. 中国修复重建外科杂志,2000,14(4):205-207.

[15] Luo X,Liu F,Wang X,et al. Region-oriented and staged treatment strategy in reconstruction of severe cervical contracture[J]. PLoS One,2015,10(4):e0122669.

[16] Hyakusoku H,Orgill D P,Téot L,et al. Color atlas of burn reconstructive surgery[M]. Heidelberg,Berlin:Springer-Verlag,2010.

[17] Colletti G,Tewfik K,Bardazzi A,et al. Regional flaps in head and neck reconstruction: a reappraisal[J]. J Oral Maxillofac Surg,2015,73(3):571.e1-571.e10.

[18] Chan R C,Chan J Y. Deltopectoral flap in the era of microsurgery[J]. Surg Res Pract,2014,2014:420892.

[19] Vinh V Q,Van Anh T,Ogawa R,et al. Anatomical and clinical studies of the supraclavicular flap: analysis of 103 flaps used to reconstruct neck scar contractures[J]. Plast Reconstr Surg,2009,123(5):1471-1480.

[20] Ma X,Li Y,Wang L,et al. Reconstruction of cervical scar contracture using axial thoracic flap based on the thoracic branch of the supraclavicular artery[J]. Ann Plast Surg,2014,73(Suppl 1):S53-S56.

[21] Huang C Y,Yang J Y,Hsiao Y C. Chin projection creation in patients with facial and cervical burn scar contracture[J]. Burns,2013,39(3):507-514.

[22] Bey E,Hautier A,Pradier J P,et al. Is the deltopectoral flap born again? Role in postburn head and neck reconstruction[J]. Burns,2009,35(1):123-129.

[23] Rebelo M,Ferreira A,Barbosa R,et al. Deltopectoral flap: an old but contemporary solution for neck reconstruction[J]. J Plast Reconstr Aesthet Surg,2009,62(1):137-138.

[24] Lamberty B G. The supra-clavicular axial patterned flap[J]. Br J Plast Surg,1979,32(3):207-212.

[25] Pallua N,Machens H G,Rennekampff O,et al. The fasciocutaneous supraclavicular artery island flap for

releasing postburn mentosternal contractures[J]. Plast Reconstr Surg,1997,99(7):1878-1886.

[26] Ulrich D, Fuchs P, Pallua N. Preexpanded vertical trapezius musculocutaneous flap for reconstruction of a severe neck contracture after burn injury[J]. J Burn Care Res,2008,29(2):386-389.

[27] Jin X, Teng L, Zhao M, et al. Reconstruction of cicatricial microstomia and lower facial deformity by windowed, bipedicled deep inferior epigastric perforator flap[J]. Ann Plast Surg,2009,63(6):616-620.

[28] Matsumine H, Sakurai H, Nakajima Y, et al. Use of a bipedicled thin groin flap in reconstruction of postburn anterior neck contracture[J]. Plast Reconstr Surg,2008,122(3):782-785.

[29] Atamaz Pinar Y, Govsa F, Bilge O. The anatomical features and surgical usage of the submental artery[J]. Surg Radiol Anat,2005,27(3):201-205.

[30] Grevious M A, Paulius K, Gottlieb L J. Burn scar contractures of the pediatric neck[J]. J Craniofac Surg, 2008,19(4):1010-1015.

[31] Kumar B, Vadaje K, Sethi S, et al. Failed intubating laryngeal mask airway-guided blind endotracheal intubation in a severe postburn contractured neck patient[J]. Acta Anaesthesiol Belg,2011,62(2):95-99.

[32] Ono S, Chung K C, Takami Y, et al. Perforator-supercharged occipitocervicopectoral flaps for lower face and neck reconstruction[J]. Plast Reconstr Surg,2012,129(4):879-887.

[33] Parrett B M, Pomahac B, Orgill D P, et al. The role of free-tissue transfer for head and neck burn reconstruction [J]. Plast Reconstr Surg,2007,120(7):1871-1878.

[34] Tsai F C, Mardini S, Chen D J, et al. The classification and treatment algorithm for post-burn cervical contractures reconstructed with free flaps[J]. Burns,2006,32(5):626-633.

[35] Dayan S H, Arkins J P, Antonucci C, et al. Influence of the chin implant on cervicomental angle[J]. Plast Reconstr Surg,2010,126(3):141e-143e.

[36] Imanishi N, Nakajima H, Kishi K, et al. Is the platysma flap musculocutaneous? Angiographic study of the platysma[J]. Plast Reconstr Surg,2005,115(4):1018-1024.

[37] Olasz L, Szalma J, Lempel E, et al. Application of platysma-based transpositional flap for through-and-through facial defect when the facial artery circulation is blocked or compromised[J]. J Oral Maxillofac Surg, 2011,69(4):1242-1247.

[38] Motamed S, Niazi F, Atarian S, et al. Post-burn head and neck reconstruction using tissue expanders[J]. Burns,2008,34(6):878-884.

[39] Walden J L, Garcia H, Hawkins H, et al. Both dermal matrix and epidermis contribute to an inhibition of wound contraction[J]. Ann Plast Surg,2000,45(2):162-166.

[40] Converse J M. Reconstructive plastic surgery[M]. 2nd ed. Philadelphia:W. B. Saunders Company,1977.

[41] Kamolz L P, Jeschke M G, Horch R E, et al. Handbook of burns—volume 2: reconstruction and rehabilitation [M]. New York:Springer Wien,2012.

[42] Maisel R H. Otolaryngology - head and neck surgery[M]. 4th ed. Philadelphia:Lippincott Williams & Wilkins,2006.

[43] Garfunkel L C, Kaczorowski J, Christy C. Pediatric clinical advisor: instant diagnosis and treatment[M]. 2nd ed. Philadelphia:Mosby,2007.

第四十五章
组织预构、器官预构和寄养移植

第一节 预构移植和寄养移植是修复重建外科发展的新阶段

一 定义和临床应用

组织瓣移植包括带蒂移植和游离移植,早在几千年前古印度人就采用了额部皮瓣再造鼻缺损,这是最早的带蒂皮瓣移植。1964年,王炜和同事在家犬身上进行小血管吻合研究和腹股沟皮瓣游离移植取得成功。1973年,Daniel和杨东岳同时在临床上开始了游离皮瓣移植。1979年,王炜等应用带血管的颞浅筋膜加植皮游离移植修复烧伤爪形手手背皮肤缺损30余例,是最早的预制超薄皮瓣移植。1980年,为了修复缺损,Erol、沈祖尧最先报告了预构皮瓣移植。1982年,王炜采用兔的前肢带静脉的筋膜瓣游离移植到腹股沟区,与腹壁浅动脉吻合,经3周后制成游离皮瓣移植,共进行了5只家兔实验,3只取得了成功,后来应用带静脉的筋膜瓣重建末端断指再植取得了成功,分别在1983年第十届中华外科学术交流会(天津)以及1984年中法显微外科第二次学术交流会报告(Nancy French)。

(一)预构皮瓣和器官移植

预构皮瓣移植(prefabricated flap transplantation)和预构器官移植(prefabricated organ transplantation)是运用组织移植和显微外科的方法,在一定的区域内制造可移植的皮瓣或器官,用带蒂组织移植或显微外科吻合血管移植进行组织缺损的修复。

预构耳移植是在前臂桡动脉供区皮下埋植组织扩张器,扩张前臂皮瓣数周后作肋软骨雕刻成耳郭形态,种植于前臂扩张的皮瓣内,3周后游离移植前臂带耳郭的皮瓣再造耳缺损,1995年在上海交通大学医学院附属第九人民医院(上海第九人民医院)整形外科由董佳生成功应用于临床。该预构器官移植也可预构鼻、眼窝、阴茎或拇指等。

(二)寄养移植

寄养移植(for a while nutrition support transplantation)是指身体断离的组织或器官没有条件在受区进行立即再植,而将断离的组织或器官寄存于身体的某一部位,待受区能够接受移植时再进行断离组织器官的移植。断离器官的寄养包括断耳寄养、断指(肢)寄养、撕脱头皮寄养、撕脱唇部寄养、撕脱鼻部寄养以及断离阴茎寄养等,寄养的部位常可选择在足背、前臂或腹股沟区域等。将断离的组织或器官用显微外科血管吻合技术使断离的组织或器官在寄养部位吻合血管,保存组织或器官的活力。

(三) 游离皮瓣供区改造移植

对于游离皮瓣的供区还可以采用组织扩张的方法使移植供区扩大化，以减少供区的缺损，并可使移植供区的皮瓣得到超薄化的改造，减少供区的损害，使预构的移植皮瓣在其形态、结构和功能上进行重塑造，以适应组织缺损修复和器官再造的需要。该课题1988年是作为董佳生硕士和博士研究生的课题，并在临床上得到了运用。

(四) 制备超薄皮瓣移植

1979年运用带血管的颞浅筋膜游离移植加游离植皮制成超薄皮瓣应用于烧伤爪形手的修复，王炜等1981年报告于《显微外科杂志》（安徽），卫莲郡等1982年报告于《上海第二医学院学报》，详细地记录了52例颞浅筋膜血管的解剖研究结果（表45-1）。

表45-1　52例颞浅筋膜血管外径解剖研究

血管名称	外径大小(mm)						
	<1.0	1.0~1.4	1.5	2.0	2.5	3.0	3.5
耳屏前颞浅动脉（例数）	0	2	15	19	10	5	0
耳屏前颞浅静脉（例数）	0	2	5	26	7	3	1
耳屏上5cm处颞浅动脉（例数）	0	4	25	14	1	0	0
耳屏上5cm处颞浅静脉（例数）	2	29		8	1	1	0

注：该研究由卫莲郡、施耀明完成。

制备超薄皮瓣游离移植治疗烧伤爪形手案例：

男，25岁。右手被沥青灼伤，1年后入院时右手爪形，各掌指关节均向背侧脱位，拇指尤甚，拇内收，手背全是挛缩的瘢痕组织。手术分两组进行。一组切除手背瘢痕，作拇内收肌横头切断，开大虎口，拇长伸肌腱延长，各掌指关节均作侧副韧带切断，使各掌指关节脱位得到矫正。另一组同时切取颞部帽状筋膜12cm×13cm，移植至右手背作血管吻合，血供重建后在筋膜表面游离植皮，制备成超薄皮瓣覆盖右手背裸露的手指和拇指肌腱，矫正拇内收畸形和示、中、环、小指掌指关节背侧半脱位畸形（图45-1）。

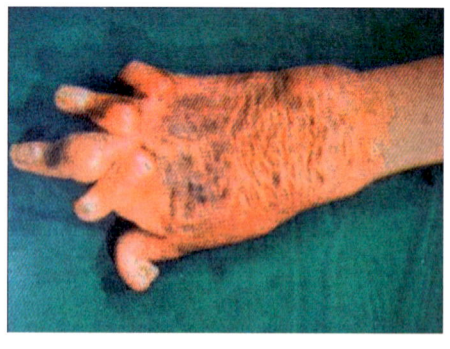
A

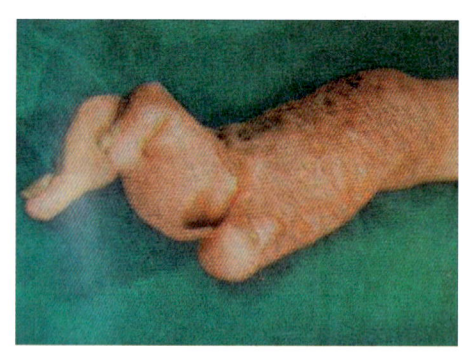
B

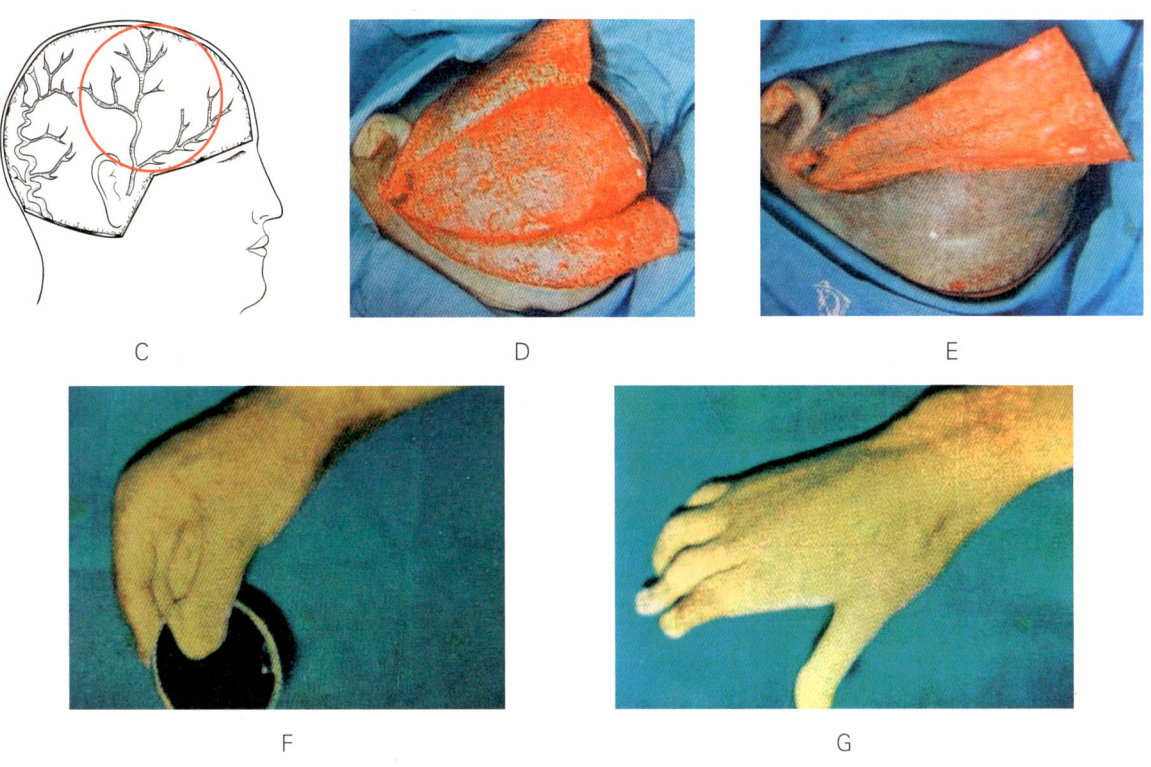

图 45-1 烧伤爪形手制备超薄皮瓣游离移植

A、B. 右手烧伤后爪形手,手术前　C. 颞浅筋膜血供示意图　D、E. 颞浅筋膜游离移植的切取　F、G. 烧伤爪形手制备超薄皮瓣移植手术后

二　预构和寄养移植是修复重建外科发展的新阶段

组织扩张器用于临床后,使修复重建外科技术得到了扩展,形成了一个组织修复的新手段,1987年后移植皮瓣预扩张,预构和寄养移植在上海第九人民医院整形外科进行研究并用于临床。

预构和寄养移植是修复重建外科领域的一项新技术分支,它是和带蒂移植、吻合血管的游离移植、扩张组织移植平行的一项新技术,增加了组织移植修复缺损的手段,提高了移植皮瓣和器官再造的形态、结构和功能的效果。20世纪80年代初,上海第九人民医院将该技术应用于整形外科临床。1995年该技术被立项为整形外科重点学科课题。董佳生为一例男性青年应用前臂制成预构的耳郭游离移植修复耳缺损。

预构和寄养移植为组织器官缺损和畸形的修复开创了新的空间,增加了新的治疗手段。

三　预构和寄养移植方法的临床评述

无论是预构组织或器官移植,还是寄养组织或器官移植以及带血管游离筋膜移植制造新的移植供区,都是组织、器官移植的新手段,它的临床价值和带蒂组织移植、游离组织移植、带血管吻合的游离组织或器官移植以及扩张组织移植,都属于组织移植的方法,这是近30多年来组织移植的新领域。由于该技术的应用和推广,可使同种异体面部移植的手术适应度大大缩小。

四　带血管筋膜移植用于末端断指再植的临床实践

1979年,在带血管的筋膜移植制造游离皮瓣取得成功后,于1982年进行了带血管的筋膜层游离移植到腹股沟区域，重建新的游离皮瓣供区，获得了成功，并于1982年采取前臂静脉筋膜瓣，用静脉动脉化的手段，嵌埋于无法进行血管吻合的末节断指的皮下，取得了无法吻合血管的末节断指再植的成功，称为"三明治"断指再植，于1984年在法国南锡举行的中法显微外科学术交流会上报告，这是一个个例的成功报告，不作为规范的手术（图45-2）。

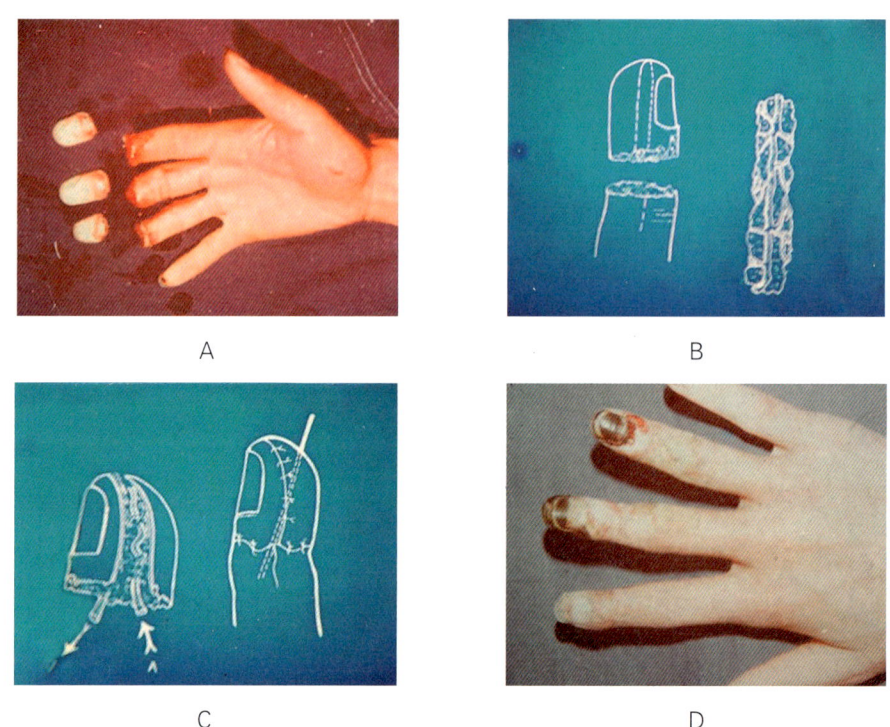

图45-2 示、中、环指末节断指，无法进行血管吻合断指再植，采取一条前臂静脉筋膜瓣游离移植，镶嵌种植于末节断指的皮下组织内，游离静脉筋膜瓣的静脉一端与手指的动脉吻接，另一端与手指的静脉吻接，加压包扎，术后1周末节断指再植取得了成功
A. 右手示、中、环指末节断指，手指残端未能找到可吻接的血管　B. 在患者前臂切取一块筋膜静脉组织瓣（图右）；在末节断指近甲床部切开皮肤、皮下组织，直达指骨，制造静脉筋膜瓣移植床（图左）　C. 将静脉筋膜瓣埋藏于末节断指的皮下和指骨表面，静脉的一端与手指近端的动脉吻接，另一端与静脉吻接（图左）；将断指与手指近端缝合，并将静脉筋膜瓣的血管分别与近心端手指的指动脉和指静脉吻接（图右）　D. "三明治"断指再植手术后10天

（王炜）

第二节　预构皮瓣概述

一　预构皮瓣的概念与发展历史

预构皮瓣（prefabricated flap）的广义概念是在皮瓣形成或（和）转移之前，按一定的设计，通过手术预先将皮瓣加工改造成具有一定功能和外观要求的皮瓣，使其更便于器官、组织的修复

和再造，更好地恢复器官、组织的功能和形态。而通常所讲的预构皮瓣是指其狭义的概念，即将知名血管或含知名血管的筋膜、肌肉等组织瓣（统称血管载体）移植到本来没有知名血管部位的某一层次，或将皮片移植于含有知名血管束的组织上（包括筋膜、大网膜）等，通过重新血管化而形成轴型皮瓣。预构皮瓣是按治疗的需要，不受血管分区限制，将非轴型皮瓣人为地转化成为轴型皮瓣的一种手术方式，大大地增加了皮瓣的面积，将对供区的损伤减小到最低程度，所形成的皮瓣色泽、质地佳，并易于塑形，为复杂性、难治性缺损的修复提供了一个较好的方法。

Diller等最早于1966年证明狗的带血供的回肠片段能维持预构皮肤皮下组织的成活，并提出了预构的概念？他认为通过预构的手段可形成本不存在的皮瓣或复合组织瓣。Washio于1971年把一段带血管的肠管脱去黏膜后转移到腹部皮下，创造出一个能转移的复合组织，也确认了预构的理论。Erol于1976年将游离皮片直接移植于狗的股动静脉表面，并形成局部带蒂皮瓣转移修复创面，获得成功。预构（prefabricated）这个词是由沈祖尧第一次提出并应用到临床的。沈祖尧等在1981年采用显微外科技术将兔耳中央血管束植入前额部任意皮管，经一段时间后证明此皮瓣可以带血管蒂岛状移位或吻合血管游离移植，使这块任意皮瓣转变为轴型皮瓣。1982年，他在临床上通过植入旋股外侧动静脉血管束至大腿内侧皮下组织中，6周后，转移26cm×16cm游离皮瓣重建烧伤患者的颈部并获得成功。

轴型血管束植入的层次和血管与周围组织接触的密切程度对预构皮瓣血管化具有重要的意义。预构皮瓣血管化的过程主要是：①植入血管与皮瓣原来的血管直接沟通，再支配其所属细小分支及细小血管网；②植入血管束自己形成完整的血管网并支配整个皮瓣。同时，蒂下放置硅胶膜防止血管化向下发展，也有助于血管化进程。预构皮瓣作为整形外科的一项新技术，解除了局部原有的解剖结构对皮瓣设计的束缚，创造出所需的皮瓣和复合组织，拓宽了重建外科的治疗手段，提高了因创伤、烧伤及外科手术切除而造成缺损的治疗能力。

二、预构皮瓣的分类、设计原则和适应证

在复杂组织缺损的修复重建过程中，为了解决轴型皮瓣、肌皮瓣或游离皮瓣等组织移植所固有的缺陷，如局限于知名血管分布区、血管变异及供瓣区功能障碍等，预构皮瓣技术应运而生。根据移植的血管载体类型以及所形成轴型皮瓣的转移方式，预构皮瓣的分类如下：

（一）按血管载体分类

1. 动静脉血管束预构皮瓣　即通过移植知名动静脉血管束的方式或于其上移植游离断层皮片的方式所形成的预构皮瓣。Erol（1976）、沈祖尧（1981）、濑熊一和Buncke（1987）、Morrison（1990）以及Tark（1996）等从不同实验动物、不同部位及不同血管束等多角度探讨了动静脉血管束预构皮瓣的基础和临床应用，取得了一定进展。移植动静脉血管束时可使用不同的血管蒂，如：保持血流通过的动静脉血管束；一根保持血流通过的动脉；直接吻合移植一段静脉，使动静脉远端互相沟通形成动静脉瘘；远端结扎的动脉。研究证实以上各种方式都有效，但以保持血流通过的动静脉血管束方式效果最好。临床应用时，可根据受区血管是否损伤，决定动静脉血管束植入方式采用端入法或侧入法。动静脉血管束植入预构皮瓣临床应用方式灵活，转移修复可用于面颈部瘢痕挛缩、全耳再造、耳郭缺损、颊部贯穿缺损和上唇缺损畸形等。

2. 筋膜血管蒂预构皮瓣　即通过移植含知名血管筋膜的方式或于其上移植游离断层皮片的方式所形成的预构皮瓣。Khouri（1991）在大鼠模型中将带有血管束的腹壁浅筋膜包裹同侧膝关节，2周后行游离移植，取得成功。研究证实，含知名血管筋膜植入可维持大部分原有血运，预构皮瓣血管化也依赖于该植入血管。陈宝驹等（1977）采用颞浅筋膜形成植皮预构皮瓣进行耳郭再造和面颊部缺损取得成功。李青峰等（2008）以含旋股外侧动脉降支的肌膜瓣为血管载体，预

构形成颈肩胸皮瓣进行大面积面颈部组织缺损修复，取得了良好效果。目前，常用的筋膜血管载体包括颞浅筋膜、前臂筋膜、腹横筋膜和股前外侧筋膜等。

3. **肌肉血管蒂预构皮瓣** 即通过移植肌肉血管蒂的方式或于其上移植游离断层皮片的方式所形成的预构皮瓣。Erol（1980）在狗模型中即研究了带肌肉血管预构皮瓣的可行性。沈祖尧（1980）报道了重构的肌皮瓣吻合血管移植成功。Shintomi 和 Ohura（1982）报道了携带胸背动静脉血管的肌肉束在同侧上臂内侧预构皮瓣，二期带蒂转移修复面部组织缺损，效果良好。人体肌肉的血管蒂解剖恒定，口径较粗，动静脉伴行形成血管束，非常有利于作血管移位预构轴型皮瓣。临床应用时，可循血管蒂向肌肉内分离，并保留部分血管旁肌肉，则可得到相当长度的血管蒂，便于移位植入附近的皮瓣。由此预构所形成的皮瓣，克服了传统肌皮瓣肥厚、臃肿等不足，外形良好，可用于修复面部组织缺损。

4. **大网膜血管蒂预构皮瓣** 即通过移植大网膜组织的方式或于其上移植游离断层皮片的方式所形成的预构皮瓣。Erol（1980）报道了在猪模型中利用大网膜血管形成预构皮瓣的研究，通过微血管造影及组织学检查证明预构皮瓣血管丰富，血供良好。Zhang 等（1992）在大鼠大网膜预构皮瓣模型中，经荧光染色指数、墨汁灌注及组织学检查认为皮瓣完全血管化时间为5天。沈祖尧等（1979）报道用大网膜预构轴型皮瓣移位用于乳房重建，或吻合血管移植修复头皮全层及颅骨坏死等。正常成人大网膜大小为25cm×30cm左右，血管蒂长约20cm，口径粗大，利于吻合，作为良好的血管载体，其抗感染能力强。预构皮瓣形成3～5周后即可作带蒂移位或吻合血管的游离移植。临床应用中，大网膜预构轴型皮瓣特别适用于修复大的组织缺损或器官重建，尤其是坏死组织多、感染重、组织缺损量大的电击伤创面，常可获得一期愈合。

此外，形成预构皮瓣过程中，可在含有血管载体的皮瓣下置入皮肤软组织扩张器，进行常规扩张，再切取该预构皮瓣进行带蒂或游离移植。采用这种预构扩张技术所形成的皮瓣具有面积较大、质地较薄和血供丰富等优点，且供区可直接缝合，适用于修复面颈部较大范围的组织缺损。

随着科技的进步，采用异体血管或异体整形材料等预构皮瓣亦取得一定进展。采用预构软骨、骨或其他组织并修整塑形再进行组织移植修复（预构器官），进一步扩大了预构皮瓣技术的外延。

（二）按转移方式分类

皮瓣预构一般包括两个过程，即在原来不含轴型血管的皮瓣供区植入血管载体和经过一段时间血管化后将预构形成的轴型皮瓣转移到组织缺损区（受区）。根据新形成的预构皮瓣的转移方式，可将其分为两类：①带蒂转移预构皮瓣，即切取所形成的预构皮瓣时，保留一定宽度的蒂部（含植入血管束），顺时针或逆时针旋转皮瓣到受区的转移方式。②游离移植预构皮瓣，即收获所形成的预构皮瓣时，把含植入血管束的蒂部一并切取，形成游离皮瓣，然后采用显微外科缝合技术，将预构皮瓣内植入的血管束和受区的血管束进行吻合的转移方式。

1. **设计原则** 迄今为止，预构皮瓣已广泛应用于大面积面颈部瘢痕、手严重毁损伤创面以及眼窝、外鼻、食管和乳房等器官再造。组织修复后以达到功能和外形最大限度地近似于正常，因此需要根据患者的不同情况进行个性化预构皮瓣设计。根据皮瓣设计的基本思想，预构皮瓣的设计还须遵循以下原则。

（1）预构区域（供瓣区）选择：宜选择组织结构、颜色及质地与受区相似的区域。面部器官或特殊结构的修复则需要特定的预构区，如男性上唇重建需要含有毛发的部位进行预构等。

（2）血管载体选择：血管载体是预构皮瓣构成的关键因素之一，选择血管载体的因素包括口径、面积、厚度、血管网丰富与否以及是否可能造成供血管区损伤等。理想的血管载体应该具备口径与受区匹配、面积较大、厚度较薄以及所含血管网丰富等特点。常用的血管载体包括知名血管蒂、肌束、大网膜、颞浅筋膜、前臂筋膜、腹横筋膜和旋股外侧筋膜等。

（3）预构方式选择：根据预构区域与待修复部位的位置是否毗邻，皮瓣预构方式可分为两种：邻位预构和远位预构。其中，邻位预构可提供与待修复部位颜色、质地和厚度相匹配的组织，而且相较远位预构具有更高的血管吻合安全性和二期手术转移方便等优点，一般作为首选方式。

（4）扩张技术选择：组织扩张技术和预构皮瓣技术的联合应用，不仅可以促进后者的血管化过程，而且单位时间内可以提供面积更大、厚度更薄的预构皮瓣，还具有供瓣区可以直接关闭的优点。这对于大面积的组织修复或形态逼真、传递表情的器官再造尤为合适。

（5）植入组织选择：面部器官再造或多层次组织缺损需要复合组织的移植，因此在预构皮瓣形成过程中，借鉴皮瓣预制的理念，可植入骨、软骨、生物材料或组织工程材料等，形成复合组织，以满足需要。

2. 适应证　预构皮瓣相较于传统皮瓣突破了人体知名血管分布的制约，扩展了皮瓣供区选择的范围，具有重要的临床意义，但采用该技术所伴随的较长的手术周期、需分期手术的缺点，无疑会增加患者的痛苦和经济负担。临床工作中，预构皮瓣的应用范围如下：

（1）局部无轴型皮瓣供区、皮瓣供区缺乏或面积不足，传统轴型皮瓣、肌皮瓣或穿支皮瓣等组织移植无法修复的组织缺损。

（2）游离皮瓣移植所携带组织有限或造成供区严重功能障碍者。

（3）大面积面颈部瘢痕挛缩畸形或组织缺损。

（4）面部毁损伤。

（5）严重手、足或上、下肢等瘢痕挛缩畸形。

（6）鼻、唇、耳、眼、乳房、气管、食管或阴道等器官再造。

（7）放射性溃疡。

三　预构皮瓣与血管化研究

（一）血管化过程及影响血管化的因素

预构皮瓣是预先通过血管载体使无血运或血运不丰富的皮瓣获得充分的血供。因此，预构皮瓣的血管化程度是皮瓣转移后成活与否的决定因素。早期研究证实，预构皮瓣的血管化有赖于植入血管与受区之间新的供血系统的形成，而其形成的生理机制主要有以下三个方面：①血管束向远端生长出新生血管；②血管束与原皮瓣血管间形成吻合支；③血管束周围新生血管网与邻近血管相吻合。

预构皮瓣血管化的过程主要与植入的血管载体及其接触持续的时间有关。其中，血管载体的大小与预构皮瓣的成活面积直接相关。Tark等通过皮肤荧光造影技术发现预构筋膜皮瓣成活的宽度是携带筋膜宽度的4倍，理论上，面积则是其13倍。而植入血管蒂的类型，包括远端是否结扎、是否形成动静脉瘘或动静脉环，对预构皮瓣的成活程度影响不大。

对于皮瓣的成熟时间，目前研究报道为2~8周不等。组织学研究发现，血管植入2天后开始有新生血管从血管旁组织原有的微动静脉及毛细血管以发芽方式向外呈盲管状或球形突出生长，并逐渐形成丰富的丛状血管网；术后4~6天开始出现血管间的吻合，早期呈毛细血管样，渐向静脉样转变，最后部分呈动脉样结构。

预构皮瓣血管化的机制主要有血管新生（angiogenesis）和动脉生成（arteriogenesis）。分子生物学研究显示，组织缺氧可以启动以低氧诱导因子1α（HIF-1α）为核心的下游基因，包括转化生长因子β（TGF-β）、血小板衍生生长因子（PDGF）、基质细胞衍生因子1（SDF-1）、血管内皮生长因子（VEGF）等，从而促进预构血管远端毛细血管新生，即血管新生；而预构血管旁组织内的血管内较高的压力可使血流速度加快，产生较大剪切力，促进毛细血管扩张并与预构血管末端吻合形成动脉样结构，即动脉生成。

(二) 促预构皮瓣血管化治疗

1. **生长因子治疗** 大量研究表明，VEGF、TGF-β、PDGF、成纤维细胞生长因子（FGF）等细胞因子能通过血管新生机制促进预构皮瓣血管化。但是血管新生过程复杂，需要多种生长因子参与，许多学者认为单个生长因子难以产生明显疗效。

2. **细胞治疗** 细胞治疗是通过局部或全身应用活性细胞分泌的多种细胞因子或其本身参与新生血管形成达到促进预构皮瓣成活的治疗。目前用于促进预构皮瓣血管化的细胞种类主要有内皮祖细胞（endothelial progenitor cells，EPCs）和间充质干细胞。EPCs为内皮细胞前体细胞，可以在缺氧或组织创伤时从骨髓动员到外周血，参与损伤血管的修复。研究表明，局部注射的EPCs一方面作为原料参与到预构皮瓣血管化中，同时分泌大量的细胞因子和生长因子，促进周围组织的血管化过程。而脂肪来源或骨髓来源的间充质干细胞（ADSCs和BMSCs）主要通过旁分泌细胞因子的方式促进预构皮瓣血管化。但由于干细胞临床应用的伦理学问题尚未得到解决，细胞疗法尚处于动物实验阶段。

3. **复合血管载体** 预构皮瓣的血管载体由血管蒂和携带血管蒂的组织构成。除载体筋膜外，自体肠系膜、肌肉、脂肪等组织都可作为携带组织，但由于传统血管载体造成皮瓣臃肿、供区损伤等问题，其临床疗效往往难以令人满意。新近动物研究显示，与皮瓣等面积的脱细胞胶原植入血管蒂下形成复合血管载体，可以提高血管蒂的血管化水平，从而增加预构皮瓣成活面积3倍以上。这一研究成果也为预构皮瓣的促血管化治疗提供了新思路。

4. **软组织扩张技术** 将软组织扩张技术应用到预构皮瓣中，在一定程度上可加快血管化进程。早期研究证实，扩张作用的机械刺激、延迟作用可引起血管增生。扩张术与预构皮瓣相结合，能明显缩短二期手术时间，同时扩张的皮瓣变薄，使二期手术时易于解剖，供区更易直接拉拢缝合，现已得到临床广泛应用。

（黄如林　顾斌　李广帅　金锐　昝涛）

第三节　三种常用的预构皮瓣及手术方法

皮瓣预构技术是指通过一期手术将包含有一套动静脉的筋膜瓣或肌瓣植入供区皮下后，经过一段时间，植入的血管筋膜同皮瓣融合，形成以植入血管滋养的轴型皮瓣，在二期手术中将此轴型皮瓣带蒂移植或者游离移植，用以修复组织缺损的重建方法。所以，通过皮瓣预构技术，我们可以把身体的任何一块任意皮瓣转变为轴型皮瓣。1971年，Orticochea第一次将预构皮瓣成功运用到临床中。1986年，Leighton等首先将组织扩张技术和皮瓣预构技术相结合应用到临床中，两者的结合可以提供既薄又大的皮瓣。近年来，预构皮瓣已广泛应用在整形重建外科，尤其是头面部的重建中。现在临床常用的预构方法有：①颞浅动静脉及颞浅筋膜预构皮瓣；②旋股外侧动静脉降支和周围筋膜行预构皮瓣；③胸背动静脉外侧支和背阔肌瓣预构皮瓣。

一 颞浅动静脉与颞浅筋膜预构颈部皮瓣

颞浅动静脉分为顶支和额支，分布在颞浅筋膜上。颞浅筋膜瓣具有丰富的血管网状交通，易使被预构的皮瓣发生血管化。临床上往往使用颞浅筋膜瓣预构颈部皮瓣修复面部皮肤缺损。颞浅血管与颞浅筋膜预构皮瓣手术方法简述如下：术前做彩色多普勒，在颞部标记颞浅动静脉的位置。设计颞部T形或者Z形皮肤切口，切取颞浅筋膜和颞浅血管。颞浅动静脉往往可以分离到颧弓上缘，血管筋膜瓣最大能达到6cm×12cm。成人颈部可放置200～250ml扩张器，小儿可放置80～150ml扩张器。安置扩张器囊腔半径比扩张器形状扩大1cm。按照所设计的扩张器囊腔，在颈部的皮下组织及颈阔肌之间分离扩张器囊腔。随后将切取的颞浅筋膜转移到形成的腔隙中，在筋膜周围缝合，缝线穿出皮肤并以油钉固定于皮肤上，使筋膜瓣伸展开来。扩张器放置于颞浅筋膜下面，扩张壶内置。伤口内放置负压引流。术后10天开始少量注水，每隔3天注水一次。术后两周拆除缝线。扩张器注水一般需要6～8个月完成扩张。在注水过程中，可以使用多普勒超声监测预构的颞浅筋膜动脉搏动。如果动脉搏动消失，则需抽出部分扩张器内的注射水，降低扩张器内压力直到动脉搏动再次出现。当扩张皮瓣达到足够的面积后，可进行二期手术，形成颞浅动静脉为蒂的颈部轴型皮瓣，转移修复病灶。皮瓣转移前两周，可进行外科延迟，以加强轴型血供，防止发生转移皮瓣局部坏死。应用颞浅血管和颞浅筋膜进行颈部皮瓣预构的另一个优点在于供区瘢痕位于颞部，可被头发掩盖。

二 旋股外侧动静脉降支和周围筋膜预构皮瓣

以旋股外侧血管降支和周围筋膜作为血管载体制备胸肩峰区预构皮瓣是临床常用的预构方法。旋股外侧筋膜瓣由旋股外侧动脉降支供应，其血管蒂长8～16cm，血管管径大约2mm。腹股沟中点与髂前上棘和髌骨外侧缘连线中点的连线为旋股外侧血管的体表投影。在旋股外侧血管的体表投影处做S形切口，切开阔筋膜并暴露股直肌和股外侧肌之间的肌间隔。将股直肌牵向内侧，从股直肌和股外侧肌间隙内将旋股外侧动脉降支及其伴行静脉分离出来。切取的血管可携带相邻股直肌及股外侧肌的肌膜。在成年患者中，往往可以切取约6cm×12cm的筋膜瓣。将旋股外侧动静脉降支及其周围筋膜瓣游离移植到胸肩峰区，与面动静脉或者甲状腺上动静脉吻接，血管及筋膜瓣置入锁骨下区域的扩张囊腔中。筋膜的固定方法及扩张器的置入方法同前所述。锁骨下区域往往需要放置400～500ml的扩张器。扩张器植入后注意事项同前所述，最后往往能够达到1500～2500ml。注水时间往往需要6～8个月。注水期间可以通过多普勒超声检测吻合血管的通畅情况。在二期手术前，应再次通过多普勒超声或血管造影确保血管蒂通畅，并确定血管的位置。二期手术形成以移植的旋股外侧动静脉为蒂的预构轴型皮瓣，转移后修复面部皮肤缺损。这个部位的扩张皮瓣大，甚至可以修复整个面部缺损。当皮瓣过大时，可以保留胸廓内动静脉或者侧胸动静脉作为超灌注血管。锁骨下区皮肤颜色、质地、厚度等均同面部皮肤相匹配，是全身范围内仅次于颈部的适合于面部修复的皮肤供区。

三 胸背动静脉外侧支和背阔肌预构皮瓣

胸背动脉滋养的背阔肌，可分为内侧支和外侧支两大分支。胸背动脉的外侧支位于背阔肌外侧缘内2cm下行，与背阔肌外侧缘平行。结扎胸背动脉的内侧支，并利用胸背动脉的外侧支可形成3cm×8cm的背阔肌肌瓣，血管蒂的长度为5～7cm。然后将背阔肌肌瓣转移至供区皮瓣的中心，固定于皮瓣下方，在其下方放置扩张器。待充分扩张后，可以进行二期手术，以植入的胸背动脉外侧支为血管蒂，形成预构轴型皮瓣，带蒂转移或者游离移植修复病灶。

以胸背动脉外侧支及背阔肌预构的侧胸部皮瓣同样可以用来进行部分或者全面部重建。血管载体往往与受区的面动脉、颞浅动脉、甲状腺上动脉及其伴行静脉进行吻合。胸背血管蒂较长，也可形成较大的预构皮瓣。此外，侧胸部供区比较平坦且较宽，比较适合联合应用软组织扩张技术。但是与颈部和锁骨区域相比，侧胸区域皮肤在颜色和质地方面与面部皮肤差别较大，并且此区域皮瓣较厚，预构的侧胸部皮瓣修复面部后往往需要二期手术修薄皮瓣。

预构皮瓣的优势显而易见，但同时我们也要了解预构皮瓣的并发症。除了有常规皮瓣手术相同的并发症，如感染、伤口愈合不良等，预构皮瓣在二期皮瓣转移后早期较容易出现静脉淤血，一些患者可在淤血持续3天到2周自行消退。有时静脉回流受阻严重，往往在皮瓣远端发生坏死。二期手术前采用手术延迟能较好地缓解静脉淤血问题。以上三种预构皮瓣均可应用于面部皮肤缺损的修复。其中颞浅筋膜预构颈部皮瓣可修复同侧半面缺损（图45-3～图45-5）；大一些的面部缺损，往往需要选用旋股外侧动静脉预构锁骨下区皮瓣进行修复（图45-6，图45-7）；在以上两种方法均不能应用时，可选择胸背动静脉预构侧胸部皮瓣修复面部皮肤缺损（图45-8）。

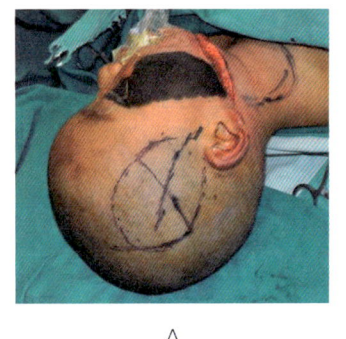
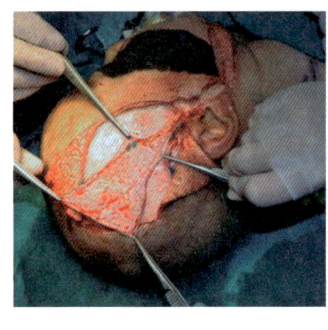
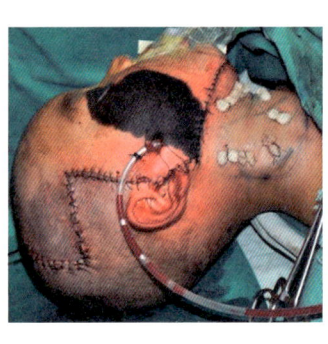

A B C

图45-3　颞浅筋膜瓣转移至颈部预扩张皮瓣

A. 预切取的颞浅筋膜瓣范围　B. 分离的颞浅筋膜瓣　C. 颞浅筋膜瓣转移至颈部预扩张皮瓣后，油钉外固定

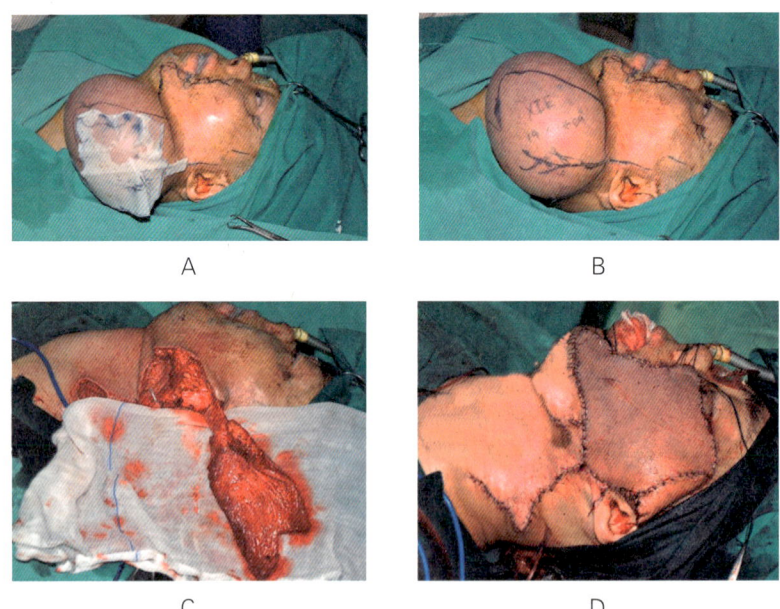

图45-4　颞浅筋膜瓣转移预构扩张皮瓣设计及转移

A. 标记出扩张皮肤覆盖颈部所需区域后，将面部缺损模板放置于可切取区域并标记　B. 可切取范围为一14cm×14cm大小区域，同时标记出一期手术转移的颞浅筋膜中的血管走行　C. 切取的皮瓣及携带此皮瓣的颞浅筋膜蒂部　D. 皮瓣转移缝合术后观

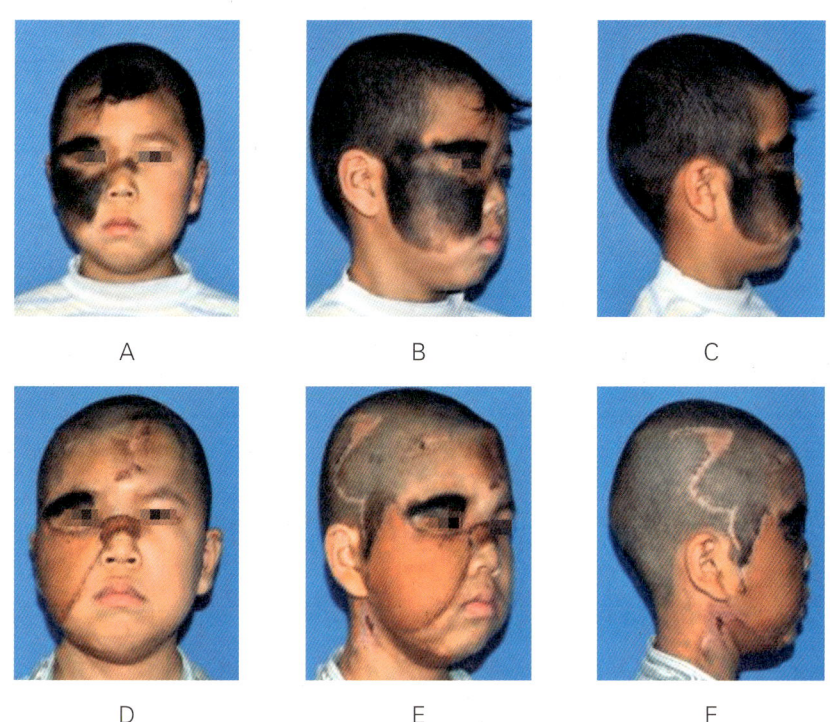

图 45-5　颞浅筋膜瓣转移预构扩张皮瓣修复面部黑毛痣病例。一个 9 岁先天性面部黑毛痣患者，累及右面部及鼻背部分区域，所示图片为术前及皮瓣转移术后 20 天照片

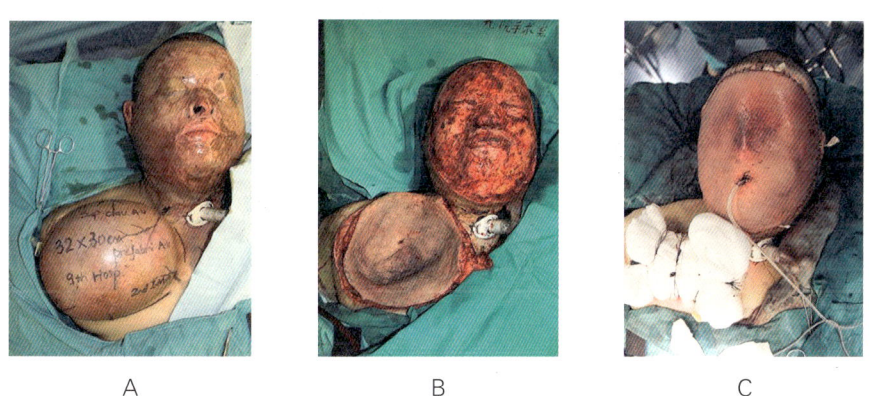

图 45-6　旋股外侧血管降支和周围筋膜预构皮瓣修复面部烧伤后瘢痕术中照片。扩张后皮瓣大小可达到 32cm×30cm，患者口裂及眼裂被暂时缝合，术后全面部瘢痕被整张皮瓣修复，供区植皮关闭

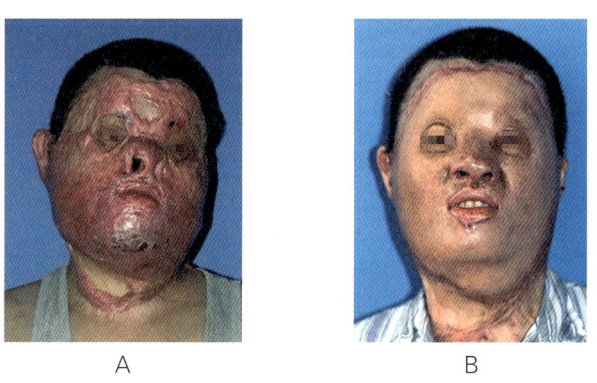

图 45-7　旋股外侧血管降支和周围筋膜预构前胸部皮瓣修复全面部烧伤后瘢痕，术前和术后 3 个月照片

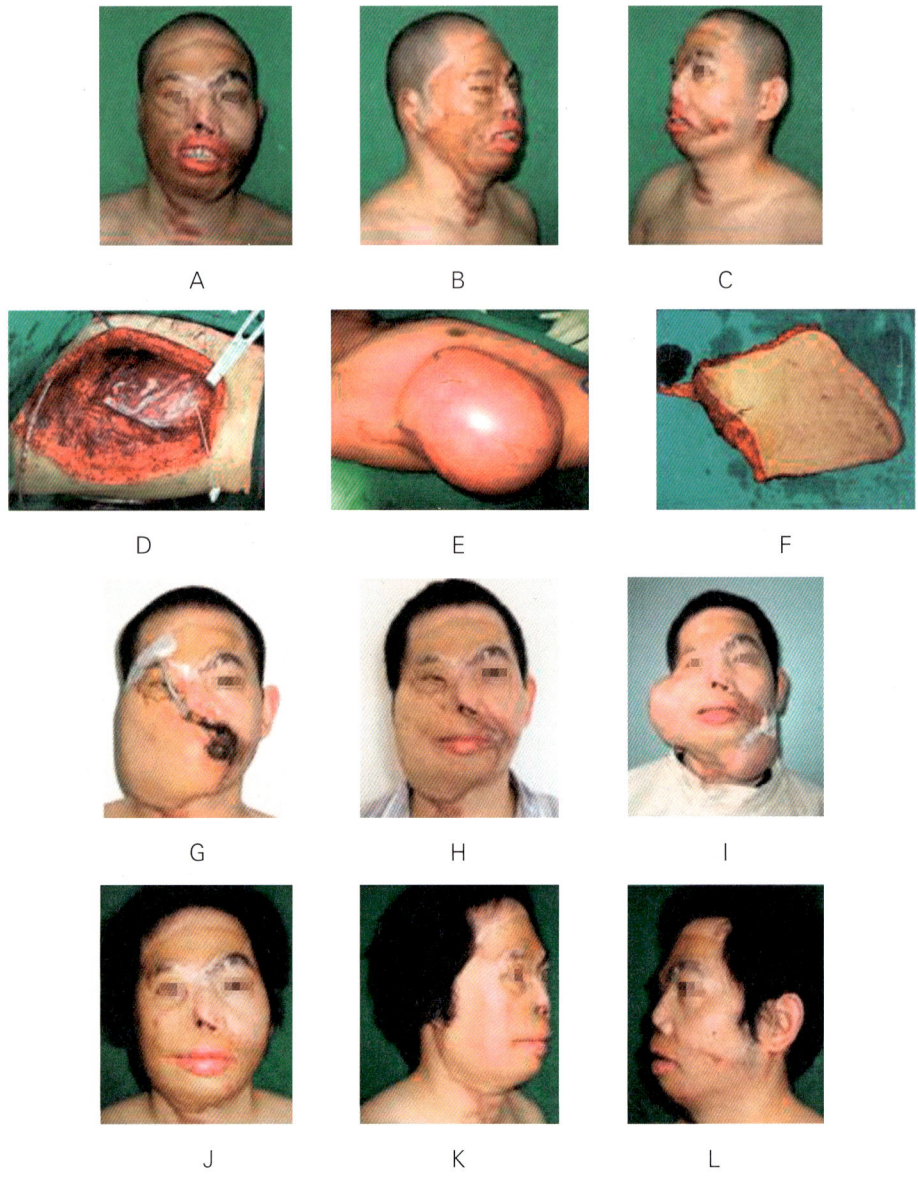

图 45-8　使用胸背血管及周围肌肉组织预构侧胸部皮瓣修复面部瘢痕

A、B、C. 32 岁男性面部广泛烧伤后瘢痕　D. 在转移的肌瓣下方放入扩张器　E. 一期术后 4 个月，侧胸部皮瓣扩张完成　F、G. 在二期手术中，去除面部瘢痕和挛缩的皮片，创面由扩张的预构皮瓣覆盖。胸背血管与甲状腺上动静脉吻合。术后 3 周暂时关闭口裂，液体营养通过胃管口饲　H. 术后将口裂打开，皮瓣显得比较臃肿　I. 术后 3 个月，三期修整手术。在转移的皮瓣下再次放入扩张器　J、K、L. 最后一次修复手术后 1 年的最终效果

综上所述，由于颈部及前胸部皮肤的颜色、质地与面部皮肤极其相似，将其用于修复面部瘢痕是最佳选择，但前胸部及颈部缺乏轴型血管，无法形成大的轴型扩张皮瓣用于修复面颈部瘢痕。前胸部皮瓣虽然有胸廓内动脉穿支以及锁骨上动脉等供养穿支皮瓣，但这些血管均无法单独携带扩张后前胸皮瓣。该皮瓣往往面积巨大（常超出 20cm×20cm），所以需要预构血管筋膜。皮瓣预构方法即通过埋置轴型血管或者筋膜瓣，将面颈部任意皮瓣转变为轴型皮瓣，并形成大的轴型扩张皮瓣，用以修复面颈部大面积瘢痕。以上三种预构扩张轴型皮瓣分别有自己的适应证：颞浅筋膜瓣预构颈部皮瓣最适合于修复半面部皮肤病损；旋股外侧动静脉降支预构前胸部皮瓣最适合于修复全面部皮肤毁损；在颈部及前胸部皮瓣均受到损害而不能利用时，则可以考虑背阔肌瓣预构侧胸部皮瓣，游离修复面部瘢痕畸形。这三种皮瓣预构方法灵活应用，可以修复大部分的面

部烧伤皮损。预构大扩张皮瓣修复面部时,除了预构血管往往还需要到两根穿支血管吻合,作为supercharge,增加皮瓣血供。

(朱海男 谢峰)

第四节 利用预构皮瓣的器官再造

一、前臂腹侧预构复合组织瓣外耳再造

(一)适应证

本方法适用于耳周皮肤软组织瘢痕或缺损等复杂外耳畸形的矫治。选择前臂腹侧皮瓣为外覆盖,皮肤菲薄,有利于外耳轮廓再现。

(二)手术方法

一期扩张器植入。根据供区形状与大小,设计前臂扩张器埋置范围,其桡侧不超过桡侧腕屈肌肌腱以保护桡动脉皮支,远端不超过腕关节以利于皮肤扩张。于尺侧端切口分离扩张器囊腔,注意保护桡动脉皮支。根据健侧耳大小及设计范围,选择80~120ml长方形扩张器。扩张器注水至2~3倍大小时进行二期手术。

二期软骨预制、耳成形术。于第6、7、8肋软骨联合处切取大小肋软骨各一,雕刻固定成形,以突显耳轮、对耳轮、舟状窝及三角窝等形态。沿前臂原切口切开,取出扩张器,将成形软骨支架植入扩张器囊腔。丝线缝合固定扩张皮肤与深部的肋软骨支架。留置负压引流。术后护理注意确保持续负压吸引5天。

三期预构耳移植。3个月后进行预构耳移植,以桡动脉近端为蒂,切取预构耳复合组织瓣,供区植皮关闭。将皮瓣外耳轮远端预留皮肤后翻覆盖预构耳背侧皮肤。切除畸形耳残部,解剖分离出颞浅或面动静脉,将预构耳软骨块与颅侧壁固定缝合,将预构耳复合组织瓣的桡动静脉与颞浅或面动静脉显微吻合,留置皮片引流并缝合关闭皮肤。

二、前胸部预构皮瓣部分脸面重建

(一)适应证

本脸面重建方法适用于中下脸面为主的严重脸面毁形病例。

(二)手术方法

预构血管筋膜载体常用的有颞浅筋膜瓣、前臂桡侧筋膜瓣与旋股外侧动脉降支筋膜瓣,其中旋股外侧动脉降支筋膜瓣血管蒂长、筋膜瓣大且供区相对隐蔽,是血管筋膜载体的首选。在一期手术前行彩色多普勒超声,检测大腿旋股前外侧动脉降支走行与入肌点。该支入肌后术中解剖复杂耗时,故肌间隔内走行较远的旋股前外侧动脉降支为首选血管载体。

一期皮瓣预构在髂前上棘和髌骨外侧缘连线上做S形切口,分离皮下组织至阔筋膜,纵行切开阔筋膜,钝性分离,寻找股外侧肌、股直肌之间隙。分离股直肌后侧筋膜、股中间肌和股外侧肌的前侧肌膜,寻找旋股外侧动脉降支,结扎离断入肌血管。注意保护游离降支的伴行神经,逆行解剖至血管根部,形成约6cm×8cm~8cm×14cm的筋膜瓣。选择甲状腺上动静脉或面动静脉作为受区血管,在其表面皮肤进行Z字形切开,逐层解剖至受区血管,离断筋膜瓣并与受区血管吻合,再置入膨体聚四氟乙烯薄片包裹吻合口。在颈胸部皮下浅筋膜下进行剥离,形成容纳扩张器的囊腔。将筋膜瓣舒展平铺于其下,筋膜瓣边缘采用丝线固定于表面皮肤上。将适当大小的扩张器置于筋膜瓣之下,留置负压引流,缝合切口。腿部供区逐层关闭,留置负压引流一根。

二期手术扩张过程完毕后,术中根据脸面修复形状与面积,确定切取皮瓣的大小,以甲状腺上动静脉或面动静脉吻合口为旋转点,以植入的血管蒂长轴为旋转轴,设计颈胸部预构岛状皮瓣。术中原切口切开,取出扩张器,由皮瓣远端向血管蒂分离,血管蒂处在置入膨体内。在其表面分离,最终形成岛状皮瓣。切除面部瘢痕,松解瘢痕粘连结构,复位眼鼻、口唇至正常解剖位置。以蒂部切开或皮下隧道的形式带蒂转移预构皮瓣,覆盖缺损。缝合关闭创面,留置皮片引流。

(三) 典型病例

患者,女性,35岁,烧伤后双侧脸颊、颏区瘢痕伴下唇外翻。采用左颈胸部预构皮瓣修复。一期手术切取右侧旋股外侧动脉降支为蒂的筋膜瓣,血管蒂长3.5cm,筋膜瓣面积为8cm×10cm,与左面动静脉吻合;分离右颈胸部皮下腔隙,置入400ml扩张器。经过6个月扩张后,注水量1240ml,术前DSA证实植入血管的血流通畅。二期手术切除面部瘢痕,以植入的旋股外侧动脉降支血管为蒂,设计顺行旋转的岛状皮瓣,大小为12cm×25cm,修复面部创面,供区直接缝合。术后皮瓣大部分成活,远端约0.5cm×3cm范围坏死。二期术后6个月随访,移植皮瓣与面部正常皮肤匹配,面部形态轮廓良好,口唇畸形矫正效果满意(图45-9~图45-11)。

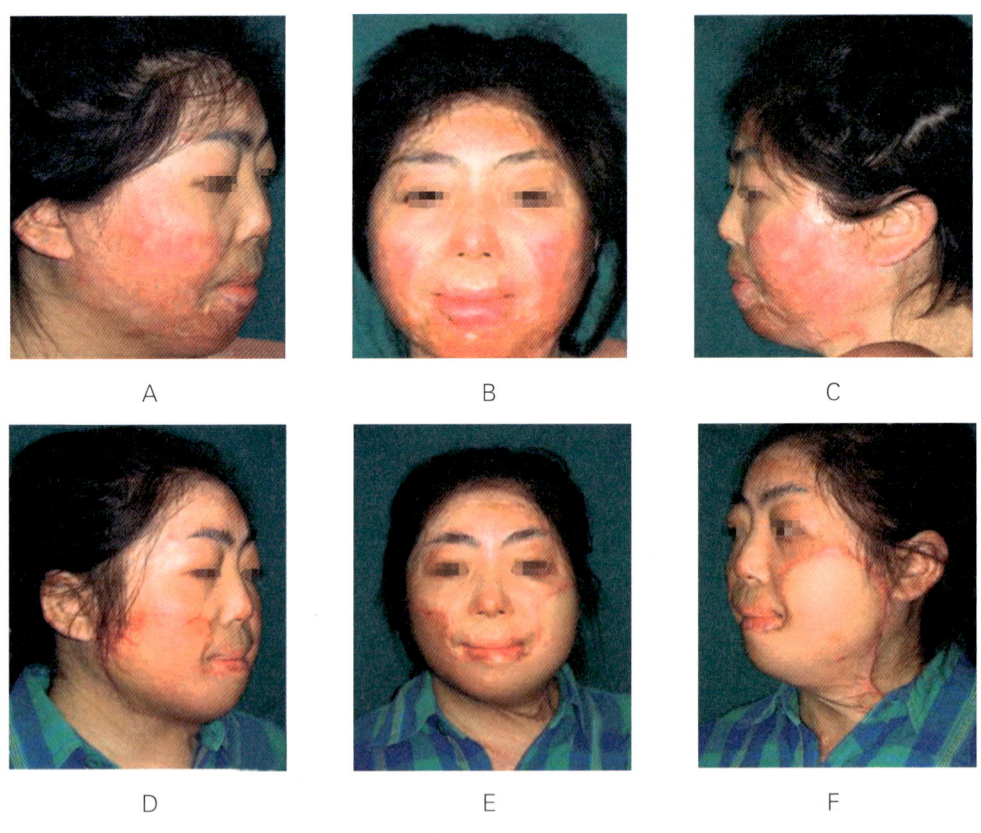

图45-9 预构皮瓣修复患者术前、术后观

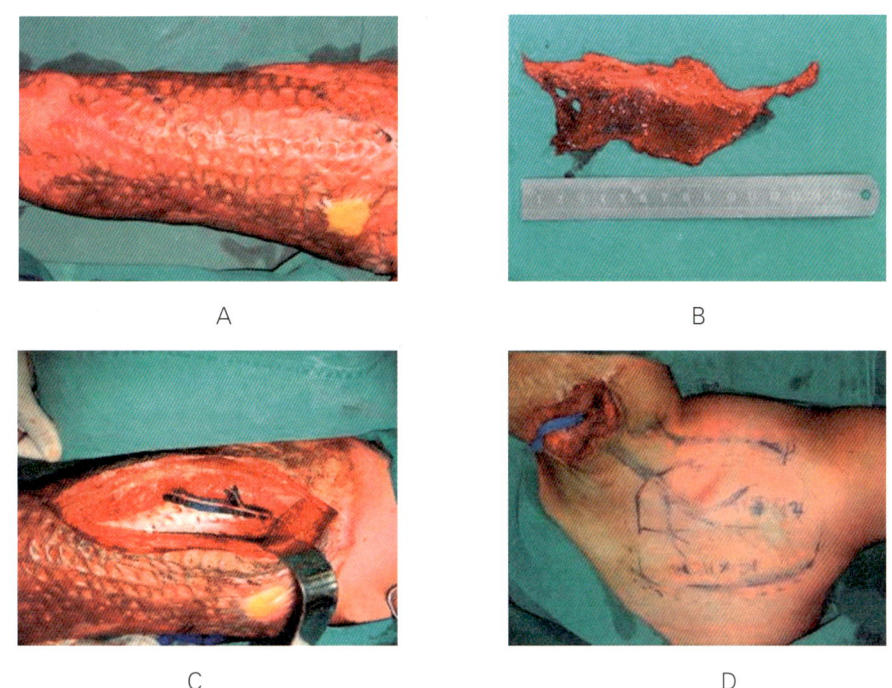

图 45-10 预构皮瓣一期手术
A. 供区大腿瘢痕　B. 切除的右侧旋股外侧动脉降支为蒂的肌膜瓣（D-LCFA）　C. 保留伴行至股外侧肌的神经　D. D-LCFA 植入左肩胸皮下，同时放置扩张器

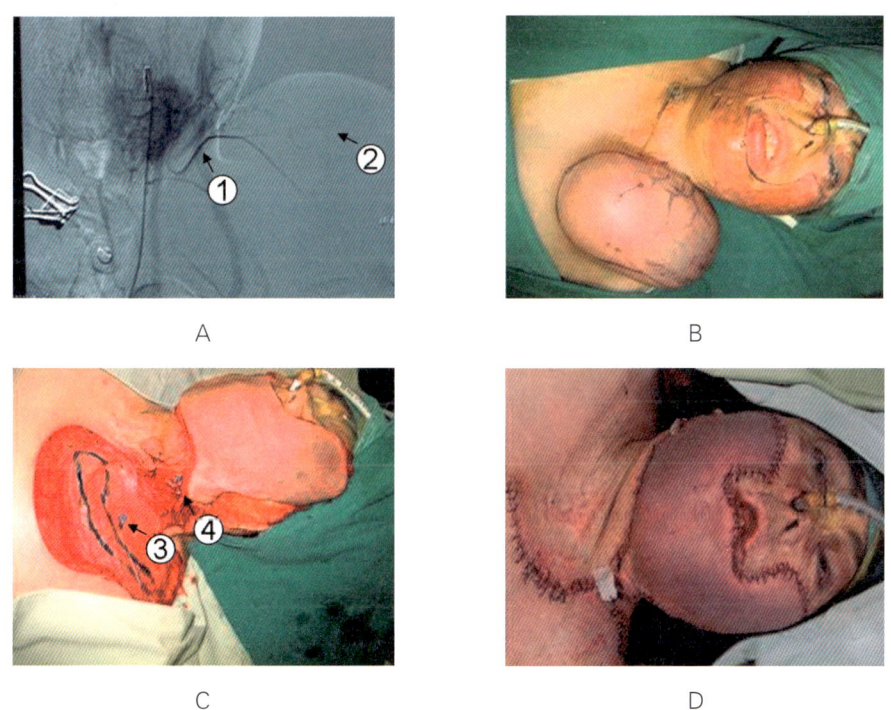

图 45-11 预构皮瓣二期手术
A. DSA 显示通畅的吻合口及新生血管网　B. 皮瓣设计　C. 该皮瓣旋转点与锁骨上皮瓣旋转点比较　D. 预构皮瓣修复面部创面，供瓣区一期闭合

三　前胸部预构皮瓣全脸面重建

（一）适应证

本方法适用于涉及多个脸面分区的大面积皮肤软组织毁形的重建。

（二）手术方法

本手术方法采用前文介绍的前胸部预构皮瓣作为主要修复技术。特殊要点如下：①注意在一期扩张器埋置前多普勒超声检测胸廓内动脉穿支血管，标记主要穿支并在分离扩张器囊腔时保留，以作为二期皮瓣远端血管吻合的主要血管，一般第二、三胸廓内动脉穿支较有优势。②二期术前行多普勒超声检测，对植入血管与保留的胸廓内动脉穿支的收缩期峰值流速（peak systolic flow velocity，PSFV）及口径进行评估，如估计血管口径与流速有限，不能满足超大皮瓣供血要求者，可行延迟手术以增加皮瓣轴型供血，即沿二期皮瓣设计切口，除血管段的皮肤外，将切口分段切开至扩张器包膜表面，间断缝合。延迟术后3周行二期皮瓣转移术。③成功的皮肤超量扩张是进行全脸面重建的必要条件。一般成年男性可在一期埋置500ml左右的长方形扩张器，终末扩张器注水量达3000ml以上，整个扩张周期可适当延长至1年以上，其间定期行超声随访皮瓣厚度与植入血管的口径、血流，避免单次超量扩张。随访如发现扩张器变形应及时更换大容量扩张器，以免出现扩张不均造成皮肤菲薄破裂。如在扩张中期发现皮肤菲薄，超声测量皮肤厚度不及1mm，表面妊娠纹出现时，应及时进行骨髓单核细胞（bone marrow mononuclear cells，BMMNCs）或脂肪基质层血管成分（stromal vascular fraction，SVF）移植治疗，以促进扩张皮肤再生。

脸面重建经五官科医师协助进行局麻下气管切开留置导管诱导全身麻醉。沿设计线皮瓣远侧切开扩张皮肤，取出扩张器，透光试验下在扩张皮肤内侧面再次确认植入血管与胸廓内动脉穿支位置。根据术前超声标记位置，Z形切开预留胸廓内动脉穿支表面皮肤，于脂肪层内寻找穿支，剥离穿支至胸大肌表面，穿支皮瓣端用静脉夹夹闭，离断结扎近心端。由远及近掀起皮瓣，根据置入膨体聚四氟乙烯位置解剖预构血管。以蒂部切开或皮下隧道的形式带蒂转移预构皮瓣，根据皮瓣大小与位置确定脸面修复范围。切除原面部瘢痕，松解瘢痕粘连结构，复位眼、鼻、口唇至正常解剖位置。采用内翻缝合方式关闭眼裂与口裂，经口裂预留胃管一根。根据鼻衬里缺损大小与形状，将鼻背或鼻旁皮肤内翻补足衬里。植入鼻硅胶假体以支撑面中部皮肤，减少后期面中部皮瓣回缩。Z形切开同侧颞部皮肤，分离颞浅动静脉，预留一定血管长度用以显微吻合。将皮瓣转移至面部，皮瓣四周间断缝合固定。显微镜下将分离出的颞浅动静脉与皮瓣内保留的胸廓内动静脉穿支吻合。缝合关闭创面，留置皮片引流，供区创面可直接缝合关闭，或采用切下的瘢痕皮反取皮，运用瘢痕皮修复供区，也可采用扩张侧胸部皮瓣一期修复供区。

皮瓣修整时间见表45-2，主要包括四期手术，简介如下：①术后10~14天打开封闭的眼裂与口裂，此时皮瓣未与供区形成很好的血运，手术目的主要是恢复进食与视物功能，降低分泌物造成感染的可能性，故手术时应该考虑皮瓣远端血供，酌量开大眼裂、口裂，且不能对深部脂肪或包膜进行修整。②术后3周进行眼周皮瓣成形，根据解剖位置，完全打开眼裂，将眼轮匝肌表面皮瓣修薄至真皮下血管网，将皮瓣与深部轮匝肌间断缝合固定，在内眦与内眦韧带缝合固定，外眦与外侧眶骨膜缝合固定，将皮瓣与上下睑缘预留皮肤缝合，内外眦处行五瓣改形缝合。同期采用面中部三叶瓣的形式进行鼻再造，包括打开鼻孔、调整假体形状与位置、三叶瓣中叶包裹鼻尖、下端切缘与鼻基底缝合、侧叶行V-Y推进形成鼻翼、鼻小柱处双侧鼻衬里对缝。③术后6~8周切开口裂至正常解剖位置，切除皮瓣下扩张器包囊与多余脂肪，使皮瓣与口轮匝肌密切贴合，同期进行皮瓣断蒂与下面部皮瓣多余脂肪的去除。④根据面部轮廓要求，可在6~12个月内进行颊部及额部多余脂肪的去除及线性瘢痕的改形手术。

表45-2 全脸面重建的皮瓣修整时间

	修整手术	皮瓣转移后时间
1	打开眼裂、口裂	10~14天
2	眼周皮瓣修薄成形,鼻再造	3周
3	口周皮瓣修整,唇成形,下面部修薄、断蒂	6~8周
4	颊部及额部修薄	2~3个月
	切缘瘢痕修整	6~12个月

(三) 典型病例

患者,男性,40岁,全面部增生性瘢痕,呈盔甲样,面部表情活动受限。双耳瘢痕挛缩,听力可。双眼植皮术后,眼裂小,视力正常。内眦瘢痕粘连,瘢痕性小口畸形,张口受限。全鼻瘢痕伴鼻衬里缺损。采用右侧颈胸部预构皮瓣,一期切取右侧旋股外侧动脉降支为蒂的筋膜瓣,筋膜瓣及血管蒂大小约17cm×14cm,与右侧面动静脉吻合。置入600ml长方形扩张器。扩张期间因扩张器变形,给予局麻下扩张器置换术。二期术前扩张器已注水3200ml。术中先局麻下行气管切开插管,后转全身麻醉。切取皮瓣32cm×30cm,保留右侧前胸第三胸廓内动脉穿支及伴行静脉,动静脉与右侧颞浅动静脉吻合形成皮瓣远端第二套供养血管。切取面部瘢痕,保留睑板前及鼻背皮肤,反转鼻背皮肤作为鼻衬里。内翻缝合关闭眼裂、口裂与鼻孔。局部皮瓣推进,反取瘢痕皮植皮关闭创面,留置口-胃管一根以便术后早期肠内营养。术中即刻见皮瓣右上额部4cm×1.5cm淤血区,术后无坏死。转瓣术后1周行眼裂口裂成形术。2周后行眼裂口裂部分开大及鼻成形术。后期行皮瓣断蒂及皮瓣修薄术,全厚皮植皮修复下睑外翻等(图45-12,图45-13)。

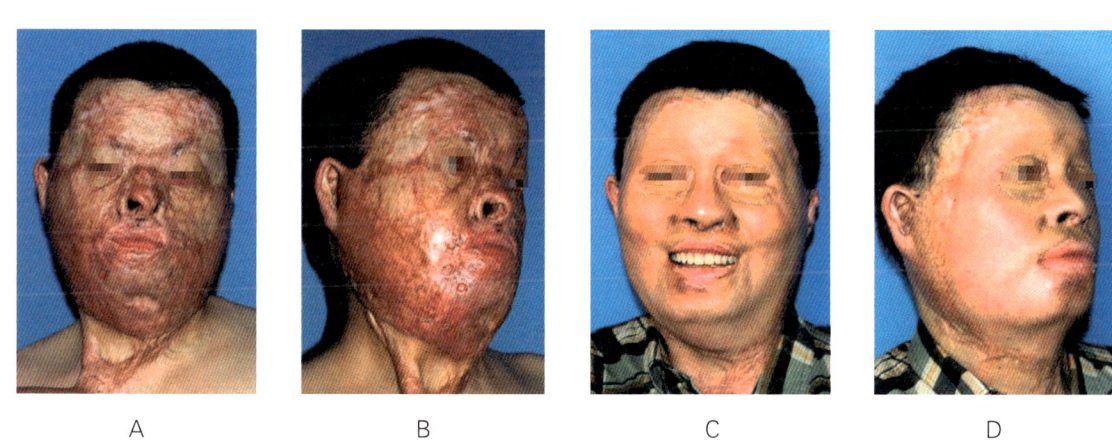

A　　　　　　　B　　　　　　　C　　　　　　　D

图45-12 预构皮瓣修复面部畸形缺损术前及术后两年半随访

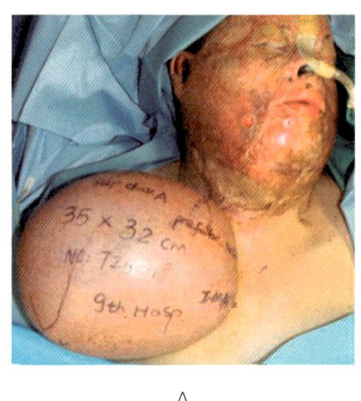 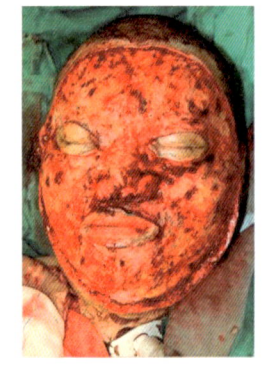 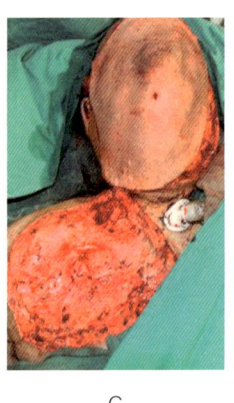

A　　　　　　　　　　　B　　　　　　　　　　C

图 45-13　胸部预构皮瓣移植修复和再造面部畸形缺损

A. 手术皮瓣设计　B. 术中切取全面部瘢痕，保留睑板前及鼻背皮肤，反转鼻背皮肤作为鼻衬里。内翻缝合关闭眼裂、口裂与鼻孔　C. 转移皮瓣至面部，供区将面部瘢痕皮反取皮植皮关闭创面

四　前胸部预构皮瓣鼻唇再造

（一）适应证

本方法适用于鼻与上唇复合组织全层缺损的修复。

（二）手术方法

1.鼻唇预制　本手术采用上文所述方法形成以旋股外侧动脉降支为蒂的前胸部预构皮瓣，此处不再赘述。皮瓣扩张6~8个月后进行皮瓣预制。根据术前头面部CT重建与面部三维扫描重建，形成骨软骨支架与皮肤软组织缺损数据，为进一步器官设计作参考。根据术前超声标记的埋置血管轴型方向设计一约15cm×20cm皮瓣，将皮瓣内、下、外侧缘皮肤切开，取出扩张器，掀起皮瓣，完整切除皮瓣下扩张器包膜。根据需要取一侧第7、8肋软骨，雕刻L形支架支撑鼻尖，雕刻B形支架支撑鼻翼与鼻底，保留"一"形支架支撑上唇。将L形支架与B形支架根据患者面型，以鼻远唇近的位置关系植入前胸，与皮瓣基底部缝合固定，将皮瓣远端包裹L形支架鼻背端，皮瓣两端缝合形成皮管即为鼻背。将皮瓣间断固定于支架表面，皮瓣两侧内翻包裹B形支架形成鼻翼，皮瓣近端预留上唇皮肤及衬里皮肤，约6cm×8cm大小。边缘间断缝合，留置负压引流，术后10天拆线。

皮瓣转移预制术后3周，根据设计线切开前胸预制鼻唇，自远端向近端掀起皮瓣，注意保护近端植入血管。切开两端上唇、鼻基底黏膜、鼻中隔，将残余鼻部皮肤内卷形成部分衬里。Z形切开皮肤至下颌缘并形成一皮下隧道至上唇，皮瓣经皮下隧道转移至面中部，将皮瓣内预留上唇衬里内翻，与内植入软骨表面瘢痕固定形成全层上唇，将上唇内植入软骨与两侧口轮匝肌缝合固定，上唇衬里切缘与口腔前庭黏膜缝合固定，两侧与残存皮肤固定。将植入软骨与鼻中隔固定，鼻基底部软骨与上颌骨骨膜固定，分别将鼻部皮肤与中隔、衬里缝合，将鼻背皮肤与面部皮肤缝合。

2.远期修整　远期修整手术包括：①皮瓣转移术后3周进行皮瓣修整，沿一侧上唇及鼻翼缘位置切开鼻部，掀起皮瓣，切除皮瓣下多余脂肪，充分暴露置入软骨，修整固定软骨位置；②1个月后再行衬里皮瓣修薄，沿鼻翼内侧缘切开皮瓣，去除皮瓣下多余脂肪，调整鼻基底部软骨位置；③切除唇红位置皮肤，移植口腔内黏膜形成唇红。

(三) 典型病例

患者，中年男性，锐器伤及鼻及上唇数年余。查体见上唇全层缺失，外鼻及衬里完全缺失，鼻中隔尚完好。一期行旋股外侧动脉移植前胸部皮瓣预构。待皮瓣扩张至1200ml时行二期手术，取出扩张器及包膜，同期取对侧第7、8肋软骨，雕刻L形支架支撑鼻尖，雕刻B形支架支撑鼻翼与鼻底，保留"一"形支架支撑上唇。将皮瓣内卷包裹支架，形成外鼻及衬里。三期手术将预制皮瓣移植至面中部修复缺损（图45-14）。

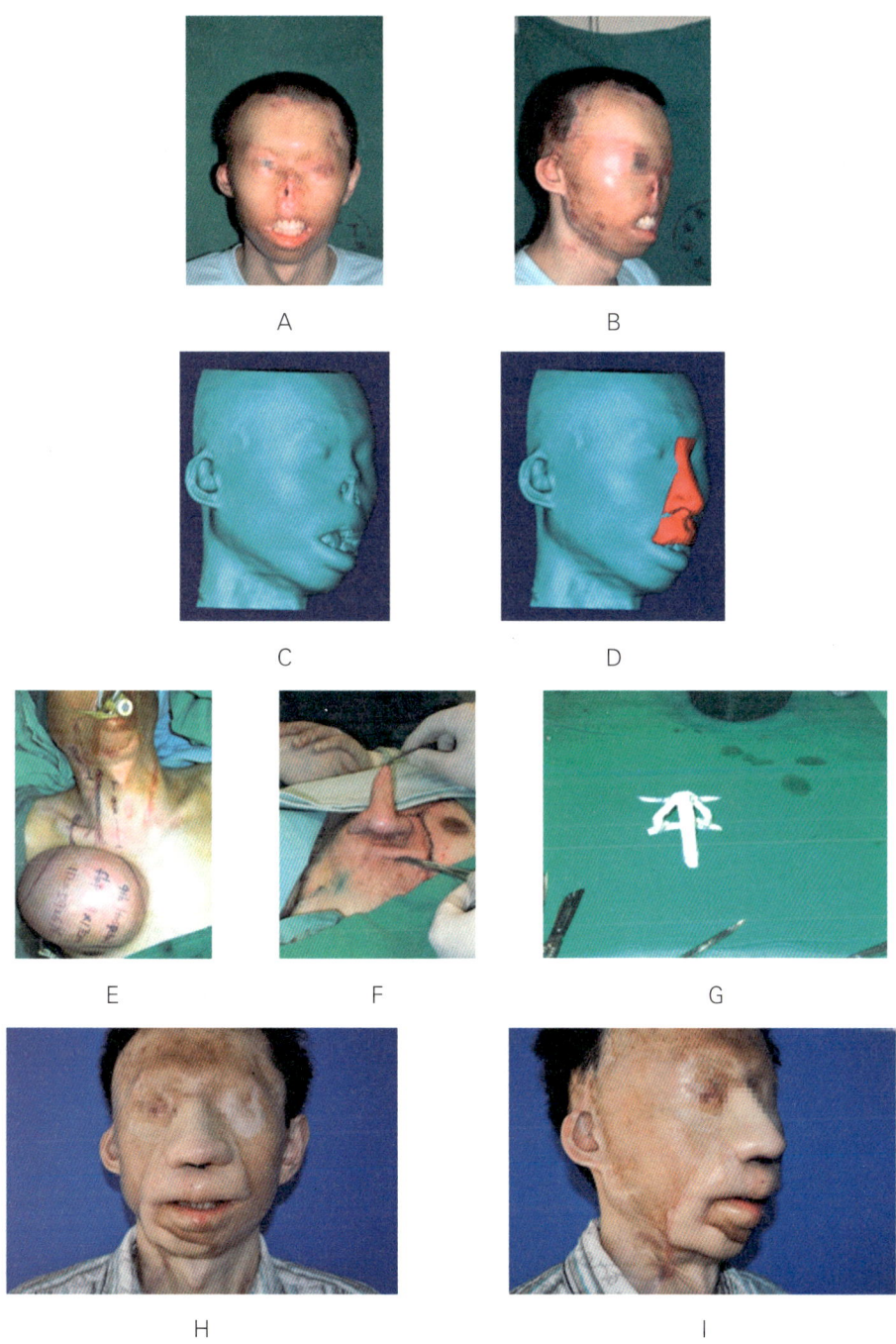

图45-14　鼻及上唇部分缺损修复
A. 术前正面　B. 术前侧面　C. 三维扫描　D. 数字模拟缺损结构　E. 皮瓣设计　F. 构建鼻唇组织　G. 软骨支架　H. 术后正位照　I. 术后侧位照

（李海洲　昝涛　李青峰）

参考文献

[1] Orticochea M. A new method for total reconstruction of the nose: the ears as donor areas[J]. Br J Plast Surg, 1971, 24(3): 225-232.

[2] Leighton W D, Russel R C, Marcus D E. Experimental expansion of cutaneous and myocutaneous free flap donor sites: anatomical, physiological and histological changes[J]. Plast Surg Forum, 1986, 9: 262.

[3] Yao S T. Vascular implantation into skin flap: experimental study and clinical application: a preliminary report[J]. Plast Reconstr Surg, 1981, 68(3): 404-410.

[4] Yao S T. Microvascular transplantation of prefabricated free thigh flap[J]. Plast Reconstr Surg, 1982, 69(3): 568.

[5] Teot L, Cherenfant E, Otman S, et al. Prefabricated vascularised supraclavicular flaps for face resurfacing after postburns scarring[J]. Lancet, 2000, 355(9216): 1695-1696.

[6] Pribaz J J, Fine N, Orgill D P. Flap prefabrication in the head and neck: a 10-year experience[J]. Plast Reconstr Surg, 1999, 103(3): 808-820.

[7] Pribaz J J, Fine N A. Prefabricated and prelaminated flaps for head and neck reconstruction[J]. Clin Plast Surg, 2001, 28(2): 261-272.

[8] Li Q, Zan T, Li H, et al. Flap prefabrication and stem cell-assisted tissue expansion: how we acquire a monoblock flap for full face resurfacing[J]. J Craniofac Surg, 2014, 25(1): 21-25.

第四十六章
面颈部肿瘤整形

第一节 眼睑肿瘤术后缺损的修复

眼睑肿瘤（eyelid neoplesm）包括良性肿瘤和恶性肿瘤两类。常见的眼睑良性肿瘤有眼睑皮肤乳头状瘤、钙化上皮瘤、角棘皮瘤、腺棘皮瘤、皮样囊肿、黄色瘤、色素痣、血管瘤等；常见的眼睑恶性肿瘤有基底细胞癌、睑板腺癌、鳞状上皮癌、恶性黑色素瘤、皮脂腺腺癌、恶性淋巴瘤及恶性肉芽肿等，肉瘤少见。肿瘤发生的部位多在下睑，尤以睑缘和眦角部常见。手术切除是首选的治疗方法。恶性肿瘤有区域淋巴结转移者，应配合区域淋巴清扫术。

眼睑恶性肿瘤的切除范围需根据病理类型及浸润情况而定，一般应在肿瘤外5～10mm处，通常都做眼睑全层切除术。对眼睑部疑为恶性病变或眼睑癌前皮肤病变者亦应及早施行较广泛的切除术，切除范围应包括周围若干正常组织，活检和切除手术一次完成，这样可避免癌肿的扩散，同时避免二次手术及整复上的困难。术中肿瘤和切缘必须送快速切片，以保证肿瘤切除干净。

眼睑为保护眼球的器官，眼睑肿瘤切除后所致的形态异常都需要采用美容整形外科技术进行整复。

一　小缺损的修复

（一）直接缝合法

此法适用于4～6mm全层小范围缺损、小于1/4眼睑全长的缺损，以及小于或等于1/3眼睑全长的老年缺损者。局麻后的手术步骤如下：

1. 修整睑缘缺损区使之呈梭形或三角形（图46-1A、B）。
2. 先在睑缘唇间线处缝合一针，使睑缘对合整齐（图46-1C、D）。
3. 分层间断缝合创缘。可做褥式缝合或8字缝合，皮肤创缘用5-0线缝合（图46-1E～G）。

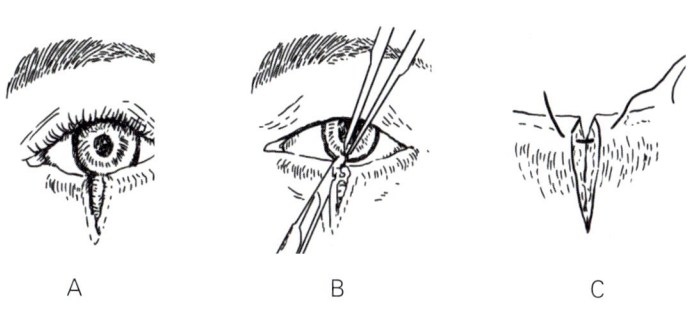

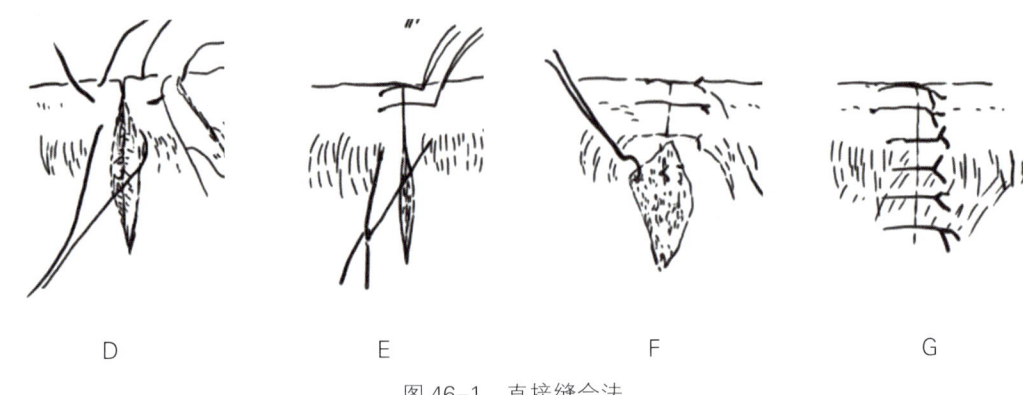

| D | E | F | G |

图 46-1　直接缝合法

（二）眼睑前后层错位缝合术

此方法亦适用全层范围缺损，手术步骤如下：

1. 修整缺损创缘呈三角形，沿虚线切开，形成前后两叶（图46-2A）。
2. 在缺损创面的一侧，从睑缘向下切除一条宽2～3mm的眼睑前层组织，再于对侧创缘同样做相应的眼睑后层组织切除（图46-2B）。

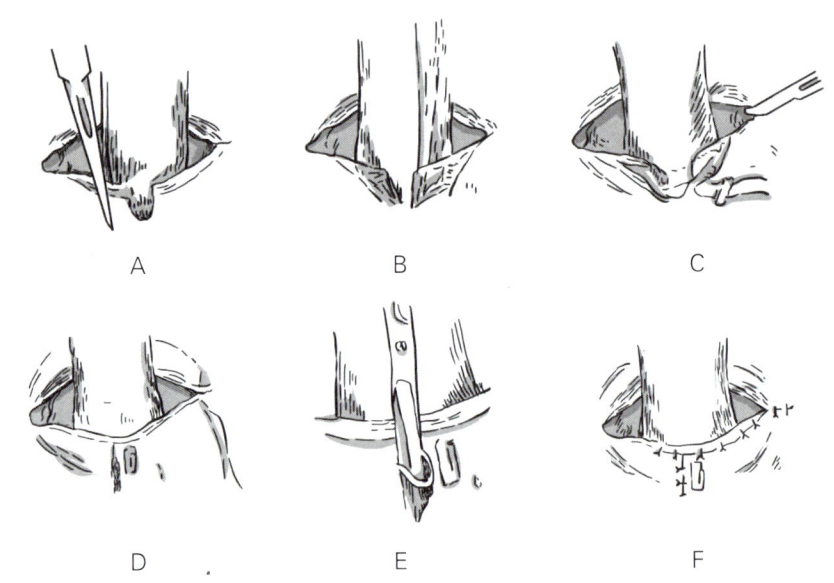

图 46-2　眼睑前后层错位缝合法

3. 做褥式缝合，缝线两端分别从眼睑后层组织的一侧的结膜面进针，穿过睑板，由前层的另一侧皮肤面穿出，并穿过一条小橡皮片。然后根据缺损面积的大小，按照比缺损长度大一倍的长度切开外眦（图46-2C）。
4. 结扎褥式缝线在小橡皮片上。外眦部缝线穿过深部组织，间断缝合（图46-2D）。
5. 创缘均行间断缝合。包扎、压迫绷带，隔日换药，1周后拆线（图46-2E、F）。

（三）邻近皮瓣修复

单纯眼睑皮肤缺损可以利用邻近皮瓣对其进行修复。

二 中等及较大的上睑缺损的修复

(一) Cutler-Beard法

此法适用于长而不宽的上睑缺损（upper eyelid defects）。手术步骤如下（图46-3）：

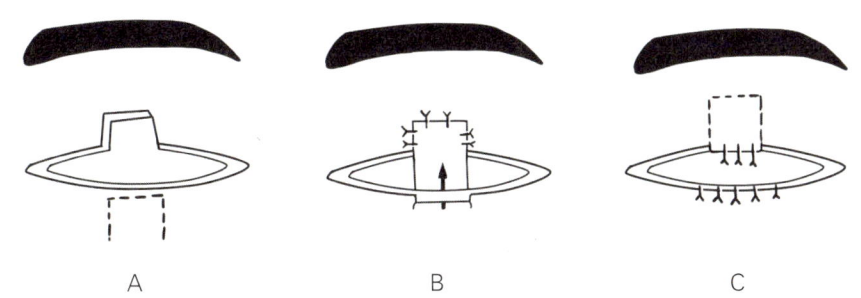

图46-3 Cutler-Beard法修复上睑缺损
A. 距睑缘3～4mm处，横行切透下睑，做成下睑瓣 B. 将下睑瓣通过桥状睑缘移植于上睑缺损区 C. 术后2个月，剪断移植瓣，做成睑裂，将在桥状睑缘下的移植瓣复位

1. 在距下睑缘3～4mm处，与睑缘平行切透眼睑，长度与上睑缺损区相等。沿横行切口的两端与睑缘垂直向下剪开眼睑的全层，一直剪到下睑穹隆的底部，长约15mm，做成下睑瓣。

2. 将下睑瓣皮肤皮下组织与肌肉分离，将结膜与肌肉分离，使结膜与皮肤完全松动，以便能顺利地将其向上牵拉到上睑缺损区。下睑缘睑板侧的形态像一个连接两端眦部的桥。

3. 将下睑瓣由下向上牵拉，移植于上睑缺损区，并与残留的上睑睑板和结膜等组织缝合，逐层缝合伤口。

4. 包扎2～3天，绷带压迫，1周后拆线。2个月后，在平行于下睑缘处将桥状睑缘下的移植瓣剪断复位，用肾上腺素盐水纱布止血，酌情缝合伤口，局部加压包扎。

(二) 复合移植法

此法适用于上睑部分全层缺损者，手术步骤如下：

1. 取三角形下睑全层组织块，其宽度不超过1cm（图46-4A）。

2. 将上睑缺损边缘修整，把移植块放置后做前后错位缝合；供区行直接拉拢缝合（图46-4B、C）。

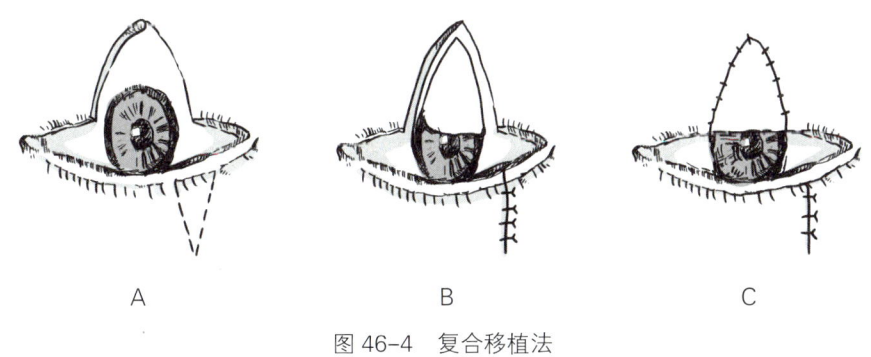

图46-4 复合移植法

(三) 额部皮瓣

额部皮瓣适用于修复肿瘤切除术后造成的全下睑皮肤缺损。

额部皮瓣的血液供应包括颞浅动脉额支、眶上动脉与滑车上动脉两个系统，两组血管之间有呈网状分布的丰富吻合支，其回流静脉一般均为伴行的同名静脉，以任何一组为供应血管均可供养皮瓣并确保皮瓣成活。

额部皮瓣可用于上、下睑缺损的修复，下睑宜用颞浅动脉为蒂；上睑根据缺损部位，采用颞浅动脉或滑车上动脉均可。

三、中等及较大的下睑缺损的修复

（一）Mustarde法

此法适用于下睑缺损（lower eyelid defects）较大者。手术步骤如下（图46-5）：

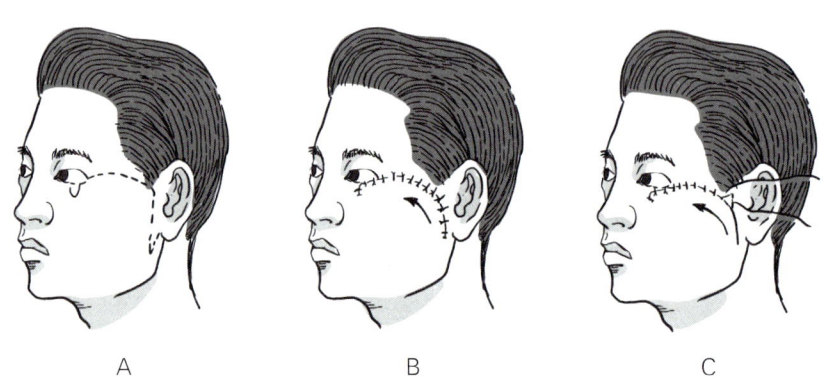

图46-5　Mustarde法修补较大的下睑缺损
A. 切开线　B. 皮瓣旋转　C. 缝合后

1. 按下睑缺损大小，先在鼻中隔处取一侧带有黏膜的中隔软骨黏膜片，用于修补下睑后叶。

2. 由眼睑缺损缘分别向下、外和下、内做延伸切口，在相当于两倍缺损区高度处汇合，将切口之间三角形皮肤切除。在上睑外眦上方2~3mm处做稍向上弯曲的弓形切口，并向后外延伸，到鬓角处切口转向下内，在耳郭前5~10mm处向下至耳垂下方10~15mm处为止。剥离下睑缺损区至耳前切口之间的皮下组织，使之可移向鼻侧。

3. 将备好的中隔软骨黏膜片（黏膜面朝向结膜的位置）植入下睑缺损区，用软骨黏膜片和皮瓣一起重建下睑，逐层缝合伤口。

4. 术后包扎，轻压绷带，间断换药，第10天拆除皮肤缝线。

（二）以颞浅血管为蒂的耳后岛状皮瓣修复法

此法适用于眼睑恶性肿瘤扩大切除后所致的全下睑缺损。

耳后动脉是一支较恒定的动脉，它与颞浅动脉顶支之间有丰富的吻合支，这给以某一血管为蒂的转移皮瓣可以不局限于蒂血管所供养范围提供了解剖基础，基于此原理设计了以颞浅动静脉为蒂的反流轴型耳后岛状皮瓣（亦称耳后乳突区反流轴型皮瓣），其静脉回流方向为：耳后静脉→吻合支→颞浅静脉。另外，术中要保留血管周围的筋膜组织，其中的小静脉及未发育成熟的静脉均无瓣膜，因此均可保证皮瓣的静脉回流。由于颞浅、耳后动静脉均位于颞浅筋膜内，在切取蒂部时应保证颞浅筋膜的完整性。耳郭上方至顶结节之间是吻合点较集中处，皮瓣蒂部应包含这一区域。

具体步骤及注意事项如下：

1. **皮瓣设计**　根据下睑缺损面积，在耳后乳突区画出要切取的皮瓣，在耳轮脚前及耳郭上方

2~9cm处画出颞浅血管及其顶支与耳后动脉交通支的位置。

2. 手术步骤　沿画线区域切开皮肤和皮下组织，显露颞浅血管及其顶支与耳后动脉交通支。交通支可为2~4支，也可呈网状吻合一般位于耳郭上方2~9cm的筋膜上，宽约3cm，沿交通支向下显露耳后动脉，直到要切取的耳后皮瓣，自皮瓣远端及两侧按画线区域切开皮肤和皮下组织，显露并结扎耳后动脉。在耳后动脉深面分离皮瓣后，向上将耳后动脉、交通支两侧的筋膜切开直达颞浅血管，在筋膜下分离形成岛状瓣。

自耳轮脚创缘至缺损缘作皮下隧道，将其岛状瓣穿经皮下隧道，在无张力情况下达到缺损区，移植颊黏膜替代缺损的睑结膜，重建结膜囊，逐层缝合伤口修复下睑缺损，单眼绷带包扎。供区直接拉拢缝合或植皮。

3. 注意事项
（1）此瓣蒂长，瓣薄，色泽好，供区隐蔽，疗效可靠。
（2）颞浅动脉顶支与耳后动脉的交通支位置可发生变异，术前需用超声多普勒等血管导航技术测定血管的情况。
（3）颞浅动脉顶支的位置表浅，交通支细小，术中慎勿损伤交通支血管蒂，注意保留适当的宽度并连同筋膜一起切取。

四　眦部肿瘤的切除及修复

（一）外眦部肿瘤（neoplesms near exteranl canthus）

如为良性小肿瘤，可在切除肿瘤后，利用颞侧皮肤移位修补（图46-6），或用游离皮瓣修补。对于恶性肿瘤，应做较广泛的切除。

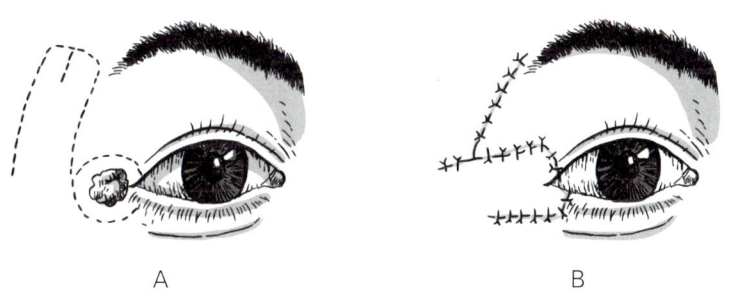

图46-6　外眦部肿瘤切除后修复（利用颞额皮瓣）
A. 切除肿瘤分离皮瓣　B. 颞侧皮瓣移位修补

具体手术步骤是：
1. 沿肿瘤外围安全区画线切开，把肿瘤连同外眦韧带一并切除（图46-7A）。
2. 在上睑缘之上2mm平行睑缘切开睑板，分离并剥出颞侧一段适当的睑板结膜层，用细肠线或丝线将其与下穹隆残留结膜缝合（图46-7B），作为待修复眼睑的衬里。
3. 在上、下睑的内侧断端分别做一小切口，分离皮肤肌肉层与睑板结膜层。用褥式缝合法将从上睑移下的睑板结膜层的内侧缘楔入下睑剖开的板层裂隙内（图46-7C）。此步骤亦可改用细尼龙线直接将从上睑移下的睑板结膜层的内侧缘与下睑板的断端做连续缝合（图46-7D），而不劈开上睑内侧断端的皮肤肌肉层与睑板结膜层。
4. 用剪刀剥离颞侧皮肤，从原外眦角稍下的眶缘处剥出一骨膜条带，反转此骨膜条带，用褥式缝合法嵌入上睑断端已分离开的板层裂隙内（图46-7E），以代替原来的外眦韧带。
5. 沿上睑皮肤切口断端向下延长切口，并在此切口下端的内侧做一三角形皮肤切除。剥离颞下方皮瓣后将其上移,用丝线分别与上、下睑创缘做间断缝合(图46-7F)。

6. 2个月后沿睑缘剪开上、下睑相连处。

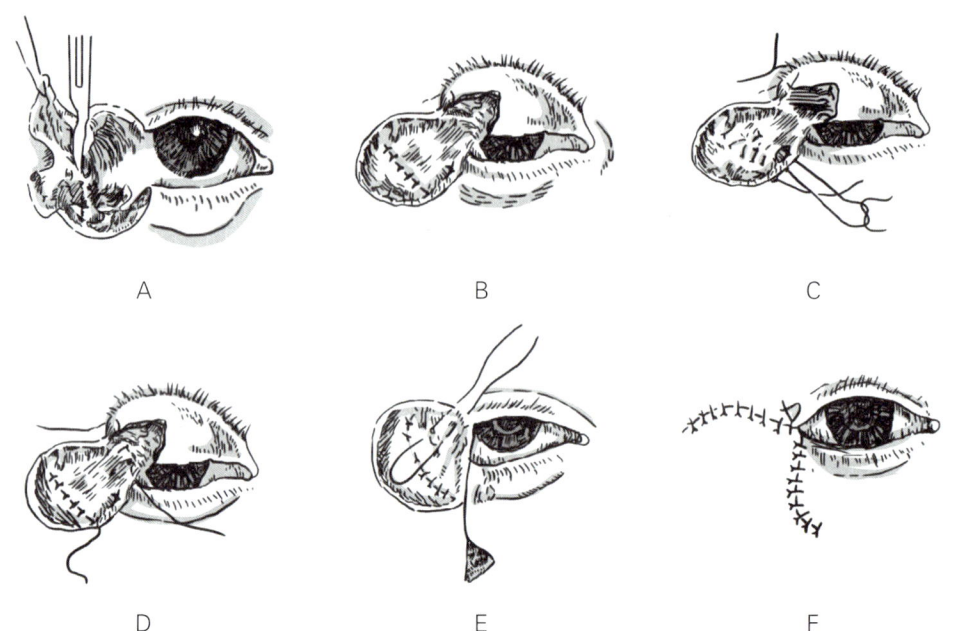

图46-7 外眦部肿瘤较广泛切除后的修复(利用睑板结膜层做下睑衬里,颞颌皮瓣覆盖创面)
A. 切除肿瘤及外眦韧带 B. 制作上睑衬里 C. 睑板结膜层楔入下睑剖开的板层裂隙内 D. 上睑移下的睑板结膜层的内侧缘与下睑板的断端做连续缝合 E. 剥出骨膜条带以代替外眦韧带 F. 间断缝合上、下睑创缘

(二)内眦部肿瘤(neoplasms near inner canthus)

1. 对内眦部的良性小肿瘤或未侵犯深层组织的基底细胞癌,手术切除肿瘤后,可利用鼻额部皮瓣作V-Y式缝合,利用皮瓣的一侧掩盖手术创面(图46-8)。

2. 对于恶性肿瘤,可如外眦恶性肿瘤一样做上、下睑全层切除,移动上睑睑板结膜层缝于内下方结膜残端(见图46-8A),作为衬里,再利用全厚游离皮片修补创面(见图46-8B),皮片用纱布枕固定,上、下睑缘做一临时性皮肤缝合,在组织切除较多的情况下,可设计额鼻或额部皮瓣修补创面,用唇黏膜作衬里。

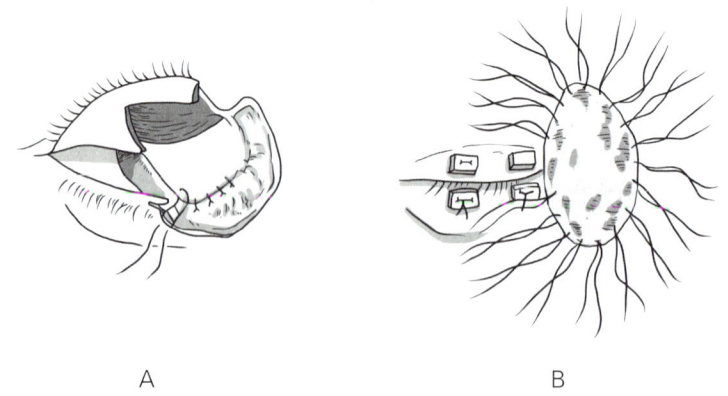

图46-8 内眦肿瘤切除后的修复(将睑板结膜层作为衬里,用游离皮片覆盖创面)
A. 上、下睑全层切除 B. 全厚游离皮片修补

术后轻压绷带包扎，7天后拆除皮肤缝线，2个月后剪开眼睑。

五 眼睑与眶周缺损的修复

前臂游离皮瓣修复法：此法适用于眼睑与眶周软组织缺损较大者，手术步骤如下：

1. 皮瓣设计及制备　画出桡动脉（或尺动脉）、头静脉（或贵要静脉、前臂正中静脉等）及其属支的走行，按缺损形状设计一个血管蒂较长、比受区大10%的皮瓣。常规制备前臂皮瓣。

2. 显露受区血管　在耳屏前及下颌下缘按常规切开皮肤，显露颞浅动脉、颈外静脉，并在受区做好皮下隧道。

3. 移植游离瓣　切断前臂皮瓣血管蒂，将其移植于备好的受区创缘固定数针，使血管蒂穿经皮下隧道，在手术显微镜或放大镜下，用8-0或9-0单丝尼龙线，将前臂桡动脉与颞浅动脉、前臂正中静脉与颈外静脉做端端吻合，然后缝合受区创缘切口。创口内放置橡皮片引流，无张力包扎，露出部分皮瓣，便于术后观察。

供区行直接拉拢缝合或用皮片覆盖。

4. 注意事项

（1）在尺、桡动脉均正常的条件下，始可选用此瓣做游离移植。

（2）该瓣供区须牺牲一主要动脉，且位于前臂外露部位，有碍美容，目前多选用比较隐蔽、血管恒定、外径也较大的部位作为供区。

（3）如选用颌外动脉、面前静脉作为吻合的血管，术中要注意保护面神经下颌缘支。该支在嚼肌前缘走行于下颌缘上、下1cm的范围内颌外动脉和面前静脉的浅面，故以在下颌缘下1.5～2cm处做切口为宜。

此外眼睑及眶周缺损根据实际情况，还可采用锁骨上游离皮瓣修复法、颞肌肌皮瓣法等方法来修复。

（戴捷　周晓　彭小伟　贺全勇）

第二节　外鼻肿瘤术后缺损的修复

一 概述

对于整形外科医师来说，鼻部修复重建可能是最有挑战性的工作之一。这不但要求重建鼻部这一面部标志性器官，而且要求重建鼻部功能。

鼻部修复重建术有着悠久的历史，可以追溯到公元前600年。古代印度《妙闻集》（*Sushruta Samhita*）中第一次详细记载了应用颊部皮瓣修复一例因割鼻导致鼻缺损患者的鼻修复术。从1840年到第一次世界大战，随着需要创伤修复的患者的增多，整形外科医师逐渐认识到如果没有合适的鼻衬里结构和支撑结构，重建鼻部的外形会随着时间发生改变，最终阻塞鼻部气道。Ollier于1864年第一个报道了骨组织移植用于鼻支撑结构的重建，他在额部皮瓣中携带了一块额骨骨片进行鼻再造。后来其他作者相继报道了利用尺骨、胫骨、颅骨、肋骨和髂骨骨片进行鼻再造的病例。1956年，Converse首次介绍了将鼻中隔黏骨膜复合瓣用于鼻衬里及支撑结构的重建方法。在世纪之交，von Mangoldt 第一个报道了应用肋软骨移植作为鼻部支架的病例。常用的软骨支架供区还有耳软骨和鼻中隔软骨。

（一）患者的选择

额部皮瓣最先用于修复因外伤性鼻切除造成的鼻缺损。外伤仍是鼻部修复重建手术的适应证，但目前最常用于肿瘤切除术后的鼻缺损。随着莫氏外科手术的推广应用，越来越多的肿瘤切除术后鼻缺损患者要求整形外科医师进行二期重建修复。鼻部重建修复术的其余适应证有：鼻部感染后缺损、可卡因等毒品滥用后鼻缺损、肥大性酒渣鼻及先天性鼻畸形。

鼻部缺损外科重建手术没有绝对禁忌证，包括年龄、病史（如糖尿病史、高血压病史）及吸烟史等，但需要根据具体情况调整手术技巧和手术时机。部分患者可以待缺损创面愈合后再考虑二期修复，甚至可以数年后再进行已愈合的缺损区的修复。当遇到其他突发病情，如外伤及需等待最终病理结果等非外科禁忌（如鼻部黑色素瘤切除）时，鼻部修复重建术也应推迟进行。

（二）解剖和生理

在修复重建手术计划的制订过程中，必须精确分析鼻缺损区皮肤、骨骼支架及衬里结构。根据鼻深部的骨骼支架可将鼻部分为三部分：上1/3由锥体形骨性结构支撑；中1/3由两侧成对的鼻外侧软骨支撑；下1/3由鼻翼软骨支撑（图46-9）。鼻翼软骨以内侧脚支撑鼻小柱，以外侧脚支撑鼻翼。鼻翼的外侧半、后侧半及软三角结构处没有深部软骨支撑。鼻孔的底面为鼻部的基底。从下向上观察，理想的鼻孔高度应占据整个鼻翼高度的1/2～2/3。

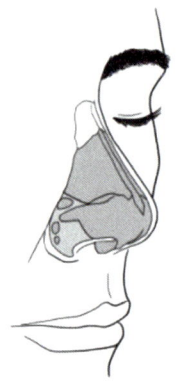

图46-9　鼻深部的骨骼支架

鼻部修复重建术的目标是提供一条有功能、开放且潮湿的气道，这意味着外气道和鼻腔内瓣膜均必须保持开放。鼻腔内瓣膜是气道在中部穹隆的一个组成部分，鼻外侧软骨与鼻中隔软骨以10°～15°角在此处相会合。当重建这个区域时，提供一个足够薄的衬里结构非常重要，它不仅能保持气道开放，还能够为任何软骨移植物提供合适的血管床，以便重建鼻部的骨性支架。鼻腔内瓣膜或鼻孔区域的瘢痕会影响鼻的通气性。一般而言，鼻部重建的困难程度随着对鼻内衬里结构复杂程度的增大而增加，如果没有足够的鼻内衬里，重建修复的鼻部会不可避免地发生收缩。

在分析鼻部缺损区结构时需要考虑的另一个因素是鼻上、下部分皮肤厚度的不同。鼻部上2/3的皮肤薄，厚度约1300μm，光滑且有移动性。鼻部下1/3的皮肤厚，厚度约2400μm，富含皮脂腺，并且与深部结构粘连（表46-1）。

表 46-1　不同部位的皮肤厚度

部位	皮肤厚度(μm)
鼻背	1300
耳后	800
锁骨上	1800
鼻小叶	2400
颏下	2500
鼻唇沟	2900

如果没有骨性支架，只有衬里和外覆盖皮肤的重建鼻会发生塌陷和狭窄。因此为了避免术后的纤维化和挛缩塌陷，需要重建软骨或骨片等骨性支架。

（三）鼻部修复重建亚单位原则

面部美学单位的概念是Gonzalez-Ulloa于1956年首先提出来的，他强调在修复面部创面时需根据美学单位进行修复，而该美学单位是由皮肤厚度、组织学特点及是否便于隐藏瘢痕来决定的。

为了更好、更精确地修复这一独特的组织，Burget和Menick（1985）根据鼻的形态和结构提出鼻部修复重建亚单位的原则，这是一个全新且更加精益求精的原则。他们扩展了Gonzalez-Ulloa关于面部修复美学单位的原则，将鼻部划分为六个亚单位：鼻背、鼻尖、鼻小柱、鼻侧壁、软三角及鼻翼（图46-10）。他们进一步提出，如果缺损面积超过50%的鼻尖或鼻翼面积，整个亚单位就都应该切除，将最终的瘢痕隐藏于阴影处或相邻亚单位的交界处。临床上对于鼻部缺损的评估和手术修复也是以此来作为理论指导依据的。因此了解鼻亚单位的组织学和解剖学特点，是准确修复鼻亚单位、恢复这个特殊的美容器官形态的关键。

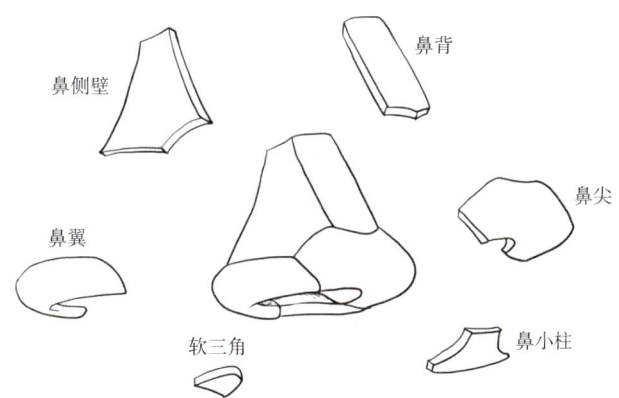

图 46-10　Burget和Menick（1985）鼻修复的亚单位

Singh、Bartlett和Rohrich等报道了他们对此亚单位原则的进一步改良。他们主张除了在亚单位和各层次（皮肤、支架结构、衬里）两方面来评估缺损区域外，还应该考虑其他影响因素，如皮肤颜色、质地、厚度及光化学损伤程度。他们提出，鼻部的重建修复手术需建立在患者个人的基础上，考虑局部软组织的不同、缺损位置、缺损尺寸及患者病史，这些因素均可限制复杂的修复手术。其中患者对修复方式的选择是一个主要影响因素，东方人大多不愿意在面部遗留瘢痕，额部皮瓣的应用常受到限制。

（四）鼻修复原则

1. 在每种鼻部修复重建手术的尝试中，必须牢记三种解剖结构：皮肤覆盖、支架结构和衬里。

2. 由Burget和Menick提出的鼻部修复重建亚单位原则应该作为鼻部修复重建术的指导性原则。但是在皮肤颜色、质地和鼻外形轮廓能保留的前提下，通常不必严格坚持这一原则。

3. 在重建修复方式的选择上应考虑个人的具体条件。不仅要考虑患者的个人因素如患病、皮肤颜色、质地，还须同时考虑缺损区的尺寸。严格遵守鼻部修复重建亚单位原则并不是必需的。

4. 在术中要遵循整形外科组织修复原则、组织相近（like with like）原则，应用近似的组织来进行替代。在局部皮瓣、额部皮瓣及游离皮瓣的选择上，皮肤厚度和质地的近似、形态的相似都是重要的考量因素。

5. 在鼻部修复重建术中，精确的计划和细致的手术操作可以获得美观和功能兼顾的修复效果。

二 鼻的覆盖组织重建

（一）鼻缺损的分类与修复方法

我们根据鼻部亚单位缺损的情况，将鼻缺损分为五类（图46-11）。对每一类的缺损，皮瓣的设计都有不同的变化。这五类鼻缺损分别为：①鼻翼＋软三角缺损。由于修复的范围仅限于鼻翼缘，皮瓣可以仅设计在耳轮缘。当整个鼻翼缺损时也只需将很小的耳前皮肤包括在皮瓣内。②鼻翼＋软三角缺损＋鼻侧壁缺损。鼻侧壁的缺损有鼻侧壁组织的缺失、鼻侧壁组织萎缩和发育不全等状况。对于前者需切取复合耳郭组织瓣，同时扩大切取V形耳前皮瓣。对于鼻侧壁组织萎缩，则需在切取耳郭瓣的同时，将颞浅筋膜瓣一起包括，在修复鼻翼和软三角的同时充填侧壁。③鼻尖缺损。对于这类缺损，移植组织以耳前皮瓣为主，同时切取少量的耳郭组织。这些少量的耳郭组织带有的软骨是用来支撑鼻尖和重建鼻孔外形的。④鼻下1/3缺损。这类缺损非常少见，修复需要联合移植双侧的耳郭、耳前复合组织瓣来同时重建鼻翼、鼻缘、鼻尖和鼻小柱。⑤鼻部、颌面部联合缺损。这也是一类少见的缺损类型，在利用耳郭、耳前复合组织瓣修复鼻部缺损的同时联合其他组织瓣（如皮瓣、筋膜瓣、骨瓣）共同修复。

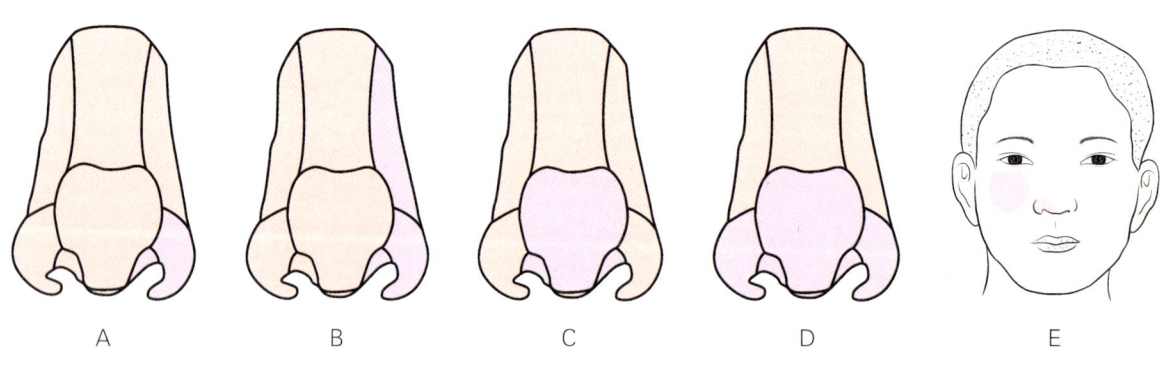

图46-11 鼻缺损的分类

（二）小面积缺损的修复

鼻部小面积缺损可以通过多种方法来修复，包括皮片移植、局部皮瓣、复合移植等。通常，在皮肤色泽和质地上，鼻部、颊部和额部的局部皮瓣匹配度最好。

1. **皮片移植** 对于小且表浅的鼻部缺损，皮片移植是一个简单且并发症少的方法。鼻部下1/3的皮肤厚且含有较多脂肪，其上2/3的皮肤较薄、可移动且含有较少脂肪，这些解剖特点非常重要。

较薄、较平的上2/3区域的鼻部缺损，应用全厚皮片移植是较好的修复方法，最常用的供皮区包括耳前、耳后、锁骨上区域及上额部皮肤。然而皮片的色素沉着、愈合时可能出现的外观明亮平整和皮片的二次挛缩常会限制其临床应用。

2. 局部皮瓣

（1）旗形皮瓣（banner flap）：由Elliot（1969）提出，该方法适用于鼻上部皮肤组织较为松弛的部位。

方法：沿着缺损切线设计单个三角瓣或旗形皮瓣。皮瓣为横向设计，有利于供区的关闭，瘢痕可以藏在横纹线里，也维持了鼻两侧的相对对称。此皮瓣可用于鼻部任何部位直径小于1.2cm的小缺损。

切取皮瓣时，其蒂部的宽度应等同于缺损区的直径，其长度应超出缺损区直径的1/3。在肌下，将软骨膜和骨膜上的层面充分游离，以利于皮瓣的旋转。接着将皮瓣插入缺损区，此时通常会去除远端的小三角（图46-12）。

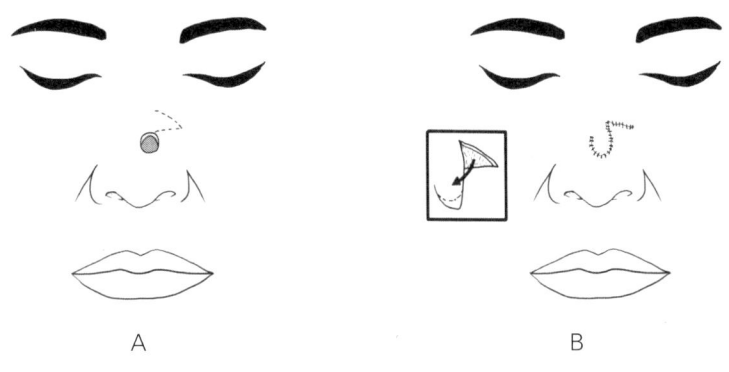

图 46-12　旗形皮瓣

（2）双叶瓣（bilobed flap）：双叶瓣常用于鼻部下1/3缺损的修复，也适用于鼻背部或鼻侧部缺损的修复。该皮瓣通常仅用于修复直径小于1.5cm的小缺损，需要利用鼻部上2/3的组织。

该瓣最早由Esser、Zimary提出，其设计思路是创造一个总旋转弧度为180°的双叶瓣。但这样的设计是有缺陷的，它会导致一个明显突起的"猫耳"或者在旋转点的位置出现突起，而若将之切除，皮瓣的基底部和蒂部则会变窄而影响皮瓣血供。

1989年，Zitelli提出了他的双叶瓣设计思路：皮瓣包括两叶，每一叶旋转的角度最大为45°～50°，总旋转弧度为90°～100°（图46-13）。沿着缺损的边缘将设计中包括的Burow氏三角切除，之后将皮瓣的第一叶向下推进，而Burow氏三角的顶点作为双叶瓣旋转的轴点。第一叶和最近的缺损直径相同，第二叶略窄（一般是第一叶的80%），但必须保证旋转后留下的缺损能够直接关闭，同时切口需留在张力最小的部位（一般为鼻侧壁），以利于减少瘢痕。皮瓣在肌下、软骨膜

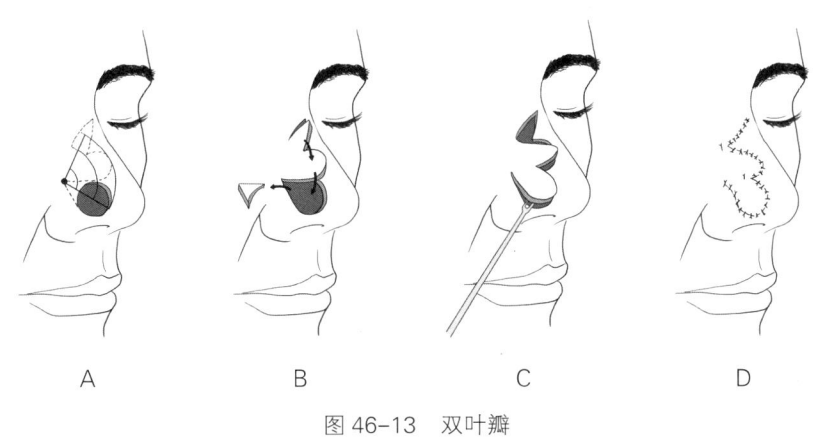

图 46-13　双叶瓣

和骨膜表面的层面做充分游离,以确保皮瓣的血供。创面彻底止血后,第一叶旋转45°~50°覆盖原始的创面,接着将第二叶旋转45°~50°,填充第一叶旋转后留下的缺损。第二供区利用可吸收缝线直接关闭。一般旋转轴不要靠近鼻翼缘和下睑,以避免扭曲。

(3) 来自邻近颊部的类菱形皮瓣(rhomboid flap):类菱形皮瓣最初用于鼻侧部缺损,利用邻近的颊部组织,沿着鼻唇沟设计皮瓣的第一条边,另一条边位于缺损的边缘,最后一条边横过面颊(图46-14)。掀起皮瓣在皮下层做广泛的游离,通过充分游离,皮瓣就会易于推进并覆盖缺损,而不必行"猫耳"切除。术后的瘢痕位于鼻唇沟内、鼻翼折痕处,或鼻侧部和颊部的交界处。张力线没有在垂直方向上,造成下睑外翻、唇部或鼻翼缘上抬的可能性较小。

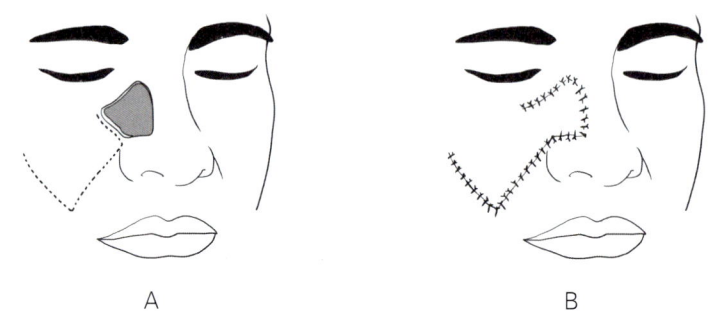

图46-14 类菱形皮瓣

颊部组织也可作为简单的推进皮瓣用于鼻缺损。在鼻唇沟处切开皮肤至皮下层。在邻近缺损的颊部向上2.5cm行充分游离并推进覆盖鼻侧部的缺损,供区直接关闭。颊部推进皮瓣也可以和其他皮瓣(如正中额部皮瓣)联合应用于全鼻再造。

(4) 鼻背推进皮瓣和额鼻皮瓣(V-Y推进皮瓣):鼻背推进皮瓣适用于鼻尖及鼻背远端直径小于2cm的缺损。通常,该皮瓣用于修复距离鼻翼缘上至少1cm且不低于鼻尖点的缺损。如果修复过于靠近远端,就会导致术后鼻尖旋转或鼻翼牵拉。

Rieger法:切口线从缺损的外侧,沿着鼻侧部和颊部的交界处,向上延伸至眉间区,止于对侧内眦附近(向下到内眦韧带)切取皮瓣。形成一个长外侧蒂的任意旋转皮瓣。在双侧内眦的上方,于皮下层掀起皮瓣的近端,接着向前在肌层下向皮瓣远端分离。皮瓣推进到适合的位置后缝合。皮瓣推进后在眉间区留下的缺损直接关闭,就像是整个鼻背皮瓣是一个V-Y推进皮瓣(图46-15)。

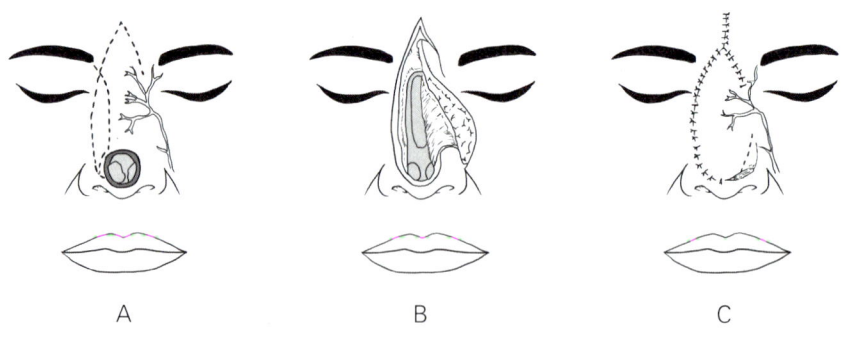

图46-15 额鼻皮瓣(V-Y推进皮瓣)

Marchac和Toth将Rieger的任意推进皮瓣改良为一个基于在内眦附近发出的角动脉的分支的轴型皮瓣。这样的设计使蒂部变得狭窄,使皮瓣的移动度更大。

Ercocen设计了基于双侧角动脉的全鼻背岛状瓣,眉间的供区利用V-Y推进的方法关闭,这样的皮瓣设计很容易推进并覆盖鼻翼缘处、鼻背远端、鼻尖、软三角和鼻小柱上2~3cm范围内的缺损。

（5）鼻唇沟皮瓣（nasolabial flap）：鼻唇沟皮瓣是修复直径小于2cm的鼻翼缺损的一个主要技术，也可以用于鼻小柱的重建，并且可以作为鼻衬里供区组织。

鼻唇沟皮瓣已经有两种设计方法：①作为随意型皮瓣，其血供来自真皮下血管网；②作为轴型皮瓣，其血供来自角动脉和面动脉的分支。转移方式有两种：带蒂岛状瓣转移和鼻唇沟翻转皮瓣转移。

1）带蒂岛状瓣转移：鼻唇沟岛状瓣或穿支皮瓣，沿鼻唇沟设计一个比缺损长2倍的椭圆形皮瓣。考虑到术后瘢痕挛缩，皮瓣的大小在缺损的任何方向上都要超出1mm。皮瓣从远端向近端切取，注意避免损伤上唇提肌和肌穿支。近端蒂部的皮肤可以完全保留，作为一个狭窄的"桥"，或者完全切开，只要皮下蒂部能维持皮瓣的血供。皮瓣有足够的移动度，使其能够旋转约150°来修复鼻翼的缺损，供区通过分离推进邻近的颊部组织来关闭。3周后断蒂，皮瓣掀起后，进行修薄、塑形，形成鼻翼基底。如果是全层缺损，就要从鼻中隔或者耳郭切取软骨来移植，其修复过程必须包括鼻翼支撑的重建。如果鼻翼基底与面部的自然交界没有被破坏，术中就应该注意保护，因为这个沟的重建很困难。对于鼻翼全层缺损，皮瓣的远端可以反折来作为衬里，缝在邻近的鼻腔黏膜上。

2）鼻唇沟翻转皮瓣转移：适用于鼻翼外侧的全层缺损，大小如3/4的鼻翼可以通过这种方法来重建。皮瓣血供基于来自面动脉、眶下动脉、眼动脉的穿支，它们在接近鼻翼基底处会合。这种丰富的血供在切取皮瓣时，其基底宽度为10～15mm，其长度可以达到宽度的4倍。皮瓣在缺损的外侧标记，跨过鼻唇沟，使皮瓣基底部的位置尽可能地接近鼻翼缺损处。皮瓣从远端切开并向近端掀起，保留皮下脂肪层（2～3mm），注意保护内侧皮下蒂。掀起皮瓣后，将其转移翻转入缺损区，皮瓣的内侧面缝合形成衬里，接着将皮瓣的远端折叠，在自身的表面形成鼻翼缘，修剪后于反折层之间插入移植的鼻翼软骨（图46-16）。在二期手术时，通过V-Y推进将鼻翼基底向内侧移动，创造出更好的鼻面交界的轮廓。鼻唇沟皮瓣在远期有一个自然收缩的趋势，这在鼻翼重建中是有用的，可以让再造的鼻翼更为自然逼真。

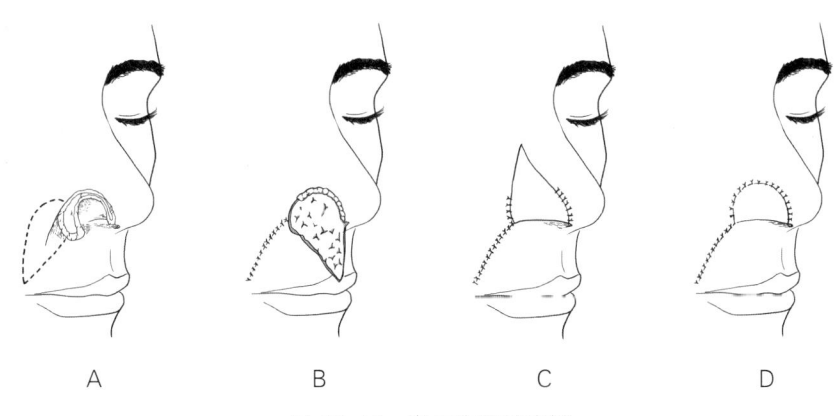

图46-16　鼻唇沟翻转皮瓣

（6）皮肤软骨复合组织瓣移植：不带血管的皮肤软骨复合组织移植只适合修复小于1cm²大小的鼻部缺损，受血供限制，移植的复合组织的成活率随着体积的增加是降低的。用于移植的皮肤软骨复合组织可以从耳轮脚、耳郭缘、耳甲腔或耳垂部切取。耳轮脚是常见的供区，因为它可以提供皮肤、骨架支撑和衬里三层结构，而留下的瘢痕相对不是很明显。直径1cm或小于1cm的皮肤软骨复合组织移植通常用于鼻翼全层缺损和鼻小柱缺损。联合切取耳轮脚和耳后皮肤的复合组织，可以一期修复鼻翼的全层全损或仅修复软组织的鼻侧壁缺损。由于缺乏血供致使移植组织面积不能超过1cm×1.5cm，限制了该组织瓣供区的进一步应用。1993年，Julia J. Pribaz首先报道了以血管化耳郭复合组织修复鼻翼缺损的方法。同年 Tanaka Y. 报道了以逆行颞浅血管为蒂的耳郭复合组织修复鼻全层缺损的方法。1999年，Bakhach Joseph 利用颞浅血管额支与眶上血管和滑车上血管的交通网，设计了逆行耳郭复合瓣带蒂转移修复鼻翼缺损。2008年上海第九人民医院的钱云良、章一新等报道了63例利用带颞浅血管的复合耳前耳郭组织瓣修复鼻多个亚单位的全层组织缺损，扩展了该手术方法的临床应用并获得了很好的治疗效果。这些研究和临床应用，解决了传统非血管化耳郭组织移植面积限制的问题，使耳郭复合组织成为最佳供区。

1）耳郭复合组织瓣的解剖学研究：Houseman N. D. 和 Taylor G. I. 通过对头颈部血管灌注的研究，发现外耳主要有两套血供，颞浅血管和耳后血管系统分别营养外耳的前面和背侧。颞浅动脉从耳前腮腺浅叶深面穿出，在面部皮下浅筋膜下向颞部走行的过程中，在耳轮上脚处发出数支血管分支供应耳郭，其血供范围大约为耳郭上2/3部分。

颞浅动脉尸体解剖研究和中国墨染料血管灌注发现并再次证实，颞浅动脉在耳前相当于耳轮脚位置发出1～3支细小分支至耳郭，灌注范围集中于耳郭上2/3及耳前无发区，供养层次以真皮下血管网为主，该范围可作为临床上皮瓣设计的范围。因为颞部静脉没有静脉瓣，所以此皮瓣还可以设计成以颞浅血管远端为蒂的逆行皮瓣。

2）手术方法：一是耳郭复合组织瓣的设计。①顺行皮瓣：习惯上，以近端颞浅血管为蒂获取顺行的耳郭复合组织瓣。这种设计常用来修复对侧的鼻部缺损，有利于皮瓣塑形，也符合血管蒂位置放置的需要。顺行皮瓣可获取的血管蒂较短，约2cm，无法直接和鼻旁血管吻合，必须通过血管桥——常选择旋股外侧血管降支为血管桥，搭桥吻合于缺损侧的受区血管，如面动、静脉及颞浅动、静脉。②逆行皮瓣：由于颞部静脉缺乏静脉瓣，还可以设计以远端颞浅血管为蒂的逆行供血的复合组织瓣。同样由于皮瓣塑形和血管蒂位置摆放的需要，这种设计常用来修复同侧的鼻部缺损。以颞浅血管远端为蒂，比起以近端为蒂，有几个优点：因远端血管口径小于近端，可以获得和鼻旁血管相接近的血管管径。同时，还可以获得足够长的血管蒂。皮瓣切取后，颞浅血管近端还可保留，作为受区血管进行搭桥吻合。这样就不再需要另找受区血管，如面动、静脉。由于这些优点，临床上多将缺损同侧的逆行组织瓣作为供区。

二是手术过程和耳郭复合组织瓣的切取。手术在全麻下分组同时进行，一组准备受区和切取耳前及耳郭瓣，另一组切取旋股外侧血管降支。其中后一组按股前外侧皮瓣手术方法，在大腿相当于髂前上棘与髌骨上缘中点连线的中上1/3处，做长8～10cmS形皮肤切口，在股直肌与股外侧肌肌间隙中解剖游离旋股外侧血管束，切取所需长度的血管备用。同时受区组将鼻缺损周缘的瘢痕组织切除，松解挛缩，使扭曲变形的鼻尖、鼻小柱等组织复位。对照正常的鼻形态和大小确定缺损的实际范围和程度，然后在耳前无发区和耳轮脚按实际修复需要设计耳前和耳郭瓣切口。

在耳前设计的复合组织瓣切口线的近端，切开皮肤和皮下组织，找到颞浅血管束，并沿血管向近端解剖游离到腮腺上缘，然后按原设计的切口掀起耳前和耳郭瓣。在掀起耳郭时须特别注意防止损伤颞浅血管进入耳郭瓣的细小血管分支。由于这些分支非常纤细，肉眼难以辨识，在掀起耳郭瓣时，应保持组织解剖深度在颞浅血管深面。耳郭瓣解剖完成后，断蒂前应仔细检查血液灌注情况，确认无误后切断血管蒂。将耳前和耳郭瓣移植到鼻缺损处，经塑形缝合到位。在鼻缺损同侧的下颌骨下缘、咬肌前缘，解剖面动、静脉，或于同侧耳前解剖颞浅动、静脉，将切取的旋股外侧血管束，通过皮下隧道搭桥与耳郭复合组织瓣血管及受区血管，在手术显微镜下端端吻合。术后按显微外科常规处理和观察。

皮瓣通过以旋股外侧血管降支为血管桥，将供血的颞浅血管与受区侧的面动、静脉或颞浅动、静脉吻合，移植的血管桥最长14cm，最短10cm。受到血管的变异和血管管径的限制，在少数情况下，在鼻旁区可以用角动、静脉作为受区血管来吻合（图46-17）。

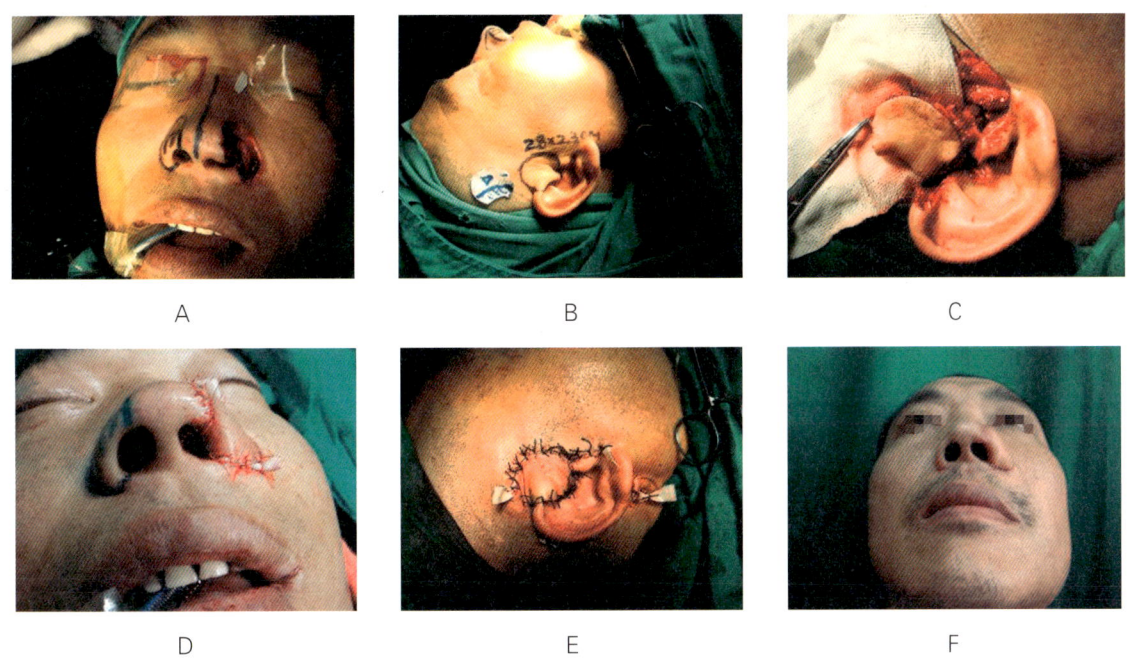

图 46-17 耳郭复合组织瓣移植修复鼻部缺损
A. 鼻基底细胞瘤扩大切除术中缺损情况　B. 耳郭复合组织瓣设计　C. 耳郭复合组织瓣切取完毕　D. 皮瓣移植完成　E. 组织瓣供区以耳后皮瓣修复　F. 术后随访

3）供区修复：在切取较大耳前和耳郭组织瓣后，供区往往会形成耳前和耳郭外耳轮的组织缺损，直接拉拢缝合伤口将造成耳郭明显的缺损畸形。虽然有头发可以遮盖，但是大块缺损时，畸形仍非常明显。通过局部解剖学灌注研究，发现颞浅血管和耳后血管在耳后及后上区域有着非常丰富的吻合交通支，由此我们设计了蒂在上方的大块耳后皮瓣，转移修复、再造外耳轮上脚。耳后皮瓣设计要长，以利于皮瓣的旋转和塑形，长、宽比例可以达到 4:1，最大可以切取 7cm×2.5cm。皮瓣切取的深度在软骨膜上，皮瓣塑形时，尖端必须插入耳甲腔。根据受术者的要求和手术时间，供区可以一期直接修复，也可二期修复，大部分受术者对术后供区耳郭外形表示满意。

4）耳郭复合组织瓣的优缺点：应用吻合颞浅血管的耳前和耳郭复合组织瓣，修复鼻亚单位缺损的优点主要有：①手术可切取较大面积的耳前和耳郭瓣，一期可修复单一或伴有其他畸形的缺损，克服了以往手术方法存在的耳郭瓣面积限制和成活率问题，扩大了修复范围。②耳前皮肤组织菲薄，质地柔软，耳郭耳轮脚弧度形态更接近鼻翼，塑形和修复位置较为灵活，再造的鼻翼、鼻尖形态逼真，组织厚度适宜，色泽自然。③颞浅血管解剖位置恒定，血管口径较大，供血范围稳定，因此耳郭瓣的设计和切取较为简便。只要显微外科血管吻合技术熟练，手术成功率就较高。④对严重面部畸形伴有鼻部分缺损的病例，可根据手术需要，采用耳前、耳郭瓣联合其他组织瓣一起进行一期修复。⑤应用旋股外侧降支血管搭桥移植血管吻合的方法，可减少面部手术切口瘢痕，血管供区无明显的功能影响。由于移植血管条件良好和省去在面部寻找鼻旁血管的步骤，手术时间可以缩短。

缺点是为了保证皮瓣的血供，有时皮瓣蒂部较为臃肿，需要二期修复。供区耳郭虽经修复，仍会遗留部分轻度变形。另外，与额部皮瓣比，这个术式会产生三处额外的瘢痕，但都比较隐蔽。还有，该手术时间相对较长，手术要求也较高（相对于额部皮瓣而言），但是相对于术后获得的鼻重建效果还是值得的，尤其是对于年轻的患者。

（三）大面积缺损

1. 旁正中前额皮瓣　在目前的临床实际应用中，旁正中前额皮瓣是鼻重建的主要方法。前额皮瓣皮肤色泽、质地与鼻部相近，血供丰富及位置毗邻受区等原因使其成为鼻重建中最受欢迎的方法。如果必要，同一患者可安全地多次切取前额瓣。

以前额皮瓣进行鼻重建一般分两期进行：一期将前额皮瓣掀起，远端修薄并插入受区；二期（3周后）将皮瓣蒂部分离离断。这种两期法的缺点在于一期皮瓣远端的修薄可能会使该处血供受损，而导致皮瓣坏死或纤维性愈合。为了克服这个缺点，Millard在1974年首次提出三期额部皮瓣鼻再造，后来Menick亦描述了该过程，在额部皮瓣原先的两期手术间再增加一次中期手术，即在皮瓣断蒂前进行皮瓣结构的修整、塑形及修薄，基本上皮瓣所有的塑形均可在这次手术中完成。新的二期手术也给一期手术存在的不足如衬里的缺失、皮瓣组织量不足等，提供了补救的机会，保证了覆盖组织、衬里皮瓣或皮片最大限度血管化。Menick在10年时间里给90例患者用此三期手术方法进行治疗，仅有不到5%的患者需要再次修整。

一期时，包括皮肤、皮下脂肪和额肌的全厚前额组织瓣被掀起、转移及固定。如果鼻衬里是完整的或已通过血管化的鼻黏膜瓣修复，此时可行一期软骨片移植；如果皮片或前额皮瓣远端被折叠而用于重建缺损的衬里，软骨片则需等二期移植。前额皮瓣供区创面可分层关闭。

3周后行二期手术，将前额皮瓣的皮肤及3~4mm厚的皮下脂肪（与正常鼻部覆盖软组织的厚度相近）在尚未瘢痕化的皮下组织平面掀起，皮瓣蒂部及远端固定部位除外。此时，该前额皮瓣可被看成一个双蒂皮瓣。皮瓣掀起的程度应根据打算切除的软组织（额肌和皮下脂肪）及所需移植软骨片的量进行调整。前期放置的软骨片也可在此期进行位置的调整或再次进行塑形以改善鼻外形轮廓。如果前期进行了皮片或前额皮瓣远端折叠修复鼻衬里的操作，延迟软骨片移植可在此期进行，以重建鼻骨性轮廓。采用连续褥式缝合法缝合皮瓣和受区创面。

二期手术结束3周后（即皮瓣转移6周后）行三期手术，此期进行皮瓣断蒂、边缘修整及固定。此期还可对皮瓣近端和远端行进一步的塑形。

建议患者在鼻重建术前戒烟2~4周，对于吸烟者或近期戒烟的患者，延期行皮瓣手术对患者更有利。Rohrich等也建议，对于吸烟患者，可将皮瓣转移至断蒂的间隔时间延长至两倍，以确保皮瓣成活并获得充足的血供。

2. 其他鼻覆盖方法　包括带毛发的头皮皮瓣、基于颞浅动脉和耳后动脉的由耳后及乳突部皮肤构成的Washio皮瓣、镰形皮瓣或利用前臂纵行游离皮瓣通过显微手术进行重建，这些方法目前都不常用。

三　骨架结构重建

重建骨架的目的在于提供保持鼻部形态的结构和专属气道。其中的重点是稳固的鼻背支撑结构、鼻尖的塑形、两侧充足的鼻侧壁组织、保持开放的内部鼻瓣膜区和外部气道。正常鼻的框架分成上1/3（鼻骨）、中1/3（由上侧鼻软骨和鼻中隔支撑）和下1/3（下侧鼻软骨，即鼻翼软骨）。

已有多种材料可以作为鼻部支撑结构，包括自体移植、经过放射线照射的同种异体或异种的软骨、骨。异种材料的使用会引起很高的感染风险，可产生破溃和排异；经过放射线照射的同种异体材料则很容易吸收。近来，更多的医师提倡使用自体软骨、骨或联合使用。软骨的优点在于其质软但柔韧，与正常鼻部组织相近。其主要缺点在于移植物会随着时间的推移发生卷曲或塌陷，软骨组织不会与受区组织联合，且不足以支撑鼻背。使用骨性组织的优点在于它提供了足够的支撑力，但是有被部分吸收的风险。目前骨的来源很多，常用的为肋骨和颅骨。

最常用的鼻背部中线支撑手段是鼻中隔黏膜软骨膜瓣L形支撑及鼻梁骨移植。L形移植由Gillies发明和Millard普及，他们采用自体肋骨重建鼻背中线。纵向的骨或软骨组织正对头部固定于鼻根部并向鼻尖延伸。如果鼻骨是保留的，那个新增加的组织将改善鼻根不正常的高度。为了使鼻梁骨适应移植的软骨，通常需要使用骨凿修正鼻骨。移植成活的要点在于最初的骨性连接和最后的骨性联合。恰当的移植物固定可以使用克氏针或显微螺钉。

除了鼻背支撑，鼻翼结构支撑也是保证患者气道通畅的重点。鼻翼的前半部分由软骨支撑，而后半部分由纤维脂肪连接组织构成，移植的鼻翼替代物需要重建鼻翼全层缺损，同对侧鼻翼轮廓相匹配，防止鼻翼塌陷、瘢痕、畸形。移植的软骨应为1mm厚、5~7mm宽、25mm长，可选用中隔软骨或耳软骨。

（一）耳软骨移植

耳软骨形状轮廓与鼻尖、鼻翼相似，是最常用的软骨移植物。可以通过后内侧或前外侧入路取得。后内侧法需要沿耳郭后方表面切开，从乳突区游离软骨和上方覆盖的软组织，切取大约2cm×4cm的软骨。前外侧法需要在对耳轮内侧与耳郭连线内侧处做切口，该方法会留下明显的瘢痕。术前注射肾上腺素有助于手术分离。只要邻近部位完整，部分耳郭软骨的切取并不引起外观的缺损。软骨瓣分离完毕后，塑形，移植至受区，并固定。

（二）鼻中隔复合皮瓣

在几乎所有的鼻缺损中，大部分鼻中隔通常保存完整，可以作为鼻中线支撑的良好供区。剩余的鼻中隔软骨呈L形切取，其L形的"脚"与黏膜相连。L形的黏膜软骨瓣在黏膜处切断，鼻中隔软骨从犁骨处游离。皮瓣宽度必须大于1cm以维持血运。松解以后将皮瓣移出鼻腔。软骨暴露区域需要修剪，使黏膜能无张力覆盖软骨边缘。L形瓣通常足够用于鼻背和鼻尖的塑形，但是如果需要更多组织，L形瓣也可以作为其他移植物（如肋骨等）的支架。L形瓣也可以作为表面覆盖和衬里组织的支架。鼻部框架的重建应在其他软骨和软组织重建鼻部结构之前完成，尤其是额部皮瓣。

（三）自体骨移植

两个最常用的供区是肋骨和颅骨。

1. 肋骨　肋骨综合了骨和软骨的优点，同时最小化了各自的缺点。肋骨瓣可通过肋下缘3~4cm的切口切取。通常骨瓣由50%的软骨和50%的骨组织构成。这可以使骨瓣血运重建较好，又易于固定，而软骨部分可以重建鼻尖。较少的软骨部分可以减少弯曲的趋势。去除骨皮质帮助骨组织与受区更好连接，使用克氏针固定于鼻额骨上。

部分第9~10肋骨常被使用，因为它们比第5~8肋骨更直，减少了塑形的工作。第9肋可切取5cm的骨软骨瓣和4cm的软骨瓣用于鼻小柱。移植的鼻小柱可选择与鼻背相连或不相连。

Curley等报道了儿科患者自体软骨移植重建鼻部并随访15年以上，证明了使用肋软骨可以获得更大的鼻尖高度和长度和更小的鼻唇角。Horton等随访了2例鼻再造患者超过40年，发现其移植的软骨的尺寸厚度保持不变。

2. 颅骨　有些学者认为颅骨移植可以提供更好的效果，因为颅骨在血运较好的受区不容易被吸收，远期吸收率仅为15%~20%。另一优点在于供区较为隐蔽且骨组织强度更大。颅骨瓣可用于鼻梁骨移植，其缺点在于骨瓣中没有软骨组织，对于鼻尖的塑形显得僵硬且有被侵蚀的风险。

四　鼻腔衬里重建

鼻腔衬里的重建非常关键。如果没有足够的衬里，重建的鼻部结构会发生挛缩畸形，导致内外鼻阈区变狭窄。理想的衬里供区组织必须具有延展性好且薄的特点，覆盖软骨移植物后可以保证鼻腔通气。若采用鼻腔内黏膜组织作为衬里，可以一期植入软骨移植物。若采用皮肤或薄的远端额瓣作为衬里，则需延期植入软骨，以保证受区的血供。可以用于鼻腔衬里的组织包括皮片、黏膜推进瓣、中隔旋转式或枢轴式黏膜瓣、翻入式皮瓣以及黏软骨膜复合瓣。

（一）中隔黏软骨膜瓣

鼻腔内黏膜组织是重建鼻腔衬里的首选。中隔黏软骨膜瓣可以携带或不携带中隔软骨，一般蒂部保留1.3mm宽，以上唇动脉中隔支为血供来源。该皮瓣自鼻底向上达内眦水平，自前端的中隔支向后越过筛骨板（图46-18）。

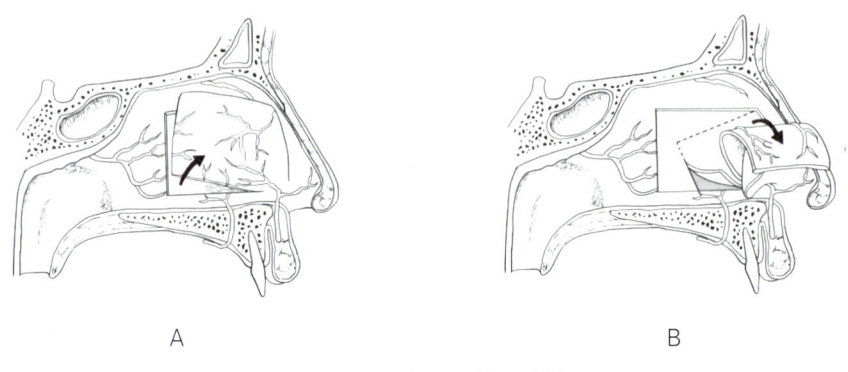

图46-18 中隔黏软骨膜瓣

（二）中隔门形瓣

当鼻翼缘缺损区过大但仅涉及一侧鼻部，在这种情况下，可将对侧黏骨膜瓣同单侧瓣结合起来。对侧黏骨膜瓣的分离是在鼻背区，并穿过位于中隔的小窗，翻向缺损区作为上部或中部鼻顶的衬里。同侧的黏软骨膜瓣则用于覆盖缺损区的下部鼻翼缘。对侧瓣的血供来自于前筛动脉的分支。供区遗留的中隔软骨及筛骨可切取用作移植物。若鼻部缺损不累及中隔，中隔就是完整的，则需保留至少1cm宽L形的软骨支架以支撑鼻背。

Millard描述的门形瓣将鼻中隔软骨及黏膜从中线转移至侧壁。这一特殊的黏膜瓣既可以作为支撑，又可用作鼻顶上中部的衬里。在鼻中隔上设计方形瓣，除鼻背边保留外，其余三边全层切开。将此瓣自鼻背翻转向侧壁的缺损区，置于上颌骨缘并缝合固定于此重建缺损的鼻侧壁。该中隔瓣携带有对侧中隔黏膜，正好用作重建鼻侧壁的新衬里（图46-19）。

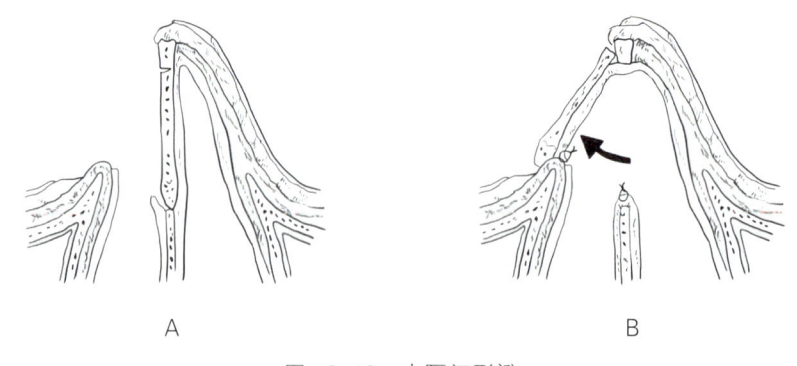

图46-19 中隔门形瓣

（三）皮片

全厚皮片可用于重建缺损的鼻腔衬里。若创伤或早期鼻整形手术造成鼻腔内黏膜组织血供差而无法成为良好供区，就可采用皮肤组织移植物作为鼻腔衬里。对于较大缺损，可以选用全厚皮片简单地缝至缺损区，并以褥式缝合法固定于前额鼻瓣的内面，而后选用支架行短期的支撑。应延期植入软骨性支撑移植物。

皮片移植操作简单，手术过程短，对于不能耐受长时、复杂或延期手术的年老体弱患者尤其适用。其缺点包括组织血供差、不能同期植入软骨移植物。若整个鼻翼缘衬里都是由皮片移植而成，术后外形轮廓感就不会很强且略显臃肿。

（四）翻入式皮瓣

任何位于鼻缺损区周围的组织都可以向内翻入作为衬里。若手术需重建整个鼻部外形，且鼻旁的皮肤完好无损，此法就尤为适用。将鼻旁的皮肤分离，保留位于缺损缘的皮下组织蒂，将皮瓣向内翻转，构成鼻部衬里（图46-20）。皮瓣的创面向外，可同额瓣或其他用于皮肤覆盖的组织创面相贴合。若鼻旁组织由于前期手术或创伤而瘢痕化，皮瓣的血供就会受到影响。这种皮瓣较厚、质地硬且血供差，在使用翻入式皮瓣时需仔细权衡利弊，尤其是涉及小皮瓣时。

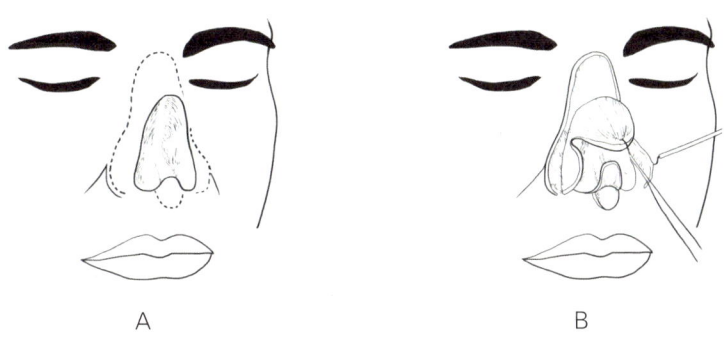

图 46-20　鼻背部翻入式皮瓣

（五）改良前额皮瓣

旁正中前额皮瓣的远端可进行折叠，既能作为衬里，又能重建外形。折叠作为衬里时皮瓣会显得太厚并缺血，导致术后鼻腔通气差、鼻翼缘外形欠佳。在设计既能用作衬里又能用作覆盖的额部皮瓣时需将其延长，斜跨整个额部或将其延伸至发际。

（六）鼻唇沟瓣

鼻唇沟瓣可经鼻翼沟隧道穿入，修复鼻部缺损，使皮肤面对鼻前庭。

（七）显微皮瓣

鼻腔衬里的显微外科重建常作为一种前期手术失败或局部组织不够时的补救措施。Walton等报道了采用游离前臂皮瓣重建治疗可卡因所致鼻腔衬里坏死患者，因鼻腔内容积较小，故采用分期前臂皮瓣修薄和延迟手术获得较薄的衬里组织。其他方法还包括掌背侧皮瓣、第1足背皮瓣、腹壁下动脉皮瓣、肋骨及背阔肌复合组织瓣或以上皮瓣的组合。前臂桡侧皮瓣最为实用，常需进一步修薄，而在转移前需要多次层压处理。

五　鼻整形相关问题

（一）并发症

通常，局部皮瓣在用于鼻的小范围缺损时坏死较少见，而对于全鼻再造，因皮瓣制备较大或通过游离显微移植，常有部分远端坏死的可能。常见的鼻再造并发症包括伤口延迟愈合或愈合不良、皮瓣坏死和鼻通气功能障碍。另外，瘢痕增生、再造鼻的不对称、颜色色差和形态不规则也是常见的术后并发症。因此，术后常常需要多次修整外形才能获得较好的再造鼻外形。术前要充分告知，使患者理解。

（二）术后护理

术前可以预防性地给予抗菌药物。鼻衬里重建后，合适的鼻腔内填塞和支撑物是必需的。必须告知患者鼻再造术后的肿胀可能需要持续一些时间，伤口愈合后可能还需要多次修整才能完成整个鼻再造整形，同时还需要进行较长时间的瘢痕治疗，并长时间保持鼻腔通气。

（三）后期矫形

6个月后，随着伤口瘢痕逐渐成熟，必要时可进行后期矫形。通过软组织部分切除或V-Y推进加强鼻唇沟或鼻翼褶的轮廓，鼻孔缘若太肥厚可进行修薄，二期愈合的前额瘢痕或增生的瘢痕可进行修复。为了进一步调整最终效果，多次数的后期修复都是有可能的。

鼻是面部的重要美容结构。在鼻重建过程中，要牢记鼻的正常结构，仔细分析需要修复的缺损情况，缺损了哪些组织，还留有哪些组织，哪些组织可以用来重建缺损的结构。

一个成功的鼻重建手术依赖于精确的肿瘤组织切除，以及合适的鼻缺损区覆盖、支架和衬里组织。最佳的重建效果不仅依赖于最佳的术式选择，还依赖于最佳的通气功能保持和恢复。最后，手术方式的选择和手术效果的评估还取决于每个患者的不同要求和期望值的高低。

（章一新　李赞　左良）

第三节　上颌骨缺损的修复重建

一　相关理念

上颌骨（maxilla）是面中部外观和功能的基石，承担着支撑颅底、眼球和面中部，辅助咀嚼，分隔口腔和鼻腔等重要功能。导致上颌骨缺损（maxillary defect）的原因主要有肿瘤切除手术和严重创伤等引起的后天性获得性缺损以及先天性发育性畸形等。上颌骨缺损对患者面容及功能的影响举足轻重，其缺损往往伴随周围重要结构的破坏或缺失，因此将造成面部畸形及口腔功能的严重丧失，给患者的生理和心理带来灾难性的打击，严重影响患者的生存质量。

由于上颌骨与面中、上部邻近诸骨相连，上颌骨的缺损常伴有筛骨、鼻骨、颧骨、腭骨、眶骨及颅底骨等骨性缺损。因肿瘤而施行的上颌骨切除术的切除范围通常包括部分颧骨在内，有时视具体情况的不同，还要包括鼻骨、筛骨、眶骨等。上颌骨次全或全切除术后常导致腭颌缺损，如行颅颌面联合切除术，常常需要切除颅底的骨质，包括颅前凹、颅中凹，甚至偶尔还可向后涉及颅后凹；面中部晚期恶性肿瘤的扩大根治术，其术后缺损通常都是洞穿性缺损；而在外伤或战伤性缺损，可依伤因、伤情和伤道而有所不同，可同时合并不同程度的软、硬组织缺损，这在一定程度上会增加上颌骨缺损修复重建的难度。因此，上颌骨缺损的修复，尤其是功能性重建，一直是口腔颌面头颈外科、整形外科和修复科医师面临的一项极具挑战性的课题。

迄今为止，国内外学者对上颌骨缺损的重建仍存有争议，其治疗则停留在赝复治疗与复合游离组织瓣修复这一水平。近年来，医患双方对提高生存率与生存质量的共识增强、显微外科技术的日益成熟、医用生物材料的广泛应用、数字医学的引入、快速原型技术（rapid prototyping technique）的发展，使得国内外学者提出并实施理想或接近真正意义上的功能性上颌骨重建成为可能。为此，他们在此领域经过多年来的不懈努力，在获得诸多成功经验的基础上，逐步推动了此领域的深入研究。有鉴于此，本节旨在以外科重建为基调，兼顾外形与功能，并结合笔者的经验和认识，着重介绍上颌骨肿瘤术后缺损的重建与修复，并就共同关心的问题展开讨论。

（一）分类

由于肿瘤切除或严重创伤所致的上颌骨缺损的部位和内容往往不尽相同，术者所选择的上颌骨缺损重建的方法，以及重建后的外观和功能效果也有所区别。同时，上颌骨重建的方法也种类繁多，目前尚无统一的规范可循。因此，有必要对上颌骨缺损进行归类，以寻求一种既有益于临床医师诊断、制订治疗计划及术后进行功能性评价，有助于在同一平台上对上颌骨缺损及重建进行讨论，进而建立各种上颌骨重建方法的规范，又可有效进行疗效评价和比较的分类法。根据国内外报道，上颌骨缺损的分类方法主要有HS分类、樊森分类、赵铱民分类、Brown分类、Cordeiro和Santamaria分类、Okay分类、Triana分类、Yamamoto分类等。这些分类方法中，前三种分类法均是从赝复体修复角度提出的，应用相对局限；后几种分类法则是从外科重建角度由外科医师提出的。鉴于篇幅有限，本节仅介绍目前较为流行并被广泛应用的Brown分类（2000）及Brown改良分类（2010）。

Brown分类（2000）是英国学者Brown等根据上颌骨在垂直面和水平面上各自的缺损提出的分类系统。垂直面缺损按照一侧上颌骨缺损的情况分为四类，其中按是否存在口鼻瘘分为1类和2类，按眼眶受侵犯的程度分为3类和4类。具体而言，1类缺损包括不涉及口腔上颌窦瘘的上颌骨切除（maxillectomy with no oroantral fistula）；2类缺损即低位上颌骨切除（low maxillectomy），包括保存眶底和眶下缘的上颌窦壁和牙槽突的切除；3类缺损即高位上颌骨切除（high maxillectomy），包括眶底或部分眼眶组织在内的上颌骨切除，可涉及颅底，但保存眼球；4类缺损即包括眶内容物在内的根治性上颌骨切除（radical maxillectomy），前颅底切除可以包括或不包括在内。水平面缺损根据牙槽骨和腭部的切除程度分为三个亚类：1亚类为不超过中线及不涉及鼻中隔的单侧牙槽骨及腭部切除；2亚类为超过中线并涉及鼻中隔牙槽骨及腭部切除；3亚类为全牙槽骨和腭部切除。上颌骨的垂直缺损将对面中部的外形造成巨大的影响，而水平缺损更多引起咀嚼、吞咽和发音等功能障碍。Brown分类涵盖了上颌骨缺损所造成的面中部畸形（美观、鼻及鼻旁窦、眼球）和功能障碍（牙𬌗、咀嚼、发音）这两个方面。

Brown分类经过多年的临床应用后，Brown等（2010）在此基础上提出了一个改良分类［即Brown改良分类（2010）］，垂直面缺损除了原来的四类外，又增加了眼眶及上颌骨缺损但牙槽突和腭突完整的5类缺损和鼻腔及周围上颌骨缺损的6类缺损。水平面缺损则增加了不足或达到硬腭一半的横向缺损这一亚类。由于该改良分类为新提出的分类，尚未得到各国学者的认可，本节仍然采用Brown分类（2000）。

（二）原则

1. 原发性上颌窦癌与高度恶性肿瘤应采用开放式修复　原发性上颌窦癌因侵及范围与邻接部位，加上生物学行为差、生存率低，所以对根治性切除与安全缘的把握具有一定难度。鉴于此类上颌骨恶性肿瘤术后如有复发应于早期及时发现和处理的原则，笔者建议，对于原发性上颌窦癌及骨肉瘤等一些恶性程度较高且窦壁有破坏的上颌骨肿瘤，可在肿瘤根治的同时先采用钛网等人工支架维持面中部的外形并佩戴赝复体等开放式修复方法，外科重建则可在手术2年以后局部无复发、远处无转移时再实施。

2. 肿瘤能根治者可采用即刻闭合式修复与重建 上颌骨肿瘤根治性切除术后，由于眶骨、颧骨、鼻骨等骨组织常同时缺损，可不同程度地影响患者的外貌。CT、MRI及内镜技术的发展，逐渐消除了过去认为即刻用自体组织进行上颌骨修复重建会影响肿瘤复发检查的顾虑，也没有证据支持外科重建患者的预后低于非重建者。因此，对于原发于腭、牙龈部的恶性程度较高的肿瘤，病变较局限而且未侵及上颌窦者，对于肿瘤能完全彻底切除者或一些低度恶性的肿瘤患者（虽侵及上颌骨，但未突破窦壁者），笔者提倡采用闭合式修复并一期行功能性重建，可根据上颌骨与邻近骨质缺损的情况，采用人工假体（生物材料或钛网）作为支架构筑其外形，在口腔面和（或）鼻腔面覆以游离复合组织瓣，以恢复牙槽嵴及腭部，并重建鼻道，分隔口鼻交通，种植体植入可即刻或延期进行，以恢复患者的咀嚼功能。

（三）目标和要求

上颌骨缺损的修复与重建应同时兼顾功能和外形的恢复，应根据缺损的原因、部位、范围和类型采取有效的针对性措施。理想的修复与重建方法必须能达到以下的目标和要求：

1. 填补肿瘤术后或外伤造成的缺损。
2. 分隔口腔和鼻腔的交通。
3. 恢复上颌骨的支柱结构。
4. 恢复面中部组织器官的功能，如咀嚼、发音和吞咽等功能。
5. 重建眼球的位置或填充并美化眼球摘除后的眼眶。
6. 维持特定的鼻腔通气道。
7. 提供面中部组织如上唇、鼻、颊等必要的骨性支持，包括避免下睑外翻。
8. 修复与重建面中部的外形。

然而到目前为止，还没有任何一种重建方法能够完全达到所有这些上颌骨重建的目标。为此，各国学者仍在不断地探索较为理想的重建方法。

（四）依据与意义

目前，对于上颌骨肿瘤切除术后缺损的修复，在其修复的方式和时间上仍存有争议。在过去很长一段时间里，传统赝复体在上颌骨修复中占据着主导地位。其优点在于手术创伤小，可避免供受区的损伤，赝复体可以充填无效腔，将鼻腔和口腔分隔，恢复一定的咀嚼功能，且可以随意摘戴，对观察肿瘤有无早期复发十分有利。但其缺点也显而易见，由于其固位条件差，与周围组织又不密合，它的黏附力和附着力相应降低，往往产生漏气和翘动，从而影响吮吸、咀嚼和语言功能，也不利于口腔环境的清洁；赝复体长时间压迫可引起继发性创伤，形成创伤性溃疡等，使患者术后功能恢复不尽如人意。

近年来，血管化游离组织移植修复上颌骨缺损已为越来越多医师和患者接受，这些技术也从根本上弥补了赝复体修复上颌骨缺损的缺陷。因此，出现了应用游离组织复合瓣结合骨内种植体的即刻修复，这不仅使患者能即刻关闭口鼻瘘，还因有质量较好的移植骨和种植体的修复，使患者术后的咀嚼功能、语言功能、鼻通气功能得到不同程度的恢复。以往反对即刻修复的主要顾虑是担心组织瓣覆盖了上颌骨切除术后的无效腔后，倘若日后肿瘤复发，无法肉眼直接观察到复发灶，从而有可能耽误患者的诊断和治疗。随着鼻内镜、CT、MRI等现代影像学技术的不断发展和普及，已可以越来越早地发现肿瘤的复发灶，有利于疾病早期复发的监控。同时，目前没有任何文献表明即刻重建的患者的生存率低于未重建者；相反，即刻重建者的生存质量要高于未重建者。

对于上颌骨缺损理想的修复与重建时机，笔者认为应尽可能安排在外科手术后即可，因为术后即刻修复有利于早期功能恢复及防止术后瘢痕挛缩，能防止给二期外科重建造成不利影响，而瘢痕挛缩在术后放疗期间更为严重。术后眶下区长期瘢痕挛缩且无硬组织支撑，往往导致患者面中部的塌陷畸形，这也给二期重建手术带来一定困难；对于伴有口腔内黏膜尤其是位于后方的软腭缺损者，如果由于术中组织未予有效固定，肌束未予准确对位，术后就会发生明显挛缩，导致软腭功能逐渐下降甚至丧失，引起继发性腭咽闭合功能不全，导致患者术后发音时过度产生鼻音。对此类患者即使进行二期手术，要改善术后的软腭功能也是相当困难的。因此，笔者认为在严格掌握手术适应证和保证其安全缘的基础上，应提倡对上颌骨缺损应用血管化复合骨组织瓣进行即刻修复。

二 方法

由于累及上颌骨的各种肿瘤的病理类型和大小范围不同，以及上颌骨本身复杂的解剖结构，使上颌骨切除手术的种类以及所涵盖的内容不同，上颌骨的缺损也并非单一局限，而是有一个小到口鼻腔交通、大到颅颌面部复合性缺损的复杂的范围。不同类型和不同部位的缺损需要不同的修复重建方法，从事修复重建的外科医师应该遵循依据每一类缺损和每个患者的各自需求来选择医患双方认为最合适的上颌骨重建方法，并尽可能达成共识。迄今为止，已有诸多修复重建方法被各国学者用于上颌骨缺损的修复重建，并经过时间和实践的考验，尤其是在术后效果的远期评价上。在严格选择适应证的前提下，恰当地选用每种修复重建方法，都将发挥其各自的效能。这些方法主要包括：皮片移植和上颌赝复体（maxillary prosthesis）修复、局部组织瓣（local flaps）修复、区域组织瓣（regional flaps）修复、人工植入（alloplastic implant）材料修复、游离骨（自体骨、同种异体骨、异种骨等）移植修复、血管化游离组织瓣（vascularized free-tissue flaps，含筋膜皮瓣、肌皮瓣、骨肌皮瓣、"三明治"式组织瓣、穿支皮瓣、预制或预成组织瓣等）修复。

（一）传统方法

赝复体修复主要用于 Brown 分类中的 1 类缺损等局限性的上颌骨缺损，以及不适合行血管化组织瓣修复而余留有足够支持力的患者；局部组织瓣，如腭部岛状瓣、颊脂垫瓣等，允许修复重建医师能够以最小的损伤来换取重建较小的上颌骨缺损；一些区域组织瓣，如颞肌系统瓣、颏下岛状瓣等，都曾经被成功地用于重建相对较大的面中部和上颌骨缺损。但由于区域组织瓣常常缺乏足够的组织量来充填缺损，以及血管蒂的长度不足而难以到达缺损区，从而使其在大型上颌骨缺损的修复重建中的应用受到一定的限制。

在用于上颌骨重建的人工植入材料中，有钛网、钛板、生物材料等，其中以钛网的应用最为广泛和可靠。而采用钛网重建上颌骨的安全性也早已被广大学者认同，因为钛和钛合金的理化与生物性能稳定，具有良好的生物相容性、重量轻、强度大、耐腐蚀、低传导，且具有其他金属所不具备的为X线所透射的优点。钛网应用于修复重建最早可追溯到被用于修复肿瘤或创伤导致的颅骨、颅底和眶底缺损，随后一些学者将其用于上颌骨缺损的重建，可以单用钛网，也可以联合软组织瓣或游离骨移植。由于钛网在CT和MRI中的影像质量较好，因而采用钛网重建上颌骨不会影响对肿瘤复发的监控。钛网的另一个优点是有足够的强度支持面中部和眶内容物。Tideman（1993）首先开展了铸造钛网支架并以自体髂骨块充填、颞肌筋膜瓣包裹的方式修复上颌骨缺损的研究，应用4例近期获得满意效果。但由于铸造钛网的成形精度及弹性较差，术中如需较大调整则有一定难度，加上单一颞肌筋膜瓣组织量不够充分，有可能导致术后钛网外露等原因，该项技术并未得以推广。此外，钛网的缺点在于尽管其术后外形通常令人满意且操作相对简便，但是如果术者的经验不足以及局部血供支持和减张不力，就会导致术后伤口感染、形成瘘管以及增加钛网外露的概率，对于Brown分类的3类和4类缺损，以及接受过放疗或需要术后放疗的患者应慎用。

(二) 血管化游离组织瓣重建上颌骨缺损

血管化游离组织瓣能够同时重建上颌骨和面中部的复合性、复杂性缺损，而不受供区位置的影响。血管化游离组织瓣包括软组织瓣和硬组织瓣两类。软组织瓣主要起覆盖或充填缺损以及消灭无效腔的作用，但由于软组织瓣不能对上颌骨缺损进行骨性重建，因而无法容纳种植义齿修复。软组织瓣修复的"新牙槽嵴"比较圆钝，同时较难恢复龈颊沟和腭弓的形态，呈现蹦床样（trampoline-like）的形态，多数患者术后无法佩戴局部或半口义齿。另外，尽管近期效果往往令人满意，但由于肌肉萎缩和重力作用等因素，软组织瓣重建的远期效果尤其是外形的恢复将远不如预期。从20世纪90年代起，随着血管化复合骨肌（皮）瓣被各国学者用于重建上颌骨缺损，血管化复合骨肌（皮）瓣结合种植技术的广泛应用翻开了上颌骨的修复与重建的新篇章。血管化复合骨肌（皮）瓣重建上颌骨的优势在于能够重建面中部的骨性支架和外形，弥补软组织瓣远期萎缩以及不能作为支撑的缺点，结合种植义齿技术能够重建咀嚼功能，从而实现真正意义的上颌骨功能性重建。

1. **血管化游离组织瓣重建上颌骨的适应证**　有关血管化游离组织瓣行上颌骨重建的适应证是一个极具探讨性的问题。尽管早期主要采用各种带蒂或游离软组织瓣充填或覆盖上颌骨缺损所致的无效腔，但笔者认为这只能称为修复；而现代上颌骨缺损应用了复合骨肌（皮）瓣结合种植体植入，恢复了其咬合关系和咀嚼功能，它兼顾了功能和外形的恢复，才能称为重建。

具备以下条件者可考虑采用血管化游离组织瓣进行上颌骨重建：①同时伴有相邻部位口腔黏膜（皮肤）缺损且缺损较大的患者，如对于伴有颊黏膜（皮肤）、软腭、咽侧壁等部位的大型缺损，可采用背阔肌、胸大肌、腹直肌皮瓣或股前外侧皮瓣等进行缺损的修复。②肿瘤范围比较局限，如Brown分类2类缺损，年龄较轻的患者，笔者认为可采用腓骨复合瓣修复；如为双侧，则可考虑应用髂骨骨肌（皮）瓣或肩胛骨肌皮瓣，并可即刻或二期完成种植体的牙列修复。③切除范围较大，如Brown分类3类以上缺损，笔者推崇将钛网作为上颌窦前壁及眶下壁的支撑的方法；齿槽部可应用腓骨复合瓣同时关闭口鼻交通，如软组织缺损过大，必要时可采用串联前臂游离皮瓣折叠修复，同时关闭口腔和鼻腔。④上颌骨切除术后经过2年随访，无肿瘤复发且患者要求做自体组织修复者。

2. **血管化游离组织瓣重建上颌骨缺损的常用方法**　如前所述，目前常用的血管化游离组织瓣重建上颌骨缺损的方法分为软组织瓣和硬组织瓣两类。软组织瓣包括桡侧前臂皮瓣、股前外侧皮瓣、胸大肌肌皮瓣、背阔肌肌皮瓣以及腹直肌肌皮瓣等；硬组织瓣包括腓骨肌皮瓣、髂骨肌瓣、肩胛骨肌皮瓣以及桡侧前臂骨皮瓣。各种方法都有其各自的适应证和优缺点，鉴于篇幅有限，本节将主要介绍在国内临床上较为常用的桡侧前臂皮瓣和腓骨肌皮瓣重建上颌骨缺损。

(三) 计算机辅助设计/计算机辅助制造技术在上颌骨重建中的应用

尽管血管化复合骨组织瓣已经在上颌骨缺损重建中占据了主导地位，但对于移植骨块的塑形及面部外形的构筑，以往术者除了依据头颅标本外，均根据个人的临床经验来估计，其主观性可想而知，因而其重复性差，难以恢复理想的面中部形态，这与重建颌面部外形及功能的要求存在一定的距离。那么，如何才能达到优化组合，并在术前有良好的构建和预测呢？快速原型技术和计算机辅助设计（computer aided design，CAD）/计算机辅助制造（computer aided manufacturing，CAM）技术（CAD/CAM技术）的出现和应用，为构筑理想的新上颌骨形态，使其恢复原有的外形和功能，真正意义上实现个体化重建提供了可靠的保证。快速原型是20世纪80年代末开始商品化的一种高新制造技术。由于CAD/CAM系统精确、可视化、操作性强的优点，这一技术不久就被引入外科，而且在口腔颌面外科领域渐渐显现优势。如Tideman等（1993）对上颌骨切除术后缺损，以CAD/CAM技术铸造纯钛网支架、自体髂骨骨块填塞、颞肌筋膜瓣转移覆盖支架的内外层等联合方法立即修复，获得满意效果。笔者于2000年起应用CAD/CAM技术作为上颌骨大型缺损（Brown分类的2～3类缺损）重建的模型外科手段，术前预制钛网恢复上颌骨外形，通过对上颌骨形态的解剖构筑，获得了良好的重建效果，具体手术方法会在后文详细介绍。

CAD/CAM技术在上颌骨缺损重建中的应用，与传统方法比有以下优点：首先，它能够较为精确地恢复颌骨外形，从而有效地进行解剖构筑；其次，术前根据模型设计截骨导板以明确截骨线、钛网与钛板的固位等，有利于术中引导移植骨准确摆位以及种植体植入的轴向，避免术后偏位；再次，可有效节省手术时间，达到事半功倍的效果。但目前仍存在诸如制作周期稍长、骨质薄弱区域不利于支架弯制、费用略高等缺点。

（四）桡侧前臂皮瓣结合CAD/CAM预制的钛网重建上颌骨

桡侧前臂皮瓣是由我国学者杨果凡教授（1978）创立的。由于其具有血管蒂长、管径粗、可切取的皮肤和筋膜范围较大以及制备较简单等优点，被认为是重建口腔黏膜的上佳选择而应用广泛。在上颌骨重建中，桡侧前臂皮瓣以往主要被用于重建软腭缺损及局限性的Brown分类1类缺损。笔者于2000年起以游离桡侧前臂皮瓣折叠修复口、鼻腔创面的方法，一期解剖构筑上颌骨的形态，恢复咀嚼、语言和通气功能，至2002年临床应用19例，获得了令人鼓舞的效果。该法使上颌骨大型缺损后的三维重建更为精确，更具个体化，以下将以重建Brown分类3类缺损为例详细介绍该方法。

1. 术前准备

（1）除常规进行患者术前检查，排除系统性疾病等手术禁忌证外，对于上颌骨肿瘤患者应行三维CT检查以明确病变范围及邻近组织受侵犯情况，恶性肿瘤患者还应检查颈部淋巴结是否转移，并排除远处转移。

（2）前臂行Allen's试验，检查掌浅弓和掌深弓回流，以及头静脉回流是否通畅，选择回流更好且既往无手术、外伤和静脉注射化疗药物史的一侧作为供区，并进行保护。

（3）上颌骨三维CT数据刻录成光盘，由工程技术人员经CAD/CAM软件读取数据，在计算机上模拟上颌骨切除手术而形成患侧上颌骨缺损图像。应用镜像对称原理将健侧上颌骨复制至患侧，制作出患侧重建后的镜像图像即康复图像。根据计算机图像，运用快速原型技术制作出相应的康复模型。术前在上颌骨康复模型上预制包括眶底、鼻腔内侧、上颌骨前壁及底壁在内的三维钛网支架。

（4）术前口腔洁治、术区备皮、备血400～600ml。

2. 手术步骤

（1）气管插管全麻，常规消毒铺巾。

（2）切口设计：口外切口自口角内侧1.0cm的下唇唇红缘起始，沿唇红缘向外侧至口角，再自口角起平行鼻唇沟（相当于三角肌后缘的体表投影）斜向下越过下颌骨下缘至其下方2.0cm，继而在颈部作下颌骨下缘下方2.0cm的平行切口，绕过下颌角下方。颈部切口可根据需要延长至乳突尖下方，或附加颈部纵向切口行颈淋巴结清扫。口内切口起点与下唇唇红缘口外切口起始点相延续，斜向下至下颌龈颊沟上方，继而平行下颌龈颊沟，并沿翼下颌皱襞绕过上颌结节，再沿上颌龈颊沟越过中线。

（3）先切开颈部和面部切口，沿颈阔肌深面翻瓣至下颌骨下缘。在下颌角上、下约1cm的范围内解剖出面神经下颌缘支，保护面神经下颌缘支，并追踪至其进入下唇处，在其上方切开口轮匝肌，结扎上唇动脉。

（4）全层切开口内下唇切口，并切开下颌龈颊沟、翼下颌皱襞切口和上颌龈颊沟切口，将整个颊部皮瓣沿腮腺咬肌筋膜浅面和上颌骨前外侧壁骨膜下，向上翻起直至眶下缘，结扎眶下神经血管束，显露上颌骨前外侧壁。

（5）分离鼻腔黏膜、眶下缘上方骨膜，切开腭部中线黏骨膜，并沿硬腭后缘绕过上颌结节而与唇颊侧切口相延续。用电锯自腭中缝、鼻颌缝和颧颌缝处分别锯开，并用骨凿凿断翼板根部，将病变上颌骨完整切除，结扎颌内动脉、翼丛，填塞压迫止血。

（6）将预制的钛网置于患侧缺损区，选择鼻根、颧骨以及对侧牙槽骨作为固定部位，钻孔后用钛钉固定，恢复面中部的三维结构，固定钛钉以每处2～3枚为宜。

（7）另一组制备前臂皮瓣，根据缺损大小设计皮瓣。先标出桡动脉、头静脉的体表投影和肘窝中点，以桡动脉和头静脉的中线为轴设计皮瓣，远端不超过第一腕横纹。近心端设计长约10 cm的S形切口以显露血管蒂，肘窝中点在其延长线上。

（8）上驱血带或气囊止血带暂时阻断前臂血流。先切开皮瓣近端切口和S形切口，钝性分离出头静脉，全层切开S形切口，显露头静脉，并向两侧翻瓣便于显露桡动脉。

（9）沿皮瓣两侧设计切口并切开，先内侧后外侧，切开皮肤和皮下组织，直抵深筋膜与肌膜之间，内侧至桡侧腕屈肌肌腱，外侧至肱桡肌腱。术中慎勿损伤自桡动脉发出的细小分支。切开皮瓣远端皮肤与皮下组织，将皮瓣远端的桡动脉、伴行静脉与头静脉分别予以结扎切断。游离保护桡侧皮神经，使其与皮瓣分离；如携带桡侧皮神经，可将神经包括在皮瓣内。

（10）沿肌膜浅面掀起皮瓣，防止桡动脉、静脉血管蒂和皮瓣脱离。分离血管蒂部，逐个结扎桡动脉的穿支。待血管蒂完全游离后，连同皮瓣用温热盐水纱布包敷，血管蒂暂不断离。去除驱血带，观察皮瓣血供情况。

（11）受区血管准备：分离解剖面动脉、面静脉，以备与供区血管吻合用。

（12）断蒂前再一次检查血管蒂所需的长度，先结扎动脉，后结扎静脉。断蒂时间与皮瓣植入受区的时间尽量缩短。断蒂后供区创面彻底止血，自腹部切取全厚皮片植皮，加压包扎。

（13）将前臂皮瓣转至受区，根据缺损形态摆位后覆盖钛网，分别与缺损周围黏膜缝合，修复口腔侧腭部软组织缺损。将桡动脉、静脉血管蒂由口内引出至颌下，防止血管蒂扭转，显微镜下依次吻合动、静脉，勒血试验确认静脉回流良好。

（14）颈部伤口彻底止血，放置引流后，将颊部皮瓣复位，分别缝合内、外切口。

3. 术后护理　患者一般在重建后6～12个月佩戴可摘局部义齿。

2000—2002年，笔者按照上述方法重建Brown分类的2～3类的上颌骨缺损共19例，其中2类缺损9例，3类缺损10例。所有游离桡侧前臂皮瓣全部成活，患者面部外形满意，发音清晰，张口度为2.5～4.0 cm，其中16例完成可摘局部义齿修复者可进普食或软食，10例患者经术前术后牙牙合力和咬合功能检测提示义齿恢复咬合后其全口牙牙合力的恢复率在27.05%～74.06%之间，平均50.15%±14.59%，语音清晰度测试显示患者的语音清晰度在92.5%～99.5%之间，平均97.0%±2.49%，与由正常人组成的对照组99.0%±0.71%无显著性差异。

（五）腓骨肌皮瓣结合CAD/CAM技术制作钛网重建上颌骨

笔者自2001年起设计了腓骨肌皮瓣结合钛网重建上颌骨Brown分类2～3类缺损的新个体化三维闭合式重建方法，一期或二期行种植义齿修复。现简要介绍如下：

1. CAD/CAM技术制作　上颌骨模型及预制钛网的操作同前，不再赘述。

2. 腓骨肌皮瓣制备　一般选用同侧下肢的腓骨肌皮瓣，以利于血管蒂的摆放。切取的腓骨长度参照术前在上颌骨模型上确定的长度，皮岛通常设计在下肢的下1/3处，沿下肢深筋膜深面切取，仔细保护皮岛的穿支。皮肤缺损用腹部全厚皮片移植关闭。

3. 腓骨塑形固定　术前制作的牙牙合板用于指导腓骨的截开和摆位以及确定种植体的植入位置。

对于Brown分类2a和3a类缺损，腓骨截为2段分别重建患侧颧牙槽嵴和颧上颌支柱；而对于

Brown 分类 2b-c 和 3b-c 类缺损，腓骨截为 2～3 段分别重建双侧颧牙槽嵴和患侧翼上颌支柱。腓骨与对侧牙槽嵴（或颧骨）、同侧牙槽嵴用微型钛板固定。对于 Brown 分类 3 类缺损，加用钛网固定于腓骨和剩余的面中部支柱上以重建上颌窦外侧壁和眶底。

4. **重建软腭和鼻道** 将腓骨肌皮瓣的皮岛切为两部分，各自携带独立的穿支，分别重建软腭和鼻腔通气道。如果软组织缺损量较大，则可切取游离桡侧前臂皮瓣与腓骨肌皮瓣串联修复。受区血管通常选用颌外动脉和面前静脉进行吻合。在颌外动脉和面前静脉无法利用时，也可考虑甲状腺上动脉、舌动脉、颞浅动脉、面总静脉或颈外静脉等其他血管。

5. **咀嚼功能重建** 完成上颌骨的重建后，为恢复完整的咀嚼功能，可根据需要同期或二期植入种植体。若行同期种植，种植体的植入方向和角度就应参照术前制作牙𬌗板时所预留的种植体植入位置以及对𬌗牙的方向和角度来确定。二期种植可在重建 6 个月以后进行，植入种植体前需对较厚的软组织进行修整处理。对于没有条件行种植义齿修复者，可在术后半年行可摘局部义齿修复。

2001—2008 年，笔者共按上述方法重建 Brown 分类的 2～3 类缺损共 28 例，其中 2 类缺损 9 例，3 类缺损 19 例，有 6 例因软组织缺损广泛而串联游离桡侧前臂皮瓣修复。除 1 例因皮岛穿支受压，于术后 1 周发生皮岛坏死外，其余 27 例腓骨肌皮瓣和 6 例游离桡侧前臂皮瓣全部成活。影像学检查显示腓骨各骨段及相邻骨质之间骨质融合良好。经过 9～72 个月的随访，患者面中部形态满意，双侧基本对称，口鼻腔完全分隔，发音清晰，经语音清晰度测试，患者的语音清晰度值与正常人对照组无显著性差异。所有患者能进普食或软食，3 例行种植义齿修复，15 例行可摘局部义齿修复。经术前术后牙𬌗力和咬合功能检测提示义齿恢复咬合后其全口牙𬌗力的恢复率在 42.50%～79.28% 之间，平均 61.35%，高于用钛网支架结合游离桡侧前臂皮瓣重建患者的 50.15%±14.59%。15 例因 Brown 分类 3 类缺损而用钛网重建上颌骨外侧壁并承托眼球，除 2 例二期重建者分别于术后 4 个月和 36 个月出现内眦下方和口内龈颊沟部分钛网外露而行二次手术去除外露的钛网外，其余 13 例未发现钛网外露，钛网外露的概率为 13.3%（2/15），明显低于钛网结合腹直肌肌皮瓣或股前外侧皮瓣重建后的概率（27.8%，5/18）和钛网结合游离桡侧前臂皮瓣重建后的概率（21.1%，4/19）。

笔者的经验表明，腓骨肌皮瓣结合钛网能够有效地重建 Brown 分类的 3 类缺损：腓骨重建牙槽嵴和翼上颌支柱，钛网重建上颌窦外侧壁、眶下缘和眶底。其中牙槽嵴、眶下缘和眶底是面中部的水平支柱，而翼上颌支柱是面中部的垂直支柱。除鼻上颌支柱外，维持面中部形态和功能的几大支柱均得到了有效的恢复。完成种植义齿或可摘局部义齿修复后，不但咀嚼时的应力分布于新的牙槽嵴和翼上颌支柱上，而且钛网重建的上颌窦外侧壁能起到传导部分应力的作用，这与正常上颌骨的应力分布极为相似。由此可见，腓骨肌皮瓣结合钛网是一种相对简单而又合理的重建 Brown 分类的 3 类缺损的方法。但对于 Brown 分类的 4 类缺损，该方法是否适用或是否需要结合其他方法，仍然需要进一步研究和探讨。

（六）上颌骨重建典型病例

患者女性，44 岁，左腭部腺样囊性癌行左上颌骨次全切除术（Brown 分类 2b 类缺损）+腓骨肌皮瓣上颌骨重建术（图 46-21，图 46-22）。

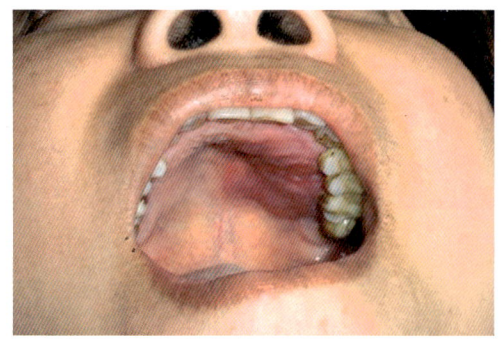
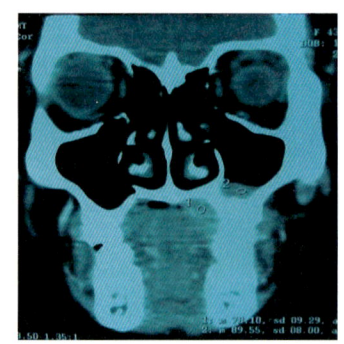

A   B

图46-21　术前口内像及影像学所示病变情况

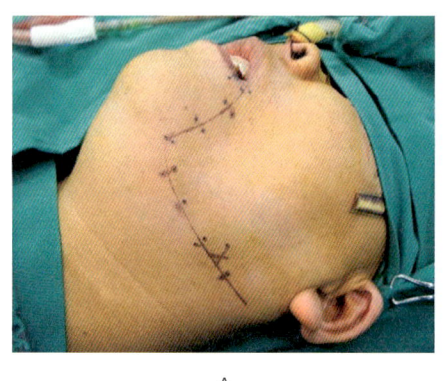
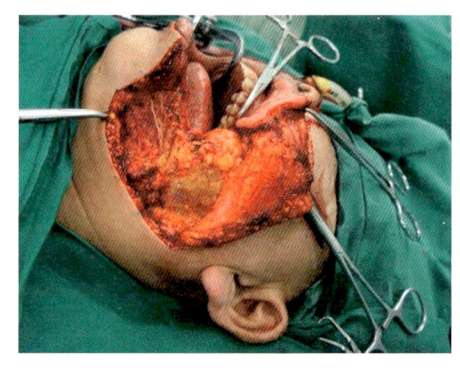

A   B

图46-22　左上颌骨次全切除术＋腓骨肌皮瓣上颌骨重建术

具体手术步骤：

1. 本例采用侧唇劈开进路（lateral lip-splitting approach），口外切口自口角内侧1cm的下唇唇红缘起始，沿唇红缘向外侧至口角，再自口角起平行于鼻唇沟（相当于三角肌后缘的体表投影）斜向下越过下颌骨下缘至其下方2cm，继而在颈部做下颌骨下缘下方2cm的平行切口，绕过下颌角下方。颈部切口可根据需要延长至乳突尖下方，或附加颈部纵向切口行颈淋巴结清扫。口内切口起点与下唇唇红缘口外切口起始点相延续，斜向下至下颌龈颊沟上方，继而平行下颌龈颊沟，并沿翼下颌皱襞绕过上颌结节，再沿上颌龈颊沟越过中线。切开口外切口翻瓣，解剖保护面神经下颌缘支，再切开口内切口，沿腮腺咬肌筋膜浅面翻瓣（图46-23）。

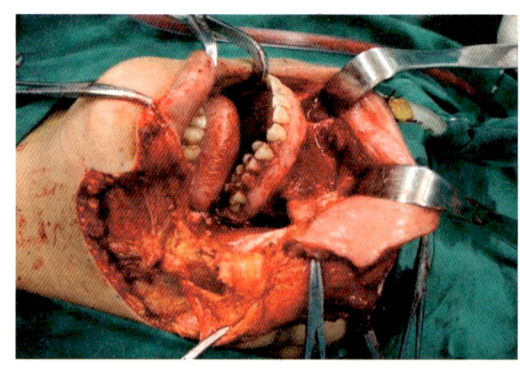

图46-23　切开切口并翻瓣

2. 切断眶下神经，显露左上颌骨前壁，切开腭部中线黏骨膜，用电锯分别自腭中缝、眶下孔和颧颌缝处锯开，将病变上颌骨次全切除（图46-24）。

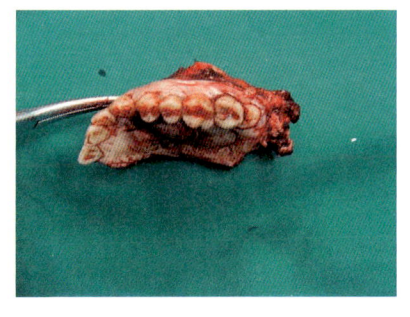
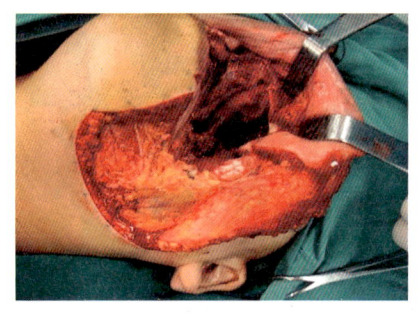

图 46-24　切除病变上颌骨

3. 冲洗伤口、彻底止血，图为上颌骨行次全切除术后缺损情况（图46-25）。

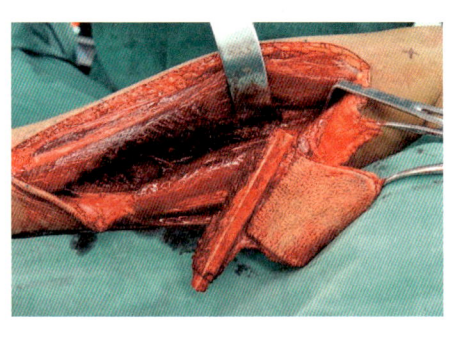
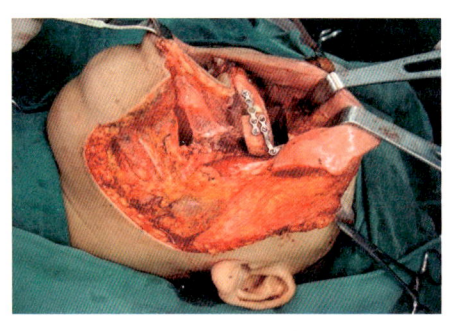

图 46-25　上颌骨行次全切除术后缺损情况

4. 另一组制备腓骨肌皮瓣。图中展示了制备完成的腓骨肌皮瓣，待受区准备好后断蒂。保护腓动、静脉，将切取的腓骨肌皮瓣截为两段，按术前设计塑形后分别与对侧上颌骨和同侧颧骨固定，重建右上颌骨牙槽嵴和颧牙槽嵴，各骨段间亦互相固定。将腓动、静脉血管蒂由口内引出至咬肌浅面，对血管蒂进行梳理，防止血管蒂扭转（图46-26）。

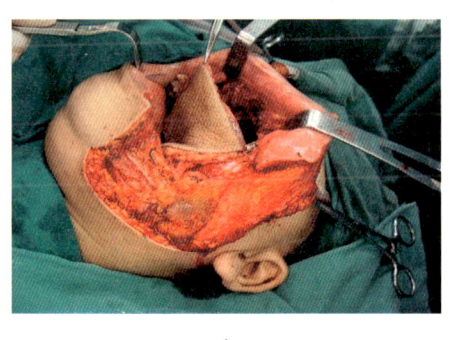
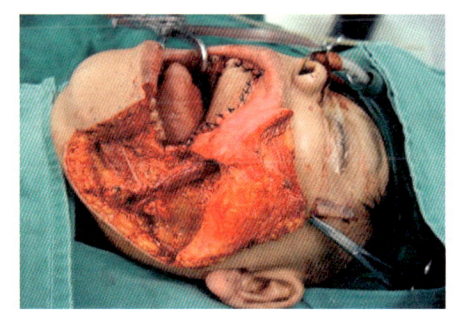

图 46-26　腓骨肌皮瓣重建右上颌骨牙槽嵴和颧牙槽嵴

5. 皮岛修复腭部软组织缺损，显微镜下依次吻合面动脉和腓动脉、面静脉和腓静脉，勒血试验3次确认静脉回流良好。下唇、颈部伤口彻底止血，分层缝合，置负压引流管。

6. 术后处理。术后头部制动7天，常规抗感染、抗凝及支持治疗，鼻饲流质。颌下橡皮引流片于术后3～5天拔除，伤口术后7～10天拆线。术后病理为左腭部腺样囊性癌。

7. 重建后效果。术后3年，面中部外形好；口内伤口愈合好，张口无受限，佩戴可摘局部义齿后咬合关系好；CT三维重建示左上颌骨重建后形态满意，移植骨无明显吸收（图46-27～图46-29）。

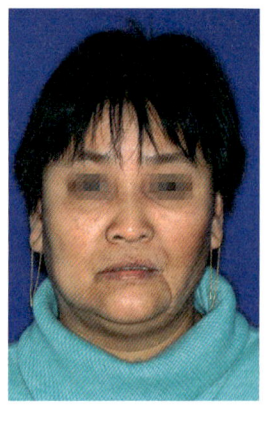 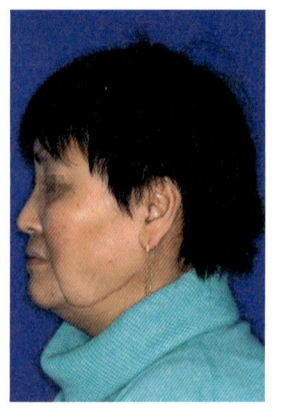

图 46-27 术后 3 年正侧面像

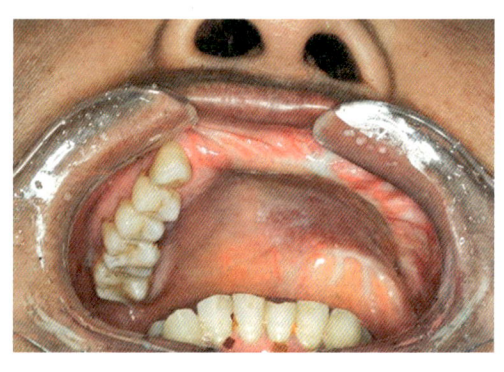 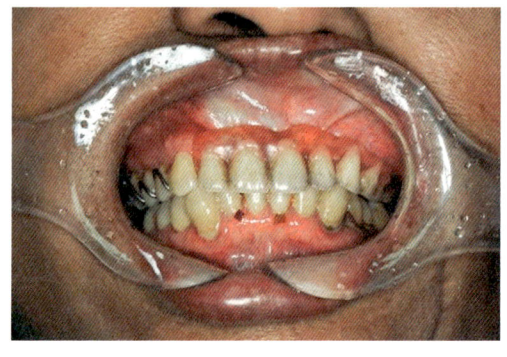

图 46-28 术后 3 年，口内伤口愈合好，张口无受限，佩戴可摘局部义齿后咬合关系好

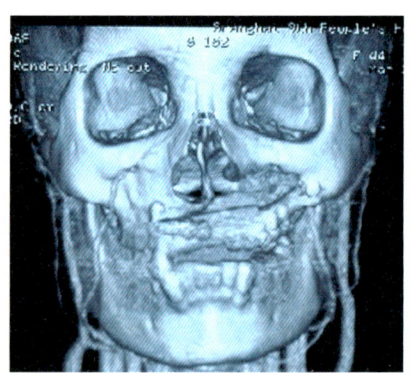

图 46-29 术后 3 年 CT 三维重建示左上颌骨重建后形态

三 相关问题与展望

（一）功能性外科理念在上颌骨重建中的应用

口腔颌面功能性外科（oral and maxillofacial functional surgery）是指对口腔颌面部因肿瘤或外伤所造成的组织缺损或器官丧失进行立即或延期整复，以恢复功能和外形为目的的一种新内涵与范畴的外科。口腔颌面部功能性外科主要表现为以下三个方面：①在不违反肿瘤外科原则的前提下去除病变组织，保存正常组织；②切除病变组织所造成的缺损后应立即修复或重建；③在组织修复的解剖构筑基础上，应提倡功能性修复，包括感觉或动力性重建。笔者认为功能性外科的理

念在上颌骨缺损中的应用，应遵循以下几个方面，请结合患者的需求综合加以考虑：

1. 面部外形　将患者术前CT信息输入CAD系统，通过快速原型技术制造缺损的上颌骨模型，并按照面部对称原则设计出"康复后"的骨模型，从而精确地指导个体化上颌骨的塑形与摆位。上颌窦上、前壁可以预制钛网加以支撑，并可加强固位，从而有效地恢复患者面容。

2. 咀嚼功能　运用游离复合骨肌皮瓣结合CAD/CAM技术实施上颌骨功能性重建，在解剖上精确重建面中部的三维骨性结构，恢复了上颌骨牙槽嵴原有的形态，使重建组织能够承受一定的咀嚼压力。对Brown分类3类以上缺损，还可应用穿颧种植体植入以增强并有效传导牙殆力。CAD/CAM技术还能引导术者在术前根据模型设计截骨线、固定部位等，有利于术中引导移植骨准确就位，从而最大限度地防止术后行使功能时可能出现的应力集中区；而种植技术可为义齿提供可靠的固位、稳定和支持作用，使上颌骨重建后的咀嚼效能发挥至最佳。

3. 语音功能　游离桡侧前臂皮瓣或复合骨肌皮瓣可完整密合地修复上颌骨底壁，并同时关闭口腔面和鼻腔面，防止口鼻瘘的发生；桡侧前臂皮瓣有时也克服了单纯用腓骨肌皮瓣修复较大软组织创面时组织量不足的限制；它足够的长度保证了软腭的良好附着，也确保了发音过程中舌腭接触的准确性，同时可使软腭不至于向后收缩，最大限度地避免腭咽闭合功能不全的发生，可大大降低上颌骨切除患者术后发音时过度鼻音的发生率。

4. 通气功能　由于游离桡侧前臂皮瓣能被按需制备成足够长度，其摆放也具有相当的灵活度，因此，应用前臂皮瓣不但能关闭口腔侧的创面，而且能通过皮瓣折叠恢复患者的鼻通气道，恢复患者术后鼻通气功能。

（二）上颌骨重建应考虑的因素

上颌骨重建是一个极具挑战性的复杂问题，修复重建医师制订手术计划时应全面考虑多方面的因素，如上颌骨缺损的部位、缺损的体积、是否合并周围组织缺损、余留骨结构的状况，又如患者的全身状况、是否需要辅助放疗、手术者的技术水平，再如拟取组织瓣的部位、可取组织的范围、血管蒂的情况等。表46-2列举了上颌骨重建时需要全面考虑的相关参数，可供修复重建医师制订手术计划时进行权衡，以选择有效、合适的修复重建方法来获得较佳的美观度和功能效果。

表46-2　上颌骨重建时需要全面考虑的相关参数

缺损	皮瓣	相关情况
部位	位置	全身状况
体积	大小	系统性疾病
是否三维缺损	体积和厚薄	放疗
骨结构支持	组织结构(骨、肌肉、皮肤)	既往手术
患者外形	血管蒂长度、直径	患者要求
细菌、感染	供区并发症	经济状况

（三）上颌骨功能性重建的展望

目前上颌骨缺损修复与重建已有了长足的进步。对上颌骨缺损患者术后基本的口腔功能和美学要求问题也已得到较好解决，复合骨肌皮瓣结合种植技术已逐渐确立了其在上颌骨功能性重建中的主导地位，并将在今后不断完善。当然，联合运用复合骨肌皮瓣、局部组织瓣和赝复体等多种修复方式重建上颌骨缺损能获得比单一技术重建更理想的效果。但目前的上颌骨功能性重建尚存在以下不足有待改进：如何进一步恢复上颌骨内的窦腔结构；如何解决以黏膜组织代替目前皮肤组织修复口内缺损的难题；如何更精确地构筑面中部的骨性支柱、表面软组织覆盖以及相关的义齿等。这些难题的解决有赖于现有生物材料、技术的不断改进和升级，同样也寄希望于一些目前尚处于试验阶段的课题被逐一解决，如异体组织的血管化移植、原位组织成形技术的应用等。上颌骨的功能性重建仍然需要认真细致的计划和肿瘤外科医师、修复重建外科医师、修复科医师以及放疗科医师之间的密切合作以获得功能和外形满意的远期疗效。为此，各国学者正不断努力以期达成一致目标，即重建上颌骨的形态与功能，重现患者原有的面中部结构和口颌系统。

（孙坚　喻建军　宋达疆）

第四节　下颌骨肿瘤术后缺损的修复重建

一　下颌骨缺损修复重建的概述

口腔颌面部是人类颜面部外形的主要结构之一。占据面部下1/3的下颌骨若出现缺损，就会有明显的面部畸形，将严重影响患者康复后的各种社交活动并给患者带来不同程度的精神心理创伤。

面下部复合组织缺损，对患者面容的影响更加巨大，在治疗过程中不仅要考虑下颌骨及相关组织的功能重建，还应重视面部外形的改善和修复，尽最大努力采用现有的颌面外科技术及整形外科技术使每例患者都能得到较完美的修复重建。

下颌骨修复重建的目的不仅在于恢复下颌骨的连续性和完整性，同时还必须建立由义齿固位、承受牙殆力和行使咀嚼功能的条件，以恢复口腔生理功能。临床上，下颌骨修复重建术后，局部往往出现唇颊沟、颌舌沟变浅或消失，以及牙槽嵴缺失或重建的颌骨高度不足，均给术后口腔义齿修复带来困难，无法恢复有效的咀嚼功能。自20世纪70年代以来，国内外学者相继开展了以骨内种植体为固位和承载基础的义齿修复技术，为增高重建的颌骨而在手术技术上不断创新，下颌骨缺损的修复重建水平不断提高，在一定程度上达到了外形恢复和功能重建的双重目的。

（一）下颌骨缺损的分类

为便于对由肿瘤、外伤等原因导致的下颌骨缺损进行分类梯度分级和随访统计分析，同时也便于指导临床治疗，国内外多位学者20世纪80年代以来，提出了多种不同的下颌骨缺损分类方法。

国外相对引用较多的有HCL分类法（Jewer等，1989）和CRBS分类法（Urken，1991）。国内多位学者也从不同的角度提出了不同的分类方法，其中张陈平等提出一种以功能划区为特点的新的"功能性"下颌骨缺损分类方法。

张陈平等根据下颌骨缺损的发生频率，将下颌骨缺损分为三大类：
1. Ⅰ类缺损　局限于下颌骨体部（牙殆区）的缺损。
2. Ⅱ类缺损　肌区-牙殆区缺损。
3. Ⅲ类缺损　髁突-肌区-牙殆区缺损。

其中还用1、2亚类来表示临床上各种类型的下颌骨缺损：I_1为齿槽部缺损，I_2牙殆区节段性缺损；II_1喙突区缺损，II_2肌区节段性缺损；III_1髁突缺损，III_2髁突及肌区缺损。

（二）下颌骨缺损修复重建的适应证、要求目标及术前准备

1. 适应证　目前对于下颌骨良性肿瘤术中缺损基本都主张采用不同的方法进行即刻修复重建。在下颌骨修复重建适应证方面存在争议的主要是关于恶性肿瘤术后缺损是否同期修复的问题。传统观点认为应该在术后观察2年，如无复发再行修复重建。但随着提高生活质量的观点日益得到认同，越来越多的学者趋向于术中一期重建的观点。一期重建较二期重建手术有明显的优势，体现在：①无明显的瘢痕组织；②局部血管条件好，有利于显微外科操作；③下颌骨的位置无明显变化，有利于重建牙殆关系；④更容易恢复患者患病前的外形与功能。但前提必须是肿瘤切除有足够的安全缘，同时能耐受较长时间的手术。

2. 修复与重建的目标　口腔下颌骨缺损重建的目标是：①恢复下颌骨的连续性；②同时或二期重建牙殆关系并重建牙列；③重建面下1/3的骨、软组织外形及正常的解剖标志；④恢复咀嚼、吞咽、呼吸等生理功能，提高生活质量。

3. 修复与重建前的准备　下颌骨肿瘤术中缺损的修复重建要求手术者不仅具有很好的外科技能和显微外科技术，还要具有良好的审美观以及掌握正常人面部外形的结构特征，对牙殆关系的概念有较深入的了解。同时要求对患者的病史、全身情况及局部病灶的范围、术中软组织及骨组织的缺损情况进行评估，是否需要同时用其他软组织肌皮瓣行缺损的修复重建。对受区血管情况等，必须在术前有清醒的认识，并做好相应的准备。

术前的准备包括对患者全身情况的完善检查，包括心、肺功能等手术耐受力指标的检查和排除肿瘤远处转移的检查。同时，术前须有下颌骨的曲面断层片和CT检查结果，这两项影像学检查是术前确定颌骨切除范围的依据。术前可以做MRI检查对颌骨周围软组织进行评价，以便更好地确定软组织的切除范围。注意患者的口腔卫生情况，口腔卫生不良者，可术前牙周洁治。同时要检查颞下颌关节的情况、全口牙列及牙殆关系，对于无牙殆患者，术前要做相应的准备如临时固位板等，对于已有颌骨移位的困难病例，可用CAD/CAM技术于术前预制患者的个性化下颌骨模型，使重建后的下颌骨与其相协调。

二、下颌骨修复重建的常见方法及选择

骨移植为下颌骨各类缺损的修复与重建时较多采用的一种方法。有关骨移植的实验研究和临床应用，已有近200年的历史。对骨移植的病理生理学认识、植骨的免疫学概念、异体骨的处理和储存、异质材料的应用以及手术的改进等方面虽已有较大的进展，但在其他方面，如骨移植后的延迟愈合、不愈合、骨吸收等并发症的解决上仍然存在问题。20世纪80年代初，随着显微外科技术的引用，血管化骨移植的临床应用，标志着在下颌骨缺损修复的领域进入一个功能性修复阶段。因此具有能一期修复大型复合缺损、不受受区血管条件的限制、抗感染能力强、移植骨吸收少、生物机械性能强等优点，使骨移植的适应证范围扩大。因此，可以说血管化骨移植是颌骨缺损治疗上的一个里程碑。

而在骨移植的供体选择方面，自体骨移植仍然是下颌骨重建应用最广泛的骨移植术。腓骨和髂骨是主要的供骨区。此外还有肋骨、胫骨、肩胛骨、下颌骨、颅骨等。自体颗粒性骨髓-骨松质移植、自体冷冻病变骨再植在临床上也有应用。近年来，组织工程骨在临床上也开始试用并取得初步成果。异质材料如钛质重建板在某些情况下仍然有使用价值。但在各种方法中，血管化的自体骨移植目前仍是下颌骨修复重建的主要方法，笔者在此简要介绍目前在临床上常用的一些方法。

（一）血管化骨肌皮瓣修复、重建下颌骨缺损

1. 髂骨肌皮瓣在下颌骨缺损修复重建中的应用　髂骨肌皮瓣在下颌骨缺损的修复重建中占据非常重要的地位，是目前较常使用的供区之一。Manchester最早报道髂骨前部弯曲的外形与人体的单侧下颌外形十分相似，同时由于其骨量充足，早期成了非血管化骨块皮质松质骨的最常用供区。而1979年由澳大利亚的Taylor和英国Magou通过各自的研究，确认旋髂深动脉（DCIA）和旋髂深静脉（DCIV）是髂骨血管化移植最可靠的血管蒂。Taylor的研究表明，旋髂深动静脉系统为整个髂骨和其骨膜供血，范围从髂前上棘（ASIS）至骶髂关节。DCIA还供应髂骨表面的皮肤。1984年，Ramasamty的研究表明，DCIA的升支是为腹内斜肌供血的主要血管。由此而出现了改良的髂骨肌皮瓣。其主要特点就是除髂骨瓣外，还包括腹内斜肌瓣，大部分情况下可形成一蒂两瓣的形式。肌瓣的移动度较好，非常利于口腔颌面部软组织缺损的修复重建。

目前，髂骨肌皮瓣主要包括以下几种：①非血管化髂骨瓣；②血管化的游离髂骨瓣；③带腹内斜肌、腹横肌或皮肤的髂骨肌皮瓣。

临床上根据具体情况在设计皮瓣时，要考虑以下一些因素：切口的设计、骨瓣和肌瓣的设计及皮瓣位置和形状。如果是血管化的骨肌皮瓣，就要首先考虑血管蒂的走行。设计皮肤切口时，可将股动脉搏动点的腹股沟韧带上方偏内侧作为切口的起点，向上呈S形走向，至髂嵴拟取骨的部位。

如果需要制备成骨肌皮瓣，皮瓣方向必须与髂嵴内缘平行。皮岛通常设计为梭形以利于创面的直接拉拢缝合。此外，为了保证皮岛的血运，须在髂嵴和皮瓣之间保留3cm宽的腹内、外斜肌及腹横肌作为肌袖，因此最好是用于伴有口外皮肤缺损的修复。

一般髂骨瓣的长度视下颌骨体部缺损而定。髂嵴部取骨的长度一般在11～12cm，最长不超过15cm。这样才能防止供区产生明显并发症，骨瓣高度一般在2～3cm之内，必要时可将骨瓣从外侧面截断，重新塑形以恢复颌骨的形态，裂开骨缝中要填充骨松质以防止骨不连接。

如果需要同时修复不包括髁突的下颌支，就可以将髂骨瓣设计成L形，如取同侧髂骨则将下颌支设计在骨瓣的前端，可用ASIS重建下斜角的形态，也可以保留ASIS，为避免髂嵴前端缺损过多而导致供区畸形和功能障碍，也可取对侧髂骨，将下颌支设计在骨瓣的后端，下颌支的高度设计视缺损而定，一般为髂嵴上缘向下4～6cm，注意尽量不要剥离过多的肌附着。

为了防止切口疝的出现，取瓣后创面必须在彻底止血并冲洗后，分三层缝合关闭，第一层是将腹横肌与髂肌缝合。第二层是将腹外斜肌及其腱膜与阔筋膜张肌肌腱和臀中肌肌腱相对缝合，第三层是在放置负压引流后缝合皮肤和皮下组织。术后一段时间须在供骨侧的臀下和腘窝处垫枕。保持屈髋位和膝关节屈曲位，5～6天后逐步恢复下床活动。

常见并发症及预防：据统计，髂部取瓣后的腹外疝发生率约为9.7%，局部长期的疼痛不适发生率为8.4%，此外还有周围神经变性、术后跛行等。另外，分布于手术区域的髂腹下神经和髂腹股沟神经穿越腹壁三层肌肉，其损伤也经常发生，引起相应区域的皮肤麻木。因此，在手术过程中必须考虑到上述因素，尽量避免损伤相关神经，充分缝合好取瓣后的供区创面，术后一段时间内制动，避免过早负重，局部可适当理疗，促进恢复。

2. 腓骨肌皮瓣在下颌骨缺损修复重建中的应用　腓骨位于小腿外侧，是小腿非重要承重骨，其下1/4参与了踝关节的构成，有加强关节稳定的作用。腓骨上端膨大为腓骨小头，并不直接参与膝关节的构成，临床上可将之用于髁突的重建。腓骨的最大可切取长度为26cm。腓骨具有双重骨皮质，其横截面上段呈四边形，下段呈三角形，外形恒定，可以满足种植体固位的需要。

腓骨骨皮瓣的血供主要来自腓动脉及其伴行的两根静脉。一般情况下，腘动脉分叉为胫前和胫后动脉，而胫后动脉又分出腓动脉，腓动脉及其伴行静脉在腓骨的内侧沿小腿在足拇长屈肌和胫后肌之间下行。但根据国内外学者的研究，腓骨血供有时存在一些解剖变异，了解这些解剖变异有助于避免足部的缺血性并发症。

腓骨血供的特点是"骨膜、骨髓双重供血系统",即分别通过腓骨滋养动脉和弓形动脉到达腓骨的骨髓腔骨膜和骨皮质。腓骨滋养动脉多为1支,通过腓骨内侧的滋养孔进入骨髓腔,构成腓骨的骨髓供血,营养骨髓及部分骨皮质,弓形动脉有4~15支,沿腓骨紧贴骨膜的表面呈节段性分布,构成骨膜动脉血管网,是邻近骨膜和肌肉血供的来源。即使只保留弓形动脉的骨膜支血供来源,腓骨也可存活。这也是临床上腓骨瓣可以多节段楔形切开,每个骨段仍有充足血供的解剖基础。

腓动脉及其伴行静脉除供应腓骨的滋养动脉及肌肉-骨膜血管外,还发现具有走行于小腿后及肌间隙内的筋膜皮肤穿支以供应该区域的皮肤,在腓骨头下方9~20cm之间有3支较为粗大而恒定的皮支,外径约1.6mm,这是其成为临床上制备腓骨皮瓣的解剖基础。很多学者的深入研究证明,小腿外侧皮肤的营养来源于腓动脉的肌间隙穿支,这些穿支分为如下三型:A型,为肌穿支,穿经腓骨长肌达小腿外侧面皮肤,无肌肉分支,大多位于小腿近中1/3处。B型,也为肌穿支,穿经腓肠肌与腓骨长肌,达皮肤前发出肌分支。C型,其走行与B型相似,但不发出肌穿支,而发出间隙穿支,大多位于小腿中远1/3处。

小腿外侧皮肤感觉来自腓肠外侧皮神经。其来自腓总神经,而腓总神经在腓骨颈处分出腓深神经和腓浅神经,分别支配小腿前肌群和外侧肌群。而腓总神经在腘窝外侧向下分出一对皮神经,即腓肠外侧皮神经和腓肠交通神经,腓肠外侧皮神经支配小腿外侧及后方的皮肤。但有学者研究报道,该神经的变异较大,有22%的病例该神经缺失。腓肠交通神经是横行过腓骨瓣区域的第2支感觉神经,它与腓肠内侧皮神经结合成腓肠神经。临床上可以根据此解剖特点,将腓肠外侧皮神经(或腓肠神经)与舌神经(或下齿槽神经)进行吻合,可能恢复感觉功能。

3. 解剖变异

(1) 腓骨变异:可以出现腓骨的缺失或大小明显改变而由韧带取代者,常伴有胫骨的异常。

(2) 血管变异:国内外学者的研究表明,未见有腓动脉缺失的现象,同样也未见胫前动脉缺失的报道,但胫前动脉有可能发生管径的显著缩小。在这种情况下,由来自腓动脉的1个交通支为变细或缺失动脉的远端肢体供血。而在这种情况下,结扎腓动脉可能会造成足部的缺血现象。

(3) 神经变异:腓肠外侧皮神经和腓交通支神经的变异很大,多位学者报道这两种神经均有相当比例的缺失。

(二) 腓骨肌皮瓣的设计原则

在一般情况下,一侧下颌体的修复需要采用对侧小腿作为供区,下颌前部缺损则选择缺损较多一侧的小腿,如为双侧缺损则采用颈部供血管侧的小腿作为供区。这种供区定位可以满足"外侧行坚固内固定,上缘植入种植体不损伤血管"的要求。

由于解剖结构的限制,腓骨肌皮瓣的血管蒂一般较短,临床上一般切取更远端的骨肌皮瓣,同时将近中端的骨膜及血管蒂向下剥离,去除一段近中骨质,即可以达到延长血管蒂的作用。Hidadgo报道采用此方法可以获得约13cm长的血管蒂。此外,腓动静脉近、远端的口径无明显的差别,这种特点使得腓骨瓣可以作为一种桥接瓣。在腓动静脉的远端再连接一块游离软组织形成串连皮瓣,从而可以修复更大范围的软组织缺损。同时桥接的软组织瓣也可以作为观察腓骨瓣的窗口。

为了满足术后义齿修复要求或骨融合式种植体的植入要求,国内外学者采用双层腓骨重叠放置固定的方法增加牙槽嵴的高度,使得修复后的面部外形及功能要求均达到满意的效果。如果需要制备带感觉神经的腓骨肌皮瓣,就可以制备带腓肠神经的骨肌皮瓣,将神经的交通支与下齿槽神经吻合,以恢复腓骨肌皮瓣的感觉。

（三）腓骨的塑形以及血管吻合

为了与下颌骨的形态相匹配，腓骨必须通过其外侧面的内楔形闭合式截骨术塑形，腓骨通过塑形后可更加准确地模仿下颌骨的形态，为了确保塑形的准确性，常借助于手术切除的标本或术中预制好的钛板或模板。在腓骨肌皮瓣断蒂前，必须先完成受区动静脉血管的准备，受区动脉一般选择面动脉，少部分时候选用甲状腺上动脉，受区静脉选择颈内静脉的属支或颈外静脉，如静脉距离不够，还可以选用静脉搭桥的方式延长受区静脉，一般情况下尽量吻合两根静脉，如条件不够也可以只吻合一根直径较大的静脉。

关于塑形和吻合血管的先后顺序，国内外学者有不同的观点，目前主要有以下三种：①塑形—断蒂—吻合。这种方法的优点是骨瓣缺血的时间短，有足够的时间进行血管吻合，缺点是没有相邻上下颌骨参照，塑形操作较困难。②断蒂—塑形—吻合。优点是塑形方便，便于塑形摆位等操作，缺点是骨瓣缺血的时间长，对塑形的技术和血管吻合技术要求较高。③断蒂—吻合—塑形。优点是骨瓣缺血的时间短，缺点是吻合后血管蒂会对塑形有一定的限制，目前国内学者大部分都采用后两种方法，根据术者的习惯和经验，以及熟练程度来做选择。

（四）下颌骨缺损重建典型病例

患者，男性，53岁，左下颌骨成釉细胞瘤术后复发，行左下颌骨节段性切除术＋腓骨肌瓣重建＋即刻种植。

1. 术前准备

（1）术前正侧面照相、咬合关系照相及影像学检查（正、侧位CT三维重建情况及口腔全景片）示病变情况（冠突受肿瘤侵犯并突入颞下窝）（图46-30）。

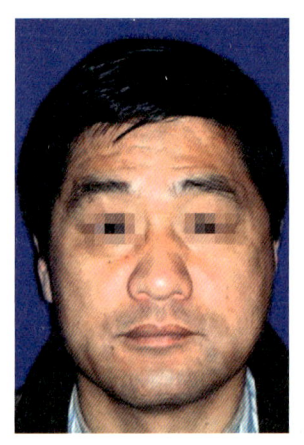
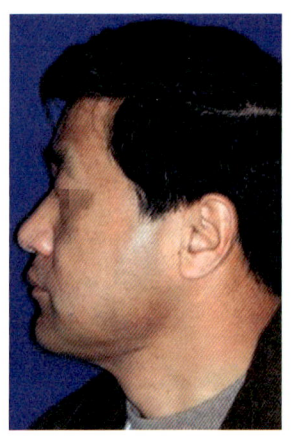

A

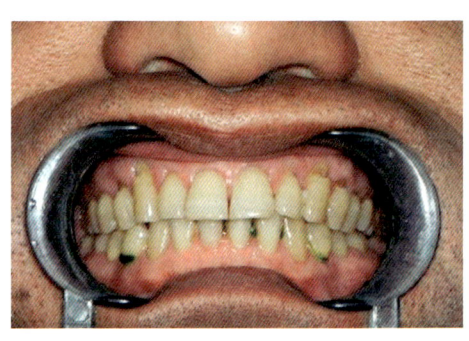

B

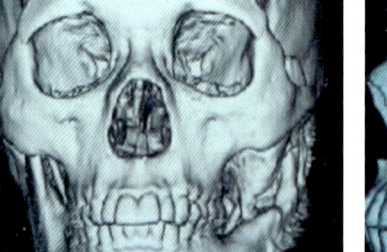
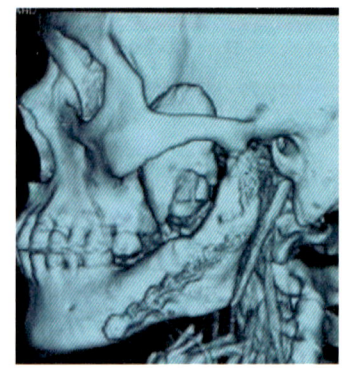

C

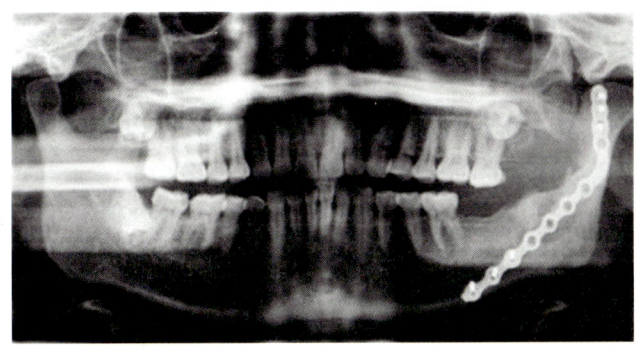

图 46-30 术前正、侧面像和咬合关系及影像学所示病变情况

（2）术前计算机模拟手术，设计手术方案（图46-31）。

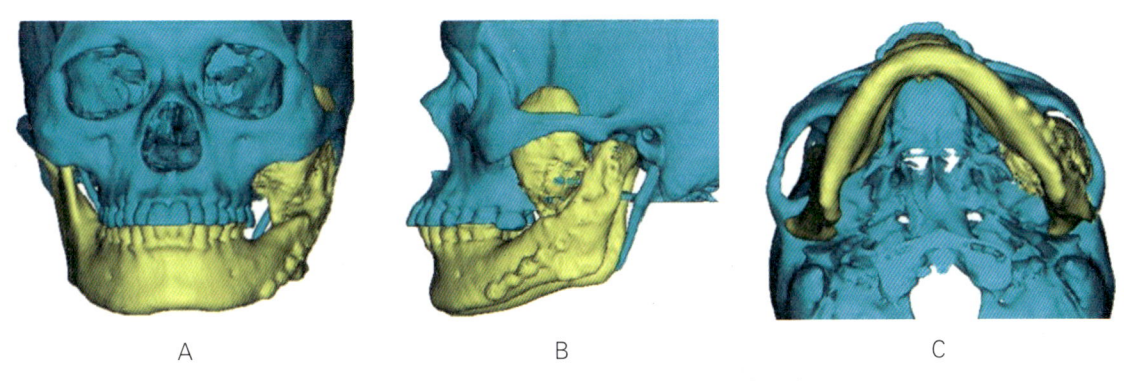

图 46-31 术前计算机模拟手术，设计手术方案

1）通过医学图像处理软件Surgicase 5.0（比利时Materialise公司）读取颌面部CT扫描数据，对扫描的断层序列图像进行三维重建。图示为获得的该患者的颌骨三维重建图像（图46-32）。

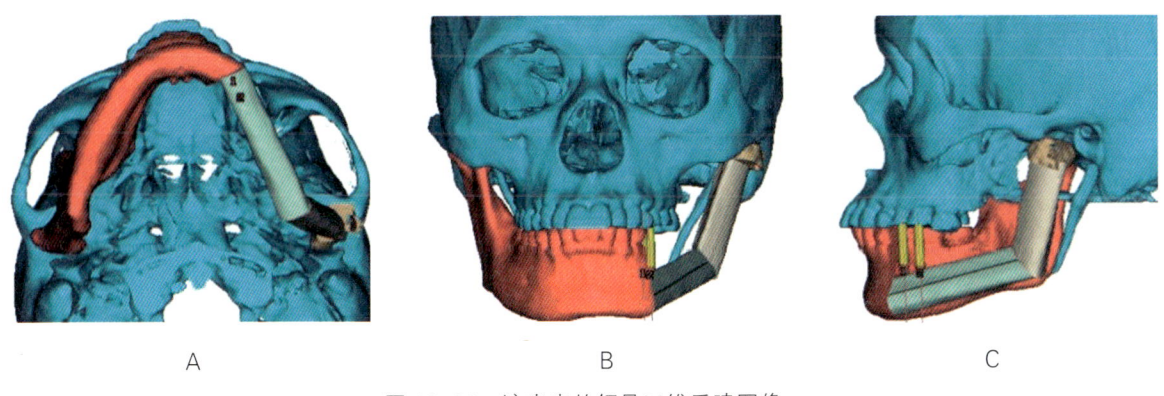

图 46-32 该患者的颌骨三维重建图像

2）用Surgicase 5.0软件读取下肢CT扫描数据，对扫描的断层序列图像进行三维重建。在三维重建图像上模拟腓骨切取手术，确定拟切取的腓骨长度。将计算机切取的腓骨骨段转至患侧下颌骨，参照原下颌骨形态进行调整，并参照上颌骨的牙体长轴，设计种植体的位置和方向。最后将完成塑形的移植腓骨与原始模型相比较，调整得到计算机模拟手术的最终效果图，并按照最终效果图制作快速原型。

2. **手术过程** 按照术前计算机设计的手术方案进行手术。

（1）下颌骨节段性切除：设计左颌下平行切口，逐层切开翻开皮瓣，在下颌角上、下约1cm

的范围内寻找并解剖出面神经下颌缘支,并对其进行追踪保护。在面神经下颌缘支下方结扎切断颌外动脉、面前静脉,切开并翻起下颌骨下缘骨膜和咬肌附着,显露病灶(图46-33)。

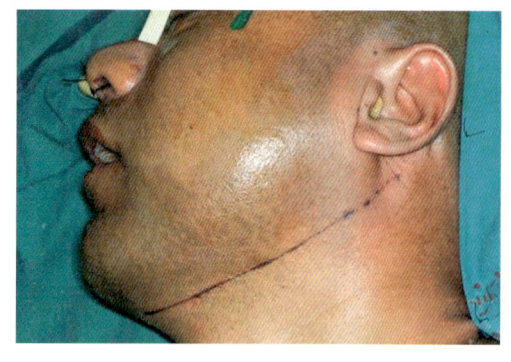
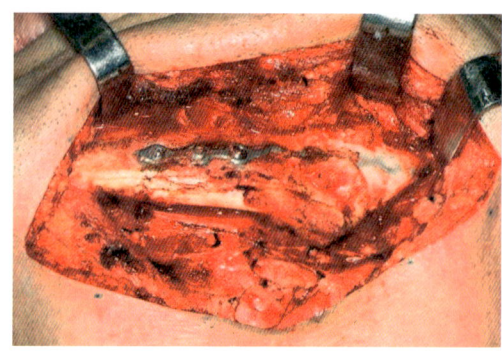

图 46-33　设计切口,显露病灶

切开并翻起口内黏骨膜瓣,按照术前设计的截骨线用电锯在病灶近中截骨,沿下颌骨舌侧分离,保护舌神经,切断已突入颞下窝的冠突上方的颞肌附着,完整将病灶切除。图46-34为下颌骨节段性切除后缺损情况。图46-35为截骨取下的下颌骨体。

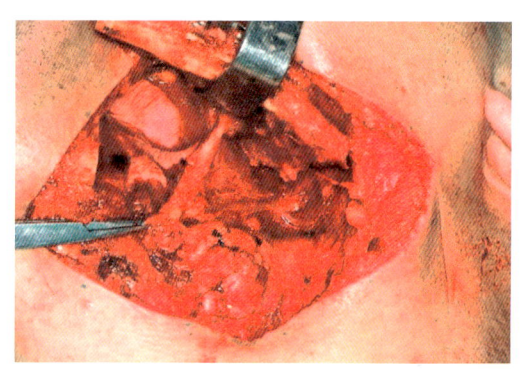
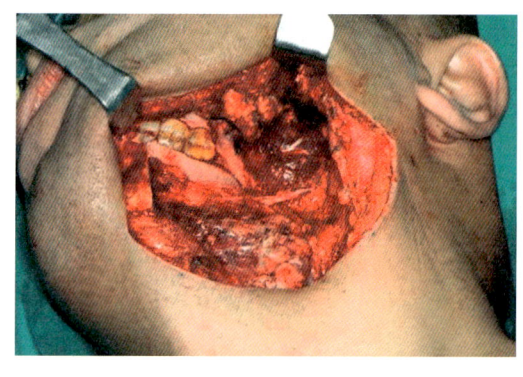

图 46-34　下颌骨节段性切除后缺损情况

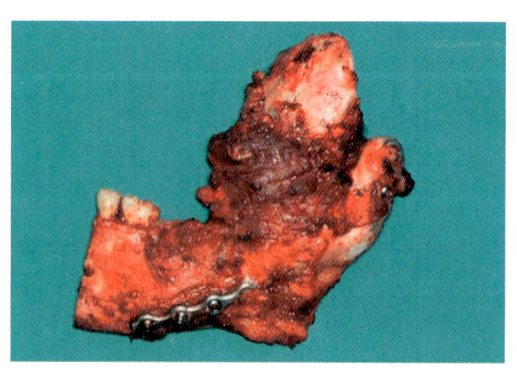
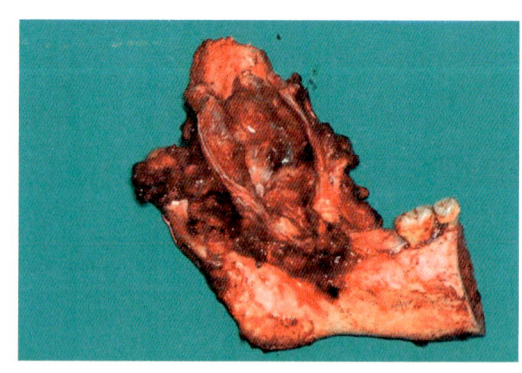

图 46-35　下颌骨节段性切除后的标本及剖面

通过快速原型技术制作下颌骨重建模型（图46-36），预制重建钛板，并确定钛板固定的位置（图46-37）。

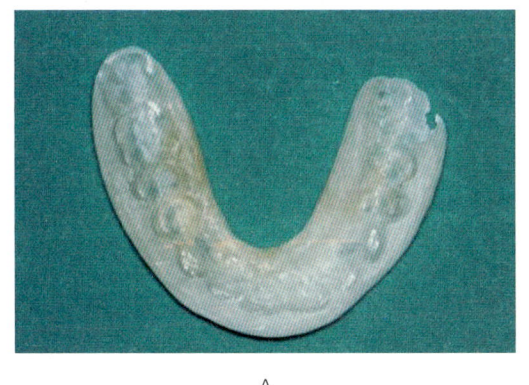
A
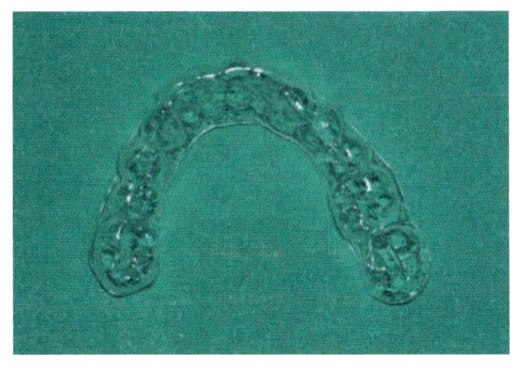
B

图46-36 下颌骨重建模型

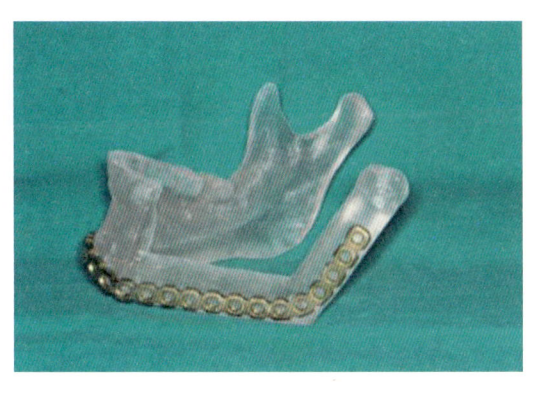
A
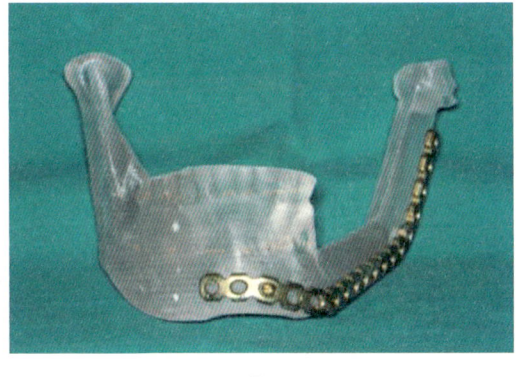
B

图46-37 预制重建钛板

冲洗伤口后，根据牙殆板恢复正常咬合关系，并根据在模型上确定的重建板固定位置，用预制的重建钛板在下颌骨两侧断端固定（图46-38）。

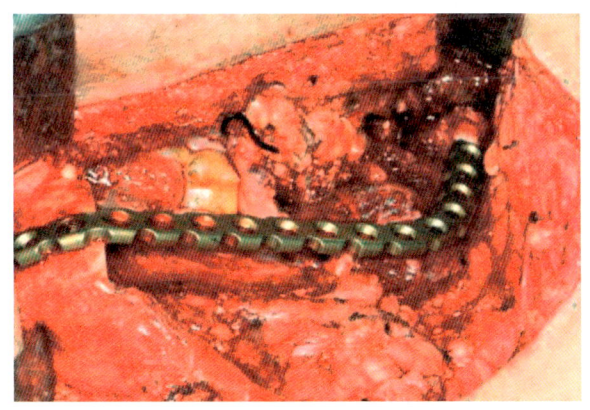

图46-38 固定重建钛板

（2）腓骨肌瓣下颌骨重建术＋即刻种植：切口设计及腓骨肌瓣切取步骤详见相关章节，图示为术前通过快速原型技术制作的塑形导板（图46-39）。

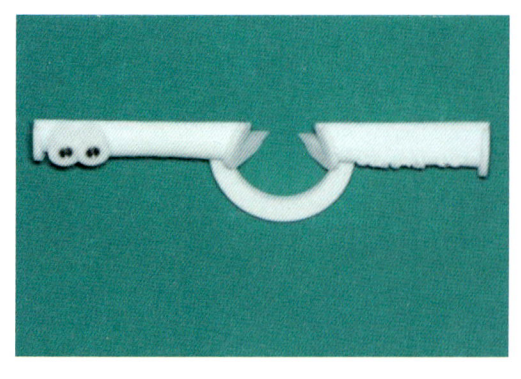
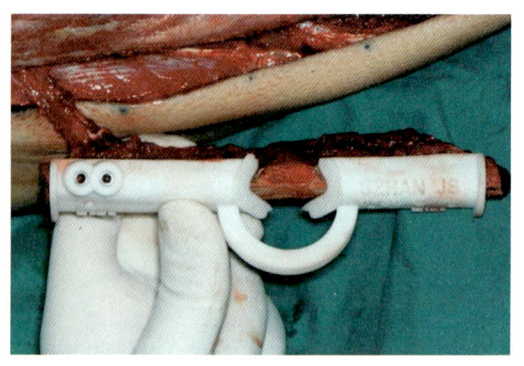

图46-39 腓骨肌皮瓣和塑形导板

受区准备完毕后断血管蒂，取下移植的腓骨肌皮瓣，按照塑形导板，为制备的腓骨肌皮瓣塑形（图46-40）。

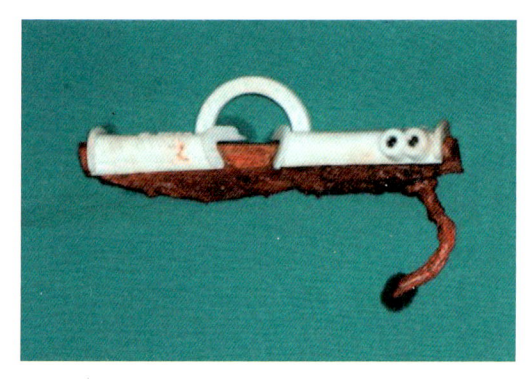
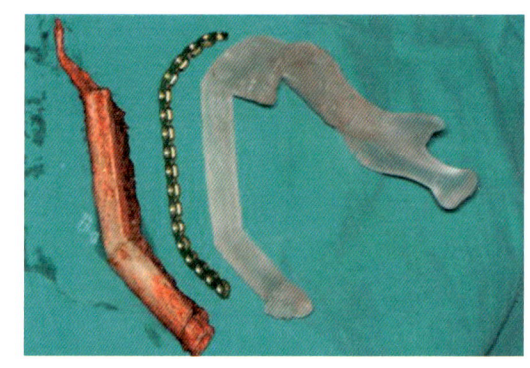

图46-40 为腓骨肌皮瓣塑形

塑形完成的腓骨肌皮瓣于左下颌骨缺损区域就位，注意腓骨重建的髁突应置于关节窝内，并钻孔固定。参照邻牙及对𬌗牙的牙体长轴方向植入2枚种植体（图46-41）。

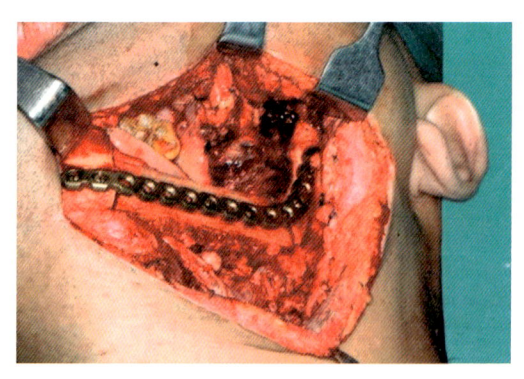
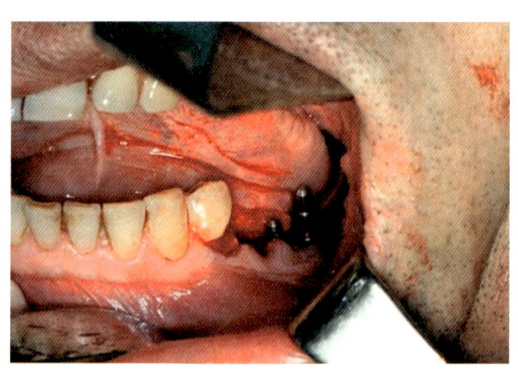

图46-41 腓骨肌皮瓣于左下颌骨缺损区域就位，植入2枚种植体

图46-42为种植体戴上愈合帽后的口内、外观。显微镜下将腓动、静脉与受区血管吻合，勒血试验3次，确认静脉回流良好。

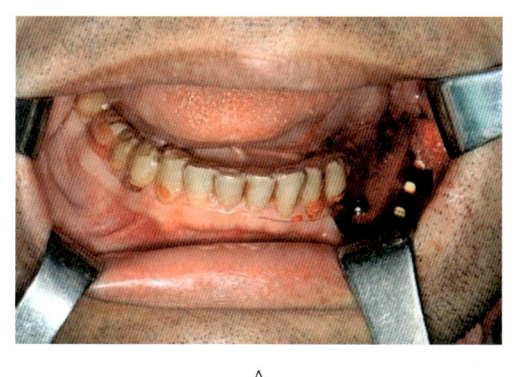
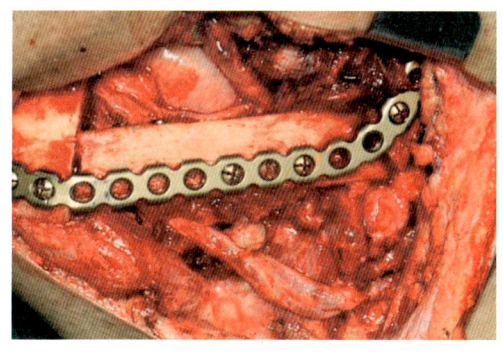

A   B

图 46-42 种植体戴上愈合帽后的外观

颈部伤口彻底止血，复位后分层缝合，颌下置橡皮引流片。图示缝合后正、侧面及口内观（图46-43）。

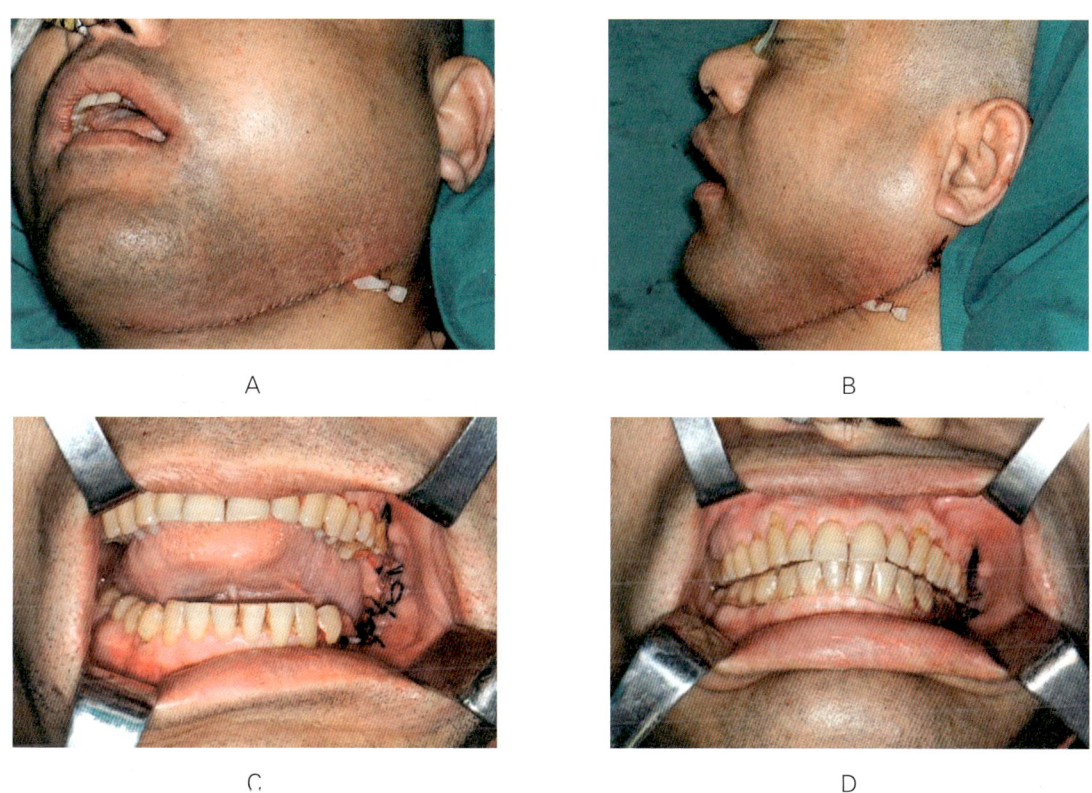

图 46-43 缝合后正、侧面及口内观

3. **重建后效果** 图示术后3个月正、侧面像，双侧面下部基本对称（图46-44），CT三维重建和全景片示左下颌骨重建后形态满意，双侧对称，腓骨重建的髁突位于关节窝内（图46-45）。

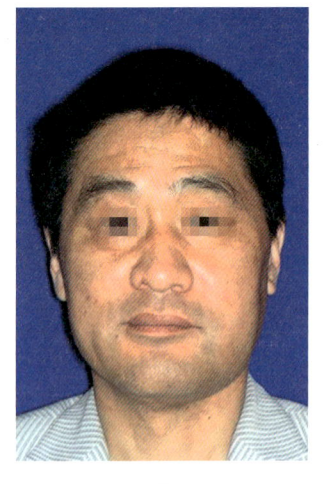
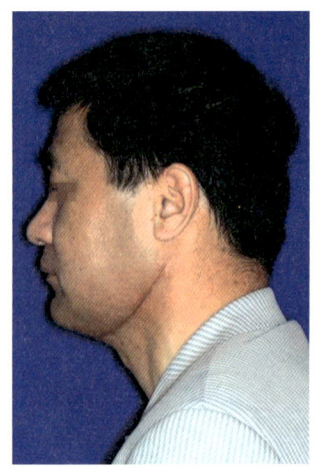

A   B

图 46-44 术后 3 个月正、侧面像

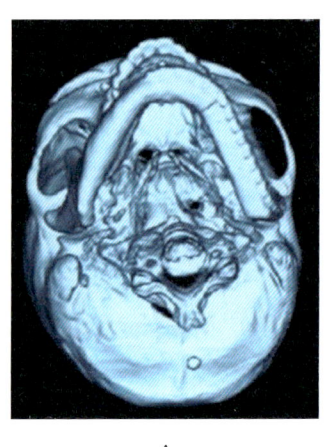
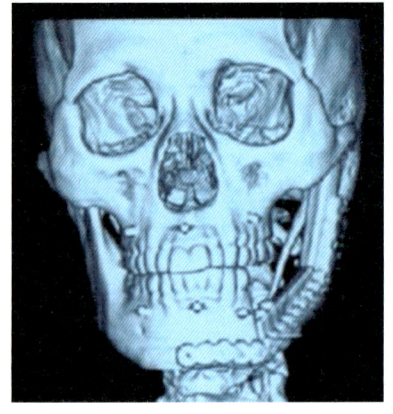

A   B

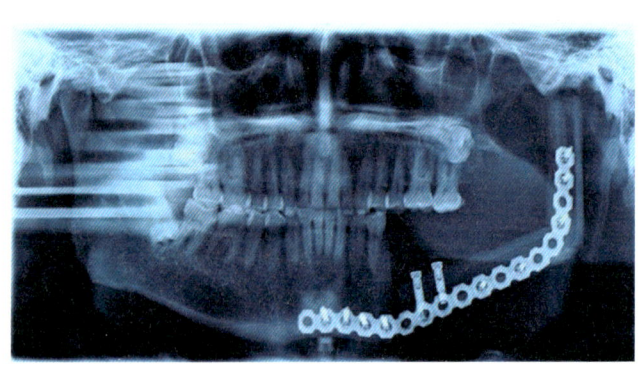

C   D

图 46-45 术后 3 个月 CT 三维重建和全景片

（五）供区的处理及可能出现的问题

小腿供瓣区的处理与皮岛的宽度相关，如果腓骨瓣皮岛的宽度在 4～6cm 以内时，供区创口可直接拉拢缝合。对于供区较大的皮肤缺损，应做中厚皮片移植来关闭创面。缝合皮肤前应于术腔内置一根负压引流管，缝合后轻加压包扎，术后抬高患肢，减轻供瓣侧足部的水肿。

腓骨瓣转移后，有可能出现一些并发症，主要有以下几个方面的问题：

1. 足部缺血、坏死　其主要原因是足部缺乏侧支循环，从而导致足部在腓动脉阻断后出现缺血的现象，术前详细检查、评价有助于避免这种危险。

2. 腓总神经的损伤　不正确的解剖或过分的牵拉可致该神经损伤，导致患者出现足内翻畸形及小腿前部、外侧及足背的麻木。在手术中仔细定位和显露该神经可避免这种情况的出现，对小腿解剖非常熟悉及操作精细是避免该并发症的关键。

3. 小腿骨间隔综合征　在缝合供瓣区皮肤时要避免产生过度的张力，可以通过植皮一期关闭创面，也可以在小腿埋植扩张器，二期做创口的关闭。

4. 其他不良现象及功能障碍　如对寒冷的无法忍受和水肿。拇指背侧弯曲能力的减弱，此与腓神经分支的损伤或肌肉（特别是拇长屈肌）瘢痕的收缩有关。有的患者在术后几个月内有步行时疼痛和无力的现象，肌肉的无力被认为是由于附着于腓骨及骨间膜上肌肉被剥离失去附着点而导致，详细的步态分析发现患者有步伐、关节角度及地面反应力量的异常，与肌肉的无力及负荷传导改变有关。

三、肩胛骨瓣在下颌骨重建中的应用

肩胛骨瓣应用于头颈缺损的历史较短，始于20世纪80年代。由于该区域可同时供应皮瓣、肌肉组织瓣和骨瓣，使肩胛区的组织瓣具有很强的修复能力，在头面部，特别适合修复复合组织的缺损，如下颌骨体部、舌、口底、面颈皮肤等复合组织缺损的修复，也即主要应用于需要较大体积的软组织，而骨缺损不大的复合组织缺损的修复重建，但就目前国内外应用的情况来看，在下颌骨修复方面其主要用于伴有较多软组织缺损的下颌支缺损的修复。因此，对大多数下颌骨重建而言，肩胛骨瓣不是首选。

（一）临床应用解剖

肩胛骨为一不整三角形扁骨，分两面、三缘和三个角。腹侧面（或肋面）与胸后上壁相对为一大浅凹，称为肩胛下窝。背侧面有一横嵴为肩胛冈。向外侧延伸的突起称为肩峰。上缘与脊柱缘会合处称为上角，平对第2肋；下角为脊柱缘与腋缘会合处，平第7肋或第7肋间隙；外侧角为腋缘与上缘的会合处。上缘短而薄；内侧缘薄而锐利，又称脊柱缘；外侧缘肥厚邻近腋窝，又称腋缘。由于肩胛骨的腋缘较肥厚，供骨量较大，在下颌骨缺损修复时通常会选择肩胛骨的腋缘作为供骨区。

肩胛骨的血液主要由肩胛下动脉（subscapular artery，SA）的分支旋肩胛动脉（circumflex scapular artery，CSA）供应。SA发自腋动脉的第3段，自发出后向下行走2~4cm，分成CSA和胸背动脉（thoracodorsal artery，TA），TA是背阔肌皮瓣的供血动脉。CSA是肩胛骨及其附着肌肉和皮肤的供血动脉。CSA经三边孔后绕行于肩胛骨的腋缘分为深浅两支，即皮支和骨支。深支（即骨支）进入肩背部深层，供应肩胛骨、冈上肌、冈下肌和大小圆肌等，浅支（即皮支）分为水平支和降支，支配肩胛部的皮肤。CSA主干从骨缘到SA的长度为4~6cm，起始处外径2~3mm。旋肩胛静脉有两条，与同名动脉伴行，管径粗于动脉，肩胛骨下角骨组织一般由TA的分支——肩胛下角支提供营养，可以联合背阔肌皮瓣一起应用。

（二）肩胛骨肌皮瓣的设计及制备

1. 设计的原则　肩胛区血管系统的分布特点，决定了该区域既可以作为单独的肩胛骨瓣的供区，又可以制备成肩胛骨瓣联合肩胛皮瓣、背阔肌瓣和前锯肌瓣等应用。如果单独采用肩胛骨瓣，可采用以旋肩胛血管为蒂的肩胛骨外侧缘的骨瓣，长可达到10~14cm，宽可达到2~3cm，用于修复下颌骨体部的缺损。利用TA供血的肩胛骨下角骨瓣，可以用于修复下颌角及下颌支缺损。但总体来看，临床上很少单独应用肩胛骨瓣来进行下颌骨缺损的修复，大部分情况下还是采用复合组织瓣来进行修复。根据下颌骨及颌周软组织缺损的情况，评估需要软组织瓣的大小、体积及颌骨缺损的大小，来决定采取哪一种软组织瓣。临床上大部分情况下，是采用以SA为蒂的复合组织瓣，如果选择肩胛皮瓣和肩胛骨瓣的联合，则可以CSA为蒂。如果以背阔肌皮瓣或前锯肌皮瓣与肩胛骨下角骨瓣联合，则可以TA为蒂。在设计皮瓣时，要考虑到供区能否直接拉拢缝合，尽量避免用植皮关闭供区创面。

2. 肩胛骨肌皮瓣制备　制备该皮瓣，患者要取供区向上的侧卧位。术者要对该区域的解剖非常熟悉。在皮瓣切取前须画出肩胛骨的内侧缘、外侧缘，以及肩胛骨下角和肩胛冈。此外，还须标记三头肌长头、小圆肌和大圆肌。小圆肌、大圆肌、三头肌长头围成的间隙即所谓的三边孔，也就是CSA的发出处，也可以用超声多普勒探明三边孔位置及CSA的走向。如果复合瓣的皮瓣采用肩胛皮瓣，皮瓣就应设计成以CSA浅支的水平支为长轴，与肩胛冈平行，皮瓣的外侧达三边孔处，内侧可达背部中线，上可达肩胛冈，下可达肩胛骨下角。如为肩胛旁皮瓣，皮瓣应以CSA的降支为长轴，上界为三边孔，下界达肩胛骨下角，皮瓣均应设计为梭形，以便于直接拉拢缝合。

3. 供区的处理　制备肩胛骨肌皮复合瓣后，由于术中需切断较多肌肉附着，术后可能会对上臂的功能造成影响，其中以大圆肌最为明显。因该肌是使上臂内旋、外展和内收的肌肉，切断后不可避免地会影响功能，因此，必须在肩胛骨断端打孔，将切断的附着肌肉用不吸收的缝线固定在骨孔上，达到固定肩胛骨和防止其飘移的目的，软组织瓣切取后，皮肤缺损范围在12～15cm范围内可直接拉拢缝合，并置负压引流。术后供区肩膀制动1周，1周后再逐渐活动肩部。术后一段时间后，逐渐增加肩部和上肢的训练，但要避免剧烈的外展和外旋运动。

四　其他方法在下颌骨缺损重建中的应用

（一）非血管化骨移植

目前，血管化自体骨移植修复下颌骨缺损已经是临床上最常选用的方法了，它包括吻合血管的腓骨肌皮瓣、髂骨瓣、肩胛骨肌皮瓣、胫骨瓣等，但临床上还有一部分情况可以选用非血管化自体骨移植来修复下颌骨缺损，此外，还有自体颗粒性骨髓-骨松质移植、自体冷冻病变骨再植等在临床上也有应用，但相对于血管化的骨移植，这些骨移植的成活率明显较低，尤其是应用于放疗后伤口时。有作者报道，在这些病例中，移植骨外露、吸收及感染的发生率至少为58%，放疗后局部并发症的发生率可高达80%，而导致失败的主要原因还是术后的感染，因此本方法只适用于那些局部血运良好，有足够的软组织覆盖骨质，同时缺损较短（5cm左右）、局部无放疗史的病例，但是由于该方法技术简单，易于推广，手术时间短，在临床上有一些应用。目前临床上应用较多的主要有髂骨、肋骨等。

1. 髂骨移植　髂骨区是骨移植中较多使用的供骨区，具有丰富的骨松质，其中有许多的孔隙和活的细胞，能迅速再血管化和成骨，移植后第10天便可以观察到有新的骨小梁形成，成人的髂骨可提供约10cm×5cm的骨块。选择髂骨移植时，一般选择同侧的髂嵴，因为髂嵴的弧度与同侧下颌下缘的弧度基本一致，而与对侧的弧度相反，同时，髂前上棘的形态与下颌角十分吻合，当下颌骨缺损累及下颌角时，可用髂前上棘修复下颌角的缺损。

目前非血管化的髂骨主要用于修复下颌骨的颏、体部缺损。修复长度一般限制在5～8cm之内。但也有一部分国内外学者有选择性地将之推广至跨中线的双侧体部缺损病例，也取得了不错的效果。但一定要注意选择局部血运好且没有软组织缺损的病例。

髂骨块植入与固定的注意事项：植骨前用过氧化氢溶液、生理盐水冲洗伤口，充分止血，在缝合口腔黏膜前，要注意将两侧骨断端骨质稍降低高度，使周围口腔黏膜及黏膜下组织缝合时没有大的张力，缝合口腔黏膜须分层缝合，即先缝合黏膜层，再用3-0可吸收线做黏膜下层的缝合，缝合完毕后，再次用生理盐水冲洗及止血，修整骨段的创面及植骨块两端使之能端端贴合，用钛板固定后，局部放置引流，分层缝合。

2. 肋骨移植　对于同时有下颌骨体部与下颌支缺损的病例，或者下颌骨的大部分缺损，如果不能采用血管化的骨移植技术，用肋骨移植也是一个较好的方法，因为肋骨长度足够，且易于弯曲成形，供骨区也很少见并发症，一般临床上常取第7~9肋之中的一条肋骨作为移植骨，如用于下颌骨缺损的修复则以对侧肋骨为宜。目前肋骨、肋软骨被认为是最适合做髁突再造的组织。

（1）切取方法：于肋软骨前端顺肋骨缘向后做弧形切口，切开皮肤皮下及深筋膜，暴露覆盖于肋骨浅面的肌层，切开稍分离即可暴露肋骨于骨外侧面沿肋骨的中央做骨膜切口，至两端时再做一垂直切口，用骨膜剥离器紧贴骨面，自骨膜下仔细剥离肋骨的各面，剥离骨膜时，应顺着肋间隙的方向进行，以免造成剥离困难、损失周围结构或穿破胸膜，同时操作要尽量找好支点，避免操作过猛，使剥离子滑脱，导致胸膜或肺组织损伤，剥离后，按照所需长度切断肋骨。如术中胸膜已被穿破，应及时采取措施进行修补，如转邻近肌瓣等。供骨区止血：冲洗后，放置引流，分层缝合，用胸带加压包扎，术后应该鼓励患者咳嗽以避免产生呼吸道的并发症。

（2）肋骨植入与固定：在植入前应明确使硬肋部修复下颌骨的体部，软肋部修复下颌支及髁突。其与剩余下颌骨结合方式有镶嵌式和插入式两种，镶嵌式就是将下颌骨断端处颊侧去除一部分骨皮质，将去除相同大小骨皮质的肋骨与之镶嵌贴合，用钛板或钢丝固定。插入式即将肋骨端修成尖锐状，插入下颌骨断端预先制备好的空隙内，一般要求至少插入1cm深，断端固定好后，须用可吸收线将舌侧软组织固定在肋骨上，使植入骨舌侧无空隙存在，之后术腔再置引流管，分别缝合口内软组织和外侧软组织。

（二）重建板在下颌骨缺损修复中的应用

重建板即刻桥接修复下颌骨的缺损，自20世纪80年代以来，在世界上得到广泛的应用。最初这一技术是基于人们对下颌骨及颌周恶性肿瘤根治术后即刻修复是否会掩盖肿瘤复发等的考虑，而产生出来的一种保持残余下颌骨位置、维持患者面容、维持部分口腔功能的临时性修复手段，在维持骨外形（为二期植骨创造条件）、防止残余颌骨断裂（或移位）及降低气管切开率等方面发挥了很大的作用。

但人们在临床实践当中，逐渐发现重建板桥接修复下颌骨节段性缺损，很容易在一段时间后出现各种临床并发症，如螺钉松动脱落、重建板疲劳断裂、重建板外露等，较易引起医患纠纷，同时随着显微外科技术的进步和普及，以及当前的肿瘤治疗更加强调术后生活质量，重建板即刻桥接修复下颌骨节段性缺损的适应证的界定相对更加严格一些。目前这一技术主要用于恶性肿瘤预后不佳的节段性骨缺损修复重建，也适用于血管条件不好或全身情况差而不能耐受显微外科手术，以及为防止由下颌骨刮骨治疗和边缘性的切除导致术后骨折而预防性使用重建板的病例。

1. 手术基本原则　重建板分为直型、左右单弯型和双弯型，单弯型和双弯型重建板可以附带人工髁突用于关节重建，一般重建板厚2~2.5mm，固位螺钉为2.4mm。目前还有一种钉头锁定型重建板，主要靠螺钉与板孔间的螺旋锁定实现板钉间稳定，可以防止板与螺钉间产生摩擦，避免靠螺钉将重建板压在骨面上获得固定而产生的压迫性缺血现象，同时也避免了无钉头锁定重建板对残余骨质产生的移位作用。重建板的选择一般是根据骨缺损的部位和范围来确定的。术中须沿下颌骨下缘和下颌支后缘的外表面进行弯制成形，但如果能先用模板在骨面上成形，再比照模板来弯制重建板就相对要容易一些，术前如果有CAD/CAM技术预成的下颌骨模型，可以在术前就弯制好重建板，这样可以大大缩短手术时间，同时也使预先弯制的重建板更加容易贴近骨面。

此外，如果病变部位下颌骨外侧及下缘无病变性隆起，就可以在病灶切除之前根据下颌骨的形态弯制成形，在切除标志性的外侧钻孔（每侧至少钻两孔）并固定镙钉后，再取下重建板，像这种情况，最好使用锁孔镙钉，避免截骨后再固定螺钉时，由于螺钉的加压使重建板失去原来的位置而导致两侧骨段的移位。

如果截骨位置受肿瘤侵犯而变形，就可用一根重建板弯制成拱形，跨越截骨区，连接剩余骨段，并做定位固定，取下，截骨后，再将之复原两侧残余骨段的位置。同时用另外一根重建板沿残余骨段的下缘做桥接固定，再取下固位重建板。

在弯制重建板时，要避免在同一部位反复折弯或线性折弯，避免在重建板上出现折痕而导致重建板的过早折断，同时在颏部和下颌角区域要适当减小重建板的外形凸度，以避免由于软组织的张力较大而产生褥疮、溃疡，进而穿破软组织，暴露在外。

在螺钉固定时，要保证螺钉穿透对侧骨板，把持在双层骨皮质上，在主要承力骨段上至少要求有3颗螺钉固位，以分散负载应力而避免螺钉松动。此外，重建板固定后必须进行适当的口底肌悬吊以恢复口底肌群原位置，避免软组织后退而引起呼吸不畅。

2. 软组织修复　下颌骨及颌周软组织恶性肿瘤切除，必然带来软组织的缺损，而重建板要求无张力缝合和覆盖。因此，必须同时考虑软组织缺损的修复和重建，我们通常采用胸大肌皮瓣或游离股前外侧皮瓣修复软组织缺损，覆盖重建板。

3. 常见的并发症　术后并发症主要包括术后感染、软组织破溃、重建板断裂及螺钉松动等。而与之相关的因素主要有以下几点：

（1）放疗：术后放疗常常引起钛板周围软组织血运障碍，同时软组织出现水肿、纤维化等表现，这些都是皮肤黏膜溃破的主要原因，同时放射性损害和局部血供障碍还可以降低骨再生能力。研究表明，40Gy以上的放疗量即可引起骨组织的不可逆改变，使骨组织活性下降，使钛板植入后不能如期产生骨钉融合，随着功能负载的作用，螺钉周围逐渐发生骨吸收，最终导致螺钉松动和局部的慢性感染。有研究表明，接受放疗和未接受过放疗的病例之间钛板外露、螺钉松动的发生率有显著性差异。

（2）固定的稳定性不足：出现固位的稳定性不足主要有两方面的原因，一方面是操作不当，如钻骨孔时温度过高造成骨孔表面骨坏死，影响钛钉植入后的骨钉结合。另一方面，固位螺钉长度不够，不是双皮质固定，固位装置的固位稳定性也存在结构差异。

（3）不适当的应力集中：重建板在下颌骨运动时需要替代缺损骨段承受和传递功能负载。负载作用力通过固定结构转移到接骨端，在骨内产生复合应力，这种应力主要集中在固位螺钉周围的骨组织上，当应力超过骨耐受限度时，便会造成钉周骨质吸收，导致固位螺钉松动。此外重建板的折角区和弯曲段，也是应力集中的部位，如下颌角和颏部，长期反复的应力积累可造成这些部位的机械性疲劳，导致重建板断裂。

但目前下颌骨修复重建还存在一些有待解决的问题，如移植材料主要为自体的血管化骨骼，给患者带来了新的创伤。同时，伴随着颌骨缺损还不同程度地存在肌动力丧失的问题。怎样解决大型、复杂下颌骨缺损修复后的肌动力恢复问题一直是各国学者的研究方向之一。

在替代自体骨的材料方面，目前研究主要集中在组织工程骨和植入性假体方面，尽管在这些方面各国学者经过长期的努力都取得了一些进展，但在修复下颌骨节段性缺损方面仍有大量的基础研究工作要做。尽管如此，随着科学技术的不断发展，我们相信在不久的将来，在这些领域必将出现新的突破，给患者带来福音。

（孙坚　喻建军　周晓）

第五节 唇癌术后缺损的修复

一 概述

唇癌指唇红（唇自然闭合状态下外显的黏膜组织）黏膜和口角联合黏膜（从口裂向后1cm范围）发生的癌。发生在唇内侧黏膜的癌属于颊黏膜癌范畴。唇红部发生的癌绝大部分都为鳞状细胞癌（鳞癌），且大多数分化较好，也有少部分为基底细胞癌，是唇的皮肤发生侵入所致，腺癌很少见。

唇癌的发病率为1.8/10万，约占全身恶性肿瘤的0.6%，口腔颌面部鳞癌的9.57%。约90%以上的唇癌发生于40岁以上的中老年人，其中约一半以上发生于60岁以上者。男性较女性多发，且约90%以上的唇癌发生于下唇，偶见发生于上唇。唇癌好发于下唇中、外1/3交界处的唇红缘部黏膜，发生于口角处者比较少见且多为单发，病变进展缓慢，病程较长，一般为半年至1年以上。病变初起呈小的疱疹、硬结、久治不愈的溃烂或局限性唇红黏膜增厚变硬，病灶缓慢增大扩展成唇部外突性肿物或边缘稍隆起的较深的溃疡，常无自觉症状，偶有轻度疼痛和少量出血。之后，病灶向周围的黏膜、皮肤扩展，并侵袭深层肌肉，形成边缘外翻的菜花状肿物或火山口样溃疡，肿物表面覆有灰黑色痂皮，表面呈高低不平的细小结节，撕去痂皮，可见糜烂创面和少量出血，常发生疼痛而且逐渐加重。晚期病变可蔓延至唇之大部，甚至全唇、口腔前庭和颌骨，发生流涎、进食障碍和较剧烈疼痛。

唇的血供是上、下唇动脉和面动脉的分支，唇动脉围绕口腔形成动脉弓，所以唇部的一侧病变由来自中部及一侧的血管供血。皮肤和皮肤黏膜交界处的感觉由三叉神经上、下颌支的分支支配。口轮匝肌及口角上、下的肌肉运动由面神经分支支配。

唇的淋巴引流有一定的方向性，下唇的淋巴首先引流至下颌骨表面的面血管前淋巴结及Ⅰ区淋巴结，然后再引流至Ⅱ、Ⅲ区淋巴结。Ⅳ、Ⅴ区淋巴结转移极少见。唇癌鲜见血行远处器官转移。

二 唇部Ⅴ形切除术

（一）适应证

唇部良性肿瘤和小而局限的唇癌，直径在2cm以下或切除范围不超过全唇的1/3，且未累及口角者多可采用Ⅴ形切除术。

（二）手术方法

1. 常规消毒、铺巾，以亚甲蓝画出需要切除组织的切线，良性肿瘤沿肿物边缘2mm做切线切除即可；若为癌，则须离癌瘤边缘0.5～1cm做切除。

2. 用唇夹或手指捏住切口两侧的唇部，以减少出血，切线应成Ⅴ形或W形，手术刀应与唇面皮肤呈直角，全层切开。唇动脉予以结扎。

3. 切除肿物后，用3-0丝线缝合黏膜层、肌层，皮肤创缘用5-0的线缝合。为了得到唇部形态上的良好结果,应先准确地在唇红缘缝1针。缝合时,若唇组织张力大,可于两侧移行部做辅助切口。

4. 伤口用敷料覆盖,24小时后去除。

(三) 注意事项

1. 保持创面干燥、干净。若有食物或结痂,就用3%过氧化氢溶液或75%乙醇清洁处理。
2. 出现针眼脓点或表面感染时,可适当部分拆线,并用紫草油局部涂抹。
3. 抗生素应用3~4天。
4. 术后5~7天拆线。

三 唇片切除术

(一) 适应证

本法适用于唇部的癌前病变,如唇黏膜白斑等。

(二) 手术方法

1. 沿唇红缘做唇部的全长切口。
2. 用组织钳提起组织潜行分离,达唇内侧黏膜下,将病变区全部切除。
3. 将唇内侧黏膜组织向前移行,使之与皮肤缘接近,然后用细丝线做间断缝合。

(三) 注意事项

同唇部V形切除术。

四 唇交叉瓣转移术

唇交叉瓣转移术又称Abbe-Estlander手术。

(一) 适应证

唇癌累及范围在2cm以上,切除后缺损范围达唇横径一半者可以采用此法,这种手术适应上、下唇,病变位于中1/3者可采用,病变位于外1/3者也可采用,可以设计成各种形状:三角形、矩形等,要以供区能拉拢缝合为度。

(二) 手术方法

如下唇缺损在正中部,也可以先在一侧邻近口角的下唇做附加切口,将唇瓣转移至中部,修复缺损,再将上唇邻近口角处的组织转移至下唇侧方缺损处缝合(图46-46,图46-47)。这种方法不仅保证有足够组织修复下唇中部缺损,还可避免选用转移上唇中部组织这一有损上唇人中外形轮廓的缺点。唇瓣转移后3~4周,应行口角开大术,使两侧对称。

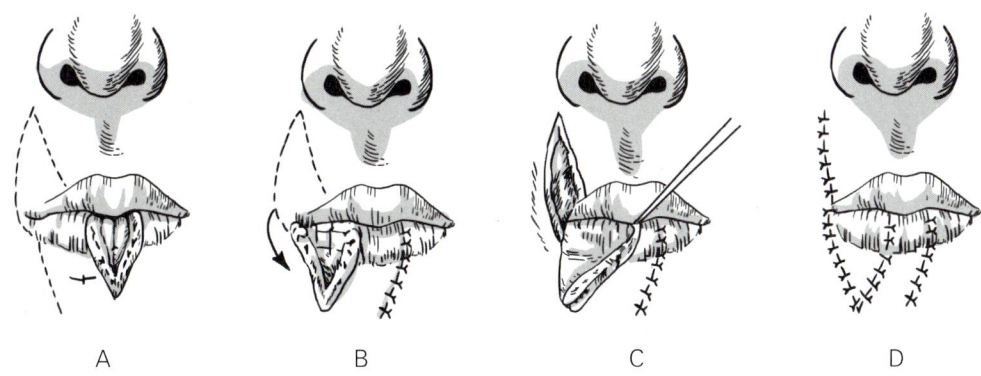

图 46-46　唇交叉瓣整复下唇正中缺损
A. 缺损及切口设计　B. 将下唇瓣向中部转移缝合　C. 将上唇瓣向下转移　D. 缝合后

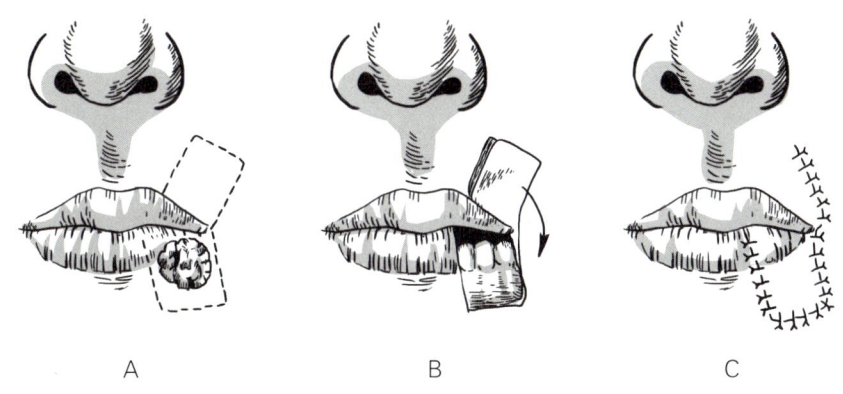

图 46-47　唇交叉瓣转移整复下唇肿瘤切除后缺损
A. 切口　B. 切除下唇病灶，将上唇瓣向下转移　C. 缝合后

五　鼻唇沟皮瓣＋唇红（黏膜）滑行瓣/舌瓣修复下唇癌术后缺损

（一）适应证

其适应证是唇癌累及范围较广、切除后缺损范围达3/4以上或全唇的，上、下唇缺损均适用。

（二）鼻唇沟皮瓣的解剖

鼻唇沟皮瓣因与唇部位置邻近、色泽质地相近、血供丰富、供瓣区相对隐蔽等优点而被长期应用。切取该处2~3cm皮肤后，切口可以直接拉拢缝合。鼻唇沟皮瓣血运丰富，其供血动脉属多源性，上有内眦动脉，下有面动脉，内侧有上唇动脉，外侧有面横动脉。这些血管的分支相互吻合，在皮内及皮下形成了密集的微动脉血管网，为鼻唇沟皮瓣奠定了良好的血管基础。鼻唇沟皮瓣的蒂设计在内、外、上、下均可，既可设计成随意型皮瓣，也可设计成皮下蒂或岛状皮瓣。

（三）手术方法

1. 常规消毒，铺巾。

2. 在有足够安全切缘的前提下尽可能保存唇红组织，根据肿瘤切除术后缺损大小，标记皮瓣切取范围，鼻唇沟皮瓣内侧切口应与鼻唇皮褶吻合，按标记线逐层切开皮肤、皮下组织及部分表情肌，形成以面动、静脉为血管蒂的鼻唇沟皮瓣，供瓣区直接拉拢缝合，在供瓣区与缺损区之间打通隧道，皮瓣穿过隧道修复缺损区，再根据唇红缺损的大小，应用双侧唇红滑行瓣或黏膜滑行瓣修复唇红缺损。

3. 如果唇红缺损面积较大,可设计蒂在前的舌瓣来修复唇红。由舌尖沿舌缘向两侧延长切开至舌肌浅层,切口长度与唇红缺损长度一致,再沿舌肌浅层向舌根方向锐性剥离1.5cm,形成舌瓣,将舌切口下缘与舌瓣蒂部创缘缝合,封闭舌部创面,舌瓣蒂部保留,术后2周断蒂。

六 口角开大术

(一) 适应证

唇部手术破坏了正常口角形态,形成小口畸形,可以发生在一侧,也可以发生于两侧,此时可做口角开大术,以使两侧口角对称,一般在第1期手术愈合3~4周以后,再做口角开大术。

(二) 手术方法

1. 常规消毒,铺巾。一般在口角处沿唇红缘延伸,向外侧皮肤做长短、大小均适宜的三角形切口。单侧口角开大术,以健侧作为标准。如为双侧小口畸形,则需确定新的口角位置。一般以瞳孔或眼裂内、中1/3交点向下划一垂直线,再由口裂向外划一水平线的交点,即为口角的位置,由设点向上、下唇红缘各做连线即为一个三角形。

2. 切除三角切口内的皮肤、皮下组织及适量肌肉。黏膜应予全部保留。沿原来口裂平分三角形黏膜平行切开,至近三角顶端时,再加弧形直切口,将此三个黏膜瓣分别翻转向外,对合上下皮肤切口的边缘缝合,以形成新的唇缘部(图46-48)。

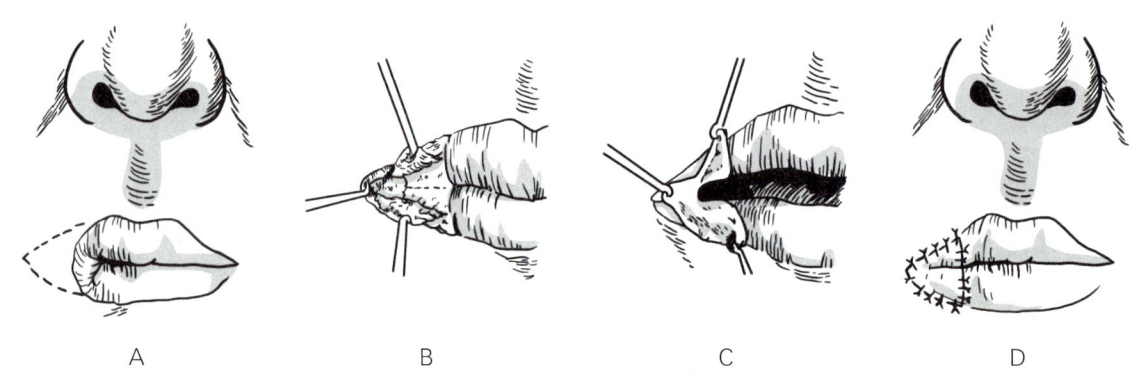

图 46-48 口角开大术
A. 切口　B. 切去切口内皮肤及部分肌肉　C. 将黏膜瓣翻转与皮肤缝合　D. 形成新口角

七 弹性唇红瓣口角重建术

唇红瓣中有来自面动脉的上、下唇动脉及其伴行静脉,两侧的血管在唇部正中处吻合形成环状血管网,保证了弹性唇红瓣的血液供应。上、下唇的弹性唇红瓣同时滑行推进,先将上、下轮匝肌缝合形成口轮匝肌环,并将上、下唇的红唇缝合,再固定新的口角位置,避免了双侧口角的不对称。

(一) 适应证

其适应证是口颊癌累及口角、唇癌近口角侧。

（二）手术方法

沿上、下红唇黏膜缘设计切口线。沿切口线切开皮肤、皮下组织、口轮匝肌全层及唇黏膜，制备成弹性唇红瓣，唇红瓣滑行推进，将上、下唇红瓣连接处缝合，修复重建口角，将面颊、口颊黏膜侧的皮瓣与唇瓣缝合。

八　唇颊组织瓣滑行推进术

唇颊组织瓣滑行推进术又称Burow手术。

（一）适应证

其适应证是下唇癌瘤累及唇中1/3但未达口角者、切除后缺损在1/2左右者。

（二）手术方法

1. 常规消毒，铺巾。用亚甲蓝在两侧口角部设计两底与口角延长线平行的等边三角形切口，两个三角底的长度应为唇缺损宽度。

2. 将三角形两侧的斜边全层切开，底边只切透肌层而保留黏膜，然后将三角形内的皮肤、肌肉全部切除。

3. 再于下唇颊沟皱褶处平行向后做松弛切口，此时，残余的下唇组织瓣即可向中线滑行推进，在中线部对位分层缝合。

4. 口角两侧留下的三角形黏膜瓣向外翻转，经修整后与皮肤缝合即形成新的下唇唇红缘（图46-49）。

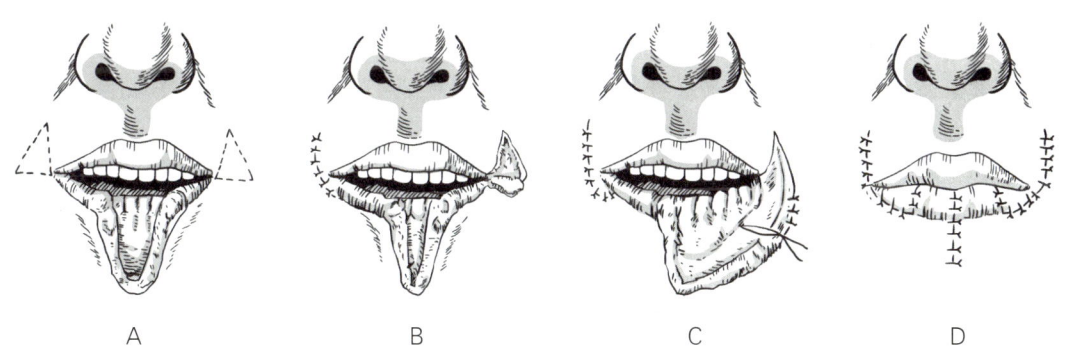

图46-49　唇颊组织瓣滑行推进整复下唇缺损
A. 缺损及切口设计　B. 将三角形黏膜瓣外翻，修整缝合为新下唇唇红　C. 缝合颊沟　D. 唇瓣推进至中线后缝合

九　唇颊组织瓣旋围推进术

（一）适应证

其适应证是下唇癌瘤切除后缺损在2/3以上或全下唇缺损。

（二）手术方法

1. 常规消毒，铺巾。用亚甲蓝设计定点，以一侧为例，点"1"定在可尽量利用的剩余唇缘或口角部，点"4"的位置在上唇皮肤及唇红黏膜交界处，应使"1"至"4"的距离相当于修复后下唇的1/2，"1"至"2"的距离应等于或稍大于"3"至"4"的距离，此距离即手术想要形成的下唇高度；"2"至"3"的距离一般大于"1"至"4"的距离。对侧用同法定点。

2. 按上述连线，用尖刀片全层切开，将两侧扇形组织瓣分别向下内旋转并推进，在中线处相互缝合各创缘，可分段、分层直接缝合关闭（图46-50）。

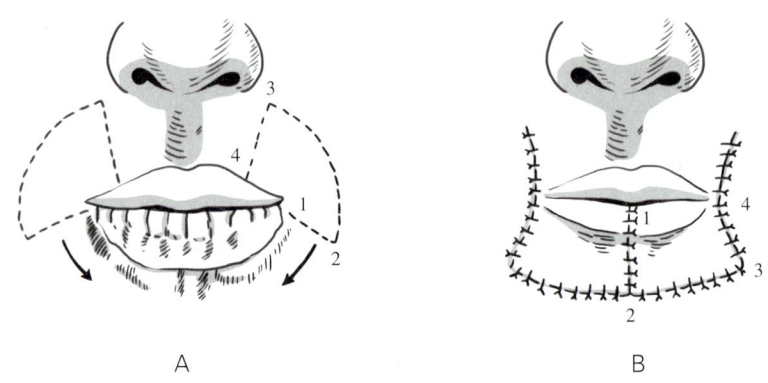

图46-50　唇颊组织瓣旋围推进整复下唇缺损
A. 缺损及切口设计　B. 组织瓣转移缝合后

（三）注意事项

同唇部V形切除术。

十　Szymanowski 手术

（一）适应证

本法适用于癌肿累及范围为整个下唇或接近整个下唇，但未累及龈唇沟的肿瘤患者。

（二）手术方法

利用两个蒂在下方的垂直颊瓣修复肿瘤切除后的下唇缺损。瓣蒂位于下方，瓣宽大致相当于缺损高度。瓣内侧切口沿鼻唇沟向上，外侧切口始于口角延长线平面，向上止于内侧切口平面上方或者下方——如果右侧颊瓣外侧切口上端在内侧切口上方，左侧颊瓣外侧切口上端就在内侧切口下方，反之亦然。随后做一条斜切口将垂直切口连接起来。两瓣斜切口需彼此平行，这样有利于缺损修复。组织瓣包括颊部全层，切开时在瓣外侧多带一长条形颊黏膜，以便形成重建下唇的唇红。瓣形成后旋转至缺损处分层缝合，并利用长条形颊黏膜形成重建下唇的唇红，供瓣区潜行剥离后行拉拢缝合（图46-51）。

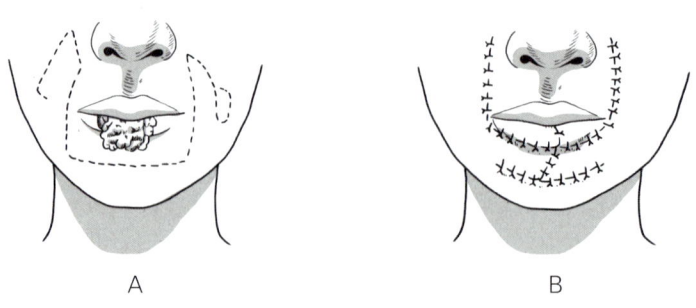

图46-51　Szymanowski 手术
A. 切口设计　B. 缝合后

十一　前臂尺侧腕屈肌肌皮瓣法

应用该瓣行下唇再造，其肌束两端可与双侧口角的轮匝肌残端缝合，通过上唇口轮匝肌的带动，使再造下唇可有一定的活动度。该瓣除具有前臂桡侧皮瓣的优点外，皮瓣质地更加细腻，少毛，部位更加隐蔽，是目前再造下唇较理想的组织来源之一。

（一）适应证

本法适用于全下唇缺损及口腔颌面部缺损的修复。

（二）皮瓣设计

根据下唇缺损范围及形状，沿尺动脉和贵要静脉为轴心设计皮瓣。单纯下唇缺损可设计成矩形瓣，沿血管纵轴折叠修复。

皮瓣大小根据上唇的宽度而定，但要加大1cm。一般可设计成7cm×6cm。如合并颏部、牙槽嵴与前庭沟缺损，其宽度可增加至8～9cm。尺侧腕屈肌的长度要超过皮瓣1cm，尺动脉蒂长为6cm，贵要静脉蒂长则为10cm，以便通过隧道与任何一侧颌下健康的血管进行吻合。

（三）手术步骤

手术分两组进行，以下唇癌为例。

1. 供区组　切开肌皮瓣远端（腕侧）皮肤，结扎切断贵要静脉缝合固定于皮瓣皮下。在尺侧腕屈肌与指浅屈肌之间解剖尺动脉，穿双线不结扎，需注意保护尺动脉下方的尺神经。上止血带驱血。沿皮瓣内、外侧边缘切开，直至深筋膜与肌膜之间，向中央锐性分离。尺侧分离至尺侧腕屈肌，结扎切断尺侧血管束及尺侧腕屈肌的腕侧头，分别缝合固定于皮瓣皮下。用三条缝合线提起皮瓣，解剖血管束，翻起肌皮瓣，待肌皮瓣全部翻起后放回原位。肘侧沿贵要静脉与尺侧血管束之间做弧形延长切口，解剖贵要静脉，切开桡、尺侧腕屈肌之间的腱膜，解剖游离尺侧神经束，其长度视需要而定。松开止血带，彻底止血，在皮瓣外1cm处（肘侧）结扎切断尺侧腕屈肌，除血管蒂外肌皮瓣完全游离，温湿盐水纱布包敷，放于前臂旁，将延长切口缝合，前臂创面取下腹或侧胸全厚皮片修复。

2. 受区组　下唇癌病灶切除与双侧舌骨上淋巴结清扫，冲洗后一侧颌下伤口关闭，对侧颌下切口保留面动、静脉及颈外静脉，自颌下切口至下唇创面之间制备皮下隧道。结扎切断颌下区血管，修剪外膜备用。

最后，将肌皮瓣断蒂，关闭延长切口。将肌皮瓣移植于下唇缺损区并缝合数针，血管蒂通过隧道至颌下。面动脉、面静脉、颈外静脉分别与尺动脉、尺静脉及贵要静脉端端吻合，盐水纱布敷盖左颌下创面。将尺侧腕屈肌两端与两侧口角上唇处的口轮匝肌分别对位缝合。肌皮瓣折叠分层关闭唇颏伤口，口腔内侧皮瓣边缘与舌侧牙龈缝合，前庭沟处至颏下皮肤做数针贯穿缝合，以保持口内侧能形成前庭沟形态。然后分层缝合左颌下伤口，全下唇缺损再造完成。

十二　足背皮瓣修复法

足背皮瓣是以足背动脉和大小隐静脉为血管蒂的皮瓣。其优点为：皮瓣的动、静脉解剖位置恒定，易于解剖；血管管径较粗，易于吻合；皮下脂肪层较薄，组织致密，薄而柔软，又有一定的韧性，在塑形修复后无臃肿感；血管蒂较长，适合在受区的远位进行血管吻合；皮瓣内包含腓浅神经分支，移植及吻合神经后有望恢复感觉功能；供区创面植皮后，无功能活动障碍；可和足拇短伸肌一起做复合组织瓣移植，对防止修复组织下坠非常有利；作为全下唇缺损的修复，足背皮瓣是较理想的组织来源，其缺点是皮瓣的颜色稍暗，供区的面积受到一定的限制。但仅从修复下唇组织缺损而言，足背皮瓣的供区已足够。

（一）适应证

本法适用于全下唇缺损及口腔颌面部缺损的修复。下唇修复时，因需防止下唇下坠和外翻畸形，用带肌肉的复合皮瓣游离移植效果较为理想。

（二）皮瓣设计

术前必须对足背动脉进行检查，确定患者有足背动脉存在，胫后动脉无损伤或阻塞，足背有可供吻合的回流静脉等。皮瓣大小应根据受区的需要而定。皮瓣长一般为13～14cm，宽一般为10～11cm，最大可在15cm×10cm。皮瓣设计时，以足背动脉的走向为基础，结合血管蒂所需要的长度，确定皮瓣的切取范围，最后按缺损部位的形状进行设计。

（三）手术步骤

以修复全下唇缺损为例，手术分两组进行。

1. 供区组　沿术前皮瓣设计线，皮瓣的远心端与两侧切开，紧贴肌腱膜面解剖剥离，切断跖背静脉并予以结扎。注意保护大、小隐静脉和足背浅静脉。由远端将皮瓣掀起，因下唇修复需带有足拇短伸肌，其肌腱与口轮匝肌缝合，以防止皮瓣下坠，应在足拇短伸肌腱和足拇长伸肌腱的会合处将足拇短伸肌腱切断，使足拇短伸肌腱包含在皮瓣中。继而在第1跖间隙中，由足拇短伸肌腱的深面解剖分离，拉出趾长伸肌腱和足拇长伸肌腱，由第1跖间隙的基底部结扎和切断足背动脉的足底深支及其伴行静脉，在足背动脉深面分离皮瓣。待分离至皮瓣近心端处，切开近心端的皮肤与皮下组织，并做足背动脉蒂以延长切口，以便切取足够长度的血管蒂。必要时可向小腿方向延长切开伸肌支持带，向上暴露胫前动脉。整块皮瓣保留好血管蒂，其余血管均行结扎，等待断蒂。

2. 受区组　下唇癌病灶切除与双侧舌骨上淋巴结清扫（或双颈清扫），保留一侧面动脉、面静脉（或颈外浅静脉），从下唇创面制备皮下隧道到达颌下血管供区，修剪供区血管外膜备用。将断离的足背皮瓣移植于下唇缺损创面，将皮瓣折叠成下唇缺损的形状，舌侧皮瓣与唇部残留的黏膜缝合数针定位后，将血管蒂由隧道内引至颌下区，将足背动脉与面动脉、大隐静脉与面静脉（或颈外浅静脉）分别做端端吻合。检查血管通畅后，将皮瓣内的足拇短伸肌与肌腹分别缝合固定在左、右口角的口轮匝肌上，对再造下唇起悬吊作用。其余创面依层间断缝合，完成下唇修复。

（周晓　吴汉江　杨丽嫦）

第六节 舌癌术后缺损的修复

一 概述

（一）发病与诊断

1. 发病　舌癌是较常见的口腔恶性肿瘤之一，占口腔癌的32.3%～50.6%。在中国，男、女发病率之比为2∶1；在国外，男性发病率明显高于女性，两者之比约为55∶1。舌癌好发年龄段为40～60岁，占70%左右，60岁以上发病者也不少见，初生婴儿和20岁以下发病者也有报道，但舌癌患者40岁以下发病者不足3%。舌癌发生于舌侧缘者占60%～70%，其次是舌腹、舌尖和舌背等处。

2. 病理诊断　舌体部癌98%以上为鳞状细胞癌。在分化程度上属高分化，Ⅰ级者约占60%，Ⅲ级仅占2.3%。

（二）临床表现

舌癌早期可表现为溃疡型、外生型与浸润型三种类型，部分病例的首发症状仅为舌痛，有时可放射至颞部或耳部。外生型可来自乳头状瘤恶变。浸润型表面可无突起或溃疡。溃疡型及浸润型舌癌常伴有自发性疼痛和程度不同的舌运动受限，外生型舌癌的舌运动障碍一般不明显，较少有自发痛。

舌癌进入晚期可越过中线或侵犯口底，亦可浸润下颌骨舌侧骨膜、骨质。向后则可延及舌根或咽前柱和咽侧壁，此时舌运动可严重受限，甚至固定，涎液增多外溢，进食、吞咽、言语均感困难，疼痛剧烈，可放射至半侧头部。

（三）应用解剖

舌体前1/3的淋巴主要引流至颏下及颌下淋巴结。舌体侧缘中份的淋巴除向颌下淋巴结引流外主要流至颈深上群二腹肌下淋巴，亦可直接流向颈总动脉分支及颈深中群的肩胛舌骨淋巴结。

以往认为舌癌可通过下颌骨舌侧骨膜向颈部淋巴结转移，近年对此理论进行了修正。程俊杰研究进一步证明了舌侧缘的淋巴管与下颌骨舌侧骨膜淋巴管并无连通关系，因而认为下颌骨骨膜淋巴有其自身的独立体系而与舌黏膜无关。

舌癌较多发生淋巴结转移，文献报道淋巴结转移率可高达40%～80%。转移的部位以颈深上淋巴结群最多，其次依次为颌下淋巴结、颈深中淋巴结群、颏下淋巴结及颈深下淋巴结群。转移率及个数随T分类而逐渐增加。T_4及晚期复发病例可转移至颈后三角淋巴结群（即横链与副链的淋巴结）。侵犯中线、越过中线或原发于舌背的舌癌则可发生双侧淋巴结转移。

舌癌至晚期可发生肺部转移或其他部位的远处转移。

（四）治疗方案

术前应严格按照TNM分期，制订科学合理的治疗方案。

1. 原发癌的处理　早期高分化的舌癌可考虑放射治疗、单纯手术切除或冷冻治疗，晚期舌癌应采用综合治疗。根据实际情况采用放射治疗加手术或化学治疗、手术加放射治疗的个体化综合治疗方案。

手术治疗：①T_1病例可做距离病灶外1cm以上的楔状切除并直接缝合；T_2～T_4病例可根据局部情况行患侧舌大部或半舌切除直至全舌体切除，舌癌侵犯口底者应连同口底一并切除。②除T_1、T_2病例的舌部分切除可直接在口内进行外，其余原发灶的切除均需行下唇或下颌中线切开，因为手术野暴露良好和手术彻底切除密切相关。

下颌骨切除的原则：①未侵犯口底者应保存下颌骨。②已侵犯口底，但未侵犯下颌骨舌侧黏膜者可行下颌骨边缘切除，以保留下颌骨的连续性。③侵犯下颌骨舌侧黏骨膜范围较广者，下颌骨不应保留；一般应做颏孔（或中线）至下颌角部的下颌骨体切除术。

舌为咀嚼、语言的重要器官，舌缺损1/2以上时应行同期舌再造术。

2. 颈淋巴结转移癌的处理　由于舌癌的转移率较高，除对T_1病例外，其他病例均应考虑同期行颈淋巴结清扫术。临床颈淋巴结阳性者，更应同期行治疗性颈淋巴结清扫术。鉴于舌癌淋巴结转移的平面较广，在手术范围上应根据术中病理切片报告采用合适的颈淋巴结清扫术。

二　舌癌原发灶手术治疗

（一）局部切除术

1. 适应证　小而有明显界限、分化良好的肿瘤，直径不超过1.5cm，特别是在舌尖或舌前2/3边缘部分、深层无明显浸润的肿瘤；癌前病变或舌背部分化良好的癌瘤也可。

2. 手术方法　在舌尖穿一根粗丝线，将舌拉出口外，距病变范围1～2cm做楔形或梭形切口，完整切除肿瘤；止血后用4-0线直接拉拢缝合伤口，或者采用组织工程补片修复。

（二）半侧舌体切除

1. 适应证　舌前2/3的肿瘤已波及舌肌，但病变范围不超过中线和轮廓乳头者；早期肿瘤分化程度高，临床上可以排除区域性淋巴结转移者。但Irving M. Ariel认为，局限于舌一侧的肿瘤，除很小而且早期高分化者外，应施行舌癌颌颈联合根治术。

2. 手术方法

（1）在舌尖的两侧各穿一针粗丝线，将舌牵出。为阻断舌体血液供应，可在肿瘤后方靠近舌根处用大弯圆针粗丝线穿过舌体中线，在舌边缘暂时结扎。

（2）在舌背正中线做矢状切开，切开舌全层，后界在距肿瘤2cm以外横断。结扎舌动脉及活跃出血点。受波及的口底部分应一并切除。

（三）全舌切除

1. 适应证　舌前2/3的肿瘤已波及舌肌，病变范围超过中线和轮廓乳头者；舌癌广泛侵犯，舌体固定；舌根受侵犯双侧舌动脉影响而无法保留者，应施行全舌切除及颌颈联合根治术。如舌癌侵犯舌根，会厌受累不能保留者，需同时行全喉切除，否则术后易误吸致严重的吸入性肺炎。

2. 手术方法　首先行气管切开后全麻，完成双侧颈淋巴结清扫术，颈淋巴结清扫标本与口底相连。裂开下唇，根据病变范围处理下颌骨，完成全舌及相关病变区域的切除，将全舌口底及颈部标本整块切除。

三 舌缺损的修复和再造

舌缺损修复的皮瓣选择：舌的小缺损可以直接拉拢缝合修复或者采用组织工程皮肤补片修复。半舌切除可以采用股前外侧皮瓣、前臂皮瓣、上臂外侧皮瓣、舌骨下肌皮瓣等修复。全舌切除可以采用组织量较大的股前外侧肌皮瓣、胸大肌肌皮瓣、腹直肌肌皮瓣、腹壁下动脉穿支皮瓣、斜方肌肌皮瓣等修复。

（一）舌骨下肌皮瓣修复法

该手术是在不破坏下颌弓连续性的情况下，整块切除舌原发灶、受累下颌骨和颈淋巴结清扫标本，同时对手术缺损采用舌骨下肌皮瓣进行修复的方法。

1. 适应证

（1）舌和（或）口底的直径大于2cm，未达中线的舌缘或浸润范围未超过V形界沟的舌体、舌尖肿瘤。

（2）舌和（或）口底侵犯牙龈及下颌骨上1/3或疑有侵犯的肿瘤。

（3）舌和（或）口底癌颈部转移灶为N_0，可做同侧功能性颈淋巴结清扫和舌骨下肌皮瓣。颈部转移灶为$N_1 \sim N_{2a}$者，应做同侧根治性颈淋巴结清扫和吻合静脉的舌骨下肌皮瓣，亦可用其他皮瓣修复舌缺损。若同侧颈部淋巴结阴性，对侧颈部发现转移灶者，应做同侧功能性颈淋巴结清扫、对侧根治性淋巴结颈清扫和舌骨下肌皮瓣。亦可用其他皮瓣修复舌缺损。

2. 手术方法　术前准备。①明确诊断。术前有病理切片证实。②进行全身检查，包括心、肝、肾、肺、骨及神经血液系统的检查，除外重要脏器疾病及舌癌的远位转移灶。评估患者能否耐受手术。③若肿瘤继发感染，就只有先控制感染后，才可施行手术。同时应行牙周洁治，每天用1.5%过氧化氢液或其他漱口剂清洗口腔。④准备足够输血量，供术中使用。⑤术前可插入鼻饲管，以供术后营养。

以$T_2N_0M_0$舌癌行舌癌联合根治术（功能性颈淋巴结清扫）加舌骨下肌皮瓣法为例：

（1）麻醉：经鼻腔气管内插管合并静脉复合全身麻醉。

（2）体位：平卧位，肩下垫枕，头偏向健侧，预置导尿管。

（3）消毒与铺单：两眼涂布金霉素眼药膏，双侧外耳道内塞入小棉球。用碘伏常规消毒头、颈、胸肩部手术区域三遍。铺无菌巾、中单、孔被。

（4）切口：先做舌骨下肌皮瓣上、下横切口线，长4.5cm，继而做内、外侧垂直切口线，长6cm（图46-52）。延长该瓣下切口线达肩关节内侧方。自下唇正中向下做阶梯形线与该瓣的内侧切口线相交，术中再切开患侧的下龈颊沟切口，向患侧翻开面颈部皮瓣可以完成原发灶和颈淋巴结清扫术。颈前舌骨下皮肤6cm×4.5cm范围作为舌骨下肌皮瓣的后备。一般皮瓣供区的皮肤缺损可直接拉拢缝合。锁骨下方皮肤作为修复颈前供区较大的皮肤缺损时胸横筋膜皮瓣的后备（图46-52）。

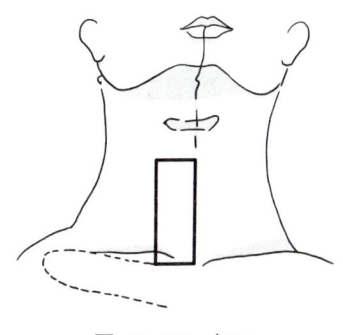

图 46-52　切口

(5) 面颈部皮瓣分离：沿下唇正中线向下至舌骨下肌皮瓣上切口线外侧，切口线达锁骨处切开皮肤，在锁骨水平横向切开胸横筋膜皮瓣的上切口标志线。沿颈阔肌深面颈深筋膜浅面，由面颈部皮瓣的下方、内侧，向外侧翻开皮瓣，上达下颌下缘，外侧达斜方肌前缘。在下颌骨下缘水平断扎面动、静脉，注意保护面神经下颌缘支。沿下颌骨下缘切开骨膜，断扎颏下动、静脉；切断咬肌在下颌角的附着点，将面颈部皮瓣分离到龈颊沟和龈唇沟水平。

(6) 消除颈后三角：注意单独解剖和保护好颈外浅静脉及小的属支备用。沿斜方肌前缘切开，分离保留副神经，沿该神经的长轴向前内上方解离，向上达副神经分出胸锁乳突肌支处，向下达斜方肌内面。解剖锁骨上窝脂肪组织，切断锁骨上神经（2～3支），游离肩胛舌骨肌肩胛端，钳夹后切断，切断颈横动、静脉，将断端双重结扎。沿椎前筋膜浅面，由下向上，由后向前清扫颈后三角区淋巴结至胸锁乳突肌后缘下方。在前、中斜角肌上部可见颈丛皮神经穿出深筋膜，自上而下依次为枕小神经、耳大神经、颈前神经和锁骨上神经，在其穿出0.5cm处切断。膈神经在前斜角肌表面由外上向内下走行。臂丛神经自斜角肌间隙穿出，它们都位于椎前筋膜深面，应注意保护，以免损伤。结扎颈横动脉的近端时要注意不要损伤胸膜顶。

(7) 清除颈内静脉淋巴结链：在颈外静脉前后缘切开，将此静脉与胸锁乳突肌分离后保留。若在舌骨水平以上有向颈前静脉走行的交通支应予以保留，以后留做舌骨下肌皮瓣的回流静脉。若颈外浅静脉没有与舌骨下肌皮瓣相交通的属支，也应保留1～2个直径为2mm左右的小属支，在做吻合静脉的舌骨下肌皮瓣时，就可作为受区回流吻合静脉。

自胸锁乳突肌的前缘，锐性切开颈深筋膜浅层，并采用对胸锁乳突肌的翻转式解离法，在该肌中部自其内缘向外解离。使肌腹与深部软组织游离，然后用拉钩将胸锁乳突肌提起，在肌腹的深侧全程解离胸锁乳突肌，上近乳突端，下近锁骨。可将胸锁乳突肌胸骨头的肌肉切断，将其保留在舌骨下肌皮瓣上。将胸锁乳突肌向外牵拉，显露出颈血管鞘（颈深筋膜中层，也称内脏筋膜），自颈内静脉内缘始锐性切开颈血管鞘膜，分离出颈内静脉、颈动脉、迷走神经，完全裸露颈内静脉，以使清除彻底，在颈内静脉深侧达椎前筋膜，由此向外将颈内静脉外侧区的上到二腹肌后腹、下到锁骨、外至斜方肌前缘、底为肩胛提肌和斜角肌、前为胸锁乳突肌深面的软组织块清除。需注意在解剖胸锁乳突肌时应保护甲状腺上动脉及静脉。左静脉角有胸导管注入，右静脉角有右淋巴导管注入，在注入之前它们各收集左、右锁骨下干和左、右颈干的淋巴回流，处理这些软组织应先钳夹后切断，并予以缝扎，观察有淋巴流出时要加缝数针，以防乳糜漏，在舌骨下肌皮瓣制备完毕后再清扫颈动脉三角区的淋巴结。

(8) 清除颏下及颌下三角：常规清除颏下三角与颌下三角内容标本在原发灶切除后一起进行。此外平下颌角水平切除部分下极腮腺，其残端予以缝扎，以防术后腮腺瘘。

(9) 原发灶切除：在龈颊沟处剪开黏膜至磨牙后，进一步翻开面颈部皮瓣。剥离下颌骨内面的骨膜至下颌舌骨肌附着处并用电刀断其附着。做下颌骨体部矩形切除，以及舌和口底受侵组织的切除。在舌尖的左右两侧各贯穿一条缝线，用它将舌尽量拉向口外，距肿瘤外缘2cm沿正中线直达轮廓乳头处，在安全范围内一并切除，在患侧口底组织至V形界沟处横断舌；结扎舌动脉，切除半侧舌、口底组织与做矩形切除的下颌骨骨块相连。经患侧下颌内面的颊通道插入一把钳子，夹住预置于患侧舌尖的缝线，把已游离的半侧患舌、口底组织、下颌骨块经颊颈通道向下牵拉到颈部。这样，患舌、口底组织、矩形骨块及颌下三角、颏下三角的标本，就共同组成了一个整块的手术标本而被摘除。

(10) 制作舌骨下肌皮瓣：摘除手术标本后，仔细止血，用过氧化氢液及生理盐水冲洗术腔。根据缺损大小取舌骨下肌皮瓣修复。舌骨下肌皮瓣设计在缺损侧颈前，皮瓣面积7cm×4.5cm，再将皮瓣的内侧切口，切开皮肤、皮下，切取舌骨下肌皮瓣时从远端开始，可将胸大肌筋膜及胸锁乳突肌胸骨头部分包括在肌皮瓣内，并应将胸锁乳突肌表层肌筋膜血管带到皮瓣上，保存胸锁乳突肌支。结扎切断颈前静脉，断带状肌下端，将肌肉断端与皮肤缝合固定数针，防止皮瓣与肌肉撕开。沿甲状腺真包膜外分离。达甲状腺上极时，不要将上极甲状腺组织与前方的皮瓣肌肉过分分离，防止损伤小的供血动脉，将甲状腺上动脉的前支保留在胸骨甲状肌后方并在近中线处断扎。将甲状腺上极血管及部分上极甲状腺组织保留于皮瓣的血管蒂部。缝扎甲状腺残端。切断胸骨甲状肌在甲状软骨的止点，注意勿损伤喉上神经外支。继续向上分离时可将甲状舌骨肌浅面的肌膜一起保存在皮瓣上，这样可增加血供。完成皮瓣制备工作后，将舌骨下肌皮瓣通过下颌骨内侧的颊颈通道移入受区缺损部位，测量皮瓣的长度以评估是否可满足受区的要求。对皮瓣达到受区后其蒂部无张力者，做带动、静脉蒂的舌骨下肌皮瓣，该例皮瓣有颈外浅静脉和甲状腺上静脉两条回流静脉。相反，对于甲状腺上静脉短而皮瓣较难达到受区，皮瓣在达到受区时蒂部张力大引起甲状腺上静脉回流障碍者，需将甲状腺上静脉从颈内静脉上剪下，用无损伤针线缝合颈内静脉破口，做吻合甲状腺上静脉和颈外浅静脉（面静脉）的舌骨下肌皮瓣。

（11）修复舌及口底缺损：将制备好的舌骨下肌皮瓣近端缝合于舌根，并修复患侧口底，远端作为舌前部，缝合颊黏膜及下唇。颈前缺损可采用滑行法直接缝合，也可用同侧横行胸部筋膜皮瓣修复颈部供区缺损。切取胸筋膜皮瓣的要点是要将胸大肌筋膜包括在皮瓣内，宁可损伤胸大肌肌纤维，也不可损伤其肌筋膜。

3. 舌骨下肌皮瓣修复法讨论与剖析　根据笔者经验，结合舌骨下肌皮瓣回流静脉的选用，皮瓣的制备可分为三种类型：①经典的舌骨下肌皮瓣；②保留变异静脉的舌骨下肌皮瓣；③切断静脉再吻合的舌骨下肌皮瓣。

1993年3月至1999年9月，笔者工作单位针对部分甲状腺上静脉回流障碍，设计了切断静脉再吻合的舌骨下肌皮瓣的手术方法，改良了传统手术切口的设计，采用同侧舌骨下肌皮瓣一期修复口腔肿瘤手术后缺损38例，包括切断静脉再吻合的舌骨下肌皮瓣6例、带动静脉蒂舌骨下肌皮瓣32例。其中以颈外浅静脉和甲状腺上静脉两根静脉为回流静脉的有5例，以面总静脉和甲状腺上静脉两根静脉为回流静脉的有3例，以一根甲状腺上静脉为回流静脉的有24例，临床获得了较满意的疗效。本例病例为保留颈外浅静脉和甲状腺上静脉两根静脉为蒂的舌骨下肌皮瓣。

改良的手术方法参照了传统舌骨下肌皮瓣的手术步骤，但有以下不同：①根据缺损大小设计皮瓣面积，先做舌骨下肌皮瓣上、下横切口线，再做内、外侧垂直切口线。延长该瓣下切口线达肩关节内侧。自下唇正中向下做阶梯形线交于该瓣的内侧切口线。术中再切开患侧的下龈颊沟切口，向患侧翻开面颈部皮瓣可以完成原发灶和颈清扫术。②针对部分舌骨下肌皮瓣易发生甲状腺上静脉回流障碍的问题，手术中注意保留同侧颈外浅静脉（面静脉）备用。先完成皮瓣制备工作，测量皮瓣的长度以评估是否可满足受区的要求。对皮瓣达到受区后其蒂部无张力者，做带动、静脉蒂的舌骨下肌皮瓣，然后完成功能性颈淋巴结清扫术和口腔癌原发灶切除术。相反，对甲状腺上静脉短而皮瓣较难达到受区，皮瓣在达到受区时蒂部张力增大引起甲状腺上静脉回流障碍者，需将甲状腺上静脉从颈内静脉上剪下，用无损伤针线缝合颈内静脉破口，做吻合甲状腺上静脉和颈外浅静脉（面静脉）的舌骨下肌皮瓣，然后完成功能性颈淋巴结清扫术和口腔癌原发灶切除术。此外，口腔癌伴颈淋巴结转移需做颈内静脉切除者，可将甲状腺上静脉从颈内静脉上剪下，切除颈内静脉，做吻合甲状腺上静脉和颈外浅静脉的舌骨下肌皮瓣。术中注意保持颈外浅静脉终端汇入颈内静脉处血液通畅，然后完成根治性颈淋巴结清扫术和口腔癌原发灶切除术。

国内外文献报道舌骨下肌皮瓣坏死率在7%～47%，分析其主要原因是肌皮瓣静脉蒂短引起静脉回流障碍。解决问题的思路有：①肌皮瓣设计时，一般保留本侧一个甲状腺上静脉蒂即可，但是本组病例中，有8例保留两根回流静脉，占21.1%。术后肌皮瓣完全成活，这类有颈外浅静脉或面总静脉作为回流静脉的肌皮瓣，甲状腺上静脉一般比较短小，保留舌骨下肌皮瓣的非常见型静脉有利于肌皮瓣成活。②从手术中观察，甲状腺上动脉起始点位于甲状腺上静脉汇入颈内静脉处的内上方，其行程一般呈"乙"字形，该动脉血压较高，管壁弹性大于伴行静脉。

舌骨下肌皮瓣静脉蒂实际可利用的长度短于动脉蒂，而甲状腺上静脉长度变化较大。其原因是甲状腺上静脉汇入点有四种不同形式：①以独立干注入颈内静脉；②以甲面总干注入颈内静脉；③与咽喉静脉汇合汇入面总静脉；④先注入面后静脉，再经面总静脉注入颈内静脉。有些独立干形式的甲状腺上静脉注入颈内静脉的位置偏低，静脉行程短，制备的皮瓣不能移植到受区。本组6例切断静脉再吻合的舌骨下肌皮瓣的甲状腺上静脉均为独立干形式，术中观测甲状腺上静脉长度为1.5~2.5cm。根据受区需要，皮瓣短2~4cm，通过吻合静脉后皮瓣延长2~5cm。术后6例肌皮瓣完全成活。切断静脉再吻合的舌骨下肌皮瓣，解决了部分舌骨下肌皮瓣因甲状腺上静脉短引起该皮瓣的静脉回流障碍的问题，提高了皮瓣的成活率。其他三种形式中，甲状腺上静脉注入颈内静脉的位置高，行程较长，通过断扎与该瓣静脉回流无关的属支，游离静脉下，一般静脉蒂的长度可满足受区的需要。本组以一根甲状腺上静脉作为回流静脉的舌骨下肌皮瓣有24例，术中将皮瓣移到受区均无张力，皮瓣红润。术后23例完全成活，1例皮瓣远心端皮肤坏死约5%，剪除坏死皮肤后，皮瓣成活。分析皮瓣边缘坏死的原因是皮瓣较大，边缘折叠，受到挤压。

对于颈部根治性放疗术后、同侧甲状腺切除术后、同侧颈部感染或同侧颈深上淋巴结转移累及甲状腺上动脉和静脉者，忌用舌骨下肌皮瓣，根据具体情况可选用胸大肌皮瓣、斜方肌皮瓣、游离前臂皮瓣、游离股外侧肌皮瓣等方法修复口腔部缺损。

改良手术切口设计的优点是：①减少了传统手术切口设计的颌下切口，术中切开患侧的下龈颊沟切口，翻开面颈部皮瓣，手术视野暴露好，适用于舌、口底口颊黏膜、舌根等部位缺损的修复。②术后减少了颌下切口的手术瘢痕，有利于容貌的改善。③皮瓣下界可延长到锁骨上缘下方2cm处，有利于延长肌皮瓣的长度。

切断静脉再吻合的舌骨下肌皮瓣，根据需要可以切除颈内静脉做同侧根治性颈清扫术，克服了带动静脉血管蒂舌骨下肌皮瓣只能部分切除颈内静脉的缺点，扩大了手术适应证，其临床应用价值有待深入研究。

带颈横神经的舌骨下肌皮瓣，术后舌部皮瓣的皮肤有感觉，保留该神经对舌功能的影响和帮助有待进一步研究。

全麻手术应注意清醒前护理，及时吸出口内分泌物。做预防性气管切开者，应注意气管切开护理。肺功能减退者应做预防性气管切开。

在笔者工作单位没有全面开展游离皮瓣修复肿瘤术后缺损的治疗项目之前，舌骨下肌皮瓣是修复舌及口腔肿瘤术后缺损的重要修复方法之一。但是舌骨下肌皮瓣制备时供血血管变异较大，颈部淋巴结转移较多较大时会影响颈淋巴结清扫的速度，甚至不易清扫干净，晚期颈淋巴结侵犯颈内静脉需行根治性颈淋巴结清扫者需行静脉搭桥。另外，术后颈前直线伤口及供瓣区拉拢缝合后伤口存在张力，颈部术后普遍瘢痕明显。在我们全面开展显微外科后，该皮瓣逐步被各种游离皮瓣取代。在尚未开展显微外科的单位，舌骨下肌皮瓣仍不失为非常实用有效的修复手段。

（二）前臂皮瓣修复法

前臂桡侧或尺侧游离皮瓣行舌缺损修复或再造术，被认为是在游离皮瓣移植中较为常用的方法，因其可用于多种舌缺损的修复。

1. 适应证　对舌体各类大型缺损，对舌体一半、舌大部、舌横断缺损或全舌缺损等均适用，但以舌体一半或舌横断缺损的修复效果最好。

2. 手术方法

（1）皮瓣设计：根据舌体组织缺损的范围和大小，前臂桡侧皮瓣的形状可设计为以下三种形式。①血管蒂与皮瓣长轴平行的长方形皮瓣，此型适用于舌体横断切除后舌体组织缺损的修复。②血管蒂与皮瓣长轴垂直的长方形皮瓣，此型适用于舌体一半或大部切除后缺损的修复。③血管蒂与皮瓣长轴成一定角度的肾形皮瓣，此型适用于全舌切除后舌腹及舌尖的修复。肾形皮瓣的近端做舌腹与口底前创面的修复，皮瓣远端做舌尖修复。可单用一块皮瓣修复，也可视情况再设计一块舌形皮瓣覆盖其上,做瓦合修复。

把血管蒂与皮瓣设计成一定的角度,有利于血管蒂与面部动、静脉吻合时不发生扭曲,且容易在舌再造时折叠造型。

皮瓣的大小,应视每位患者舌体原来的大小而定。根据尸体测量,舌体平均长度为6.9cm,舌根的平均长度为2.8cm,舌体最大宽度为5cm。

皮瓣的宽度以4~5cm较为适宜,长度以6~9cm较为适宜。稍小无大影响,过大可影响患者语言及吞咽动作。

皮瓣血管蒂的长度,可根据血管吻合的部位而定:如在患侧,血管蒂的长度一般为7~9cm;如在健侧,可延长2~3cm。若将头静脉与颈外静脉吻合,桡侧皮神经与耳大神经吻接,一般均应较动脉蒂为长。

受区吻合血管的检查较之供区更为重要;因供区解剖关系多属正常,而受区常因放疗、化疗、手术或外伤性瘢痕等因素,血管变硬,管壁内膜增厚,无法利用。对此术前应详细检查,并做好充分的预测。

(2)手术步骤:手术分组同时进行,以舌癌舌体半侧切除为例。供区组进行前臂桡侧皮瓣切取。受区组常规进行舌癌一侧舌颌颈联合根治术。

最后,在供区将前臂皮瓣血管蒂离断,先切断头静脉并检查头静脉血液回流情况,回流好证明头静脉可用,回流不好证明头静脉不能用来做回流血管,只能吻合桡动脉伴行静脉,后切断桡动脉。前臂延长切口分层缝合,供瓣区常需切取腹部或腿部的中厚或全厚皮片植皮,妥加包扎。受区组前臂皮瓣血管蒂用肝素液处理后,将血管神经蒂由口底隧道导入颈部,导入时避免血管扭转或损伤。先将皮瓣边缘与正常舌体边缘做数针固定缝合,后在手术显微镜下进行血管吻合。一般采用患侧血管吻合,我们常用甲状腺上动脉吻合,静脉与颈内静脉行端侧吻合。如患侧需行根治性颈淋巴结清扫,可吻合在对侧。当确认吻合血管通畅后,健侧颌下伤口缝合,放置引流,植入口内的皮瓣进行缺损修复和折叠造型,完成舌再造术。前臂皮瓣由于皮下组织少,延展性不大,切取皮瓣后常需植皮,增加了供皮区的手术创伤。在切取皮瓣不需太大时我们尝试将皮瓣分成两部分,切取皮瓣后再将两块皮瓣拼合起来修复创面,这样供瓣区就可直接拉拢缝合,减少了手术创面。另外前臂皮瓣切取了一根主要的供血血管,势必影响手的血供,这也是前臂皮瓣的缺点之一。

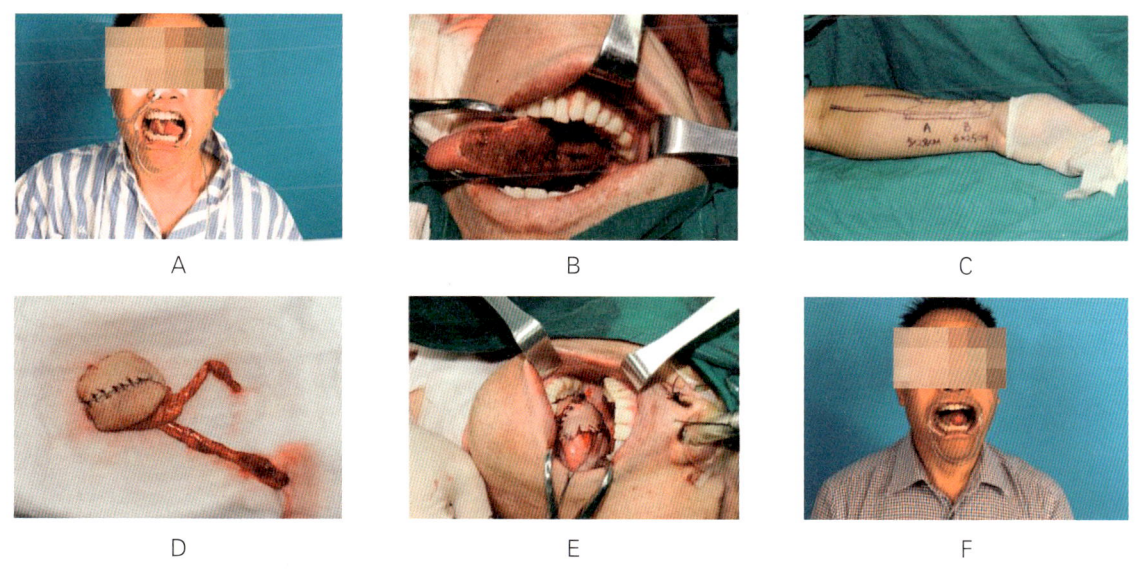

图46-53 右舌癌肿块切除+双叶前臂桡侧皮瓣游离移植术

A.肿块外观 B.术中肿块切除后外观 C.双叶前臂桡侧皮瓣设计 D.皮瓣切取完成并拼接 E.术中皮瓣修复即刻外观 F.术后8个月随访

典型病例:患者男性,39岁,发现右侧舌缘肿块1月余,入院后完善检查,诊断考虑舌癌。行右舌癌肿块切除+双叶前臂桡侧皮瓣游离移植术,术后皮瓣成活良好,恢复顺利,患者满意(图46-53)。

(三)股前外侧皮瓣游离移植

供血血管为旋股外侧动、静脉降支,股前外侧皮瓣组织量丰富,适用于舌、头颈等全身各部位的缺损。

股前外侧皮瓣修复具有以下优点:①股前外侧皮瓣供瓣区巨大,可带部分股前外侧肌,便于术中塑形,特别适用于全舌再造。②皮瓣可携带感觉神经,做成带感觉神经的游离皮瓣,对术后语音及进食恢复起很大作用。③皮瓣的血管蒂——旋股外侧动脉降支及伴行静脉血管解剖恒定,管径较粗,适宜吻接。且该血管为非主干血管,切取后不会对供区血运造成影响。④大腿外侧供瓣区大多数可直接拉拢缝合,无须植皮,日后供区仅遗留线性瘢痕。⑤手术可以分两组同时进行,节省手术时间。

典型病例:患者男性,47岁,舌部疼痛10个月,发现舌肿块1月余。入院后行舌癌联合根治+游离股前外侧皮瓣修复术。术中病理报告为高分化鳞癌。术后皮瓣成活良好,患者满意(图46-54)。

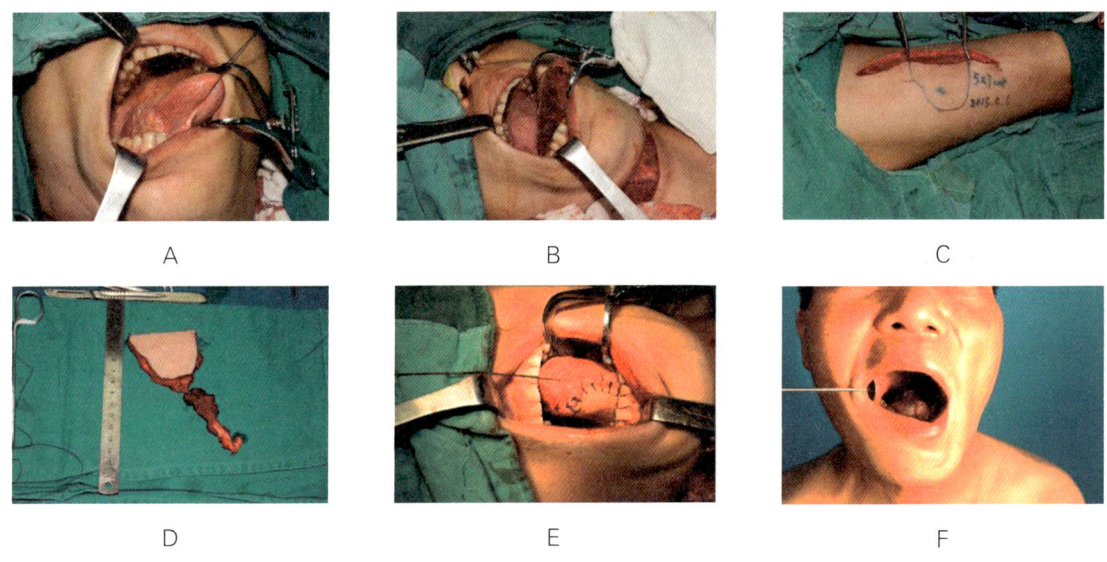

图46-54 舌癌联合根治+游离股前外侧皮瓣修复术
A. 术前外观 B. 肿块彻底切除后术中所见 C. 股前外侧皮瓣设计 D. 股前外侧皮瓣切取完毕 E. 皮瓣血运重建后术中所见 F. 术后3个月随访

近年来有学者尝试使用带感觉神经的股前外侧穿支皮瓣重建舌缺损,具体做法是:在获取皮瓣时切取股前外侧皮神经前支和中间支,使用10-0显微线将切取神经与舌神经进行端端或端侧吻合。术中神经吻合方式包括神经外膜缝合或神经束膜缝合。术后随访发现部分患者重建舌缺损的皮瓣在一定程度上恢复了浅感觉功能。

(四)腹壁下动脉穿支皮瓣

1. 定义 腹壁下动脉穿支皮瓣(DIEP)是仅以腹壁下动脉穿支为蒂的穿支皮瓣,该皮瓣由于保留了腹直肌、前鞘及支配腹直肌的肋间神经,仅切取腹直肌肌穿支血管作为供血血管,既具有腹直肌的所有优点,又避免了术后腹壁薄弱及腹壁疝的风险。

2. 适应证 腹壁下动脉穿支皮瓣组织量丰富,适用于舌、口底、舌根大范围缺损者,也可做成很小的皮瓣修复小的缺损。

(五) 上臂外侧皮瓣

上臂外侧皮瓣具有以下优点：①上臂外侧皮瓣较薄，皮肤弹性好，适合修复保留下颌骨的舌部分切除；②供瓣区部位隐蔽，可直接拉拢缝合，无须植皮，且皮瓣供血血管为桡侧副动脉后支，非主干血管，切取后对上肢血供无影响；③可携带感觉神经，制备成带感觉神经的游离皮瓣，将感觉神经与舌神经吻合可获得部分感觉恢复。

上臂外侧皮瓣具有以下缺点：①皮瓣血管蒂较短，管径较小，需要较好的显微外科技术水平。②供瓣区取材有限，不适宜大面积缺损的修复，一般取瓣6cm宽可直接拉拢缝合，术后仅遗留线性瘢痕。如不能拉拢缝合则需植皮，将留下非常明显的瘢痕。

(六) 胸大肌肌皮瓣

胸大肌肌皮瓣可行带蒂转移，亦可行血管吻合。供血血管为胸肩峰动静脉。组织量丰富，适用于全舌、口底、舌根缺损的修复。

(七) 岛状斜方肌肌皮瓣

岛状斜方肌肌皮瓣可带蒂转移。供血血管为颈横动静脉或枕动脉、耳后动脉及上部斜方肌组织。组织量丰富，适用于全舌、口底、舌根缺损的修复。

(八) 其他修复方法

根据手术医师的技术能力还可选择其他修复方法。

1. 腹直肌肌皮瓣游离移植　供血血管为腹壁下动静脉。组织量丰富，适用于全舌、头颈部缺损的修复。

2. 背阔肌肌皮瓣游离移植　供血血管为胸背动静脉。组织量丰富，适用于全舌、口底缺损的修复，可同时携带肩胛骨或肋骨修复颌骨缺损。

（周晓　李赞　龙剑虹　田睟）

第七节　口腔颌面部洞穿性缺损的修复重建

一　口腔颌面部洞穿性缺损概述

颊癌（carcinoma of the buccal mucosa）、牙龈癌（carcinoma of the gingiva）、舌癌（carcinoma of the tongue）、口底癌（carcinoma of the floor of mouth）、腭癌（carcinoma of the palate）等是常见的口腔恶性肿瘤，由于解剖位置和生物学特点，晚期肿瘤侵犯口颊后一般生长较快，向深层浸润穿过颊肌至皮肤，向四周蔓延到颌骨、翼下颌韧带等处；术后复发性的口腔癌由于解剖结构的紊乱及自然屏障的消失，肿瘤生长范围常常更广、更隐蔽。对该类肿瘤的治疗是以手术为主的综合性治疗，行根治性手术或扩大切除后常可导致面颊、口底、颈部或腭部形成洞穿性缺损（perforated defect），其中以颊部洞穿性缺损最为常见。

由于口腔颌面部与上颌骨、下颌骨、鼻腔、鼻翼、舌根、喉、腮腺等关系密切，口腔颌面部洞穿性缺损涉及面部皮肤、肌肉及口颊黏膜，甚至涉及口角、上下唇、上下牙槽突及颌骨、腮腺、眶内容、颅底、鼻翼、颈部血管等复杂缺损，修复难度很大，口腔颌面部洞穿性缺损的修复尤其是功能重建，一直是口腔颌面、头颈外科、整形外科和修复重建医师所面临的一项极具挑战性的课题。

（一）应用解剖

颊是口腔前庭的侧壁，由外至内可分为六层，即皮肤、皮下组织、颊咽筋膜、颊肌、黏膜下层及黏膜层。口颊的上下分别以口腔的上下穹隆为界，前界为口角，后界为翼下颌韧带。在颊脂垫中，有颊神经、血管及腮腺导管通过，皮下组织中有面神经、三叉神经的分支、面动脉及面前静脉通过。颊黏膜略呈矩形，邻接咽腔与软腭，借紧连的结缔组织固着于颊肌的内筋膜，并随颊肌的收缩而相应移动。颊黏膜组织内含丰富的黏液腺和混合腺，腺体位于黏膜的固有弹力层和颊黏膜之间。腮腺导管在嚼肌前缘转向内侧，穿越颊脂垫及颊肌，在正对上颌第二磨牙冠相应的颊黏膜处开口，于口腔形成腮腺导管乳头。

颊黏膜的深面由颊肌支撑。颊肌起于翼下颌韧带及上下颌骨的毗邻部分，肌纤维向前参入口轮匝肌中。在颊肌与皮下组织之间有颊筋膜紧贴并覆盖颊肌浅面，颊筋膜后份与咽筋膜相连续。在颊肌的后外侧面与嚼肌、笑肌和颧大肌之间含有由薄层筋膜包裹的颊脂垫（buccal fat pad），颊脂垫内延伸至翼突上颌裂，贴于上颌骨骨膜及颊肌后份；向前伸入颊间隙，有腮腺导管、面神经颊支、面静脉通过；向后延伸入翼腭凹，交绕翼腭凹内的血管神经并与周围的结缔组织相连；向上于颞浅及颞深间隙内延伸至颞肌前缘和颧骨颞面之间；下后方进入翼颌间隙。颊脂垫通过与各间隙内的脂肪及结缔组织相连，成为颊部恶性肿瘤侵犯深部后迅速扩散的通道，有些分期较早的颊癌术后迅速复发并广泛侵犯就是基于这些解剖通道的播散。

颊淋巴结有1～5个不等，位于颊筋膜深面及颊肌浅面之间，约在腮腺导管下方1cm处，主要收集上颌后区淋巴。面淋巴结位于下颌骨下缘上约1cm处的嚼肌前缘、面动脉的前后，收集下颌后区及颊部淋巴，其输出管主要至颌下淋巴结或颈二区淋巴结。颊部的血液供应主要来自面动脉、眶下动脉和面横动脉，彼此之间有众多的吻合支。颊部运动由面神经上下颊支支配，感觉则由三叉神经上下颌支管理。

（二）病理

口腔黏膜由复层鳞状上皮覆盖，富含黏液腺和混合腺。颊癌和牙龈癌以鳞癌为主，约占90%，其次为腺源性上皮癌，其中以腺样囊性癌居多。口腔疣状癌好发于颊黏膜。腭癌由于腺体较多，易发生腺性上皮癌，以黏液表皮样癌最多，鳞癌其次。

颊癌极易侵犯黏膜下层而累及肌层，并呈浸润性生长，扩展至颊部各层组织，甚至穿透皮肤，同时向紧邻的唇、牙龈、牙槽、颌骨、软硬腭、咽侧、舌根、喉及翼颌间隙扩展。

（三）临床表现

口腔癌常在白斑或黏膜下纤维性变基础上发展而来，患者常有嚼食槟榔的习惯。有溃疡形成时患者极易当成一般溃疡而忽略，往往出现张口受限或颌下出现淋巴结时才就诊。溃疡型常伴有感染、疼痛、出血等；外生型肿瘤可长得很大，甚至影响咀嚼、吞咽、呼吸等；疣状癌则发展较隐蔽，早期常无自觉症状。

（四）治疗

术后形成洞穿性缺损的患者往往病变为较晚期，一般采用手术为主的综合治疗。术前常采用化疗，术后行放疗。

手术为治疗口腔癌最主要的手段。手术原则及要点如下：

1. 足够的深度 颊癌或牙龈癌累及颊部肌层者，应常规做口颊的洞穿性切除。硬腭癌侵犯骨质者应做硬腭的洞穿性切除，软腭癌常常需做全层切除。

2. 足够的边界 应在癌瘤可判断的边界以外2~3cm的正常组织处切除。癌症位于口颊前份者，应包括口角的上下唇一并切除；邻近上龈颊沟者，应含上颌牙槽突一并切除；邻接下龈颊沟者，应含自下颌骨乙状切迹至下颌骨体部的边缘一并切除；有张口受限或侵犯下颌骨者，应包含下颌骨升支或体部一并切除；侵犯上牙龈者应做上颌骨部分切除或全切；波及翼颌韧带区者，应包括下颌支前份及上颌结节部一并切除，并注意清除咽侧前份及翼区受累组织。术中肿瘤边缘常规送快速冰冻切片检查。

3. 颈淋巴清扫术 临床未发现淋巴结者，行颈部Ⅰ、Ⅱ、Ⅲ区功能性淋巴清扫术；发现颈淋巴结肿大而无结外浸润者，行全颈功能性淋巴清扫术；颈淋巴结较大并有结外浸润者，行根治性淋巴清扫术，并探查对侧颈部Ⅰ、Ⅱ、Ⅲ区，送快速冰冻切片检查，如有淋巴转移，则行对侧颈淋巴清扫术。在施行颌颈根治术时，应特别注意清除干净面动脉旁、下颌舌骨肌深面、翼内肌深面、甲状腺上动脉旁、咽旁淋巴结，这些部位淋巴结隐蔽，容易转移，往往是术后很快复发的根源。

4. 尽量保留正常的组织 如悬雍垂、口角、未被肿瘤侵犯的神经等。腮腺导管如长度足够，则于修复后边缘重新开口，如长度不够则结扎导管，术后如有腮腺瘘可于腮腺部位行放疗（5次为3Gy）。

5. 单纯的硬腭缺损可采用一期修复，也可采用术后赝复体覆盖分隔口鼻腔 软腭缺损、口颊洞穿性缺损原则上均采用一期修复，如同时合并颌骨缺损，可以采用腓骨-皮瓣一期修复，或一期以软组织瓣修复洞穿性缺损，骨缺损留待二期修复。

二 口腔颌面部洞穿性缺损修复重建的方法

口腔颌面部洞穿性缺损常常包含多种组织或器官的缺损，修复重建难度非常大，必须考虑到修复后颊部口内外两层组织均应有完整的上皮覆盖，还要注意修复缺损后组织的厚度和皮肤质地，以达到重建颊部的功能与外形最大限度的恢复。在修复口腔洞穿性缺损的同时，应尽量减少供区的损伤及供区的数量，最大限度保护供区的功能与外形，同时在供区部位选择上更加隐蔽，例如以往常用的额瓣由于其外形的影响现在已很少应用。以往供瓣组织常用各种带蒂皮瓣，具有一定的局限性。由于不同组织同一血供的解剖特点以及显微外科技术的发展，许多癌症的根治性手术加洞穿性缺损的一期修复获得了成功。经过手术、放疗、化疗等综合治疗后，患者的生存率和生存质量得到了较大的提高，这是口腔颌面部肿瘤治疗历史上一次十分重要的进展。目前对洞穿性缺损的修复方法有多种多样，各有优缺点，可根据患者的局部缺损情况及全身状况、医师自身业务水平选择合适的修复手段：带蒂或游离皮瓣、一瓣或二瓣。目前，临床上常有以下几种修复方式：

（一）一瓣折叠修复

这是临床上常用的修复方式。由于皮瓣折叠，故需要较大的组织量。一般选用游离皮瓣，也有文献报道用胸大肌或斜方肌皮瓣折叠修复，但血管蒂常不够长。可选用皮瓣、肌皮瓣以及骨肌皮瓣。一般情况下以股前外侧皮瓣、腹直肌皮瓣或腹壁下动脉穿支皮瓣、前臂皮瓣、背阔肌皮瓣应用最多。

股前外侧皮瓣由于其位置隐蔽、不需改变体位即可同时实行双组手术而显著缩短手术时间、取材量大、血管蒂较长较恒定等诸多优点成为修复口颊洞穿性缺损最常用的皮瓣。湖南省肿瘤医院头颈外科自2005年开始应用该皮瓣以来共完成1000余例,远远超出其他皮瓣,展示了该皮瓣在修复肿瘤术后缺损中的强大生命力。该瓣有2～4个主要穿支,因此可以保留2个以上穿支,这样皮瓣即使做得很长、折叠或全层切开皮肤,也可以保证充足的血运。此外,该瓣还可携带股外侧肌用以充填上颌骨或颅底缺损,对于皮瓣太厚可采取修薄皮瓣的办法。用该皮瓣修复前口颊洞穿性缺损或腭部缺损仍显臃肿,因此累及前口颊及口角或额瓣的洞穿性缺损最好挑选较薄的皮瓣。

腹直肌皮瓣是以腹壁下动脉为蒂的肌皮瓣,具有位置隐蔽、可双组手术、取材量巨大、血管蒂较长较恒定、供瓣区能直接拉拢缝合而不需要植皮等优点,适合于口颊巨大洞穿性缺损或上下颌骨、颅底、眶内容等复合缺损的修复。缺点是需切取部分或一侧的腹直肌,削弱了腹壁力量,增加了腹壁疝的可能性,尤其是女性患者的皮瓣常太厚。为保证腹壁的强度,常常采用组织补片加固缝合腹直肌后鞘及腹膜的方法。

腹壁下动脉穿支皮瓣(DIEP)是以腹壁下动脉穿支为蒂的皮瓣。由于该瓣仅切取穿支支配的皮肤及皮下脂肪,保留了腹直肌、前鞘及其支配肌肉的神经,最大限度地保留了腹壁的完整性,因此该瓣具有腹直肌皮瓣所有的优点而克服了其缺点,可以取代部分腹直肌皮瓣。但该皮瓣对操作者的要求很高,切取较复杂。

前臂皮瓣较薄,血管恒定,血管蒂较长,取瓣简单,多被用作修复唇颊部的全层洞穿性缺损、前口颊缺损或合并鼻翼的颊部洞穿性缺损。可将皮瓣分为内外两块,一块充作黏膜,另一块充作皮肤。将两瓣之间的表皮去除,与创缘缝合而使洞穿性缺损封闭。由于前臂皮瓣较薄,因此应注意只能去除表皮而不能全层切除皮肤,否则有可能影响前端皮瓣的血供。修复全层上下唇或软腭时,只需将皮瓣本身对折即可完成黏膜与皮肤层的修复或软腭的修复,折叠处因充作唇缘或软腭缘,故无须去除表皮或皮肤。前臂皮瓣修复口颊洞穿性缺损的缺点是牺牲了一条主要动脉而影响了手部的血供;口颊缺损常常范围较大,特别是修复后口颊或者复合缺损时,前臂皮瓣取材量常不够,修复后局部凹陷影响外形;另外,供瓣区植皮后的瘢痕明显影响外观,很多要求较高的患者不能接受,且增加了一个取皮的创面。

背阔肌皮瓣及肩胛皮瓣也是选择做口颊洞穿性缺损一期修复的供瓣,可形成双岛修复。所不同的是,由于皮瓣较厚,在折叠处可全层切去皮肤或切开皮肤皮下而不致于干扰血运,肌肉可以填塞口底颈部或颅底等处的无效腔。缺点是需翻动体位,无法行双组手术而延长了手术时间,供瓣区如不能拉拢则常需植皮(图46-55)。

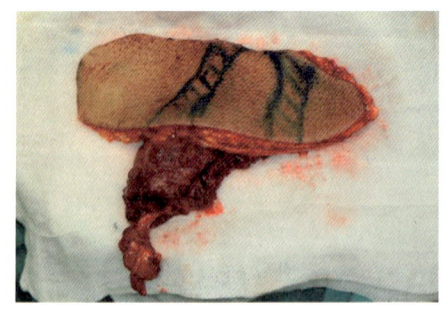
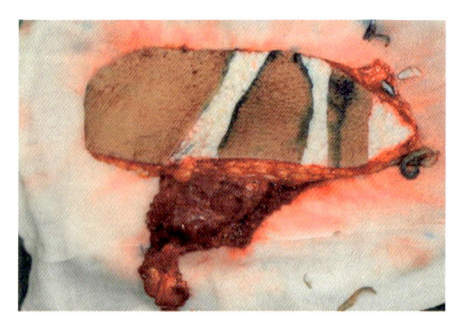

A   B

图46-55　折叠背阔肌皮瓣

口底区及颈部皮肤洞穿性缺损的修复所需肌肉量较大,可以选用胸大肌皮瓣填塞口底及上颈部的无效腔。皮瓣双岛交界处的皮肤也可全层去除或切开皮肤及皮下直达肌肉层,使两块皮瓣分开较远、活动度增大但不至于牺牲皮瓣组织量,以利创缘缝合。胸大肌皮瓣是修复头颈部缺损最经典、最实用的皮瓣，优点是血运丰富可靠、操作简便、取材量大、不需吻合血管和容易在基层医院开展，修复面颊或口颊一面缺损一般没问题。其缺点是皮瓣折叠修复口颊全层缺损，特别是靠近较上位置的缺损时，胸大肌皮瓣血管蒂长度常显不够；胸大肌皮瓣较厚，不适合修复前口颊缺损；年轻女性不太适合做胸大肌皮瓣。

在设计折叠组织瓣的大小时，应注意将折叠区所消耗的组织面积计算在内。为使折叠后远端皮瓣不受影响，应尽可能将折叠处设计在受区创缘的最厚处，务使其折叠部创缘能呈钝圆形，而不是呈尖角形，这就要求使折叠部创缘的表皮或皮肤切除部分稍宽一些，至少应达1.5～2cm或者更多。行骨肌皮瓣折叠式修复的设计要注意骨段放置的方向与皮瓣位置的关系，特别要注意口内皮瓣的位置设计；只有精确的设计才能保证移植组织的正确就位，不致扭曲，同时能将骨段及固定钛板妥善包裹保护。

软腭缺损的修复可采用较薄的前臂、足背等皮瓣折叠；也可采用在皮瓣背面植皮修复鼻腔面创面；还可采用股前外侧皮瓣游离移植，利用股前外侧皮瓣的阔筋膜修复软腭鼻腔面。

（二）一游离瓣、一带蒂瓣移植

对面上部、唇颊部的洞穿性缺损，可用额瓣（轴型带蒂瓣）加前臂或肩胛游离皮瓣的方法，前者多用作衬里，后者多用作外层覆盖。对面下部及颈上部洞穿性缺损，可用带蒂胸大肌皮瓣加前臂游离皮瓣修复；有时亦可用颈项皮瓣（或上斜方肌皮瓣）加肩胛游离皮瓣修复。对洞穿性缺损合并下颌骨缺损的患者，可采用腓骨-皮瓣、腓骨瓣修复下颌骨缺损，所带腓动脉穿支皮瓣同时修复口颊及牙龈缺损，面颊部采用邻近皮瓣或另一块游离皮瓣修复。

（三）双游离组织瓣移植

双游离组织瓣移植常用于修复除口腔洞穿性缺损外还合并其他组织的复合缺损，如合并有上下颌骨的缺损、合并有鼻的缺损，这种复杂缺损用一块皮瓣折叠往往很难修复满意，常采用双游离组织瓣移植修复。双游离组织瓣移植在某种程度上意味着至少必须吻合四条血管，即两根动脉、两根静脉。无疑，为了保证移植成功，要求更高的血管吻合技巧。临床上亦多选择腓骨-皮瓣加股前外侧皮瓣或背阔肌皮瓣加前臂皮瓣的方法。此法特别适用于颅颌联合根治术后的缺损，既可充填无效腔保护脑组织，又可形成新的腭部及恢复面部缺损。四个吻合口需要有两根动脉、两根静脉以供吻合。对于受区供血血管不足的患者，换言之，如只有一根动脉、一根静脉可供选用时，则可选择以前臂皮瓣作为桥梁瓣（或称中间瓣），在前臂皮瓣另一端的动、静脉与另一前臂皮瓣或其他肌皮瓣吻合，此种皮瓣亦可称为串联皮瓣。在众多的皮瓣中，前臂皮瓣最适宜作为串联皮瓣的桥梁瓣，因为它是一种动脉网干型皮瓣，血管两端管径大致相似；股前外侧皮瓣的供血血管旋股外侧动脉降支、腓骨瓣的供血血管肺动脉远端亦可作为桥接血管。大部分皮瓣末端血管管径纤细，很难作为吻合的血管。

（四）双轴型带蒂瓣移植

这种方法在没有开展显微外科的医院临床实际应用较多，皮瓣的选择可根据患者具体洞穿性缺损的情况设计。对面颊部或口底颈部的洞穿性缺损，修复口腔黏膜可选择颈阔肌皮瓣、舌骨下肌皮瓣、额瓣、颏下皮瓣等作为衬里；对面颈部皮肤的外层覆盖可采用胸三角皮瓣、胸大肌皮瓣、斜方肌皮瓣等。某些情况下亦可设计颈部滑行皮瓣修复面颈的中小型皮肤缺损。

（五）一蒂二瓣或多瓣移植

随着解剖学的发展及穿支皮瓣的临床应用越来越广泛，一蒂二瓣或多瓣的方式得到越来越多的临床应用。可以采用一根主干血管的多个分支或多个穿支，根据缺损的需要设计成一蒂二瓣或多瓣形式。典型的是以肩胛下血管为总血管蒂，可同时制备一块肩胛皮瓣及另一块背阔肌皮瓣，甚至肩胛骨瓣，以肩胛下血管的分支胸背血管及旋肩胛血管分别维持血液循环。股前外侧皮瓣也可根据不同的穿支设计成一蒂二瓣。这种皮瓣的优点是只需吻合一套血管、两个皮瓣之间的自由度大，适用于颌面颈部的各型洞穿性缺损，同时整复两层组织及其间的组织缺损。另外，由于两个皮瓣可单独设计，在切取较大皮瓣时供区仍可直接拉拢缝合，最大限度地保护了供区的外形和功能。

以旋股外侧动脉降支的两个穿支制备成一蒂二瓣，二瓣由于拥有各自的穿支供血，可自由拼合修复大面积缺损或瓦合折叠修复洞穿性缺损（图46-56，图46-57）。

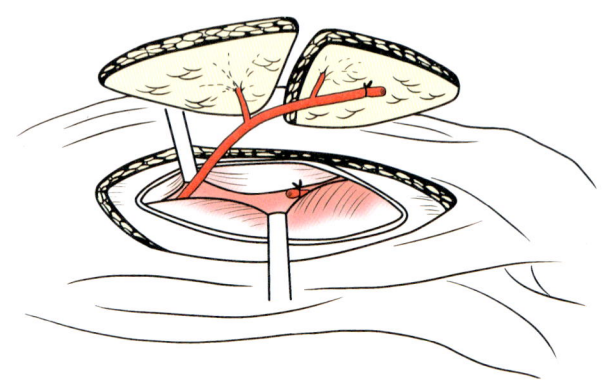

图 46-56　双叶皮瓣示意图

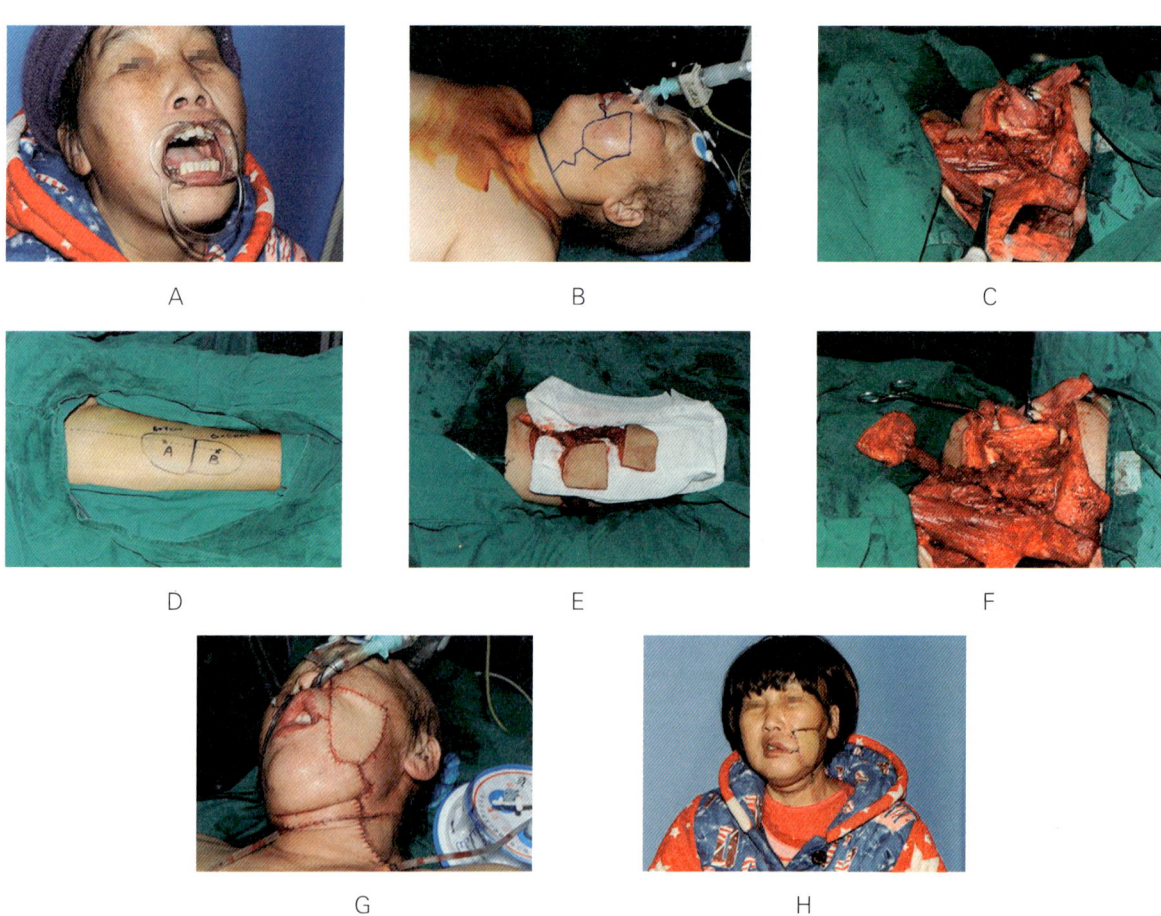

图 46-57　双叶股前外侧穿支皮瓣修复口颊部洞穿性缺损实例

为适应面颊部外为皮肤、内为黏膜的独特构造，我们于2006年开始应用带腹壁下动静脉的腹膜瓣-穿支皮瓣进行面颊洞穿性缺损的修复，取得了较好疗效。手术方法：脐旁1cm为皮瓣内侧缘，皮瓣上缘可达脐水平上3～4cm，形成一长方形皮瓣。切开皮瓣外侧缘达腹外斜肌腱膜浅面，向脐分离起皮瓣，于腹直肌前鞘浅面可见1～2支较大穿支穿过前鞘进入皮瓣。切开皮瓣下方沿腹壁下动脉体表投影而设计的附加切口，于穿支旁切开前鞘直达下方，向外侧分离起前鞘，暴露腹直肌外侧缘、腹壁下血管及后鞘，再沿穿支切开部分腹直肌，解剖出到总干的分支后再辨认解剖出腹壁下动静脉进入后鞘及腹膜的分支。按设计切开后鞘及腹膜，剪取所需大小后鞘腹膜瓣附于血管蒂上，同时将脐旁皮瓣从腹直肌间隙内及肋间神经下穿出，形成的复合瓣为一蒂二瓣形式。断扎血管蒂后，分层缝合腹膜、腹直肌、前鞘及腹壁皮肤，腹带加压包扎。术中要注意保护从外上方斜行入腹直肌的第10、11、12肋间神经，避免将其切断引起相应的功能障碍。原发灶手术结束后，将复合瓣置于缺损处，脐旁皮瓣朝皮肤侧修复面颊部缺损，后鞘腹膜瓣置于口腔侧修复口颊黏膜缺损，两瓣瓦合修复颊部洞穿性缺损。两瓣间置橡皮引流条以避免积液，腹壁下动静脉分别与颈部血管吻合。与其他组织瓣相比，该瓣修复颊部复合洞穿性缺损具有一些优点：利用同一条血管蒂可形成一蒂二瓣形式，再造后的颊部可基本恢复外为皮肤、内为黏膜的颊部特有结构。供区仍遗留腹直肌及前鞘，保留了腹壁的主要结构，降低了腹壁膨出和腹壁疝的可能性，为唇颊复合缺损中红唇的缺损修复提供了一种新方法。

在以往的文献中关于唇颊复合缺损中的红唇修复方法很少，大多仅由皮瓣重叠出口裂的形态。而通常采用的舌瓣及邻近黏膜瓣方法也很难应用于此类缺损。带腹壁下动静脉的腹膜皮瓣表面皮肤细腻、肤色较淡，比较适合修复面部软组织缺损，同时其皮瓣血管蒂较长，可达10～13cm，血管口径也较大，利于吻合。此外，该皮瓣不需折叠使用，所取皮瓣相对较小，供区可直接拉拢缝合而无须植皮增加新的手术创面。但在临床观察中，我们也注意到该瓣具有以下一些缺点：①由于后鞘及腹膜缺损，供区在围术期出现腹壁裂开的可能性增大，因此对于所取后鞘腹膜瓣宽度较大时最好在腹膜供区处用人工补片修复，以降低腹膜张力，同时局部腹带保留3周以上；②后鞘腹膜瓣在3周后其表面色泽明显变淡呈黄白色，同时出现明显的收缩，可能与其下方缺乏黏膜下结构有关，为避免出现张口受限，建议患者术后早期作张口练习。

（六）腹壁全层复合组织瓣

对于口颊的洞穿性缺损，可以采用以腹壁下动脉为蒂的腹壁全层复合组织瓣修复，利用复合组织瓣的腹膜面修复口颊面黏膜缺损，利用皮瓣皮肤面修复面部皮肤缺损，但此方法只适用于腹壁比较薄的患者。另外，此术式牺牲了腹直肌及腹直肌前后鞘，造成术后腹壁薄弱，易发生腹壁疝，一般需用组织补片加固腹壁。

（七）单一皮瓣加植皮

修复腭部洞穿性缺损时，皮瓣折叠或双皮瓣瓦合常显臃肿，可采用单一皮瓣修复，在皮瓣的组织面植皮修复鼻腔面，还可利用股前外侧皮瓣深面的阔筋膜或前臂皮瓣、足背皮瓣的筋膜面作为鼻腔面的衬里。采用此种方法修复时一定要注意血管蒂穿入皮瓣的位置靠近皮瓣边缘，这样易于将血管蒂很好地包埋于咽侧的软组织内，如皮瓣血管穿支部位暴露于鼻腔侧易引起血管痉挛致皮瓣坏死。还有人提出仅行一瓣移植，另一面创面打包任其自行愈合的手术方法，因皮瓣术后易感染坏死导致手术失败和术后出现瘢痕挛缩的机会较多，一般不宜采用。

三、口角洞穿性缺损的处理

口角位于口裂的两侧，上下唇结合处，平对第1磨牙，主要由皮肤、口轮匝肌（口角轴）及唇黏膜组成。上下口轮匝肌在口角轴处汇合，因此口角也是口轮匝肌环的重要部分。口角的功能为闭唇，同时也是面部重要的美学单元。口角功能缺失会存在闭合不全、流涎、言语不清、唇部畸形，影响患者身心健康。口角重建的目的不仅仅包括口轮匝肌环功能重建，同时要尽可能恢复红唇外形，保持双侧口角静态时的对称性。

口颊累及口角的患者，术中肿瘤切除后，往往面颊、口颊黏膜及口角均需要修复。针对该类患者，目前多采用传统的邻近皮瓣转移、游离皮瓣（如股前外侧皮瓣、前臂皮瓣、胸大肌皮瓣等）折叠或者植皮修复，这些方法能很好地修复创面，但是术后外形不满意，无法重建口轮匝肌的闭合功能和红唇外形。周晓等尝试采用腹壁下动静脉的腹膜皮瓣修复取得一定的效果，但是腹膜瓣在3周后表面色泽变淡，开始出现收缩，且供瓣区切取范围大时需要采用补片修复。术后存在口角闭合不全、流涎、唇红黏膜不连续等缺陷，影响患者言语、进食和外观。

Robotti等将弹性红唇瓣运用于口角重建中，取得满意的修复效果和美容效果。2001年，Yokoo Y.采用前臂皮瓣或腹直肌肌皮瓣结合红唇推进瓣修复口颊癌洞穿术后缺损，重建了口轮匝肌的功能，缺点是将红唇推进瓣与皮瓣缝合，术后口角处重建的效果仍较差。Vaienti等将弹性红唇瓣用于修复上唇缺损，一期修复效果满意。

虽然目前口腔颌面部洞穿性缺损的修复方法比较多，但由于口腔颌面部洞穿性缺损的复杂性，常涉及多器官、多组织的缺损，现在所有的修复方法远未达到功能的重建，特别是大面积的复合缺损，术后皮瓣挛缩致张口受限、骨组织大量缺失致术后面部塌陷、唇的修复、口角的修复、下睑外翻等问题都有待进一步解决。

（李赞　周晓　杨丽嫦）

第八节　下咽癌术中咽部黏膜和颈部皮肤缺损的修复

一　概述

喉癌和下咽癌是头颈部常见的恶性肿瘤。目前针对喉癌和下咽癌的治疗主要采用手术为主、放疗为辅的治疗方式，手术切除肿瘤将严重影响患者的发音及进食功能。在保证手术切除干净的前提下，对喉及下咽黏膜的缺损进行修复可以完全或部分恢复喉的发音功能，晚期喉癌和下咽癌累及颈部皮肤时，不仅要对咽腔黏膜缺损进行修复，还需要对颈部皮肤缺损进行修复，以期提高患者的生存质量和生存率。

二　保留喉功能的下咽与颈段食管切除术后的一期功能重建

（一）下咽侧壁缺损的修复

颈前肌皮瓣整复：部分梨状窝和半喉切除者，采用颈阔肌肌皮瓣一期整复喉及梨状窝缺损，恢复喉功能。手术方法：在甲状软骨板水平做颈前及颈阔肌矩形皮瓣，大小为3cm×6cm～4cm×8cm，上平甲状软骨上缘，下平环状软骨，切开皮肤颈阔肌，深达舌骨下肌群肌膜，前游离缘过中线到对侧，外达胸锁乳突肌前缘并以此为蒂，相当于一扇能转动的门。前游离缘过中线，蒂部在胸锁乳突肌前缘；从前缘3cm左右再次将表层断层皮片从颈阔肌皮瓣上掀起，做成同一轴蒂的双皮瓣。甲状软骨后缘进入咽腔，在保护梨状窝内侧壁和破裂的同时，切除原发灶并进行颈淋巴清扫，病理切缘证实无癌残留后，将底层颈阔肌皮瓣转入咽腔，游离缘与咽后壁黏膜缝合，与其对应的皮瓣皮肤缘与梨状窝内侧壁及破裂外侧黏膜缝合，关闭咽瘘口。最后将掀起的皮片复位到颈前，与周围皮肤缝合，皮肤缺少的部分可以从周围作移行皮瓣缝合。颈阔肌皮瓣血运丰富，可提供约10cm×5.5cm大小的皮瓣，而且肌质薄，取材方便，创伤较小，成功率较高。颈部接受过放射治疗及同侧面动脉切除者不宜采用颈阔肌皮瓣修复。

（二）颏下皮瓣修补下咽缺损

颏下皮瓣血运来源于面动脉的分支。颏下动脉起始于下颌骨下方约5mm处，向前走行于颌下腺的上缘、下颌舌骨肌浅面、二腹肌前腹，沿途发出1～4根动脉穿支到达颈阔肌和颏下皮肤，颏下动脉有1～2根伴行静脉汇入面静脉。制备皮瓣时，在皮瓣的上切缘平下颌骨下缘约2cm做切口，保护面动静脉及面神经下颌缘支，切除颌下腺及其周围淋巴结，注意保护到颏下皮瓣的血管分支和穿支，皮瓣包括皮肤、颈阔肌和部分二腹肌前腹。制备的皮瓣最大可达6cm×8cm，厚1～2cm，血管蒂长6cm。在行颈淋巴清扫的时候，注意保护颌外动静脉不受损伤。切除喉癌及下咽癌的原发灶后，将颏下皮瓣转入咽腔，将皮瓣的皮肤与咽部及残喉黏膜缝合，修补半喉切除术后的一侧下咽缺损。男性患者的咽腔皮瓣有胡须长出是其缺点，术后半年左右可用二氧化碳激光点射毛囊祛毛，减轻患者因胡须刺激咽部引起的不适感。颏下皮瓣距咽腔很近，旋转方便，供血的面动静脉和颈前静脉可以获得较好的保护，是早中期下咽癌保留喉功能的主要修复方法之一。

典型病例：患者，男性，56岁，因吞咽不适感2个月入院。电子喉镜检查示右侧梨状窝新生物，活检病理结果显示高分化鳞癌，入院诊断为右侧梨状窝癌。全麻下行咽侧切开下行右侧梨状窝癌扩大切除＋右侧颈清扫＋颏下皮瓣修复右侧梨状窝。术后病检报告示（右侧梨状窝）高分化鳞癌，右颈1枚淋巴结见癌转移，切缘均未见癌（图46-58）。

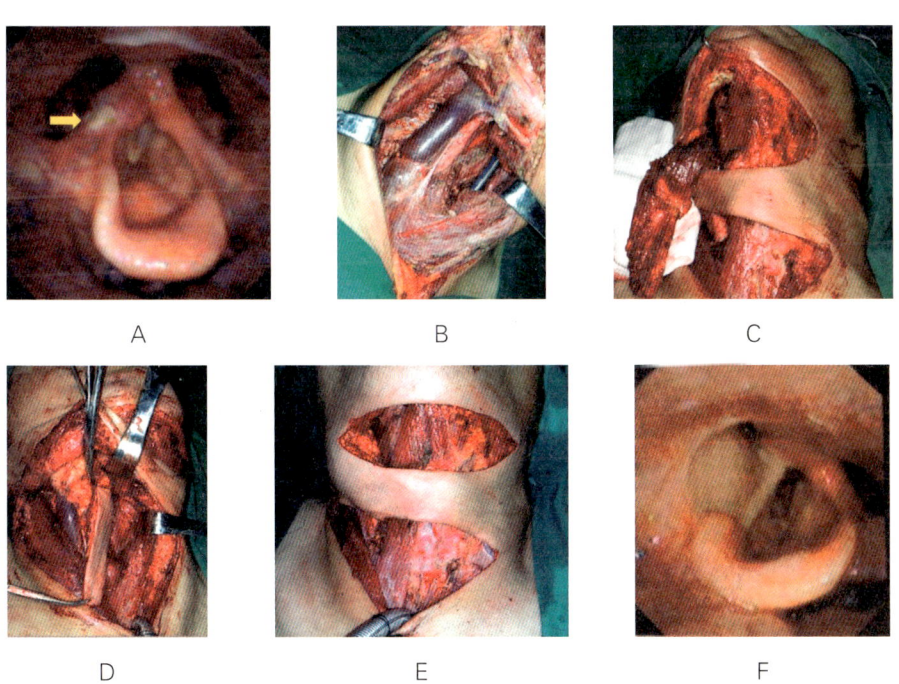

图46-58　右侧梨状窝癌切除＋右侧梨状窝颏下皮瓣修复
A. 术前电子喉镜检查示右侧梨状窝溃疡灶（如图中箭头所示）　B. 右侧梨状窝癌扩大切除及右侧颈清扫术后外观　C. 制备颏下皮瓣　D. 颏下皮瓣修复右侧梨状窝　E. 颏下皮瓣修复梨状窝完成　F. 术后7个月患者说话声音质量恢复同术前，电子喉镜下见喉腔内的皮瓣愈合良好，左侧声带活动良好

(三)下咽后壁缺损的修复

下咽后壁缺损可采用植皮、前臂皮瓣、游离空肠、颈阔肌皮瓣进行修复。仅切除下咽黏膜层时不用修复,可任其自愈或植以裂层皮片。缺损处植以裂层皮片时,周边与咽后壁黏膜缘对位缝合,中间以3-0丝线间距1cm钉缝于椎前筋膜。彭解人报道应用脱细胞的人工组织补片修补咽后壁缺损,因其基本结构是胶原网架,异体皮产生的免疫反应主要作用于表皮细胞、真皮中的成纤维细胞和内皮细胞等成分,而真皮中的非细胞成分细胞外基质蛋白和胶原蛋白相对无免疫活性。修复咽后壁缺损后,周围的黏膜细胞沿着组织补片的支架爬行,最后覆盖整个缺损区而成为黏膜上皮,这种修复方式的咽瘘发生率低,术前和术后放疗也不影响组织补片的移植。也可通过咽侧切开途径制备颈阔肌皮瓣并将其覆盖咽后壁缺损。咽后壁较大的缺损需进行精心的手术重建,前臂桡侧游离皮瓣因其厚度适中,已成为不需较厚软组织修复皮肤和黏膜缺损的合适皮瓣,是最理想的下咽重建材料,与黏膜严密缝合修复后可使患者的吞咽功能恢复到满意的效果。距左腕近侧横纹线3cm开始向上设计前臂皮瓣5cm×6.5cm,沿桡动脉的走向在前臂中线切开皮肤皮下及浅筋膜,保护并保留桡神经浅支。在肱桡肌和桡侧腕屈肌之间暴露桡动脉及伴行静脉,向上解剖,结扎各小分支动脉和静脉。将桡动脉及伴行静脉的远端在皮瓣的近腕端结扎切断,注意保护血管与皮瓣的紧密相连。在肱桡肌与旋前圆肌之间将血管蒂游离直到近肘关节5cm处结扎切断,使皮瓣的血管蒂长约10cm。皮瓣制作完成后,将桡动静脉与甲状腺上动静脉或面动静脉吻合。也可将皮瓣置于咽后壁适当位置,吻合血管前,先将皮瓣与黏膜缝合3/4。为避免食管狭窄,颈段食管后壁与游离皮瓣缝合时,可将食管后壁正中纵向裂开小部分,将皮肤楔形植入。

下咽后壁区T2及经选择的T3病变切除后,可用游离空肠修复。将远离系膜的空肠肠壁剖开,使肠管形成空肠片,与咽部缺损黏膜缘缝合,黏膜面作为咽腔黏膜,肠系膜动静脉与选择的适当动静脉吻合。下咽后壁癌侵犯食管者常造成大部分下咽、颈段食管缺损,可选择游离空肠修补下咽后壁缺损和颈段食管缺损,保留喉体的发音功能。空肠段修补食管入口以上咽缺损部分,应于肠段相对的系膜缘纵向裂开,以肠片形式整复咽部缺损,下段肠管环形与颈段食管残端吻合,肠系膜动静脉与选择的适当动静脉吻合。该手术相对简单,但肠系膜动静脉管壁薄,需要高水平的微血管吻合技术和临床经验。理想的供血动脉为面动脉、甲状腺动脉、舌动脉或颈横动脉。腹部手术组行上中腹部切口,选择移植空肠段,近心端的空肠段血管弓更丰富,更适合移植。空肠段也可在腹腔镜下切取获得,并发症更少。空肠段和食管进行端端吻合非常理想。理想的空肠段血管有一条动脉和一条静脉通向肠系膜根部,先不切断肠系膜内供应空肠的血管,等到移植时再进行处理。为保证肠段由上向下蠕动,需在肠壁做好标记,使肠段近心端与咽部吻合,远心端与颈段食管残端吻合,这种顺蠕动方式有利于吞咽。先将移植肠段植入颈部,并将鼻饲胃管插入肠段内,行咽-空肠吻合、空肠-食管吻合,再于显微镜下吻合血管。空肠段长度应适当,过长可使吞咽速度减慢。由于腹腔镜技术的成熟,供体空肠可在腹腔镜下获取,以减少腹腔并发症。

典型病例:患者,男性,59岁,因发现右颈部肿块1月余入院。体查颈软,气管居中。电子喉镜示下咽右侧壁及梨状窝见菜花状新生物。MR示右侧梨状窝肿物,右颈部淋巴结肿大。电子鼻咽喉镜示下咽右侧壁及梨状窝见菜花状新生物。入院诊断为下咽癌伴右颈淋巴结转移。在全麻下行全喉、全下咽及部分颈段食管切除+双侧颈清扫+空肠皮瓣修复。术后病理示(下咽病灶)高分化鳞癌,颈内静脉见癌侵犯,1枚淋巴结见癌转移,切缘均未见癌(图46-59)。

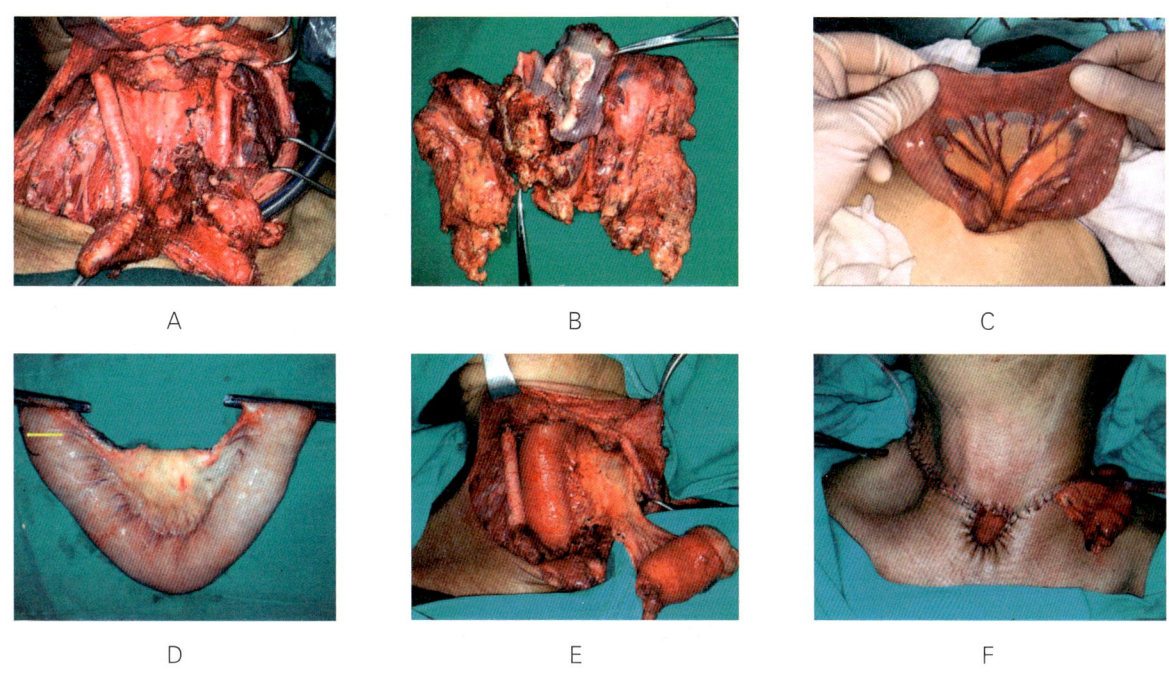

图 46-59 咽喉和部分食管切除＋空肠瓣修复下咽右侧壁缺损

A. 全喉、全下咽、部分颈段食管切除及双侧颈清扫术后外观 B. 术后标本 C. 制备空肠瓣 D. 切断空肠瓣时，在空肠瓣的近端用丝线作标志（如图中箭头所示） E. 空肠瓣修复，肠系膜动静脉分别与甲状腺上动脉和颈内静脉吻合 F. 手术完成，留取部分肠瓣为观察窗

（四）咽喉及颈段食管切除＋胃代食管及咽胃吻合术

部分患者的下咽癌侵犯颈段食管或原发颈段食管癌，需要行下咽、全喉切除。在食管多发肿瘤和切除的下切缘延伸到胸骨后时，无法用游离空肠修复食管缺损，可用胃上提修复咽部和食管的环形缺损，重建咽和颈段食管功能。

行气管切开全麻后，取平卧位，肩部垫高。做颈部大U形切口，切开皮肤、皮下及颈阔肌，分离皮瓣上到舌骨上缘，下到锁骨水平。切断甲状腺峡部，结扎甲状腺左叶血管，切除部分左侧甲状腺组织，暴露气管食管沟，探查上纵隔，评估咽喉癌或颈段食管癌是否能被切除。在经过评估肿瘤能切除后，即可同时进行颈部的原发灶切除和胃部游离手术。行颈部淋巴清扫术后，进行原发灶手术。结扎喉上动脉、环甲动脉，保留正常的甲状腺和甲状旁腺，切断气管，最后将喉体周围组织游离但不切断，与食管入口相连以便行全喉、全下咽及全食管的整体切除。当气管膜部与食管无法分离时，则需切除气管前壁和喉体，保留气管膜部及后壁与食管相连到下一步手术。手指或长器械分离胸部上段食管，将食管和喉体标本的前后左右游离，并分离周围组织逐渐游离到上胸段食管周围，直到游离食管到达气管嵴突水平。在分离食管周围组织时，注意对供应食管的血管结扎切断止血。

在决定行全食管切除＋胃上提代食管的手术后，胸腹组医师行上腹部正中切口，进入腹腔后探查肝、结肠，暴露胃前壁，切断横结肠韧带和脾胃韧带，游离胃体。分离结扎切断胃左血管、胃短血管。保留胃网膜右血管，胃右血管尽量保留，亦可予结扎切断。

剪开膈食管裂孔周围腹膜，游离食管下段。在食管下端或胃壁上做1.5cm大小的切口，插入食管拔脱器，从食管胸内向上将拔脱器头送达颈部。颈部食管解剖出来后切断。下端用粗丝线贯穿缝扎固定于拔脱器上，结扎线系长纱布条，术者手持拔脱器柄，持续缓慢地向腹腔方向牵拉，作内翻拔脱。一方面拔脱食管，一方面自纵隔上口带进纱布条至拔脱的食管床以压迫止血。拔脱的食管呈内翻状态，自食管下段或胃上之切口接出，纱布条上下端分别遗留在颈、腹切口之外。由于食管的血管及神经供应多由上而下进入食管壁，因此由上而下拉脱食管比较顺乎自然。也可从下向上拉脱食管，这时最好于食管下端将前后两条迷走神经作适当游离，并予以牵拉固定或切断，以免随食管内翻而难以脱离，食管拉到腹腔后切除。沿贲门胃小弯侧用切割缝合器做成约5cm宽的管状胃，于管状胃的最高处行浆肌层缝合，三根4号线作牵引线。将此三根牵引线结扎在食管床内的纱布条腹侧端，一般止血纱布条压迫10分钟左右。再从颈部上提纱布条，即可将胃从食管床带到颈部，与食管的残端或下咽部作吻合；先吻合后壁，再把十二指肠营养血管吻合口送入空肠上段，胃管送入管状胃内，再吻合前壁（图46-60）。

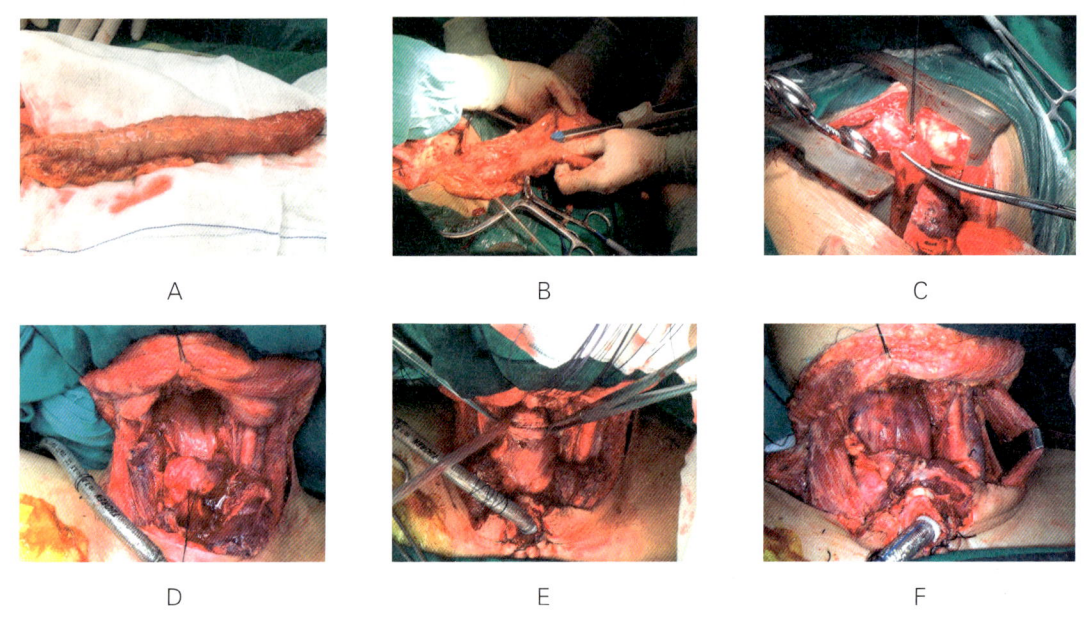

图46-60　胃代食管及咽胃吻合术
A. 管状胃制备　B. 切割器切除多余胃体　C. 食管拔脱　D. 胃体拉入颈部　E. 咽胃吻合　F. 咽胃吻合完毕

冲洗颈部伤口后，在术侧置放负压引流管2～3根，进行气管造瘘，缝合颈阔肌、皮下及皮肤。

常规腹部伤口冲洗后，分层关闭腹腔，于手术室常规行胸部X线片，如伴有液气胸时需进行胸腔闭式引流。

胃代食管的优点是一期修复上消化道，且只有一个吻合口，供血血管优于其他组织，而且吻合口不易发生狭窄和渗漏。目前用管状胃代食管后，其对心脏和纵隔的压迫减轻，并发症减少。

胃和十二指肠溃疡、胃肿瘤或胃部手术、胃右血管缺如或供血不足、曾对胸和纵隔或上腹部施行手术、咽部肿瘤累及口咽和下咽者，均视为胃代食管手术禁忌证。

（五）近全喉切除加发音管重建

一侧下咽内侧壁癌侵犯喉的范围较广时，保留部分喉具有一定难度，此时可以将一侧下咽癌和受侵的喉切除，保留健侧的杓状软骨和喉腔的后壁，将残存的喉腔黏膜和健侧的梨状窝黏膜及声门下缝合成一个直径约8mm的通气管道，切除第1、2气管软骨环，再将修剪后的气管壁缝合成顶端开口通向黏膜管的穹隆腔，术后压盖气管套管的管口，空气可从气管通过黏膜管进入咽腔，在口鼻腔的辅助下发出声音。

（六）咽喉切除＋胸大肌皮瓣修复术或股前外侧皮瓣修复术

侵犯喉、舌根及范围较大的下咽癌均需进行全喉切除或部分下咽切除，此时，由于咽部黏膜的缺损较大，很难关闭咽瘘口。胸大肌皮瓣是极好的修复咽部缺损的材料，它是以胸肩峰动脉的胸肌支为轴心血管的带蒂肌皮瓣，由于其厚实的胸大肌能保证皮瓣的良好血运，故曾被认为是万能皮瓣。一般来说，胸大肌皮瓣来自需要修补的咽部缺损的同侧胸大肌，在进行同侧颈淋巴清扫及全喉切除和（或）舌根切除及部分下咽切除后，根据咽部缺损的大小，设计胸大肌皮瓣的大小及肌蒂的长度。先测量锁骨中点到咽瘘缺损的远端距离，再从此点向下测量到胸大肌皮瓣远端的距离。切开内侧的胸大肌及皮肤后，将胸大肌从肋骨表面剥除直到胸大、小肌之间的肌膜间隙，在胸大肌的肌膜深面可以发现胸肩峰动脉的胸肌支，以此血管为轴心做成蒂宽约5cm的带蒂皮瓣转向颈部，将皮瓣的皮肤面朝向咽腔，与咽部残留黏膜缝合关闭咽瘘口。其肌蒂可以覆盖颈动脉而加以保护。另外，改良的胸大肌皮瓣可以更加适应不同的患者，例如针对女性患者，可以将皮瓣设计在乳腺内侧的长纵行皮瓣，将乳腺组织及乳房皮肤向外分离，仅切取胸大肌及内侧皮肤的肌皮瓣，肌皮瓣转向颈部后，即可将外侧的乳腺组织向内与切口皮肤缝合，可以基本保留乳腺相对正常的位置；若要求修补的皮瓣较大时，也可以设计成乳房组织内侧及下方的半月形皮瓣而保留乳房组织，肌皮瓣移去后，乳房归位后既可减少患侧乳房的畸形，又能覆盖胸内下部的皮肤缺损。当熟练掌握了显微外科技术时，可以优先采用游离股前外侧皮瓣修复咽部黏膜缺损。该皮瓣血管蒂较长，血管口径较大，吻合血管难度不大，安全性高，皮瓣供区较为隐蔽，避免了胸大肌皮瓣造成胸部供区瘢痕、畸形和肩关节活动障碍等缺点。

典型病例一：患者，男性，60岁，因喉癌入院术后放疗7个月，局部再发肿物半年伴呼吸困难进行性加重1个月入院。CT示喉腔内占位性病变，侵犯甲状软骨及颈部皮肤。入院诊断为喉癌术后复发。全麻下行全喉切除及下咽部分切除＋双侧颈淋巴结清扫＋胸大肌皮瓣修复下咽及颈部皮肤缺损。术后病检报告示（原发灶）高分化鳞癌，癌组织侵破甲状软骨并累及甲状腺右叶，切缘均未见癌。术后补充放疗（图46-61）。

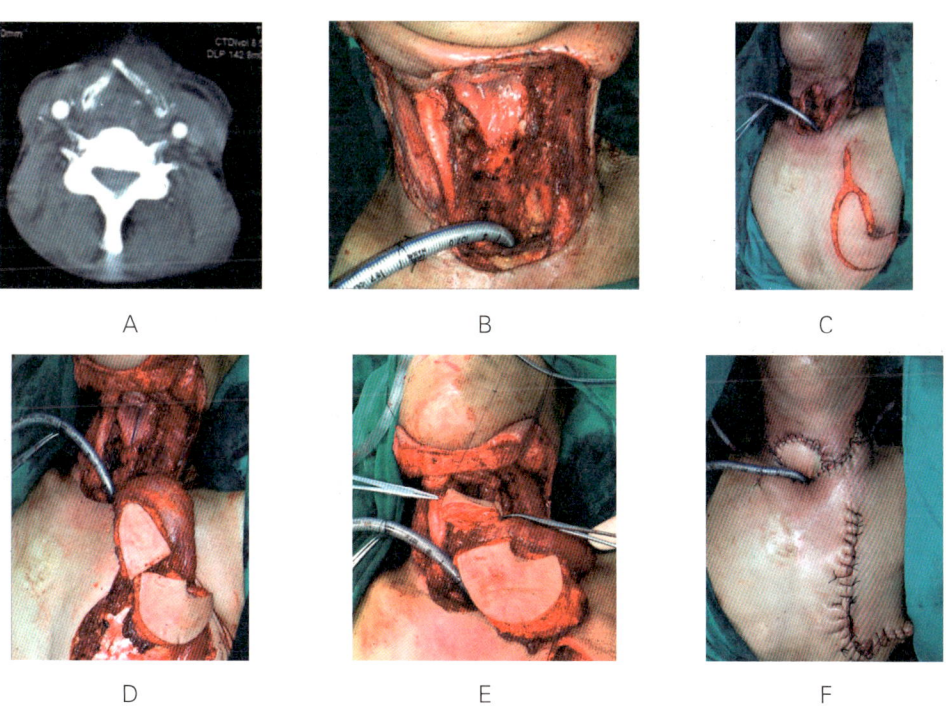

图46-61　咽喉切除＋胸大肌皮瓣修复下咽及颈部皮肤缺损
A. 术前CT示喉腔内占位性病变，侵犯甲状软骨及颈部皮肤　B. 全喉及下咽部分切除，切除受累的颈部皮肤及清扫双侧颈淋巴结　C. 制备胸大肌皮瓣　D. 将胸大肌皮瓣按咽腔及颈部皮肤缺损大小切开，一分为二　E. 一部分胸大肌皮瓣修复咽腔缺损，另一部分皮瓣修复颈部皮肤缺损　F. 手术完成

典型病例二：患者，男性，48岁，发现右颈肿物半月入院。PET/CT示右侧下咽处见异常放射性浓聚影，右颈部淋巴结肿大；下咽肿物活检病理示高分化鳞癌。入院诊断为下咽癌伴右颈淋巴结转移。全麻下行全喉、大部分口咽、大部分下咽切除＋双侧颈淋巴结清扫＋游离股前外侧皮瓣修复。术后病检报告示（原发灶）高分化鳞癌，右颈4枚淋巴结见癌转移，切缘均未见癌。术后补充放、化疗（图46-62）。

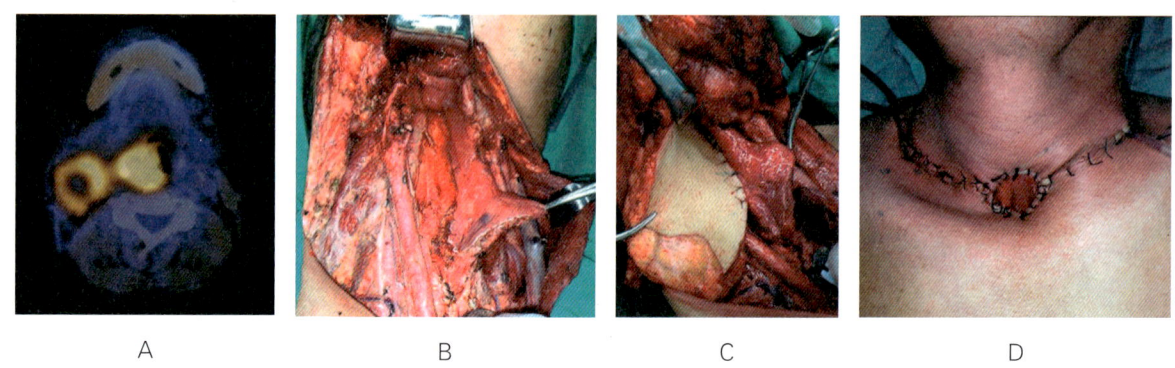

图46-62　咽喉切除＋游离股前外侧皮瓣修复口腔及下咽黏膜缺损

A. 术前PET/CT示右侧下咽见异常放射性浓聚影，右颈淋巴结肿大　B. 全喉、大部分口咽、大部分下咽切除及双侧颈淋巴结清扫　C. 游离股前外侧皮瓣修复口腔及下咽黏膜缺损　D. 手术完成

典型病例三：患者，女性，59岁，因癌行全喉切除术后22个月，左颈部进行性肿大5个月入院。PET/CT示咽腔左侧异常放射性浓聚影。入院诊断为下咽癌术后复发。全麻下行颈部复发灶扩大切除及下咽部分切除＋左侧颈淋巴结清扫＋游离股前外侧皮瓣修复咽腔及颈部皮肤缺损。术后病检示（颈部病灶）中分化鳞癌，切缘均未见癌。术后补充放疗（图46-63）。

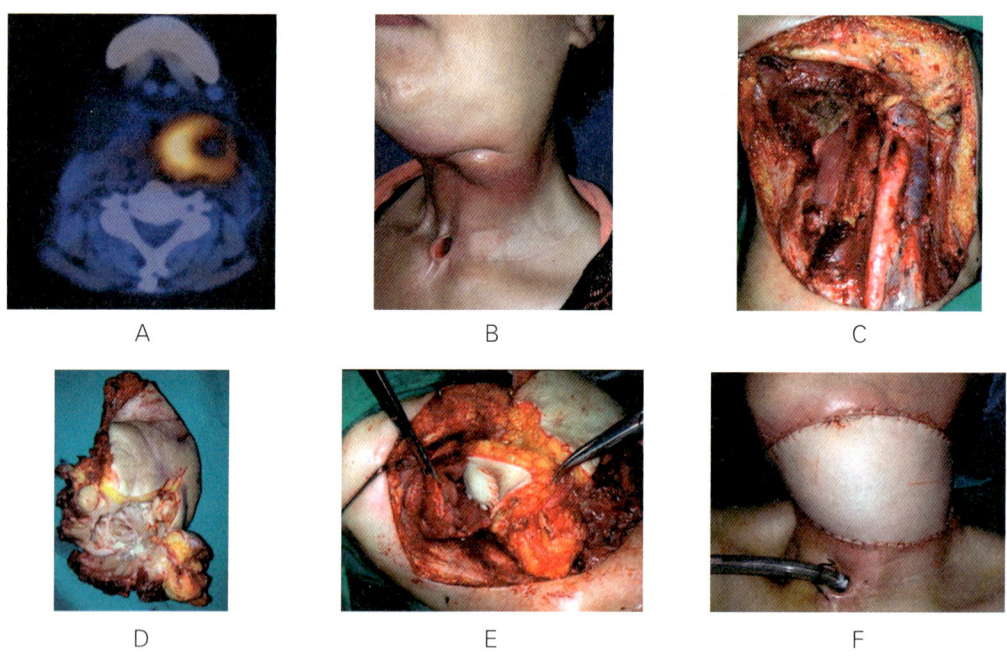

图46-63　颈部复发灶和下咽切除＋游离股前外侧皮瓣修复咽腔及颈部皮肤缺损

A. 术前PET/CT示咽腔左侧异常放射性浓聚影　B. 术前患者外观，颈部皮肤红肿　C. 扩大切除颈部复发灶、切除部分下咽及左侧颈淋巴结清扫　D. 术后标本，切开标本见颈部复发灶累及皮肤　E. 将股前外侧皮瓣切开，一分为二，一部分皮瓣修复咽腔缺损，另一部分皮瓣修复颈部皮肤缺损　F. 手术完成

随着穿支皮瓣的不断开发和应用，胸肩峰动脉穿支皮瓣也已成为一种较好的修复头颈部组织缺损的材料，且它距咽部和颈部的距离较短，在修复咽部黏膜缺损时更容易被接受。胸肩峰动脉穿支皮瓣的应用解剖：胸肩峰动脉起源于腋动脉，发出胸肌支、肩峰支、三角肌支、锁骨支，发出1～2支穿支支配胸部皮肤和皮下组织血运（个别患者没有穿支）。以锁骨下2～6cm为穿出点，在胸大肌的锁骨头和胸肋头之间的肌间隙或胸大肌肌肉内穿出进入皮肤。从穿出点到锁骨下动脉的血管蒂长约8cm。胸肩峰动脉穿支皮瓣的胸部供应区域上至第2肋上缘，下至乳头，内至胸骨旁，外至腋前线。可根据所修复的黏膜缺损的范围和锁骨的远端距离设计成纵行皮瓣和横行皮瓣。切开皮瓣的外侧切口后，在胸大肌的锁骨头和胸肋头之间的肌间隙寻找到穿支动脉，沿此穿支向上解剖胸肩峰动脉的主干，根据缺损设计皮瓣的大小，切开远端皮肤制备成胸肩峰动脉的穿支皮瓣。皮瓣可以在锁骨表面，也可以在锁骨深面转向颈部和颌面部修复头颈部组织缺损。清理好切除原发灶和行颈部淋巴清扫术的颈部术腔后，插入鼻饲胃管，将制备好的胸肩峰动脉穿支皮瓣转向颈部。为扩大食管入口，可将食管入口稍剪开，将皮瓣的尖端插入食管之间，用4-0可吸收线从食管段开始缝合，逐步向上缝合皮瓣和咽部残余的黏膜，最后关闭咽腔。当咽部黏膜环形全周缺损时，也可以将皮瓣卷成管状，上与舌根和口咽黏膜缝合，下与食管缝合，恢复经口进食的通道。

典型病例四：见图46-64。

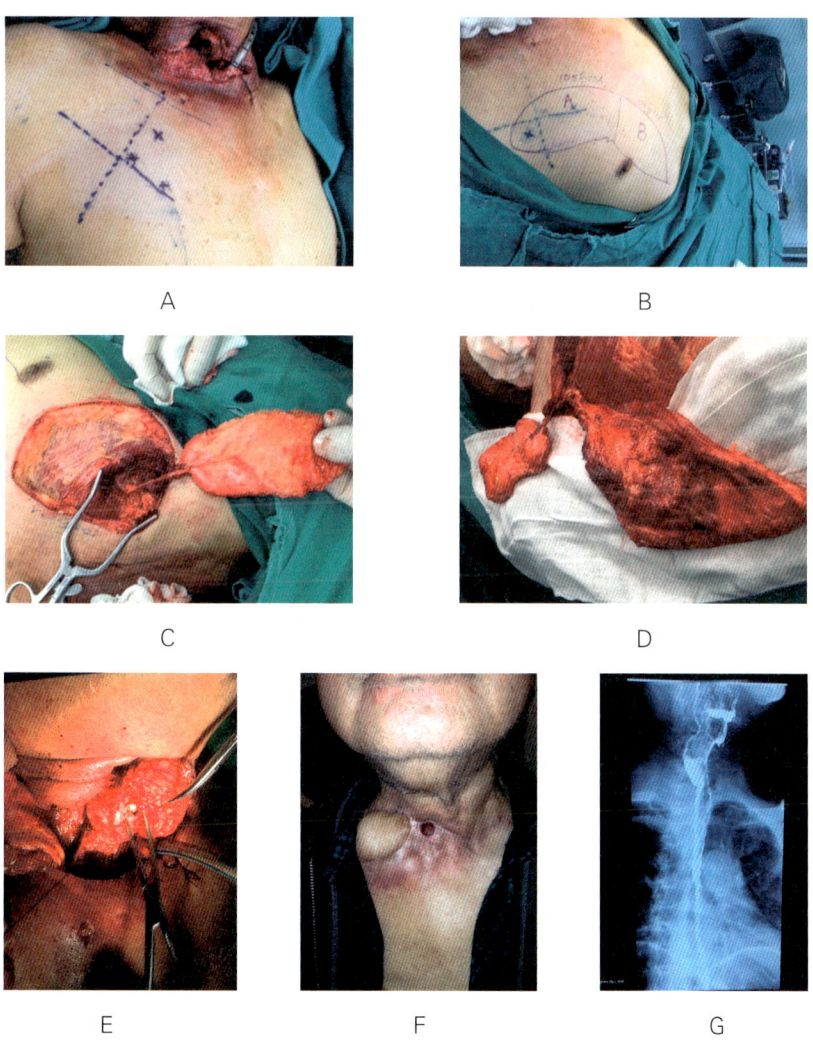

图46-64　胸肩峰动脉穿支皮瓣应用典型病例

A. 下咽癌伴糖尿病术后咽瘘和颈部皮肤缺损　B. 设计胸肩峰动脉穿支皮瓣重建颈段食管和咽腔，胸大肌皮瓣修复颈部皮肤缺损　C. 胸肩峰动脉穿支皮瓣　D. 胸肩峰动脉一蒂双岛携带穿支皮瓣和胸大肌皮瓣　E. 穿支皮瓣卷成筒状替代颈段食管和咽腔　F. 术后半年复查　G. 术后1年复查，进食基本正常，吞咽无明显梗阻

(七) 复杂咽喉部和颈段食管缺损的修复

对于复发的喉癌、下咽癌或复杂的咽喉癌,在切除病灶后,除了咽部黏膜缺损外,部分晚期患者还常伴有颈部皮肤缺损和颈段食管缺损,需要修补的缺损不仅有咽部黏膜、颈部皮肤,也有颈段食管缺损。随着医疗技术水平的逐步提高,面对患者强烈的求生欲望,临床上用两种或三种复合组织瓣修复咽、食管和颈部皮肤缺损的成功病例正逐渐增多。

(陈杰 黄文孝 张海林)

参考文献

[1] 王炜. 整形外科学[M]. 杭州:浙江科学技术出版社,1999:913-1009.

[2] 周晓,李赞,喻建军,等. 耳后皮瓣在眼睑恶性肿瘤切除术后缺损一期修复中的应用[J]. 现代肿瘤医学,2004,12(2):119-120.

[3] 周晓,李赞,喻建军,等. 眼睑恶性肿瘤切除术后缺损一期修复19例临床研究[J]. 肿瘤学杂志,2004,10(2):95-97.

[4] Gonzalez-Ulloa M, Castillo A, Stevens E, et al. Preliminary study of the total restoration of the facial skin[J]. Plast Reconstr Surg,1954,13(3):151-161.

[5] Burget G C, Menick F J. The subunit principle in nasal reconstruction[J]. Plast Reconstr Surg,1985,76(2):239-247.

[6] 张涤生. 张涤生整复外科学[M]. 上海:上海科学技术出版社,2002:333-337.

[7] Mclaren L R. Nasolabial flap repair for alar margin defects[J]. Br J Plast Surg,1963,16:234-238.

[8] Menick F J. Nasal reconstruction: forehead flap[J]. Plast Reconstr Surg,2004,113:100.

[9] Kobayashi S, Yoza S, Sakai Y, et al. Versatility of a microsurgical free-tissue transfer from the forearm in treating the difficult nose[J]. Plast Reconstr Surg,1995,96(4):810-815.

[10] Song R, Song Y, Qi K, et al. The superior auricular artery and retroauricular arterial island flaps[J]. Plast Reconstr Surg,1996,98(4):657-670.

[11] 韩岩,艾玉峰,雷永红,等. 耳后游离皮瓣移植修复鼻部分缺损[J]. 中华整形外科杂志,2002,18(4):204-205.

[12] Parkhouse N, Evans D. Reconstruction of the ala of the nose using a composite free flap from the pinna[J]. Br J Plast Surg,1985,38(3):306-313.

[13] Lin S D, Lin G T, Lai C S, et al. Nasal alar reconstruction with free "accessory auricle"[J]. Plast Reconstr Surg,1984,73(5):827-829.

[14] Shenaq S M, Dinh T A, Spira M. Nasal ala reconstruction with an ear helix free flap[J]. J Reconstr Microsurg,1989,5:63-67.

[15] Pribaz J J, Falco N. Nasal reconstruction with auricular microvascular transplant[J]. Ann Plast Surg,1993,31(4):289-297.

[16] Tanaka Y, Tajima S, Tsujiguchi K, et al. Microvascular reconstruction of nose and ear defects using composite auricular free flaps[J]. Ann Plast Surg,1993,31(4):298-302.

[17] Bakhach J, Conde A, Demiri E, et al. The reverse auricular flap: a new flap for nose reconstrution[J]. Plast Reconstr Surg,1999,104(5):1280-1288.

[18] Zhang Y X, Yang J, Wang D, et al. Extended applications of vascularized preauricular and helical rim flaps in reconstruction of nasal defects[J]. Plast Reconstr Surg,2008,121(5):1589-1597.

[19] Houseman N D, Taylor G I, Pan W R. The angiosomes of the head and neck: anatomic study and clinical

applications[J]. Plast Reconstr Surg,2000,105(7):2287-2313.

[20] Park C, Lineaweaver W C, Rumly T O, et al. Arterial supply of the anterior ear[J]. Plast Reconstr Surg, 1992,90(1):38-44.

[21] Uchinuma E, Ui K, Kenmochi M, et al. Nasal alar reconstruction using a reverse composite island flap[J]. Eur J Plast Surg,1990,13(5):229-331.

[22] Antia N H, Buch V I. Chondrocutaneous advancement flap for the marginal defect of the ear[J]. Plast Reconstr Surg,1967,39(5):472-477.

[23] Converse J M. Reconstruction of the auricle. I[J]. Plast Reconstr Surg Transplant Bull,1958,22(2):150-163.

[24] Hata Y, Hosokawa K, Yano K, et al. Correction of congenital microtia using the tissue expander[J]. Plast Reconstr Surg,1989,84(5):741-753.

[25] Gullane P J, Arena S. Palatal island flap for reconstruction of oral defects[J]. Arch Otolaryngol, 1977, 103(10):598-599.

[26] Martin D, Pascal J F, Baudet J, et al. The submental island flap: a new donor site. Anatomy and clinical applications as a free or pedicled flap[J]. Plast Reconstr Surg,1993,92(5):867-873.

[27] Tideman H, Samman N, Cheung L K. Immediate reconstruction following maxillectomy: a new method[J]. Int J Oral Maxillofac Surg,1993,22(4):221-225.

[28] Muzaffar A R, Adams W P Jr, Hartog J M, et al. Maxillary reconstruction: functional and aesthetic considerations[J]. Plast Reconstr Surg,1999,104(7):2172-2184.

[29] Triana R J Jr, Uglesic V, Virag M, et al. Microvascular free flap reconstructive options in patients with partial and total maxillectomy defects[J]. Arch Facial Plast Surg,2000,2(2):91-101.

[30] Brown J S, Rogers S N, McNally D N, et al. A modified classification for the maxillectomy defect[J]. Head Neck,2000,22(1):17-26.

[31] Uglesić V, Virag M, Varga S, et al. Reconstruction following radical maxillectomy with flaps supplied by the subscapular artery[J]. J Craniomaxillofac Surg,2000,28(3):153-160.

[32] Futran N D, Wadsworth J T, Villaret D, et al. Midface reconstruction with fibula free flap[J]. Arch Otolaryngol Head Neck Surg,2002,128(2):161-166.

[33] Brown J S, Jones D C, Summerwill A, et al. Vascularized iliac crest with internal oblique muscle for immediate reconstruction after maxillectomy[J]. Br J Oral Maxillofac Surg,2002,40(3):183-190.

[34] 孙坚,李军,张志愿,等. 钛网与前臂游离皮瓣闭合式三维重建上颌骨缺损[J]. 实用口腔医学杂志, 2002,18(4):291-293.

[35] 李军,孙坚,马宏涛. 个体化钛支架在构筑颌骨三维形态中的应用[J]. 口腔颌面外科杂志,2003,13(1):17-20.

[36] 孙坚,李军,张志愿,等. 上颌骨大型缺损的个体化三维闭合式功能性重建[J]. 中国口腔颌面外科杂志, 2003,1(1):3-7.

[37] 孙弘,孙坚. 颌面功能性外科学[M]. 上海:第二军医大学出版社,2003:366-390.

[38] 马宏涛,孙坚,李军,等. 上颌骨三维重建术后患者咀嚼功能的评价[J]. 华西口腔医学杂志,2005,23(1):29-31.

[39] 翁雁秋,孙坚,陈阳,等. 上颌骨缺损手术重建与赝复体修复的语音功能评价[J]. 中国口腔颌面外科杂志,2005,3(1):43-47.

[40] 孙坚. 上颌骨缺损的修复与重建[J]. 口腔颌面外科杂志,2005,15(1):5-8.

[41] Bidros R S, Metzinger S E, Guerra A B. The thoracodorsal artery perforator-scapular osteocutaneous (TDAP-SOC) flap for reconstruction of palatal and maxillary defects[J]. Ann Plast Surg,2005,54(1):59-65.

[42] Yazar S, Cheng M H, Wei F C, et al. Osteomyocutaneous peroneal artery perforator flap for reconstruction of composite maxillary defects[J]. Head Neck,2006,28(4):297-304.

[43] Arce K. Buccal fat pad in maxillary reconstruction[J]. Atlas Oral Maxillofac Surg Clin North Am,2007,15

(1):23-32.

[44] Sun J, Shen Y, Weng Y Q, et al. Lateral lip-splitting approach for total and subtotal maxillectomy[J]. J Oral Maxillofac Surg, 2009, 67(6):1197-1205.

[45] Brown J S, Shaw R J. Reconstruction of the maxilla and midface: introducing a new classification[J]. Lancet Oncol, 2010, 11(10):1001-1008.

[46] Sun J, Shen Y, Li J, et al. Reconstruction of high maxillectomy defects with the fibula osteomyocutaneous flap in combination with titanium mesh or a zygomatic implant[J]. Plast Reconstr Surg, 2011, 127(1):150-160.

[47] Shen Y, Sun J, Li J, et al. Special considerations in virtual surgical planning for secondary accurate maxillary reconstruction with vascularised fibula osteomyocutaneous flap[J]. J Plast Reconstr Aesthet Surg, 2012, 65(7):893-902.

[48] Adekeye E O. Reconstruction of mandibular defects by autogenous bone grafts: a review of 37 cases[J]. J Oral Surg, 1978, 36(2):125-128.

[49] Hidalgo D A. Fibula free flap: a new method of mandible reconstruction[J]. Plast Reconstr Surg, 1989, 84(1):71-79.

[50] Hidalgo D A, Disa J J, Cordeiro P G, et al. A review of 716 consecutive free flaps for oncologic surgical defects: refinement in donor-site selection and technique[J]. Plast Reconstr Surg, 1998, 102(3):722-734.

[51] Koshima I, Hosoda S, Inagawa K, et al. Free combined anterolateral thigh flap and vascularized fibula for wide, through-and-through oromandibular defects[J]. J Reconstr Microsurg, 1998, 14(8):529-534.

[52] 毛驰, 彭歆, 俞光岩, 等. 超声多普勒血流仪在游离腓骨瓣皮岛设计中的应用[J]. 现代口腔医学杂志, 2001, 15(6):442-444.

[53] Boyd J B, Gullane P J, Rotstein L E, et al. Classification of mandibular defects[J]. Plast Reconstr Surg, 1993, 92(7):1266-1275.

[54] Jewer D D, Boyd J B, Manktelow R T, et al. Orofacial and mandibular reconstruction with the iliac crest free flap: a review of 60 cases and a new method of classification[J]. Plast Reconstr Surg, 1989, 84(3):391-405.

[55] 竺涵光, 郑家伟, 顾章愉, 等. 腓骨瓣再造下颌骨时血管蒂的位置及吻合方法[J]. 口腔颌面外科杂志, 1998, 8(4):235-238.

[56] 胡永杰, 李思毅, 徐立群, 等. 血管化髂骨肌瓣同期牙种植体修复下颌骨体部缺损[J]. 中国耳鼻咽喉头颈外科杂志, 2004, 11(5):289-292.

[57] Kimata Y, Uchiyama K, Sakuraba M, et al. Deep circumflex iliac perforator flap with iliac crest for mandibular reconstruction[J]. Br J Plast Surg, 2001, 54(6):487-490.

[58] Kimata Y. Deep circumflex iliac perforator flap[J]. Clin Plast Surg, 2003, 30(3):433-438.

[59] 胡永杰, 钟来平, 徐立群, 等. 髂深血管蒂髂骨—腹内斜肌同蒂双岛状瓣修复下颌复合组织缺损[J]. 中华整形外科杂志, 2007, 23(4):273-276.

[60] 张陈平. 下颌骨重建术[J]. 口腔颌面外科杂志, 2005, 15(3):215-218.

[61] 竺涵光, 张陈平, 孙坚, 等. 腓骨肌皮瓣重建下颌骨的方法和经验[J]. 口腔颌面外科杂志, 2003, 13(2):158-161.

[62] Bähr W, Stoll P, Wächter R. Use of the "double barrel" free vascularized fibula in mandibular reconstruction[J]. J Oral Maxillofac Surg, 1998, 56(1):38-44.

[63] dos Santos L F. The vascular anatomy and dissection of the free scapular flap[J]. Plast Reconstr Surg, 1984, 73(4):599-604.

[64] Swartz W M, Banis J C, Newton E D, et al. The osteocutaneous scapular flap for mandibular and maxillary reconstruction[J]. Plast Reconstr Surg, 1986, 77(4):530-545.

[65] Uğurlu K, Sacak B, Hüthüt I, et al. Reconstructing wide palatomaxillary defects using free flaps combining bare serratus anterior muscle fascia and scapular bone[J]. J Oral Maxillofac Surg, 2007, 65(4):621-629.

[66] Schleier P, Hyckel P, Fried W, et al. Vertical distraction of fibula transplant in a case of mandibular defect

caused by shortgun injury[J]. Int J Oral Maxillofac Surg,2006,35(9):861-864.
[67] 李彤,张陈平. 下颌骨节段性缺损541例临床回顾性研究[J]. 中华口腔医学杂志,2006,41(12):705-708.
[68] 李祖兵,李智,刘凯. 同种异体冻干下颌骨移植修复下颌骨缺损的临床应用[J]. 口腔医学研究,2003,19(6):488-490.
[69] 陈新群,方厂云,蒉新春,等. 髂骨移植术供区疼痛的临床研究[J]. 口腔医学研究,2002,18(4):253-254.
[70] 瞿吉保,彭大文,周晓,等. 10种移植物修复头颈缺损的体会[J]. 中国耳鼻咽喉颅底外科杂志,1995,1(2):103-106.
[71] 周晓,曹谊林,崔磊,等. 组织工程化骨修复下颌骨缺损(附3例报告)[J]. 组织工程与重建外科杂志,2010,6(4):183-187.
[72] 周晓,左朝晖,曹谊林. 组织工程骨修复骨缺损的研究进展[J]. 中国现代手术学杂志,2006,10(4):316-320.
[73] 王炜. 整形外科学[M]. 杭州:浙江科学技术出版社,1999:584-694.
[74] 周晓,彭大文,瞿吉保,等. 应用舌骨下肌皮瓣的经验[J]. 中华显微外科杂志,1994,17(4):285-286.
[75] 周晓,彭大文,瞿吉保,等. 切断静脉再吻合的舌骨下肌皮瓣的临床应用[J]. 中华显微外科杂志,1998,21(2):137-138.
[76] 周晓,瞿吉保,李赞. 舌骨下肌皮瓣静脉回流障碍的预防性处理[J]. 中国耳鼻咽喉颅底外科杂志,2003,9(3):155-157.
[77] 李赞,周晓,喻建军,等. 游离腹壁下动脉穿支皮瓣在头颈肿瘤术后缺损一期修复的临床应用[J]. 中国耳鼻咽喉颅底外科杂志,2008,14(1):25-28.
[78] 李赞,陈杰,周晓,等. 舌根癌术后缺损的一期修复[J]. 湖南医学高等专科学校学报,2002,4(4):4-6.
[79] 戴捷,周晓,陈杰,等. 削薄股前外侧皮瓣游离移植修复舌癌术后缺损[J]. 组织工程与重建外科杂志,2008,4(3):157-159.
[80] 戴捷,周晓,陈杰,等. 穿支皮瓣移植修复头颈肿瘤术后洞穿性缺损[J]. 组织工程与重建外科杂志,2009,5(3):153-155.
[81] 杨何平,张洪武,杨书雄,等. 带感觉神经与失神经的股前外侧穿支皮瓣在头颈部感觉重建的对比研究[J]. 中华显微外科杂志,2016,39(3):225-229.
[82] 杨何平,张洪武,杨书雄,等. 吻合感觉神经的股前外侧穿支皮瓣在头颈外科中的应用[J]. 医学临床研究,2016,33(7):1264-1267.
[83] 张志愿. 口腔颌面肿瘤学[M]. 济南:山东科学技术出版社,2004:323-333.
[84] 李树玲. 新编头颈肿瘤学[M]. 北京:科学技术文献出版社,2002:692-720.
[85] 李赞,赵素萍,陈杰,等. 舌根癌的手术治疗[J]. 中国耳鼻咽喉颅底外科杂志,2003,9(2):79-82.
[86] 李赞,赵素萍,周晓,等. 软腭癌术后缺损一期修复的临床研究[J]. 现代肿瘤医学,2006,14(8):944-946.
[87] 李赞,喻建军,黄文孝,等. 游离上臂外侧皮瓣在头颈肿瘤术后缺损修复的临床应用[J]. 组织工程与重建外科杂志,2007,3(2):83-85.
[88] 周晓,喻建军,李赞,等. 应用带腹壁下动静脉的腹膜皮瓣修复面颊洞穿性缺损[J]. 组织工程与重建外科杂志,2008,4(2):101-104.
[89] 周晓,李赞,喻建军,等. 颏下皮瓣在软腭贯通缺损一期修复中的应用[J]. 中国现代手术学杂志,2003,7(6):460-462.
[90] Shah J P,Gil Z. Current concepts in management of oral cancer—surgery[J]. Oral Oncol,2009,45(4-5):394-401.
[91] Agostini T,Agostini V. Further experience with adipofascial ALT flap for oral cavity reconstruction[J]. J Plast Reconstr Aesthet Surg,2008,61(10):1164-1169.
[92] Zufferey J A. Importance of the modiolus in plastic surgery[J]. Plast Reconstr Surg,2002,110(1):331-334.
[93] 王炜. 整形外科学[M]. 杭州:浙江科学技术出版社,1999:599-606.
[94] Robotti E,Squadrelli-Saraceno M,Verna G,et al. Ricostruzione della commissura labiale con lembi "elastici" miomucosi di muscolo orbicolare(Case Report)[J]. Rivista Italiana di Chirurgia Plastica,1993,25:75-80.

[95] Robotti E, Righi B, Carminati M, et al. Oral commissure reconstruction with orbicularis oris elastic musculomucosal flaps[J]. J Plast Reconstr Aesthet Surg, 2010, 63(3):431-439.

[96] Yokoo Y, Tahara S, Tsuji Y, et al. Functional and aesthetic reconstruction of full-thickness cheek, oral commissure and vermilion[J]. J Craniomaxillofac Surg, 2001, 29(6):344-350.

[97] Vaienti L, Zilio D, Di Matteo A, et al. Central upper lip reconstruction by two vermillion flaps and a rotational skin flap[J]. Dermatology, 2012, 224(2):130-133.

[98] Jatin Shah. 头颈外科学与肿瘤学[M]. 第3版. 韩德民, 于振坤, 主译. 北京: 人民卫生出版社, 2005: 235-266.

[99] 蒋耀光, 王如文, 范士志, 等. 下咽及颈段食管癌的手术治疗[J]. 中华胸心血管外科杂志, 2001, 17(6): 340-342.

[100] 王挥戈, 林心强. 下咽癌术后下咽缺损修复方法的选择[J]. 临床耳鼻咽喉科杂志, 2002, 16(6):145-147.

[101] Wang T, Li X, Lu Y, et al. Preservation of laryngeal function in treatment of hypopharyngeal carcinoma[J]. Chin Med J (Engl), 2002, 115(6):892-896.

[102] 王天铎. 下咽癌的手术治疗现状[J]. 临床耳鼻咽喉科杂志, 2000, 14(6):243-245.

[103] Wang R, Jiang Y, Fan S, et al. Repair of stricture of cervical esophagus with platysma myocutaneous flaps[J]. Chin Med J (Engl), 1999, 112(2):132-135.

[104] Koch W M. The platysma myocutaneous flap: underused alternative for head and neck reconstruction[J]. Laryngoscope, 2002, 112(7 Pt 1):1204-1208.

[105] 闫艾慧, 潘子民, 费声重. 颈部矩形返折肌皮瓣一期下咽重建[J]. 中华肿瘤杂志, 2000, 22(1):85.

[106] 龚太乾. 颈阔肌皮瓣的临床应用进展[J]. 重庆医学, 1999, 28(6):463-464.

[107] 喻建军, 黄文孝, 魏威. 颏下皮瓣修复头颈肿瘤术后缺损的临床研究[J]. 中国耳鼻咽喉颅底外科杂志, 2002, 8(1):8-10.

[108] 王建宏, 祁永发, 唐平章, 等. 36例下咽后壁鳞状细胞癌的临床分析[J]. 癌症, 2005, 24(9):1106-1110.

[109] 彭解人, 蔡翔, 王心涛, 等. 脱细胞真皮基质黏膜组织补片在咽部修复中的应用[J]. 中华耳鼻咽喉头颈外科杂志, 2006, 41(3):195-199.

[110] Bhathena H M. Free jejunal transfer for pharyngo-esophageal reconstruction[J]. Acta Chir Plast, 2002, 44(4):120-123.

[111] 张彬, 唐平章, 徐震纲, 等. 下咽环周缺损重建方法的选择[J]. 中华耳鼻咽喉科杂志, 2004, 39(7):419-424.

[112] Wadsworth J T, Futran N, Eubanks T R. Laparoscopic harvest of the jejunal free flap for reconstruction of hypopharyngeal and cervical esophageal defects[J]. Arch Otolaryngol Head Neck Surg, 2002, 128(12):1384-1387.

[113] Saitua F, Madrid A, Capdeville F, et al. Pharyngo-esophageal reconstruction by free jejunal graft and microvascular anastomosis in a 10-year-old girl[J]. J Pediatr Surg, 2004, 39(7):e10-e12.

第四十七章 颅底畸形和缺损

第一节 概述

颅底是一个非常复杂的解剖区域。临床颅骨（脑颅）分颅盖和颅底。颅底内面起伏不平，分前、中、后三个颅窝。颅底外面分颅底前部、颅底中部和颅底后部。除枕骨大孔外，还有大小、宽窄不等的骨孔、裂隙和骨沟，为颅神经和血管行经或出入颅腔的通道，有重要的神经和血管通过。

颅底病变包括肿瘤、外伤、炎症和先天性畸形等。颅底外科（skull base surgery，SBS）涉及神经外科、耳鼻喉科、口腔颌面外科、整形外科等，是一门跨专业学科。

长期以来，由于该区域复杂的解剖结构，手术危险大，手术技术难度高，颅底区被认为是手术禁区。近些年来，随着现代诊疗技术的大量应用，多学科的通力合作，颅底外科有了很大的发展与普及。颅底外科也成为最具挑战性和最有活力的新兴学科之一。

颅底外科的治疗常常造成不同程度的颅底组织缺损，颅底硬脑膜重建、颅底骨重建和软组织重建的成功是颅底外科成功的重要保证。对于一些广泛破坏颅底结构的肿瘤，由于根治性手术而造成颅底、颅面部骨及其软组织缺损，必须进行个体化的整复修复，一方面防止手术后无效腔感染和脑脊液漏，另一方面使患者有较正常的容貌，提高术后生活质量。

第二节 颅底缺损修复重建的一般原则

一 颅底缺损重建的目的

颅底缺损重建的目的为：防止脑脊液漏，预防逆行感染；支撑和保护脑组织；恢复邻近器官和组织（眶、眼、鼻窦、鼻腔、颞颌关节和面神经等）的功能和外形。

二 硬脑膜缺损

1. 修补原则和方法　硬脑膜由外纤维层与内纤维层构成，外层兼具颅骨内骨膜的作用。两层硬脑膜之间有硬脑膜血管分支，是保护脑的重要结构之一，也是抵御病菌入侵颅内的重要屏障。当硬脑膜撕裂引发脑脊液漏时，硬脑膜破裂可严密缝合。但颅底区硬脑膜与骨质粘连紧密，硬脑膜撕脱时已有部分缺失；切除肿瘤引起的硬脑膜缺损，直接缝合难以达到不漏水的紧密缝合程度，需修补硬脑膜。

2. 修补材料的选择　应视具体部位、缺损面积大小和所需材料的强韧程度而定。常用的有：①骨膜、颞筋膜、颞肌、帽状腱膜等；②较大的缺损可用阔筋膜；③异质材料，如 e-PTFE、硬脑膜、涤纶膜、冷冻硬脑膜等。冷冻干燥处理的硬脑膜，该材料大小规格齐全，在使用前需在生理盐水或林格氏液中浸泡至近似正常硬脑膜状态，将该硬脑膜平铺在湿纱布上，然后一起卷起并用手指揉搓，这样可使之更柔软。较理想的替代材料是自体阔筋膜，其厚薄及柔顺性近似硬脑膜，移植后能有效修复硬脑膜缺损。

硬脑膜修补后，采用自体脂肪和纤维蛋白胶覆盖有利于缝合口的愈合。

三　颅底骨缺损

肿瘤切除后，颅底的骨性缺损若较小（3cm×3cm 或 2cm×2cm），一般无须修复。缺损面积大则需要修复重建，可选用自体颅骨外板、肋骨移植或钛网覆盖修复。

四　修补物表面的覆盖组织

修补物表面加覆盖组织是为了确保修补物愈合，恢复功能与外形。选取的覆盖组织应视其硬脑膜缺损、颅骨缺损以及缺损部位等情况，综合考虑。常见的覆盖组织有：硬脑膜补片、邻近组织瓣（如颞肌瓣、颞浅筋膜瓣、胸锁乳突肌瓣、胸大肌瓣）以及游离血管吻合组织瓣（前臂游离皮瓣、骨前外侧穿支皮瓣）等。

五　术后并发症

手术的并发症有：脑脊液漏、术后感染、植入物的排出、组织瓣的血管危象、全麻术后意外及颅脑手术的其他并发症。

第三节　前颅底缺损的重建

前颅窝底即颅底内侧面，额骨眶部构成前颅窝底的大部，其间为筛骨和筛板。底后部由蝶骨平台和蝶骨小翼组成，以视神经管为界。支持着额叶眶部的大部、嗅球和嗅束。颅底外侧面比邻鼻及鼻旁窦，继发性感染的风险较高，重建尤为重要。在前颅底重建前，需妥善处理鼻旁窦以维持窦口通畅，否则需完全剥离窦腔黏膜。

一　额窦后壁区硬脑膜修补

尽可能直接严密缝合硬脑膜，或以硬脑膜补片或筋膜覆盖缺损区或缝合处，周边塞入颅骨和硬脑膜边缘，用纤维蛋白胶黏合。也可用浸有抗生素软膏的填塞物堵塞鼻腔以支撑硬脑膜补片。

约14天后,修补材料被肉芽组织固定后方可去除填塞物。

二 筛窦顶区

硬脑膜修补方法同额窦后壁区,并用邻近鼻腔黏膜转移覆盖修补的硬脑膜。

三 蝶窦硬脑膜修补

硬脑膜修补同额窦后壁区。还必须用自体肌肉或脂肪填塞蝶窦,以强化修补区。

四 前颅底大面积硬脑膜缺损

多数情况下,用带蒂的颅骨骨膜瓣或帽状腱膜颅骨骨膜瓣(图47-1)修补、关闭颅底缺损。颅骨骨膜瓣较薄,血供也较差,而基底在下方的腱膜骨膜瓣帽状腱膜瓣较厚,血运良好,是颅底重建的首选材料。亦可采用硬脑膜补片覆盖颅底,用胶黏合达到不漏水密封。修剪硬脑膜补片至合适大小,塞在颅骨和硬脑膜边缘之间。或用细的裂钻在颅骨边缘钻孔,把硬脑膜补片的边缘全层缝合在颅骨边缘的钻孔上,其外表用纤维蛋白胶黏合加固。外层采用邻近组织瓣,如颞肌筋膜瓣或血管吻合的游离组织瓣进行覆盖加固。如果颅底骨性缺损面积较大,则需先用骨组织或钛网修补骨缺损后再进行上述组织瓣覆盖,以防止术后发生脑疝。

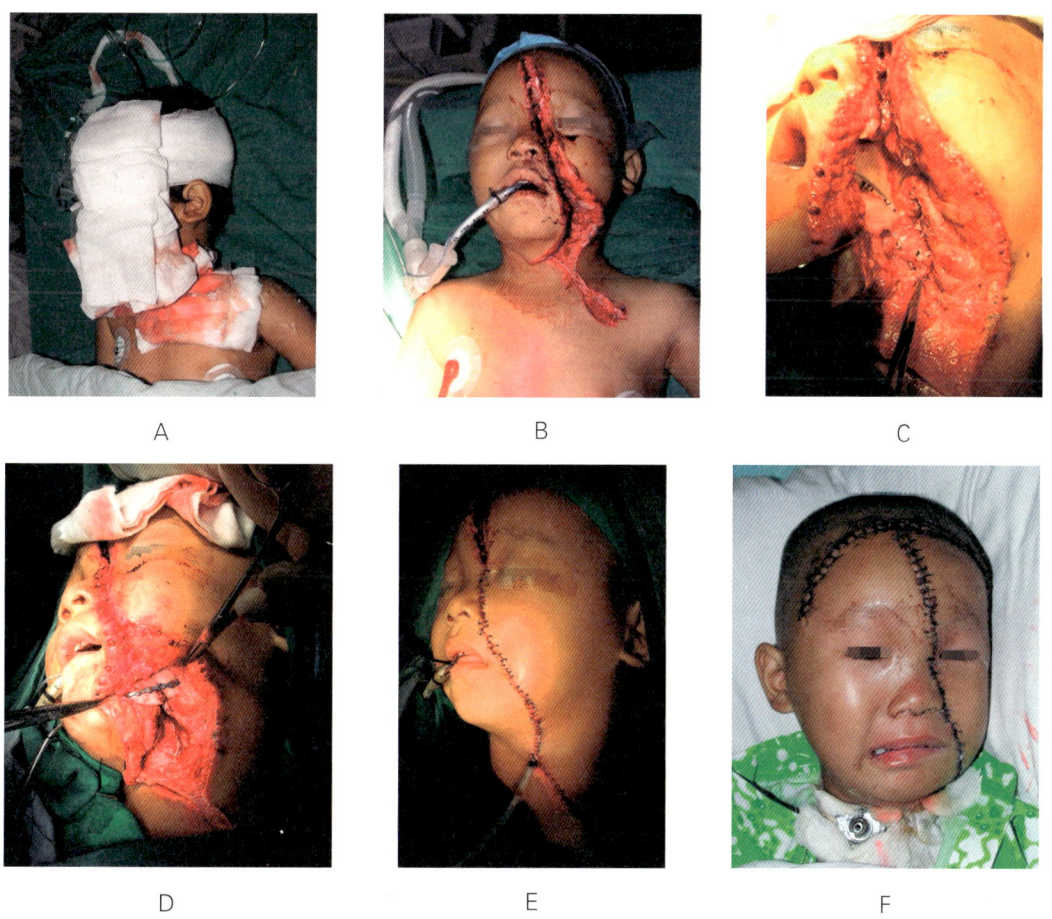

图47-1 儿童头面颈部电锯切割伤,显微镜下吻合面神经、腮腺导管等,下颌骨内固定、颅底重建(冠状切口入路)

五 颅面缺损的重建

除了上述方法进行颅底重建外,还必须进行面部的重建,其中包括眼眶的重建(图47-2,图47-3)。此时带血管蒂的游离复合瓣的应用尤为重要(图47-4,图47-5)。

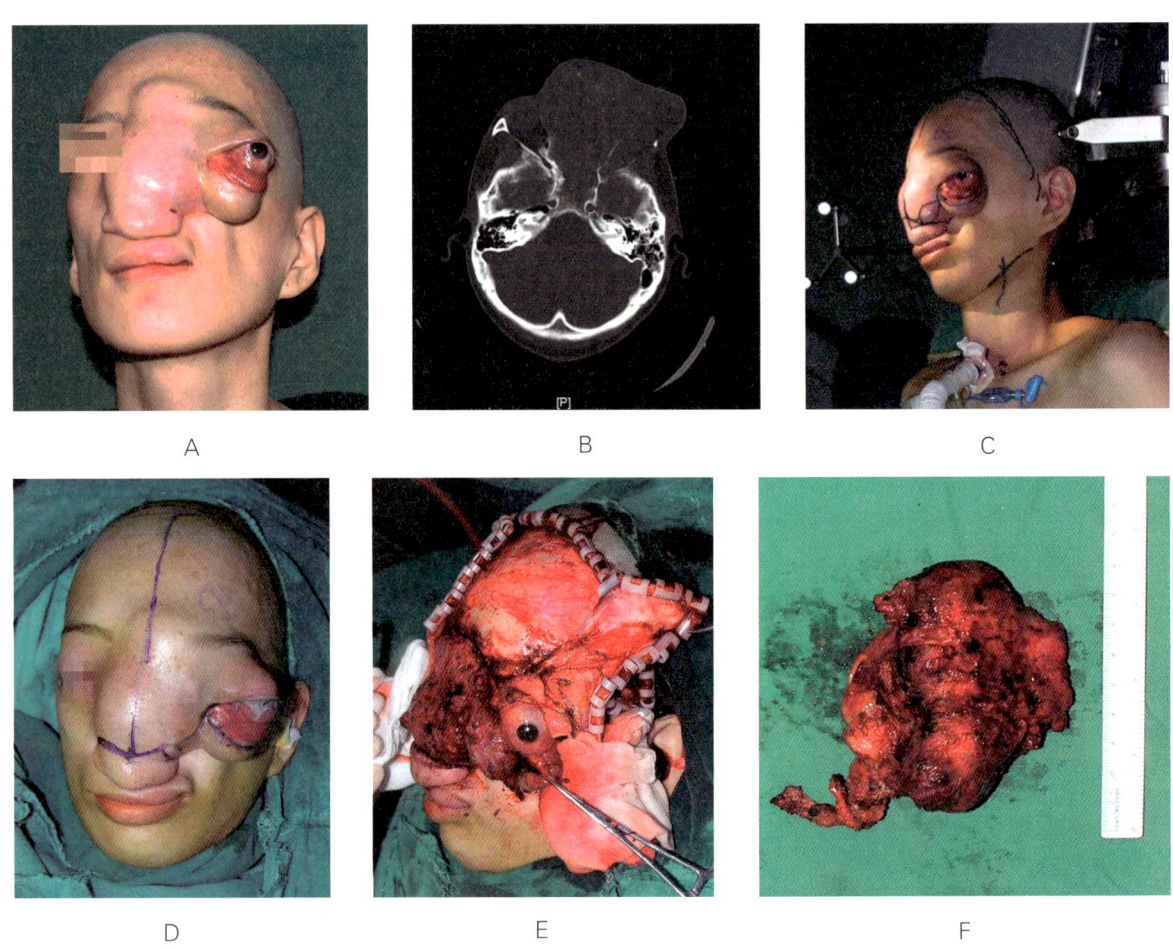

图47-2 病史要点:12年前左上颌骨腺样囊性癌,行左上颌骨全切术,术后PVF方案化疗。4年前复发,建议再次手术摘除左眼球,患者拒绝。现要求再次手术,强烈要求保留有微弱光感的眼球

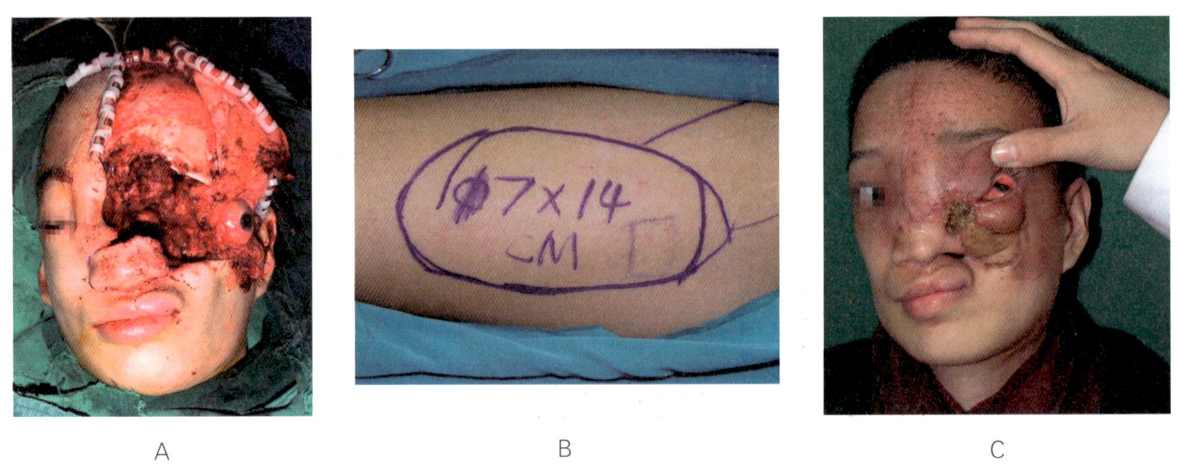

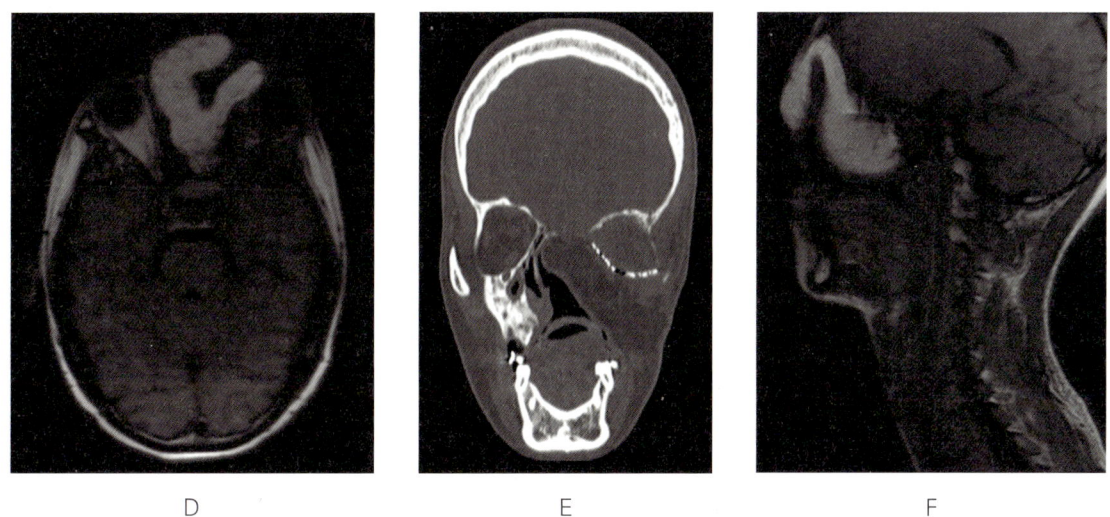

图 47-3　临床过程与重建技术：保留眼球，完整切除肿瘤，包括筛窦、额窦及上颌窦。用钛网重建眶内、下壁，回纳眼球及眶内容物；筛板及硬脑膜缺损用人工硬脑膜修补，用纤维蛋白胶加固，最后用 ALT 覆盖。术后眼球保留光感

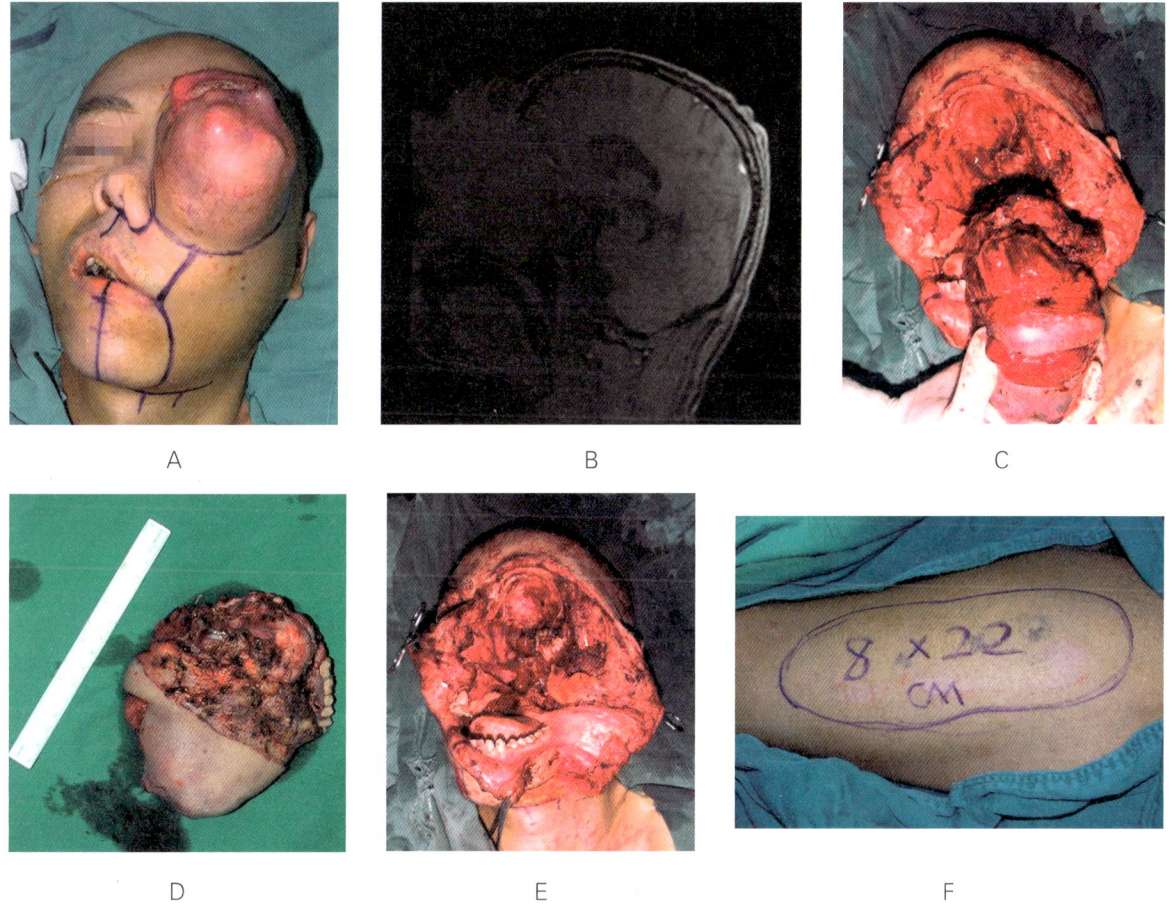

图 47-4　病史要点：考虑神经母细胞瘤，部分分化型。临床过程与重建技术：切除左侧筛窦组织，缝合破裂的硬脑膜，逆行设计组织皮瓣，制备 ALT 8 cm×22 cm，依照缺损部位及大小修整皮瓣，重建缺损组织并覆盖硬脑膜；血管蒂由面颊隧道经过，分别在颌下区与面动、静脉吻合；皮瓣阔筋膜与周边的骨膜或腱膜吻合固定，防止软组织因重力而下垂

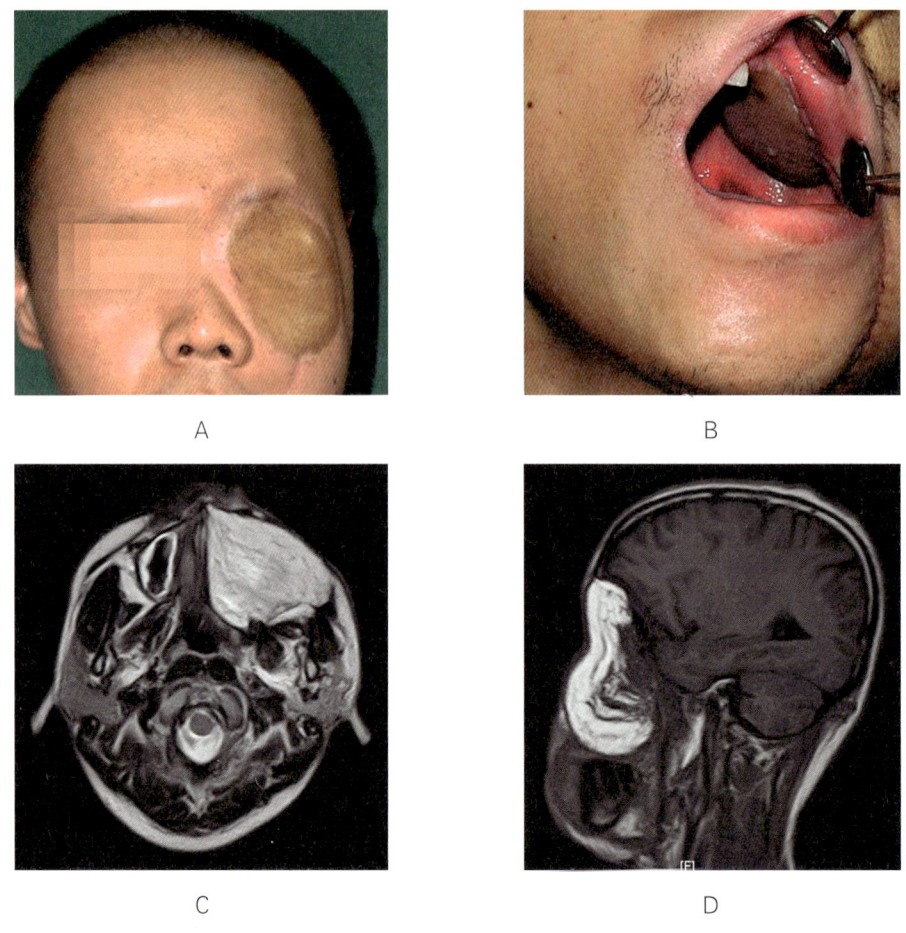

图 47-5 术后 9 个月

第四节 中颅底缺损的重建

颅中窝底即颅底内侧面，较颅前窝深且大，尤其是外侧部分。其前界是蝶骨小翼和部分蝶骨体，后界是颞骨岩部上缘和蝶骨鞍背，外侧界是颞骨鳞部、顶骨和蝶骨大翼。该区域与颅底中部相对应。该区域的重建会涉及中耳、面神经、颞颌关节、咽旁以及口咽黏膜缺损（图47-6）。

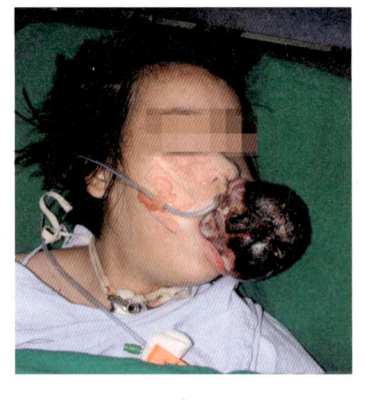

A

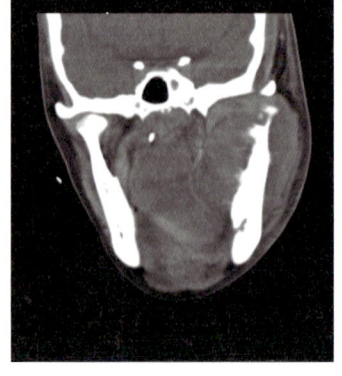

B

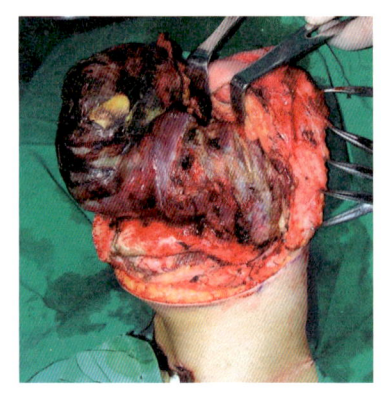

C

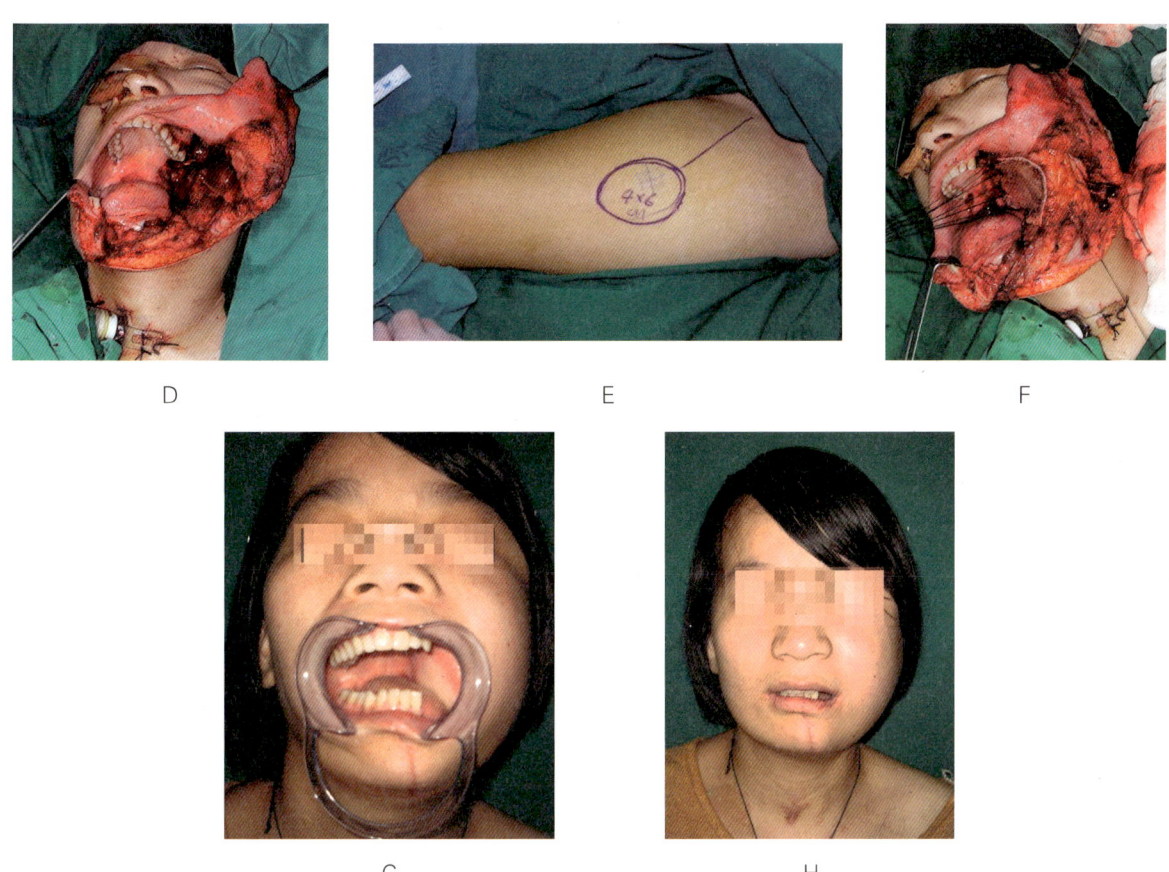

图 47-6 病史要点：颅底咽旁口腔中度恶性肌成纤维细胞肉瘤。缺损范围：颅底骨质无缺损、颅底下部及口腔组织巨大缺损的重建。临床过程与重建技术：ALT重建，脂肪组织充填，皮肤重建口腔黏膜。由于是恶性肿瘤，缺损的下颌骨暂不重建。术后用"斜导"维持下颌骨位置

缺损硬脑膜可用带蒂颞肌腱膜瓣或腱膜骨瓣修补，亦可应用人工硬脑膜修补或颞肌覆盖。如果颅底骨性缺损面积较大，则需先用骨组织或钛网修补骨缺损后再进行组织瓣覆盖，以防止术后发生脑疝（图47-7）。

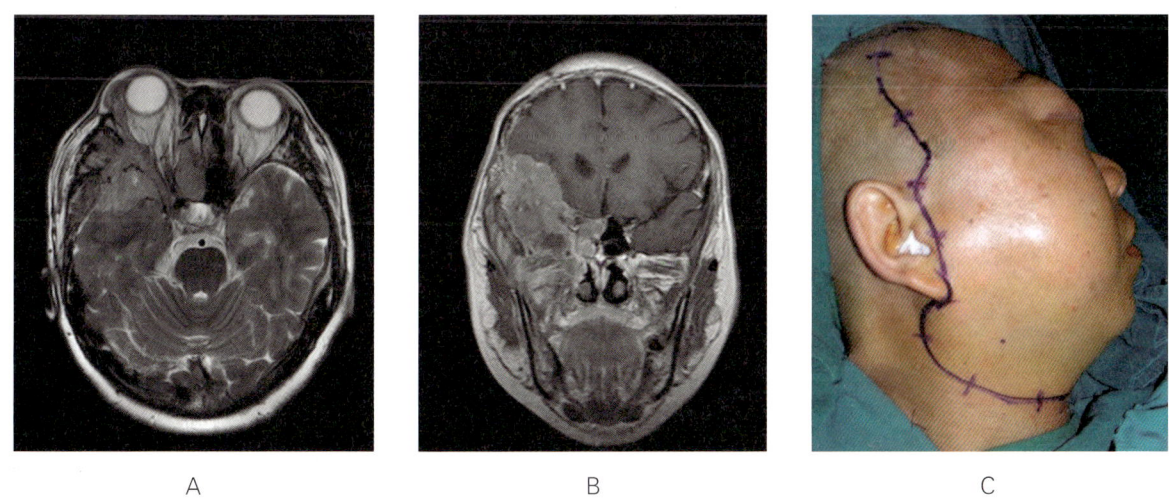

D

E

F

G

H

I

J

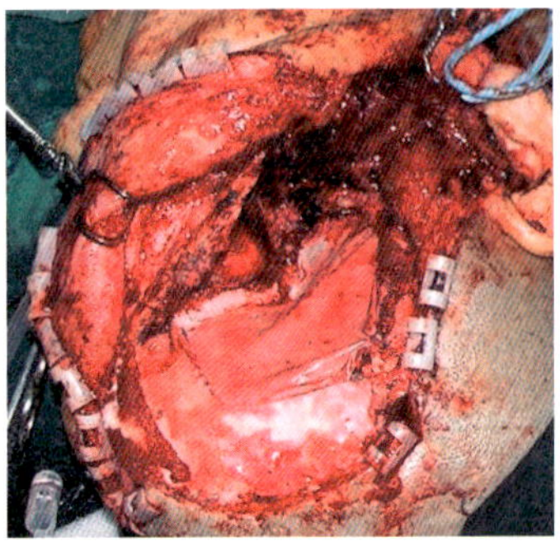

图 47-7　病史要点：脑膜瘤术后 8 年，右面部肿胀 1 年余。影像：肿瘤累及右中颅底—筛窦—眶内—颞下窝—翼腭窝。临床过程与重建技术：人工硬脑膜修复硬脑膜缺损，钛网重建中颅底及眶外侧壁缺损，颞肌筋膜瓣覆盖

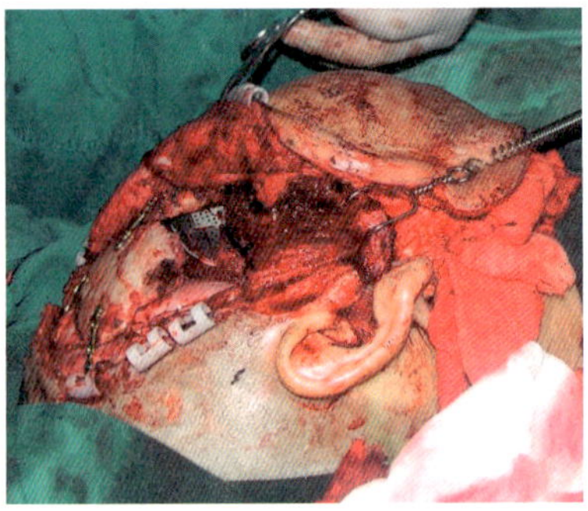

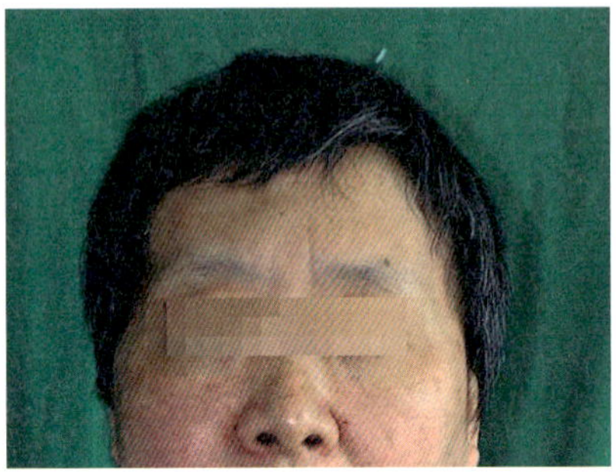

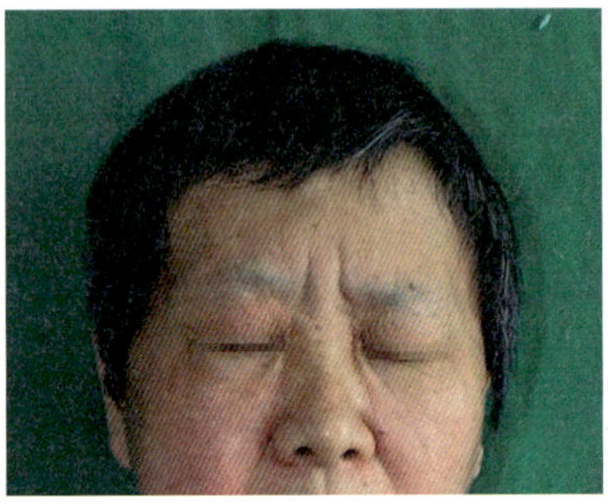

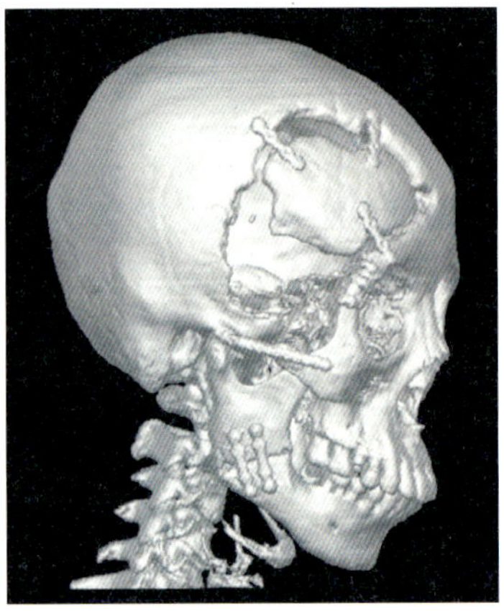

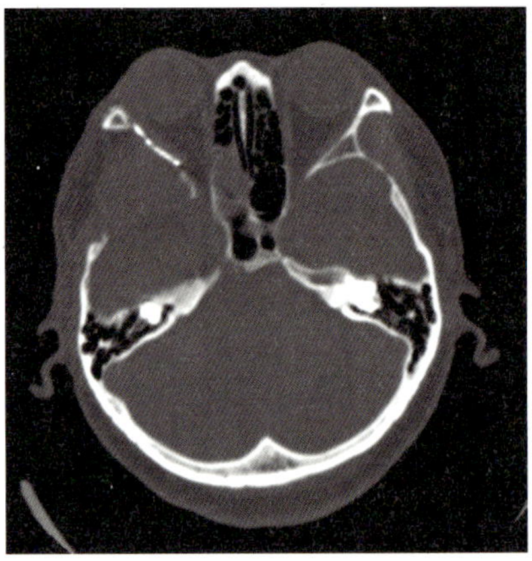

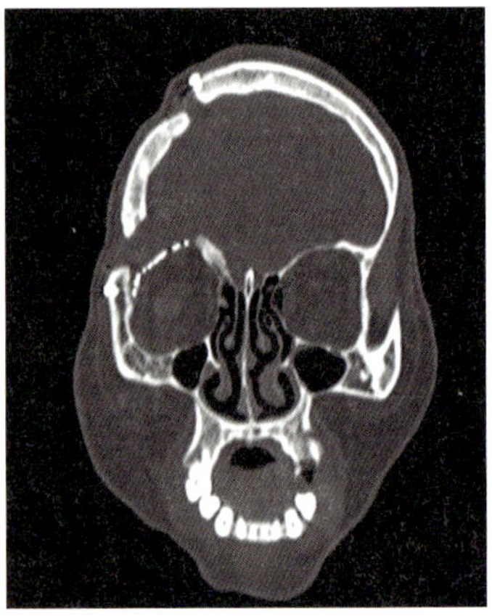

如果乳突气房暴露，则填塞自体脂肪。硬脑膜补片覆盖内听道和所有打开的气房，用生物胶固定。颞肌或胸锁乳突肌瓣等组织瓣填塞无效腔，并覆盖创面（图47-8）。

A

B

C

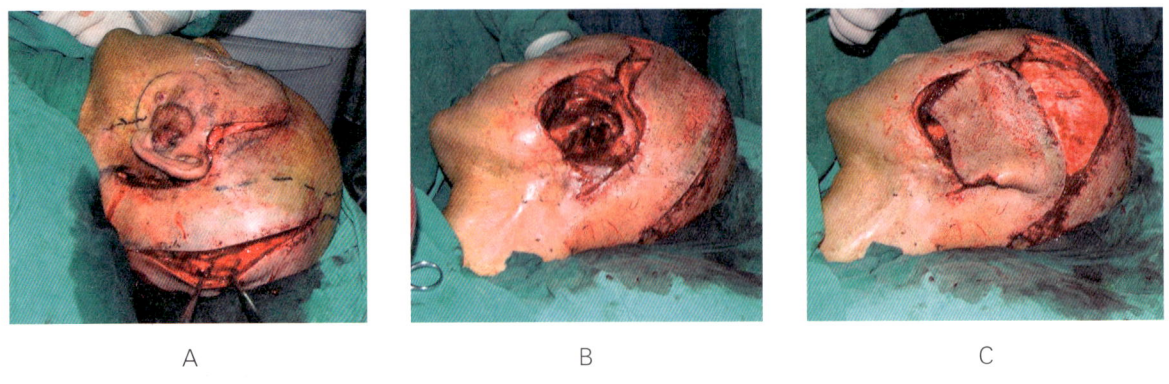

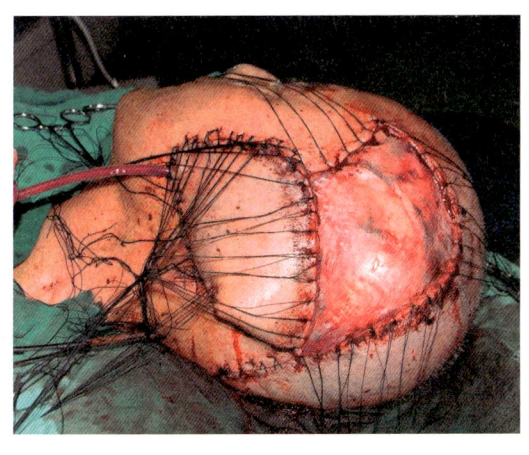
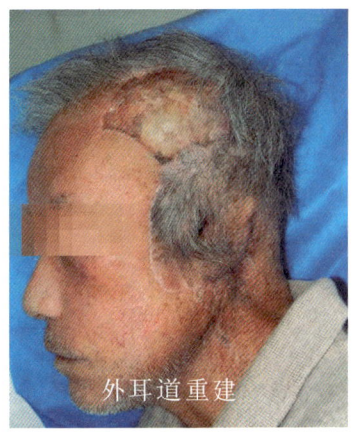

图47-8 病史要点：左腮腺腺样囊性癌术后复发，50多年来10多次手术、放疗。左锁骨动脉因狭窄而放置支架。临床过程与重建技术：考虑到局部及邻近组织血运差，先制备延迟皮瓣。术后3周进行第二次手术，局部去除乳突气房暴露，填塞自体脂肪，硬脑膜补片覆盖，用生物胶固定，颞肌瓣填塞无效腔，额瓣覆盖缺损区域，供区中厚皮片植皮。第三次手术行外耳道重建

若切断面神经，应及时重建。切除的颞颌关节、外耳道应尽可能再造重建。

巨大颅面缺损的重建：除了上述方法进行颅底重建外，还必须进行面颊部的重建。此时邻近组织瓣或带血管蒂的游离复合瓣的应用尤为重要（图47-9）。

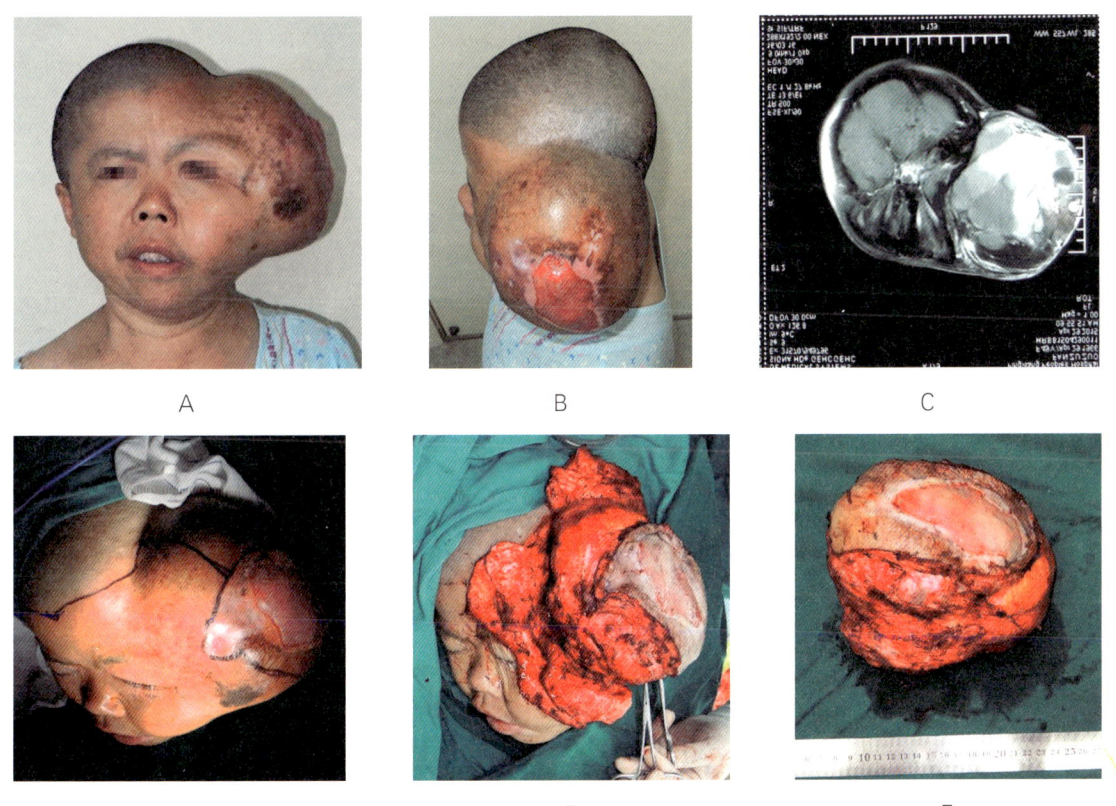

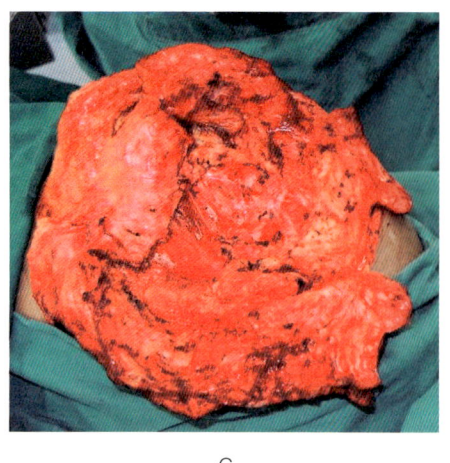 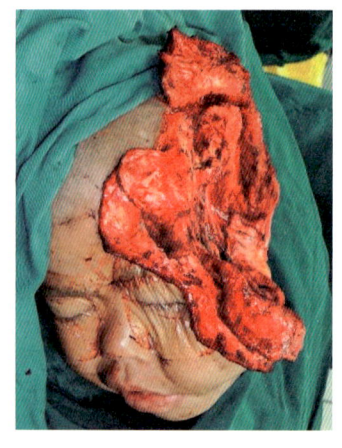 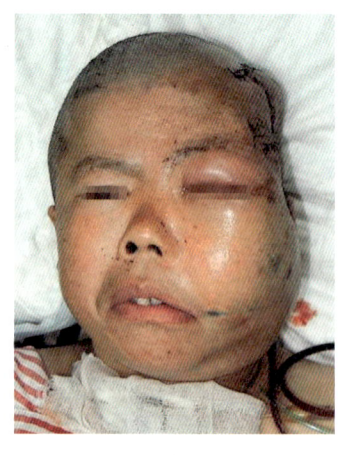

G　　　　　　　　　　　　　H　　　　　　　　　　　　　I

图 47-9　病史要点：巨大肿物 49 年。病理：畸胎瘤。眼、耳移位畸形。临床过程与重建技术：设计切口，尽量保留皮肤与软组织，皮肤与皮下软组织（包括肌肉瓣）分别制备组织瓣。用肌肉瓣充填颅底区域无效腔，复位眼角、口角及耳郭位置，修整发际并进行颜面整复。术后第 1 天眼裂、眼睑、口角基本对称，发际外形尚好，皮瓣血运正常

第五节　后颅底缺损的重建

颅后窝最大、最深，前界为鞍背、蝶骨体后面和枕骨基底部，后界为枕骨鳞部，外侧界为颞骨岩部、颞骨乳突部和枕骨外侧部，上后界为顶骨乳突角。颅后窝容纳小脑、脑桥和延髓。颅后窝与颅外的颅底后部相对应。

颅后窝的重建可采用类似颅中窝的重建方法。若同时伴有皮肤大面积缺损时，用垂直斜方肌肌皮瓣或游离血管吻合组织瓣覆盖重建。

（林李嵩　王炜）

参考文献

[1] Kim K, Ibrahim A M, Koolen P G, et al. Analysis of morbidity and mortality in patients undergoing skull base reconstruction[J]. J Craniofacial Surg, 2015, 26(1): 135-140.

[2] Marzo S J, Benscoter B, Leonetti J P. Contemporary options for lateral skull base reconstruction following tumor extirpation[J]. Curr Opin Otolaryngol Head Neck Surg, 2011, 19(5): 330-334.

[3] Treasure T E, Dean J S, Gear R D Jr. Craniofacial approaches and reconstruction in skull base surgery: techniques for the oral and maxillofacial surgeon[J]. J Oral Maxillofac Surg, 2013, 71(12): 2137-2150.

[4] Christopher J B, Stofko D L, Dehdashti A R. Cranio-orbito-zygomatic approach: technique and modifications[J]. Oper Techniqn Otolaryngol, 2013, 24(4): 229-234.

[5] Richmon J D, Yarlagadda B B, Wax M K, et al. Locoregional and free flap reconstruction of the lateral skull base[J]. Head Neck, 2015, 37(9): 1387-1391.

[6] Hanasono M M, Sacks J M, Goel N, et al. The anterolateral thigh free flap for skull base reconstruction[J]. Otolaryngol Head Neck Surg,2009,140(6):855-860.

[7] Yano T,Okazaki M,Tanaka K,et al. The flap sandwich technique for a safe and aesthetic skull base reconstruction[J]. Ann Plast Surg,2016,76(2):193-197.

[8] 万汉锋,张彬,万经海,等. 游离穿支皮瓣修复晚期颅底肿瘤手术缺损[J]. 中国耳鼻咽喉颅底外科杂志,2013,19(3):208-212.

[9] Johannes L. 颅底与相关结构临床解剖图谱[M]. 孙为群,滕良珠,主译. 济南:山东科学技术出版社,2002.

[10] Samii M,Draf W. 颅底外科学——多交叉学科手术入路[M]. 凌锋,陈凌,鲍遇海,主译. 北京:科学普及出版社,2008.

[11] Hammer B,Zizelmann C,Scheufler K. Solid modeling in surgery of the anterior skull base[J]. Oper Tech Otolaryngol,2010,21(1):96-99.

[12] 王炜. 整形美容外科研究和创新探索[M]. 杭州:浙江科学技术出版社,2015.

[13] 邢洪波,林李嵩,陈乃俊. 颅颌面部骨修复材料的研究进展[J]. 福建医科大学学报,2005,39(Suppl B08):81-83.

第四十八章 颅面外科

第一节　颅面外科的一般概念

一　发展史

颅面外科是近代外科医学领域中新近发展起来的学科之一，它是整形外科在经历一个多世纪的发展基础上逐步形成的一门新的外科专业。其特点是通过开颅、颅面骨多处截骨、截开骨块的重新组合和固定、颅面部多部位植骨等手段，对头颅骨性结构和软组织畸形进行彻底的外形重塑，同时扩大狭小的颅腔和眶腔以改善智力发育及眼视功能。

人类对颅面畸形的认识历史悠久。古希腊希波克拉底于公元前100年，首先描述了颅缝早闭症（颅狭症，craniostenoses）头颅畸形的各种外形及受累及的颅缝类型。16世纪，Lycosthene（1557）曾记录了一例颅骨和肢体同时伴发畸形的患儿，后来Apert（1906）将这种畸形称为尖头并指综合征（Apert综合征）。1851年，德国著名病理学家Virchow对多种颅面畸形进行描述和分类，他发现在受累颅缝的垂直方向上生长停滞，颅骨顺颅缝方向生长。19世纪，整形外科先驱von Graefe（1866）注意到颅狭症可能导致失明，Friedenwald（1893）确定了视神经萎缩与颅狭症的关系。最早用于治疗颅面畸形的外科手术见于19世纪末Lannelongue（1890）和Lane（1892）的报道，他们用条形颅骨（颅缝）切除术治疗颅缝早闭症。但这种手术方法有较大局限性，不能改善头颅及容貌外形。

由于颅面区域有中枢神经系统、感觉器官，解剖结构复杂、器官功能重要。矫正颅面畸形的手术危险性大，五官及口颌系统生理功能恢复困难，颜面容貌改善难度较大。特别是先天性颅面畸形发病率较低。因此，19世纪以前，医学界对于颅面畸形的研究甚少，对其治疗亦显得束手无策。

直到20世纪上半叶，颅面畸形才为医学界所逐渐重视，相继报道了一些以发现者名字冠名、定义不同类型颅面成骨不全症的综合征，如Apert综合征（1906）、Crouzon综合征（1912）、Saethre-Chotzen综合征（1931）、Pfeiffer综合征（1964）等。

早期的条形颅骨（颅缝）切除术治疗颅缝早闭症的手术方法难以改善颅面容貌。Shillito和Matson（1968）总结519例经用颅骨条形切除术治疗的颅缝早闭症，发现只有52%患者有较满意的容貌。

20世纪初，法国著名外科医师Le Fort（1901）在研究颌面部创伤骨折机制后提出了眶颌面部易发生骨折的三条薄弱线，这三条线在解剖上是额、筛、鼻、颧和上颌骨连接骨缝线。在这三条薄弱线上发生的复合型眶面骨折被称为Le Fort Ⅰ型、Le Fort Ⅱ型、Le Fort Ⅲ型骨折。他的这项研究成果不仅为颅颌面创伤救治提供了诊断分类、骨折复位的依据，还为颅颌面截骨整形手术奠定了基础。

Gillies（1942）根据自己在战争中积累的颌面创伤治疗的经验，将颌面骨折薄弱线、Le Fort Ⅲ型骨折线作为截骨线，对一例尖头畸形颅面成骨不全症患者施行了Le Fort Ⅲ型截骨矫治手术。虽然对植骨效果还算满意，但7年后Gillies又为该患者施行了截除眶底内侧部及矫治突眼的手术。此后不久，Gillies和Rowe（1954）用Le Fort Ⅲ型截骨术矫治唇腭裂伴发的颅面骨畸形。

一批相关学科专业先驱的开拓性工作促成了颅面外科这一新学科的逐渐形成。Tessier就是为学科做出巨大贡献的主要奠基者之一。从1946年开始，Tessier每年都用3~4个月时间去英国访问Gillies等人，把从那里学到的知识用于自己的临床工作。1957年，Tessier第一次遇到Crouzon综合征患者，当时Gillies的手术（1942）给他以启发，但由于这例患者畸形严重，需同时矫治眶、颌、面部畸形，他当时不能预测LeFort型骨折线能否作为矫正畸形的截骨线而有效地用于手术。Tessier与南锡大学解剖学系合作在尸体头颅上多次练习手术。经充分准备后，Tessier成功施行了他的第一例颅面畸形（Crouzon综合征）矫治手术，采用LeFort Ⅲ型截骨术，颅-面骨分离后，整块面骨前徙25mm，用自体骨充填截骨间隙，并用他自己设计的外固定架固定前徙的颅面骨段。

1964年，Tessier与同在Foch医院工作的神经外科医师Guiot合作采用颅内外联合入路，用两侧眶架内移的方法，在3周内接连成功地完成3例眶距增宽症矫治术。1967年，Tessier在Montepellier召开的法国整形外科学会年会上发表了他的颅面畸形治疗的报告。随之在同年罗马召开的第四届国际整形外科大会上介绍了他1957—1967十年间所做的Crouzon综合征、眶距增宽症等复杂颅面畸形矫治手术的经验。他的开拓性工作引起了与会者广泛的重视，特别是得到了一些著名整形外科、颌面外科专家（如Converse、Obwegeser等人）的称道。1967年12月，Tessier邀请了世界各地不同专业的著名医学专家聚会巴黎Foch医院，其中包括Converse、Mustarde、Guiot、Obwegeser等整形外科、眼科、神经外科、颌面外科医师，Tessier再次介绍了经他治疗的所有颅面畸形病例，并演示了4台眶距增宽症和Crouzon综合征整复手术。与会的专家学者们一致赞同这项工作虽然艰巨且危险性较大，但应该继续开展，造福于患者。上述事件被认为是颅面外科发展中具有重要意义的历史性事件，它们标志着一个初具雏形的外科学分支学科正在逐步兴起。此后，许多来自美洲、澳大利亚等世界各地的学者纷纷到巴黎Tessier那里学习其先进的外科技术。各国学者都尊其为"颅面外科之父"。

Tessier的开拓性工作打破了陈规，以往不能矫正的复杂颅面畸形从此有了有效的矫治方法，他的主要原则是：颅面骨骼缺陷骨架结构所致颅面畸形必须用颅面骨重新排列或自体骨移植重建方法矫治。基于这一原则，Tessier开创了三项技术：①颅面骨骼可以大面积或大块非血管化截取并重新排列，而依然存活。②眶内容可以环行剥离移动，眼球可以在三维空间的任何方向上移动而不会影响视力。③颅内-颅外联合手术入路能够保证眶、颅骨的位置重排或重建。这三项技术构成了现代颅面外科的基础。

直到1971年第五届整形外科大会上，Tessier才将他所创立的新学科称为"眶颅外科"（orbitocramial surgery）。与Tessier同时代的美国整形外科权威Converse于1974年在《整形外科临床》（Clinics in Plastic Surgery）创刊卷上撰文，首次将这一新兴学科称为"颅面外科"（craniofacial surgery）。1976年，Tessier与第二代颅面外科学者中的杰出代表Whitaker、Munro、Jackson、Salyer就颅面外科的定义、治疗范围做了论述。颅面外科的治疗范围包括眶距增宽症、颅面成骨不全（Crouzon综合征、Apert综合征等）、颅缝早闭症（各种舟状头、短头畸形）、各种类型的颅面裂（craniofacial cleft）、Treacher Collins综合征及相关疾病、颅面不对称畸形，包括斜头畸形、半面短小症（hemifacial microsomia）等创伤或肿瘤术后颅面畸形。矫治上述畸形的手术可归纳为如下几种类型：

1. 眶-颅　经颅内入路手术移动整体（或部分）眶骨、重塑颅骨形状。眶距增宽和眶位置异常最常用这类手术整复。

2. 眶-面　颅外径路手术涉及部分眶骨或中面部移动，这些手术包括 Le Fort Ⅱ 型、Le Fort Ⅲ 型手术，利用多块植骨广泛重建眶周结构。Treacher Collins 综合征矫治也包括在内。

3. 眶-颅-面　颅内-颅外联合径路手术，涉及同时矫正颅骨、眶、颧-颌骨畸形。Bipatition、Monobloc 颅面整体前徙等为这类手术中的常用术式。

20世纪八九十年代，学科迅速发展和成熟，医学科学技术的发展，为颅面外科研究与临床增添了许多新内容。其领域不断拓展到颅面创伤、颅面肿瘤以及美容外科，学科在以先天性颅面畸形治疗为核心的经典颅面外科基础上，开始分化出创伤颅颌面外科、肿瘤颅颌面外科、美容颅颌面外科等更细分支学科。

1983年在加拿大蒙特利尔成立了国际颅面外科学会，并于1985年在法国召开了第一届国际颅面外科学术会议。亚太地区颅面外科学会亦于1996年3月在印尼雅加达宣布成立并召开第一次学术会议。

我国的颅面外科的历史始于1977年，以张涤生院士为首的颅面外科小组首次在国内成功进行了1例眶距增宽症的矫治手术。此后若干年里，第四军医大学、上海第二医科大学、华西医科大学、北京医科大学相继开展了先天性颅面畸形整复及颅颌面巨大肿瘤联合根治和修复等手术。

Tessier、Marchac、Kawamoto、Wolfe、David 等于20世纪80—90年代多次来上海访问讲学。我国的祁佐良、穆雄铮、韦敏、杨斌等学者加入了亚太地区颅面外科学会，增进了我国学者与国外学者的学术联系，增强了我国学者在国际上的学术影响。1999年在沈阳举办了首届全国颅面外科讲习班，同年在上海召开首届国内颅面外科研讨会。在张涤生院士倡议下，于2000年在上海召开了亚太地区颅面外科学会第三次学术大会。2005年在广州成立了中国修复重建外科颅颌面外科学组。

在我国，颅面外科专业逐步形成多学科参与、多极化发展的良好格局，颅面外科学技术和知识还需要不断完善和大力推广，专业队伍尚有待培养和壮大。要形成中国特色的颅面外科，还需要全国颅面外科及相关学科同道们的共同努力。

颅面外科治疗需要多学科专业通力合作，才能获得良好的疗效，这已为多年的临床实践所证明。这个多学科团队中包括整形外科、颌面外科、口腔正畸科、神经外科、耳鼻喉科、眼科、麻醉科、儿科医师及遗传学、心理学专家等，跟其他生命科学前沿领域一样，多学科协作的团队精神也将促进其向着更为纵深及广阔的层面发展。

纵观颅面外科的发展历程，可以看到颅面外科学的发展有赖于现代科学技术的各项成就。先进的微型电锯、电钻、带冷光源的特殊手术器械等医疗器械的出现，用于坚固内固定和修复的微型钛板和钛网的问世，CT、MRI 等医学影像学技术在颅面畸形诊断和手术设计中的应用，各种生物相容性材料的研制成功及临床应用，为现代颅面外科的发展与成熟提供了必要的技术手段和条件。颅面外科大型截骨植骨手术术式目前已渐趋成熟，颅面外科正在更多地应用相关专业，在拓展中分化出新的分支学科，如颅颌面肿瘤、颅颌面创伤、颅颌面美容外科等。新技术在颅面外科的应用又衍生出新的边缘或分支学科，如颅颌面微创外科、颅颌面种植外科等。未来颅面外科的发展不仅是临床诊断和治疗水平的提高，更多的将是基础研究的突破，特别是颅面畸形的病因学研究将得益于遗传疾病分子遗传学研究的成果；颅面畸形的治疗效果将得益于新型生物材料、组织工程、干细胞治疗技术的进步和成果。

二、颅面畸形的胚胎发生

(一)颅面部正常发育

人体骨骼形成方式可归纳为两大类:一类是膜内成骨,即由骨膜成骨细胞成骨,即直接由间充质分化发育而成骨骼。另一类是软骨内成骨,是先由间充质发育成软骨,然后以它为支架,经骨化而形成骨骼。不论属哪一类成骨方式,在它们的发生和发育过程中,都包含了骨形成和骨吸收两个基本过程。颅骨和面部骨骼都属于膜内成骨,而颅底的大部分骨块则属于软骨内成骨。在骨外表面有新骨质形成,内表面则有骨吸收。这一系列造骨、破骨和重新塑形过程,是适应脑组织发育的需要而不断进行的。

颅骨包括脑颅和脏颅两部分。脑颅由颅顶(盖)和颅底组成。前者是保护脑部的外壳,后者则还包括上下颌骨在内。脑颅又由软骨性脑颅和膜性脑颅构成。软骨性脑颅是由颅底部的若干块骨融合骨化而成,以后逐步发育而形成枕骨基底部、枕骨大孔、蝶骨体、筛骨体、蝶骨大小翼、颞骨岩部、乳突等各部分。包围脑组织的间充质由膜内成骨方式而发育形成颅顶(盖)。在胎儿期,头颅的诸扁平骨为致密的结缔组织膜所分隔,形成了一种纤维性关节,即颅缝。同时还存在较大的纤维区,称为囟门(图48-1)。柔软而疏松连接的颅缝可使头颅在分娩时顺利通过产道。这种结构也可以顺应婴幼儿迅速扩大的脑发育过程。一般5岁的儿童脑部几乎达到成年人容积,但此时面部骨骼相对较小,后囟及前外囟在出生后2~3个月时闭合;后外侧囟门在2岁时闭合,而前囟约在第三年时才闭合。两个半侧的额骨在第二年时开始融合,额缝则通常在8岁前后才全部闭合,其他颅缝则要到成年期才全部闭合消失。

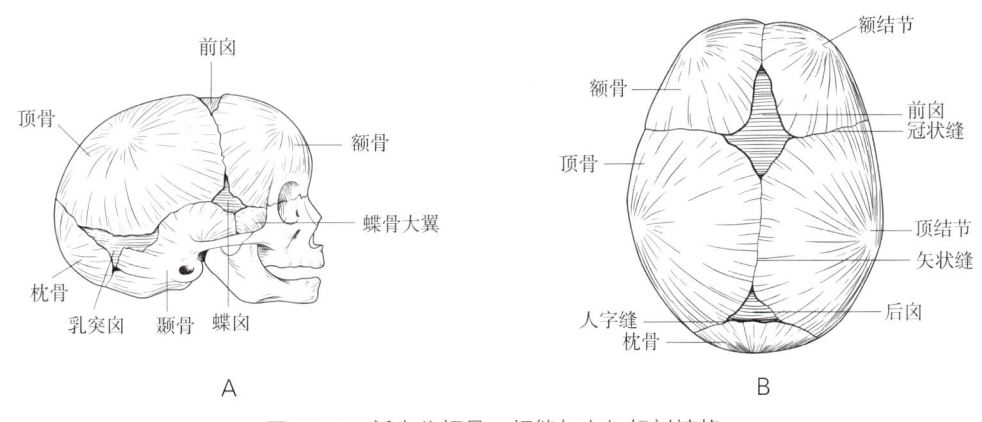

图48-1 新生儿颅骨、颅缝与囟门解剖结构

脏颅亦可分为软骨性脏颅和膜性脏颅两部分。软骨性脏颅包括第一、二鳃弓软骨。第一鳃弓软骨(亦称Meckel软骨)的背侧端和耳发育有密切关系。它最后经骨化而成中耳的锤骨及砧骨。其软骨膜则成为锤骨前韧带和蝶下颌韧带。第一鳃弓的腹侧大部分在以后消失。第二鳃弓软骨的背侧端最后经骨化而成为中耳镫骨以及颞骨茎突,其软骨膜则最后形成茎舌骨韧带。它的腹侧端则经骨化成为舌骨小角和舌骨体上部。膜性脏颅指第一鳃弓的上颌突,它经膜内成骨而发育成为上颌骨、颧骨及颞骨鳞部,而颞骨鳞部的后面部分形成了脑颅的一部分。第一鳃弓的下颌突中的间充质经膜内成骨而形成下颌骨。

1. 颅骨发育 颅盖骨在7岁以前生长发育很快,特别是在出生后的1年内。大脑的发育可诱导颅盖骨的成骨过程。脑组织不但诱导起着保护作用的颅骨生长,而且调节着它的发育,有的部分被抑制,有的则按内部应力而得到发育。如一旦出现不协调的现象,就会导致颅面部发育障碍而出现各类颅面畸形。

围绕脑组织原始间充质，在脑发育的诱导下，很快组成两层组织，内层是内脑膜，它最后形成软脑膜和蜘蛛膜。外层则形成硬脑膜及颅骨，它的几个骨化中心则逐步形成颅盖、额骨、顶骨、鳞颞骨及鳞枕部分的骨骼。这大致发生于胎儿6周，但颅穹隆部需在1岁末期才形成。在婴儿出生后的许多月中，它依靠两个主要因素，一是在颅顶骨之间存在6个囟门，二是在各块颅骨之间存在有韧带性的颅缝。颅缝是硬脑膜间隔的纤维束、大脑镰、小脑、小脑幕等的直接反应机化而成。这些纤维束在脑发育过程中，加压于脑颅上，而形成功能性基层组织。这种功能性基层组织是控制整个颅面结构生长发育的主要部分。

颅缝的排列大致和内部脑组织的各部分、纤维隔和硬脑膜的增厚部分相一致。因此，矢状缝随小脑镰、人字缝随小脑幕行走，冠状缝则伸入蝶骨小翼的纤维束上方行走，可以认为颅缝的存在和它们的位置是决定脑部发育和形态的主要因素。当颅缝维持开放时，外骨膜仍被骨缝韧带和硬脑膜所接连。当脑组织发育增大时，硬脑膜系统产生的动能可能决定脑颅的最后形态的大小。一般来说，颅缝对骨骼的发育并无直接促进作用，而只是一个生长调节的区域。

2. 面部骨骼发育　面部骨结构可分成上、中、下三部分，这和胚胎期的额鼻突、上颌突和下颌突的发育过程相符合。实际上，面骨有两个来源：部分来自神经嵴的外胚间质细胞，另一部分来自鳃弓的中胚层。面部膜性骨骼亦由胚胎期的额鼻突及上颌突中的许多骨化中心所形成。所有这些骨块、颅缝，以及颅底下方部位，均可允许颅脑和面部相对地向前下方发育扩张。除此之外，面部形态还受下述几种因素影响：①空腔性器官的发育，如眼、耳、鼻腔；②鼻中隔的发育；③舌及咽峡肌肉的发育。这些脑颅和面部的特殊器官均参与了颅面部的发育，同时也在一定范围内相互地节制了它们间的发生发育，从而保持协调。视觉和听觉器官以及前颅凹额叶的扩张可决定总面部的发育及方向。事实上，颅面部骨骼之间还存在着颅底，它是面部发育的模板。任何存于面部-颅部之间的干扰都可导致面部形态的明显改变。下颌骨也是面部形态的一个重要组成部分。肌肉、骨骼及骨膜的综合组成了下颌骨的发育基质结构。骨质覆盖和吸收及非骨性组织的间质性发育，特别是下颌髁突的软骨部分以及咀嚼组织，均促进了下颌骨体部的增长。

3. 骨成长原理　颅面骨骼的发育生长是移位和置换的综合结果。在移位过程中，前移的骨表面经添附而产生新骨；同时，在骨的内面必然有破骨活动而出现骨吸收过程。颅盖骨和颅缝在骨发育进程中，有着不同形式的发育过程。在颅盖部，在生命早期的一个短时间内，添附式生长发生在所有颅盖表面。当颅骨在逐步成熟时，骨厚度有所增加，这时就出现三个发育层，即内板、外板和两者之间的中层即板障。在这个阶段，颅骨常有再生的潜能。这种功能在患有严重颅狭症的婴儿早期进行手术治疗中具有重要意义。骨再生可恢复颅缝的正常排列，并使颅骨无阻挠地继续发育。

（二）颅面畸形的发生

1. 颅缝早闭　头颅与面部的解剖形态是软组织及骨组织相互作用和影响的最终产物。这种互动作用，在颅面畸形的研究中具有重要意义。颅缝早闭或在颅缝中发生骨性愈合，就可以使整个颅骨之间各个骨块的正常发育、相互制约的过程受到破坏。颅缝早闭症是颅缝停止发育和扩张的结果，各类不同头颅畸形是由于不同颅缝发生早闭或早闭范围不同所致，可以是单一颅缝的部分（或全部）发生早闭，或多条颅缝都发生早闭，从而产生各种奇形怪状的颅面综合征，如Crouzon综合征和Apert综合征。

Moss认为颅骨畸形的原发性病因是颅底部骨块间形态学方面的错误关联，以致产生了异常的机械性张力，颅缝发育只起着补偿性的调整和缓冲扩张的作用，而并无对生长发育的基本动力。实际上，脑组织本身才是主导力量，而使颅骨发育。此外，在不同类型的儿童软骨病和其他代谢性疾病中，亦可产生颅缝早闭。原始中胚层的分解可能在Apert综合征中早已存在，致发生颅缝早闭和手指、足趾畸形，这时颅缝中常出现异常的骨桥。颅面部骨缝的复合早闭显然也和颅缝早闭有密切关系。Tessier（1971）曾报道2例Apert综合征，同时存在上颌后的突出部分为骨组织包埋，直达蝶骨部。

2. 中面部发育异常　Scott（1954）认为鼻中隔的发育可迫使上颌骨向前方发育，但另一些学者如Moss（1965）认为所有发育中器官的功能性腔洞（眼、耳、鼻等）、肌肉、骨骼、神经等均参与了这个发育过程。van Linburgh认为蝶枕软骨融合和鼻软骨都是原发性骨发育中心，而颅缝仅是一个发育的缓冲部，颅盖则是由于脑发育才得到扩张。

3. 颅面裂隙畸形　颅面裂的发生主要与胚胎发育期颅面部各突起的融合异常有关，一般发生于胚胎的6～9周，目前尚没有确切的致病模式。

三　颅面畸形的病因与发生率

（一）颅面畸形的病因

1. 颅缝早闭症　颅缝早闭的真正发病原因尚未能查明，但可能和头颅骨不同情况的发育异常有关。Hinton（1984）发现，正常人颅缝在3个月时有较高的软骨异化倾向和存在颅骨内成骨现象，6个月时人字缝已不含软骨，1岁时颅缝已经联合，但骨细胞较少；而在37例41条人字缝早闭的样本中，大多数病例在骨缝边缘有成骨细胞活跃，而颅缝内的血管活动性有时甚至会增多，在患者早期即出现骨缝的联合。Smith（1980）认为冠状缝早闭与胎儿在子宫内头颅位置不佳而致受压有关，从胎儿情况看，男婴在子宫内最后一段时间中，头颅发育较女婴快，因而容易受压；有时临床上亦发现婴儿头颅越大，压迫性畸形出现机会越多。

临床上，颅缝早闭症按发病特点大致可分为原发性颅缝早闭症、代谢性颅缝早闭症和大脑发育不良性颅缝早闭症。

（1）原发性颅缝早闭症：发生于一条或多条颅缝中，或是一种复合性综合征的部分症状，如Apert综合征等。这可能是由于胎儿在母体子宫内的一种发育缺陷，在出生后才被发现，或是由于包括染色体、遗传因子异常在内的畸形。例如在Crouzon综合征和Apert综合征中，存在常染色体显性遗传已被证实，现已发现患者的成纤维生长因子中存在着受体位点FGFR2（Jabs等，1995）；而Carpenter综合征则具有常染色体隐性遗传的特征。其他原发性颅缝早闭可能属于家族性遗传，它代表着某种特异酶的异常。虽然在一部分病例中，并不能发现存在明显的家族遗传史，但可以这样认为，许多颅缝早闭症的发生与遗传性缺陷有关。

（2）代谢性颅缝早闭症：Reilly等（1964）报道，在患佝偻病的患者中，可因维生素D缺乏症、肾病性佝偻病、抗维生素D症和家族性低磷血症等而诱发颅缝早闭症。

（3）大脑发育不良性颅缝早闭：小头畸形、患脑膜炎后等亦可在几年内引发颅缝早闭症。其他如在患严重脑积水幼儿，应用低压排水导管装置治疗后，亦可引发本症，成为一种继发性颅缝早闭症。

2. 颅面裂隙畸形　影响颅面各突起融合的因素有遗传因素、放射线照射、母体感染、母体的代谢失衡，以及母体孕期曾应用抗惊厥药、抗代谢药、类固醇皮质激素或安定类药物等。在动物实验中，甲状腺素水平过低可生育面裂畸形子代。Langman（1955）提出，在甲状腺部分切除的病例中，其下一代易发生颅面畸形。与之相反的实验结果表明，提高孕鼠的甲状腺素水平，则可产生下一代面裂高发倾向（Wollam等，1960）。药物性致畸亦可能是畸形成因之一，有人报道，长期服用抗惊厥药物的孕妇，下一代出现面裂畸形者约为1%（Pruzansky等，1971），其发生率约高出正常人群6倍。安定类药物可能与生育腭裂及其他颅面畸形后代有关（Miller-Beeker，1975）。抗代谢药物亦具有致畸作用，特别应注意维A酸（Tretinoin）类药物，据报道，此药有显著的致畸性（Braum，1984；Lammer，1985）。在动物实验中，类固醇激素，如可的松，有诱发腭裂的倾向（Frazer，1955）。此外，放射线能使动物胚胎致畸早有定论。但放射线是否对人体的胚胎发生作用尚未证实，然而从广岛爆炸后调查当时孕妇的生产情况后发现，婴儿中颅面裂明显增加（Neel，1958）。苏联切尔诺贝利核泄漏事故后，现亦已证明有大量畸形儿童出生。Miller（1969）观察57例孕妇在妊娠的第一个15周时接受过大剂量的放射线后，其新生儿中发生颅面裂呈不规则增多。病毒、原虫（protozoa）等可能与某些颅面畸形有关。Ferm（1964）等发现H_1病毒能在动物实验中诱发散在的面裂。Leck（1969）等则发现流感A_2病毒能致面裂。Grabka等（1953、1957）发现弓形虫感染的孕妇，婴儿中面裂的发生率较高。目前尚未发现细菌感染与面裂有关。

（二）颅面畸形的发生率

1. 颅缝早闭症　颅缝早闭症的发生率迄今尚局限于个别颅面外科中心的报道。Myrinthopoulos（1977）从一组53257名孕妇中查出，颅面畸形的发生率为1/1900。Hunter及Radd（1976）在加拿大多伦多儿童医院记录中查到，在1809574名新生儿中有370例各种类型的颅面畸形，发生率为1/2450。澳大利亚David在1965—1975年间，对17000名新生儿进行调查，发现有79例患有各种颅面畸形，发生率为1/4000。在人种和地区方面，颅缝早闭症的发生率显示着一些差别，据Andre等（1972）报道，北非人种可能有较高发生率，Gunther（1977）认为爪哇人极易被累及。在性别方面，男性常多于女性，最常累及的颅缝是矢状缝和额缝。在David的一组病例中，男性占63.3%；在Lailinen（1956）的病例中，男性占77.5%；在Bertelsen（1958）的病例中，男性占62%；在Tiel（1975）的病例中，男性占61%。Shillito（1968）分析了525例颅缝早闭症，其中单发矢状缝早闭的为289例，占55%；冠状缝早闭127例（双侧早闭61例，单侧早闭66例），占24.2%；额缝早闭21例，占4%；人字缝早闭12例，占2.3%；合并3条颅缝早闭者36例，占6.9%；合并4条以上颅缝早闭者30例，占5.7%；有2条不成对的颅缝早闭者10例，占1.9%。

2. 严重颅面裂的发病率　国内严仁英等（1986）报道，颅裂的发生率为0.02%。Davis（1935）回顾了935例唇腭裂畸形，发现其中有9例严重颅面裂患者；Burian（1957）复习了40年的临床资料共4000例唇腭裂患者，其中严重颅裂为97例；Pitanguy（1968）提出，颅面裂在唇腭裂患者中出现的比例为9.3%~34%。其后的Fogh-Anderson、Tunte（1969）等进而认为，颅面裂与唇腭裂有关。随着近年唇腭裂畸形的逐渐增加，严重颅面裂的发病率可能会有所增加。Kawamoto于1977年回顾文献后提出，在10万出生婴儿中可能有1.9%~6.8%的颅面裂发生率。参照Nishimura（1969）报道的13840个3~18周流产的胎儿中，颅面畸形的总发生率为42.5%。因而Kawamoto认为，子宫内胎儿的颅面裂发生率将远高于新生儿。

先天性颅面畸形的发病率迄今为止在我国尚无确切的统计资料，根据国家统计局和国家卫健委的年度统计公报，参照欧美国家先天性颅面畸形1/4000的发生率估算，我国2006—2009年每年1584万~1615万名新生儿中有3900~4000名颅面畸形患儿，这个数目在过去和将来都是逐年递增的。以往对轻型的颅面裂、颅缝早闭症和颅面综合征，仅认为是一般的先天性缺陷而未予重视和归类，由于目前临床上对颅面畸形的诊断和分类已开始有了较正确的概念，发现各种颅面畸形的发生率增加了。在我国这样拥有13亿人口的大国先天性颅面畸形患者数以万计，其治疗工作理应予以重视。

四　颅面畸形的分类

先天性颅面畸形临床表现复杂多样，种类繁多，其致病因素、发病机制、遗传学特征迄今尚未完全探明，很多颅面畸形的称谓亦未统一。国外一些学者从不同角度研究不同类型的颅面畸形，根据临床表现、X线征象，提出了多个颅面畸形分类方法，但是有些畸形重复出现在不同分类中，造成自相矛盾和概念混淆。有些分类方法仅仅侧重于某一类畸形，而不能较全面地包括各类颅面畸形。十余年来，分子遗传学的迅速发展及其在颅面畸形病因学研究中的应用，使人类逐步认识了先天性颅面畸形的遗传学特征及病因。相信在不久的将来，可以提出一个既能反映颅面畸形的临床表现、病理解剖特征，又能提示其病因的较为全面深入的先天性颅面畸形分类系统及标准。

目前，国际上通用的分类法包括Tessier分类、van der Meulen分类、Marchac分类以及中国颅面外科协作组分类法。

先天性颅面畸形可以发生在颅面任何部位，其严重程度从很轻微的皮肤凹陷、眉发异生或断缺，到歪嘴斜眼、凸眼獠牙，甚至独眼猴头或无脑缺脸。一般因其畸形的部位、形状或发生的原因给予命名和分类，很少用病理病因发生学来分类。早期颅面畸形的分类是以临床或解剖学上的观察分类的。

颅面畸形的异同是分类的第一要素。理论上，可依病理病因学、病理形态学、局部解剖学及发生停止的时间做分类。病理病因包括基因异常、细胞分化、细胞分裂、细胞退化、组织重塑等发生学上的病因导致畸形；病理形态学上常用"裂""睑裂"或"短小症"等来形容颅面的畸形，但常不能清楚定义；局部解剖学上的分类最常用来分类颅面畸形，Morian（1887）及Davis（1935）就是以局部解剖方法分类的。Harkins等（1962）提出颜面裂分类法（图48-2），有鼻-眼、口-耳、口-内眦、口-外眦、下颌突及颞延伸区。邱武才（1970）将Morian（1887）的口眼裂与眶下孔的关系分成两种，以眶下神经孔为界分成两类。

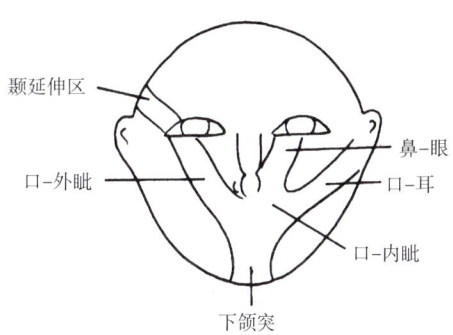

图 48-2　Harkins 分类法

（一）Tessier 分类

Tessier根据其所治疗患者的临床检查、术中解剖及头颅X线片中所发现的颜面裂畸形特点，以眼眶为中心，将颅面裂分为15种类型（0～14号裂，图48-3）。

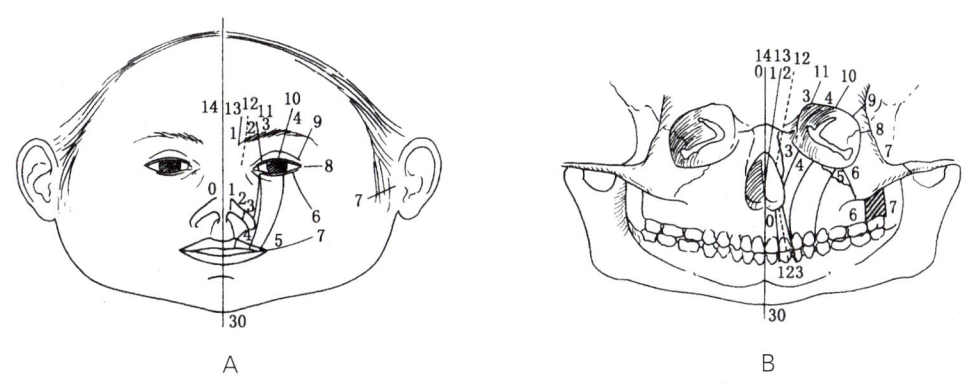

图 48-3　Tessier 分类法

Tessier分类的特点是：皮肤软组织裂隙与骨结构裂隙相对应，以眼眶为中心，将颅面部划分为"南北半球"（8号裂恰位于"赤道"），将颅面裂划分为眶上方"北向裂"（northbound cleft）或颅裂（cranial cleft），以及眶下方"南向裂"（southbound cleft）或面裂（facial cleft）。从颅面正中线开始，分别向两侧，依顺时针或逆时针方向，环绕眼眶按自然数依次命名各裂隙。在Tessier的分类中，除6、7、8号裂以外，其他颅裂与面裂在解剖结构上是相对应和延续的，因此亦称之为：0～14号裂、1～13号裂、2～12号裂、3～11号裂、4～10号裂和5～9号裂，后期又加入了下颌下唇正中裂即30号面裂。

Tessier（1976）依据其丰富观察颜面畸形的经验后指出，颅面畸形总随着某种轴心延伸，他是第一位强调软组织的裂隙下通常都有骨组织裂隙的，反之亦然；Tessier通用"cleft"（裂隙）一词给予许多颅面畸形命名，并以眼眶为中心，简单地以数字（0～14）将他所观察的颅面裂分类（见图48-3）；眼眶是颅部及颜面共同拥有的部位，以眼眶为参考中心，若裂隙在眼睑隙的上方（"北方"），主要为颅部的病变，若在眼睑隙之下方（"南方"），则为颜面为主；上下可能连线如0及14、1～13、2～12、3～11、4～10，虽然颅面裂会通过眼眶，但血管分布或胚胎发生均与此"南北向"无甚关联。在检查颅面畸形患儿时，Tessier类似时钟的数目要铭记于心，若沿着相关的连线仔细检查，往往可以发现明显的颅面裂症状，这种分类描述，学者之间较易沟通，目前被国际上广泛使用于颅面裂分类中。

Tessier颅面裂分类简明扼要，便于记忆，虽然有利于临床外科医师用于诊断分类和选择治疗方案，但也有些缺点。"Cleft"一词用来描述没有裂隙的畸形，易让人混淆，不能包括像神经、血管、肌肉所引起的颅面畸形，而且不能由分类中了解病因发生学。

（二）van der Meulen分类

van der Meulen等（1983）就依据发生学上病因发生时间与局部解剖学的病理形态学（pathomorphology）提出一个分类，用"dysplasia"（异生）代替"cleft"，在病因发生学发生时间的因素下，他们把颜面畸形分成了四种类型。

Ⅰ型：脑颅异生（cerebrocranial dysplasia）。
Ⅱ型：脑面异生（cerebrofacial dysplasia）。
Ⅲ型：颅面异生（craniofacial dysplasia，CFD）。
Ⅳ型：其他原因的颅面异生（CFD with other origin）。

为了能包括其他畸形，van der Meulen才加上Ⅳ型（即其他原因的颅面异生），这样分类就能包括所有颅面畸形。无脑症、小脑症等属脑颅异生，独眼畸形（cyclopia）、猴头畸形（cebocephaly）等属脑面异生，皮、神经、肌肉、血管或骨的异常引起的颜面畸形也能归纳在Ⅳ型中。Ⅲ型颅面异生分成几种：因胚胎异常发生时融合不全而产生裂隙者归"with clefting"，由蝶骨（sphenoid）、中脑腔、前脑腔底、鼻、上颌、颧骨、颞骨到下颌骨成一S形的骨化中心（图48-4）异常发育（dysostosis）时造成的畸形以此部位命名，颅缝早闭也列入此分类的第三小项（合并颅缝早闭及骨化异常的有Crouzon综合征、Apert综合征），最后为软骨化异常。

Tessier的分类法方便记忆，尤其对于颅面裂病态变化有很好的描述，可以使学者之间有共同语言。

van der Meulen的分类较繁杂，不易记忆，但对畸形的发生机制有提示。

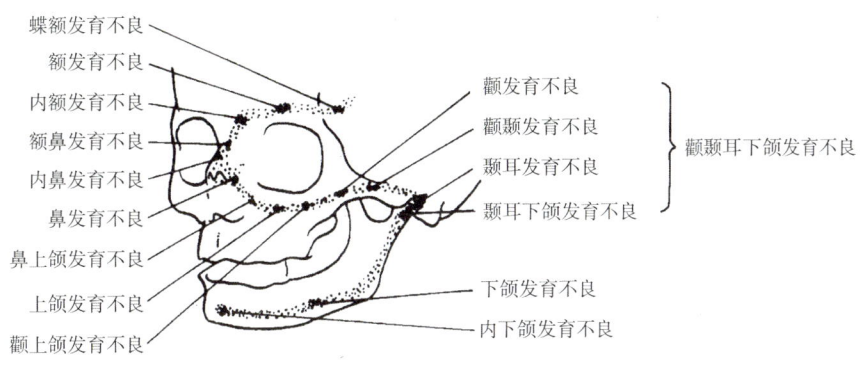

图48-4 颅面发育不良S形骨化中心

(三) Marchac 分类

法国颅面外科专家Marchac建议将颅面畸形概括地分为两大类:一类是颅缝早闭症;另一类是颅面骨成骨不全症（craniofacial dysostoses）。

1. 颅缝早闭症　颅缝早闭症是指颅骨骨缝在正常骨性融合年龄之前提早发生骨化闭合。颅缝早闭造成颅面骨畸形，不同部位的颅缝早闭，产生的颅骨畸形有所不同，某一颅缝的早期骨化会产生与骨化颅缝呈垂直方向的颅骨生长不全，而顺骨化颅缝方向的其他颅缝周围的颅骨呈代偿性过度生长。临床上常见的典型畸形有如下几种（图48-5）。

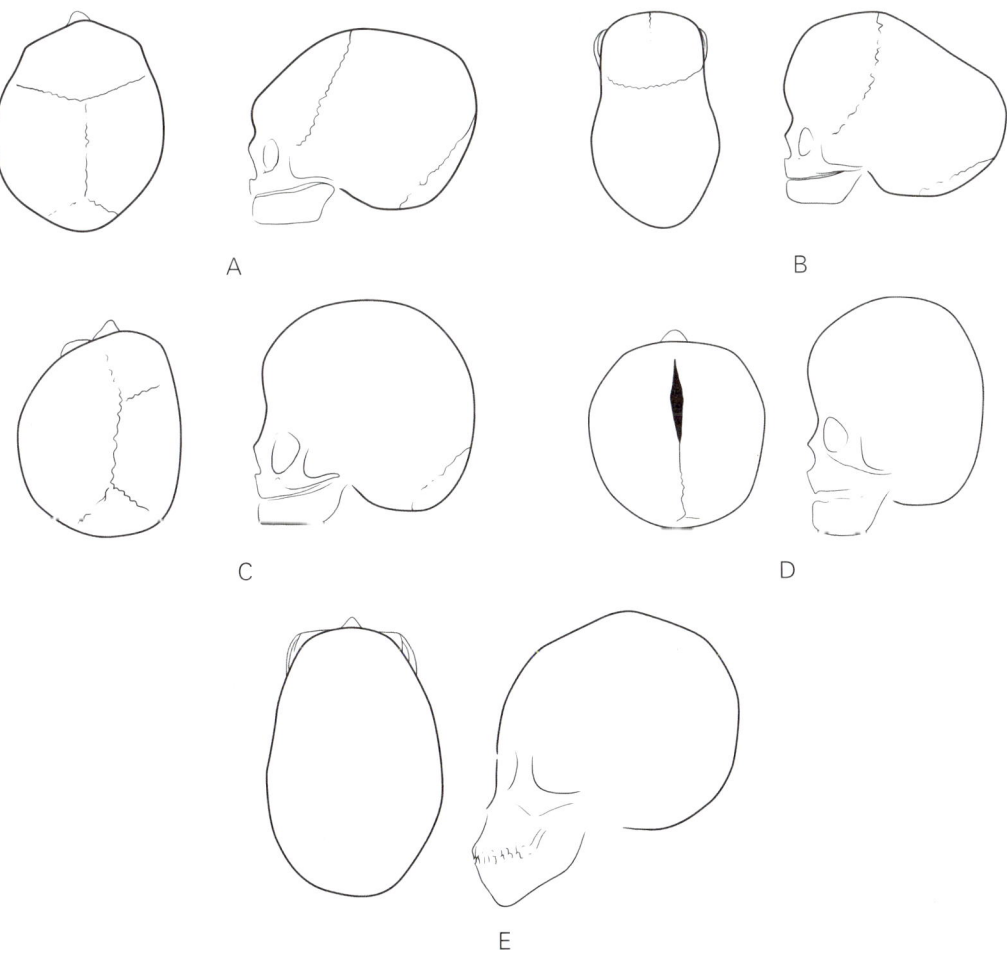

图48-5 Marchac 分类法
A.三角头畸形　B.舟状头畸形　C.斜头畸形　D.短头畸形　E.尖头畸形

（1）舟状头畸形（scaphocephaly）或长头畸形：其特征是颅腔横径短缩，前后径增长成哑铃状畸形，是矢状缝早期骨化所致。

（2）短头畸形（brachycephaly）：主要表现为颅腔前后径缩短。额骨后缩，特别是眶上额带退缩在后方。颅腔的横径呈代偿性增长。由双侧冠状缝早闭所致。

（3）三角头畸形：为额缝过早骨化闭合所致。

（4）斜头畸形：为单侧冠状缝或人字缝过早骨化闭合所致。

（5）塔状头或尖头畸形：为多条颅缝过早骨化闭合所致。

2. 颅面骨成骨不全症　欧美一些学者亦将其归类为综合征型颅缝早闭症。其病变除有颅穹隆畸形外，同时伴有面中部成骨不全或发育不良，面中1/3后缩，特别是与颅底连接部位的颅缝发生病变。包括Pfeiffer、Carpenter、Cohen、Morquio、Turner、Zellweger等以发现者的名字命名的许多综合征，最为常见的是Crouzon综合征和Apert综合征，后者还合并四肢手足畸形（图48-6）。

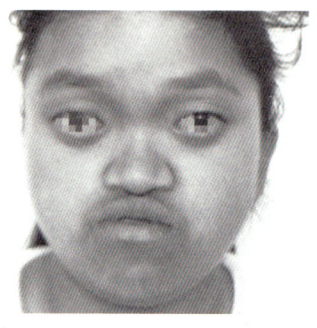
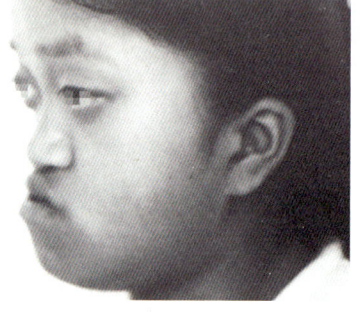
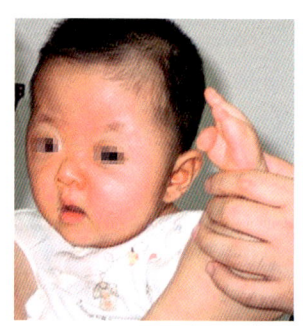

图48-6　Crouzon综合征和Apert综合征
A. Crouzon综合征　B. Apert综合征

Crouzon综合征和Apert综合征是由于颅面骨发育不全，颅底部多条骨缝早闭所致，主要表现为面中部严重后缩，呈盘状脸（dish-face），眶腔容积缩小，出现突眼畸形、下颌相对前突、上下牙列反𬌗。这两种综合征患者常并发颅内压增高症状，严重者可发生视乳头水肿或失明、智力发育障碍。

Crouzon综合征常呈短头畸形，Apert综合征则呈尖头畸形。Crouzon综合征突眼症状明显，而Apert综合征则症状较轻。Apert综合征合并有并指（趾）和肢体关节僵直等。

附：颅面畸形的临床诊断综合分类（中国颅颌面外科协作组分类法——讨论稿）

以往的颅面畸形分类虽有多种，但往往不够全面或重复交叉，现参照Tessier、Marchac、David、Cohen和张涤生等的分类，主要依据临床表现、影像学特征、解剖部位和病因提出一个新的临床诊断综合分类。总体上将颅面畸形分为先天性或发育性畸形与后天获得性畸形两大类，获得性畸形又分为损伤性、肿瘤性和其他原因（如炎症、放射等）所致的畸形。

提出这一新分类系统的目的在于，有利于国内颅颌面外科协作组成员单位以统一的诊断标准分类记录、统计总结，以便于进行长期、大样本量的前瞻性或回顾性研究。亦有利于进行国际间学术交流。

颅面畸形的临床诊断综合分类（中国颅颌面外科协作组分类法）：

1. 先天性/发育性颅面畸形（conginetal craniofacial anomaly）

1.1　颅缝早闭症（craniostenosis）

1.1.1　单纯型颅缝早闭症（Isolated craniosyenostsis）

舟状头畸形

　　　　　短头畸形
　　　　　三角头畸形
　　　　　斜头畸形
　　　　　小头畸形
　　　　　塔状头畸形
　　　　　三叶状头畸形（此3类多见于综合征性颅缝早闭，似应剔除）
　1.1.2　综合征型颅缝早闭症（颅面成骨不全症）
　　　　　Crouzon综合征（颅骨面骨发育不全症）
　　　　　Apert综合征［尖头并指畸形（crocephalosyndactyly，ACS）Ⅰ型］
　　　　　Vogt综合征（ACS Ⅱ型）
　　　　　Saethre-Chotzen综合征（假性颅面发育不全症，ACS Ⅲ型）
　　　　　Wardenburg综合征（先天性耳聋眼病白额发综合征，ACS Ⅳ型）
　　　　　Pfeiffer综合征（ACS Ⅴ型）
　　　　　Noack综合征［尖头多指（趾）并指（趾）畸形（acrocephalopolysyndactyly，ACPS）Ⅰ型］
　　　　　Carpenter综合征（ACPS Ⅱ型）
　　　　　Cohen综合征（颅面额鼻发育不全）
　　　　　Binder综合征（额鼻发育不良）
2. 颅面裂：采用Tessier 0～14数字顺序分类，其中包括颅面裂合并脑膜-膜膨出的病例
3. 下颌面发育不全症（mandibular dysostosis），即Treacher Collins综合征
4. 其他颅面畸形综合征
　　　Turner综合征（卵巢发育不全综合征）
　　　Down综合征（21-三体综合征）
　　　Creig综合征（ocular hypertelorism syndrome，眼眶过宽综合征）
　　　Pierre-Robin综合征（腭裂下颌过小舌后退综合征）
　　　Edward综合征（18-三体综合征）
　　　Zellweger综合征（脑肝肾综合征）
　　　Larsen综合征（腭裂多发性关节顶部）
　　　Marcus Gunn综合征（张口瞬目综合征）
　　　Möbius综合征（先天性双侧面神经外展神经瘫痪综合征）
　　　Mohr综合征（口面指综合征）
　　　Smith-Lemli-Opitz综合征（小头小颌并指综合征）
　　　Nager-Reynier综合征（肢端面骨发育不全综合征）
　　　锁骨颅骨发育不良综合征（Cleidocranial dysplasia syndrome）
　　　第一、二鳃弓综合征（first and second branchial arch syndrome，此类多有半面短小，似可归于下颌面发育不全症）
5. 眶眼畸形
5.1　眶距增宽症（hypertelorism）
5.1.1　原发性眶距增宽症
5.1.2　继发性眶距增宽症
5.2　眶距狭窄症
5.3　各种眶眼畸形、小眼、无眼畸形
5.4　单侧眶（位置或形态）畸形
6. 非对称性颅面畸形（asymmetry craniofacial malformation）

6.1 斜头畸形

6.2 半面短小症（hemifacial microsomia）

6.3 半面肥大症（facial hemihypertrophy）

6.4 眼耳脊椎综合征（Goldenhar综合征此为第一、二鳃弓综合征中一种，多表现为双侧，且照此可添加其他不对称表现第一、二腮弓综合征，如耳髁状突综合征）

6.5 进行性半面萎缩综合征（progressive hemifacial atrophy syndrome，Parry-Romberg disease）

7. 创伤性颅面畸形

8. 肿瘤切除和其他原因（炎症、放射）所致颅面畸形

①颅面骨纤维结构不良（包括von Recklinghausen's disease）；②颅面部巨大神经纤维瘤；③颅面区血管瘤及血管畸形；④侵犯颅底的副鼻窦窦及口腔颌面晚期恶性肿瘤

9. 内分泌、代谢疾病所致颅面畸形

9.1 先天性高磷酸酶血症（congenital hyper-phosphatasemia），又称Paget病，或称变形性骨炎（osteitis deformans），全身多个骨骼受累变形

9.2 低磷酸酯血症（hypophosphatasia）：颅骨矿化缺陷、颅缝早闭，尖头畸形

9.3 抗维生素D佝偻病：血中碱性磷酸酶过低，佝偻病，少数患者出现颅缝早闭

9.4 多骨性骨纤维（结构不良）异常增殖症（multiple fibrous dysplasia of bones）：又称Albright综合征，具有典型的三联症：①多骨性纤维结构不良；②皮肤黏膜色素沉着；③内分泌紊乱

（祁佐良　杨斌　穆雄铮　韦敏　袁捷　陈昱瑞　张涤生）

第二节　颅面外科的特点、基本条件及基本技术

一、颅面外科的多学科协作、综合序列治疗和组织特点

颅面畸形患者，常伴发不同程度的颅内高压、视觉功能障碍、呼吸功能障碍。颅面外科手术，可能产生一些严重并发症，如死亡、颅脑损伤、脑部感染、视力损害（甚至失明）等。

颅面外科手术范围广，涉及颅骨、颅底、眼眶及眼球、鼻及鼻窦，以及上下颌骨的截骨、移位和重新组合、植骨及固定等多个部位和复杂的手术步骤。在术前要正确诊断病症，决定手术的最适宜年龄，设计最安全和最有效的手术方案。手术中则涉及麻醉方法的选择、麻醉的安全平稳、颅内压的测定和控制、术中出血量的估计和及时补充。术后应进行严密的监护，防止感染和其他并发症等；远期还应矫正眼、鼻等功能性的畸形和心理障碍。

需要多学科的医师和其他专业人员进行密切合作，其中除以整形外科和神经外科医师为主导、负责手术操作和保证术中安全及术后的最佳效果外，还需要建立一个完整的颅面外科协作组，其中包括麻醉科、放射科、儿科、眼科、五官科、口腔正畸科医师的参加，此外还应包括遗传学家、心理学家、语言学家和社会学家的参与或咨询。颅颌面外科协作组成员必须是经过训练的并有颅颌面畸形治疗经验的医师和其他专业人员。

多学科协作组的主要作用是进行整体性的病例处置，以保证治疗的质量和连续性，并进行长期的纵向随访。协作组应为每一个患者制订一个涉及各有关学科的综合治疗方案，以便在有效利

用时间、材料及技术资源的基础上达到最好的治疗效果。

整形外科、颅颌面外科医师在协作组中应充分发挥其主导作用，随时征询各学科专家的宝贵建议，最后制订出理想的治疗方案，并按计划实施手术。

神经外科医师在颅颌面外科协作组中起着重要的作用。术前应对患者是否有颅内压增高、视力减退以及其他神经系统异常做出准确的诊断；参与制订手术方案。术中进行开颅、暴露颅腔，保护好脑组织不受过多的牵拉和误伤。术后应参与患者的监护，防止发生脑水肿和颅内血肿。

放射学科对颅颌面畸形的诊断、治疗方案的制订和手术效果的评估，起着极大的帮助作用。其中包括普通X线摄片，以观察头颅形态、脑发育、颅内压增高等情况。CT可以显示脑部的病理情况，如脑积水、脑膨出等；显示眼球位置、眼球周围组织和眼眶的关系。CT三维重建和数字化计算机辅助设计的应用，更有助于立体显示畸形缺损，定量分析决定修复的部位和范围，模拟手术过程。

许多先天性颅面畸形的病例，都需要在婴儿或幼年期进行手术矫治。畸形的诊断和治疗方案的制订和实施，需要儿科医师协同会诊。

眼科专家的参与可以检查患儿的视力障碍和眼球活动情况，提出斜视和偏斜的确切诊断并决定纠正时机，检查立体视觉和视野变化、睫状体麻痹性屈光、复视，以及眼底变化等，观测术前术后的内眶距（IOD）变化，以及眼球前后位、垂直位的不对称等。常规的术前和术后眼底检查有助于了解颅内压的变化情况。

耳鼻咽喉科医师可以协助检查听力、有无外耳道感染、听觉器官有无异常、耳咽管的通畅情况以及脑干反应等。

口腔正畸科医师可以协助依据头颅骨的X线摄片和测量，研究畸形所导致的牙颌畸形及颌骨的形态及位置，预制的咬合垫板，手术前后牙齿正畸。

麻醉科专家参与颅颌面外科手术是不可缺少的一个重要环节，选择安全有效的麻醉方法、注意小儿麻醉的特点等都是保证手术成功的基础。目前都采用低压低温麻醉，以减少术中出血量。麻醉过程中血压及血容量的测定、出血量的估测、血容量的及时补充、颅内压的观察和控制、防止心眼反射等，都需依靠麻醉科医技人员在手术过程中的严密观察和密切协作。术后应在ICU或麻醉复苏室监护，生命体征平稳、颅内压稳定、生理反射恢复、完全苏醒后，待拔除气管插管，再护送患者回病房。

还值得提出的是护理人员的重要性。在手术中，手术室护士的良好配合是十分重要的。一个技术纯熟、训练有素的手术护士将有助于手术医师得心应手、配合默契、迅速顺利地进行手术操作。而一个专门负责术后监护的护理班子，必然在护理患者的康复中起到重要的作用，减少并发症，预防出现危象，使患者更顺利更快地得到恢复。

遗传学家的咨询也是必要的环节。目前对先天性颅面畸形的遗传规律虽未了解清楚，但已发现了不少引起颅面畸形的基因突变和染色体异常的位置。如何进一步调查和研究畸形的遗传规律、染色体异常的研究观察、家族史的调查和统计、新生儿畸形的登记分析、优生优育的宣传和控制，和遗传学家的协作都是分不开的。

丑陋的外貌和功能的影响，严重影响儿童的心理发育。应邀请心理学家进行咨询和会诊。手术后面貌改善可以带给患儿欢乐和健康，但心理障碍还得由专家在术后进行治疗。

颅颌面外科手术具有一定的危险性，目前这项手术的平均死亡率在2%。故此，为取得手术成功，一个组织严密、设备完善、技术熟练、经验丰富的手术组是非常必要和最基本的条件。手术人员必须经过严格的训练和学习，在具有相当水平和条件的颅颌面外科中心才可开展这项工作。

二 基本设备及器械

(一) 麻醉设备

带有各类监护装置的麻醉机是必不可少的。另外,针对头面部全麻手术的特点及小儿患者的麻醉需要而设计的专用麻醉器械,已经在许多国家广泛应用。

1. 颅面手术麻醉专用气管导管　颅面手术时可能将头皮向面部翻起,手术可能涉及鼻部周围骨性组织,因此经口插管较经鼻插管更为适宜和常用。有一种特别设计的经口腔插管用的预成型气管导管,它呈U形,弯曲处正好跨在下唇正中部位,在气管内就位后,露在口唇外的一段不是朝天翘起,而是沿着下唇呈水平延伸,完全让开头面部,手术操作时不会被导管妨碍,甚感便利。

2. 紧闭麻醉机用F形回路　循环紧闭麻醉机传统接两根螺纹管,在颅面外科手术时显得累赘。F形回路经过巧妙的设计,机器端仍为两个螺纹管,分别接在麻醉机的吸入活瓣与呼出活瓣端,而另一头即患者端只用一根螺纹管,总长度约为150cm,足够使用时的长度要求。单根螺纹管内部中央设置一根细管,氧气及麻醉气体等新鲜空气由此细管送到患者肺内,而呼出的二氧化碳则通过外管(即螺纹管)经由麻醉机呼出活瓣送回麻醉机。整个回路本身没有活瓣,也不需Y形衔接管。此回路用于头颈部手术堪称理想,使用时应注意回路的两个接口与麻醉机的吸入和呼出两个活瓣应准确对口,切不可错接。

3. 同轴双套管BAIN回路　此回路不必借助麻醉机,它依靠比较大的氧流量排除二氧化碳,是一种无重复吸入回路,可用于成人及小儿;但成人的颅面手术麻醉没有理由使用这种装置。它1972年由美国人Bain和Spoerel共同设计,专门为头颈部手术置备了同轴双套管回路,该回路有的长近2m,麻醉人员可远离手术区,也有的短到40～50cm。管道过长,虽然并不至于增加二氧化碳蓄积的可能性,但平时使用就不很方便。一般可用短管(长度为60～100cm),代替T形管控制呼吸,颇为理想,也可供短期自主呼吸用。

该回路的外螺纹管直径22mm,中央内套同轴10mm的小管,氧气及麻醉气体通过中央小管供应,二氧化碳则由外螺纹管排除,可在呼吸囊前方置一"出气孔",略施负压吸除废气,也可在呼吸囊后方排气。氧气流量很有讲究,因为二氧化碳能排除,完全靠足够的供氧量,氧气供应量按儿童体重计算,控制呼吸时以每分钟100ml/kg为宜。如系自主呼吸则需每分钟200～300ml/kg。BAIN回路没有活瓣,重量轻,放置在口边不感觉有妨碍,不必用多余的衔接管,又可用以控制呼吸,麻醉废气可经负压吸引排至室外,不致污染手术室内的空气,这些都是BAIN回路的优点。短的BAIN回路(例如60cm),更便于使用,如太长则内管容易发生屈曲。实际上在大多数情况下并不需要那么长。此外应注意供氧流量,幼儿如设置最低氧供应量为每分钟3.5L(不计体重),可能更为安全,可免除二氧化碳蓄积的顾虑。从头面部手术要求来看,麻醉器械在头部的设置越轻便越好,BAIN回路符合这一要求。BAIN回路的进气管口设置在尾部(即靠近呼吸囊处),似乎比进气管口设置在头部的其他回路更为优越(图48-7)。

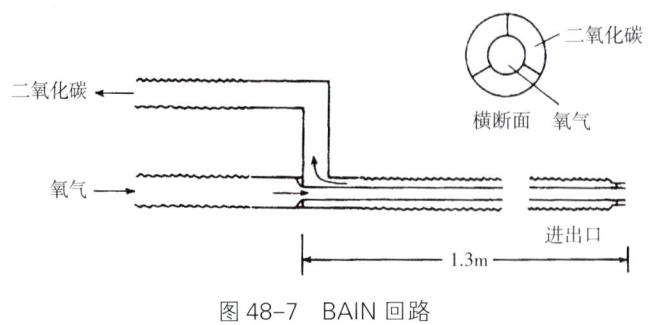

图 48-7　BAIN 回路

4. Jackson-Rees 改良 T 形管装置　这也是一种无重复吸入的回路，能方便地做控制呼吸，是从 T 形管演化来的，较之 T 形管更实用。这种装置已为许多国家的小儿麻醉所采用。澳大利亚南部阿特来得（Adelaide）颅面外科中心即以 Jackson-Rees 回路（图 48-8）作为小儿麻醉的主要装置，可用在 1~25kg 的小儿，控制呼吸时氧气流量按 0.8 给予。例如一个 16kg 体重的小儿，氧气流量应给每分钟 3.2L。他们用英国制 Penlon 压力型呼吸机，附有小儿减压装置控制呼吸，麻醉废气由专门管道用微小的负压吸除。

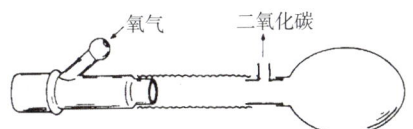

图 48-8　Jackson-Rees 改良 T 形管装置

（二）颅面外科特殊器械

1. 电锯、电钻、开颅钻和铣刀　为了进行精确的颅面部截骨，电锯和电钻是常规应准备的。常用的电锯为来复锯和摆动锯。一般来说暴露清晰、位置较为表浅的部位可用来复锯进行截骨，其特点是力量容易控制，对大块截骨较为适用。一些较深部位或毗邻位置较为复杂的区域，可选用摆动锯。电钻是颅面外科手术中最为常用的，如预制固定用的骨孔、固定微型钛板的螺钉导引等。开颅钻分成人和儿童用两类，配备压力弹簧自动停止卡，一旦骨阻力消失即将入颅，开颅钻就会自动停止以避免误伤脑组织。铣刀可以用保护托板钩挂住颅骨内板内面，沿计划截骨线截开颅骨，而不损伤硬脑膜以内的脑组织（图 48-9）。

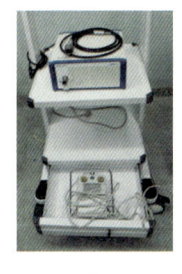
A
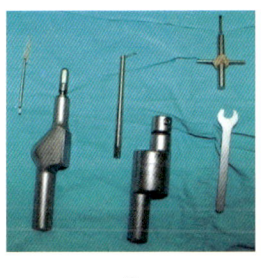
B
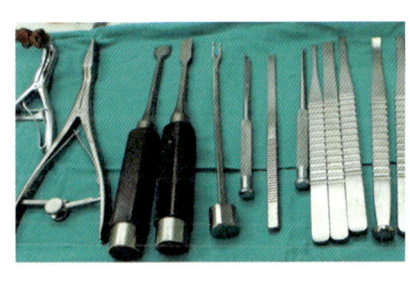
C
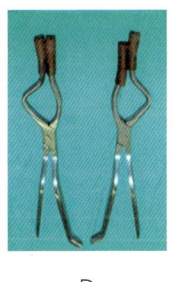
D

图 48-9　电锯、电钻、开颅钻和铣刀等特殊手术器械

2. 特殊的手术器械

（1）Rowe 上颌骨持骨钳：在做 Le Fort Ⅰ型和 Le Fort Ⅲ型截骨时，两个钳夹分别插入鼻孔和口腔的腭板，用以夹持整块上颌骨后折断、前移。

（2）带弯面 Kawamoto 骨凿和 Tessier 骨凿：用以离断翼板和上颌骨的连接。

（3）深部拉钩：用以牵开颞肌、颧突等区，进行深部剥离。

（4）Marchac 额骨塑形器：额颅骨畸形矫正术中，用于再造额-眶骨弧度的塑形。

（5）肋骨塑形钳：用以弯曲取下的肋骨。

3. 简易凿骨器械　各种宽度的骨膜剥离子、骨凿、咬骨钳、骨剪等。

4. 神经外科器械　开颅颅骨钻、开颅铣刀、脑压板、脑膜剥离子、双极电凝、精细吸引器、脑棉等。

5. 固定用装置、材料　最为简单和常用的是各种类型的钢丝，固定效果良好。有条件的话，宜选用微型钛板和螺钉，常用的由钛合金材料制成。临床研究表明，钛合金板的固定效果明显优于钢丝固定者,远期复发率可减少10%~20%。对于儿童,特别是2~3岁以下的婴幼儿,需用可降解材料制作的可吸收板和钉固定截骨重塑的各颅眶骨段。

三、基本操作技术及术前、术后处理

(一)基本手术操作

1. 前额部颅骨开窗手术 打开前额部颅腔,可以暴露前颅凹和眶顶,并得以进行眼眶骨架的部分或全部截断游离,同时结合颅骨、鼻骨、上颌骨的截断及全方位的重新组合来矫治畸形。前额骨的开窗截开手术亦是矫治前额或颅顶部本身畸形的治疗步骤,如小儿颅缝早闭症的早期治疗,或儿童及成年人颅额畸形的矫治。将前额及颅顶部骨截成几块,交换部位和重新排列组合,是获得彻底矫正头颅畸形的必要手段。前额开窗手术的优点在于可清晰地暴露手术野,安全和最大方便地进行各类手术操作。其缺点是具有手术时间较长、手术后恢复较慢和具有一定的并发症及危险性。但通过较长期的实践,手术者一旦操作熟练,这些缺点就可逐步得到克服。

首先做头皮冠状切口。然后在骨膜上、帽状腱膜下翻开前额皮瓣,直抵眶上缘。于眶上缘上1.5cm处切开骨膜,在骨膜下分离,注意保护眶上血管神经束。两侧软组织分离部位应达到颧骨下方部位。鼻中央部应到达鼻梁中上部。使用电钻及电锯将前额骨半圆形一块颅骨截下。取下的前额颅骨板妥善放置在一旁,以备手术结束前重新覆盖原位。手术时注意慎匆穿破硬脑膜及中央部的矢状静脉窦。如有硬脑膜破裂,应设法缝合修补。

2. 前额眶上桥制备手术 前额眶上桥亦称额骨桥,是指在前额颅开窗部的下缘与眶上缘之间,保留一条横行的额骨桥。眶上桥的作用,是便于在骨桥上下两侧骨架(额颅和眶骨)游离移位后,做骨间固定之用,防止复发。眶上桥的宽度视病孩或患者年龄而定,一般在1cm左右。两侧则与颞骨相接连。但骨桥还可有多种形式,有时可连同眶上缘骨骼在内进行整块前移;在浮动前额骨瓣前移手术中,则可在两侧做Z形骨瓣而整块地同眶上缘一同前移。

3. 眼眶截断游离手术 分离和暴露颧骨和颧弓。在眼结膜囊内下睑板上缘处切开睑结膜,分离软组织直抵眶下骨缘,切开该处骨膜。向后方分离眼球和眶组织,直到离视神经孔及眶下裂1cm部位。这时整个眼球和眶内其他组织已完全在骨膜下松解游离。用电锯将眶侧壁骨组织锯断或凿断,直抵眶下裂部位。沿眶侧壁的颧骨部将颧骨锯开。注意保护眶下神经血管束不受损伤。在前颅凹,用电锯在左右眶上缘横行锯开骨板以形成眶上桥。最后在明视操作下,用电锯在颅前凹、眶顶部的前2/3与后1/3之间的交界线上,凿断眶顶部。至此,整个眶架骨组织已从上下左右及后方全部被截断,从而可以容易地被移位固定,矫正畸形。

4. Le Fort 型截骨手术

(1) Le Fort Ⅲ型手术操作步骤:进入眶壁四周,以及上颌骨前方部位。两侧则到达颧骨颧弓。颧弓截断,然后在适当位置,自外侧向内侧用来复式电锯截断眶侧壁。随后从外侧方向眶上方进行眶壁截开。再从眶下裂开始,自下而上地截断眶底部,直抵眶内侧壁。在内眦韧带部位,将眼球推向外方,以确定眶内侧壁上的截断口,从此点向上方用电锯截开骨壁,直抵鼻泪沟的后方。至此,整个眶架骨骼就被全部截断。两侧眼眶完全分离后,用一把骨膜剥离器插入额鼻联合部截断的骨间隙中,轻轻地撬开和扩大间隙,将上颌骨及眶部推向前方。手术者将左手示指伸入口腔中,扪出翼颌结节部位,用弯式骨凿(Kawamoto凿)自后向下,插入翼颌缝中,用小锤轻敲,将上颌结节和翼突分离。在两侧完成同样操作后,整个上颌骨及眶架已基本上被完全离断,但仍未全部松动。然后用Rowe骨钳,分别插入鼻腔及口腔中,钳夹住整块骨组织,轻柔地左右摆动和向前方牵拉,以使整块中面部骨骼和颅底部得到离断。一旦离断,就可以听见一声清脆的骨裂音。此时,再将弯形骨膜分离器插入翼颌结节缝中,协助将骨块推向前方。注意切不可勉强，以免造成颅底骨折。此种中面部整块前移一般可达到1~3cm的间距，特别在治疗Crouzon综合征时，要求获得最大限度的前移。

（2）Le Fort Ⅱ型截骨术：Le Fort Ⅱ型截骨术适用于额鼻发育不全、面中央部后缩凹陷的畸形矫治。其截骨线为：截开额鼻缝，沿泪后嵴向下截开眶内侧壁，继向外侧截开眶底壁，保护眶下神经，直到眶下裂前端，再沿颧颌缝截开，凿开翼上颌连接。对侧同法操作，用Rowe氏钳使面中部骨段前移。可以经冠状切口、下睑缘下切口及口内前庭沟切口入路手术。

（3）Le Fort Ⅰ型手术：Le Fort Ⅰ型手术适用于上颌骨下部，特别是齿槽上部的正颌手术，可单独进行，或和Le Fort Ⅲ型手术同时进行。有时还应和下颌骨或下颏部截骨整形手术同时进行。这是一种简单而有效的手术，可使面容改观。上颌骨经低位截骨后可在三维方向移动，可改善中面部前突度和矫正牙颌关系。

5. 颅骨板移位或成形手术　颅骨板截下后移位及加工成形操作手术常适用于婴幼儿尖头、斜头、短头和长头畸形的矫治。可采用颅顶及颅额两块颅骨板相互更换位置的方法来进行整治，有时再加上包括眶上缘在内的前额眶上桥前移的方法来彻底矫治畸形。两侧颞部则应用Marchac提出的Z形骨板镶嵌来加强固定。颅骨板除移位手术外，还可应用各种弯曲成形的骨板、人工骨折、柳枝骨折等方法来矫正骨板畸形。例如在幼儿病例中，由于颅骨较薄，极易用骨钳弯曲改形到所需形态。在成年病例，颅骨板较厚而硬，则可在内板上截除楔形骨组织，就可以弯曲成所需弧度。在治疗三角头畸形时，可在前额眶上桥内板上多处截开，进行弯曲，并在中央部进行植骨，结扎固定，以防止复发。

6. 采骨手术及植骨来源　在颅面外科手术过程中，植骨术常是一个必要的手术步骤。植骨目的，一是在于在畸形矫正后所遗留的多处骨间隙中，填充骨组织以加强固定、促进骨愈合和防止复发；二是在于有骨凹陷和骨缺损的情况下，充填矫形性植骨。

植骨的来源大都来自患者自体，但在某些特殊情况下，异体骨或高分子材料也是一种选择，但较少应用。过去整形外科医师在植骨手术时，都采用肋骨或髂骨，但近年来颅面外科医师由于就近和采截方便，颅骨片本身就成为一个植骨来源，但由于它的供应量有一定限制，故仍不能排除肋骨及髂骨的利用。

（1）颅骨植骨片：颅骨植骨片的优点在于它在移植后，和肋骨或髂骨相比，不易被吸收。缺点是来源较少，过于广泛的采骨有引起颅内并发症的危险；此外，颅骨板较薄而脆，易被折断。颅骨片的采取一般在进行颅内径路手术时可选用。植骨片主要采自颞顶部位，因该部颅骨较厚，内外板和板障较明显，手术时可将该部的颅骨整块取下，然后用来复式电锯、骨凿或钢丝锯等插入板障，从各个方向逐步将内外板分开。再将外板放回原位，内板即成为植骨来源。另一手术方法是用骨凿在颅骨外板上直接采取，但此法不易采得大块骨片，而只是小块骨块。凿骨时慎勿损伤内板。

（2）肋骨及髂骨植骨：肋骨及髂骨植骨的截取请参见本书相关章节。肋骨截下一段后可劈开成两片，用来修补颅骨缺损特别适合，如在创伤性颅骨缺损病中不但厚度适宜，而且弧度亦相近，有时亦可经过加工塑形。小块肋骨亦可用来填塞各种前移松解手术后的骨间腔隙。髂骨可在大块截取后切成所需形状和大小，以填塞骨间隙进行植骨。

（二）术前、术后处理

1. 手术前准备　主要是完成实验室检查，进行心理护理和完善资料收集。术前3天给予0.25%氯霉素眼药水滴眼和鼻腔、朵贝尔氏溶液漱口每天3次，以达到清洁眼、鼻、口腔，减少术后感染机会的目的。术前1天备皮、剃头发。若男患者建议剃光头。女患者术前3天起可采用1/5000苯扎溴铵溶液洗发，每天3次，每次10分钟。女患者术前1天根据切口要求剃除2~3cm宽的头发，其余头发可扎成多条小辫，这样可以免去因剃光头影响患者术后短时内无发的痛苦，患者也乐于接受。若需进行鼻腔内切口，须剪除鼻毛。

2. 手术室护理　做好手术前特殊器械的准备。术中配合。术后精密仪器的保养。

3. ICU护理　术后监护2～3天，颅内压监护，观察病情变化、生命体征。准备抢救用物。

4. 手术后护理　术后做好病情观察、心理护理、出院指导。根据手术情况严密观察患者生命体征和颅内压情况，须每30分钟观察记录1次。保持呼吸道通畅。待手术后24小时，较平稳后可改为每小时观察1次。全麻清醒后取平卧位，24小时后可头抬高20°～30°，并用沙袋固定制动，头后垫软海绵圈，利于颅内静脉回流、减少脑水肿、降低颅内压和预防枕部褥疮。严密观察患者神志、瞳孔、意识等情况，血压一般以维持在12kPa为宜，若过高则易导致颅内出血和脑水肿。还应特别注意患者是否有头痛情况，术后24～48小时若出现剧烈头痛、频繁呕吐、嗜睡、神志不清、高热等，应警惕可能有颅内压增高、颅内出血、脑水肿等。眼部可用0.25%氯霉素眼药水滴眼，每天4次，夜间用金霉素眼药膏保护患者视力和防止暴露性角膜炎。给予高蛋白流质2～3天，以后给软食1周，直至伤口愈合，以减少因嚼咀牵拉引起面部及伤口疼痛。适当给予镇静止痛剂和抗生素药物以减轻疼痛不适和预防感染。正常情况下面部伤口术后7天拆线，头皮伤口10～14天拆线。

四　神经外科问题

术前，神经外科医师负责对神经系统的病理改变及功能状态做出全面的评价，确定神经功能受损害程度的范围，以及手术和神经功能的相互影响。对伴有脑积水和颅内压增高的患者，应有充分的准备，以减少或避免手术危险和预防造成进一步的神经损害。伴有脑积水的患者，前期行脑室-腹腔脑脊液分流术，降低颅内高压，改善脑脊液循环。

手术时，神经外科医师负责开颅的手术操作，在充分保护好脑组织不受损害的前提下，为颅面修复提供适当的操作空间。同时要防止意外脑损伤、颅内血肿形成及脑脊液漏。保持硬脑膜完整或严密的缝合是防止脑脊液漏最可靠的方法。颅面畸形多伴有前颅窝底的颅骨发育异常，可有骨刺样增生，或向上嵌入硬脑膜。分离颅底骨质增生时极易造成硬脑膜撕破，如修补不严密或同时伴有颅底的骨性缺损（如眶额前移术），则术后脑脊液漏常无法避免。硬脑膜修补一般困难不大，只要仔细缝合裂孔即可达到不漏的目的。但是，前颅窝底的硬脑膜非常薄，如有张力，极易造成新的撕裂。在脑膨出的患者，这种情况更加明显，此时较理想的办法是使用修补材料。常用的修补材料为颅骨膜、大脑镰、阔筋膜等。为减少颅内感染的机会，最好不使用人工材料或异体材料。生物胶对较小的漏孔可能有效。硬脑膜修补完成后应压迫颈静脉以升高颅内压力，同时检查缝合处是否不再有脑脊液漏出。除非开颅时损伤矢状窦，颅面畸形的开颅手术常不致造成术中的颅内大量出血。开颅时应仔细分离颅骨与硬脑膜的粘连，在近中线部位更应细心。如分离有困难，可增加钻孔数目或咬除部分颅骨来增加暴露区域。矢状窦及蛛网膜颗粒渗血时，用明胶海绵贴敷即可止血。虽然结扎矢状窦前1/3不致造成严重后果，但极少有必要采取这种过激的措施。矢状窦静脉压较低，一般情况下，贴敷、裂孔缝合或修补等方法均可达到满意的止血效果。硬脑膜出血，特别是脑膜中动脉的出血时，应采用双极电凝器逐一彻底止血，直到冲洗时流出的盐水完全透明，无任何小的出血点为止。止血完成后亦应压迫颈静脉，以确定无渗血存在。由于颅面手术常留下较大的无效腔，易形成颅内血肿，因而其止血要求比一般开颅手术更为严格。

（一）颅内压增高

颅内压增高可能是颅缝早闭、颅骨纤维性结构不良等原因造成颅腔狭窄所致。颅面畸形患儿因颅内压增高而发生眼底水肿的比例相对较低，常表现为头颅X线摄片所见的脑回压迹，即慢性颅内压增高的征象，临床上亦较少见呕吐等急性颅内压增高的相关症状。脑积水患者常须行脑-

腹腔分流术，但手术的时机必须注意。一般说来，脑膨出伴有脑积水者应先行脑脊液分流术，待颅内压下降后进行二期颅面畸形修复术。脑积水伴发颅腔狭窄、眶距增宽者，除非颅内压过高而危及生命，否则应先矫正畸形，以利于脑膨胀及减少无效腔。术后颅内压增高不能缓解者，可进行二期脑脊液分流术。

术中应避免不必要的脑牵拉，特别要避免长时间的强力脑牵拉。牵拉前应采取措施使颅内压充分下降，脑压板不宜过宽，最好采用前端较窄或边缘上翘的脑压板。牵拉的程度以能提供足够的操作空间为准，防止不必要的过度脑膜暴露。暂时不操作的部位应停止牵拉。确实需要较长时间的牵拉时应注意每隔15分钟后放松脑压板数分钟。为了避免不规范的操作，最好使用自动脑压板，以保持稳定的脑牵拉。进行颅面修复时切记不要让操作中的骨凿、骨撬、电钻及电锯柄与硬脑膜直接接触，猛烈的振动亦可能造成脑损害。任何操作不应以大脑作为支撑点，术者的手不应搁在硬脑膜上进行操作。硬脑膜应经常以湿脑棉片保护。

颅内压增高是颅内操作的重要障碍，即使没有明显的颅内压增高，手术也要求在颅内压更低的情况下进行。降低颅内压的措施中，首选过度换气。如果颅内压力不很高或是颅内压正常，在过度换气数分钟后，颅内压可明显下降，下降幅度可达原来压力的1/3或更多。多数患者可通过过度换气获得足够的颅内压下降。如过度换气不能获得足够的颅内压下降，使用甘露醇降压是有效的措施。在开颅时，用20%甘露醇，按每千克体重1~2g快速静脉滴注（要求在15分钟之内滴注完毕），约15分钟后颅内压开始下降，30分钟后颅内压可明显下降，此时大约正好是开颅操作完成，即将进行颅骨截骨操作时。另外，术中放出部分脑脊液亦可获得满意的下降颅压效果，即在脊髓腰池内预置腰穿针或细导管，开颅完成后，放出部分脑脊液。脑脊液放出量的多少，视颅内压下降情况及手术的要求而定。颅内压较高的患者，在开颅之前不能放出脑脊液，否则会诱发脑疝。不论采取任何一种降颅内压措施，颅内压的下降都是暂时的，数小时后颅内压自动上升到原来水平或更高。因此，如果开颅操作时间较长，应根据颅内压情况重复上述降颅内压措施。

术后控制颅内压增高十分重要。手术有可能造成不同程度的脑积水，使术后颅内压更高，但颅内压过低不利于消除无效腔，反易形成颅内血肿，故而术后常规不使用强有力的脱水剂。除非有剧烈的头痛、呕吐或颅内压监护表明有明显的颅内压升高，至少在术后6小时之内不主张大幅度的降低颅内压。如无明显颅内压升高的征象就可常规使用皮质类固醇药物以减轻脑水肿。从手术当天起每天给予地塞米松20mg，维持5~7天，待脑水肿高峰期过后逐步停药。如术前即有颅内压增高，或术后有颅内压升高的表现，可使用20%甘露醇静脉滴注，每天每千克体重2~4g，分2~4次给药。干冻血浆、人体白蛋白及其他利尿药物亦可用于降低颅内压。

术后颅内压监测不仅可以动态地了解颅内压力的变化，及时发现颅内压增高，适时合理投药，并能作为药物和其他降颅内压措施的客观评价方法，以期用最小剂量的药物和最简单安全的方法将颅内压控制在理想的范围内，并可用以作为确定停止或减少降颅内压措施时机是否合适的指标。

一般认为头痛、呕吐和视乳头水肿是颅内压增高的主要表现，被称为"三主征"。但颅内压增高早期可能缺乏任何特征性变化，患者自我感觉良好，头痛的发生率及严重程度不一定比其他开颅术后的患者更高，颅内压监护仪记录到频繁发生的高源波，可能比临床症状出现得更早。随着颅内压的进一步增高，头痛逐渐加剧，可能伴发呕吐；正如头痛一样，术后数日内，特别是24小时之内，呕吐经常发生，这多半是开颅手术和全身麻醉直接影响，并非颅内压增高所致。但频繁的呕吐伴有剧烈头痛时，则是颅内压增高的重要表现。视乳头水肿虽可在颅内压增高的数小时之内发生，但一般说来比头痛、呕吐出现得要晚些。严重的急性颅内压增高时，患者可出现血压升高、心率和呼吸减慢，此时脑血管自动调节功能濒临丧失，生命受到严重威胁，若不及时救治则难免死亡。脑疝是颅内压增高严重的并发症，当颅内压极度增高且有颅内各部位压力不均衡时，一部分脑组织由高压区向相对低压区移动，并向某些生理孔道嵌入，造成以脑干损害为主的

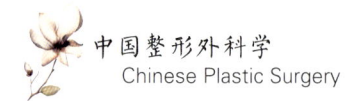

神经系统危象。常见的脑疝有小脑幕切迹（颞叶钩回）疝和枕骨大孔（小脑扁桃体）疝。前者的典型临床表现和发展过程为：患者头痛、呕吐加剧，躁动不安，进而意识丧失，瞳孔先一侧散大而后两侧散大，光反应消失。体检可见同侧或对侧肢体活动障碍，去脑强直发作，最终心跳和呼吸中枢衰竭；后者除颅内压增高的症状加重外，可检查到颈项强直和膝反射降低等体征。呼吸和心跳衰竭出现较早，可与意识障碍同时发生。

对颅内压增高的患者的治疗，首先应使患者保持静息状态，情绪紧张和躁动不安都可能使颅内压进一步升高。对自我控制能力较差的患者可使用少量镇静剂，切忌不适当约束和对抗动作，因膀胱过度充盈及注射等治疗措施引起的疼痛，都可能是躁动不安的原因，应力求避免。应保持呼吸道通畅和充分的氧交换，必要时采用过度换气，使 $PaCO_2$ 从基础水平（4～4.7kPa）下降到3.3～4kPa，如其他措施仍不能使颅内压下降时，可将 $PaCO_2$ 降到3.3kPa以下。高渗甘露醇脱水较快，作用强且作用维持时间较长，出现颅内压反跳较轻微，不良反应少，是目前使用最广泛的首选降颅内压药物，基础剂量为每千克体重0.75～1.5g，以20%～25%的浓度快速静脉滴注，根据病情需要每6～12小时重复1次，最高剂量可达每千克体重3～5g。大剂量多次应用甘露醇应监测血浆渗透压，如渗透压在用药30分钟内达到320mmol/L或1小时内达到310mmol/L时，应减少或延缓甘露醇的应用，使用脱水剂必须精确计算尿量，并按尿量的75%补充液体，适当补充电解质，特别是能补充钾离子者。脱水剂使用后的第一个24小时，可允许液体丧失量在500～1000ml，第二个24小时接近平衡仍可保持轻度脱水，因为非察觉的水分丧失依然存在。在反复使用高渗脱水剂过程中，一方面由于高渗液的分子逐渐进入脑组织液中及脑组织液的流出，血浆与脑组织液之间的渗透压差逐渐消失，脱水作用也逐步减弱。如同时使用增加胶体渗透压制剂，可减轻反跳，增强脱水作用，常用制剂有20%白蛋白20～50ml，静脉注射，每天1～2次，2倍浓缩的血浆亦有较好的脱水作用。肾上腺皮质激素可以改善血脑屏障，降低毛细血管的通透性，改善脑血流，减轻脑水肿。但肾上腺皮质激素的使用必须在早期进行，用量宜大，持续时间要短，如每天使用地塞米松20～40mg，2～3天后迅速减量，以减少使用激素后的并发症。如上述方法均不能获得理想的颅内压下降，可考虑采用巴比妥类药物。实验及临床证明，巴比妥可使血管收缩，加强 Na^+-K^+ 泵的功能，减轻脑水肿，并且有抑制脑脊液的分泌及减低脑氧代谢的功能，因而可以降低颅内压。硫喷妥钠首次剂量为每千克体重15mg，以后以每小时每千克体重0.5～3mg的速度维持静脉给药，保持2.5～3.5mg/L的血浆浓度，亦有人建议以脑电图连续监护取代药物浓度监测，或两者同时进行，药物用量要视颅内压增高程度而变化。有人建议，当颅内压高于4kPa时，每小时给药200mg；当颅内压高于2.7kPa，给药100mg；当颅内压降到2.7kPa以下时停止用药。术后颅内压持续增高者，应考虑到颅内血肿的可能，宜及时复查CT，发现颅内血肿应及时清除。个别颅内压极度升高不能控制者偶可手术减压。术前已有脑积水者行脑室引流或做侧脑室-腹腔分流术。

（二）脑脊液鼻漏

脑脊液漏是指脑脊液通过破损的蛛网膜-硬脑膜-颅骨-皮肤或副鼻窦黏膜流至颅外。按照Ommaya的分类，颅面畸形术后的脑脊液漏属急性医源性脑脊液漏。严重的颅面畸形修复术，需要广泛的截骨，额窦和筛窦开放几乎是不可避免的。如术中硬脑膜的完整性遭到破坏，脑脊液通过破损的硬脑膜及骨缝经副鼻窦进入鼻腔，故而多为脑脊液鼻漏。且因颅底骨性缺损较大，漏孔自行修复的能力较差，如不及时处理将导致颅内感染，造成严重后果。虽然术者在手术结束时，常规检查有无脑脊液漏，并力图妥善地修复颅底，严密缝合硬脑膜，但有时仍难免有脑脊液漏发生。术后脑脊液鼻漏绝大部分发生在开颅术后第1周内，迟发的脑脊液漏（术后3个月内）很少见。迟发的原因可能是硬脑膜破孔不大，或因电灼等原因，致使硬脑膜局部结构脆弱，当颅内压骤然升高时（如咳嗽、用力等）穿破。有的漏道部分阻塞，产生活塞或球阀作用，呈间歇性脑脊液漏。脑脊液漏的发病率与患者的年龄成正比，即年龄越大发生的机会越多。如术中处理得当，

2岁以下的患儿很少发生永久性脑脊液漏，这显然与婴儿的副鼻窦发育较差有关。

脑脊液鼻漏的主要症状是清水样液体自鼻腔流出，低头时或用力时流出速度加快，早期可为血性，数日后呈清水样。如能收集到足够量的流出物，可做生化检查以确定为脑脊液；脑脊液的葡萄糖定量大于30mg/L，如有感染可降到30mg/L以下（正常人鼻涕不含葡萄糖）。脑脊液丧失过多时可产生低颅压综合征，表现为头痛、恶心及呕吐，卧位时症状缓解。如有继发感染则出现典型的脑膜炎症状和体征。X线头颅摄片或CT扫描可见副鼻窦有液体存在，或可见气体-液体水平，可同时伴发气颅，气体可在硬脑膜外、硬脑膜内、蛛网膜下腔、甚至脑室内，一般情况下颅面畸形手术后的脑脊液漏孔定位不难，脑池碘水造影可能发现漏孔，如同时做冠状位及水平位CT扫描可清楚地显示脑脊液漏出的通道。核素造影亦可用于漏孔的定位。^{131}碘为作为标记的常用核素，对确认漏口很有帮助，特别对漏孔较小式间歇性脑脊液漏的诊断意义更大。如上述检查均为阴性，而患者又具有典型的临床症状时，应重复检查并同时提高颅内压力，使漏口开放。注射碘水时可由腰椎或颈1、2及蛛网膜下腔注入，操作要在X线透视下进行，以确保对比剂全部注入。注药后令患者取俯卧位头稍后伸，以保持对比剂在颅底的充盈。鉴于颅面手术径路的固定模式，万一上述检查均无法检出漏口时，原手术野探查仍有很大可能找到漏口。手术时可采用吹气法寻找漏口，以球囊分别堵塞鼻腔前、后孔，然后以导管向封闭的鼻腔内注气，在手术野内可发现气泡自漏口溢出。

轻度的脑脊液鼻漏可用非手术治疗，包括绝对卧床休息，床头抬高15°（以减少脑脊液漏出量；避免各种使颅内压升高，特别是突然升高的因素，如咳嗽、打喷嚏和用力排便等，特别要防止鼻腔冲洗及擤鼻涕，以减少逆行感染的机会；使用减少脑脊液分泌的药物，如每6小时口服Diamox 250mg、肌肉注射地塞米松5mg等；降低颅内压力，可应用强力的脱水剂。为使脑脊液引流更快捷有效，促使漏口早日愈合，最简单的办法是反复腰穿放脑脊液，但不可负压抽吸，以免诱发脑疝、颅内积气及逆行感染，应让脑脊液自行漏出，直至漏出的速度非常缓慢为止。每天重复腰穿2~3次，每次放出脑脊液30~50ml。腰穿要注意无菌操作。脑脊液做常规生化检查，注意有无感染征象。如行腰池或脑室外引流，应将患者置于严密的监护之下，切忌过度引流。如果引流中发现病情突然恶化，应立即阻断引流管，恢复平卧位或使头稍低，做急诊CT扫描或床边头颅X线摄片，观察有无颅内积气。如果引流要维持到7天以上，最好作经皮腰池-腹腔分流术。

如脑脊液漏出量较大，或经保守治疗2~3周未缓解者，应考虑直接修补漏口。修补前有颅内压增高者，应先设法降低颅内压；伴有脑积水者应先做脑室-腹腔分流术，再行修补术。偶尔在颅内压下降后脑脊液漏会自动停止。漏口的修补方法可分为颅内和颅外两类。颅内修补的主要优点是可以清楚地发现漏口及周围组织的结构情况，同时硬脑膜修补瓣由于脑组织紧贴及颅内压的作用，常可严密地堵住漏口。颅外修补的缺点是漏口及周围组织情况无法看清楚，有可能造成新的损伤，且由于颅内压的推挤作用，修补组织片有时难以妥帖、准确地放置与固定。两种手术径路的选择因人而异，神经外科医师应当根据具体情况及自己的经验选择合适的手术方法。对于漏口判断不清或漏口较大者，宜首先选择开颅直接修补。额部开颅是最常用的方法，如术前漏口定位不确切则以双侧额下径路更为合适。颅面外科常采用双额径路，因而由原手术切口进入足以暴露漏口。再次开颅时应注意拆除不锈钢丝及镙钉等。操作时，不要造成新的硬膜损伤。脑牵拉以获得充分暴露为限，防止过分牵拉，因第一次手术造成的脑挫伤及脑水肿，极易导致新的脑牵拉损伤。操作时应常规采用显微手术方法。硬膜修补以使用自体材料为宜，以免发生排异反应。阔筋膜、颞筋膜、颅骨膜或必要时用大脑镰组织均可达到满意的修补效果。无论用什么修补材料，缝合均需十分严密，缝合后压迫颈静脉以提高颅内压力，检查是否仍有渗漏发生。如以生物胶加固则密封性能更好。曾发生过颅内感染者，宜使用带蒂颅骨膜或颞肌-骨膜瓣修补，以增强愈合和抗感染能力。

如术前检查及术中观察均未发现漏口时，建议以修补材料在筛骨水平板上做广泛的铺垫，骨缝以骨蜡或医用黏胶封闭，暴露的副鼻窦黏膜予以剥除或将其推向鼻腔，用脂肪或肌肉填塞副鼻窦。这种操作可能损伤嗅神经，术前应与患者或家属说明。当漏口在后筛窦甚至累及蝶窦时，可做颅外修补法，具体操作与经蝶或经筛垂体瘤切除术相似，将受累副鼻窦的黏膜剥除，再以自体脂肪或肌肉片填塞，亦可用生物胶加固。

（三）颅内感染

在正常情况下，脑组织深藏于头皮、颅骨和脑膜中，且血脑屏障构成一道严密的防卫系统，使脑组织不易遭受病原菌的侵袭。一旦这些防护结构的完整性受到破坏，脑组织的免疫反应又较其他组织差，细菌的易感性明显上升。颅内感染虽然是开颅手术的严重并发症，但发生率并不高。颅面畸形手术常需暴露副鼻窦、鼻腔，甚至口腔，为半污染手术野，继发颅内感染的机会较多。且术中采用游离骨板及固定时，使用的钢丝或钛合金板、螺丝的异物反应，常使感染不易控制，一旦发生感染就有可能导致手术失败，甚至威胁患者的生命。

脑脊液漏是造成颅内感染的主要原因之一，在抗生素广泛应用于临床之前，脑脊液漏如不及时修补，最终多死于颅内感染。脑脊液漏并发颅内感染的机会随时间延长而增加。据统计，脑脊漏在第1周内继发颅内感染的较少，1周后如仍不能自愈者颅内感染明显增加，多数为肺炎双球菌性脑膜炎。一般肺炎双球菌脑膜炎的死亡率不足10%。究其原因，可能与脑脊液漏患者的脑脊液被自动引流有关。脑脊液漏并发颅内感染的另一特点是反复发作，由于漏口周围软组织的水肿，使漏口缩小，每于发作前脑脊液漏突然减少或暂时停止，待炎症消退后脑脊液漏再发。个别病例可反复发作数次甚至十数次而仍能健康地存活，当然，这并不能说明脑脊液漏并发感染是绝对安全的，而恰恰说明，如果不将漏口彻底封闭，脑膜炎的威胁是摆脱不了的。

开颅术后预防性使用抗生素是一个争论多年未果的问题。许多学者认为，预防性用药可能使病菌产生耐药性，不仅对患者本人不利，还可能造成抗药菌株的空气播散，使其他患者也受到威胁，因而持否定态度。但亦有人证明抗生素可以明显减少开颅手术的感染。看来在预防性用药的更客观的观察指标制定之前，对于像严重颅面畸形之类易污染的手术，适当应用抗生素是允许的，仅就手术感染来说，可在术前或术中用药，不宜长期使用。脑脊液漏患者的预防用药效果更加可疑，多数学者主张不用。但在更有说服力的证据提供之前，预防性使用抗生素仍将是一个普遍的医疗行为。

一旦发生颅内感染，势必使用抗生素。在选用抗生素时，必须根据药物的抗菌谱和细菌对药物的敏感性来决定。此外，药物的毒性作用、配伍禁忌、药品价格等都应仔细考虑，药物能否通过血脑屏障是与疗效密切相关的重要因素。影响药物通过血脑屏障的因素很多，如脂溶性的强弱、离子化程度、血浆和脑脊液之间的pH阶度差、分子的大小与结构、蛋白结合率、脑膜的炎性反应程度、药物剂量与给药途径等都必须考虑到。为了使脑脊液和脑组织的药物达到一定的浓度，抗生素用量通常均较大，但应注意在感染控制后逐步减药。

（四）癫痫

严重颅面畸形常伴有脑发育异常、颅腔狭窄、脑膨出等，影响脑功能，这些都可能成为癫痫发作的基础，增加临床发作的机会。癫痫频繁发作对患儿智力发展带来不利的影响，原有脑功能不全者影响更明显。开颅手术，特别是长时间的颅内操作，可造成不同程度脑损伤，形成癫痫。原有脑发育不全者更易诱发癫痫，因而术前应详细询问病史，记录癫痫发作情况及服药史。不论有无癫痫史，术前均应常规检查脑电图，检查前应停用抗癫痫药物，以期记录到真实的脑电活动，必要时增加服药后、睡眠状态下的脑电图检查。如术前已有癫痫发作或记录到典型的痫性活动，手术前用药应考虑到癫痫发作的可能性，以苯巴比妥0.2g肌注作为术前常规。

术后癫痫多发生在术后数小时至数天之内，也可延迟到数月后发作（迟发性癫痫）。术后6小时之内发生癫痫被认为是难以预防的。抗癫痫药物的使用主要针对术后的癫痫发作，如有术后早期发作应连续服药至少1年，如术后第一年有单次发作，应从末次发作起再服药1年，如有多次发作，则应服药数年甚至终身服用抗癫痫药物。

苯妥英钠是传统抗癫痫药物，因其毒性低、疗效肯定和价格低廉等优点，目前仍为常用的药物之一。常用量为0.1g，每天服3次。困难在于长期服用苯妥英钠难以维持安全有效的血浆浓度，从而获得最高的有效率和最小的不良反应。为此许多医师建议对长期服用苯妥英钠的患者，应进行血浆药物浓度的随访监测，并随时根据监测结果调整用药剂量。卡马西平为另一种常用抗癫痫药物，其症状控制率比苯妥英钠更高，常用剂量为0.1g，每天服3次。丙戊酸钠0.2g，或苯巴比妥0.03g，每天服3次亦可获得理想的效果。但是，任何抗癫痫药物均有一定的不良反应，如中毒、过敏、内脏损害和骨髓抑制等，必须予以足够的重视。

（五）颅内血肿

颅腔的容积是脑、血液和脑脊液容积的总和，任何增加颅内容积的因素都会造成颅内压增高和脑受压。颅内血肿是造成颅内压增高和脑受压的主要因素之一。颅内血肿是开颅手术后的常见并发症，颅面外科手术亦然。虽然颅面畸形修复术可能会增加一些颅腔容积（如眶额前移或颅缝早闭矫正术后），但由于硬脑膜的限制，脑组织不能立即膨胀到与颅腔相适应的状态，暂时的颅骨-硬膜间的无效腔很易造成积血。如术中止血不彻底，血肿就更易形成。血肿若不大时可逐步被吸收，不产生任何临床症状。血肿量累积到20ml以上，可能出现一系列症状，如颅内压增高和局部脑受压症状。

颅内血肿在临床上表现为头痛、呕吐、生命体征改变（血压升高，脉搏变缓慢和呼吸加深而频率减少）、意识障碍和脑疝症状（一侧瞳孔散大，光反应消失，有时会出现肢体活动障碍和病理征阳性）。术后出现任何颅内压增高症状或不同程度的意识障碍，均应考虑到颅内血肿的可能性，除病情迅速恶化到脑疝发生必须立即手术外，均应及早做头颅CT扫描以确定是否有血肿、血肿的部位和容量，以指导以后的治疗。

颅内血肿一经发现就应立即手术清除。如血肿量少于20ml，临床症状不明显者，可在严密观察下行保守治疗。考虑到颅面外科修复手术是一个复杂的过程，正确修复和固定不易，如全部拆除不仅费时颇多，还可能对再次复位带来困难，故而可先拆开部分骨片清除血肿。

（祁佐良　杨斌　韦敏　吴震　袁捷　邓晓明　齐凤美　马红彤　丁美修　沈建南　穆雄铮　张涤生）

第三节　颅面畸形的诊断技术

一　产前胎儿检查

目前发展出来的产前诊断颅面畸形的检查有羊水穿刺（omniocentesis）、腹部内镜（abdominal endoscopy）及B超检查等。羊水穿刺可取得羊水做细胞学检查；腹部内镜会导致5%的流产率；B超检查在胎儿11～12周可看出头形，10～18周可分辨出脸部，20周可看出脸颊，是产前诊断颅面畸形最佳工具，近年来已有多篇报道。

二 颅面检查

很多颅面畸形用视诊、触诊及度量表面或骨骼后就可以确定诊断。当然家族史对诊断极有帮助。检查从头颅、额头、眼眶、侧脸、口腔，到枕骨、颈椎，由皮肤、头发到骨骼，也同时检查肌肉、神经及腺体的功能。注意左、右两侧是否对称，是否合并其他畸形。

皮肤的色泽、高低、肥厚或萎缩。皮肤较薄、色泽较深常表示萎缩或颅面裂；肥厚或肿大可能合并血管或淋巴管异常或肥大症；检查头发浓密稀疏或光秃、发际或腮鬓是否有不正常的延伸，这种不正常的延伸通常是指向骨骼裂隙，眉毛中断也常表示中断部位下方眼眶骨骼发育不良；先天性面神经、动眼神经或其他脑神经麻痹，常合并于颅面短小畸形及Möbius综合征。

眼睛部分要检查是否有睑裂（coloboma）、眼球结膜皮样囊肿（图48-10，如Goldenhar综合征）、眼睑隙的斜度是否向上或向下、眼睑张开的大小、眼睑是否下垂、测量两眼内眦及外眦的距离、测量眼球的凸出度（可用凸眼计，例如Hartel测眼计）、泪管的通畅与否（可由泪管孔注入盐水来证实），分别检查记录六条外眼肌的运动功能、瞳孔的形状（通常为圆形，若眼前房发育不良则为椭圆或扁圆）、瞳孔颜色（灰或白则表示白内障）、瞳孔对光反射（若有一侧视神经受损，光线由正常眼移到受损眼时，对侧瞳孔变大——Marcus Gunn现象）、视力、唇部及齿龈有否凹陷或裂隙、下唇是否有瘘孔或黏膜囊肿、上唇系带是否多于1条（若有2条或更多，2条之间常有骨骼裂隙）、舌是否没有发生（aglossia）或太大或分成两半、硬腭软腭有无裂隙（腭裂）、两侧腭盖上的黏膜肥厚可使中央凹陷看起来很像腭裂（如Apert患者）、先天性颞下颌关节强直（TMJ ankylosis，不多见，但张口的大小应予记录）、上下颌骨的关系（矢状面可分Angle Ⅰ型、Angle Ⅱ型、Angle Ⅲ型，垂直面可分咬合和开咎，水平或横切面则看是否有颌骨侧歪、咬合面倾斜）、耳道（大小、位置、对称性应予记录）、外耳和中耳或内耳的畸形（耳前的皮、软骨，赘肉的软骨部分常深入正常耳软骨或深入骨组织）可合并在许多颅面畸形，尤其是第一、二腮弓有关的Treacher Collins综合征、Goldenhar综合征或颅面短小征。

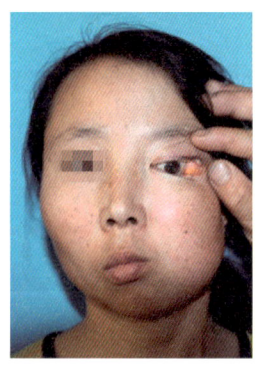

图48-10　瞳孔外侧眼球结膜皮样囊肿

骨骼在视诊后以触诊再一次证实额、眼眶、鼻、颧骨、上下颌骨的大小、宽窄、对称与否。视诊看到的皮肤颜色光泽不同、发育厚度不良、毛发异常指向、或眉、睫断裂，应以触诊探查是否有骨骼裂隙、脑膨出或骨骼突出为准。两个眼眶的距离可以用触诊加上用尺或圆规量，大致分出严重程度。

三 放射线检查

放射线检查可以明确诊断颅面骨骼畸形，提供脑、眼等周围组织的情况，早期诊断颅面畸形以期在大脑未受到不可逆转的副作用前进行手术。新生儿或早产儿就可以接受放射线检查，婴儿或小孩在必要时可给予镇静剂或全身麻醉。放射线诊断的方法有：

（一）标准位置放射线摄影

标准位置放射线摄影通常包括五种位置：①后前位（A-P view）可看到颅盖骨缝。②两侧位（lateral view）可看到前囟缝（bregmatic suture）。③额头位（frontal view）可看到人字缝（lambdoid suture）及枕骨大孔。④矢状位（axial view）可看见额缝（metopic suture）。⑤华特位（Water's view）及上下颌曲面断层全景片可以帮助诊断眼眶、上下颌骨、颧骨、副鼻窦、牙和牙槽骨畸形。

（二）CT断层扫描和三维重建

CT断层扫描是诊断颅面畸形最佳利器。基本的轴位及额位切面的资料可以重组成矢面（sagittal paramedial）的切面，更可形成三维重建立体影像。现在可用计算机软件进行三维测量分析，较精确地测得颅骨、眼眶、颧骨及上下颌骨的大小径值、面积和体积，以利于诊断畸形及准确设计手术（图48-11）。

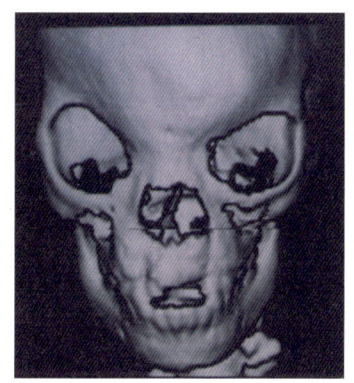

图48-11　颅面畸形CT三维重建影像

（三）脑血管摄影

脑血管摄影只有在怀疑颅面畸形合并脑血管疾病时才使用。

（四）MRI

颅面畸形可选择做MRI，如合并有脑组织、眼球和颅面部软组织的畸形时必须做。

当临床检查怀疑颅面某部位的异常时，由放射线检查加以证实。早闭的颅缝在标准X线片上看不到颅缝。CT片尤其是CT二维重建，可以看到完全或部分的颅缝早闭，在颅顶可发现大小手指形颅骨变薄的压迹，这是因为大脑脑回（gyrus）压在颅内板使颅内、外板间的骨髓质消失、骨板变薄。在颅面成骨不全，例如严重的Crouzon综合征的颅底前腔变小、蝶骨可能扭曲导致视神经管及眶上裂位置异常。在单侧冠状颅缝早闭者，患侧额骨后缩而颅面短小者，患侧中脑腔减小、左右不对称。无眼或小眼畸形者没有眼眶或小眼眶，眼眶太窄或太浅可导致正常大小或构造的眼球向外突出。若眼眶大小正常而内含软组织体积增加而导致眼球外突，就称为突眼症（exophthalmus）。筛骨的异常可导致两个眼眶之间的距离异常。各种颅面裂畸形的颅骨成骨不全或裂隙可通过CT和CT三维重建印证。下颌骨髁突或下颌骨体的发育异常及咬肌、颞肌或翼肌的大小异常，在第一鳃弓发生有关的畸形时，可以通过CT、MRI等看出其异常状态。

四 头颅定位测量片检查

头颅定位测量片（cephalometry teleradiography）是正颌外科的诊断工具，目前更扩大应用到颅面骨及软组织，用以测量患者的特定颅面结构在特定年纪时与正常值的差异，观测其在发育过程中此特定颅面结构的变化，以及决定用何种重建方法去改善不协调的颅面结构。此检查的两个必要条件是，变形小及重复性高。为了使头颅定位测量片变形小，X射线管与患者的距离须在4m以上；重复性要求将头放在固定头架（cephalostat）上，牙齿咬合，上下唇放松而Frankfort平面（外耳道上方到眶下点的连线）须保持水平。通常使用侧影定位测量片，必要时可摄轴位或额位。

头颅定位测量片的标准定点如图48-12，每一点都为颅面解剖学上的固定位置。点与点之间连成线（如Frankfort平面）。线与线成角度（如角SNA、角SNB）。定位测量片的描绘或分析的方法很多，但每种方法都有所不足。目前在分析治疗及追踪颅面畸形中常用的有以下三种方法：

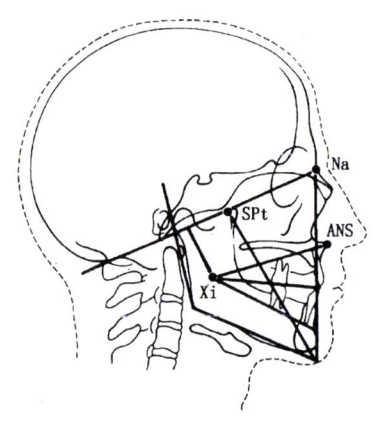

图48-12 X线定位测量片的标准定点

（一）Sassouni法

Sassouni法（1964）提供Angel Ⅱ型、Angel Ⅲ型咬合及开𬌗、深覆𬌗患者的分类（图48-13）。

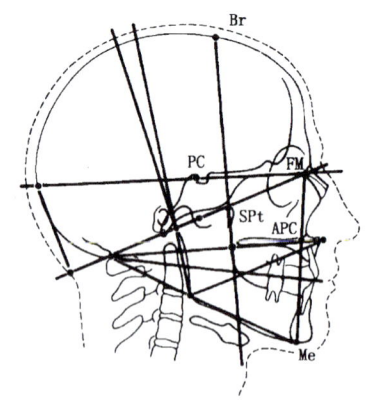

图48-13 Sassouni法

（二）Ricketts法

Ricketts法（1981）以颅底为基准，加上下颌骨的旋转，以评估颅面骨生长的速率。然后从上到下，重组骨及软组织（图48-14）。

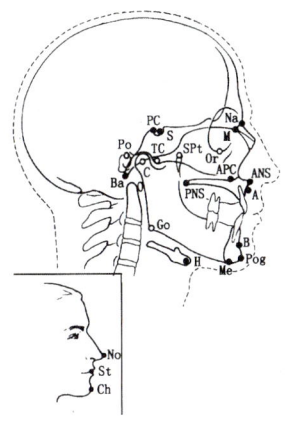

图 48-14　Ricketts 法

（三）Delaire 法

Delaire 法（1978）将颅部与面部的骨及软组织用建筑分析联结起来。此法对重建颅面畸形时各部位的比例及协调有很大的助益（图48-15）。

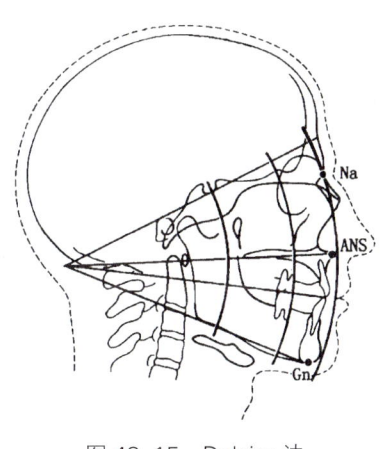

图 48-15　Delaire 法

（杨斌　穆雄铮　陈昱瑞）

第四节　眶距增宽症

一、概述

眶距增宽症（hypertelorism）是指两眼眶间骨性距离过度增宽的一种疾病，它也是一种症状，可以出现在许多类型的颅面畸形中。

Tessier提出五种可能的病因：①中面部或颅面部原发性发育不良；②单侧颅面裂；③颅面部

正中裂或鼻裂；④额鼻部的鼻筛型脑-脑膜膨出或额窦肥大；⑤颅缝早闭症，如见于Crouzon综合征及Apert综合征患者。Cohen等亦曾描述额颅骨发育不良综合征，它实际上是一种累及颅、额、鼻及颌骨的骨发育异常，症状之一就是眼眶间距较正常人宽。颅面外伤后也可引起眶距增宽症，但多为单侧或不对称者。

二 临床表现及分类

（一）内眶距的测量

确定眼眶间距离正常与否的标准是测量内眶距。

临床上，测量两眼眶的骨性标志以眶内侧壁的泪嵴（dacryon）点为测量基准。图48-16为dacryon点，它是上颌骨额突、额骨鼻突及泪骨的交会点。此点可用示指在眶内侧皮下打得。两侧泪嵴点间的距离称为内眶距（interorbital distance，IOD）。应参考患者内眦角间的距离来确定眶距增宽的严重程度。头颅骨的正位片亦可测定这个间距，但可能因摄片投射角的差异而造成误差。如进行X线摄片观察，必须具有相同的投射角和摄距（如头颅定位片）。采用头颅CT平扫及冠状扫描，以确定左右眼眶及眼球在前后突度及高低距离方面的差异，这对于单侧眶距增宽症的诊断有较高的价值（图48-17）。

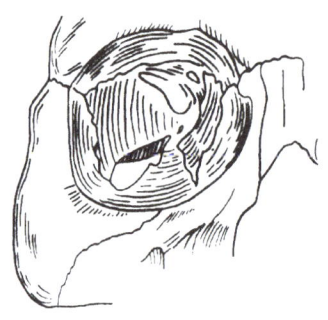

图48-16　Dacryon点示意图

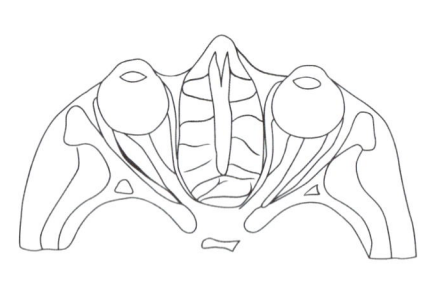
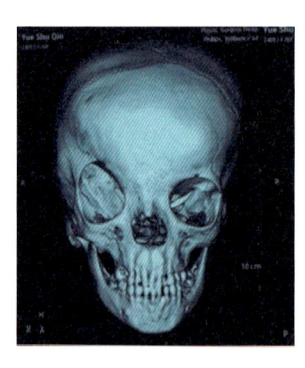
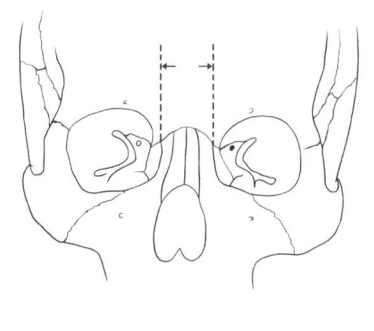

A　　　　　　　　　　　　　　B　　　　　　　　　　　　　　C

图48-17　头颅CT上确定IOD

A. CT断层测量眶内侧壁间距（IOD）及眶外侧壁间距（LOD）　B. CT三维重建影像测量眶壁间距（IOD）及两侧眼眶在三维空间中的差异　C. 眶间距IOD和dacryon点

眼眶骨性间距的宽度随种族、年龄、性别而不同。正常婴儿出生时，平均距离为16 mm，以后随年龄增长逐步增加。女性13岁、男性21岁左右，眶间距离基本恒定而不再改变。东方人的眶间距（IOD）较西方人宽。西方人女性正常值是25mm，男性则约28mm；曾测量了150例正常人头颅X线片的眶间距,并将其结果与轻、中、重度眶距增宽症患者比较,发现东方人正常女性的眶间距在23~29mm,平均27.88mm;正常男性的眶间距在24~30mm,平均28.87mm。同样在一些轻度的眶距增宽症患者中,眶间距在32~36mm的患者,有些本人或家属并不认为是畸形。由此可见,东方人对眶间距略宽的心理耐受性较西方人大,眶间距在25~32mm者均可视为在正常范围内。

除上述测定法外,正确的眶间距测量还可赖于在手术时,直接测量两侧泪嵴点间的真性骨间距离,一般此距离较X线片上的测量值小。

(二)临床表现

眶距增宽症的颅面部外形主要是两眼眶间的距离过大,因而十分明显,通过X线片和CT片观测,即可诊断。除眶间距增宽外,眶距增宽症患者的颅面骨和颅前凹亦有所改变,可观察到鼻中隔、鼻骨、筛骨、筛板及嗅窝等部位均宽于正常人。面裂所致者,鼻根部宽阔平塌,无正常鼻梁隆起,有时有内眦裂开和移位。在脑-脑膜膨出病例中,可以发现鼻根部、眶内侧壁有肿物膨出。约1/3的患者同时有斜视、弱视。颅面部外伤畸形者,多伴有内眦韧带断裂和移位。

(三)眶距增宽症的分类

眶距增宽症严重程度按Tessier的分类(1974)有三度,按照西方人的标准进行分度。

Ⅰ度:轻度眶距增宽症,IOD在30~34mm之间。

Ⅱ度:中度眶距增宽症,IOD在35~39mm之间。

Ⅲ度:重度眶距增宽症,IOD大于40mm,或IOD虽在35~39mm而伴有眼球横轴歪斜或高低不平者。

东方人眶距增宽症的诊断标准略有不同。适合中国人的眶距增宽症诊断标准,Ⅰ度的IOD在32~35mm之间,Ⅱ度的IOD在36~39mm,Ⅲ度的IOD则在40mm以上。目前,不同年龄段儿童的IOD尚未有统一的正常值标准,儿童患者的眶距增宽程度仅以上述成人标准来诊断分类。根据临床观察,一般1~6岁儿童的IOD在20~25mm范围内尚属正常,超过25mm即会表现眶距增宽。因此,儿童患者临床诊断眶距标准以及矫正恢复的IOD需小于成年人标准。

三 眶距增宽症的病理机制及并发畸形

筛房窦的水平方向增宽是眶距增宽症的主要病理机制,但仅限于筛房的前部分增宽,而不涉及筛房的后部及蝶窦部分。此外,还可见到筛板的脱垂,即筛板超过正常额骨缝水平而向下方脱垂。这在X线摄片上可得到明显的证实,CT片上可见宽大的筛板(图48-18)。此外,可见到嗅沟变圆,鸡冠重复或消失,但视神经孔一般在正常位置,造成两侧眼窝呈向外侧扩张状。眶距增宽症眼眶间距增大导致双眼视轴的间距相应变大,这样导致双眼协同视物功能的丧失。在正常人视神经夹角仅为25°(图48-19),在严重眶距增宽的病例中,这个扩大角度可达60°,这样就加重了畸形以及双眼协同视物功能的障碍。依据视神经孔多在正常位置的解剖特点,手术时,可在离眶顶8mm范围外进行眼眶周围截开,使眶缘骨架游离及移位后在新的矫正位置固定,而不致造成对视神经的任何损害或压迫。在额筛部脑-脑膜膨出症中,其眶距增宽的程度,不如面中裂所致的眶距增宽明显,原因是前者完全由脱垂的脑组织的机械作用导致,而畸形的程度完全取决于脑组织脱垂的程度。在Cohen综合征的病例中,由于颅缝早闭而使中面部显得格外短小,加上眼眶间距增大,当发育完全时常需进行二期手术治疗整复。面裂的中鼻部支架受到破坏,呈现鼻部变宽伴有双重鼻中隔,同时往往有双重鼻尖,鼻翼软骨常见发育不良。

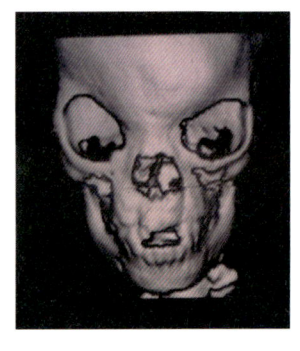 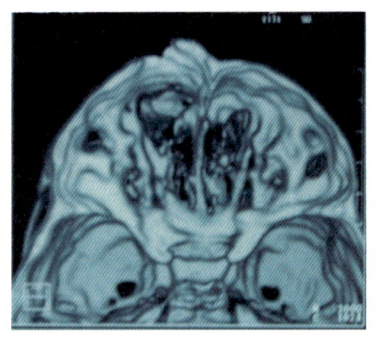

图 48-18 筛板宽大：CT 片上可见宽大的筛板

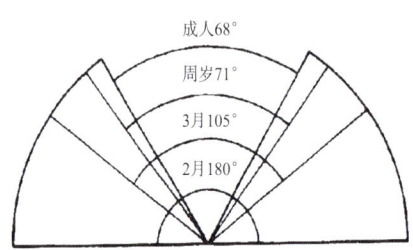

图 48-19 视神经夹角示意图

四 眶距增宽症的手术年龄和手术原则

目前趋向于较早进行手术矫治，但亦不宜过早。一般来说，5～6岁时为手术最佳时机。Converse 曾主张在婴儿早期手术，在他的一组病例中，最小年龄的婴儿仅为4个月。过早手术，不但在进行眶缘下截骨时会损伤恒牙的胚胎，而且会影响颅面骨骼的正常发育。在5～6岁时进行手术矫治，有助于学龄前儿童的心理改善；但最主要的是，由于此时骨组织较薄软，手术操作远较成年人方便。Tessier建议，在眶架下缘截骨时，其水平截面应在眶下孔血管神经束以上的部位进行离断，这样就不至于损伤牙齿的胚胎。这个位置相当于恒牙单尖牙和儿童时高位的上颌窦，因为上颌窦最后发育下降，要等到恒牙萌出后才开始。术后只要用钢丝将上、下颌间两侧单尖牙结扎就可获得足够的固定作用。

手术原则是彻底截开和松弛双侧的眼眶骨架，向中间靠拢，以改善颅面外形和眼球的分开性弱视。骨架移动后留下的间隙，用自体骨植入固定。

五 手术方法

对于轻度畸形，有时并非真性眶距增宽，而属于遗传性或创伤性内眦角畸形，如内眦赘皮所致。在东方人，如鼻梁过于平塌，亦会呈现轻度眶距增宽的症状。本型患者一般无须进行眶距截骨手术，只要纠正内眦畸形或填高鼻梁即可得到矫正或改善（图48-20）。在中度眶距增宽症中，并不存在眼球真性移位和偏斜。但患者面部较宽大，X线摄片显示眼眶外形正常，眶间距未见缩小，眼眶亦没有侧向异位。本型病例一般只需采用颅外径路手术，如O形或U形截骨手术，即可得到矫正或改善，但如存在筛板脱垂，则亦需采用颅内径路进行截骨矫治手术。Ⅲ度（严重）的眶距增宽症，两侧眼眶存在真性侧偏异位，造成两侧外眦角和外耳道口距离缩短，成金鱼状脸型。这时患者可以发生偏视，有不能集中视物及斜视等视力障碍。此属于真性眶距增宽症，必须采用颅内-外联合径路的眶周矢状截骨术以彻底松开和游离眶缘骨架，截除眶间多余骨块后，眶架在新的位置重新固定。对于Ⅲ度眶距增宽伴眶纵轴倾斜的特别严重的病例，可选用中面部劈开法。

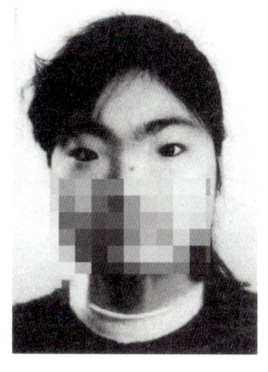 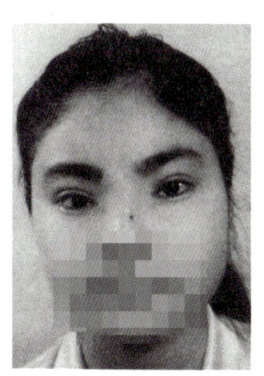

图 48-20　轻度眶距增宽症
A. 术前　B. 进行内眦成形和双重睑术后

（一）手术操作步骤

1. 切口选择　颅内外联合径路选用横颅冠状切口和睑缘切口。颅外径路的U形截骨和O形截骨也选用冠状切口和睑缘切口，而眶内壁截骨内移既可选用冠状切口，又可选用鼻根内眦部的局部切口。

2. 颅外径路截骨手术　颅外径路手术操作方法有多种，现介绍如下：

（1）眶内侧壁截断及内移手术：先截除鼻中隔的过宽鼻骨及筛窦，然后将部分或全部眶内侧壁和鼻眶缘截断后连同内眦韧带向中央靠拢，最后使用微型钛板固定（图48-21）。两旁的截骨后间隙则进行嵌入植骨。这种手术仅游离部分眶内侧壁和眶内缘，并不包括整个眼眶，也不改变眼球的位置，故实际上只是将两侧内眦韧带及其附着骨块向中央靠拢而纠正了内眦间的过宽畸形。手术切口如在鼻背部外侧，会留下较明显的瘢痕，故可选用冠状切口进路。

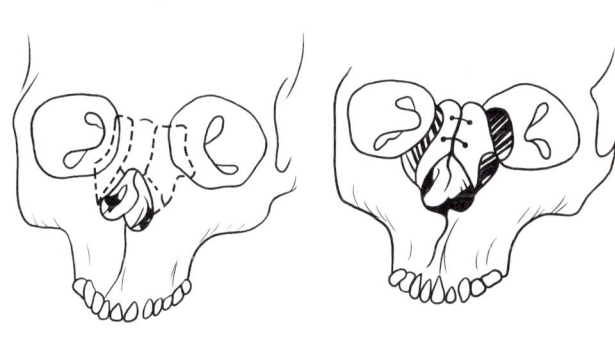 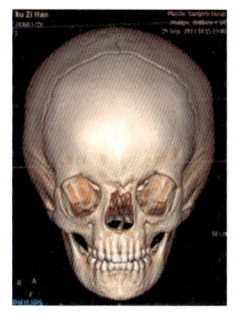 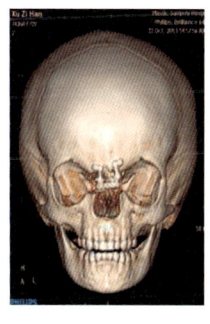

图 48-21　单纯眶内侧壁截骨术
A. 截骨线示意图　B. 眶内侧壁截骨内移，钛板内固定

（2）U形截骨术：在眶内侧壁、外侧壁、眶下缘和眶底进行截骨，截下骨块呈U形，同时截除中央部过宽的鼻根部及筛窦组织，将眶下部向中央靠拢，结扎固定，并在留下的两侧骨间隙中进行植骨。手术切口沿眶周外下区进行，术后瘢痕较少（图48-22）。本术式适用于Ⅱ度眶距增宽症，且筛板位置较高、无脑膜膨出的病例。据Converse和Munro意见，U形手术大约可以缩短IOD的距离约1cm，故适用于IOD小于40mm的病例。

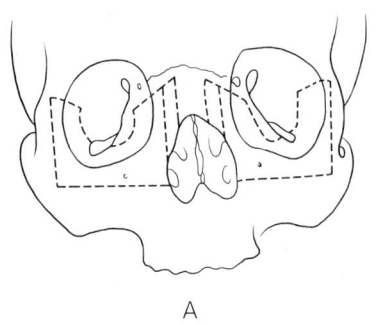
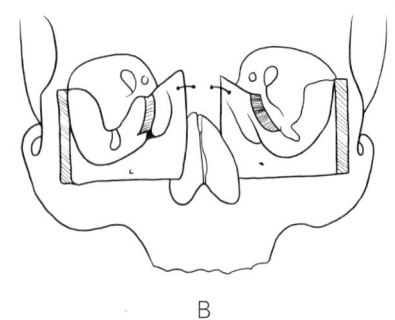

图 48-22 U 形截骨示意图
A. 截骨线在眶下缘及眶的两侧　B. 双侧截短的骨块向中央靠拢

（3）O形截骨术：这是在U形手术的基础上扩大、连同眶上缘及额窦的底部一并截断，向中央拉拢固定的术式，较U形手术更彻底，适用于中度眶距增宽病例而额窦尚未完全发育者。7～8岁内的儿童不宜应用本手术，否则可能造成前颅凹的暴露。

3. 颅内-颅外联合径路手术　Tessier在1967年描述了一种颅内径路方法的眶距矫正术以确保脑及眼球的安全。Tessier最先发展了二期手术操作。一期先截开颅骨，把额叶从前颅凹翻起，同时修补硬脑膜以防止脑脊液外漏。二期进行眶周截骨术，同时切除鼻部中间的部分骨组织，包括筛板和鼻中隔。Converse等于1970年发展了一期截骨术，它类似于Tessier的术式，但又做颅骨矢状缝旁侧切割，可使筛板及嗅觉器不受损伤。在操作中眼眶截骨必须在眶轴的后侧进行，并尽可能靠近后外侧，但不进入中颅窝，这样便能有效地移动眼球及眼眶。如婴儿伴有上颌弓的V形畸形，可以用中面部劈开的手术方法来矫正眶距增宽。把分开的面部两侧包括左右两边的上颌骨向内侧移动，以使突起的V形上颌弓得到改善，并矫正眶距增宽，这一手术方法是由van der Meulen于1979年首先开展。

颅内-颅外联合径路的基本手术操作步骤是前额开窗、前额眶上骨桥制备、眼眶截断并向中央靠拢及植骨等步骤。较多的选用保留鼻骨中央和部分筛骨正中板的旁正中截骨术，它包括双侧眼眶周壁及眶底的截骨术，但应保留鼻骨中央的一条与眶上额带的完整，即中面部截骨形成两个游离的眶架和中央骨条的三个骨块（图48-23）。

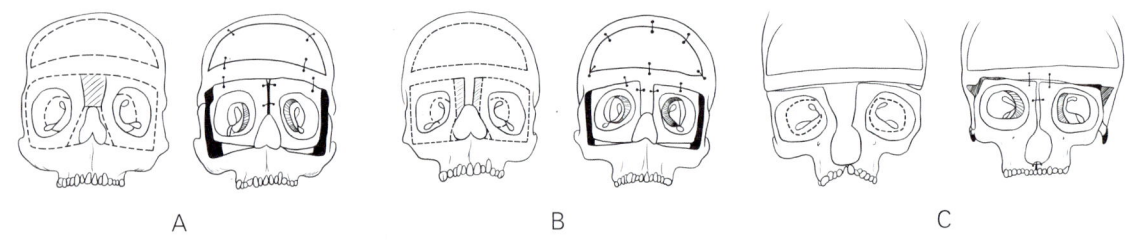

图 48-23　颅内-颅外联合径路眼眶截骨，三种术式分别示意眶周截骨，以及截骨、眶架内移和缺损处植骨充填
A. Tessier 术式　B. Converse 术式　C. Van der Meulen 术式

做头皮冠状切口。在骨膜上、帽状筋膜下翻开前皮瓣，直抵眶上缘。于眶上缘上1.5cm处切开骨膜，在骨膜下分离，注意保护眶上血管神经束。两侧软组织分离部位应达到颧骨下方部位。鼻中央部应到达鼻梁中上部。手术时注意慎勿穿破硬脑膜及中央部的矢状静脉窦。如有硬脑膜破裂，应设法缝合修补。在硬脑膜外用脑压板轻轻将大脑额叶向后上方牵拉，以暴露前颅凹及眶顶部。此时，额颅开窗部的下缘与眶上缘之间，保留一条横行的额骨桥，以便于在骨桥上下两侧骨架（额颅和眶骨）游离移位后，做骨间固定之用。眶上桥的宽度视患者年龄而定，一般在1cm左右。两侧则与颞骨相接连。

眼眶周围截断游离。先从一侧开始，在冠状切口外侧，横行切开颞筋膜，分离颞肌而进入颞窝骨膜下。从此处分离和暴露颧骨和颧弓。再在眼结膜囊内下睑板上缘处切开睑结膜，分离软组织直抵眶下骨缘，切开该处骨膜。用骨膜分离器插入骨膜下，向后方分离眼球和眶组织，直到离视神经孔及眶下裂1cm部位。随后用骨膜分离器插入眶上缘骨膜下，分离眶内组织，直到离眶上裂及视神经孔1cm的部位。在内眦部切断内眦韧带，用黑丝线缝上一针作为标记，以便手术后期将它作为内眦成形的标记，重新复位固定。细心分离泪囊，慎勿损伤之。这时整个眼球和眶内其他组织已完全在骨膜下松解游离。随后，用来复式电锯或小骨凿从眶外侧及颅前凹外侧处插入，将眶侧壁骨组织锯断或凿断，直抵眶下裂部位。眶下裂部位的骨壁极薄，操作便捷。然后沿眶侧壁的颧骨部将颧骨锯开。如感到操作存在困难，可在颧骨部做一皮肤上辅助小切口。继而通过下睑板上缘的切口，用小拉钩暴露眶下孔区域。在孔下方用电锯或小骨凿在眶下部做骨的横向截断。注意保护眶下神经血管束不受损伤。这时手术区就进入了上颌窦，可进行局部冲洗。再在面部鼻中央做纵向皮肤切开，向两侧分离鼻根部及上颌骨鼻突部，以暴露整个鼻根部位，然后又回到前颅凹，用电锯在左右眶上缘横行锯开骨板以形成眶上桥，保留前颅凹中央的筛骨板及嗅窝组织，保留筛骨垂直板和鼻中隔和鼻骨中央部分，将中央两侧宽大的鼻骨、筛骨及筛窦一并去除。

最后在明视操作下，用电锯在颅前凹、眶顶部的前2/3与后1/3之间的交界线上，凿断眶顶部。至此，整个眶架骨组织已从上、下、左、右及后方全部截断，从而可以容易地被移位固定，矫正畸形。应用相同手术操作在另一侧进行眼眶截断手术，以使双侧眶架得到全部游离。最后按手术设计要求，将它们向中央部移位靠拢，进行结扎或应用微型钢板固定。当然，在患有单侧眼眶畸形或异位，或后天性创伤畸形的病例，这种眶架截断手术只在患侧进行。

在眶架后方截断眶壁时，截骨术必须在眶顶部的眶上裂部位距蝶骨嵴8~10mm处进行。如截骨线过于靠近视神经孔将导致眶架移位后压迫视神经和血管，造成视神经损害；但如截骨线过于靠近眶缘前方，就不能有效地矫正畸形，或可导致术后复发。

在鼻部中央及颅前凹进行截骨时，其范围应包括筛板、筛房、鼻根和上颌骨额突等组织。一种是连同鼻梁、鼻中隔、筛板、鸡冠、嗅窝全部截除（Tessier法）。另一种则是保存鸡冠、嗅窝和鼻中隔，而分别在它们的两侧作旁中央截除术（Converse法）。目前都趋向于后一种手术操作（采用鸡冠前截骨、小颅骨瓣等技术的改良Tessier法也能较好保留嗅觉，且提高手术效率），这种手术由于保留了嗅板及嗅神经，故术后患者仍保留正常的嗅觉，因鼻中隔仍保留，故左右鼻道仍保持正常解剖形态。手术时，一般不需切除中鼻甲，但如患者有中鼻甲肥大，就应做截除术，以免阻碍了眶架的靠拢而阻塞鼻道通气。

4. 伴脑-脑膜膨出的处理　在由于脑-脑膜膨出症引起的眶距增宽症病例中，膨出物可以和眶距增宽在同时进行手术切除及修复。但Daivd主张在婴儿期可先进行脑疝或脑膜疝的回复和修补，并同时修补眶内侧裂孔，认为这样有利于眶组织的正常发育；待长大到幼儿时再进行眶距增宽畸形的矫正。这一主张并不和在5~6岁时一次性进行矫治手术的原则相矛盾。

（二）术中有关问题

在截除前颅凹骨组织时，保护脑组织和精细的脑膜修补是手术成功的关键之一。术中可通过过度换气以降低颅内压，以有利于良好暴露前颅凹诸结构，包括鸡冠、筛板及蝶骨嵴。对过度换气后仍不能有效地降低颅内压者，可用20%（每千克体重0.5~1.0g）甘露醇静脉快速滴注，或放出一些脑脊液，直到颅内压出现明显降低，足以良好地暴露颅前凹为止。如有硬脑膜破裂，则应细致地进行修补，这样可以防止术后脑脊液漏或颅内感染。在手术最后关闭颅腔以前，更应小心检查有无细小的硬脑膜破裂和脑脊液渗漏。

由于手术范围大，术中良好而有效的止血十分重要。头皮切开的冠状切口，出血较多，一次性塑料头皮止血夹是方便有效的材料。Whitaker（1980）报道由于手术熟练度提高，手术时间由平均7.5小时缩短到4小时，术中失血量由平均全身血容量的86%（最多为173%，最少为26%）

减少到56%（最大为117%，最少为10%）。在上海第九人民医院46名病例中，平均失血量为65%，手术时间亦已从原先的平均7.5小时缩短到5小时。对年龄较小的患儿，应特别注意术中的出血量，并及时进行输血。

颅内压增高是手术中及手术后应特别注意的问题。半数开颅病例中，在手术时进行颅内压测定，术中及术后48小时未见明显颅内压增高。在死亡1例中，术中并未见颅内压增高，但术后出现颅内压增高，48小时后死亡。尸体解剖提示：广泛脑水肿、上脑干弥散性脑内出血点、基底动脉出血，死亡诊断为脑水肿和脑疝。防止脑水肿和颅内压增高的关键是在术中尽量减少对脑组织的牵扯和避免压迫。这包括适当降低颅内压、与神经外科医师的密切配合以保护好脑组织，以及在硬脑膜表面良好止血、防止血肿形成等。Yokon等的研究表明，脑牵拉，特别是在颅内压较高时的过度压迫、持续牵连，都会造成严重的脑损伤，其中包括脑电活动和形态学的改变。为了防止颅内压增高，可在手术开始前先做腰椎穿刺术备用，手术后仍保留数天，随情况变化放出部分脑脊液以降低颅压。此法还具有促进微小脑膜破裂口愈合的作用。手术中由于颅底筛板被凿断，和下方鼻腔相通，可导致发生暂时性脑脊液鼻漏，也可能成为术后的感染途径，产生脑膜炎等严重并发症。

在手术中，由于不经意地碰触眼球，或在手术中眼角膜长时间暴露，可使角膜受到损伤，导致术后发生角膜溃疡，长期不愈时可致角膜混浊和白斑，导致视力障碍。术中放置眼球保护器或隐形眼镜可以保护角膜免受损伤（千万别忘记在手术结束时取出）。手术过程中上、下睑缘暂时性缝合亦是保护角膜的一个方法。眶距增宽症患者多伴有各类斜视，可待手术矫治后请眼科医师予以纠正。之所以在术后纠正斜视是由于大多数患者在眶架移位后，有眼球易位，眼内、外斜肌必须在术后建立新的平衡，以调节眼球活动功能，故必须等待眶架位置定型后再进行视力纠正。Diamond曾于眶壁整复前先做斜视纠正，但效果并不理想。

颅内-外联合径路矫治眶距增宽症的手术，比较复杂和困难，且具有一定的危险性。Tessier（1974）报道的65例中，曾有2例死亡，其中一例死于术中输血不足，另一例则死于脑水肿。3例由于术后未能做眼睑暂时性缝合，造成角膜磨擦伤而形成角膜溃疡。Converse（1972）报道52例中，有1例死于出血过多，5例术后并发神经性抽搐、长时期脑水肿和硬脑膜下血肿。Munro曾提出，为了防止术后颅内血清肿或血肿，术后不应做闭合式缝合以利引流。

由于此种手术具有一定的危险并发症，手术中及手术后必须谨慎小心，轻柔、准确、熟练操作，手术组密切配合，使手术能够顺利进行和完成。术后加强护理，严密观察，防止感染，及时发现出现的异常情况，给予处理（图48-24，图48-25）。

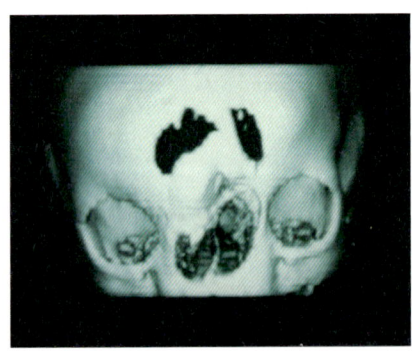
A

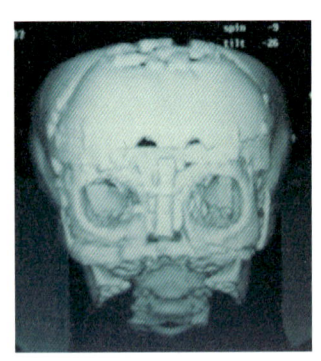
B

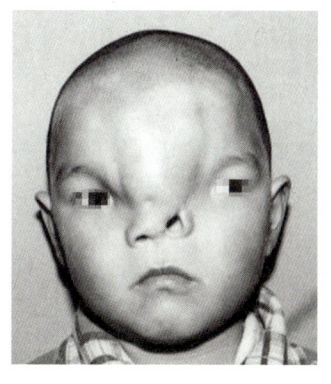 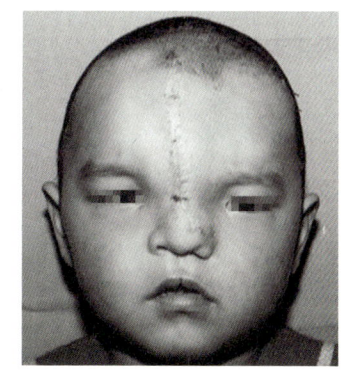

图 48-24　颅面正中裂眶距增宽症颅内-颅外联合径路矫正术
A. 术前 CT　B. 术后 CT　C. 术前面相　D. 术后面相

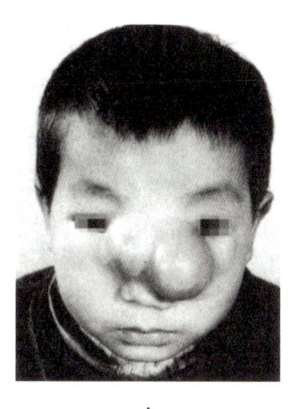 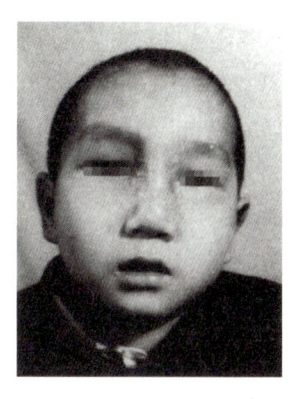

图 48-25　额鼻筛型脑膜-脑膨出伴眶距增宽症，颅内-颅外联合径路矫正术
A. 术前　B. 术后

六　术后护理及并发症的处理

（一）术后护理

治疗眶距增宽症的颅内径路手术是一个大型手术，术后的妥善护理和及时处理危象和任何并发症，对手术成功非常重要。术后应严密观察患者的生命体征，包括呼吸、脉搏、血压及颅内压变化。最好能进入监护病房（ICU）观察 1 周。应重点注意患者的意识状态、双侧瞳孔变化、四肢活动情况等。应有一组经过专业培训的护士担任特别护理，随时进行眼、鼻、口腔清洁，鉴别有无脑脊液从鼻孔中流出，防止感染和褥疮形成。如有脑水肿、血容量不足、瞳孔异常等情况出现，应及早报告医师进行紧急处理。

术后常规给予广谱抗生素静脉滴注 7 天。术后 10 天拆线。如有暂时性睑缘缝合，可在术后 5 天拆除。

（二）术后并发症的处理

1. 手术后早期脑水肿　由于手术在颅内、硬脑膜外进行，术后 2～3 天是脑水肿出现的高峰，如发现不及时或处理不当，可出现颅内压增高征象，严重者危及生命，应当高度重视。术后常规应用类固醇皮质激素 3～5 天，应用大剂量抗生素（如青霉素），并适当控制补液量。密切观察生命体征，如瞳孔大小、神志情况、心率、血压、脉搏、呼吸等，并记录 24 小时的出入量。手术第二天应即查血常规、血球压积等，以估计血容量是否不足。

如出现脑水肿征象，可先用脱水药物，如静脉滴注甘露醇等。如症状无法缓解，则应请神经外科医师会诊，必要时二次手术，开颅，降低颅内压。

2. 颅内血肿　手术虽然没有打开硬脑膜，但由于手术过程中电锯、骨凿的震动，以及可能出现的局部出血点，都可能形成颅内血肿或硬膜外血肿。如术后出现神志突然不清、两侧瞳孔大小不等、呼吸深长等，即应怀疑有颅内血肿存在。应立即做头颅CT扫描以明确是否存在颅内血肿及其部位。较小的血肿，CT测量确定小于15～30ml的血肿，稳定而无颅内高压症状或体征，可以保守治疗，严密观察；较大的血肿，则应立即开颅，去除血肿。

3. 脑脊液鼻漏　由于前颅底截骨后，筛骨板破裂，颅内、外交通，一旦有局部硬脑膜破裂，就可出现脑脊液鼻漏。其临床特点是鼻腔内经常有清液流出。可取鼻腔液检查以明确诊断。

轻度的脑脊液鼻漏，头高位平卧以利引流，一天2次清洗鼻腔，同时防止堵塞鼻腔，一般1周以后会自愈。严重的脑脊液鼻漏，则应开颅，做硬脑膜修补。

4. 脑膜炎和脑炎　由于手术中颅内、外交通，术后鼻腔的逆行感染很容易引起脑膜炎和脑炎。术后应常规应用大剂量抗生素。

5. 失明　眼眶的截骨和向中线移动，很容易损伤眼球和视神经，轻度者可产生视功能减退或弱视，严重者可导致失明。一旦发生视功能障碍，就应及时请眼科医师会诊。

6. 局部血肿和血清肿　早期可局部压迫。如血肿或血清肿较为局限，可局部穿刺抽出液体后继续压迫。

7. 深部感染　有时颞部、眶架截骨处的深部感染不易发现，患者有持续的局部压痛、低温感等。如感染局限，可用理疗、热敷等。如感染沿筋膜间隙扩散，则应按间隙感染处理。

8. 二期修整　在进行彻底性的眶距增宽矫正手术后，常在后期发现患者仍有一些较小的、不甚满意的面部缺陷存在，如斜视、鼻梁低塌、眼内眦畸形等。严重者可能发生植骨片坏死脱落、局部感染性窦道或瘘管、颅内小血肿、脑脊液漏，甚至眶距逐渐增宽、复发等。这些情况都必须凭借检查分别进行处理，或再做小手术进行矫正恢复，以增加美容效果，如斜视纠正术、内眦成形术、鼻梁填高植骨术、鼻尖部或其他整形小手术等。

（穆雄铮　杨斌　韦敏　袁捷　张涤生　冯胜之）

第五节　颅缝早闭症

一　概述

最早用于治疗颅面畸形的外科手术见于19世纪末Lannelongue（1890）和Lane（1892）的报道，他们用条形颅骨（颅缝）切除术治疗颅缝早闭症。对于颅骨畸形和颅缝早闭症，手术减压是一种明显需要进行的治疗方法，即沿着闭合的颅缝切除一条颅骨。但是，这种手术方法有较大局限性，不能有效改善头颅外形及容貌。而且，虽经应用各种材料来减慢颅缝重新骨化，其复发率仍然很高。直到20世纪70年代，其手术治疗的术式和疗效才有了根本性的突破，1973年法国的Tessier、Marchac设计了前颅额部重新成形的新手术，术中应用了眶上骨桥前移及镶嵌固定的技术，同时，将颅穹隆的游离骨块移位和重新排列。不久，Marchac等（1979）研究了颅脑发育生长推力，提出了浮动前额骨瓣手术的新概念，大脑的发育推力就可以将它推向前方。

颅缝早闭症30%左右有家族遗传史。目前研究证实，一些多颅缝早闭的综合征，有明显的染色体异常，如Crouzon综合征患者中发现FGFR-2的RBA23位点有基因突变，而Apert综合征的FGFR-2的Exon8位点有基因突变。

二 分类和临床表现

男性多于女性，患儿多伴有其他骨骼的发育异常。一般来说，头颅畸形的发生与早闭的哪一条颅缝有关，其相关性表现在头颅畸形的纵轴方向总是与早闭的颅缝垂直，如横向的冠状缝早闭，出现纵向发育不良的短头畸形；纵向的矢状缝早闭，出现横向发育不良的舟状头畸形等。常见的颅缝早闭症表现为斜头畸形、短头畸形、三角头畸形、舟状头畸形、三叶头畸形（图48-26～图48-30）。

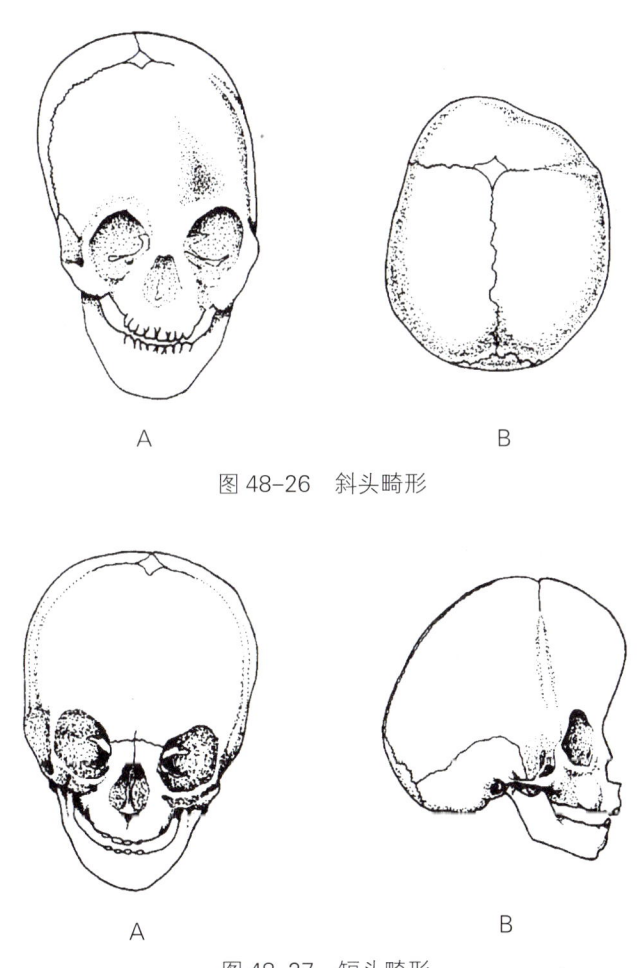

图48-26 斜头畸形

图48-27 短头畸形

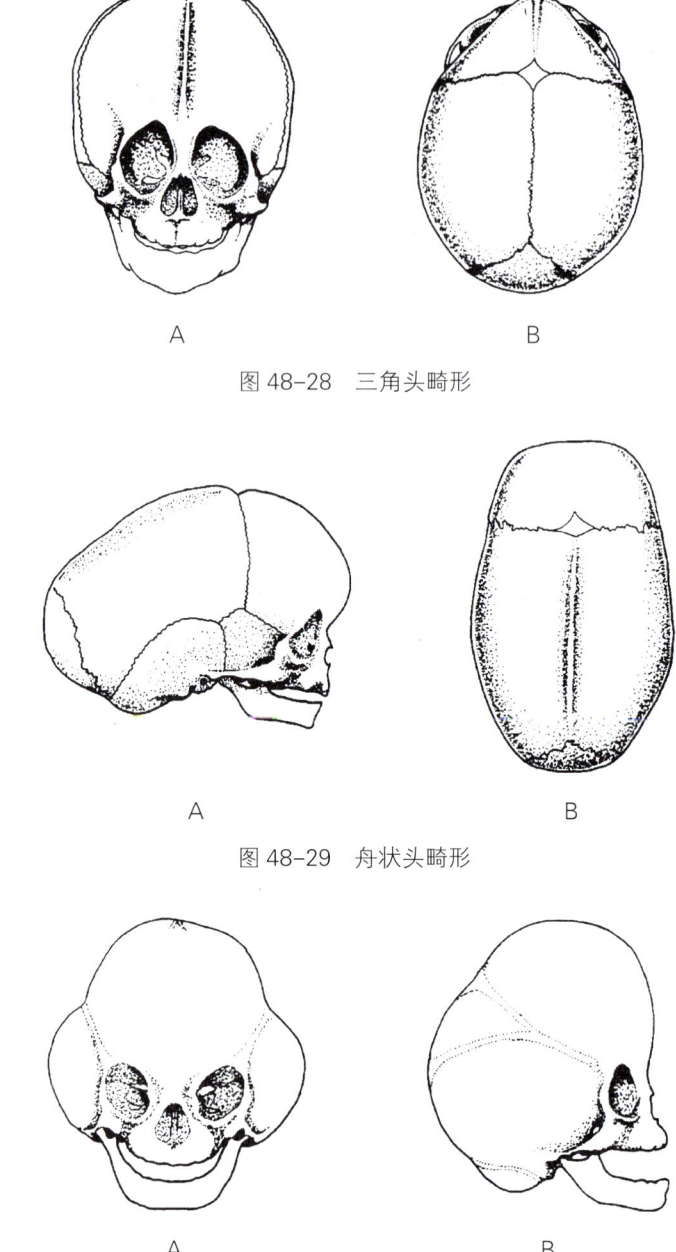

图 48-28 三角头畸形

图 48-29 舟状头畸形

图 48-30 三叶头畸形

一般按照头颅的各类畸形进行临床分类。各类颅缝早闭症的鉴别诊断见表48-1。

表 48-1 各类颅缝早闭症的鉴别诊断

受累颅缝	颅外形	颅纵轴	颅高度	颅宽度	颅内压增高	智力减退
矢状缝	舟状头	增加	正常	减少	无	轻
额缝	三角头	正常	正常	增加	无	轻或中
单冠状缝	斜头	减少	正常	增加	少	轻或中
双冠状缝	短头	减少	增加	增加	少	轻或中
双冠状缝为主	尖头(后观)	减少	增加	增加	少	轻或中
双冠状缝为主	塔头(前观)	减少	增加	增加	少	轻或中

续表

受累颅缝	颅外形	颅纵轴	颅高度	颅宽度	颅内压增高	智力减退
矢状缝和冠状缝	尖头（后观）	减少	增加	增加	有	重
冠-人字-颞鳞缝	三叶头	减少	增加	增加	有	重
全颅缝	小头	减少	减少	减少	有	重

在检查颅面部畸形时，还必须寻找身体上有无其他畸形存在，其中最常见的是脑积水。其他如手足部、肾脏及心脏疾病有时也可能和颅缝早闭并存。这些并存畸形不但在手术中、手术后可能产生严重问题，而且对治疗后的功能和形态恢复亦带来较差效果。

脑积水这个最常见的并存畸形必须予以处理，即在手术后脑组织应得到扩大发育的机会以填满改造后的颅腔。但如脑积水未经治愈，则大脑发育必然仍受到影响。另一方面，如已装置脑室分流管，它可能因吸引力过大，脑脊液排出过多而妨碍大脑填满无效腔。如果神经外科医师在进行额颅重新排列手术以前，安放了一个搭桥装置或暂时关闭脑室分流管，就可能有利于在手术中阻止这种情况。

三 手术年龄及手术效果的评估

（一）手术年龄和适应证

在许多存在明显头颅畸形，并有大脑受压迫危险的病例，是否应采取手术治疗，应予慎重考虑。目前较为一致的意见认为，进行前额和颅部的重新成形手术是应采用的手术方法。这个手术大大的优越于传统的颅骨切开术。但对于畸形并不严重，功能影响并不太明显者，则是否应该进行手术治疗，应按照在功能基础上的衡量进行抉择：即X线摄片是否显示颅骨内板有指压印、眼底检查是否见到视乳头水肿等。是否有颅内压增高是最可靠的手术指标，方法是在头皮上做一小切口，用骨钻钻开一小孔，将记录针插入此孔内，并与测压仪连接。在12小时内测出颅内压记录变化。如颅内压增加，应即进行手术。如颅内压正常，并无功能问题，则应征求家属意见以决定是否愿意接受手术。但必须给予说明，如延后进行手术，则手术将更为困难，而且手术的最后效果亦不如在婴儿期进行者佳。

通常手术最佳年龄：短头畸形可在婴儿2～3个月，体重5kg时进行，可采用浮动前额骨瓣前移手术；在其他颅缝早闭症，手术适宜在婴儿6～8个月进行，至少应在婴儿12个月以前。

（二）手术效果评价

颅部前额重新成形手术的效果，必须从功能和形态这两个方面来进行评价。

1. 功能性效果　基于不发生神经性症状，如阵发性抽搐、头痛、视力障碍以及智力水平如何等来衡量。虽然小儿患者很难评出智商，但仍有一系列有效的测验已被心理学家研究出来，可对所有小儿患者进行评价，其结果如下：在婴儿期进行手术的孩子，其智商常高于晚期手术的儿童。如同时并发其他畸形，则手术预后往往较差。国际上目前已有检测儿童智力、心理及行为发育的方法，如Gessel检测方法等。我们借鉴国际上常用的心智检测方法并做了精简改良，将其应用于临床检测颅缝早闭症患儿手术前后心智和行为发育观测。术后1～2年随访结果显示：患儿颅脑的容积和智力发育与同龄正常儿童相近。

2. 形态效果　评估标准依据整形外科医师对所有整形手术的美容效果的评判标准。患儿应在50cm距离外被观察（正常谈话距离），并在一般日间光线下进行。如有可能最好有一位并非医师的第三者在场，如他并不知道患儿过去的情况则更佳。

评价标准按下述几种分级：

优：无不正常情况存在，未见畸形，无瘢痕形成。

良：有畸形或瘢痕，较显著地存在某些问题，或仍有修整必要。

差：存在显著畸形，须考虑再次手术矫正。

从理想的角度来考虑，这种评价应由旁人来进行，而并非由医师本人。医师的评价要求可能较一般人的要求更高，这或者是由于从医师角度出发，更容易发现一些较小的不完美情况。评价的主要依据是手术治疗区域，而并不考虑未手术的正常区域。例如在Crouzon综合征中，如曾做过前额部手术，仅评估前额部位，而并不同时评价仍然存在凹陷的中面部，因为这部分须继续进行手术。

形态效果的评定以数据化的指标来呈现较为客观。可用照相、X线片、CT片等作为测定的依据。近来Waitzman等测定CT片上颅腔、眼眶、中面部以及颧骨区的骨性标志点和线距，能准确地测定手术前后的差异，如在三角头畸形的CT水平扫描片上，测定外侧眶间距、颞骨间距、内眶距等对术前诊断和术后的效果评价很有意义。CT三维重建成像可形象地描述畸形在手术前后的差异，目前笔者所在医院已采用比利时Materialise公司研发的颅颌面"CMF Pro Plan"专用软件建立立体空间的三维测定指标，三维测量分析颅骨、眼眶手术前后的差异，较为精准地定量化评价颅面整形手术效果及其对患儿颅脑生长发育的影响。

四 斜头畸形

（一）额部前斜头畸形

额部前斜头畸形主要是指额颅部、上面部的不协调。它包括颅面结构和器官在三维空间的上下不齐、前后突度不一和左右位置不对称。其特点是畸形很少局限于某一器官或解剖结构，而呈现多部位、多器官的不协调，给人一种扭曲和变形的直观印象。

前斜头畸形主要由两类原因导致：一类是单侧颅缝早闭引起的真性前斜头畸形；另一类为源于某些外力因素而形成的继发性前斜头畸形。临床上需手术治疗者多为真性前斜头畸形。

真性前斜头畸形的两侧额部高低不平，一侧隆起，另一侧塌陷。在额部塌陷的一侧，眼裂的上下径较大，眶上缘和眉毛上抬并后移，同侧耳朵位置较高，鼻根向额扁平侧偏斜；颏部可位于正中，但多数情况下颏部向额扁平的对侧偏斜。从顶上观，耳朵和颧颊部在额扁平侧显得向前而得以显露；枕部较为正常，很少歪斜。X线头颅正位片上，最典型的特征是受累的眶上缘和蝶骨大翼向上翘起，呈典型的"小丑眉"畸形。有时头颅X线片上可见一侧冠状缝明显，而患侧冠状缝不明显。临床上除眼眶不齐外，还可伴有眶距增宽症。CT冠状扫描可明确诊断。

继发性前斜头畸形多为睡姿压迫引起，亦称姿势性或睡姿性斜头畸形（positional plagiocephaly）。X线片上较少特异的发现，有时可见额部、枕部轻度偏斜，少见额部冠状骨化颅缝的致密影像。

继发性前斜头畸形，虽然在正常新生儿中有一定的发生率，但大多数无须手术治疗，只要父母给予合适的按摩，或让婴儿在睡眠时保持一定的位置，即可改善头形。较严重者可预制矫形头盔，在6个月以前佩戴。只有极少数有严重前斜头畸形和面部不对称畸形的患者，需要手术治疗。

真性前斜头畸形应在患儿6月龄至12月龄时选择手术治疗。手术目的主要是将高低不平的前额和眼眶重塑再造，尽量减少由于斜头畸形而继发的鼻根、眼眶和中面部的歪斜。一般单侧冠状缝早闭很少伴发颅内压增高，只有极少数伴发颅内压增高者，则手术治疗以扩大颅腔、减低颅内压为主要目的。

前斜头畸形的手术治疗包括额颅的塑形、眼眶的矫正和对中面部颌骨畸形的正颌手术。成年患者正颌手术请参见有关章节。额颅和眼眶的塑形有两大类：一类为单侧的额颅截骨术（Hoffman法、Whitaker法、McCarthy法及其改良方法等）；另一类为双侧的额颅截骨术（Mulliken法、Marchac法及其改良方法等）。

Hoffman法和Mohr法（单侧额颅截骨术）。为了去除早闭的冠状缝，扩大颅腔以促进大脑的正常发育，Hoffman和Mohr于1976年报道了该手术方法，即在颅缝早闭侧（额部扁平侧）的眶上额带和颅顶部截骨，将眶上缘和眶外眦块折断后前移。截骨的边缘包以硅胶薄片以防止颅缝再次融合，其缺点是对眶上缘的塑形效果欠佳。Hoffman法眶上缘和额颅瓣固位不良，为此Whitaker（1977）设计了一种带眶上缘舌形骨瓣用以楔式固定的单颅瓣截骨法。在此基础上McCarthy对额瓣的截骨进行改良，使额瓣的截骨范围超过中线，而在眶上带的中份做柳枝骨折，使眶外缘和颞部骨带可以尽量前移和获得良好固定（图48-31）。

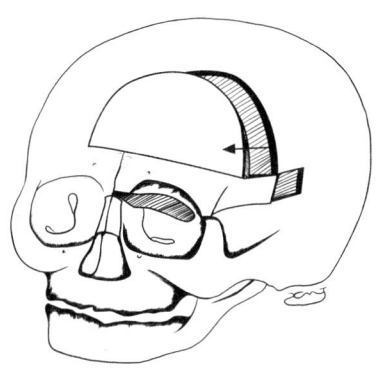

图48-31　McCarthy法

为将前额部塑形成正常自然的弧度，Marchac于1978年设计了双侧额眶部的截骨成形术，其目的是在扩大和前移扁平后缩的患侧额颅的同时，将代偿性过度膨出的对侧额眶部予以重新塑形，以达到整个额眶部的协调和一致（图48-32）；此种截骨法，可以使得额骨和眼眶在前后、上下方向的不平衡同时得到纠正。

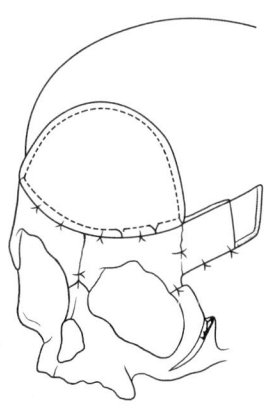

图48-32　Marchac法

一般认为在婴儿期进行双侧性矫正，效果将更加满意。其原因是：通常畸形虽在一侧，但正常侧常存在代偿性膨出应予矫正；如进行两侧的颅骨重新排列，就容易获得双侧颅形对称，将额上部作为一整块骨片可以得到合适的弧度，同时，它的牢固度将有助于维持重新成形的眶上桥；从颞窝一侧到对侧做一个完全性的颅底前部切开可以使来自颅缝早闭的束缚得到更好的解除。

一般来说，5岁以后就诊的患者，前斜头畸形多伴有相应的鼻、中面部、颏部的畸形，一次大的手术以后，还需进行一些其他的手术，如正颌截骨术、颏成形术、鼻成形术等，以进一步改善颅面部形态。

（二）枕部后斜头畸形

枕部后斜头畸形可由单侧人字缝早闭，或产道的不对称挤压导致。两者有时不易鉴别，X线片不一定能见到早闭的人字缝。通常枕部扁平一侧的耳朵位置较前，同侧额部前突。大多数患者没有明显的颅内压增高症。由于枕后部头颅歪斜，有时会出现代偿性的颈、肩部歪斜。正面观察时，面容较为正常。

不明显的轻度后斜头畸形可不予手术。

较为明显的后斜头畸形，早期发现应早期手术治疗，最好在出生后的6～12个月。Hoffman、David等建议切除融合侧的人字缝以纠正畸形，同时在截开骨缝的边缘包以硅胶薄膜，以防止骨缝的再次融合。法国颅面专家Arnaud采用枕部骨瓣截取并旋转的重塑枕部形态方法矫正枕部偏斜畸形，获得良好效果。

五　短头畸形

短头畸形（brachycephaly）的外形异常在侧面观察尤为明显。

一般来说，短头畸形的发病率并不很高，而且单纯的短头畸形也很少见。在一些颅面外科中心，短头占收住入院患者的8.8%～15.4%（Anderson，1965；Hunter，1977）。女性多于男性。

短头畸形表现为额颅部的扁平、高耸、额枕部无正常突起，甚至向后倾斜。有些短头畸形患者伴有上睑下垂、并指（趾）畸形、鸡胸等全身其他部位的畸形。X线头颅侧位片是诊断短头畸形的主要依据。多数患者在X线上可见指压切迹，提示存在慢性颅内压增高症。头颅CT扫描对诊断有参考价值，尤其在颅内压增高的病例中，可见脑室变小，甚至有脑积水等征象。

短头畸形的治疗中应重视手术时机的选择。一般在1岁以内发现疾病，应尽早完成颅腔的扩大和前额的改形，使脑组织得到正常发育的空间，同时重建颅额部前突的正常外形。

可选用Marchac的浮动骨瓣前移手术（图48-33），手术关键是眶上骨带的重叠和单点固定，以使眶上缘和额骨板可以随额叶大脑的发育而向前移动。在额颅高耸或额部向后倾斜的病例中，可在形成眶上骨带的同时，取下其上额颅骨板，进行塑形改造，制成有正常突起弧度或前倾的颅骨板，然后重新固定在眶上骨带上。婴儿患者额顶部颅骨板成形复位后的间隙可不予植骨或固定。成年患者，塑形前移后的额颅骨板间隙可用2～3条骨板做桥样连接固定，其余间隙可不予植骨。手术时，在将头皮及骨膜分别分离和抬起，以获得更多的松解和弹性后，可见眶上桥十分显著地突出，并带有两个长长的颞骨接合榫舌。这时应选择和决定前额前移的适当位置，予以固定和就位。此时前囟中央线常呈开放形态，故常需将由两块骨片组成的上前额部重新调整位置，并和颞骨接合榫舌相嵌，固定在一起。

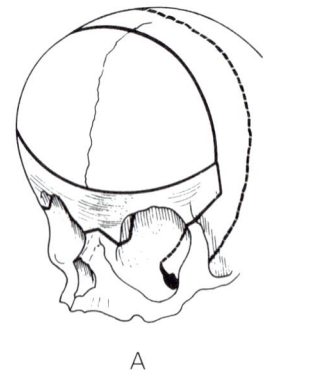
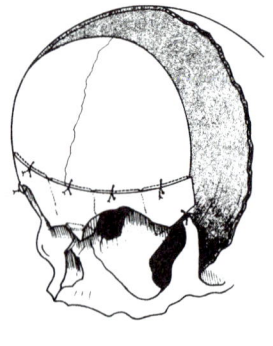

图48-33　Marchac 浮动骨瓣前移手术

重新形成眶上桥。方法是在眶侧壁水平将骨骼后部不完全切开，就可以得到所需外形。在中央部进行横状植骨可获得更好的固定。然后将重新成形的眶上桥固定在一个前移位置上（常可前移2cm）。然后和鼻根部和眶侧壁做固定，可用一片骨片水平位的植于鼻根和眶上桥之间。手术后初期，前移的前额部显得特别突出，并在鼻上部呈现阶梯状。但数月后外形即可趋于正常。

六　三角头畸形

三角头畸形是由于眶上额缝的过早（在出生以前）闭合所致。也有学者认为形成三角头畸形主要是因为额骨内层骨板受筛骨的影响，和它的外层骨板发育不平衡所引起。无颅缝早闭症典型的颅内压增高现象，其病理模式和病因学问题尚待进一步研究。

由于三角头畸形前额狭小，中央部向前突起如船的龙嵴，额部狭小，筛部发育不良，患儿双眼眶内移，多伴有眶距过窄症。外眦角上移如丹凤眼，部分患儿有内斜视畸形。头围指数较低，对脑的发育影响不大，临床上也只注重其对面容的影响。

手术治疗的目的主要是改善颅面前额部的外形。有些学者关于减轻颅骨对额叶大脑的压迫的观点似乎对临床上没有多大的指导意义，因而在手术前与患儿家属谈话中应明确这一点。

（一）手术年龄

手术年龄应以2～3岁为宜。一般来说，手术目的并不是为了扩大颅腔。但如手术较晚，患儿可出现代偿性的颅枕部膨大，同样影响美观。

（二）手术方法

目前有三种手术方法可供选择。

1. Matson（1960）曾通过切开额缝、截骨缘包硅胶片的方法防止骨缝重新愈合。David等对此法进行改良，认为效果良好，但目前多数学者已不采用此类手术。

2. Marchac（1978）介绍了一种额颅骨瓣和额眶带同时前移并做骨片成形的手术方法。先将额眶带截下，做柳枝骨折塑形后前移固定，骨间隙植骨使得额眶带保持前置位；然后将整块额骨前移固定在额眶带上，留下额顶部较大的空隙以允许额叶大脑充分向前发育（图48-34）。手术中常需将眶侧壁后置，方法是在眶侧壁上做一垂直凿骨术，将它前移到离眶缘1cm处，直抵蝶颌缝和眶底部。将眶侧壁前移时，还需做一个柳枝骨折，一般7～8 mm，然后将一片三角状骨片插植于间隙中，以使前移眶侧壁得到固位，这种操作不仅可以矫正眶距外侧壁的后缩畸形，还可以使它和已经矫直的前额骨桥得到固定，并获得联系和稳定。颞部常较窄，可做几个柳枝骨折使它扩大。方法是做几条平行的骨裂，然后用厚实的骨撬将它抬高（图48-35）。

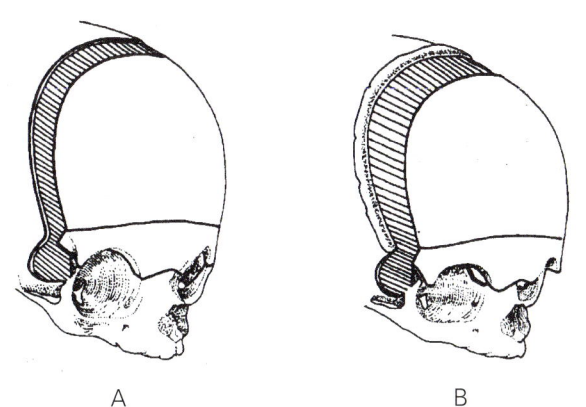

图 48-34　Marchac法额颅骨瓣和额眶带同时前移并改形术

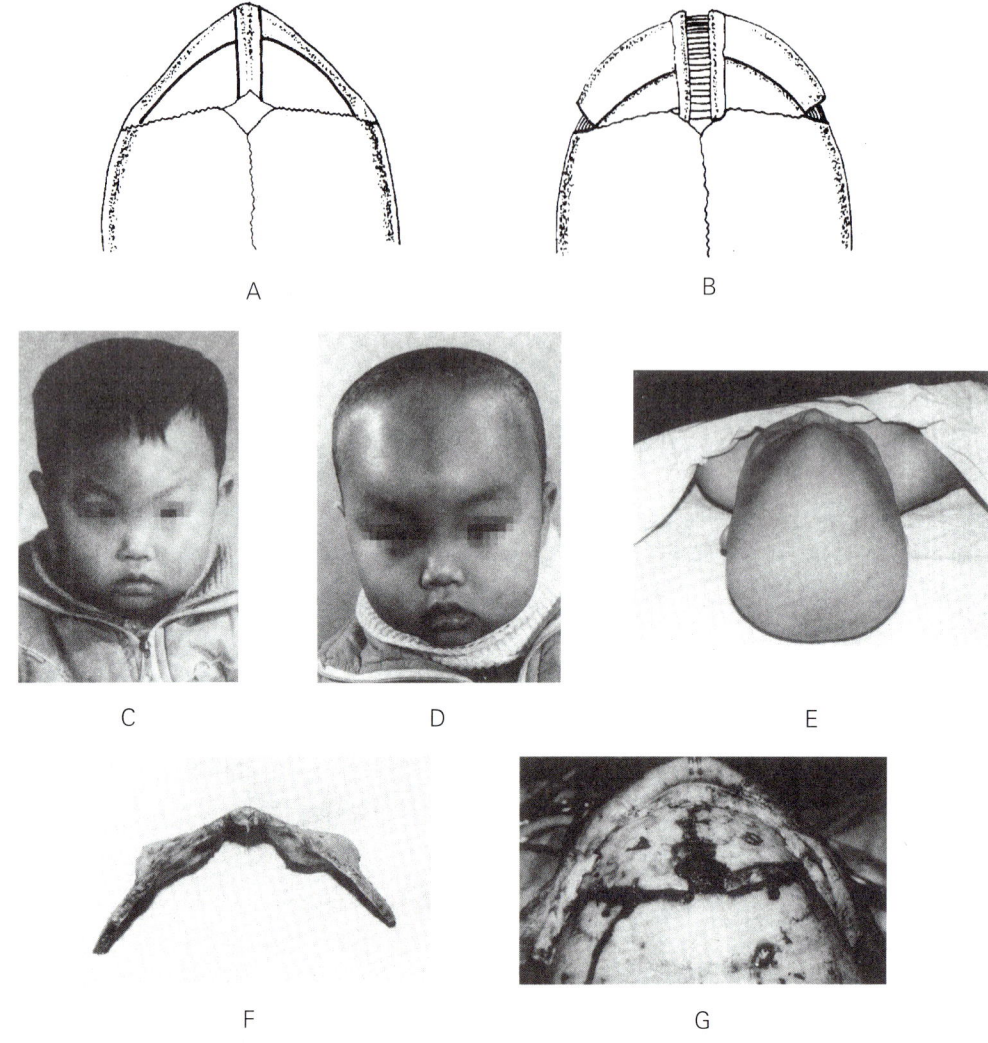

图 48-35 三角头畸形矫正病例
A. 术前截骨示意图 B. 截骨后示意图 C. 患者术前 D. 患者术后 E. 术前顶视 F. 术中取下的额眶带 G. 术后骨移位后

3. Posnick（1993）提出一种新的手术方法，在矫治三角头畸形的同时，改善眶距过窄和颞部狭小，但手术较为复杂。手术方法如图所示（图48-36）。骨膜下分离范围应包括两侧的整个眼眶周围，以及上颌骨上份和颧骨、颧弓、鼻骨、筛骨等。截骨后，额眶带中间分开，留下间隙以改善眶距过窄症；将额眶带及截开的眶架前倾并外移后重新固定，双侧颞部截骨块也相应向两侧扩张后重新固定。

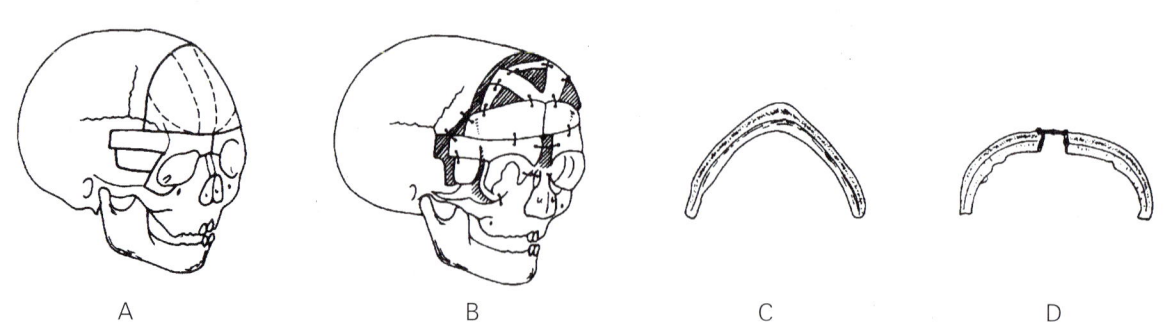

图 48-36 Posnick 方法：在矫治三角头畸形的同时，改善眶距过窄和颞部狭小
A. 设计截骨线 B. 额、颞眶部塑形后固定 C、D. 额眶带的塑形

此法的优点是手术不仅改造了畸形的额眶部，还使与三角头畸形有关的眶距过窄症和颞部狭窄同时得到改善，使术后效果更接近正常人。但由于手术方法较为繁复，应由操作熟练的手术医师主持，且术后可能发生额骨块吸收、脑脊液漏等并发症，应予注意。

是否有必要在手术同时矫正眶距狭窄，而将鼻骨在中央劈开，插入一块植骨片。Marchac认为植骨者与保持鼻骨完整者并无明显区别，故此，不再进行鼻骨分裂术，从而减少了鼻窦开放的危险。

文献报道有死亡、脑脊液漏、骨髓炎、植骨吸收、头皮瓣坏死以及视神经损伤等并发症，但发生率并不高。即使在Posnick采用较为复杂的手术方法的病例中（11例），也未发生死亡、脑脊液漏、骨髓炎等并发症。

七　舟状头畸形

一般来说，舟状头畸形仅见于有颅骨的发育异常，而不影响面部外形，少见颅内压增高，故对大脑发育和智力方面的影响不大。整复手术的目的主要在于矫正颅骨畸形，以解除患儿及家属心理上的压力。但如同时存在冠状缝早闭，则可引起颅缝早闭症的一些症状，如颅内压增高和眼底视神经乳头水肿等，但临床上十分少见。

头形呈扁长形，横径缩短，前后径增长，头颅呈哑铃状畸形。枕后隆凸特别显著。代偿性的头围增大常被误诊为脑积水。极少数舟状头畸形可合并其他畸形存在，斜头畸形患者亦可能有不同程度的舟状头畸形表现，这造成临床诊断时的困难。但应注意大部分较轻的舟状头畸形并不能在婴儿出生时被发现，而往往在发育后由于智力发育延迟，特别是学习语言能力很差而引起父母注意，然后求医诊治。舟状头畸形的头颅指数较正常人低，平均为66.1（正常值76～80）。

舟状头畸形是一种较轻、相对不损害智力发育的颅面畸形，手术治疗效果较好。有语言障碍的病例，术后症状常可望得到改善。手术治疗可以大大有助于患儿心理状态的优化。在6岁以内未行手术者，颅骨指数可从63降低到57。

手术可有早期手术和较晚期手术两种选择方式。早期手术是指在婴儿3个月进行，但原则上只适用于出生时就发现的最严重型的舟状头畸形，或发现同时存在有冠状缝早闭的病例，以预防出现颅缝早闭症。晚期手术则指在4个月到4岁或在任何年龄较大的病例中进行的手术。

1. 早期手术方法　在头颅正中部纵向切开头皮，从前囟前1～2cm开始直达枕后人字缝尖后方3～4cm处。然后在矢状缝两侧各做颅骨切开术。在纵向颅骨截除的中间部分保留2～3cm宽的颅骨板，以保护矢状窦免受损伤。截除部位应超越矢状缝及人字缝至少1cm，截除颅骨宽度约在2cm。如前囟门仍未闭，则可在人字缝部位将两侧截骨部位联合，这时中央部的颅骨条便得到游离，此步骤有利于今后大脑的发育。手术完毕前，必须使用硅胶薄膜将两侧骨缘包掩以防止术后骨性融合而复发。但Till（1975）建议仍可采用中央部截骨的技术。术中必须保护好矢状窦，以免破裂出血。此种术式对年幼婴儿较为安全。

以上的手术原则，对外形改善效果较好，可使舟状头畸形消失。定期X线摄片检查可显示顶骨向外扩张。David则建议做矢状缝两侧的颅骨截开。

2. 晚期手术方法　晚期手术方法（Rougerie手术法，1972）变化较多。手术原则是在中央颅顶部保留颅骨带，再将两侧颅骨分别平行分解成两片骨瓣，前端超过冠状缝，后方到人字缝。在不满6个月的婴儿，骨瓣保持不动；超过6个月的儿童，则把骨瓣撬起。把此骨瓣的前端，重新安置和固定在额骨后缘，中央缘则用几片植骨片和中央骨带固定；其他两个边缘则任其游离。颞骨鳞部则做柳枝骨折向两侧撑开以扩张颅腔。法国颅面专家Renier的方法与之类似：将颅顶中央部（包括矢状缝）截取、游离，覆盖于硬脑膜之上，不做任何固定；将两侧顶颞骨瓣充分截开、掀起、扩大颅腔，亦不做任何固定。

本手术在矫正头颅横向狭窄方面效果良好，但无法解除枕外隆凸畸形。治疗枕外隆凸的方法需将枕骨骨瓣截下后做柳枝状骨折，或全部折断，然后修正复位。但手术剥离时有损伤横窦并引起大出血的可能，故一般不采用。

事实上，在许多病例中，不但存在穹隆部出现鞍状凹陷和颞顶部狭窄，而且还有前额的向前方鼓突，而枕后部呈后倾状。手术矫正前额时并不需要移动前额骨桥，仅需在骨桥上方做水平状截骨术并进行摇动，就已足够将前额上部向后移位。然后在枕部侧方做完全性截断，并在中央做一个柳枝骨折，这样就可将枕部推向前方。手术中应特别注意避免损伤侧静脉窦，由于窦壁十分脆嫩，一旦破损不易修补，可导致大量失血。

所有颅骨的中间部位，可进行多个横行截开，并像一个圆桶的各个部分向外方撑开（图48-37）。这些颅骨片都可以使用肋骨弯曲器使它们改变弧度，做一些不完全性的骨切开，然后重新排列，直到获得令人满意的外形为止。常用的方法是将最前面的一个骨片放置到后面，而枕前的一块恰好放置在前额的后方。在外侧方应在较低部位切开骨片。而为了得到更好效果，还应将其余骨块切开，在颅底部进行柳枝骨折，并推向前方。总之，前后径距离应予增加。

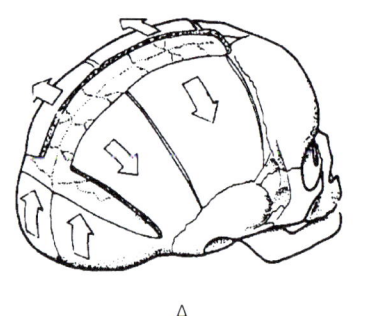 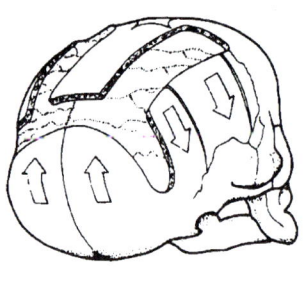

A　　　　　　　　　　B

图48-37　舟状头矫正术示意图：顶枕部做多个T形截开
A. 截骨　B. 颅顶扩张

在婴儿期手术时，并不需要用钢丝和前额骨进行骨间固定，可使用吸收性缝线结扎，甚至应用纤维素胶将骨片和硬脑膜黏合即可。有时可使用一个用高分子材料制成的大型塑形头网将骨折片维持在一定位置，然后就可将头皮缝合覆盖。手术后重要的是将婴儿放置在仰卧位以保持面部向上。

枕后区的矫正是手术中最危险的部分。如非特别显著，可暂不进行手术。但前额异常突出者则不应迟疑，以使它后退，并扩大两侧颞窝。

（杨斌　穆雄铮　张涤生）

第六节　颅面裂隙畸形

一　分类及临床表现

颅面裂畸形的临床表现复杂，种类繁多，目前国际上常用的分类方法是Tessier分类法。Tessier（1976）依据他多年来积累的大量病例和实践提出了颅面裂分类法（见图48-38），

Tessier分类几乎涵盖临床所见的各种类型的颅面裂，数字化简明扼要，临床实用。将这一系列畸形以眼眶为中心分为0～14号颅面裂，由上唇正中开始，左半面逆时针为序分别为0至14号，随后又加入了下颌下唇正中裂即30号面裂。

van der Meulen按照面部胚胎发育停滞部位将颅面裂分成四类，即鼻间、鼻、鼻上颌、上颌。发育停滞出现在：①双侧鼻面融合前，为鼻间发育不全，表现为正中唇裂、唇系带裂、眶距增宽及前颌骨发育障碍；②鼻侧壁，导致鼻发育不全，出现鼻翼裂隙、眶距增宽，并可累及鼻中隔及鼻腔；③鼻侧壁及上颌骨，可出现鼻上颌发育不全，患者可出现鼻-眶间及口-鼻-眶间的完全或不完全裂；④上颌正中骨化中心，可出现唇裂、腭裂及人中裂；上颌侧方骨化中心，面部裂隙可延伸至下睑侧方。其他分类方法还有Fearon分类、Morian分类、Pfeiffer分类、Karfik分类及美国腭裂康复学会分类法等，这些分类法在临床医疗中很少使用。

以下就Tessier分类法做详述，方便临床医师在实际工作中应用。

0号颅面裂发生在面部及颅中缝部位，包括正中部许多颅面部畸形，如中缝部面裂、额鼻骨发育不全、中面部裂隙综合征等。一些较小的上唇下唇部畸形，如上唇下唇正中裂、上唇唇红部缺口、正中唇裂、正中切牙间裂隙、齿槽裂、腭裂等亦可归纳入本类。裂隙向上延伸至颅底形成14号裂，常致眶距增宽、额部脑膨出、筛窦增大、筛板下降、嗅沟增宽、鸡冠增宽或缺失。此外，鼻裂、鼻梁宽阔平坦、鼻中隔肥厚、筛窦扩大、低位嗅板、鸡冠增大等亦属之。下唇有时亦可被波及，但一般只有软组织畸形，而不侵犯骨骼（图48-38）。

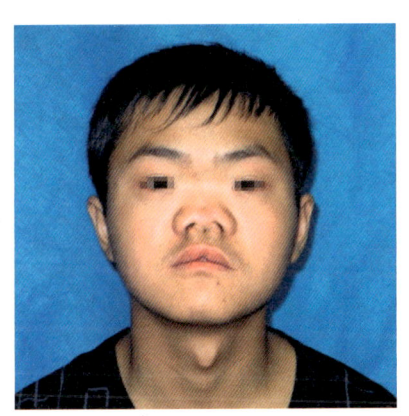

图48-38　0号面裂

1号颅面裂鼻部畸形是由于缺乏内、外侧鼻突之间的连接，从而导致鼻部骨生发中心的改变及鼻翼软骨的分化异常。轻度患者表现为鼻翼的切迹或缺损，而鼻中隔及鼻腔不受累。重度患者则表现为一侧的鼻翼、鼻腔、鼻骨，甚至上颌窦的缺失。唇部畸形多出现在唇弓部位，始于唇弓（lip bow），可直抵鼻孔部；它可能向上展现，通过鼻内眉内而直达颅的"北半球"，最后形成和13号裂的并发症，即眶距增宽症。骨性裂隙可始发于牙槽骨，向上穿越鼻底展开（图48-39）。

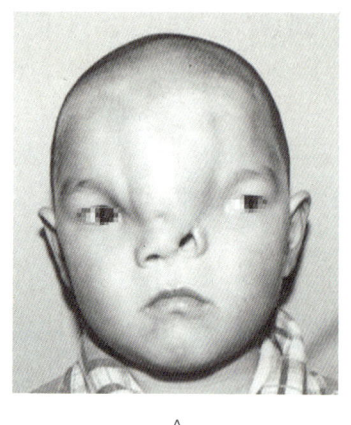
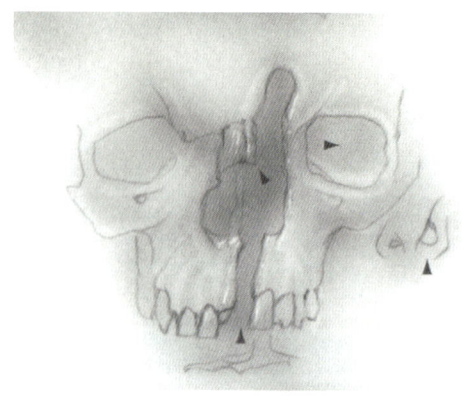

图 48-39　1号面裂（Tessier 1~13号裂）

2号裂极为少见，它可能仅是1号裂与3号裂之间的一种过渡形式，故在分类中只能以虚线表示。裂隙穿过鼻翼缘的中内1/3，向上延伸至鼻骨与上颌骨额突的连接部。鼻翼缘中1/3的畸形及唇裂是此型的主要特征。还可见患侧鼻部平坍，鼻梁宽平，并呈眶距增宽症状。如有内侧端异位及前额异常则已有和12号裂合并出现的现象。患侧鼻缺失或稍短小，可与1号裂的切迹和3号裂的缺失相对应。患侧鼻侧面平坦，但无3号裂中的眼睑变形。眉毛缺损亦是2号裂象征之一，额部软组织外形正常，额部发际线向下突出，罕见后鼻孔闭锁（图48-40）。

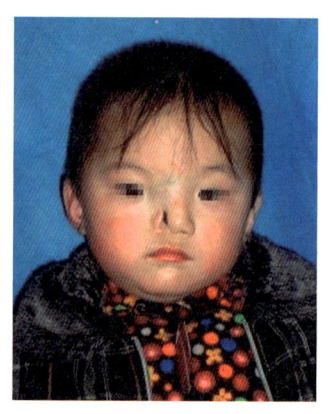

图 48-40　2号裂

3号裂是一种常见的波及眼眶的裂隙畸形，可称为眶鼻裂。它是由鼻突与上颌突融合之前发育停止所导致。眼眶畸形十分典型，内眦角向下移位，下睑缘缺损，出现"兔眼"、眼睑闭合不全、泪道口异位。这种裂隙发生于中、侧前鼻突的闭合部位，可产生多突起的闭合不全、中胚叶的嵌入不全和包括泪管在内的鼻眶系统而形成各样的畸形和缺损。鼻翼基部和内眦角间距缩短，鼻泪管闭锁不全，通常引起泪囊炎。内眦角下移，内眦韧带发育不佳，眼球发生变形亦为畸形之一。如有小眼球症时可显示面部不对称。如长时期不予修复，可导致角膜白斑，造成视力障碍，甚至失明。牙槽骨缺损从侧切牙及单尖牙间开始，直抵梨状孔外侧部的上颌和鼻腔之间，筛板亦有缺失。严重者眼眶、鼻腔、上颌窦和口腔全部连成一片。裂隙向颅延伸形成11号颅面裂，表现为上睑内1/3的裂隙，可穿过眉毛进入额部发际缘，导致发际线不规整或前额发际线舌样突出（图48-41）。

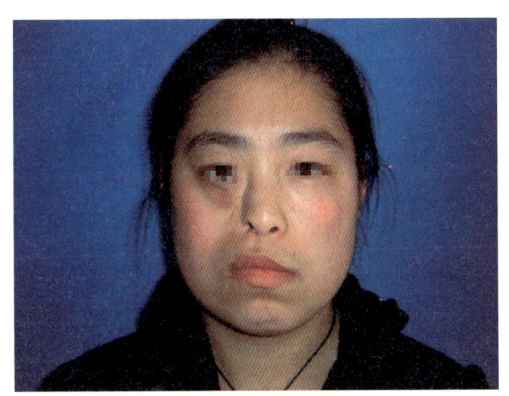

图 48-41　3 号裂

从 4 号裂开始裂隙已离开旁中央部而扩展到眶下孔内侧部位，但不波及梨状孔，而成为一种口眶裂（oro-ocular cleft）或面斜裂。邱武才将口眶裂分成两型：Ⅰ型为 4 号裂，Ⅱ型则是 5 号裂。裂隙位于口角与人中嵴之间，向上侧方延伸到颊部，但鼻及鼻翼并未被波及，故梨状孔仍保持正常。向上抵内眦部而止于下眼睑。如继续向上裂开，则和 10 号裂相连，横越上睑和眉的中 1/3。鼻泪道及泪囊正常，但泪点恰处于裂隙中。内眦韧带及眼球位置正常。眼球在大部分病例中正常，偶见无眼球的病例。其牙槽裂隙和 3 号裂相同，始于侧切牙和单尖牙之间，向上可直达上颌窦，并穿过眶下孔，而穿越眶下缘及眶底部。裂隙如过大，眼球内容物可陷入此裂隙中而进入上颌窦。向下后方则可波及上腭而造成腭裂，但上颌窦和鼻腔间骨板仍存在。有时可发生鼻后孔闭锁。严重病例可出现口腔、上颌窦和眼眶连成一片。可发生在单侧，或双侧同时存在。在双侧病例中，前颌部可被牵拉而前突，鼻子显得较小（图 48-42）。

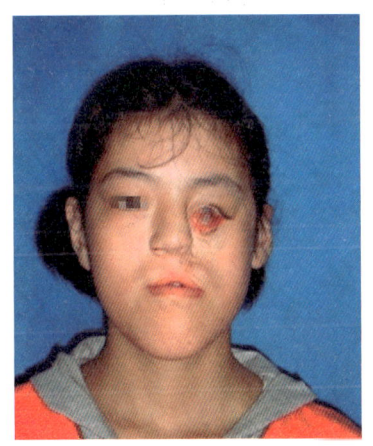

图 48-42　4 号裂

5 号裂的裂隙位于眶下孔外侧，在 4 号裂更外侧的部位，故亦属于一种面斜裂。牙槽骨的裂隙和变形具有特殊性，在单尖牙和前磨牙间裂开，经上颌骨而达眶下缘的中 1/3，在眶下孔的外侧进入眶底部。眼眶内容物可嵌入此裂隙中而进入上颌窦。在所有面斜裂中，5 号裂最为少见（图 48-43）。

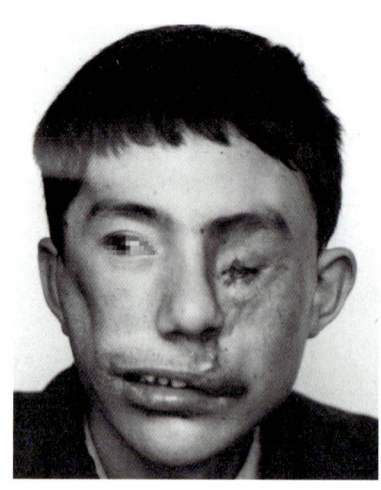

图 48-43　5 号裂（Tessier 5-9 号裂，左侧 5-9 号裂，右侧 7 号裂）

不完全性的 Treacher Collins 综合征是最典型的 6 号裂，van der Meulen 认为它是上颌骨颧骨发育不全症，又称颧-上颌裂。6 号裂患者常无外耳畸形，听力不佳者较多。呈现轻度眼外角倾斜症状（反蒙古型倾斜）。眼睑缺损位于外 1/3 部位，有闭眼不全。仔细触摸眶下缘，可摸到该部存在切迹。裂隙各向外下方伸展，直达口角及下颌骨角。骨骼缺损表现为颧弓缺失，但颧骨仍存在。眶下缘的下外部有骨性凹陷，颧骨和上颌骨联合处有裂隙。齿槽骨常完整无缺，但在磨牙区可见骨发育不全情况。下颌畸形则表现为鸟嘴畸形（图 48-44）。

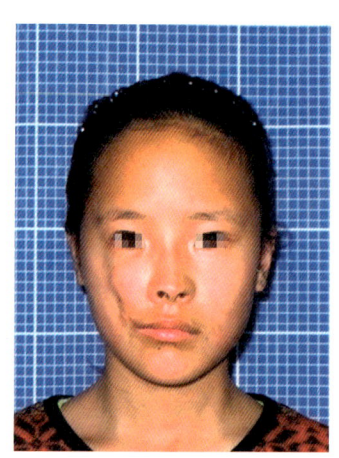

图 48-44　6 号裂

7 号裂并不少见。Poswillo（1974）报告发生率为 1/3000，Grabb（1965）报道则为 1/5642。它有着较多的同义名称，如单侧面部发育不全症、耳鳃弓原发性骨发育不全症、半侧颜面短小、第一、二鳃弓综合征、口下颌耳综合征、巨口症、口耳裂症等。顾名思义，本号裂的主要症状是从口角到耳郭的裂隙：从轻微的外耳畸形，直到从口角到耳郭整个裂开。此外，还可波及中耳、上颌骨、颧骨、颞部以及下颌骨的髁突，这些部位都可出现发育不全。患侧可有传导性耳聋、无腮腺、无外耳道、第 5 和第 7 对脑神经及其支配肌肉可存在缺失发生功能障碍。如颞肌受累，则可见髁突畸形。牙齿咬合面向后上方倾斜，表明上颌骨发育不佳、下颌升支的短缩和整个颞下颌关节消失。Tessier 认为这是以颧颞部为中心的发育畸形。颧弓小而变形，使患侧眼裂向外下下垂，并使眼眶的上外角亦有下垂症状；严重者甚至可以出现眼眶错位，或正常侧眼眶的相对高位。在牙槽骨上可见到上颌结节部有裂隙。口唇的变形从单纯的巨口症直到耳的完全裂隙，但一般多止于咬肌前缘。而向外耳部的裂隙仅呈现一条深沟。David 对 Tessier 提出的骨异常进行扩充，认为骨裂隙穿过翼上颌连接，并伴有磨牙区齿槽嵴的发育不全。可出现前牙开殆畸形、颧骨体畸形、下颌骨髁突不对称及发育不全等（图48-45）。

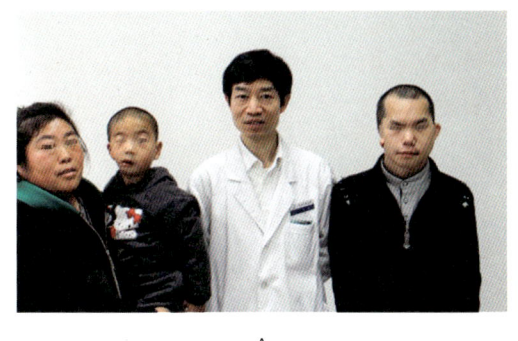 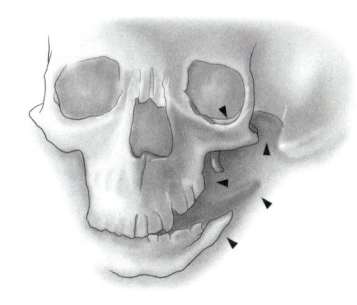

A　　　　　　　　　　　　　　　　　　　B

图 48-45　7号裂

8号裂极少单独出现，常与唇裂和其他颅面裂同时出现。裂隙从外眦角开始，斜向颅侧及颞部。软组织裂隙表现为外眦缺如、眼球异位、中耳囊肿等，特别是合并 Goldenhar 综合征的患者会出现眼球的表皮样囊肿。骨骼缺损多在颧额缝部位，可致外侧眶壁缺失，而仅由蝶骨大翼向前或向中间发育形成眶外侧壁。外眦处支撑骨的缺失还会导致外眦移位及特征性的眼裂倾斜。颅中窝和颅前窝基本正常（图48-46）。

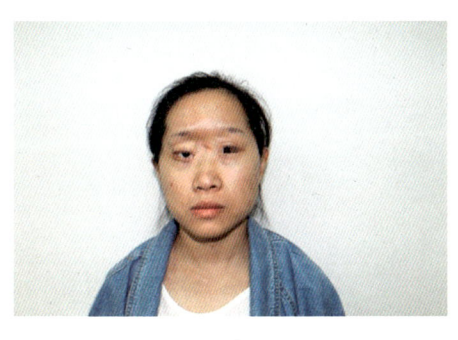 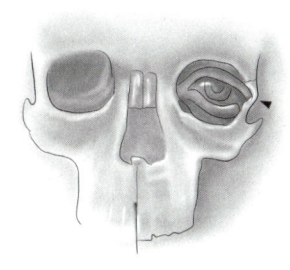

A　　　　　　　　　　　　　　　　　　　B

图 48-46　8号裂

临床上更常见的是6号裂、7号裂、8号裂三型合并出现的畸形。如发生在双侧，即成为典型的 Treacher Collins 综合征。病损发生部位在颌颧缝、颞颧缝和额颧缝。Tessier 认为这三条骨缝合并发生裂隙畸形可以用来解释颧骨的异常发育。颧骨发育不全是 Treacher Collins 综合征的主要症状。其中，6号裂的发生可以解释下睑外眦部缺损及闭眼不全，下睑缘的内2/3睫毛较少或缺失。7号裂可解释颧弓发育不全、颞肌及咬肌发育不全、外耳畸形和发际的向前移位。8号裂则又增添了眶侧壁及眶外缘的缺损，眶外侧壁往往只由蝶骨大翼来形成。由于外眦韧带附着点缺失，可形成反蒙古型下斜眼（图48-47）。

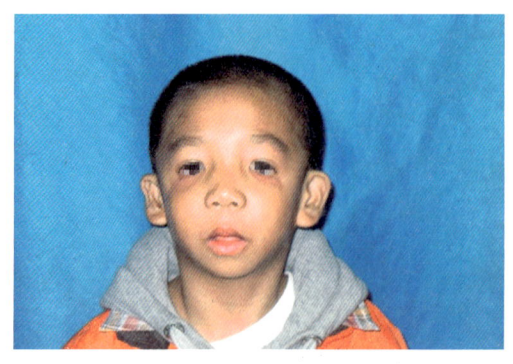

图 48-47　Treacher Collins 综合征

从 9 号裂开始，裂隙累及眶上半球，出现眶上区侧角畸形，包括眶上缘和眶顶，骨裂隙通过眶外上方向后外，从蝶骨大翼的前方或后方延伸至颞骨鳞部的前方及邻近顶骨。眶上外侧壁的完全缺失可使眼球向外侧方移位。前颅窝前后径常缩短。上睑外 1/3、眉毛被分裂为两份，直抵颞部发际。van der Meulen 称其为额蝶部发育不全症。在临床上特别少见（图 48-48）。

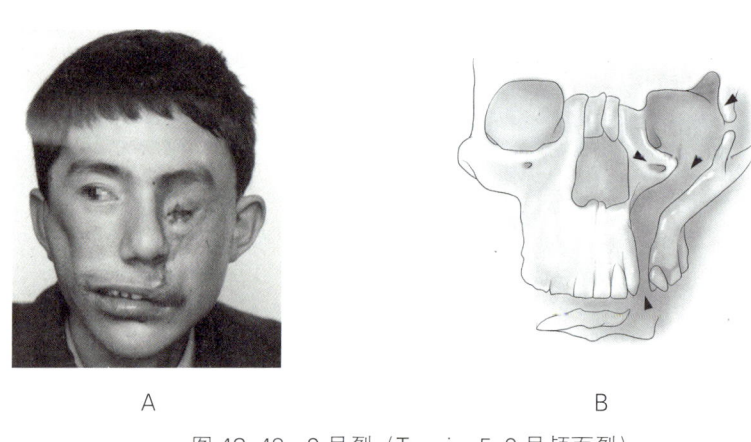

图 48-48　9 号裂（Tessier 5-9 号颅面裂）

10 号裂的裂隙集中在上睑及眶的中 1/3，可和 4 号裂的伸延部连成一片。van der Meulen 命名为前额发育不全症。缺损出现在上睑中央部分，直抵眶顶及额骨。可在此部位出现额眶脑膜-脑膨出，严重者可同时形成眶距增宽症。有时可发生眼眶的侧下方旋转移位。裂隙集中在上睑及眶的中 1/3，可和 4 号裂的伸延部连成一片（图 48-49）。

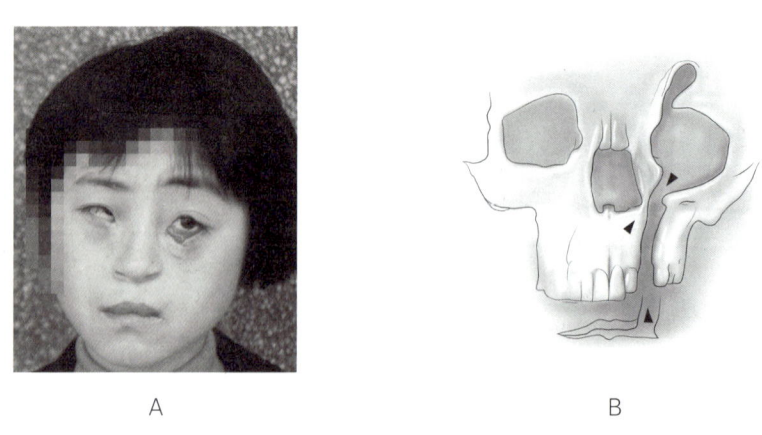

图 48-49　10 号裂（Tessier 4-10 号颅面裂）

文献上没有单独出现的 11 号裂畸形的报道，常和 3 号裂合并发生。van der Meulen 亦归纳它为前额发育不全症（图48-50）。

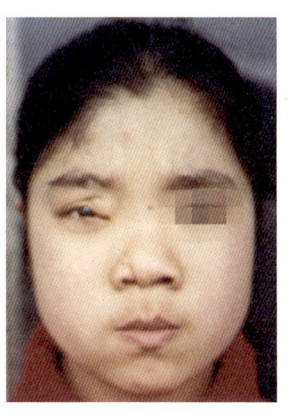

图48-50　11号裂

12号裂是面部2号裂的延伸性畸形，常出现眶距增宽畸形。裂隙可将眉毛的内侧端割裂。在鼻根部，裂隙通过上颌骨的前额突，或在前额突和鼻骨之间向下方裂开，并波及筛窦迷路使它的横径增宽，导致眶距增宽。但裂隙多在嗅沟及嗅神经的外侧，故筛板仍保持正常宽幅（图48-51）。

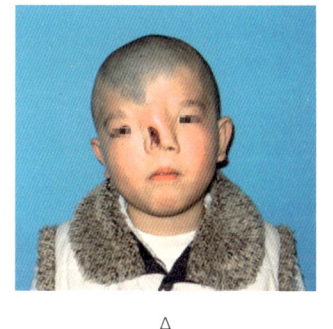 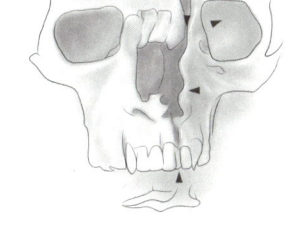 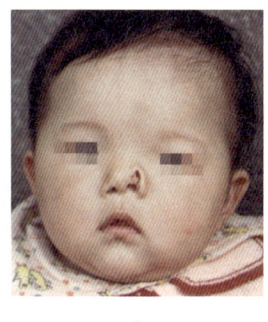

A　　　　　　　　　　　　B　　　　　　　　　　　　C

图48-51　12号裂（Tessier 2-12号颅面裂）

13号裂是1号裂向颅部扩展而成。它从筛板开始，嗅沟增宽为其特征，故筛板亦有横向增宽。如有一个旁正中前额脑膨出，则可将筛板推向下方。这种畸形多见于单侧。如发生在双侧，可以发生最严重的眶距增宽现象。亦可同时存在筛窦扩张、额窦广泛气化。眉毛的鼻侧端被剖裂，并明显向下方移位（图48-52）。

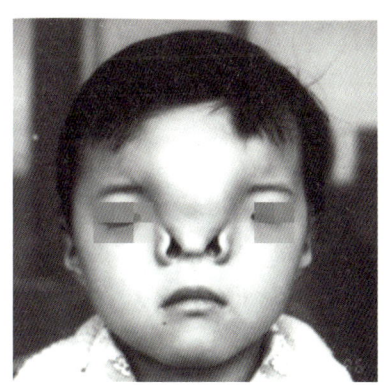

图48-52　13号裂（双侧Tessier 1-13号颅面裂）

14号裂和面部0号裂相接连。可存在组织缺失或组织过多。如为缺失引起，则可见眶距增宽，以及独眼畸形、头颅发育不全畸形、猴头畸形等。在组织过多的类型中，两侧眼眶常被中央增宽的颅缝推向外侧，中央部出现额鼻型脑膜-脑膨出，或中央型额部脑膨出。如鸡冠过大，则在手术时几乎很难保留嗅神经的完整性。筛窦迷路的扩张可使眶距增宽和眼球视力下降伴外斜视。X线片上可见有额骨典型性不含气现象（图48-53）。

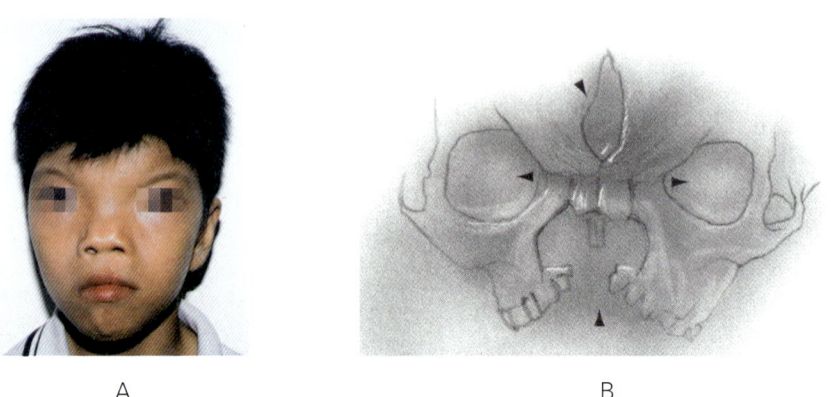

图48-53　14号裂（Tessier 0-14号颅面裂）

30号裂可存在下颌骨正中的全层裂开、双侧下颌骨独立运动、咬合关系紊乱。下唇正中出现裂隙及颏部皮肤切迹。还可存在颈部正中裂、舌正中裂、舌系带过短、舌底正中裂、舌骨缺如、悬雍垂裂、颏部表皮样囊肿及错构组织团块、胸骨柄正中裂、胸骨柄缺如等。

二、治疗原则

Tessier的颅面裂分型法对临床有很大的指导价值。但从治疗角度看，由于畸形有轻、中、重等程度上的不同，有颅面各区域的部位上的差异，因而手术整复方法千变万化，难易不等，既有用简单整形原则如V-Y成形、植骨等就可以解决的问题，又有需进行颅内-颅外联合整复手术等高难度颅面外科技术才能纠正的畸形。依据Tessier分类法，从9号裂开始畸形已波及颅部，这时矫治手术已进入采用颅内或颅内-颅外联合径路进行整复。

从年龄方面看，如畸形程度不太严重，不危害婴儿生命体征，无严重功能影响，手术矫治可以略为推迟。但如存在严重情况者，则应及早进行手术，以恢复或加强功能的恢复。但早期修复一般仅限于软组织的修补和复位；事实上软组织的早期修复亦有助于矫正面部扭曲，以及骨组织框架的复位。此外，软组织及硬组织的复位的目的还在于美容，以使幼儿及家属得到心理上的宽慰和满足。较轻的颅面裂可在婴儿1岁以内进行手术，范围较大而有严重畸形者则可推迟到1~2岁再进行软组织修复手术。手术应着重于裂隙组织的解剖学复位。裂隙边缘常有先天性瘢痕组织存在，手术时需将它切除尽净。裂隙缘切开后按层次和部位准确复位，分层仔细缝合，这样可以防止缝合部位出现凹陷。手术经常出现局部组织的量和长度不足的问题，这时应充分游离周围软组织，并设计多个Z形切开和交错缝合区域来得到组织的良好复位和缝合（图48-54）。同时还可以利用软组织扩张术来获得更多的覆盖、提供皮瓣长期成活效果。对于面中部及眶颧区域的缺陷，可通过骨移植、截骨手术或者牵张成骨技术进行修复。眼眶的复位常常需要眶周的截骨手术进行矫正。

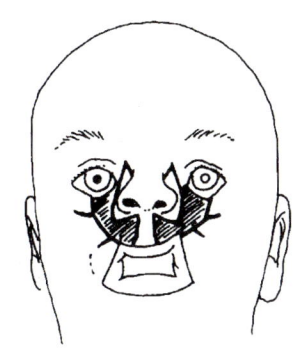

图 48-54 双侧 4、5 号裂的手术设计

(滕利 杨斌 穆雄铮 张涤生)

第七节 颅面短小症

一 概述

先天性单侧或双侧的颅面骨短小及耳部畸形常以第一、二鳃弓综合征来描述，此类症状多为单侧发生，少数为双侧性。Pindborg（1964）首先以"半边小脸症"（hemifacial microsomia，HFM）来描述，Pruzansky（1969）以下颌骨症的发育状况将半边小脸症的下颌骨症予以分类。至今大部分的颅面中心都以"半边小脸症"来描述，有些中心则以"颅面短小症"（McCarthy）来代替"半边小脸症"。

单侧或双侧性颅面短小症的主要影响为患侧的颞颌关节（temporo-mandibular joint）及患侧的肌肉、神经、下颌骨的发育，较严重者包括了颞骨（temporal bone）、颧骨（zygomatic bone）以及上颌骨的发育不良，部分患者也有面神经麻痹以及侧口裂（lateral facial cleft）。双侧颅面畸形须与Treacher Collins综合征鉴别诊断，后者为遗传性发生，主要为两侧性的颧骨发育不全。

颞颌关节外伤或感染后所引起的下颌骨发育不全多为后天性质，而非出生后即有，后天发生者均只限于颞颌关节，耳朵发育正常，且没有皮肤、肌肉或神经的缺损。

二 病因

由于胚胎学的进步，人们对此类颅面短小的发生有了较多的了解。颅面短小与Retinoid Acid综合征有相当多的类似之处，主要影响胚胎神经脊细胞群，其后续部为第一、二对鳃弓组织。另有人建议，此系镫骨动脉异常，影响第一、二鳃弓及其衍生的其他组织。Poswillo（1973）提出部分颅面短小者可能是胚胎期内产生耳部出血血肿，进而产生此类症状。

三 临床表现及诊断

颅面短小症主要在耳朵、下颌骨及上颌骨有短小现象，同时也影响到其他邻近的颧骨、蝶骨之翼状突、颧骨、颜面神经以及颜面表情肌肉、咀嚼肌肉或皮下组织,严重者或有眼眶异位、小眼症及眼眶和颜面裂(图48-55)。Grabb(1965)报告,此症在美国的发生率为1:5642;Poswillo(1973)报告为1:4000,男女之比63:39;Mulliken(1995)报告则没有男女性别差异,单侧远较双侧为多,达6:1至9:1。

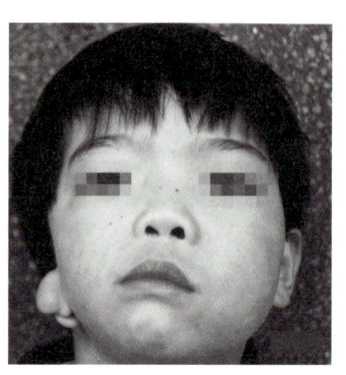

图48-55 半面短小症临床表现

(一)下颌骨畸形

下颌骨畸形占颅面短小症的大部分,主要为下颌骨发育不全、下颌骨升支(ramus)不是短小就是完全没有生长、下颌体往上移位、下颌因而偏向患侧。下颌骨最主要的异常在下颌骨髁状突(condylar process),下颌骨髁状突的异常代表了下颌骨发育不正的严重度,也直接或间接地作为我们制订治疗计划的指标。Pruzansky指出下颌骨异常可以分为三类(图48-56)。

第一类:轻微的发育不良。
第二类:髁状突及下颌骨升支较小,髁状突关节变平,颞颌关节窝消失不见。
第三类:下颌骨升支完全消失不见,或是剩下极少。

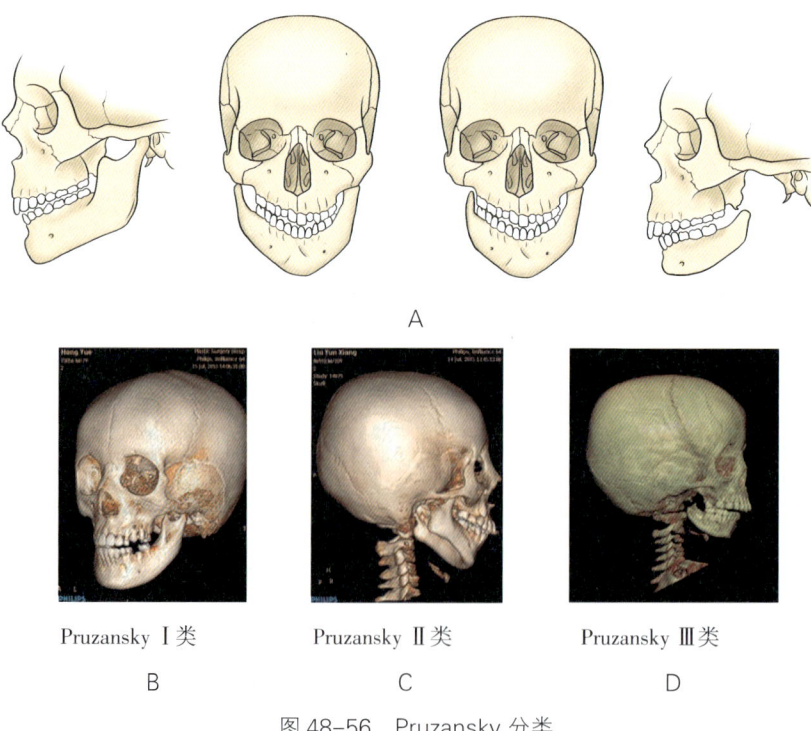

图48-56 Pruzansky分类

下颌骨的生长与下颌骨髁状突的发育有密切关系，颜面的不对称在成长期渐渐明显歪向患侧，咬合面倾斜，患侧较高。一般而言，此类患者的下颌骨缺损程度随着患者的成长，维持相同比例的偏斜。

其他颜面骨的发育也可能不正常，如侧颧骨发育不良、颧骨突较低、颧骨弓较短、颞骨变平、内耳及中耳的气室也消失。颅面短小患者的眼眶也受到不同程度的波及。也有因侧颅骨的发育不全而造成单侧性的斜头（plagiocephaly）。1/10的患者同时伴有颈椎异常（Grabb，1965）。

此症除骨骼异常外，神经肌肉的缺损也可以影响面部的咀嚼肌如咬肌、内外翼突肌以及颞肌的发育，同时由于肌肉的异常，也造成了下颌骨开口倾斜、侧方运动及下颌前突的动作异常。

（二）外耳异常

外耳发育异常在此症是一个常见的症状。Meurmann（1957）以形态上畸形的程度分成三度：第一度耳朵较小、发育不良，但多数构造仍然存在；第二度有垂直方向耳软骨及皮肤的残留物，没有耳道的发育；第三度外耳几乎完全没有，只剩下残余的耳垂一小部分。这些情况必须以听力检查及颞骨断层摄影来决定耳朵所剩下的听力尚有多少。

（三）神经系统异常

各种不同的脑部异常均有人报告过。脑神经异常较常见，最常见的就是颜面神经麻痹，可能是因为颜面肌肉的发育不良，或是颜面神经在颅骨内的径路异常，或是脑内的径路异常所致。

（四）术前评估

1. 头颅定位侧位片检查　以决定颅面畸形的程度。前后测颅片中眼眶高低、颞骨发育、两侧下颌骨髁状突、两侧下颌骨升支的发育情形，作左右对称的比较，也可以发现颜面下颌及颏部歪斜的程度。

2. 下颌口腔全景片（orthopantomogram）　显示上下颌骨间咬合关系、牙齿的发育以及喙状突、髁状突的发育，更可以清楚显示下颌骨升支及体部的缺损程度。

3. 电脑断层CT扫描及立体CT（三维CT）　明确显示出整个头颅与上下颌骨间的异常，颧骨弓、颞骨窝以及前后径上的异常。用不同的剂量窗，可以分别测出骨骼、软组织及肌肉上的差异。

4. 牙模　咬合面的评估，显示牙齿间的实际关系，记录上下牙错𬌗的距离。对颅面短小症的患者，要特别注意正确的面弓（face bow）、两耳道的正确高度，因为先天性两侧耳道高度不一或是颈椎的病变可引起测量上的困难。

5. 面部相片　以正确比例放大的照片，有助于术前及术后比较同一部位的改善状况。

四　分类

放射线诊断的进步，使得近来对颅面短小症的分类有了更进一步的细分。1969年，Pruzansky以下颌骨形态来分别半边小脸症的发育异常现象；1987年，David以SAT系统来描述有关颅面短小症患者的骨骼（S＝S1－S5）、耳朵（A＝A1－A3）以及软组织（T＝T1－T3）各种不同影响的层面；目前因电脑断层图以及三维空间图更进一步的发展，有人提出以OMENS-Plus系统来描述其不同的分类，即O（orbit，眼眶异常）、M（mandible，下颌骨异常）、E（ear，耳朵异常）N（nerve，神经异常）、S（soft tissue，软组织异常），其他心脏血管异常以及中枢神经系统异常则以Plus来代替（Mulliken，1991、1995）。以目前的治疗原则而言，以下颌骨及耳朵治疗为优先，故多数仍以下颌骨分类为其主要内容。

五 颅面短小症患者的下颌骨生长

Ⅰ类：属于最轻微的变化，可能包含关节间软骨异常，主要为关节间空隙变小，但髁状突形状仍然存在，关节间运动稍受限制，造成关节于旋转功能完整的移位运动（translation）有障碍。所有的运动肌肉仍存在，但明显较小，皮下组织及脂肪也较薄，因而增加了颜面的不对称性。通常咬合异常轻者可用机能性咬合板矫正。

Ⅱ类：颞颌关节消失，但下颌骨髁状突仍然存在，为ⅡA类，翼外肌仍与圆锥状之下颌骨髁状突相连，但下颌骨髁状突已完全没有一般正常的外观，且往内侧及前侧移位，翼外肌无法将下颌骨往前拉动，当张口运动时，下颌骨偏斜显得更加明显。第Ⅱ类中较严重者，翼外肌发育不良、完全没有下颌骨髁状突及关节构造，为ⅡB类，肌肉缺损的程度往往与相连的骨骼缺损密切相关，通常颅部的颞骨或颧骨发育也受到不同程度影响，咬合偏斜严重，上颌骨发育也受限。在生长期如能延长下颌骨，可以使上颌骨往下的生长发育有良好的机会。延长下颌骨只能使用手术，或是完全重建下颌颞颌关节，才可以形成一个稳定的咬合面（图48-57）。

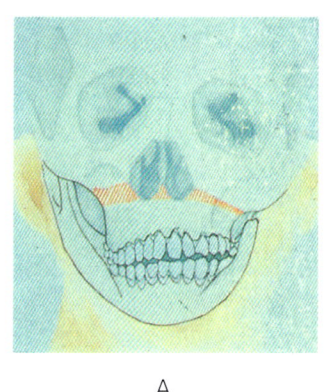
A
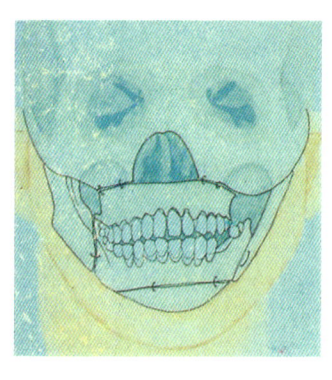
B

图 48-57　下颌骨延长术

Ⅲ类：为颅面短小症中最严重者，一侧下颌骨升支及颞关节完全没有发育，同侧颧骨弓及颧骨发育也差，只有少量肌肉有发育或是与下颌骨相连，骨骼发育也只有在齿槽骨牙胚周围，下颌骨与上颌的咬合完全错乱。及早重建下颌骨及正畸矫治器治疗是必要的。

六 治疗

患者的年龄以及颅面异常的程度决定了手术的方式及范围。

（一）成年或生长发育停止的患者

牙齿矫正采用与其他颜面歪斜患者相同的治疗方式。手术治疗以矫正上颌水平面、重建两侧下颌骨对称和颞颌关节的高度。耳朵及软组织异常待颜面骨定型后再进行。

治疗计划：行上颌骨水平面截骨，矫正上颌骨歪斜。骨移植以改善上颌骨歪斜。患侧下颌骨用单侧肋软骨-硬骨移植来重建单侧的颞颌关节及下颌骨升支，采用多层骨移植来改善其脸型不正。对侧下颌骨升支则以矢状劈开截骨术（sagittal split ramus osteotomy）来调整咬合面的不正。有些患者最后以颏成形术（genioplasty）改善颏偏斜。

（二）生长期患者的手术治疗

1. 下颌骨重建术　利用肋骨完全重建一侧完整的颞颌关节，矫正偏斜的咬合面，尤其是在换牙前。如能及早手术矫正，延长下颌骨，造成同侧开𬌗，多可以刺激同侧上颌骨往下发育，减少日后须同时进行上颌截骨术的可能性。手术所造成的同侧开𬌗，需利用咬合板矫正术来治疗。

这种手术的缺点是用肋骨重建的下颌骨无法完全预估日后肋骨生长的情形，偶见患者的患侧下颌骨术后有过度生长的现象。

2. 骨牵引成骨术（distraction osteogenesis）　利用Ilizarov所用下肢延长术的原理，使用于单侧或双侧的下颌骨延长术式。虽然下颌骨与四肢的长骨有所不同，但是使用之后与长骨的组织病理变化几乎完全相同。

下颌骨牵引成骨术：下颌骨切开后，其间的刺激生长，先在骨端以纤维组织补满，渐以骨细胞替代、钙化及骨化而形成新骨。在术后8个月，新骨形成已可达到成骨的90%左右。

其基本手术方式是在患侧作半边的下颌骨截骨术，再以长骨钉固定于截骨的近端及远端，避免伤及牙齿或牙胚。手术后第4~5天开始每天延长1mm，皮肤上的钉孔须每天清洗（图48-58）。

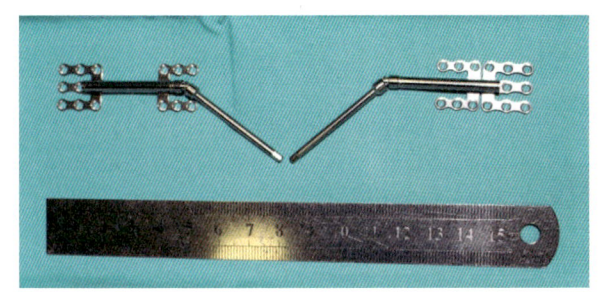
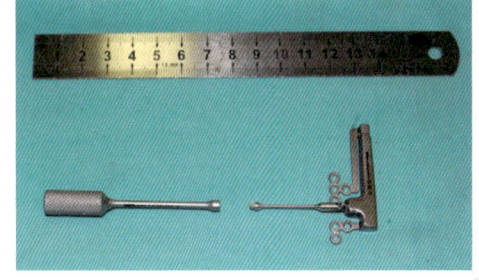

A　　　　　　　　　　　　　　　　　　　B

图48-58　下颌骨延长器
A. 下颌骨体部牵引延长器　B.下颌骨升支牵引延长器

实际需要延长的距离由临床医师依咬合面、颜面歪斜度来决定。一般而言，伸长点由咬合面歪斜是上下向（下颌骨升支）还是水平向（下颌骨体）的缺损来决定。

当延长术达到预期目标后，再固定3~6个月，使所延长的下颌骨骨质生长愈合，外固定器在延长完成3~6个月后取出。

自McCarthy于1992年首次报道了成功应用牵引器牵引延长下颌骨以来，牵引成骨（DO）已被广泛应用于HFM患者的面部不对称畸形治疗中。而在传统的牵引成骨手术方式中，往往全层截开畸形下颌骨升支或体部，极易造成下颌神经及牙胚的损伤。我们将矢状劈开截骨术运用于牵引成骨中，改良了手术截骨方法（图48-59）。

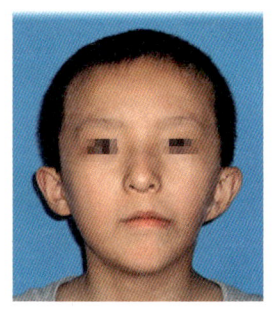
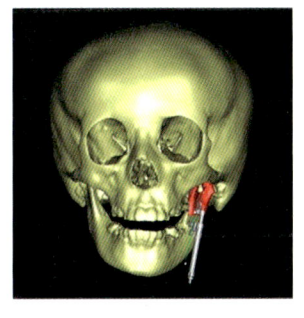
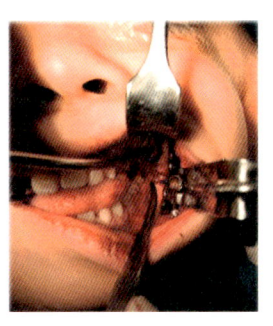
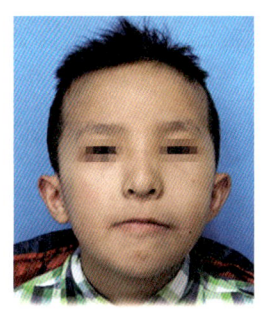

A　　　　　　B　　　　　　C　　　　　　D

图48-59　矢状劈开截骨术结合内置式牵引成骨
A. 术前　B. CT手术模拟　C. 术中　D. 术后

患儿术前均进行X线头颅正侧位片、下颌曲面断层拍摄，行CT扫描（Philips，Brilliance 64）及三维CT重建。将CT数据导入ProPlan CMF 1.4（Materialise，Leuven，Belgium）软件进行术前相关数据的测量及分析，并根据各患儿不同的畸形严重程度进行三维手术模拟，测量患侧下颌神经以及牙胚的位置及距升支颊侧骨皮质的距离，模拟术中截骨线的定位、牵引器的固定位置以及骨延长距离的选择，确保术中对下颌神经及牙胚的损伤尽可能降到最低。

手术过程：患者全身麻醉。于患侧口内设计切口，切开黏膜至骨膜，行骨膜下剥离，显露下颌骨升支及升支下部，按术前设计参照矢状劈开截骨术标记截骨线，参考术前重建的下颌神经走向及牙胚位置，行单侧的矢状劈开，置入牵引器后，用钛钉固定，牵引器延长杆穿出至口腔前庭内。严密缝合切口后，加压包扎患侧。

术后牵引：术后3~5天复查X线片，确认牵引器固定良好后开始行牵引延长治疗。牵引器调节频率为每天1~2次，延长距离为每天2.5~3.5mm。牵引完成后固定3~6月，复查头颅正侧位片、下颌曲面断层片，确认骨愈合良好后，沿原口内切口取出牵引器。

半侧颜面短小畸形（HFM）自1992年McCarthy报道了成功应用牵引器牵引延长下颌骨治疗以来，牵引成骨技术（distraction osteogenesis，DO）就在半侧颜面短小畸形的治疗中占据了十分重要的位置。相较于传统的正颌外科手术矫正，下颌牵引成骨技术能避免供区的创伤，手术创伤小，也无须人工材料的植入，常用于Pruzansky ⅡA以及ⅡB型患者。而严重的Pruzansky Ⅲ型患者，常因髁突结构乃至升支结构的缺如，需早期肋骨/肋软骨移植或腓骨瓣的游离重建进行修复，牵引成骨常难以取得较好的疗效。在替牙期牵引，下颌的牵引下移，更能为上颌提供生长空间，上颌牙槽骨的代偿性生长，有利于𬌗平面的矫治，减小了成年后上颌畸形需正颌手术的概率，也为可能的后期手术提供了骨量。下颌骨牵引延长的同时，其相应的软组织及神经也有一定程度的延展，为面部对称性的矫正提供了一定程度的基础。

相较于传统的下颌骨牵引延长截骨，矢状劈开截骨结合牵引成骨术有以下优点：

（1）减少术中截骨时牙胚及神经的损伤。传统的下颌骨牵引延长截骨，往往是于升支处全层截开或者皮质截骨，手术中难免对神经以及牙胚造成一定程度的损伤。而随着家长对子女的重视，治疗年龄的减小化往往使得前来就诊的患儿处于替牙期甚至乳牙期，由于患儿年龄较幼小，下颌骨往往尚未完全发育，升支处的水平截骨线往往位于下颌小舌下，全层抑或部分皮质截骨往往使截骨线横跨下颌神经，不仅截骨时神经损伤的并发症概率大大增加，在牵引时，神经受骨段两端的牵拉以及神经自身的牵拉延长，都易引起术后神经的受损。而矢状劈开截骨的牵引成骨方式，能使截骨线尽可能避开神经，且升支颊侧的截骨线位置可由术者根据患者情况设计，而不必设计位于下颌小舌之上的全层截骨线，灵活性相应增大，牵引过程中的神经受骨段牵拉问题也较传统截骨方式要小。

（2）增大截骨面的接触面积，有利于截骨段的愈合。传统的牵引截骨方式截开骨段后，骨的接触面积相应较小，容易造成骨愈合不良，因此常需在术后7天左右开始牵引，若牵引速率过快，也极易造成骨愈合不良等较为严重的并发症。矢状劈开截骨的牵引成骨，截骨后两骨段间的接触面积增大，有利于牵引成骨的骨愈合，同时可相应地提早牵引时间，适当地增加牵引速率，缩短治疗疗程。

（3）自1983年Hemmy等首次将三维重建技术运用于颅颌面外科，数字化技术在颅颌面领域的运用进入了蓬勃发展的时代。三维重建技术的发展解决了过往X线平片的影像重叠、解剖标志不够清晰且无法在三维空间上测量分析的问题，给予术者直观的立体影像。而在半侧颜面短小畸形的牵引延长中，较高发的并发症就是下颌神经及术区牙胚的损伤，仅靠X线平片，影像的重叠及形变往往使神经及牙胚对于截骨线的位置预估不足，容易造成损伤。而结合三维重建技术，则可以在三维空间上设计截骨线，测量截骨线与神经及牙胚的距离，指导术中有更好的保护组织，更加安全、有效并准确地指导手术的进行。同时，术前的手术三维模拟能比较术前健侧升支与患侧升支长度的差距，明确手术所需牵引延长的长度，有利于准确设计牵引方向和长度，为术中牵引器的放置位置与角度，以及牵引距离的选择提供依据。

（杨斌　张智勇　陈昱瑞）

第八节　颅面部综合征

一、Treacher Collins 综合征

（一）概述

Treacher Collins 综合征又称下颌面发育不良（mandibulo facial dysostosis，MFD）是一种自体显性遗传的先天性畸形。这种基因缺陷导致两侧第一、二腮弓发育不良，产生不同程度的面部和下颌畸形，症状可从很轻微的眼裂下垂到严重的完全型缺陷，如：①睑裂向外下下垂（antimongoloid slant）；②下眼睑部分缺损；③下眼睑内 2/3 睫毛缺失；④颧骨及下颌骨发育不全；⑤外耳及听力缺陷；⑥鬓角毛发长得很前面。

Berry（1889）报告 2 例（母女）典型的眼睑畸形。Treacher Collins（1909）报告 2 例下眼睑缺损合并颧骨缺陷。Pires de Lima（1923）开始强调此症与第一、二腮弓的关系。Franceschetti 等（1944、1949）详细描述了此征，且定名为下颌面发育不良。

（二）病因病理

Berry（1889）提到遗传的因素。Poswillo（1975）认为此征是自体染色体显性基因遗传，而有不同程度的穿透性及表现性，至少一半的病例有家族史（Vatre，1971），下代间有不同严重程度的表现，但同一代间的严重程度表现似乎相似（Rovin 等，1964），这基因显然是由母亲传给下一代的。有证据显示此基因可能致命或接近致命的影响，而且下一代会更严重。在 MFD 家族中流产的比例相当多，有一半的病例无家族史。一般相信是外来因素导致新的突变或异常，父亲的年纪太大可能是因素之一。世界各大种族都有 MFD 的报告。此征患者尚未发现基因构造上的缺失。高危险的妇女建议使用子宫内胚胎镜检查，做产前诊断。

目前的研究认为胚胎发育时神经脊（neural crest）细胞因某种原因被破坏，导致无法完全发育出第一、二腮弓的构造；不同严重程度是因神经脊细胞受损的数目或程度不同，或与第一、二腮弓的中胚层组织的补偿能力有关（Poswillo，1975）。

（三）临床表现分类及诊断

临床表现变异性很大，但必然出现的症状有：眼睑线外下垂（antimongoloid）、下眼睑裂隙（coloboma）、眼睑毛缺失或畸形、颧骨及下颌骨缺陷、颏后缩（图 48-60）。常出现的合并症状有泪孔不发育、外耳或外耳道缺失、传导性耳聋、鼻畸形、腭弓高耸、耳前窦、咬合不良（开𬌗），其他像腭裂、上眼睑或虹膜裂隙、眼眶眼距过宽等比较不常见。身体其他部位畸形如脊椎畸形、单侧肺不发育、脚畸形、智力障碍等，可能伴随此症，但不是此综合征的必然表现。

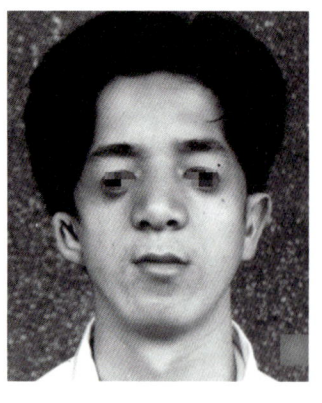 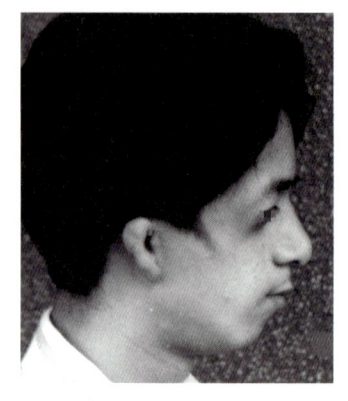

图 48-60　Treacher Collins 综合征临床表现

睡眠呼吸暂停及婴儿猝死症可能伴此症而来。Shprintzen（1979）发现MFD的喉部比正常的小一半，除了可能有后鼻道闭锁（choanal atresia）外，下颌骨发育不全、舌头后垂也严重影响呼吸。

单侧性的MFD是不存在的。Nagers综合征很像此综合征，除了MFD的脸部症状外，还有上肢（或合并下肢）的桡侧缺陷。

（四）治疗

下颌面发育不良因年纪及严重程度有不同的治疗。上呼吸道阻塞性呼吸窘迫症状，可以用改变姿势的方法，必要时给予气管切开。听觉障碍者及早会诊，专科专家可给予助听器，并给予适当的喂食、睡姿教导及精神支持等。

颅面骨及软部组织的重建计划，须因依患者的严重度给予个别设计，通常的原则是先以自体骨或软骨重建颅面前的缺陷后，才重建软组织。眼眶、上颌骨及颧骨的缺陷，可在学龄前（通常五六岁）用肋骨、髂骨或颅骨移植重建。较严重的骨缺陷患者可能需要大量及多层的骨移植。固定方式可用钛板、钛钉或可吸收板钉。有多篇报告使用带有颞浅动静脉血管的颅骨移植重建颧骨和眼眶，可以减少植骨的被吸收，2岁以上的患者就可接受这种手术（图48-61）。

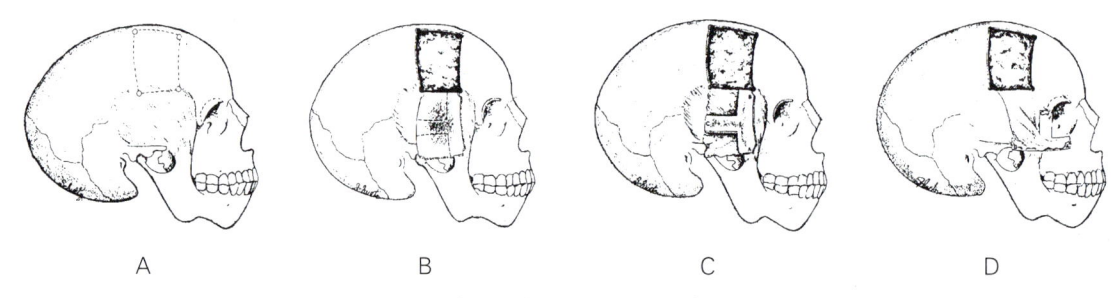

图 48-61　颞浅血管为蒂颅骨移植重建颧骨和眼眶

眼睑的重建依其严重程度可采用不同的方法，如用植皮、上眼睑肌皮瓣或皮-睑板-结膜瓣进行移植。Tessier的方法是以Z整形法将眼肌、下眼睑及睫板重建，其缺点是下眼皮的瘢痕。另一种方法是将下眼睑裂隙外侧的1/4眼睑切除后，做外眦固定，则瘢痕可留在较佳部位。

下颌骨后缩及咬合不良的问题，通常在青春期后才做上下颌骨截骨术。最常做的是Le Fort Ⅰ型截骨术，将上颌骨的后方延长；下颌骨做两侧矢状劈开截骨术，将下颌骨自动旋转后下颌角向下；再加上颏部截骨前移术。

近年来骨延长术（distraction osteogenesis）的发展已可用于早期（五六岁或者更早）患者做下颌骨向下向前延长，目前这一技术成为早期治疗的优先选择（参见本章第七节"颅面短小症")。外耳再造依据患者耳畸形程度和年龄来定。

1. 下睑缘发育不良　下睑缘全层缺损，最好用上睑皮瓣以外眦为蒂转移修复下睑（Z形皮瓣），该皮瓣既能修复全层的下睑外侧缺损，同时也将外眦角上移。若外眦再予重新固定，可同时矫正外眦下移的反蒙古眼畸形。

上睑皮瓣可沿双重睑的切口设计，皮瓣长宽比例可为1:5～1:3。皮瓣掀起时应稍厚，带部分眼轮匝肌，以填充下睑全层的组织缺损。该上睑Z形瓣的外上缘应相当于再造后的外眦角部位，或可稍高于正常外眦角水平2～3mm，以起矫枉过正之效。

下睑中外缘切开后可向下分离，跨过眶隔脂肪直达眶下缘骨壁和上颌骨前壁。切开骨膜，向外侧剥离至颧骨、颧弓，向上可显露眶外缘直到额颧处。如此分离后，眶外侧和颧-上颌部的骨缺损均可显露在术野中。故对于轻、中度的眶颧缺损，也可经此局部入路（Z形瓣）进行植骨，即插入L形的眶外下缘骨架，然后将骨架的上端固定于眶外缘额颧缝处即可。

上眼睑蒂瓣转移的同时，应作外眦韧带固定，即在皮瓣切口内分离出外眦韧带束，将其直接固定于眶外侧、额颧缝残存的骨壁上（在眶外缘骨壁上钻孔固定），使外侧眼裂位于正常位置上。

2. 眶颧部骨缺损　一般原则是，在颧骨缺损区植入分层叠加的肋骨片。常规取冠状切口，也可选择上睑蒂瓣的局部进路。一般需准备3～4条全长度的自体肋骨（8～10cm长）。手术时应在眶下外侧对眼眶外下部进行骨膜下剥离，必要时可部分切开骨膜，以松开眶周组织，有利于形成合适的植骨空间，但注意不要误伤眶下神经。植骨时应注意，须同时矫正外眦部向外下的倾斜。一般来说，骨膜下分离可以十分方便地显露骨缺损或骨裂隙。

对于眶口外下角卵圆形的向下倾斜，可以选择磨掉眶上缘的外侧和部分额骨以扩大眼眶外上缘，同时在眼眶的外下角和外侧壁植自体肋骨片，使眼眶由原来向下倾斜的卵圆形，变成眶横轴水平的近正方形的正常眼眶形态。在眶外上缘的磨改中，注意眶顶骨壁较薄，慎勿穿破而误入颅内。眶外下缘缺损严重的病例，该部位的植骨片可向外下延伸，同时修复颧骨、颧弓的缺损或不足。移植肋骨片可互相镶嵌，或作鸽尾状的分层镶嵌固定，固位效果较好。另外还应在眶底外侧填充肋骨片以抬高眶底，使眼眶的外形更趋正常。

用自体肋骨片移植，塑形较为方便，但也有其缺点，如远期骨吸收较多、取骨量大、骨源不足给二期修复带来困难等，故近来多数学者建议采用颅骨外板进行眶颧部的骨结构重建。可以取游离的颅骨外板，也可以取颅骨膜带颅骨外板的复合骨瓣转移修复。

带颅骨膜蒂的颅骨外板一般取自颞顶部，颅骨膜蒂向下延伸与颞浅筋膜相连。但注意，由于Treacher Collins综合征的颞眶部发育不良，有时也可伴有颞部软组织的发育不足、颞浅筋膜蒂过薄等情况。有鉴于此，在分离颞浅筋膜蒂时可带部分的颞肌，旋转90°，折叠充填于颞窝的凹陷区以达到术后颞部的丰满。另一方面，从颅骨板的解剖来看，其血供的80%来自硬脑膜，20%来自颅骨膜，而对于带颅骨膜的颅骨板，一般来说，颅骨膜也只能给予颅骨板60%的血供，因而与其进行复杂的颅骨膜-颅骨外板切取术，还不如做简单颅骨外板游离移植，同样能起到较好的效果。

较早重建缺损的颧弓对颅面发育有良好的促进作用。Fuente、Del Campo等（1994）在动物实验（鼠）中表明，与对照组比较，早期颧弓缺失的实验组，中面部更向前突出而呈狭长形，这与Treacher Collins综合征的中面部突出、上腭弓狭长相似。因而，如能在颌骨发育以前完成颧弓的重建，可能有利于整个颅面部的协调发育。

3. 上颌骨狭长前突　上颌骨所在的中面部畸形特征是前后向过于前突，同时因缺乏横向发育而使上颌骨和腭弓狭长，加之颧突、颧弓发育不良，使得整个颅面部更加不协调，缺乏立体感。

对于上颌骨鼻突宽而前伸，致额鼻角平坦或鹰钩鼻畸形的患者，有两种方法可供选择。轻度畸形可选用类似驼峰鼻矫正的手术方法，即凿去鼻正中骨块，在两侧梨状孔边缘（上颌骨鼻突）处截骨，使两侧鼻背骨块折断后向下向后移位，这样既矫正了鹰钩鼻畸形，也可形成较理想的额鼻角。对颧弓缺损和上颌前突较严重的病例,可选用 Tessier 的上颌骨截骨法,其截骨线相当于不典型的 Le Fort Ⅲ 型截骨线。截骨后上颌骨整块与中面部和颅底脱开,然后以鼻根为支点向前旋转。该手术最好配合下颌骨升支截骨或下颌骨体部截骨前移手术同时进行,以保证面部外形和牙颌关系的协调。Tessier 方法有如下几个特点:使前面部高度降低;向前移动上颌牙列;下移错位的上颌后份,下降牙殆平面;扩大鼻咽腔;增加眼眶垂直向的直径(扩大眶容积)。上述特点中最后三点对严重畸形患者的功能改善尤为重要。

4. 下颌短缩畸形　对轻度畸形,主要是改善颜面外形,可以做下颌体部的植骨(丰满双侧下颌部)、颏部的植骨,甚至做颏截骨前移术。

对较严重的病例,在考虑外形修复的同时,应进行生理功能的重建,手术目的是改善牙颌关系、扩大咽腔以减少呼吸阻塞、改善下面部外形轮廓。术式可选用 Tessier 方法中的上颌体部旋转前移术和下颌升支矢状劈开截骨术(sagittal split ramus osteotomy)。当然也可选用下颌升支的 T 形截骨、C 形截骨、倒 L 形截骨术等。截骨后可在下颌骨体部植骨以丰满之。

Crouzon 综合征

(一) 概述

法国神经学家 Crouzon(1912)报告此症的特征为颅缝早闭及青蛙脸,突眼及中脸凹陷。发生率不是很清楚,与 Apert 综合征共占颅缝早闭症中的 6.8%~14.9%。

(二) 病因病理

此为常染色体显性遗传,有不同的渗透性。

(三) 临床表现、诊断及分类

颅缝早闭及颅面骨发育不良引起颅内压增加及颅面畸形(图 48-62)。颅缝早闭可以发生在冠状、矢状或人字颅缝,造成各种畸形头(塔形头、舟形头、三角头)。颅缝早闭后颅内压增加,使脑前腔底下凹,蝶骨之大翼外突,中脑腔向前推,从而使眼眶变得很浅,所以眼球向前突,眼皮无法覆盖,严重者可造成眼球脱出而失明(图 48-63)。

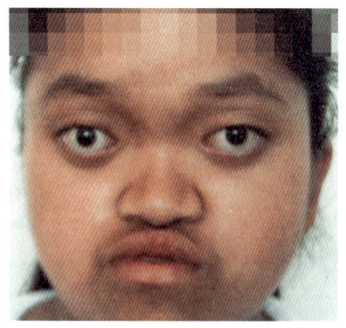

图 48-62　Crouzon 综合征的临床表现:突眼、鹦鹉鼻、青蛙脸

Crouzon 综合征的上颌骨是三方向的发育不足,即前后、左右及上下均小,因此眼眶底较浅,上颌牙弓窄,牙齿挤而乱,上下牙错殆,腭弓高而窄,两侧颧骨低窄。上颌骨发育不足可造成中脸部后缩,相对下颌前突,牙齿反殆,后鼻道狭小、阻塞而有鼻道呼吸不良,打鼾或由口呼吸更造成口颌发育畸形。

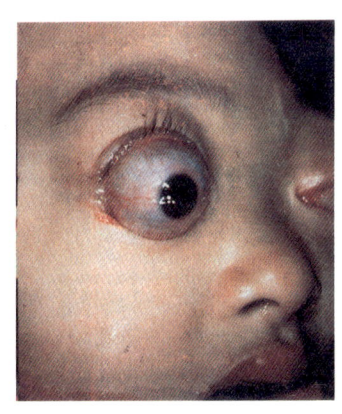

图 48-63　Crouzon 综合征之眼球脱出

Stricker 把 Crouzon 综合征分成五类：①上颌型 Crouzon 综合征，主要表现为上颌后缩；②假性型 Crouzon 综合征，仅表现为眼球突出；③颜面型 Crouzon 综合征，表现为上颌后缩、反𬌗及突眼；④颅部型 Crouzon 综合征，以颅骨畸形表现为主；⑤颅面型 Crouzon 综合征，颅骨畸形、颅内高压、突眼、上颌面中部后缩及反𬌗等症状都出现。

早期的诊断以临床检查加上家族史即可大概确定。颅 X 线及 CT 可以诊断出颅缝早闭的位置及颅内压增加的程度。突眼、眼压、眼底视力检查等眼科检查应予早期记录。X 线头颅定位片通常在四五岁以后才能有效地记录。Crouzon 综合征患者的智商似乎与正常人相差不多。

（四）治疗

Crouzon 综合征的治疗开始于 Gillies（1942年），他应用 Le Fort Ⅲ型手术截断上颌骨，将它前移以矫正突眼和反𬌗畸形。但 Gillies 的截骨手术过于简单，骨块前移后的空隙未予植骨，因而手术效果不佳。当时 Gillies 认为此手术过于危险，且效果不良，曾私下告诉同事，建议放弃此类手术。20 世纪 60 年代，Tessier 采用颅内-颅外联合径路，施行 Le Fort Ⅲ型截骨前移术矫正 Crouzon 颅面畸形，获得了满意的效果，并在 1967 年首次报道。在 Tessier 成功经验的启发下，Converse 等首次尝试将额骨和眶、上颌骨整块截骨前移，并称之为整块（Monobloc）手术；其后 Tessier 本人也开始了额眶和上颌骨的分次前移手术，其间相隔 3 个月。Converse 和 Tessier 的额眶上颌同时前移手术均有较高的感染率，且手术风险大，可能出现死亡、失明、骨吸收等严重的并发症。1978 年，Ortiz-Monasterio 首次报道了颅内外径路联合手术行额眶上颌前移的整块性（Monobloc）手术，7 例手术中有 5 例为 4～6 岁儿童，获得良好效果。其后 Tessier 等重复了 Monobloc 手术，认为效果良好，可以推广。对于这种较为复杂而难度很高的 Monobloc 手术，褒贬不一，如 Muehlbauer 和 Marchac（1983、1985）认为此类手术过于危险，建议尽量少做。而 Wolfe 和 Tessier 等（1993）的报道认为在小儿 Apert 综合征中应用 Monobloc 手术效果最佳，并可同时行中面部及眼眶的中间劈开、骨块内旋的中面部劈开术（bipartition）手术以纠正 Crouzon 和 Apert 综合征中伴有的宽眶距、高腭弓畸形；并认为只要手术熟练，完全可以减少发生严重的并发症。

与所有颅缝早闭的治疗原则类似，有两种手术目的：①增加颅内空间，减少颅内压，使大脑得以正常发育；②重建正常颅面外形。在 1 岁以内可以做条状去颅、额骨前移、颅骨重组重建、颅面前移或脑积水引流等手术；对严重的颅面发育不良，大部分学者主张早期手术，使脑压减低、额面前移、呼吸改善。在 1 岁以后可以针对患者改善突眼及额面的需要，做额眶前移或颅面前移术（图48-64）。在 5 岁时做额眶前移及 Le Fort Ⅲ型上颌前移术（图48-65），以改善突眼及上颌后缩，此类手术后上颌骨发育仍为不足，在青春期后仍须有一次上颌骨手术（Le Fort Ⅰ 或 Le Fort Ⅲ）。青春期后的患者可以只做正颌手术（上下颌截骨术）或者上颌骨 Le Fort Ⅲ型截骨手术等改善咬合及脸型（图48-66）。

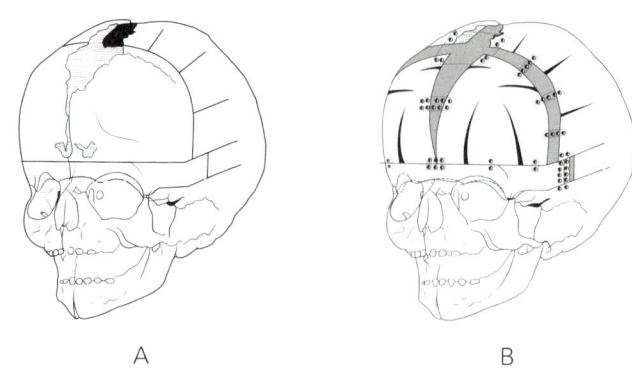

图 48-64　额眶前移手术

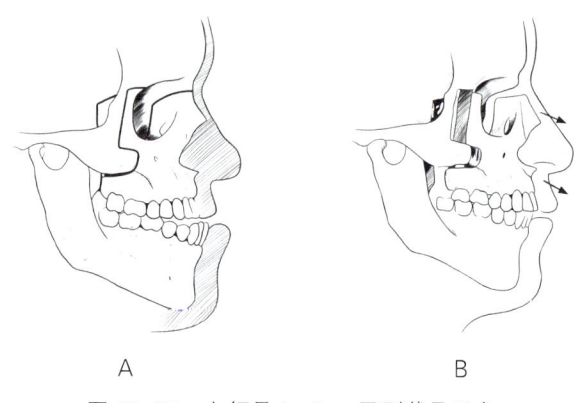

图 48-65　上颌骨 Le Fort Ⅲ型截骨手术

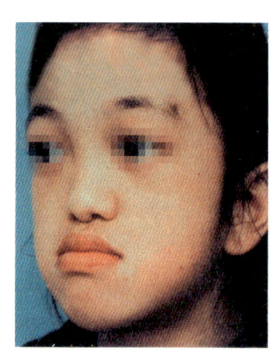

图 48-66　上颌骨 Le Fort Ⅲ型截骨手术患者

近年来，国内的中国医学科学院整形外科医院和上海第九人民医院已将骨延长术（distraction osteogenesis）用于颅面骨的发育不良患者，Le Fort Ⅲ型截骨以及颅面截骨术后，采用外置式或内置式牵引器，将颅面骨逐渐牵引前移。目前已有成功的报告（图48-67，图48-68）。

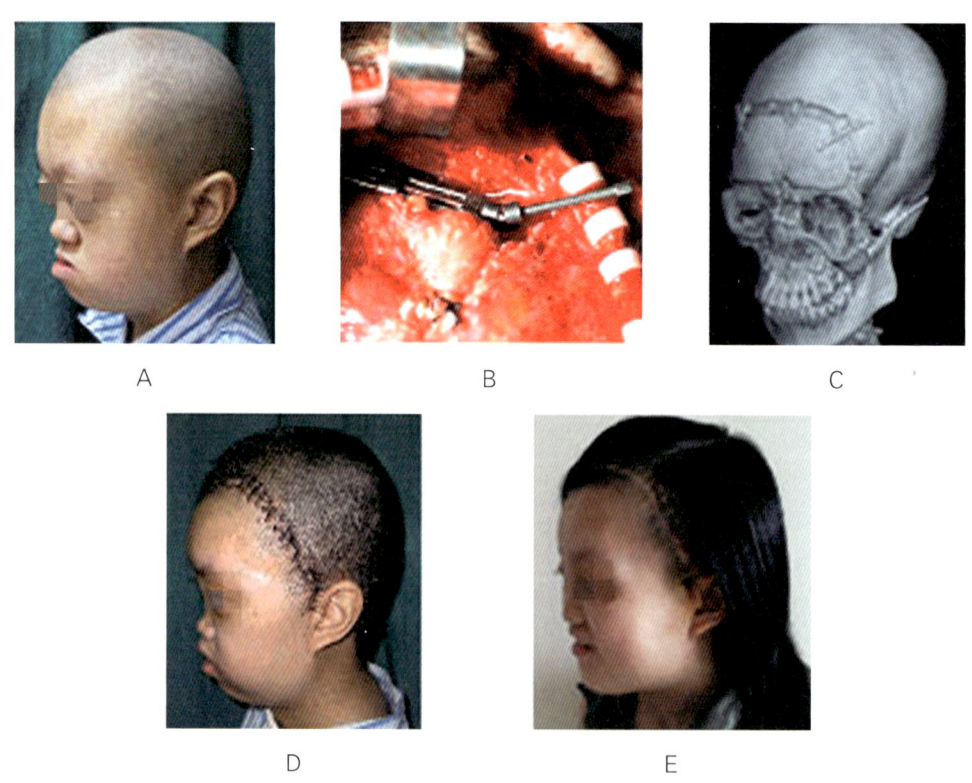

图 48-67　Le Fort Ⅲ截骨并用内置式牵引成骨矫治 Crouzon 综合征颅面畸形

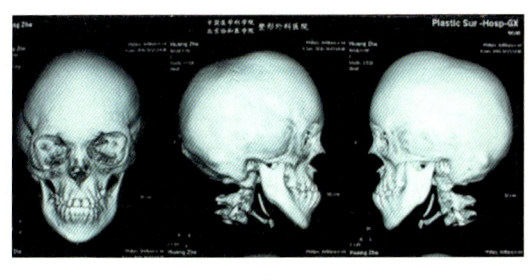 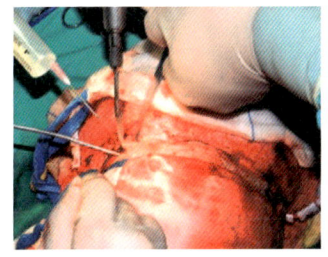 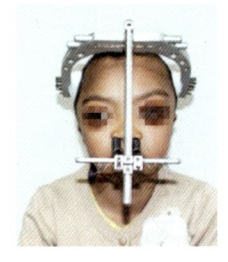

| A | B | C |

图 48-68　Le Fort Ⅲ 截骨并用外置式牵引成骨矫治 Crouzon 综合征颅面畸形

1. 术式选择　按 Stricker 的分类法，各类 Crouzon 综合征（包括部分 Apert 综合征）可选用下列不同的术式：

（1）上颌型和假性 Crouzon 综合征（1～2型）：可选用颅外法 Le Fort Ⅲ 型截骨前移术（即 Tessier Ⅲ 型手术，自身稳定型）。此类患者前额或额窦相对突出，仅中面部后缩，伴轻、中度突眼。

（2）颜面型 Crouzon 综合征（3型）：可行颅外法 Le Fort Ⅲ 型截骨前移术。严重额部后倾或平坦者，可考虑行 Monobloc 手术或 Tessier 的二期法额眶、上颌前移术。

（3）颅型 Crouzon 综合征（4型）：小儿患者可仅行单纯的额眶前移术，待成年以后再行 Le Fort Ⅲ 型截骨前移术。成人患者可行 Monobloc 手术。

（4）颅面型 Crouzon 综合征（5型）：多伴有眼眶向外侧倾斜分开，伴眶距增宽症和腭部正中高拱，甚至有腭部裂开者。此类患者应行 Monobloc 和 Bipartition 联合手术以一期矫正上述畸形，但应限于14岁以下的儿童进行此类手术。

2. 术前准备　手术前做常规检查如心肝肺肾等功能检查，均应在正常范围内。一般需准备术中输血，术前可准备1000～1200ml全血。术前依照X线头颅侧影定位片及CT片，将石膏上下牙模上合架，然后进行石膏模截骨模拟，在正常咬合关系下，上颌骨一般就应前移9～11mm。制作正常牙殆关系的塑料垫（Wafer板），备手术中校对咬合关系之用。术前应告知患者，术后需做6～8周的颌间结扎，其间应维持流质饮食。此举目的在于使患者有心理上的准备，在术后颌间结扎期间可以得到患者的良好配合。

3. 麻醉及监护　选用经鼻咽腔插管的全身麻醉。因术后要做颌间结扎，胃肠道和口腔分泌物在全麻尚未完全醒转时易逆向流入呼吸道导致窒息，因此术前或术毕之前应置胃肠管，术后做胃肠减压，以吸去口腔分泌物和胃肠反流。术中置中心静脉压监护，及时补充血液及体液的丢失。颅内外联合手术者应做脑压监护，简便的方法是做经硬脊膜下留管测定颅内压，术中必要时可经此管放出脑脊液以减低颅压。术中麻醉医师应密切注意鼻咽部插管是否损伤，曾有报道手术医师术中切断全麻鼻插管导致呼吸危象（Wolfe，1993年）。

4. 手术方法和步骤

（1）颅外法 Le Fort Ⅲ 型截骨前移术（自身稳定型的 Tessier Ⅲ 型截骨术）：冠状切口进路。切开头皮后，在帽状腱膜层分离，两侧至颞浅筋膜下、颞肌之上；向前到额眶缘上2cm处，切开额眶部骨膜，然后在骨膜下剥离，于眶外侧缘、眶耳平面水平切开骨膜和颞肌浅层，止血后用剥离子钝性分离，向两侧达颧骨颧弓表面，剥除颧弓上附着的颞肌和翼内肌。在骨膜下完全剥离眼眶的外侧壁、内侧壁，注意凿开眶上孔以显露眶上神经血管束，并游离之。用骨膜剥离子从眼眶的内外两侧向眶底和眶下缘剥离，并交通眶下缘的内外侧。额部在骨膜下剥离直至鼻根部或鼻侧软骨处。如此整个眼眶、颧弓和上颌骨的骨膜已完全剥离开。彻底止血后，用美兰或着色笔在骨面上设计截骨线。

用电动或气动来复锯或摆动锯进行鼻根、眶外侧缘、眶内下缘及颧弓的截骨。截骨完成后用

Kawamoto骨凿（弯头长骨凿）插入口内的上颌结节后方，轻轻凿开上颌结节和翼板的联结。然后用Rowe氏双头钳插入双鼻孔和上腭之间，夹持整个上颌骨和中面部，并上下、左右摇动整块中面部骨块，使之完全松动后向前拉出，使中面部骨块前移后达到正常的咬合关系。在上下牙列间置入殆垫，用颌间结扎固定上颌中面部骨块，固定时应呈轻度超殆以防术后骨块后缩。

最后，在中面部骨块截骨前移后的骨间隙内植骨，即眶外侧缘、眶上缘、颧弓、鼻根部及上颌结节后诸间隙内植入自体髂骨或肋骨。植骨后各骨块间须行钢丝结扎或小钢板固定。应注意的是，上颌结节后的植骨较难固定，有时骨块可滑落至咽后壁的咽旁间隙中而达不到骨固定作用，为此Wolfe建议，在上颌结节植入的骨块上固定一根引线，植骨后将引线缝扎于前方牙槽骨处，一旦骨块滑脱，即可提起固定线，拉起移植骨块，这不失为一种简单有效的骨固定方法。

此手术因术后行颌间结扎，当麻醉未完全清醒时易致口腔分泌物和陈旧性血性物倒流产生的窒息。术前或术中应置胃管，术后两天内行持续胃肠减压以减少口腔内分泌物。术后可在头皮瓣内置负压引流，2～3天后去除。术后流质饮食2～3周。颌间结扎固定6～8周后去除。头皮切口7～10天拆线。

（2）颅内-外联合前移、额眶部Monobloc截骨术：小儿病例（6岁以下）可进行Marchac额眶前移法以扩大颅腔、前移眶顶部。颅压增高较为明显，或伴短头、塔头畸形，或额窦发育很差者，可行颅内-外联合前移、额眶部Monobloc截骨术。切口及分离与前同。额眶面截骨，形成额颅块、眶带块及上颌块三大块向前移动，因而也有人称此法为三块法前移。前移骨块间分块固定，在额颅、眶两侧、额眶带两端及颧弓断井处分别植骨、固定。复位头皮瓣，分层缝合。

Monobloc方法一次前移颅眶及上颌部，有效地增加了前颅底长度，增大了眼眶容积，同时也改善了颅部的外形，是较为彻底而有效的手术方法。但由于此法将颅面及额颧等部的联结打断，尤其是额眶面前移后存在较大的额鼻间隙，使颅前窝（颅内）与鼻筛部（颅外）交通。通常手术中会产生颅底的硬脑膜撕裂，如当时不予修补或修补不严，可形成脑脊液漏，进而使颅内外交通和脑脊液鼻漏成为较为棘手的术后并发症，同时增加了颅内感染的机会，严重者可致脑膜炎、额骨大范围吸收坏死等。Fearon和Whiteker（1993）比较Le Fort Ⅲ型截骨前移术和Monobloc手术的感染率后指出，前者的感染率仅5%，而后者的感染率则为50%。

术后负压引流应置于颞肌下而不能放在额部，以防止负压过大而使额鼻间隙增宽致颅内外交通更趋明显。

（3）一期行额眶面前移和眶中面部中间劈开术：Tessier将Monobloc手术和Bipartition手术（Van der Meulen法，1982）联合使用，用以治疗颅面型的Crouzon综合征和Apert综合征（1979）。手术中进行复杂的截骨术，同样注意植骨和骨固定。Tessier认为，进行此种联合手术，由于Bipartition手术减少了额鼻间隙的无效腔，故可以减少颅内感染和骨吸收的发生率。但应注意下列几点：①额眶带应弯曲成良好的弧度，最大限度地减小额鼻无效腔；②用颅骨膜关闭鼻筛部的黏膜缺损以隔开颅内外交通；③双鼻孔插入鼻通气管3～5天，让空气能自由进出，以免气体由筛部缺损口进入颅内；④术后不使用脱水剂，使大脑能充分膨胀，以充满额鼻间无效腔。

Tessier认为对于一个训练有素的颅面外科医师来说，Monobloc手术要较Le Fort Ⅲ型前移术来得容易；而增加一个Bipartition手术也只是增加了约2个小时的手术时间，效果则远为良好，同时能减少感染等并发症。Wolfe共施行14例、Tessier共施行65例，其中仅2例发生感染，1例发生骨吸收，总体效果良好（图48-69）。

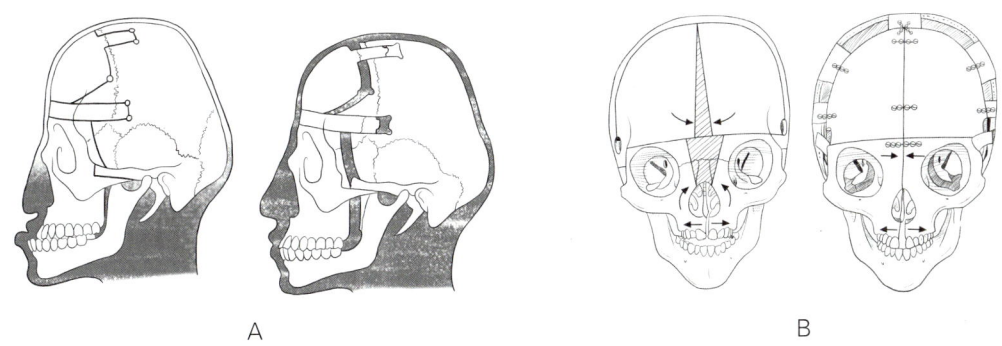

图 48-69　Monobloc 术式与 Bipartition 术式
A. Monobloc 术式　B. Bipartition 术式

5. 并发症

（1）死亡：Crouzon综合征的手术治疗较为复杂，多行颅内外联合手术，有一定的死亡率。死亡原因可为心血管异常、脑血管异常、脑水肿、颅内血肿、呼吸道阻塞（如窒息）等。死亡率为0.31%～0.37%不等。

（2）脑脊液漏：颅内外联合进路的截骨前移术，可因撕破硬脑膜或脑膜修补不善而产生脑脊液漏。此种情况在Monobloc手术中发生率较高。额眶面前移后在颅底部出现筛板断开，筛窦开放，鼻黏膜因鼻根前移破裂且有较大缺损，一般很难缝合修补。此种情况可用大腿阔筋膜或额部颅骨膜修补鼻筛部的黏膜和骨缺损，以隔开颅内外交通。脑脊液漏的发生率在1.5%～3.2%不等。一般来说，对于持续不愈的脑脊液漏应保持鼻腔通畅，不予堵塞，以防止逆行感染而导致颅内感染；必要时应进行硬脑膜修补术。

（3）颅内血肿形成：有些患者因有脑血管畸形，或因手术中凿骨而形成颅内血肿。手术中轻柔的操作和手术者的默契配合可防止此并发症。

（4）感染：据报道 Monobloc 手术的感染率最高，半数病例可形成硬膜外脓肿和死骨形成（以额眶带为主），但据Wolfe和Tessier的报道，死骨形成及脓肿发生率仅有3.1%～5.9%（1993）。这可能与手术方法和手术的熟练程度有较大的关系。

（5）失明或视力减退：此种并发症并不多见，一旦发生则较难恢复。多数发生在眼球突出明显，甚至眼球突出于眼眶之外者，也可发生于手术不慎而损伤视神经者。

（6）血肿或血清肿：由于术中止血不彻底或术后引流不畅，会形成局部血肿或血清肿。有些深部血肿或血清肿不易吸收，可形成局部的继发感染，影响移植骨的成活。一旦发现血肿或血清肿可行局部穿刺抽出。

（7）其他并发症：可有睑下垂、斜视、眼眶不齐、移植的鼻骨外露、角膜擦伤、呼吸道不畅等并发症。眼部的上述畸形待截骨手术完成以后1～2个月请眼科医师会诊解决。颌间结扎期间呼吸道不畅者可置鼻通气导管，阻塞严重者可行气管切开术。

三　Apert 综合征

（一）概述

Apert综合征又称尖头并指综合征（acrocephalosyndactyly），由法国神经学家Apert于1906年报告，其特征是颅缝早闭、突眼、中脸部发育不足及对称型手脚并指（趾）症。

(二)病因病理

常染色体显性遗传。

(三)临床表现及诊断

Apert综合征的颅面形状与Crouzon综合征类似,但有些特征不同,头形前后扁而高,前囟门突出,眼眶上缘低陷,上颌骨发育不足,腭弓高而窄,常合并继发腭裂,有前牙开殆,患者易伴患痤疮(acne)、动眼神经麻痹、眼皮下垂、额部皮褶及大耳垂等特征。

Apert综合征患者上肢较短,常见第2、3、4指骨性粘连,只有一个共用指甲。拇指及小指亦有不同程度的畸形。所有指间关节均粘连,但指掌关节仍可活动。脚趾通常有类似手指的畸形。手脚的畸形均左右对称(图48-70)。

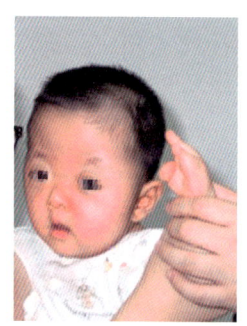

图48-70　Apert综合征患者

诊断以临床检查及家族史(常为散发型)即可确定,辅以颅部X光及CT片。手脚X光片可确定手脚畸形的骨病变。

(四)治疗

颅面部手术治疗原则与Crouzon综合征相同,小儿患者可行额眶前移术,也可按Tessier、Wolfe等的观点,行颅面联合前移的扩大Le Fort Ⅲ型截骨(Monobloc术式),如图48-71,可同期作中面部劈开去骨以矫正眶距增宽症(Monobloc+Bipartition)。成人的手术选择同Crouzon综合征。手指的分割、重建通常在1岁以后就可开始,可按照分指的整形原则进行一期或分期的分指手术,如Z形组织瓣改形、植皮等。

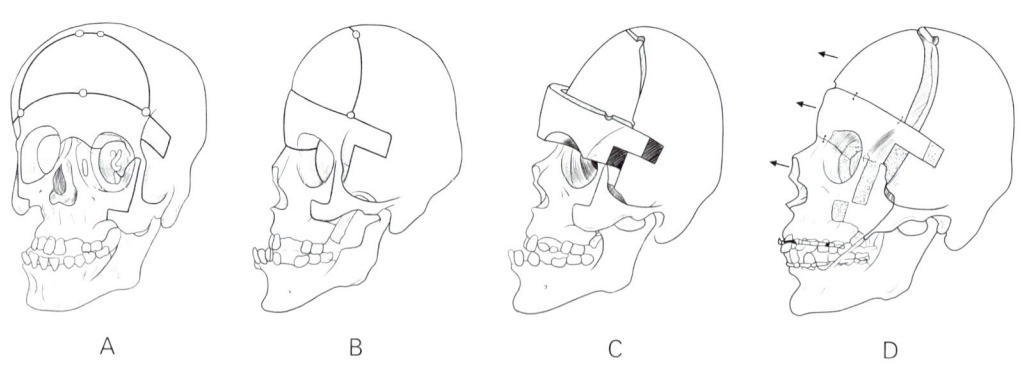

图48-71　颅面联合前移的扩大Le Fort Ⅲ型截骨

四 Robin序列征

（一）概述

新生儿下颌骨太小，因而舌头向后缩，引起上呼吸道阻塞，这种患者常合并腭裂，这样的症候群统称为Robin序列（Robin sequence）。Pierre Robin不是报告这种病症的第一人，但他（1923）强调小下颌的临床重要性，最严重可能致命，因此学者仍用此名。过去称为Pierre-Robin综合征，但这种病并非基因上的综合征。Gorlin等（1976）认为这是反常或畸形（anomalad），为畸形及它所导致症状的统称。最近学者认为sequence一词更为适当，意指一种情况引发第二种症状，第二种症状引起第三种症状。以前曾用小下颌骨（micrognathia）来形容此症下颌骨的不正常，事实上用下颌骨后缩（retrognathia）较贴切，因为有些患者的下颌骨并不小，但颏部后缩、颏舌肌（genioglossus）变短，无法将舌根向前拉，舌头后垂到喉部（glossoptosis）而引起吸气阻塞。当颏后缩连带舌下垂及呼吸阻塞时，则称为Robin序列征。

虽然颏（下颌）后缩可分成几种，包括下颌骨正常大小而颏部后缩，这种患者最常见，其下颌骨有很好的生长潜力，不过Ross（1986）认为此症下颌骨都有些小。

（二）病因病理

真正原因不明，可能有多种致病因素。有些患者有家族性倾向，有证据显示子宫内的位置及压迫可能是最常见的致病因素。正常发育的胚胎在早期头部向胸部弯曲，颏部可以在胸骨柄的后面，此时舌头位置很高，在未并合的两侧垂直之腭架上；当头部渐渐伸直，颏部向前、舌头往下，两侧腭架到中央融合，某些因素使颏部不向前，则舌头不往下移，腭裂就会发生。由于大部分此症的下颌骨最后都正常发育，所以外力压在正常的组织是较可能因素。下颌骨较小的患者，则内在因素使下颌骨发育不足。总之，下颌后缩合并舌后垂可以由下列三种因素之一而发生：①正常下颌骨生长的潜力，但在子宫内受外力压迫生长亦受抑；②局部下颌骨生长不足，而其他脸部发育正常；③下颌骨及脸部的发育均不正常。

（三）临床表现和诊断

下颌后缩小孩的脸看起来像鸟脸，有这种特征者应想到此患者会有部分或完全性呼吸道阻塞、喂食困难，或伴有腭裂。呼吸道阻塞是由于舌头后垂，患者无法安静休息，常哭闹，因为安静时，舌头后坠，阻塞呼吸道，然后不能呼吸；患者挣扎、哭闹、反复不已，严重者可导致衰竭死亡。有此情形应即刻设法治疗。

这些患者喂食不易，食量少，营养不足，长不大，易溢乳，吸入肺内而致反复呼吸道感染。除了腭裂外，舌头的大小及位置也有不同。患者也应做详细的全身检查，确定身体其他部位有无合并畸形。

（四）治疗

依患者呼吸道阻塞的严重性及喂食困难度可有三种处理方式：①不予治疗；②保守性治疗；③手术治疗。

若患者呼吸道阻塞症状轻微及喂食不太困难，不必做处理；如情况较严重可将患者俯卧，舌及下颌骨向前移，呼吸道因而可以改善；若仍不足，则可考虑放置鼻咽管、鼻胃管或气管插管，或将舌向前拉，鼻咽管可部分把舌往前推，鼻胃管可用来喂乳，在鼻胃管两侧的通道可改善呼吸；因患者下颌小而后缩，喉部不易看到，而且患者已相当衰弱，因而鼻气管插管最好是在清醒时插管，用线缝舌头，暂时将舌头拉出，或以尖钳夹住拉出，也是暂时减轻呼吸道阻塞的方法，这些线或夹子须缝在或夹在舌后部，而且只能是暂时性的，终究需要手术。

这些患者都须仔细护理，长时间住院及进行血氧、心脏的监测。若上述较保守性治疗七天后仍无法使患者能舒畅地睡眠，或体重一直无法增加，或屡屡发绀，或常上呼吸道感染，或气管插管三天后仍不能拔除，则应考虑手术治疗。手术方法是将舌尖与唇内侧缝合，可用纽扣缝在舌根，经舌尖切口至下唇内侧切口到颏部，以另一纽扣固定。

若可以克服早期的舌后缩引起的呼吸道问题，体重渐重，下颌骨长大，则渐渐与正常人发育可能相当接近。

五 Klippel-Feil 综合征

（一）概述

Klippel 及 Feil（1912）描述了一位法国水手的头颈部畸形，后额发际很低，颈短而且不能动，此患者因肾疾死后，被发现其颈椎广泛地粘连在一起；Feil（1919）更把这种病分成三型：第一型为颈椎及与上部的胸椎大片粘连，第二型为只有一个或两个椎间粘连，偶伴有半椎症、脊椎弯曲症及第一颈椎粘连至枕骨，第三型为颈椎粘连加上胸椎粘连或腰椎粘连。临床上很少用此分类，Klippel-Feil 综合征（KFS）患者典型的有短颈、颈及发际很低、颈椎粘连而无法活动这三种症状。KFS 发生率约每42000个新生儿中有一位，女性略多。

（二）病因病理

脑方及尾方的中胚层体节（somites）及生骨节（sclerotomes）黏合形成脊椎之际，没有发育的脊椎出间板而造成颈椎（或胸椎、腰椎）的粘连，有两种假设说明这种发生机制：

1. Gardner（1979）认为神经管的过度膨胀阻碍体节粘连，因而使脊椎分半（notochord）截断，从而阻碍脊椎的分节（segmentation）。

2. Bavinck 及 Weaver（1986）假设锁骨下动脉在脊椎动脉前阻塞，引发此症。在受胎25～28天，原肾管（pronephric ducts）延至 C3～C5，原肾管形成肾脏及 Mullerian 管，因此 KFS 常合并脊椎、神经及泌尿生殖系统疾病，以受胎第4周时脊椎动脉阻断引起相关的病变最能解释。

（三）临床表现及诊断

52%的患者有短颈、后发际低及颈部活动不良。颈部旋转活动比前后弯曲活动更受影响。64%患者有先天性泌尿系统畸形，28.2%的患者单侧泌尿系统不发生，先天性无阴道也不少。15.6%的患者有对侧肢体不自主相对运动（mirror movements）。智力低及运动障碍的有8.75%。有眼部疾病的占20.6%。语言尤其是鼻音过重者占16.9%。反之先天性腭咽闭锁不全（VPI）患者中，18.8%有颈椎问题（Osborne，1968）。KFS 4.2%有先天性心脏病，而正常人只有0.6%。诊断是依临床症状，再辅以放射线学确定的。

（四）治疗

外科治疗必须因人而异，针对患者的心脏、腭裂及骨骼问题做适当治疗。很重要的是对患者颈椎稳定性要做一番评估，通常这种患者受轻微外力即可造成四肢瘫痪。不稳定的脊椎节给予固定，减除对脊椎神经的压迫是必要的治疗。外观方面，太低的发际及颈部太宽可以借切除、交 X 或 Y-V 皮瓣等方式改善。

六 阻塞性睡眠呼吸暂停综合征

（一）概述

睡眠呼吸暂停（sleep apnea）是指睡眠时呼吸暂停造成睡眠品质不良，血中二氧化碳增加，氧气降低，严重者白天嗜睡，并发心肺疾病而导致死亡。依定义可分成三类：①阻塞性睡眠呼吸暂停（obstructive sleep apnea），指持续且渐进式增加横膈膜的力量，而无鼻子或口的换气；②中枢性睡眠呼吸暂停（central sleep apnea），指呼吸肌活动力减少的睡眠呼吸暂停；③混合型睡眠呼吸暂停（mixed sleep apnea），即上述两类的混合。

（二）病因病理

由肌电图及内视纤维镜的检查可知，睡眠时不论在快速眼动（REM）或非快速眼动（non-REM）期，有一段时间的咽部肌肉会失去张力，此失张状态可以引起上呼吸道狭小或完全阻塞。若10秒以上无空气可通过口或鼻，称为呼吸暂停（apnea），若潮汐量减少2/3，称为呼吸减少（hypopnea）。呼吸道的狭小可以从软腭、舌根或侧咽壁在一处或多处出现狭窄，这些狭窄可由于局部解剖上的比例失常或上下颌骨的发育不良所致。必须强调，睡眠时呼吸通畅由很多因素合成，故治疗时只强调单一解剖位置是不一定奏效的。

（三）临床表现及诊断

阻塞性睡眠呼吸暂停综合征（obstructive sleep apnea syndrome，OSAS）的特点是：患者为男性，肥胖、嗜睡及打鼾。因为重复呼吸暂停，睡眠常中止，因而白天嗜睡，患者记忆、判断力减退，易激动，晨间头痛，人格改变，包括不合宜行为、猜忌、急躁及抑郁。小孩子常有尿床，体重轻，成长不易，学校表现不良，常做噩梦。

心肺功能的变化，先是在睡眠时肺动脉压及全身动脉压增加，久之，在清醒时血压亦高；在呼吸停止时，血中氧气饱和量降低，其降低程度与呼吸停止的频率及时间长短、基本的氧气量及合并心肺功能疾病有关。

阻塞的部位必须找出来，这对合理治疗有所助益。与此症有关的因素须先澄清，第一是肥胖症，在美国Stanford大学睡眠中心的睡眠呼吸暂停病患中，有2/3体重过重（超过理想体重的20%）；第二是乙醇、镇静剂或安眠药，在睡前服用尤其可以增加或延长阻塞呼吸暂停，呼吸道过敏、抽烟、工作环境空气污浊可使症状加重；第三是鼻口、咽喉的构造异常，如鼻甲肥厚、巨舌症、扁桃体肥大、软腭长而软或黏膜松弛脂肪浸润炎。

OSAS的客观检查证据是多频道睡眠检查仪（polysomnography），包括脑电波（EEG）、眼电图（EOG）、肌电图（ECG），同时呼吸或横膈运动、鼻或口的气流、血氧饱和度等都予记录；当停止呼吸及血中氧气不足时均予记录。呼吸障碍指数（RDI）指每小时睡眠中呼吸停止或呼吸过低的次数，若大于5为不正常。OSAS患者的RDI＞20及其氧饱和度＜85%，则临床上病情相当严重。

X光检查包括头颅定位片或立体CT测颅片，可以分析上下颌骨的位置、软腭与喉后壁的距离或舌骨的位置。OSAS患者通常舌骨位置较低，软腭较长，舌根后的空间小。

用纤维内镜检查鼻咽、口咽、咽下及喉部，请患者闭口、捏鼻然后吸气（改良式Mueler法），可以看看何处发生阻塞。

（四）治疗

非外科性治疗包括减肥，睡前服用镇静剂、乙醇或睾酮。抗郁剂可能对OSAS有帮助。有些仪器，尤其是经鼻连续性正呼吸压仪（continuous positive airway pressure，CPAP）对绝大部分患者有很大的改善，但此法治疗初期症状有很大的作用，而长期应用效果不佳是其缺点。

外科治疗包括扁桃体切除、鼻中隔或鼻岬手术、舌减小术、气管切开术、悬雍垂腭咽整形术（UPPP）、上下颌骨前移术、舌骨前移或悬吊术。依照阻塞部位、严重程度及骨架或舌骨位置的异常而选择外科手术法。

如果OSAS有扁桃体或类腺体肿大时，扁桃体切除术及类腺切除术非常有效。鼻中隔偏曲的矫正、鼻息肉切除为OSAS患者鼻阻塞的必要治疗。V状舌切除可减小舌的体积，且其瘢痕可以防止舌后垂。气管切开手术的并发症及负面心理、社会影响较大，只对最严重的患者给予施行。

Ikematsu（1964）提出用腭咽悬雍垂整形术（UPPP）来治疗习惯性打鼾，手术目的是增加软腭、扁桃体窝及后咽壁的空间，减小呼吸道阻力；方法是将软腭的后缘8～15mm及侧咽壁的多余黏膜切除，由后咽壁转一黏膜瓣缝于扁桃体窝前缘。目前可用激光刀代替电灼刀。这种手术成功率为40%～50%。若术前能确定OSAS的原因是在软腭，则成功率可达90%（Riley等，1985），故UPPP可用在软腭过长或扁桃体肥大的患者。此术并发症包括伤口感染（5%～10%）、腭咽闭锁不全（VPI，约5%）及偶发饮料逆流入鼻腔，约有1%的患者术后腭狭窄。

整个下颌骨向前，可以将舌同时前移，因此增加了咽部空间。为避免上下颌固定及牙齿咬合矫正，Riley等（1978）提出下颌骨颏下矢状切骨加上舌骨肌切开及悬吊手术，此法是从颏下部切入，将颏舌肌（mylohyoid）及二腹肌前腹保留，将舌骨下方的胸舌骨肌、甲状舌骨肌及肩胛舌骨肌（omohyoid）从舌骨下缘切开，以一小条大腿肌膜固定在舌骨上，然后将颏部骨膜剥离，以骨锯将颏下缘切骨并前移，以骨钉固定；固定舌骨的肌膜，再拉紧固定在向前的颏骨上。并发症包括颏神经暂时麻痹、下颌骨骨折。语言及吞咽都不会有永久性的障碍。若患者有以下一种因素者可以考虑上下颌骨切骨前移术：①正常面骨发育，但有严重的OSAS（RDI＞50，氧饱和度＜70%）；②严重肥胖症；③下颌小或后缩（角SNB小于74°）；④其他方法治疗无效者。

七　Down综合征

（一）概述

Langdon Down（1866）第一个用蒙古症（Mongolism）来形容身材短小、智力低、看起来像蒙古人的先天畸形，以后即以Down综合征来形容。Lejeune等（1959）发现这种病是由于有47个染色体，从此诊断此综合征不只是由临床症状而是由染色体决定的。流行病学的研究报告，约660个活的新生儿中有一个Down综合征，以母亲的年龄为准，母亲大于45岁则发生率增至35：1000（Adams等，1981），父亲的年龄似乎没有直接证据会增加发生率。

（二）病因病理

此综合征为染色体数目异常，91%的Down综合征在第21对染色体多一个小染色体，称之为三体（trisomy 21），是在细胞分裂时两个同源（homologous）染色体没有分离（non disjunction）而引起的；另有3%～4%是由两个非同源染色体分离后的片段粘连在一对染色体上，成为异位（translocation）而引起的，这些异位Down综合征患者的父母再生一个Down综合征患者的可能性是2%～10%，比没有分离型的Down综合征患者的父母高很多；另外4%的Down综合征为混合型，这种患者的细胞部分为正常，部分为trisomy 21，这些患者智力较高。

(三)临床表现及诊断

根据外表的特征容易判断为Down综合征,即身体矮小、智力低、低鼻、外眼角上扬、断掌等,确定诊断是用染色体检查。临床上此征患者的免疫力较低,易感染,易老化,颅底较平,颅前后径较短,脑的重量为正常人的76%,患者常有先天性心脏病,如心房管道缺陷及心隔缺损,一半以上患者有听力减损,发音或构音异常与能力及口腔构音不良有关,有内斜视及其他眼疾,常伴随60%的Down综合征小孩或17.3%的Down综合征大人有眦裂(epicanthal folds),全身性张力不足(hypotomia)是Down综合征患者婴儿及小孩时运动发育迟缓的特征。

(四)治疗

这些患者本身可能不在乎自己与众不同,但父母非常在意。由于社会进步、经济改善、医疗发达,这些患者需要有自我生存、就业或社交的能力。其实Down综合征患者颅面的外观可以做功能及美观两方面的外科改善手术。

功能性外科矫治,如巨舌切除术(图48-72)可改善闭口不能、流口水、唇干裂;舌部分切除时要保留舌系带约3cm,使舌尖能够舐上唇。约1/3的Down综合征患者有单侧斜视,可以通过眼科手术矫治。扁桃体肿大、腺样体肿大、鼻岬肿大等所导致的呼吸阻塞可以用外科手术切除治疗。

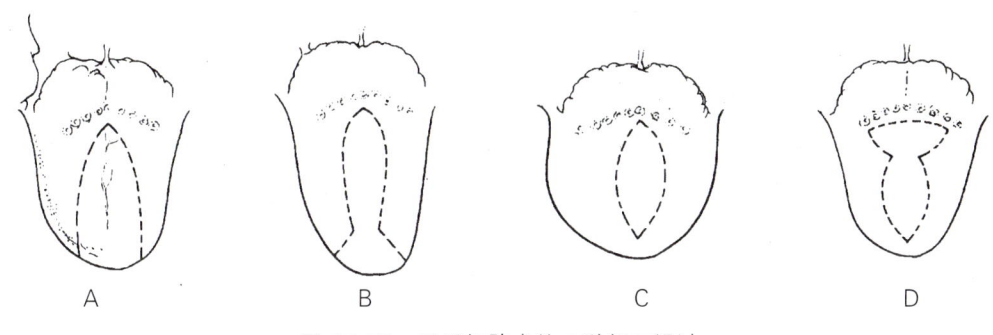

图48-72 巨舌切除术的4种切口设计

美观性外科矫治,如用硅胶内植片隆鼻改善低鼻及减轻内眦褶裂,内眦褶裂则用Z成形术矫正。眼皮外方上扬是因外眦韧带附着位置过高,可将上眼皮外三分的眼轮匝肌分离出来,与外眦韧带一同往下固定在眼眶外缘。颧骨过低也可用硅胶隆高。下唇无力下垂是Down综合征小孩的特征,长大后会改善,下唇的张力可以通过训练而有所改善;若是下唇外翻,则可以做楔状切除,尤其是合并颏部前移或以硅胶片隆颏,对外观帮助最大。

合并突眼或严重颅面发育不足的Down综合征患者可施行Le Fort Ⅲ或其他颌面骨手术。许多Down综合征患者颅面偏短,但并无脑压增加,手术最佳时机是在学龄前的4~6岁,除非是功能原因如巨舌症,可在2岁或更早手术,以期口腔发育及构音正常。其他美观目的的手术可在长大后任何时期施行。

Lemparle等(1983)研究了Down综合征患者术后父母的满意度,90%以上患者的父母认为满意及值得去做。大部分的手术仍是为Down综合征患者的父母而做,因为他们都希望自己的Down综合征子女能够看起来比较正常。

(祁佐良 穆雄铮 杨斌 韦敏 袁捷 陈昱瑞)

第九节 脑膨出症

脑膨出是颅腔内容物通过颅骨缺损向颅外的突出，根据膨出物的不同，可分为脑膜膨出（含脑膜和脑脊液）、脑膜脑膨出（含脑膜和脑组织）及脑囊性膨出（含脑膜、脑和部分脑室）。一般将上述三种类型统称为脑膨出。

脑膨出形成的真正原因尚难确定。一般认为是胚胎期间神经管闭合不全所致。其发病率有明显的地域性影响，欧洲人的发病率较低，约为每10000例成活新生儿中有1例。其他原因包括骨质发育不良、颅内压增高、肥胖、外伤、感染、肿瘤及医源性因素等。非洲和南亚为高发区，据泰国Suwanwela报道，其发病率为泰国总人口的1∶5000～1∶4000。发生部位方面，在亚洲与非洲大多位于颅腔的前部（图48-73）；在欧洲80%～90%的脑膨出位于枕后区（图48-74）；颅底部较为少见（图48-75）。本节主要叙述颅腔前部的脑膨出。

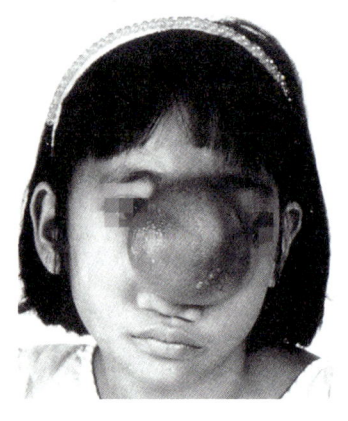
A

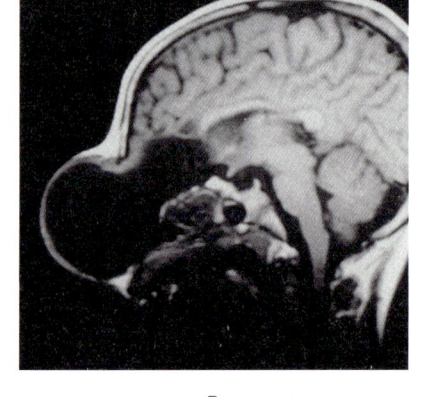
B

图48-73　额鼻筛型脑膜脑膨出

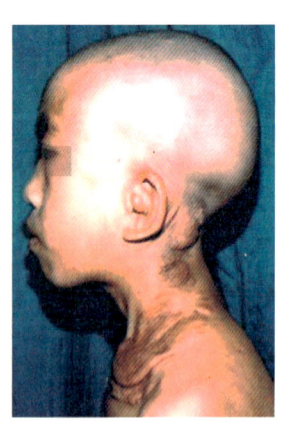
A

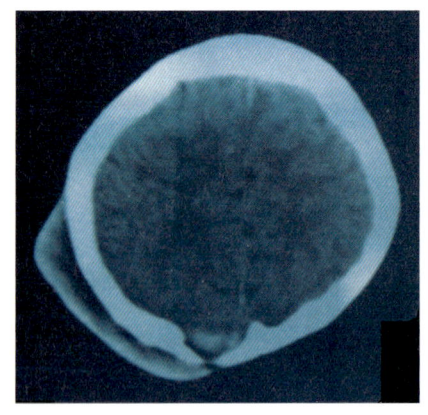
B

图48-74　枕部脑膜脑膨出

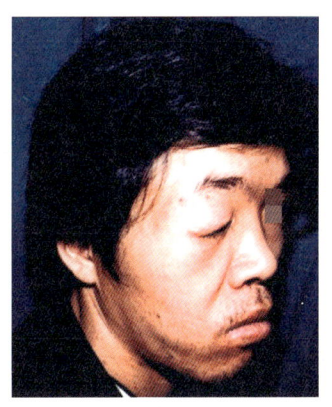

图 48-75　颅底（眶后型）脑膜脑膨出

一　前囟脑膨出

膨出囊通过两块额骨和两块顶骨之间的颅骨缺损部向颅外突起，可伴有胼周动脉向骨窗内的移位，有时伴有胼胝体缺如。应与前囟部位的先天性皮样囊肿相鉴别。

二　额间脑膨出

位于额部中线，经额缝部位的骨窗向前膨出，膨出囊基底部在鼻骨上方，鼻骨不受累，上方可并入前囟，偶尔伴有颅内异常。

三　颞部脑膨出

脑膨出在眶外缘的后面，骨缺损在翼点或侧前囟、额顶颞骨及蝶骨大翼的连接点。其发病率较低，不足全部脑膨出的1%。它可逐步扩大而影响眶外缘及外耳，有时越过颧弓影响面部。虽然有时伴有神经系统损害，但预后良好。X线及CT头颅摄片可见眶侧壁及蝶大翼骨质缺损，脑血管造影可见大脑中动脉的分支向膨出囊内疝出。颞部脑膨出的手术修复多无困难。

四　额筛脑膨出

额筛部脑膨出分为三型：鼻额型、鼻筛型和鼻眶型。颅骨缺损的内口在额骨和筛骨之间，鸡冠在内口的后缘。约50%的患者为单一的中线开口；25%为单侧开口；25%在筛板前面的两侧开口，两个开口之间有一骨板。上述三种类型都伴有不同程度的眶距增宽。三种类型脑膨出的外部表现各不相同。

脑膜膨出是额筛部脑膨出的最常见类型，而鼻额型脑膨出多为脑膜膨出。通常额筛型脑膨出的疝出脑组织是没有功能的，绝大部分患者精神及躯体发育正常。额叶脑组织常受累，同时伴有嗅球和嗅丝的疝出，额叶下部脑组织和第三脑室、前交通动脉可向前下移位于鸡冠水平，并造成视神经在视神经管后方被牵拉变形。颈内外动脉亦可向前下移位。严重者膨出囊内包含两侧额叶、大脑镰，甚至伴有大脑发育畸形，如前脑畸形、四叠体板过长、导水管呈角畸形等而造成脑积水、脑干和下视丘延长、大脑颞叶在蝶骨翼上方疝入前颅窝、胼胝体畸形、胼胝体脂肪瘤，甚至发生小脑回和无脑回畸形。有10%~20%的额筛型脑膨出伴有脑积水。畸形越严重，脑积水的发生率越高。部分脑膨出或脑膜脑膨出可伴有神经系统症状，包括癫痫发作、情感障碍、记忆力甚至言语、运动功能异常。

（一）临床表现

额筛脑膨出可为单个或两个类球形膨出物，位于眉间、鼻根部或眶部。除非个别畸形严重的患者，肿物皮肤覆盖良好，局部皮肤光滑或有皱褶和色素沉着。透光试验可呈阳性，患儿啼哭或压迫颈静脉时肿物张力增高，体积增大。肿物巨大时可影响视力并使鼻腔阻塞。

（二）辅助检查

X线头颅摄片包括颅底位摄片及断层摄片可显示颅骨缺损，边缘清晰光滑，无骨质侵蚀。鼻额型脑膨出可见V形额骨缺损，眶壁上内侧缘弓形向外移位，额骨和筛骨之间敞开，筛板下压，鼻骨与一圆形软组织影重叠。鼻筛型脑膨出表现为眶间圆形骨缺损和眶距增宽。鼻眶型脑膨出可见一侧或两侧软组织肿块，鼻骨、上颌骨额突和眶内侧壁围绕成骨缺损。筛骨水平板、筛窦、额骨和鼻骨关系正常，三维CT及CT图像再建能清楚地显示骨结构的影像，头颅CT可显示膨出囊内的组织结构、脑水肿及其他脑伴发畸形。脑池碘剂增强造影可见蛛网膜下腔及其他囊内物的延伸。磁共振成像（MRI）可极好地呈现脑组织及膨出囊的关系，更便于判断可能存在的伴发畸形，如脑积水和肿瘤等。

（三）鉴别诊断

额筛脑膨出必须与其他伴发眶距增宽的鼻根部肿块相鉴别。

1. 鼻部神经胶质瘤/神经纤维瘤　鼻根部肿块比脑膨出更坚硬，无搏动。啼哭或压迫颈静脉时肿块张力不增高，不增大，患儿眶距增宽多不明显。CT及MRI检查肿块与颅内常无联通。

2. 嗅沟脑膜瘤　发生于幼儿和少年的嗅沟脑膜瘤可致眶距增宽，X片可见前颅窝底骨质破坏，CT及MRI可发现颅内肿瘤的特征性表现（脑膜尾征）。

3. 先天性皮样囊肿/表皮样囊肿　两者多发生在枕部，少数位于额部中线附近，局部稍隆起。皮样囊肿常有一皮窦，内有长毛，皮窦通过窦道与颅内皮样囊肿联通，除局部损害之外，常伴有神经系统症状。表皮样囊肿则多为颅内硬膜下先天性肿瘤，病程较长且具有隐匿性，一般为颅神经系统症状或癫痫发病。头颅X线摄片、CT及MRI均有助于诊断。

4. 颅骨骨膜窦　是一种病因不一的病变，发生在额部时，在头皮下有一个可压缩的软性肿物，无搏动。有的患者局部有小的血管瘤、毛细血管扩张和血管痣。啼哭或压迫颈静脉时肿块增大。头颅片可见局部有大小不等的骨孔，脑血管造影时可在静脉发现病变。局部穿刺造影可见上矢状窦与肿物同时充盈。

（四）手术治疗

大多数脑膨出皮肤覆盖良好，手术是选择性的。术前应周密计划，尤其是有脑膨出的癫痫患者，术前需行脑电图及脑电地形图检查，并予以预防癫痫治疗。手术应由有经验的颅面外科手术组施行。手术原则上要求达到三个目的：消除膨出囊、成功地修补硬脑膜和骨性缺损、纠正颅面畸形。为达到上述目的，颅面外科手术矫治是处理额筛型脑膨出最现代和最理想的方法。传统方法无论是颅内还是颅外径路均无法达到上述三个目的。

膨出囊的切除应从颅内和颅外径路进行，如果可能，应将膨出的脑组织回纳入颅腔。如果认为膨出的脑组织已丧失功能，有明显的机化和粘连，退回颅腔是困难的，勉强为之不仅会影响颅内正常脑组织的功能，而且使硬脑膜张力过高，不易修补，增加术后脑脊液漏的机会，在这种情况下，在囊颈部切除脑组织是较安全的。离断的脑组织予以切除时硬膜囊应仔细分离，尽可能多保留囊颈的硬脑膜以便于缝合。脑组织离断面务求彻底止血，以防止发生颅内血肿。严密的硬脑膜缝合是手术成功的关键之一，硬脑膜的缝合张力不能太高，针距要小，要求达到不漏水的程度。提倡必要时使用自体硬脑膜修补材料，如大脑镰、颞肌筋膜等，必要时可采用合成材料修复脑膜。精心设计的带蒂颞肌-骨膜瓣取材方便，密封性能好，有较强的抗感染能力。如处理不善，脑膨出有复发的倾向。颅骨缺损的修补材料可取自颅骨的颞下部，经验证明对婴儿或儿童来说颞下部作为供骨部位后，颅骨的再生很快。颅骨外板、肋骨或髂骨等自体材料亦常常被采用。谨慎应用人工修补材料，尤其是儿童患者。

面部畸形的纠正参考第十五章眶距增宽症的手术治疗。

除脑积水外，其他颅内伴发畸形不是手术指征，如果脑积水症状明显，应在脑膨出处理之前先期行脑脊液分流术。

五 颅底脑膨出

颅底脑膨出包括蝶眶型（或眶后型）、蝶颌型和鼻咽型（经筛型、蝶筛型和经蝶型），其发病率不足脑膨出患者总数的5%。其分类的主要依据仍然是颅骨缺损的部位。颅底脑膨出可伴有眼部畸形，如视乳头扩大、小眼畸形和视神经萎缩等（见图48-75）。脑部的伴发畸形有胼胝体发育不良。曾有伴发垂体功能不足的报道。

（一）临床表现

颅底脑膨出可以没有任何外部表现，多有鼻梁较宽，偶尔表现为眶距增宽和两颞部稍降低。蝶眶型有单侧搏动性突眼。鼻腔内或鼻咽部的膨出囊会造成呼吸道受阻及异常呼吸声，常有呼吸道感染及流涕。偶尔发生脑脊液漏并可能导致颅内感染。误诊为鼻息肉的例子并不少见。活检是造成脑脊液漏的主要原因。

鼻咽部检查对诊断鼻咽型脑膨出是重要的。鼻腔内膨出囊位于中鼻甲内侧近鼻中隔处，表面鼻黏膜覆盖良好，而鼻息肉多在中鼻甲外侧且有一个明显的蒂部，探子可沿息肉的内外两侧到达蒂部。脑膨出基底宽阔，与鼻中隔关系密切，并可随呼吸及心跳同步搏动。压迫颈静脉可见肿块扩大（Furstenberg氏征）。由于婴儿和儿童很少发生鼻息肉，因此对这个年龄组的病孩应更多考虑脑膨出的可能。

（二）辅助检查

常规行头颅X线摄片，包括颅底摄片及前颅窝断层片，以显示脑膨出对鼻部的影响。筛骨、蝶筛和蝶窦区可见颅骨缺损。在鼻内或咽部可见肿块。视神经孔位摄片对蝶眶型和蝶颌型有诊断意义，膨出囊可导致视神经孔、眶上裂或眶下裂扩大。三维CT可显示颅骨缺损的确切部位和有关骨结构的相互关系。颅底薄层扫描CT及MRI对评价颅底结构、肿块内容物性质、脑积水伴发畸形很有价值，利用MRI检查可排除其他肿瘤等疾病。

（三）手术治疗

颅底脑膨出如不伴有面部畸形（如眶距增宽），一般应采用颅内手术，部分可采用内镜辅助下手术治疗。膨出囊的处理、硬脑膜及颅骨缺损的修补原则与额筛型脑膨出相同。但颅底偏后的脑膨出，如经蝶型和部分蝶筛型，采用手术治疗时应慎重（可能是手术治疗的反指征），因为疝出内容物可能包括颈动脉、大脑前动脉、垂体、下丘脑、视神经和视交叉以及第三脑室的前部，勉强作颅内修补不仅操作困难，而且可能造成术后死亡，所以术前MRI检查成为必需。蝶眶型和蝶颌型脑膨出宜采用额颞入路，以便更容易暴露膨出囊颈。值得指出的是，术中尤其要注意预防感染，避免脑脊液漏。

（吴震　肖新如　穆雄铮　丁美修　张涤生）

参考文献

[1] McCarthy J G. Plastic surgery: vol 4[M]. Philadelphia: W. B. Saunders Company, 1990: 3013.

[2] Shillito J Jr, Matson D D. Craniosynostosis: a review of 519 surgical patients[J]. Pediatrics, 1968, 41(4): 829-853.

[3] McDowell F. The source book of plastic surgery[M]. Baltimore: Williams & Wilkins Company, 1977: 360-377.

[4] Gillies H. The principle and art of plastic surgery[M]. London: Batterworth Publisher Ltd., 1957: 551-553.

[5] Steinhäuser E W. Historical development of orthognathic surgery[J]. J Craniomaxillofac Surg, 1996, 24(4): 195-204.

[6] Jackson I T, Munro I R, Salyer K E, et al. Atlas of craniomaxillofacial surgery[M]. St. Louis: C. V. Mosby Company, 1982.

[7] Tessier P. The definitive plastic surgical treatment of the severe facial deformities of craniofacial dysostosis. Crouzon's and Apert's diseases[J]. Plast Reconstr Surg, 1971, 48(5): 419-442.

[8] Tessier P. Experiences in the treatment of orbital hypertelorism[J]. Plast Reconstr Surg, 1974, 53(1): 1-18.

[9] Converse J M, Wood-Smith D, McCarthy J G, et al. Craniofacial surgery[J]. Clin Plast Surg, 1974, 1(3): 499-557.

[10] Whitaker L A, Munro I R, Jackson I T, et al. Problems in cranio-facial surgery[J]. J Maxillofac Surg, 1976, 4(3): 131-136.

[11] 张涤生, 王德昭, 卫莲郡, 等. 眶距增宽症的外科治疗[J]. 上海第二医学院学报, 1982, S1: 32-35.

[12] 邱蔚六, 刘善学, 何荣根, 等. 颅颌面联合切除术治疗晚期颌面部恶性肿瘤初步报告[J]. 中华口腔科杂志, 1979, 14(4): 197-201.

[13] 何钟麒, 赵福运, 马大权, 等. 中颅凹底-下颌骨联合切除术(附2例报告)[J]. 中华口腔科杂志, 1981, 16(1): 28-31.

[14] 王模堂, 王大章, 温玉明, 等. 颅颌面联合切除手术的初步体会(摘要)[J]. 医学研究通讯, 1982, (4): 94-96.

[15] 杨斌, 张涤生, 冯胜之. 颅面外科计算机辅助手术系统技术进展及应用[J]. 中华整形烧伤外科杂志, 1999, 15(2): 148-150.

[16] 杨斌, 张涤生, 李晶, 等. 颅面结构立体可视化和颅面整形手术仿真模拟的研究[J]. 中华医学美容杂志, 2001, 7(2): 79-82.

[17] 杨斌, 穆雄铮, 冯胜之. 美容颅面外科进展[J]. 中华医学美容杂志, 2000, 6(3): 163-164.

[18] Warbrick J G. The early development of the nasal cavity and upper lip in the human embryo[J]. J Anat, 1960, 94(Pt 3): 351-362.

[19] Stark R B, Ehrmann N A. The development of the center of the face with particular reference to surgical correction of bilateral cleft lip[J]. Plast Reconstr Surg Transplant Bull, 1958, 21(3): 177-192.

[20] McKenzie J, Craig J. Mandibulo-facial dysostosis (Treacher-Collins syndrome)[J]. Arch Dis Child, 1955, 30(152): 391-395.

[21] Poswillo D. The pathogenesis of Treacher Collins syndrome (mandibulofacial dysostosis)[J]. Br J Oral Surg, 1975, 13(1): 1-26.

[22] Johnston M C. Facial malformation in chick embryos resulting from removal of neural crest[J]. J Dental Res, 1964, 43: 822.

[23] Lockhard R D. Variations coibncident with congenital absence of the zygoma (zygomatic process of temporal bone)[J]. J Anat, 1929, 63(Pt 2): 233-236.

[24] Braithwaite F, Watson J. A report on three unusual cleft lips[J]. Br J Plast Surg, 1949, 2(1): 38-49.

[25] Tessier P. Anatomical classification of facial, cranio-facial and lateral-facial clefts[J]. J Maxillofac Surg, 1976,

4(2):69-92.

[26] Lin K Y,Ogle R C,Jane J A. Craniofacial surgery[M]. Philadelphia:W. B. Saunders Company,2002:3-38.

[27] 张涤生. 颅面外科学[M]. 上海:上海科学技术出版社,1997:15-25.

[28] Steinberger D, Vriend G, Mulliken J B, et al. The mutations in FGFR2-associated craniosynostoses are clustered in five structural elements of immunoglobulin-like domain III of the receptor[J]. Hum Genet, 1998,102(2):145-150.

[29] Cohen M M Jr. Syndromology: an updated conceptual overview: III. Syndrome delineation[J]. Int J Oral Maxillofac Surg,1989,18(5):281-285.

[30] Posnick J C. Craniofacial and maxillofacial surgery in children and young adults[M]. Philadelphia: W. B. Saunders Company,2000:80.

[31] Cohen M M Jr. Perspectives on craniofacial asymmetry. I. The biology of asymmetry[J]. Int J Oral Maxillofac Surg,1995,24(1 Pt 1):2-7.

[32] Reardon W, Winter R M, Rutland P, et al. Mutations in the fibroblast growth factor receptor 2 gene cause Crouzon syndrome[J]. Nat Genet,1994,8(1):98-103.

[33] Van der Meulen J C,Vaandrager J M. Facial clefts[J]. World J Surg,1989,13(4):373-383.

[34] Pfeifer G. Craniofacial abnormalities and clefts of the lip, alveolus and palate[M]. Geneva:Thieme Medical Publishers Inc,1991:27-40.

[35] Mazzola R F,Mazzola I C. Facial clefts and facial dysplasia: revisiting the classification[J]. J Craniofac Surg, 2014,25(1):26-34.

[36] David D J,Moore M H,Cooter R D. Tessier clefts revisited with a third dimension[J]. Cleft Palate J,1989, 26(3):163-185.

[37] Armstrong A P, Waterhouse N. Tessier 30 median mandibular cleft: case report and literature review[J]. Br J Plast Surg,1996,49(8):536-538.

[38] Shewmake K B, Kawamoto H K Jr. Congenital clefts of the nose: principles of surgical management[J]. Cleft Palate Craniofac J,1992,29(6):531-539.

[39] Longaker M T,Siebert J W. Microsurgical correction of facial contour in congenital craniofacial malformations: the marriage of hard and soft tissue[J]. Plast Reconstr Surg,1996,98(6):942-950.

[40] Menard R M,Moore M H,David D J. Tissue expansion in the reconstruction of Tessier craniofacial clefts: a series of 17 patients[J]. Plast Reconstr Surg,1999,103(3):779-786.

[41] Versnel S L,Wolvius E B,van Adrichem L N,et al. Distraction assisted treatment of a unilateral complex facial cleft[J]. Int J Oral Maxillofac Surg,2009,38(7):790-794.

第四十九章
进行性半侧颜面萎缩

进行性半侧颜面萎缩（progressive hemifacial atrophy，PHA）又称 Romberg 病或 Parry-Romberg 综合征（Parry-Romberg syndrome，PRS），是一种以一侧面部皮肤和软组织进行性萎缩为特点的后天获得性疾病。该病还可累及面部肌肉、软骨及骨结构，甚至累及四肢及躯干部。PHA 由 Parry 于 1825 年首次报道；1846 年，Romberg 对该病进行了详细的描述，故又称 Romberg 病；Enlenburg 于 1871 年将该病正式命名为进行性半侧颜面萎缩。该病病因不明，与头面部线性硬皮病（线性硬皮病类军刀伤）很难区分。该病绝大多数为散发，好发于 20 岁之前。因 PHA 病因尚未明确，目前无法针对病因进行治疗。

一、病因假说及组织学表现

PHA 的病理机制尚不清楚，病因假说较多，可能与自身免疫、神经、血管、创伤、感染以及脂肪代谢紊乱等多种因素有关。

神经学说：PHA 患者的很多临床表现都提示该病病因可能与神经有关。患者面部萎缩的区域与三叉神经表皮分布区域重叠，约 95% 的患者为单侧病变，病灶极少数会越过中线。一些 PHA 患者的病灶区域曾有三叉神经炎和神经痛发作，组织学也表明疾病累及区域皮肤内神经血管束周围存在淋巴细胞的浸润。虽然大多数患者没有面部感觉障碍、交感及副交感神经功能障碍，但有些患者有面神经麻痹、眼球运动神经麻痹和视神经炎等病史。

另一个神经系统假说是交感神经功能障碍，尤其是颈上神经节炎症会导致 PHA 症状出现。Resende 等切除兔、猫、狗的颈上交感神经节 30 天后发现，实验动物出现了 PHA 相关临床症状，包括半面萎缩伴轻微骨萎缩、局部脱发、眼球内陷、角膜炎等。Cory 等发现人颈交感神经切除后 PHA 症状不再进展，因此认为头面部发育完全后施行交感神经切除术可明显改善 PHA 症状。目前仍不清楚交感神经功能障碍是功能亢进还是减退。

PHA 还累及中枢神经系统，这一点被很多临床症状、影像学及脑脊液检查所证实。8%～20% 的 PHA 患者有中枢神经系统累及症状，包括癫痫、慢性头痛以及视神经炎等，但鲜有神经精神症状、智力减退及脑卒中等症状。Kister 等通过对 49 个有中枢神经系统症状的患者进行观察发现，约 63% 的患者存在脑萎缩及钙化，MRI 示多发或弥散性脑组织损伤，脑脊液检查有炎症表现。脑组织活检示血管周围存在淋巴细胞浸润，并伴有血管内膜增厚或透明样变。

此外，相关病因假说还包括创伤学说、感染学说、自身免疫系统紊乱学说及遗传基因学说等。

组织学检查可见 PHA 表皮、皮下组织、皮肤附件、血管及毛囊等出现萎缩现象。萎缩组织淋巴细胞炎症浸润，脂肪组织慢性炎症和瘢痕形成；电镜下可见血管内皮退行性改变。病变累及神经系统时，可出现软脑膜纤维化、微血管畸形，并在血管周围出现淋巴细胞浸润和胶质细胞增生等。

二 临床表现

由于PHA与头面部线性硬皮病（linear scleroderma en coup de sabre，LSCS）很难鉴别，所以确切流行病学数据不详，估计发病率约为5/1 000 000，患病率约为8/100 000。PHA好发于20岁之前，中位发病年龄为10岁，女性、男性发病比约为1.5：1。绝大多数为散发病例，也有一些家族性病例报道。该病发病后呈慢性进展，经过2~20年后进入稳定期。病变主要累及一侧面部的皮肤、皮下组织、肌肉、软骨及相关骨组织，造成这些组织不同程度的萎缩，其中以皮下组织和结缔组织受累最为明显。

（一）皮肤及软组织症状

皮肤颜色改变是PHA早期最常见的症状。最初的色素沉着为青紫样或红斑样，为疾病炎症活跃的表现，常被误认为擦伤后的淤青。随后颜色消退，皮损转变为褐色或色素减退型斑块。这些皮损沿三叉神经分布区域特异性分布，其中以三叉神经第1支区域为多。随后疾病会导致皮肤纤维化或萎缩，在额面部形成线性凹痕，称为"类军刀伤"，常被认为是一种与LSCS重叠的症状。

皮肤及软组织的萎缩常从同侧颊部、唇部、额部或眶下部开始，逐渐延伸到一侧颜面的全部皮肤及皮下组织，甚至颈部、臂内侧及股内侧皮肤。部分患者累及同侧肢体，累及同侧躯干者少见。受影响的区域可出现皮肤变薄、干燥、硬结、色素沉着或色素脱失以及瘢痕性脱发等，还可能发生口内组织的舌偏侧萎缩，如同侧涎腺萎缩、同侧舌萎缩及咀嚼咬合功能异常。

（二）肌肉、骨骼及口腔症状

PHA累及面部肌肉时可造成肌肉变薄，但功能多能保留。骨骼发育不良与发病年龄密切相关。疾病累及上下颌骨及牙周时会造成相应部位不同程度的萎缩，尤其是在幼年发病的患者中，可影响患侧骨骼及齿列的正常发育，造成严重外观畸形，甚至发音障碍及呼吸困难。病变累及牙齿时，可造成牙根萎缩，牙齿延迟萌出或缺失等；牙齿的异常程度也可作为PHA发病年龄的依据。成年期发病时畸形相对不明显，可通过CT等影像学判断是否存在面部不对称。

（三）神经病学症状

约15%的PHA患者会有神经病学的表现。神经病学症状是该病最常见的系统累及症状，以至于一些研究者提议将PHA视作一种神经皮肤综合征。神经症状以癫痫最为常见，其他的包括偏头痛、偏瘫、Horner综合征、脑萎缩、脑血管畸形、脑内微小出血及三叉神经痛等。MRI示大脑常见异常T2高信号、脑实质钙化和萎缩等。脑萎缩范围可与面部萎缩范围对应，也可呈脑半球弥散性萎缩。脑损伤和表皮病变严重程度无相关性。

（四）眼部症状

10%~40%的患者伴有眼部症状，其中以眶部脂肪萎缩导致的眼球内陷最为常见，动眼神经等受累或瘫痪可能引起斜视、复视、Duane综合征等。此外，PHA累及眼部还可能导致眼睑萎缩、上睑下垂、玻璃体炎、青光眼、视网膜炎等。

三 实验室检查及预后指标

研究认为早期的炎症标志物检查对疾病的活跃度评估作用有限，大约只有10%的患者出现白细胞升高，20%的患者可有红细胞沉降率（ESR）升高。40%~50%的病例可出现抗核抗体

（ANA）阳性，一些特异性抗体包括抗ssDNA、抗dsDNA、抗组蛋白和抗Scl-70抗体也可呈阳性，但这些抗体与疾病是否活动无对应关系。研究表明，抗ssDNA抗体和抗组蛋白抗体与疾病严重程度和累及面积有对应关系。骨骼累及的预后与发病年龄有关，Pensler等发现年龄低于10岁是骨发育不良的一个重要危险因素。

四 鉴别诊断

根据半侧面部组织萎缩的临床表现和体征，结合病史及三维CT表现等可做出PHA诊断，颅脑MRI及实验室检查可辅助诊断。PHA需要与以下疾病进行鉴别：LSCS，半面短小症，儿童放疗所致面部骨骼发育障碍以及各类脂肪萎缩疾病等。

头面部的线性硬皮病被称为线性硬皮病类军刀伤，是一种病因未明，局限性累及额颞区域，造成皮肤硬化的疾病。PHA与LSCS在发病年龄、病程进展、相关病因假说、中枢神经及眼部症状等诸多方面均有重叠。有报道在LSCS中，合并有PHA的比例为36.6%~53.6%。两者至今尚无明确的鉴别标准，以至于很多人认为它们是同一种疾病的两种亚型。通常PHA累及部位更广泛，可达整侧面部，而且少有炎症前驱表现，病变的皮肤多柔软菲薄，少有皮肤硬化和毛发脱落表现，而且可累及皮下肌肉、骨骼及腺体、舌部等。而LSCS病变局限于眉弓水平上的额颞区域，多有前驱炎症反应，皮肤表现为硬化、光滑、缺少毛发等，累及深度大多数不超过皮下组织。

半面短小症是先天的单侧或双侧颜面组织发育不全，以下颌骨和上颌骨发育不良为主要特征，而且发病于幼年时期，常有面裂和耳郭畸形的典型症状。PHA为后天获得性疾病。儿童放疗所致面部骨骼发育障碍有放射治疗病史可供鉴别。其他类型的脂肪萎缩病变部位多不局限于面部，如儿童早衰症等先天性疾病或甲亢等内分泌系统疾病，都可依据不同临床表现及相关检查进行鉴别。

五 治疗

PHA的病因尚未明确，因此目前的治疗主要是通过对症处理，最大限度地恢复和重塑面部轮廓形态和功能，纠正面部不对称等畸形。主要以手术重建或微创填充为主，保守治疗如抗炎、免疫、理疗等仅能使病情缓解。

（一）免疫抑制剂

当PHA病变区域皮肤出现红或青紫斑块、硬结、异常色素沉着、表皮增厚或纤维化以及类军刀伤样病损时，可考虑使用免疫抑制剂。研究表明，使用皮质激素联合氨甲蝶呤、环磷酰胺等可以阻断疾病进程并逆转病损组织；可以使色素沉着的皮肤颜色变得更接近肤色，使硬化皮肤变软；还可以改善皮下萎缩程度，使脱发区毛发生长、舌萎缩得到缓解等。很多神经症状如癫痫、视神经炎等也能通过免疫抑制剂得到改善。使用3~5年的免疫抑制剂使临床症状稳定后可以停止给药。通常观察1年后，如未复发可考虑后续重建治疗。

（二）非手术填充

对于轻微面部软组织萎缩的患者，可以使用填充技术改善面部轮廓。使用异体填充剂可以很好地改善面部轮廓且无供区损伤，却存在局部排异、血清肿、包膜形成、感染及膨出等并发症。如以前使用的液体硅胶、羟基磷酸石玻璃粉、玻尿酸等，由于并发症严重或维持时间过短，现多已不再使用。现常使用自体游离脂肪移植作为填充材料，其优点在于性价比较好、操作简单、没有发生排异反应的危险。但自体脂肪存在吸收的情况，一般需要进行多次治疗，且不适合过瘦或多数重度萎缩的患者（图49-1～图49-3）。

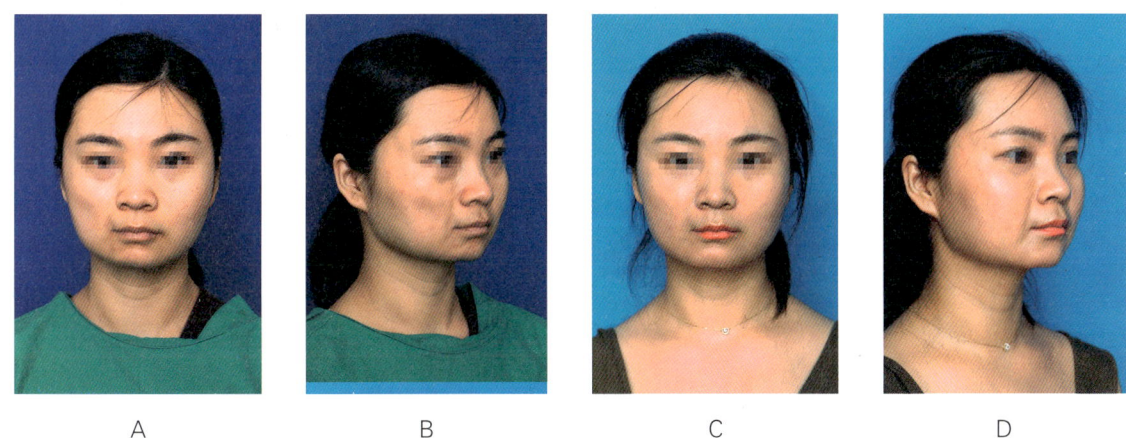

图 49-1　自体游离脂肪移植治疗半侧颜面萎缩
A、B. 患者中下面部软组织进行性萎缩 8 年　C、D. 自体脂肪中下面部填充后 3 个月，总填充量 34ml

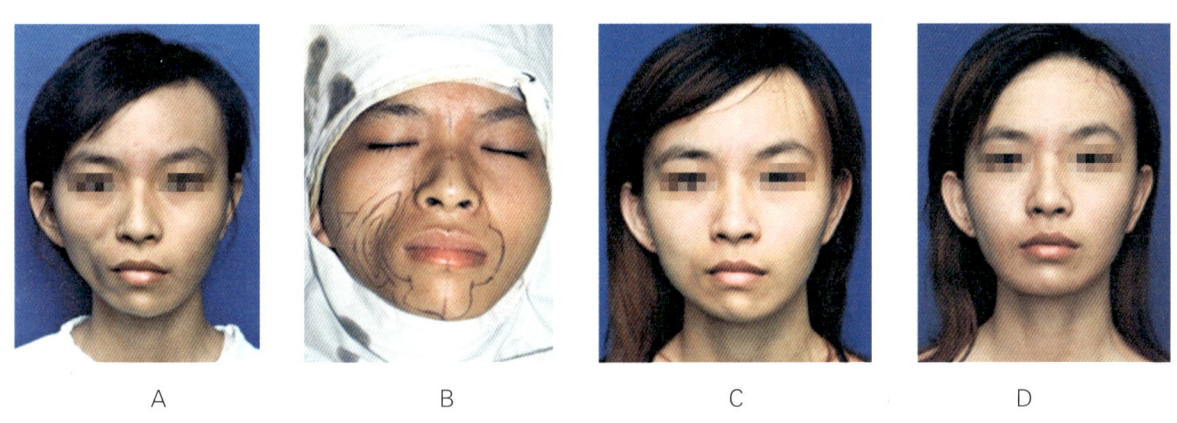

图 49-2　自体游离脂肪移植治疗半侧颜面萎缩
A. 术前　B. 术中　C. 第一次注射后 3 个月　D. 第二次脂肪移植后

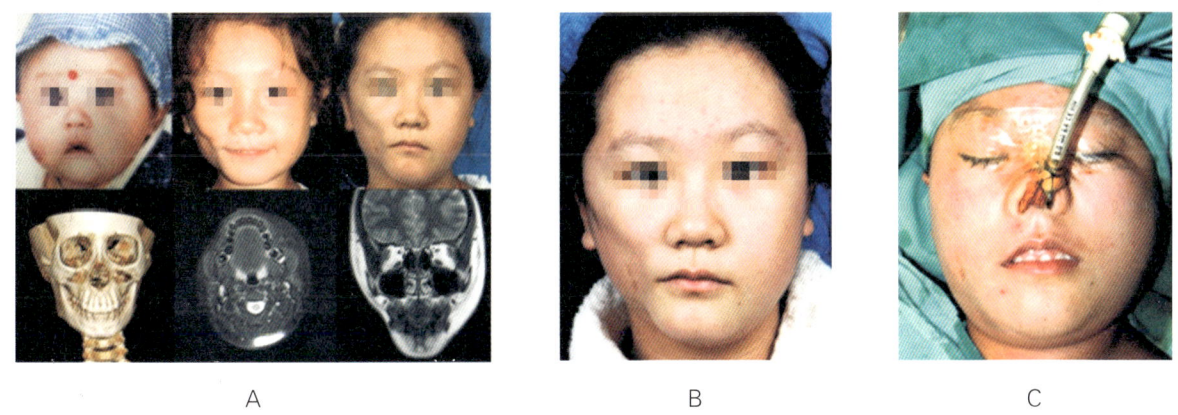

图 49-3　自体游离脂肪移植治疗平阳霉素注射治疗婴幼儿血管瘤导致的医源性半面萎缩
A. 注射治疗的后果　B. 手术前　C. 脂肪移植术中

(三) 手术重建

通过手术进行颜面部重建是目前PHA最主要的治疗手段。Inigo将进行性半侧颜面萎缩的严重程度分为三度：①轻度。仅在三叉神经一支分部区域的皮肤和皮下组织萎缩，骨组织不受影响。②中度。两支三叉神经的分布区域受影响，骨组织不受影响。③重度。三叉神经所有三支的区域均受影响或骨组织受影响。手术方案可根据面部萎缩的严重程度和具体情况灵活选择。大多数学者建议在疾病静止期后手术，以病情稳定1~2年后为宜，以避免复发。

1. 骨骼重建　对畸形严重的患者，当皮下组织几乎完全萎缩时，早期行游离组织移植能防止或减轻表面皮肤的萎缩或继发骨组织的耗损。如果有可修复的骨畸形存在，应先行骨骼的重建修复。骨骼重建可使用自体骨移植或正颌手术。自体骨一般来自第7~9肋的肋骨和肋软骨，以及髂骨的髂嵴。由于自体骨来源有限，可用生物相容性好的人工材料替代。同时对于口腔畸形患者可行相关畸形矫正手术。

2. 软组织重建　对于半侧颜面严重萎缩而无法行脂肪颗粒注射充填的患者，可采用吻合血管的带蒂或游离的组织瓣进行移植充填（图49-4）。1979年，Wallace最先报道了吻合血管的大网膜游离移植修复半侧颜面萎缩，但此方法创伤较大且需多次手术固定。随着整复外科的发展，各种带蒂或游离组织瓣被用于软组织重建，主要包括肩胛真皮脂肪瓣、股前外侧筋膜脂肪瓣、腹股沟皮瓣、背阔肌瓣、颞浅筋膜瓣等。此外，帽状腱膜瓣、额肌瓣也可用于矫正PHA额部凹陷。游离组织瓣移植后往往外观比较臃肿、下垂，需要二期修整。二期修整最好在术后6个月以后进行，修整包括软组织修整及重新悬吊、脂肪抽吸及脂肪颗粒注射填充等。对于小的凹陷畸形可以进行自体筋膜-脂肪或真皮-脂肪游离移植填充，或使用膨体、硅胶等人工材料进行填充。

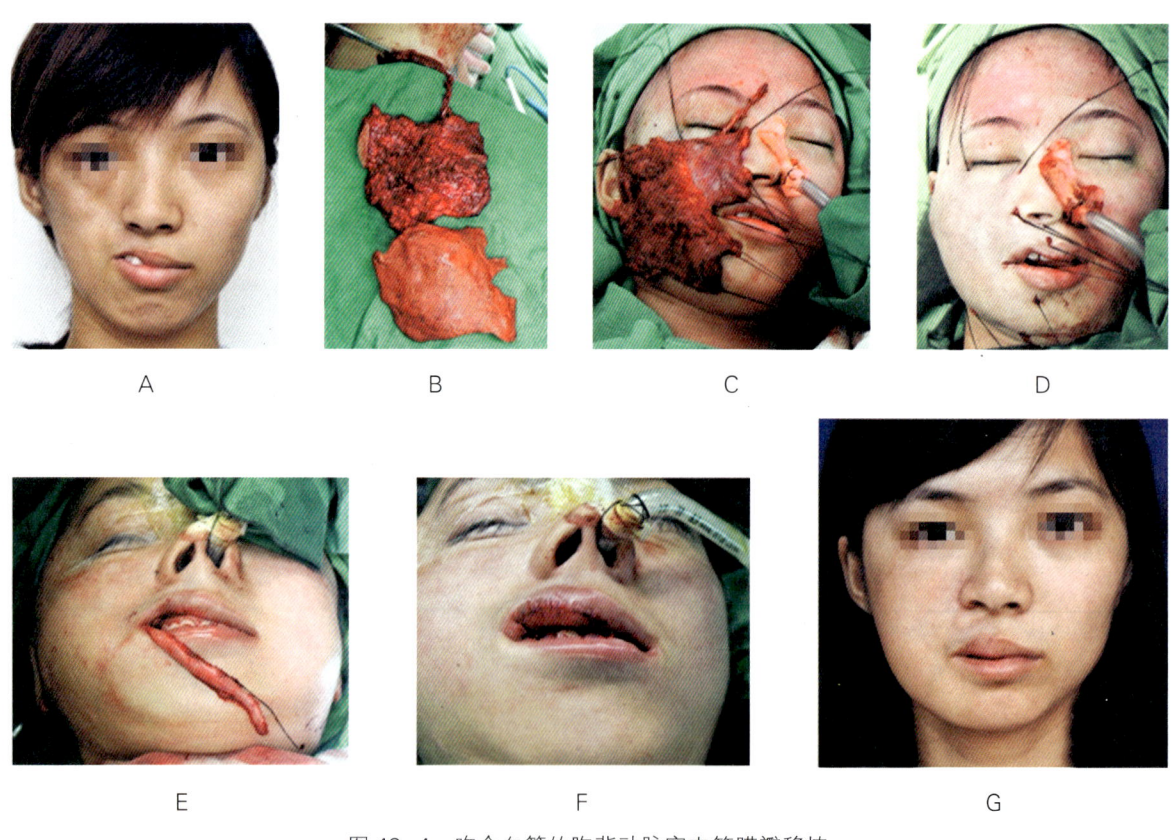

图49-4　吻合血管的胸背动脉穿支筋膜瓣移植
A. 手术前　B~D. 手术中　E、F. 下唇单蒂唇动脉岛状黏膜瓣　G. 手术后

3. 上海九院经验举例　上海第九人民医院收治的半侧颜面萎缩患者从1961年起至今超过百

例。半侧颜面萎缩常常在少年时期即被发现，由于至今对该病认识不足，医师们常常愿意选择在青年时期或18岁后才考虑做面部畸形手术矫正。在早期可选择内科治疗和多次颗粒脂肪注射，以及相关防止病情发展，促进局部组织生长、再生的治疗。面部畸形矫正是基本决策。

（1）术前评估：包括畸形、缺损的物理检查评估，影像测量记录评估以及三维CT检测，并以反求对侧的三维打印，制造出面部畸形缺损的三维模型作为治疗参考，在没有三维打印的条件下，可用印模胶等依对侧塑形而缩短术中的取瓣等难度，缩短手术时间。

该疾病的治疗不是根治性的，而且治疗效果很难达到完美，治疗前医患双方要深入沟通，并签署相关认知、术后效果不能达到完全正常结果免罚的文件。

半侧颜面萎缩分型：①轻型。早期轻型病例一侧面部皮肤色素沉着，皮肤及皮下组织轻度萎缩，面部畸形较轻。②中型。面部皮肤重度色素沉着，伴有面部广泛区域皮肤、皮下组织、肌肉严重萎缩。③重型。伴有骨结构萎缩和发育不良，相应选择不同的术式。

（2）手术治疗：轻型以颗粒脂肪注射，反复多次，既增加了面部皮下脂肪容积，又可能带有干细胞及相关生长因子注入，使局部萎缩状况得到改善。

中型：采取脂肪组织游离移植，但移植数量有限，多采用吻合血管的真皮皮下脂肪移植矫正畸形。1974年曾采用高温下硫化的泡沫硅橡胶块移植填充及以后曾采用PTFE等移植填充，远期效果不佳。大网膜吻合血管移植是曾被应用的术式，并取得一定疗效，但是要进行腹腔切取大网膜。也曾应用去皮肤的背阔肌皮瓣游离移植，和脐旁皮瓣、股前外侧皮瓣等去除皮肤的带血管筋膜脂肪移植充填。还曾采取颞浅筋膜和其动静脉血管载体逆向转移到患侧面部皮下，在颞浅筋膜血管载体的浅层和深层移植薄片不吻合血管的脂肪块，企图借助颞浅筋膜血管载体，帮助游离脂肪快速成活，该术式被称为"三明治"脂肪移植，有一定疗效，优点是不用显微吻合。

重型：1984年起曾采用肋骨游离移植加桡动脉前臂皮瓣吻合血管移植矫正重型半侧颜面萎缩畸形，手术效果医患双方均较满意。该案例由中国、澳大利亚医师合作设计和操作完成，肋骨移植由David D.完成，前臂皮瓣游离移植及面部萎缩畸形矫正由王炜完成，张涤生参与手术设计，这是早期典型的颅颌面外科技术与显微外科技术联合使用的方案。

六 小结

PHA累及范围可从浅表到半侧面部的全层，至今病因未明。治疗主要针对面部萎缩及凹陷畸形进行轮廓纠正及功能重建。根据病灶累及范围及程度，可采取免疫抑制剂、填充剂、软组织及骨骼重建等不同的治疗手段。各种治疗方法均有其优缺点，术前详细评估畸形程度及病变范围，综合不同治疗方法，制订个性化治疗方案才能取得较好的治疗效果。随着SVF辅助脂肪移植技术、新型生物材料及3D打印技术的应用，综合治疗已经成为PHA治疗的趋势。

（林晓曦　邹运　王炜）

参考文献

[1] Neligan P C. Plastic surgery[M]. 3rd ed. New York: Elsevier Saunders, 2013.
[2] 高寿松, 滕利, 张智勇, 等. 股前外侧脂肪筋膜瓣经和血管吻合游离移植修复面部凹陷畸形[J]. 中华整形外科杂志, 2010, 26(2): 81-85.
[3] 石岩, 高建华. 进行性半侧颜面萎缩治疗进展[J]. 中国修复重建外科杂志, 2014, 28(5): 654-658.
[4] McCarthy J G. Plastic surgery[M]. Philadelphia: W. B. Saunders, 1990: 3135-3143.

[5] Broadbent T R. Transactions of the third international congress of plastic surgery[M]. Amsterdam: Excerpta Medica, 1964.

[6] Resende L A, Dal Pai V, Alves A. Experimental study of progressive facial hemiatrophy: effects of cervical sympathectomy in animals[J]. Rev Neurol(Paris), 1991, 147(8-9): 609-611.

[7] Cory R C, Clayman D A, Faillace W J, et al. Clinical and radiologic findings in progressive facial hemiatrophy (Parry-Romberg syndrome)[J]. AJNR Am J Neuroradiol, 1997, 18(4): 751-757.

[8] Pensler J M, Murphy G F, Mulliken J B. Clinical and ultrastructural studies of Romberg's hemifacial atrophy[J]. Plast Reconstr Surg, 1990, 85(5): 669-676.

[9] Beasley R W, Aston S J, Bartlett S P, et al. Grabb and Smith's plastic surgery[M]. 6th ed. Philadelphia: Lippincott Williams & Wilkins, 2006.

[10] Kister I, Inglese M, Laxer R M, et al. Neurologic manifestations of localized scleroderma: a case report and literature review[J]. Neurology, 2008, 71(19): 1538-1545.

[11] Arkachaisri T, Fertig N, Pino S, et al. Serum autoantibodies and their clinical associations in patients with childhood-and adult-onset linear scleroderma. A single-center study[J]. J Rheumatol, 2008, 35(12): 2439-2444.

第五十章 眶颧外科概论

第一节 概述

眶颧位于面中1/3，是构成面部轮廓形态美学及功能的主要区域。该区域包括七块骨头：颧骨、额骨、上颌骨、蝶骨、泪骨、筛骨和腭骨，比邻上颌窦、筛窦、额窦和鼻腔。损伤不仅涉及外形损害，更影响面部眼、鼻、口腔的功能。眶区整复是面部重建中最具有挑战性的工作。创伤和肿瘤是造成眶骨缺损畸形的主要原因。随着现代影像学技术、计算机图像处理技术、颅面外科、内镜技术、新的植入材料和坚固内固定技术等的进步以及多学科综合治疗理念等的出现，眶颧缺损畸形的诊断和治疗有了很大的发展。

第二节 眶颧外科解剖

眶颧区比邻关系复杂，结构精细，故处理难度较大，微小的失误都会给患者造成较大的痛苦，需要精确解剖复位再造和功能重建。

眶的解剖形态的准确恢复：眶的形状复杂，大致呈圆锥形；眶顶壁前部凹陷，凹陷最明显处距离眶缘1.5cm，相当于眼球的"赤道部"；眶内壁近乎垂直，底部稍向外倾斜；眶底近眶缘处凹陷而在眼球"赤道"后方眶底相对凸起，两者相差可达3mm，前后倾斜30°，外内倾斜45°。眶底的后内部相对凸起的结构对支撑眼球位置起很重要的作用。

眼球位置的变化是眶疾病（如创伤、眶内肿瘤等）的一个重要和常见的临床体征，也是治疗措施及疗效评估的重要指标。眼球的位置取决于眼球、眶软组织和眶骨相互之间的复杂关系。眼球悬吊于软组织之内，由走行于眶骨壁之间大小不一的索状韧带维系。眼球的移位，见于甲状腺眼病、眶内肿瘤和颅面创伤等。移位可以是多方向的，取决于刺激因素的位置。如眶内不同部位的肿瘤，其生长、挤占导致眼球移位的方向是不同的；外伤致使眶壁骨折、移位，由于眶容积扩大，致使眼球内陷，此外眶内容物的疝出还可能使眼球向其他方向移位，即不仅是前后向的移位（内陷），还常常伴有上下向、左右向的移位，这取决于疝出的部位及程度。

颧的解剖形态和空间位置的精确恢复：颧骨存在四个突起，即额突、颞突、上颌突和眶下缘，其外形为四棱锥形。颧骨与额骨、蝶骨、颞骨、上颌骨相连，对面中部的稳定性起重要作用。由于颧骨明显前突而容易发生骨折。所有颧骨复合体骨折都累及眶底，因此治疗这类骨折时必须了解眼眶的解剖特点。

眼球在水平方向的位置由Lockwood's悬韧带加以限制。该韧带的外侧附着在颧结节（Whitnall's结节，颧额缝下方1cm，颧骨额突的内侧）。颧骨复合体骨折由于颧骨的移位，常出现外眦角向下移位。

面部骨骼以Le Fort I 型水平分成功能和形态上截然不同的两部分。下半部分包含咬合关系和上消化道，并参与面部骨骼的活动。上半部分由面中部和前颅凹构成，包绕、支持和保护上呼吸道、双眼和大脑。与下颌骨相比较，上半部分的颅面骨属于低应力区，是由窦腔组成的框架结构，该结构被纵的和横的力柱所加强；成年人切牙牙殆力达200～300N，双尖牙牙殆力300～500N，磨牙牙殆力500～700N，这些牙殆力负载沿着力柱结构传递，颅面骨的应力轨迹均沿力柱结构走行。纵力柱包括鼻上颌内侧力柱、颧上颌外侧力柱和翼上颌后力柱；横力柱包括额支柱、眶下缘和颧弓构成的颧骨支柱。纵力柱内呈现为压应力，横力柱内则为张应力（图50-1）。

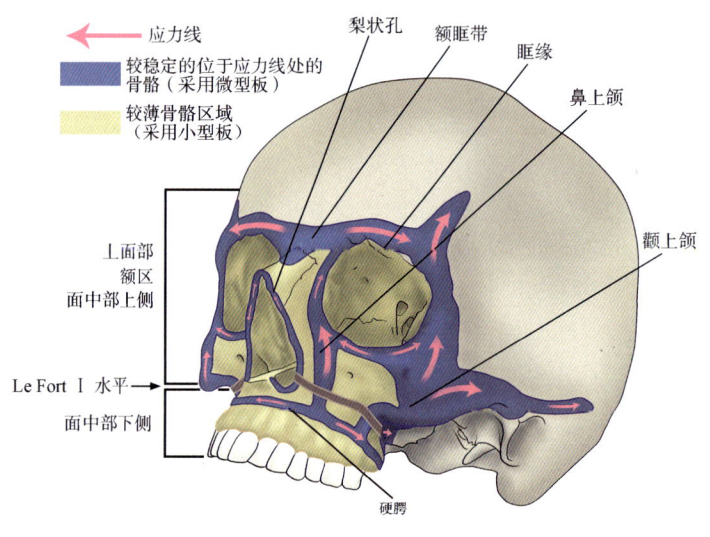

图50-1　面部骨骼支持带

第三节　眶颧整复的目的和外科原则

眶颧整复的目的是预防和矫治眼球内陷、眼球运动障碍和复视，重建面中部的高度、宽度、深度与突出度，恢复面中部外形。

回纳眶内容物，准确恢复眶缘、眶壁的立体解剖形态和眶容积，维持正常的眼球位置，准确恢复颧骨的立体解剖形态和位置，维持正常的面部凸度和宽度。

美观且有效的手术切口和入路：正确的手术入路可以充分显露手术所涉及的区域，使得手术安全且有效，是眶颧区骨骼手术成功的保证。面部是最显著的美观部位，切口的选择不是优先考虑手术的便利与否，而是美观。必须考虑面部表情所涉及的肌肉和面神经，考虑眼轮匝肌的环形结构。面部感觉丰富，感觉的丧失会给患者带来不便。遵循重建的生物力学原则：固定主要是为了重建力柱结构，固定路线应按力柱结构分布。力柱重建可以预防面中部塌陷或延缓其导致的继发畸形。

第四节　眶颧整复外科技术

一　多学科综合治疗理念

因为眶颧区域涉及眼、口腔颌面、鼻、鼻窦及颅脑，所以它同时涉及眼科、口腔颌面外科、耳鼻喉科、颅面外科、神经外科等学科。可以采用各专科小组之间合作的形式，或由一个受过严格的多重专科训练的小组来完成。关键在于主治医师必须有多学科治疗的理念，至于形式，视病患的病情、医院的条件、主刀医师的专业水平等具体条件而定。

二　数字医学的应用

该技术应用了CAD/CAM、RP模型、计算机导航技术、机器人辅助等数字医学范畴的技术。术前行螺旋CT扫描，测量眼球的位置，计算眶容积的变化量等；利用个性化的眶模型，制订手术方案，并预制植入物和接骨板等。植入预制的钛网或Medpor，精确重建缺损区的眶外形，恢复正常的眶和眶内容物的比例关系。实现眶缺损个性化的重建，提高眶畸形整复的疗效。计算机导航技术可以引导和确认植入的钛网或（和）颧骨的位置。

三　光源系统、内镜以及动力系统

对深部提供良好的光源，监测手术，避免损失视神经等重要结构，这对于眶区手术至关重要；颌面部的动力系统可以对骨组织进行精准的切割塑形。

四　修复材料、眶颧种植技术

眶颧整复常需用各种不同的修复材料，包括眶缘骨折复位固定的接骨板和固定钉、修补眶壁的材料、补充眶容积以及颧区的填充物等，目前临床多采用是钛金属材料、可吸收材料（如聚乳酸）、聚四氟乙烯等。根据患者的具体病情、要求、经济状况以及医师对材料的熟悉程度来选择。一旦骨完成愈合，协助骨折愈合而放置的钛板就成了一种非功能性的植入物，此时可以被看成一个异物。有症状的钛板，如感染、裂开、移位等，或产生疼痛、温度敏感、异物反应的，均需去除。而无症状钛板是否去除存在争议。眶颧种植技术使赝复体修复变得更加有效、美观。

第五节 眶颧外伤畸形的整复重建

眶颧缺损畸形多由外伤、肿瘤、先天性及发育障碍所致畸形等引起，其中外伤、肿瘤所致畸形多见，这也是本章节讨论的内容。关于先天性及发育障碍导致的畸形见本书其他章节。

自20世纪50年代，Smith等提出单纯性眶爆裂性骨折的概念，Converse等率先应用移植骨重建眶壁以来，眶缺损的修复重建技术就有了很大发展。现代CT影像技术，提供了更全面和准确的骨折信息。颅面外科技术可以做到：颅面骨块截断后的安全移动，最佳的手术径路和良好的手术野。新的植入材料及坚强内固定技术的应用，使复位骨块的固定更加方便、可靠并具最小异物反应。但是眶区解剖关系复杂，结构精细，涉及多个重要器官；同时，一方面高动量的交通事故增加，另一方面急救医学水平的提高（如脑外伤的抢救成功），使得需要治疗的严重眶外伤畸形患者明显增加，且处理难度大。如何在功能和美观上进一步提高眶外伤畸形患者的疗效，仍困扰外科医师，促使学者们在该领域进行不懈的探索。

手术时机及适应证的选择：经临床和CT检查发现有导致眼球内陷及复视的危险因素存在时，或颧骨移位而导致面部塌陷和（或）张口受限，只要生命征平稳情况，就均应争取尽早手术，可获得较好的效果。因为此时骨折片间血肿尚未机化，骨折片缘未吸收，软组织仍未硬化、瘢痕化等。到晚期（受伤后14天或更长），手术效果会打折扣，软组织变得坚硬，骨折错位愈合，骨膜和邻近软组织瘢痕形成，干扰骨折片复位。但是在外伤早期，由于眶内及眶外软组织的肿胀、血肿等，眼球突度改变并不稳定可靠。而眶容积的改变可以通过CT三维重建测量得到，研究表明眶腔容积每增加 $1cm^3$ 将造成 $0.9\sim1.0mm$ 的眼球内陷，而大多数患者无法接受 $2\sim3mm$ 及以上的眼球内陷。眶区损伤的患者不仅要测眼球的位置，还需测量眶容积的改变量。因为随着时间的推移，水肿和血肿的吸收，眼球的移位畸形会越来越明显，所以在评估早期眶外伤的患者是否要手术时，应综合考虑眼球的相对移位程度和眶容积的变化量，其中眶容积的改变量是一很重要的指征。另一重要指征是肌肉内陷，若功能视野范围内有复视，同时眼球被动转向试验及CT扫描证实肌肉内陷而非肌肉挫伤，就应行早期手术探查。

手术治疗：为了准确复位和固定，一般情况下先做颧骨，以颧额缝和颧弓为参照点拼对颧骨和眶外缘，注意两侧颧骨的外形对称。复位颧上颌支柱，复位眶下缘。但是在严重而广泛的眶骨折时，准确的复位就很困难。除了上述方法外，完全可以借助模型外科技术。镜像反求并制作出患侧的眶缘等周边骨组织形态的模型，在模型上使钛接骨板成形。然后把游离的骨片固定在钛接骨板上，同时应以颧额缝等为参照进行复位固定。在眶缘正确复位后再复位或重建眶的四壁。

对于眶缘而言，由于该处的皮肤和皮下组织薄、易于触及、外形隆起，尽量多采用微型钛接骨板；但对于严重而广泛的眶骨骨折而言，常规的方法就是用几块微型钛接骨板分段固定，常有力量不足之嫌。如采用了RP眶模型，就可以制备出一个完整的微型钛接骨板，大大加强了整体的稳定性和强度。眶壁重建：可以用钛网或Medpor重建。如果此时重建的植入物又要起固定作用（如眶缘亦骨折时），建议用钛网。如果伴有眶内软组织的萎缩，建议用聚四氟乙烯、Medpor；不仅易于成形，还可以充填因软组织萎缩而缺失的体积，恢复正确的眼球位置。植入物的周边应该有完善的软组织覆盖。

一　单纯性眶壁骨折

大于眼眶的钝性物体击打眶缘时，眶内容物受外力冲击急速后缩，致使眶内压力骤增，造成眶底和（或）眶内壁骨折，而眶缘不骨折，称为单纯性眶壁骨折。若眼球内陷明显或复视症状明显、眼球运动受限、眼外肌牵拉试验阳性以及CT检查显示眼外肌周围组织嵌顿，就需手术治疗。手术方法：若为眶下壁骨折，则可选择经睑结膜切口下睑入路（图50-2）或睑缘下切口。眶缘下切开骨膜，沿骨膜下剥离，当剥离至上颌窦后壁深度时，一般已足够暴露骨折后缘的固定端，若继续剥离很可能会损伤视神经。复位回纳眶内容物，植入钛网并固定。对比双侧眼球位置，并做被动牵拉试验；术中还需关注瞳孔，避免长时间牵拉眼球。彻底止血，关闭骨膜，结膜连续缝合。临床病例见图50-3、图50-4。

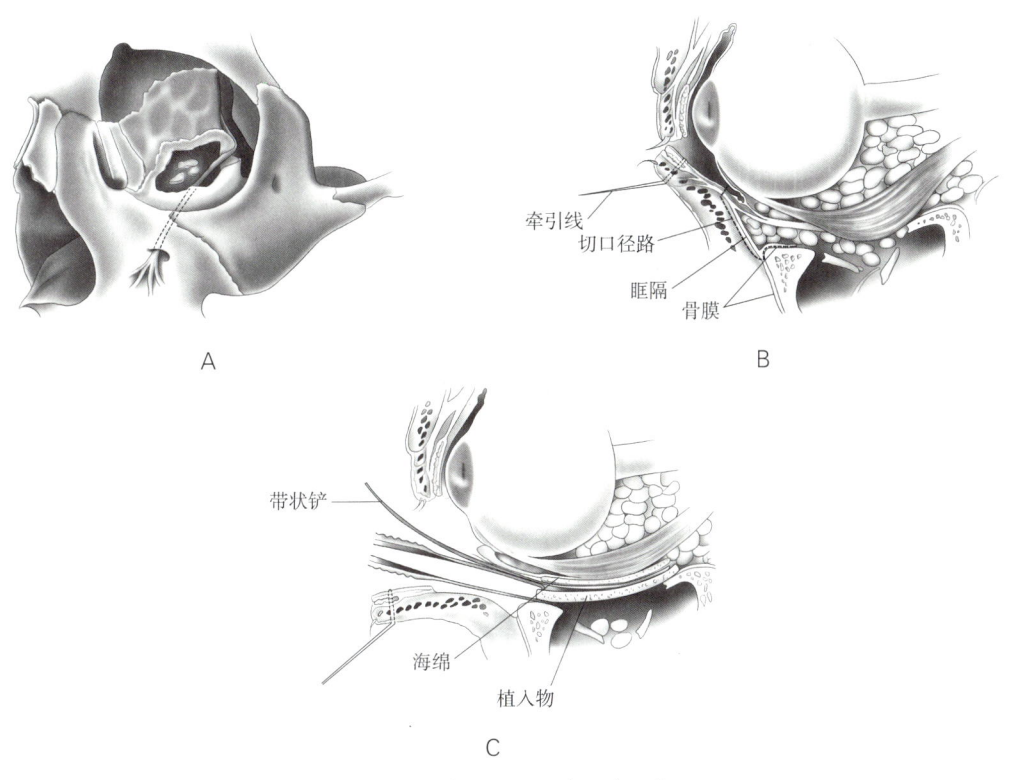

图 50-2　经睑结膜切口下睑入路示意图

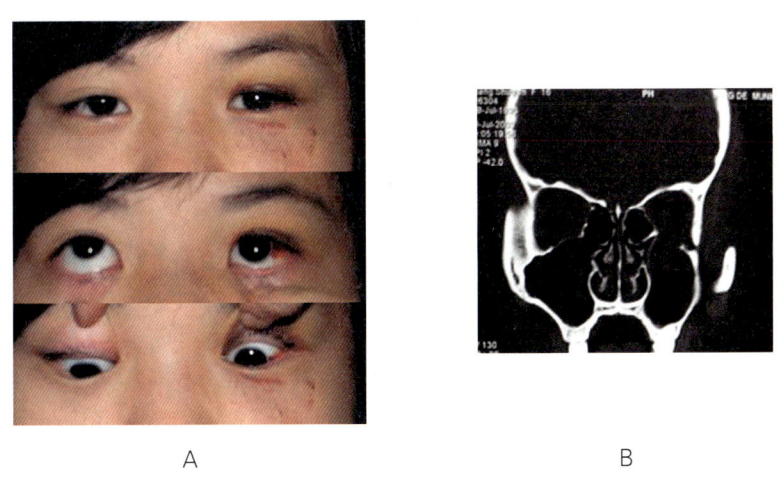

图 50-3　复视症状明显、眼球运动受限，CT示眼外肌及周围组织疝出

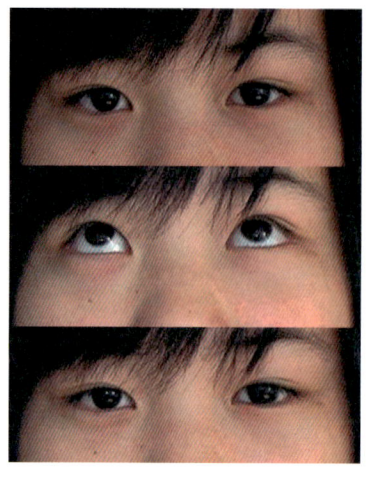 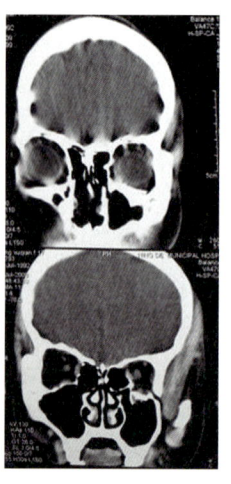

图 50-4　术后 8 个月复视消失，CT 示眼外肌及周围组织回纳，钛网重建

若眶下壁、内侧壁骨折，则需向内延长睑结膜切口（经泪阜切口），向外切开外眦（图 50-5）。切开外眦角，离断外眦韧带下支，追加 Lynch 切口，避免损伤泪囊，探查眶内侧壁。重建眶下壁，准确复位固定外眦韧带，仔细缝合结膜。临床病例见图 50-6、图 50-7。

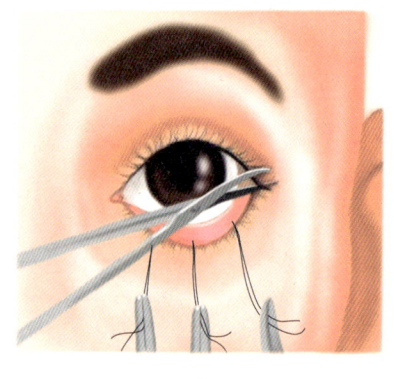 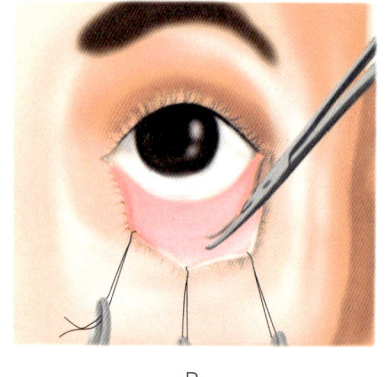 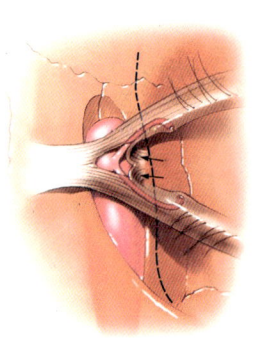

图 50-5　经泪阜切口联合外眦切开术

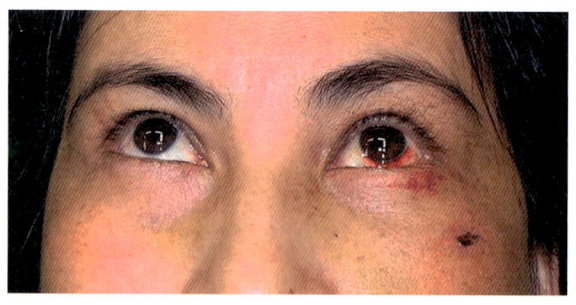 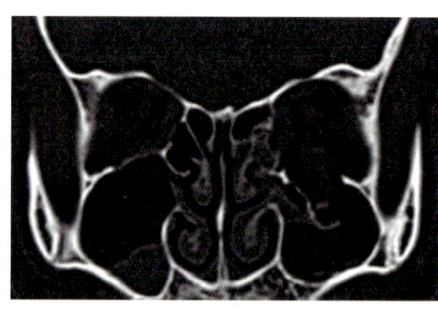

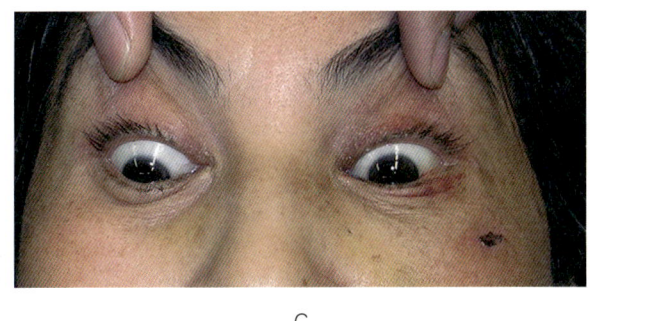
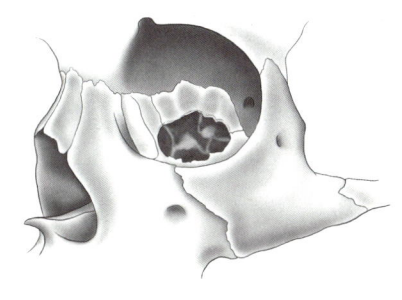

图 50-6　眶下壁、内侧壁骨折，复视

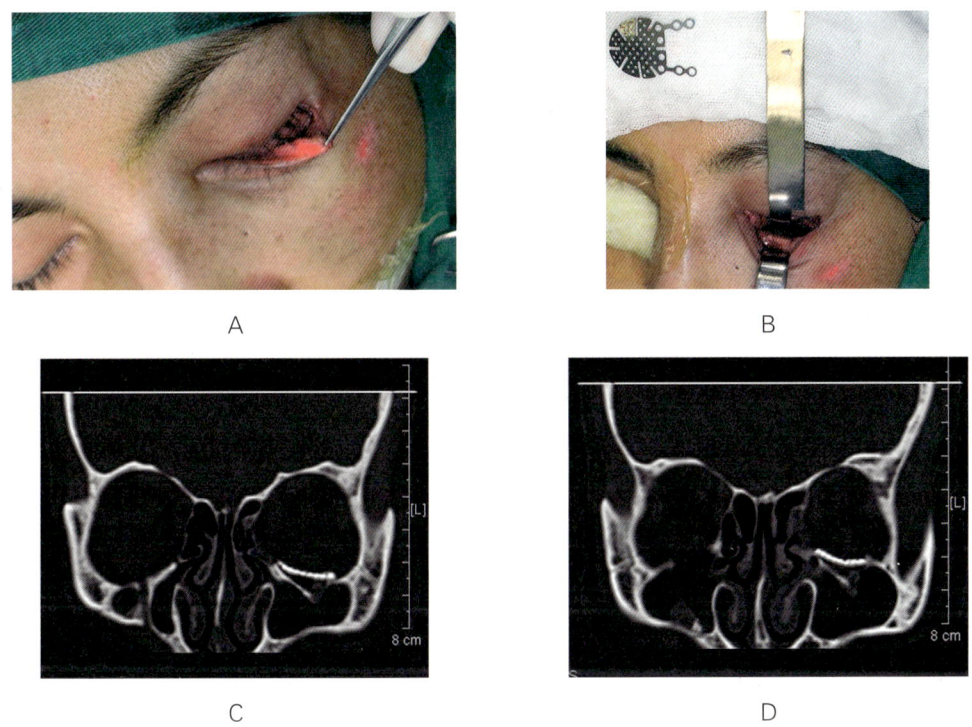

图 50-7　钛网重建眶底，眶内侧壁骨折但移位部明显，无须重建

二　复合性眶骨折

复合性眶骨折又称非单纯性眼眶骨折，一般指眶缘和眶壁的联合骨折。多由颧骨和上颌骨骨折伴发导致，常发生眶缘连带眶壁的移位，眶壁有时可粉碎或缺损。

（一）鼻眶筛区骨折

鼻眶筛区位于两眶之间，由鼻骨、泪骨、筛骨、上颌骨额突、额骨鼻突交会而成。含内眦韧带、泪道系统、筛窦和额窦。鼻眶筛区骨折若出现眦距增宽、内眦角圆钝、鼻梁塌陷、鼻尖上翘等畸形特征，或眼球内陷、眼运动障碍、复视等症状，就需要手术治疗。手术方法：选择合适的切口，如冠状切口、睑缘下切口和原有外伤创口等；复位和固定中央骨块，重建眶缘，重建眶壁、恢复眼眶容积；准确固定内眦韧带；重塑鼻骨支架，恢复鼻外形（图 50-8～图 50-11）。

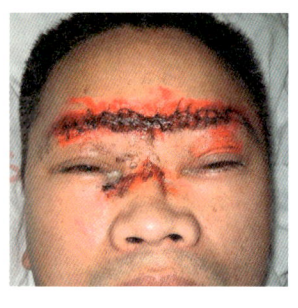 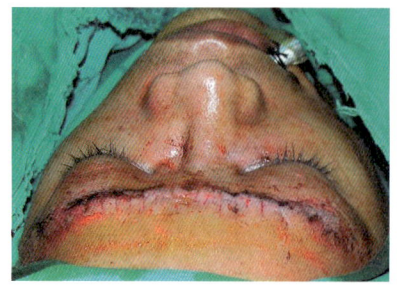 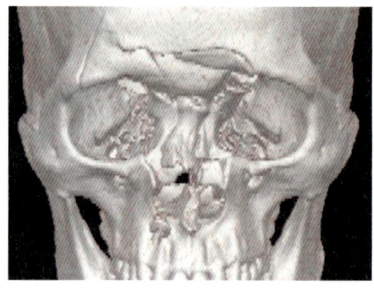

图 50-8　鼻眶筛及额窦前壁骨折，内眦角外移，内眦距增宽，鼻根、鼻背塌陷错位明显，创口缝线粗，缝合粗糙，额窦前壁骨折

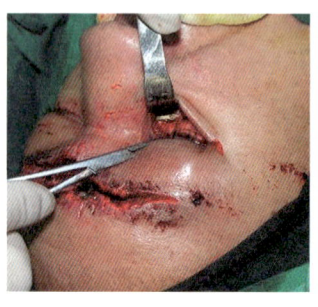 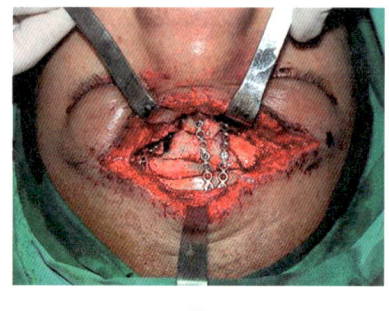 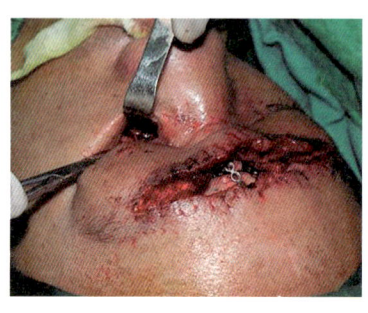

图 50-9　原创口联合双侧睑缘下切口，准确复位（包括额窦前壁），钛板钉固位

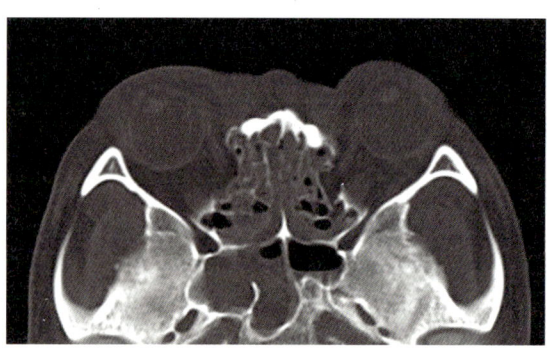 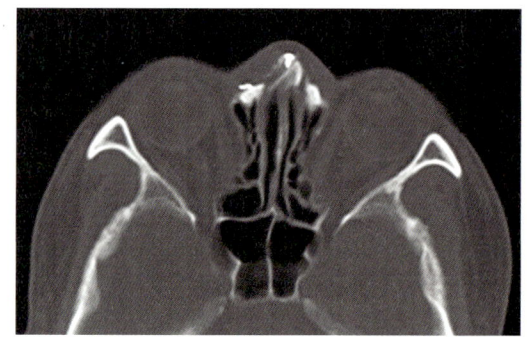

图 50-10　术前、术后 CT 对比
A. 术前　B. 术后

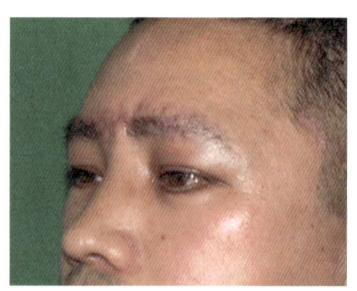 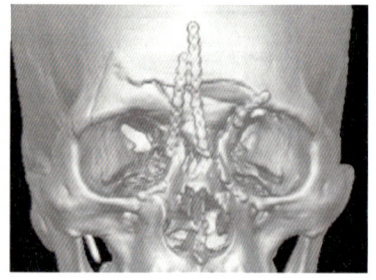 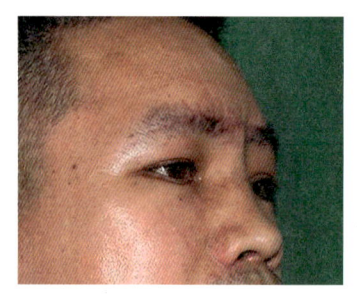

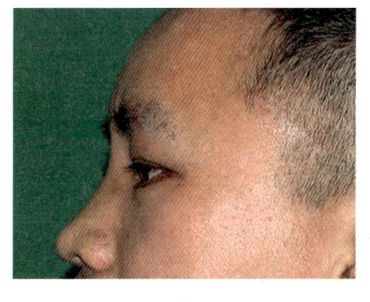 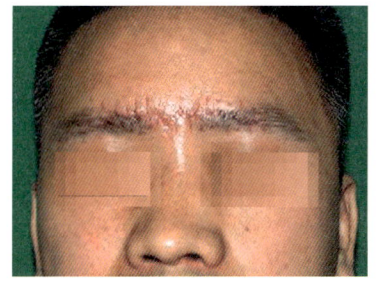 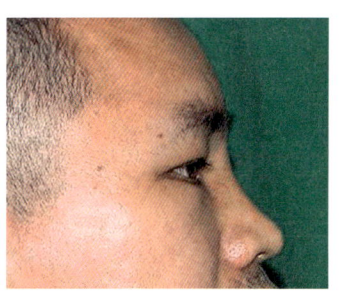

D　　　　　　　　　　　E　　　　　　　　　　　F

图 50-11　术后 35 天

（二）眶上缘合并额骨骨折

额骨、额窦、眶上区域骨折临床表现为：眶周血肿、眼球向前下移位、颅底骨折。选择冠状切口（图 50-12）联合经睑结膜切口下睑入路，准确复位，微小钛板固定。临床病例见图 50-13。

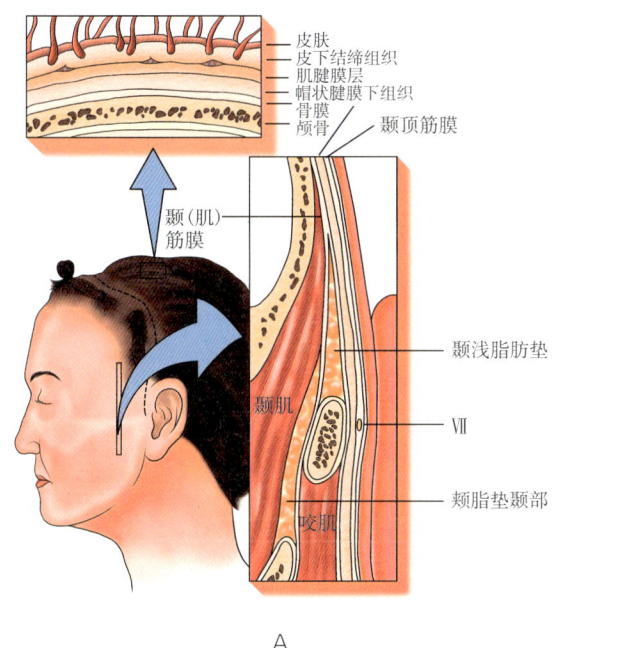 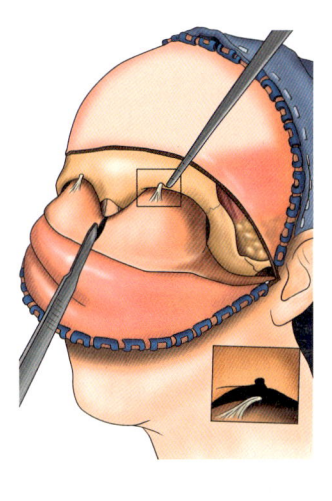

A　　　　　　　　　　　　　　　　　　B

图 50-12　冠状切口示意图

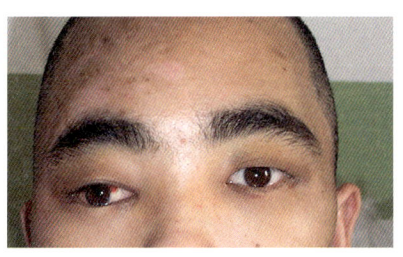 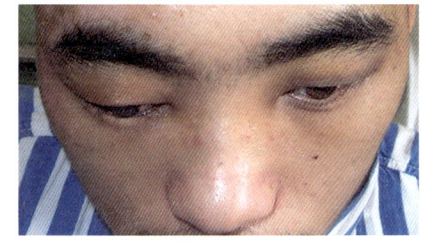

A　　　　　　　　　　　　　B

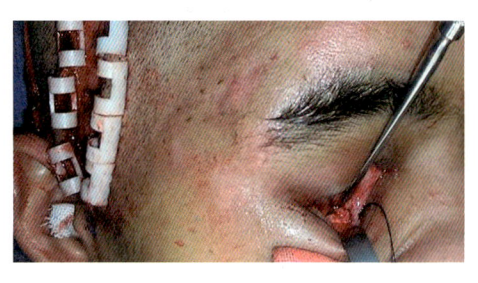
C

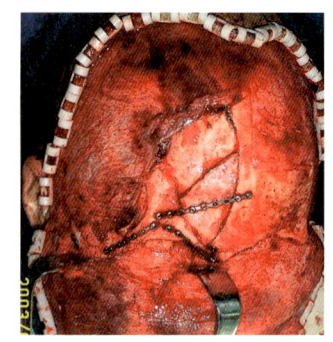
D

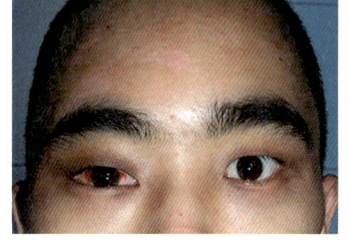
E

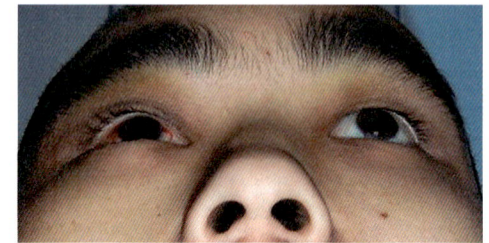
F

图 50-13　典型病例
A、B. 术前　C、D. 术中　E、F. 术后

（三）眶颧上颌骨复合体骨折

见颧弓颧骨骨折部分。

（四）全眶骨折

眼眶的四壁及眶缘骨折，是最严重复杂的眶骨折。在损伤不太严重的情况下，多依赖医师的经验进行复位；一般情况下首先复位颧骨，即以颧额缝和颧弓为参照点拼对颧骨和眶外缘，注意两侧颧骨的外形对称。其次复位眶下缘，即复位颧上颌支柱和上颌骨额突。如遇到严重而广泛的眶骨折时，仅凭经验要准确复位就很困难。目前可将健侧眶骨结构通过镜像反求、3D打印制作出患侧实体模型，然后在模型上预制成形钛接骨板及钛网（图50-14），最后把复位的骨片固定在钛接骨板上。复位骨片时应以颧额缝等为参照标志。通常先正确复位固定眶缘后，再复位或重建眶的四壁（图50-15～图50-17）。

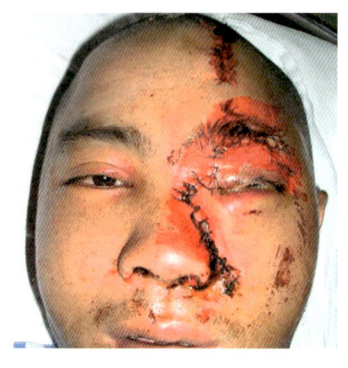
A

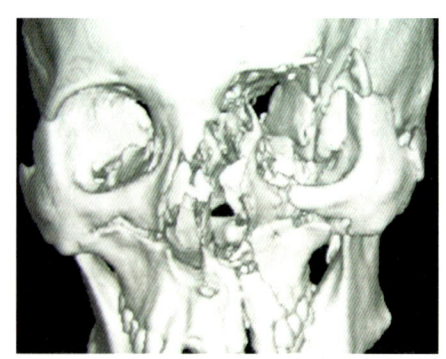
B

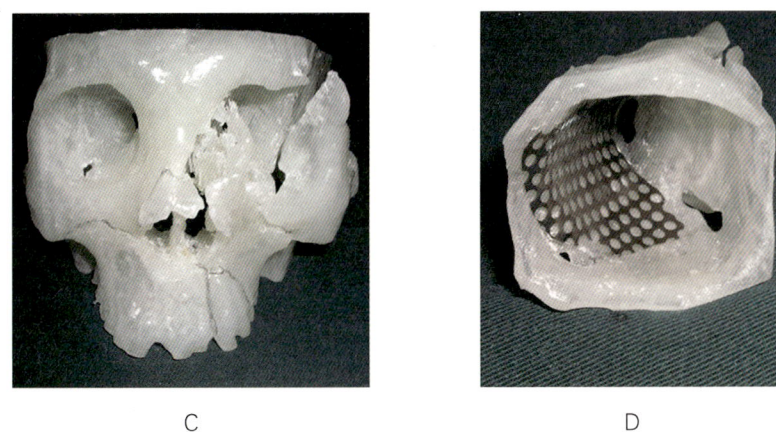

图 50-14　借助模型外科技术，用镜像反求法制作患侧模型，在模型上形成钛接骨板及钛网

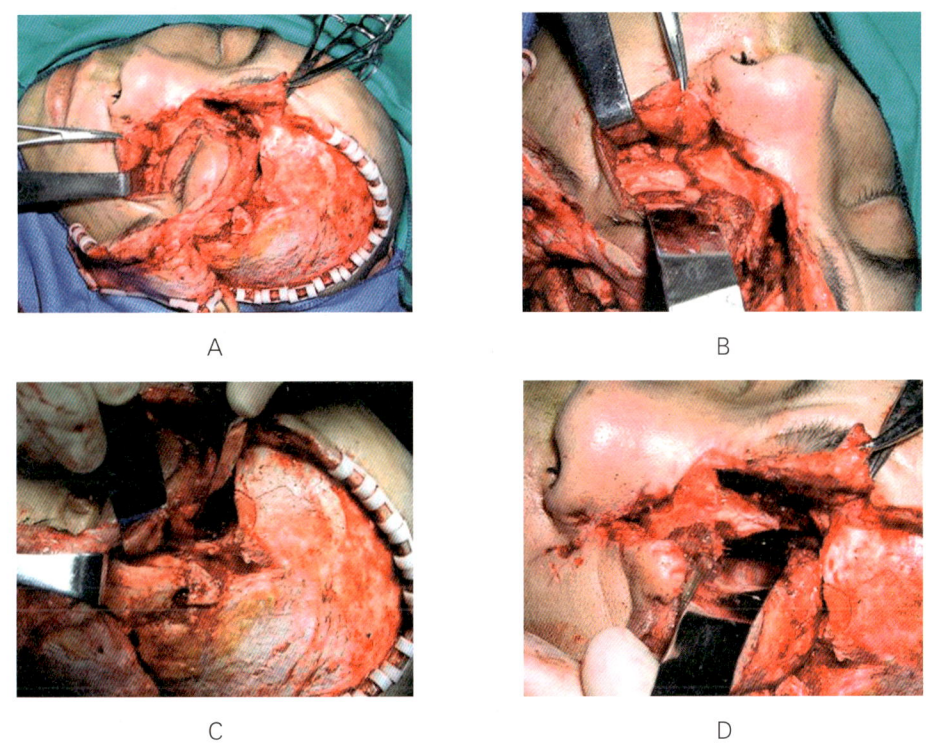

图 50-15　原创伤创口联合半冠状切口，充分显露各骨折部位

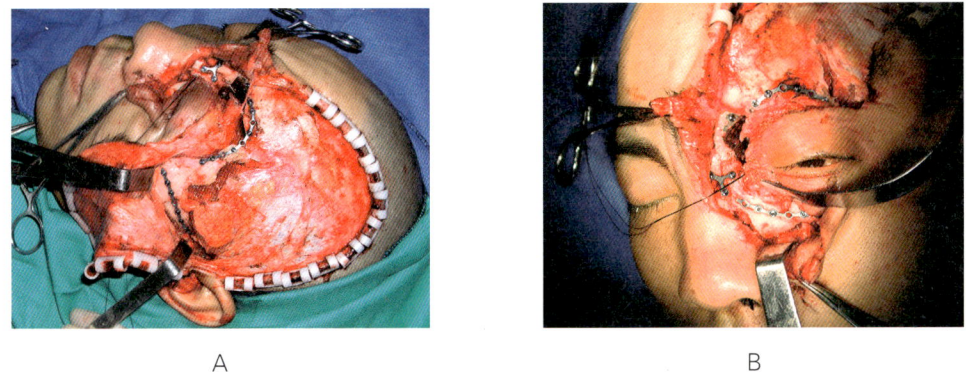

图 50-16　先固定重建眶内侧壁，依次完成其余部位的眶复位、眶缘钛板固定、内眦韧带固定

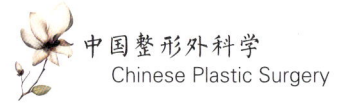

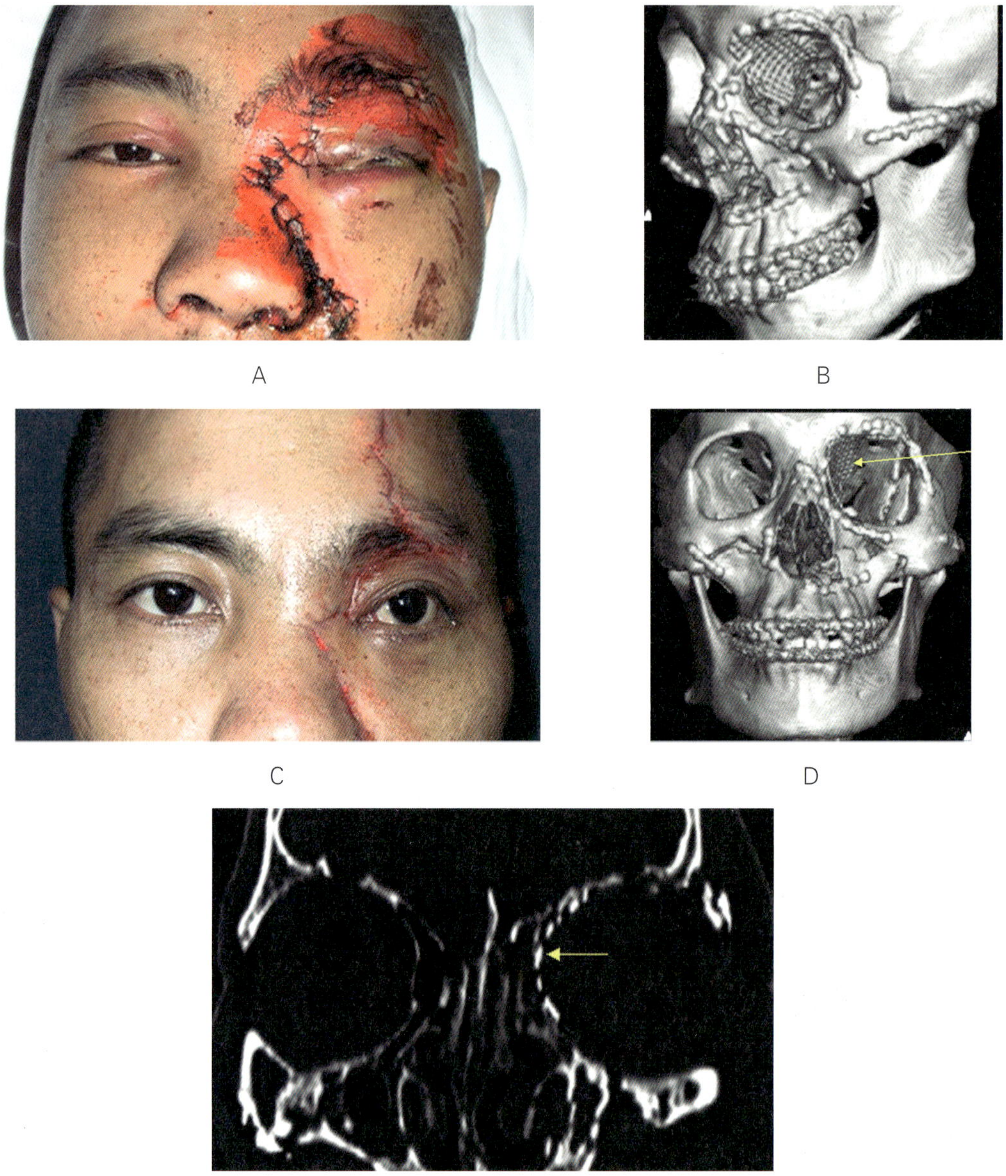

图 50-17　术前、术后对比

三 颧骨颧弓骨折

Knight 和 North 将颧骨颧弓骨折分为六型：Ⅰ型，骨折无移位；Ⅱ型，单纯颧弓骨折；Ⅲ型，颧骨体骨折，向后外下移位，无转位；Ⅳ型，颧骨体骨折，左侧逆时针方向，右侧顺时针方向内转位，X 线片显示眶下缘向下，颧额突向内移位；Ⅴ型，颧骨体骨折，左侧顺时针方向，右侧逆时针方向外转位，X 线片显示眶下缘向上，颧额突向外移位；Ⅵ型，复杂性骨折（图 50-18）。其中仅Ⅱ型未波及眼眶，其余类型均有眶骨折。

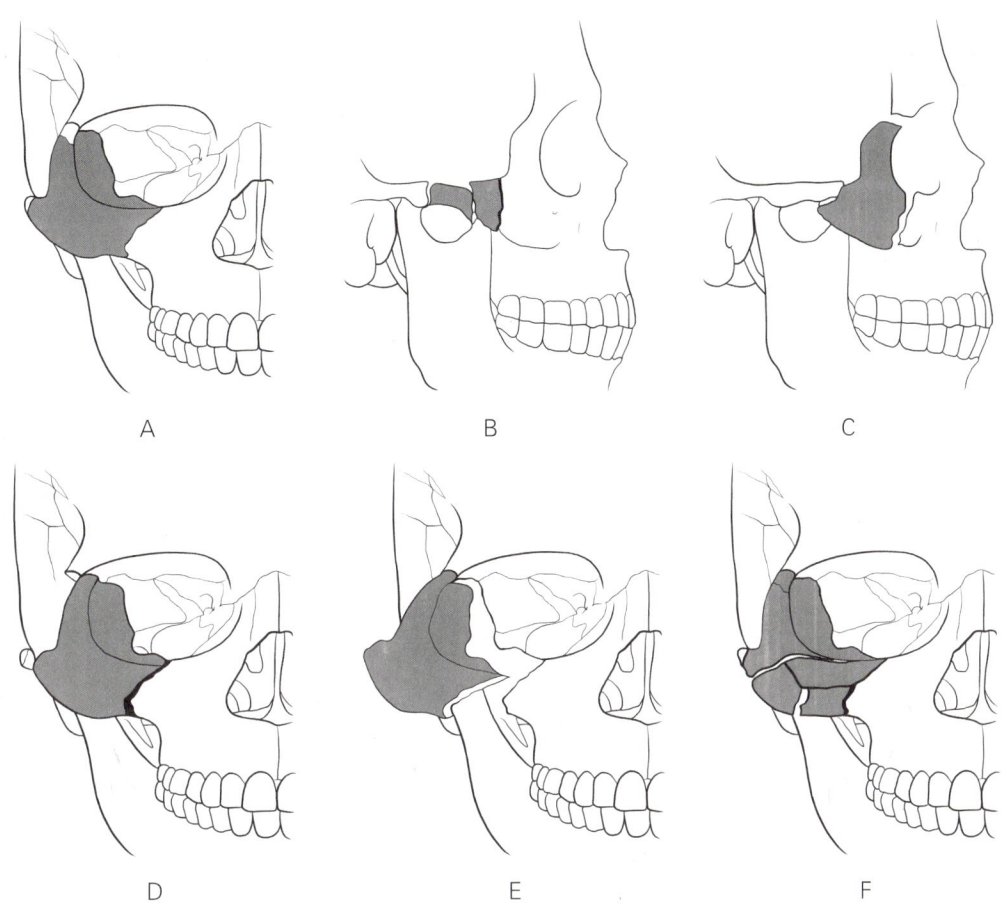

图 50-18　Knight 和 North 颧骨颧弓骨折分类
A. Ⅰ型　B. Ⅱ型　C. Ⅲ型　D. Ⅳ型　E. Ⅴ型　F. Ⅵ型

除上述分类法外，目前还有若干种不同的颧骨颧弓骨折分类方法，但都认为对骨折行开放复位和内固定手术的可能性随着骨折移位大小和严重程度的增加而增大。面部畸形明显、复视、张口受限均为手术适应证（图50-19）。移位或畸形不明显、张口无受限、无复视及眶下神经麻木等功能障碍，均可选择保守治疗。手术可采取巾钳牵拉复位、颧弓单齿钩切开复位、口内切开复位，可选择颞部入路、面部小切口入路、眶周切口以及头皮冠状切口入路。头皮冠状切口入路显露充分、复位准确、固定妥当，适用于眶颧区多发性骨折或陈旧性骨折。固定多选用小钛板或微型钛板，尽量多点固定，最少应有三点固定（图50-20，图50-21）。

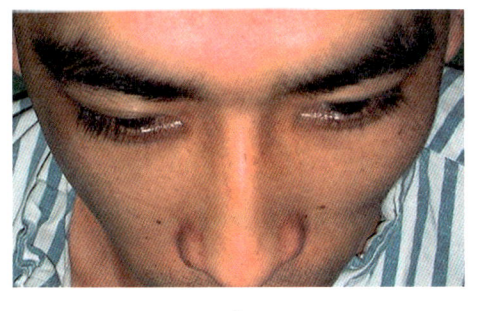

A

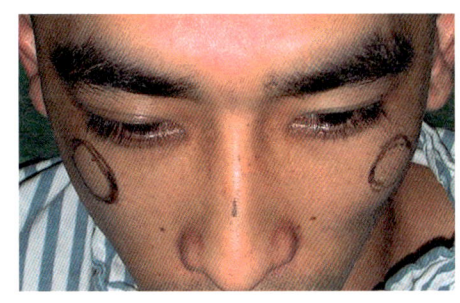

B

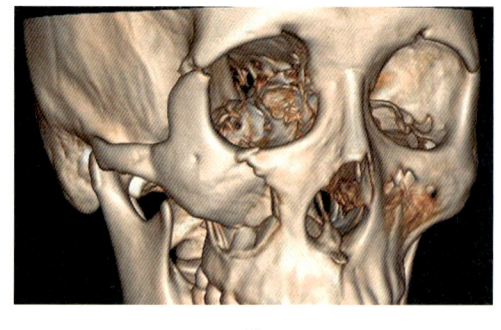
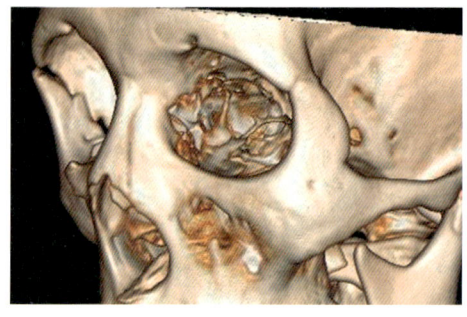

C　　　　　　　　　　　　　　　　D

图 50-19　面部畸形明显，眶下神经麻木

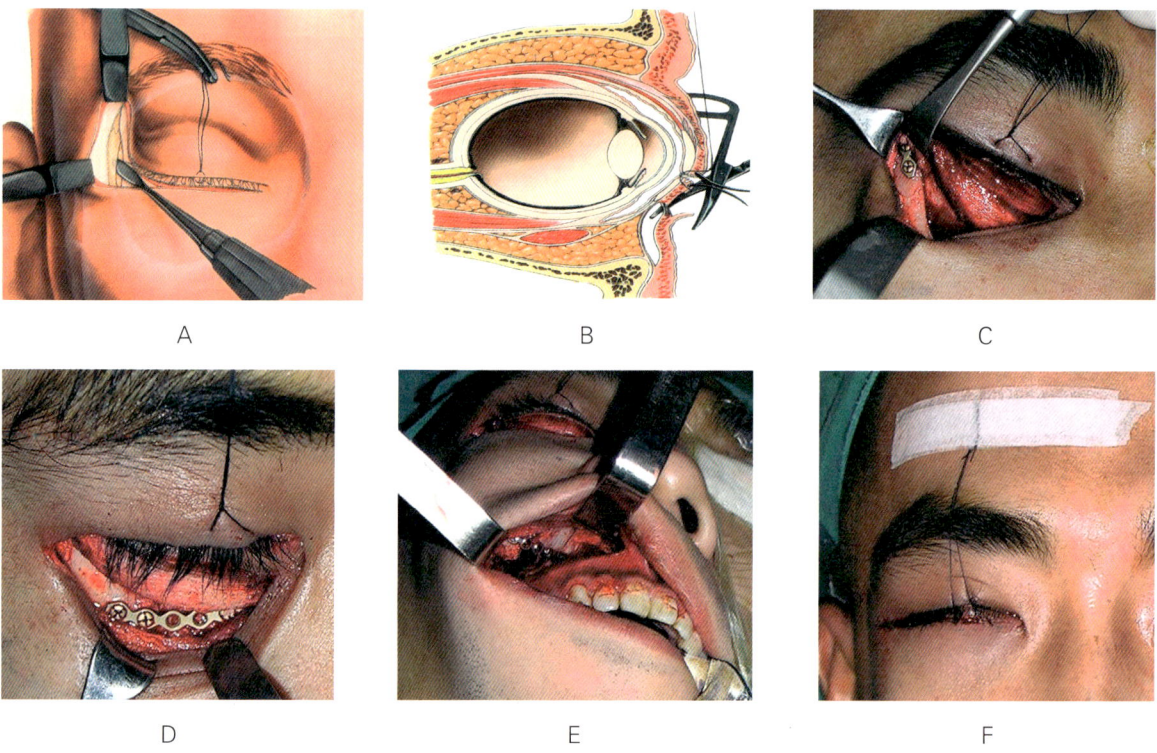

图 50-20　眶周切口入路：睑缘下切口，向外切开外眦，延长 1cm，眶外缘纵向切开骨膜，显露眶外壁、眶底和眶下缘，回纳嵌顿的眶内容物，固定顺序：眶外侧缘、下缘、颧齿槽嵴、眶底下睑悬吊缝合，避免垂直方向上的挛缩

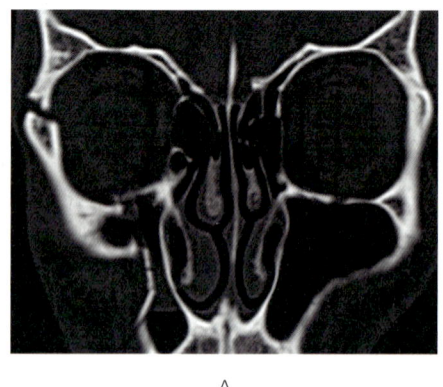
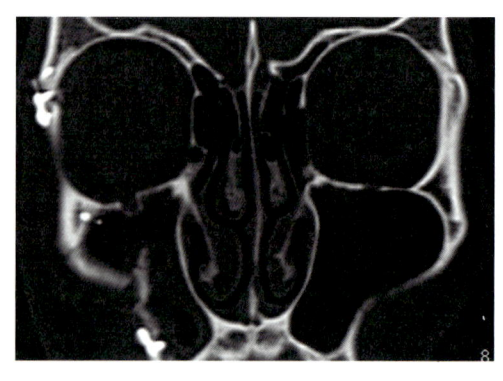

A　　　　　　　　　　　　　　　　B

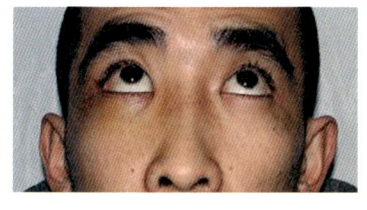 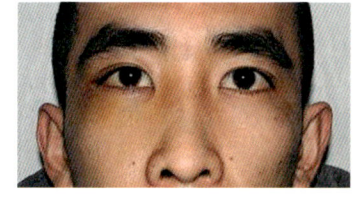 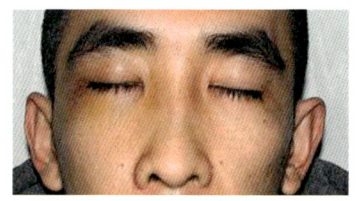

　　　　C　　　　　　　　　　　　D　　　　　　　　　　　　E

图50-21　术前、术后对比
A. 术前CT　B. 术后CT　C、D、E. 术后

四　眶颧骨折伴发其他颌面部骨折畸形

　　眶颧骨折伴发其他颌面部骨折畸形主要指面中1/3与面下1/3骨骼同时发生的骨折。多是严重的交通事故、高空坠落以及暴力损伤所致。常造成面部严重畸形，以及视觉功能、咀嚼吞咽功能、呼吸功能严重障碍，且常伴有颅底、颅脑、胸腹、四肢等部位的损伤。外科治疗：早期正确判断伤情，优先处理危及生命的伤情，待病情稳定后尽早处置面部骨折。手术目的：恢复面部诸骨的解剖位置，并进行固定，重建骨框架结构。恢复正常的咬合关系，使眶颧完整、形态正常，尽量维持恢复术前正常的面高度、宽度和突度等。复位多采用自下而上（或自上而下），由外向内复位的顺序。一般情况下，如果存在严重的颅骨骨折，若从颅骨开始向下复位可能就很困难；如果下颌骨存在严重粉碎性骨折或关键部分缺损，则更适合从上向下进行复位。没有哪一种治疗顺序是公认最好的，医师必须熟识这两种治疗路径，由已知指向未知，这样的顺序更为合理。必须利用稳定的骨段、可靠的标志来引导复位，并尽可能做到解剖复位。如有必要，应制作三维头颅模型，进行术前模型外科（图50-22～图50-25）。

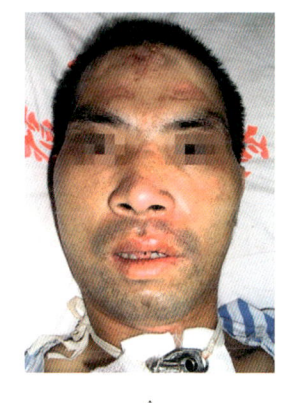 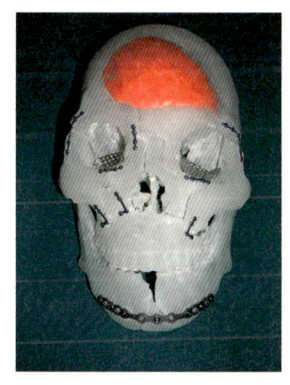

　　　　　A　　　　　　　　　　　　　　　B

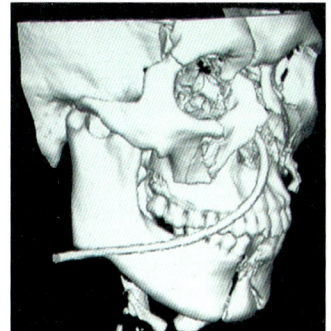 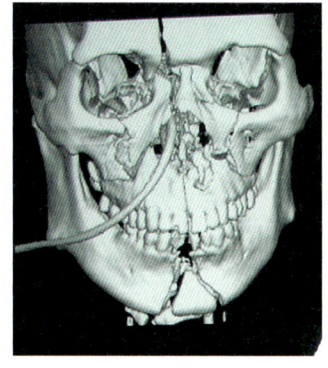

　　　　　C　　　　　　　　　　　　　　　D

图50-22　术前

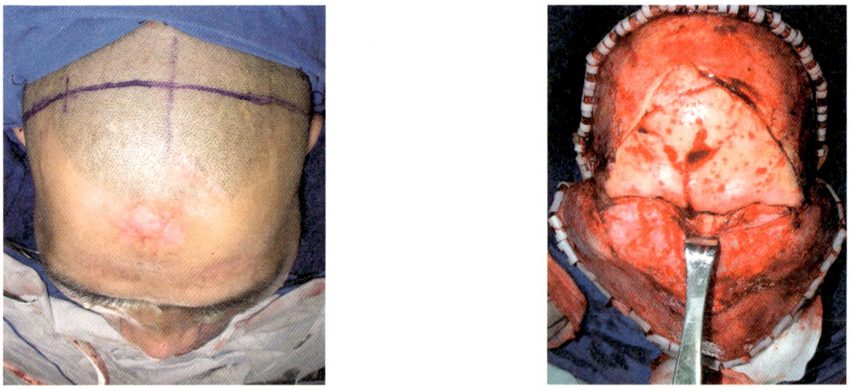

图 50-23 术中，冠状切口入路，暴露充分

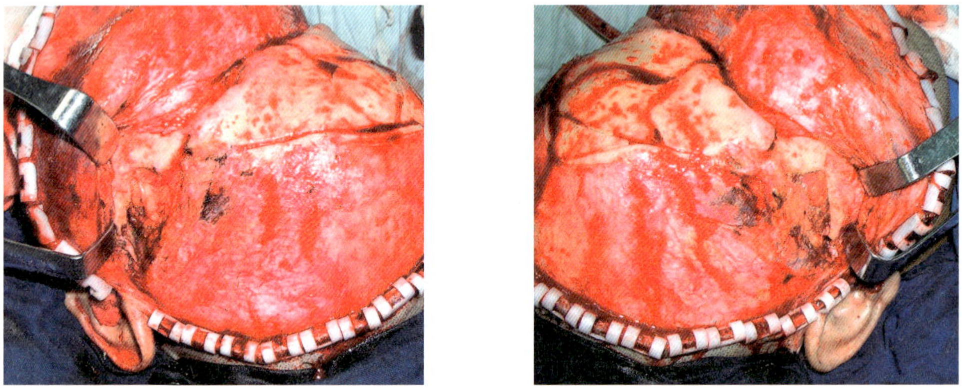

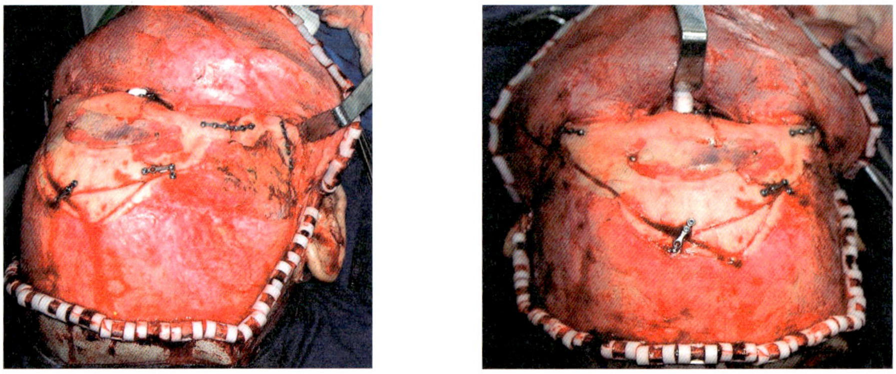

图 50-24 复位固定，假体植入

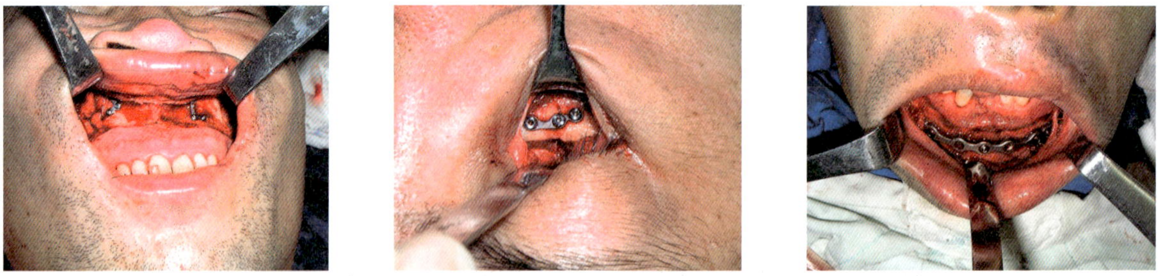

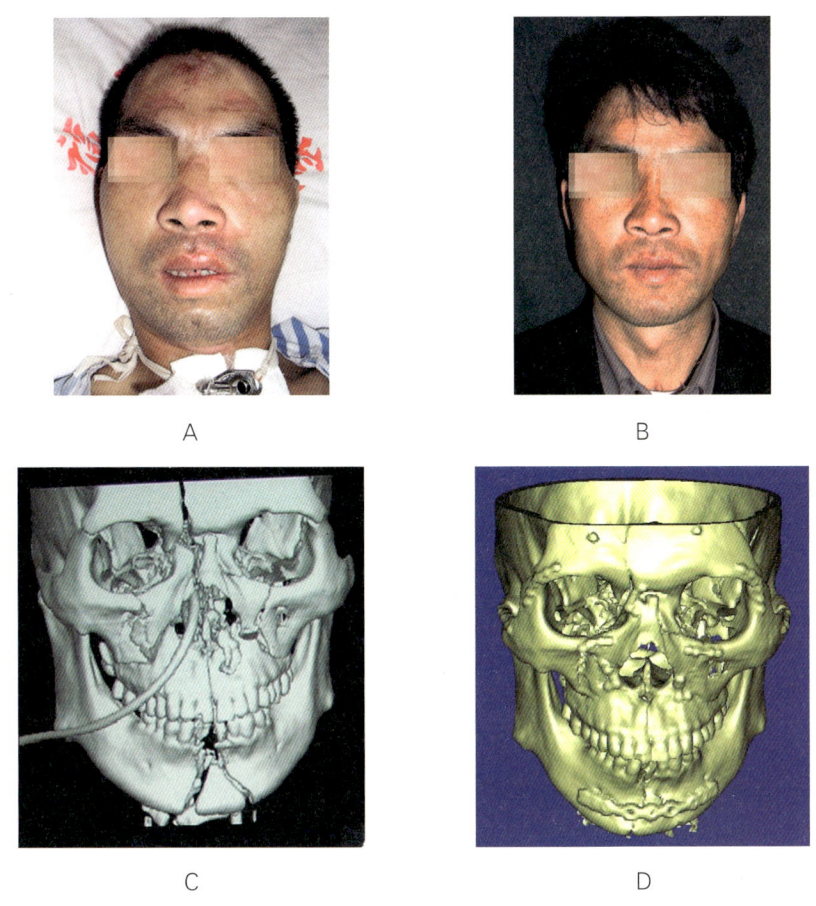

图 50-25　术前、术后对比

五　陈旧性眶颅骨折畸形

眶颧区呈框架结构，骨折断面常有嵌顿或重叠，错位愈合后很难准确找到骨折线并沿骨折线重新凿开复位，常需要采用截骨或植骨来矫治。如有条件，建议使用模型外科设计、定位殆板和导航技术等辅助手段。陈旧性骨折较新鲜骨折复位后需要更稳定的固定。

（一）截骨矫治术

截骨矫治术适用于颧骨体完整、骨折移位后发生错位愈合的陈旧性骨折。截骨前在眶颧区两侧做定位标记，完成各部位截骨，充分松解。依术前确定的定位标记点移动眶颧骨，术中进行左右侧比对，骨缺损区植骨，多点坚固固定。

（二）植骨矫治术

植骨矫治术适用于眶颧骨粉碎、面颊部塌陷畸形的陈旧性骨折。在塌陷区植骨或植入代用品，重建轮廓。若内陷的骨块阻挡喙突，造成张口受限，可同期切除喙突（图50-26～图50-30）。

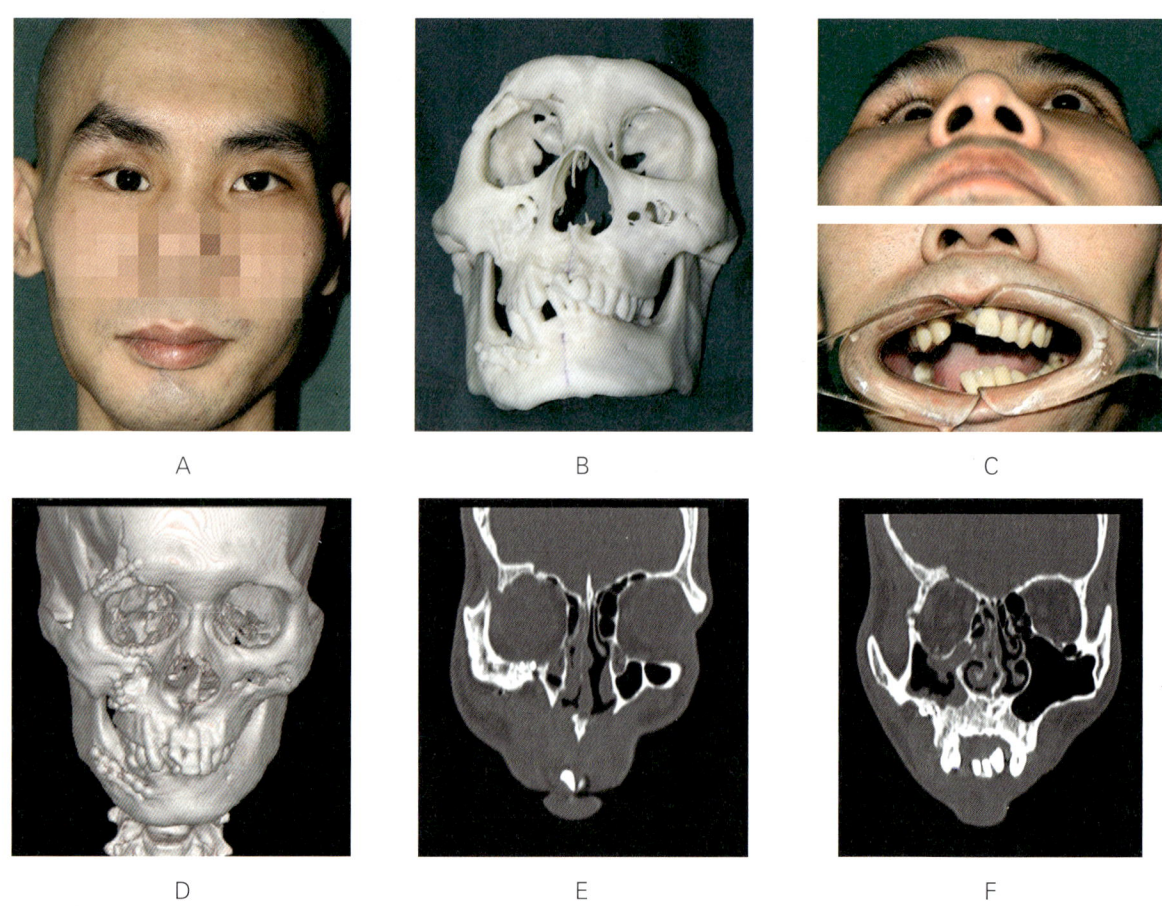

图 50-26　全面部骨折，外院不当手术，术后明显畸形，眼球内陷，咬合错乱

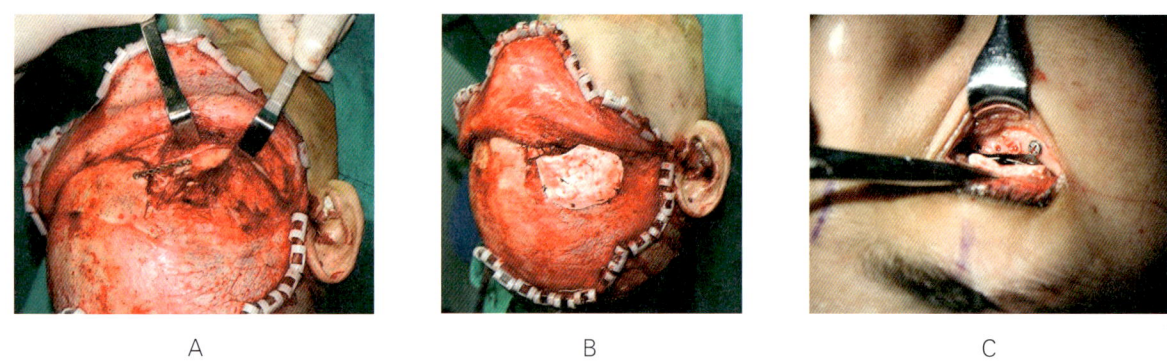

图 50-27　第一次手术：眶颧截骨矫治，眶底及颞部植入聚四氟乙烯

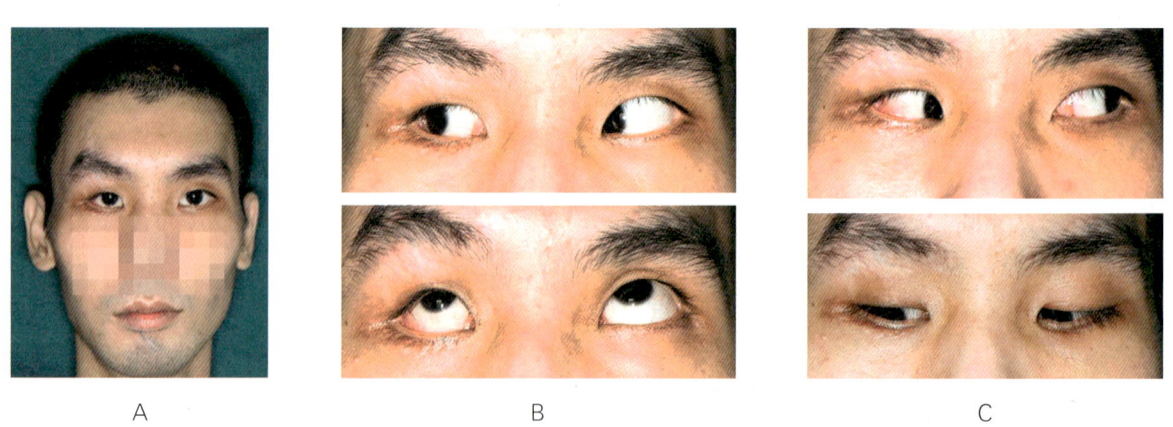

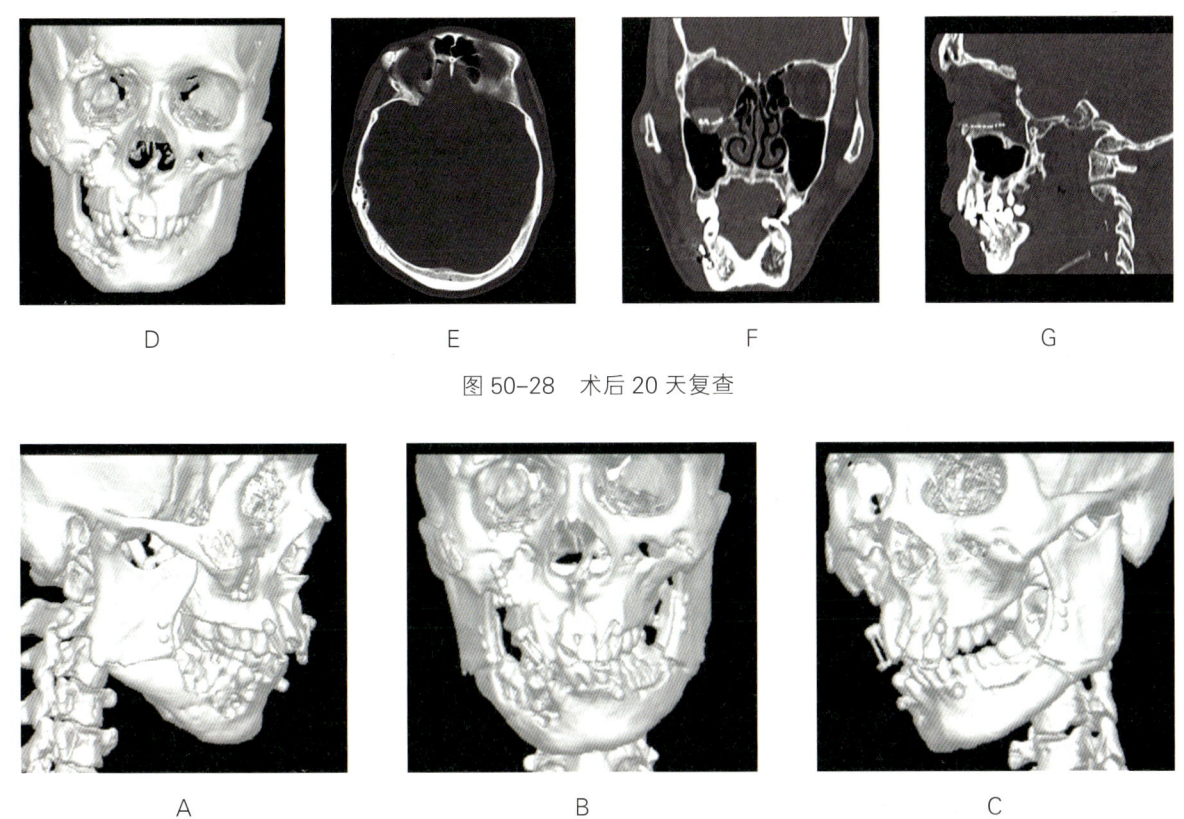

图 50-28 术后 20 天复查

图 50-29 第二次手术：下颌支矢状劈开＋坚固内固定＋下颌后牙区骨皮质切开（辅助后续的正畸治疗）

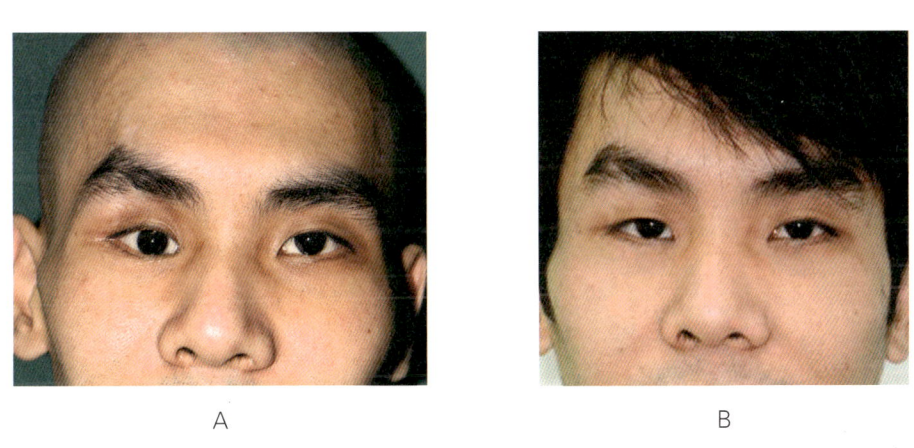

图 50-30 术前、术后对比
A. 术前 B. 术后

第六节　肿瘤根治术后眶颧缺损畸形的整复

　　眶颧骨质的缺损可由肿瘤外科切除导致，如眶内肿瘤、鼻及鼻窦肿瘤、颅底及咽旁肿瘤等肿瘤的根治术，眶颧骨组织来源的肿瘤少见。

　　眶颧区肿瘤的外科切除：肿瘤切除范围依赖于原发肿瘤的组织学特性、肿瘤范围、部位、侵犯程度及有无骨质、骨膜侵犯等。手术方式分眶良性肿瘤的单纯切除、眼球摘除术、眶内容物切

除术、眶内容物切除根治术等。其中眶内容物切除根治术常伴有眶骨质的缺损。而眶周边组织器官向眶破坏生长者常需一并切除眶壁或（和）骨膜，严重者则需做眶内容物切除根治术。眶颧重建对患者的生活方式和心理产生良好的影响。随着肿瘤外科理论和治疗技术的不断提高，肿瘤患者的治愈率提高，对该区域的整复要求更为迫切。对于眶颧肿瘤切除后的患者，如何更好地恢复功能、改善容貌，仍是外科医师努力的方向。肿瘤术后眶的重建是一个复杂的工程，某种程度上，肿瘤切除后所造成的缺损畸形的重建工作比外伤造成的畸形的修复更具挑战性。

一 无眼球骨性眶缺损重建

眼球摘除（如眼的视网膜母细胞瘤术后）者眶缺损重建的目的在于：重建的眶能支持义眼并保证其位置的正确。由于合成材料失败率较高，在放疗过的眶中应避免使用；尽量利用自体组织，如颅骨。对于严重失去活力的受植床，颅骨块常需联合松质骨（如髂骨）来使用。将骨块衬垫眶周围的骨表面，构建骨性眶。采用骨切开术前移眶的框架的方法常被认为是不安全的，因为放疗区血运差，很可能形成死骨。

使用赝复体修复。如果眼眶组织需切除，且眼睑无法保留，建议使用眼眶赝复体。骨整合植入物的发展，很好地解决了赝复体的固定问题，因此对肿瘤术后的巨大眶区缺损患者也可采用赝复体整复。

用游离组织瓣进行整复。在外形要求不高或患者不想进行眼窝美容性整复手术的情况下，可以用游离组织瓣来充填缺损或戴眼罩等。

二 保存眼球的骨性眶缺损重建

保存眼球的骨性眶缺损（如仅侵及眶壁的上颌窦癌根治术后的缺损）的重建除了要重建眶腔周边缺损的软硬组织（如颧上颌骨及软组织）外，还必须准确重建眶壁，维持眼球的正常位置，防止眼球内陷或错位。

通常有三种术式：

1. 单独采用软组织瓣、皮片或钛网（图50-31，图50-32）。

2. 单用一个骨肌皮瓣（如腓骨肌皮瓣、肩胛骨肌皮瓣、带蒂颅骨外板），但因为软组织附着在骨组织上，故精确重建眶颧的难度大（图50-33）。

3. 采用游离的骨块或钛网联合吻合血管的游离皮瓣（图50-34），游离骨块多为颅骨板或肋骨；联合的带血管的游离皮瓣为前臂皮瓣、腹直肌瓣，以及背阔肌阔肌瓣或股前外侧瓣（图50-35）；由于骨组织（或钛网）和软组织可分别单独摆放，这比方法"2"更易于重建眶颧解剖形态（如眶侧壁和后内侧壁）。植入的游离骨块在后期均有不同程度的吸收，因此很难保证眼球的正确位置来避免眼球内陷或错位。尽管用自体骨重建具有许多优点，但是精确塑形困难，不易精确重建眶壁及颧骨的解剖外形；目前较多使用钛网，术前用计算机进行设计、制作眶壁和眶缘及相关邻近的骨性组织，制备钛网的外形，精确重建缺损区；不仅大大提高了眶壁外形的精确度，真正达到个性化的重建，还缩短了手术时间，提高了手术的疗效。要降低异质植入体的排出率，关键是要有足够的软组织覆盖包裹。

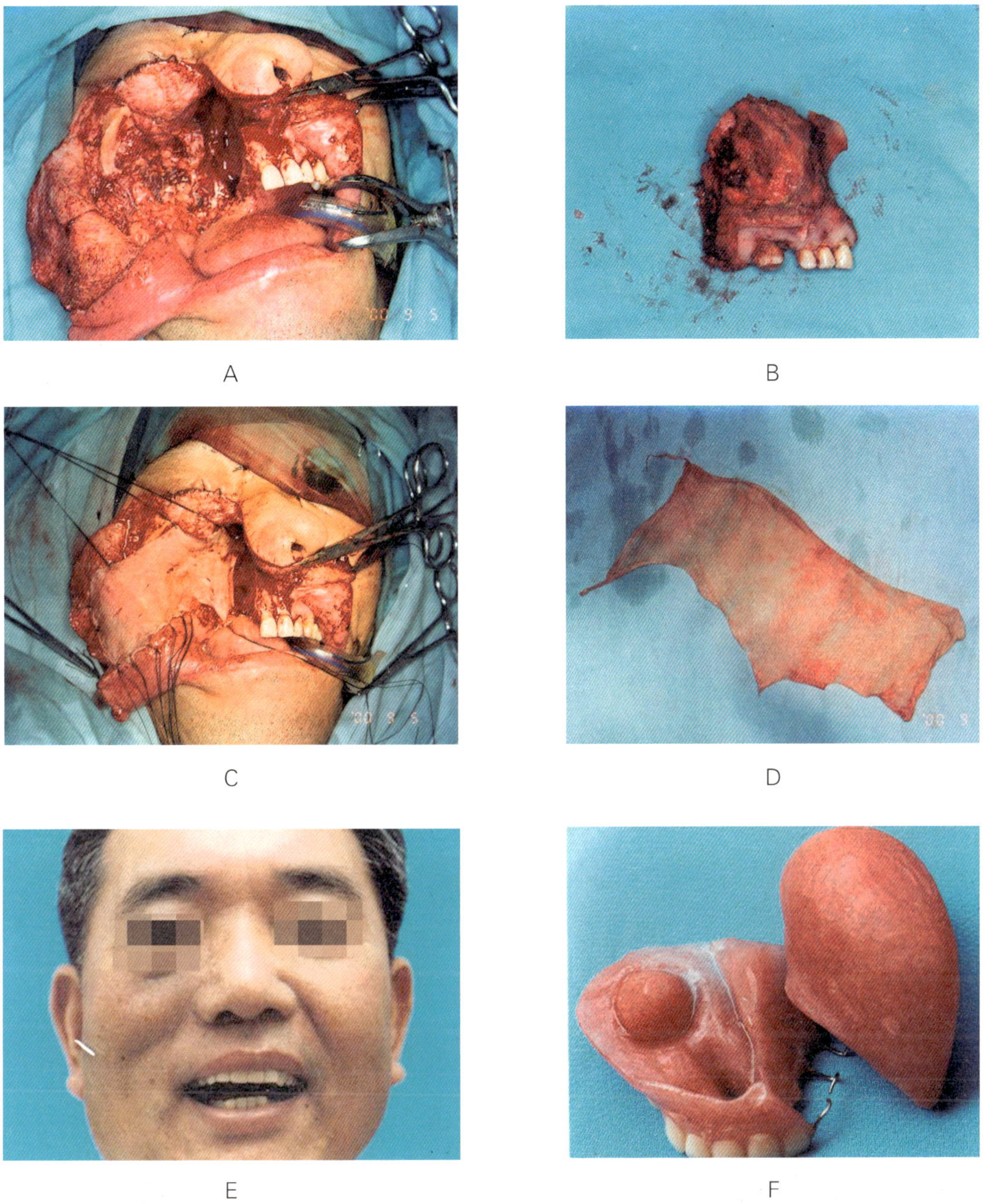

图 50-31 上颌窦鳞癌全上颌骨切除，眶下壁骨膜完整，用中厚皮片覆盖；术后放疗后，用组合式赝复体支撑眶下壁与颧面部，义齿修复

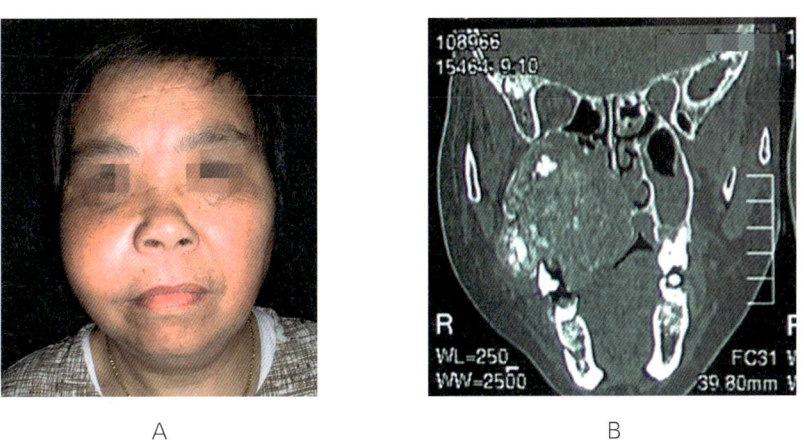

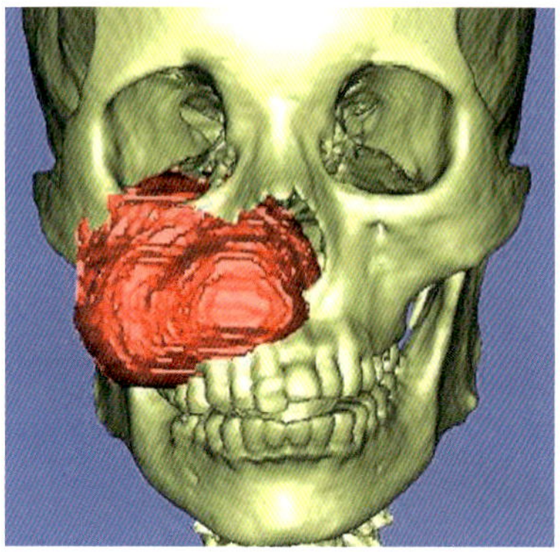

图 50-32　右上颌骨骨化纤维瘤，术前预测模拟、钛网成形；上颌骨切除，眶下壁骨膜完整，钛网重建眶下壁及眶下缘，术后义齿修复

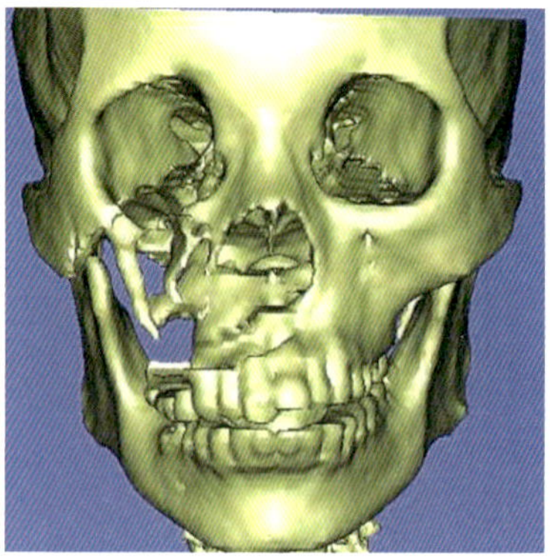

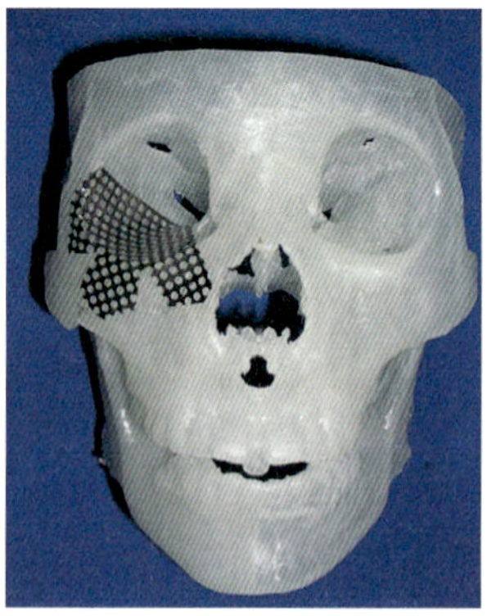

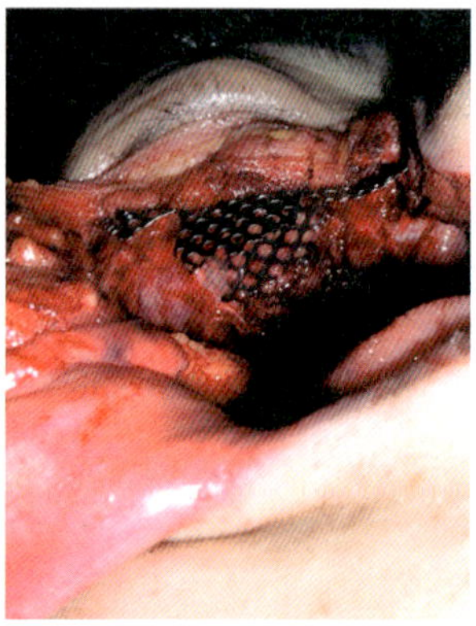

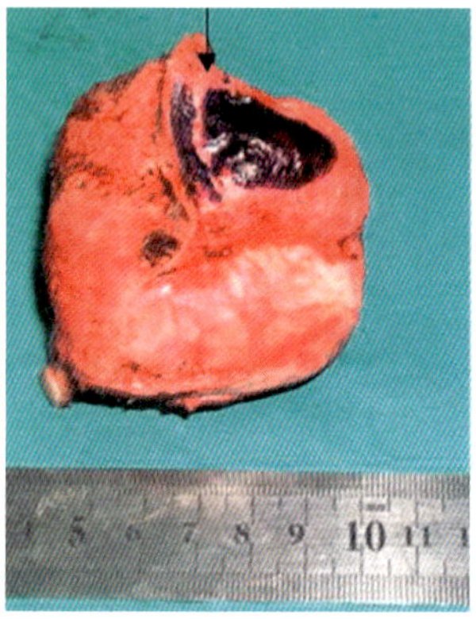

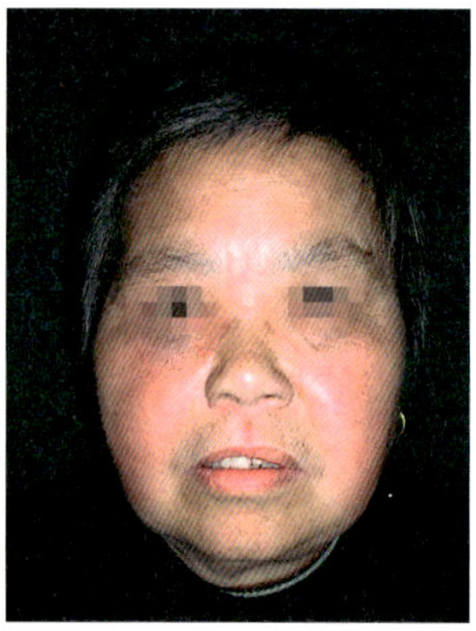

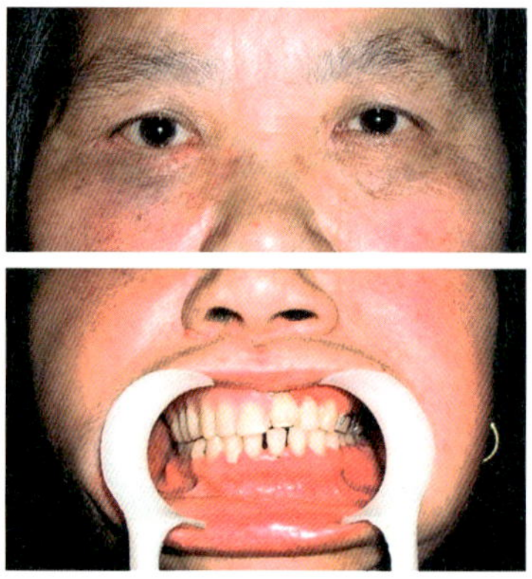

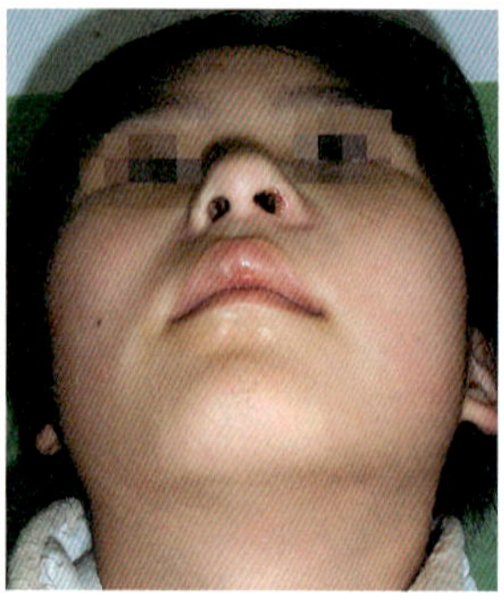

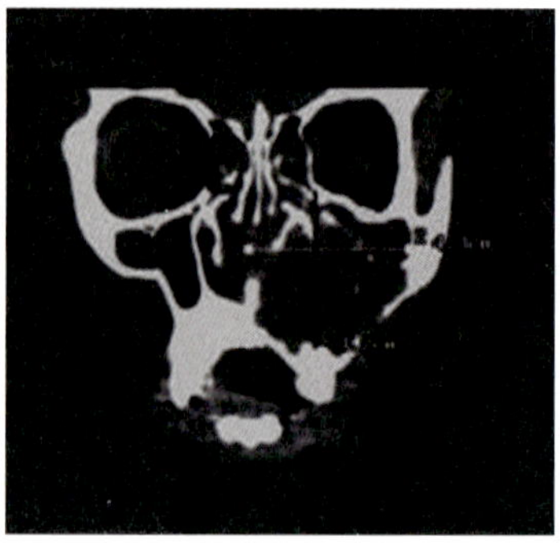

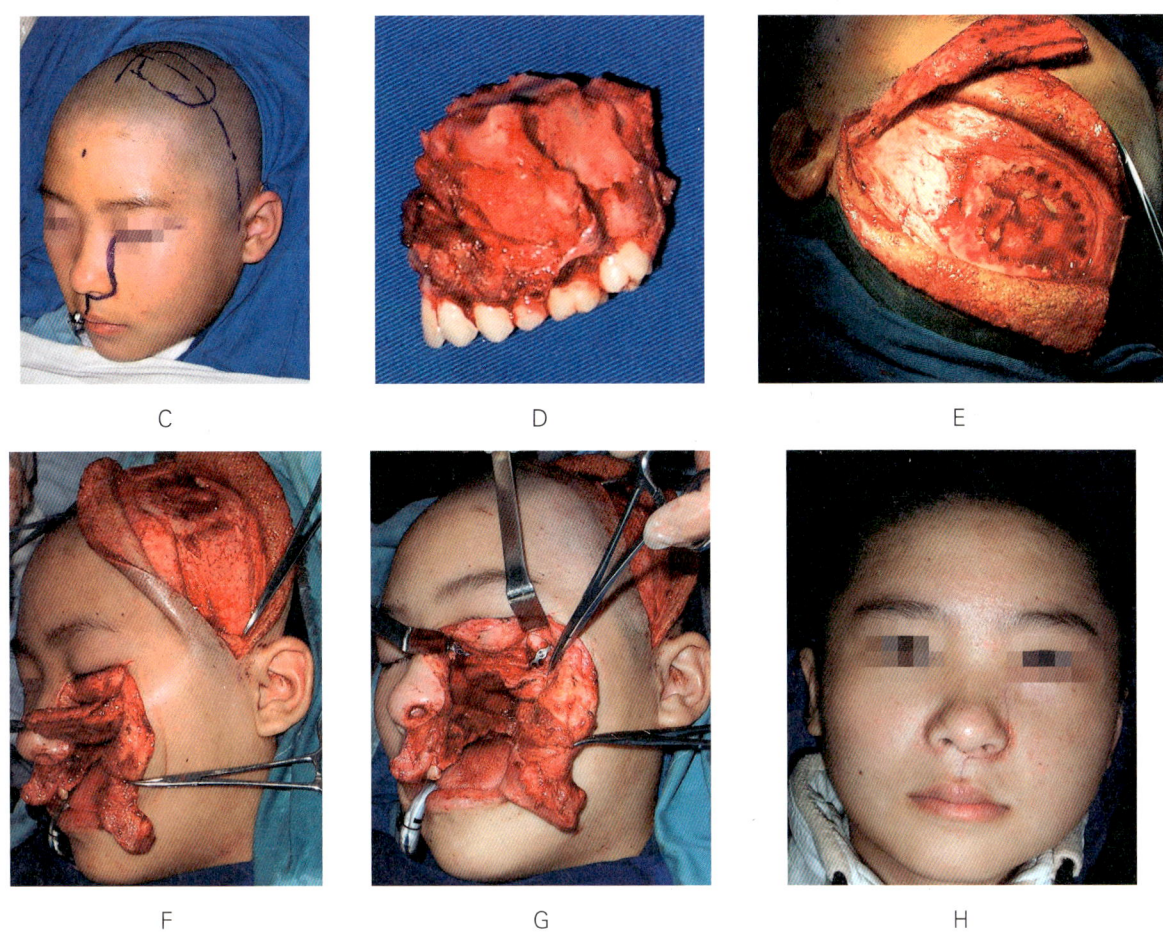

图 50-33　左侧颌骨肿物，上颌骨全切除，带颞浅血管蒂的颅骨外板重建眶下壁

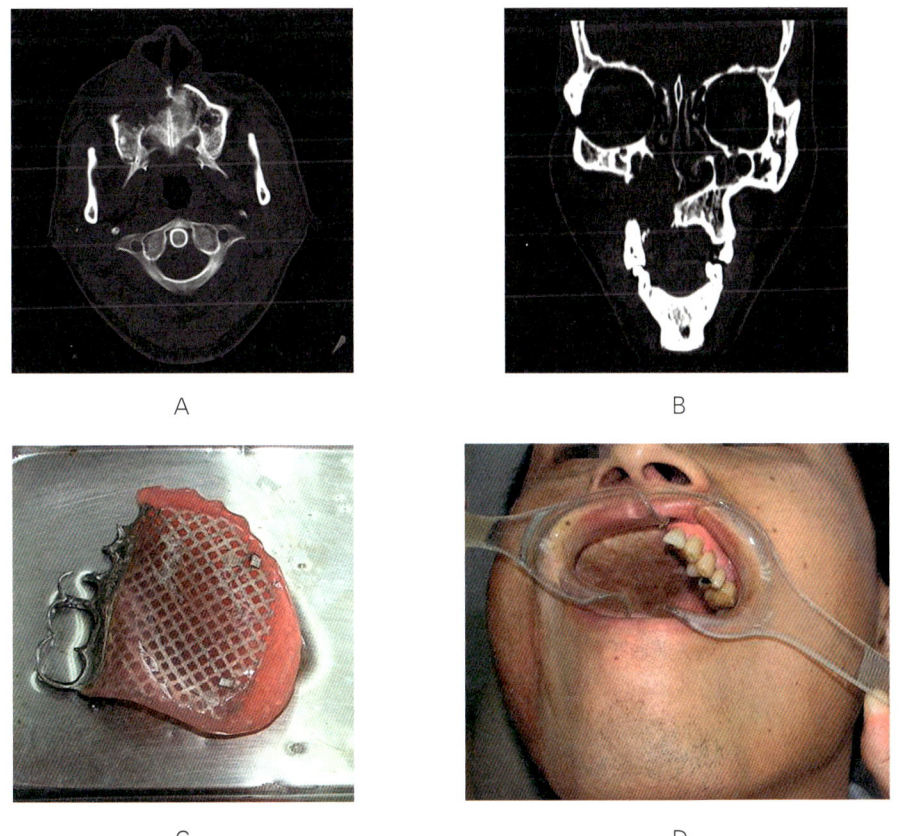

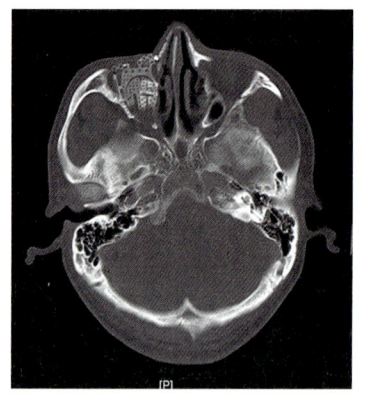
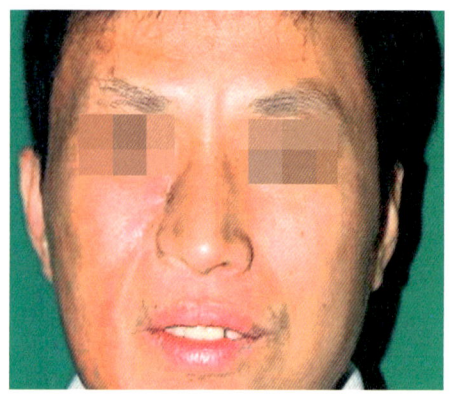

E F

图 50-34 右上颌窦鳞癌 $T_4N_0M_0$，行右上颌窦癌根治术，股前外侧皮瓣联合钛网重建眼眶、腭部，并以义齿修复。术后 6 年复查，外形和功能满意

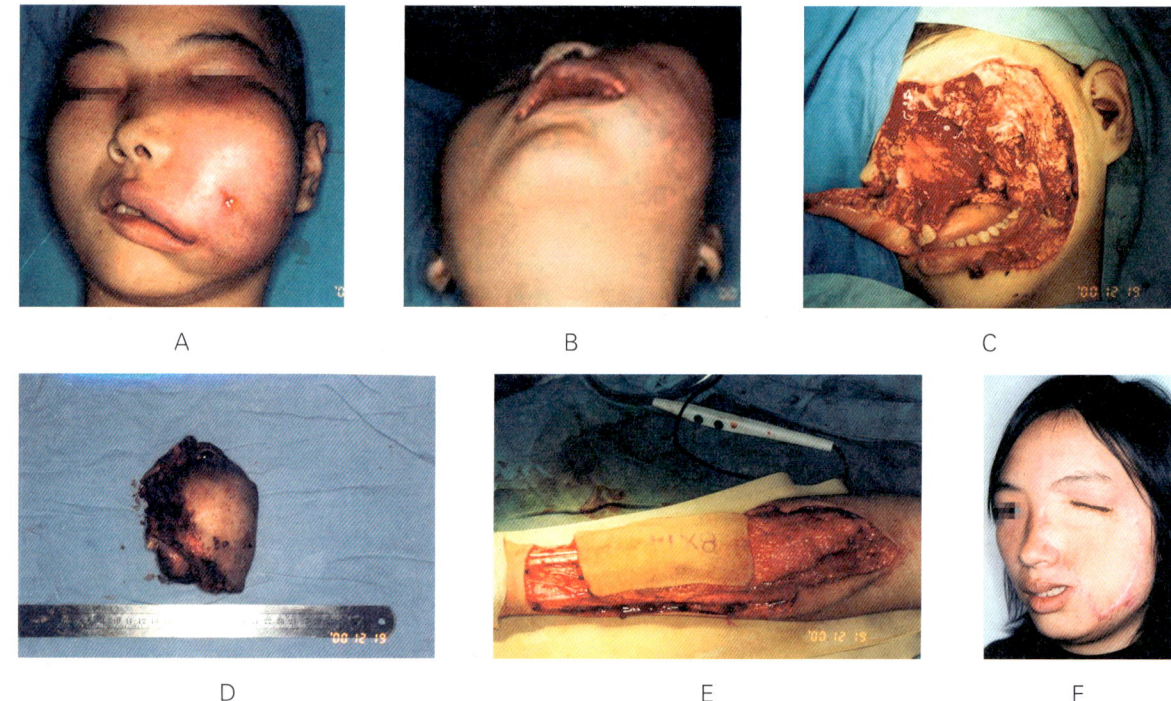

图 50-35 骨源性肉瘤，包括眼眶及内容物的面部根治性切除，以前臂皮瓣联合中厚皮片修复

（王炜　林李嵩）

参考文献

[1] Urken M L. 头颈部整形[M]. 黄志刚,李东梅,刘静明,主译. 北京:人民卫生出版社,2013.
[2] Miloro M. Peterson 口腔颌面外科学[M]. 第2版. 蔡志刚,主译. 北京:人民卫生出版社,2011.
[3] Ellis E Ⅲ, Zide M F. 颅颌面骨骼手术入路精要[M]. 第2版. 张益,张杰,孙勇刚,主译. 北京:人民卫生出版社,2008.
[4] Haerle F,Champy M,Terry B C. 颅颌面骨缝合术图谱:微型钢板、小型钢板和螺钉的应用[M]. 第2版. 郭科,译. 北京:人民卫生出版社,2011.

[5] Millard D R. 整形外科原则[M]. 程宁新,王原路,熊斌,译. 广州:广东科技出版社,2004.
[6] Kademani D,Tiwana P. Atlas of Oral and Maxillofacial Surgery[M]. St Louis:Elsevier,2016.
[7] Hammer B,Zizelmann C,Scheufler K. Solid modeling in surgery of the anterior skull base[J]. Oper Tech Otolaryngol-Head Neck Surg,2010,21(1):96-99.
[8] 黄立,林李嵩,王志红,等. 基于眼球三维空间精确定位测量的外伤性眼眶缺损的个体化重建[J]. 中国口腔颌面外科杂志,2014,12(2):136-143.
[9] 王铁生,林李嵩,施斌,等. 眶上颌颧骨骨折78例临床分析[J]. 福建医科大学学报,2009,43(3):256-258.
[10] 王志红,林李嵩,陈建军. 颅颌面骨快速原型模型的制作与评价[J]. 福建医科大学学报,2005,39(2):169-172.
[11] 林李嵩,王炜. 眶损伤重建的研究进展[J]. 中国实用美容整形外科杂志,2005,16(3):173-175.
[12] 林李嵩,王炜. 肿瘤根治术后眶缺损畸形的整复[J]. 中国口腔颌面外科杂志,2005,3(2):159-162.
[13] 林李嵩,王炜,王志红,等. 建立个性化眶三维模型的研究[J]. 中华整形外科杂志,2006,22(2):95-98.
[14] 施斌,林李嵩,陈乃俊,等. 头皮冠状切口在18例颌面复杂性骨折治疗中的应用[J]. 福建医药杂志,2001,23(3):21-22.

第五十一章
正颌外科概论

第一节 概述

一、正颌外科的治疗范畴

牙颌面畸形（dental maxillofacial deformities）是指因颌骨生长发育异常所引起的颌骨体积、形态，以及上、下颌骨之间及其与颅面其他骨骼之间的关系异常和随之伴发的牙合关系及口颌系统功能异常，外观常常表现为颌面形态异常。人群中牙颌面畸形的发生率非常高，Lew调查中国人的错𬌗畸形发生率，正常𬌗只占人口的7%，错𬌗约占92%。由于牙颌面畸形严重影响了患者的外形和功能，从而明显降低了其生活质量。随着时代发展和人民生活水平的提高，人们对生活质量的要求日益增加，对畸形的治疗需求也随之增长，需要正颌外科治疗的患者在人群中有巨大的潜在群体。美国健康统计中心调查显示：成年人牙颌面畸形严重骨性Ⅲ类者占人口的0.1%，约有5.8万患者需要治疗，而且每年新增加1.2万患者；其他还有开𬌗、长面综合征、偏颌以及颅颌面联合的畸形或综合征等，有时是与骨性Ⅲ类或骨性Ⅱ类共同存在的。国内虽未见统计资料，但是若按比例推算，我国13亿人口基数之下需要整复治疗的患者数量将非常惊人。牙颌面畸形患者中，牙列紊乱、拥挤，轻度前突和后缩可以被单纯正畸或青春期的矫形治疗成功地矫正，而中、重度的颌骨畸形则需要正颌-正畸联合治疗。

以研究和诊治牙颌面畸形为主要内容的学科称为正颌外科学（orthognathic surgery），它是一门新兴的综合性边缘学科，也是口腔颌面外科学的一个新的分支。科学的发展从学科分化为主趋向于进一步的学科综合，而各学科之间横向联合又产生很多边缘学科，正颌外科学正是在这样一个历史背景下发展起来的。它集口腔颌面外科学、口腔正畸学、美学、心理学、解剖学、生理学、语言病理学、围手术医学、感染防治学和麻醉学等有关学科的新理论、新进展和新技术为一体，同时采用现代外科手术与口腔正畸治疗相结合的方式，并应用新型专用手术器械，矫治单独的正畸治疗或手术治疗均难达到满意效果的骨性牙颌面畸形。口腔正畸应用的X线头影测量分析技术被移植应用于牙颌面畸形患者的术前诊断和手术设计中，成熟的正畸技术和新兴的矫正颌骨技术合理地结合，口腔正畸科医师和口腔颌面外科医师合作，共同矫治牙颌面畸形患者。自21世纪70年代以来，围绕外科矫治牙颌面畸形开展的一系列日益深入的生物学基础和临床治疗研究使正颌外科治疗取得了形态、功能、美容俱佳的效果。

二 正颌外科的历史与发展

1728年，Fanchard尝试用牙钳矫正个别牙的错位，但易造成牙髓坏死，甚至牙齿松动脱落。最早的正颌外科雏形是Hullihen于1849年首次报道的采用骨切开术矫治骨性牙颌面畸形，他通过在下前牙根尖下行骨切开将前牙区骨块后上移动，从而矫正了下颌部前突与开𬌗畸形。从19世纪末到20世纪40年代，采用外科手段改变颌骨的形态与位置以矫正骨性牙颌面畸形的正颌外科手术在欧洲颇为流行。其中Von Eiseleberg、Pickrell等在下颌体进行直线和阶梯式截骨术矫正下颌前突畸形；Lane、Babcock、Ragnell从口外切口将下颌升支水平截开使下颌后退，矫正下颌前突畸形；Iaboulay、Dufourmental和Kostecha等用髁状突切除术矫正下颌前突，这种手术一直沿用到20世纪50年代，但由于破坏颞下颌关节的正常解剖生理结构而被废用。1945年，Thoma实现了完全从口腔内进路完成下颌体截骨。虽然如此，由于当时的理论知识和客观条件有限，导致手术并发症较多，很难达到预期的效果。

20世纪50年代，随着麻醉学、外科学、头颈部外科应用解剖学，以及特殊手术器械的使用和抗生素的更新，加之术式的改进和创新，牙颌面畸形的外科矫治进入了迅速发展的阶段。1954年，Caldwell与Letterman经口外行下颌支垂直骨切开术；1956年，Robinson又改进为下颌升支斜形截开矫正下颌前突畸形，使下颌前突的外科矫治取得了重要的进步。其后，Trauner与Obwegeser于1957年首次报道，并由Dal Pont改进的经口内下颌支矢状骨劈开术（sagittal split ramus osteotomy，SSRO），兼用于矫治下颌前突（发育过度）和后缩（发育不足）畸形，标志着外科矫治牙颌面畸形步入了一个新阶段，并成为矫正下颌畸形应用最为广泛的术式而沿用至今。

上颌骨截骨矫治术发展的历史比下颌骨晚并且进展缓慢，最初仅有个别报告。1927年，Wassmuund第一次采用Le Fort型截骨术矫正开𬌗畸形，但是在翼上颌连接处未完全离断，术后应用弹性牵引来移动上颌骨。1942年，Schuchardt报告将上颌骨矫治手术分为两期：一期手术为Le Fort型截骨但不分离翼上颌连接，经过短期的颅颌牵引后，再进行第二期手术，离断翼上颌连接，显示早期的上颌骨截骨技术在处理翼上颌连接以及术后上颌骨的血供保障等方面还缺乏安全把握。直至1951年，Dingman和harding首次一期完整地施行了Le Fort型截骨术。

20世纪60年代末至70年代，基于Bell等关于在颌骨及颌周组织血供的应用解剖以及上、下颌骨（含牙槽骨）切开后的血流动力学变化方面的研究基础，为现代正颌外科手术提供了科学的依据和成功的保证。近年来，由于口腔颌面外科与口腔正畸的密切配合，形成了真正意义上牙颌面畸形治疗的功能与形态修复相结合的新时期，并逐渐形成了现代正颌外科学。1992年，McCarthy等首次报告将牵引成骨（distraction osteogenesis）的理论和技术用于延长矫治发育不足的下颌骨。此后，运用牵引成骨术矫治牙颌面畸形的研究和临床应用得到了迅速发展，而牵引成骨术与正颌外科手术相结合的方法和理念，标志着牙颌面畸形矫治进入多元化的阶段。

正颌外科在中国的兴起始于20世纪70年代末80年代初。1985年，在青岛举行的第一次全国外科正畸学术讨论会上报告了包括临床实践、临床基础研究和实验研究在内的三个主题，并就正颌外科发展的历史和概念、正颌外科和口腔正畸的学科合作、牙颌面畸形的诊断、治疗和预后等方面进行了讨论并取得了共识。进入20世纪90年代，中国的正颌外科在诸多方面已经接近和达到国际先进水平。近年来，以上海交通大学医学院附属第九人民医院、北京大学口腔医院等口腔颌面外科为例，在多数规模较大的口腔医院已经成立了包括口腔颌面外科和口腔正畸科在内的多学科组成的正颌外科组，中华口腔医学会口腔颌面外科专业委员会成立了正颌专业学组，标志着中国现代正颌外科已经逐步走向成熟。

现代正颌外科的发展，还体现在复杂牙颌面畸形矫治水平的明显提高。20世纪80年代，中国正颌外科的矫治对象多为上颌前突、后缩及部分偏斜畸形的患者。随着临床矫治水平的提高，复杂牙颌面畸形的患者就诊率明显提高，许多过去认为难以矫治的畸形也得到了满意的治疗。一些严重的颅面发育畸形及综合征，如Crouzon综合征、Treacher Collins综合征、Apert综合征、半侧颜面萎缩以及第一、二鳃弓综合征等的治疗，不仅需要完善的术前设计，而且需要精确的术中定位操作，综合应用各种现代正颌外科新技术才能达到外形与功能的完美重建。

近年来，得益于学科的交叉渗透，众多与正颌外科相关的学科和技术的飞速发展为复杂牙颌面畸形的诊治开辟了一个崭新的领域。

正颌外科的矫治手术多经口内途径施行，由于在这种狭窄而较深部位进行操作，骨切开部位往往难以按常规止血，因此术中及术后渗出血会有所增加，而术后张口困难和口内渗血可使患者在麻醉恢复期内发生上呼吸道梗阻的风险大大增加。采用控制性降压技术能有效地减少手术失血量，避免大出血对患者造成的生命威胁和输注库血带来的种种不良反应，在出血较多的上颌骨高位截骨术中非常有效。但对于超高龄、全身状况不佳或伴有心、脑、肺、肝、肾等重要脏器功能严重损害的患者，应严禁使用。低温的目的在于降低体内重要器官尤其是脑的代谢，使耗氧量减少，从而显著延长机体耐受缺血、缺氧的时间。

坚固内固定是指通过接骨板及螺钉将骨折的断端之间进行足够力量的、稳定的连接与固定，促进骨愈合，有效预防骨感染，并允许患者进行早期的功能运动，有利于避免牙颌间结扎导致的牙损伤和口腔卫生不良。现代正颌外科所使用的坚固内固定技术改变了以往传统牙颌间固定与金属丝结扎的固定模式，其中包括加压固定、螺钉固定、小（微）型接骨板和重建接骨板固定。

正颌外科治疗需要术前术后的X线头影测量，计算机辅助三维CT重建为复杂牙颌面畸形的诊治提供了新的手段。应用计算机图像处理技术进行X线及CT数据的头影测量、诊断、模拟手术、面型预测，为现代正颌外科开辟了一个崭新的领域。正颌外科手术模拟仿真系统的建立，使牙颌面畸形的术前诊断和设计真正实现了数字化、定量化、图形化，这对统一医患之间的审美观，提高手术矫治质量具有深远的临床意义。

正颌外科和颞下颌关节功能及结构关联的研究非常关键，对牙颌面畸形治疗的远期效果具有重要的影响力。其主要研究内容包括：①各类正颌手术对颞下颌关节的影响；②某些颞下颌关节病患的正颌外科治疗。Bell曾报道采用口内入路升支垂直截骨术进行正颌外科治疗，通过术后颞下颌关节的适应与改建，成功地治疗了9例关节盘前移位、髁突后移位的患者。

正颌外科的主要治疗目的之一就是要改变患者畸形的容貌，为患者创造和谐匀称的面型。其中有两层含义：一是如何通过正颌外科手术矫治患者的原有畸形，二是如何结合美容外科技术进一步创造容貌美。中国学者对如何实现符合中国民族特色、传统文化的容貌特征进行了大量研究，取得了许多成果。在正颌外科同期进行美容外科手术，如颏成形、下颌角修整、颧骨整形手术等，对增进正颌外科患者的容貌起到重要作用。

牙颌面畸形患者的心理治疗和心理评估常常成为取得良好效果的必要前提。近年来相关报道也很多，应当作为现代正颌外科领域中必不可少的一个研究内容而引起足够的重视。

二、正颌外科的病因与流行病学

牙颌面畸形是在个体颅颌面生长发育过程中，受先天因素或后天（获得性）因素，或由二者联合影响所致的一类生长发育畸形。流行病学调查显示，约40%以上的人群存在错𬌗（malocclusion），其中约有5%是由于颌骨发育异常引起的骨性错𬌗畸形（skeletal malocclusion），即牙颌面畸形。牙颌面畸形的常见发病因素如下：

（一）先天因素

1. 遗传因素　颅面形态是由遗传基因控制的，因而具有显著的遗传特征，表现为种族和家族的颅面基型特点，如黄色人种与白色人种的面型均具有种族间的明显特征，而个体的面型则具有同一家族所共有的基本特征。因此，某些牙颌面畸形，如下颌发育过度（骨性下颌前突）、下颌发育不足（骨性下颌后缩）等均可由遗传因素引起，可以是亲代遗传，也可以隔代遗传。

2. 胚胎发育异常　在口腔颌面部的胚胎发育过程中，由于某些因素，特别是胎儿发育期母体内环境异常，如母体妊娠期营养不良、内分泌紊乱、损伤、感染，或某些致畸药物的影响，均可导致各胚突的发育、连接或融合发生障碍，进而引起牙颌面系统的相应畸形，最常见的此类畸形为先天性唇裂、腭裂，也可引起偏侧小颌畸形。

（二）后天（获得性）因素

在出生后的个体生长发育阶段，任何引起牙颌面系统生长发育障碍的因素，均可导致牙颌面畸形的发生，常见的致病因素如下：

1. 代谢障碍和内分泌功能失调　在婴幼儿期，由于慢性营养不良，维生素D缺乏，致使钙、磷代谢障碍，钙不能正常沉积，影响骨骼正常的生长发育，导致佝偻病，引起以下颌骨为主的牙颌面畸形。又如，在骨骼融合前出现脑垂体功能亢进，分泌过量的生长激素，可引起巨颌症；因垂体功能低下，则可出现颌骨的发育不足畸形。

2. 不良习惯　儿童时期的不良习惯，如吮吸手指、咬笔杆等未能得到纠正，可引起上前牙前突、开𬌗，严重者尚可引起下颌后缩伴上颌前突畸形。

3. 损伤及感染　颌面发育期，尤其是少年儿童时期发生的颌面部损伤和感染性疾病，如颌骨骨折、颞下颌关节损伤，特别是由此引起的颞下颌关节强直，以及因颌骨骨髓炎引起的骨质破坏或因肿瘤切除等导致的颌骨缺损，均可导致颌面部的生长发育异常，引起牙颌面畸形。

（三）其他因素

如病因尚不十分清楚的进行性半侧颜面萎缩（progressive hemifacial atrophy，PHA）畸形，是出生后，主要在个体生长发育期出现的一侧面颌部软硬组织进行性的萎缩和生长发育障碍，最终引起严重而复杂的牙颌面畸形。病变开始出现的年龄愈小，牙颌面畸形及功能障碍愈严重，其治疗难度也愈大且容易复发。

第二节　牙颌面畸形的诊断与治疗设计

牙颌面畸形是指个体在生长发育的过程中，由于先天或者后天的因素导致的颌面各部分形态结构比例及空间位置偏离正常范围，严重者可造成明显的功能障碍。一些严重的牙颌面畸形患者已没有生长发育改良的潜力，或生长改良的量不足以解除畸形，正畸的掩饰性治疗不能解决畸形，或掩饰性治疗不能达到面容美观和治疗结果的稳定时，应用正颌-正畸联合治疗是唯一的治疗方法。将这类患者上、下颌骨重新定位，以达到正常的协调关系。除功能障碍之外，面部美观作为参与社会交往的第一感官，从多方面影响人们的生活，因此牙颌面畸形常使个体在社会交往中受到歧视，故人们对牙颌面畸形的诊断和治疗是较早度过近代生物医学模式而进入现代生物-心理-社会医学模式的一种疾病。生物-心理-社会医学模式更加重视人的社会生存状态，从生物与社会结合的角度理解人的生命、健康和疾病。

经过临床检查，头影测量分析及模型研究可得出确切的诊断，根据诊断设计出可行的矫治方案。由于牙颌面畸形往往是复杂的，涉及多个部位，畸形的表现是三维的，因此，矫治方案的设计必须兼顾各个方面。

1. 矫治方案设计的基本原则

（1）正确的诊断是矫治设计的基本前提，如诊断错误将导致设计错误。

（2）根据畸形表现、严重程度，选择适当的手术方式。例如下颌后缩畸形的矫治，理想的手术方式是选用口内入路的升支矢状劈开截骨术；上颌前突伴垂直方向过长，需同时向后、向上移动上颌骨且向上移动的距离大于3cm时，应采用Le Fort Ⅰ型截骨术等。

（3）兼顾容貌美学要求。增加必要的辅助手术，以达到鼻、唇、颏关系的完美协调。在矫治设计中，为了达到上述目的，水平截骨颏成形术常被采用，必要的骨移植或人工骨移植，也常被用来弥补正颌外科手术以矫正某些畸形方面的不足，例如不对称畸形及上颌后缩畸形的眶下区凹陷等。

（4）结合患者的容貌审美要求。例如有的双颌前突畸形患者希望双唇不过于回缩以免显得苍老，有的希望脸形窄长而不至于太宽大等，都应在矫治设计时予以考虑。

通过对牙颌畸形患者详细的临床检查、牙颌模型和X线头影测量分析，鉴别出牙性与骨性畸形，并在此基础上拟定初步的治疗计划。牙性错𬌗是由于牙齿位置异常和牙弓关系失调所致，而颌骨本身生长发育无明显问题，这种牙源性畸形可采用正畸的方法进行矫治。骨性错𬌗又称牙颌面畸形，是由于颌骨大小、形态异常，或上、下颌骨之间位置关系失调所引起的，这种骨源性畸形对口颌系统功能和颜面美观的影响远大于牙性错𬌗。

2. 目前对骨性错𬌗的治疗方法主要有以下三种

（1）生长改建治疗。通过牙面矫形的方法刺激或抑制颌骨的生长来改善和矫正上、下颌骨间位置关系失调，这种方法只能用于处于生长快速期（替牙列期）的患者。

（2）掩饰性正畸治疗。通过移动牙齿或改变牙轴倾斜度来掩饰上、下颌骨间关系的不协调，这种方法对处于恒牙列早期的轻度或某些中度Ⅱ类或Ⅲ类骨性错𬌗有效。

（3）正颌外科。通过外科手术恢复上、下颌骨间的正常位置关系，适用于中度和重度成年人骨性错𬌗畸形。另外，牵张成骨是近年来发展起来的用于治疗颌骨严重发育不足或整复骨缺损的一种新技术，牵张成骨既可用于成年人，也可用于处于生长发育期的儿童。

在考虑骨性错𬌗的治疗手段时，应根据错𬌗畸形的严重程度、患者的年龄和具体要求做出恰当的选择。

一 牙颌面畸形的分类

（一）根据病因分类

1. **先天畸形** 此类畸形是胎儿在子宫内发育时形成的，主要是各种综合征在牙颌面的表现。根据文献报道，可并发上颌骨或者下颌骨畸形的综合征总类很多，本书将不对其一一列举，仅就常见综合征的诊断和治疗进行阐述。临床常见综合征有第一、二鳃弓综合征、Apert综合征、Treacher Collions综合征、颅锁发育不全综合征等。因此，对于牙颌面畸形患者，治疗前应进行详细的问诊及全身检查，才能对其诊断预后有明确的判断。

2. **发育畸形** 牙颌面组织器官的生长发育形态受遗传基因的影响，如一卵双生胎儿形态相似，有些双生胎儿的颅面各块骨骼虽然相似，却因受不同环境的影响，整体面型并不一样。因此在颜面发育畸形病因中，遗传及环境因素均十分重要。环境因素不但表现在出生后，也表现在胎儿在子宫内的环境。如胎儿发育后期，子宫不正常的压力可致发育畸形。在颌面部生长发育中，宽度完成得早，在6~7岁完成；前后方向的发育大约在青春期后1年完成；垂直方向的发育完成得最晚，要到全身骨骼生长停止后才完成，因此各种致畸因素影响垂直方向生长发育的时间最长。唇腭裂、颌骨周围组织的先天性异常、早期颅颌面外伤、早期颅颌面手术、颞下颌关节强直、颅颌面组织严重感染、上呼吸道障碍、内分泌失调、口腔不良习惯及长期情绪不安定等均可对生长期的个体的牙颌面生长发育造成影响而导致颌骨畸形。

3. 后天获得性畸形　上、下颌骨恶性肿瘤切除，大量骨质缺损可造成严重畸形。上、下颌骨骨折后错位愈合或骨缺损，外伤性颞下颌关节错位，可伴发或不伴发关节强直，其结果均可形成明显的颌面畸形。对后天获得性畸形的诊治在后续章节里将做较为详细的描述。

（二）根据发病机制分类

正颌外科主要的治疗对象是发育畸形的患者，目前尚没有一个统一的分类方法。以 Angle 错𬌗分类对正颌外科患者进行分类并不合适，因为该分类主要是针对牙-牙槽突错𬌗，而正颌外科面对的主要是骨性（颅骨）畸形，即上、下颌与颅底之间的位置不协调。很多患者虽然也存在错𬌗畸形，但错𬌗是由于颌骨位置不正常引起的。面部软组织畸形也比单纯牙-牙槽突错𬌗患者严重。一个理想的疾病分类应能指导治疗方案的选择，牙颌面空间结构是复杂且不规则三维结构，需要从矢状向、垂直向及左右横向进行畸形的描述，目前采用的分类方法包括：

1. 矢状向畸形

（1）单颌畸形：又可分为上颌发育过度、上颌发育不足、下颌发育过度及下颌发育不足。

（2）双颌畸形：又可分为双颌发育过度、双颌发育不足、上颌发育过度伴下颌发育不足及上颌发育不足伴下颌发育过度。

临床常见：骨性Ⅰ类、骨性Ⅱ类、骨性Ⅲ类等。

2. 垂直向畸形

（1）单颌畸形：又可分为上颌垂直向发育过度、上颌垂直向发育不足、下颌垂直向发育过度及下颌垂直向发育不足。

（2）颌畸形：又可分为双颌垂直向发育过度和双颌垂直向发育不足。

临床常见：骨性深覆𬌗、骨性开𬌗、长面综合征、短面综合征等。

3. 横向畸形　临床常见于上颌骨过宽或狭窄、上颌骨过宽或狭窄、双侧后牙反𬌗、双侧后牙锁𬌗等。

（1）单颌畸形：又可分为上颌骨横向不足、上颌骨横向过度、下颌骨横向不足及下颌骨横向过度。

（2）双颌畸形：又可分为上颌骨横向不足伴下颌骨横向过度和上颌骨横向过度伴下颌骨横向不足。

临床常见：上颌骨过宽或狭窄、上颌骨过宽或狭窄、双侧后牙反𬌗、双侧后牙锁𬌗等。

4. 不对称畸形　又可分为上颌骨不对称畸形（横向、垂直向、矢状向）、下颌骨不对称畸形（横向、垂直向、矢状向）、双颌不对称畸形和伴颅面其他组织结构不对称。

临床常见：偏突颌、偏缩颌、半侧颜面小颌畸形、单侧下颌髁突肥大畸形或骨瘤或伴有升支及下颌骨过长等。

5. 单纯软组织畸形　牙颌面畸形可为单纯颜面部软组织畸形，颌骨位置及形态基本正常，这种情况较少见，其临床表现与颌骨畸形类似，但必须与后者相区别，两者的治疗及预后截然不同。

二、牙颌面畸形的临床检查和美学评价

（一）颌面部形态检查

1. 正面观

（1）中线及对称性：面部检查的第一步就是评价正面观时眼、鼻、口的宽度比例关系和对称性。正常情况下，从正面观，面部左右对称，面部五等份，眼、鼻、口宽度比例协调（图51-1）。鼻嵴点、鼻尖点、上唇最凹点、颏部中点及牙弓中线基本上位于正中矢状面上，左右眉、眼、耳、颧突、鼻翼、鼻唇沟、口角、颊、下颌角及同名牙均应对称。

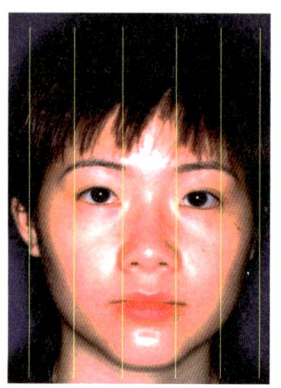

图 51-1　正面观面部比例及对称性。理想的面部应五等份，两侧内眦间距与眼睛的宽度相等，构成五等份的中 1/5 和内侧 1/5。鼻和颏应位于中 1/5 内，鼻宽度应等于或略宽于中 1/5 的宽度。瞳孔间距（虚线）应与口裂宽度相等

（2）宽、高比例：面部两侧最外侧点间距为面宽，发际点到软组织颏下点间距为面高。临床中，面部宽、高关系（面部指数）可以评价整个面型以及面部的基本比例关系，它比单纯测量面部高度或者宽度的绝对值更有意义。

表51-1中罗列了面部及其他比例的正常值，在临床中可能会有帮助。在评价面型时，必须考虑各种面型与体型之间的不同，有些人数据偏离平均值，但面部容貌仍可以是协调美观的。最重要的是，避免正颌手术中向错误的方向改变面部比例。比如，对于面宽相对于面高大的骨性Ⅱ类患者，尽量不要轻易上抬上颌骨缩短面高度，否则会使面宽更显突兀。

表 51-1　面部指数

指数	测量项目	男性	女性
面部	n-gn/zy-zy	88.5(5.1)	86.2(4.6)
下颌骨-面宽度	go-go/zy-zy	70.8(3.8)	70.1(4.2)
上面部	n-sto/zy-zy	54.0(3.1)	52.4(3.1)
下颌骨宽度-面高度	go-go/n-go	80.3(6.8)	81.7(6.0)
下颌骨	Sto-gn/go-go	51.8(6.2)	49.8(4.8)
口-面宽度	ch-ch×100/zy-zy	38.9(2.5)	38.4(2.5)

续表

指数	测量项目	男性	女性
下面部-面高度	sn-gn/n-gn	59.2(2.7)	58.6(2.9)
下颌骨-面高度	sto-gn/n-gn	41.2(2.3)	40.4(2.1)
下颌骨-上面高	sto-ng/n-sto	67.7(5.3)	66.5(4.5)
下颌骨-下面高	sto-ng/sn-gn	69.6(2.7)	69.1(2.8)
颏部-面高	sl-gn×100/sn-gn	25.0(2.4)	25.4(1.9)

注：括号中为标准差。

（3）垂直比例：文艺复兴时期的艺术家，首先是达·芬奇和丢勒，评价了面部的比例以更准确地绘出面部解剖特点。他们总结出正常人面部应为均衡的三等份，即发际点到鼻根点、鼻根点到鼻下点、鼻下点到颏下点三部分的距离基本相等。面下1/3存在1/3和2/3的比例关系，即口裂位于鼻下点与颏下点间上1/3与下2/3交界水平。面下1/3过大，多为上颌垂直向发育过度，下颌后下生长或骨性Ⅲ类患者下颌向前下生长，常表现为开𬌗；面下1/3过小，多为下颌向前上生长，常表现为深覆𬌗（图51-2）。

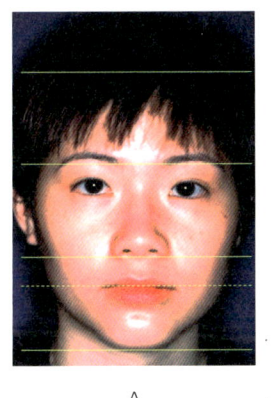
A

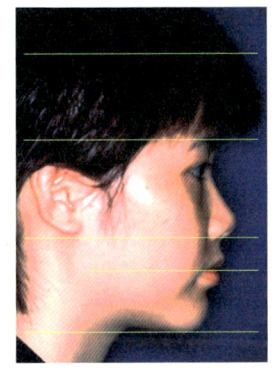
B

图51-2　正面观和侧面观的面部垂直向比例。面中部的垂直高度即眶上缘到鼻下点的距离应与下面高相等。在面下部，口应位于鼻下点和颏下点之间1/3的部位

（4）面下1/3：正颌外科治疗设计中，面下1/3的检查和分析非常重要，因为正颌手术对该区域的改变最明显。检查时，患者直立或端坐，双唇处于自然放松位。

1）上唇长度：鼻下点至上唇下缘间距。正常值为男性22.5±2.1mm，女性21±2mm。上唇过短应与上颌垂直向发育过度相鉴别，前者上唇长度不足，开唇露齿，但面下1/3高度正常；后者上唇长度正常，开唇露齿，牙及牙龈暴露过多，面下1/3高度较大。上颌垂直向发育过度者，用力闭唇时唇被牵拉，常伴有上唇长度增大。

2）下唇长度：下唇上缘至软组织颏下点间距。正常值为男性43.4±3mm，女性41±3mm。下唇过短常见于骨性Ⅱ类错𬌗；下唇过长常见于骨性Ⅲ类错𬌗伴开𬌗，闭唇时牵拉下唇可能是下唇变长的原因。

3）唇与上前牙之间的关系：上唇下缘至上中切牙切嵴间距为上中切牙暴露量。唇休息位，男性露齿量为1.83mm，女性为1.68mm；微笑时，理想的上中切牙暴露量为牙冠3/4至颈缘，女性较男性稍多。上切牙暴露异常与唇长度及厚度、上颌垂直向高度、上切牙牙冠长度和微笑时唇抬高程度有关。

4）唇间隙：指上唇下缘与下唇上缘之间的距离。正常值男性2.0±1.8mm，女性1.9±

2.1mm。唇间隙大小与上下牙槽高度及唇长度相关。上颌垂直向发育不足或上唇长，则唇间隙小；反之，则唇间隙大。

2. 侧面观

（1）侧貌轮廓：检查侧貌时，要求患者处于自然头位——直立或端坐，两眼目视前方。当头部处于这个位置时，根据两条线之间的关系，一条是通过额点至鼻下点，另一条是通过鼻下点至颏前点，可以将面型分为三种：①直面型，两条线几近一条直线；②凸面型，两条线之间形成一角度，鼻下点位于额点及颏前点连线的前方，提示为骨性Ⅱ类错𬌗，上颌相对于颏前突；③两条线之间形成一角度，鼻下点位于额点及颏前点连线的后方，提示为骨性Ⅲ类错𬌗，上颌位于颏后方。

如果侧貌接近平直，那么无论它向前倾（向前开张）或向后倾（向后开张）都属于正常范围。面部的开张类型（由人体测量专家Milo Hellman提出）因患者种族和民族不同而有所差异。例如，黑种人和黄种人趋于向前开张的面型，北欧血统的白种人为向后开张的面型。无论面部向前或向后开张，只要侧貌平直就无须手术改变。但是凸出或凹进的侧貌线就表明存在颌骨位置异常。

（2）鼻唇角：鼻唇角为鼻小柱点、鼻下点与上唇突点连线形成的夹角，正常值为90°～110°，东方人的鼻唇角较西方人小。改变上颌骨前后向位置及上前牙倾斜度均可改变此角的大小。由于该角由三点确定，因此同一类畸形可以表现出大小不同的鼻唇角，比如上颌发育过度患者，其鼻唇角可能为锐角，也可能为钝角。如果上颌前突患者正颌手术中上颌骨后退量过大，可使鼻唇角加大，颧骨基底部塌陷，影响容貌，手术设计中应予以考虑。

（3）审美平面：鼻尖点与颏前点的连线为审美平面，又称为E线。成人双唇均位于审美平面稍后，上唇于下唇稍后方。临床中，利用审美平面可以快速评价患者的侧貌是否美观协调。

（4）下颌角：用口镜柄或示指置于患者下颌体下缘，观察下颌平面相对于水平面的倾斜度，可评估下颌角的大小。正常时，成年人下颌角约125°。下颌角越陡，通常提示前面高过大，下颌呈垂直生长型，存在开𬌗倾向；下颌角越低平，提示前下面高减小，下颌呈水平生长型，通常与短面及深覆𬌗有关。

（5）唇部姿势和切牙突度：发现切牙过度前突（相对常见）或后缩（相对少见）是很重要的，因为这对牙弓内间隙会有影响。有些双齿槽前突患者，切牙前突可以使原本拥挤的牙齿获得理想排列，但会以唇过度前突及唇部难以在前突牙上行使功能为代价。在临床中它与双颌前突比较容易混淆，后者是描述上颌骨相对于颅骨前突的面型。这种面型在颌骨大小成比例的情况下会有向前开张的侧貌。

临床上较确定切牙前突的量，但是可以通过了解唇部姿势和切牙位置之间的关系将其简化。当看到下列两种情况时说明牙齿存在前突：①唇部前突伴上卷；②唇休息位时上、下唇分开超过3～4mm（即唇闭合不全）。换而言之，在放松状态下，过分前突的切牙可以显露于前突的唇部外，所以患者必须用力将上、下唇闭合在前突的牙齿上。对于此类患者，内收切牙可以同时改善唇功能和面部美观性。另一方面，如果唇部前突但可以无张力闭合在牙齿上，那么唇姿势几乎与牙齿位置无关。对于此类患者，内收切牙对唇功能没什么作用，并且对唇突度没有或仅有很少的改善。

与面部开张类型相同，唇突度也有其种族和民族特征。北欧裔的白种人唇部相对较薄，唇部、切牙突度小。正常情况下，南欧人和中东人的唇部及切牙比北欧人略突出。东方黄种人及非洲黑种人唇部及切牙突度最明显。这种差异表明了对于白种人而言正常的唇部和切牙突度对于黄种人和黑种人而言可能会被认为是后缩的，反之亦然。

评价唇部姿势及切牙突度需在患者唇部放松时观察。将上唇与通过上唇基部最凹点（软组织A点）的真垂线相比较，将下唇与通过下唇与颏部最凹点（软组织B点）的真垂线相比较（图51-3）。

如果唇部明显位于该线前，可以判定为唇部前突；如果位于该线后，则为唇部后缩。如果双唇前突，不能闭合（分开3～4mm），则表明上前牙过度前突。

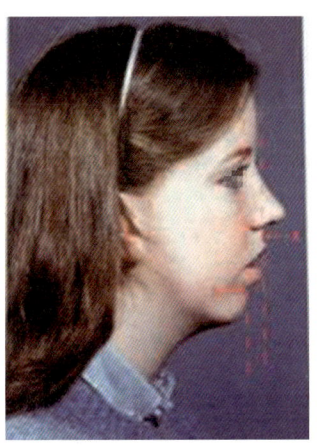

图51-3　通过观察上、下唇位于各自真垂线前方距离来评价上、下唇突度（分别使用不同的参考线评价上、下唇突度）

在评价唇部突度时，必须牢记万物都是相对的。这里唇部应与鼻和颏相比较。鼻子越大，就越需要颏前突，而唇部略前突也更能让人接受。面部垂直向关系也会影响唇部突度。下面高短的患者，唇部前突伴卷曲，这是由于唇过度闭合，上唇压迫下唇所致，而并非牙前突。

除了观察颏部突度外，还需评价颏下软组织外形。喉部的外形是评价面部美观的一个重要因素，对于下颌后缩的患者，难看的喉部外形是影响其美观的重要因素。

（6）重新评价垂直向比例：垂直向比例可以在面部正面检查中得到，但有时在侧面看得更清晰。一个比例很好的面部可以被划分为垂直向三等份。

（二）面部美学评价

尽管国外哲学家认为美存在于观察者心中，每个人对美的看法都不同，中国古语中也有"情人眼里出西施"的说法，但是由面部的整体几何特征所带来的美感却是人类共通的。在临床中，患者除要求恢复正常口颌功能外，更希望通过正颌外科改善外貌。由于骨骼畸形造成容貌欠佳可产生负面社会、心理影响，故强烈要求解决容貌美观是大部分正颌外科患者寻求治疗的动机。

人体美学，是从美学的角度对人体的形态结构、五官容貌、身体体形、皮色毛发等进行研究的一门科学。面部美学，则是针对人的面部进行美学研究的一门科学，包括对人的耳、鼻、喉、口、眉等的研究。上天给人以美貌，最精妙之处在于令人痴迷的五官组合。在面部轮廓的框架结构上，符合"三停五眼"，而正中垂直轴上又有"四高三低"，横轴上符合"丰"字审美准则，达到以上十几个基本指标的脸可以称之为美貌了，而这样的脸也必定符合人体美的黄金分割定律。

但面部美学仅仅是美学界对人类面部进行的关于美的研究。Moss等发现，专业模特即公认的面部美丽的代表，女性模特的面部较平均值更窄，唇部和颊部较平均值更凸，而男性模特的面部较平均值更宽，鼻部、唇部、颊部和颏部较平均值更凸，且丰满的面部比平直的面部更有吸引力。Peck等甚至提出，美的标准不应被局限于一种固定的面部轮廓，而应该随时代改变而调整。随着人们越来越爱美以及整形美容热的悄然兴起，现在越来越多的人将面部美学里的标准作为整形标准。而正颌外科手术设计要根据每个人的面部形态、大小、面部器官的基本情况而定，每个人都有不一样的美，不要千篇一律地整形为同一个脸型，追求同样一种美，均衡、和谐才是面部美的核心因素。

随着患者对牙颌功能及颜面美容效果要求的不断提高，在正颌治疗中应合理引导患者的审美观，遵循美学与功能相结合的原则，以期达到容貌美和良好咬合关系的治疗效果，更好地维护、修复、再塑造患者容貌美。颜面美学涉及社会和个人观念问题，大多数正颌手术患者要求治疗主要是考虑个人的牙齿与面部外观偏离社会所认同的美观标准，而不是口颌功能的问题，且以面部美观为最主要的求治动机。大众与医师的审美标准显著不同，对美的认识也存在差异，而且大众普遍认定的面部美观标准也并非恒定不变的，而是随年代变迁而不断变化的。因此，医师不仅要具备牙颌颅面解剖结构知识和对容貌美的正确认识，而且要针对不同心理类型的患者了解其审美意识、要求及具体条件，拟定更符合个性特征的美学设计。

（三）X线头影测量

X线头影测量是正畸形态学诊断及研究中重要的基本手段之一。它主要采用头颅定位装置定位患者的头部，然后采用定距离、定投射方向的办法减小误差，以期获得可以重复对比的头颅X线片。临床上主要采用侧位片与后前位片，并在上面确定一些能够代表颅骨、颌骨、牙齿及软组织的相对稳定且有代表性的解剖标志点，通过各点之间的连线、距离、角度、比例等进行定量分析，最后将测得的值域标准正常值进行比较，从而从整体上了解个体颅颌牙面等方面的特征及变异情况，为治疗的诊断计划提供重要的参考依据。

X线运用于正畸学辅助诊断并非现代提出，它的出现也遵循了一定的历史轨迹，是学科发展与交融的必然产物。早在1884年，在德国法兰克福举行了一次人类学国际会议，在这次会议上，眶耳平面诞生，故又称为法兰克福平面；1916年，正畸学家Van Loon第一次将人类学的方法运用于正畸学中；之后在1923年，Meconer将X线引入了正畸学，而真正将现代X线头影定位测量标准化的是在1931年，美国学者Broadbent与德国学者Hofrath分别将X线头影定位测量技术运用于口腔正畸学领域，时至今日，它仍然是正畸检查诊断的最重要内容之一。

无论是正畸患者还是正颌正畸联合治疗患者，首先需要的检查之一就是头颅定位X线，通过头影测量，可以得出数据，比对标准值，对牙颌颅面畸形进行诊断分型并制订相应的治疗计划。还可以用于颅面生长发育的研究及生长预测；研究矫治前后牙颌颅面形态结构的矫治变化和生长改变，以及判断各种矫治器的作用机制；并运用于外科正畸的术前诊断设计和术后疗效评价以及下颌功能分析（图51-4，图51-5）。

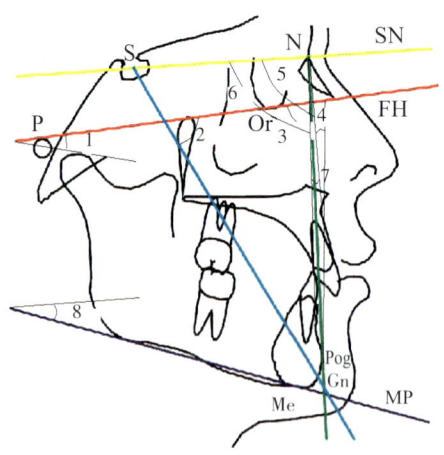

图51-4 常用测量角度

1. 下颌平面角 2. Y轴角 3. 面角 4. 颌突角 5. SNA 6. SNB 7. ANB 8. 下颌平面角

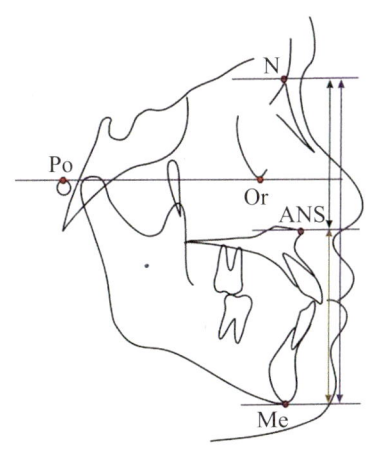

图 51-5　侧位片分析

（四）模型外科

模型外科（图51-6）是在牙颌模型上进行的一种术前模拟截骨移动及重建咬合的排列试验。准确的牙颌模型提供的是牙列立体形态结构信息，可真实且直观地反映牙齿及咬合关系，并涵盖了周围牙槽骨、腭骨、基骨弓之间的三维形态关系。模型分析可以补充临床口腔检查的不足，而且操作方便，是正畸与正颌外科医师进行诊断分析、模拟手术、预判治疗结果的必不可少的基本方法。通过在牙颌模型上模拟手术时的颌骨移动与咬合对位拼接，可以辅助制订正颌手术计划，包括截骨的部位、颌骨移动的方向与距离，并检查术前正畸是否达到既定要求，预判术后咬合重建的情况。通过定位牙𬌗板的制作，可以将手术计划精确地转移到手术操作中，有效地节省了手术时间。因此，模型外科是正颌外科学中不可或缺的关键组成部分。

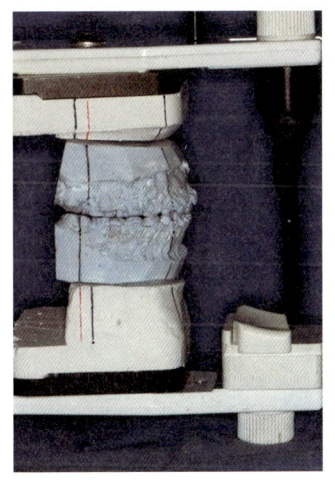

图 51-6　模型外科

三　面型预测和虚拟手术

正颌外科是通过颌骨的骨切开或部分骨质的骨截除后，移动带蒂的牙骨块至新的位置固定的方式来矫治骨性错𬌗。因此，正颌外科与一般颌骨外科手术不同，需要在术前就手术部位、牙骨块移动方向和距离进行精确的设计，通常采用的方法是通过头影描迹图的剪裁、移动和拼对模拟手术过程，并预测颜面软组织侧貌变化结果，为选择合理的治疗方案提供依据。

这种设计手段和预测方法，正畸医师称为VTO分析法，外科医师又称为STO分析法，其内容和形式是一样的，就是具体实施治疗方案前模拟正牙和手术过程并预测术后面型变化，得出一个视觉效果图。STO分析的主要目的是：①确定术前正畸治疗的目标；②筛选出能取得最佳功能和美容效果的手术方案；③获取面型侧貌变化可视图，用于会诊和医患交流。

（一）术前正畸方案的初步拟定和模拟

由于大多数骨性错𬌗都存在牙代偿，因此竖直倾斜的牙长轴，恢复牙-基骨的正常关系尤为重要，这个过程称为去代偿。尽管正畸学者Steiner和Tweed等描述过多种确定牙-基骨理想位置的方法，但这里只介绍一种简便的设计方法来确定术前正畸治疗的预期牙位。

1. 上颌中切牙长轴应与鼻根点N与A点连线（NA）呈22°夹角，其切缘与NA线的垂直距离为4mm。

2. 下颌中切牙长轴应与鼻根点N与B点连线（NB）呈20°夹角，其切缘与NB线的垂直距离也为4mm。

3. 满足牙弓长度需求，对于牙列拥挤者应考虑减数以提供足够间隙让前牙或磨牙复位。

去除牙代偿过程的模拟步骤大致如下：①将患者X线头颅侧位片用黑色墨水描绘在透明硫酸纸上，并测出各相关的角度。②将倾斜的上、下中切牙长轴按理想的牙-基骨关系复位，用彩色墨水在这张头影图上重新绘出牙齿位置，唇部软组织轻微变化也可标出，并将其作为模拟设计颌骨手术的原始头影图。

（二）正颌外科手术的模拟设计

这是STO分析的关键步骤，用于确定颌骨切开的部位、移动的方向和距离（图51-7）。其基本方法与步骤如下：

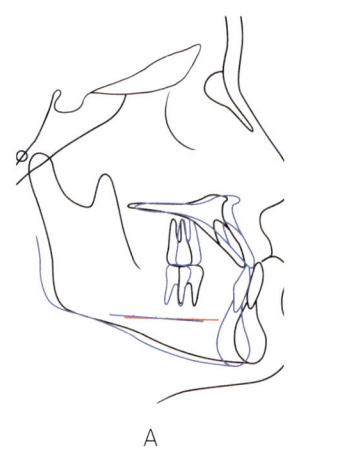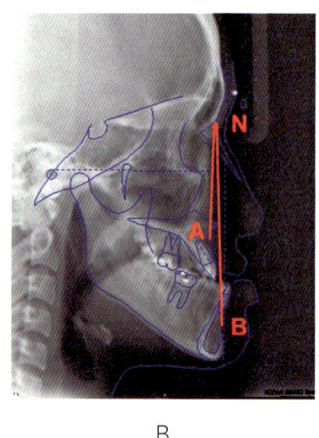

A　　　　　　　　　　　　B

图51-7　双颌手术模板外科

1. 取两张透明硫酸纸，一张按常规描出患者的头影图作为母版，另一张分别描绘带牙齿的上颌或下颌轮廓图。为便于比较，第二张轮廓图最好采用彩色笔描绘。

2. 将第二张描图纸上的上颌或下颌轮廓沿边缘剪下，形成所谓的模板图，以备模拟手术之用。

3. 根据手术类型，参照磨牙与切牙关系以及正常值，将已剪下的上颌或下颌模板图进行移动，直至合适位置，并用透明胶纸暂时固定移动对位后的上颌或下颌模板。如果是整体移动，只需移动整个模板，如果需要行分段切开，还应根据手术要求将模板图剪裁后，作相应牙骨段的移动与拼对。

4. 用彩色笔（也可用虚线或实线区别）将移动至新的位置的上颌或下颌模板透描在第一张头

影图上，重点显示切牙、第1磨牙以及颌骨的轮廓。

5. 移去上颌或下颌模板图，在第一张头影图上，参照牙骨复合体新旧位置变化，测量并标记牙骨段的移动距离与方向。最后根据相应术式的软、硬组织位移比例，用彩色笔描出新的软组织轮廓，预测术后颜面侧貌的变化情况。

（三）颜面软组织变化预测

通过手术改变牙骨块位置将导致覆盖其表面的软组织变化，该汇总变化会直接影响正颌外科的美容效果。由于软组织具有一定弹性和延伸性，因此软、硬组织一般不是按1∶1的比例进行移动的，不同术式和不同部位的软组织变化比例是不一样的。目前在临床上主要根据文献报道的软组织位移比率来预测正颌外科术后可能的面型变化。

一般选用软组织标点作为预测面部软组织变化分析用，常用软组织如鼻根点、鼻下点、鼻尖、上唇缘、下唇缘等分别描述常见正颌外科术式的软、硬组织变化比例。

根据不同部位和不同类型手术的软组织变化比率就能重建和预测手术后的鼻、唇和颏的侧貌外形，为选择最佳手术方案提供参考。然而，影响软组织变化的因素较多，软组织本身形态和厚度又存在种族、性别和个体差异。因此，软组织预测结果严格来说并不是绝对准确的，但这种方法毕竟能直观地描绘术后软组织面型变化的趋势，从而为预测正颌外科的美容效果提供参考依据。

（四）计算机辅助手术设计及面相预测

由于现代计算机图像处理和视频技术的不断发展和进步，使正颌外科手术设计，特别是术后软组织变化的预测手段更加先进和完善，这种方法克服了单纯图形学显示侧貌轮廓线条变化过于简单、缺乏真实感的不足，使医师和患者更易理解手术可能获得的美容效果。

除常规电脑配置外，还需要彩色摄像机（或数码相机）、图像采集卡等。工作原理大致为：在X线头颅测量标准定位下拍摄X线头侧位片的同时，用摄像机或数码相机摄取同一位置的颜面图像。将拍摄的X线片和彩色面像重叠，一般将耳点、软组织额点、鼻根点、鼻尖点、上下唇突点和颏前点等作为两个图像的配准点。通过对X线影像的等比缩放、增强锐化以及适配处理，在电脑屏幕或高分辨率图像显示器上获取最佳匹配重叠图像（图51-8）。模拟手术过程同样包括对颌骨的切割、牙骨块的移动和拼对等。

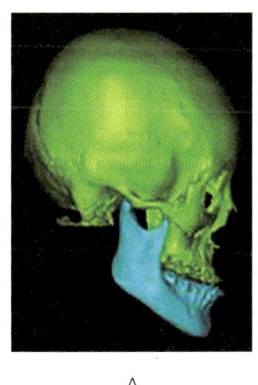 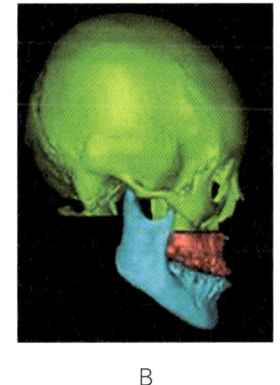 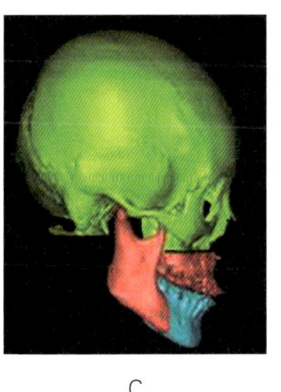 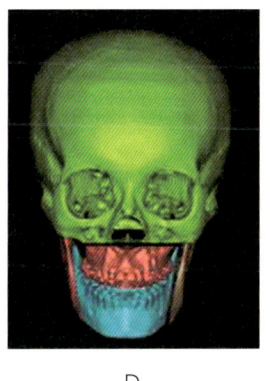

A　　　　　　　　B　　　　　　　　C　　　　　　　　D

图 51-8　计算机模拟手术

在牙骨块复合体移动的同时，颜面软组织图像按特定比例发生相应的变化。隐去X线影像后可以预测患者术后面部图像。这种模拟手术和预测过程形象逼真、快捷简便，可以反复进行，有利于选择出一个令患者和医师都满意的治疗方案。目前，国内报道的技术发展比较成熟的正颌外科计算机模拟设计和预测系统仍然是二维数字化图形或图像。但是，由于人类颅面结构是一个复杂的个体化硬、软组织三维复合体，通过计算机预测的面相并不完全代表术后容貌的最终美学效果，因此在向患者演示预测结果时，一定要解释清楚，以免在术后发生不必要的医患纠纷。

第三节　牙颌面畸形的术前术后正畸治疗

一、正颌外科患者正畸治疗的重要性

正颌外科手术不仅要求恢复患者颌骨正常位置并显著地改善软组织容貌，而且需要重建患者的咬合关系及口颌系统功能。牙颌面畸形患者除有颌骨大小、位置的异常外，还常常伴有牙齿排列错乱和咬合关系失调，如牙列拥挤、牙代偿性唇舌向倾斜、牙颌曲线异常以及牙弓宽度不调等。成年人严重骨性错𬌗畸形，其生长发育已基本停止，不能通过矫形治疗的方法引导颌骨的生长，恢复牙颌面的形态和功能。单纯采用正畸治疗难以获得满意的矫治效果，尤其是不能有效地改善面型。然而，单纯外科手术只能改变颌骨或局部牙槽骨段的位置，对牙位或牙颌位的改变，难以建立起良好的牙颌接触关系。事实上，对于绝大多数骨性牙颌面畸形的成人患者，单纯的外科手术或单纯的正畸治疗均不能很好地解决功能和形态两方面的问题，往往需要采用外科-正畸联合治疗，应用现代正畸技术恢复牙-基骨正常关系，先通过外科手术改变颌骨位置，再运用正畸手段建立协调、稳定的𬌗关系，最终获取形态和功能俱佳的治疗效果。

正畸医师在手术前进行正畸治疗的重要性主要表现在以下几个方面：

1. 排列牙列，去除牙代偿性倾斜与牙颌干扰，释放限制颌骨移动的因素。
2. 拓展牙尖间隙，分开牙根，便于骨切开术顺利进行。
3. 矫正异常𬌗曲线，协调上下牙弓宽度，为建立术后良好的牙颌关系打下基础。
4. 正常咬合关系的建立对维持牙骨块的稳定，防止术后畸形复发有着非常重要的作用。

相反，如不进行术前正畸治疗，术中颌骨的移动阻力较大，移动量受到限制。更重要的是术后遗留的牙颌畸形仍不美观，即使术后再行补救性正畸治疗，其治疗难度和时间相应增加，但治疗效果并不满意。因此，对颌骨发育异常导致的牙颌面畸形，急功近利地采用单纯的外科手术不可能获取功能和形态都满意的治疗效果，只有通过口腔颌面外科医师和口腔正畸医师的密切协作，对各种骨性牙颌面畸形做出正确的诊断，制订出合理的治疗计划，并采取有效的矫治手段，才能保证治疗效果的稳定和可靠。

二、正颌外科患者正畸治疗的特殊性

正颌外科患者的牙颌关系失调与颌骨大小、位置异常有着密切关系。这类患者正畸治疗的目的主要是为了颌骨手术计划的顺利实施服务的，其正畸治疗方案和措施与单纯的牙性错𬌗畸形的矫治有所不同，是一个术前正畸准备和术后牙颌关系的小幅度调整过程。

（一）正畸治疗的原则和目的

由于骨性牙颌面畸形患者的正畸治疗主要是为成功实施正颌外科手术做准备的，因此矫治原则与一般的正畸治疗并不一样。患者术前正畸治疗的目的不是用正畸手段来矫正牙颌面畸形，而是通过正畸排齐牙列、去除牙代偿性倾斜和整平牙颌曲线，为外科手术顺利地切开颌骨和移动牙骨块至预期位置固定，同时为最大限度地建立术后美观、稳定和健康的牙颌关系创造条件。

正颌外科患者大多数为成人，其正畸治疗原则和方法不同于儿童，也不完全等同于成人正畸治疗，它是成人正畸治疗中的一类特殊问题。对牙颌面畸形患者进行术前术后正畸治疗时，不仅要掌握成人正畸治疗的方法、特点和规律，还应了解颌骨畸形伴有的牙颌畸形特点以及正颌外科手术的设计方案。

正畸医师应深入了解各类骨性错𬌗畸形患者手术治疗的适应证、手术方式以及单纯外科手术及单纯正畸治疗的局限性，全面分析牙颌面畸形的发生机制，从而制订合理的矫治方案。对轻度骨性牙颌面畸形患者，可通过牙齿代偿性正畸治疗（掩饰性矫治）掩盖其骨性畸形。但对于中或重度骨性牙颌面畸形，单纯的外科手术或掩饰性正畸治疗均不能有效地矫正畸形，只有用外科-正畸联合治疗才能取得满意的效果。

大多数骨性牙颌面畸形患者为获得咬合接触，牙齿存在一定程度的代偿性倾斜，对这类患者的术前正畸治疗主要是去除代偿性牙倾斜，将倾斜的牙轴竖直于上、下颌骨内，建立牙齿与颌骨之间正常的关系。因而在完成术前正畸治疗后，患者的错𬌗畸形会比正牙前更加明显而严重，在治疗前和治疗中应向患者做出详尽解释，以得到患者的理解，并尽快行正颌外科手术，通过手术将颌骨位置恢复正常，重建良好的牙颌接触关系。正颌外科患者的正畸治疗计划应与口腔颌面外科医师共同制订，在将颌骨移至正常位置时应考虑正畸的限度，在正畸排列牙列时也应为颌骨移动创造条件。

（二）序列分阶段治疗过程

正颌外科患者牙颌面畸形的治疗过程和步骤一般分为：检查诊断→制订手术和正畸治疗方案→术前正畸→外科手术→术后正畸。术前正畸、外科手术和术后正畸三者在时间上应紧密衔接，相互之间不能拖延。现代正颌外科技术要求术前通过正畸治疗矫治去除牙代偿，建立合适的牙-骨对应关系，同时，现代固定矫治器也为正颌手术中颌骨位置的固定提供有利条件。正畸去除牙代偿后，其咬合关系可能更差，甚至无𬌗接触，如不及时行外科手术建立正常的咬合关系，将有害于患者口颌系统的功能和健康，外科手术后5～8周应及时开始术后正畸治疗，对𬌗关系进行精细调整，通过建立稳定的咬合关系，增加颌骨移位后的稳定性，减少和防止畸形复发。

（三）外科正畸联合治疗的稳定性

决定正颌外科治疗的结果稳定性除单纯正畸治疗的稳定性因素外，还应考虑外科手术重新定位颌骨后对疗效稳定的影响。

1. **手术类型的影响**　有报道认为，向上移动上颌骨和颏成形术是最稳定的正颌外科手术，其次是下颌前徙手术。但前徙下颌骨的稳定性受到下颌骨旋转方向的影响，下颌骨术后容易沿顺时针方向旋转移动，这可能与术后软组织及降下颌肌肉的牵拉有关。因此，当需要降低前面高和减小下颌平面角时，为了减少下颌骨术后的顺时针旋转量，增加骨块稳定性，可以配合向上移动上颌骨，同时使用坚固内固定技术增加术后下颌位置的稳定性。

上颌骨前徙手术也是比较稳定的手术，仅仅有20%轻度复发，而下颌骨后退术和上颌骨下降术被认为稳定性较差。因此，在后退下颌骨时，应考虑轻度过矫正；向下移动上颌骨时，应在骨段间植骨以增加术后稳定性。

在各种正颌外科手术中，扩大上颌骨手术的稳定性最差。这是由于扩大上颌骨后，被扩张腭部黏膜的回位牵拉是骨块复位的主要原因。控制这种复发的关键在于术中的过度矫治和术后较长时间的保持。近年来，由于骨牵张技术应用于上颌骨的扩宽，将腭中缝切开，运用牵张成骨的原理将上颌骨以每天0.5～1.0mm的速率扩宽，可以获得更加稳定的矫治效果。

2. **颌骨移动距离的影响**　正颌外科中牙-骨段移动量与术后的稳定性呈负相关，即移动距离越大,术后的稳定性越差。Van Sickel等人的研究结果显示,随着移动量的增加,术后复发率也增加,尤其是移动距离大于8mm的病例。

3. 神经肌肉适应性的影响　神经肌肉的适应性是正颌手术稳定性的必要条件。正颌外科手术在改变骨骼结构的同时,也改变了患者长期稳定的口颌系统神经肌肉功能模式。手术向上移动上颌骨后,下颌骨的位置与之相适应发生改变,导致咬合力增加,从而控制了上颌骨向下复发的趋势。但当采用手术前徙下颌骨后,舌骨上肌群持续地向下、向后的牵引作用可能导致畸形复发。目前,坚固内固定技术已广泛应用于正颌外科,手术后可以不进行颌间结扎固定。由于双颌外科等手术大范围地调整了面部骨骼位置关系,术后辅以一段时间(4周左右)的颌间牵引固定,有利于神经肌肉系统更快地适应新的颌骨位置,增加术后咬合关系的稳定。

4. 颞下颌关节的变化　正颌外科术后,颞下颌关节位置与功能变化一直是临床医师关注的问题,下颌支的正颌手术容易导致髁状突移位。近年来,由于坚固内固定技术的应用,使带髁状突的近心骨段通过术后自身神经肌肉调节复位的可能性变得非常小,文献中也有不少关于正颌外科术后髁状突吸收的病例报道。正颌外科术后,关节的移位和功能障碍是导致畸形复发的一个因素。因此,如何在手术中维持髁状突与关节窝的正确位置十分重要。

第四节　常用正颌外科术式

一、上颌骨Le Fort Ⅰ型截骨术

Le Fort Ⅰ型截骨术基本上是按照上颌骨Le Fort骨折分类的Ⅰ型骨折线的走向和部位(梨状孔外侧斜向外下,经过牙槽突上方,延伸至双侧上颌翼突缝)进行的,切开上颌骨各壁,保留腭侧黏骨膜软组织蒂,使离断的上颌骨段能够向三维方向移动,以矫治不同类型的上颌骨畸形,并常与下颌骨的正颌外科手术配合,矫治各种复杂牙颌面畸形。Le Fort Ⅰ型截骨术的最早报道始于1867年,Cheever首先将此种截骨术作为鼻咽部肿物的切除入路。1951年,Dingman和Harding首次完成一期Le Fort Ⅰ型截骨术。1972年,Steinhausor在行Le Fort Ⅰ型截骨术时,在上颌中切牙之间截骨,改变上颌骨牙弓的宽度,以矫治上、下牙弓的宽度不调。随后,Wolford和Hall报道了在Le Fort Ⅰ型截骨术基础上,将上颌前部、后部截开,为矫正复杂的牙颌面畸形开辟了新的途径。

(一) 适应证

1. 上颌骨矢状向发育不足,通过截骨前徙上颌骨矫治畸形。
2. 上颌骨矢状向发育过度,通过截骨后退上颌骨以矫治畸形。
3. 上颌骨垂直向发育不足,截骨后下降上颌骨以矫治畸形。
4. 上颌骨垂直向发育过度,截骨后上抬上颌骨以矫治畸形。
5. 上颌牙弓缩窄,通过分块截骨以扩宽上颌骨。
6. 上颌牙弓过宽,通过分块截骨以缩小上颌牙弓宽度。
7. 颜面不对称或同时累及上、下颌骨的发育性和继发性牙颌面畸形,通过Le Fort Ⅰ型截骨术纠正上颌骨偏斜,并配合其他术式进行其他部位畸形的矫正。

（二）手术步骤

1. 切口、剥离与暴露　1%利多卡因加1/100000肾上腺素液，行局部黏膜下浸润麻醉以减少出血。切口从一侧第1磨牙近中颊根至对侧第1磨牙近中颊根，离开附着龈距离前牙区在5mm以上，并逐步增大，至切口两端约距附着龈10mm。在上颌颊侧前庭沟以15号刀片或电刀全层切开黏膜、黏膜下层及骨膜。注意切口不可过高或过于靠后，以免暴露颊脂垫，影响视野。骨膜剥离子紧贴骨面剥离，暴露梨状孔、前鼻棘、上颌窦前外侧壁、颧牙槽嵴，并沿上颌结节的弧形骨面，向后潜行剥离直达翼上颌连接。然后剥离双侧鼻底黏骨膜，于上颌结节骨膜下及鼻腔外侧壁放置脑压板进行组织保护。

2. 截骨

（1）标记点的确定：在梨状孔的外侧缘用小定位球钻确定标记点及标志线，便于术中观测上颌骨垂直向和前后向移动的量。

（2）截骨线的设计：从梨状孔边缘起，沿距离上颌牙根尖上至少5mm设计截骨线，至颧牙槽嵴外侧壁（图51-9）。

（3）截骨：沿设计的截骨线，用来复锯或裂钻自梨状孔边缘开始向后跨过尖牙窝，越过颧牙槽嵴，截开上颌骨内侧壁及前外侧壁，以薄骨凿在颧牙槽支柱处顺着上颌结节外侧骨轮廓的方向轻轻凿入，并在梨状孔外侧轻轻凿入，彻底分离两处的骨连接。

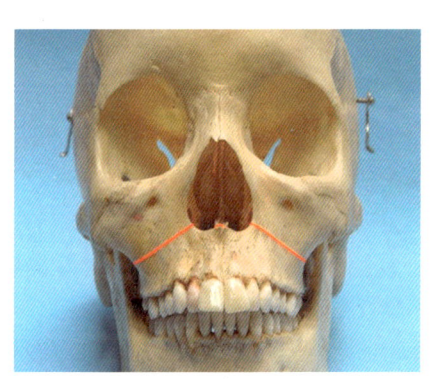

图51-9　Le Fort Ⅰ型截骨线

（4）上颌骨后部与翼上颌连接的离断：可以使用弯形骨凿置于截骨线的下方，沿上颌结节弧形外侧面向内后方滑行，使凿刃正对翼上颌连接。另一手指伸入口腔，触摸翼上颌，连接相对应的口腔上腭部黏膜，以便感觉骨凿的深度并保护腭侧黏骨膜不受损伤。

此外，也可拔除上颌第3磨牙，以薄骨凿从上颌第2磨牙远中垂直向上，分离上颌结节后部和翼板之间的连接，并与颊侧水平截骨线相连通。相比从翼上颌缝凿骨，这种方法更有利于保护翼腭管内的腭降血管神经束，减少出血，以提高手术的安全性。同时，在上颌结节处截骨，对于唇腭裂继发上颌骨发育不足和上颌骨上后的病例尤有优势。前者可减少术后腭咽闭合功能下降，后者可较顺利地去骨，达到后退所需的去骨量。

（5）凿断鼻中隔：以咬骨剪剪开前鼻棘，以骨膜剥离子分离鼻底骨膜至鼻中隔，鼻中隔骨凿分离鼻中隔软骨和犁骨与上颌骨的连接。注意鼻中隔骨凿刃口方向向下，以保护鼻底黏膜。

3. 降下折断及松解上颌骨　在前颌骨处放置一块湿纱布防止打滑，以双手拇指在前颌骨处推上颌骨向下，折断上颌骨。助手应稳固患者的面中上部组织，以利上颌骨的向下折断。各骨连接的充分离断是保证上颌骨顺利折断的前提。切忌使用暴力，以免形成不良骨折线，造成颅底结构的损伤。上颌骨折断下降后，右手持弯骨凿插入上颌结节截骨处，适度用力挺上颌骨向前，松解上颌骨。判断上颌骨是否已达到充分松解的方法是，以血管钳夹住前牙区的正畸弓丝，使上颌骨向前后、左右、上下移动，尤其是达到需要前移的位置。

上颌骨折断后，应仔细检查创腔，特别是上颌后壁来自腭降血管的活跃出血点，用止血钳夹住电凝或结扎。用咬骨钳小心清理腭降血管束周围骨质，保护好该血管，以利于上颌骨段术后血运。若腭降动脉损伤，可用电刀电凝或结扎止血，不会造成上颌骨块的坏死。

4. 鼻中隔及下鼻甲处理　对于上颌骨上抬患者，鼻中隔处应去除足够的软骨，以防止上颌骨就位后鼻中隔发生弯曲。切除部分鼻中隔软骨时，应注意保护鼻腔黏膜。也可以磨除部分梨状孔下缘骨质，以扩大骨性鼻腔，避免鼻通气道受阻。前鼻嵴对鼻尖有支持作用，尽量不要切除。

对于上颌骨上抬幅度较大的病例（例如超过5mm）或下鼻甲肥大者，需行下鼻甲部分切除术。切开鼻底黏膜和下鼻甲黏膜，剥离暴露骨性下鼻甲，以咬骨钳适量咬除下鼻甲骨质，切除部分下鼻甲黏膜，以可吸收线分层缝合下鼻甲黏膜和鼻底黏膜。

5. 上颌骨的就位与固定　用圆钻或咬骨钳去除骨断面的骨刺或突起。对于上颌骨上抬患者，应在鼻中隔及上颌窦各壁去骨，移动上颌骨段，使之到达设计的矫正位置。戴入中间牙殆板，与下颌牙列咬合面吻合后，以钢丝行颌间临时固定。用食指和拇指分别抵在颏部，向上并略向后用力使拴接在一起的上下颌复合体就位。也可将上、下颌骨复合体做开殆运动，检查是否在上颌骨的后部存在骨创面的早接触，若有，应进一步修整后再就位。

上颌骨就位后，根据预先设定的标记点或线，检查上颌骨的移动是否与模型外科计划一致。检查无误后，可行坚固内固定。目前多采用微型钛板加螺钉进行坚固内固定，固定的位置在梨状孔边缘及颧牙槽嵴等骨质较厚的部位。一般用中间有一定间距的四孔L形微型钛板和5mm长的微型螺钉进行固定。

固定结束后，打开颌间结扎，检查咬合关系是否与模型外科中的牙殆板位置一致。若不一致，需重新颌间结扎，拆除钛板，重新检查上颌骨的骨创面之间是否存在早接触。

6. 植骨　对于上颌骨前移和（或）下降的患者，在上颌骨就位后遗留了较大的间隙，有时需要植骨。植骨可以提供更大的稳定性，促进骨愈合，防止术后复发。一般来说，对于前移超过6mm的患者，需要在前移后遗留于上颌后壁与翼突之间的间隙内植入自体骨，以阻止前徙的上颌骨后退。同样，可以在下降遗留的间隙内植骨。

7. 创口关闭与缝合　对于破损的鼻底黏膜，应用可吸收缝线严密关闭。用生理盐水冲洗创腔，仔细检查有无活跃出血点，用电凝进行止血。Le Fort Ⅰ型截骨术后鼻翼基底容易变宽，上唇缩短，因此需要在关闭黏骨膜切口前进行鼻翼基底的复位缝合。水平黏骨膜切口常规行V-Y缝合，以保持或调整上唇的长度及防止唇红内翻。

二　分块Le Fort Ⅰ型截骨术

（一）适应证

分块Le Fort Ⅰ型截骨术的适应证包括上下牙弓宽度不协调、上颌骨Spee曲线不协调、上颌前突、上颌前牙轴倾度过大等无法在术前正畸解决的或术前正畸治疗条件不足的、复杂的颌骨畸形。

（二）手术要点

1. 临床上有时需要在尖牙与第1前磨牙（或第1、2前磨牙）间进行骨质切开，使上颌骨分为前、后两段，或附加切牙正中切开，使上颌骨分为三段或四段，进行拼对。在进行分块截骨时，务必保护好腭侧黏骨膜，牙间切开时注意保护邻近牙根。上颌分块越多，形成的牙骨段愈小，发生牙齿及骨块坏死的机会愈大。

2. 若上颌骨同时需要上抬并且上颌骨后部在分块后还需后退的病例，应在分块前完成上抬后退的幅度，然后再进行分块截骨，以简便手术操作。

3. 坚固内固定时选用较硬的钛板以增强稳定性。术后可将牙殆板固定于上颌牙列1个月左右，减少功能运动时骨块之间的互动，促进分段骨块的愈合。

三 上颌骨 Le Fort Ⅱ型截骨术

1973年，Henderson和Jackson首次报道了Le Fort Ⅱ型截骨术的应用，其截骨线走向与上颌Le Fort Ⅱ型骨折线走向基本相同，即包括鼻骨、上颌骨额突、部分眶内壁和眶下缘内侧部（图51-10）。

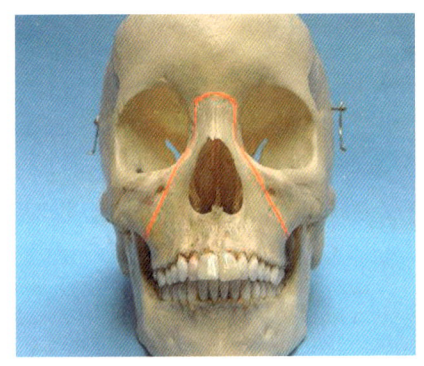

图 51-10　Le Fort Ⅱ型截骨线

（一）适应证

上颌发育不足伴Angle Ⅲ类错殆畸形患者，同时患者鼻眶区发育不足。

（二）手术步骤

1. 口外切口设计与暴露

（1）鼻根旁切口：在鼻根旁，内眦近中沿鼻根走向分别做两条长1.5～2.0cm的皮肤切口。在骨膜下向中线分离，使两侧皮肤切口相通，暴露眶内侧缘及部分眶下缘，显露内眦、前后泪嵴和泪沟。游离或标记切断内眦韧带。

（2）头皮冠状切口：该切口位于发际上方5～10mm。在骨膜上帽状腱膜向下翻起头皮，在眶上缘与初始切口间距眶上缘约1/3处切开骨膜，行骨膜下剥离至眶上缘。此类切口一般需要在下睑做附加切口，以便显露眶下缘。

2. 截骨

（1）鼻根部的水平截骨及眶内截骨：截骨线的设计一般位于鼻额缝的下方，鼻根部水平截骨后，截骨线延伸向后进入筛骨，然后改变方向在泪囊窝后方向下至眶底并向前达眶下缘，在泪囊窝与眶下孔之间越过眶下缘至于上颌骨前壁。

（2）口内截骨：完成上述口外入路的鼻眶区截骨后，Le Fort Ⅱ型截骨术其余截骨操作均由口内入路完成。

（3）口内入路的切口：同Le Fort Ⅰ型截骨术，只是在上颌前壁的剥离暴露范围较大，应在骨膜下剥离，直达眶下缘。此时应注意勿损伤眶下神经血管束。截骨继续自前述口外入路的眶下缘骨切口继续向下，于Le Fort Ⅰ型截骨线水平折转向后，越过颧牙槽嵴，直达翼上颌连接。

（4）离断翼上颌连接：使用弧形弯曲骨凿离断翼上颌连接。

(5) 离断鼻上颌区骨连接：完成上述操作后，使用骨凿自鼻根部水平骨切口插入，完成筛骨垂直板及犁骨的离断。截骨线自前部水平骨切口止于后部上颌棘。

(6) 游离鼻上颌复合牙骨段：使用左、右两把上颌把持钳握持整个鼻上颌复合牙骨段，先使其向前移动，然后观察鼻根部骨切口以判断是否为鼻上颌牙骨段整体移动。必要时自鼻根部插入一把骨凿或骨刀协助其整体移动，直到鼻上颌插入一把骨凿或骨刀协助其整体移动，使鼻上颌复合牙骨段可在无张力的情况下处于术前设计的理想位置。

3. 戴入牙殆板　行颌间结扎固定。将鼻上颌复合牙骨段游离松动后，戴入牙殆板，行颌间结扎固定。

4. 植骨固定　于鼻根部及口内上颌各骨切口间存留的间隙处植入自体皮质、松质骨骨块。一方面可使鼻上颌复合牙骨段更加稳定，另一方面也可促进其骨愈合。在鼻根部、双侧眶下缘和双侧颧牙槽嵴以微型钛板固定。在鼻根部选用Y形，眶下缘选用弧形，颧牙槽嵴选用L形钛板，螺钉可使用4~5mm长度。

5. 复位缝合内眦韧带（用于鼻根部切口）　用不可吸收的缝线行内眦韧带缝合。先将一侧内眦韧带用两头穿针的不可吸收缝线扎实，然后将两针分别自鼻根下方传入对侧相应部位，再缝扎对侧内眦韧带。

6. 缝合伤口　彻底冲洗口内外创口后，缝合皮肤及黏膜切口。

四　上颌骨Le Fort Ⅲ型截骨术

1950年，Gillies报道了首例Le Fort Ⅲ型截骨术，通过类似于Le Fort Ⅲ型骨折线走向的颅面骨分离，使眼眶、鼻、颧骨及上颌骨整体移动并重新定位。1967年，Tessier成功进行了多例Le Fort Ⅲ型骨切开术，从而确定了颅面联合手术矫治严重面中份畸形的可行性。目前此术式已经成为颅颌面畸形治疗中的一种常规术式（图51-11）。

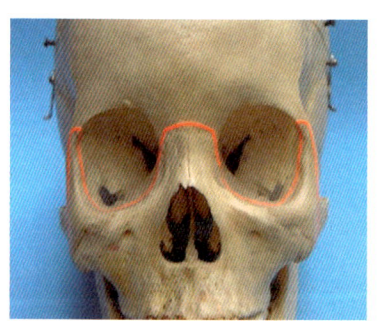

图51-11　Le Fort Ⅲ型截骨线

（一）适应证

1. 主要适用于整个面中份发育不足，包括鼻背、颧骨、上颌骨、眶下缘及眶外侧缘，尤其是矢状向与垂直向的发育不足。

2. 颅骨、上颌骨及眶部存在发育障碍的Crouzon综合征、Apert综合征等。

3. 由于外伤或感染等因素导致的继发性面中份畸形。

（二）手术步骤

1. 切开显露

(1) 头皮冠状切口：自双侧耳轮角前方，向上延伸至头顶部发际后方。切开头皮和帽状腱膜，自帽状腱膜下向前下方剥离，翻起头皮。距眶上缘上方2cm位置切开骨膜，在颞深筋膜层进行剥离，注意保护面神经额支，暴露颧骨颧弓。向下暴露至眶上缘及鼻根部，用头皮夹进行皮瓣创缘止血。

（2）下睑缘皮肤切口：暴露眶下缘，以便行眶底部骨质截开。在睑缘下3～5mm，平行于睑缘做皮肤切口，在皮肤与眼轮匝肌之间进行剥离，至眶下缘。沿眶下缘切开骨膜，将眶底骨面暴露至整个眶底深度的1/3，注意保护眶底骨膜的完整性。在眶内侧，注意保护泪囊及内眦韧带。

（3）口内黏骨膜切口：口内切口则是在两侧第1、2磨牙相对应的龈颊沟部位，切口长约10mm，水平向或垂直向黏骨膜切口均可。在骨膜下潜行剥离至翼上颌缝。

2. 截骨

（1）额鼻连接处截骨：一般需要在术前通过X线片来确定截骨位置。截骨位置应低于前筛孔水平，以防损伤脑组织。用裂钻或往复锯横断鼻额缝，从侧方水平进入眶侧壁。

（2）眶底及眶内、外侧壁的截骨：眶内侧壁截骨线在泪囊的后上方，外侧壁截骨线沿眶下裂向上颧额缝前，连接眶内、外侧壁截骨线形成眶底截骨线，在眶内截骨过程中，注意保护眼球及眶下神经血管束。

（3）颧弓、颧骨截骨：用往复锯截断颧弓，截骨的方向取决于畸形矫治所要求的外形变化，最简单的为通过颧颞缝的垂直截骨或斜行截骨，以使前移后有部分骨接触。

（4）翼上颌连接的离断：从颧弓下方，或从口内磨牙颊侧黏骨膜切口，以弯骨凿离断翼上颌缝。

（5）筛骨、鼻中隔与颅底的分离：以薄骨凿插入鼻额部截骨线处的筛孔下，向下后方（上颌鼻后棘方向）凿入。

3. 面中1/3骨段的游离　以细薄骨凿对所有截骨线进行探查，充分离断；以大撑开钳在鼻根部，小的直角撑开钳在翼上颌连接处，进一步撑开骨缝，游离面中1/3骨段，使其具有一定松动度后，用两把上颌钳夹持上颌骨，同时辅以插入骨切口中骨凿的撬动力量，将整个面中份松动下降。

4. 固定、缝合及包扎　戴入预制的牙𬌗板，进行颌间结扎，保持面中1/3向前的位置。在鼻根、眶外侧与颧额缝等部位用微型钛板固定，必要时用钢丝辅助固定。对于将内眦韧带切断或从骨面剥离的患者，手术结束时需行内眦韧带复位悬吊术，以防术后内眦过宽。在伤口缝合以前，冠状切口应彻底冲洗以防感染。常规缝合伤口，放置闭式引流，头部加压包扎。

五　下颌支矢状劈开截骨术

下颌支矢状劈开截骨术（sagittal spilt ramus osteotomy，SSRO）首先由Obwegeser在1957年报道。由于其巧妙的手术设计，截骨线符合下颌支的解剖结构，很快被医学界接受并广泛应用于各种下颌骨畸形的矫治中，如通过前伸或后退下颌，矫治下颌骨发育不足和下颌前突畸形；或与其他手术协同，矫治含有小下颌或下颌前突畸形的复杂病例。

（一）适应证

1. 下颌发育过度，通过后退下颌骨矫正。
2. 下颌发育不足，通过前移下颌骨矫正。
3. 偏颌畸形，通过旋转下颌骨矫正。

（二）手术步骤

1. 切口　从口内入路，切口于翼下颌韧带外侧约1cm切开黏骨膜，自骨膜下沿下颌支前缘向上分离至下颌冠突,在下颌孔平面以上,沿下颌支内侧骨膜下分离软组织,完全显露下颌孔处的下颌小舌及经其后方入孔的下牙槽血管神经束,用隧道拉钩或脑压板牵开并妥善保护。

2. 截骨　自下牙槽神经孔的下颌小舌上,用往复锯或长裂钻水平截开下颌支内侧密质骨;截骨线仅深透内侧密质骨层达松质骨即可,后界止于下颌小舌后0.5cm处,无须达下颌支后缘。继续沿下颌支前缘及外斜嵴矢状向截骨,达第2磨牙近中。取出升支内侧的隧道拉钩或脑压板,于下颌体部第1、2磨牙颊侧自骨膜下剥离达下颌下缘,用脑压板牵开软组织并暴露磨牙区颊侧密质骨,用往复锯做垂直于下颌骨下缘的截骨线,截开颊侧密质骨并与外斜嵴上的截骨线相交。将骨凿于下颌支前缘及下颌支、下颌体交接部的骨沟处锤入,完成矢状劈开。注意锤入骨凿时不宜过深,以免损伤下牙槽血管神经束(图51-12)。

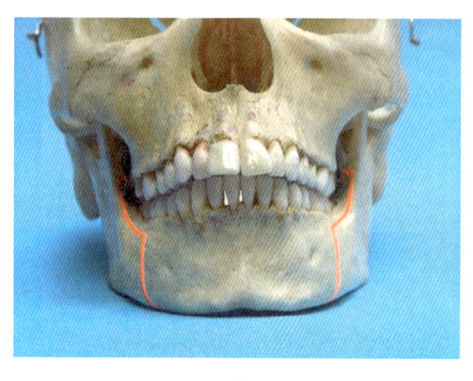 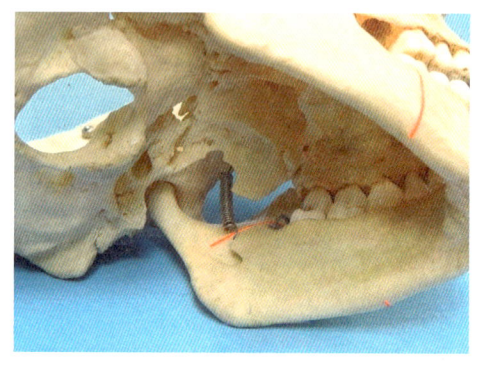

A　　　　　　　　　　　　　B

图51-12　下颌支矢状劈开术截骨线
A. 下颌下缘垂直截骨线　B. 下颌支内侧水平截骨线

笔者一般用两把8mm宽刃骨凿以不超过10mm的深度,仔细做旋转性撬动,分离、劈开近远心骨段。劈开骨段后,有部分患者可见走行于远心骨段松质骨内的部分血管神经束,应注意保护,如神经暴露,应注意去除神经管周围尖锐的骨刺,以防移动挤压损伤神经功能。如神经断裂,则需显微外科吻合;如需后退下颌,即可按设计需要切除近心骨段末端相应量的骨质,使远心骨段得以后退;如需前移下颌骨,需要剥离、松解咬肌和翼内肌在近心骨段上的部分附着和远心骨段的肌肉附着,使之前移更充分,降低术后复发概率。

3. 固定,缝合　戴入牙𬌗板后,颌间固定,就位固定骨段。用微型钛板固定近心骨段和远心骨段,一般可采用4孔微型钛板固定,也有报道采用双皮质螺钉固定,但此方法可能导致髁突受力扭转。去除颌间固定,检查咬合关系,冲洗、缝合黏膜切口,可根据出血情况选择是否放置引流。

六　颏成形术

颏成形术为矫正颏部畸形的主要手术。颏部的形态无论在前后、左右及上下方位都易发生变化,且个体差异很大;即使在同一类牙颌面畸形中,每个患者之间也可有明显的不同。因此,为获得最佳的美容和功能效果,颏部整形必须结合个体病例予以独立设计。

(一)适应证

1. 颏部前突,通过颏成形术后移矫正。
2. 颏部后缩,通过颏成形术前移矫正。
3. 颏部过长,通过颏成形术缩短矫正。

4. 颏部不对称，通过颏成形术平移或旋转矫正，有时需配合其他正颌或轮廓整形手术同时矫正。

（二）手术步骤

1. 切口　口内切口类似于下颌前牙根尖下的切口，按需要可向后延长。用骨膜剥离器自骨面分离软组织，向下直达下颌下缘；自切口末端小心地向后分离至第1前磨牙后方，显露颏孔及穿出之颏血管神经束，并适当游离松解，以减少牵张与意外损伤。为减少牵引前移颏部骨块回位的张力，必要时可横向切开近下颌下缘已翻起的骨膜。

2. 截骨线　截骨开始前，标记颏部中线，以便移动骨块时参考。按设计的截骨线于根尖下约5mm，颏孔下3～4mm平面，用来复锯或细裂钻由唇侧骨板至舌侧骨板全层切开下颌骨颏部，切开方向可根据需要呈水平位或斜向上或下，然后用骨凿分离、松动颏部骨段；彻底松动骨段后，牵引移动颏部骨段至设计位置；注意使附着于颏部的肌肉和骨膜不致牵拉骨段回位，然后将充分移位的骨块用钛板固定（图51-13）。需要增高颏部垂直高度的病例，可下移颏部骨段至设计位置，遗留的间隙用移植骨块填塞；需要降低颏高度者，则按设计切除相应骨量；需要矫正颏部偏斜者，则将颏部骨段向中线旋转移动至矫正位，必要时可修整颏部骨段外形或适当植骨，以达到两侧平衡。

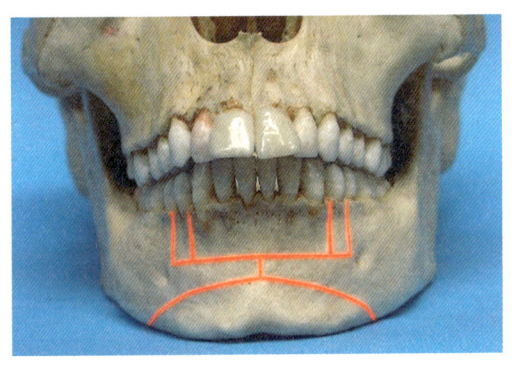

图51-13　颏成形术截骨线

七　典型病例展示

（一）骨性Ⅲ类错𬌗畸形

女，18岁，主诉"瘪嘴"，要求治疗。诊断为骨性Ⅲ类错𬌗。治疗计划：①术前正畸。排齐上下牙列，下颌间隙留在尖牙远中。②正颌手术。上颌Le Fort Ⅰ型截骨前移，下颌体截骨＋SSRO后退，颏成形。③术后精细调整咬合（图51-14～图51-16）。

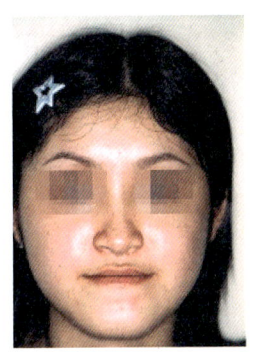
A

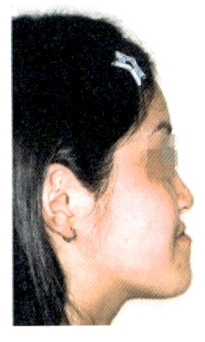
B

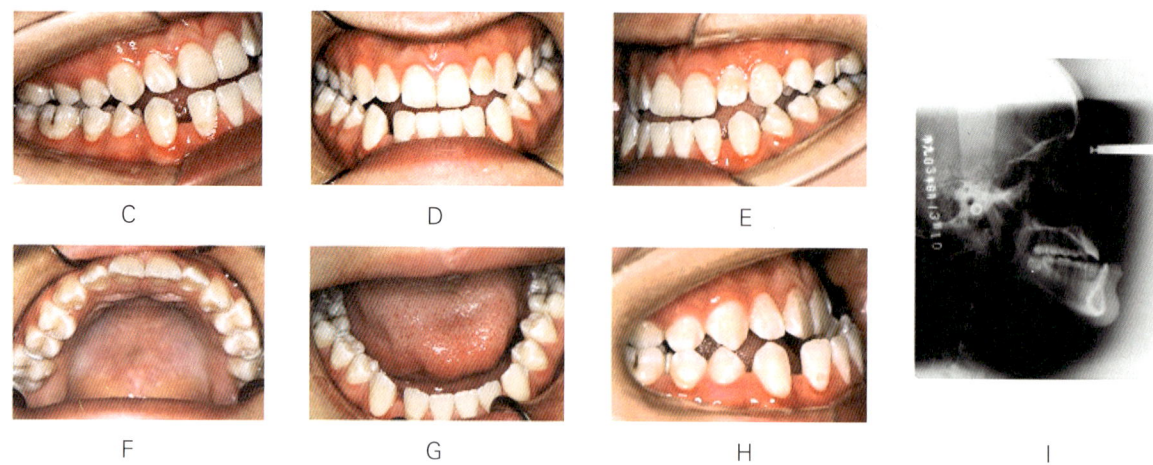

图 51-14 治疗前
A. 正面观 B. 侧面观 C. 右侧咬合 D. 正中观咬合 E. 左侧咬合 F. 上颌牙弓 G. 下颌牙弓 H. 侧面咬合 I. 头颅侧位片

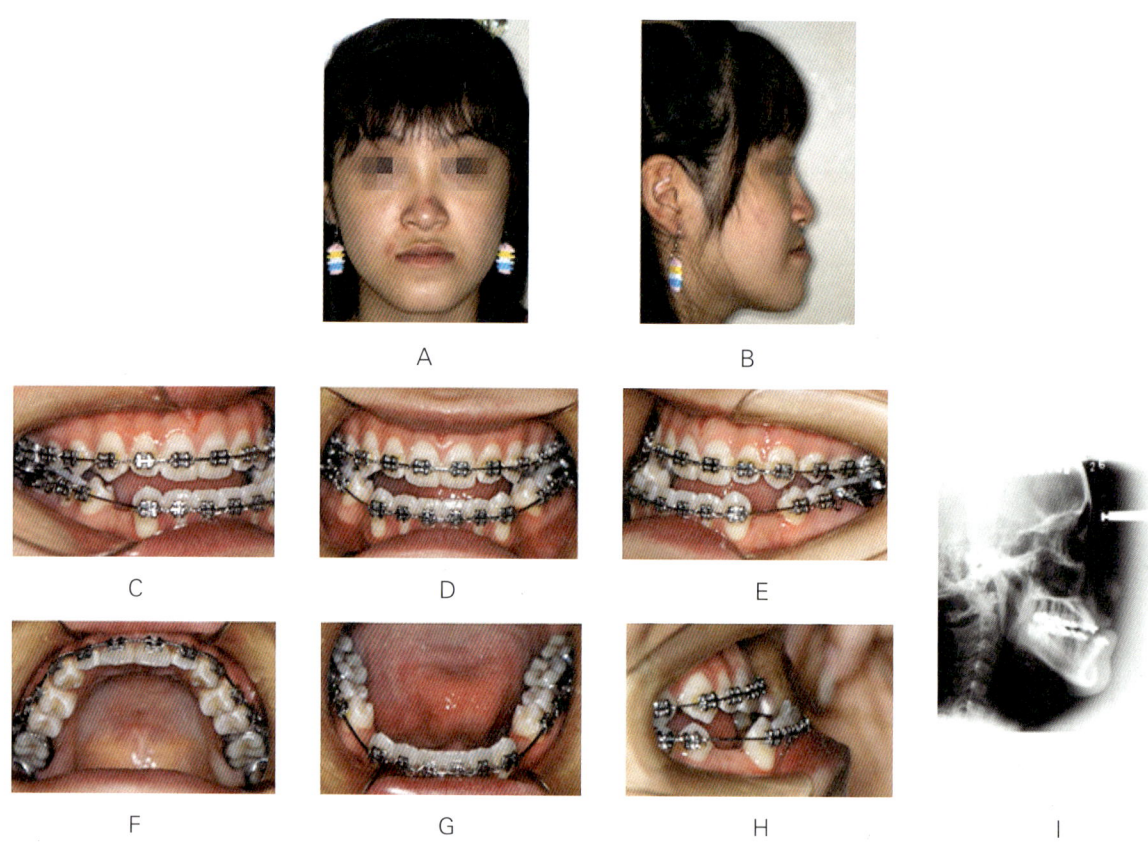

图 51-15 术前正畸
A. 正面观 B. 侧面观 C. 右侧咬合 D. 正中观咬合 E. 左侧咬合 F. 上颌牙弓 G. 下颌牙弓 H. 侧面咬合 I. 头颅侧位片

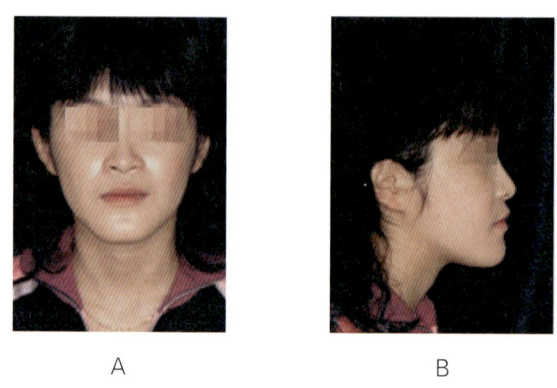

C D E F G H I

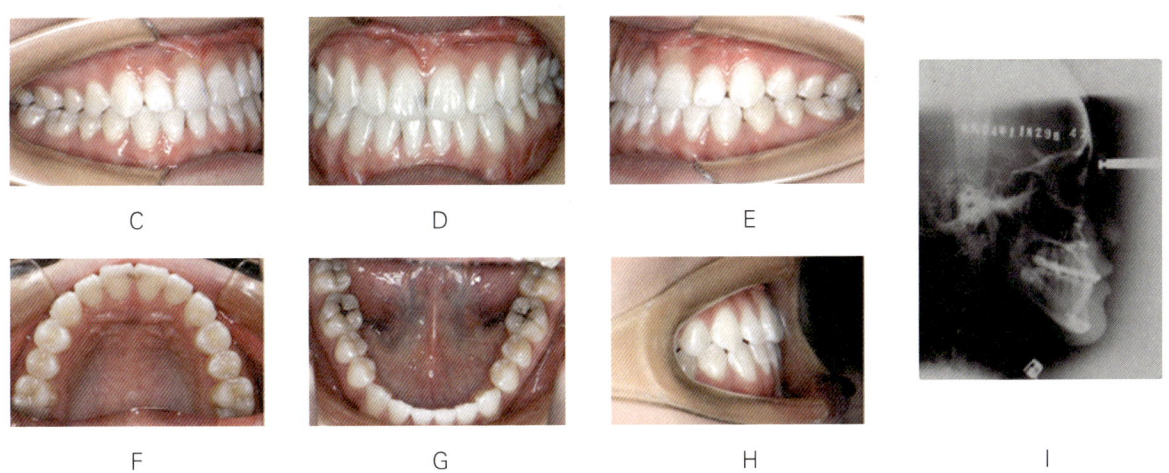

图 51-16 正颌术后，正畸完成

A. 正面观 B. 侧面观 C. 右侧咬合 D. 正中观咬合 E. 左侧咬合 F. 上颌牙弓 G. 下颌牙弓 H. 侧面咬合 I. 头颅侧位片

（二）骨性开𬌗畸形

男，23岁，主诉开𬌗畸形，求治。诊断为骨性Ⅱ类，开𬌗畸形。治疗方案：①术前正畸去代偿，加大下颌尖牙区台阶，去代偿。②正颌手术。上颌Le Fort Ⅰ型手术，后端上抬，前段下降；下颌左尖牙3到右尖牙3区根尖下截骨，上抬改正开𬌗；SSRO旋转下颌，改正开𬌗；颏成形手术；舌体减容术。③术后精细调整咬合（图51-17～图51-19）。

A B C D E F G H I

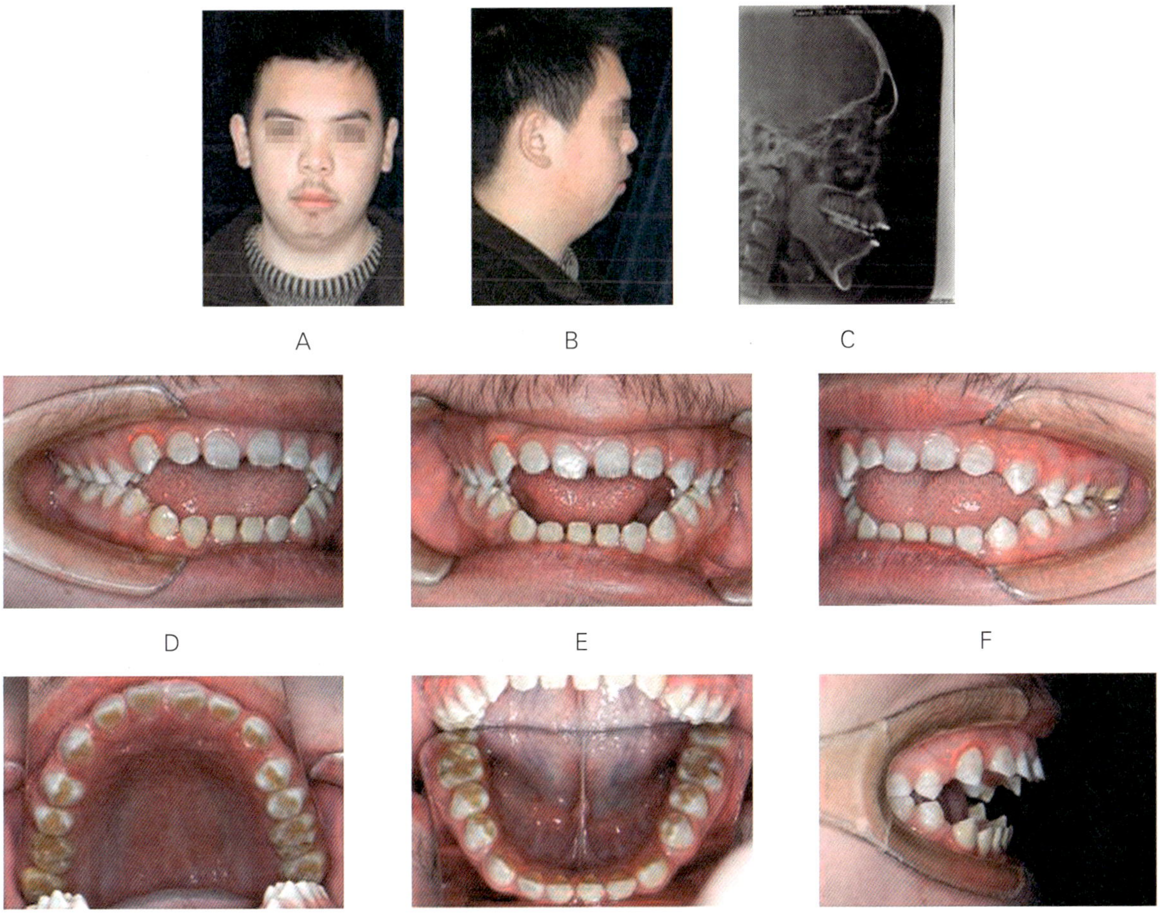

图 51-17 治疗前

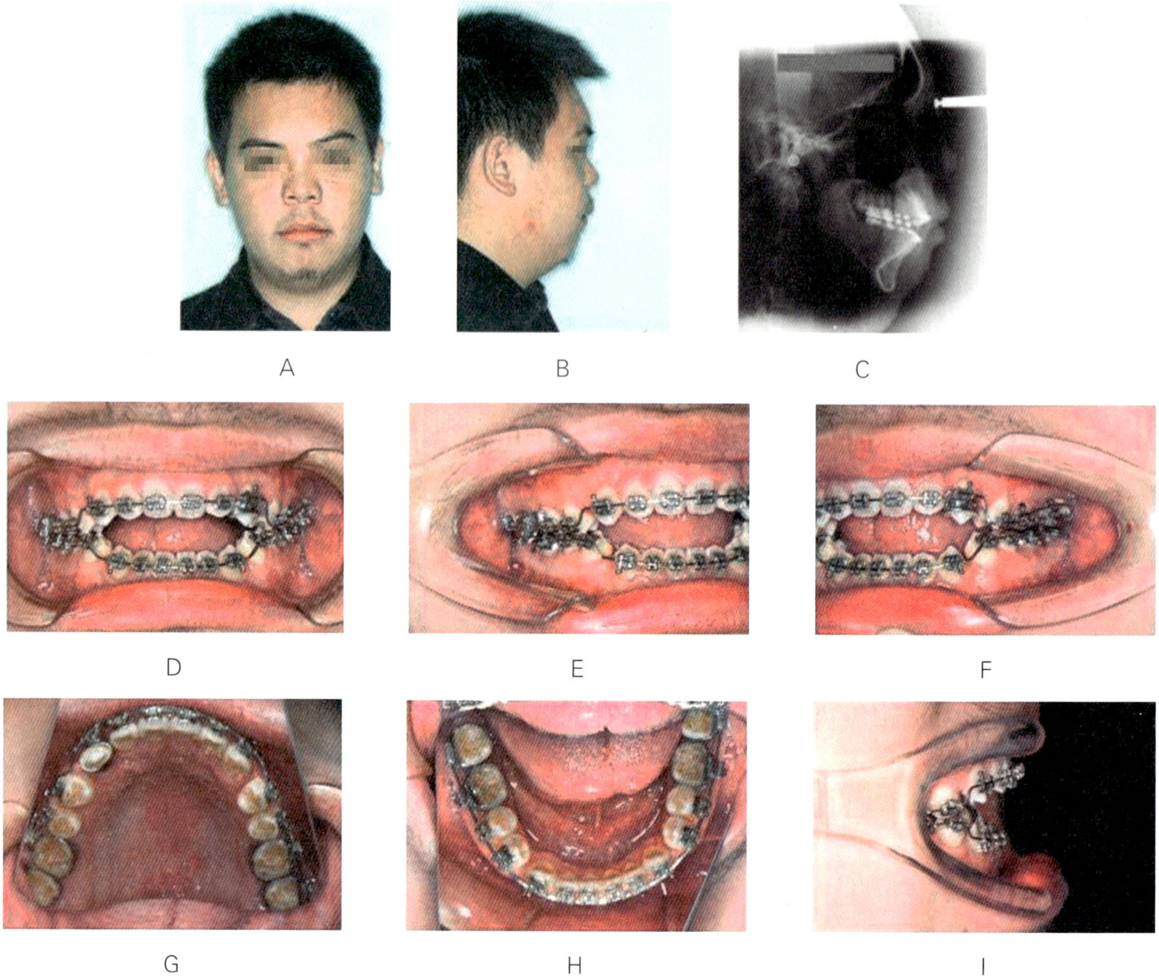

图 51-18 手术前正畸去代偿

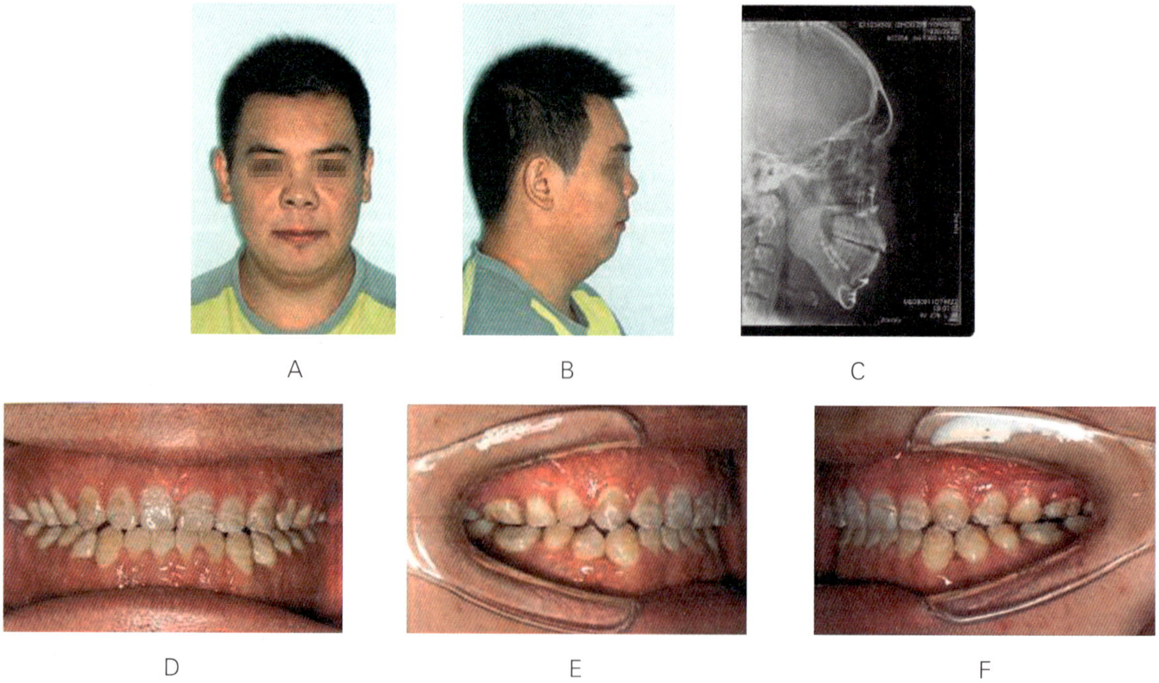

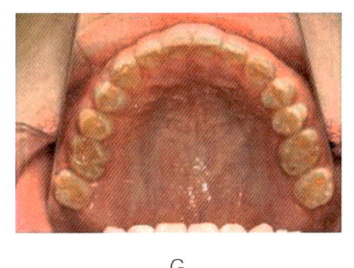
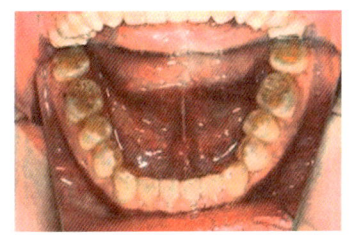
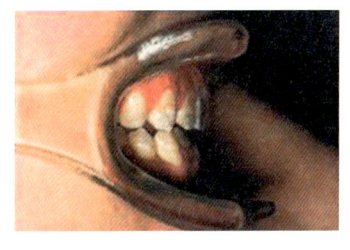

G　　　　　　　　　　　　　H　　　　　　　　　　　　　I

图 51-19　正颌术后

第五节　新技术在正颌外科中的应用

一　三维手术模拟与虚拟现实

随着计算机技术的飞速发展，社会生产方式和人民生活模式已发生了翻天覆地的变化。在医学科学领域，在计算机技术的基础上，基于信息科学技术、生命医学技术以及医学成像技术的融合，以CT等影像学数据为信息来源，经计算机处理后，三维辅助颅面部的诊断分析和手术设计指导的计算机辅助外科（computer aided surgery，CAS）技术应运而生，并越来越广泛地应用于临床实践。

牙颌面畸形是骨性的三维结构的异常，常规的术前诊断和手术预模拟大都是取自正侧位X线片等二维影像来观测患者颌骨的矢状和冠状关系，但对于牙颌面畸形的大多数病例，此法仅限于前后方向上的测量，难以重建颅面部原有的空间关系，尤其对于颌面不对称畸形的患者，可能造成术前诊断和手术设计上的失误，甚至给患者造成难以挽回的损失。X线头影测量确定的标志点对患者个体化的诊治极其重要，但实际应用于术前的诊断和模拟时仅使用少数的常用标志点，造成影像数据的浪费。模型手术是在正颌外科术前工作的最重要步骤之一，尤其在复杂病例中手动模型手术需要花费大量时间且易出现潜在错误，且在转移配准时难免偏差，影响结果的可靠性，因此一套合理有效的术前模拟系统就显得尤为重要。

计算机辅助CT三维重建为复杂牙颌面畸形的诊治提供了一个新的工具，基于CT数据进行三维重建的技术出现于20世纪70年代，80年代Vannier等进行了相关大量的研究，将患者术前的数字化扫描信息传输到计算机工作站，经过三维重建、图像配准和融合等，可以在此基础上进行术前计划并模拟手术。

锥体束CT（cone beam CT，CBCT）与螺旋CT均为容积扫描，但是相较螺旋CT，CBCT以低能射线锥形X线束扫描，射线于传感器同步围绕患者旋转一周即可成像，Z轴覆盖范围明显增加，且CBCT最小层厚0.1mm，体素各向同性，保证成像更清晰。此外螺旋CT影响质量受螺距、曝光参数、重建参数等影响，而CBCT仅需选择正确的曝光条件即可。这些优势都提示CBCT可能在计算机辅助正颌手术模拟上有更广阔的应用空间。

而相较于传统CT而言，CBCT具有扫描范围更灵活（可以扫描特定区域，也可以对全部颅面进行扫描）、成像精度高、辐射剂量小、对头位要求低等优点，基于此方面的优势，在国外已经被大量应用于正颌外科。据相关研究报道，此技术在临床应用中显示对于Le Fort I型截骨术中避免损伤腭降动脉以及准确离断上颌骨各壁具有良好的效果，另外对于避免下颌支矢状截骨术中并发的下牙槽血管及神经损伤具有显著的效果。

考虑到正颌手术的三维模拟手术计划要求清楚显示颌间关系，最近有学者利用带有改良咬合晶圆的"double"锥体束CT（CBCT）扫描程序，成功建立了带有详细牙颌信息的三维虚拟头骨的放大模型，在随后的研究中利用"triple"CBCT扫描程序扩大带有详细牙颌信息的3D虚拟颅骨模型也获得成功，避免了常规使用石膏模型及面部软组织标志点畸形带来的偏差，并随后对其临床效果进行了临床研究，为三维手术模拟的改良提供参考。

从20世纪70年代开始，西方一些学者首先将电子计算机技术引入口腔正畸领域，主要用于X线头影测量的辅助分析。其工作模式是将头颅X线片上的解剖和测量标志点，通过图形数字化仪输入计算机，通过特定编制的软件进行线距、比例和角度测量，并用打印机及自动绘图装置输出分析结果和面部模板图。这种计算机化X线头影测量分析法避免了人工测量误差，显著提高了工作效率，已较广泛地应用于错𬌗畸形的分析与诊断。上海交通大学医学院附属第九人民医院口腔颌面外科与香港城市大学合作开发的计算机辅助头影测量分析软件"CASSOS"就可以进行从上功能，包括头影测量、自动分析、二维面型预测等。

近年来，国际上已开发出基于三维CT图像数据的正颌外科模拟手术设计系统，软件不但能提供颅面部骨骼三维重建后的个性化定点、测量、分析功能，而且能自定义地进行骨块的切割和模拟移动，可有效地进行牙颌面畸形的诊断分析，以及正颌外科或其他颌骨整形手术的设计，并可模拟手术效果。借助于三维模拟软件平台，可有效地进行牙颌面畸形矫治的临床工作，提高诊疗效率和医疗质量，同时有利于医患沟通，并且有助于进行正颌外科的教学和专业培训。

三维头影测量的应用，克服了传统二维头影测量的局限性，对于颌面不对称畸形患者的诊疗有着非常显著的临床意义。同时，三维模拟软件可有效地进行手术前后效果的评估分析，有利于进行临床研究，从而进一步提高整体疗效。

传统的正颌外科预测分析手段是通过直尺、量角器和剪刀等手工工具在头影描迹图上完成的。这种方法不但效率较低，精确度欠佳，而且预测出的面部几何图形过于简单，缺乏真实感，尤其是患者难以形象地理解术后效果。近十年来，由于计算机图形和图像处理技术的飞速发展，为建立一种简捷准确和形象生动的正颌外科模拟手术技术和预测系统创造了条件。工作原理大致为：在X线头颅测量标准定位下拍摄X线头侧位片的同时，用摄像机或数码相机摄取同一位置的颜面图像。将拍摄的X线片和彩色面像重叠，一般将耳点、软组织额点、鼻根点、鼻尖点、上下唇突点和颏前点等作为两个图像的配准点。通过对X线影像的等比缩放、增强锐化以及适配处理，在电脑屏幕或高分辨率图像显示器上获取最佳匹配重叠图像。模拟手术过程同样包括对颌骨的切割、牙-骨块的移动和拼对等。

在牙-骨块复合体移动的同时，颜面软组织图像按特定比率发生相应的变化。隐去X线影像后可以预测出患者术后面部图像。这种模拟手术和预测过程形象逼真、快捷简便、可以反复进行，从而选择出一个令患者和医师满意的治疗方案。

牙颌面畸形是一种病因复杂，涉及多学科的综合性疾病，其治疗方案应该是针对患者个案的综合序列个性化设计。随着计算机技术、材料学等学科的不断发展，手术模拟将更好地服务于个性化的治疗。但是其中存在的一些问题，如虚拟成像实时性与真实性的更好融合、三维重建模型向临床手术的快速转移，这些都有待于进一步研究和解决。相信随着手术模拟机虚拟现实技术的研究进展，正颌外科手术必将被带入一个崭新的时代。

二 导航外科

手术导航系统是通过计算机显示界面提供可视化的术中信息的系统，包括手术器械、植入物相对靶组织的位置信息。手术导航系统是计算机辅助技术中不可缺少的部分，其起源于西方发达国家,随着计算机、机器人、电子信息、网络通信技术在医学领域中的应用,手术导航系统得到了飞速的发展,手术导航系统是计算机科学、医学、机械学、图像学等多学科交叉的一个新的研究领域。其主要技术涉及空间的配准方法,空间精确定位,手术器械的实时跟踪。

神经外科是导航外科技术开展最早也是最为普遍的应用领域。20世纪90年代,Selesnick系统阐述了导航外科辅助的精确测量与立体定位技术,以灵活的交换操作能力和显示方法实施神经外科手术可避开大脑中的重要结构,减少手术创伤和严重并发症。以此项技术为理论基础,近几年发展的立体定向放射手术,如γ刀,正是通过导航系统明确定位放射源和靶器官的位置与方向,使得深层颅内肿瘤得到准确切除。Siesseger等报道了导航辅助的11例颅内及头颈部深层异物的取出术验证了该技术符合微创手术概念,具有一定的优越性。在颅颌面外科领域,Altobelli等与Evertt等创建了三维手术模拟系统,实现了颅颌面软硬组织立体可视化和手术交互式模拟截骨。1995年后Hassfeld等连续报道了多例导航外科辅助的颌面部复杂解剖区域肿瘤及截骨手术,获得了较为满意的效果。近年来导航外科技术在口腔颌面外科领域得到了广泛的认可和迅速的发展。

上海交通大学医学院附属第九人民医院和上海交通大学机动学院合作,自主开发建立了一套集术前手术规划、手术效果模拟仿真、颅颌面专用手术导航设备为一体的高精度颅颌面外科手术导航系统。作为国内首套专用颅颌面外科手术导航平台系统,"TBNavic-CMFS"填补了相关领域的空白,获得了国家专利,并已经在颅颌面骨畸形整复手术中开展了近百例成功的临床应用,目前正在申请产业化(图51-20)。

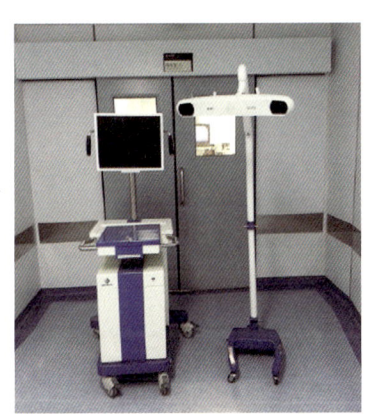

图51-20 上海交通大学医学院附属第九人民医院口腔颅颌面科研制的颅颌面导航系统——TBNavic-CMFS

由于颅颌面解剖结构复杂精细,治疗过程又牵涉整形和美容两个方面,因此完善的颅颌面手术要求必须完成准确的术前预测设计和精确的术中定位操作,不恰当的手术设计和创伤将给患者生理和心理造成不可挽回的损失。得益于信息科学和生命科学的飞速发展以及学科之间的交叉渗透,计算机辅助外科手术技术利用现代数字影像技术如CT、MRI、PET所得到的多模式图像数据,通过计算机处理和分析,精确设计手术方案,模拟手术操作,并借助空间定位导航系统,实现术中实时三维可视定位,从而进行手术导航,使外科手术更精确和微创,为外科技术的发展开辟了一个崭新的领域,亦成为颅颌面整复外科发展的国际前沿趋势。

导航外科的在口腔颌面畸形治疗中可应用于:

(一)颌面不对称畸形矫正

面部不对称畸形的病因复杂,临床治疗中针对由于骨骼畸形导致的不对称,传统的手术方法主要是依靠术中估计进行操作,更多的是依靠医师的经验,可以想象其手术效果的精度较低、存在较大的不确定性。随着导航外科的不断发展,在颅颌面外科领域给颅颌面骨骼不对称畸形的矫治提供了一个崭新的模式,通过术前三维影像学数据的重建,可以在三维软件平台上根据面部中线,应用"镜像技术"进行患侧与健侧的重叠,计算不对称的部位和组织量。术中通过立体导航技术,在三维空间里实时显示手术所操作的部位是否达到了术前设计的要求,同时可以显示重要解剖结构,避免术中的意外损伤导致术后并发症的产生。更为重要的是,通过精准的术中导航技术,使术者可以直观地明确手术是否达到了术前规划的要求,有利于提高面部不对称畸形的手术效果,与传统手术方法相比较,其手术精度明显提高(图51-21)。

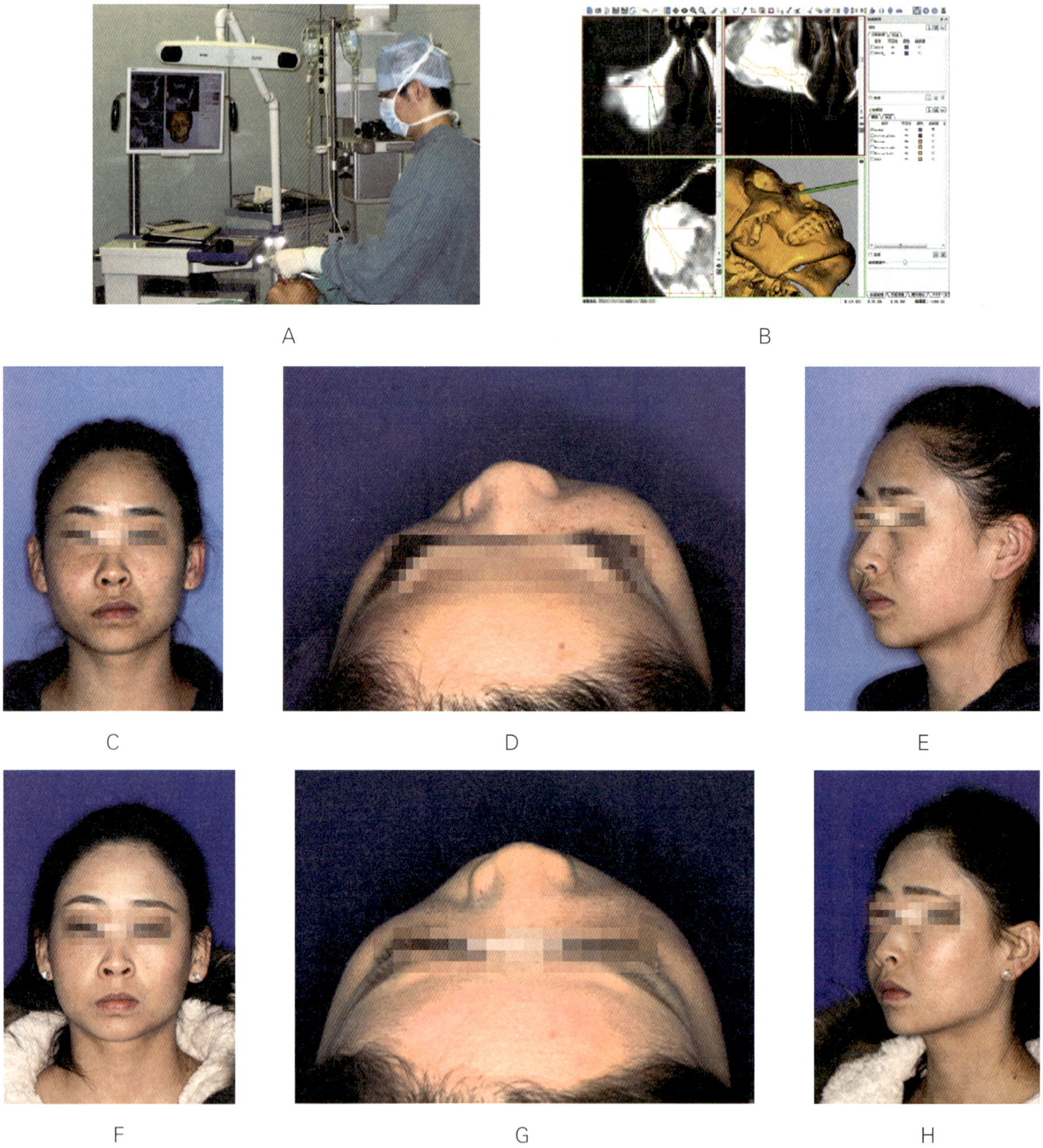

图51-21 面部不对称畸形的导航外科手术

(二)颞下颌关节成形术

颞下颌关节强直导致面部畸形与张口受限,颞下颌关节成形术是解决此疾病的有效术式。在传统手术中,如何尽可能保存下颌支高度,同时又防止手术可能导致的潜在颅内损伤风险,是这个手术的难点。借助导航外科技术，可以在术中实时显示颞下颌关节成形术所操作的部位，可以有效防止因制备关节窝导致意外颅脑损伤等严重并发症的发生。Schmelzeisen等与于洪波等进行了导航外科辅助的关节成形手术在颞下颌关节强直治疗中的临床研究，认为导航外科技术可以有效地避免在关节成形手术中损伤颅底等重要解剖结构，降低了严重手术并发症的发生率（图51-22）。

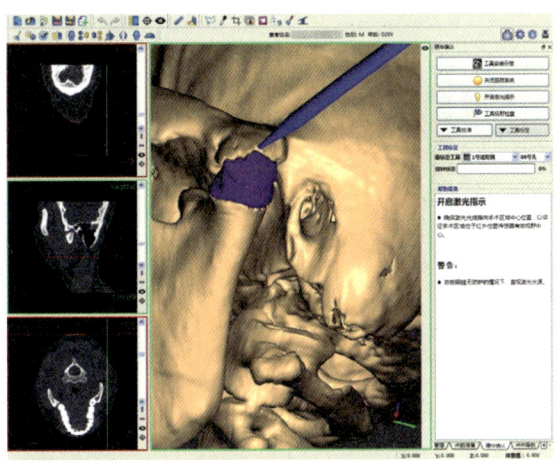

A

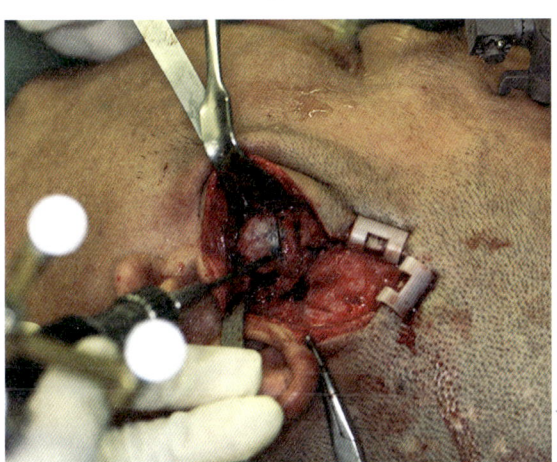

B

图 51-22 导航辅助颞下颌关节成形术

（三）正颌外科

传统的正颌外科通过模型外科提供的牙𬌗板在术中定位，使颌骨移动的位置符合术前模型设计，但在垂直向距离的控制，以及非常规截骨术等骨骼移动过程中，单一牙𬌗板在二维方向上的控制力有一定的局限性。

应用导航外科技术，可以在术中实时显示上下颌骨在三维空间的位置，根据术前规划来检测骨骼所在的位置是否在三维方向上均符合术前设计，因此可以有效地克服传统模型外科技术的不足之处，进一步提高手术效率。李彪等报道了应用TBNavic-CMFS进行双颌手术的研究，认为其精度较高，且术中操作简便（图51-23）。

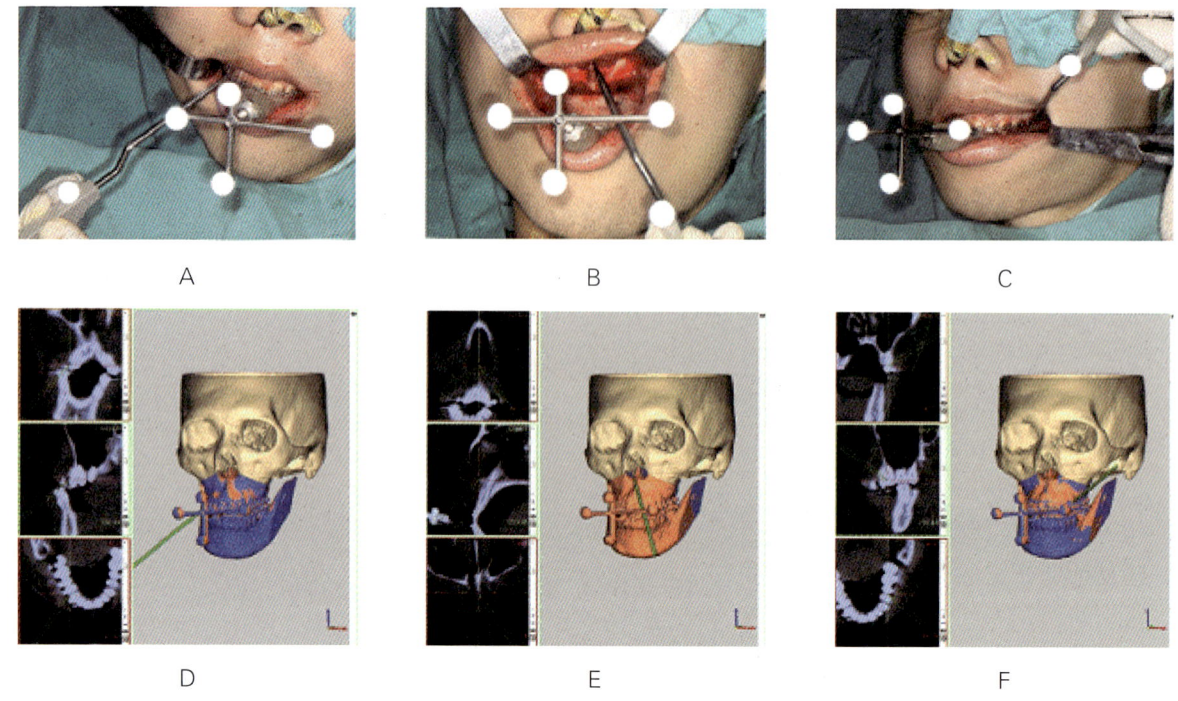

图51-23 TBNavic-CMFS辅助正颌外科手术

三 三维打印技术

三维打印（three dimensional printing，3DP）的概念在20世纪80年代提出，指系统通过创建多个截面的方式生成三维物体对象，是从快速原型技术（RP）发展起来的一种先进的制造方法。其基本原理是通过计算机辅助设计建立三维模型，然后将建成的模型分割成逐层的截面，在专用的打印机内逐层打印，最终制造出模型。随着信息技术、新能源技术的发展以及全球制造业已走向数字化，使生产组织方式、生活模式发生改变，已成为正在进行中的"第三次工业革命"。

目前的三维打印主要包括三类方法：①黏结材料三维打印成形，如选择性激光烧结成形技术；②光敏材料三维打印成形和光固化成形技术；③熔融材料三维打印成形，如电子束熔融成形技术等。三维打印的主要优点是可以在计算机上对产品进行个性化设计和改进，更适合不规则外形的物件的设计与制造。与传统铸造、裁剪等减材制造技术相比，三维打印技术属于顺序分层叠加的增材制造过程，制造过程不需要模具，具有柔性大、生产周期短、节约材料、速度快、操作简便、成本低的优点。另外，先进的三维打印设备制造精度高，且强度符合医用植入物的标准。三维打印技术成为近年来临床医学研究和应用的热点。

在口腔颌面外科领域，三维打印技术早已被应用到临床和教学中。在患者CT三维重建骨骼的基础上，应用三维打印制作头颅和颌骨模型，可以对颅颌面复杂畸形，例如Crouzon综合征等病例（图51-24）进行术前手术方案的设计，有利于全方位的观察畸形特征，同时也有利于医患沟通和医学教学。

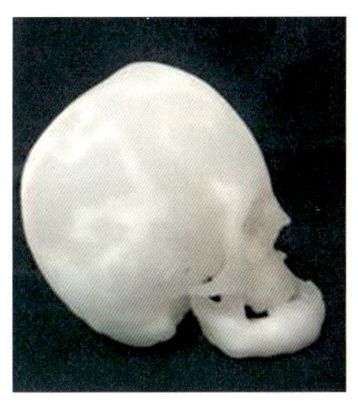

图 51-24　Crouzon 综合征头模

三维打印在口腔颌面外科另一个应用较为成熟的领域是精准手术导板的制作。在颅颌面畸形的正颌外科与轮廓畸形修整术中，有时需要依靠术者在术中的经验来判断手术操作的实施，对于一些复杂的颅颌面畸形和不对称畸形等治疗中仍有一定的局限性。凭借三维打印技术制作的手术导板，可以确保术前规划中设计的截骨线、截骨部位、截骨量等数据被准确地记录到导板信息中，术中在指定部位安放导板，就可以准确地将术前规划实施到手术操作中，从而确保手术的精确性。手术导板可以应用在正颌外科牙𬌗板制作、牵引成骨截骨导板、面部轮廓整形截骨导板、游离骨组织瓣修复颌骨缺损的重建导板等手术中（图51-25）。

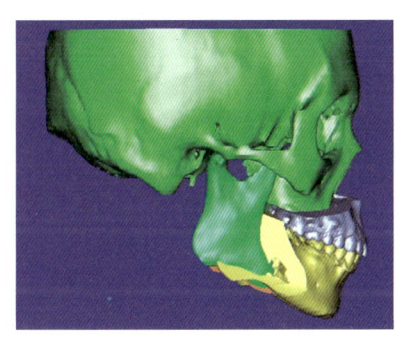
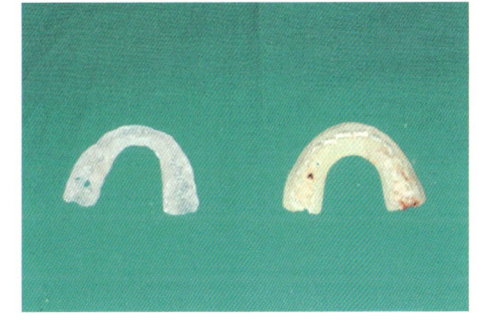

A　　　　　　　　　　　　　B

图 51-25　正颌外科三维打印牙𬌗板

（沈国芳　蔡鸣）

第五十二章 面神经瘫痪

第一节 面神经瘫痪整形外科治疗总论

一、概述

面神经瘫痪（facial palsy）简称面瘫，是由多种原因造成的面神经核以上或以下的锥体系病变导致的以面部表情功能障碍为主要表现的综合征。临床主要表现为面部表情肌功能不全或丧失，导致口角歪斜、言语不便、患侧口腔滞留食物，由于眼睑无法完全闭合，易生角膜炎，严重者致角膜混浊甚至失明；而且由于面容丑陋，给生活、工作和社交带来困难，失去参加社会生活的信心和勇气。

面瘫的整形外科治疗主要是医治外伤性面瘫、先天性面瘫以及陈旧性面瘫，其中以陈旧性面瘫的治疗较为多见。

1. 陈旧性面瘫患者会失去众多人生机遇，完善的手术治疗给他们带来了希望。
2. 精准和完善的陈旧性面瘫的治疗是整形外科医师的基础技能之一。
3. 陈旧性面瘫的治疗至今仍未达到理想的境界。研究和探索其治疗的新途径是整形外科医师的职责之一。在接受患者的治疗中，准确了解病因、病程、治疗过程及治疗结果，并对患者的心理状况和身体健康进行评估。
4. 面瘫的检查和评估：①眉额提降的动力状况；②眼睑睁闭的程度；③颧颊提降的动力状况；④上下露齿的程度；⑤鼓腮、吹口哨状况的评估；⑥微笑、大笑时面部轮廓状况；⑦面部轮廓松弛，两侧不对称程度的评估。
5. 评估12对脑神经、颈阔肌、胸锁乳突肌及舌、肩、四肢运动功能。
6. 收集面瘫患者面颈部静态和动态状况影像、表情肌活动和损害的程度记录。
7. 收集瘫痪面神经和健侧面神经的电生理记录。
8. 治疗包括恢复和重建眼睑睁闭功能，保护眼睛，修复颊部运动功能，纠正唇颊沟内积食，矫正面部松弛，重建面部轮廓和表情在静止和活动状态下的对称性和自然状态。
9. 跨面神经移植开创了面部表情重建对称性和自然状态的新思路。
10. Terzis称显微血管神经肌肉移植是治疗陈旧性面瘫的革命性技术。中国的术式，一期跨面和带血管神经肌肉移植使"革命性技术"达到新高度。
11. 外科治疗和面瘫康复治疗是必需手段。对于超过60岁以上的陈旧性面瘫患者，一般不选择带血管神经肌肉移植的治疗方法。

二　中国对于陈旧性面瘫治疗创新的回顾

1986年和1994年，笔者创造了超长血管神经蒂节段断层背阔肌肌瓣移植和多神经蒂腹内斜肌移植，一期完成跨面神经移植和肌瓣移植治疗陈旧性面瘫，30年来积累了数百例临床案例，取得了优良的效果，不仅使移植的肌肉依靠跨面神经的支配恢复了动力和表情的功能，而且被移植肌肉覆盖的瘫痪多年的肌肉也部分恢复了动力和表情的功能，并且能用肌电图记录其功能的重建。这是一个奇迹，虽经多名博士参与研究，其机制还在探索之中，至今这种手术仍是世界上治疗陈旧性面瘫的最佳选择。

基于多年来积累的数以千计的显微再造外科临床实践经验，在众多胸腹壁巨大肿瘤切除后修复的经验以及尸体解剖研究，我们熟悉掌握了背阔肌和腹内斜肌的显微外科解剖应用的结果。1964年，我国就成功地实现了0.5mm直径血管的吻合，而0.5mm血管成功吻合的概念直到20世纪90年代才被国外同行命名为超显微外科技术。该发明还受到陆裕甫教授周围神经损伤理论的启发，以及与Freeman教授、Spiral M.教授在Baylor学院交流、共事的影响有关。

Harii K.教授是世界上显微再造外科最早的实践者之一，是前国际显微再造外科学会的主席，也是笔者熟悉的朋友和同行，自从1993年笔者在日本金泽向他展示了中国治疗陈旧性面瘫的经验，包括手术过程、方法、围手术处理细节及手术效果后，他于1993年在临床上应用中国技术取得了成功，并于1998年在美国整形外科杂志的报告中称是他的创造，受到了Khoo Boo Chai教授以及Terzis教授等在国际会议上的多次批评，这是一名学者不该犯的低级错误。

面神经在12对脑神经中行程最为复杂，涉及脑干面神经核团、面神经颅内段及面神经管内段和面神经颅外段。因此，针对面瘫疾病的诊治也涉及神经内科、神经外科、五官科、头颈外科和整形外科等多个学科，这就造成了面瘫诊治的复杂性。此外，由于面瘫累及的部位和病程演变特点，造成了面瘫疾病的诊治具有序列性的特点：以最常见的贝尔面瘫（Bell's palsy）为例，在发病早期由神经内科或五官科介入，接着是面瘫的康复治疗期，到了疾病后期，如果面瘫仍未恢复，则需要整形外科医师针对功能和外观畸形进行整形修复治疗。因此，整形外科医师在诊治和选择最佳治疗决策中，必须具备面瘫疾病的各项相关知识及面部静态、动态轮廓美学再造相关知识。

第二节　面神经和面部表情肌解剖

一　面神经解剖

（一）概述

面神经是第7对脑神经，属于混合性神经，由特殊内脏运动神经纤维成分、一般内脏运动神经纤维成分、特殊内脏感觉神经纤维成分和一般躯体感觉神经纤维成分构成。根据行程可以分为桥小脑角区、颞骨面神经管区和颅外区三部分（图52-1）。不同节段的面神经受损伤的因素和损伤后的临床表现也各异。

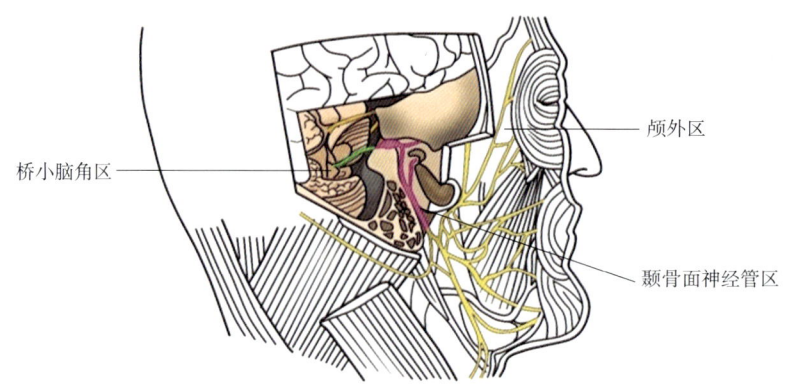

图 52-1　面神经分部示意图（王佳怡绘图）

面神经行程的第一部分是桥小脑角区，是由桥脑外缘、颞骨岩部内缘和小脑半球前外缘构成的锥形空间。在此狭小的空间内，面神经和前庭蜗神经一同进入内耳道，并与一些血管结构（如椎动脉、基底动脉和小脑下后动脉等）相邻。因此在此区域内生长的肿瘤，如听神经瘤等会影响此区域的神经功能，而相邻血管结构的异常，也会造成对面神经的卡压，从而造成神经冲动的异常增加，如面肌痉挛等。面神经行程的第二部分是颞骨面神经管区，它是一个狭小的骨性管道。其结构复杂，转折多。因此在此区域的面神经容易因卡压而导致病变，最常见的是面神经炎、肿瘤和外伤等。由于前两段面神经都行走于颅内，因此也被称为颅内段，此时的面神经为混合性神经，除了主管面肌运动外，还司内脏运动和感觉神经的功能，如泪液分泌、舌前2/3的味觉等。面神经自茎乳孔出面神经管后进入面神经的第三段，即颅外区。此时，面神经主要为运动神经。患者临床上如果表现为面瘫合并其他症状，如泪液分泌减少、舌前2/3味觉减弱等变化，就意味着损伤平面在颅内段，这将影响治疗方案的选择。

（二）颅外区面神经的分支、层次及定位

面神经出茎乳孔后，主干入腮腺，并分出颞面干和颈面干两大支。然后，由深到浅，出腮腺，进入面肌。由于面神经的解剖变异大，即使同一个体的两侧面神经分布也不相同。因此，依靠神经浅出点的坐标难以有效地判断神经位置。然而，面神经的行径所在的面部层次是恒定的，所以，这可以作为面神经位置判断的依据（图52-2）。

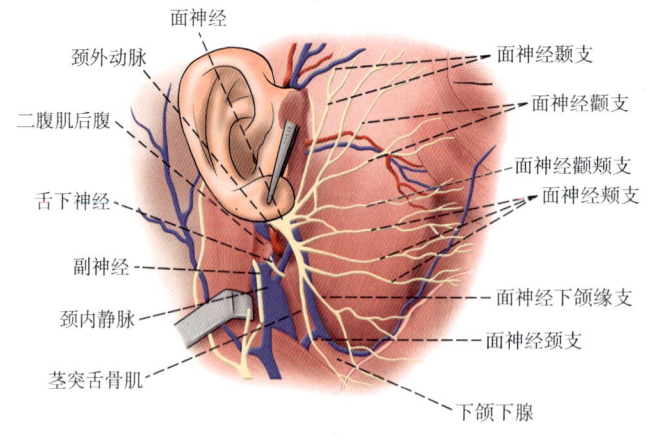

图 52-2　腮腺床区面神经及其分支示意图

根据颅外段的分布特点，可以分为以下几部分：

1. 乳突区　面神经在此区内为总干。对成年人而言，此段面神经位置较深，位于二腹肌的深层，由颞骨鼓部、乳突和下颌支保护。其定位在乳突尖部与外耳道连线中点到下颌角的连线，并与下颌后静脉或其分支有交错。然而，对于4岁以下的幼儿而言，由于乳突发育不完全，所以该段面神经位置较为浅表，甚至近乎皮下。因此，针对4岁以下幼儿的耳周手术，需要密切注意这一特点，避免造成面神经损伤。

2. 腮腺区　面神经在下颌支后方5~7mm处的腮腺峡部后方分为颞面干和颈面干两大支，少数情况可在进入腮腺前即分支。颈面干走行方向与主干一致，颞面干则几乎与主干垂直。两大分支在腮腺内向前走行的过程中各自进一步分支，并互相吻合成丛，走行于腮腺浅层、深层之间的同一层面。根据面神经腮腺丛的吻合方式可分为8种情况。在80%的病例中存在颧支和颊支的吻合，只有5%~12%的病例存在颊支和下颌缘支的吻合（图52-3，图52-4）。腮腺区安全平面标志为腮腺筋膜。此区面神经位置深，在腮腺筋膜浅层操作时一般不会损伤面神经。

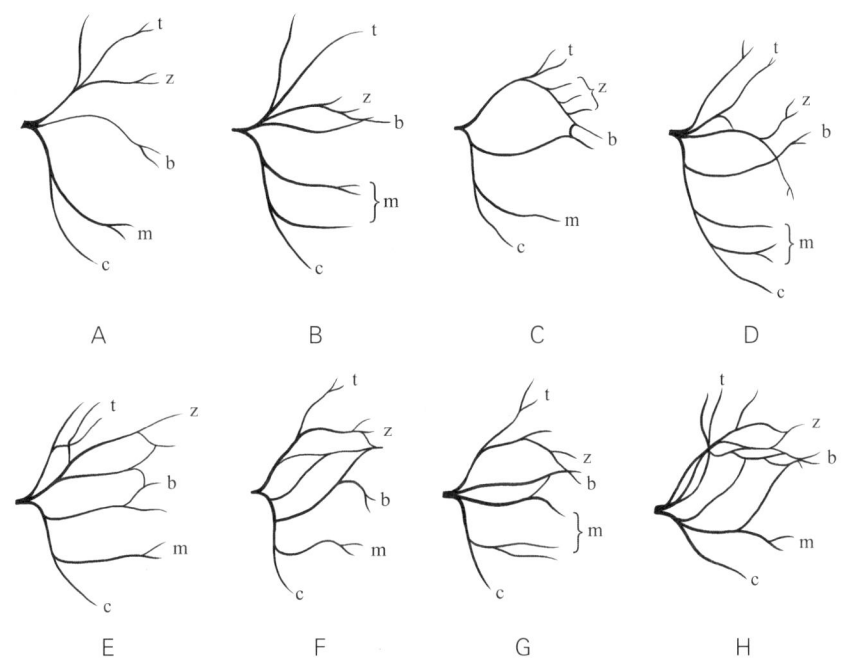

图52-3　八种类型的面神经分支和吻合
t. 颞支　z. 颧支　b. 颊支　m. 下颌缘支　c. 颈支

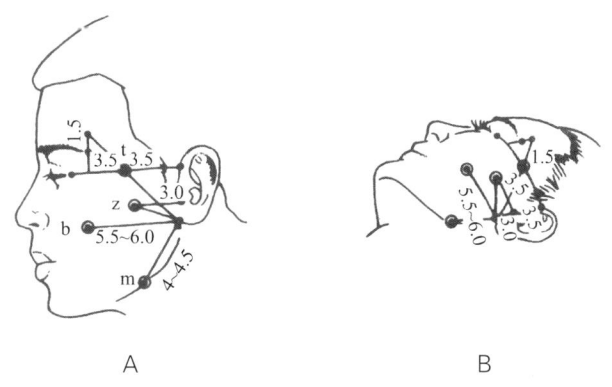

图52-4　面神经终末支体表投影
t. 颞支　z. 颧支　b. 颊支　m. 下颌缘支

以耳前为界，定位各末梢支的位置。颊支在耳垂前方5.5～6cm处出现，下颌缘支在耳垂下方4～4.5cm处出现。

3. 腮腺前区

（1）颞支：位于颞浅筋膜和颞深筋膜之间的颞中脂肪层内。特点：纤细、多分支，在颞部和额部肌肉下向中部潜行，与面神经其他组分支吻合较少。体表定位：眉外侧上方1cm与耳垂下0.5cm连线。安全平面标志：Pitanguy设计了一个颞部的安全区图案。如果手术平面在颞浅筋膜浅层，一般不会损伤面神经。

（2）颧支：位于SMAS深层，斜跨颧弓，行走于骨膜表面。此时，在颧弓下缘SMAS筋膜深层有一支颧颊支。其贴颧弓下缘前行，远端分叉，分别入眼轮匝肌和颧大小肌。特点：颧弓和颧突处的皮下组织较薄，内有颧骨支持韧带、咬肌支持韧带等结构，在其深面有面神经颧支通过。颧弓下韧带结构较为复杂，细致地分离面部浅表肌肉腱膜系统（SMAS）就能清晰地发现面神经颧支。在我们日常做颧弓缩小或骨膜下除皱时，应在颧弓上骨膜深面分离，可以避免面神经颧支受损伤。体表定位：颧支位于眼轮匝肌外缘中点和耳垂下方0.5cm连线，颧颊支行走于颧弓缘下缘。

（3）上、下颊支（有时会出现中颊支）：出腮腺后走行越来越浅表。①上颊支多有两支，在颧弓下方1～2cm处前行，走在颈阔肌的深层，颊脂垫的浅层，入颧大肌和颧小肌后进一步分支，一支入肌，一支走行于鼻翼外侧，转折向上，和内眦血管伴行向上，称之为角神经，支配眼轮匝肌内侧的皱眉肌、降眉间肌等。体表投影定位：颧大肌和颧小肌外缘中点和耳垂下方0.5cm连线。Zuker点也可以帮助定位面神经颊支，即耳轮脚和口角连线的中点附近，在SMAS深面可以发现面神经颊支。②下颊支位于颈阔肌深层，咬肌筋膜浅层，支配口轮匝肌、笑肌。体表定位：口角和耳垂下方0.5cm连线。

4. 下颌缘支　位于颈阔肌与颈深筋膜浅层。体表定位：咬肌前缘可以触及面动脉，一般在其浅层可以发现下颌缘支。为保护下颌缘支，该区域的手术切口应位于下颌缘下方2cm。

（三）面神经解剖结构的临床意义

面神经各组分支之间存在丰富的交通吻合，各分支的功能支配并非一一对应的关系。颞支、下颌缘支和颈支与其他分支之间交通联系较少，所以功能相对较为单一，损伤后功能缺失比较完全。而颧支和颊支之间在腮腺内形成丰富的交通吻合，各支之间的功能既有所侧重又有所重叠。因此在跨面神经修复的手术中，术者可以选择其中的一支或两支有功能重叠的分支作为供体神经支配对侧肌肉，以保证双侧表情活动的对称性。

颊支出腮腺后先后走行于咬肌和颊脂垫浅层，然后分成细小分支进入中面部肌肉。在外眦与口角连线外侧，面神经尚可见较粗的分支走行，在此线内侧，面神经分成细小且数量众多的小分支进入支配的肌肉，难以分离和识别。所以临床上常以此线为界，决定面神经损伤后的修复方案。如果连线内侧区域的神经损伤，由于神经交通吻合支丰富，有可能出现面肌功能性的代偿恢复。同时，因为该区域神经纤细，修复困难，所以这类患者伤后可以观察3～4个月，如无恢复迹象，再考虑神经探查。

腮腺导管与上、下颊支位置关系密切，常被用来作为判断面神经位置的标志。腮腺导管体表定位在鼻翼与口角连线中点到耳垂的连线，至咬肌前缘转折向内，穿颊脂垫和颊肌，开口于口腔黏膜。术中常见面神经颊支位于导管的上方或下方。但需要注意的是，腮腺导管位于面神经深层，术中若腮腺导管已被清晰地游离，常提示手术层面过深，此时应注意保护面神经，避免造成损伤（表52-1）。

表 52-1　面神经的定位标志、安全层面及临床意义

面神经节段及分支			定位标志或安全层面	临床意义
桥小脑角区				可合并听神经、三叉神经损伤
颞骨面神经管区				可合并听神经损伤;除面瘫症状外,尚可出现泪液分泌障碍、舌前 2/3 味觉过敏或障碍
腮腺前段	乳突区		二腹肌深层	成年人位置较深,4 岁以下小儿位置表浅,因此手术应注意保护
	腮腺区		腮腺筋膜	1. 面神经位于腮腺内,不易被损伤 2. 面神经腮腺从位于腮腺浅层、深层之间,尽管神经分支密集,但是均处于相同层面,不会彼此上下交错。这是腮腺肉面神经安全显露技术的关键
腮腺外区	颞支		定位:耳垂下 0.5cm 与眉外侧上方 1cm 连线 安全层面:颞浅血管所在的颞浅筋膜浅层	1. 颞支与面神经其他组分支交通较少,损伤后功能完全缺失 2. 颞浅筋膜浅层是手术的安全层面,但是当颞浅筋膜深层的脂肪层,甚至更深的颞深筋膜显露时,意味着手术层次过深,有可能已经造成面神经损伤
	颧支		定位:耳垂下 0.5cm 与眼轮匝肌外缘中点连线 安全层面:颧弓和颧突处的皮下组织较薄,内有韧带结构,神经在其深面	
	颊支	上颊支定位:颧大肌和颧小肌外缘中点和耳垂下方 0.5cm 连线 下颊支定位:口角和耳垂下方 0.5cm 连线 安全层面:颈阔肌		1. 颊支与颧支连线同侧神经分支细,各支之间功能有所重叠,可为跨面神经修复提供供体神经而不影响健侧功能 2. 外眦-口角连线肉侧神经分支细,且不同神经支配范围多有重叠,故该区损伤时常不做探查 3. 颧弓和颧突处组织致密,浅表肌肉键膜系统(SMAS)深面分离容易产生神经损伤 4. 颈阔肌浅层是手术操作的安全层面,但是当颊脂垫和腮腺导管显露时,意味着手术次过深
	下颌缘支		定位:面神经行走于咬肌前缘,跨过面动脉,俗称"桥下有水" 安全层面:颈阔肌	1. 靠近下颌缘,该区手术切口应在下颌缘远端 2cm 处 2. 下颌缘支与面神经其他组的分支交通联系较少,损伤后功能完全缺失
	颈支		颈阔肌	

二 面部表情肌的应用解剖

（一）表情肌的位置和命名

面部表情肌有17对面肌和2块不成对的口轮匝肌以及降鼻中隔肌。17对面肌包括额肌、皱眉肌、降眉间肌、眼轮匝肌、提上唇鼻翼肌、鼻孔开大肌、鼻翼降肌、提上唇肌、提口角肌、颧小肌、颧大肌、笑肌、颊肌、降口角肌、降下唇肌、颏肌及颈阔肌。

（二）表情肌的特点

面部肌肉体积小且菲薄，肌肉数量众多，并且排布成多个层次。相对于躯干及四肢的骨骼肌而言，面部肌肉接受更为密集的神经支配，其神经轴索∶肌纤维在1∶25左右，而其他骨骼肌一般在1∶2000～1∶1500。因此，面部肌肉的收缩更为精细、生动，能够表达细腻的面部表情，并完成眨眼、言语等复杂、精细的动作。因此，在面神经有希望再生的条件下通常需要优先考虑面神经的修复或生理性的修复。只有那些晚期面瘫患者，才考虑应用带血管神经蒂的游离骨骼肌瓣，或者局部的肌瓣转位来重建瘫痪面肌的部分功能。

（三）表情肌的功能

表情肌分布于面部的不同层次和不同方向，通过协同作用和拮抗作用产生复杂多变的表情。如眉的上提和眉的静态位置的维持是由额肌完成的，与其拮抗的肌肉是皱眉肌、降眉间肌和眶部的眼轮匝肌。此外，微笑和悲伤的表情是由口周一系列肌肉完成的。其中微笑的表情主要由提上唇鼻翼肌、提上唇肌、提口角肌、颧大肌、颧小肌和笑肌协同完成的。根据起主导作用的肌肉不同，微笑的形态又可以进一步分为∶①蒙娜丽莎的微笑，即以外侧方向颧大肌、颧小肌收缩为主导的微笑，使口角向外上45°方向收缩，上唇牙齿显露不明显；②露尖牙的微笑，即除外上方向外的肌肉参与外，上唇上提方向的肌肉，如提上唇肌、提上唇鼻翼肌也一同参与，表现为显露整个上排牙齿的笑容；③全口型的微笑，即除上述肌肉外，使下唇下移的肌肉，如降下唇肌等也一同参与，表现为上下两排牙列完全显露的微笑。此外，悲伤的表情表现为下唇和口角下移，主要由降下唇肌、降口角肌和颈阔肌参与。口周的颧大肌、颧小肌、口轮匝肌、颊肌、笑肌、提口角肌、降口角肌的肌纤维都汇聚于口角外侧的这一点，称为蜗轴。这是一个产生微笑的重要解剖结构，也是面瘫肌肉重建手术中用于固定的重要解剖位点（表52-2，图52-5）。

很好地理解面部表情肌的功能和支配其收缩活动的相应面神经分支，对于周围性面瘫的功能评估、术前诊断和手术技术的提高都有极为重要的作用。

表52-2 面部表情肌的神经支配及功能

肌肉名称	支配的分支	作用
额肌	颞支	提眉，维持眉的位置
皱眉肌	颞支	皱眉，纵行眉间纹，眉头向内下移动
降眉间肌	颞支	皱眉，横行眉间纹，眉头下移
眼轮匝肌∶分为眶部、眶隔部和睑板部	颞支（支配眼轮匝肌外侧），颊支角神经（支配眼轮匝肌内侧）	眶部∶闭眼和使眉下移。眶隔部∶闭眼和眨眼。睑板部∶眨眼，收缩后产生虹吸作用，帮助泪液回流进入泪囊，使睑缘贴合眼球表面
鼻肌	颊支	横行部∶压缩鼻孔。鼻翼部∶扩张鼻孔
降鼻翼肌	颊支	降低鼻翼

续表

肌肉名称	支配的分支	作用
提上唇鼻翼肌	颊支	皱鼻,使上唇上提
提上唇肌	颊支	使口角向上、向外收缩,并使上排牙齿显露
提口角肌	颊支	使口角向上、向内收缩
颧小肌	颊支	斜向上45°提拉口角
颧大肌	颊支	斜向上45°提拉口角
笑肌	颊支	向后牵拉口角
颊肌	颊支	吮吸作用
口轮匝肌	颊支	抿嘴、噘嘴
降口角肌	下颌缘支	使口角下移
降下唇肌	下颌缘支	使下唇向外下移,使下排牙齿显露
颏肌	下颌缘支	使颏部产生皱纹,下唇突出
颈阔肌	颈支	使口角下移;咬牙后用力,可以使颈部皮肤上移

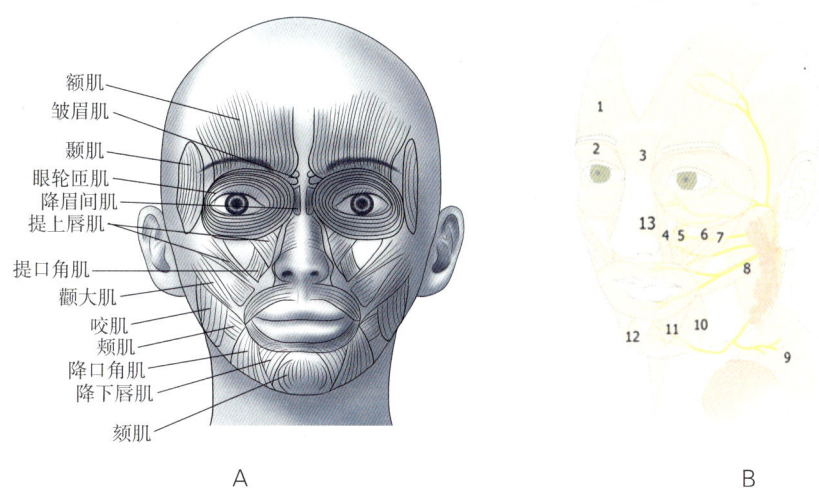

图52-5 面部表情肌解剖图及部分表情肌功能示意图

1. 额肌 2. 眼轮匝肌 3. 降眉间肌 4. 提上唇鼻翼肌 5. 提上唇肌 6. 颧小肌 7. 颧大肌 8. 笑肌 9. 颈阔肌 10. 降口角肌 11. 降下唇肌 12. 颏肌 13. 鼻肌

A. 面部表情肌解剖图 B. 面部部分表情肌功能示意图（梁筱绘图）

第三节 面神经瘫痪的分类

对面神经瘫痪进行分类是为了诊断和制订相应的治疗方案。

一 根据面神经损害部位分类

根据面神经损害部位不同,可分为中枢性面瘫和周围性面瘫。

（一）中枢性面瘫

中枢性面瘫（central facial paralysis）的损害部位在面神经核（不包括核）至大脑皮层之间的皮质核束纤维，也称核上性面瘫。面神经核上部的细胞接受来自双侧的皮质核束纤维，支配同侧睑裂以上的表情肌，包括额肌和上部眼轮匝肌的运动；面神经核下部的细胞只接受来自对侧的皮质核束纤维，支配同侧睑裂以下的表情肌。因此，当一侧面神经核以上发生中枢性病变时，可引起病变对侧睑裂以下的表情肌瘫痪，同时常伴有与面瘫同侧的肢体瘫痪或功能障碍，无味觉和唾液分泌障碍。

（二）周围性面瘫

周围性面瘫（peripheral facial paralysis）是由面神经核或面神经运动纤维发生病变而造成的，也称核性或核下性面瘫。如果损害发生于脑桥下部至茎乳孔段，还可能伴随味觉丧失、泪腺和涎腺分泌障碍、听觉改变等临床症状。从发病率的统计资料来看，周围性面瘫的发病率远远高于中枢性面瘫，而在周围性面瘫中，颞骨段的面神经管区的发病率高于颅内桥小脑角区和出茎乳孔的颅外段。与整形外科相关的面神经瘫痪主要是周围性面瘫。

二 根据发病原因分类

（一）炎症

1. 贝尔面瘫（Bell's palsy） 这是一种原因不明的急性周围性面神经炎。Charles Bell（1774—1842）于1821年明确提出面神经损伤造成了面部表情肌的瘫痪，这为后期针对面神经瘫痪的临床治疗奠定了理论基础。为了纪念他在此领域的杰出贡献，后人将这种最为常见的原因不明的急性面神经炎称为贝尔面瘫。贝尔面瘫在周围性面瘫病例中占60%～75%，其发病原因尚不明确，有几种学说可以用来解释，即病毒感染、神经缺血和免疫学说。其中单纯疱疹病毒1型（HSV-1）感染是最为学者们所接受的，其病变局限于颞骨的骨性面神经管内。由于不明原因造成神经炎性改变，产生面神经水肿，肿胀的面神经在狭小的骨管内受到骨质的卡压而导致神经血供障碍，使水肿进一步加重，由此造成恶性循环，并最终导致神经卡压性损伤，产生显著的神经功能障碍。贝尔面瘫具有自愈倾向，Peitersen（1992）针对2255例未经治疗的贝尔面瘫患者的自然病程进行回顾性研究后发现：85%的患者在面瘫后3周内开始恢复，15%的患者在半年内出现好转；3个月后开始恢复的患者会出现一定的后遗症；83%的面瘫患者恢复满意，17%的患者会出现明显的面神经功能障碍，其中4%的患者会出现严重的面神经功能障碍。

2. HUNT综合征 由Hunt和Ramsay于1907年首先提出，是引起急性面瘫的第二主因。它是由水痘-带状疱疹病毒感染面神经膝状神经节后，产生炎症反应，继发面神经水肿。它也能进一步侵犯邻近的听神经、三叉神经等。其预后较差，有50%的患者预后不佳，仅10%～31%的患者可能得到完全的面神经功能恢复。

3. 中耳炎、腮腺炎、脑炎、脑膜炎等 也可导致面神经损害。

（二）外伤或手术损伤

1. 产钳外伤 婴儿乳突尖未发育时面神经位置表浅，可能会在分娩过程中因用力过猛或使用产钳不当而造成面神经损伤。

2. 颞骨骨折 面神经在颞骨面神经管内走行较长，颞骨岩部骨折往往会造成面神经损伤、受压或断裂。

3. **颜面外伤** 面神经出茎乳孔后，当发生颜面部外伤尤其是切割伤时，可引起面神经断裂，导致面神经支配区发生功能障碍。

4. **手术损伤** 常见于乳突根治术、听神经瘤摘除术、腮腺肿瘤切除术、面部血管瘤切除术后等。在进行面部皮肤提拉术、下颌角截骨术、下颌支和髁突骨折内固定术时，也可能造成面神经损伤。

（三）肿瘤

发生于颅内、外可能波及面神经的肿瘤有听神经瘤、腺样囊性癌、中耳鳞状细胞癌、脑膜瘤和神经鞘瘤等，均可能出现面瘫。

（四）先天性面瘫

由于胚胎发育过程中某种不明因素导致的面神经发育不全，患者出生后即出现面部表情肌瘫痪，有的发生于单侧，有的发生于双侧，并伴有其他症状，如面部狭长、双侧下颌前突、智力发育障碍等。还有如 Möbius 综合征的患者表现为双侧性的面瘫、双眼内斜视，以及舌萎缩等表现，有的还表现为家族遗传。进行双侧颞骨薄层 CT 扫描可能会发现患侧的面神经管很细，甚至闭塞。这类患者往往需要到少年期再考虑相应的整形手术治疗。其间，需要适当地给予心理关怀，减少面瘫引起的心理问题和性格发育障碍问题。

（五）内科性疾病

如糖尿病、白血病等也会引起面瘫。

三 根据面瘫发生部位分类

（一）单侧性面瘫

在面瘫的病例中，绝大多数发生于单侧，可引起面部表情不对称及语言功能障碍。

（二）双侧性面瘫

临床上很少见，往往为先天性面瘫，可能同时并发其他畸形。

四 根据面神经损伤程度分类

可分为完全性面瘫和不完全性面瘫。

五 根据面瘫病程分类

（一）早期面瘫

早期面瘫是指面神经损害的早期阶段，一般认为面神经瘫痪 8~12 个月内称为早期面瘫，王炜认为面神经瘫痪在 2 年以内均属于早期面瘫，特别是颅内疾病或肿瘤引起的面瘫，在该时期内，面部表情肌萎缩较轻，有可能通过对面神经的修复，使瘫痪的面肌得到不同程度的恢复。

（二）晚期面瘫

晚期面瘫也称为陈旧性面瘫，是指各种原因引起的面瘫病程超过2年，面部表情肌无动作恢复，电生理检查呈现静息状态，已经无法再通过神经修复恢复原有面肌的功能。不过，目前对这一类按照瘫痪时间来划分早、晚期面瘫的分类方法存在争议。面神经瘫痪2年以上的患者，面肌是否已经无法被再神经化而恢复功能呢？王炜在近千例的面神经瘫痪修复中发现，由于手术创伤造成面神经断裂、面部瘫痪的肌肉13年以后经带血管神经的肌肉移植，可使瘫痪面部肌肉得到再神经化，恢复了表情功能。不但表情检查得到恢复，而且肌电图检查也得到证明，这一表现被王炜称为"肌肉-肌肉再神经化"。类似的情况还可佐证，如有文献报道，瘫痪4年的患者还有机会得到面肌功能的恢复。在临床上，通过肌电图检查患者面肌内是否存在纤颤电位，可以判断患者瘫痪面肌是否有可能通过"肌肉-肌肉再神经化"修复而恢复功能。因此，区别早期面瘫和晚期面瘫的核心在于：判断瘫痪的面肌是否能通过神经修复来恢复肌肉的功能。如何确定肌肉瘫痪的时间和可修复的可能性之间的关系，尚需进行更深入的研究。

1989年，王炜用带血管神经肌肉游离移植进行面部肌肉瘫痪动力再造的数百例病例中，证明面部肌肉瘫痪超过2年的患者不仅有机会通过带血管神经肌肉移植修复而恢复，而且可能使覆盖在移植肌肉下的瘫痪10多年的面部肌肉得到再神经化，这一现象在骆泉丰约20年前的研究中得到证明，其原因可能是：①三叉神经-面神经之间的联系，使得瘫痪面肌有可能得到三叉神经的营养，从而延缓了它的萎缩程度，使其在较长瘫痪时间内依然有可能再神经化。②颅内段的神经损伤后，解剖连续性依然存在（如听神经瘤术后的患者面神经受到损伤）。尽管面神经损伤严重，无法使瘫痪的面肌产生收缩，但是仍有少许神经长入面肌，使其未出现明显的萎缩。王炜治疗了数以百计的听神经瘤切除手术后面瘫，经带血管神经肌肉移植后，面部重建的表情肌不仅表现为移植肌肉出现表情功能，而且可检查到瘫痪10年以上的眼轮匝肌、降下唇肌、颊肌、口轮匝肌等也恢复了动力和肌电功能。③局部神经的"寄养"作用。局部的咬肌神经、舌下神经等有大量神经轴索，当它们作为新的神经供体通过手术转位后和面神经远端吻合，可以有效地使瘫痪较长时间的面肌得到新的神经支配。这是因为新鲜离断的神经可以分泌促神经生长的多种蛋白质，并且只需短距离的生长，转位神经内大量的神经轴索就能迅速地长入瘫痪面肌，并使其得到再支配。因此，长时间瘫痪的面肌依然有可能被局部转位的神经再神经化。但即便如此，在临床实际应用上还需谨慎。只有在那些面部静态对称性好，没有出现明显的面肌萎缩、口角歪斜，肌电图显示纤颤电位存在且患者对手术的不确定性有充分理解的情况下方可考虑。

第四节　面神经瘫痪的临床表现和诊断

一　面神经瘫痪的临床表现

面神经是混合性神经，由运动神经、感觉神经和副交感神经构成。其颅内部分和面神经管部分是混合性的，而出茎乳孔后则主要是纯运动神经。因此发生在茎乳孔内外的病变，其临床表现是不同的：茎乳孔内的神经损伤表现为综合症候群，茎乳孔外的神经损伤则主要表现为面部表情肌瘫痪引起的症状。

（一）面部表情肌瘫痪，软组织松垂

1. 额部症状　额肌瘫痪会导致眉下垂。这类患者会出现患侧上睑皮肤松弛而下垂的情况，从而遮挡视野。

（1）静态：表现为患侧额部平坦、光滑、额纹消失；眉下垂；健侧有额纹（图52-6）。

（2）动态：患侧无法做皱额、皱眉、眉毛上举等动作。

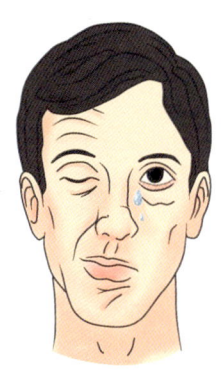

图 52-6　面瘫临床表现示意图（王佳怡绘图）

2. 眼部表现　眼轮匝肌的瘫痪会导致眼睑闭合不全，下睑会有退缩，即下睑缘在角膜缘下，甚至外翻，有些患者上睑会出现肌拮抗，即上睑提肌的肌力亢进而出现上睑退缩，使上睑缘在角膜缘甚至更高的位置。由于眼睑闭合不全，会产生一系列眼部不适症状。如患者会抱怨眼睛干涩不适，经常出现结膜炎，严重的会有畏光、眼睛刺痛、溢泪等角膜刺激征。

（1）静态：双侧睑裂可能不在一个水平面上，患侧外眦角下垂，两侧睑裂大小不等。当患侧眉下垂明显，导致上睑皮肤松弛下垂时，患侧睑裂可以小于健侧，或者患侧下睑出现明显的退缩甚至外翻，会导致患侧睑裂明显大于健侧。患侧下眼睑可以出现下睑退缩，睑球分离，严重的会出现下睑外翻，下眼睑泪点有时不能紧贴泪湖，有溢泪。患侧下眼睑眶筋膜松弛，呈眼袋外观。结膜和巩膜可能有充血、炎症反应，角膜可能出现上皮脱落甚至溃疡，反复发作，会产生角膜白斑，严重的影响视力，甚至失明。角膜接触试验，即用棉签轻拭角膜，检查角膜触觉，可以发现有些患者的角膜感觉明显减弱甚至丧失。

（2）动态：当患者做闭眼运动时，眼睑不能完全闭合，呈兔眼样畸形。如果是不完全性面瘫，眼睑虽然能够轻微闭合，但用手指撑开睑裂时，眼睑缺少张力抵抗。眨眼频率检查，患侧往往明显少于健侧。

"BAD"症检查："B"，Bell征阴性。正常情况下，闭眼后眼球可以向上或外上方偏斜，称为Bell征阳性。少数患者会出现阴性，即闭眼时眼球无法上翻，使得眼睑闭合不全的患者在睡眠时角膜长时间外露，造成严重伤害。"A"，角膜麻痹，即角膜接触试验阴性，意味着患者角膜感觉减弱或丧失。这有可能使得患者的角膜无法得到有效的防护和对神经的营养。这类患者极易引起角膜反复溃疡，形成角膜白斑，甚至失明。"D"，泪液分泌减少而导致的眼睛感觉干涩。可以通过泪液分泌实验来检测，或者患者主述眼睛明显干涩、无泪，就可以证实。有以上三个症状的患者需要进行积极的手术治疗来保护眼睛的功能。

3. 鼻部表现

（1）静态：患侧鼻唇沟消失，鼻翼下降或塌陷，人中嵴偏向健侧。

（2）动态：鼻孔不能缩小或扩大，不能皱鼻。

4. 颊部表现

（1）静态：患侧颊部皮肤和皮下组织臃肿、松弛、下坠。以病程超过3～5年的陈旧性面瘫和年过40岁的患者尤为明显。

（2）动态：患侧做吮吸动作时，颊部无法贴合牙齿。

5. 唇部及口角表现

（1）静态：患侧上、下唇肌肉萎缩，唇变薄，闭合不全，口角下垂，失去正常口角外形，口裂向健侧歪斜，患者上、下唇红变薄。

（2）动态：让患者做提上唇、下唇动作时，口裂歪斜更加明显。这类患者不愿讲话及谈笑，因为讲话和谈笑时口鼻歪斜更加严重。患者不能自主、对称地外翻上下唇，也不能对称地开唇露齿，做鼓气动作时患侧口角漏气，不能吹口哨，不能闭口鼓气，会流口水，颊沟会积聚食物。

查体时需要记录患者微笑时的口角形态，是以颧大肌和颧小肌起主导作用的蒙娜丽莎式的微笑，还是合并有上唇上提肌肉参与的露尖牙的微笑，或是上下唇肌肉共同参与的全口型的微笑。不同形态的微笑，对于瘫痪程度的判定，以及手术方案的设计都有极为重要的意义。

6. 颈及下颌部改变

（1）静态：颈部组织臃肿。

（2）动态：不能自主地下降口角及下唇，颈阔肌不能收缩，下唇偏向健侧。

7. 语言改变　严重的患者常伴有语言不清，特别是发唇齿音时发音不清。

8. 对进食的影响　由于颊部肌肉瘫痪，导致进食活动受到影响，残余食物积聚在龈颊沟内，且患侧颊部组织易被不自主地咬伤。

9. 面肌联动　指的是面神经损伤后，患者的某块面肌在运动时伴有另一块面肌不自主地收缩。临床上以眼睑活动伴有口角不自主地收缩，或口角活动时伴有眼睑收缩为主。此外，还有其他的联动组合。面肌联动的发生机制未明确，有神经损伤再生神经纤维杂乱生长学说、中枢再重塑改变学说和假突触传递学说。面肌联动的患者虽然有面部肌肉的动作，但是联动使得面肌动作不协调，严重的患者面容扭曲。其造成的伤害不亚于面部表情肌丧失。这个临床表现很容易和面肌痉挛相混淆。面肌痉挛指的是原发性的一侧面肌发生阵发性的不自主地抽搐。其病因可能是桥小脑角面神经周围的血管，如小脑前下动脉压迫面神经，造成其髓鞘损伤，使得相邻的神经纤维彼此接触后出现冲动异常传导，造成面肌痉挛。多见于中老年女性。发病前没有面瘫发生，抽搐起自一侧的眼轮匝肌，表现为不由自主地眨眼，并逐渐扩展到面部其他肌肉，严重的会造成半侧面部肌肉不自主地抽搐。根据发病前是否有面瘫，以及临床表现是一个面肌的自主随意动作带来另一个面肌的动作，还是无法控制的多块肌肉不自主地收缩可以鉴别。

（二）味觉改变

面神经损伤发生于茎乳孔以内段，还可能伴有味觉丧失。检查时用手持纱布固定舌体，擦干唾液后，以棉签蘸糖水或盐水涂于患侧的舌前2/3。嘱患者用手表示有无味觉，确定是否有味觉丧失。

（三）听觉改变

主要是检查镫骨肌的功能状态。分别对患侧与健侧进行由远至近的比较，以了解患侧听觉有无改变。听觉的改变是由于镫骨肌神经麻痹后造成的听觉过敏。

（四）泪液检查异常

泪液检查也称Schirmer's实验，目的是观察膝状神经节是否受损。用滤纸2条（每条为0.5cm×5cm），一端在2mm处弯折，将纸条分别放置在两侧下睑结膜囊内做泪液流量测定。正常情况下，5分钟末的滤纸浸湿长度约为2cm。由于个体差异，浸湿长度可能不同，但两眼基本对称。如膝状神经节以上岩浅大神经受损害，则患侧泪液流量显著减少，该检查有助于面神经损害的诊断。在放置滤纸条的同时，必须将两眼所积存的泪液吸干。由于患侧的泪液运送障碍，积留于结膜囊内的泪液增加，可能有假阴性结果。

面瘫的诊断并不困难，周围性面瘫要根据面部表情肌瘫痪的程度和范围，以及味觉、听觉和泪液检查的结果来明确面神经损害的部位，从而做出相应的损害定位诊断：①面神经茎乳孔以外段受损表现为患侧面瘫。②鼓索与镫骨肌神经之间受损表现为患侧面瘫＋舌前2/3味觉丧失＋涎腺分泌障碍。③镫骨肌神经与膝状神经节之间受损表现为患侧面瘫＋舌前2/3味觉丧失＋涎腺分泌障碍＋听觉改变。④膝状神经节受损表现为患侧面瘫＋舌前2/3味觉丧失＋涎腺、泪液分泌障碍＋听觉改变。⑤脑桥与膝状神经节之间受损表现为患侧面瘫＋舌前2/3味觉、分泌功能障碍＋可能有耳鸣、眩晕。⑥核性损害表现为患侧中枢性面瘫（眼裂以下）＋轻度感觉与分泌障碍＋影响展神经或累及皮质延髓束，出现眼球外展受限或对侧肢体偏瘫。

面瘫的诊断对指导临床选择治疗方法是十分必要的。不同的原因、损伤部位、程度及病程导致的面瘫，其治疗方法也不相同。

二、面瘫的诊断与鉴别诊断

（一）病因诊断

采集面瘫病史主要是为了了解面瘫的病因、病程，所以需要根据不同疾病的临床表现、发病缓急、病程长短来加以明确。

1. 炎症　贝尔面瘫的临床特点表现为：①急性发病。绝大多数患者在发病后5天到达高峰，一般不会超过2～3周。②完全性（或不完全性）表情肌瘫痪。③面神经管内伴行的内脏神经损伤后的症状：舌麻木、舌前2/3味觉减退、听觉过敏、眼干等。④感冒样前驱症状：鼻塞、咽痛、肌肉痛等。⑤其他脑神经受累：三叉神经功能障碍，颞部、乳突部疼痛或面部麻木等；舌下神经受损，出现伸舌偏斜等。⑥自愈性病程。一般在2～3周后会出现改善，1年内可能会恢复或者症状改善。预后良好。

贝尔面瘫的诊断需要和面神经管内的占位性病变、桥小脑角的肿瘤、耳部炎症、颞骨骨折和中枢神经系统疾病相鉴别。因为大多数贝尔面瘫患者可以自行恢复，所以尽早通过激素和抗病毒治疗还是有可能改善患者的面神经使功能恢复（72小时内）的。尽管如此，仍有17%的患者会留下明显的后遗症。对于完全性面瘫的患者，在面瘫后3～14天做面神经电图（ENoG），如果神经变性大于90%，或肌电图检查发现F波消失，则考虑由五官科医师进行面神经减压手术。但对于这一治疗的疗效和手术引起的并发症，仍有广泛的争议。对于病程3周以上未出现恢复的患者，需由五官科医师排除肿瘤压迫引起的面瘫可能。

HUNT综合征可能有感冒样前驱症状。典型的临床症状表现为严重耳痛、耳道和耳周疱疹、面瘫三联征。还会伴有耳鸣、听力下降、眩晕等症状。预后差。

临床诊断需要和贝尔面瘫、面神经鞘瘤和听神经瘤相鉴别。贝尔面瘫不伴有剧烈的耳痛、耳道疱疹、眩晕等症状，可以与之相鉴别；面神经鞘瘤以及听神经瘤表现为进行性的面瘫，逐渐加重，无耳痛、耳部疱疹、眩晕等症状。颞骨的薄层CT扫描和MRI可以排除是否存在肿瘤占位。

中耳炎、腮腺炎等会有耳部疼痛、耳道脓性分泌物、传导性听力减退。面瘫多见于中耳炎发病后几天内出现。腮腺炎会表现为发热、腮腺非化脓性肿痛、血清和尿淀粉酶增高（血清脂肪酶正常，以此和胰腺炎相区别）。

2. 外伤或手术造成　有明确的外伤或手术史。除此之外，还须了解损伤的部位、创伤的性质、损伤的程度和范围。

（1）损伤的部位：需要了解损伤位于颅内段（桥小脑角和颞骨面神经管段）还是颅外段。头部受撞击可造成颞骨骨折、颅脑出血，进而继发面神经的颅内损伤。如果患者出现外伤后耳道出血，听力下降或丧失等情况，高度提示面神经颅内损伤的可能。颞部的薄层CT检查可以显示颞骨骨折位置，明确诊断。可借助听力学检查、面神经电图（ENoG）和肌电图（EMG）来判断神经损伤的程度。面部刀割伤的患者，如果伤后出现面颊部明显肿胀，有清亮的液体流出，怀疑腮腺导管断裂，几乎可以明确面神经颊支损伤。一般而言，颊支和颧支的切割伤经及时修复后预后佳，颞支和下颌缘支损伤后预后不佳。入肌处的损伤修复困难，疗效不佳。此外，还需了解损伤位点与外眦和口角连线的位置关系。如果损伤位点在连线以远区域，由于神经交通吻合支丰富，有可能出现面肌功能性的代偿恢复。同时，由于该区域神经纤细，修复困难，故这类患者伤后可以观察3~4个月，如无恢复迹象，再考虑神经探查。

（2）创伤的性质：需要明确是锐器伤还是钝击伤。前者损伤范围局限，但是往往造成神经离断，需要及时吻合修复。后者往往造成颞骨骨折，会出现颅内段神经损伤。如果是高速的机械性损伤，如车祸、枪击，则会进一步造成广泛的颅内外多部位的损伤。这类患者往往需要神经外科医师或五官科医师的会诊，协同诊断。

（3）损伤的程度：需要了解是创缘齐整的组织裂伤还是伴有广泛撕脱的严重损伤。前者可以及时进行神经吻合修复，并取得满意的疗效。后者可能难以修复广泛撕脱的神经，疗效不佳。

手术造成的面瘫，需要明确以下几个问题：是意外造成的神经损伤，还是预先计划的神经切除？如果是意外损伤造成的面神经瘫痪，则需要判断是手术切断还是牵拉造成的神经损伤，发生在颅内还是颅外。如果是治疗需要造成的损伤，则需要考虑是否可以尽快修复。这种情况一般多见于在肿瘤治疗过程中不得不牺牲面神经。如果是这样，那么目前病灶区域是否已经清除彻底，神经损伤范围如何，术区组织损伤情况如何，原治的专科医师意见如何，最近的复查情况如何，这些都是需要清楚了解的信息。

3. 肿瘤引起　肿瘤可以直接造成面瘫，如果不及时治疗会引起更为严重的后果，因此对于这类面瘫，首先需要考虑的是原发肿瘤的治疗，而不是面瘫的整形修复。临床上有如下表现时需要考虑是否由肿瘤引起：①突发性的完全性面瘫，面神经电图（ENoG）振幅值在5天内迅速降至0；②贝尔面瘫大部分可以引出。③同侧反复发作的不全性面神经瘫痪，呈渐进性加重。④病程缓慢进展的面瘫，时间超过3周。⑤出现进行性加重的面部麻木感，伴有不全性面瘫。⑥面肌抽搐伴有不完全性面瘫。⑦面瘫6个月没有好转。⑧伴有或同时伴有其他脑神经受累迹象，如听神经瘤引起的听力下降、耳鸣、眩晕等表现。⑨仅累及一支或多支面神经，其他的分支功能正常。⑩腮腺区肿瘤可以在耳周和颈部检查时发现肿块，有恶性肿瘤病史，或发现恶性肿瘤。一旦怀疑有肿瘤可能，就需要进一步做特殊影像学检查，并请相应的专科医师来帮助明确诊断，不宜直接进行整形修复手术。

4. 先天性面瘫　患者出生后就被发现，肌电图表现为不全面瘫或者呈现静息状态，不会自行改善。一般还会伴有其他部位的畸形及家族遗传史，如第一、二鳃弓发育不全引起的先天性面瘫患者，除了面瘫之外，还会伴有半面短小，患侧耳发育畸形等病变。Möbius综合征，是面神经核等发育畸形所引起的面瘫，可以累及多个神经。因此典型的病例临床上表现为双侧面瘫，双侧外展神经麻痹，两眼内斜视，面具样脸，无法吮吸，流口水，可以有舌萎缩等表现。这类先天发育性面瘫需要和产伤引起的面瘫相鉴别。后者有分娩困难，需使用产钳或吸引协助。查体可以发现患儿耳周有血肿或淤青等表现。受伤后2周，肌电图检查可以发现面肌纤颤电位等失神经表现。一般会有不同程度的自行恢复。

5. 内科性疾病　如糖尿病、白血病等也会引起面瘫。患者有原发疾病的病史表现。

（二）辅助检查

1. 电生理检查　面神经电图（ENoG）一般在面神经损伤后3周内检查有意义。患侧面肌振幅小于健侧10%以上有临床意义，一般认为严重的损伤需要手术修复。肌电图（EMG）一般在面瘫4周后进行检查有意义。如果发现纤颤电位，则是面神经损伤的定性诊断。此外，有学者将其存在与否作为瘫痪面肌肌纤维还存在电生理活动，可以进行神经修复手术，使瘫痪面肌再神经化的标志。

2. 特殊影像学检查　当怀疑面颈部尤其是腮腺区的肿瘤占位性病变时，考虑应用B超来做初查。

颞骨的薄层CT扫描，属于高分辨率CT（HRCT），不同于一般的头颅CT扫描，HRCT的颞骨薄层扫描层厚1～2mm，可以明确颞骨内面神经管内的微小病变，而一般的头颅CT扫描层厚在5～10mm，显示的是大致的颅内病变。此外，怀疑腮腺区的肿瘤时，可以进一步做增强CT（范围自颅底到颈根）来明确。

如果怀疑为桥小脑角区域面神经和周围组织病变，则需要进行增强的MRI检查来明确这一部位的占位情况。

（三）相关科室的会诊

1. 五官科　当怀疑为各类面神经炎，或需要排查肿瘤情况，或怀疑为耳部疾病，或怀疑颅底（颞部）有骨折等情况时，需要五官科进行会诊。
2. 神经内科或内科　面神经炎、神经或肌肉系统疾病；内科疾病，如白血病、糖尿病、甲状腺疾病等。
3. 神经外科　颅内病变，如听神经瘤、脑膜瘤、颅内血管性畸形等。
4. 口腔颌面外科　头面部的肿瘤，尤其是腮腺区的肿瘤。

（四）面瘫的功能评价

面瘫的功能评价有主观性评价和客观性评价两种。主观性评价是由专业人员依据一定的量表，对患者的面部静态对称性和面部肌肉的运动加以评定，操作简单方便，但是易受评判者的主观意向影响结果。目前代表性的有House-Brackmann量表、Sunnybrook量表等（表52-3～表52-5）。客观性评价，即通过对患者的静态照片或者动态面部表情录像进行面部五官位置和变化距离及方向进行测量后得到的量化数值，并同健侧的数值相比较。这样的评估避免了检测者的主观意向带来的不良影响，结果更加精确，也便于统计分析。不过由于操作不便，不利于临床工作中的快速评价。目前更为先进的技术是利用激光三维扫描技术和三维动态视频捕捉技术来对患者的面部功能进行精确地测量和评估。

表52-3　House-Brackmann量表

分级	描述	特性
Ⅰ	正常	面部各个分区功能正常
Ⅱ	轻度异常	大体观察：当靠近时，可以发现轻微可见的力量减弱；可能有非常轻微的面肌联动
		静态：正常的面部对称性和面肌的张力正常
		动态 额部：中度到好的功能 眼睛：轻微闭眼就可完全闭合 口：轻微的不对称
Ⅲ	中度异常	大体观察：当靠近时，可以发现明显的面部两侧不对称；有中度面肌联动或者半面痉挛
		静态：面部对称和面肌的张力正常
		动态 额部：轻到中度的抬眉移动 眼睛：较用力闭眼就可完全闭合 口：最大努力时有轻度的不对称

续表

分级	描述	特性
IV	较为明显的异常	大体观察：明显可见的力量减弱或者面部变形
		静态：面部接近对称和面肌张力差
		动态 额部：无功能 眼睛：不完全闭合 口：最大努力仍不对称
V	明显的异常	大体观察：只有少许可见的面部活动
		静态：不对称
		动态 额部：无功能 眼睛：不完全闭合 口：轻微的活动
VI	完全性瘫痪	没有活动

表52-4　Sunnybrook（多伦多）面神经评定系统（A表）

静态时与健侧比较（每项评分只能选择一种）		
眼（睑裂）	正常	0
	缩窄	1
	增宽	1
	做过眼睑整形手术	1
颊（鼻唇沟）	正常	0
	消失	2
	不明显	1
	过于明显	1
口	正常	0
	口角下垂	1
	口角上提	1
静态项目分＝静态评分的总分×5		

表52-5　Sunnybrook（多伦多）面神经评定系统（B表）

标准表情	与健侧相比随意运动的对称性					随意运动评分	联动分级				联动评分
	无运动（完全不对称）	轻度运动	有运动但有错乱的表情	运动接近对称	运动完全对称		没有联动	轻度联动	明显联动但无毁容	严重的毁容性联动	
抬额头	1	2	3	4	5		0	1	2	3	
轻轻闭眼	1	2	3	4	5		0	1	2	3	
张嘴微笑	1	2	3	4	5		0	1	2	3	
咧嘴	1	2	3	4	5		0	1	2	3	
唇吸吮	1	2	3	4	5		0	1	2	3	
随意运动项目分＝随意运动评分的总分×4							联动项目分＝联动评分的总分				

最后得分＝随意运动项目分-静态项目分-联动项目分＝随意运动评分的总分X4-静态评分的总分X5-联动评分的总分

1. 主观评价量表　House-Brackmann量表简称H-B量表。它是由House和Brackmann两位学者提出，并以他们的名字命名的，于1985年被美国耳鼻咽喉头颈外科学会所采用，作为学会标准，目前已经成为国际上使用最多的标准。

Sunnybrook（多伦多）量表，是由Ross和Nedzelski于1996年提出的一种评价系统。它包括两个表格，即静态部分评定和动态部分评定。和H-B量表相比，它从静态和动态两方面更为细致地进行评定。它的总分100分，分值越高，面神经功能越好。

2. 客观评价方法　即面部三维激光表面扫描。该技术是20世纪90年代中期开始出现的一项高新技术，它通过高速激光扫描测量的方法，快速、高分辨率地获取被测对象表面的三维坐标数据，具有高精度、非接触、数字化、自动化、方便快捷、易于保存、易于二期处理等优点。面部扫描时采用全室内顶置光源，受试者束发、端坐，取自然姿势，正视前方，眶耳平面与地面水平，扫描仪镜头水平抬高10°，使用14mm焦距镜头，于受试者正前方及双侧各80°位置采集数据。扫描范围为发际至相当于甲状软骨上平面位置，获取的数据利用面部标志点，如内眦、外眦、鼻翼、口角、唇峰甚至色素痣、瘢痕等进行初始配准。通过Polygen Editing Tools和RapidForm 2006分别进行一期配准和二期处理。利用三维激光表面扫描技术能够获得精确的测量数据，有助于对面瘫患者进行术前双侧面部静态、动态位置及对称性评估、辅助手术方法的选择。术后针对患者双侧面部不对称，尚可通过三维激光扫描测量双侧体积差异量位置，指导二期手术调整（图52-7）。

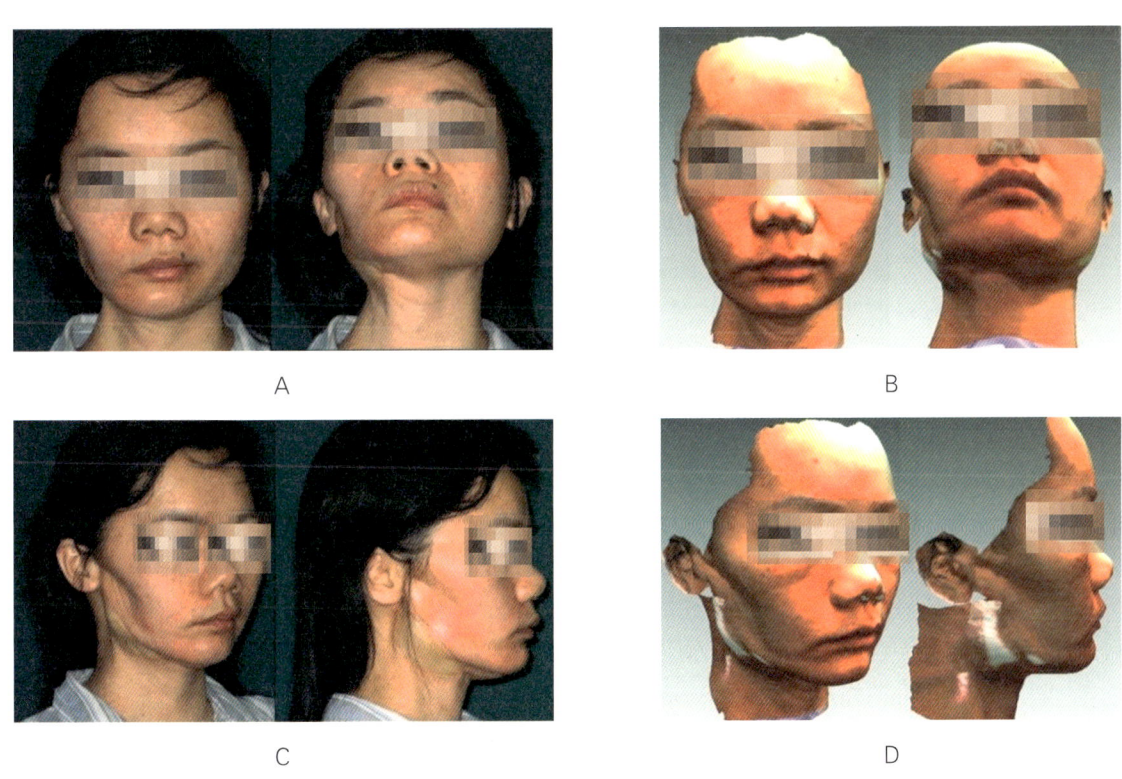

图52-7　面瘫患者激光三维扫描
A、C. 患者术前照片　B、D. 术前激光三维扫描图片

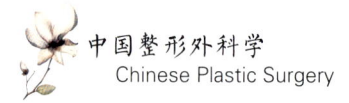

第五节　面神经瘫痪的治疗原则

一　面瘫治疗前评估和治疗选择

（一）认识病因

面神经瘫痪病因复杂多变，可涉及中枢神经系统到周围神经系统，颅内到颅外，与神经内科、外科、五官科、口腔科和整形外科等多个临床专业科室相关。

1. 面神经炎引起的面瘫　在急性期内，宜进行抗菌治疗和激素治疗，减少瘫痪侧肌肉的张力，并配合针灸治疗等。糖尿病、白血病、甲状腺疾病等引起的面瘫，在原发疾病未得到有效控制或者没有相应专科医师会诊意见时，不适合考虑重建修复。

2. 颅内段面神经损伤　无法明确神经是否离断，患侧面部肌肉瘫痪，可考虑进行修复重建。

3. 肿瘤因素引起的面瘫　例如腮腺腺样囊性癌切除后引起的面神经瘫痪，具有亲神经生长的特性，容易复发，因此术后选择神经修复应考虑肿瘤复发的可能性。

4. 面肌痉挛　这是一种面神经失功能的表现，是原发性的面肌抽搐痉挛畸形。其特点是发病前无面瘫发生，多从眼轮匝肌开始抽搐，逐渐加重，并向患侧整个面部发展，严重的可引起整个面肌抽搐。其病因往往是颅内血管压迫面神经后引起的异常放电所致。这类疾病可由神经外科进行治疗。需要与之鉴别的是面肌联动。它是面瘫的后遗症，即面瘫后出现的一个部位的主动活动，同时伴随另一个部位的收缩活动。主要原因是神经再生过程中，轴突长入其他分支后产生的迷路支配收缩。这类疾病可由整形外科医师进行治疗。

5. 面神经炎急性期引起的眼睑闭合不全畸形　临床表现无明显的角膜损伤，无"BAD"症表现。此类疾病具有自愈倾向，因此针对急性期的眼睑闭合不全，宜采取非手术治疗，包括抗生素、激素、针灸治疗等。

（二）整形外科的治疗范畴

1. 早期损伤　神经断离损伤立即修复，或延期3个月修复，均属于早期修复。

2. 延期修复　因故推迟到4～12个月修复，为延期修复。

3. 神经种植修复　面神经离断位置位于内眦和口角连线外侧，即腮腺和咬肌区域，需要及时进行神经探查修复。如果神经离断位置位于内眦和口角连线内侧，远端断端难以寻觅，可将近端种植于肌肉之中，也可标志断端，观察3个月没有恢复迹象时，再进行神经探查和种植。

4. 晚期面瘫　晚期面瘫界定在学术界尚未定论，一般认为超过2年以上的面瘫修复为晚期面瘫修复。王炜认为，对于颅内段面神经损伤造成的面瘫，如果观察周围面神经的功能1～2年，没有任何恢复迹象时，可以采取面神经瘫痪的修复手术。

5. 婴幼儿面瘫　不管是外伤性的面瘫还是先天性的面瘫，只要患儿全身状况良好，又有足够的医疗和技术条件，就可进行面神经瘫痪的早期修复手术。王炜曾为因狗咬伤造成面神经断裂损伤的2岁女童进行断裂面神经急诊修复，取得了良好的效果；又曾为因先天性面神经瘫痪的6岁女童进行带血管神经的肌肉一期移植修复，面部瘫痪肌肉动力再造，随访20余年，取得了良好的效果。

6. 悬吊和提紧治疗　不能进行面神经修复或带血管神经肌肉移植修复的面瘫患者，可采取静力悬吊或动力悬吊修复眼睑闭合不全和面部松弛、口鼻歪斜等畸形，这是常选的疗法。

7. 不完全性面瘫　对面肌联动、下唇肌力不平衡等造成的畸形可进行神经修复或肌肉移植，如二腹肌移植进行下唇肌力不平衡的修复重建。

（三）面瘫治疗计划的制订

1. 了解面瘫的病因　面神经炎、内科疾病引起的面瘫、肿瘤性面瘫以及医源性肿瘤手术引起的面瘫都需要病程稳定后方可考虑整形修复治疗。王炜认为，面神经瘫痪的治疗，宜早期进行治疗为上策。先天性面瘫患者也应该在学龄前完成治疗。

2. 面瘫的病程　明确病程以决定治疗方案，即明确选择神经修复还是面肌替换的手术。一般瘫痪时间在2年以上，患侧面部明显萎缩，或者还伴有组织下垂的患者，需要考虑面部瘫痪肌肉动力再造手术。王炜认为，只要全身状况允许，单纯性的面神经瘫痪，不管是面神经炎或面神经断裂伤引起的面瘫，以及颅内肿瘤如听神经瘤切除引起的晚期单侧面神经瘫痪，或瘫痪时间在2年以上，三叉神经功能存在良好的患者，首先选择带血管神经的肌肉游离移植，进行面部瘫痪肌肉的动力再造。20多年来，积累了数百例临床经验，治疗效果良好。对于不完全性的面神经瘫痪，以及不宜选择带血管肌肉神经移植手术的患者，可考虑应用咬肌神经转位手术来修复损伤的面神经功能，或颞肌转位加筋膜悬吊修复面神经瘫痪。

3. 关于面瘫的病因调查　炎症性因素造成的面瘫有自愈的特点，所以不应早期进行整形修复，需了解患者病情是否继续发展或变化。如中耳炎引起的面瘫是否已经得到有效控制。

肿瘤因素引起的面瘫，需要明确以下几点：①肿瘤的良恶性。②目前肿瘤是否已经清除彻底？是否还有残留？③肿瘤生物学特性如何？是否亲神经生长？是否易复发？④近期是否有针对原发疾病的专科医师进行复诊排查？

外伤性或医源性损伤则需明确以下几点：①面神经损伤是部分断裂损伤还是完全断裂损伤？只要全身状况良好，都适宜立即进行手术探查，争取做损伤面神经吻接或神经移植修复面神经的缺损。不适宜早期进行手术探查的患者，也应争取在创伤后3个月内完成神经修复手术。面神经损伤在颊部一般争取3个月内手术，乳突区6个月，颅内段一般可以观察6～12个月，根据患者面神经受损程度而变。②损伤部位在哪里？颅内（包括面神经管部）还是颅外，还是两者都累及？③先天性的面瘫需要了解患者的家族史，是否伴有其他畸形，尤其是其他脑神经畸形。如Möbius综合征常伴有舌下神经瘫痪，因此在手术方案的选择中应避免选择舌下神经作为供体神经。④内科性疾病引起的面瘫，需要关注患者的原发疾病是否得以控制、稳定，以及近期相应内科医师的诊疗意见。

4. 面神经瘫痪患者心理状况的评估　患者心理状况是否良好，对治疗目标、可能的效果、手术的代价和风险、手术治疗的过程等能否有全面的认识和理解，家属是否能够配合，患者的工作特点以及对自身的要求，患者的身体状况、年龄等都是影响医师制订手术方案的关键。年轻、对自身要求高、心理承受能力强、对手术风险有清楚的认识、有良好的家庭支持，这些都有助于医师为患者制订更为积极的治疗方案，如生理性的背阔肌瓣游离移植术。反之，应优先考虑保守、稳妥的治疗方案，如颞肌瓣转位手术（图52-8）。

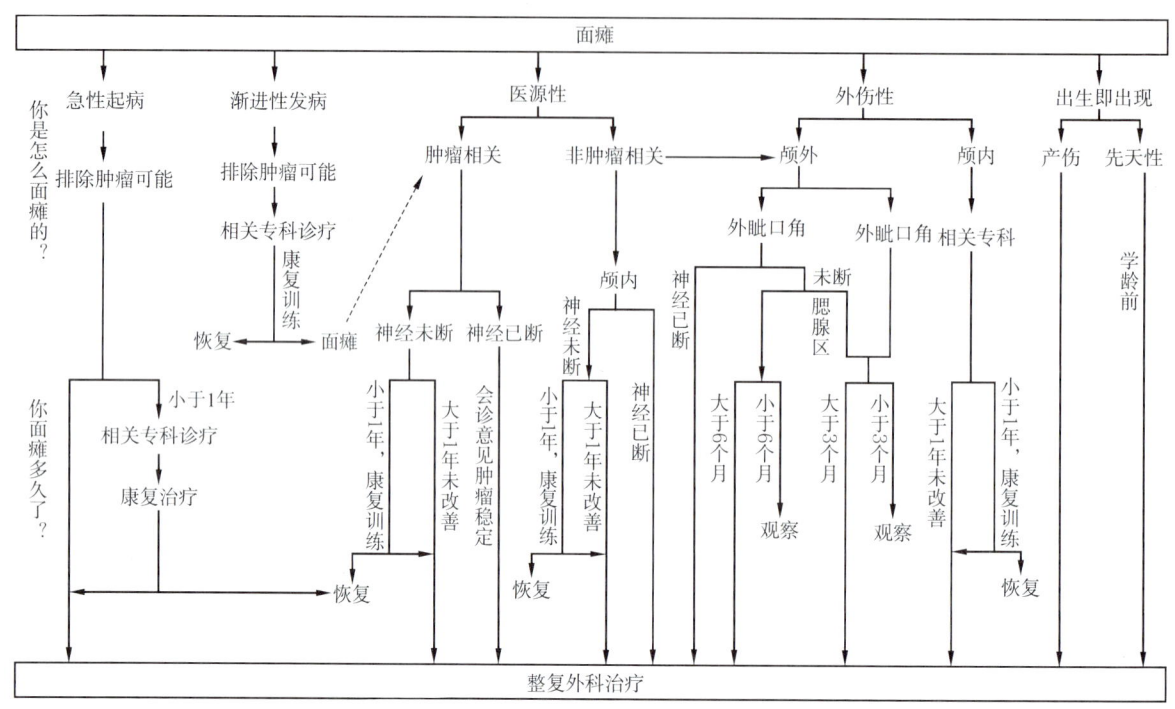

图 52-8　面瘫治疗思路示意图

二、面瘫后整形修复的原则

（一）面瘫的修复应该尽可能地通过面神经修复来恢复原有面肌的功能

面瘫的修复首先是由面肌的特殊组织结构和解剖结构所决定的。面神经的轴索和其支配的肌纤维的比值远远大于一般骨骼肌的比值，这意味着面肌可以完成更加精细的收缩。此外，面肌的形态非常菲薄，并以分层多方向地分布和收缩，这是完成面部千变万化表情的重要基础。目前应用骨骼肌移植或转位手术只能重建单一方向收缩为主的面肌功能重建，无法媲美原有的面部细腻表情。不仅如此，面神经的早期修复给患者带来的损伤要小于晚期面瘫修复的患者。

（二）面瘫的修复要考虑患者的需求，给予患者适合的、综合性的、序列化的治疗

整形修复面瘫的技术有多种，如何选择合适的方案取决于术者的能力，还需要考虑患者的需求和自身的承受能力。其次，单次手术，或者单一区域的治疗难以使患者得到满意的功能和外形上的恢复。因此，通过术前的详细沟通，为患者制订一个个性化的结合多种治疗措施的序列治疗方案，才能更好地使患者在功能和外形上得到最大限度的改善。

（王炜[*]　王炜）

[*]该王炜于1995年进入上海第九人民医院

第六节 面神经损伤早期治疗

一、面神经损伤早期治疗前评估

1. 损伤原因、种类、范围。
2. 全身状况是否能急诊手术，年龄宜在70岁以下，心血管功能不良者慎重。
3. 损伤部位、范围、深度能否急诊手术。
4. 面部皮肤和软组织能否覆盖修复的面神经。
5. 吻合修复断裂面神经可能性评估，包括断裂神经吻合、神经缺失长度。
6. 面部表情静态和动态不对称状况评估。
7. 患侧松垂、额部光滑、皱眉提眉障碍、兔眼畸形、闭眼缺陷评估。
8. 泪腺分泌减少、瞬目不能、下睑外翻评估。
9. 流涎、闭口不能、咬合及语言障碍评估。
10. 患者及其保护人对于急诊手术的心理准备和期望值评估。

二、面神经断裂伤早期修复手术

早期修复手术是创伤后立即或延期在3个月内修复。分为颅外段和颅内段神经损伤后的神经修复治疗。

（一）颅外段面神经损伤修复

茎乳孔以远的面神经损伤采用显微外科神经外膜缝合和束膜缝合，神经对合无张力。

1. 直接吻合　面神经两端的断端间隔小于0.5cm，拉拢神经两端如果没有张力，应用显微外科技术，用8-0～9-0尼龙线进行外膜或束膜吻合。

2. 神经移植　早期面神经损伤、神经缺损较大、病程不超过1年、面部表情肌无明显萎缩的病例，可考虑神经移植术，修复面神经缺损。

（1）适应证：面部外伤或手术造成的早期面瘫，面神经的中枢端是健康的，而且近、远心端均具有神经吻合的可能性。面部表情肌无明显萎缩。面神经断端的缺损大于0.5cm。

（2）面神经缺损修复技术：切口采取耳前-下颌面部除皱切口。在解剖面神经断端测量面神经缺损长度。切取神经移植的供区常选择腓肠神经、耳大神经或桡神经浅支等感觉神经。

（3）耳大神经移植：沿耳前-下颌切口分离皮下组织和颈阔肌，暴露颈外静脉和胸锁乳突肌，耳大神经在胸锁乳突肌后缘中点的上方穿出，沿肌肉表面走向腮腺尾叶和耳部。游离耳大神经达到所需足够长度后，利刀切取，与面神经缺损区两断端行外膜或束膜端端吻合（图52-9）。

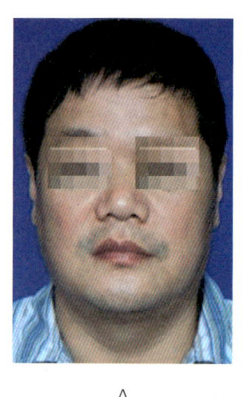 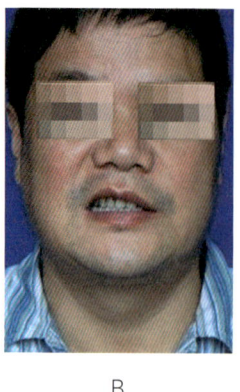 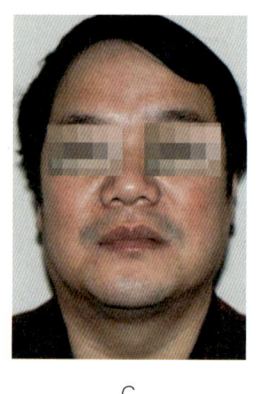 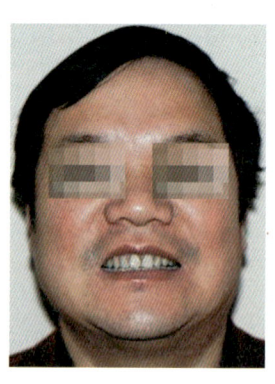

A　　　　　　　　B　　　　　　　　C　　　　　　　　D

图 52-9　外伤性面神经颊支、颧支损伤患者术前、术后对比
A. 术前静态　B. 术前动态　C. 术后半年静态　D. 术后半年动态

3. 神经种植　面神经主干分支远端损伤、面神经远端缺失而无法进行端端吻接时可将近断端的面神经分束后种入肌肉，并用显微缝线缝合肌膜和神经外膜，固定神经。适用伤情：①锐性切割伤，伤及部位在外眦-口角连线以近部位，损伤后病程不超过1年的病例，表情肌无明显萎缩。②伤及部位在外眦-口角连线以远的建议观察到伤后3个月功能无恢复者。王炜曾为一例右侧颧支、上下颊支车祸断裂伤的4岁男孩，采用颧支、上颊支吻接，将已毁损无法找到远端的下颊支种入肌肉，手术后9个月上唇下垂得到改善（图52-10）。

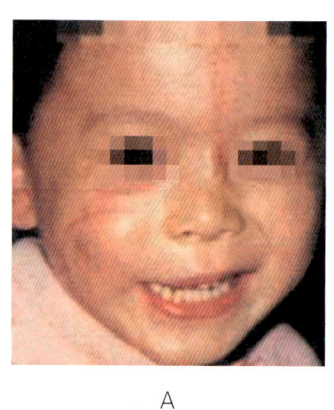 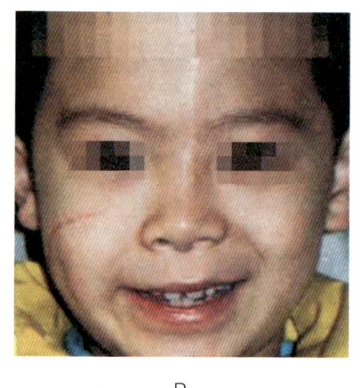

A　　　　　　　　　　　　　　B

图 52-10　4岁男孩，右侧颧支、上下颊支车祸断裂伤，颧支、上颊支吻接下颊支损伤

（二）颅内段神经损伤修复

颞骨面神经管内的损伤（如颞骨骨折、胆脂瘤手术后）、颅内桥小脑角区域的病变或损伤引起的面神经损伤（如听神经瘤等），在颅内无法修复时，宜进行整形外科修复。由于其存在自愈恢复的可能，因此临床上一般需要观察6～12个月。如果无恢复迹象，并且肌电图证实无明确改善后尚可考虑进行神经修复手术。观察时间越久，若无临床恢复迹象，其恢复的可能性越小，而且相应的神经修复疗效也越不理想。如何筛选出合适的观察时间还需要更大样本的临床研究来明确。目前临床上需要综合患者实际情况后确定相应的治疗时机。修复方法包括跨面神经移植术、局部神经转位术、Babysitter技术（即跨面神经移植结合局部神经转位），可分两期或者一期完成。

第七节　跨面神经移植术

跨面神经移植术的原理：以健侧面神经分支为供区，采取神经移植段桥接到患侧，与患侧面神经受区分支吻接。

适应证：①一侧性面神经瘫痪；②早期无法用同侧面神经吻接法修复的面神经瘫痪；③面瘫1年以上，无法用同侧面神经修复的面瘫；④陈旧性面瘫，同侧三叉神经功能存在，瘫痪侧肌电有反应；⑤陈旧性面瘫，选择分两期进行的吻合血管神经的肌肉移植术的第一期手术。

这项技术最早是由Scaramella和Smith在1970年各自报道的一种创新的神经修复方法。针对颅内中枢端面神经损伤的患者，有多种跨面神经移植方式（Anderl，1973；Fisch，1976），手术方法可总结为以下三种类型：①Scaramella法。健侧面神经颊支的分支与患侧面神经总干之间通过腓肠神经移植相互吻接，移植的腓肠神经在下颌皮下穿过。②Anderl法。将健侧与患侧面神经颧支、颊支、下颌缘支的各分支之间通过3~4根移植神经段跨面移植吻合。③Fisch法。取两根移植神经，把健侧面神经颧支、颊支的分支分别与患侧面神经的颞面干和颈面干吻合，两根移植神经都通过上唇皮下筋膜隧道到达患侧。手术可以分两期进行，即一期手术只做神经移植，把移植神经与健侧面神经各分支的近心端吻合起来。8~10个月后再进行第二期手术，将各移植神经的远心端分别与患侧各对应面神经的分支吻合。也可以一期直接吻合完成。目前临床上单一的跨面神经移植手术多分两期进行，而Babysitter术式，即跨面神经移植结合局部咬肌神经转位术，则分别有一期或两期完成的两种情况。

跨面神经移植的机制是用健侧的面神经分支与游离的移植神经吻合，经8~12个月使健侧的面神经通过跨面移植的腓肠神经轴突生长到达对侧瘫痪的面神经，再将跨面移植的神经与患侧的瘫痪面神经的远端行吻接，达到使患侧瘫痪的面部肌肉由健侧面神经来支配的目的。

（一）跨面神经移植供区、受区神经解剖和腓肠神经移植

跨面神经移植有多种方法或多条神经多通路移植，王炜的经验是：在通常陈旧性面瘫治疗中，只要选择一支颊支跨面移植，就可以达到矫正面部主要畸形的目的。

先行全身麻醉，选择双侧耳前皱纹皮肤切口。

供区神经解剖：健侧在皮下腮腺SMAS表面分离，前行达鼻唇沟区，上达颧弓下，下到下颌缘，解剖暴露正常侧面神经分支；在健侧解剖出面神经上下颊支，如准备吻接颧支、颞支或下颌缘支时，扩大解剖范围，选择一颊支，予以切断，该分支近心端作为供区吻接神经。或选多支为跨面神经移植神经源；用电刺激仪，帮助识别面神经。肌松药物可能影响电刺激引出的肌肉收缩。

受区神经解剖：患侧暴露上下颊支及吻合支，紧贴着颧弓下缘可以发现平行于颧弓的面神经颧支。上唇制造皮下隧道，从健侧到患侧，容移植跨面神经通过。用腓肠神经移植段的远心端与健侧颊支（或附加颧支、颞支、下颌缘支）的近心端吻接。将移植腓肠神经跨面经上唇隧道（或/和额部、下颌隧道）到对侧瘫痪侧颊支（或附加颧支、颞支、下颌缘支）区留置并用缝线结标志，6~10个月后吻接。如作为带血管神经肌肉移植的一期手术，跨面神经和健侧吻接后远端在患侧皮下留置标志，6~10个月后吻接。

（二）移植腓肠神经切取

腓肠神经于跟腱外缘和外踝内缘连线的中点和腘窝中点连线，小隐静脉内后方。

切取方法：在腓肠神经投影线上做多个水平切口，切口 1.0～1.5cm，切口间距 5cm 左右，外踝内侧缘显露小隐静脉，其后内方为腓肠神经。借助神经抽取器，套入神经来分离跨面移植所需的移植神经长度在 15～25cm，在瘫痪侧标记神经的远心端，将远端作为运动神经的长入端。

（三）跨面神经移植面部隧道的制备

跨面移植可用于面神经各支之间，以颊支为例，在上唇轮匝肌上制造皮下隧道。

（四）跨面神经移植术二期手术

在一期手术的 8～10 个月后，查找上次手术所做的移植神经标记，将患侧上颊支离断，其远心端与跨面移植神经旷置的近心端吻合（图52-11～图52-13）。

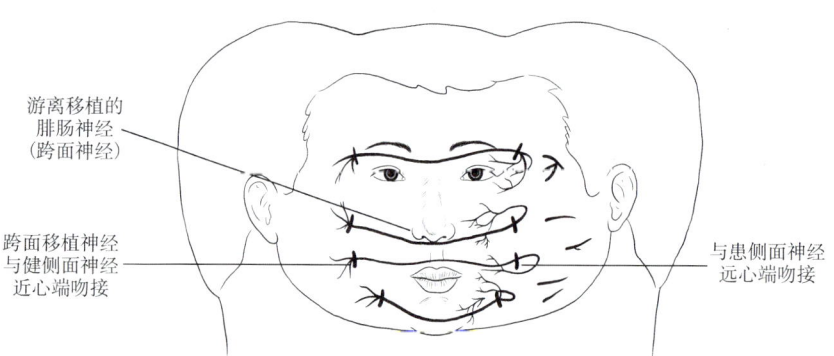

图 52-11　Anderl 氏跨面神经移植示意图

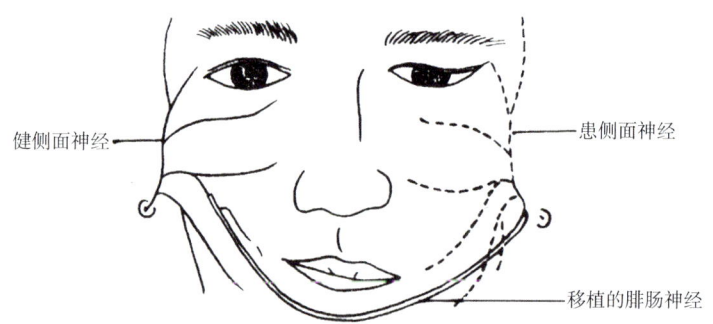

图 52-12　跨面神经移植术 Scaramella 法

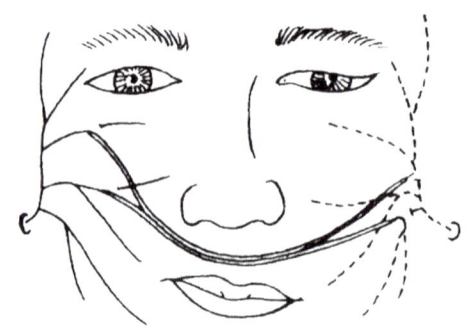

图 52-13　跨面神经移植术 Fisch 法

第八节 神经转移术治疗面神经瘫痪

常用的替代面神经的神经源有舌下神经、咬肌神经、副神经、膈神经、颈7神经等。最常用的是舌下神经和咬肌神经。

一、面神经-舌下神经吻合术

Korte（1903）首先采取面神经-舌下神经吻合术来恢复面部表情的对称，至今仍有适应证可择。因舌下神经转移手术会造成患者半舌萎缩，影响言语表达和进食，目前改良为部分舌下神经转移面神经相吻合，1/3～1/2的舌下神经和面神经相吻合。

（一）适应证

面神经损伤近端缺失，远心端神经良好，面肌无明显萎缩（肌电图有纤颤电位引出），舌活动正常，无萎缩。多用于听神经瘤切除后面神经瘫痪等。据报道，面瘫4年的患者也有可能通过手术得到功能的改善。

（二）禁忌证

舌下神经已经受损，先天双侧面瘫（Möbius综合征）或者颅内肿瘤等引起的舌下神经瘫痪的患者不适合。

（三）手术方法

1. 麻醉　全身麻醉。
2. 切口　自耳前到乳突尖部沿胸锁乳突肌前缘向下至颌骨下缘内1.5cm处，设计长8～10cm的切口。
3. 解剖患侧面神经　耳垂下切开暴露颈阔肌、胸锁乳突肌、腮腺尾叶筋膜和颈外静脉，沿腮腺后缘和下缘与胸锁乳突肌之间作钝性分离，并将胸锁乳突肌往后牵引，显露二腹肌后腹。继而在乳突尖上方约1cm处、二腹肌后腹与外耳道软骨交角之间仔细地作钝性分离。暴露面神经干，沿面神经干向远心端解剖、游离，供吻接。
4. 解剖舌下神经及降支　沿胸锁乳突肌前缘向下分离，分别把胸锁乳突肌前缘向后牵拉，二腹肌后腹向前牵引，暴露颈动脉三角。逐渐向深层钝性分离，在颈内静脉和颈外动脉浅面仔细寻找舌下神经及降支。一般在降支分出后，舌下神经的入舌支作为部分离断处。

根据测量舌下神经部分离断处和拟吻合的面神经干处这两者间的距离来切取相应的腓肠神经或耳大神经，作为移植神经。

切断1/3～1/2直径的舌下神经，并将移植神经无张力显微吻合桥接舌下神经中枢端的断面和面神经干的远心端。

5. 缝合创口　冲洗创口，逐层吻合，放置引流，包扎（图52-14）。

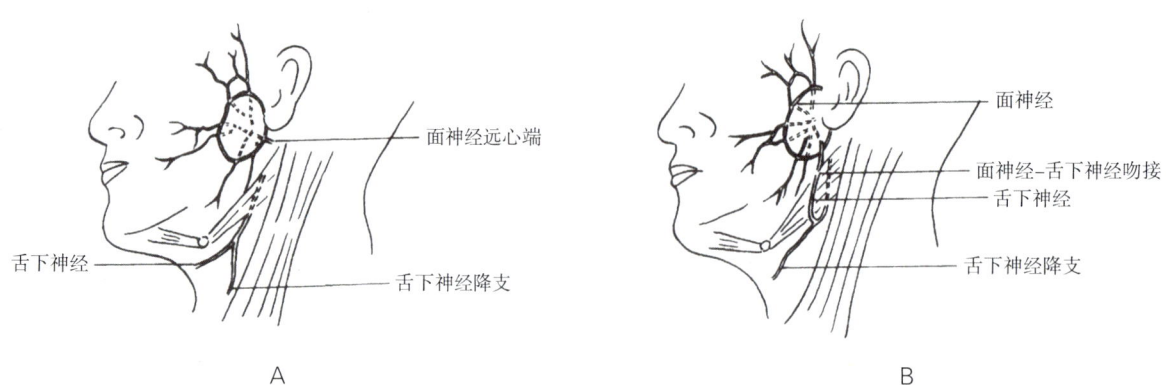

图 52-14 面神经-舌下神经吻接

二、咬肌神经-面神经吻合术

咬肌神经的相关解剖：咬肌神经由下颌神经的前干分出，在进入下颌切迹时发出一些细小分支进入周围的肌肉。与此同时，其主干自下颌骨髁突前方穿下颌切迹后下行，斜下进入咬肌的深、中层之间，发出上下两支。上支扇形发散开，为细小的分支分布于附近的肌肉中；下支分为前支和后支。下支的前降支为主干的延续，一般选择这支作为供体神经。为了获得一定的长度，咬肌神经离断点一般在下行的前降支离断。由于前降支主要支配咬肌浅层的肌肉群，而上支和先前入肌前的细小分支支配着咬肌上部的深、中层肌群，因此前降支的离断一般不会造成咬肌全部的萎缩，从而出现咬肌区明显的凹陷。此外，咀嚼功能还有颞肌、翼外肌、翼内肌参与，所以不会造成明显的影响。

（一）适应证

1. 面神经近端缺失，患侧的面神经远端可用。
2. 瘫痪面肌EMG提示纤颤电位存在，或面瘫时间在2年以内。在我们的临床实践中，有患者瘫痪时间最长达到32个月，在神经修复术后仍出现明显的口角活动；对于面部肌电图出现纤颤电位，或者患侧面部静态对称性好，并且没有出现明显萎缩、皮肤松垂情况的患者，可以慎重考虑。
3. 咬肌功能正常，或略有萎缩。一些面瘫患者由于患侧面瘫进食不便，所以多用健侧，因此会出现废用性的萎缩；还有些听神经瘤术后面瘫的患者，会出现三叉神经的部分损伤，造成角膜感觉减退、面部麻木和咬肌的部分萎缩。不过只要咬肌存在明显收缩，还是可以将其作为供区神经。
4. 术前的影像学证实颅内肿瘤清除彻底，或者经神经外科或五官科医师会诊明确目前情况不影响神经修复手术。
5. 需要注意的是神经纤维瘤Ⅱ型患者。这类肿瘤的特性是亲神经性生长，会累及多处神经，甚至双侧听神经。因此，对于这类患者，需要认真检查双侧的三叉神经和面神经是否有病变。即使阴性结果可以手术，术者也须告知患者其最终有可能因为肿瘤侵犯面神经或三叉神经而导致再次面瘫。

（二）手术方法

1. 患侧面神经颞面干的显露，经患侧发迹内-耳前-耳后和下颌下切口切开，做皮下分离，直达咬肌前缘。在眉上外侧1cm处和耳垂下0.5cm连线处，用显微蚊式钳在颞浅筋膜的深面寻找面神经颞支，发现后沿此神经向近端追溯，直达腮腺内。将神经表面的腮腺组织切开并结扎断面，显露出面神经，一直追溯到面神经颞面干显露。再沿着颞面干的各个分支，即颧、颊支，向远端游离，直达咬肌前缘和眼轮匝肌边缘。

2. 咬肌神经的显露和咬肌神经-面神经吻合，将患侧的面神经颞面干离断，并在咬肌表面掀起，以显露咬肌。在咬肌水平方向分三等份，在其中份中点水平即颧弓下方1cm处，小心地将肌肉逐层离断，直到肌内的咬肌神经主干显露并用便携式的电刺激仪刺激来证实。为了获得一定的神经长度，需要进一步向远端游离，并在下颌切迹水平或更下方处离断，一般可以游离1～2cm。吻合前，还需要对面神经颞面干进行一定的游离。为了能够和咬肌神经吻合，可能需要将下颌缘支离断，以使面神经和咬肌神经无张力地吻合。

3. 将离断的咬肌褥式缝合，并小心保护神经吻合口。将切开的腮腺筋膜做连续锁边缝合以减少术后的腮腺瘘，并用SMAS筋膜覆盖面神经，关闭伤口。

4. 术后护理，需要引流2天。为了减少术后口角活动和腮腺瘘的发生，术后一般要求患者进食清淡的流质饮食两周，并且需要弹力套在腮腺区加压10天左右（仅局限在腮腺区，不要在腮腺外侧缘神经吻合口的皮肤投影处加压）。术后1个半月需要患者减少口周活动，避免过多的咀嚼。术后1个半月后开始正常饮食，并开始咀嚼训练。

三 Babysitter神经寄养手术

Babysitter神经寄养手术即跨面神经移植结合局部神经转位术。Terzis于1988年介绍了分两期的跨面神经移植结合部分舌下神经转位术，这一术式在过去的20余年内被广泛应用。近年来，咬肌神经转位术逐渐取代了舌下神经转位术，并获得了满意的疗效。Ferrari于2014年报道了一期完成的跨面神经移植结合咬肌神经转位术，也取得满意的效果。

（一）舌下神经寄养术

跨面神经移植加部分舌下神经转位术，分两期进行。第一期，将患侧的面神经总干或颞面干（即面神经的一级或二级分支）通过神经移植和1/3～1/2的舌下神经总干吻合，并同时做跨面神经移植的第一期手术，即将跨面移植的神经和健侧的面神经分支相吻合，而跨面移植神经的另一端旷置于患侧耳前的皮下；第二期，8～10个月后，将患侧旷置的跨面移植神经和患侧腮腺外的四级面神经分支相吻合。术后患者有可能出现双重神经支配下的面部表情活动：舌尖顶上排切牙后方会出现口角和闭眼的活动；对侧闭眼或微笑时，患侧的眼睑或口角也会出现相应的活动。王炜不推荐这种术式，王炜的一期带血管神经肌肉移植手术无论是适应范围、手术效果、操作技术还是疗程均优于此。

（二）咬肌神经寄养术

咬肌神经转位术能够可靠地使瘫痪面肌出现咬牙后的收缩活动，但还是难以实现对称、协调和同步的笑容。如果患者希望术后拥有同步对称的自然笑容，可以向患者推荐跨面神经移植结合咬肌神经转位的手术。手术可分两期进行，第一期手术中完成患侧的咬肌神经-面神经颞面干吻合，同时完成跨面神经移植术的第一期，即跨面神经-健侧面神经分支吻合，跨面神经另一端旷置于患侧耳屏前皮下；8～10个月后进行跨面神经移植的第二期手术。目前，一期完成的跨面神经移植结合咬肌神经-面神经吻合术已逐渐被临床医师所接受。

1. 适应证 同咬肌神经转位术适应证，即希望得到同步对称自然效果的患者，年龄小于60岁；健侧面神经功能正常；下肢腓肠神经功能正常。

2. 手术步骤

（1）第一期手术：参见跨面神经移植术第一期的手术，咬肌神经-面神经吻合，跨面移植神经旷置于患侧耳屏前。

（2）第二期手术：第一期术后8～10个月进行。

1）跨面神经的显露：患侧发迹内-耳前-下颌角处手术切口切开，在皮下分离。小心地查找上次手术所做的移植神经标记，将移植神经游离出来。

2）面神经分支的显露：将支配患侧口角活动的面神经分支，如颊支和颧支显露出来，一般有多支。根据电刺激仪的检测，选择反应相对弱的分支作为目标支，并根据跨面移植神经的长度，在合适的位置将患侧的面神经分支离断，将其和跨面移植神经的远端相吻合。

3）创面关闭：下图为一期的Babysitter咬肌神经寄养术（图52-15～图52-19）。

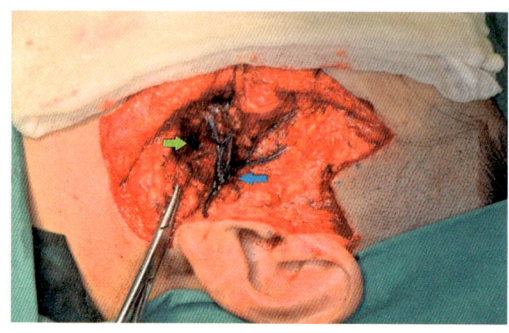

图52-15 Babysitter咬肌神经跨面神经双重支配一：咬肌神经和面神经颞面干显露

绿色箭头指示咬肌神经，蓝色箭头指示面神经颞面干

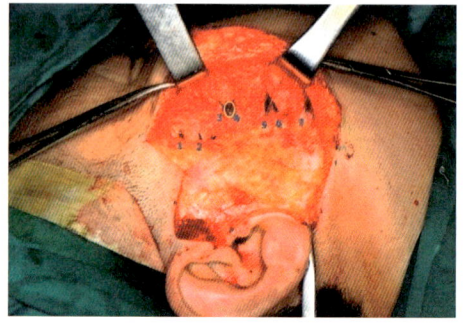

图52-16 Babysitter咬肌神经跨面神经双重支配二：健侧面神经的分支（1～7）显露

1和2为颧支，3～7为颊支。绿色圆圈指示为Zuker点。通过术中电刺激观察面肌收缩情况后选择第2支作为颧支的供神经，第4支颊支作为颊支的供神经

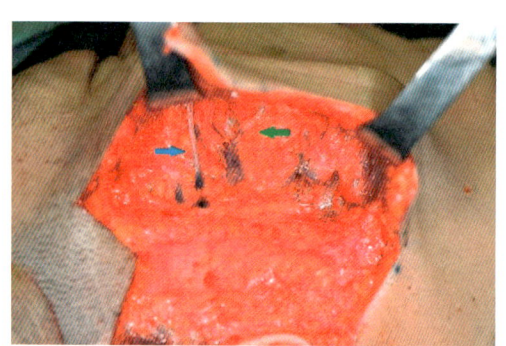

图52-17 Babysitter咬肌神经跨面神经双重支配三：健侧跨面神经吻合

自上往下，健侧面神经第2支、颧支和跨面的腓肠神经第1支（蓝色箭头）吻合；健侧面神经第4支、颊支和跨面的腓肠神经第2支（绿色箭头）吻合

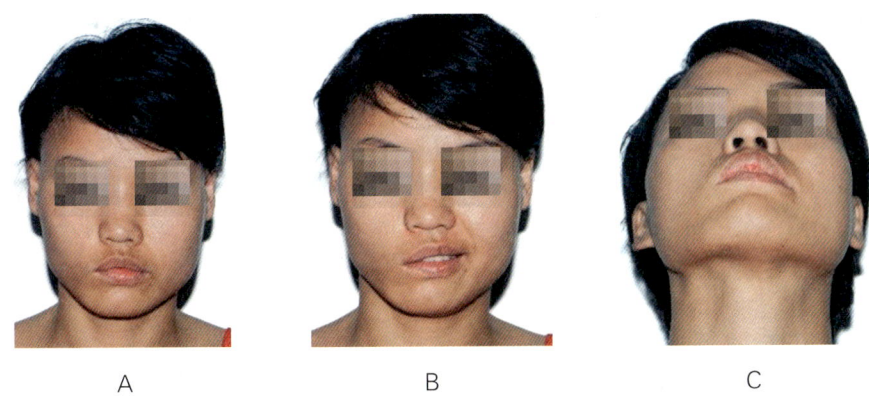

图 52-18　Babysitter 咬肌神经跨面神经双重支配四：术前评估

患者，女性，31岁，右侧听神经瘤术后完全性面瘫12个月。术前静态评分1分，动态评分1分，后仰位显示咬肌两侧对称

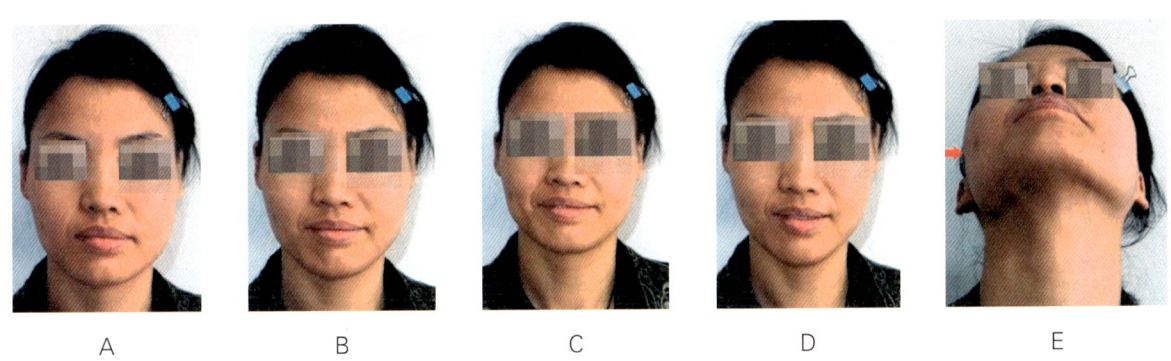

图 52-19　Babysitter 咬肌神经跨面神经双重支配五：术后评估

患者一期跨面神经移植结合咬肌神经转位术后16个月，静态评分1分，动态跨面结合咬肌神经评分5分，患侧咬肌区有明显萎缩。自左向右术后静态：跨面神经支配下的同步微笑，患侧咬肌神经作用下的微笑，咬肌神经和跨面神经双重作用下的微笑，头后仰位显示患侧萎缩的咬肌

四　面神经-副神经吻合术

面神经-副神经吻合术是 Drobnik（1897）最早报道的动力性修复面瘫的手术方法，这种方法对作为动力源的损伤相对比较小，可获得良好的面瘫表情运动，只是这种面部表情运动是不协调的，在耸肩时才能表现出来。我们临床上见到有的病例虽然进行了面神经-副神经吻接，由于功能欠佳及肩部不适而要求恢复原样。Hofmen（1994）对42例行面神经-副神经转移吻合术的患者进行了随访，结果大多数患者感到十分不自然，并要求切断这种神经吻合。

第九节　面神经瘫痪静力悬吊和面部松垂矫正

陈旧性面神经瘫痪造成面部表情肌功能不全或丧失，口角歪斜，言语不便，患侧口腔滞留食物，眼睑无法完全闭合，易生角膜炎，或致角膜混浊甚至失明，面容丑陋，使患者失去参加社会生活的信心和勇气。其外科治疗可分为静力性悬吊或动力悬吊，以及肌肉神经能动力性再造手术。

静力性悬吊是通过应用阔筋膜或组织代用品材料等悬吊下垂口角及面部软组织，使面部在静态获得对称，兔眼畸形或眼睑外翻得以矫正。

动力悬吊是在静力悬吊基础上以咬肌为动力，通过筋膜条传递到下眼睑或口角，使瘫痪的下睑松垂和口鼻歪斜得到改善。

动力性再造是指通过神经修复等外科手术使患侧面神经及表情肌恢复收缩功能，或采用吻合血管神经的肌肉移植手术获得面部表情动态下的对称。然而，治疗面瘫的任何一种外科手术方法要获得面部表情肌的对称运动都是十分困难的，采用多种外科手术及术后表情功能训练的综合治疗可能得到较满意的治疗效果。

一、静力悬吊矫正面神经瘫痪组织松垂

静态悬吊术是治疗晚期陈旧面瘫的传统手术方法，通过张力悬吊矫正睑、颊、腮、下颌部软组织松弛、口角下垂、眼睑闭合不全及下睑外翻等畸形。这种术式只能改善面瘫患者静态时面部的畸形，当患者说话或笑时，仍然出现口鼻歪斜，对于年老体弱患者来说是改善生活质量的有效手术。临床也有应用掌长肌腱、真皮以及硅橡胶、聚四氟乙烯（polytetrafluoroethylene，PTFE）、异体筋膜和多种倒齿埋藏除皱线等材料。

静态悬吊术以Blair（1926）的阔筋膜悬吊最具有代表性，用该方法治疗晚期面神经瘫痪仍是基本技术，也可作为神经肌肉移植治疗面瘫的辅助手术。王炜（1997）总结301例面神经瘫痪外科治疗中有92例采用阔筋膜悬吊，证明只要技术应用恰当，在矫正口、眼歪斜方面是有效的术式。

静力筋膜悬吊治疗面神经瘫痪的组织松垂固然是一种传统和有效的技术，但是需要切取自体的阔筋膜。近年来由于生物材料应用研究的进展，开始用生物材料来进行静态悬吊治疗。不过目前治疗的主流方法还是自体材料悬吊。

（一）适应证

1. 各种原因引起的完全性陈旧性面瘫，无法进行神经修复者。
2. 无法选择吻合血管神经的肌肉游离移植修复的面瘫。
3. 60岁以上身体欠佳的陈旧性面瘫患者。
4. 单纯要求修复眼睑和颧颊松垂的面瘫患者。
5. 神经修复、神经替代或带血管神经肌肉移植治疗陈旧性面瘫的辅助手术。

（二）静力悬吊移植物选择

1. 自体阔筋膜。
2. 异体阔筋膜。
3. 掌长肌肌腱。
4. 脱细胞真皮。
5. 膨体聚四氟乙烯e-PTFE。
6. 硅橡胶条。
7. 锯齿硅橡胶条。
8. 锯齿状缝线（APTOS线），由2-0聚丙烯缝合线制作而成。
9. 可吸收锯齿状缝线等。

（三）术前评估

1. 评估患者口周下垂情况　静态对称、轻微口角下垂、明显下垂不伴有面部皮肤松弛、明显

下垂伴有明显的面部皮肤松弛（图52-20）。

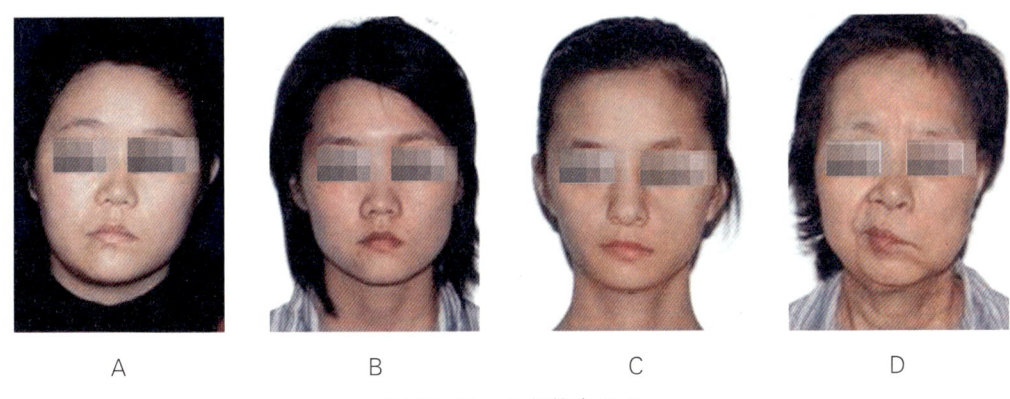

图52-20 口角静态评分

A. 1分，对称 B. 2分，轻微口角下垂 C. 3分，明显口角下垂，但是皮肤不松弛 D. 4分，口角明显下垂伴有面部皮肤松弛

2. 根据面部皮肤情况选择不同的手术切口 面部皮肤不松弛的可以考虑口内切口入路；面部皮肤松弛明显的患者则需要考虑鼻唇沟入路，术前设计鼻唇沟的切口，评估需要切除的皮肤并标记。

（四）手术方法

1. 麻醉 全身麻醉，范围较小的松弛悬吊可选局部麻醉。

2. 悬吊移植物的选择 自体阔筋膜、异体阔筋膜、掌长肌腱、倒齿锯齿线、弹力锯齿线、e-PTFE等。

3. 自体阔筋膜切取方法 宽度小于2cm的筋膜切取，可以用阔筋膜切取器在一侧大腿外侧膝关节上方做2cm长的皮肤切口。分离切口，暴露阔筋膜下端，在其上制备约2cm宽、1~2cm长的舌状筋膜瓣；用组织钳夹起，插入阔筋膜切取器，切取2cm×20cm的阔筋膜备用；缝合大腿外侧皮肤切口。将切取的阔筋膜条分成0.5cm×20cm宽度的4条备用。当切取宽度大于2cm的筋膜时，则需要在膝关节上8cm做切口，切取10~12cm长的筋膜。术后患者供区有可能形成"肌疝"。

4. 阔筋膜悬吊面部起点设计 在颞部做2~3cm长的皮肤切口，暴露颞浅筋膜。在颞浅筋膜上做长约3cm的两切口，两切口距离1.5~2cm，作为悬吊筋膜的锚定区。

5. 制备皮下隧道及筋膜悬吊

（1）下睑松弛悬吊（矫治下睑外翻和下垂）：在健侧眉头端内下方0.5cm处做一皮肤切口，暴露皱眉肌。用筋膜分离导引器制作从患侧颞切口经患侧下睑缘通向健侧眉毛头部皮肤切口的皮下隧道。

（2）口角下垂悬吊：由于患侧上下唇均下垂，需率先制备患侧上下唇周围隧道。口角下垂悬吊需制备半环形口轮匝肌皮下隧道：①在健侧鼻唇沟做约0.5cm长的横行小切口；②在患侧口角做0.5~1cm长的横行皮肤切口；③在下唇中央偏健侧处做0.5cm长的横行皮肤切口，在三切口的皮下、口轮匝肌浅面用筋膜导引器制成患侧半环形皮下隧道。鼻唇沟下垂皮下隧道制备：在患侧鼻唇沟外制备0.5cm长、和鼻唇沟方向一致的弧形切口，用筋膜导引器从颞部皮下通向鼻唇沟皮下。

环患侧口周悬吊及口角下垂筋膜悬吊，用筋膜导引器将一条阔筋膜种放至患侧口周围，分别固定于患侧鼻唇沟外切口皮下及下唇中点的健侧皮下。在口角处与另一条筋膜缝合，通过口角-颞部隧道固定于颞浅筋膜上。

矫正下睑外翻筋膜移植：移植筋膜从颞窝到对侧眉头。

矫正鼻唇沟下垂：从鼻唇沟皮下切口移植一条阔筋膜固定于皮下，通过皮下隧道到达颞部，固定于颞筋膜上。

面部松弛下垂的矫正需要固定牢靠、矫枉过正，通常使瘫痪侧的眼角高于健侧眼角0.5~1cm，患侧口角较健侧抬高1cm左右（图52-21）。

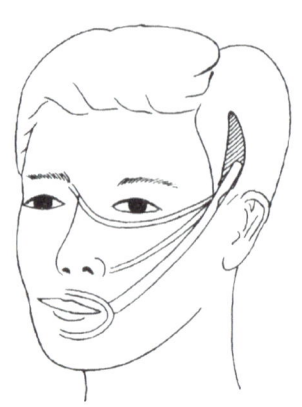

图52-21　面神经瘫痪阔筋膜静力悬吊，
悬吊下睑缘、鼻唇沟、口周及口角

在缝合眉头、鼻翼、上下唇切口时，为了避免出现切口处凹陷畸形，缝合前应做皮下游离。术后1个月内弹性钩悬吊口角，以避免发生松脱。

（五）术后护理

接受口内入路手术的患者术后需要流质饮食1周，术后第2周开始半流质饮食1周，接着是软的饮食1个半月。餐后漱口，加强口腔卫生护理。

术后减少口周活动2个月。可以佩戴挂钩2个月，以避免口角过多活动带来的松垂（图52-22）。

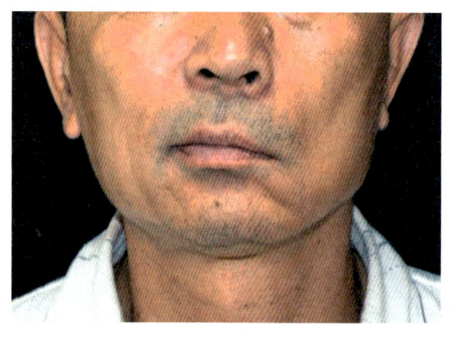 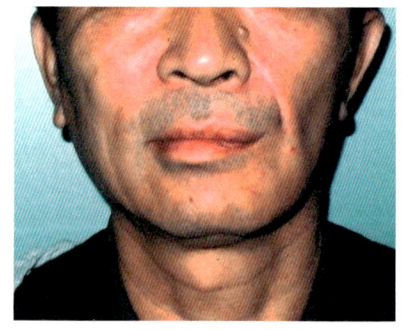

A　　　　　　　　　　　　　　　　B

图52-22　静态口角悬吊术前术后对比
A. 术前。静态口角评分4分，明显口角下垂伴有面颊部皮肤松垂　B. 口角筋膜悬吊，鼻唇沟成形，面部SMAS提紧术后12个月。静态口角评分1分，对称

用锯齿线进行面神经瘫痪静力悬吊，不仅不用切取自体阔筋膜，而且手术过程较移植阔筋膜的静力悬吊创伤小，手术操作方便，只需在患侧松垂的下睑、鼻唇沟区，松弛侧上唇、口角、下唇埋置弹力锯齿线，将锯齿线固定于颞部筋膜之上，即能达到面部松垂纠正的目的。不过锯齿线维持作用时间短、难以维持长期疗效。锯齿线的种类较多，俄罗斯称之为APTOS线，它是Anti的A和ptosis的复合词，2003年美国的Dr. Nicanor Lsse发明了一种新型带倒刺的聚丙烯缝线，即第三代可吸收缝合线PDS（聚对二氧杂环己酮）单丝缝合线。新一代可吸收缝合线有PDO（对二氧环

己酮）/PPDO（聚对二氧环己酮）。PDO具有优越的理化性能，分子链中具有独特的醚键，柔切性良好，是理想的缝合和组织修复材料。其单丝纤维强度高，且柔顺性佳，是为数不多的几种可用于制备单丝缝线的可降解材料之一。PPDO为PDO聚合物，为单丝缝合线，具有更好的生物相容性，吸收期180天，有更高的抗张强度，持续性能更好，临床使用更加安全可靠。硅橡胶制备的弹力锯齿线用于松垂面部的悬吊也为医师们所乐意选择。

锯齿线埋植矫正面部松垂需注意以下几点：①种植层次准确；②种植部位准确，确保松垂的下睑、颊部、鼻唇沟、上唇、患侧口周、口角、下唇及下腮部松垂得到有效矫正；③张力悬吊矫枉过正，使患侧松弛部分较健侧提高1cm左右；④悬吊颞部固定区牢固有效；⑤注意严格无菌技术；⑥注意止血，预防术后水肿。术后轻辅料包扎，维持4小时即可，以便及时发现可能出现的皮下血肿（图52-23）。

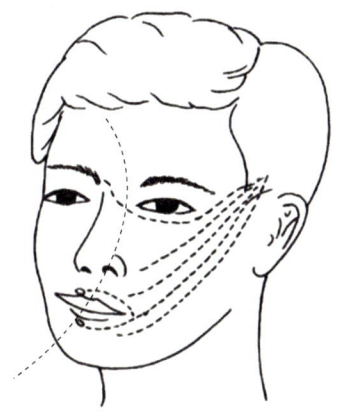

图52-23　面神经瘫痪用倒齿线静力悬吊种植线埋植部位示意图（鼻唇沟部位）

二　颞肌瓣动力悬吊加阔筋膜悬吊矫正面神经瘫痪组织松垂

（一）原理

颞肌瓣转移术是利用一束带蒂的颞肌，前端连接2~4条筋膜，将颞肌瓣转移向下方，筋膜通过皮下隧道穿入，另一端从上下眼睑的内眦部或健侧眉头及口角引出固定于颞肌束，依靠颞肌收缩来恢复闭眼功能和矫正口角下垂。切取颞肌瓣时采用颞部及耳前面部除皱切口，切开颞浅筋膜暴露颞肌。颞肌瓣动力悬吊可分为：①在颞肌体部制造颞肌束，与悬吊筋膜相连；②从喙突上颞肌起点处切取一束颞肌，与悬吊筋膜相连，该颞肌束置于颧弓外方；③也可锯开颧弓切取颞肌束，将颞肌束与悬吊的颞肌固定，然后将颧弓复位，固定颧弓，使颞肌瓣转移术悬吊后的颞肌置于颧弓下。

显然，无论是动力悬吊还是静力悬吊治疗面神经瘫痪的松垂组织，都是姑息性的治疗方法，适用于年老体弱的患者或不愿意接受游离肌瓣手术的患者。

男性患者，尤其是已经出现秃发或头发稀疏的患者，选用这类手术时应充分考虑颞部切口的瘢痕给患者带来的伤害，医患双方应讨论该手术的利弊，取得一致意见。

（二）口内入路颞肌瓣翻转术筋膜动力悬吊手术步骤

1. 切口设计。颞部弧形或锯齿形切口延续到耳前的除皱切口。
2. 用含1:200000的肾上腺素的生理盐水在颞部术区做皮下浸润注射。

3. 切开头皮全层，在颞浅筋膜浅面略做分离，显露颞浅血管。尽可能保留血管分支，做与顶支平行的切口，将颞浅筋膜切开，直达颞深筋膜表面。将颞浅筋膜掀起，在颞深筋膜表面分离，显露颞肌瓣。

4. 在颧弓中点和乳突前基部做垂线，将颞肌分为前、中、后三部，一般选择中部，并在颞肌深部、颞骨表面做浸润注射。

5. 在颞深筋膜表面选择中份的颞肌，切开颞深筋膜和颞肌，达骨质表面，用骨膜剥离匙在骨质表面剥离颞肌，一般分离到颧弓上2cm左右为止。用电刺激仪刺激肌肉，查看肌肉收缩情况。充分止血。

6. 阔筋膜的切取方法前文已有叙述。

7. 口腔内严格消毒后，在口角干湿黏膜交界内1cm处做3cm左右弧形切口，达肌肉深面。止血后，自口内斜向颞部，形成皮下隧道。将预制的筋膜条自颞部向下引入，到达口角处。根据术前的微笑形态分析，如果是蒙娜丽莎型的微笑，就以口角蜗轴处为固定点；如果是露尖牙/全牙列型的微笑，则需要较宽的筋膜条，除蜗轴外，还延续到上唇1/2处。接着用2-0编织线将筋膜和口内切口黏膜深部的组织缝合，并关闭黏膜伤口。

8. 在颞部，将筋膜和翻转的颞肌瓣相缝合固定，调整张力，直到患侧的上尖牙显露，使得患侧口角呈现一定的"笑容"。充分止血，冲洗创面，放置负压引流。关闭创面。略微加压包扎。

9. 术后患者需要注意口腔的清洁护理，流质饮食7天左右，并在术后2个月内进食软质饮食，避免患侧过多口角活动和咀嚼。可以用拉钩轻托口角2个月，以保护口角不下垂。之后可以正常饮食，并开始患侧的咬牙训练。

（三）鼻唇沟入路的颞肌瓣翻转术

鼻唇沟入路的颞肌瓣翻转术步骤同口内入路的颞肌瓣转位术。

1. 鼻唇沟切口的设计和切开、鼻唇沟处多余皮肤的估计和皮下隧道的制备。在术前患者清醒时，术者将示指深入患者患侧口角，向外上方顶压，以模拟口角上提的外形。根据此时患者鼻唇沟的皱褶，画出相应的鼻唇沟切口线，并根据健侧的外形做相应的调整。将标记笔离开皮肤，停留在所画鼻唇沟切口线上方，手指移除后，鼻唇沟上方的松弛皮肤下移，在其正下方的皮肤上再做标记，此点和先前的切口线之间的距离就是鼻唇沟处松弛皮肤的多余量。切开鼻唇沟皮肤全层，显露口周的残留口轮匝肌或皮下组织。和口内入路的方法相似，根据术前对患者不同微笑形态的评估，在口轮匝肌边缘上，分别在口角蜗轴处或上唇1/2和口角蜗轴处，用2-0编织线做3针留置线。牵拉缝线，以模拟口角"微笑"的形态，调整至最佳形态后，自鼻唇沟向颞部做皮下隧道，引入筋膜条，用口角的预置线固定。

2. 同口内入路的颞肌瓣转位术步骤8。

3. 适当去除鼻唇沟的多余皮肤，关闭切口。

4. 术后2个月内尽量减少口角的活动，进软食，并用挂钩轻托口角2个月。之后可以正常饮食，开始患侧的咬牙训练（图52-24～图52-26）。

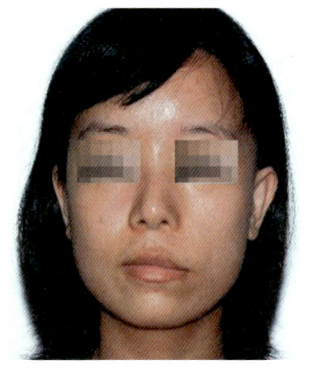 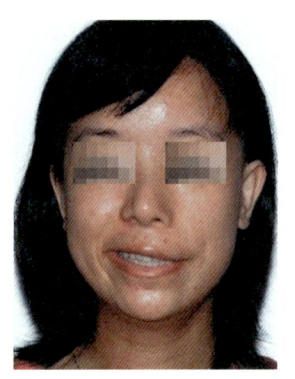

　　　　　A　　　　　　　　　　B

图 52-24　口内入路的颞肌瓣翻转术一：术前评估

女性，左侧贝尔不全面瘫 10 余年。静态评分 2 分，动态评分 3 分。术前微笑评估为露尖牙的微笑，因缺少上唇提肌方向的力量，颞肌筋膜计划固定于上唇提肌所在位置

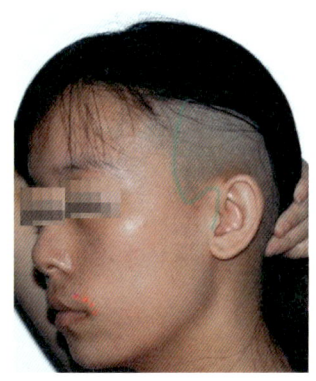

图 52-25　口内入路的颞肌瓣翻转术二：术前设计

绿色线代表颞面部的手术切口线；左侧口角处的红色点代表口内切口和口内筋膜固定处，偏向于上唇提肌所在的位置

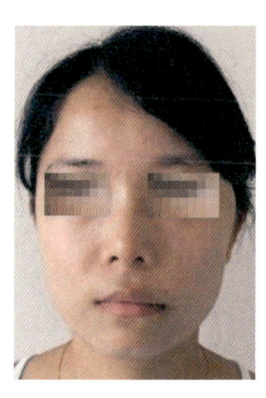 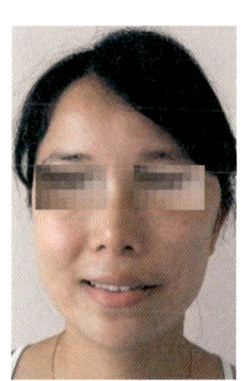 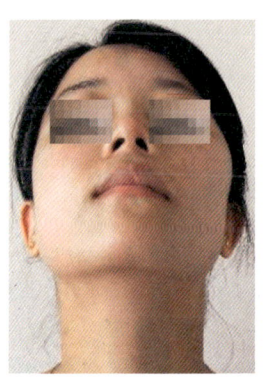 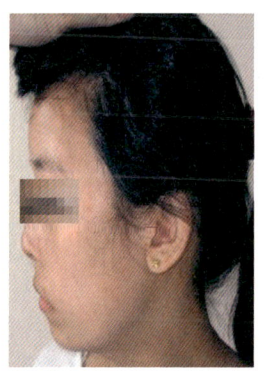

　　A　　　　　　　B　　　　　　　C　　　　　　　D

图 52-26　口内入路的颞肌瓣翻转术四：术后 12 个月评估

A. 术后静态评分 1 分　B. 术后口角动态评分 4 分　C. 术后头后仰位显示颧部有轻微的臃肿　D. 术后侧面显示颞部没有秃发和明显的手术瘢痕

（王炜）

第十节　陈旧性面瘫面部松弛、眼睑畸形和面肌联动治疗

面瘫后的眼角下垂、眼睑闭合不全、下睑外翻以及眼睑眶周面肌联动的治疗包括保守的非手术治疗和手术治疗两部分。

非手术治疗：适用于有可能自愈的面瘫患者在等待恢复期。对症治疗：①人工泪液、玻璃酸钠滴眼液等帮助滋润角膜的滴眼液可以用于干眼、泪液分泌减少的患者；②眼膏在睡眠时对眼球的保护；③使用眼罩、粘胶条等。

手术治疗：面瘫后眼睑畸形的手术治疗，治疗上下睑的退缩。

静态修复：改善眼睑闭合不全或帮助眼睑闭合。如睑缘粘连、内眦和外眦粘连、上睑金片植入、上睑Müller氏肌切断、下睑肌腱悬吊、下睑睑板条再固定、下睑楔形切除等术式。

一、兔眼畸形上睑金片植入术

在眼睑内植入金属片，当患者直立时可以靠重力达到闭眼的效果。植入的金属片常有金片、钽和有筛孔的不锈钢片等。其缺点是在卧位时，由于金属重力方向的改变，往往发生逆行性眼裂开大；金属片在眼睑内长期摩擦，可能造成皮肤穿孔而被排除。目前已很少应用。

有人主张置入磁片矫正兔眼畸形。把两个小磁片分别植入上下眼睑内，依靠磁石的引力来闭合眼睑，即使仰卧位也不会发生眼睑闭合不全，但有引起排斥、造成磁片外露之虞，磁力的大小也很难掌握，临床上很少应用。

上睑金片植入（gold weight）技术：

1. 适用于陈旧性面瘫睑退缩，保守治疗无效。睑闭合不全，需持续进行角膜润滑保护。

2. 上睑金片植入后常见感染和脱出，睡眠时矫正兔眼畸形无效，需告知患者及保护人，夜晚继续有兔眼畸形，需保护治疗。

3. 选择合适重量的有孔金片。将等重量和大小的金属片黏附患侧上睑，金片重量以患者闭眼时无兔眼征、睁眼时无明显上睑下垂为准。

4. 选择上睑重睑线，或距睑缘3～4mm处切开皮肤，眼轮匝肌暴露睑板。

5. 在睑板和上睑提肌腱膜浅层下放置移植金片，重心偏内，用可吸收线将金片固定于上睑提肌腱膜和睑板上。

6. 金片植入不可过高，避免增加感染和脱出风险。

7. 缝合眼轮匝肌、皮肤（图52-27）。

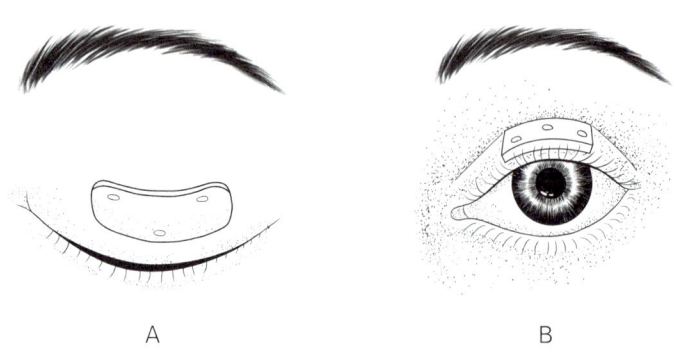

图 52-27　上睑金片植入治疗上睑退缩手术示意图

二 下眼睑皮瓣转移提升整复术

陈旧性面瘫患者由于眼轮匝肌功能丧失，下眼睑皮肤往往松弛下垂或睑缘外翻，即使采用下眼睑悬吊术也难以纠正。如配合进行下眼睑皮肤整复术，切除部分松垂皮肤，下睑皮瓣滑行提升，并提紧眼轮匝肌，则能达到治疗目的（图52-28）。

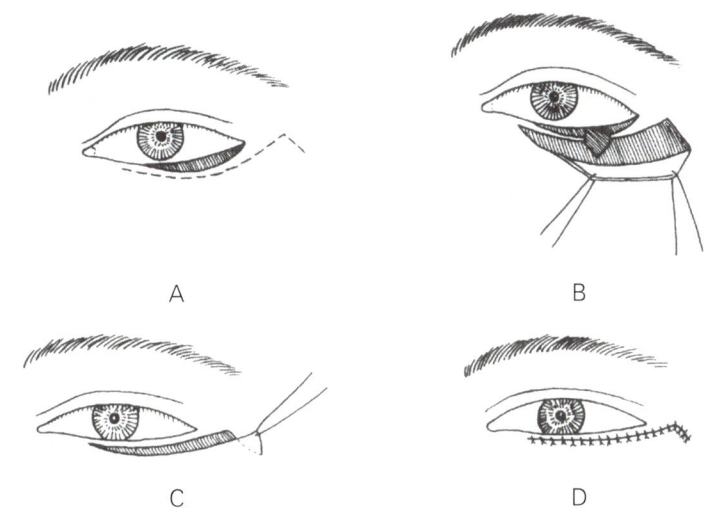

图 52-28 下眼睑切除部分松弛皮肤，使眼轮匝肌和皮肤提紧

三 眉毛上移术

为了矫正眉毛位置下垂和向上仰视时的视野狭窄，可以选择筋膜眉毛悬吊，配合面瘫动力性和非动力性修复手术，也可通过切除眉毛上方的松弛皮肤使眉毛位置上移（图52-29）。为预防复发，需要稍微矫枉过正。

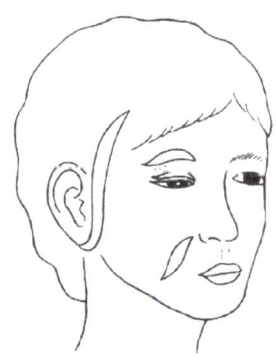

图 52-29 在颞部、耳前、额部及鼻唇沟做部分皮肤切除，使上睑、眉毛及口角上提

四 陈旧性面瘫睑外翻睑缘粘连术

面瘫以后，严重的眼睑闭合不全可能发生角膜混浊甚至失明，可采取睑缘外侧1/3粘连术（图52-30）治疗眼睑闭合不全缺陷和并发症。

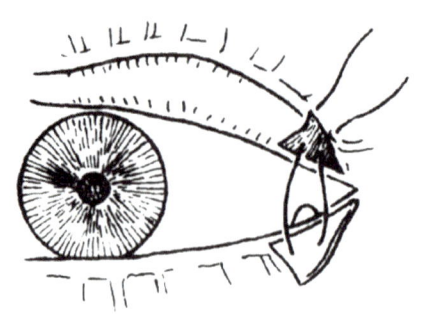

图 52-30　做睑缘粘连，改善眼睑闭合不全

五　面瘫松弛鼻唇沟再造术

为了使面颊部形态尽量对称，矫正面颊部软组织下垂和鼻唇沟消失，在做静态悬吊或吻合血管神经的肌瓣移植手术的同时，可以配合鼻唇沟再造及悬吊术，也可以单纯做鼻唇沟再造术，作为一种辅助治疗方法。

患侧松垂皮肤提紧详见"面部年轻化"章节。

六　兔眼畸形上睑Müller氏肌切断、切除术

兔眼畸形上睑Müller氏肌切断、切除术（Müller ectomy），适用于轻度上睑退缩，单纯Müller氏肌切除可矫正2mm的上睑退缩，如行上睑提肌中央腱膜部分切断可矫正3~4mm的上睑退缩。患者和保护人要充分知情。手术步骤如下：

1. 上睑穹隆部结膜下注射2%利多卡因液浸润麻醉。
2. 上睑缘牵引缝线，翻转上睑，暴露睑结膜及穹隆结膜。
3. 于睑板上缘做横行结膜切口，贯穿睑板全长。
4. 以显微弯剪将结膜与其附着紧密的Müller氏肌分离，直至穹隆部。
5. 将Müller氏肌自睑板上缘附着点处剪开。Müller氏肌与上睑提肌腱膜附着较疏松，因此很容易分离。
6. 以肌肉镊夹住Müller氏肌，分离至其在上睑提肌的起始处，然后将其剪除。确保Müller氏肌去除彻底。
7. 嘱患者坐位检查上睑位置，观察上睑高度及弧度。此时上睑睑缘的理想位置为正常位置过矫1~2mm。如仍矫正不足，可行上睑提肌部分切断，达到理想位置为止。
8. 结膜以8-0可吸收线连续缝合，隐藏线结。缝线两端不打结，保留较长缝线，便于拆线时拉出。
9. 术后加压包扎24~48小时，口服止血、抗炎药。

麻醉时，麻药要紧贴结膜注入，以达到水化分离结膜与Müller氏肌的作用。

术中应取坐位观察眼睑位置，观察眼睑的外观、弧度、高度等，以及有无内眦或外眦抬高。术中应过矫2~3mm，使上睑位于瞳孔上缘1mm左右位置，并根据对侧上睑情况做相应调整，术后眼睑位置上升2mm左右。避免破坏Müller氏肌外侧纤维，以保护泪腺导管不受损伤。

七　兔眼畸形上睑提肌中央腱膜切断术

适用于轻度上睑退缩，有人认为可用于上睑退缩2~3mm者。手术步骤如下：

1. 取重睑线切口。上睑皮下和上穹隆结膜下注射2%利多卡因液局部浸润麻醉。
2. 沿上睑画线切开皮肤，分离并切除睑板前轮匝肌。
3. 打开眶隔，将眶脂上推分离眶隔后层，暴露上睑提肌腱膜的前表面。
4. 自上睑板缘切断上睑提肌-Müller氏肌复合体中央部分，保留两侧角的完整。切断的程度以临床观察上睑的位置为准。
5. 嘱患者坐位检查上睑位置弧度。如仍矫正不足，可将中央切口向内或外侧扩大，必要时应切断上睑提肌外角。
6. 皮肤以重睑成形方式缝合，眶隔不用缝合。
7. 6天拆除皮肤缝线。

八　下睑松垂掌长肌腱移植悬吊术

适用于重度下睑退缩，巩膜外露>2mm。手术步骤如下：

1. 局麻下切取一侧掌长肌腱，以手术刀片切分成3mm宽的肌腱条，湿纱布保存备用。
2. 内外眦皮下分别以2%利多卡因液做浸润麻醉。内眦内侧做内眦开大切口，分离眼轮匝肌，显露内眦韧带浅头。
3. 外眦外侧做平行于皮纹的水平切口，分离眼轮匝肌，显露眶外侧骨膜，并在骨膜上做两条平行水平切口，以筋膜导引器或蚊氏钳在骨膜深层游离制作骨膜滑车备用。
4. 将肌腱条一头缝合固定于内眦韧带浅头，以筋膜导引器或显微蚊式钳制造外眦切口—下睑板下缘（在眼轮匝肌深层）—内眦切口之间的隧道。
5. 将移植肌腱条自内眦切口引导至外眦切口，调节移植肌腱张力，以5-0的PDS线将肌腱条固定于外眦滑车。
6. 按层关闭切口。
7. 内眦韧带分离及肌腱固定应注意保护泪道及泪囊。
8. 术后检查并冲洗眼球，以红霉素软膏涂布眼球保护，避免眼球损伤。
9. 肌腱悬吊高度应在睑缘下1~2mm，过低会导致术后下睑外翻，过高则引起下睑内翻（图52-31，图52-32）。

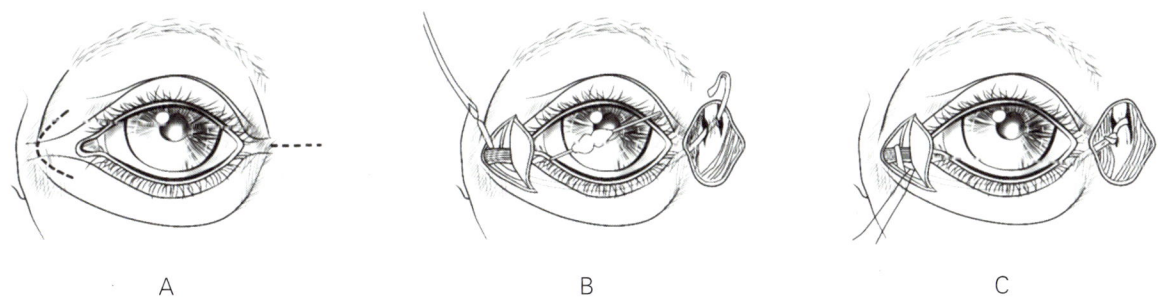

图52-31　掌长肌腱下睑悬吊手术示意图（王佳怡绘图）

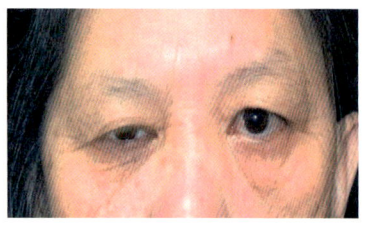
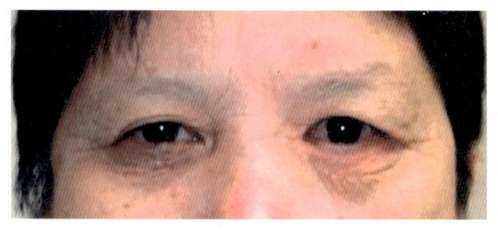

图 52-32　左下睑掌长肌腱悬吊术术前及术后 12 个月对比
A. 术前　B. 术后

王炜掌长肌移植术式为：肌腱移植的下睑起点是在内眦韧带和内侧 3～5 mm 的骨膜上，高于内眦韧带水平线 5～8mm。肌腱外侧止点在超过外眦的颞部筋膜上，高于睑裂水平线 10～15mm，并应依患者坐位时下睑外翻和松弛矫正状况进行调整。

九　松弛下睑的楔形切除矫正术

松弛下睑的楔形切除矫正术（wedge excision）适用于重度下睑退缩合并下睑松弛或有外翻者（参见第六十五章第四节"睑外翻"）。

十　其他部位的静态悬吊整形手术

面瘫患者的治疗除了眼睑闭合和口角微笑功能之外，还有几个部位需要加以考虑，如眉下垂畸形、下唇不对称畸形等。

眉下垂畸形治疗：眉下垂不仅带来眉部静态的不对称，还会出现相应的眼裂变小畸形。可根据眉下垂的不同程度而给予不同的治疗方法。如果患侧眉轻微下垂，可以考虑在健侧眉上区域进行肉毒毒素注射，使其下降以达到两侧平衡的目的；如果患侧眉和健侧眉相比下垂 1cm 以内，可以考虑额部发迹缘切口的缝线悬吊术或内镜提眉术；如果和健侧眉相比，患侧眉的下垂超过 1cm，可以考虑眉上切口的开放式提眉手术。

下唇畸形治疗：下唇降肌、降口角肌等的瘫痪会造成下唇收缩力量的不均衡，造成健侧下唇丰满，患侧下唇变尖变薄的畸形。相应的治疗首选是健侧下唇肉毒毒素注射，减弱健侧下唇的收缩，以达到两侧下唇形态上的对称。如果患者不愿意持久地接受肉毒毒素治疗，那么可以考虑手术进行治疗。手术方法包括离断健侧下唇降肌或者健侧下颌缘支神经以及患侧下唇的 T 形筋膜悬吊。

十一　面肌联动的治疗

面肌联动程度轻微的患者，表现为轻微的连带收缩，没有影响到面部表情，可以通过面肌的康复指导训练或者结合肉毒毒素注射治疗来缓解。

面肌联动中度的患者，表现为较明显的连带运动，影响到了面部表情，但是没有造成面部表情的扭曲。这类患者需要积极的面肌康复指导训练，并结合肉毒毒素注射治疗，以平衡两侧的面肌活动。

面肌联动重度的患者，表现为面肌频繁或持续的连带活动，造成面部表情的扭曲，需要手术治疗。

面肌联动的手术治疗：面神经的选择性离断或者面肌的部分切断。对于明显的联动畸形，患者希望获得持久的联动减轻效果，可以考虑选择性地将连带运动相关的支配神经或面肌予以部分切断，以达到治疗的效果。这类手术有可能造成明显的面肌功能障碍，因此需要慎重选择，并且不能作为首选术式，而是在肉毒毒素多次治疗后患者希望有持久的作用效果时才予以考虑。

面肌的调整手术：适合于面肌联动程度严重的患者，并且在表现笑的时候患侧上唇无法上提，但是闭眼时上唇能够明显上提的连带畸形。这是由于来自患侧的颧支神经错误地长入患侧颊支神经并支配相应的面肌而产生的畸形。这类患者需要两期的跨面神经移植。第一期手术将来自健侧、支配上唇活动的颊支神经通过跨面移植的神经引入患侧。第二期手术切断产生连带收缩的患侧颊支，中断患侧颧支神经对上唇活动的支配，并将跨面移植的神经和离断的患侧颊支神经远端相吻合。这样就能使健侧颊支神经支配患侧的上唇，产生同步的收缩支配，同时也减轻了来自患侧颧支神经的错误连带活动。

目前，对于严重的面肌联动患者，面肌调整手术可以缓解，但是无法有效地根除，因此还有待于我们进一步完善相应的治疗。

十二　面瘫非手术辅助治疗

面瘫的治疗除了手术治疗之外，还有非手术的微创治疗，包括肉毒毒素注射的方法，平衡两侧面肌的收缩以达到面部的对称；瑞蓝注射患侧过深的鼻唇沟，以达到面部外形的对称；或者通过颊部的脂肪注射以使两侧的面颊部对称。

十三　康复治疗

康复治疗指的是借助于被动的面肌按摩和主动的面肌控制训练等方式，使患者的面肌功能得到更好的恢复。

康复治疗的意义：面瘫患者在面瘫后的早期进行康复治疗可以延缓面肌的萎缩，促进瘫痪面肌地再神经化，减轻面肌联动的程度；面瘫整形修复术可以促使患者更好地控制面肌活动，产生协调的面部表情。我们对面瘫患者进行整形修复手术的最终目的不只是产生简单的口角活动，更需要通过对患者进行耐心的指导训练，使其能够更好地对瘫痪侧的面部活动加以控制，并产生协调的动作，从而产生更为生动的表情，能够更好地融入社会。

总而言之，作为整形外科医师，需要明确面瘫的整形治疗范围，能够根据患者的需求并结合实际情况，为患者制订个性化的序列治疗计划，应用综合性的各种治疗方法，使患者得到最佳面部功能恢复。

（王炜[*]　王炜）
[*]该王炜于1995年进入上海第九人民医院

第十一节　陈旧性面神经瘫痪面部轮廓动态美学再造

一　定义

陈旧性面神经瘫痪定义至今尚无共识。主要有以下两类：①外伤或Bell面瘫病程1年以上，没有治疗，或治疗后没有恢复迹象的面神经瘫痪。②因颅内肿瘤切除或中枢性面瘫，2年没有恢复迹象。

二　面瘫手术治疗效果评价

面瘫治疗效果评价世界同行尚未取得一致意见，面瘫治疗效果评价方法如下：

（一）面部表情肌功能状况评价

分别对面上、中、下部面肌的静态和动态状况进行评价，包括肌肉活动存在与否、肌力、肌肉活动的幅度、和健侧相比是否对称，以及皮肤色泽、弹性、饱满度、张力、松弛状况是否对称。

（二）面部轮廓的评价

应该记录面神经瘫痪的面部静、动态轮廓对称与否，并分析造成面部轮廓静态和动态轮廓不对称的病因，以便制订面部轮廓美学再造的步骤和方法。Terzis提出面神经瘫痪畸形治疗五级评估是当今较完善的面瘫治疗评估的模式。笔者补充为六级评估，能达到六级治疗效果者，多半为早期面神经瘫痪修复案例和部分应用舌下神经转移移植修复陈旧性面瘫的案例。在笔者带血管的跨面神经移植和带血管神经的肌肉一期移植治疗晚期面瘫案例的长期随访中，只要手术设计中移植肌肉能够覆盖瘫痪的眼轮匝肌、颊部肌肉，以及下唇部分肌肉者，做松垂侧面部有效的提紧，其手术效果就是令人满意的，有的几乎达到六级（表52-6，表52-7）。

表52-6　单侧面瘫治疗效果五级评估（Terzis）

分级	效果说明
Ⅰ	差,畸形的外观,无肌肉活动
Ⅱ	较差,不对称局部臃肿,有轻度肌肉活动
Ⅲ	中等,基本对称,肌肉活动度中等但呈团块状
Ⅳ	好,对称,肌力良好
Ⅴ	非常好,对称的露齿笑容,肌力良好

表52-7　单侧面瘫治疗效果六级评估（王炜）

分级	形态评估临床表现
Ⅰ	差,严重畸形的外观,面部表情肌肉无活动
Ⅱ	较差,不对称局部臃肿,有轻度肌肉活动

续表

分级	形态评估临床表现
Ⅲ	中等,轮廓静态对称,动态不对称,肌肉活动度存在,但呈区域团块状
Ⅳ	好,轮廓静态对称,面部上、中、下三部分有两部分动态基本对称,肌力良好
Ⅴ	非常好,轮廓静态对称,上、中、下面部基本对称,露齿笑容,吹口哨基本对称
Ⅵ	近或完全正常,静动态上、中、下面部对称,皱额抬眉笑容露齿,吹口哨完全对称,面容年轻化

三 陈旧性面瘫动态轮廓再造方法

陈旧性面瘫治疗是复杂多学科结合的面部轮廓动态美学再造，治疗方法种类繁多。包括：①肌肉带蒂移植＋面部轮廓综合整形。②面部跨面神经移植＋面部轮廓综合整形。③二期跨面神经移植。一期进行跨面神经移植，二期是在一期手术后8～10个月内进行带血管神经肌肉游离移植＋面部轮廓综合整形。④一期跨面带血管神经肌肉游离移植＋面部轮廓动态美学再造（笔者于1986年首创）。

四 带蒂移植治疗面瘫及其修复区域的选择（Terzis）

Terzis带蒂肌肉移植及其修复区域选择（表52-8）。

表52-8 带蒂肌肉移植及其修复区域（Terzis）

供体	受区作用及注意事项
对侧额肌眼轮匝肌或同侧颞肌眼轮匝肌	替代上下睑眼轮匝肌作用
上唇提肌	调节患侧口角高度，加强上唇提肌的肌力，改善闭口障碍
同侧咬肌上唇提肌	作者反对此术所形成的可见性牵拉角，故无此方面的经验
颈阔肌或眼轮匝肌	作为游离肌肉移植的单位
降口角肌	可用于带蒂转移
二腹肌前腹或降口角肌	用于肌肉置换
胸锁乳突肌或降口角肌	闭口角或用于肌肉置换
斜方肌	鼻唇沟偏移已接受过多次手术治疗,没有临近供体肌肉选择,可考虑锁骨区的斜方肌

五 胸锁乳突肌瓣带蒂移植治疗陈旧性面瘫

早在20世纪40年代，就有人用胸锁乳突肌转移治疗晚期面瘫。其手术设计是将肌瓣两端离断后平行地上移到面颊部，以重建面肌微笑功能，但是，由于血管神经蒂的长度难以满足平行上移所需的距离，导致手术疗效不佳。1999年，杨川改进了手术设计，将胸锁乳突肌胸锁止点处离断，将肌腹的下2/3游离以供使用，而上1/3作为蒂部不予分离，形成以上端枕动脉营养肌支和副神经胸锁乳突肌支为血管神经蒂的胸锁乳突肌瓣，通过鼻唇沟切口和面颊部的弧形隧道将肌瓣固定于口角。术后患者通过一定的康复训练，重建口角的活动。这项手术对于腮腺肿瘤术后晚期面瘫并伴有腮腺区凹陷患者的功能重建，有较好的效果，可以同时改善面部的轮廓和口角的活动。

六　二期跨面神经移植＋带血管神经肌肉游离移植治疗陈旧性面瘫概述

这是当今国外同行治疗陈旧性面神经瘫痪的主要选择，如果治疗得当，手术后疗效医师和患者能够满意。手术方法是一期进行跨面神经移植，8～10个月后进行二期带血管神经肌肉游离移植治疗陈旧面瘫。该手术方法较易掌握，但笔者感到该术式和一期带血管神经肌肉移植治疗陈旧性面瘫比较，显然一期移植的优点远较二期手术治疗面瘫为多。

二期跨面神经移植＋带血管神经肌肉游离移植治疗陈旧性面瘫的肌肉选择有股薄肌、股直肌、阔筋膜张肌、胸小肌、背阔肌、前锯肌、腹直肌、喙肱肌、腹内斜肌、趾短伸肌等。

七　跨面神经移植＋胸小肌移植二期治疗陈旧性面瘫

胸小肌移植二期治疗陈旧性面瘫，是由Terzis创造的。一期跨面神经移植，8～10个月后进行二期带血管神经胸小肌游离移植治疗晚期面瘫，是一种取得较多好评的手术选择。

除了胸小肌移植外，移植肌肉选择有多种，除了供区选择差别以外，其他类似。

应用吻合血管神经的肌肉移植术重建陈旧性面瘫的表情肌功能，已经被认为是有效的治疗方法。Harii（1976）报道了应用吻合血管神经的股薄肌移植重建瘫痪侧的表情肌功能，是一期手术，移植肌肉神经与三叉神经的咬肌神经吻合，以三叉神经运动支重建面部表情功能，重建的面部表情互动和咀嚼同步，显然不是理想的手术选择。Harii报告移植的股薄肌术后早期臃肿，但发现移植肌肉术后萎缩50%，因此要移植大块肌肉。

O'Brien（1980）将跨面神经移植术与游离肌肉移植术结合起来，进行二期吻合血管神经的趾短伸肌移植治疗陈旧性面瘫取得良好的效果。Terzis（1982、1989）、Harrison（1985）采用二期吻合血管神经的胸小肌移植治疗陈旧性面瘫，取得良好效果。

吻合血管神经的胸小肌移植是治疗晚期面瘫的有效术式。胸小肌移植治疗面瘫的手术分两期进行，一期做跨面神经移植，二期做带血管、神经的胸小肌移植。

（一）胸小肌移植治疗晚期面瘫特点

1. 胸小肌较薄，不臃肿，呈三角形，是面部表情肌重建所要求的移植肌肉的形态，但举重、游泳运动员的胸小肌发达，应尽量避免选用。

2. 胸小肌切取后肢体功能不受影响，而且切取肌肉的切口较小。

3. 胸小肌具有独立的血供和胸前神经支配，这是其可作为供肌的解剖学基础。Terzis强调指出胸小肌神经支配的特殊性，胸小肌的上部1/3由胸前神经外侧支支配，而下部2/3由胸前神经内侧支支配，后者是臂丛神经内侧束的分支。这就使得胸小肌的两部分形成各自独立的运动单位，对面瘫的治疗而言，它是难得的良好供区。

4. 胸小肌位置较深，而且动、静脉分布差异较大，不易切取。为做胸小肌移植治疗面瘫带来不便，有时手术时间长达16～17小时，可能导致移植肌肉缺血时间过长。

5. 胸小肌移植同其他肌肉移植一样，手术需分期进行，两期手术时间相隔需8～10个月。

（二）应用解剖

胸小肌位于胸大肌深面，是一块扁肌，呈三角形，长12～14cm，以分散的肌束起自第3、4、5肋骨的前面，近肋骨、肋软骨结合处，肌纤维向外上方会合成一扁平肌腱止于肩胛骨喙突。

血液供应：胸小肌的血供变异较大，动脉来源有三种情况，分别可能来自胸肩峰动脉、胸外侧动脉或直接来自腋动脉。这些三种来源的动脉可单独供养胸小肌，也可同时存在。胸小肌的回流静脉常不与动脉伴行,有2～3支,直接注入腋静脉。胸小肌的动脉常从肌肉的内侧边缘穿出分支供应肌肉,也可自胸三角肌肌间沟到达胸小肌。

神经支配:胸小肌的支配神经是胸前神经,其神经纤维来自C5、C6、C7、C8及T1,这些运动神经纤维到胸小肌时分成两支,即胸前神经外侧支及内侧支,以后者为主。胸前神经的外侧支常穿过胸小肌,但不是胸小肌的主要支配神经(图52-33,图52-34)。

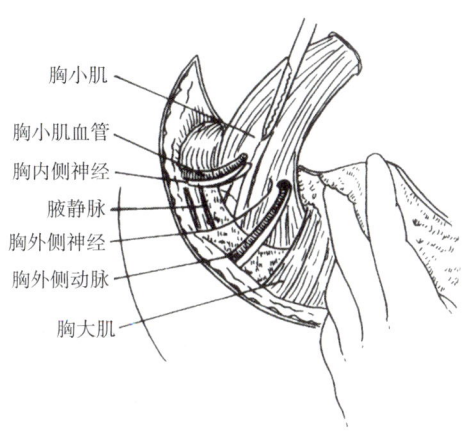

图 52-33　胸小肌解剖示意图

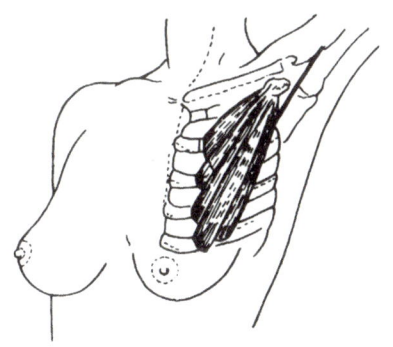

图 52-34　胸小肌的位置示意图

(三)适应证

1. 早期面神经损伤引起的面瘫,无法采用面神经吻合或神经移植修复的病例。

2. 各种原因引起的陈旧性面瘫,排除颅内占位病变没有医治者,均可采用本术式。Terzis在其大宗的临床应用病例报告中,建议在儿童面瘫治疗中选择该手术血供更好。

(四)手术方法与步骤

手术分为两期进行:一期做跨面神经移植术;经过8～10个月或12个月后,二期手术做吻合神经血管的胸小肌移植。

1. 一期跨面神经移植术　取腓肠神经25～28cm,做跨面神经移植。移植腓肠神经的远心端与健侧的面神经的颊支近心端吻合。选择颊支或其中吻合支予以切断,可用神经刺激器来确认。移植腓肠神经另一端,通过上唇皮下隧道,置于瘫痪侧,旷置在患侧颊部皮下,留待二期手术时应用。术后检查Tinel征,阳性时说明健侧面神经纤维已长入移植的神经内,这往往需要6个月以上的时间。

曹谊林等将一期手术改良为带血管蒂的腓肠神经移植,利用腓肠神经伴行的小隐静脉与健侧面动脉端端吻合，使之静脉动脉化，小隐静脉远端与患侧的颞浅动脉远心端吻合，吻合静脉动脉化的腓肠神经移植，具有何种优越性，有待深入研究。

2. 二期吻合神经血管的胸小肌移植

（1）胸小肌的切取：患者取平卧位，气管内全身麻醉，手术可分为两组同时进行，一组切取胸小肌瓣，另一组准备受区，解剖跨面神经移植的远心端和患侧面动脉、静脉。由于受区和供区比较靠近，两组同时手术也有些相互干扰。

（2）切口：患侧胸部 Terzis 取腋窝前皱襞后方的切口，该切口隐蔽，是良好设计。但由于切口位置较深，胸小肌不容易暴露，笔者所在医院采取胸大肌、三角肌间隙切口，向下延伸至腋窝皱襞的前方，此切口较容易暴露胸小肌。

（3）肌肉及其血管神经蒂的暴露：暴露胸大肌的下缘，游离胸外侧血管进入胸大肌下缘部分。追踪胸外侧动脉进入胸小肌内表面的进路，这是胸小肌的供养血管。显露胸小肌的下缘，并游离胸小肌于胸廓上的起点部分；掀起胸小肌使其外翻。暴露胸小肌内表面的血管蒂，显露胸前神经进入肌肉的内侧支及外侧支，并游离两支神经的共干部分，尽可能取得较长的神经蒂。游离动、静脉。在喙突处切断肌肉的止点，并使肌肉全部游离，但保留血管蒂，待受区准备完成后再断蒂进行肌肉移植。

（4）受区准备：面部做患侧除皱手术切口，在 SMAS 筋膜层分离，解剖跨面神经移植的远心端，游离移植神经断端，在下颌缘处解剖面动脉和面静脉，游离后待用。面部皮肤的分离范围上方达颧弓及颞浅筋膜，下方到患侧口角及鼻唇沟。

（5）吻合血管神经的肌瓣移植：肌瓣断蒂后移植到患侧面部，胸小肌的胸廓端固定在口角及鼻唇沟处，喙突端固定于颧弓上方和颞肌筋膜，移植时应保持肌肉原有的肌张力，口角的上提程度以过度矫正 1cm 左右为宜，胸前神经的断端与跨面移植神经的断端吻合，胸外侧动、静脉与面动、静脉吻合（图 52-35）。

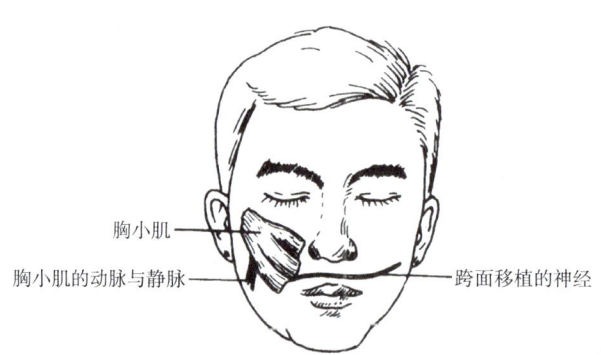

图 52-35　胸小肌移植治疗面瘫二期手术：血管与面动、静脉吻合，神经与跨面神经吻合

（6）关闭创口：创口冲洗，严密止血，逐层缝合创口，放置引流，包扎。

Terzis 在胸小肌移植二期治疗面瘫的案例中，检查发现下唇降肌功能不全，创造了二腹肌移植，增加下唇下降和外翻露齿功能，取得良好效果。

八　跨面神经移植＋股薄肌瓣移植二期治疗陈旧性面瘫

这是一项较为早期治疗陈旧性面瘫的手术，适应证同胸小肌移植。

(一)股薄肌瓣的解剖

股薄肌是位于股内侧位置浅表的一条长而扁平的肌肉。它始于耻骨体和耻骨支,上部较宽,逐渐收窄,远端形成扁圆的肌腱,最终止于胫骨平台下方的胫骨粗隆前内侧,起股内收和辅助屈膝的功能。它的血供主要来自股深血管,少数来自旋股内侧血管。营养血管自长短收肌的内下方,在股薄肌上1/5、前缘前中1/3的内侧深面进入肌肉,入肌点多位于耻骨结节下8~10cm。其支配神经来自闭孔神经前支,和营养血管伴行入肌。股薄肌瓣入肌后的神经血管分支沿着肌肉长轴方向走行,因此,可以纵行地沿着肌肉长轴方向进行分离,易于根据手术需要而被裁切成大小合适的肌瓣。此外,由于它的血供和神经支配解剖位置较为恒定,并且肌肉形态长而薄,肌肉收缩方向和长轴方向一致,因而和背阔肌一起成为晚期面瘫生理性修复中最为理想的两个移植肌肉来源。

(二)手术方法

一期手术:跨面神经移植。

二期手术:带血管神经的股薄肌瓣游离移植手术方法。

1. 股薄肌瓣的切取　肌瓣多取自健侧的下肢,以便于两组医师同时进行手术。患者平卧位,手术侧的下肢外展并略屈膝。

以耻骨结节和膝内侧半腱肌上缘为肌瓣中轴的连线,在此连线的上部设计弧形切口,切口起于腹股沟韧带处,长约10cm。外展位时,股内侧可触及的最为明显的腱性结构为长收肌,在其内侧,即为股薄肌前缘。

切开皮肤,可以容易地显露长收肌和内侧的股薄肌。将长收肌钝性游离,并向外侧牵拉,可以在长收肌内下方发现营养股薄肌的血管束和伴行的闭孔神经。它们一般在耻骨结节下8~10cm进入股薄肌前缘前1/3的深面。

根据术中测量,游离所需的神经血管蒂长度。由于股薄肌近端起始部是较薄的腱膜性组织,因此适合分束后和口角固定。此外,血管神经束入肌后延肌肉长轴方向分布,因此可以安全地按肌肉长轴方向做肌肉的分离和切取。术者可以根据患者面部的术前评估来决定肌瓣的大小。完全性面瘫,伴有患侧面部组织萎缩的,需要较大的组织移植;不完全性面瘫,两侧面部组织无明显萎缩的,选择较小的肌肉组织移植。再根据术中的测量和电刺激后肌瓣的收缩情况来决定所切取的肌瓣组织大小和切取的位置。将肌瓣完全离断,并保护。

2. 患侧面部受区的准备　患侧面部除皱手术耳前切口。在皮下和SMAS表面分离,从切口到患侧鼻唇沟。寻找和暴露一期跨面神经移植的神经标志端,修复神经残端准备和移植肌肉神经吻接。暴露患侧面动、静脉,利用其作为吻合血管。

3. 游离移植股薄肌及手术处理　①肌肉移植床准备。将患侧鼻唇沟和颧弓之间作为移植肌肉的移植床,肌肉的一端固定于口角,另一端止点固定于颧弓筋膜上。肌肉移植应维持肌肉的原来张力,对于面部松弛的软组织予以恰当的提紧。②吻接患侧移植肌肉的动静脉,可选择吻合面动、静脉或颞浅动、静脉,根据情况而定。③吻接跨面神经和移植肌肉神经。④提紧患侧SMAS筋膜和面部松弛组织。⑤细致止血冲洗创面,放置引流,关闭创面。⑥手术后按显微外科组织肌肉游离移植处理。

4. 二期股薄肌瓣移植手术疗效评价　①营养和支配股薄肌瓣的血管神经束解剖位置恒定,易于解剖和切取;②肌肉收缩方向和肌肉长轴方向一致,便于力量的传递;③供区切口瘢痕隐蔽,并且切取供肌后对下肢活动影响较小;④肌腹肥大,尚未见到制备成体积较小的"断层"肌瓣移植方法;⑤手术需分期进行,患者术后需要等待更长的时间才能出现肌肉的收缩。

九 一期带血管神经肌肉游离移植治疗陈旧性面瘫

该术式是由国内同行创造并流传到国外的手术方法，是当今治疗陈旧性面瘫效果最为理想的术式之一，也是值得研究推广和应用的治疗陈旧性面瘫治疗的选择，特别是有关带血管的跨面神经移植对神经移植效果的评价，以及带血管神经肌肉移植可以使被覆盖的瘫痪几十年的肌肉得到再神经化的效果，笔者称此为带靶器官的神经移植，可以使瘫痪10年以上的面部肌肉再神经化，这是一项机制等待研究的神经移植的方法。

一期带血管神经肌肉移植可选择：一期带血管神经的背阔肌移植（王炜）、一期多神经蒂带血管神经的腹内斜肌移植（王炜、祁佐良）、一期带血管神经的蹞展肌移植（江华等）。

（王炜* 王炜 祁佐良）
*该王炜于1995年进入上海第九人民医院

第十二节　节段断层背阔肌肌瓣一期游离移植治疗陈旧性面瘫

一 概述

节段断层背阔肌肌瓣移植，原起名为"超长血管神经蒂节段断层背阔肌肌瓣一期移植治疗陈旧性面瘫"，是中国学者的创造。手术可以重建面下2/3的瘫痪表情肌功能，使颧大肌、颊肌、提上唇肌、下唇降肌、口轮匝肌等瘫痪肌肉的张力得到恢复，并部分重建其运动功能。少数案例还见到瘫痪侧的眼轮匝肌功能部分得到改善，这一治疗效果令作者和世界同行"难以置信"，经多年努力（含多名博士生研究），至今尚未能完全解释其机制。

笔者（1985）设计了超长血管神经蒂的节段性背阔肌肌瓣移植，1986年用于临床并取得成功。背阔肌肌瓣可解剖获得14.0～17.5cm长的血管神经蒂携带的肌瓣，一期移植完成跨面神经移植和背阔肌肌瓣移植，使陈旧性面瘫的治疗一次手术即达到较为理想的效果，打破了世界同行的两期治疗周期的认识，减少了手术次数，提高了手术成功率。苗华教授等研究背阔肌显微尸体解剖100例，结果显示背阔肌可分成5～6个节段肌瓣。采用胸背动脉外侧支的外侧节段肌瓣移植，可提供较长的血管神经蒂。节段肌瓣解剖完成后，由于肌瓣较厚，可削除该肌瓣的脏层，制成"断层肌瓣"供移植，肌瓣厚度仅为几毫米，可根据患者的病情设计不同的分叶形态和不同厚度的肌瓣供移植。

Harii早年报道应用股薄肌移植治疗陈旧性面瘫术后8个月肌瓣体积缩小50%左右，他认为移植肌肉术后萎缩是肌肉移植的一个共同问题，主张采用大块的肌肉做供肌。但是，笔者和美国同道认为，Harii的研究结果不宜作为肌肉游离移植治疗陈旧性面瘫的主要依据。

二 超长血管神经蒂节段性背阔肌肌瓣一期移植治疗陈旧性面瘫创新性

1. 一期血管神经肌瓣移植治疗陈旧性面瘫，是采用节段背阔肌肌瓣一期移植。
2. 跨面神经移植和带血管神经肌肉移植一期完成。

3. 跨面神经移植是带血管滋养的神经移植。
4. 跨面神经移植是带靶器官——肌肉的神经移植。
5. 是将节段肌瓣去除肌肉脏层，制备成断层肌瓣供移植，肌瓣大小可控在：(1.5～3.0)cm×(6.0～9.0)cm×(0.4～0.6)cm，是扁平肌瓣。
6. 移植肌肉再神经化时间短，在手术后107天就出现移植肌肉神经肌电活动。
7. 手术后物理检查和电生理检查显示移植肌肉可使被其覆盖的瘫痪13～30年的面部肌肉再神经化，出现较对称的面部表情活动，陈旧性面瘫患者瘫痪了几十年的部分肌肉出现了功能性活动，并有肌电检查发现。
8. 用健侧面神经颊支的一小分支通过带靶器官——节段断层肌瓣跨面神经移植，能使患侧面部瘫痪的肌肉得到近似完全的恢复。这一良好效果机制有待深入研究。
9. 断层肌瓣是一携带神经末梢断端的肌瓣，该末梢段的存在可能是促进瘫痪面部肌肉再神经化的"源泉"。

三 适应证

1. 早期面瘫患侧面神经的中枢端严重缺损，无法进行神经吻接而进行修复的病例，或者做跨面神经移植术经8个月以上的随访无显著效果者。
2. Bell面瘫及各种原因引起的面瘫，病程在2年以上，面部表情肌的运动功能无恢复迹象。
3. 面神经损伤后经神经吻合术、神经移植术、神经松解等治疗无效的陈旧性面瘫。
4. 颅面手术造成面神经损害无法治疗的患者，特别是听神经瘤手术后1年半以上不见丝毫恢复的患者。
5. 各种原因引起的陈旧性面瘫，排除颅内占位病变没有医治者，均可采用本术式。
6. 先天性一侧性面瘫，在儿童时期即接受治疗者，其手术效果良好。
7. 接受各种手术失败后的一侧性陈旧性面神经瘫痪。

四 创作权回顾

1. 一期背阔肌断层节段肌瓣移植治疗面瘫1989年、1992年分别在《中华医学杂志》和《中华显微外科杂志》上登载，是世界首创。1993年在《韩国显微外科杂志》刊载和在亚太整形外科第六次学术交流会（韩国汉城）报告。
2. 1993年，在日本金泽"中日第三次整形外科学术交流会"上做报告，Harii参会向笔者讨教相关一期肌瓣移植治疗面瘫技术，包括原理、背阔肌肌肉解剖、一期移植手术技巧、术后处理以及6年随访结果，Harii同年将该技术用于临床。
3. 1994年，Hussain Karim将该技术报告于英国。1994年Khoo Boo Chai将该技术摘要报告于《美国整形外科杂志》。
4. 1989年，Harii在美国PRS杂志报告一期背阔移植治疗面瘫是他的创新，立即被Khoo Boo Chai发现，他草拟了英文信，拟投向PRS杂志，要Harii向世界读者和中国著者致歉，并检讨其学术不端行为。笔者考虑到Harii是日本和世界名人，没有将Khoo Boo Chai草拟的信投寄到PRS杂志。2011—2014年期间，美国国际显微再造外科学会前主席Terzis J. K.多次在日本和美国国际学术交流会上公开批评Harii的不轨行为。

五 节段断层背阔肌瓣一期移植治疗陈旧性面瘫原理及应用解剖

（一）原理

超长血管神经蒂肌瓣移植一期治疗晚期面瘫，移植肌肉既能功能化，又可使被其覆盖的瘫痪肌肉再神经化，能使面瘫肌肉动力再造达到较为完善的程度。

节段性断层背阔肌瓣移植，使移植肌瓣缩小到 $(1.5～3.0)cm×(6.0～9.0)cm×(0.4～0.6)cm$，使移植肌瓣恢复至在静态及动态与健侧均对称的效果。

在面部表情肌功能重建的治疗中，无论是一期，还是二期吻合血管神经的肌肉移植，对于晚期面瘫的动力性修复都取得了比较满意的效果。有人错误地从理论上推测，一期肌肉移植的血管神经蒂较二期肌肉移植的长，估计肌肉神经化的时间相应地增加，肌肉的萎缩也应该增加。事实相反，实践证明，二期肌肉移植的神经再生要经过两处吻合部位，纤维组织增生的可能性就大，必然影响局部血供和再生轴突的通过数量，导致获得的肌肉收缩力减弱。超过百例的带血管跨面神经一期肌肉移植治疗晚期面瘫的临床经验证明，虽然血管神经蒂很长，但肌肉神经化的时间并没有延长，曾观察到在肌肉移植后107天移植肌肉出现了新生电位，128天移植肌肉产生自主运动的现象。

节段肌瓣解剖完成后，由于其厚度较厚，为防止臃肿，可去除该肌瓣的脏层，制成断层肌瓣供移植，可根据患者的病情设计不同形态、不同厚度的肌瓣供移植，还可制成一蒂两肌瓣的串联肌瓣供移植。

（二）应用解剖

苗华对背阔肌血供做了深入研究，以胸背动脉节段动脉所供养的肌瓣，称为背阔肌节段肌瓣或背阔肌段肌瓣。胸背神经的段神经常与段动脉伴行。肩胛下动脉由腋动脉分出后，在起点下方2～3cm处，分出旋肩胛动脉，并向下移行为胸背动脉。约在肩胛骨下角平面上方分为内、外侧支（占92.45%），由内、外侧支再分出段动脉；内侧支多半分出2～3支段动脉，外侧支分出3～4支段动脉。段动脉的起点直径一般在0.5～0.9mm，段动脉的长度一般在6～7cm，背阔肌肌瓣可制成5～6个段肌瓣，供临床应用选择。

超长蒂节段肌瓣移植，蒂长需要14～17cm才能达到跨面神经移植的目的，因此，背阔肌的血管蒂不仅包括胸背动脉，还包括肩胛下动脉。即使如此，背阔肌的可见血管蒂长度也只有11～14cm，即：肩胛下动脉2～3cm，胸背动脉3～4cm，胸背动脉的内或外侧支2～3cm，段动脉6～7cm。为了使蒂部有足够的长度，常常需要将肌肉内的段动脉连同部分肌束，制成超长血管神经蒂。肌肉内的段动脉往往肉眼不易观察，需借助手术放大镜或手术显微镜操作，以观察其肌膜下血管神经的踪迹。

供区解剖需要技术，更需要精准慎微，防止血管神经损害，有人说该手术可能损伤臂丛，如果熟悉解剖，遵循精细的显微外科操作技术，损伤臂丛是难以见到的。

由于受区血管不同，所需的背阔肌瓣胸背血管蒂的长度不一样。

根据术前的预估测量可以得到大致所需的背阔肌瓣血管神经蒂长度。胸背神经蒂长度一般相近。测量的起点是患侧鼻唇沟和上唇1/2唇高的水平线交点，终点是健侧鼻底鼻翼外侧缘和健侧耳屏连线中点，两者的距离加1cm即为所需的胸背神经蒂长度，一般需要14cm左右。不过所需的血管蒂的长度则有不同，一般为14～17cm（图52-36）。

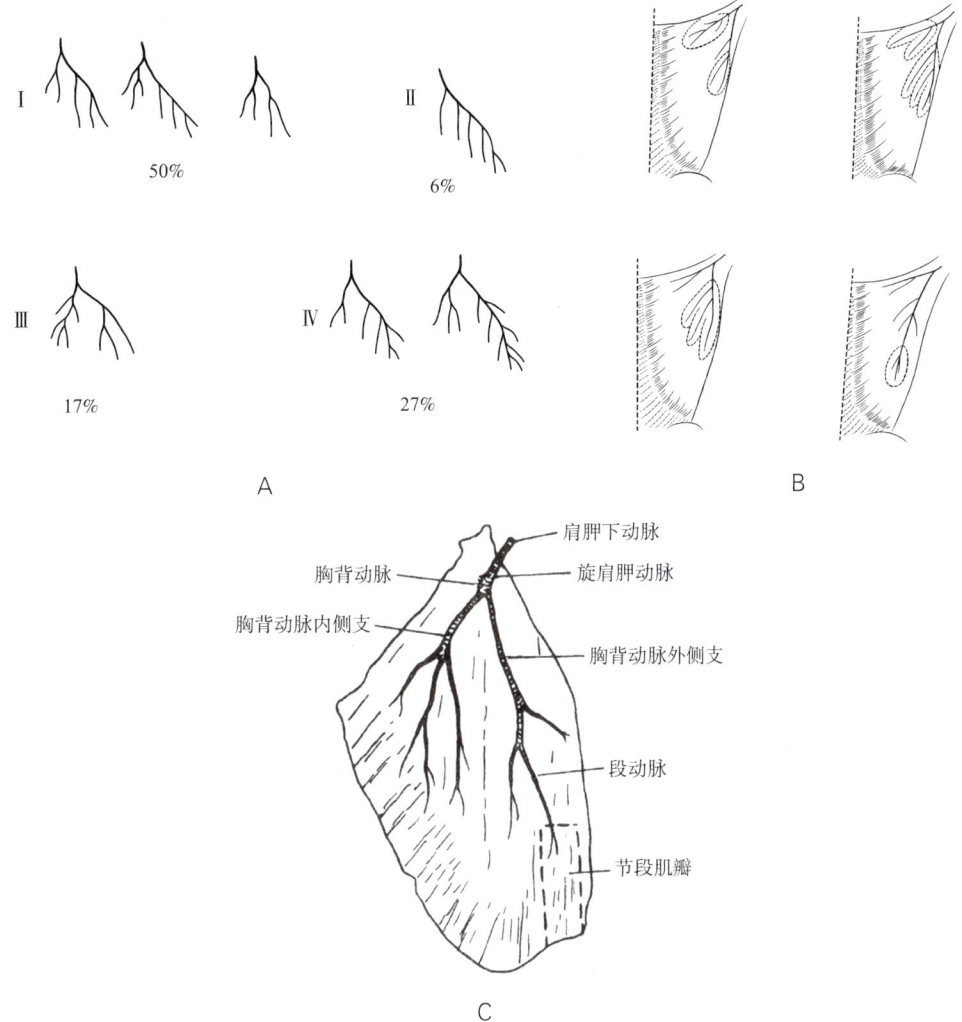

图 52-36 背阔肌胸背动脉及其分支和背阔肌节段肌瓣

六 节段断层背阔肌瓣一期移植治疗陈旧性面瘫手术方法与步骤

（一）麻醉

气管内插管麻醉。

（二）手术体位

取半侧卧位，胸腔手术位，切取背阔肌皮瓣侧手臂外展90°，前屈，注意上臂外展不能超越90°，否则长时间外展过伸位，可能造成臂丛神经损伤，这样的体位可以在供区手术组切取背阔肌节段肌瓣的同时，受区组能够同时解剖面部的神经血管。

（三）手术分组

手术分供区组、受区组同时进行。

供区组：切取超长蒂节段断层背阔肌瓣。

受区组：①在面部解剖健侧面神经和面动静脉；②在患侧面部制备节段肌瓣移植床受区；③提紧患侧口角、颊部、颧部、眶部松弛软组织；④制造从患侧到健侧的上唇容纳跨面神经血管束隧道，该隧道的宽度能容纳两条20～24F的导尿管，必要时解剖患侧面动静脉备用；⑤超长血管神经蒂节段断层背阔肌瓣到患侧面部。

（四）手术过程

1. 供区组切取背阔肌节段断层肌瓣

（1）切口：在健侧腋中线相当于背阔肌前缘的后方2～3cm处，做大锯齿形切口，长约25cm。

（2）解剖胸背神经血管束：皮肤切开后，取小能量的电刀切开皮下组织，暴露背阔肌前缘，向后掀起背阔肌，暴露并翻转背阔肌脏面，显露宽6～7cm的范围。在背阔肌前缘深面的肌膜下，自上而下暴露肩胛下动脉。切断、结扎旋肩胛动脉、胸背动脉的内侧支，沿胸背动脉的外侧支继续向下分离，一般选择胸背动脉外侧支的第2或第3段动脉作为肌瓣的供养血管（图52-37）。

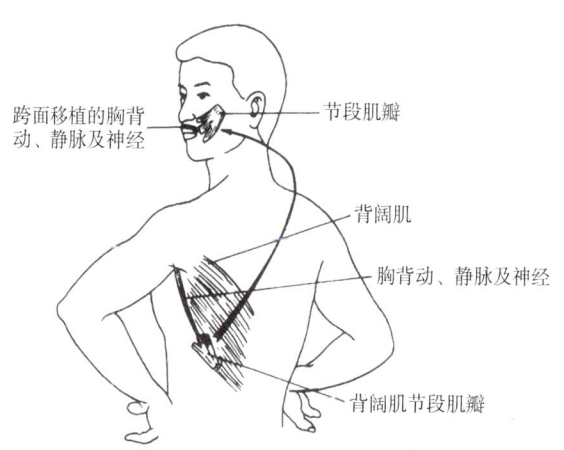

图52-37　超长神经血管蒂的背阔肌肌瓣移植

（3）超长血管、神经蒂的准备：术前应对超长血管、神经蒂的长度有所估计，测量患侧口角上方1cm到健侧面动脉搏动处的距离，即血管神经蒂所需要的长度参考值。由于血管、神经蒂通过上唇隧道，测量时应予以算入。一般成年人血管神经蒂的长度在14.5～17cm，即能达到跨面移植的目的。

遇有胸背动脉长度不足时，可考虑将胸背动脉与健侧面动脉吻合，减少胸背动脉解剖的长度，但是，该跨面神经蒂的血管供养受到一定的影响。

（4）节段及断层肌瓣的设计：沿胸背动静脉和神经束向下走行，在背阔肌前外侧下端，选择薄的、有较粗段动脉滋养的肌肉，作为设计节段肌瓣的供区，用亚甲蓝描绘肌瓣形态，便于切取。

（5）断层肌瓣的切取：在胸背动脉和神经及节段肌瓣解剖完成后，制成了节段肌瓣，考虑到移植肌瓣尚较厚，移植的节段肌瓣内表面的部分肌束可削除，即削除节段肌瓣的脏层，制成断层肌瓣。断层肌瓣的厚度为0.4～0.6cm（图52-38）。

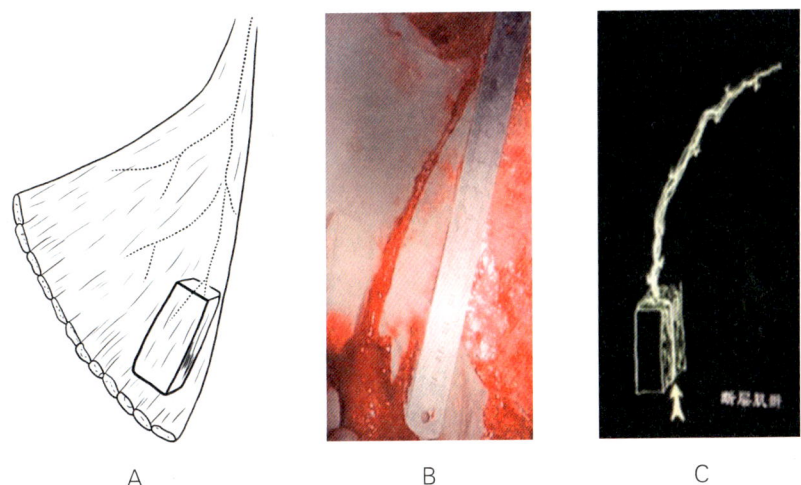

图 52-38　制作超长蒂肌瓣，神经血管蒂可达 14~17cm
A. 背阔肌上设计节段肌瓣　B. 在人体上测量背阔肌肌瓣蒂长　C. 切取的节段断层肌瓣示意图。用于重建颧大肌和颊肌的功能

2. 节段断层肌瓣移植前准备细则

（1）肌瓣张力的标志：在肌瓣解剖切取前，在肌瓣表面用亚甲蓝标记 5cm 的直线，在此线上，每 1cm 处缝合一针，以便肌瓣移植时作为测定移植肌肉维持原张力的依据。

（2）移植肌瓣品质检查：检查移植肌瓣的血管良好，用神经刺激仪检查肌瓣的神经状况，当受区完全准备好后，注意严密保护好血管、神经蒂。

（3）移植肌瓣断蒂前保护：节段断层解剖完成后，将其用缝线固定埋藏在腋背部皮下，保护其血管神经不受损伤和侵袭，静候胸背动脉因为解剖操作造成的血管痉挛得以恢复移植肌瓣血供，待受区准备完成后再断蒂供移植。健侧面部血管、神经准备，由受区组医师完成。

（4）切口：耳前及下颌后缘切口。

（5）解剖面神经颊支：健侧面部皮肤切开后，在腮腺筋膜表面掀起皮瓣，于腮腺前缘 0.5cm 的正中点，向颊部深层水平锐性分离，暴露乳白色的腮腺导管。在腮腺导管的上下方分离，面神经的上下颊支即清晰可见，直径为 1.0~1.5mm。有时可以有三支颊支，这些颊支再向下发出分支即二级以下分支，常相互吻合成网，上颊支与颧支之间也有吻合。

（6）健侧面神经颊支检测：用神经刺激仪选择能引起上唇或口角表情肌收缩的分支切断，作为受区的吻合神经。跨面神经供区神经可选上颊支、下颊支或上下颊支吻合支，切勿伤及健侧面神经主干。

（7）解剖健侧面动、静脉：在下颌下缘触诊面动脉搏动处，向深层钝性分离，找到面动脉和面静脉，并游离 2cm 左右的长度，备用。有的案例，游离肌瓣的吻合血管选择患侧面动、静脉，在健侧不做动、静脉分离。

3. 患侧面部受区的准备　也是由供区组医师完成的。

（1）切口：取面部除皱切口，从颞部发际上→耳上→耳前→耳垂前→耳垂后，再弯向下颌角后缘下方，切开皮肤，在颞浅筋膜浅面、SMAS 浅面掀起患侧面部皮瓣。

（2）肌瓣移植床的准备：掀起面颊部皮瓣，上方显露至颞浅筋膜，下抵下颌缘，前方达口角及鼻唇沟，在颧骨上制成一块 1cm×4cm 的筋膜骨膜瓣，蒂在上，作为肌瓣的止点处。

（3）腮腺筋膜与颞浅筋膜叠合：在肌瓣移植前，切除臃肿的皮下组织或部分臃肿肌肉，做腮腺筋膜与颞浅筋膜折叠缝合，类似 SMAS 除皱术，在颧弓下提紧松垂的瘫痪侧肌肉，以矫正面部松弛。

如果移植肌瓣动静脉吻合取患侧，则需解剖面动静脉备用。

4. 上唇皮下隧道制备　用20cm细长剪刀，在上唇皮下制作隧道，能容两条20～24F导尿管，使患侧颊部与健侧相通，可容血管、神经蒂通过。

5. 超长节段性肌瓣游离移植

（1）体位：在面部健侧及患侧受区准备完成后，改变患侧半卧位为平卧位。

（2）移植肌瓣：切断背阔肌节段肌瓣的血管神经蒂，游离移植到患侧面部。

（3）节段断层肌瓣移植到受区：将游离的节段断层肌瓣移植到患侧面部。

（4）肌瓣血管神经穿过上唇隧道：将肌瓣的血管神经蒂由患侧穿过上唇隧道，到健侧面部皮下，接近健侧面神经颊支和吻接的面动静脉（如果设计与患侧面血管吻合，就可将肌瓣的动、静脉置于健侧）。为防止血管神经蒂穿过上唇隧道时因张力太大而受损，可用管状薄膜套在神经血管束外，导引穿过上唇隧道。

（5）移植肌瓣"三起点"的固定：将移植肌瓣的上起点固定于上唇，中点固定于口角，下点固定于下唇，也可将这三点设计为三叶形肌瓣，便于分别固定于上唇。

（6）移植肌瓣的止点：将肌瓣的远端固定于颧弓筋膜上或筋膜骨膜上，肌瓣长为6～9cm，宽为1.5～4cm。移植肌瓣的张力按切取前张力，或略高于切取前张力。

（7）患侧面瘫组织松垂提紧：提紧患侧SMAS筋膜和松垂软组织。

（8）血管、神经吻合：在健侧，应用显微外科技术先后依次吻合静脉、动脉、神经。在血管吻合完成后，可见胸背神经的断端有活跃的渗血，再做神经外膜-束膜联合吻合，使胸背神经与面神经颊支的分支吻合，血管吻合后可见肌瓣的边缘有渗血。

胸背动脉长度不足时，可将移植肌瓣的胸背动脉与患侧的面动静脉吻合。这种以患侧血管作为吻接血管的选择会使跨面神经失去部分的血供。

6. 松弛皮肤提紧术和关闭创口

（1）冲洗创口：两侧充分止血和用生理盐水充分冲洗创口，准备关闭创口。

（2）健侧关闭创口：健侧面部止血及创口冲洗，放置引流，关闭创口。

（3）患侧松弛矫正：患侧提紧SMAS，和松弛皮肤，放置引流，关闭创面（图52-39）。

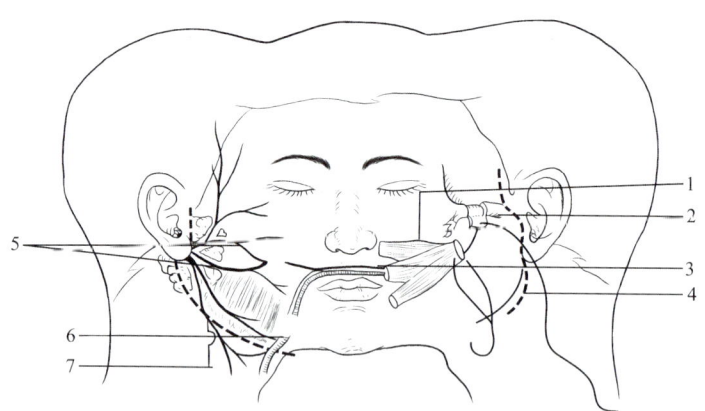

图52-39　手术设计示意图

1. 节段断层肌瓣上叶，固定在患侧鼻唇沟和上唇　2. 颧骨骨膜翻转瓣作为移植肌瓣的止点固定处　3. 节段断层肌瓣血管神经束通过上层皮下隧道到健侧　4. 患侧面部切口　5. 面神经分支及颊支吻合支截断准备与跨面移植神经吻接　6. 健侧面动、静脉　7. 健侧面部切口

（五）术后处理

1. 常规预防性应用大剂量广谱抗生素。

2. 抗凝及抗血管痉挛药物应用术后给予低分子右旋糖酐、复方丹参、阿司匹林等药物。术后5~6天开始，辅助给予维生素B_1、维生素B_{12}或新维生素B_1，甲钴胺（弥可保）之类的药物，持续应用3个月。

3. 吻合血管监测，上唇触诊或超声检查，监测移植肌瓣血管。

4. 防止患侧面部再度下坠采用胶布索条牵引面部皮肤，或用口角塑料钩悬吊口角，应维持3个月。如患者有顾虑，可在夜晚应用。

5. 定期随访检查。术后前3个月每2周随访1次，在3个月时进行肌电图检查。以后每2周进行1次肌电图检查，直至肌肉完全恢复自主运动为止。

七 近期和远期随访及疗效评估

超长蒂背阔肌节段断层肌瓣一期移植治疗面瘫是一种新的术式，经过20多年随访，与以往的术式相比具有下列特点：

1. 把两期手术改为一期完成。

2. 变整块肌肉移植为节段和断层肌瓣移植。胸小肌移植或趾短伸肌移植、股薄肌移植等均是整块或整段肌肉移植。

3. 背阔肌内血管神经分布可以分为5个以上的节段肌瓣供体。肌瓣切取的形态设计、厚薄以及血管蒂的长短等，均可相对灵活。

4. 把单纯的不带血管的跨面神经移植改进为带血管和带靶器官的跨面神经移植。胸背神经的远端有一块节段肌瓣附着，它是诱导健侧面神经末梢向跨面移植神经生长的靶器官，这无论是对于移植神经生长修复的速度而言，还是对于一期移植神经的成功率及对跨面神经生长导向方面而言，都是极其有利的。带血管神经的跨面神经移植因为节段肌瓣的存在，可诱导面神经末梢定向生长和修复，带靶器官的神经移植的效果远远优于单纯的神经游离移植，它不仅加速了神经修复的速度，还提高了神经肌肉移植的质量，并且可以使被覆盖的瘫痪肌肉再神经化，这是一个有待于深入研究的课题。

5. 三叉神经存在功能，是陈旧性面神经瘫痪一期肌肉移植取得良好疗效的重要基础（图52-40）。

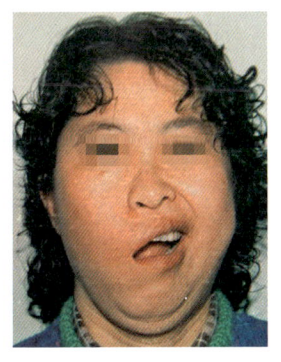
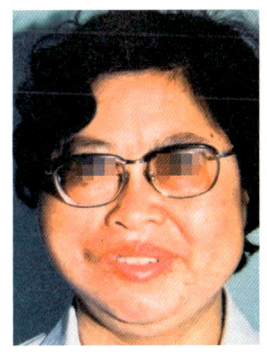
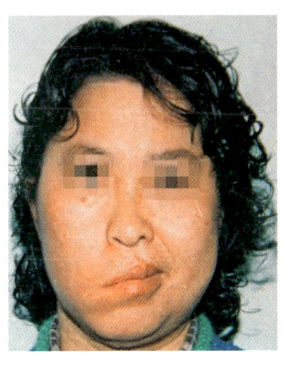
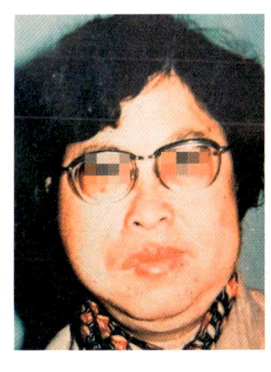

A　　　　　　　　B　　　　　　　　C　　　　　　　　D

图52-40 患者女性，40岁，右侧听神经瘤切除术后，右侧面神经完全瘫痪2年。经一期带血管神经肌肉移植治疗。术后1年显示患侧面部轮廓静态对称，上、中、下面部表情肌活动基本对称，笑容露齿，吹口哨基本对称，达到Terzis术后评级5级

6. 在数百例陈旧性面瘫采用一期带血管神经肌肉游离移植手术后，发现手术后2年不但移植肌肉神经化，而且被移植肌瓣覆盖的瘫痪肌肉也神经化（肌电图显示良好），显示面部多肌肉表

情活动。瘫痪侧被移植肌肉覆盖的眼轮匝肌也部分神经化。颧大肌、口轮匝肌、下唇方肌也在肌肉移植后出现了对称的活动，如患侧能闭眼、能对称地提起上唇和翻转下唇露齿等，而且肌电图检查也证明了瘫痪肌肉再神经化。这是一种非常值得深入研究的临床治疗效果，按手术原理估计，移植的肌肉只应该恢复健侧颧大肌和颊肌的作用，但是该患者术后2年显示露齿近乎正常，这是由于患侧的口轮匝肌、上唇提肌和下唇方肌也神经化，部分重建了功能（图52-41，图52-42）。

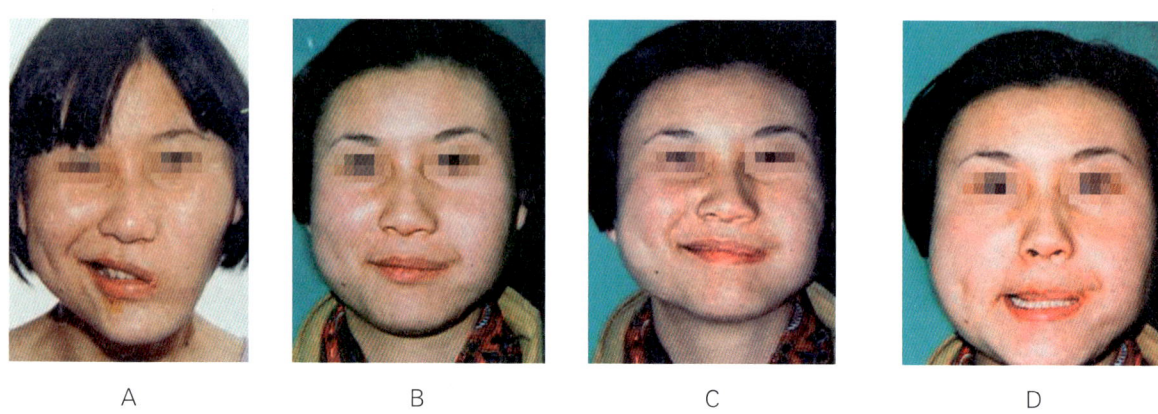

图52-41　患者女性，17岁，因左面部血管瘤切除后面神经瘫痪13年。经带血管神经肌肉一期移植治疗。2年后随访

A. 术前　B. 术后2年静态　C. 术后2年微笑　D. 术后2年露齿

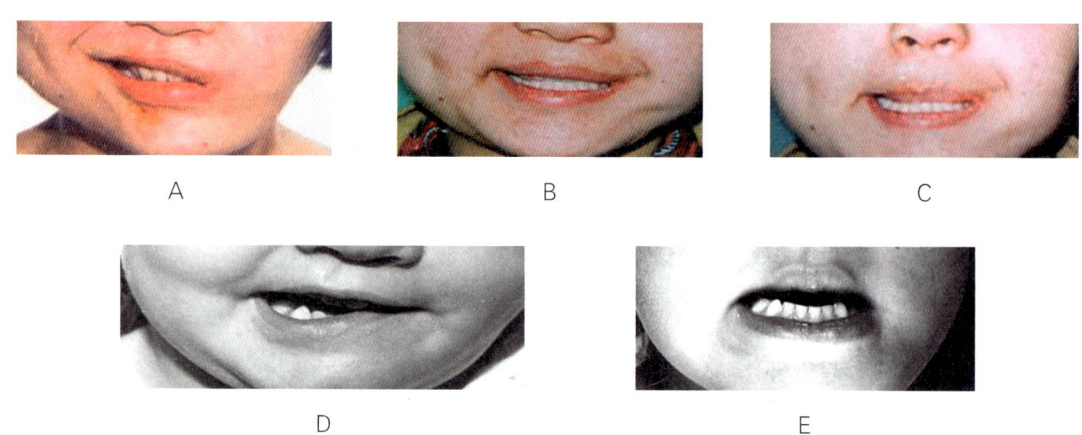

图52-42　经过一期带血管神经肌肉移植以后，不但移植肌肉神经化，而且被覆盖的口轮匝肌、下唇方肌也再神经化

A. 术前　B. 术后翻转上唇露齿　C. 术后翻转下唇露齿　D. 该患者经Terzis教授二期带血管神经肌肉移植修复面瘫后，下唇方肌（降肌）功能不全，设计了二腹肌移植修复患侧下唇降肌功能　E. Terzis教授二腹肌移植后显示下唇露齿功能完全康复

7. 移植肌肉再神经化不仅表现在移植肌肉本身，被移植肌肉覆盖的瘫痪了13年的面部部分肌肉手术2年后还重建了运动功能，并且有肌电图记录，显示了瘫痪侧被覆盖的瘫痪肌肉部分得到了神经化。这是一个值得研究的发现。肌电图显示，除了移植的肌肉以外，在患侧口轮匝肌、鼻翼提肌以及上唇方肌也记录到再神经化的肌电图（图52-43～图52-46）。

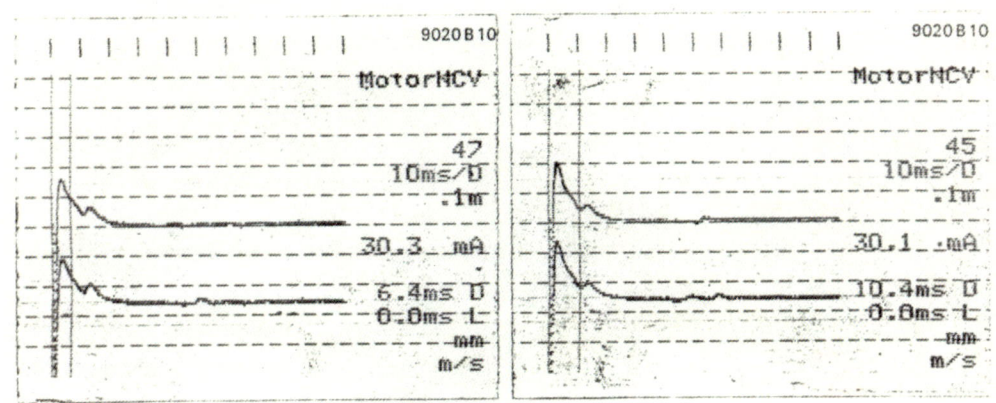

图 52-43 表面电极刺激患者面神经总干,同心针电极在移植肌肌腹内各个不同点均不能记录到 EMAP。提示:所移植的肌肉不受患侧面神经支配

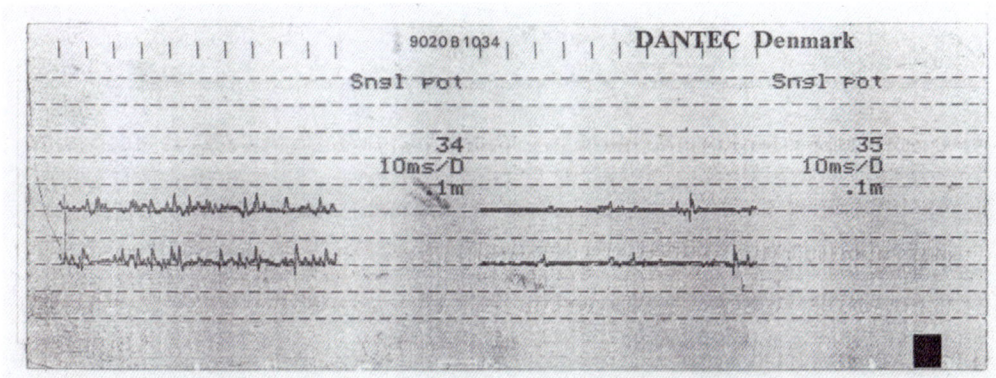

图 52-44 同心针电极在患侧口轮匝肌内记录:嘱患者轻收缩,可见有较多新生电位。提示:患侧口轮匝肌在术后重新神经化,功能获得恢复,且有良好预后

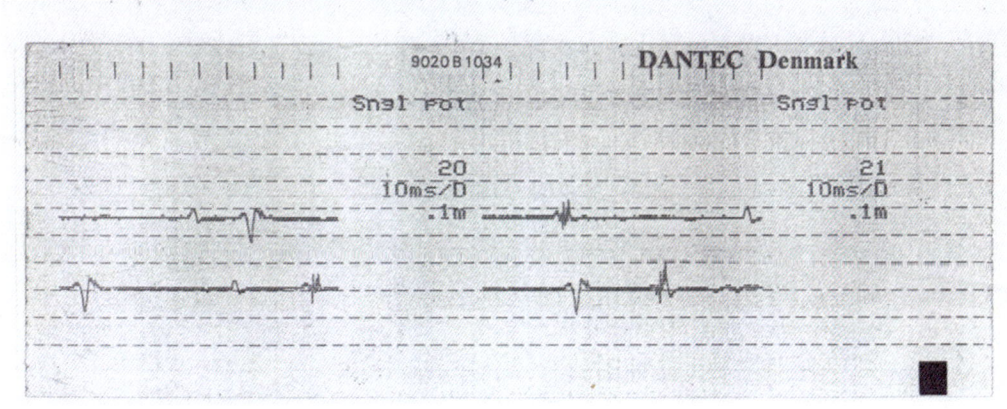

图 52-45 同心针电极亦可在患侧其他由面神经支配的肌肉(如鼻翼提肌)中记录到新生电位。提示:患侧其他肌肉亦在术后重新神经化,功能恢复,预后良好

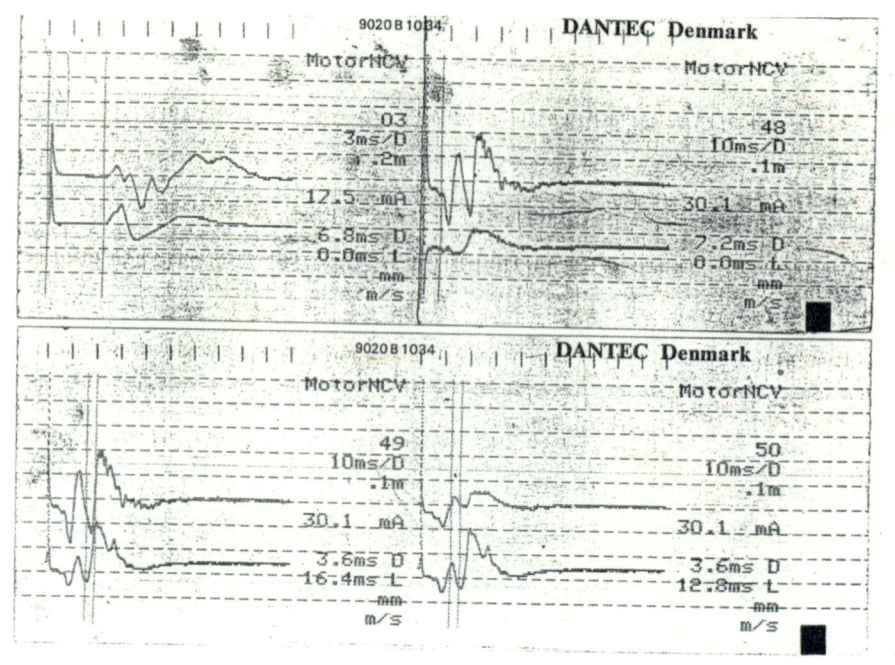

图 52-46 表面电极刺激健侧面神经总干，同心针电极在患侧上唇方肌中记录到 EMAP：在各个不同点均可记录到 FMAP，且相位均有变化，潜伏期为 40 毫秒。提示：所移植的神经可能通过移植肌后再通过某种途径使患侧其他肌肉重新神经化，该途径的传导速度极慢，为每毫秒 2～5mm，可能是一种无髓神经纤维，其绝缘性能差，任何冲动均能使其产生局部兴奋，产生一种假突触传导，故传导速度极慢

8. 该技术移植肌肉再神经化发生较早，临床观察到，本术式移植神经的修复速度较快，儿童的神经化速度较成人更快。如一例男性，36 岁，1986 年听神经瘤切除后一侧面瘫，采用本术式进行治疗，移植肌瓣长 90mm，胸背神经血管蒂长 155mm，术后 107 天移植肌肉在肌电图上出现新生电位，术后 128 天移植肌肉在面部出现自主、随意的表情运动。上述新生电位与自主表情运动出现是移植肌肉的神经支配初步完成的结果。如果以出现肌电图的新生电位计算，其神经化的速度分别为每天 1.91mm［每 128 天（155＋90）mm］或每天 2.29mm［每 107 天（155＋90）mm］（图 52-47，图 52-48）。

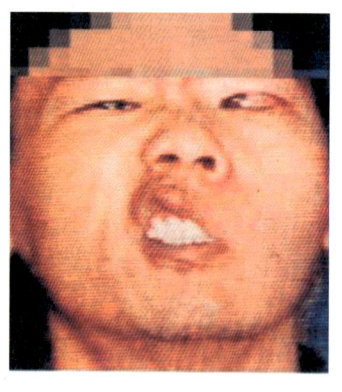 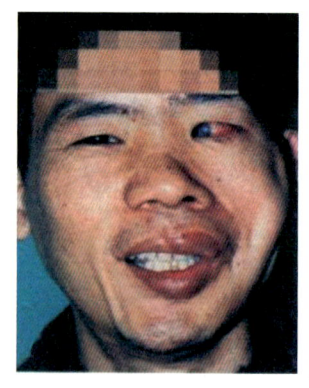

A   B

图 52-47 男性，36 岁，左侧听神经瘤摘除术后，左侧面瘫 2 年，经过一期肌肉移植治疗
     A. 术前面部表情肌活动　B. 术后 9 个月面部表情肌活动

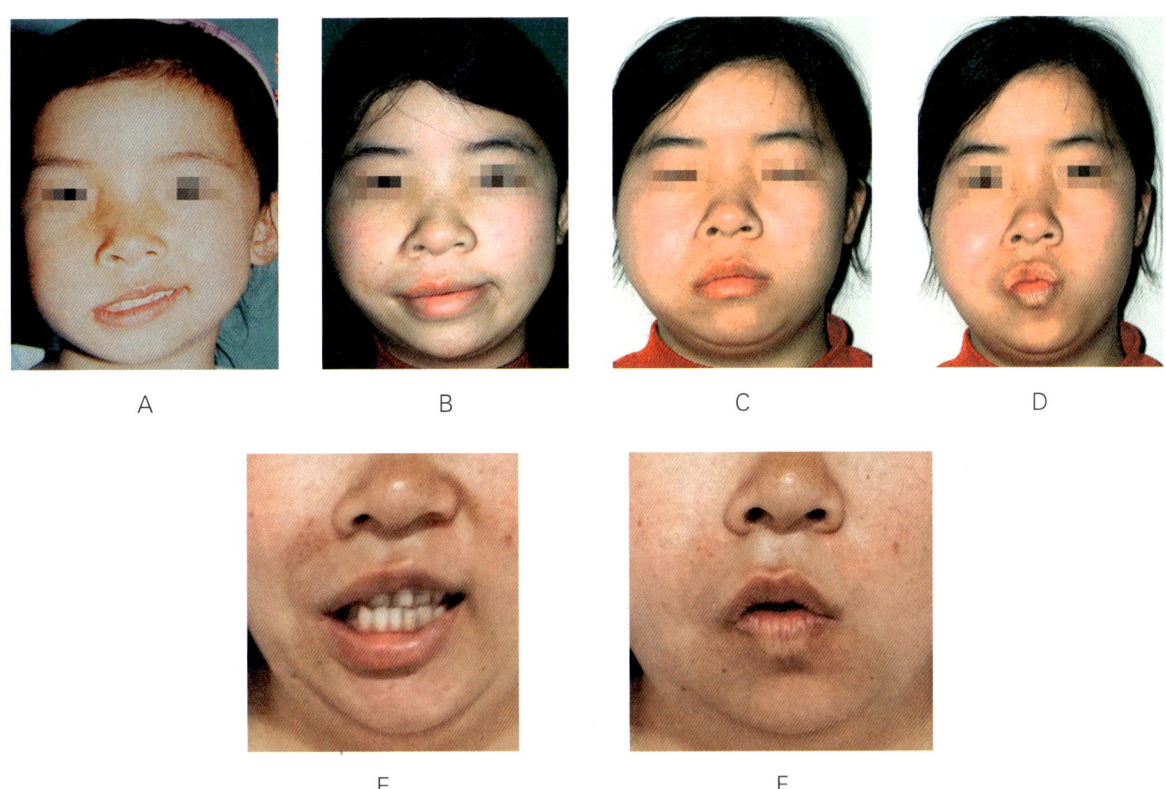

图 52-48 7岁，女童，先天性右侧面瘫，经一期带血管神经肌肉移植后长期随访
A. 术前 B. 术后2年 C、D. 术后17年随访 E. 术后26年随访，面部两侧匀称，并且右侧下唇能完全下翻露齿
F. 术后26年随访，吹口哨两侧匀称

第十三节　多神经血管蒂的腹内斜肌瓣一期移植治疗陈旧性面瘫

一　概述

神经蒂肌瓣移植，是重建瘫痪面侧多表情肌功能再造的术式。

1975年到20世纪80年代中期，完成多例巨大腹壁肿瘤切除及腹壁再造，发现腹内斜肌和腹外斜肌可供游离移植。腹内斜肌具有独立的旋髂深动脉供养，是一条多神经支配的肌肉。1991年设计了多神经蒂的腹内斜肌瓣一期移植治疗陈旧性面瘫课题，1995年在临床上取得成功，1997年有了案例报告和解剖研究报告。

多神经蒂的腹内斜肌移植治疗晚期面瘫是一项有发展前景的手术方法，至今国内外学者尚在认识和观察之中。该术式和带血管神经的节段断层背阔肌游离移植一期治疗陈旧性面瘫效果类似，能够达到移植后肌肉神经化，被移植肌肉覆盖的瘫痪肌肉也部分呈现神经化。

肌瓣的切取操作方便，可在患者平卧状况下完成肌瓣的切取。

腹内斜肌切取的供区缺损可用局部肌瓣缝合修复，也曾采用PTFE等修复材料修复。

腹内斜肌瓣游离移植可用于手动力缺损再造等。

一期超长蒂吻合血管神经的背阔肌节段肌瓣移植治疗晚期面瘫，经过长期的临床研究和随访观察，已表明是一有效的方法，术后1～2年患侧面部均可以出现自主的表情运动，肌肉收缩力量的程度与术者的手术操作水平有直接的关系。然而，目前所有的面神经瘫痪动力性修复手术，多半仅能恢复面中部，或中下2/3的表情运动，而且肌瓣只有一个血管神经蒂，即使肌瓣分成三条肌束也不能获得多方向的面部表情运动。20世纪70—80年代，王炜在数量较多的腹壁巨大肿瘤切除后的腹壁修复实践中发现，腹内斜肌是一多源血供和多源神经支配的肌肉，可作为面神经瘫痪肌肉动力重建的肌肉移植供区，也可作为手内肌重建供区，为寻找多神经蒂肌瓣移植供区，1991年设计了多神经蒂腹内斜肌瓣移植治疗晚期面神经瘫痪，于1995年用于临床，以此作为研究生课题。祁佐良（1997）报告了多神经血管的腹内斜肌瓣一期移植术治疗晚期面神经瘫痪的腹内斜肌血管神经解剖研究，是国内外首篇关于腹内斜肌移植显微外科应用解剖的研究报告。

该术式不仅是多神经蒂，手术供区解剖还较为方便，手术过程中，不需要更换体位。

二 腹内斜肌应用解剖

腹内斜肌呈扇形，是一块扁肌，位于腹外斜肌的深面，起始于胸腰筋膜、髂嵴和腹股沟韧带的外侧1/2或1/3处，其后部肌束几乎垂直上升，止于下三个肋骨，大部分肌束向前上方以不同斜度放散而变成腱膜，在腹直肌外侧缘分为前、后两层，包裹腹直肌，参与构成腹直肌鞘的前、后层，终于腹白线。腹内斜肌的下部肌束行向前下方，呈凸向上的弓形，跨过精索后，沿腱膜向内侧与腹横肌腱膜会合，形成腹股沟镰，止于耻骨梳的内侧端。

腹内斜肌的神经支配主要是第10、11肋间神经和肋下神经的运动支（图52-49，图52-50），这些肋间神经的运动支分别发出分支或终末支止于肌肉的上、中、下部，在我们进行的腹内斜肌22例尸体解剖研究中，第11肋间神经入肌点至腋后线的长度为11.9cm，肋下神经入肌点至腋后线的长度为12.3cm。第10、11肋间神经和肋下神经由肋间隙穿出后，走行于腹内斜肌和腹横肌之间的肌间隙，在行程中不断发出分支支配腹内斜肌和腹横肌，终末支穿出腹内斜肌后，又发出运动支支配腹外斜肌和腹直肌，其感觉支分布于腹部皮肤。

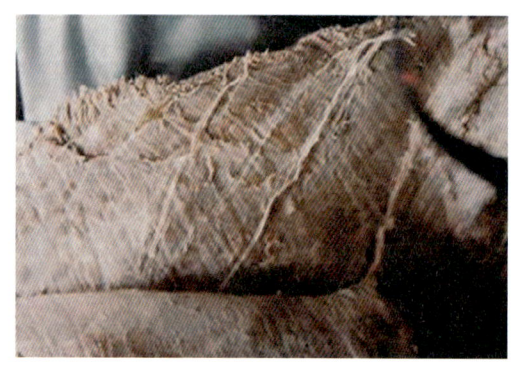 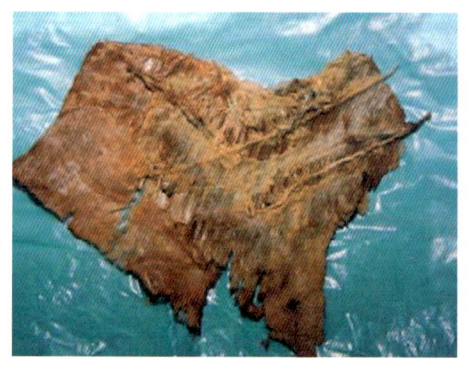

A　　　　　　　　　　　　　　B

图52-49　尸体解剖发现第10、11肋间神经支配腹内斜肌

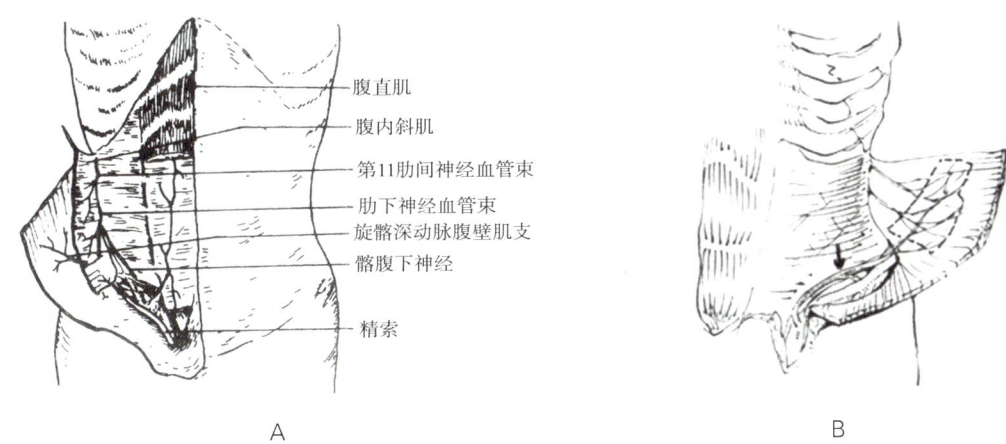

图 52-50 腹内斜肌血管滋养和神经支配示意图
A. 腹内斜肌的神经支配来源于第 11 肋间神经和肋下神经 B. 腹内斜肌瓣掀起后暴露肌肉内侧面的滋养血管

腹内斜肌的血供主要来源于肋间动、静脉，肋下动、静脉和旋髂深动、静脉的主要肌支。肋间动静脉、肋下动静脉与肋间神经和肋下神经相伴行，分别走行于腹内斜肌和腹横肌之间，在距腹直肌外侧缘 5.5cm 处穿出腹内斜肌，终末支分布于腹直肌和腹部皮肤。腹内斜肌的血供特点是具有节段性分布，其上部血供主要来源于第 10、11 肋间动脉，中部来源于肋下动脉，其下部接受旋髂深动脉腹壁肌支的血供。这些血管相互之间吻合形成血管网。第 10、11 肋间动脉和肋下动脉在腋后线的外径为 1.6mm 左右，伴行静脉较动脉更细，仅有 1.3mm，多数旋髂深动脉的腹壁肌支比较粗大，血管直径在 1.5mm 以上，成为腹内斜肌的主要血供来源，作为肌肉移植的吻接血管（图 52-51，图 52-52）。

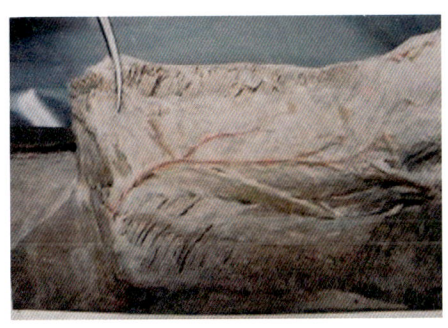

图 52-51 尸体解剖发现旋髂深动脉的分支供养腹内斜肌

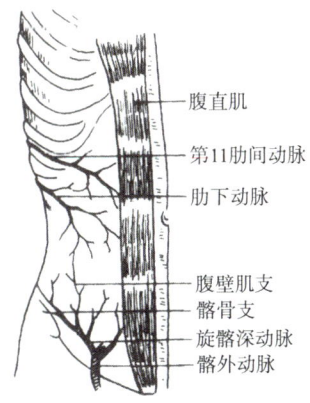

图 52-52 第 11 肋间动脉、肋下动脉和旋髂深动脉的腹壁肌支分布图

旋髂深动脉多起于髂外动脉，少数起于腹股沟韧带下方的股动脉。旋髂深静脉主干是由伴行于旋髂深动脉上下方的两条静脉汇合而成的，全部注入髂外静脉。旋髂深动脉分为两段，即腹股沟段和髂嵴段，从髂外动脉发出后，沿腹股沟韧带向外侧走行，在距起点大约3.5cm处，通常有2~4个分支，向上走行于腹内斜肌和腹横肌之间，其中一支粗大的、行程最长的分支称为腹壁肌支或升支，或称为腹壁外侧动脉。另一个终末支穿经腹横筋膜至髂前上棘，向后内方沿髂嵴内侧发出分支，滋养骨膜、髂骨和髂肌，称为髂骨支。腹壁肌支主要供养腹壁肌肉及皮肤，并且与下位肋间动脉、肋下动脉以及腰动脉的分支吻合。腹壁肌支起点的口径为2.0mm左右，伴行静脉的口径为2.2mm左右，其长度大约6.5cm。

腹内斜肌有多神经支配，一般接受第10、11肋间神经和肋下神经的运动支支配。这些神经均有肌支分布于肌肉不同部位的肌纤维处，这就有可能做到将腹内斜肌瓣剪裁成不同方向的肌束而不失神经支配。

腹内斜肌血供来源于第10、11肋间动脉、肋下动脉和旋髂深动脉的腹壁肌支，呈节段性分布，制成多个方位肌束的肌瓣时，每个肌束均能获得来自不同动脉或吻合支的血供，为肌束移植后的成活提供保障。

腹内斜肌是扁肌，移植到面部并不显得过分臃肿。

在切取腹内斜肌瓣的同时也要切取第11肋间神经血管、肋下神经血管和旋髂深动静脉的腹壁肌支，剩下的腹内斜肌、腹横肌、腹直肌和腹膜，还有旋髂深动脉的其他肌支和肋间动脉的吻合支来供血，不至于发生缺血性坏死，也不会引起严重的功能障碍和并发症。

选择腹内斜肌瓣移植，在手术中患者可采取平卧位，肌瓣切取和受区准备两个手术小组可同时操作，术中不必改变患者体位，减少手术中的麻烦，缩短手术时间。

三 适应证

同超长蒂吻合血管神经的节段性背阔肌瓣移植术。

四 手术要点

患者取平卧位，气管内麻醉。手术分成两组同时进行，一组在供区切取腹内斜肌瓣。另一组在受区解剖健侧面神经的上颊支和颧支的分支，患侧分离移植床，解剖颞浅动静脉并准备在显微镜下吻合移植时间和血管。

（一）切取腹内斜肌瓣

1. 切口　在第11肋骨下缘与腋后线的交界处，向前下腹部正中相当于髂前上棘水平，做大约30cm长的S形切口（图52-53）。

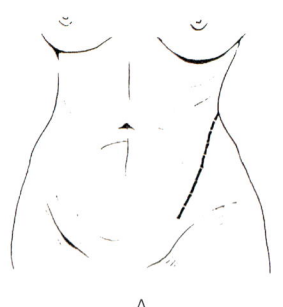
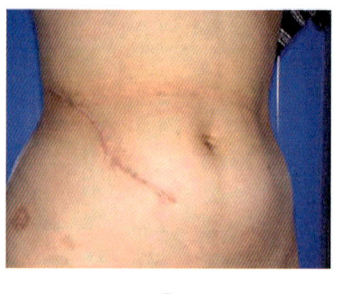

图 52-53　腹内斜肌瓣腹壁切口设计
A. 切口设计（林晓曦绘图）　B. 手术后腹部切口瘢痕

2. 显露腹内斜肌　沿切口线切开皮肤达腹外斜肌筋膜表面，将皮肤向两侧分离，暴露腹外斜肌，按照腹外斜肌肌束的走行方向，从肌束筋膜间打开腹外斜肌，显露出肌纤维方向与之垂直的腹内斜肌，用拉钩牵开腹外斜肌，尽量充分暴露腹内斜肌。

3. 解剖神经、血管　在腹直肌外侧缘垂直切开腹内斜肌的边缘，显露腹横肌肌膜，沿腹横肌肌膜表面分离腹内斜肌，一定要将肌筋膜带在腹内斜肌的内侧面，肋间神经血管束、肋下神经血管束和旋髂深动静脉都走行于肌筋膜，以确保不损伤神经血管。在距腹内斜肌内侧缘大约5.5cm处可以见到旋髂深动静脉，其上方即第11肋间神经血管束，外侧有肋下神经血管束，按照术前设计的肌瓣大小，把肌瓣水平剪裁并保留神经-血管的联系，宽度一般为3~6cm，解剖肋间神经血管束和肋下神经血管束至长度为12~14cm，分离旋髂深动脉的腹壁肌支至旋髂深动脉干处。切取长度为10cm左右的肌瓣，将肌瓣完全游离并准备断蒂（图52-54）。

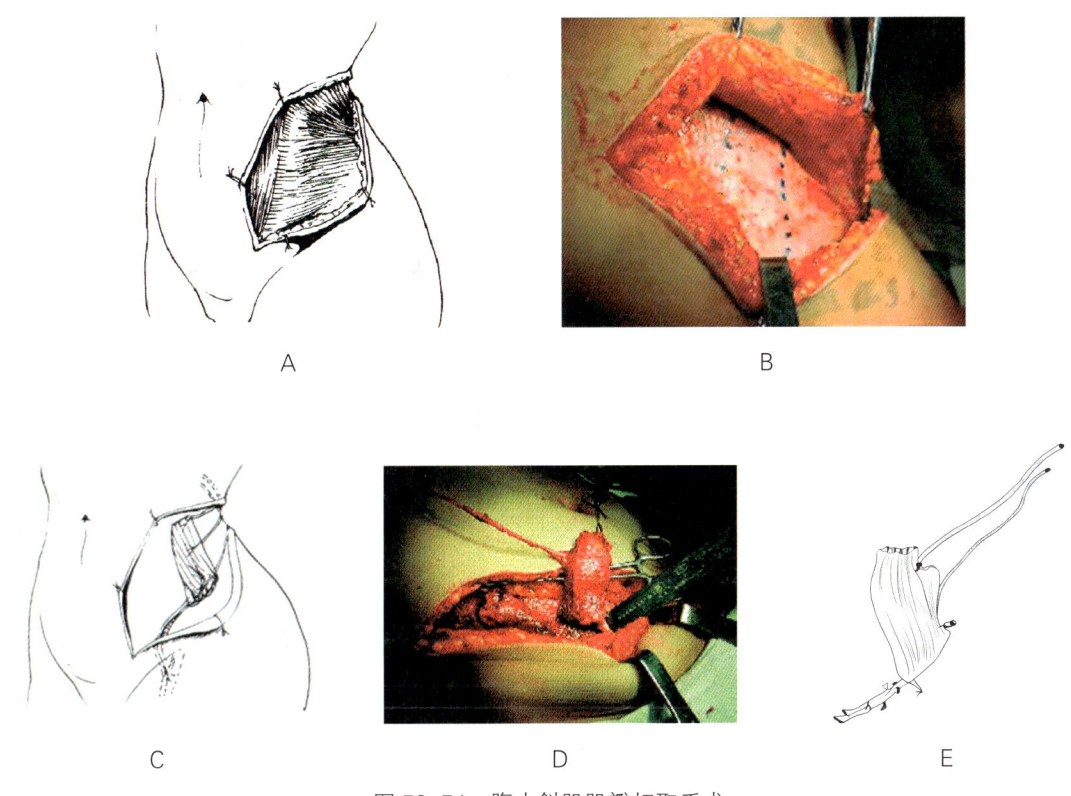

图52-54　腹内斜肌肌瓣切取手术

A. 暴露腹内斜肌示意图　B. 掀起腹壁皮瓣，暴露腹外斜肌筋膜，设计腹外斜肌筋膜切口　C. 肌瓣示意图　D. 腹内斜肌肌瓣切取完成，准备移植前　E. 多神经蒂腹内斜肌肌瓣切取完成后示意图，肌瓣上方为两条肋间神经，下方为旋髂深动脉

（二）受区的准备

1. 切口　双侧耳前面部除皱切口。

2. 解剖健侧面神经　同超长蒂吻合血管神经的节段性背阔肌瓣移植术，显露面神经的上、下颊支和颧支及其吻合支，切断吻合支备用，作为移植肌瓣的吻接神经。

3. 分离患侧移植床　在腮腺筋膜浅面分离，上界达到颞浅筋膜，前方到下睑内眦的外侧，暴露患侧眼轮匝肌、鼻唇沟区的上唇方肌，以及口角的口轮匝肌等，在颧弓上掀起2cm×2cm的骨膜瓣，作为移植肌床的止点。

4. 跨面神经移植上唇隧道制备　用20cm长的细长解剖剪刀在上唇口轮匝肌浅面分离制备皮下隧道，从患侧达到健侧，供肌瓣的神经蒂从隧道中穿过。

5. **患侧面部肌肉移植床血管制备** 在耳前解剖颞浅动、静脉，使颞浅动、静脉完全游离，作为受区的吻合血管。也可以选择患侧面动、静脉作为受区血管，如何选择受区血管应根据旋髂深动脉腹壁肌支在肌瓣的位置而定。

6. **多神经血管蒂的腹内斜肌瓣的制备** 将游离的肌瓣内侧缘按照肌束的走行方向分离为上、中、下三束，分离深度不超过2.0cm，避免损伤神经、血管的入肌点，按设计切断第11肋间神经、肋下神经和旋髂深动脉腹壁肌支，完全游离腹内斜肌瓣并移植到患侧面部。腹壁缺损用剩余的腹内斜肌进行修补，将缺损部位拉拢缝合，腹外斜肌、皮下组织和皮肤逐层对位缝合（也可运用小片PTFE修复缺损），放置负压引流，腹带加压包扎。

7. **吻合神经血管** 肌瓣移到患侧面部后，先用一条硅橡胶管与两个神经蒂近端的结缔组织缝合，利用硅橡胶管把神经蒂从患侧通过上唇隧道牵到健侧，可避免穿过隧道时损伤神经蒂。固定肌瓣，把腹内斜肌瓣的外侧端固定于颧弓及颞浅筋膜，肌瓣的内侧缘分成三束，上束固定于下睑眼轮匝肌，中束固定于上唇口轮匝肌和鼻唇沟，下束固定于下唇口轮匝肌和口角。将旋髂深动脉腹壁肌支与患侧颞浅动脉或面动脉吻合，伴行静脉与颞浅静脉吻合，第11肋间神经与健侧面神经颧支的分支吻合，肋下神经与健侧面神经颊支的分支吻合（图52-55）。

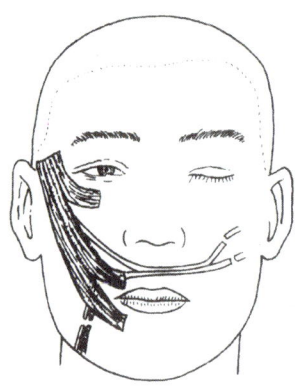

图52-55 将腹内斜肌瓣分成三束，第11肋间神经、肋下神经分别与健侧面神经颧、颊支的分支吻合，旋髂深动脉腹壁肌支与患侧面动脉吻合

8. **皮肤提紧** 面瘫后患侧皮肤、皮下组织常常松弛，缝合创口前可以切除多余的皮肤，把面部皮肤提紧，以矫正面部皮肤松坠畸形。

9. **关闭创口** 冲洗创口，双侧面部皮肤逐层对位缝合，放置引流，包扎创口（图52-56～图52-58）。

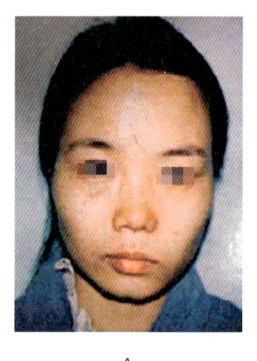 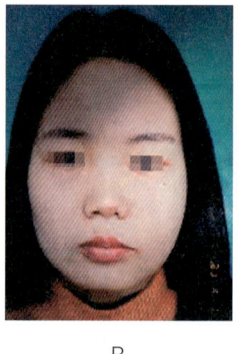 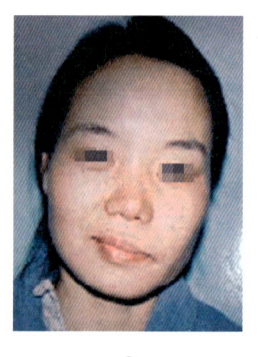 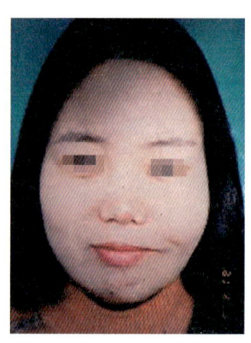

A　　　　　　　B　　　　　　　C　　　　　　　D

图52-56 27岁女性，Bell面瘫20年，经腹内斜肌移植治疗，手术前和手术后1年

第五十二章 | 面神经瘫痪

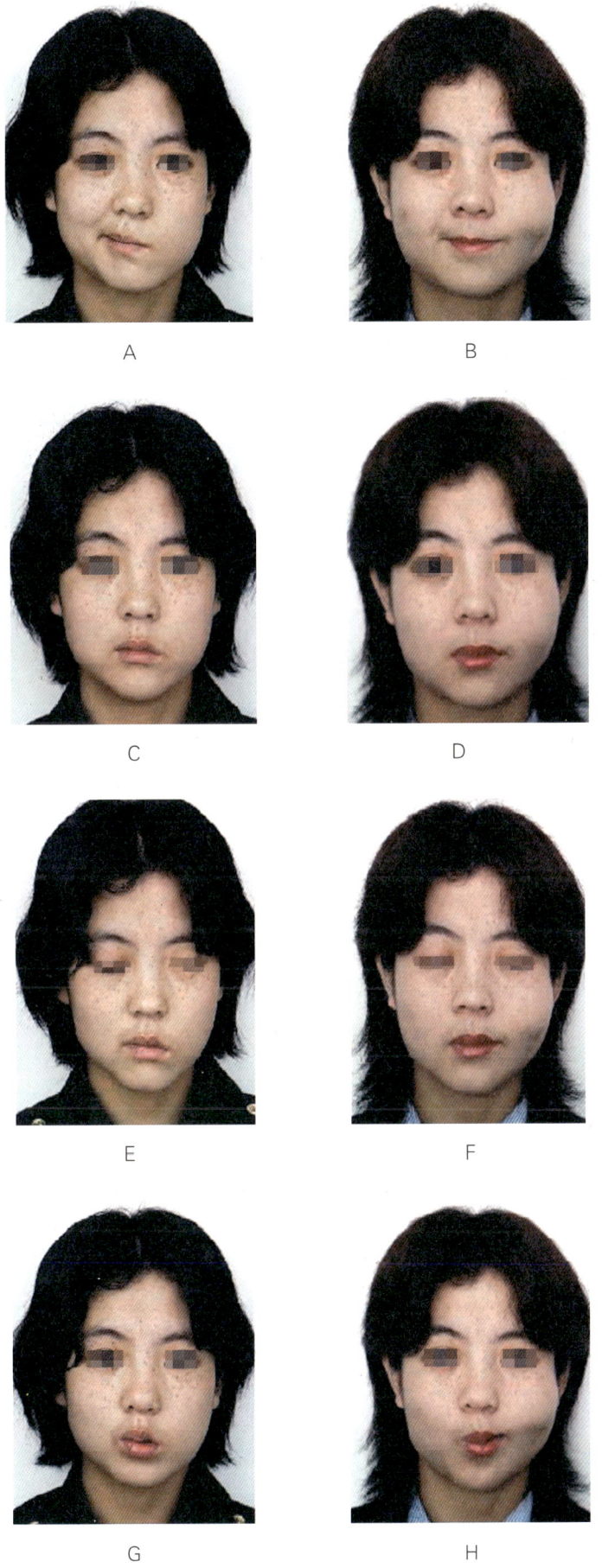

1871

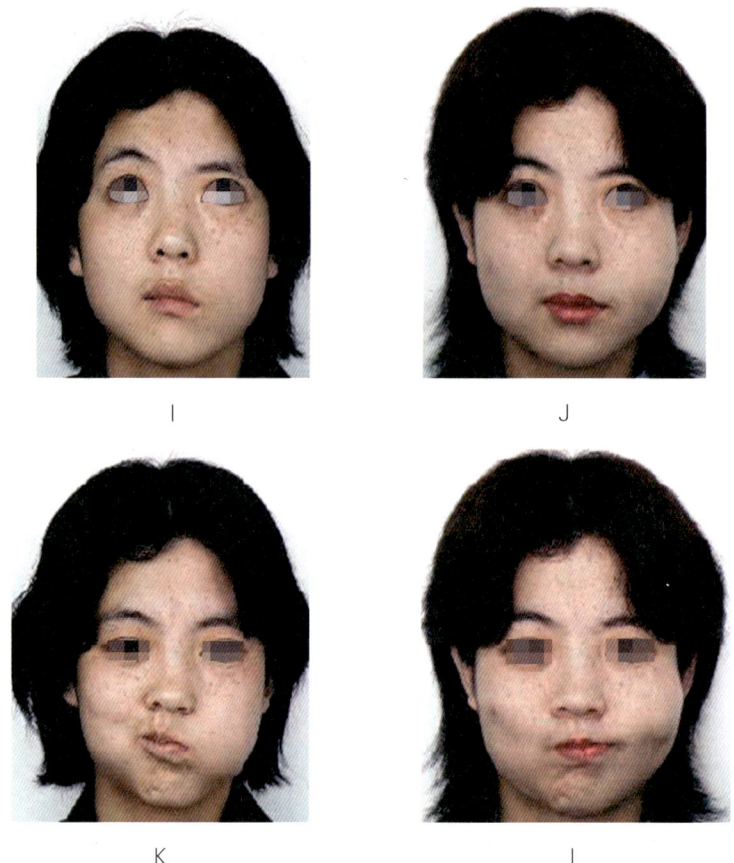

图 52-57 女性 26 岁,左侧听神经瘤切除术后面瘫 3 年(图 A、C、E、G、I、K),经腹内斜肌瓣移植修复面瘫手术后 1 年随访(图 B、D、F、H、J、L)

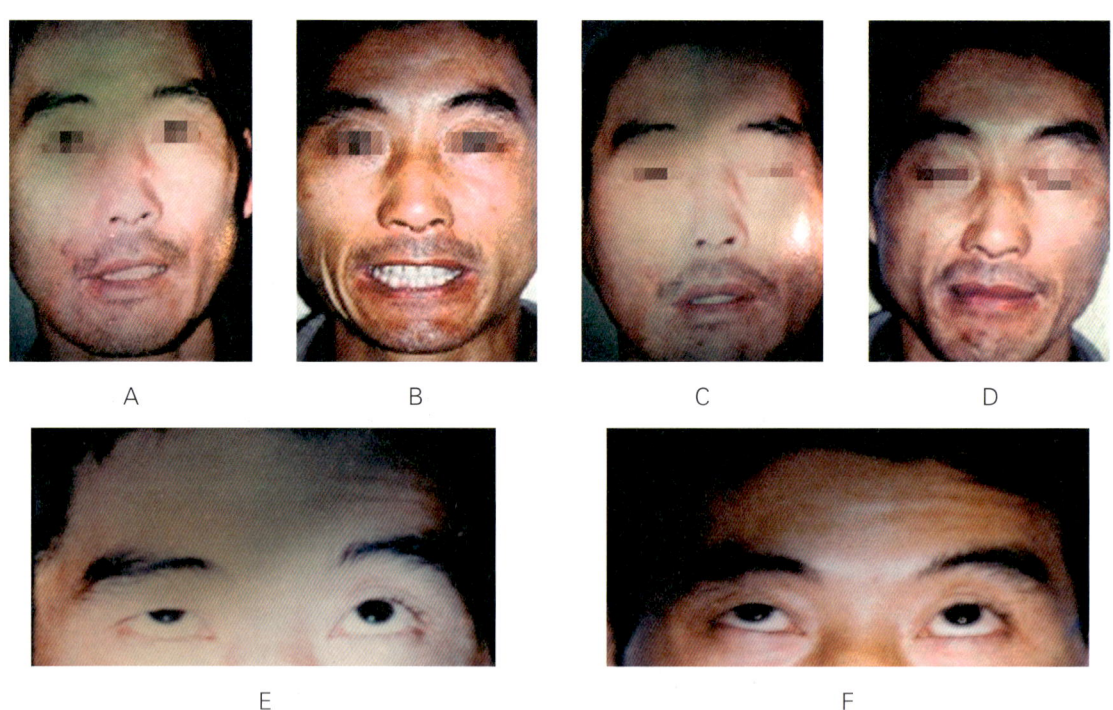

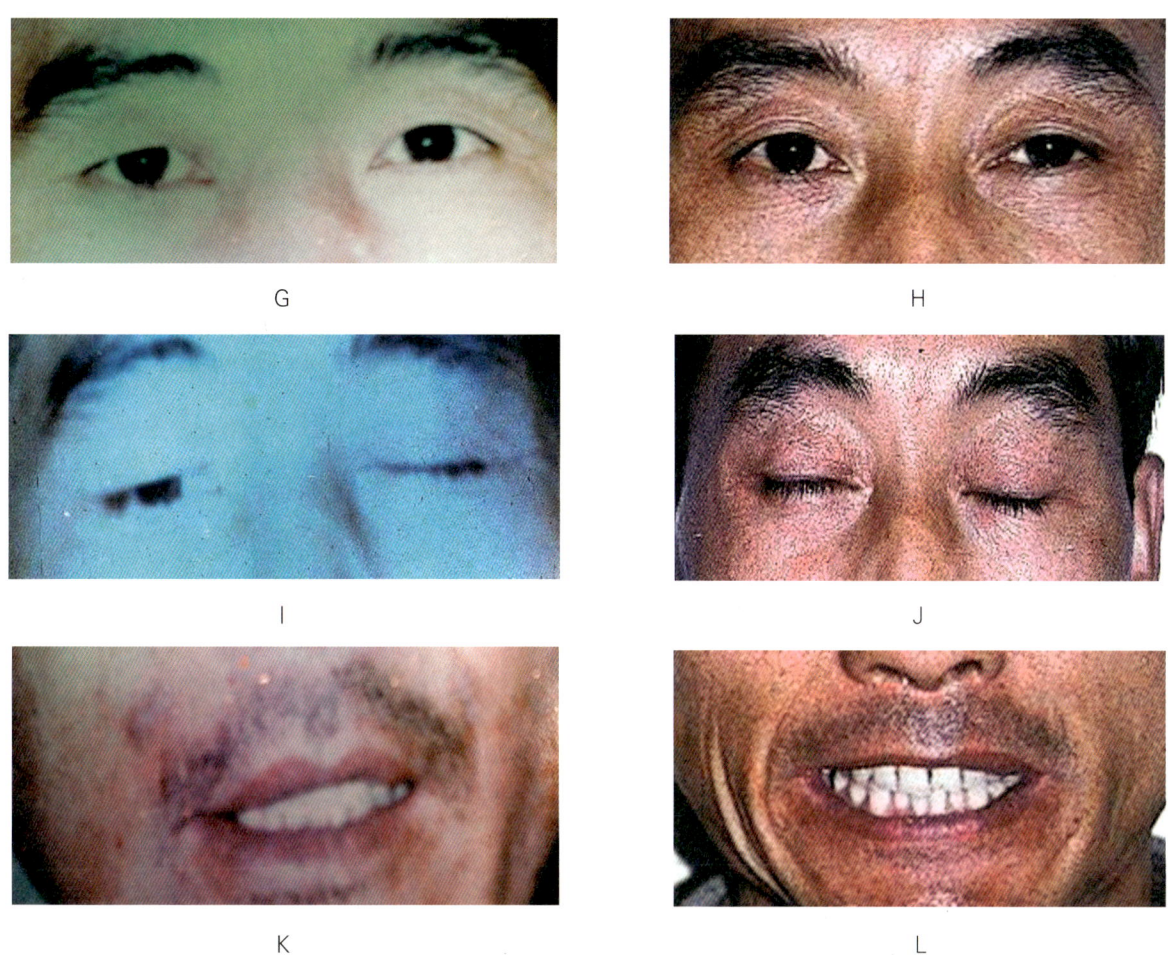

图 52-58　男性，52 岁，右侧 Bell 面瘫 30 年，采用腹内斜肌移植术前和术后 2 年
A、C. 术前　B、D. 术后　E. 术前抬眉　F. 术后抬眉　G. 术前睁眼　H. 术后睁眼　I. 术前闭眼　J. 术后闭眼　K. 术前露齿　L. 术后露齿

（王炜　祁佐良　林晓曦　王炜*）
*该王炜于 1995 年进入上海第九人民医院

第十四节　面瘫整形治疗的历史和展望

　　1829 年，英国学者 Charles Bell 首次发表了面神经支配面部表情肌活动的重要论著，奠定了面神经损伤后外科修复的理论基础。1879 年，德国的 Drobnik 第一次成功地将患者的面神经和副神经吻合，并取得了疗效。其后，Balance 和 Manasse 各自报道了基于动物实验的其他脑神经转位吻合面神经的技术，如舌下和舌咽神经。其中，舌下神经转位手术成为面神经近端损伤修复的主要手术方式。由于全舌下神经转位术会带来患舌萎缩、言语进食不便、面肌的大块联动，因此，部分舌下神经转位术逐渐被临床医师采用。Terzis 的临床研究表明，切取 40% 左右的舌下神经作为供体神经可以达到功能与术后副作用之间的良好平衡。1978 年，Spira 首次报道了咬肌神经面神经吻合来重建面部表情的病例。2004 年，Klebuc 的临床病例回顾研究发现咬肌神经具有术后恢复迅速、疗效可靠、副作用小的特点。相比部分舌下神经转位手术，咬肌神经具有更为可靠的疗效、

更小的损伤的优点。不过，和其他的神经转位手术一样，并不能使患者获得自主、随意的表情运动。为了获得和健侧同步协调的笑容，1971年，Scaramella报道了第一例应用跨面神经移植修复听神经瘤术后面神经近端缺损的患者，随后这项技术被Smith、Anderl等推广。但由于健侧能够作为供体神经的来源有限，这一术式效果并不稳定。为克服这一问题，Terzis于1984年将其和舌下神经转位术一同应用于面神经近端缺损的患者，即Babysitter舌下神经寄养手术。术后患侧肌力明显改善。近年来，咬肌神经逐渐开始取代舌下神经，作为一种新的神经供源。2013年，Ferrari报道了新的Babysitter咬肌神经寄养术式，即应用咬肌神经结合跨面神经移植一期修复近端面神经缺损。两者的结合能够带来双重的疗效：在咬肌神经给瘫痪面肌带来了迅速可靠的恢复和有力收缩的同时，跨面神经移植使瘫痪面肌具有同步协调的收缩能力。这使以往极具挑战性的颅内段面神经损伤的患者有可能稳定可靠地获得最接近正常的面部表情。

面瘫整形修复治疗中除了上述针对早期面瘫患者的面神经功能重建手术外，还有另一大类的治疗，即晚期的面肌功能重建手术，包括非生理性重建和生理性重建两大类。

非生理性的功能重建以颞肌瓣手术为代表。1934年，Gillies首先将颞窝的整块颞肌瓣翻转，并用筋膜延长后和口角固定，使患者可以进行咬牙微笑。1953年，McLaughlin则将止于下颌骨喙突的颞肌腱剥离后借助于肌腱的延长和口角相连。其后，1997年，Labbe进一步改进，将整块颞肌瓣在颞窝和喙突的起止点都剥离后下移，使颞肌腱可以直接固定到口角，取得了不错的疗效。几乎同时，Zuker、Terzis各自用中1/3的颞肌瓣翻转手术来改善面瘫患者的口角活动，取得了满意的效果。

Harii于1976年完成了第一例颞深神经支配下的游离股薄肌瓣移植，并于1979年报道了两期的跨面神经移植支配的股薄肌瓣游离移植术。这代表了生理性面瘫功能重建的开端。随后众多的学者将这方法加以改进，成为目前晚期面瘫重建的代表性手术之一。1986年，王炜首先将超长蒂的游离背阔肌瓣用于一期修复晚期面瘫并取得了成功。这使患者可以在更短的时间内得到功能恢复。1997年，他和祁佐良又发表了多神经蒂的腹内斜肌瓣游离移植手术一期修复晚期面瘫。这一手术可以同时修复眼周和口周两个功能区。近年来，一些学者尝试将咬肌神经和跨面神经移植相结合，双重支配游离移植的肌肉，以获得更为可靠、稳定的疗效。

展望：在周围性面瘫诊疗180多年的发展历史中，周围性面瘫在临床诊疗尤其是手术治疗方法方面有了大量积累，有必要对此进行思考和新的展望。

首先，周围性面瘫作为一类疾病涉及神经内科、神经外科、耳鼻喉科、口腔外科、整形外科，甚至是精神病学等多个学科。随着对周围性面瘫认识的深入和临床诊疗的成熟，有必要在条件成熟的情况下建立多学科合作的面瘫诊疗中心，构建标准化的面瘫诊疗体系，从而使不同疾病阶段的患者能够得到及时和恰当的治疗和处理，并适时获得必要的心理引导和治疗。

其次，通过建立患者的大样本信息库来帮助建立标准化的面瘫诊疗体系。临床上针对面瘫患者的功能重建，手术方案的选择是否只取决于术者的手术技能和经验？何种方案更为合适？还有如何更加准确地判断面神经的损伤情况（即损伤的面神经是否还具备自行恢复再生的能力，以及瘫痪的面肌是否有可能通过再神经化而获得功能的重建）？对于这些问题，就需要利用患者病史、查体信息、电生理检查、术中快速形态学等信息，建立准确、客观、量化的术前和术后的神经、肌肉功能评估，并进行相关参数与神经再生能力的相关性分析研究，用数据分析来回答。

还有，生理性的修复重建技术还将进一步发展，如双重神经的支配、更薄和更小的肌瓣，以及多神经蒂肌瓣的应用等。通过特殊的染色了解肌肉内神经血管束的分布，以及利用三维影像分析使肌肉内血管神经束的解剖变得更加直观，以便于手术的设计。此外，一些新技术，如神经导管、生物胶水等，使神经再生的效率得到更好的提高。

另外，随着组织工程技术的发展，有望在未来实现组织工程神经替代自体神经桥接，从而避免供区神经的二次损伤；或者通过电子芯片以及计算机科学的进步和人造肌肉的研发，利用采集到的健侧生物电信号,传递给患侧的人造肌肉并使其同步收缩。这些新技术的发展有可能在根本上颠覆现有的整形外科技术,给患者带来真正无损的创伤修复!

(王炜* 胡琼华)

*该王炜于1995年进入上海第九人民医院

参考文献

[1] 曹谊林,张涤生,王德昭,等. 吻合血管神经的游离胸小肌移植治疗晚期面瘫[J]. 中华整形烧伤外科杂志,1990,6(3):182-184,243.

[2] 祁佐良,王炜,徐达传,等. 多血管神经蒂腹内斜肌瓣修复面瘫的应用解剖[J]. 中国临床解剖学杂志,1997,15(4):16-19.

[3] 王炜,张涤生. 跨面吻合血管神经的背阔肌移植一期治疗面神经瘫痪[J]. 中华显微外科杂志,1989,12(3):155-158.

[4] 王炜,苗华. 超长蒂节段肌瓣移植Ⅰ期治疗晚期面神经瘫痪[J]. 中华医学杂志,1992,72(11):680-682.

[5] 王炜,祁佐良. 面神经瘫痪外科治疗301例回顾[J]. 中华整形烧伤外科杂志,1997,13(6):439-442.

[6] 骆泉丰,李秀娥,龚祖埙. 三叉神经对去运动神经支配面肌肌萎缩的影响[J]. 生理学报,2002,54(2):94-98.

[7] 迟放鲁. 面神经疾病[M]. 上海:上海科学技术出版社,2007.

[8] 王炜,杨川. 胸锁乳突肌瓣转位修复晚期面瘫的疗效评价[J]. 上海第二医科大学学报,2004,24(8):612-614.

[9] 王炜,祁佐良,林晓曦,等. 腹内斜肌游离肌瓣移植一期治疗晚期面瘫[J]. 中华整形外科杂志,2001,17(3):161-163.

[10] Wang W,Qi Z,Lin X,et al. Neurovascular musculus obliquus internus abdominis flap free transfer for facial reanimation in a single stage[J]. Plast Reconstr Surg,2002,110:1430-1440.

[11] Thompson N. Autogenous free grafts of skeletal muscle. A preliminary experimental and clinical study[J]. Plast Reconstr Surg,1971,48:11-27.

[12] Anderl H. Reconstruction of the face through cross-face-nerve transplantation in facial paralysis[J]. Eur J Plast Surg,1973,2(1):17-45.

[13] Mayou B J,Watson J S,Harrison D H,et al. Free microvascular and microneural transfer of the extensor digitorum brevis muscle for the treatment of unilateral facial palsy[J]. Br J Plast Surg,1981,34(3):362-367.

[14] O'Brien B M,Franklin J D,Morrison W A. Cross-facial nerve grafts and microneurovascular free muscle transfer for long established facial palsy[J]. Br J Plast Surg,1980,33:202-215.

[15] Wang W,Yang C,Hussaim K,et al. Facial reanimation with a single-stage free transfer of split and segmental latissimus dorsi flap[J]. J Shanghai Second Medical University,1994,8(2):7-13.

[16] Davis R A,Anson B J,Budinger J M,et al. Surgical anatomy of the facial nerve and parotid gland based upon a study of 350 cervicofacial halves[J]. Surg Gynecol Obstet,1956,102:385-412.

[17] Alghoul M,Bitik O,McBride J,et al. Relationship of the zygomatic facial nerve to the retaining ligaments of the face: the Sub-SMAS danger zone[J]. Plast Reconstr Surg,2013,131:245.

[18] Dorafshar A H,Borsuk D E,Bojovic B,et al. Surface anatomy of the middle division of the facial nerve: Zuker's point[J]. Plast Reconstr Surg,2013,131(2):253-257.

[19] May M,Schaitkin B M. The facial nerve[M]. 2nd edition. New York:Thieme Medical Publishers,2000.

[20] Tzafetta K,Terzis J K. Essays on the facial nerve: Part I. Microanatomy[J]. Plast Reconstr Surg,2010,125:879-889.

[21] Chen G, Yang X, Wang W, et al. Mini-temporalis transposition: a less invasive procedure of smile restoration for long-standing incomplete facial paralysis[J]. J Craniofac Surg, 2015, 26(2):518-521.

[22] Morales-Chávez M, Ortiz-Rincones M A, Suárez-Gorrin F. Surgical techniques for smile restoration in patients with Möbius syndrome[J]. J Clin Exp Dent, 2013, 5(4):e203-e207.

[23] Hontanilla B, Rodriguez-Losada G. Bilateral reconstruction of smile through muscular transplants neurotized to masseter nerves[J]. J Craniofac Surg, 2011, 22(3):1099-1100.

[24] Hontanilla B, Aubá C. Smile reconstruction through bilateral muscular transplants neurotized by hypoglossal nerves[J]. J Craniofac Surg, 2011, 22(3): 845-847.

[25] Terzis J K, Tzafetta K. The "babysitter" procedure: minihypoglossal to facial nerve transfer and cross-facial nerve grafting[J]. Plast Reconstr Surg, 2009, 123(3):865-876.

[26] Harrison D H. The pectoralis minor vascularized muscle graft for the treatment of unilateral facial palsy[J]. Plast Reconstr Surg, 1985, 75(2):206-216.

[27] Terzis J K, Manktelow R T. Pectoralis minor: a new concept in facial reanimation[J]. Plast Surg Forum, 1982, 5:106-110.

[28] Kurita M, Takushima A, Momosawa A, et al. Impairment of the brachial plexus after harvest of the latissimus dorsimuscle for reanimation of a paralysed face[J]. Scand J Plast Reconstr Surg Hand Surg, 2007, 41(5):236-242.

[29] Guerreschi P, Labbe D. Lengthening temporalis myoplasty: a surgical tool for dynamic labialcommissure reanimation[J]. Facial Plast Surg, 2015, 31(2):123-127.

[30] Ibrahim A M, Rabie A N, Kim P S, et al. Static treatment modalities in facial paralysis: a review[J]. J Reconstr Microsurg, 2013, 29(4):223-232.

[31] Choo P H, Carter S R, Seiff S R. Upper eyelid gold weight implantation in the Asian patient with facialparalysis[J]. Plast Reconstr Surg, 2000, 105(3):853-859.

[32] Frey M, Giovanoli P, Tzou C H, et al. Dynamic reconstruction of eye closure by muscle transposition or functional muscle transplantation in facial palsy[J]. Plast Reconstr Surg, 2004, 114(4):865-875.

[33] Toffola E D, Furini F, Redaelli C, et al. Evaluation and treatment of synkinesis with botulinum toxin followingfacial nerve palsy[J]. Disabil Rehabil, 2010, 32(17):1414-1418.

[34] Diamond M, Wartmann C T, Tubbs R S, et al. Peripheral facial nerve communications and their clinical implications[J]. Clin Anat, 2011, 24(1):10-18.

[35] Bianchi B, Ferri A, Ferrari S, et al. Cross-facial nerve graft and masseteric nerve cooptation for one-stage facial reanimation: principles, indications, and surgical procedure[J]. Head Neck, 2014, 36(2):235-240.

[36] Terzis J K, Olivares F S. Use of mini-temporalis transposition to improve free muscle outcomes for smile[J]. Plast Reconstr Surg, 2008, 122(6):1723-1732.

[37] Harii K, Ohmori K, Torii S. Free gracilis muscle transplantation, with microneurovascular anastomoses for the treatment of facial paralysis. A preliminary report[J]. Plast Reconstr Surg, 1976, 57(2):133-143.

第五十三章 食管狭窄和缺损

第一节 食管狭窄及缺损的整形修复概论

食管狭窄是指由于各种原因引起的食管腔变小致食物通过障碍，包括食管良性狭窄与恶性狭窄。引起食管良性狭窄的原因有强酸、强碱等引起的化学灼伤，异物压迫食管及其他外伤导致，头颈肿瘤放疗后，各种肿瘤术后食管胃、食管肠吻合口的纤维瘢痕狭窄等。引起食管恶性狭窄的原因有食管癌、下咽癌、贲门癌、肺癌侵犯纵隔或淋巴结转移压迫或侵犯食管等。食管术后吻合口的纤维瘢痕狭窄及变小者采用扩张法与食管覆膜支架大多可获成功，无效者则需手术治疗。吻合口良性狭窄的手术治疗方法有：①局部成形术。适于扩张治疗失败后首次行手术治疗者。即在全麻下插入食管镜达食管狭窄处，切开狭窄及其上、下方各1.5cm左右，然后横向缝合食管壁。②局部组织瓣修复法。上述方法治疗失败后需再次行吻合口成形术者，用临近颈阔肌皮瓣、胸锁乳突肌锁骨膜瓣、胸大肌皮瓣或游离空肠襻补片移植修复。③游离空肠食管重建法。适于除吻合口狭窄外尚伴喉黏膜严重损伤者。④带蒂结肠食管重建法。适于放射性狭窄患者局部成形术失败，颈部软组织放射性损伤严重，局部组织瓣和血管条件欠佳者。对于颈胸段食管大面积的良性狭窄，需用管状胃、结肠、空肠等代食管修复；对于不能手术的食管癌性狭窄，可用食管覆膜支架姑息治疗，解除梗阻。

食管缺损是指食管癌、喉癌等广泛切除后，或食管修复术后肌皮瓣、胃肠管坏死后，或食管化学灼伤、其他外伤所造成的食管缺损。食管缺损分为食管壁部分缺损与食管全周缺损。对于小面积的食管壁部分缺损，采用临近位置肌皮瓣、游离皮瓣、游离空肠襻补片移植修复；对于颈部小面积的食管全周缺损，可采用游离空肠血管吻合技术，或肌皮瓣塑形成管状修复；对于颈胸联合食管缺损，则需采用管状胃、结肠、空肠代食管修复。

一、修复与再造的方法分类

对于食管狭窄及缺损的修复与再造，有以下几种治疗方法可供选择。

（一）胃肠管带蒂上移食管再造

1. **管状胃代食管** 管状胃是保留胃网膜右动静脉，保留或切断胃右动静脉，沿胃小弯侧将胃裁剪成3~5cm的管状胃。因为管状胃增加了原主胃的长度，血运好，分泌胃酸减少，经食管床上提时对心、肺影响小等优点，目前已经取代了原来的全胃代食管。一般适用于单纯胸段食管癌、颈胸段的多源性食管癌的切除术后食管缺损，以及化学灼伤后食管狭窄的食管再造。

2. 结肠代食管　一般适合化学性烧伤后及其他外伤后引起的食管良性狭窄，特别适合儿童患者；既往有胃大部分切除术后合并食管癌患者。

3. 空肠代食管　一般上述两种方法不适用时再采用该法。因空肠的血管短且细小，距肠管边缘较远，解剖变异较多，因此难以提供长段空肠移植时所需要的血管弓。空肠屈曲时，伸展性差，高位移植可导致末段肠管坏死。所以单纯带蒂空肠代食管手术的临床应用受到一定程度的限制，多需显微血管吻合技术。

（二）游离胃肠管移植食管再造

单纯颈段食管缺损或颈胸段食管缺损，采用常规的胃肠管带蒂移植无法达到再造食管的长度时，或是常规的胃肠管带蒂移植失败后，可采用显微外科技术的胃肠管游离移植，最常用的是空肠游离移植，以达到食管再造的目的。

（三）岛状肌皮瓣移植食管再造

颈段食管缺损或狭窄，可选用岛状胸大肌肌皮瓣、颈阔肌肌皮瓣、颏下岛状皮瓣、背阔肌肌皮瓣、游离股前外侧肌皮瓣、岛状腹直肌肌皮瓣移植，卷制成管状，进行食管再造或食管狭窄的修复。

（四）游离皮瓣移植食管再造

采用显微外科吻合血管技术应用前臂游离皮瓣，游离股前外侧肌皮瓣，足背游离皮瓣移植卷制成管状，可达到小范围食管狭窄及缺损再造的目的。

（五）皮管或局部皮瓣移植食管再造

这是20世纪五六十年代整形外科医师所采用的食管再造的手术方法，目前已很少采用。由于显微外科技术的发展，当前几种手术方法无法选择时，可选用局部皮瓣移植食管再造，如胸肩峰皮瓣移植、胸锁乳突肌肌皮瓣移植食管再造等。

二　游离胃肠管移植食管再造的种类

随着显微外科血管吻合技术的发展，游离胃肠管移植食管再造是一种成功率较高的手术方法，现普遍应用于临床，其使用灵活性较大，可采用以下方法：

1. 游离空肠移植咽腔或食管再造。
2. 远端空肠带蒂、近端空肠血管吻合食管再造。
3. 游离空肠襻补片移植食管再造或咽腔再造。
4. 游离回肠移植咽腔或食管再造。
5. 游离乙状结肠移植咽腔或食管再造。
6. 游离结肠移植咽腔或食管再造。
7. 游离胃窦部移植咽腔或食管再造。

三　颈段食管狭窄及缺损的修复

（一）游离空肠移植或游离空肠襻移植食管再造

游离空肠作血管吻合移植术是指用一段空肠连同血管移植至新的部位，以替代食管的缺损。

1. 适应证　咽部恶性肿瘤切除后咽腔缺损、颈部食管癌切除后颈部食管缺损、食管癌结肠或胃上移代食管远端坏死、食管化学灼伤后高位食管狭窄、颈段食管闭锁、喉与甲状腺恶性肿瘤累及下咽及食管切除后。

2. 禁忌证　①颈动脉粥样硬化；②腹部有手术史，且有严重腹腔粘连者，使受区血管选择有困难者。

3. 术前准备　①术前做X线、CT检查，了解食管狭窄或缺损的范围及部位；②通过胃造瘘维持患者喂养，患者营养状况良好，没有贫血，血浆蛋白正常；③没有心、肝、肾等器官的器质性病变；④肿瘤患者近期没有转移与复发迹象；⑤术前3天肠道准备，进无渣流质饮食3天，给予肠道消毒药物3天，清洁肠道2天，禁止吸烟至少2周。

4. 手术方法　分颈胸、腹部两组同时进行。

颈胸组按常规行左颈部胸锁乳突肌前缘切口，游离食管肿瘤或病变部位进行切除。在颈部，选择受区动、静脉血管以供吻合用。最后清理出1条小动脉和2条小静脉，以甲状腺上动脉或颈横动脉和颈外静脉为最佳。但也可视具体情况选择其他血管，如甲状腺下动脉、颌下动脉以及面静脉、甲状腺中静脉或颈横静脉等。

腹部组做上腹部正中切口，于十二指肠悬韧带下方10cm处，暴露肠系膜动、静脉通往肠段的第1~4血管支。选择一段空肠及营养血管支较多、较粗大的肠段，一般在距十二指肠悬韧带下方20~30cm处，按颈部实际需要移植空肠的长度外加5cm长，绝大多数情况下切取10~15cm游离空肠段。在确定游离空肠段及其肠系膜供区动脉后，于准备切取的空肠段的远、近两端用细丝线各做一个浆肌层缝线作为标记，然后在该段肠襻的肠系膜两侧各做一个相互平行的切口，显露血管弓。腹部组切取、游离空肠段，通常每一段空肠都可切取，但应找血管弓粗大、较少分支和不连续的肠襻。在肠系膜较厚，寻找血管困难时，展开小肠系膜，可在一侧给一个光源，在另一侧可清楚地显示血管。主要的供养动脉及相应的静脉必须靠近肠系膜动脉的主干，以获得适合的口径和长度。比较理想的动、静脉直径应大于2mm。先切断相应支的空肠动脉，将小动脉作显微外科血管吻合技术的修整，要求切缘略斜，断面平整。1分钟后切断并行的静脉支。空肠近端的动、静脉均用微型无损伤血管钳夹住。用无损伤肠钳夹住移植的空肠段，予以切断。因空肠系膜呈扇形，肠管弯曲不能伸直，因此制备肠管的长度应以伸展后肠系膜的长度为准。肠管过长时应予切除，以防肠襻扭曲。立即行空肠、空肠对端吻合。把切取的空肠交颈胸组作移植用。将游离的空肠按肠蠕动方向放置在颈段食管缺损处，测定其血管蒂的长度及与颈部受区小血管之间的距离，如遇有张力，要进行调整，注意游离空肠的血管蒂不能扭曲。将游离空肠适当缝合固定几针。先将食管近侧端（或咽部）及食管远侧断端的后壁分别与游离空肠两侧断端的后壁间断全层内翻缝合，直至全周吻合完毕。然后，在显微外科镜下作空肠静脉与颈外静脉端端吻合，用8~10号显微外科缝线间断缝合，一般10针左右。再用同法吻合空肠动脉与甲状腺上动脉或颈横动脉，若有可能，再吻合一支空肠静脉。血管吻合时，要先吻合静脉后吻合动脉，先吻合位置较深或较困难的血管，后吻合位置较浅或吻合比较容易的血管。血管吻合的方法以端端吻合较为常用。如口径相差过大，不相适应，也可采用端侧吻合法。此时移植空肠的血运立即恢复，颜色转红，动脉支吻合口两端有血管搏动，可见肠蠕动。如果颜色尚暗和肠蠕动较差，可用立体灯光加热，同时检查吻合口血管是否畅通，发现并纠正不畅通的因素，必要时重新吻合。离体肠段可用0.5%新洁尔灭溶液及新霉素溶液作肠腔清洗，但注意不要将肠系膜血管蒂浸泡在上述溶液内，以免造成刺激性损伤。为了使移植空肠段缺血时间缩短，离体肠段的肠腔可不作灌洗处理，立即交给颈胸组作小血管吻合。一般肠管对缺血的耐受性较好，但尽量不超过60分钟。为防止静脉内小血栓形成，也可采用在空肠动脉切断后，静脉未切断前，用微细导管插入移植空肠动脉内，以生理盐水肝素液（10mg/100ml）灌洗，用量一般为20~50ml，然后再阻断静脉并予以切断。此时，移植肠管的微血管网内已不含血液，代之以生理盐水肝素溶液，可防止血管内细小血栓形成。

游离空肠移植完成后，再经患者的鼻腔将胃管插入，通过游离空肠肠腔插至食管上段，以便在术后引流移植空肠内的肠道分泌物与唾液，有利于游离空肠与食管（咽部）吻合口的愈合，减少吻合口并发症的发生。

在关腹之前，远离空肠吻合处做一空肠造瘘，用于术后早期进行肠道内营养，有利于患者术后恢复；如术后颈部游离空肠吻合处发生吻合口瘘或其他并发症而不能经口进食，也可以用空肠造瘘管维持营养。患者在术前有空肠造瘘或胃造瘘管，不再行空肠造瘘术而直接逐层关腹。患者由于其他原因不宜行空肠造瘘术、术前也未行胃造瘘术者，可行胃造瘘术。

空肠游离移植手术后，应按照显微血管外科手术后常规给予抗凝药物7～10天，低分子右旋糖酐500ml，一天2次，静脉滴入；并给予抗血管痉挛药，如丹参注射液4支，加入5%葡萄糖液250ml静滴，一天2次；口服潘生丁25mg，一天3次，阿司匹林0.5g，一天1次；抗凝药物连续使用5天后减量，7～10天停药（图53-1）。

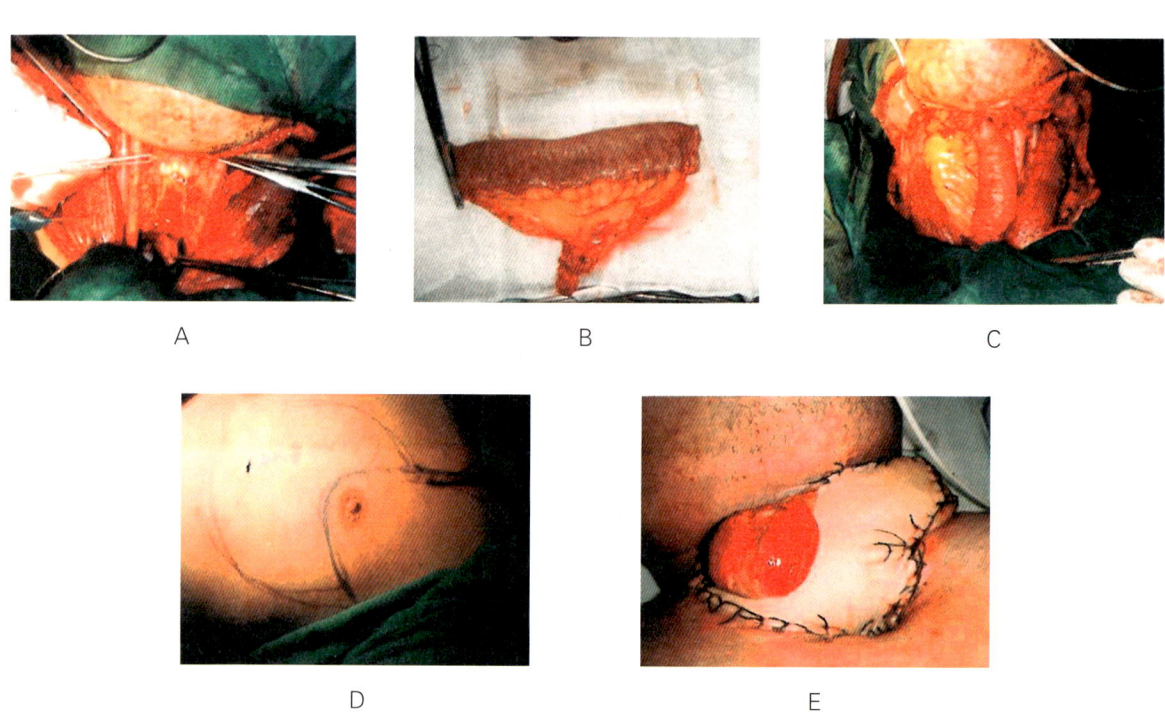

图 53-1 下咽和食管癌食管再造

A. 下咽癌累及食管，切除术后咽部黏膜及部分颈段食管缺损　B. 游离空肠　C. 空肠修复下咽黏膜及食管缺损　D. 胸大肌肌皮瓣制备　E. 观察血供的肠管外置，胸大肌肌皮瓣修补颈部皮肤缺损

（二）肌皮瓣移植食管再造

1. 颈阔肌肌皮瓣修复颈段食管狭窄及缺损　下咽及颈段食管切除后，常用胃、结肠重建食管。采用这些器官重建创伤大、并发症多，对消化道生理功能有一定影响。游离空肠移植重建颈段食管，需显微血管吻合，技术要求高。目前越来越多的学者采用皮瓣或肌皮瓣重建。常用的肌皮瓣有岛状胸大肌肌皮瓣、斜方肌肌皮瓣、背阔肌肌皮瓣等。这些肌皮瓣由于肌质肥厚及需远距离转移，因此多用于修复下咽及颈段食管部分缺损，个别病例用于重建颈段食管全周性缺损。颈阔肌肌皮瓣肌质菲薄，血供丰富，易和深层结构分离，已较多用于口腔及颌面部组织缺损的修复及下咽颈段食管缺损的修复。

（1）应用双侧颈阔肌肌皮瓣重建下咽及颈段食管缺损的优点：①颈阔肌肌皮瓣血供丰富，易和深层结构分离，具有足够的范围和面积。成人颈阔肌肌皮瓣面积约150cm^2，于两侧可分别切取

(3.5~4)cm×(7~10)cm大小的肌皮瓣，足以形成内径约2cm的管状，这是下咽及颈段食管缺损较为理想的重建和修复材料。②颈阔肌肌皮瓣的肌质薄而宽阔，易形成管状，无其他肌皮瓣肉肥厚臃肿的弊端。③该肌皮瓣用于重建下咽及颈段食管缺损时，取材就近方便，操作简单，创伤小，成活率高。④喉切除病例，颈部皮肤可对拢缝合，无须植皮。

（2）手术方法：患者取平卧位，肩部垫高，头偏向右侧，先行左胸锁乳突肌前缘切口探查，如能切除病变，则延长为舌状切口。颈前舌状皮瓣向上游离，分离切断甲状腺峡部，将其牵向两侧并予以保护。游离颈部气管，于喉下正常气管处横断。将消毒的麻醉导管插入远端气管通气。将肿瘤侵及的咽、喉及颈段食管整块切除，并行颈部淋巴结清扫。根据需要于舌状切口两侧分别切取(3~4)cm×(7~10)cm的颈阔肌肌皮瓣。肌皮瓣的内侧及上、下端均切至颈阔肌深面，并游离4~5cm；外侧只切至皮下，向皮瓣侧游离1.5cm。两侧肌皮瓣内侧缘对拢，间断缝合于颈椎前，然后将其外侧缘内翻卷曲，形成管状，其上、下端分别与口底和食管吻合（图53-2）。于皮管内置一略小于皮管内径并超过重建区的圆形医用硅胶支架管，支架管上端缝一根导尿管，经鼻引出固定，再通过支架管插一根鼻胃管以备胃肠减压及早期鼻饲。于皮管两侧分别放置引流，切口皮肤稍加游离后关闭。

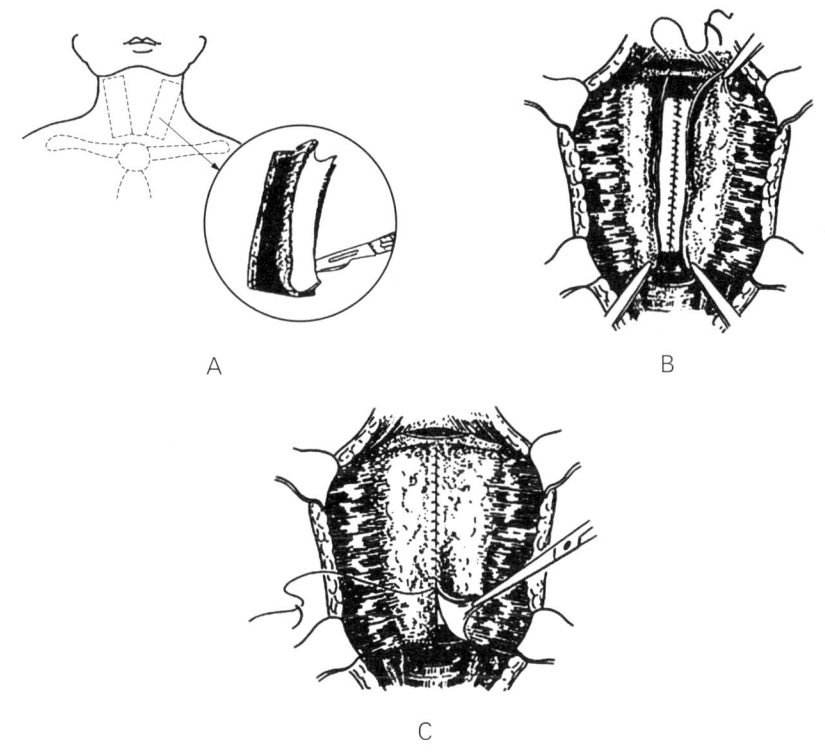

图53-2　颈阔肌肌皮瓣修复颈段食管狭窄及缺损
A. 切取双侧颈阔肌肌皮瓣　B. 双侧肌皮瓣内缘对拢缝合于颈椎前　C. 肌皮瓣缝成管状，上端与口底、下端与食管断端吻合

（3）防治并发症：肌皮瓣坏死是术后最为严重的并发症，导致早期感染和吻合口瘘，严重者可导致全身感染死亡。后期可因吻合口瘘和感染而发生狭窄。吻合口瘘及狭窄是其他肌皮瓣修复或重建食管术后常见的并发症。文献报告，吻合口瘘的发生率高达32%~58%，狭窄的发生率在10%左右。这可能与食管黏膜和皮肤间存在异常愈合过程有关。防止手术并发症的措施：①肌皮瓣切取时注意上端略宽，使形成的皮管略呈喇叭状，皮瓣内切缘及上、下端应切至颈阔肌深面，外切缘则只切至皮下，游离肌皮瓣时注意保护肌蒂及其血供。②重建食管内置一支架管，不仅能预防吻合口狭窄，也能将口腔分泌物引入胃内，缓冲吞咽时高压，对新建肌皮瓣起到良好的保护

作用。③若口底缺损较大，除肌皮瓣上端适当加宽外，尚可做口底部分缝缩。④颈阔肌肌皮瓣重建颈段食管缺损，只适用于病变未超过胸廓入口的病例。

2. 胸大肌肌皮瓣修复颈段食管狭窄及缺损　胸大肌皮瓣是头颈肿瘤术后组织缺损修复最为广泛应用的皮瓣之一。王炜率先于1968年用胸大肌肌皮瓣移植于同侧颞、面部进行缺损修复，1989年又成功应用于食管癌切除后颈部食管再造，肌皮瓣设计宽度为8~10cm，长度可达20cm，足以满足修复头颈部较大缺损的需要。因此，胸大肌肌皮瓣是头颈肿瘤术后缺损与狭窄理想的修复与重建材料。

（1）胸大肌肌皮瓣的适应证：①晚期头颈肿瘤切除后黏膜面和皮肤面同时缺损（洞穿性缺损）需修复者；下咽癌、食管癌切除，食管颈部缺损者；食管术后吻合口狭窄切除，致食管部分或四周缺损者。②头颈肿瘤术后出现大面积咽瘘者；③头颈肿瘤术后放疗后复发者；④双侧颈部皮肤缺损者也可应用双岛状胸大肌肌皮瓣进行修复。

（2）手术操作：术前超声检查，标记胸肩峰动脉胸肌支走行。根据组织缺损的部位及大小设计皮瓣，以同侧胸部的肩峰与剑突连线为轴，设计带血管蒂的岛状皮瓣，画出比颈部黏膜、皮肤缺损面直径大0.5cm的皮岛轮廓，以锁骨中点下2cm为原点，该点与剑突连线构成胸大肌肌皮瓣设计中纵轴，根据缺损范围修复需要，将肌皮瓣设计在纵轴两侧，肌皮瓣的头端与尾端分别长于颈部缺损上缘和下缘至原点的距离1~2cm；切开并划出皮岛周围皮肤，皮岛的上侧、外侧切透皮肤，内侧及下侧切口切透肌肉至肋骨，并用丝线将皮岛皮缘与胸大肌或肌筋膜缝合固定，以免皮肤与肌肉或筋膜分离；从内侧缘和下缘将皮瓣翻起，探查到胸肩峰动脉和伴行静脉后，再从胸大肌的外侧缘进入胸大肌深筋膜的深面，分离并掀起外侧皮瓣，在胸大肌的外侧缘，触到或看到血管束后，以锐性分离和钝性分离，将皮岛及其附着的肌肉自下而上翻起，自原点向下，于血管束两侧适当的部位切开胸大肌，形成皮岛的血管蒂，在锁骨下缘切除肌蒂表面的部分肌肉组织，使该处的肌蒂变薄，肌蒂宽3~4cm；在胸部与颈部术区之间制作皮下隧道，将皮岛经皮下隧道自锁骨上转移至颈部受区。皮瓣的制备及转移过程中保留胸内侧和部分胸外侧神经；维持胸大肌锁骨部完整，根据食管缺损程度决定皮瓣缝合方法。若食管壁部分缺损，则将皮肤与食管余下部分黏膜缝合。若食管四周缺损，则皮肤制成管状与食管上下端缝合。皮管、食管上下端均切成斜面，以防止吻合口狭窄。

（3）胸大肌肌皮瓣的优点：①胸大肌肌皮瓣组织解剖变异小，术中无须改变患者体位；肌皮瓣的皮肤为胸大肌穿出的肌皮动脉供应，为轴形血管，血供可靠，易存活，术后需放疗者可较早进行；较游离皮瓣移植的手术操作相对简便，皮瓣坏死等风险较小；供区可直接缝合关闭。②皮瓣血供丰富，移植后可改善受区局部血运，具有生物清除作用，能够清除创面的坏死组织，适用于术后放疗后复发者。③在提供皮岛的同时，也提供较大体积的肌皮瓣保护颈部大血管，达到结构填充、减少术后外形缺陷，对大范围颈部淋巴结廓清术后的重建尤为重要。

四　游离皮瓣移植食管再造技术

用于食管再造的游离皮瓣应具有薄、无毛、可供皮肤范围广、血管蒂长、血管直径粗等特点。王炜于1980年在无锡梅园《医学百科全书》显微外科编著审稿会上率先提出前臂游离皮瓣作为颈部食管再造，其他皮瓣如股前外侧皮瓣、小腿内侧皮瓣也可应用。如果缺损范围小，足背皮瓣也是良好的供区之一。

（一）前臂桡侧游离皮瓣移植食管再造

1. 操作步骤　以前臂肘横纹中点下方的2.5cm处为一点，在桡动脉腕横纹交叉处另设一点，将两点连线，即桡动脉在前臂的体表投影。皮瓣的大小和形态应根据缺损的范围大小，取上述连线的两侧等分对称设计，也可根据需要选择背侧稍大而掌侧稍小。在进行肿瘤切除术的同时切取前臂桡侧皮瓣，在止血带下进行操作。从皮瓣远心端切开皮肤，在前臂浅筋膜下进行分离，将桡动脉、桡静脉、皮瓣一同翻起，并结扎桡动脉分支。由皮瓣的近中心向肘前窝方向做纵行切口，游离桡侧血管蒂、头静脉后止血。将游离皮瓣置于等渗盐水纱布中备用。皮瓣切下后翻转，制成皮肤向内的皮管，移植至颈部。先吻合静脉后吻合动脉，注意吻合前避免血管扭曲，桡动脉及头静脉与甲状腺上动脉及颈外静脉分别吻合，操作中用肝素盐水不间断冲洗以保持术野清晰，最后皮管与食管残端吻合。术野放置负压引流管，供区创面用腹部全厚皮瓣覆盖，经缝合后加压包扎。其关键是皮瓣的设计，应有足够的宽度（在7～9cm之间），以保证再造食管的口径较大（直径2.5～3cm），防止术后狭窄。应用皮瓣移植时，术前应常规进行Allen试验，以免引起前臂和手部的缺血坏死。

2. 皮瓣优点　带血管的前臂皮瓣属于动脉干网状皮瓣，血管解剖相对稳定，供区功能障碍小，血管恒定、蒂长、口径大，易于吻合，皮瓣薄而柔韧，可以折叠使用，血运丰富，抗感染力强，尤其适用于中等量软组织缺损和口、颊、下咽缺损修复。

3. 皮瓣缺点　皮瓣供区位于裸露部位，取皮瓣后遗留体表瘢痕、色素沉着而影响外表美观（图53-3）。

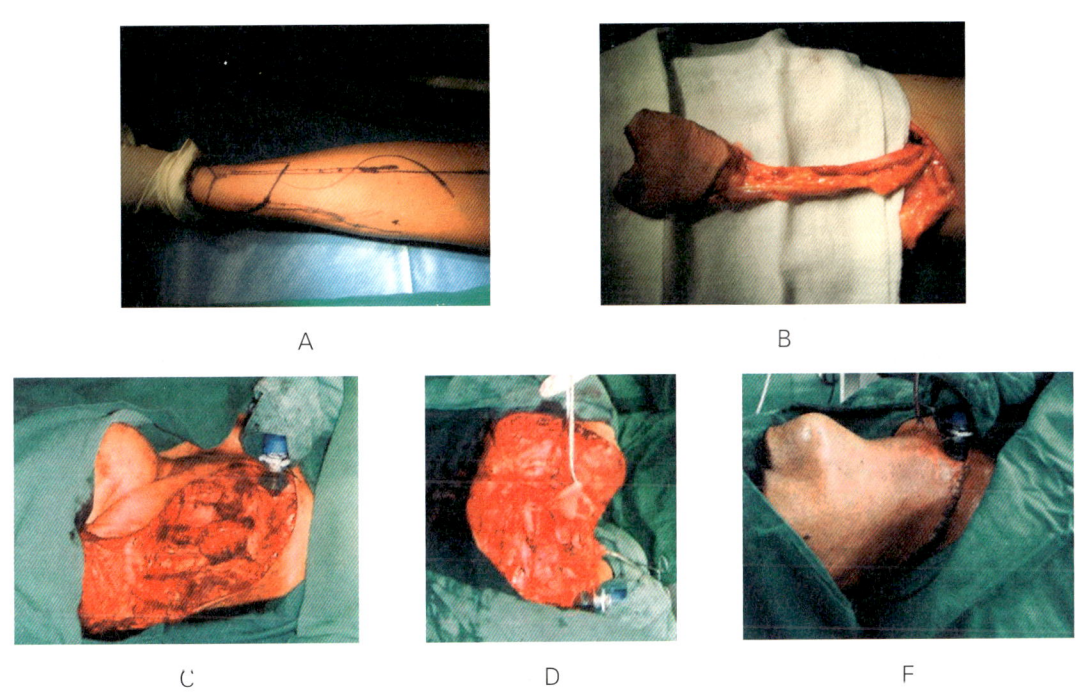

图 53-3　前臂游离皮瓣移植颈部食管再造
A. 设计前臂皮瓣　B. 前臂游离皮瓣　C. 下咽癌累及食管切除后，下咽后外侧壁及部分食管缺损　D. 前臂皮瓣修复下咽和外侧壁及食管缺损　E. 手术完毕

（二）股前外侧游离皮瓣移植食管再造

1. 操作步骤　患者取仰卧位，自髂前上棘至髌骨外侧作一连线，其中点周围半径3cm范围内为主要的穿支血管分布区域，术前根据超声多普勒测定皮穿支的部位并做标记。在连线内侧3.0cm处大约股直肌中线位置，切开皮肤、皮下组织，在肌筋膜浅面从前向后直视下寻找外侧的穿支血管，通常可见2～3支穿支血管，选择其中一支直径≥0.5mm的血管，在其穿出点的皮肤侧做标记，以其为轴心设计所需皮瓣的形状和大小，切开皮瓣边缘达肌筋膜浅面。打开股直肌与股

外侧肌之间的筋膜，向内侧拉开股直肌，显露旋股外侧动脉降支。沿穿支血管走向从远端向近端解剖，切开穿支血管表面的少许股外侧肌肉，保留血管周围1cm的肌肉组织，小心结扎止血，一直解剖到穿支血管从旋股外侧动脉支发出处，解剖旋股外侧动静脉降支时，小心分开并保留相伴的股神经分支。延长近端皮肤切口，切断结扎旋股外侧动静脉降支的各细小分支，向上解剖主干至起始处。受区备妥后即可按受区需要的血管长度结扎切断血管蒂。供皮区游离周围皮肤，直接拉拢缝合。将皮瓣移至颈部受区，基本就位后，在显微镜下，用9-0无创线先吻合静脉，后吻合动脉。吻合的动脉为甲状腺上动脉，静脉分别为颈外静脉和面总静脉。将皮瓣折叠，分为皮肤与筋膜两层，将皮瓣塑形成管状，其上下缘削成斜面，防止狭窄，再造食管口径应保持2.5～3cm直径。先将皮瓣上缘与咽部黏膜或食管近端间断缝合，经鼻孔插入两根胃管，一根留置在管状皮瓣内，引流唾液与支持作用，有助于减少瘘管的形成和狭窄。另一根胃管经管状皮瓣插至胃内，早期引流胃液，晚期起鼻饲作用。再将皮瓣下缘与食管黏膜断缘间断缝合，筋膜瓣缝合加固；放入负压引流管，逐层缝合颈部切口。设计皮瓣时，根据颈部受区需要可设计两根穿支血管，形成两个皮岛，一个皮岛用于咽食管重建，另一个皮岛用于颈部伤口覆盖或皮瓣血运观察。

2. 游离股前外侧皮瓣优点　皮瓣的血管蒂较长，管径较大，供区较隐蔽，一般可直接关闭，不需要植皮；可以和头颈肿瘤切除手术同时进行，节省手术时间；皮瓣可携带肌肉等，形成复合组织瓣，以适应不同的组织需要；不牺牲供区主干血管，切取后对供区功能和外形影响较小。

3. 游离股前外侧皮瓣缺点　可能存在血管变异，即皮瓣区血供可能不是由旋股外侧动脉降支发出的，而是发自旋股外侧动脉横支等，取瓣技术要求高（图53-4）。

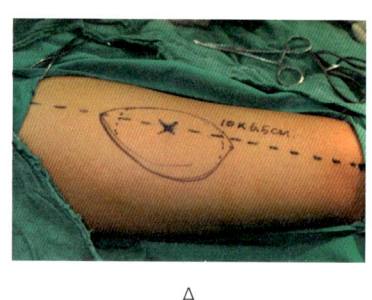 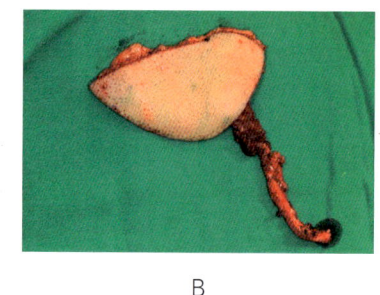 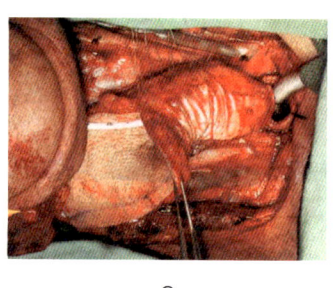

A　　　　　　　　　　　　B　　　　　　　　　　　　C

图53-4　股前外侧皮瓣移植食管再造

A. 设计股前外侧皮瓣　B. 游离股前外侧皮瓣　C. 股前外侧皮瓣塑形成管状，上端与口底黏膜吻合，下端与食管吻合

五　颈胸段联合食管狭窄及缺损的修复

（一）管状胃代食管

1. 适应证　①下咽癌侵犯颈段食管或原发颈段食管癌需行下咽全喉切除者，颈段食管切除的下缘延伸至胸骨后；②下颈胸段多源性食管癌；③颈胸段化学灼伤，其他外伤引起的食管瘢痕性狭窄经扩张与支架治疗后无效。

2. 手术操作　根据颈胸段食管肿块大小及外侵程度决定手术入路。若颈胸段食管肿块较大，估计肿块侵犯超出食管黏膜层或胸部食管瘢痕狭窄可切除者，可先行右后外侧切口，先游离食管，切除食管，清扫淋巴结。再改平卧位，开腹游离胃，做管状胃。同时行颈部肿块切除，清扫淋巴结。将管状胃经由食管床提至颈部，与下咽吻合。若颈胸段食管肿块小，外侵不明显；或颈段食管癌切除的下切缘延伸到胸骨后，无法用游离空肠修复食管缺损，可采用食管拔脱术或胸腔镜、腹腔镜游离食管、胃，用管状胃上提修复咽部和食管的环形缺损，重建咽和食管功能。现以食管拔脱术为例，采用胃上提代食管修复咽和颈胸段食管缺损。

患者气管切开，全麻后取平卧位，肩部垫高。颈部做大 U 形切口，切开皮肤、皮下及颈阔肌，分离皮瓣，上到舌骨上缘，下到锁骨水平。切断甲状腺峡部，结扎甲状腺左叶血管，切除部分左侧甲状腺组织，暴露气管食管沟，探查上纵隔，评估咽喉癌或颈段食管癌是否能被切除。经过评估后肿瘤能切除时，即可进行颈部原发灶的切除和胸腹组的胃部游离手术。行颈部淋巴结清扫术后，再行原发灶手术。结扎喉上动脉、环甲动脉，保留正常的甲状腺和甲状旁腺，切断气管，最后将喉体周围组织游离但不切断，与食管入口相连，以便行全喉、全下咽及全食管的整体切除。当气管膜部与食管无法分离时，则需切除气管前壁和喉体，保留气管膜部及后壁，与食管相连到下一步手术。手指或长器械分离胸部上段食管，将食管和喉体前后左右游离，并分离周围组织，逐渐游离到上胸段食管周围。在分离食管周围组织时，注意对供应食管的血管进行结扎止血，直至游离食管到达气管隆嵴水平。

在决定行全食管切除＋胃上提代食管手术后，胸腹组医师行上腹部正中切口，进入腹腔后探查肝、结肠，暴露胃前壁，切断横结肠韧带和脾胃韧带，游离胃体。分离结扎，切断胃左血管、胃短血管。保留胃网膜右血管，胃右血管尽量保留，也可予以结扎切断。剪开膈食管裂孔周围腹膜，在胸廓入口的颈段食管做 1.5cm 长的小切口，插入食管剥脱器，从胸段食管向下，将剥脱器头送达胃部，切断贲门与胃体的连接，下端用粗丝线贯穿缝扎，固定于剥脱器上。结扎线系长纱布条，术者手持剥脱器柄，持续缓慢地向颈部方向牵拉，做内翻剥脱。一方面剥脱食管，另一方面自腹腔带进纱布条至剥脱的食管床，以压迫止血。剥脱的食管呈内翻状态，自胸廓入口拉出，纱布条的上、下端分别遗留在颈、腹切口之外。用切割缝合器沿贲门胃小弯侧做成 3~5cm 宽的管状胃，于管状胃最高处行浆肌层缝合，用三根 4 号丝线作牵引线，将三根牵引线结扎在食管床内的纱布条腹侧，一般止血纱布条压迫 10 分钟左右。再从颈部上提纱布条，就可以将胃从食管床带到颈部，与食管残端或下咽部作吻合。先吻合后壁，然后把十二指肠营养管经吻合口送入空肠上段，胃管送入管状胃内，再吻合前壁。

冲洗颈部伤口后，在术侧放置负压引流管 2~3 根，进行气管造瘘，缝合颈阔肌、皮下及皮肤。

常规生理盐水冲洗腹部伤口后，分层关闭腹腔。于手术室常规行胸部 X 线片检查，如伴有液气胸，需行胸腔闭式引流。

3. 管状胃代食管的优点　一期修复上消化道，且只有一个吻合口，供血血管带蒂无须显微血管吻合技术，简单易行。目前用管状胃代食管后，其对心脏和纵隔的压迫减轻，心、肺功能影响小，并发症减少。

4. 管状胃代食管的禁忌证　胃肿瘤、胃网膜右血管缺如或供血不足、胃大部分切除术后、咽部肿瘤累及口咽。

（二）结肠移植食管再造

1. 手术适应证　①广泛性食管狭窄，广泛而坚硬的食管瘢痕狭窄，企图扩张治疗是危险而无效的，且易导致食管穿孔；②食管中上段癌已行胃大部切除者；③胃代食管手术失败者；④胃腐蚀伤、挛缩或小胃综合征。

2. 结肠代食管手术的禁忌证　①重度动脉硬化，反复发生血管栓塞史；②结肠多发性溃疡、肿瘤或血管病变；③血液系统疾病；④免疫力特别低下；⑤机体已存在重症感染病灶；⑥难以控制的糖尿病。

3. 结肠代食管手术的移植肠段的血管选择　以结肠左动脉供血，取横结肠，可以包括部分升结肠或部分降结肠，顺蠕动方向移植。这是目前临床应用最多的方式。其优点是结肠左动脉为肠系膜下动脉第 1 支，其升支粗大，边缘血管完整而恒定，又紧贴结肠，血流量大。被移植的横结肠肠段可做顺蠕动方向移植替代食管，符合人体的生理功能。

以结肠中动脉供血取用横结肠，可以包括部分升结肠或部分降结肠。这一术式中，降结肠的游离比较方便，其口径也比升结肠小。但由于结肠中动脉部分常偏于右侧，因此逆蠕动方向移植比较方便，顺蠕动方向移植较困难。术后有反流和呃逆臭气现象，吞咽功能欠佳。最大的缺点是有反流误吸，并能致命。

以结肠中动脉供血取用横结肠，右半部加部分或全部升结肠甚至部分回肠末端作为移植肠段，顺蠕动方向吻合。优点是结肠长度充分，食管与回肠吻合口径接近，回肠瓣可能有助于防止反流。缺点是结肠中动脉不够恒定，变异较多，而结肠右动脉到达升结肠动脉往往要经过2～3级血管弓，血管分布范围小，起始部主干分支变异大，血运不畅。在回结肠动脉与结肠右动脉间约5%的病例缺乏吻合弓，出现血运障碍。另外，此术式在结肠的连续性中失去了功能活跃的升结肠，可能会使结肠的功能发生紊乱。

4. 移植结肠的路径

（1）胸骨后路径：胸骨后路径移植是最常用的方式，适用于各年龄组患良、恶性食管病的患者，特别是术后生存期长、需要保持良好消化功能者。手术沿胸骨后和前纵隔径路游离，可常规切除剑突，避免破坏纵隔胸膜。上、下端是在直视下的手指分离，中段是借助金属头钝性分离器游离，或用卵圆钳分离，通道宽度以7～9cm为宜。对于个别病例，可锯开胸骨，在直视下制作隧道，以保证纵隔胸膜的完整性和结肠血运。

（2）食管床途径：移植结肠经原食管床路径，符合生理要求，路程最短，食管与结肠通道成一直线。此途径更适用于节段性食管切除、短段结肠间置与食管病变能切除且能以胃重建食管的病例；切除食管后同期行结肠代食管者，尤其是采用左胸腹联合切口，移植结肠并用结肠左动脉供血的病例，手术操作较为方便。为了防止结肠坏死或污染，应多采用食管结肠颈部吻合，对于食管病变位于颈部，或食管早期病变、肺功能较差的病例，可采用不开胸食管拔脱术，使结肠经此途径。

（3）胸骨前皮下隧道：适用于食管恶性病变晚期、糖尿病、免疫功能低下、心肺功能不全或全身情况较差、结肠准备不够理想的高龄体弱多病患者。该手术操作简便，涉及层次浅，不影响呼吸及循环功能，术后便于局部观察。一旦移植结肠发生坏死或感染，在处理上也比较容易，但外观上不够理想。制作皮下隧道时，要做到隧道宽度至少为7cm，并确认通道中无纤维索带阻碍。保持正中位，上、下开口通畅，防止分离到胸骨两旁肌肉组织而损伤或穿通支血管。术中应严密止血，切口中段可加1～2个小切口引流减张，防止皮下积血。

5. 结肠移植的手术方法　经胸骨后（胸骨前）结肠移植食管重建术。患者仰卧位手术时，经颈、胸、腹或颈、腹切口，手术人员分为胸颈和腹部两组，分开进行操作。胸颈组行右开胸，游离食管后切断，结肠送到颈部后做食管、结肠吻合；腹部组的操作包括结肠游离、结肠胃吻合和结肠结肠吻合。全部手术步骤如下：

腹部组先开腹，取上腹部正中切口，上自剑突上2cm处，下至脐部，必要时切除剑突。用开腹器撑开腹壁，将结肠提至切口处展开，观察肠管有无疾病及血管分布情况，特别注意检查结肠边缘血管弓的吻合支，这是结肠移植段血运好坏的关键，然后决定结肠的移植方式。采用横结肠作为移植肠段，由结肠左动脉升支供血，顺蠕动方向吻合，移植肠段置于胸骨后是最佳术式（图53-5）。

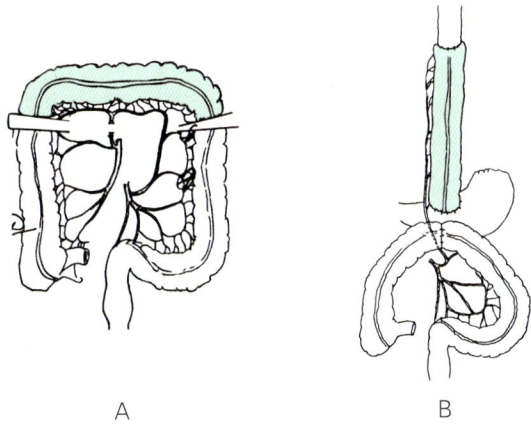

图 53-5 以结肠左动脉供血，取用横结肠，包括部分升结肠或部分降结肠，顺蠕动方向移植

术中需试行阻断结肠中动脉主干及结肠右曲的边缘血管，重点观察将与食管吻合的结肠切断缘的血管搏动和肠管色泽，历时 3～5 分钟，如无变化即可采用。移植肠段确定后，即可游离横结肠。游离时，先顺横结肠边缘切断胃结肠韧带，肝曲和脾曲的横结肠也同时予以游离。结肠肝曲和侧腹膜较长，易于切开。结肠脾曲的侧腹膜较短，该处结肠多弯向后上方，位置较深，如游离较困难，可顺结肠先切开后腹膜，然后牵引结肠，切开侧腹膜。顺结肠边缘弓切开结肠系膜，切线距边缘必须有 1～2cm，以防止损伤边缘血管弓，各血管分支必须合理结扎，防止局部血肿形成。结肠中动脉切断平面应尽可能靠近起始的根部，应距血管分叉处 1cm，以保护结肠边缘的叉状分支网。移植的横结肠段必须有足够的长度，这样可使移植肠段的边缘血管保持在松弛状态，有利于血液供应。移植结肠的长度，可测量自环状软骨经胸前体表至剑突与脐连线中点的长度，这为移植结肠实际需要的长度，并以此长度沿横结肠系膜边缘量取结肠。在肠管上量取结肠长度时，不要将结肠过分拉直，应以肠系膜长度为准。临床观察发现，肠段截取后的自然回缩率为 10%～12%，因此在截取肠段时要注意比预测所需长 3～5cm，若要增加移植肠段的长度，主要取决于右侧肝曲的截取点。另外，还可充分游离和松解血管蒂根部。

同时，胸颈组沿胸锁乳突肌内侧缘做颈部切口，其下端达胸锁关节处，逐层进入，暴露食管，以手指钝性分离，提出食管并切断，远端全层缝合关闭，推入后纵隔。近端食管两侧缝牵引线以防回缩。胸颈、腹部两组人员分别由上、下做胸骨后隧道，上端分离附着在胸骨柄上缘的颈深筋膜结缔组织，手指顺胸骨中线紧贴胸骨后向下及两侧分离。下端切开在剑突上的膈肌附着，手指于腹膜外顺剑突方向插入胸骨后，钝性分开，向上进入前纵隔，紧贴胸骨后，循中线左、右轻轻推开两侧纵隔胸膜（应避免损伤两侧胸膜而造成气胸），并用胸骨后隧道开扩器紧贴胸骨后缓慢向上推进，也可用卵圆钳钳夹纱布块慢慢分离。前纵隔隧道左右宽度必须达 7～9cm，隧道的上、下口更不宜小于此宽度。另外，主动脉弓上缘水平处有条索状带或较紧致的结缔组织，有碍隧道扩大，可用环状钳或开扩器轻轻撑开，大多数能顺利分开。在颈部前纵隔入口处，除了注意左右的宽度外，还要使前后径充分松弛。遇到胸廓上口狭窄或胸骨柄肥大者，常规切除部分胸骨柄、两侧胸锁关节及左侧锁骨头，以防其过度压迫结肠。腹部组用两把肠钳分别钳夹在拟移植结肠的两端，然后分别予以切断。供上提颈部的近端用细丝线做松散的连续缝合，关闭断端，两侧用丝线作为牵引线，这样上提结肠时可辨别左、右侧方向，不至于发生扭转。将移植结肠从胃后经小网膜切口，通过牵拉牵引线将结肠经胸骨后隧道上提到颈部。向上拉结肠时，边牵拉边推送。采用结肠左动脉供血者，使系膜蒂位于左侧；采用结肠中动脉者，使系膜蒂位于右侧。不要让血管弓承受过大的张力，以保证移植肠段的血运。到达颈部后要仔细观察肠段断端的颜色及小动脉有无搏动，如发现血运不好，要将肠段退回，待肠段摆顺后再上提。

若采用胸骨前皮下隧道,应先用普鲁卡因、肾上腺素注入皮下,锐性解剖。通道宽四横指,约8cm,上、下口宜再宽少许。保持正中位,切口中线侧方加两个小切口引流减张,防止皮下积血。隧道内用纱布填入以帮助止血,约10分钟后可将结肠置入。皮下隧道内的肠管进入腹腔时成角较大,要注意胸骨剑突切除的位置,观察它对肠管及系膜有无压迫。

将移植结肠提到颈部后,若确认供血良好,就可进行食管结肠对端吻合。一般都采用单层间断缝合方法,但由于结肠口径远大于食管口径,可封闭部分横结肠残端,使其与食管端口径相近后再吻合。若食管残端有足够长度,我们就主张对结肠与食管吻合采用端侧吻合器吻合的方法,先于食管残端吻合平面用10号丝线行浆肌层缝合,再将吻合器的"蘑菇头"置入食管残端结扎,再从横结肠断端置入吻合器主机,在其下2.5~3cm的结肠带处穿出与吻合器的"蘑菇头"的中心杆对接并吻合,然后关闭横结肠断端。采用这种方法时,要注意不让结肠的肠壁或系膜遮盖颈部气管前方,以预防可能在术后必须进行气管切开时对它造成的损伤。下咽与结肠吻合时,应采取结肠前壁与环状软骨膜、结肠两侧与梨状窝、结肠后壁与咽后壁黏膜进行内翻缝合,使之愈合良好。颈部食管与结肠吻合完后,术野彻底止血,用甲硝唑液冲洗后置引流管于吻合口附近后接负压盒,一层缝合颈部皮肤切口。

腹部组先开始结肠、胃的吻合。结肠由小网膜上开口提出。吻合于胃前壁近小弯侧中点处为好,不要靠近幽门,这样不至于造成移植结肠下段的屈曲,以免妨碍食物的通过。然后做结肠与结肠的对端两层吻合,注意对合不能有张力,并较严密地缝合结肠系膜的缺口,以防术后内疝的发生。缝合时,注意不要伤及附近营养血管的根部。用甲硝唑液冲洗腹腔,结肠段出腹腔至前纵隔处,要留三横指宽的间隙,并将两侧的腹膜各缝两针固定于结肠上。腹部切口旁可放置一两根引流管引流腹腔渗液,分层关闭腹腔。

颈胸组在完成颈部操作后,更换衣服及手套,患者改左侧卧位,经右第5肋间后外侧切口进胸,先结扎切断奇静脉。切开后纵隔胸膜,探查食管肿瘤。同时牵引由颈部回缩到胸内的食管断端,锐性解剖及分离肿瘤及正常食管达膈上,于贲门上切除胸段食管,关闭贲门,将此残端纳入腹腔内。8字缝合膈食管裂孔一针,仔细检查食管床无出血后,关胸,安放引流管。在结肠代食管手术中,将胃肠减压管经鼻腔及移植段插至胃内常有困难,但仍可努力进行,一般都可通过。如不能插至胃,可在术中实施胃造瘘,用于胃肠减压,如术后患者因发生并发症而不能经口进食,可利用胃造瘘管维持患者的营养。

如果在做结肠代食管手术中发生特殊或意外情况,可在患者的病情平稳后再择期剖胸切除食管肿瘤,对全身情况差的食管癌患者,如其有结肠移植重建食管的手术适应证,可分期进行手术,结肠代食管术后3~4周,患者的全身情况好转后,再施行食管肿瘤切除术。

(三)远心端空肠带血管蒂移植加近端空肠血管吻合重建食管

1. 手术适应证　①化学性灼伤后颈段和胸段食管同时发生狭窄;②少数病变广泛(如颈胸段多源性食管癌)或高位食管癌切除需要颈胸段食管同时修复;③食管癌手术后,胃及结肠无法用来行重建手术。

2. 手术方法　可分颈、腹部两组进行。

(1)颈部组:于左颈部胸锁乳突肌前缘至同侧锁骨上缘做L形或弧形切口,游离出颈外静脉或颈横静脉,找出甲状腺上动脉或颈横动脉,标记并保护备用。于左侧颈总动脉与气管之间游离出颈段食管。此时与腹部组配合建立胸骨后通道或皮下通道。从颈部向下将食管游离到胸锁关节处离断食管,远端食管结扎或切除。

(2)腹部组:上腹正中切口进腹后自十二指肠悬韧带下方6~7cm下剪开空肠系膜,将空肠提出切口,并呈扇形展开。游离肠系膜上动脉及静脉的第1~5支血管后,根据重建食管所需长度,选第2及第5直支为移植肠管的上端及下端滋养血管蒂,切断结扎第1、第3、第4直支血管及相应分支，使肠管伸直，并注意保护最后一级血管弓，于Treitz韧带下10cm处切断肠管及第2直支血管，通过结肠系膜后于胸骨后或皮下隧道小心上提至颈部。空肠近端与食管近端行端端吻合或端侧吻合。凡高位食管狭窄或闭锁，病变已累及咽喉部时，可与梨状窝或咽侧壁缝合。待食管上段重建结束，把第2直支静脉与颈外静脉，第2直支动脉与颈横动脉或甲状腺上动脉，行端端吻合，以重建空肠上段血液循环，此时可见肠管由紫变红，恢复肠蠕动并有肠液分泌。肠管下端在保护第5直支动静脉下，与胃前壁近小弯侧行端侧吻合，或把肠管与胃体前壁行侧侧吻合。然后将切除肠管间的空肠行端端吻合，建立消化道的连续性。行胃造瘘或空肠造瘘维持术后营养，逐层缝合腹部切口，颈部伤口置引流管，缝合皮肤（下节详述）。

六　肠移植食管再造受区吻接血管的选择

肠或皮瓣移植到颈部后，受区吻接的血管以同侧甲状腺上动脉及颈外静脉最为方便。但有时因种种原因而不能采用时，可选择其他血管作为受区吻接血管，如对侧的甲状腺上动脉、颈外动脉（或颈横动脉）、甲状腺下动脉，以及面总静脉、面静脉、颈正中静脉等。也可将肠系膜动脉与颈总动脉做端侧吻合，吻合时为避免完全阻断颈总动脉，可采用小儿心耳钳部分阻断颈总动脉进行吻接。此外，还可与锁骨下动脉、胸廓内动脉吻合。但前者需切断锁骨，后者需切除第2或第3肋软骨，以暴露动脉。哺乳过的妇女患者，可考虑用胸廓内动脉作为吻接血管，因这类患者有较粗的胸廓内动静脉；一般人虽然胸廓内动脉直径较粗，为1.5～2cm，静脉却过于细小，或分成几支，难以被应用。

七　肠管或皮瓣游离移植食管再造术后的处理

1. 肠管或皮瓣移植术后常规处理同一般显微外科手术，给予低分子右旋糖酐500ml静脉滴注，一天2次；复方丹参液4支加入10%葡萄糖溶液250ml中静脉滴注，一天2次。尚可加用阿司匹林0.3g，于胃管内注入，一天1～2次。

2. 密切观察移植肠段或移植皮瓣。移植物深埋皮下，较难进行观察。只有通过一定的改建装置，才可以对移植物的温度及肠蠕动波进行观察。有时采取移植肠段颈部造口，以观察其血供，但这样就需要再次进行手术，以修复肠段造口。一个简易的办法是观察来自再造食管的口腔引流物及颈部引流物，如果有色、有味，常是不良的预兆，应给予及时处理，包括手术探查等。

3. 术后预防性应用广谱抗生素。

4. 术后1周可以进少量水及盐分，10天左右可进流质。在能完全正常进食半流质1周后才拔除造瘘胃管，因为少数患者术后可产生吞咽失调，过早拔除造瘘胃管会导致不良结果。

（陈跃军　王炜　陈杰　李赞）

第二节　食管狭窄和缺损修复的上海九院经验

胸段食管狭窄和缺损修复一般属于胸腔外科食管专业医疗范畴，咽腔和颈部食管狭窄和缺损修复常是耳鼻喉科医疗范畴，在这两学科不能修复的食管狭窄和缺损辗转于交叉学科之间，由于带血管的组织器官移植研究的发展，20世纪70年代笔者开展了多种肠段游离移植、皮瓣游离或带蒂移植食管狭窄和缺损的再造，在整形外科，胸外科，和肿瘤外科食管缺损和狭窄的修复再造，相关论文在美国发表后，Baloy医学院Buchanan D. A. 写信给笔者说："你可能是世界上肠移植食管再造最有经验的医师。"

一　整形外科肠移植食管再造起始研究

1976年，一女青年因服硝酸造成颈胸段食管狭窄闭锁和咽腔狭窄，辗转于全国各地求医未果，来到上海经全市会诊，胸科医院某教授认为，胸科选用胃、小肠或结肠带蒂移植，再造胸段食管，颈部食管闭锁的再造宜另想办法。耳鼻喉科医院院长建议，在颈部和咽部之间的原食管部位，安放一条直径约2cm的硅橡胶条，放置半年后期盼形成空腔，作为颈部食管再造的方法。硅橡胶条放置过半年后，拔除硅橡胶条，颈部"再造食管"的空腔很快闭锁（图53-6）。

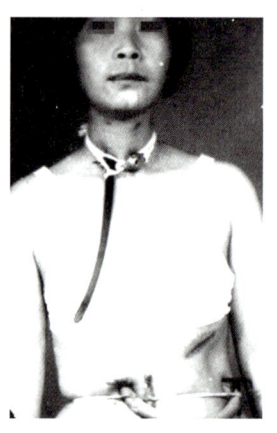

图53-6　女性，22岁，颈胸段食管化学灼伤，食管闭锁，用胃造瘘吸取营养，黑色的硅橡胶条是企图再造颈段食管的医疗手段，结果该手术失败

颈部安置硅橡胶条试图作为颈段食管未成，笔者设计用肠段游离移植进行再造颈段食管，于1977年进行家犬小肠游离移植食管再造性研究，5条家犬的实验研究取得成功，经人体的肠段血供解剖和切取方法的研究，1977年将该技术用于临床，积累30余例经验，笔者先后撰写论文8篇，多篇将长者列于笔者之前，在国内外发表和交流。后查阅文献，了解到Seidenberg B.（1959）已报道用游离肠段移植颈部食管再造。

二　游离空肠移植颈部食管再造案例实践

1. 病例　男性，39岁，因服硝酸自杀未成，造成颈胸段食管狭窄闭锁。

2. 治疗经过　第一次在上海某大医院进行小肠移植代食管手术失败，第二次用结肠移植代食管手术取得部分成功，胸段肠移植成活，颈段移植肠段坏死，颈部食管缺损。食管造口于胸骨柄部位，给予颈部皮管再造颈部食管，历时约1年手术没有成功，治疗历时11年。

3. 空肠移植食管再造　于1977年（受伤后11年），在上海第九人民医院成功地进行了空肠游离移植食管再造，取得了一次成功（图53-7）。

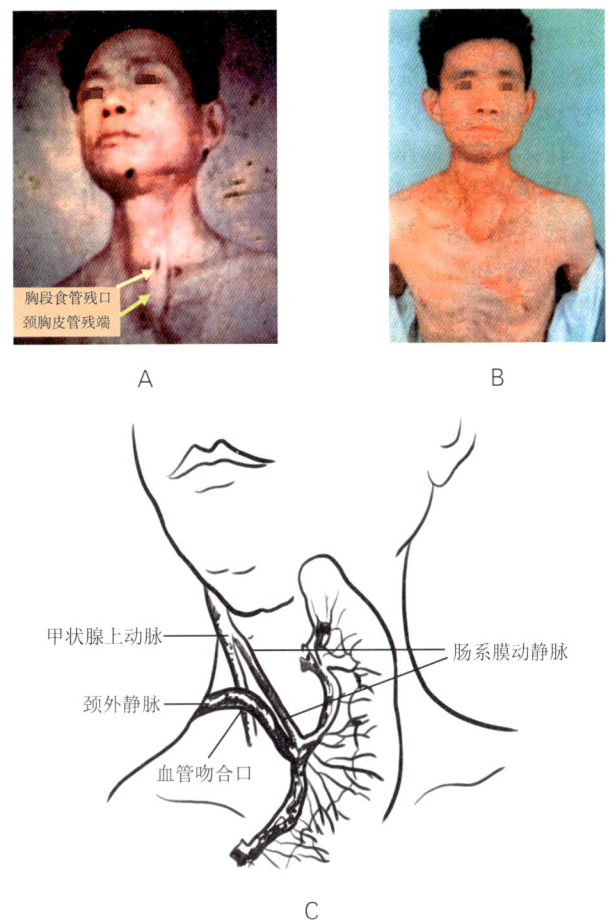

图 53-7 男性，39 岁时由于化学灼伤，颈胸段食管闭锁，经大、小肠移植和皮管转移多次手术费时 11 年，仍存有颈部食管缺损，50 岁时接受了空肠游离移植食管再造，取得成功
A. 皮管再造颈部食管未果，颈部食管缺损术前 B. 空肠段游离移植颈部食管再造手术后 C. 空肠游离移植示意图

三 空肠肠段或空肠襻游离移植颈部食管再造

颈部食管缺损或部分缺损可采取小肠游离移植，在笔者的尸体解剖研究和临床实践中体验到，游离空肠移植是一较好的选择，因为，在Treitz 韧带下方 10cm 以下空肠的血管供应解剖结构稳定，肠系膜上动静脉到空肠分支直径较粗，包括儿童，在动静脉内口径都在 1.5～2mm 以上，肠壁较厚，肠腔大小较适合颈部食管再造，在一定范围内可以切取平直的一段空肠供移植，因此，笔者多选用空肠游离移植进行颈部食管再造，或将空肠切取下后制成空肠襻，修复颈段食管部分缺损或用于矫正颈段食管狭窄。

1. 适应证和病例选择　①颈部外伤性食管缺损、狭窄、闭锁；②颈部化学灼伤所致食管狭窄或闭锁；③食管癌切除后食管再造留有颈段食管缺损、狭窄、闭锁；④颈段食管狭窄、闭锁，无法取皮瓣移植修复；⑤身体健康，胃造瘘能充分维持正常生活所需营养；⑥没有影响空肠移植的空肠疾病或手术史；⑦心、肝、肺、肾功能良好，没有血液疾病和凝血障碍；⑧没有吸烟嗜好；⑨颈段食管表面软组织覆盖良好，或部分缺损能够被修复。

2. 空肠肠段或空肠襻移植应用解剖　空肠游离移植可选择空肠上段或中、下段；移植空肠切取应在 Treitz 韧带下方 6～10cm 处；多选择由肠系膜上动脉至空肠的第 2 分支所供养的肠段；空肠段的血供来自肠系膜上动脉，回流依靠其伴行静脉，血管分布稳定很少变异，手术前一般避免血管造影；肠系膜上动脉有五条分支，第1分支较短，难以选用，第2、3、4、5分支较长，成人动脉直径在2mm以上，适合切取以供游离移植；肠系膜上动脉分出五条分支后形成了2～3级血管弓，结扎部分血管弓，保留肠段边缘血管弓完整，可使弯曲的空肠展直延长；可采取空肠段游离移植，也可以在肠段血管附着区对面纵向切开肠段，制成游离空肠襻以供移植，并修复食管壁缺损或矫正食管狭窄（图53-8，图53-9）；移植肠段的蠕动方向和进食方向一致。

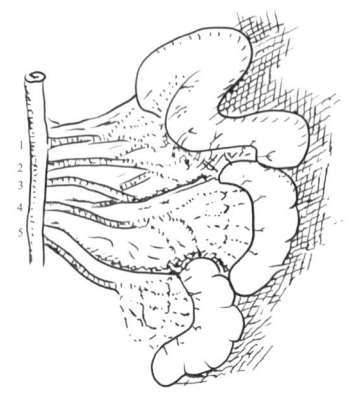

图 53-8　空肠系膜起始部分的1～5支主干血管示意图

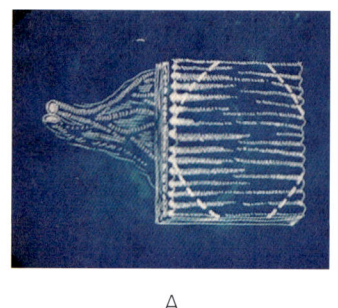
A

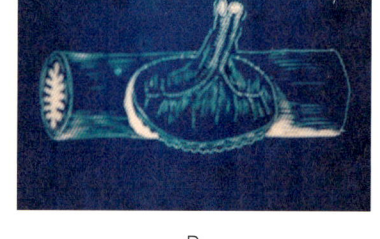
B

图 53-9　空肠襻游离移植再造颈部食管狭窄或侧壁缺损
A. 切取游离肠段，侧壁剖开，修剪成缺损修复需要的形态　B. 空肠襻游离移植，修复食管缺损

3. 颈部食管再造肠移植受区吻接血管的选择　吻接动脉首选甲状腺上动脉，也可选颈横动脉、面动脉；第2肋间区胸廓内动脉可作为选择之一；个别案例无奈时，笔者曾采用颈外动脉甚至颈总动脉端侧吻合，取儿童心耳钳部分阻断颈总动脉，侧壁制造吻合口与肠段血管吻接，颈总动脉完全阻断会危及生命，没有经验的医师或缺少相应的设备者，勿用。吻接静脉首选颈外静脉，其次是颈横静脉、颈正中静脉、胸廓内静脉等。

4. 肠移植颈段食管再造手术前准备　①有胃造瘘或辅助静脉供给全身营养，全身营养状况良好，心、肝、肺、肾功能正常；②颈段食管缺损诊断明确，资料完整，手术方案准确，医患双方认可；③按显微外科器官移植准备，禁烟，忌用促进血液凝固的药物、食物；④少渣或无渣饮食3天，术前12小时常规禁食，术前6小时禁水。⑤腹腔胃肠道手术前准备，肠道清洁准备。

四　空肠游离移植颈部食管再造

1. 气管插管，全身麻醉，置胃肠减压。
2. 手术分两组四步进行，主刀医师参加1、2、3步，熟悉的普外科医师作为帮手，参加1、

4步。

（1）左上腹旁正中切口，切取游离空肠，微创切取15～18cm空肠肠段，无创保护肠系膜上动静脉第二分支备用，血管直径多半在2mm以上；肠腔冲洗移植肠段备用，一般认为小肠移植可免用肠腔冲洗，但笔者还是习惯采用0.05%的苯扎氯铵溶液冲洗肠腔3次，以尽量缩短肠段热缺血时间，准备的移植肠段缺血时间控制在20～30分钟以内。

（2）颈部受区肠段移植床准备，与1步同时进行；颈部皮肤切开，避免直线切口。①暴露颈段食管移植床；②暴露咽部食管吻合口；③暴露颈下段胸骨上食管吻合口；④选择和暴露受区吻合动静脉，去除吻合血管外膜，制造良好的血管吻合和肠段移植床。

（3）肠段移植至颈部，将胃管从口咽部，引入移植肠段，下端插入胸部食管入口。固定移植肠段，制造良好的血管吻合床，吻合动静脉，先静脉，后动脉；移植肠段血供重建后，吻合咽部食管口、颈下部食管口；关闭肠段移植后颈部皮肤创面，局部遇有皮肤缺损时，用局部皮瓣旋转移植覆盖，安放引流。

（4）吻接供区腹腔肠段，安置和检查并确定胃肠减压是有效的，安置引流，关闭腹腔。

五　移植肠段食管再造的术后处理

1. 显微外科术后处理。应用扩血管药物如复方丹参等中西药物，静脉点滴，低分子右旋糖酐静脉点滴，口服阿司匹林肠溶片等，维持5～7天。

2. 广谱抗生素静脉点滴3天，静脉维持营养及水电平衡，直到恢复口腔进食。

3. 颈部48小时避免大幅度活动，密切观察移植肠段的吻合血管状况。根据引流物、呼吸气味，有助于了解移植肠道成活状况，但这是较为困难的，笔者设想用彩色超声波观察移植肠段的血供，或设计微创食管镜观察移植肠段血供，或在皮下设置针孔摄像头予以观察。

4. 密切观察颈部引流物，腹腔引流，和胃肠减压引流物，保持通畅，遇有血性引流或引流量异常，及时检查原因并处置。

5. 移植肠段良好，5～6天根据情况夹持或拔除引流，或做胃肠减压。

6. 8～10天拆线。

7. 拔除胃肠减压后24小时给予饮水，进流质饮食。

第三节　空肠部分带蒂，远端空肠吻接血管颈胸段食管缺损再造

胸段食管缺损多发生于食管癌切除手术后，一般都可在癌瘤切除手术的同时进行修复。颈段和胸段同时缺失常发生于手化学性灼伤后。少数广泛或高位食管癌的病例切除癌肿后需要做颈胸段食管同时修复的手术。1960年Androsov曾在《血管外科》（俄文刊物）中提出用部分空肠带蒂，远端空肠吻接血管的术式来进行修复，但未能得到推广。因显微外科技术的发展，笔者1977年经空肠尸体解剖研究，应用肠系膜上动脉第4或第5支为蒂，吻合第1或第2支动脉可移植空肠医治化学性灼伤颈胸食管闭锁，或高位食管癌切除后颈胸食管缺损再造。

一　手术准备及患者选择

手术后处理与游离空肠移植食管再造类同。

二 外科技术

气管插管全身麻醉，置胃肠减压。手术分两组四步进行，主刀医师参加1、2、3步，熟悉的胸外科和普外科医师作为帮手，参加1、4步。

1. 腹部供区肠段切断移植准备　由整形和胸腹外科医师完成。

（1）左上腹旁正中切口入腹腔，在Treitz韧带下方6cm处切开肠系膜，暴露肠系膜动静脉通往肠段的第1到第4（或第5）直支。解剖和观察此段肠系膜血管弓，确认空肠肠系膜4~5支血管蒂良好，大概可提供滋养40~50cm空肠肠段移植。

（2）视需要结扎和切断空肠系膜上的第1和第3直支，保留第1或第2直支滋养空肠血管蒂，并防止损伤，第2支血管动静脉常常作为移植到颈部被吻合的动静脉，有时也可以保留其第1支肠系膜上动脉的动静脉分支来作为吻接血管。

（3）保留第4直支作为空肠近段的滋养血管。

（4）逐步结扎和切断肠系膜的侧方分支，而保留通向空肠的最后一级动静脉弓完整无损，延展以增加移植肠段的长度和减少移植肠段的弯曲度，拉直肠襻。如肠段长度仍不足，可切断和结扎第4直支，而采用第5直支作为空肠近段的滋养血管。

2. 颈部准备　如同颈部受区食管移植床和吻接血管解剖准备。

3. 将移植肠段通过前纵隔隧道移到颈部　制造前纵隔隧道，并有足够的宽度，直径约5cm，方能将移植肠段通过前纵隔隧道移到颈部。

（1）由熟悉的胸外科医师和整形外科肠移植医师参加，待颈部手术受区已准备完毕，即在Treitz韧带下6cm处切断空肠，并在空肠系膜血管下端第4（或第5）直支的下方将空肠截断，制成供移植的肠段以再造颈胸段食管。

（2）在胸部膈肌前打孔，经胸骨后制造直径5~7cm的前纵隔隧道，隧道上达到胸骨柄上方，和颈部食管床创口相通。移植空肠肠段即经此隧道而达到颈部。该手术过程应有胸外科医师和整形外科医师合作进行。为防止移植肠段通过胸骨后在被拉向颈部时造成肠段撕裂，笔者设计了特制的塑料薄膜套，套在移植肠段外，使移植肠段顺利通过胸骨后间隙，进入颈部。

4. 吻接移植肠段血管　颈部组手术的目的在于选择受区的动静脉血管和暴露食管的上端残口。一般以甲状腺上动脉和颈外静脉为最佳血管吻合的选择，亦可以胸廓内动静脉作为吻接的血管。肠系膜血管则依具体需要而选择第1或第2直支作为吻合动静脉。一旦血管吻接通畅后，上徙的空肠远端即获得新的血供，色泽可从黯黑迅速转成鲜红，从而防止远端肠段的坏死。而近心端的空肠段则依靠肠系膜上动脉第4或第5支提供移植肠段近心端的血供。

5. 吻合食管上口　将空肠段上口和食管上端残口做端端吻合或端侧吻合，最后闭合颈部皮肤切口，与此同时，腹腔组将移植空肠段的下口和胃体小弯部下方切口做端侧吻合，做供区空肠的端端缝接以恢复肠道的正常连续，冲洗创口，检查无出血后再安放引流，最后关闭颈部切口和腹腔。

遇有颈部吻接血管不良时则选胸廓内动静脉吻合：需先切除左侧第2、第3肋软骨，暴露胸廓内动、静脉，供吻合。

肠移植长度：Treitz韧带下6cm处切断肠管时，移植空肠段长可达50cm，如果只保留第4直支的肠系膜动静脉滋养肠段，阻断第1、第2、第3分支，血供会出现严重障碍，远离动静脉蒂部约20cm的空肠远端迅速出现青紫，肠壁张力消失，蠕动亦不再出现。不久静脉内充满发黑的血液，肠壁出现紫黑色斑块，从点状到直径2~3cm大小不等。随后立即将空肠段经胸骨后隧道移到胸骨柄上缘创口，肠段发绀更加明显，将肠系膜在颈部移植床上固定几针，迅速做血管吻合，先吻合静脉，后吻合动脉。遇有吻接血管短缺时，采用大隐静脉搭桥移植。动静脉吻合完毕后，肠段血运迅速恢复，发绀改善，在数分钟内肠壁紫斑亦全部消失。接着将空肠上口塞入颈部甲状软骨壁的开口处，用0号丝线缝合6针。

最后缝合颈、胸部皮肤切口。由于颈部皮肤紧张，无法拉拢闭合，可设计局部皮瓣转移修复。

术后10~12天拆线。2周后可进流质饮食，3周后进软食。出院前做钡餐造影检查，见再造食管通畅，患者饮食和活动已如常人（图53-10）。

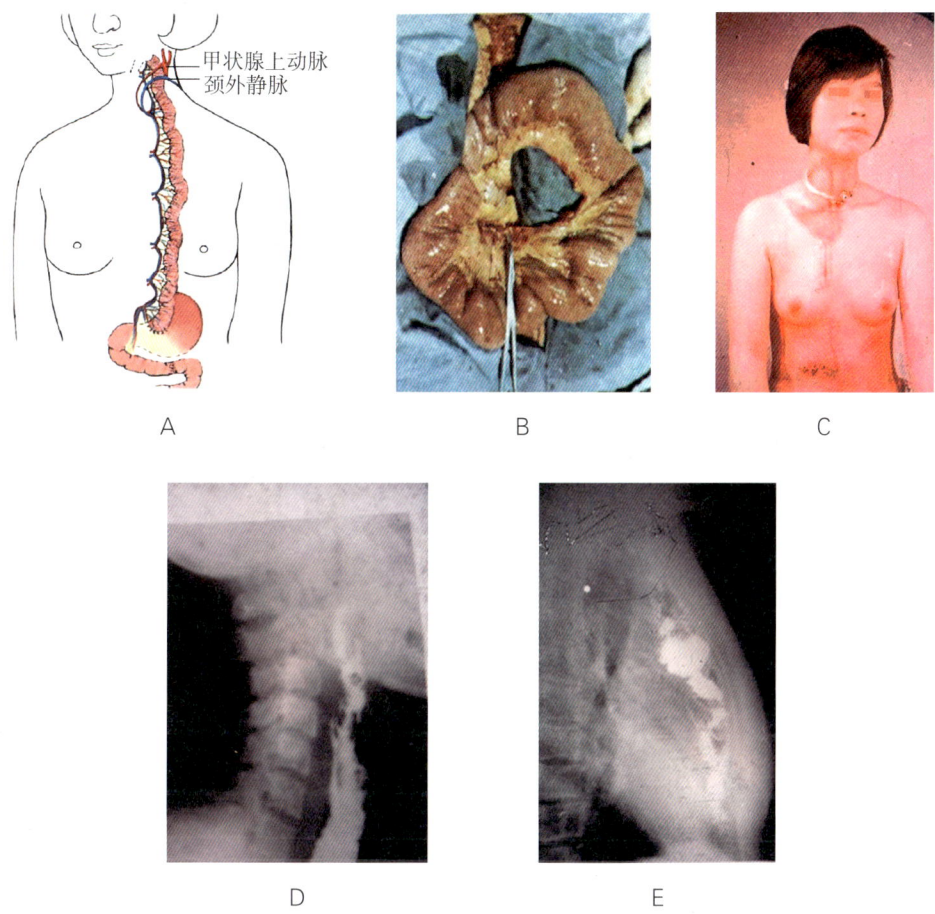

图53-10　空肠部分带蒂，远端空肠吻接血管颈胸段食管
A. 手术示意图　B. 移植肠段准备　C. 化学烧伤颈胸段食管狭窄，颈胸食管再造手术后缺损再造　D、E. 术后钡餐食管造影，见再造颈段和胸段食管通畅

该术式也曾用于数例食管癌切除后颈胸段食管再造病例和5岁儿童食管烧伤颈胸部食管再造病例。

第四节 颈段食管狭窄和缺损皮瓣移植修复和再造的上海九院经验

一、局部皮瓣或游离皮瓣颈部食管缺损或狭窄修复

局部皮瓣转移可用于颈部食管缺损或狭窄修复重建,特别是用于颈部食管狭窄或小范围缺损的修复再造。

颈部食管狭窄局部皮瓣转移修复病例:1977年,笔者收治了因化学灼伤产生颈、胸部食管缺损,曾进行颈、胸段食管再造手术后留有颈部食管吻合口狭窄的患者,经食管狭窄扩张无效后选择颈部皮下蒂滑行皮瓣修复食管前壁,一次取得成功(图53-11,图53-12)。

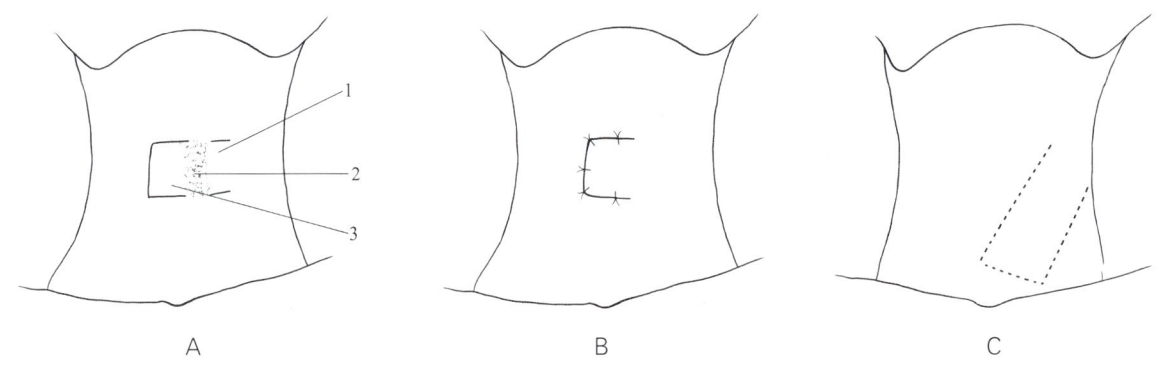

图53-11　颈部局部皮瓣修复食管狭窄示意图
A. 颈部局部推进皮瓣移植修复颈部食管狭窄(1为推进皮瓣蒂部,2为推进皮瓣去上皮部位,3为用于翻转修复颈部食管狭窄的皮瓣)　B. 推进皮瓣修复颈部食管狭窄手术后　C. 旋转皮瓣用于颈部食管修复设计

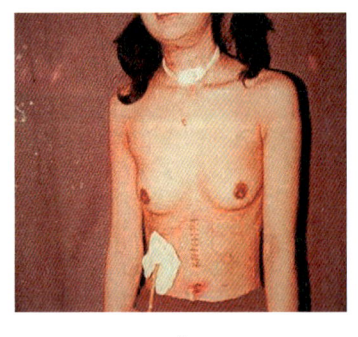 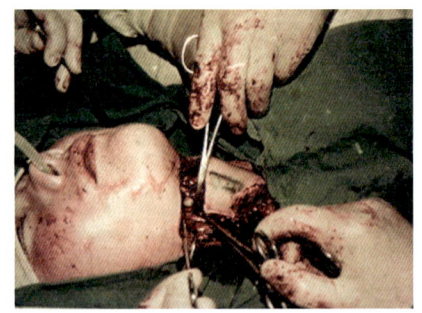

A　　　　　　　　　　　B

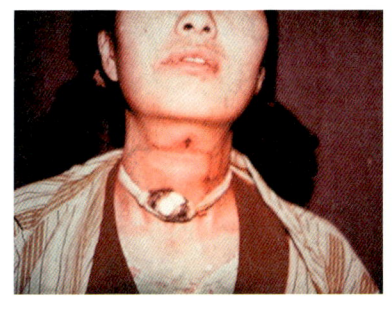
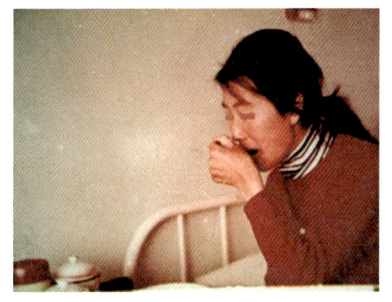

图 53-12　颈部局部推进皮瓣移植修复颈部食管狭窄，女性 27 岁，食管化学烧伤，颈部食管中段狭窄示意图
A. 颈部局部推进皮瓣移植修复颈部食管狭窄，手术前，胃造瘘维持生命营养　B. 颈部推进皮瓣设计，推进皮瓣蒂去上皮部位，皮瓣向内翻转移植，修复颈部食管狭窄　C、D. 颈部食管狭窄修复手术后

二　游离皮瓣或岛状皮瓣或肌皮瓣移植颈部食管再造

（一）游离皮瓣移植食管再造

在不能选择肠段移植修复颈部食管时，游离皮瓣移植是修复再造食管的选择。1980年笔者编著《医学百科全书》中有关前臂游离皮瓣的章节时，提出前臂游离皮瓣可作为食管再造供区，1989年创用胸大肌肌皮瓣颈段食管再造技术，1991年创造的管状背阔肌肌皮瓣颈段食管再造技术在临床上取得了成功。

游离皮瓣颈段食管再造皮瓣设计，根据颈段食管缺损情况，设计前臂皮瓣、股前外侧皮瓣、大腿外侧皮瓣、小腿内侧皮瓣游离移植，制成管状皮瓣再造颈段食管。用于食管再造的皮瓣，要求皮瓣薄，血管蒂较长，吻合血管直径在 1.5mm 以上，例如前臂游离皮瓣移植设计 7～8cm 宽、12～16cm 长的皮瓣，翻转卷成管状，移植颈部，制造颈段食管，吻合血管选择如同肠移植。

（二）岛状皮瓣移植颈段食管再造

1989年笔者在上海胸科医院修复食管癌术后颈段食管缺损，因为患者全身状况较差，所以设计胸大肌肌皮瓣移植再造颈段食管。1991年遇到了另一例食管癌手术后颈段食管缺损，因为患者全身状况较差，所以设计管状背阔肌肌皮瓣移植修复颈段食管缺损，肌皮瓣设计为 13cm×10cm，翻卷成 3.3cm 直径的管状皮瓣，再造颈段食管，手术日期是 1991 年 6 月 6 日。这或许是世界首个管状背阔肌肌皮瓣再造颈段食管的案例（图 53-13）。

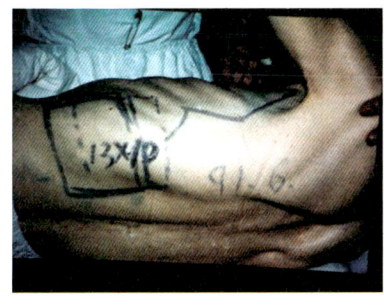
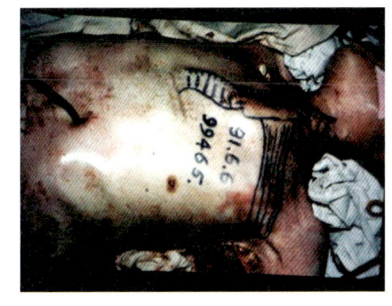

图 53-13　食管癌手术后颈段食管缺损，管状背阔肌肌皮瓣，再造颈段食管缺损
A. 管状背阔肌肌皮瓣设计，13cm×10cm　B. 背阔肌肌皮瓣再造颈段食管手术后

第五节　吻合血管空肠游离移植食管再造并发症及其处理

显微外科肠段移植再造食管是超显微外科手术的应用，它既可能发生不吻合血管的肠段移植食管再造的并发症，又可能发生显微外科肠段移植的特殊并发症，本文重点讨论后者，并讨论其处理及预防方法。

一、空肠系膜撕裂伤

在颈胸段食管缺损用空肠带蒂移植，远端血管吻合的术式中，将空肠穿过前纵隔间隙隧道，由于牵拉，很易造成空肠系膜撕裂伤，造成肠段血供中断、肠坏死，使手术失败，为防止肠系膜撕裂伤，采取两个步骤：①在胸骨后造成足够大的腔隙，腔隙直径在7cm左右，允许空肠段顺利通过；②在移植肠段穿过胸骨后间隙时，由于周围软组织有阻力，会造成上徙的空肠系膜撕裂，笔者采用聚乙烯薄膜卷成管状，套在空肠外，在颈部只是轻轻地牵拉薄膜管，并以盐水润滑薄膜管，肠段随薄膜管可顺利地进入颈部。

二、移植肠段吻合血管血栓形成

肠移植食管再造吻合血管的血栓形成过去较难早期诊断，现代如应用针孔摄像装置埋置于移植肠段相应部位，可监控移植肠段的血供状况。超声检查也是观察移植肠段血供的方法。早年只能根据临床征象密切观察才能了解移植肠段的血供状况，例如检查移植肠段的动脉搏动、患者的口腔气味，有助于判断移植肠段的血供，如移植肠段血供障碍，肠段坏死，一般在术后2~3天已可觉察，表现为颈部引流物明显增加，混浊，并有恶臭，而且口腔也有臭味，应即刻手术探查，去除坏死肠段，引流，等待时机进行二期修复。在本组早期病例中，曾采用移植肠段颈部切口不全闭合，使部分肠段表面覆以无菌敷料，以观察移植肠段血运的方法，虽然是有效的方法，但需再次手术关闭颈部切口。

血管栓塞肠段坏死的原因有原发性和继发性两种，原发性是指初期血管吻合技术不良，如血管缝合不当、血管扭曲折叠等，这种可能性较小，这是由于这类手术的血管吻合均由较熟练的外科医师完成，而且血管吻合后，在关闭创口之前，一般都有1小时以上的观察时间。所谓继发性者，是指血管吻合虽然良好，但术后仍然发生血栓栓塞肠段坏死，这可能有下列几种因素：①吻合后血管无意中损伤；②术后发生严重并发症，为抢救生命而忽视局部处理；③局部感染；④肠移植后肠蠕动及颈部过度活动也是可能造成吻接血管栓塞的原因，应予细致护理。

例如有一颈段食管癌患者，做食管肿瘤切除后立即做肠段移植，血管吻合满意，移植肠段血运恢复好，但在血管吻合后，发现喉部仍有癌肿未清理，在移植肠段无法固定的情况下，继续切除喉部肿瘤，虽然在关闭皮肤前肠段血运良好，但是术后血栓形成肠段坏死，该肠段坏死仍由于吻合以后的血管长时间被牵拉及搬动，并且局部没有良好的血管床，造成术后血栓形成。

再如另一颈胸食管缺损患者，曾进行结肠代食管，因远端坏死来我院，拟劈开胸骨将位于胸骨后的结肠残端与游离空肠吻接。前纵隔及腹腔原有严重感染史，广泛粘连，手术难度很大。虽然手术后3天，移植肠段成活良好，移植肠腔引流物为肠液，皮下引流物极少，但是因为术中创伤很大，加上术前有肺部炎症、肺不张及结核病史，术后第三天还是发生了急性呼吸窘迫综合征，竭力抢救。因治疗抢救需要，无数次改变头部及身体位置，在术后第四天突然发生颈部迅速增大的肿块，并且是搏动性，在3个多小时内增大如儿头，怀疑较大血管损伤，立即手术探查，发现是由于肠段吻合静脉折叠，血栓形成，肠段高度肿胀淤血。虽然当时肠系膜动脉与甲状腺上动脉吻合仍通畅，终因肠段已紫黑，去除移植肠段。

本组有3个颈部感染病例，其中2例肠段坏死，有1例感染最严重，移植肠段穿孔及部分坏死，但是最后经过数月感染控制，肠段仍大部分成活。分析前两例感染血栓形成及肠段坏死，估计与血管床不良有关，如果在血管内膜未愈合前局部创口感染，就可能造成血栓形成，相反，如果血管床良好，血管内膜已愈合，即使出现较严重的感染，也不致于导致肠段坏死。由此可见在肠段移植中血管吻合技术固然重要，但其他保护血管的措施，特别是创造一个良好的血管床，十分重要。

三 颈部移植肠段气球样扩张膨大

在肠移植做食管再造术后，一般都可在颈部见到移植肠段的肠型，但是很少见到高度扩张的情况。本组有1例患儿，发生颈部移植肠段严重扩张。

患儿，男性，5岁，因误服强碱造成食管狭窄阻塞，胃造瘘入院，1979年7月采取空肠带蒂、远端肠段血管吻合做颈胸段食管再造，术后进食良好。但出院后一年余颈部肠段逐渐增大，如儿头，压之可缩小。1982年7月再次入院。检查除了颈部肠段巨大囊肿外，患儿无不适。钡餐检查颈部肿大肠段下端及胃肠吻合口均通畅，没有明显狭窄。故于1982年10月做颈部膨大肠段局部膨大部切除术。术中见肠段高度扩张，肠壁厚度正常，膨大肠段上、下均通畅，故保留移植肠段肠系膜，楔形切除膨大的肠段，肠管做端端吻合，并切除颈部过多的皮肤，术后情况良好（图53-14）。笔者考虑对于幼童颈部食管缺损肠移植食管再造是一艰难课题，因为儿童颈部的长度生长速度远低于肠段增长的生长速度，这是在幼童案例肠移植颈部食管发生气球样膨胀病症的原因，应该引起整形外科医师的警惕。

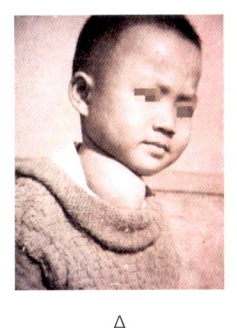 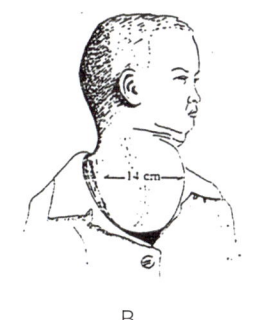 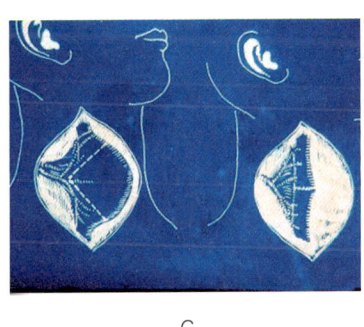

A　　　　　　　　　　B　　　　　　　　　　C

图53-14　颈部移植肠段异常扩张、切除、修复示意图
A. 患儿肠移植后颈部食管气球样扩张　B. 气球样扩张肠段测量　C. 颈部气球样食管扩张手术治疗设计

四 膈肌前裂孔移植肠段嵌顿

这也是一种十分罕见的并发症。患儿，男性，5岁，也是误吸强碱致食管灼伤，食管狭窄，胃造瘘。1979年1月入院，用空肠带蒂＋远端肠段血管吻合，做颈胸段食管再造。术后2个月，突然发生胸骨后剧烈疼痛，阵发性加剧，呕吐，并出现休克。胸片证明再造胸段食管梗阻，剖腹探查发现，膈肌前肠段绞窄，肠梗阻，胸部移植肠段坏死。取出坏死肠段，颈部肠段由于原有血

管吻合，血供良好，以后再做结肠代食管，与颈部肠段相吻合的手术。随访5年患儿饮食及发育良好。分析本例发生原因可能与患儿术后暴食有关系，而膈肌前裂孔瘢痕挛缩是直接病因。

五　食管入口处吻合口狭窄

食管化学灼伤的病例往往口咽也被灼伤，致瘢痕挛缩，没有正常的食管入口，更没有梨状窝可见。在食管入口整复中，在口咽左侧瘢痕区打孔，与移植肠道吻合，这类病例术后很容易发生食管入口狭窄，虽然肠段成活，但是仍不能进食。本组有3例术后发生食管入口狭窄，2例做了食管入口再整形手术，1例做了食管扩张，恢复从口进食，移植肠段和原食管口吻合，较多工作由非整形外科医师完成，在吻合时采取直接缝合，产生了术后吻合口狭窄，如果采用吻合口Z改形，就可防止食管吻合口的狭窄等并发症的发生。

六　吞咽失忆和癔症性吞咽失调

在笔者的30余例肠段移植食管再造中，有3例肠段移植虽成活，肠段与口底吻合良好，但仍无法进食。其中有1例，吻合口可通过两指，食管扩张器能顺利通过吻合口，但患者仍无法吞咽。起初怀疑是吻合口狭窄，进行了相应处理，但仍不见效。笔者判断造成此种无法吞咽的原因实际是吞咽失忆，这类患者经过3～6个月的训练及适应，最后仍能恢复正常进食功能。

还有一个案例为成年男性，食管受到化学灼伤，出现颈胸段食管狭窄，经颈胸段食管再造手术后，移植肠段成活，但手术后数周不能进食，术者知道手术过程中食管吻合口良好，食管扩张器探查，颈部食管吻合口良好通过，住院月余还不能进食，靠胃造瘘维持营养，无奈，让患者回家观察，出院后数周，患者由西安电话联系上海说："昨夜，我做梦，说能吃饭了，立即起床进食，吃进去了。"手术后数月"食管狭窄"立刻得到矫正。这是一种较为典型的"吞咽失忆症"。

（王炜）

参考文献

[1] 王炜. 整形外科学[M]. 杭州：浙江科学技术出版社，1999.

[2] 周晓，曹谊林，胡炳强. 肿瘤整形外科学[M]. 杭州：浙江科学技术出版社，2013.

[3] 粟玉清，陈跃军，肖高明，等. 胃镜下置入食管被膜支架治疗晚期食管癌并发症32例分析[J]. 实用癌症杂志，2007，22(3)：320-322.

[4] 程贵余，张汝刚，方德康. 金属支架治疗食管狭窄的价值[J]. 中华胸心血管外科杂志，2000，16(5)：258-260.

[5] 刘创明，卢永田，王晓彬，等. 双岛胸大肌皮瓣在头颈肿瘤切除、重建术中的应用[J]. 山东大学耳鼻喉眼学报，2013，27(3)：13-15.

[6] 魏伯俊，祝小莉，申虹，等. 颈段食管吻合口狭窄的手术治疗[J]. 中国耳鼻咽喉头颈外科，2009，16(10)：544-546.

[7] 程邦昌，林道明，涂仲凡，等. 252例结肠代食管的临床经验[J]. 中华胸心血管外科杂志，1994，10(3)：236-238.

[8] 权宽宏，罗宏伟，张伟，等. 全食管切除胃咽吻合治疗颈段食管癌和食管瘢痕狭窄8例报告[J]. 现代肿瘤医学，2009，17(3)：477-478.

[9] 王如文，蒋耀光，龚太乾，等. 颈阔肌皮瓣修复颈部食管狭窄的研究[J]. 第三军医大学学报，2007，29(9)：

749-751.

[10] 吴平安,王先成,董忠根,等. 游离股前外侧皮瓣在下咽及颈段食管肿瘤切除后组织缺损修复中的应用[J]. 临床耳鼻咽喉头颈外科杂志,2009,23(21):961-963,967.

[11] 李建胜,王萍平,马健,等. 胸大肌肌皮瓣修复咽喉部恶性肿瘤术后组织缺损的临床分析[J]. 中国医药,2012,7(2):186-187.

[12] 龚太乾,蒋耀光,王如文,等. 结肠或胃重建食管治疗食管烧伤后瘢痕狭窄100例[J]. 中华胸心血管外科杂志,2006,22(3):183-185.

[13] 何占锋,张锋,王作培,等. 横结肠代食管术治疗小儿食管化学烧伤后瘢痕狭窄[J]. 中华烧伤杂志,2010,26(2):143-145.

[14] 李安富,侯书健,刘晓峰,等. 应用显微外科技术重建食管远期疗效评价[J]. 中华显微外科杂志,2009,32(1):84-85.

[15] Ho A C, Yeo M S, Ciudad P, et al. 2-Stage free and pedicle jejunum for esophageal replacement after failed colon interposition for caustic injury in a 5 year-old child[J]. J Plast Reconstr Aesthet Surg,2014,67(3):417-419.

[16] Komorowska-Timek E, Lee G K. Tube-in-a-tube anterolateral thigh flap for reconstruction of a complex esophageal and anterior neck defect[J]. Ann Plast Surg,2014,72(1):64-66.

[17] Morrissey A T, O'Connell D A, Garg S, et al. Radial forearm versus anterolateral thigh free flaps for laryngopharyngectomy defects: prospective, randomized trial[J]. J Otolaryngol Head Neck Surg,2010,39(4):448-453.

[18] Parashar A, Sharma R K, Makkar S. Sternocleidomastoid muscle myocutaneous flap for corrosive esophageal strictures[J]. World J Surg,2008,32(8):1903.

[19] Stile F L, Sud V, Zhang F, et al. Reconstruction of long cervical esophageal defects with the radial forearm flap[J]. J Craniofac Surg,2006,17(2):382-387.

[20] Lin Y D, Jiang Y G, Wang R W, et al. Platysma myocutaneous flap for patch stricturoplasty in relieving short and benign cervical esophageal stricture[J]. Ann Thorac Surg,2006,81(3):1090-1094.

[21] Genden E M, Jacobson A S. The role of the anterolateral thigh flap for pharyngoesophageal reconstruction[J]. Arch Otolaryngol Head Neck Surg,2005,131(9):796-799.

[22] Ananthakrishnan N, Nachiappan M, Subba Rao K S. Island pectoralis major myocutaneous flap for pharyngo-oesphageal strictures prior to oesphagocoloplasty[J]. J R Coll Surg Edinb,2001,46(4):202-204.

[23] Deveney C W, Soot S, Jobe B, et al. Use of the radial forearm free tissue flap to treat persistent stricture after esophagogastrectomy[J]. Am J Surg,2001,181(5):459-462.

[24] Huang J L, Duan Z Q, Li Y, et al. Esophageal reconstruction by jejunal transfer[J]. Ann Plast Surg,1999,42(6):658-661.

[25] Tseng Y L, Wu M H, Lin M Y, et al. Redoing reconstruction of the esophagus using remnants of the ileo-left colon aided by microvascular anastomosis[J]. Ann Thorac Surg,2001,71(5):1695-1697.

[26] Seidenberg B, Rosenak S S, Hurwitt E S, et al. Immediate reconstruction of the cervical esophagus by a revascularized isolated jejunal segment[J]. Ann Surg,1959,149(2):162-171.

[27] Peters C R, McKee D M, Berry B E. Pharyngoesophageal reconstruction with revascularized jejunal transplants[J]. Am J Surg,1971,121(6):675-678.

[28] Androsov P E. Surgery of the blood vessels[M]. Moscow:USSR Publisher,1960.

第五十四章
胸壁畸形和缺损

第一节 概述

　　胸壁畸形和缺损的整形是一较为常见的修复重建项目，包括先天性畸形，如漏斗胸、鸡胸、胸骨裂、胸廓先天性畸形异位心、Cantrell五联症、窒息性胸廓发育不良、Polland综合征等。后天性的胸壁畸形和缺损也较为常见，包括发育不良引起的胸部和脊柱畸形，由于外伤、疾病或肿瘤切除造成的畸形和缺损。在外伤性胸壁缺损中，包括武器伤造成的胸壁畸形和缺损，胸部的感染性疾病包括胸腔内和外的感染等，均可造成胸壁的畸形。胸壁和胸腔的肿瘤（特别是胸骨的肿瘤）手术切除后造成的胸壁缺损的修复，是整形外科一项有挑战性的外科技术，需要进行皮肤、皮下组织、胸骨和肋骨支架的修复，有时还涉及心包和胸腔壁的修复等。由肺结核或胸腔内感染以及肺肿瘤切除后造成的胸廓畸形，乳房肿瘤侵犯到胸廓，以及胸壁肿瘤放疗后造成的胸廓缺损和畸形等均需应用修复重建外科技术予以重建。

　　1972年，上海第九人民医院整形外科曾收治了胸骨柄恶性肿瘤患者，肿瘤切除后，缺损的胸骨应用有机玻璃支架进行重建，胸壁皮肤缺损应用局部旋转皮瓣覆盖。20世纪80年代，曾多次协助上海肿瘤医院复发性胸骨肉瘤切除后心包修复、胸廓再造以及胸部皮肤缺损的修复，并多次协助切除胸腹壁血管内皮细胞瘤后的修复，以及乳腺癌放疗后造成的胸壁软组织缺损和肋骨坏死造成的胸壁缺损的修复重建等（图54-1）。

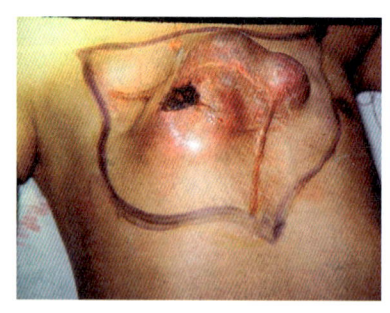

A

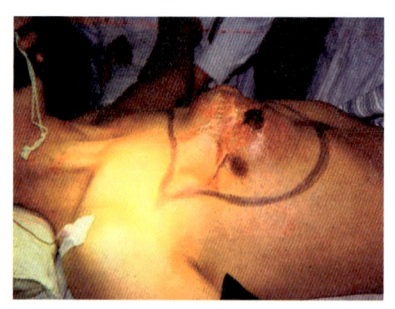

B

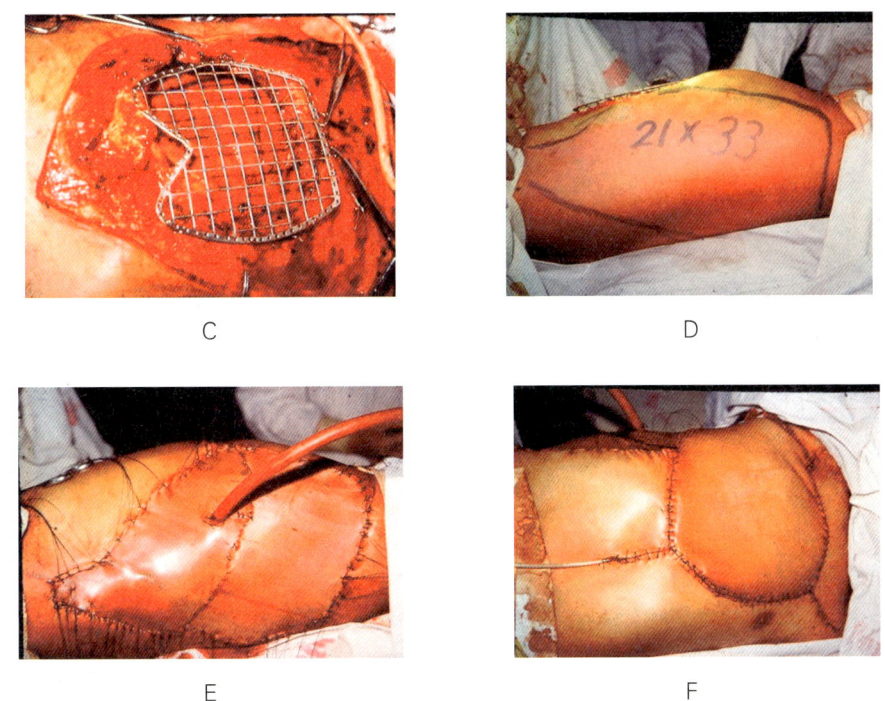

图 54-1 巨大胸部胸骨肉瘤三次复发手术切除，胸腔心包和胸壁再造
A、B. 术前胸骨肉瘤第三次复发　C. 胸廓缺损，钛合金钢支架修复　D. 胸壁皮肤缺损皮瓣设计　E、F. 术后

（王炜）

第二节　胸壁应用解剖

一　胸壁分层

胸壁可分为浅、深两个层次。

（一）胸壁浅层

胸壁浅层含皮肤、浅筋膜及乳腺。位于前外侧壁的皮肤较薄，乳头区最薄，后壁皮肤较厚。胸壁浅筋膜与上肢、颈部、腹部的浅筋膜相延续，内含脂肪、浅血管、浅淋巴管、皮神经和乳腺。

（二）胸壁深层

胸壁深层含胸深筋膜（分浅、深两层，浅层覆盖胸大肌和前锯肌，深层在上方包锁骨下肌，向下形成锁胸筋膜）、胸廓外肌层（胸部上肢肌、项背肌和腹肌）、胸廓、肋间肌肉血管和神经，以及胸廓内面的胸横肌、胸内筋膜和胸廓内血管等。

二 胸壁浅层结构

（一）皮肤

胸前外侧壁的皮肤较薄，尤以乳头、胸骨前面和两侧部最薄。除胸骨区皮肤移动性较小外，其他区均有较大的活动性。后壁皮肤含大量皮脂腺，易发生皮脂腺囊肿。

（二）浅筋膜

胸壁浅筋膜在胸前外侧区较厚，胸骨前区较薄，内含脂肪、浅血管、浅淋巴管、皮神经和乳腺。其厚度与个体发育、营养状况、性别、年龄有关。

（三）浅血管

浅动脉主要来源于胸廓内动脉、肋间后动脉和胸肩峰动脉等的分支。静脉相互吻合成静脉网，汇入胸腹壁静脉及上述动脉的伴行静脉。胸廓内动脉的穿支分布于胸前区的皮肤和浅筋膜及乳房。

（四）浅淋巴管

浅淋巴回流主要汇入腋淋巴结。

（五）皮神经

皮神经来源于颈丛和上六对肋间神经的分支。部分颈丛皮支分布于肩部皮肤和胸前外侧壁第2肋以上的皮肤。其余部分有肋间神经的分支分布。

三 胸壁深层结构

（一）胸壁深筋膜

胸壁深筋膜浅层覆盖胸大肌表面，深层位于胸大肌深面，上方包裹锁骨下肌，向下形成锁胸筋膜，包被胸小肌。锁胸筋膜深面有胸内、外侧神经和胸肩峰动脉的分支穿出至胸大、小肌，头静脉和淋巴管穿经此筋膜入腋腔。手术分离锁胸筋膜时应注意保护胸内、外侧神经，以免损伤而导致胸大、小肌瘫痪。乳房基底面稍凹陷，完全被胸浅筋膜包裹，与胸深筋膜之间有疏松结缔组织的间隙，称乳房后间隙，使整个乳房在胸壁上有一定的移动性。

（二）胸壁肌层

胸壁肌层包括胸肌和部分腹肌。自浅至深大致分为四层：第一层为胸大肌、腹外斜肌和腹直肌的起始部，胸大肌覆盖胸前壁的大部分，呈扇形；第二层为前锯肌、胸小肌和锁骨下肌；第三层为肋间肌，自外至内为肋间外肌、肋间内肌和肋间最内肌；第四层为胸横肌，贴于胸骨体及肋软骨后面。

（三）胸壁肋间隙

12对肋骨形成11对肋间隙，内有肋间肌、血管、神经和结缔组织膜。肋弯曲而有弹性，在暴力作用下，可发生骨折，如骨折断端向内可刺伤肋间神经血管，甚至穿破肺，引起血胸、气胸或肺不张。第5到第8肋曲度大，易发生骨折。肋间血管与同名静脉和肋间神经伴行于肋间隙内。胸神经前支除第1胸神经前支和第12胸神经前支分别有纤维参与组成臂丛和腰丛外，其余的均独立行于相应的肋间隙，称肋间神经。第2肋间神经的外侧皮支较粗大，横过腋窝至上臂内侧，称为肋间臂神经，分布于腋窝和臂内侧皮肤，手术时应注意保护。

（四）胸廓内血管

胸廓内动脉为锁骨下动脉第一段的分支，向下经胸廓上口入胸腔，沿胸骨外侧缘下降，平第1肋高度发出心包膈动脉，分布至心包和膈，至第6肋间隙处分为两个终支：一条为腹壁上动脉，下行入腹直肌鞘；另一条为肌膈动脉，分布于下位肋间隙及腹前外侧壁肌肉。胸廓内静脉与同名动脉伴行，注入头臂静脉。

（五）胸廓淋巴结

胸廓淋巴结主要指肋间淋巴结、胸骨旁淋巴结。

肋间淋巴结位于胸后壁肋小头附近，收集胸后壁深部淋巴。胸骨旁淋巴结在胸骨两侧，沿胸廓内血管排列，收集胸前壁、乳房内侧、膈、肝上面的淋巴回流。其输出管注入胸导管（左）及支气管纵隔干（右）。

（黄莹滢　欧阳天祥）

第三节　漏斗胸

漏斗胸（pectus excavatum）是一种先天性胸壁畸形，是胸骨及两侧的肋软骨后弯，致前胸壁凹陷的先天性发育畸形。严重的漏斗胸其胸骨内面可触到椎骨体，有的滑过椎体一侧达到椎旁沟。

一　病因

本畸形的病因不明，与家族遗传有关。可能的致病因素有：胸骨发育障碍、营养失调及发育迟缓、胸骨下段骨化失败、胸骨先天性萎缩、先天性腹直肌短小、纵隔肿瘤、纵隔炎、宫腔内前胸壁受压、产伤、先天性梅毒等。其机制可能是各种因素导致肋软骨早期过度生长，使胸骨向后凹陷、胸骨发育不良、胸骨下段成骨不良或胸壁在子宫内受压，引起胸骨向后凹陷，或胸骨下端纤维束及膈肌中央腱短缩，胸骨被向后牵拉。漏斗胸的患病率男性是女性的4倍。

二　临床表现

常在出生后不久被发现。有的出生时畸形不被注意，数月后才被发现。少数在青春发育早期畸形才变得明显。

胸部凹陷呈漏斗状，腹部凸出，双肩前倾，脊柱侧弯。

胸骨、肋软骨及部分肋骨向脊柱方向凸出，胸部凹陷通常起自胸骨柄关节，即从第3肋软骨开始，到第7肋软骨区，在胸骨剑突上方最明显，剑突的下端向前翘起。严重病例其胸骨与脊柱相接，有的滑过椎体一侧达到椎旁沟。漏斗胸的畸形可以是左右对称，也可以不对称。随着年龄增长，脊柱侧弯率增加。

大多数漏斗胸患者基本无症状。多数患者的心率、血压、静脉压、氧饱和度、肺活量、心电图等方面检查显示正常，但常出现运动后心脏耐受力降低，部分患者肺活量减少，少数患者心电图显示轻微的轴线变化，或右束支传导阻滞，且可能是心脏移位而不是心脏本身疾病。偶有严重的心脏压迫发生，伴心律不齐和心力衰竭。青春期和年轻成年患者有时有轻微呼吸困难、心悸和较轻的活动受限。凹陷严重者出现心肺受压症状，儿童生长发育较差，多病，易患呼吸道感染；年长者常出现心率加速，呼吸困难，易疲倦等。最严重的畸形患者在做剧烈活动时会出现循环和呼吸功能不足。

三 X线检查

胸部X线正位片显示心影左移并增大，侧位片显示胸骨凹陷、心脏扁平。正常成年女性脊柱前沿到胸骨后面的平均距离为9cm，男性为10.5cm。漏斗胸患者该距离在7cm以下为轻度畸形，5~6cm为中度，小于5cm为重度。

漏斗胸的治疗以手术为主。

四 手术时机选择和适应证

漏斗胸的治疗目的在于通过对畸形前胸壁的整复，达到外观及呼吸循环机能的改善，同时减轻患儿和亲属来自社会与自身的心理压力。普遍认为适宜手术年龄为3~6岁，因为此时肋软骨病高发阶段已过，骨质软，硬度适宜矫正，术后易获得心脏偏位的改善，从而逐步改善心肺功能。成人期后再施术，即使前胸壁畸形的外观得到充分矫正，心脏偏位和呼吸循环机能也可能无大的改善。患儿年龄过小，则术后不易配合而影响手术效果。

漏斗胸最根本的治疗方法是手术矫正胸壁凹陷畸形，其适应证是：①有呼吸、循环系统症状及发育受阻者；②虽然呼吸、循环系统无明显症状，但畸形明显，影响心理发育者；③婴幼儿具有可见的畸形发展者。

五 常用手术方法

（一）胸骨翻转术

切取凹陷的胸骨并翻转。胸骨的翻转方法有：游离胸骨肋软骨翻转法、带腹壁上动静脉蒂的胸骨翻转法，以及带腹壁上动静脉和胸廓内动静脉蒂的双向血供的胸骨翻转法。

（二）胸廓整形术

将凹陷的肋软骨切下，使胸骨抬起，再植骨固定。术后固定可采取钛板条、Zimmer钢板等。

六 漏斗胸胸骨翻转术

漏斗胸胸骨翻转术即将胸骨及肋软骨截下，翻转覆盖在胸廓上。目前常用带腹直肌蒂胸骨翻转术。采用胸部正中切口或乳房下皱襞横切口。胸部正中切口自胸骨凹陷区上端至凹陷区下端，即胸骨凹陷最上端至剑突。横切口位于乳房下皱襞，两侧达腋前线。

1. 暴露胸骨和肋软骨　切开皮肤，分离皮下组织及胸肌。在胸骨表面、肋软骨表面及腹外斜肌表面，分离胸肌，显露凹陷的胸骨与肋软骨。腹直肌在胸廓下端的附着区不予切断，但分离两侧。

2. 分离胸膜　切开肋弓下缘，提起肋弓，自胸骨后间隙向两侧肋软骨内面紧贴肋软骨分离，推开胸膜。

3. 漏斗胸矫正骨支架血供选择　在胸部凹陷外侧切断肋软骨或肋骨。自肋弓开始向上，切断结扎两侧胸廓内动静脉向肋间的血管分支。若采取腹直肌蒂胸骨翻转术，腹直肌下腹壁上、下动静脉作为翻转胸骨的营养血管，在切断肋软骨或肋骨到达胸骨角时，结扎切断两侧胸廓内动、静脉。若采取胸廓内动、静脉为蒂，则不切断胸廓内动、静脉，使翻转的胸骨、肋软骨片的血供既可来自腹壁上、下动静脉，又可来自胸廓内动、静脉，以改善翻转胸骨的血供。一般而言，腹直肌蒂胸骨翻转术是足以提供胸骨及肋软骨血供的。

为了使胸廓内动、静脉在胸骨翻转时没有张力，以保证翻转胸骨有较多的血供，有一种保持胸廓内动、静脉的胸骨翻转办法，即在第2肋胸关节截断胸骨，并截除第2肋软骨。

4. 漏斗胸骨支架成形　将游离的带有血管蒂的胸骨板及肋软骨稳妥翻转，注意不要损伤其血供，用钢丝或钢板螺钉固定翻转的胸骨断端，并在胸骨板上留一两根钢丝，留作术后牵引用。

若翻转的胸骨板变得凸出，可将凸出处削平，或做胸骨中部楔形截骨，使之平整，截骨处用钢丝结扎固定。

将翻转的肋软骨适当修整，与胸廓的肋骨缝合，可采用钢板螺丝钉固定、钢丝结扎，或尼龙线、丝线缝合，并缝合肋间肌。

5. 胸壁成形及术后处理　缝合腹直肌肌鞘、腹外斜肌腱膜及胸大肌，遇有胸膜破损时，可安放胸腔引流，也可让麻醉师吹肺排尽胸腔气体，直接修复缝合即可。缝合皮肤，并外置胸骨牵引支架，将胸骨的牵引钢丝固定在胸骨牵引支架上，维持4~6周。

七　漏斗胸Ravitch胸骨抬高术

1. 切口　患者胸廓弓形抬高，双肩胛下垫高。在胸骨中线处做一垂直切口，对部分女青年可采用乳房下弯形切口。

2. 分离和暴露　向两侧游离胸廓皮瓣及胸肌，向上方暴露整个畸形区域。慎勿损伤两侧的软骨膜。

3. 骨支架成形　肋骨软骨膜上做H形切口，用骨膜剥离子分离软骨膜。软骨上、下缘的骨膜较薄，分离时应细心操作。用钝性骨膜剥离子仔细分离肋软骨后面的软骨膜。

用Kocher钳夹起肋软骨，在肋软骨的内、外侧端予以切断，胸骨两侧的畸形肋软骨逐一切下，但尽可能保护好肋骨与肋软骨结合处。在婴儿及年幼儿童，上部软骨切除范围在3~5cm；在年长的儿童及青年，肋骨畸形的范围到骨性肋骨，应最少切下3根肋软骨，通常切下4~5根双侧畸形肋软骨。当畸形的肋软骨被切除后，其最上方的肋软骨通常是第2或第3肋软骨，应做斜行切断，以便于使畸形胸骨游离。

在剑突处截断胸骨，于胸骨后方的纵隔内分离，推开两侧胸膜反折区，结扎从胸廓内血管到肋间的血管束。

在胸骨拟定截骨处穿一钢丝，于第2肋骨上方、胸骨的后表面，用锐利骨凿使胸骨骨折，在骨折区植入肋骨骨片，并缝合移植骨片，防止术后移植骨片滑入纵隔内，使骨折的胸骨缝合固定在矫枉过正位。

做畸形胸骨体横行截骨，取切下的肋骨做楔性植骨，做2~3针的钢丝有效缝合，在纵隔内放置引流，最后缝合肌肉和皮肤。

八　漏斗胸肋骨成形术

漏斗胸的治疗除了采取胸骨、肋骨截骨翻转术之外，还可采用肋骨整形术，主要用于不对称性漏斗胸。从胸肋关节处切下一侧凹陷的肋骨及肋软骨，对肋软骨做楔形截骨或部分截断，造成柳枝骨折。矫正凹陷畸形并固定后再与胸骨及肋骨缝合，抬高肋骨，矫正胸部凹陷畸形。

九　胸骨提升术

胸骨提升术（sternal elevation）是一种牵引凹陷胸骨上提的手术。原理是切下过度生长且变形的肋软骨，游离胸骨，在胸骨柄、胸骨体处截断胸骨，并做楔形截骨。采用外固定支架，如Zimmer骨结合板等，固定抬高的胸骨、肋骨。此法术后复发率较高。其并发症包括胸廓内动脉出血、U形柱旋转脱出、软组织感染、胸肌切口崩裂及皮肤部分坏死等。

改良胸骨抬高术：对Ravitch胸骨抬高术进行保留肋软骨、矫正肋胸骨反向关节、胸骨前楔形截骨钢丝固定等改良，使手术创伤小、出血少，无明显复发。

具体步骤：胸骨正中凹陷处做纵行4～5cm切口，于胸骨凹陷最上端至剑突，向两侧分离胸壁5cm以内皮下组织、胸大肌，上达胸骨凹陷处，下至剑突下；显露凹陷的胸骨与肋软骨，于肋骨凹陷起始部H形切开肋软骨前骨膜，骨膜剥离子分离软骨膜，仔细分离肋软骨后面的软骨膜，弯度最大的肋软骨予以截断。提起剑突并剪开尖端软组织，充分分开剑突后与膈肌前端粘连的纤维束带；于胸骨凹陷最上端用持针器水平横向V形截骨，保留胸骨后骨皮质及骨膜，用食指伸入纵隔，托起胸骨体，矫正胸骨凹陷。将胸肋关节前侧纤维结缔组织松解切断，使反向的胸肋关节恢复正常，甚至矫枉过正，使肋软骨与胸骨间平整；用带钢丝缝针缝合三针使V形截骨两端靠拢固定；自前外向内后斜行切除多余重叠的软骨，一般切除2～3cm，将内侧肋软骨的斜行断端与外侧肋软骨断端的浅面靠拢并用尼龙线缝合。注意缝合软骨膜，两侧胸大肌在胸骨前做正中缝合，其下缘与腹直肌缝合。分层缝合皮下、皮肤。在切口下缘置入负压吸引（图54-2）。

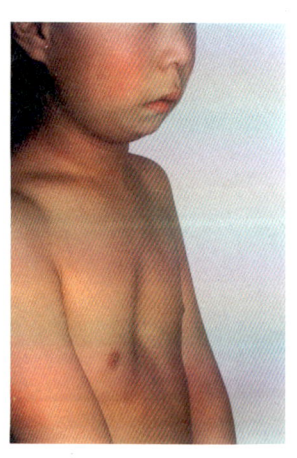

图54-2　漏斗胸术前和改良胸骨抬高术治疗后

十　漏斗胸Nuss手术

Nuss和Swoveland等报道了采用小切口在胸腔镜直视下置入支架修复胸壁畸形的方法，取得了满意效果。

手术方法：术前根据胸廓大小选择合适的钢板支架，在胸骨凹陷最低水平处，两侧胸壁腋前、腋后线之间各做一1.5～2cm横切口。在胸腔镜直视下用扩展钳游离胸骨下凹陷，在胸骨后越过纵隔自对侧穿出，把钢板支架连到扩展钳上，引导支架突面朝后拖过胸骨后方。支架到位后将其翻转180°，使胸骨和前胸壁突起成为期望的形状。单侧或双侧支撑架套入固定器，将固定器缝在肋骨骨膜上，再把固定器与胸壁及支撑架缝在一起，置胸骨后引流。一般术后1～3天拔除引流管。平均住院时间为5～7天。术后2年左右拔除支架。

该手术方法具有创伤小、操作简便、手术时间短、效果好的特点，适用于无胸骨后粘连的对称性漏斗胸。术中应根据需要选择合适的支架，必要时可放多个支架。平均手术时间、术中出血量、术后平均住院天数均明显少于传统开胸手术。其缺点为术后并发症发生率较高，主要为感染、血胸和气胸，发生率为10%～16%，但不影响住院天数。另外，需行二次手术拔除支架。拔除支架1年后评价，极好为78.65%，较好为13.1%，现已成为国外常用的手术方法。

十一 超微创漏斗胸矫治术

在Nuss手术的基础上进一步简化手术操作、缩短手术时间、提高手术效果及成功率、减少手术并发症、减少手术损伤、减轻患者痛苦。

钢板：钢板采用自主知识产权的超微创漏斗胸矫治钢板，按钢板的厚度及宽度不同又分为大、小两种型号。钢板的一端与固定片融合，另一端可与引导头或固定片套接。垫片：有多种不同的垫片可供选择以对应不同的漏斗胸类型。手术方法：患者平卧位，于双侧腋前线各做一长1.5～2.5cm的切口，深至肋骨骨膜外，沿肋骨骨膜外间隙向胸骨方向分离至胸廓最高点，该点与胸骨最低点在同一水平线上。于腋中线第8肋间打孔，置入胸腔镜做引导。用带引导器的钢板的引导头从右面间隙进入，从最高点肋间进右胸，从胸骨最低点后方穿过纵隔，从左侧最高点肋间穿出胸壁（这两处最高点也与胸骨最低点在同一水平线上），并沿左侧间隙及左切口引出引导器，做胸壁塑形，卸去超微创漏斗胸矫治钢板上的引导头，套接上固定片，上固定螺丝，双侧固定片与对应肋间肌各固定两针，12岁以上或胸廓发育较好的儿童用钢丝绕右侧固定片临近肋骨，并穿过固定片上的孔做固定，12岁以下儿童将肋间肌与双侧固定片上的孔用双股7号线各固定两针，缝合肌肉、皮下及皮肤。拆钢板：按原切口切开皮肤、皮下组织，找到钢板固定片，卸下固定螺丝，拔下一侧固定片后从另一侧抽出钢板。

该手术不仅保留了Nuss手术原有的优点，还克服了其主要缺点。

1. 创伤更小　切口仅1.5～2.5cm，出血更少，钢板在体内没有暴力翻转的过程，甚至整个手术过程看不到成滴的血。

2. 手术更简便　手术过程由原来的三个过程简化为一个步骤，手术时间可缩短1/3～1/2，同时还省去了术中加工钢板的繁杂过程。拆钢板极其简便、损伤极小。

3. 手术效果更好　钢板的设计更合理，稳定性更好，手术效果可自始至终保持，钢板不会限制小孩的生长发育，术后胸廓形态更完美。

4. 患者痛苦更小　由于创伤小、钢板的稳定性好等特点，术后患者疼痛更轻、疼痛的时间更短，术后即可侧卧睡眠而不需像Nuss术后那样必须平卧睡眠半年（图54-3）。

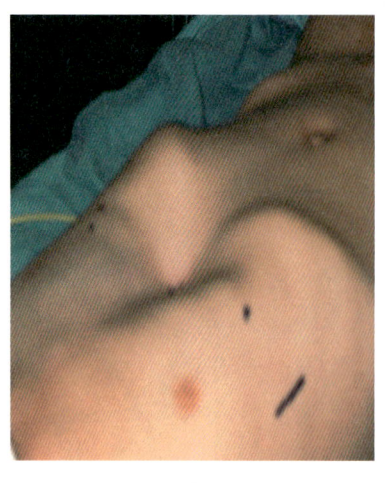 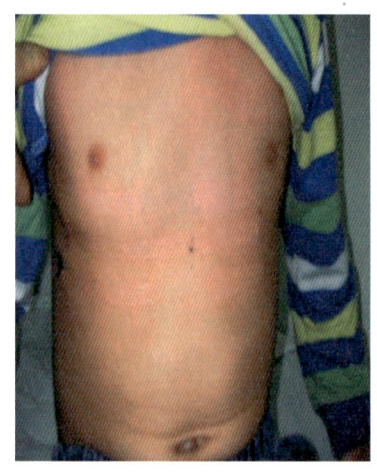

A　　　　　　　　　　　　　　B

图 54-3　漏斗胸术前和超微创漏斗胸矫治术后

十二　漏斗胸手术并发症

（一）钢板过敏

钢板过敏是漏斗胸术后常见的并发症。所谓的钢板过敏，与手术方式及手术操作密切相关，多由钢板在体内活动度过大或局部组织损伤较大导致的局部渗液较多引起。常规的微创漏斗胸手术由于钢板需要在体内翻转，胸壁与钢板间的间隙较大，钢板的活动度也就较大，加之手术损伤也相对较大，难免会出现钢板过敏。而超微创漏斗胸矫治钢板在体内是和胸壁紧贴成一体的，加以固定后钢板在体内可纹丝不动，手术本身损伤也小，几乎可避免出现钢板过敏之类的并发症。

（二）疼痛

疼痛的产生及程度与患者的年龄、对疼痛的敏感性、漏斗胸凹陷的程度、手术的方式、钢板的支撑部位、钢板在体内的活动度等因素有关。前三种因素是不可改变的，后三种因素有改进的空间，尤其是钢板的支撑部位、钢板在体内的活动度对术后疼痛影响最大。钢板的支撑点在肋间肌上比在肋骨上痛，钢板的活动度越小疼痛越轻。超微创漏斗胸手术的钢板是由肋骨支撑的，钢板与胸壁紧贴而纹丝不动，因此疼痛轻。术后家长的反馈是患儿恢复得比预期的快。

（三）钢板移位

钢板的移位是漏斗胸术后常见的并发症。不少患者手术早期矫正效果好，随着时间推移矫正效果越来越不满意，是钢板在体内移位造成的。钢板在体内的移位与钢板支撑点（肋间肌或肋骨）的选择、钢板在体内的活动度、肋间肌的损伤程度、钢板的宽度等密切相关。超微创漏斗胸钢板的支撑点在与钢板相邻的上、下两根肋骨上，支撑面积及支撑力均大而稳定，不易下沉，对肋间肌的损伤小，大孩子用宽钢板更能增进钢板的稳定性，钢板与前胸壁紧贴并稍加固定后便可纹丝不动，因此手术效果可自始至终保持不变。

超微创漏斗胸矫治手术相对 Nuss 手术而言，具有钢板不需术中加工、钢板的安装及拆卸更安全简便、患儿胸壁的生长发育不受限制、手术损伤更小、术后疼痛轻、手术时间更短、患者术后可侧卧、并发症更少等优点。

（李国庆　欧阳天祥）

第四节 鸡胸

一 命名和病因

鸡胸（pectus carinatum）是一种胸骨向前隆起的胸壁畸形，约占胸部畸形的6%～22%，男女比例约为3∶1。鸡胸有众多的别称，如楔状胸、驼胸、锥形胸等，说明其有多样的解剖形状。鸡胸分为先天性和后天性，后天性者多为营养障碍所致，多见于幼儿期，是佝偻病的一种表现。

一般认为鸡胸发病多与钙磷代谢有关，患儿常表现为青春期早期前胸壁进行性突出。但在临床上也发现有家族中并存漏斗胸和鸡胸者，因此有极少数鸡胸也被认为是先天性的。在出生时即发现鸡胸者仅占10%。还有少数是继发于先天性心脏畸形和胸部手术（如经前胸壁劈开胸骨进行的手术）后者。鸡胸畸形大多数是基本对称的，但也有少数为不对称的。鸡胸若过早手术，由于骨质较软，有复发可能，而且后天性鸡胸在发育过程中尚偶有自行纠正的能力，建议手术在青春期后进行。

二 鸡胸的预防

1. 坚持母乳喂养。母乳含维生素D比牛奶更多。母乳含钙、磷量虽少，但两者比例更合适（2∶1），易于被乳儿吸收。
2. 母亲在孕期和哺乳期时，应饮食营养丰富，并多晒太阳。
3. 增加小儿户外活动时间，多接触阳光。
4. 按时给小儿添加辅食。
5. 出生后1个月的婴儿即开始喂服鱼肝油，尤其是早产儿、双胞胎或生长迅速的小儿。

三 鸡胸的诊断和分型

鸡胸发生率较漏斗胸低，临床症状也较轻，因此不太受患者及家属的重视。轻微的鸡胸往往不就诊。较重的鸡胸畸形明显，临床上很容易确诊，侧位X线胸片能清楚显示胸骨的畸形状况，其他检查方法常无异常发现。

鸡胸的分型比较混乱，大部分学者将鸡胸分为弓状前凸型和胸骨柄前凸型。鸡胸与漏斗胸相反，胸骨向前方突起。弓状前凸型是普通的、具有龙骨状凸起的胸廓，即胸骨下部向前移较上部明显。常是剑突附着部凸出最明显，胸肌的纵剖面呈弓形，两侧的第4～8肋软骨呈与胸骨平行的深凹陷沟状，使凸出的部分更加明显，就像是一只巨手将胸骨抓起而将两侧肋软骨压瘪了。胸骨柄前凸型鸡胸比较少见，胸骨柄、胸骨体上部及上胸部的肋软骨向前上方凸出，而胸骨体中部向后弯曲，胸肌下部又凸向前方，胸骨的矢状面呈Z字形，两侧肋软骨也向内凹陷，因此有人将此类畸形也称为漏斗胸。

临床上为了手术矫形的需要，依据鸡胸特点分型如下：

1型：胸骨弓状前凸型。胸骨体呈弓状前凸，两侧肋软骨对称性向后下呈沟状塌陷。临床多见，发生率约为70%。

2型：非对称型。胸骨和两侧肋软骨前凸程度不平衡，表现为一侧较高、一侧低平，往往同时伴有胸骨向高的一侧旋转。

3型：胸骨柄前凸型。因胸骨柄与胸骨体畸形愈合而前凸，胸骨体中下部逐渐下陷，其远端反转向前，形成上凸下凹畸形。

4型：胸骨抬举型。胸骨本身是平直的，但胸骨下端抬举过高，两侧肋软骨对称性向中心靠拢内陷，对心肺造成一定的挤压。临床极少见。

2、3、4型合计发生率约为30%。

四 鸡胸的治疗

（一）手术时机的选择

鸡胸的治疗以手术为主，Piekard等认为鸡胸发病年龄大于漏斗胸，担心在小儿时手术，畸形可能复发，建议手术在青春期后进行。从小儿鸡胸整复的临床观察显示，3～5岁组与6～15岁组术后1年和3年以上随访预后无显著性差异。未发现因年龄增长而复发。而且小儿骨骼可塑性强、手术操作简单、手术耐受力、术后恢复及效果均较青少年、成人好。中、重度畸形者会对患者生理及心理发育造成不良影响，应予手术治疗。因此我们认为所有鸡胸，只要外观畸形较重，对心肺功能有影响者，3岁以后都可手术治疗。对轻度后天性鸡胸可观察至学龄期，若症状无改善且对心肺功能有影响时，也应考虑手术纠正。

（二）鸡胸的手术方法

手术矫形是以胸骨沉降术为基础，同时根据各型的特点，采用不同方式。

1. 胸骨沉降术

（1）麻醉：采用气管内插管全麻＋单次硬膜外阻滞麻醉。

（2）切口和暴露：胸部正中直切口，上端起于凸起最高点上2cm，下端止于剑突下3cm，长约8cm。切开皮肤，电刀切开皮下组织达胸骨骨膜，游离凸起侧两侧胸大肌至软硬肋交界处，显露凸起部肋软骨，电刀切开两侧第3～7肋软骨骨膜，用合适的肋软骨骨膜剥离器剥离肋软骨骨膜，从肋骨凸出最高处横断肋软骨，游离凸起部两侧肋软骨，注意保护肋软骨脏层骨膜，防止胸膜破损。

在胸骨最高部用特制的胸骨锯V形锯开胸骨，截除部分胸骨深达3/4胸骨，保留胸骨的后骨皮质，胸骨连同两侧肋软骨沉降，用10号丝线间断缝合胸骨两针，切除两侧肋骨过长部分，7号丝线对端缝合肋软骨，4号丝线间断缝合肋软骨骨膜，包埋截骨部肋软骨，缝合两侧胸大肌，皮下置胶皮条引流。关闭切口，行皮内缝合。于肋软骨膜下切除畸形的肋软骨，顺肋软骨方向缝合收紧肋软骨床，使收紧缩短的肋软骨床作为防止胸骨回弹的一种牵拉抗衡力量。双侧胸大肌在胸骨前拉拢缝合，防止胸骨回弹。或者切除畸形的肋软骨后不缝合收紧肋软骨床，而将肋软骨膜修复成原来的管状，以规范新生肋软骨的再生、塑形和硬固，来保证胸廓的稳定。还可以使用金属支架横穿胸骨前、后板之间并架于正常肋骨上，而金属支架浅面置于胸大肌下，介于胸大肌和胸骨之间，从而固定了矫正位置后的胸骨，使其既不能回弹，又不能下沉。在胸骨、肋骨畸形矫正后的缝合上，建议使用裂钻在骨头上钻孔，准确对线对位，构造恰当的胸骨弧度，用36号细钢丝结扎，或用钛合金微型钢板，螺钉对合固定，在条件不佳时，应用克氏针固定断离的胸骨，也是许多术者采用的方法，但是，笔者更相信用钢丝结扎复位或钢板螺丝钉固定再造胸骨的弓形弧度，较易取得准确的修复重建效果。在胸骨上用裂钻钻孔后，采取3号或4号的PGA或PLA可吸收缝线缝合胸骨，根据需要，可同时置放克氏针固定，以保证再造胸骨的弧度符合矫正的要求，而对于胸骨骨膜或肋骨骨膜的缝合，则可选用0号PGA或PLA可吸收缝线缝合，也可应用3-0尼龙线无损伤缝针缝合。

1型：充分体现胸骨沉降术的原则。胸正中纵行切口，游离两侧胸壁软组织及胸大肌；骨膜下剥离双侧畸形肋软骨，中段切断，充分松解；沉降胸肋骨，恢复正常胸廓；若沉降不满意，可对胸骨近端行不全截骨，沉降后切除过长肋软骨，端端对合缝合。

2型：因同时有胸骨向高的一侧旋转，故高侧应少松解、多切骨，低侧应多松解、少切骨。将胸骨近端做不全截骨，使胸骨恢复平直。若胸骨欠稳定，可在胸骨体内横或纵向放置克氏针固定。单侧凸起均属于一侧多个肋软骨的异常生长，常伴胸骨旋转，手术后易复发。

3型：病变涉及范围广，常从第2肋软骨处截骨。除同1型一样做必要的骨膜下松解、切骨外，该型关键步骤是于胸骨柄凸起处不全层截骨，将凸起处压平。若胸骨体凸起处不能展平伸直，则在胸骨体凹陷处截骨。胸骨体伸直后于缺损处镶入截骨的骨片并缝合固定，或以横或纵向克氏针固定。

4型：临床极为罕见，由于胸廓高度狭窄，挤压心肺，使心肺功能受到严重影响，并多有合并症。此型手术范围最广，一般从胸骨第2肋开始胸骨沉降、骨膜下充分松解肋软骨，中段截骨，切除过长凹陷部分对端缝合，加横向克氏针固定2年以上，将一部分腹直肌紧缩缝合或固定覆盖于胸骨远端。

2. 微创胸骨沉降术　仰卧位，双上肢外展，气管插管全麻。

亚甲蓝标记胸骨前凸的最高点，沿胸壁表面做水平横线，与双侧腋中线相交。测量两交点间的距离，减去皮下脂肪厚度（1~2cm）即为所需矫形钢板的长度。助手将突起的胸骨下压至理想高度，根据此时的胸廓线将矫形钢板弯制成弓形。两侧腋中线处各做2.5cm横切口，分离肌层，显露肋骨和肋间肌。选定固定片安放位置后，游离相应位置的肋骨骨膜。肋骨用打孔器打孔后穿钢丝，将固定片捆扎于肋骨上，确保固定片与地面平行。长弯组织剪或卵圆钳于胸大肌后方，沿肋骨及胸骨前方，顺着水平标记横线小心游离出隧道，尽量避免损伤胸膜以防误入胸腔。胸骨前隧道贯通后，卵圆钳牵引胸腔引流管一端穿过隧道，另一端插入弯制好的矫形钢板并缝线固定，牵引钢板穿过隧道，翻转钢板使其弓背向前。下压胸骨至理想高度，钢丝将矫形钢板两端分别与固定片牢固捆扎固定。彻底止血，逐层缝合切口，不需放置引流管。术后常规复查胸部正、侧位X线片，检查有无气胸、血胸等并发症。2年后取出矫形钢板，其间尽量避免胸部剧烈运动。

微创胸骨沉降术的时机和适应证与年龄及胸廓可塑性有关。儿童胸廓较软，可塑性强，可采用支具压迫进行矫治，也有少数可自行纠正。进入青春期后，快速发育，胸骨畸形随着畸形肋软骨的生长更为突出。此时胸廓的弹性较好，应用微创胸廓沉降术效果明显，故青春期快速发育时是应用这种手术方式治疗鸡胸的最佳年龄段。Abramson等报道20岁患者的胸廓仍有足够弹性，应用该术式可取得良好效果，因而能否进行鸡胸微创治疗的关键不是年龄的大小，而是胸廓是否仍有可塑性。微创胸骨沉降术也存在一定的局限性，因其只能下压胸骨，不能矫正肋软骨畸形，故只适用于胸骨单纯前凸型的鸡胸，对于鸡胸合并漏斗胸、中重度不对称鸡胸，以及胸骨两侧肋软骨凹陷较明显者，均不适合该术式。总之，微创胸骨沉降术治疗鸡胸具有创伤小、并发症少、恢复快的优点，技术简单，易于掌握。

（刘军　欧阳天祥）

第五节 胸骨裂

一、病因

胸骨裂（sternoschisis）是一种极为罕见的胸骨畸形，发病率低于1/100000，发病原因尚不明确，也没有明确的家族遗传证据。早在1772年，Sandigot就描述过胸骨裂。胎儿6周时，胸骨由两侧的胸骨索逐渐向中线生长；到10周，胸骨索自上而下愈合，不同程度的愈合障碍也就形成了不同类型的胸骨裂，如部分和全部的胸骨裂、窗型缺损、半侧缺损等。

二、临床表现

患儿出生时即可发现异常，随年龄增大日益明显，可表现为胸骨不同程度的分离、缺损，甚至整个胸廓畸形，在胸骨裂开和缺损部位，透过皮肤软组织，可明显地看到心脏和大血管的搏动，严重者心脏可膨出于胸廓之外。

胸骨裂包括三种类型：①单纯性胸骨裂。仅仅是胸骨索闭合障碍，包括完全性胸骨缺损、完全性胸骨裂，以及上、下部胸骨裂。②真性心脏脱出。胸骨裂除伴有心脏暴露于胸廓之外，还常有不同程度的心脏先天性畸形。③胸腹心脏脱出，又称苟全五联症。表现为下部胸骨缺损、膈肌前部新月形缺损、上腹壁中部缺损或脐膨出、心包顶部缺损与腹腔相通，心脏畸形包括室间隔缺损、法洛四联症、室壁动脉瘤或单纯性右旋心等。

三、治疗

轻微的或仅部分的单纯性胸骨裂患儿，往往不伴随心血管及呼吸系统的异常，此类患儿有时会在较大年龄时才被发现，甚至于到成年后，日常生活和工作都并不受影响。手术在新生儿或婴幼儿时期进行，一方面由于在新生儿或婴幼儿时期，患儿的胸廓更具弹性，手术便于施行，减轻了术后对心肺系统的压力；另一方面，可以及时纠正对心血管系统及呼吸功能的影响，而合并有心脏等脏器外露的患儿应在条件允许的情况下尽早手术。

（一）异位的心脏及大血管复位

此类患儿往往伴有心脏大血管异位、旋转等不同程度的发育异常，应当在体外循环下纠正，往往需要多学科的协同治疗。

（二）胸骨裂修补

对轻度的或部分的单纯性胸骨裂，可以将裂开的胸骨对拢，以钢丝缝合；如果裂孔较大，或伴有胸骨的发育不良及缺损，可进行骨移植，修复胸骨缺损。可采用自体第8～10肋骨或自体髂骨移植修复缺损，也可采用钛网或聚乙烯等修复缺损。

(三) 外层皮肤及软组织的修补

严重的胸骨裂患儿，胸骨裂处的皮肤及皮下软组织往往菲薄，当自体或异体的组织修补缺损后，可以利用单侧或双侧的胸大肌瓣，向中线移位覆盖移植物来加强修补。

（林军　欧阳天祥）

第六节　胸骨裂-心脏异位的外科治疗

一、治疗时机选择

胸骨裂-心脏异位是一种较为罕见的先天性胸壁发育畸形，新生儿发病率为1/10万。胸骨裂患儿的心脏可部分或全部异位于胸腔外，但心脏通常有完整的心包膜，体表仅有一层薄薄的皮肤组织覆盖，可看到明显的心脏外形和搏动。该畸形事件有先天性心脏病、膈疝、腹疝气。Dobell根据心脏异位将其分为五型：颈型、颈胸型、胸型、胸腹型和腹型。其中以胸型最常见，占全部病例的62.5%。心脏异位的手术主要是修复缺损的胸骨，恢复正常的胸廓骨架，覆盖保护心脏和纵隔内其他重要的组织器官。

胸骨裂心脏异位的手术治疗时机选择非常重要，在伴有先天性心脏病的病例，通常是先治心，然后再考虑修复胸骨裂和心脏异位。目前学者们趋向于婴儿早期进行修复手术。早期婴儿的胸廓组织（尤其是骨骼）柔软而具有弹性，有很好的顺应性和延展性，修复缺损时对心脏或纵隔内组织器官挤压力较小。同时早期手术可避免心脏等组织器官随年龄增长而长出原缺损区域，增加手术难度和风险。

二、手术方法

根据有关骨裂心脏异位手术的文献报道，手术方法可分为缺损裂隙拉拢缝合法和组织移植法。

将缺损的胸骨直接拉拢缝合的手术方法主要是将胸骨裂隙的缺损做成V形，并斜行切开肋软骨，保护肋骨后膜完整性，延长肋骨后直接将裂隙两侧的骨骼向中央拉拢缝合，同时将两侧的胸大肌游离后在中央缝合，有效覆盖缝合的骨组织。这种方法适用于骨缺损裂隙较小、拉拢缝合后对心脏功能无影响的早期患儿。

Gant等报告应用骨牵引技术成功修复1例胸骨裂心脏异位并伴有先天性心脏病的患儿。该患儿由于手术中直接拉拢胸骨裂隙时有心脏挤压，以及心跳和呼吸异常，改用骨牵引方法进行修复，并获得成功。

组织移植法适用于年龄相对较大、胸骨裂隙较宽的患儿，常用的移植物可采自于自体肋骨、髂骨、颅骨外板等，也可应用人工修复材料进行裂隙的修补。这些材料如硅胶、聚四氟乙烯、涤纶或尼龙补片等，但人工材料会增加感染和组织免疫排斥反应。笔者所在医院于20世纪90年代收治1例胸骨裂-心脏异位的9岁女童，该患儿胸骨下段缺损，心脏直接位于缺损处的皮下，心脏形态和搏动清晰可见，轻微刺激即可引发心跳加快，搏动剧烈。在搏动区下方有一6cm×8cm的腹壁疝。临床考虑此患儿年龄相对较大，胸骨裂隙较宽，无法直接拉拢缝合，故计划应用自体骨组织移植修复。因需要较大量的体骨组织而选用髂骨板做移植骨源。

具体手术方法：在主体插管下，先剖开及切除心脏前方14cm×6cm大小的菲薄梭形皮肤，发现下方即为正常的心包膜。心脏左1/3部分上方有肋骨覆盖，右侧2/3心脏则裸露于创口中。在随即进行的腹壁疝修复过程中发现横膈前方略有组织缺损，但未见胸腹腔裂孔，测量胸骨裂两侧骨缘的间距，最大处为6.5cm，长约9cm。采用髂骨为植骨材料。在髂骨中央截取一块大小为6cm×8cm×0.4cm的全层骨片。随将此髂骨片试覆盖于心前区心脏裸露部位，心率立即减慢到每分钟50次。将全层髂骨片劈成两片后，按胸骨裂上窄下宽的形态修剪成形，将其覆盖于心前区，并与两侧已剖开软骨膜的肋软骨相重叠。用钢丝固定后，心率未再有变化。最后设计18cm×13cm的右侧胸壁皮瓣，向左侧旋转覆盖移植骨创面，将创缘一期缝合。术后患儿全身情况稳定良好。但术后5天时，发现皮瓣左侧远端中线缝合部位有约3cm×2cm的血供障碍区，以后逐渐发生明显分界和干性坏死。2周后剪除坏死组织，剩下健康肉芽组织，未见移植骨暴露。行左侧胸壁皮瓣旋转修补手术，完全覆盖肉芽创面，术后创口顺利愈合。术后做CT三维重建，植骨片位置正常，情况良好，患儿治愈出院。1年后随访患儿生长发育好，生活学习正常。胸部除手术瘢痕外，形态轮廓正常。CT复查略见移植骨表面有小孔状吸收，未见其他异常（图54-4）。

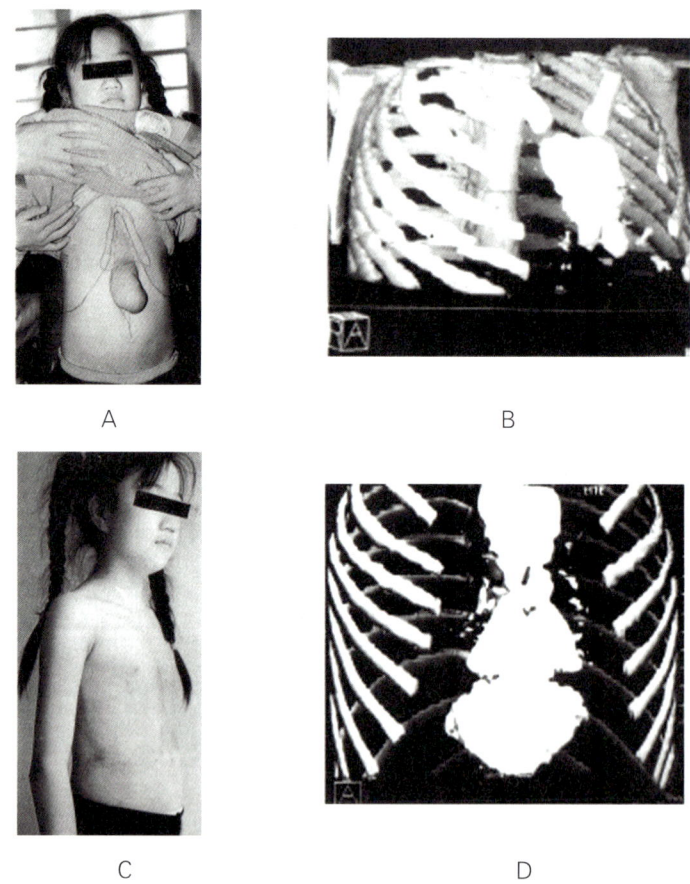

图54-4　胸骨裂缺损患儿术前、术后对比
A. 术前胸骨裂缺损外观　B. 术前CT三维重建显示胸骨下段缺失　C. 术后3个月胸壁修复后外观　D. 术后CT三维重建显示修复后的胸骨形态

（王丹茹　钱云良）

第七节 胸廓外异位心

胸廓外异位心又称胸廓型异位心或真性异位心（thoracic ectopia cordis or true ectopia cordis，EC），是一种相当罕见的先天性畸形，新生儿发生率为5.5/1000000～7.9/1000000，0.5%～0.8%合并有先天性心脏病，病死率极高。心脏可通过分裂的胸骨部分或全部突出于胸腔外。自17世纪至今总计有91例胸廓外异位心的病例报道。异位心可分为颈型、胸型、胸腹型及腹型等四种类型。

一 表现及症状

胸廓外异位心表现为心脏部分或完全异位于胸廓外，在胚胎期中胚层的融合异常及中线部分或完全的融合异常可以导致单纯性的EC或腹部脏器完全缺如。胸廓外异位心常有心包膜、胸骨、胸壁及腹壁的缺陷。有证据显示在妊娠过程中，心脏位置的改变对预后会产生影响。其他与EC相关的中线缺陷表现为颅裂、唇腭裂、肺发育不全，以及脊柱侧凸和膈疝（图54-5）。

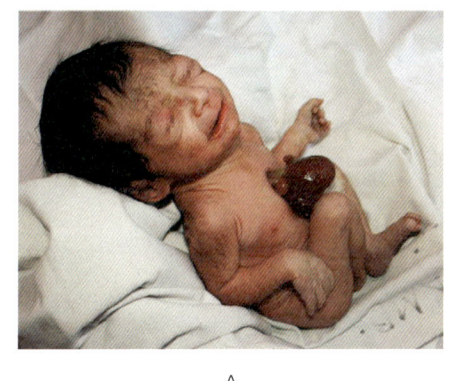
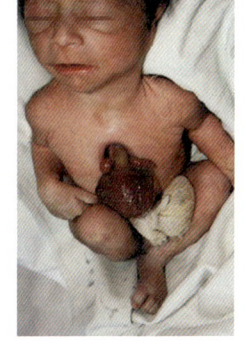

A　　　　　　　　　　　B

图 54-5　胸廓外异位心新生儿

二 诊断

超声是仅次于产前筛查的最主要检查手段，通常可以在妊娠3个月内进行诊断。在妊娠9～13周可以结合二维、三维超声技术进行诊断。早期诊断可以减少终止妊娠在生理及心理上造成的并发症。如果父母决定继续妊娠，在剩余的妊娠期内就需要结合MRI和胎儿心脏超声来监测病情发展情况了。

三 治疗

胸廓外异位心可以在妊娠早期评估中通过超声检查进行辅助诊断，因此可以同时采取以修复胸壁缺损为目的的治疗措施。治疗应该包括脐膨出修复、心脏移位入胸腔以及心内结构缺陷的修复。罹患胸廓外异位心的新生儿经CT证实其胸腔过小，真性（胸型）胸廓外异位心的修复较胸腹型更为困难。

手术是目前公认的最主要的治疗手段，但是由于此病罕见，尚未有最佳的手术方式。迄今为止手术矫正的目的在于：①为心脏提供软组织覆盖；②将心脏降入胸腔内；③修复或缓解心内缺陷；④胸壁重建。根据腹壁缺损大小、相关心脏畸形以及胸廓外异位心的种类，可通过一期或多期手术来达到矫正的目的。

多期手术矫正是目前治疗胸廓外异位心最常用的方案，据报道可以降低心脏压迫及肺发育不全的风险。

两期治疗的一期是如果有脐膨出，就予以对症治疗，接着为心脏提供软组织覆盖，这样可以防止体液流失、心脏干燥及外伤。二期通常是将心脏退回胸腔内、修复心脏内畸形并且重建胸腔。

重建胸腔的方法包括自体骨移植修复胸廓支架，钛网、钛合金支架修复胸廓等。皮肤缺损则可以运用背阔肌或胸大肌肌皮瓣旋转移植来进行修复。

总之，胸廓外异位心是一种极其罕见、病理生理学复杂的疾病。现代医学技术手段为此疾病的正确辨识、诊断、治疗提供了基础。

（陈惠平　欧阳天祥）

第八节　Cantrell 五联症

Cantrell 五联症是一种包含胸廓畸形、心脏外置和畸形的综合征，是一种非常罕见的心胸部先天性发育畸形，发病率极低。该疾病由 Cantrell 医师于 1958 年首先在文献报道的，因此以 Cantrell 五联症命名。它包括五种畸形：胸骨缺损、心包部分缺损、膈肌前部缺损、脐上腹壁中线缺如、心脏膨出或心血管畸形，其中心血管畸形（含先天性心脏发育异常）为主要部分，包括室间隔缺损、房间隔缺损、肺动脉瓣狭窄、法洛四联症及左心室憩室，其发生率分别为 100%、53%、3%、20% 及 20%。国外有调查显示发病率仅为 5.5/1000000（活产儿），男、女发病率比为 1.35∶1。近年，随着各种影像学技术的发展，关于该病的报道逐渐增多。文献报道统计经积极手术治疗患儿平均寿命为 4.1 年，未经手术治疗患儿平均寿命为 0.7 年。此病中国国内报道不多，但死亡率高达 60%。本综合征还可合并颜面、颅脑、脊柱、指趾畸形，以及单脐动脉、腹水，也有报道合并 13-三体综合征、18-三体综合征等的。妊娠中期是检查胎儿畸形的最佳时期，早在 17 周就能明确诊断，但羊水过少时，可能漏诊。Cantrell 五联症其形成机制尚不明确，目前认为是由于胚胎早期受精后 14～18 天中胚层发育异常所致，胚胎期第 10 周原始胚内中胚层分化为内脏和体壁时左右中肠自腹腔外回到腹腔内进行旋转，腹壁由身体五个不同部位以脐部为中心聚拢形成，合拢异常则形成 Cantrell 五联症，可能与遗传和染色体异常有关。

一　临床表现

（一）胸骨缺损

胸骨下段发育不良包括胸骨裂和缺损。胸骨裂可呈倒 V 字形缺损或完全性胸骨裂，CT 见可胸骨下段缺损，胸壁组织变薄，可合并胸廓畸形如漏斗胸、脊柱侧弯等。胸廓可行 CT 三维重建，显示骨骼异常。根据胸骨的形状，胸骨裂分为完全性胸骨裂和不完全性胸骨裂。完全性胸骨裂指胸骨从胸骨柄裂至剑突，常伴有胸肌缺损、心包缺如及脐膨出等多发畸形。胸骨裂伴心脏畸形可增加患儿新生儿期的病死率。不完全性胸骨裂指胸骨裂开，中线处有软骨桥相连，又被分为胸骨上裂和胸骨下裂。胸骨上裂指软骨桥连接胸骨的下半部分。胸骨上裂可以单独出现，也可伴有一种神经皮肤综合征，不完全胸骨裂中此种类型占多数，且多为女性患儿（87%~100%）。

（二）心包部分缺损

影像学诊断心包缺损较困难，由于心包可与腹壁及残余膈肌发生粘连，存在心包积液时亦不能排除膈面心包缺损，无心包积液者心包亦可能完整。

（三）膈肌前部缺损

Cantrell 五联症时心脏长期处于膈肌缺损上方，局部阻力较小，可由此发展为心室憩室。憩室经横膈伸入腹腔为横膈缺损的证据，另外脐部上方搏动性包块亦可提示膈肌缺损。膈肌缺损时横膈前方附着点下移，CT和MRI均可见膈肌前部缺损。

（四）脐上腹壁中线缺如伴心脏膨出

腹壁发育异常时，脐部上方可触及搏动性包块，超声、CT和MRI可见腹壁变薄，累及脐部可出现脐膨出。

（五）心血管畸形

Cantrell 五联症都伴有心脏异常，正常人的心脏是在胸腔靠左边，而Cantrell 五联症患儿的心脏长在胸腔正中间靠下方。心脏畸形是Cantrell 五联症的主要组成，能否成功矫治也是关系患者生存、决定预后的关键因素之一。Cantrell 等于1958年报道先天性心脏畸形中室缺100%，房缺53%，肺动脉瓣狭窄33%，法洛四联症20%，左心室憩室20%。心脏畸形中必有室缺畸形。

二 治疗

目前国际上对此类患儿，一般主张在新生儿期或婴儿期实施手术，因为手术的难度会随患儿年龄增加而不断增高。

（虞杰　欧阳天祥）

第九节　窒息性胸廓发育不良

窒息性胸廓发育不良（asphyxiating thoracic dystrophy，ATD）是由Jenue（1954）首次报告，故又称Jenue's综合征、Jenue病、Jenue型侏儒或Jenue窒息性胸廓发育不良，是一种少见的原发性常染色体隐性遗传性骨软骨发育不良性疾病，发病率为1/130000~1/100000，患儿父母再次妊娠发生率25%，异常基因位点位于15q13，发病无种族、性别差异。除骨骼系统病变外可伴多系统受累，如呼吸系统、泌尿系统、消化系统等。本病常以小胸廓、骨盆畸形，以及不同程度的肢体短缩、多指（趾）为特征，故又有胸廓-骨盆-指（趾）发育不良（thoracic-pelvic-phalangeal dystrophy，TPPD）之称。多于新生儿期发病，少数可延至青春期。本病诊断主要依靠产前超声、产后综合临床表现及X线检查，其中X线检查至关重要。继发性Jenue综合征多为过早手术治疗漏斗胸所造成的医源性胸壁畸形。

一 症状和分型

患儿往往以呼吸道症状为首要起病表现。主要表现为反复发作的呼吸道感染、咳嗽、气促、喘息（甚至发绀）、三凹征、胸骨凹陷、胸廓狭长呈钟形、呼吸音低且粗、湿性啰音及心音偏低等。Silengo等依据呼吸道症状，将ATD的临床表现分为致死型、严重型、轻型和隐性型。致死型和严重型常在早期即有严重呼吸道症状，多死于呼吸衰竭，且致死型多数在新生儿期死亡；轻型和隐匿型呼吸道症状不明显或较轻，至儿童期或青春期因并发严重肝、肾疾病而被发现。

呼吸系统症状较轻的患儿成长至儿童期胸廓异常逐渐减轻，呼吸困难可暂时不明显，但骨骼系统病变仍较为常见，表现为特征性骨发育异常，包括胸廓、骨盆及四肢指、趾发育不良。如四肢长骨发育障碍引起的短肢型侏儒症，近端长骨短缩较远端更明显，躯干骨正常，可合并多指（趾）畸形，多趾畸形在本病更常见，并具特征性。患儿体重及身高增长落后，至成人期身高可低于正常值三个百分点，但智力及运动机能发育正常。随着年龄增长，骨畸形可以减轻。

以肾病起病的患儿常于发生肾功能衰竭后才被发现，若缺乏影像学证据则常误诊或漏诊。本病所致肾脏病变有两种类型：在新生儿期死亡的病例多表现为肾脏发育不良并有皮质或广泛的囊性改变；度过婴儿期的病例常表现为广泛的小管间质纤维化、滤过功能改变、小管萎缩、肾小球周围纤维化或肾小球硬化。后者表现为多尿、烦渴、高血压，甚至肾功能衰竭，此为本病所致学龄及学龄前儿童死亡的主要原因。

本病亦可以肝脏纤维化、胆道系统增生所致的胆汁性肝硬化及胰腺囊性纤维化为主要表现，也可伴有其他异常，如视网膜病变所致的视力下降及夜盲症、睾丸发育不良，以及神经系统异常、颅缝早闭、Dandy-Walker畸形等。

二 诊断及鉴别诊断

（一）产前检查

超声检查是产前诊断的可靠手段。通过测量上下肢长骨长度小于正常值两个标准差以及测量出胸廓横径、前后径异常变小可于妊娠24~26周做出诊断。对于有家族史的病例，产前诊断可早至16~18周，目的在于提前终止妊娠。

（二）产后影像学检查

1. 胸廓横径及前后径均小，肋骨短，肋骨前端膨大。

2. 胸廓狭长，锁骨位置较高，位于第1肋骨之上，且横膈低位。由于胸廓前后径及横径的减小，肺向前后及左右膨胀受到限制，向下膨胀以缓解横向膨胀的不足，即形成了胸廓上下径的延长、锁骨高位及横膈低位。婴幼儿由于腹部膨隆，胸廓下部肋缘会向外突出而形成钟形胸廓。年龄增长至幼儿期以后，这种钟形改变逐渐减轻，表现为桶形。

3. 心影相对增大。由于肋骨短、胸廓小，心脏相对增大，将胸骨下部向前推移，形成了CT横断面肋骨与肋软骨交界处相对后移并向两侧向内凹陷以及胸廓中下部向前膨出，即三叶样胸廓，且心脏位于前叶内。

4. 骨盆畸形。表现为髂骨横径增加，髋臼上缘呈锯齿状，内缘和外缘可有骨刺样突出；还可见髋臼中部亦有骨性突出，使整个髋臼呈三叉样改变。这种形态在ATD中具有特征性，坐骨切迹小,还可因股骨头过早成熟表现为股骨头大于正常同龄儿。骨盆畸形随年龄增长逐渐减轻。

5. 肢体畸形。四肢长骨不成比例短缩,以近侧长骨短缩明显,干骺端向两侧增宽,骨干中部变细,在婴儿期较为明显。掌指骨及距骨短缩呈方形,以中、远排指骨更明显。指骨近端的锥形骨骺为 ATD 的典型表现,在儿童期更明显。可合并多指(趾)畸形,以多趾畸形更常见,并具特征性。其中,又可根据长骨干骺端的组织病理形态,将 ATD 分为两型:Ⅰ型,干骺端形态不规则,系骺板骨化不均匀而呈灶状分布及非骨化区呈岛状分布所致;Ⅱ型,表现为干骺端光整、生长带弥漫性发育迟缓而无序,干骺端于镜下呈网格状。

(三)诊断和鉴别诊断

结合产前超声诊断、患儿早期反复和严重的呼吸道感染病史、生长发育史,以及特征性的体征和影像学表现,常常可以明确诊断。其中 X 线表现对本病诊断至关重要。由于本病是一种骨-软骨发育不良性疾病,小胸廓和短肢型侏儒症是它的主要表现,与其他骨发育异常表现亦有重叠,故需与以下疾病鉴别。

1. 软骨外胚层发育不良　又称 Eills-van Creveld 综合征(EVC)。它亦为常染色体隐性遗传病,易与 ATD 混淆,甚至有文献提出仅凭 X 线所见鉴别 EVC 与 ATD 是不可能的。本病临床三大表现:侏儒症、多指及外胚层发育不良。

2. 短肋-多指(趾)综合征(short rib-polydactyly syndrome,SRP)　SRP Ⅰ、Ⅱ型都是肋骨短、喉部狭窄、发育异常及肺发育不全而致呼吸困难,且多指(趾)常见。SRP Ⅰ型多有肛门闭锁等畸形。SRP Ⅱ型多有唇腭裂和多种体内畸形,包括会厌发育不全、先天性心脏病等,可以鉴别。

3. Kniest 骨发育异常　本病首先由 Kniest(1952)描述,可以有胸廓上下径短、胸骨前突、肢体缩短等改变。但本病椎体变扁明显,呈短躯干型侏儒症,且其长、短管状骨以及股骨近端骨化延迟,有助鉴别。

三　治疗

本病目前缺乏特异性治疗方法,文献报道多为对症支持治疗。以呼吸道症状为主的病例,主要针对肺部感染来治疗和预防。对于呼吸衰竭的病例,有报道应用长期持续正压通气治疗来维持生命,气管插管及机械通气也是常用的方法,但对于预后意义不大。对于肾功能衰竭的病例,可以实行肾透析或肾移植。对以肝病为主要表现的病例,应用脱氧胆酸治疗似乎可以延缓肝病的进展。手足部畸形者,遵照先天性手足部畸形的治疗方法及原则尽可能予以恢复手(足)的正常外形及功能,如多指(趾)畸形的手术治疗(在相关章节详述)。

对于胸廓发育异常的病例,国内暂无手术治疗本病胸廓发育异常的报道。国外实行手术治疗,以达到扩充胸廓容积和改善肺功能的目的,部分术式也在实践中得到了进一步改进,有报道称术后本病存活率可提高。其中,使用较多的方法是正中胸骨切开,放置移植材料(如甲基丙烯酸甲酯、骨移植)以扩张胸腔;Davis 等提出横向胸廓扩张术(lateral thoracic expansion technique),将短小的肋骨及其下的组织进行锯齿形切开,再辅以钛板固定以逐步扩张胸腔体积;Campbell 等描述的(vertical expandable titanium rib,VEPTR)方法是将钛板纵向固定于肋骨和(或)脊椎横突上,以逐步改善胸壁的运动。

(常梦玲　欧阳天祥)

第十节 后天性胸壁缺损和畸形

胸部位于头颈与腹部之间，是呼吸与循环等系统的重要脏器的集中区域。胸壁皮肤、骨骼及软骨和韧带组成的支撑结构、胸膜，共同构成胸廓，保护心、肺、气管等重要脏器，同时胸廓的活动也为人体的循环、呼吸运动提供理想的条件。

肿瘤、放射线损伤、感染以及外伤等是造成胸壁缺损的常见原因，其中以肿瘤术后以及放射性溃疡临床上最为常见。胸壁肿瘤包括胸壁软组织及骨骼的原发性肿瘤、转移性胸壁肿瘤和胸内肿瘤直接侵犯胸壁的肿瘤。较小的胸壁良性肿瘤切除范围较小，其术后缺损对胸壁完整性及呼吸运动影响较小；严重的胸壁肿瘤扩大切除术后造成胸壁缺损，包括胸壁软组织覆盖缺损与胸壁骨性结构缺损，视缺损大小和部位决定胸壁修复重建的方法（图54-6）。胸壁缺损不仅影响外观，还会伴有不同程度的胸廓内脏器损伤，面积较大的胸壁缺损往往造成反常呼吸，干扰正常的呼吸循环功能，甚至导致死亡。在进行任何修复手术之前应对患者的呼吸循环功能以及全身状况加以判定，必要时应在心肺功能适当改善后再进行修复。

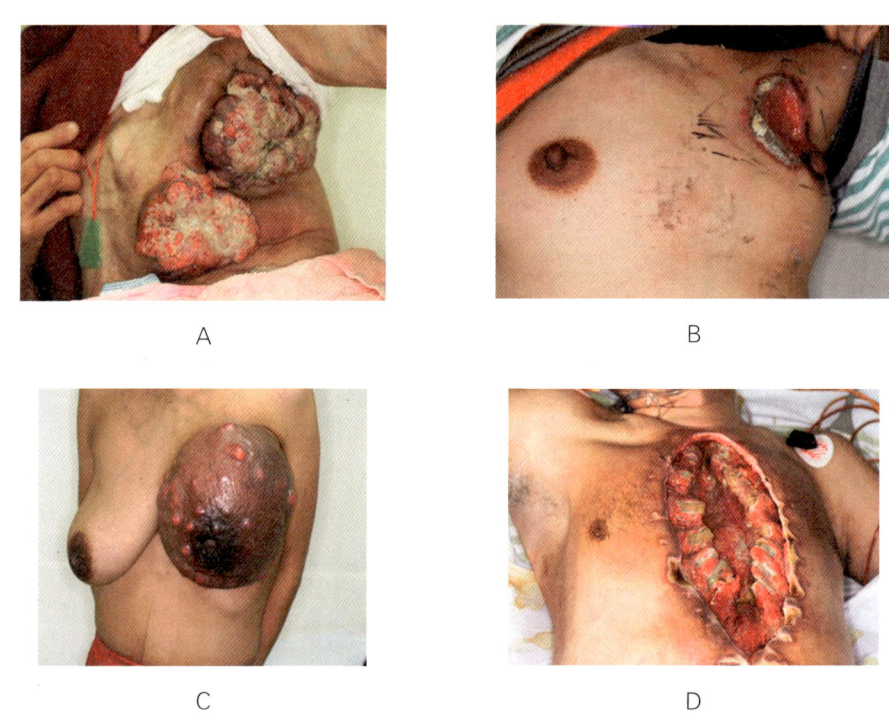

图54-6 不同类型的胸壁肿瘤会造成复杂的胸壁缺损
A. 菜花样肿瘤　B. 溃疡型肿瘤　C. 膨大型肿瘤　D. 胸骨缺损肿瘤

胸壁缺损的修复目的应该是恢复胸壁结构的连续性，保护胸腔脏器，维护正常的呼吸循环功能，同时获得良好的外形。

一　胸壁缺损的分类

1. 根据缺损的程度　可以分为单纯皮肤及软组织缺损、肋骨及胸骨等胸壁支持结构缺损和胸壁全层缺损。依据程度分类可以为胸壁逐层修复提供指导。

2. **根据缺损的部位** 可以分为胸骨缺损、前胸壁缺损、侧胸壁缺损和后胸壁缺损。依据缺损部位的分类可以为修复皮瓣的选择提供帮助。值得注意的是腹直肌肌皮瓣往往不能够达到胸壁的上端，勉强应用会导致皮瓣远端坏死。

3. **前胸壁缺损的分区** 胸壁缺损的分区一般是指前胸壁的分区。为了方便选择治疗方案，可将前胸壁分成八个区。前胸壁上界是锁骨，下界为季肋缘，侧方为两侧腋中线，通过锁骨中线将前胸壁分为左、中、右三部分，再以第3肋下界水平线及剑突水平，把胸壁分成上、中、下三部分，使胸壁分成八个区（图54-7）。

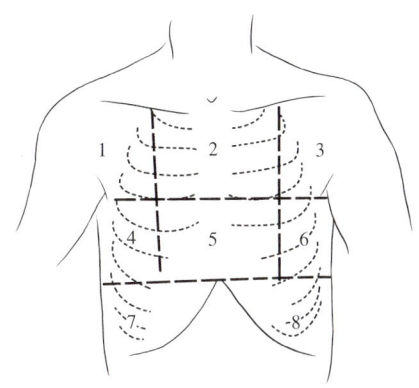

图54-7 前胸壁的分区（1、4、7为右侧区，3、6、8为左侧区，2、5为中央区）

二 胸壁缺损的修复原则

根据胸壁缺损的范围（大小）、部位和缺损程度选择适宜的方法进行胸壁修复重建。胸壁重建的目的：①完全封闭胸腔，保持胸腔的完整性及维持胸腔负压。②保护心、肺、纵隔等重要脏器，尽量保持胸廓的原形和美观。重建的要点是：①利用各种材料重建硬性胸壁，恢复胸壁的坚固和稳定性。②用软组织和皮肤覆盖在重建的硬性胸壁上，保持胸壁的密闭性。

（一）根据胸壁缺损的程度逐层修复

胸膜缺损大多不需要修复，在胸壁修复后胸膜可通过爬行修复，或形成假膜封闭胸膜腔。极少数的情况下可以通过筋膜移植来封闭胸膜腔。

胸壁支撑结构可以通过肋骨交叉移植，或选用钛板、钛网、Medpor支架、涤纶片、骨水泥等人工材料修复，以维持胸壁的稳定性，防止出现反常呼吸。通常切除两根肋骨以下，可以不需要修复。超过三根肋骨或切除胸骨时，需要对支撑结构进行修复。目前胸壁支撑结构的修复以钛网和涤纶片最为常用。其中钛网既有一定的支撑强度，又有一定的活动度，近年来应用日益广泛。使用时将钛网弯成胸廓的弧度，用3～5mm的钛钉固定在肋骨和胸骨上。

胸骨由胸骨柄和胸骨体构成，胸骨及两侧肋软骨缺损后，胸廓的完整性、稳定性破坏程度较大，其后面的心脏及大血管也易受外力影响。胸骨体的缺损可用钛网修复后再以肌皮瓣覆盖。胸骨柄区域的缺损会导致胸锁关节的缺失与不稳定，需要重建胸锁关节，多采用坚固的钛板连接固定两侧浮动的锁骨断端，或用游离或带血管的腓骨或髂骨移植并用钛板固定，剩余胸骨体缺损的部分用钛网修复。3-D打印技术的出现为胸壁缺损的个性化修复提供了精确的选择。

后上胸壁以肩胛骨及背阔肌等较厚组织覆盖，而肩胛骨区域胸壁支撑结构缺损无须修复。

皮肤等软组织的修复应考虑到胸壁缺损的病因学因素，侵入性肿瘤常造成深而广泛的缺损，放射性损伤周围的血供常常不好，往往导致伤口愈合不良。根据缺损的大小，可以选用局部或邻位皮瓣修复，常用的皮瓣有胸大肌肌皮瓣、背阔肌肌皮瓣、腹直肌肌皮瓣及大网膜瓣等。值得注意的是，尽管显微外科技术已经成熟，但由于胸腹壁可以利用的组织瓣较多，吻合血管的显微游离皮瓣移植技术要求较高，临床应用较少。另外，胸部由于存在呼吸等不自主运动，和其他部位相比，皮瓣有一定的剪力，容易形成积液，引流管应放置较长的时间，不要急于拔出，即使是在引流量不多的情况下，也要放置3~5天。

（二）根据胸壁缺损的分区选择合适的肌皮瓣

胸骨支撑结构修复后需要用血供良好的软组织加以覆盖，尤其是用钛网等异物修复后，异物覆盖得越深越安全，因此肌皮瓣的修复优于皮瓣的修复。

胸壁正中区域的修复多选用胸大肌肌皮瓣、纵行腹直肌肌皮瓣（VRAM）、乳腺组织瓣以及大网膜等，而背阔肌肌皮瓣往往浪费过多。VRAM的安全供血范围不能到达胸骨柄区域，否则皮瓣远端容易坏死。

前胸壁和侧胸壁的软组织缺损多选用胸大肌、背阔肌、腹直肌以及前锯肌肌皮瓣等，其中胸大肌肌皮瓣多用于胸壁的上端修复，侧后胸壁的下端可以应用逆行的背阔肌肌皮瓣或以肋间血管供血的轴型皮瓣。

胸壁重建术中，一定要注意在各层材料间安置引流管，使渗液能及时引流，消灭无效腔，促使各层组织及时贴紧，早日愈合。如有积液潴留，易发生继发感染，造成失败。

三 胸壁肿瘤的切除和修复

胸壁良、恶性肿瘤患者全身情况良好，无明显远处转移或多处转移者，均应手术切除。转移性胸壁肿瘤包括胸内脏器恶性肿瘤的直接侵犯，只要原发灶无复发，或已切除彻底，应力争切除胸壁转移性肿瘤，达到延长生命、减少痛苦的目的。手术方式应根据胸部肿瘤的部位、大小和病理类型来选择。

胸壁肿瘤患者有时已经过多次手术治疗，反复复发，瘤体巨大；或溃疡反复破溃，伴有恶臭；或伴有远处转移，术前要明确是根治性治疗还是姑息性治疗。

如果肿瘤的生物性特性为局部容易复发，不容易且没有远处转移，就需要强调肿瘤切除的彻底性，给患者以根治性的机会。如果同时有远处转移，治疗的目的应在于治疗溃疡的破溃出血和恶臭，切除局部病变，以改善生存质量为主，或为手术后化疗、放疗创造条件（只适合对放、化疗敏感的肿瘤），那么治疗就属于姑息性治疗。值得注意的是，即使是姑息性治疗，也要注意局部切除的彻底性，否则切口位于瘤体内，很难完全愈合。

接受过放疗，局部溃疡的患者要明确是放射性溃疡还是肿瘤复发，需要进行活检或术中冰冻。如果为放射性溃疡，部分患者可以保留肋骨等支撑结构，其余遗留的放射性损伤可以通过血供良好的组织覆盖进行生物性清除。如为肿瘤复发，就需要彻底切除。对于部分以溃疡为表现的乳腺癌患者，可以先行新辅助化疗缩小瘤体范围，再行手术治疗。

手术治疗胸壁肿瘤的同时，不应忘却综合治疗。对放射线敏感的恶性肿瘤（如淋巴瘤、Ewing肉瘤等），采用放疗＋手术疗效更为满意。多发性骨髓瘤应以化疗为主，辅以放疗，而孤立性单发骨髓瘤无全身症状者可做切除术，术后放化疗。对于乳腺癌、肺癌侵犯胸壁者术后应按乳腺癌、肺癌治疗原则进行化、放疗。骨肉瘤术后应化疗。肋骨、胸骨等各种少见的恶性骨肿瘤，如恶性骨母细胞瘤、恶性嗜酸性肉芽肿、恶性巨细胞瘤单发较局限的肿瘤，尽可能争取手术。某些肿瘤应在放疗、化疗之后，瘤体缩小时再手术。皮瓣修复可以为术后放疗创造良好的条件，放疗区植皮容易发生局部破溃。

四 胸壁缺损的修复

（一）局部旋转皮瓣

胸背部肿瘤切除后的创面可以应用局部皮瓣修复，皮瓣的设计尽量包含供血血管，如侧胸壁皮瓣、肋间皮瓣等，使用任意皮瓣时注意皮瓣的长宽比例，防止皮瓣坏死（图54-8，图54-9）。

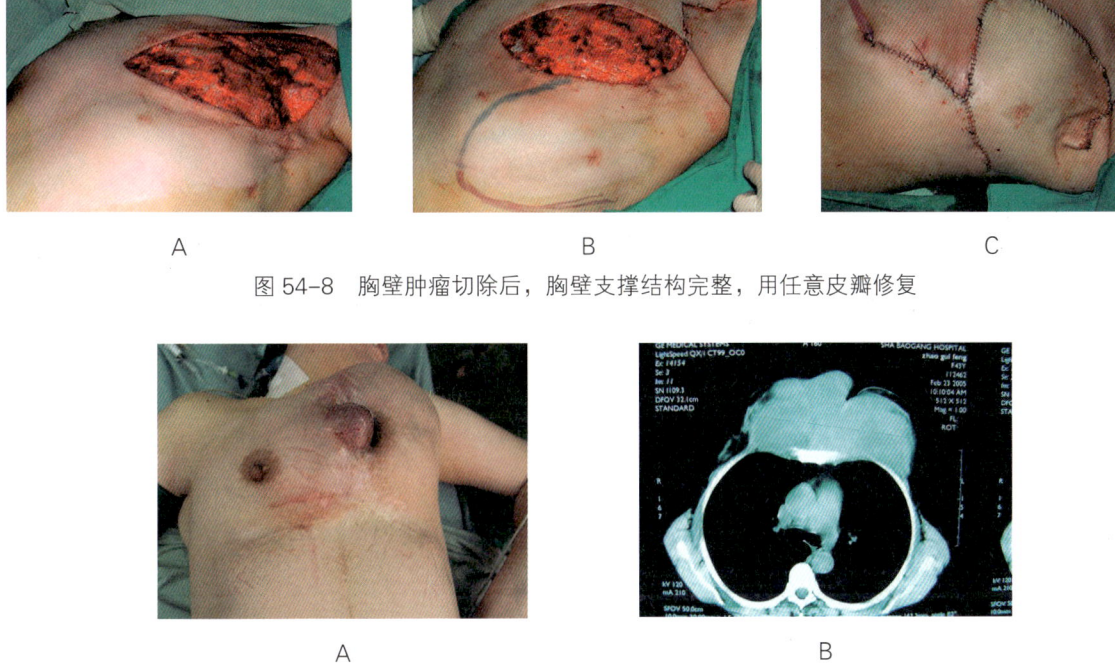

图 54-8　胸壁肿瘤切除后，胸壁支撑结构完整，用任意皮瓣修复

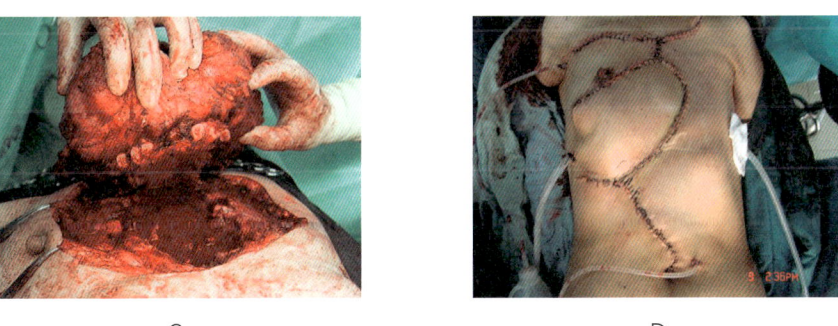

图 54-9　胸壁巨大肿瘤，外院多次手术复发，累及胸骨，广泛切除后应用腹部皮瓣修复

（二）背阔肌肌皮瓣

背阔肌为三角形扁平肌肉，以扁阔的腱膜起自于下部6个胸椎、全部腰椎及骶椎和棘上韧带，以及髂嵴的后部。肌纤维分为上横部和下斜部两部分，肌纤维向上外侧聚合，止于肱骨小结节嵴。背阔肌肌皮瓣有多源性的血供，包括胸背动脉、肋间动脉和腰动脉及其伴行静脉，其中胸

背血管是主要营养血管。胸背动脉为肩胛下动脉的终末支，肩胛下动脉发自腋动脉的第3段，经腋窝下行，发出旋肩胛动脉后，成为胸背动脉。胸背动、静脉在背阔肌的内表面肌膜下行进，入肌后分为外侧支及内侧支，外侧支在肌腹前缘后方2～3cm处下行，内侧支与肌肉上缘平行向内走行。背阔肌的运动神经为胸背神经，与血管伴行进入肌肉。

以胸背动脉为蒂形成的背阔肌肌皮瓣，其旋转弧可达头颈、肩部、上肢及同侧胸部。其临床应用广泛，是身体上可供游离移植或带蒂移植范围最广、功能最多的皮瓣之一，常用于修复大面积皮肤组织缺损、合并有肌肉缺损且需要进行功能重建的缺损、乳房再造等。

在背阔肌前缘后2cm处画一平行于背阔肌前缘的斜线，为胸背血管的体表投影。沿体表投影线设计肌皮瓣，根据受区创面情况，确定背阔肌肌皮瓣移植方法和切取肌皮瓣的范围，较为常用的设计方法为以背腰部皮肤为主要供区的背阔肌肌皮瓣和以上半背部横行皮肤为主要供区的横行背阔肌肌皮瓣。手术时采取侧卧位或半侧卧位。自腋下沿背阔肌前缘切开皮肤组织，显露背阔肌前缘，钝性分离肌后间隙，可暴露胸背动、静脉和神经。继续向远端钝性分离，辨清血管神经束在肌肉内的走行，切断肌肉的止点部，切取需要的宽度和长度，形成背阔肌肌皮瓣，修复创面，供区直接缝合或植皮（图54-10，图54-11）。

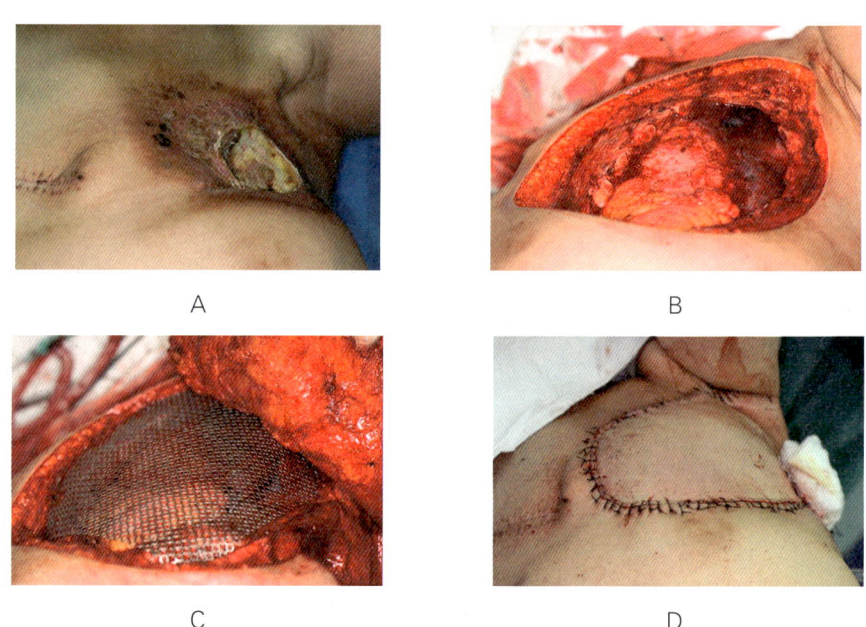

图54-10　女，56岁，双侧乳腺癌术后放疗，左侧放射性溃疡，肋骨外露，切除病变组织后，用钛网修复肋骨，背阔肌肌皮瓣修复软组织缺损

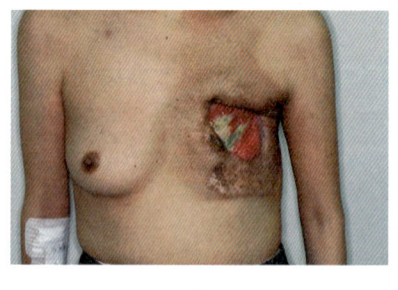 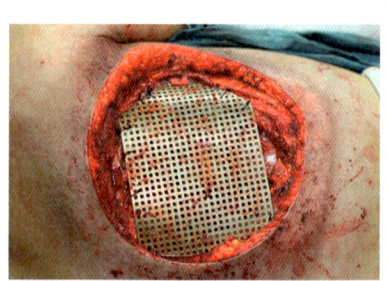

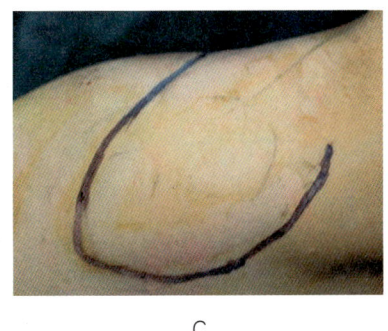
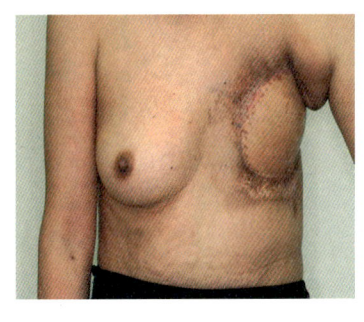

C　　　　　　　　　　　　　　　D

图 54-11　女，42岁，左侧乳腺癌术后放射性溃疡，肋骨外露坏死，切除病变组织后，用钛网修复肋骨，背阔肌肌皮瓣修复软组织缺损

（三）腹直肌肌皮瓣

根据修复的需要，腹直肌肌皮瓣可以设计为纵行腹直肌肌皮瓣和横行腹直肌肌皮瓣。用于胸壁缺损的修复，以纵行腹直肌肌皮瓣较为常用，术前要确认胸廓内血管没有受到损伤，否则需要选用其他皮瓣修复。下腹部横行腹直肌肌皮瓣多用于乳房再造。

腹直肌位于腹部正中线两侧，为腹白线分隔，起自耻骨联合和耻骨，向上止于胸骨剑突和第5～7肋软骨的前面。腹直肌全长被3～4条横行的腱划分为几个肌腹，腱划与腹直肌前鞘结合紧密。腹直肌肌皮瓣的血供主要来自腹壁上、下动脉，腹壁上动脉为胸廓内动脉的直接延续，经胸肋三角下达腹直肌，在腹直肌后穿入肌质内，于脐附近和腹壁下动脉的分支在肌肉内吻合。腹壁下动脉于腹股沟韧带下方起自髂外动脉的内侧壁，在腹股沟韧带内2/5与外3/5交界处，于腹横筋膜后向内上方斜行，越过腹直肌外侧缘后在肌后方上升进入腹直肌内，至脐附近形成终末支。在肌内行进途中，腹壁上、下动脉均发出肌皮穿支供应表面的皮肤组织，并分别与肋间后动脉外侧穿支、腰动脉前皮支、腹壁浅动脉、旋髂浅动脉等的分支吻合。腹直肌接受下6对肋间神经支配。

设计纵行腹直肌肌皮瓣时，肌皮瓣的范围为上起剑突，下达耻骨联合上方，内侧为腹部正中线，外侧可以超出腹直肌外侧缘。逐层切开皮肤组织、筋膜及腹直肌鞘前层，以腹壁上动脉为蒂时，于肌皮瓣远端横断腹直肌，结扎、切断腹壁下动、静脉，在腹直肌深面分离，分至剑突肌皮瓣的蒂部。皮瓣蒂应有足够的长度，便于旋转。脐原位保留。将切开的腹直肌前鞘缝合，腹部供区拉拢缝合（图54-12）。如果需要组织量大，也可以采用下腹部横行腹直肌肌皮瓣（图54-13～图54-15）。

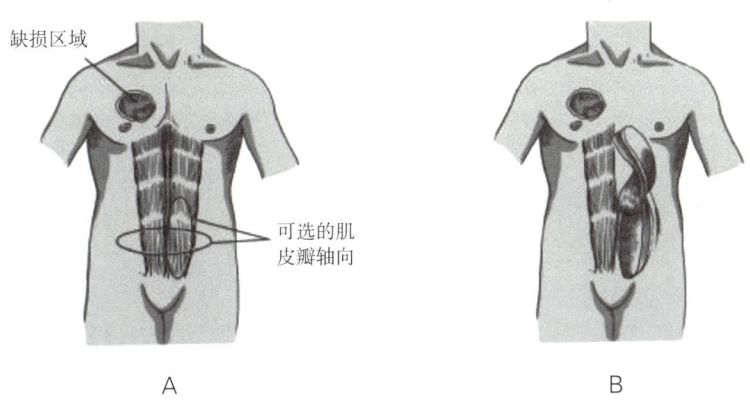

图 54-12　纵行腹直肌肌皮瓣修复胸壁缺损示意图

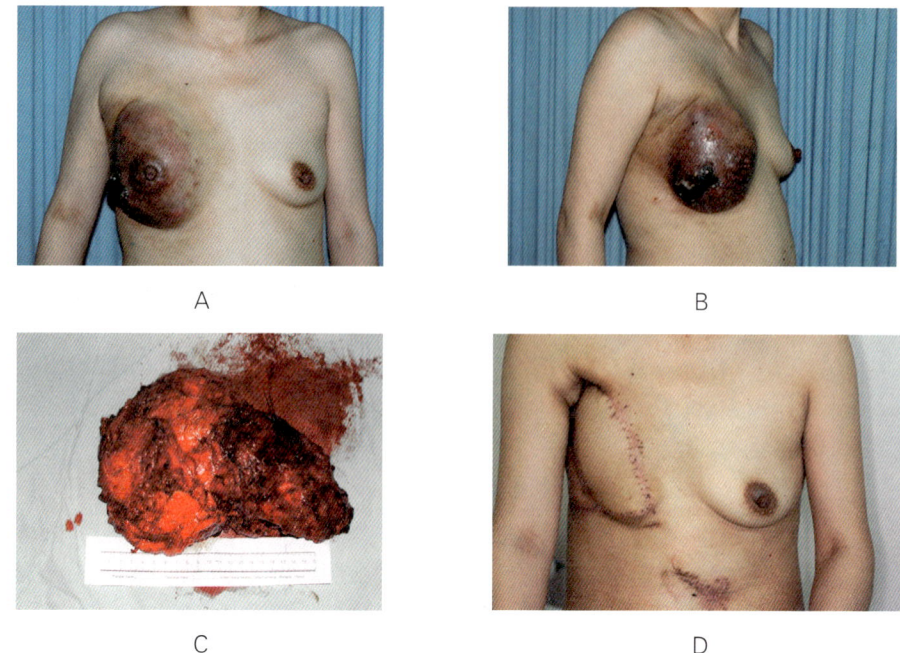

图 54-13 女，48岁，右侧晚期乳腺癌，局部反复破溃出血，伴有恶臭，自肋骨表面切除后用对侧纵行腹直肌肌皮瓣修复，术后化疗，明显改善患者生活质量

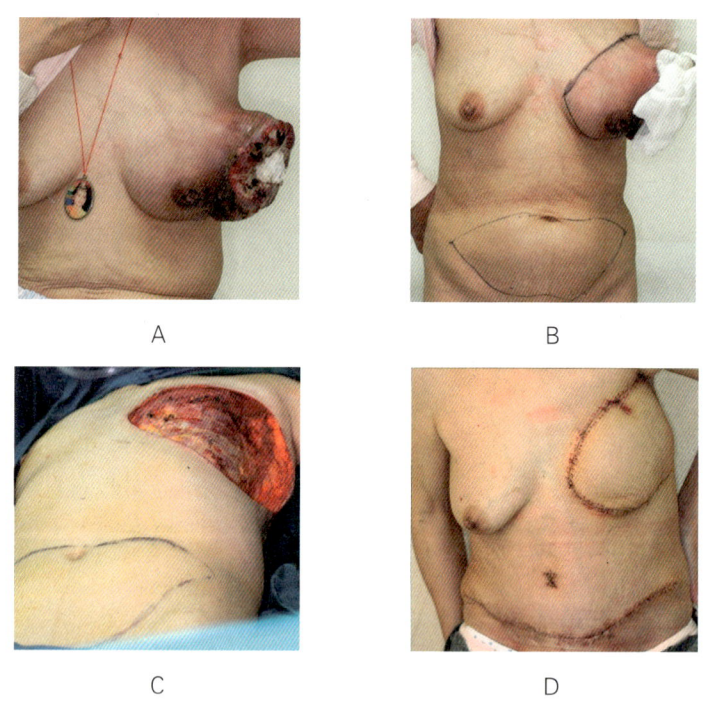

图 54-14 应用下腹部横行腹直肌肌皮瓣修复胸壁肿瘤术后创面

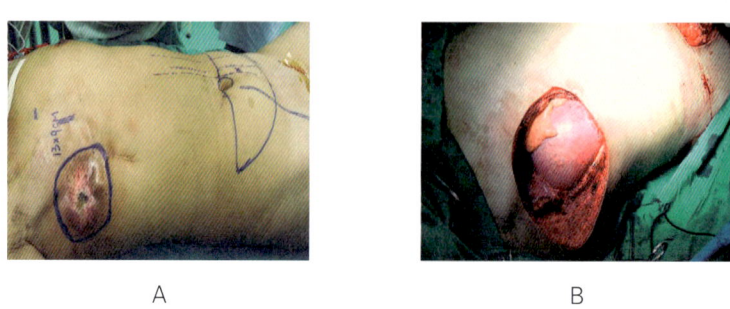

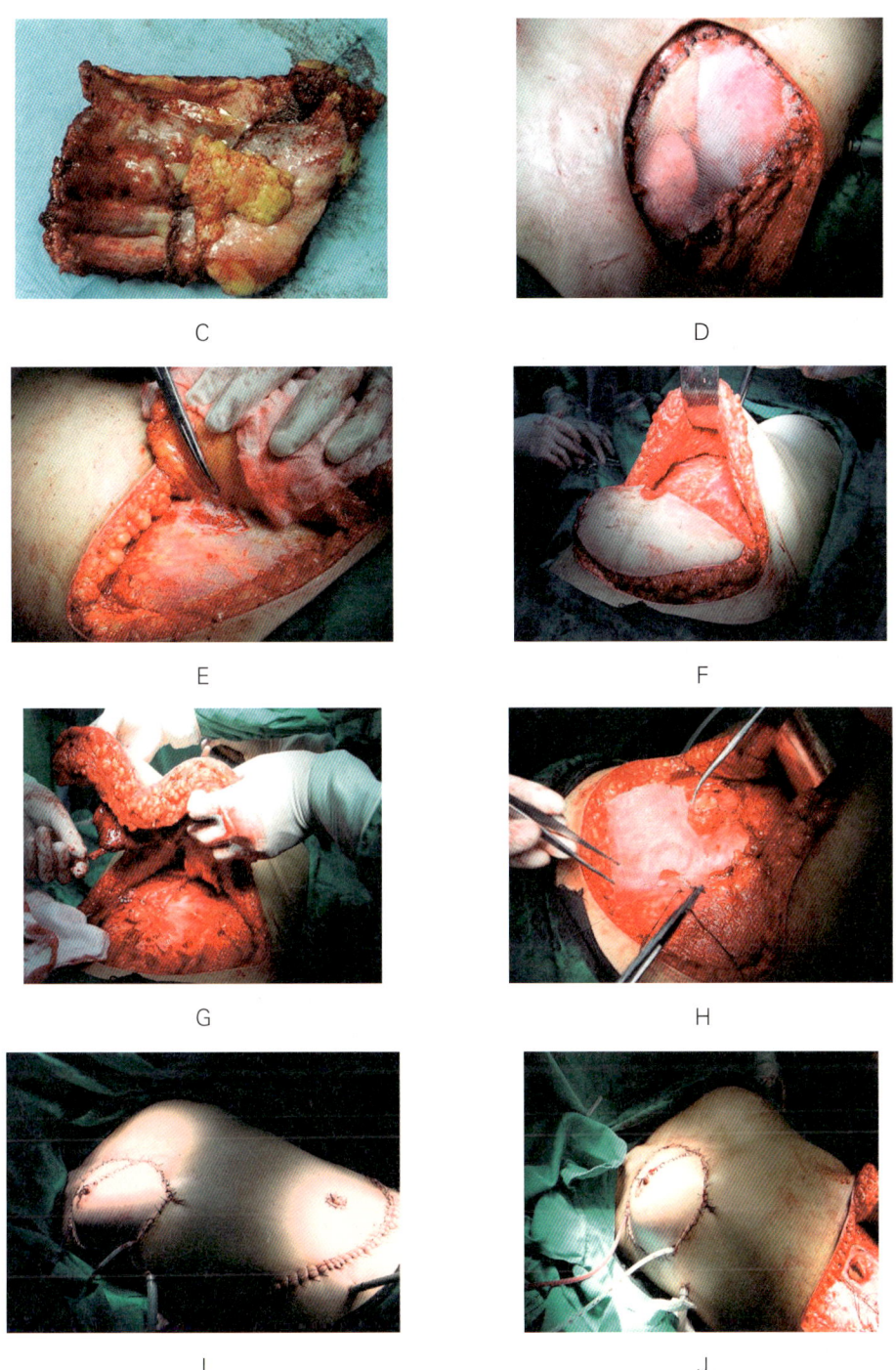

图 54-15　乳腺癌术后复发放化疗后溃疡，TRAM 皮瓣修补胸壁缺损
A. 乳腺癌术后、放化疗后溃疡胸壁术后缺损创面　B. 肿瘤切除术后胸壁缺损创面　C. 切除的肿瘤组织包括五根肋骨和肋软骨　D. 采用 Prolene 网修复胸壁缺损　E. 解剖 TRAM 皮瓣　F. TRAM 皮瓣解剖完成　G. 保留一侧腹壁下动静脉的 TRAM 皮瓣　H. Prolene 网修复加固供瓣区腹壁　I. TRAM 皮瓣转移，吻合血管，修复胸壁缺损　J. 术后外观

（四）胸大肌肌皮瓣

胸大肌呈扇形，范围大，起点分为锁骨部、胸肋部、腹肋部三部分。锁骨部起自锁骨内侧半，肌纤维向外下斜行；胸肋部起自胸骨外侧上6个肋软骨前方，肌纤维大体平行向外走行；腹肋部起自腹直肌前鞘和第5～7肋远端，肌纤维向上外斜行。三部肌纤维向外集合，形成扁平腱止

于肱骨大结节嵴。胸大肌的血供为多源性，主要有三个来源：胸肩峰动脉、腋动脉的胸肌支、胸廓内动脉穿支。胸大肌的神经支配主要有胸前外侧神经和胸前内侧神经。

胸大肌用于胸部缺损的修复主要有两种方法：一是以胸廓内动脉穿支为蒂形成肌皮瓣，逆行翻转修复创面；二是以胸肩峰动脉为蒂，形成肌皮瓣修复创面。

胸肩峰动脉的体表投影标记方法，ab为肩峰至剑突的连线，o点为自锁骨中点向ab连线作垂线cd的交点，cob线即为胸肩峰动脉的体表走行（图54-16）。

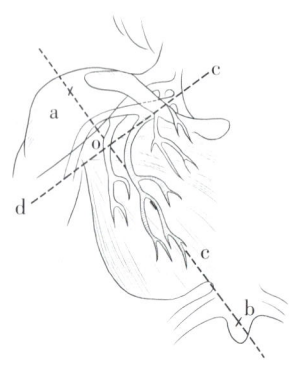

图54-16　胸大肌肌皮瓣的设计（cob 线即为胸肩峰动脉的体表走行）

沿体表线，根据缺损修复的需要设计肌皮瓣，设计的范围上到腋皱襞平面，下至剑突平面，内界可达胸骨缘，外界至腋前线。手术时先切开蒂部皮肤，再沿皮瓣外侧缘切开皮肤和胸大肌全层，于胸固有筋膜深面分离肌皮瓣，将胸大肌掀起后，于胸大肌深面钝性分离至蒂部，找到位于胸大肌深面的血管神经束后，沿设计线切开皮瓣内缘皮肤和全层胸大肌，形成胸大肌肌皮瓣，转移修复创面（图54-17）。

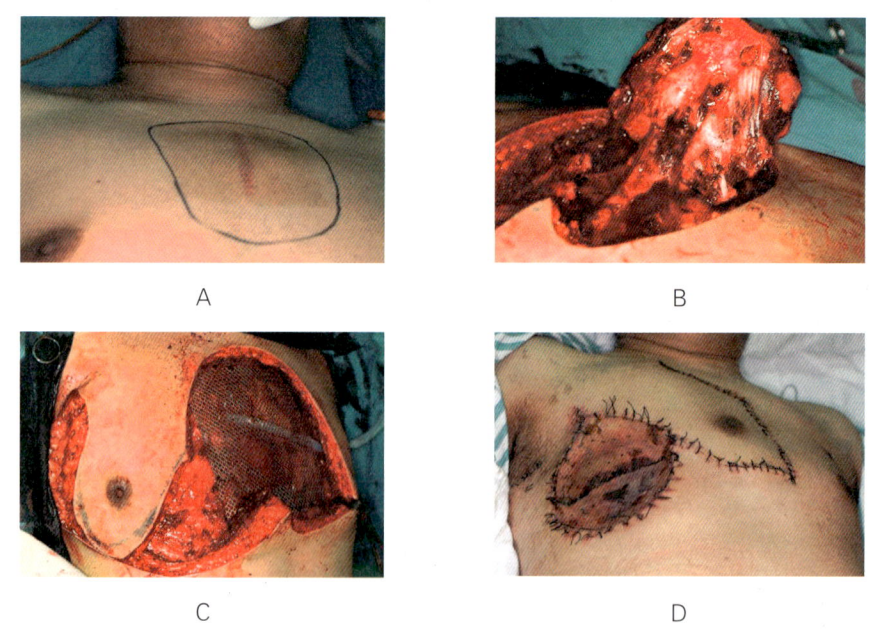

图54-17　男，57岁，胸骨肿瘤扩大切除后应用钛网和胸大肌肌皮瓣修复

(五)乳腺组织瓣

乳腺组织血液供应丰富,主要依靠周围动脉分支供血,其动脉来源主要有胸廓内动脉的肋间穿支、胸外侧动脉、肋间动脉以及胸肩峰动脉的胸壁分支。乳房的动脉系统由其内侧、外侧及深部三个主要方面的动脉分支组成。这些动脉相互吻合,在乳房的腺体表面和腺体内构成浅、深两组血管网。浅组动脉血管末梢最终向乳头乳晕聚集形成环状血管网,腺体内的血管沿乳房的横膈膜走向乳头。

由于乳房腺体具有良好的血液供应,同时又有一定的腺体组织,可以在覆盖创面的同时填塞无效腔。乳腺组织瓣创伤较轻,尤其适用于一般状况较差、年龄较大的患者,对年轻的女性则应避免伤及健侧乳房,选用其他的皮瓣。乳腺组织瓣可以与胸大肌肌瓣分开成为两层组织瓣分别转移,也可以与胸大肌一起形成一个组织瓣转移来增加组织的厚度。乳腺组织瓣的转移方式灵活多样,可以是上方蒂、下方蒂、内侧蒂或外侧蒂,在胸壁缺损的修复中以上方蒂最为常用,手术过程中蒂部应包含知名血管,保证组织瓣的血供(图54-18,图54-19)。

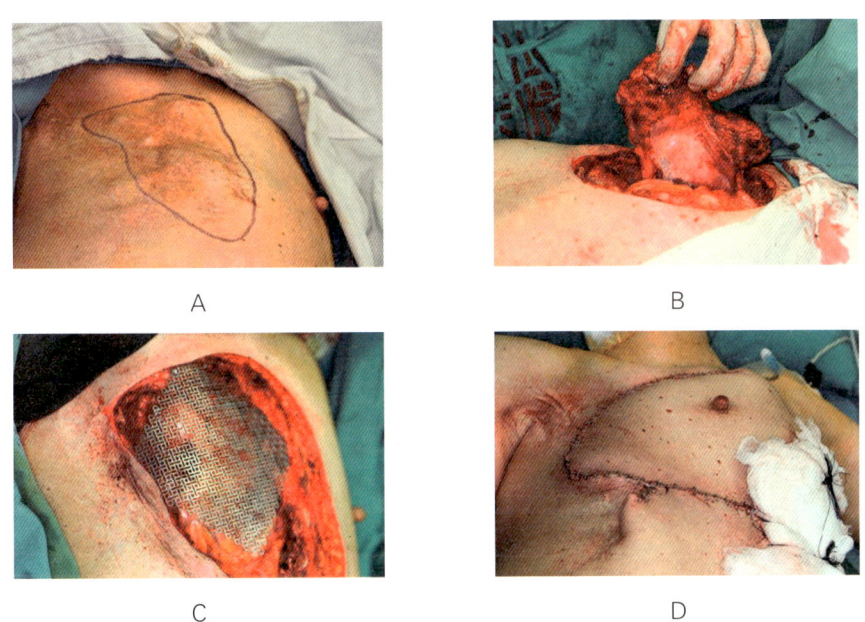

图54-18 右侧乳腺癌术后复发,累及胸骨和肋骨,应用钛网和对侧乳腺组织瓣修复

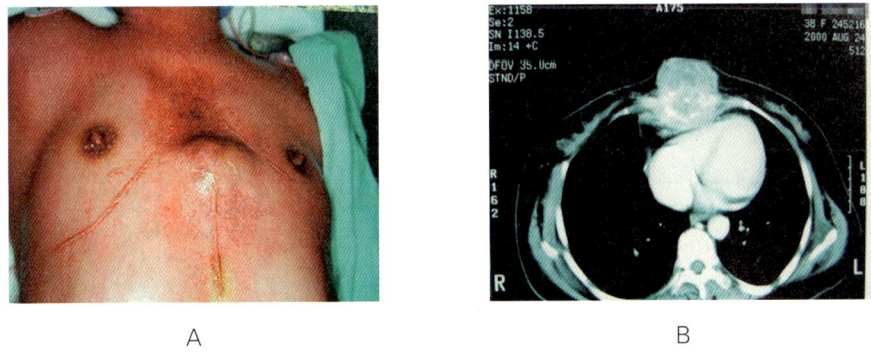

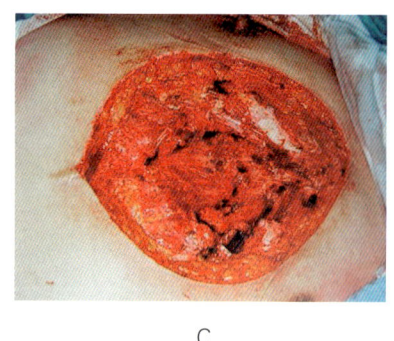
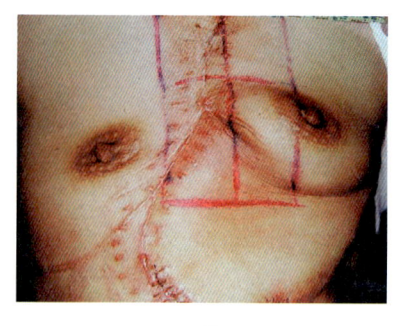

　　　　　　C　　　　　　　　　　　　　　　D

图 54-19　胸骨肿瘤，多次术后复发，根治性切除后应用乳腺组织瓣修复创面，术后放疗

（六）大网膜

胸部大面积的缺损或深部组织外露，无法用一般的皮瓣、肌皮瓣修复时，可以应用大网膜带蒂移植，然后在大网膜上游离植皮。临床实践发现，用大网膜修复体表缺损时，网膜上面如果不立即用皮片覆盖，会经历肉芽组织形成过程，网膜变硬；如果能立即植皮，则能保持网膜的柔软性。但有腹部手术史和腹腔感染史者，大网膜可能粘连或纤维化，应视为手术禁忌证。进行网膜移植时，需要做剖腹手术，创伤较大，曾有发生肠粘连、肠扭转和腹膜炎致死的报道，应严格掌握适应证。

大网膜由胃网膜左动脉和胃网膜右动脉形成大网膜上动脉弓，网膜左和右动脉下行至大网膜游离缘吻合形成大网膜下动脉弓（图 54-20）。

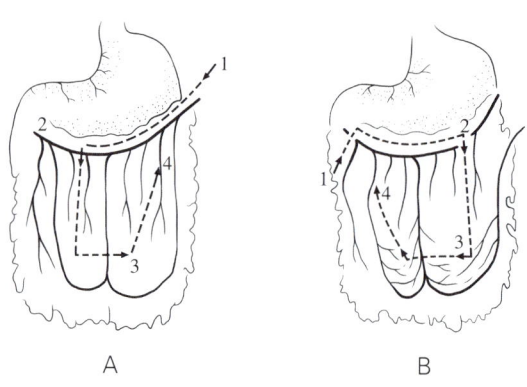

　　　　A　　　　　　　　　　B

图 54-20　大网膜瓣的制作
A. 以胃网膜右血管为蒂　B. 以胃网膜左血管为蒂

做上腹正中或旁正中切口，开腹后将胃和大网膜提至腹腔外展平，根据血管的分布情况选择胃网膜左或右动脉为蒂，根据受区修复情况，对大网膜进行合理修裁（图 54-21），出血点应仔细结扎，防止网膜内血肿形成。转移到受区时，皮下隧道应宽大，切忌使网膜瓣长距离穿行于腹腔内，以免发生内疝或肠粘连。转移到受区后，周边缝数针固定，将网膜铺平，在网膜上植皮。术后包扎压力不宜过大。

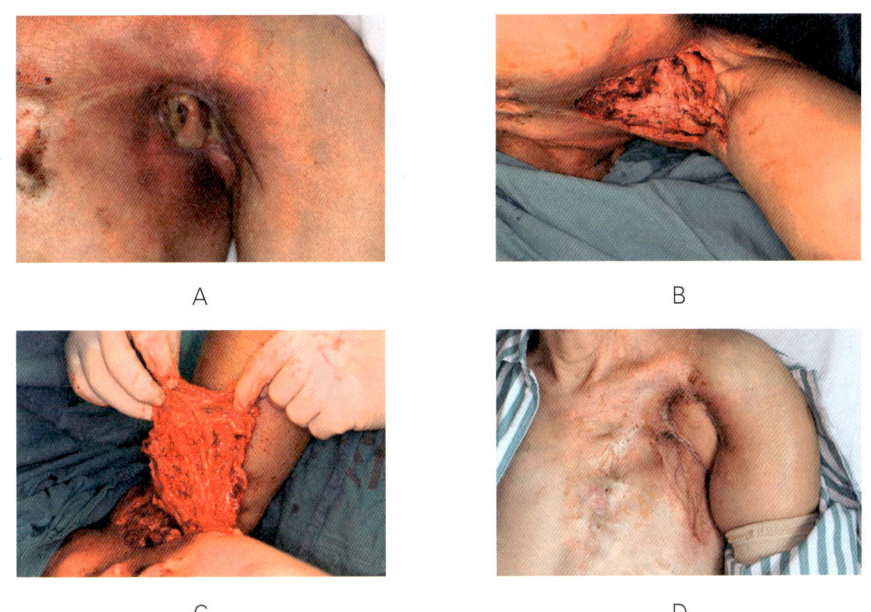

图 54-21 女，68 岁，乳腺癌术后腋窝瘢痕挛缩、放射性溃疡，伴有肋骨外露坏死，溃疡清创后用背阔肌肌皮瓣和大网膜瓣修复

（七）腹壁下血管穿支皮瓣

腹壁下血管穿支皮瓣（即 DIEP 皮瓣）是不带腹直肌的腹壁下血管穿通支皮瓣。DIEP 皮瓣是以腹壁下血管为血管蒂，以其在脐周的主要血管分支为滋养血管的下腹部皮瓣。皮瓣形状与设计与 TRAM 皮瓣相同。手术中在腹直肌后面找到腹壁下血管，沿其走行分开腹直肌，追踪到穿出腹直肌前鞘为止。为了保护供血穿支血管，可以在血管周围保留少许肌肉组织。皮瓣形成后与胸部受区血管在显微镜下吻合（图 54-22）。该皮瓣优点是最大限度地保留了腹直肌的形态与功能，将腹壁的损伤程度降到最低水平，且对于女性患者，腹壁较松弛者可同时起到美容效果。另外因吻合血管，受区部位不受限制。缺点：手术操作相对烦琐，手术时间延长，分离血管时易损伤穿支血管，特别是完全不带腹直肌时，增加了皮瓣失败的概率。

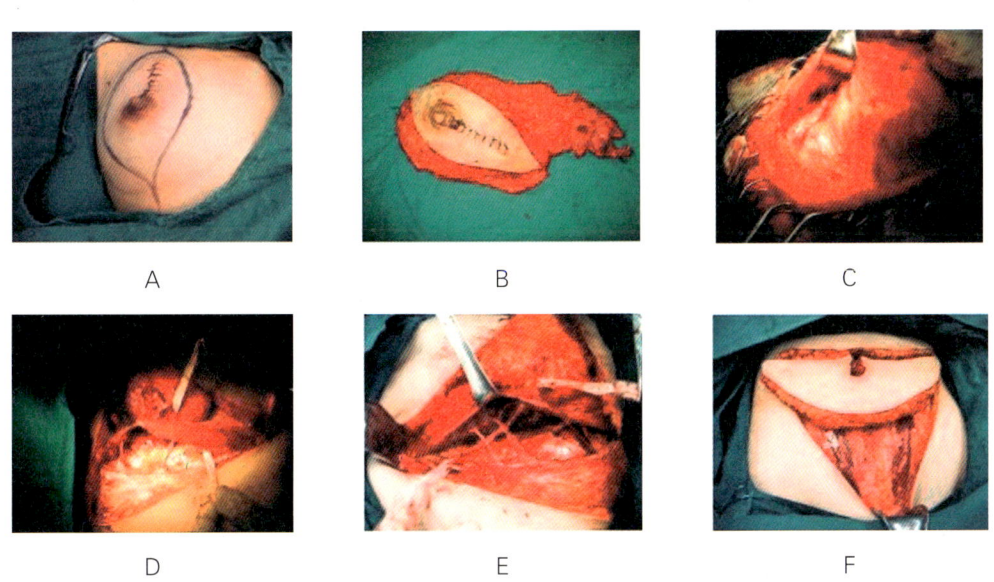

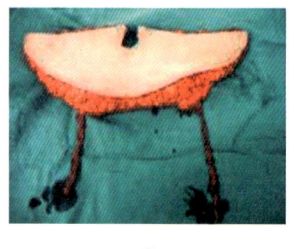 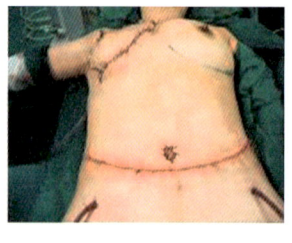 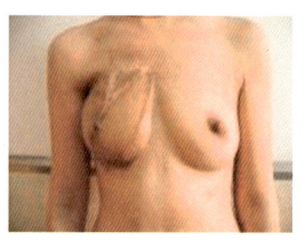

G　　　　　　　　　　　H　　　　　　　　　　　I

图 54-22　乳腺癌活检术后 DIEP 皮瓣修复

第十一节　胸腔内缺损的修复

一、胸部术后残端瘘

胸部手术后发生的残端瘘，比如支气管胸膜瘘、食管胃吻合口瘘等是肺切除或食管癌手术后的一种严重并发症。残端瘘发生后肺内的空气或食管、胃的内容物瘘入胸膜腔，导致胸膜腔感染，形成脓胸。脓胸发生后处理棘手，住院时间长，修复困难，死亡率高。脓胸发生后需要及时开窗引流，控制感染。脓胸会形成巨大的胸腔内无效腔，窦道迁延不愈，患者营养不良（图54-23），可危及生命。脓胸后创面的治疗包括控制感染、促进肉芽组织生长、选择恰当的手术时机、正确处理瘘口、选用血供良好的合适肌瓣组织充填无效腔。

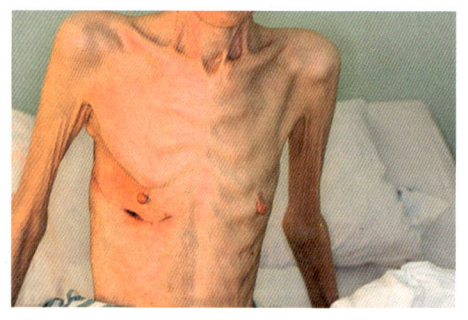

图 54-23　食道癌术后食道瘘，胸腔内脓肿窦道，患者有严重营养不良

发生脓胸的原因有支气管胸膜瘘、肺胸膜瘘、食管胸膜瘘、胃胸膜瘘、食管支气管胸膜瘘、食管破裂、外伤后脓胸、心脏搭桥后脓胸等。

胸腔内急性感染，特别是脓胸患者往往全身状况很差，伴有发热，白细胞计数增高。手术分两期进行。一期脓胸确诊后开窗清创，引流换药。在脓腔的表面切开皮肤，切除脓腔表面的肋骨，多为2~3根肋骨，尽可能使窗口开大。清除脓腔内感染的脓苔以及坏死组织，用过氧化氢溶液、1‰洗必泰溶液、术尔泰（羧氨基葡聚多糖钠生物胶体液）冲洗伤口，伤口内盐水纱布填塞引流，定期换药，控制感染，促进肉芽组织增生。既往一期手术大多由胸外科医师完成，往往不注意胸大肌或背阔肌的血供，将滋养血管切断，牺牲宝贵的可利用组织。现在笔者所在医院多由整形外科医师设计切口，和胸外科医师联合完成。

创面充分准备后，二期肌瓣转移，修复瘘口，用血供良好的组织填塞无效腔，关闭创面。瘘口用肌瓣覆盖后，根据胸部腔隙的大小，选择封闭无效腔的方法。长时间脓胸会压缩肺部组织，无效腔巨大，单纯一个肌肉组织瓣往往组织量不够，不能完全填塞无效腔。可以选择下列方法：①联合两个或多个肌肉组织瓣修复，如腹直肌瓣联合背阔肌瓣，用肌瓣完全填塞无效腔（图54-24）。②肌肉组织瓣联合胸廓改型，去除上下2~3根肋骨，减少无效腔后，胸腔内填塞肌肉组织瓣。脓胸导致的无效腔常位于胸部的下端，胸腔内常用的填塞肌肉组织瓣有背阔肌肌瓣、逆行背阔肌肌瓣、腹直肌肌瓣、腰大肌肌瓣等。③应用Clagett方法，肌肉组织瓣堵塞瘘口后，缝合皮肤切口，留下2针缝线，胸腔内灌满抗生素盐水后皮肤缝线打结闭合切口，胸腔内盐水吸收的同时肉芽组织生长，闭合无效腔。

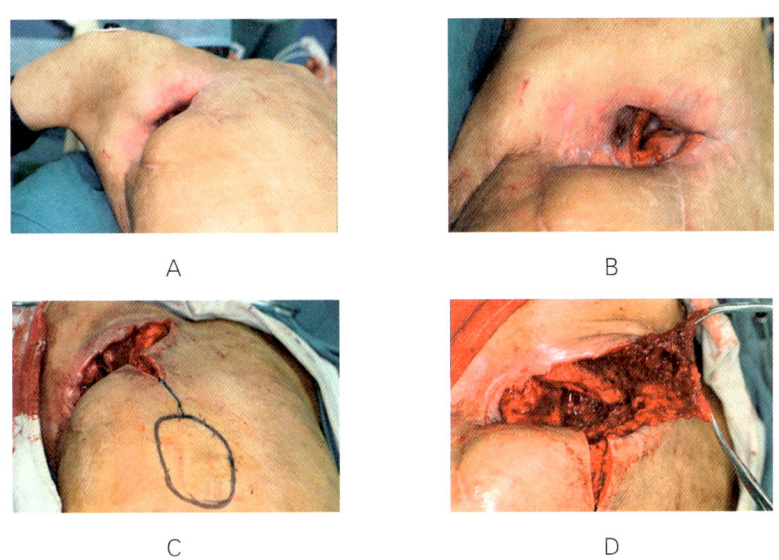

图54-24　男，52岁食道癌术后食道胃吻合口瘘，只能通过胃管营养，采用局部肌瓣联合腹直肌肌瓣修复

肌肉瓣的选择依据原胸部手术切口、开窗切口的位置，以及脓胸的位置决定，选择的肌瓣血供良好，肌瓣的旋转点以及长度合适，使肌瓣能够到达无效腔的远端。一般情况下，一侧肺切除后常伴有膈肌上抬，纵隔向患侧偏移，脓胸的无效腔大多位于胸腔的上方。常用的皮瓣为胸大肌肌瓣、背阔肌肌瓣、背阔肌前锯肌瓣、腹直肌肌瓣、胸大肌乳腺瓣等联合肌瓣。当带蒂皮瓣不能使用时选择游离肌（皮）瓣。

沿瘘口周围切开皮肤，适度延长切口，剥离皮瓣，显露使用的肌肉组织，首先形成肌肉瓣。适当切除无效腔表面的数根肋骨，一方面使肌肉瓣的旋转点上移，提高肌瓣的利用率，打通肌瓣胸腔内转移通路；另一方面适当切除部分肋骨后，进行部分胸改手术，可以减小无效腔，节约组织。肋骨切除后切开增厚的胸膜组织，便于组织塌陷。

肋骨切除后显露胸腔内的瘘口，瘘口的关闭是手术的难点之一。依据瘘口的性质选用不同的方法，单一瘘口选用周围滑膜翻转组织瓣，蜂窝状的瘘口选用耐维补片修复。用卵圆钳夹持纱布刮除脓腔壁，使光滑的包膜变粗糙，形成新鲜创面。用过氧化氢溶液、新洁而灭溶液、抗生素盐水冲洗伤口，更换手术器械。

将形成的肌瓣组织无张力置入胸腔内的无效腔中，尽可能与瘘口周围组织缝合固定，填充无效腔和加强瘘口的修补。瘘口位置很深，不能与周围组织缝合固定时，利用纤维蛋白胶水黏合固定，并在肌肉瓣的浅表面缝合，使组织瓣不容易滑出。于瘘口的周围放置负压引流管。皮瓣的供区同样放置负压引流管。

当局部组织不能采用时选择游离组织移植，常用的皮瓣有股前外侧肌皮瓣、腹直肌肌皮瓣和背阔肌肌皮瓣。

Clagett方法已有近50年的历史，一次手术的成功率达75%～80%，必要时可以重复操作。方法是胸腔内瘘口用肌瓣加强后，皮肤切口上下分离，便于切口无张力缝合，从前后两端缝合真皮、皮肤。皮肤两层缝合，真皮内缝合达到水密封（water-tight）的目的。留下切口中间真皮缝合的数针暂不打结，胸腔内灌入抗生素盐水，注意必须排除胸腔内的全部空气，真皮内缝合线打结，然后缝合皮肤（图54-25）。

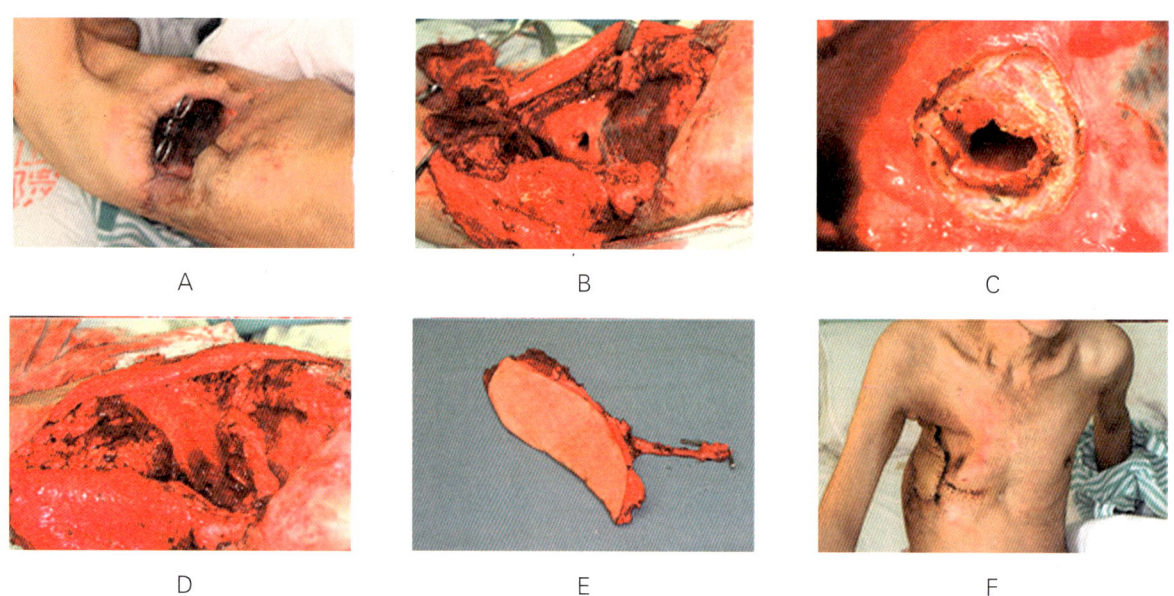

图54-25 巨大支气管胸膜瘘后伴有局部皮肤缺损，应用胸大肌肌皮瓣填塞无效腔，骨前外侧皮瓣游离移植修复皮肤缺损

二 胸骨正中切口感染

随着社会老龄化，心脏瓣膜病以及冠脉搭桥的患者日益增多，同时老龄患者多伴有糖尿病、高血压等合并症，经胸骨正中切口是心脏外科手术常用手术入路之一，手术后胸骨感染的发生率文献报道为0.4%～8.1%。经此切口实行的心血管手术有冠状动脉搭桥、瓣膜手术、室间隔缺损手术以及主动脉手术等。胸骨感染的处理较为棘手，尤其在感染急性期，胸骨裂开，深部纵隔感染，累及纵隔内重要脏器功能者，处理不当可能导致死亡等严重后果。慢性感染患者常伴有胸骨骨髓炎、肋软骨感染、钢丝外露以及慢性窦道形成，伤口迁延不愈，病程长达数年，甚至十几年，给患者带来沉重的精神负担，严重影响患者的生活质量，甚至导致医疗纠纷。

胸骨手术切口慢性感染的治疗包括彻底清创（或多次清创），去除钢丝、骨蜡、线头等异物，切除感染和暴露的肋软骨和死骨，胸骨重新固定，以重建胸骨的稳定性。胸廓的稳定性依赖炎症组织周围形成的纤维板来获得，然后应用血供良好的组织瓣填塞无效腔和覆盖伤口。

Pairolero和Arnold（1986）根据感染的时间将胸骨创面分为三种类型，是目前最常用的分类方法。第一类感染发生在心脏手术后几天，表现为伤口有血清液渗出，没有骨髓炎、肋软骨炎以及皮下软组织严重感染，治疗包括全身应用抗生素、局部及时清创、胸骨重新固定、伤口负压吸引等。第二类感染发生在心脏术后数周内，表现为伤口有脓性分泌物，伴有胸骨骨髓炎和纵隔感染，钢丝外露，但肋软骨感染比较少见。治疗包括换药引流、伤口清创、应用肌瓣或肌皮瓣填塞无效腔。第三类发生在心脏手术后数月或数年后，表现为慢性窦道、慢性骨髓炎、肋软骨炎等，纵隔内感染较为少见。治疗包括彻底清创、去除钢丝等异物、切除坏死的胸骨和暴露的肋软骨组织、应用肌瓣填塞无效腔。第二、三类的胸骨感染往往由整形外科医师处理，彻底清创和填塞无效腔是治疗的关键。

心脏术后胸骨、纵隔感染确诊后，应尽早采取措施，积极治疗，特别是对急性感染期的患者，笔者所在医院有一例在拟定手术治疗前一天死亡，几乎所有死亡的患者的感染均发生在急性感染期，应引起重视。对病程早期，感染较轻的患者，这类伤口大多由胸心外科医师自行处理，一般采用闭式冲洗引流方法。彻底清创，清除感染的坏死组织，放置纵隔冲洗引流管，重新用钛板固定胸骨，全层缝合皮下组织及皮肤。术后用抗生素盐水或有机碘溶液局部持续冲洗引流，并全身抗感染，直至引流液培养阴性3~4天后停止冲洗。

慢性期感染患者术前准备应积极，创面细菌培养，做药敏实验。局部PET-CT检查可以明确感染累及的范围与深度。伴有糖尿病的患者术前调整用药控制血糖。术前3天停用潘生丁（双嘧达莫）、阿司匹林等抗凝药物。改用疗效持续时间短的低分子肝素抗凝。术前1天停用肝素。心脏术后胸骨正中切口慢性感染患者，往往伴有慢性骨髓炎以及肋软骨炎，应彻底清创，拔除钢丝，用刮匙去除骨蜡等异物，用咬骨钳去除坏死的胸骨和感染、暴露的肋软骨组织，吸除胸骨后纤维板前的脓液和絮状组织，用过氧化氢溶液、新洁尔灭溶液反复冲洗伤口。更换敷料、手套和手术器械，伤口周围重新消毒，行胸骨内固定。胸前切口经过扩创后，往往形成大小不一的无效腔，需要用肌瓣填塞。常用的肌瓣来源有胸大肌、腹直肌、背阔肌以及大网膜等组织。肌瓣具有血供好、抗感染能力强的特点，对感染严重或软组织缺损较大者尤为适用。

清创后创面是否即时行组织瓣移植修复取决于创面清创的彻底性。

对感染深达胸骨后累及纵隔内的患者，伤口往往不能清创彻底，伤口开放，采用伤口局部持续负压吸引（vacuum-assisted closure，VAC）处理创面，二期闭合伤口。在伤口表面覆盖一层纱布，纱布表面放置有多个侧孔的引流管。表面覆盖纱布后，用OpSite塑料薄膜覆盖整个创面以及周围皮肤，边缘用胶布固定，引流管接墙式负压，压力调整约为-130mmHg，持续吸引。也可采用VSD成品持续负压吸引。

胸骨内固定时，助手向内挤压胸廓，胸骨两侧向中间对合，用布巾钳临时固定，选用长度合适的钛板，于胸骨上、中、下部位，两侧胸骨相对健康的区域进行固定。左手用镊子固定钛板，右手持电钻钻孔，拧入钛钉。胸骨断端渗血明显的患者可以在胸骨中间放入可溶性止血纱布后再进行胸骨内固定，固定完成后去除布巾钳。一般选用3~4块4~8孔的2mm钛板（Synthes™，Switzerland），以6孔最常用，钛钉的长度为8~10mm。为防止钛钉脱落后落入胸腔内，宜选用螺孔中有螺纹的钛板，旋入钛钉后，钛钉和钛板自身可以拧紧固定。钛钉拧入时注意避开两侧的胸廓内血管。

胸骨固定完成后，用电刀分离两侧胸骨旁的胸大肌瓣，并在胸骨前缝合，覆盖胸骨和钛板，在胸大肌瓣表面和后方各放置负压引流管，缝合切口，用胸带加压包扎。

既往有学者主张胸骨正中感染的治疗除去早期感染的患者清创后重新固定外，一般需在心脏手术后2~3个月，胸骨后纤维板形成，具有一定的抗张力后，再清创去除钢丝，胸骨不再重新固定。其优点是伤口内不存在异物。缺点是：①胸骨断端去除骨蜡等异物后，部分患者胸骨完全裂开，往往术后需辅助机械呼吸，不能立即拔除气管插管，增加了病死率；②清创后胸骨断端渗血明显，部分患者需要输血治疗；③患者伤口痊愈、瘢痕软化后，胸骨断端活动度增加。笔者所在医院曾有一患者伤口愈合1年后再次就诊，主诉睡眠翻身时胸骨断端吱吱作响，可明显看到胸骨两断端的错位活动，再次手术进行了胸骨钛板固定。大部分学者认为应用钛板进行胸骨内固定可以增加胸骨的稳定性，提高手术的治愈率。笔者所在医院的临床经验也证实了这一观点。应用钛板胸骨重新固定后可以有效地缩减创面，减小无效腔，大大降低了远位肌肉瓣转移的可能性。

胸骨正中切口清创后以钛板固定可以增加胸骨的稳定性，更加符合生理状态，可以减轻术后的疼痛，减少术后依赖辅助机械呼吸的可能，降低胸骨断端渗血的程度，降低输血的概率，减小输血的量，是胸骨正中切口感染治疗中的一项重要进展。

胸骨正中切口清创修复后伤口一次愈合率为80.26%～90%，有接近20%的患者进行两次以上的手术治疗。手术成功的关键是明确感染累及的深度、创面清创的彻底性以及采用恰当的修复方法（图54-26，图54-27）。

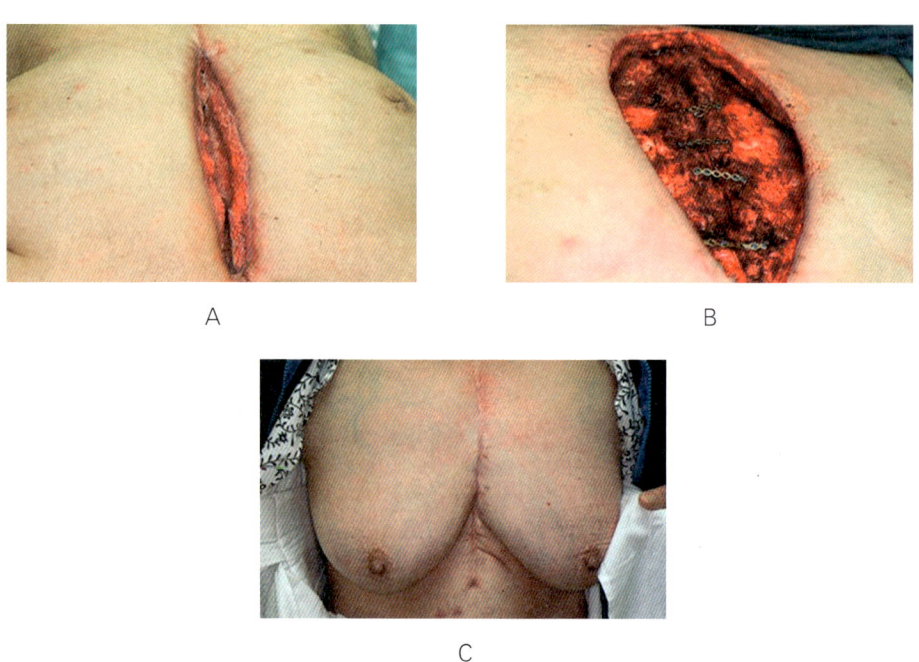

图54-26　女，57岁，心脏换瓣手术后胸骨创面愈合不良5个月
A. 术前胸骨创面　B. 胸骨钛板固定后　C. 术后半年随访，伤口愈合良好

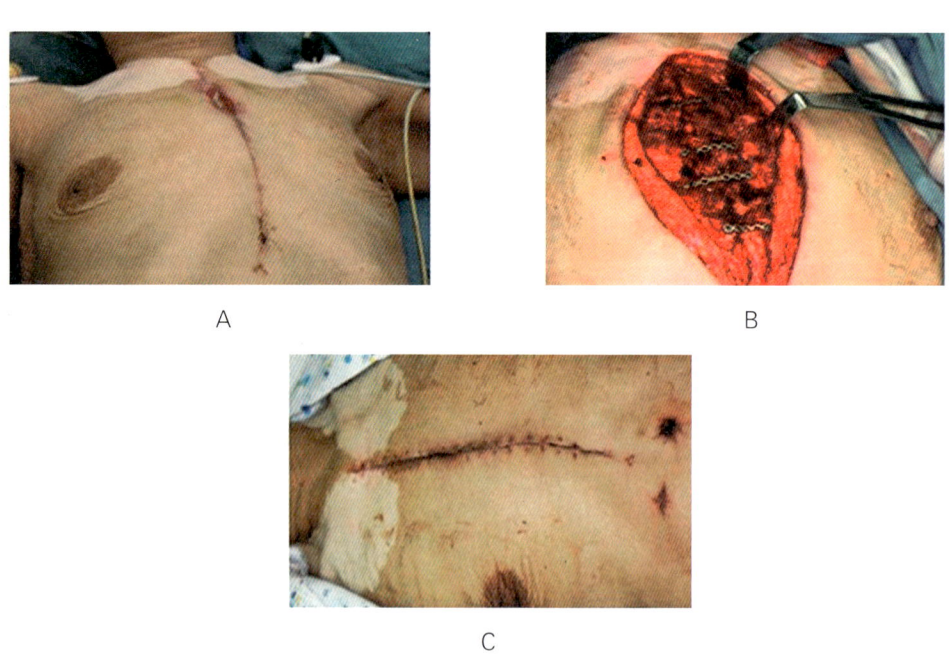

图54-27　女，68岁，心脏换瓣手术后胸壁创面愈合不良3个月
A. 术前胸骨创面　B. 胸骨钛板固定后　C. 术后2周，伤口愈合良好

（亓发芝　王炜）

参考文献

[1] 王炜. 整形外科学[M]. 杭州:浙江科学技术出版社,1999:844-847.

[2] 谭国华,张学衡,陈雨历. 手术治疗小儿漏斗胸5例报告[J]. 中华小儿外科杂志,1982(3):149-151.

[3] 薛峰,贺延儒,范茂槐,等. 小儿漏斗胸手术方法的探讨[J]. 中华外科杂志,1989,27(4):238-239.

[4] Pircova A,Sekarski-Hunkeler N,Jeanrenaud X,et al. Cardiac perforation after surgical repair of pectus excavatum[J]. J Pediatr Surg,1995,30(10):1506-1508.

[5] 章晓森,曹子昂. 漏斗胸的外科治疗[J]. 上海交通大学学报(医学版),2007,27(11):1385-1388.

[6] 曾骐,贺延儒,李士惠. 小儿鸡胸的分型及外科治疗[J]. 中华胸心血管外科杂志,1999,15(4):225-227.

[7] 付向宁,徐沁孜,孙威,等. 微创胸骨沉降术治疗鸡胸[J]. 中国医师进修杂志,2011,34(26):14-16.

[8] Jabbad H,Shehata R,Al-Ebrahim K. Successful surgical repair of complete sternal cleft in an adult[J]. Asian Cardiovasc Thorac Ann,2010,18(4):376-378.

[9] Van der Merwe A E,Weston D A,Oostra R J,et al. A review of the embryological development and associated developmental abnormalities of the sternum in the light of a rare palaeopathological case of sternal clefting[J]. Homo,2013,64(2):129-141.

[10] Yamanaka K,Higuma T,Watanabe K,et al. Congenital sternal cleft[J]. J Pediatr Surg,2012,47(11):2143-2145.

[11] Dobell A R C,Williams H B,Long R W. Staged repair of ectopia cordis[J]. J Pediatr Surg,1982,17(4):353-358.

[12] Mogilner J,Siplovich L,Bar-Ziv J,et al. Surgical management of the cleft sternum[J]. J Pediatr Surg,1988,23(10):889-891.

[13] Shamberger R C,Welch K J,Castaneda A R,et al. Anterior chest wall deformities and congenital heart disease[J]. J Thorac Cardiovasc Surg,1988,96(3):427-432.

[14] de Campos J R M,Filomeno L T B,Fernandez A,et al. Repair of congenital sternal cleft in infants and adolescents[J]. Ann Thorac Surg,1998,66(4):1151-1154.

[15] Jadhav V,Rao S,D'Cruz A. Autologous repair of isolated complete sternal cleft in an adolescent[J]. J Pediatr Surg,2009,44(12):2414-2416.

[16] Ley E,Sharshiner R,Kouretas P,et al. Staged cleft sternum repair using dermal allograft and synthetic mesh[J]. Ann Plast Surg,2011,67(2):156-158.

[17] Knox L,Tuggle D,Knott-Craig C J. Repair of congenital sternal clefts in adolescence and infancy[J]. J Pediatr Surg,1994,29(12):1513-1516.

[18] 张涤生,钱云良,唐思聪,等. 胸骨裂-心脏异位一例[J]. 中华外科杂志,1998,36(8):511.

[19] 廖永德,陈启福,付向宁,等. 胸骨裂修补一例[J]. 中华小儿外科杂志,2002,23(3):207.

[20] Gart M S,Vicari F A. Sternal "retraction": a novel application of a mandibular distractor in treating ectopia cordis with complete cleft sternum[J]. Ann Plast Surg,2015,74(5):594-596.

[21] Luthra S,Dhaliwal R S,Singh H. Sternal cleft—a natural absurdity or a surgical opportunity[J]. J Pediatr Surg,2007,42(3):582-584.

[22] Cantrell J R,Haller J A,Ravitch R R. A syndrome of congenital defects involving the abdominal wall, sternum, diaphragm, pericardium, and heart[J]. Surg Gynecol Obstet,1958,107(5):602-614.

[23] Toyama W M. Combined congenital defects of the anterior abdominal wall, sternum, diaphragm, pericardium, and heart: a case report and review of the syndrome[J]. Pediatrics,1972,50(5):778-792.

[24] Van Hoorn J H,Moonen R M,Huysentruyt C J,et al. Pentalogy of cantrell: two patients and a review to determine prognostic factors for optimal approach[J]. Eur J Pediatr,2008,167(1):29-35.

[25] Vazquez-Jimenez J F,Muehler E G,Daebritz S,et al. Cantrell's syndrome: a challenge to the surgeon[J]. Ann Thorac Surg,1998,65(4):1178-1185.

[26] Carmi R, Boughman J A. Pentalogy of cantrell and associated midline anomalies: a possible ventral midline developmental field[J]. Am J Med Genet,1992,42(1):90-95.

[27] Kaplan L C, Matsuoka R, Gilbert E F, et al. Ectopia cordis and cleft sternum: evidence for mechanical teratogenesis following rupture of the chorion or yolk sac[J]. Am J Med Genet,1985,21(1):187-199.

[28] James P A, McGaughran J. Complete overlap of PHACE syndrome and sternal malformation—vascular dysplasia association[J]. Am J Med Genet,2002,110(1):78-84.

[29] Morgan N V, Bacchelli C, Gissen P, et al. A locus for asphyxiating thoracic dystrophy, ATD, maps to chromosome 15q13[J]. J Med Genet,2003,40(6):431-435.

[30] Whitley C B, Schwarzenberg S J, Burke B A, et al. Direct hyperbilirubinemia and hepatic fibrosis: a new presentation of Jeune syndrome (asphyxiating thoracic dystrophy)[J]. Am J Med Genet,1987,28:211-220.

[31] Capilupi B, Olappi G, Cornaglia A M, et al. Asphyxiating thoracic dysplasia or Jeune's syndrome. Description of 2 mild familial cases[J]. Pediatr Med Chir,1996,18(5):529-532.

[32] Amirou M, Bourdat M G, Pinel N, et al. Successful renal transplantation in Jeune syndrome type 2[J]. Pediatr Nephrol,1998,12(4):293-294.

[33] 徐赛英. 实用儿科放射诊断学[M]. 北京:北京出版社,1999.

[34] Den Hollander N S, Robben S G F, Hoogeboom A J M, et al. Early prenatal sonographic diagnosis and follow-up of Jeune syndrome[J]. Ultrasound Obstet Gynecol,2001,18(4):378-383.

[35] Davis J T, Ruberg R L, Leppink D M, et al. Lateral thoracic expansion for Jeune's asphyxiating dystrophy: a new approach[J]. Ann Thorac Surg,1995,60(3):694-696.

[36] Hell A K, Campbel R M, Hefti F. The vertical expandable prosthetic titanium rib implant for the treatment of thoracic insufficiency syndrome associated with congenital and neuromuscular scoliosis in young children[J]. J Pediatr Orthop B,2005,14(4):287-293.

[37] 周晓,曹谊林,胡炳强. 肿瘤整形外科学[M]. 杭州:浙江科学技术出版社,2013.

[38] Watanabe K, Kiyokawa K, Ino K, et al. Treatment strategies for refractory pulmonary fistulae using a latissimus dorsi muscle flap[J]. J Plast Reconstr Aesthetic Surg,2011,64(8):1014-1021.

[39] Arnold P G, Pairolero P C. Intrathoracic muscle flaps: a 10-year experience in the management of life-threatening infections[J]. Plast Reconstr Surg,1989,84(1):92-98.

[40] Woo E, Tan B K, Lim C H. Treatment of recalcitrant air leaks: the combined latissimus dorsi-serratus anterior flap[J]. Ann Plast Surg,2009,63(2):188-192.

[41] Jiang L, Jiang G N, He W X, et al. Free rectus abdominis musculocutaneous flap for chronic postoperative empyema[J]. Ann Thorac Surg,2008,85(6):2147-2149.

[42] Tsai Y T, Chen C C, Lu H I, et al. Free anterolateral thigh combined flap for chronic postpneumonectomy empyema[J]. Ann Thorac Surg,2010,90(2):651-654.

[43] 李洋,关亚欣,李长远. 带蒂胸大肌瓣移植术治疗全肺切除术后早期支气管胸膜瘘[J]. 山东医药,2008,48(18):85-85.

[44] Pairolero P C, Arnold P G. Management of recalcitrant median sternotomy wounds[J]. Plast Reconstr Surg,1985,76(5):357-364.

[45] Plass A, Emmert M, Pilsl M, et al. Sternal plate closure: indications, surgical procedure and follow-up[J]. Thorac Cardiovasc Surg,2011,59(1):30-33.

[46] Cabbabe E B, Cabbabe S W. Immediate versus delayed one-stage sternal débridement and pectoralis muscle flap reconstruction of deep sternal wound infections[J]. Plast Reconstr Surg,2009,123(5):1490-1494.

[47] 曹小曼,亓发芝,顾建英,等. 局部负压吸引在心脏术后胸骨正中切口感染中的应用[J]. 中国美容整形外科杂志,2009,20(11):694-696.

[48] 亓发芝,张勇,顾建英,等. 心脏术后胸骨正中切口感染的治疗策略[J]. 中国美容整形外科杂志,2009,20(12):728-730.

第五十五章
腹壁畸形和缺损

第一节 腹壁应用解剖

腹壁连接胸部和髋关节，分为前外侧腹壁和后外侧腹壁。前外侧腹壁上缘以肋弓为界，下缘以腹股沟韧带及耻骨结节为界。髂嵴及下部胸椎、腰椎棘突共同组成了后外侧腹壁的重要体表标志，包裹着腰背部诸多肌肉的胸腰筋膜是后外侧腹壁的重要组成部分。

一 前外侧腹壁

前外侧腹壁大致呈菱形结构，其上缘为胸骨剑突及7～12肋软骨，下缘为腹股沟韧带及耻骨结节，左右两侧缘为过髂嵴的腋中线。

前外侧腹壁由其表面皮肤、皮下组织、五块肌肉、三层筋膜、腹膜前脂肪及腹膜构成，保持前侧方腹壁结构的完整性对于其功能的影响至关重要。

（一）腹膜

腹膜为一层浆膜结构，覆盖于腹壁内侧面构成壁层腹膜，同时也覆盖于脏器表面形成脏层腹膜。腹膜浆液性结构的特性有助于脏器在腹腔内平滑地移动，破坏腹膜结构可能会导致较为严重的脏器粘连，因此在手术中恢复腹膜结构的完整性对于减少术后粘连十分重要。

（二）腹横筋膜

腹横筋膜为一层覆盖于整个腹腔的致密膜性结构。在前腹壁，其位于腹横肌后方，并在弓状线以下构成腹直肌后鞘，亦有教科书认为弓状线以下腹直肌无后鞘。掌握腹直肌后鞘的解剖结构对于腹直肌肌瓣或肌皮瓣的分离、切取十分重要：腹壁下动脉通常行走于腹横筋膜后方组织内，并于弓状线近入半月线交界附近入后鞘及腹直肌，手术中如操作不慎容易造成该血管的损伤。

（三）腹直肌鞘

腹直肌鞘膜由腹内外斜肌及腹横肌腱膜构成。在腹壁上3/4部分，腹外斜肌腱膜及腹内斜肌腱膜前层愈合形成腹直肌前鞘，腹内斜肌腱膜后层及腹横肌腱膜愈合形成腹直肌后鞘。在腹壁下1/4部分，腹内、外斜肌及腹横肌腱膜共同构成腹直肌前鞘，腹横筋膜为构成腹直肌后鞘的唯一结构。

（四）腹横肌

腹横肌位于前外侧腹壁五块肌肉的最内层，起自下6肋软骨、胸腰筋膜、髂前上棘及腹股沟韧带，向内侧移行为腱膜构成腹直肌鞘。在腹壁上3/4部分，腹横肌腱膜与腹内斜肌腱膜共同构成腹直肌后鞘。在腹壁下1/4部分，腹横肌腱膜转至前方构成腹直肌前鞘。

（五）腹内斜肌

腹内斜肌为一块扁平的肌肉，起自胸腰筋膜、髂嵴及腹股沟韧带。其上部纤维止于下3肋，中部及下部纤维共同构成腹直肌鞘。在腹壁上3/4部分，腹内斜肌腱膜在半月线处分为前后两层，分别构成腹直肌前后鞘。在腹壁下1/4部分，腹内斜肌腱膜并不分层，直接于腹直肌前方构成腹直肌前鞘。腹直肌后方腹内斜肌腱膜后层的中断参与了弓状线的形成。

（六）腹外斜肌

腹外斜肌为前外侧腹壁五块肌肉中最浅表的一块，其起自下位八块肋软骨的下外部分，上中部肌束形成腱膜，经腹直肌的前面并参与构成腹直肌鞘的前层，至腹正中线终于白线。

（七）腹直肌

腹直肌位于前腹壁正中线的两旁，行走于腹直肌鞘内。其肌纤维呈纵行走，起自耻骨联合和耻骨嵴，向上止于胸骨剑突和第5～7肋软骨前面。腹直肌为上宽下窄形，其上半部分宽且薄，下半部分窄且厚。

（八）弓状线

弓状线大致位于脐与耻骨联合中点水平，是由腹直肌鞘尤其是腹直肌后鞘厚度改变所形成的。弓状线上方，腹直肌后鞘由腹内斜肌腱膜后层及腹横肌腱膜构成；弓状线下方，腹直肌后鞘仅由腹横筋膜构成（亦有教科书认为此处无后鞘）。由于腱膜中断，此处形成一凸向上方的环形线，即为弓状线，又称半环线。在行腹直肌肌瓣手术时，由于切取了腹直肌前鞘及腹直肌结构，会导致弓状线下方腹壁薄弱。

（九）半月线

半月线为沿腹直肌外侧的环形线，下起自耻骨结节，上至第9肋软骨。腹壁下动脉在半月线及弓状线的交界处穿入腹直肌鞘内。

（十）前外侧腹壁的血液供应

前外侧腹壁血管网主要由乳内动静脉、主动脉、股动静脉、髂内及髂外动静脉分支构成，主要包括：

1. 腹壁上血管，为乳内血管分支。
2. 下二位肋间血管、肋下血管、腰血管，为主动脉、腔静脉分支。
3. 壁浅血管、旋髂浅血管、阴部浅血管，为股血管分支。
4. 腹壁下血管、旋髂深血管，为髂外血管分支。
5. 髂内血管的髂腰分支。

尽管参与腹壁血液供应的血管较多，但其终末支往往互相吻合，共同构成复杂的血管网。较为丰富的血液供应也是腹壁可以获取多种皮瓣、肌肉瓣、肌皮瓣的重要原因。以腹壁浅血管为主要血供，可制成下腹部的轴型皮瓣。腹壁下浅血管发自股血管，于腹股沟韧带下方距正中线8～

10cm处穿出scaple筋膜。该血管向肋缘方发出数支斜行分支，与腰血管、肋间血管以及腹壁下深动脉穿支相吻合。基于此，在上至肋缘下至腹股沟的范围内，均可以制成以该血管为蒂的轴型皮瓣；同样的，亦可以基于腹壁浅动脉与腹壁深动脉的吻合支制成下腹部的轴型皮瓣。

腹壁下血管自髂外血管发出，于弓状线附近穿过腹横筋膜进入腹直肌后鞘。在腹直肌后鞘内，其向上方穿行于肌腹后方的结缔组织中，并进入肌肉参与血液供应。该血管发出属支与肋血管、腰血管、旋髂深血管相吻合，共同参与前腹壁及侧腹壁的血供。临床上可以基于该血管吻合模式、供应模式制成下腹壁、中腹壁及侧腹壁的岛状皮瓣。

腹壁上血管由乳内血管发出，于第7肋软骨水平附近向前穿行进入腹直肌后鞘，随即深入腹直肌内参与该肌肉的血液供应。该血管与腹壁下血管相吻合，基于此，可于下腹部制成用于覆盖上腹部及胸部的岛状肌皮瓣。

（十一）前外侧腹壁的神经支配

腹壁肌肉主要由胸7至腰4脊神经的腹侧支支配，包括胸腹肋间神经、髂腹下神经及髂腹股沟神经。

1. 胸腹肋间神经　肋间神经的腹侧支自肋软骨附近穿入腹壁，行走于腹横肌及肋间内肌之间。其终末支穿过腹直肌后鞘进入腹直肌内，分布于相应部分的皮肤中。

2. 髂腹下神经及髂腹股沟神经　髂腹下神经及髂腹股沟神经由腰丛发出，穿行于腹内斜肌及腹横肌之间，其皮支主要分布于耻骨上方的皮肤中，包括阴茎根部、阴阜、阴囊及大小阴唇等。

二、后外侧腹壁

后外侧腹壁主要由髂翼、下胸椎及腰椎棘突、竖脊肌、腰方肌、背阔肌、横脊肌以及包裹上述肌肉的胸腰筋膜组成。其神经支配为相应节段的脊神经背侧支。

在临床上，后外侧腹壁很少有发生腹壁疝需要重建的情况。

（亓发芝）

第二节　先天性腹壁畸形与缺损及修复

脐先天性腹壁畸形与缺损主要包含膨出与腹裂。

脐膨出与腹裂同是由于发育不全导致腹壁缺损而发生内脏突出的畸形，其是否为同一疾病的两种表现形式目前仍存在争论。有学者认为腹裂是脐膨出囊膜在宫内就破裂吸收的结果，但是随着胚胎学和产前超声研究的发展以及这两种疾病不同的临床表现来看，目前普遍认为脐膨出和腹裂是两种不同的疾病。

一、脐膨出

脐膨出（omphalocele）是指一种先天性腹壁发育不全的畸形，部分腹腔脏器通过脐带基部的脐环缺损突向体外，表面盖有一层透明囊膜。活产婴儿脐膨出发病率为1/5000，常可伴发其他器官畸形。多为未成熟儿，男孩比女孩常见。母亲多为高龄产妇。有人认为外科医师能见到的脐膨出仅占所有病例的半数，死胎中的腹壁缺损者约20倍于活产婴儿。

（一）病因与病理

在胚胎第6～10周时，由于腹腔容积尚小，不能容纳所有肠管，因此中肠位于脐带内，形成暂时性脐疝。待至第10周后，腹腔迅速增大，中肠退回腹腔。胚胎体腔的闭合是由头侧皱襞、尾侧皱襞和两侧皱襞共四个皱襞从周围向腹侧中央折叠而成，并汇合形成未来的脐环。如果在上述发育阶段，胚胎受到某种因素的影响，体腔关闭过程停顿，就可产生内脏突出畸形。当四个皱襞中某个皱襞的发育受到限制时，就产生不同部位的发育缺陷。依此而分为三种类型：

1. 脐上部型　脐上部型是上腹和胸下部发育不良。由于头侧皱襞发育不全，除有脐膨出外，常伴有胸骨下部缺损（胸骨裂）、膈疝、心脏畸形、心包部分缺损、心脏处于胸腔外胸部皮下等。

2. 脐部型　由于两侧皱襞发育不全所致，依据腹壁缺损和膨出囊膜的大小差异，临床上可有两种分型：

（1）脐膨出：最常见。腹壁缺损较大，肝脏突出于腹腔外，有合并其他畸形，常被称为巨型或胚胎型脐膨出，亦可称为通常型或腹壁形成不全型。

（2）脐带疝：脐带疝腹壁缺损较小，仅有小段肠管通过脐环疝入脐带基部，可伴有卵黄管残留、梅克尔憩室、肠旋转不良等畸形，常被称为小型或胎儿型脐膨出，亦可称为肠管还纳不全型。

3. 脐下部型　由于尾侧皱襞发育不全，除有脐膨出外，常伴有膀胱外翻、肛门直肠闭锁、小肠膀胱裂等畸形。

膨出内脏的表面有一层羊膜与相当于腹膜的内膜组成的囊膜包裹，在两层膜之间含有一片胚胎性胶样组织。囊膜略呈白色，菲薄，透明，无血管结构。脐带附着于膨出囊膜的中部或下半部，脐血管穿过囊膜进入腹腔。腹壁皮肤终止于脐膨出基部的周缘，略呈堤样隆起。脐膨出均存在肠旋转不良，其他肠道畸形少见，心脏畸形和染色体畸形则明显增多。各种合并畸形的发生率在60%～80%。

（二）临床表现

在新生儿的腹部中央可见大小不等膨出的囊状肿物，表面有一层光泽而透明的囊膜，透过囊膜可见囊内的腹腔脏器。在囊顶上部有脐带残株附着，腹壁皮肤常停留在膨出囊的基底部或稍微超过一些。随着时间过久之后，囊膜逐渐混浊，变成黄白色脆弱组织，或因破裂而内脏脱出，或因感染而坏死以致腹腔感染。囊膜亦可在宫内或分娩过程中破裂，出生时可见肠管悬挂在腹壁之外，但通常并无肠梗阻或呼吸窘迫等症状。

（三）诊断

1. 产前诊断和处置　产前B超可早期发现脐膨出。一经诊断明确，应行胎儿染色体、心动超声和其他脏器检查。巨大脐膨出通常提示有多种伴发畸形可能。可通过检测羊水甲胎蛋白浓度来评估神经管发育异常的风险。取羊水或胎儿血液标本，检测染色体是否正常，常见合并的染色体异常包括13-三体综合征、18-三体综合征、21-三体综合征。孕期需要密切随访，如囊膜破裂，可不等足月就诱导生产。如肝脏膨出，应考虑剖宫产，避免肝脏损伤和出血。脐膨出患儿较容易发生早产和宫内发育迟缓。出生时囊膜已破裂的病例，应与腹裂相鉴别。脐膨出伴有巨舌症、巨体症病例，称为Beckwith-Wideman综合征。有时三者可以缺一，但伴有某些畸形如小头、耳垂线状锯齿、面部红痣、肾母细胞瘤等。此综合征出生后早期常有低血糖症，应予注意。

2. 产时注意　脐带疝病例有时未能被识别，在结扎脐带时可能误将肠管一并结扎在内，导致肠瘘或肠梗阻，在临床上应予注意。胸腹部X线摄片时，注意合并膈疝、肠闭锁等畸形存在。

3. 产后诊断　认识患儿症状，分别诊断脐上部型、脐部型和脐下部型。

（四）治疗

出生后为了避免囊膜破裂和污染，局部应立即用无菌温湿生理盐水敷料及塑料薄膜覆盖加以保护，减少热量及水分散失，周围皮肤严加消毒。如果囊膜破裂，肠管外露而散热，易发生低体温，出生后2～3小时直肠温度常在34～35℃，因此在转送过程中必须加以保暖，入院后可进行40℃温水浴10～20分钟，体温达36.5℃以上时再将婴儿置入暖箱。出生后及时置胃管，持续吸引，减少胃肠内积气，并可进行灌肠，清除结肠内胎粪。由于胎儿期肠管脱出，血清白蛋白、IgG转移至羊水中，出生后有脱水和代谢性酸中毒，应将上肢作为输液进路，输入白蛋白、血浆等。

手术方法的选择，按腹壁缺损大小、体重、心肺功能、合并畸形以及接收医疗单位的经验和设备条件而作出判断。

1. 一期修补法　是最理想的方法，适用于腹壁缺损比较小的脐膨出，特别是脐带疝。膨出内容回纳后，不致腹压增高而影响呼吸、循环或肠道受压梗阻。术时尚需强力扩张腹肌以扩大腹腔容积，以利肠管回纳，术后还需应用呼吸机支持24～48小时进行呼吸管理。

2. 二期修补法　适用于巨型的脐膨出，尤其是有肝脏脱出者。此类病例无法进行一期手术，脏器还纳困难，如若强行操作，势必发生下腔静脉压迫、横膈抬高而导致呼吸与循环障碍。手术要点是保留囊膜，解剖游离两侧皮肤，并做减张切口，然后将皮肤在囊膜上方覆盖缝合，造成腹壁疝。第二期手术可在3个月～1岁时施行。

3. 分期修补法（Schuster法、Allen-Wrenn法或silo术）　适用于巨大的脐膨出以及囊膜破裂而肠管脱出者，但限于早期病例，要求创面清洁。方法是利用合成纤维补片（Silastic sheet, Gore-tex sheet, Teflon mesh）或无菌silo袋，将其边缘缝合于两侧腹直肌内缘上或缺损边缘，将合成膜缝合成袋形或使用直接缝合的silo袋，袋顶适当悬挂，外用抗生素溶液的敷料包裹，以后每隔数天将袋顶收紧缩小，使内脏分次逐步回纳腹腔，一般约需1～2周，待全部回纳，去除合成膜或silo袋，分层缝合腹壁。应用合成膜的缺点是异物容易引起感染，且一旦感染应用抗生素也难以见效，必须去除合成膜而导致手术失败。

4. 消毒剂涂敷疗法　少数患儿心功能不稳定（左心功能衰竭、主动脉发育不良）、未成熟儿伴肺透明膜病变、持续肺动脉高压等难以耐受手术，或巨型病例合并严重畸形，或囊膜污染可能发生感染者可采用保守治疗。现用70%乙醇或0.5%硝酸银等具有杀菌、蛋白凝固、收敛作用的各种药液，每1～2天涂抹1次，使囊膜表面形成干痂，痂下生长肉芽组织，上皮逐渐向中央生长，创面愈合后1～2年再修补腹壁缺损。大多数学者将此方法作为不得已而为之的手段。

（五）预后

脐膨出是一种严重的先天畸形，病死率很高。近年由于呼吸管理与营养支持的加强，治疗效果已明显提高。影响治愈率的因素主要在于是否合并严重畸形，如心脏疾患、染色体异常、未成熟儿等。

二、腹裂

腹裂（gastroschisis）是由于脐旁部分腹壁全层缺损而致内脏脱出的畸形。活产婴儿的发病率为1/5000～1/3000，无性别差异。妊娠妇女年龄小和（或）妊娠妇女吸烟史是胎儿发生腹裂的高危因素。25%的腹裂患儿母亲年龄小于20岁，60%的腹裂患儿母亲吸烟，导致40%的患儿为未成熟儿和小于胎龄儿。

(一)病因与病理

腹裂形成的原因尚有争论。多数学者接受腹裂与脐膨出为两种不同疾病,病因亦不同。腹裂患儿肠管短,壁厚,中肠未旋转和固定,很少伴有其他系统畸形等,说明它在胚胎早期生理性脐疝之前,肠管已通过腹壁缺损进入羊膜腔所致。而这种局限的腹壁缺损是由于右脐静脉的自然消退,在内转时胚体壁和体蒂连接处的循环障碍引起脐带右侧的被膜薄弱和破损而发生的,与临床所见一致。

(二)临床表现

婴儿出生后即见胃肠道脱出于腹壁外,肠壁水肿肥厚,相互黏着,虽与脐膨出囊膜破裂相似,但无羊膜包裹,肝脏始终在腹腔内,可与脐膨出区分,不至于混淆。就诊时患儿往往处于低体温状态,在35℃以下,肠管外露、体液丢失而导致水电解质平衡失调,可有感染(败血症)、粘连性肠梗阻、胃肠道穿孔和坏死等并发症。

腹裂与脐膨出的不同之处为:①脐带之外的腹壁缺损;②脐和脐带的位置和形态均正常;③脱出的内脏无囊膜覆盖;④脐带根部与腹壁裂口之间有皮肤存在;⑤裂口多数在右侧,同侧腹直肌发育不全,裂孔较小,纵向长2~3cm,最长5cm。脱出体腔外的脏器常为小肠与结肠,可见肠管粗大,肥厚,短缩,相互黏着,有薄层的胶冻样物覆盖。常伴中肠旋转不良、小肠和结肠共同系膜等畸形,但很少伴有其他脏器畸形。

(三)治疗

术前管理包括体温维持、预防感染和纠正水电解质平衡失调、保护脱出的肠管、冲洗清洁等。手术原则是尽早手术,外露肠管多少与腹腔发育程度是决定一期修补或延期、分期手术的关键。一期修补法适用于就诊早、腹腔发育较好、无明显肠道畸形的患儿。近年来对于早期就诊的此类腹裂患儿可采取无缝合、非麻醉下一期肠管回纳法进行治疗。对一期肠管回纳困难的患儿,采取silo术式,一般在5天左右逐渐回纳所有外露肠管,进行腹壁逐层修复。术后均需密切观察呼吸、腹腔压、静脉回流等情况,必要时需加强呼吸管理,辅助通气。腹裂患儿术后肠道功能恢复需时较长,不能经口摄食,需要较长时期静脉营养。

(四)预后

目前存活率>90%。多数患儿长期随访预后良好,发育正常,肠管的长度也可恢复接近正常。感染、长期肠功能障碍导致的营养不良是造成死亡的主要原因。

第三节 后天性腹壁缺损和畸形

腹壁由皮肤及皮下脂肪、肌肉、腹膜等组织所组成。腹壁构成了人体最大的腔隙,腹腔内含有多种重要脏器。完整的腹壁功能不仅对呼吸、呛咳、孕育以及大小便排泄等功能有维持作用,而且对行走、弯腰、姿势保持等具有作用,部分患者因腹壁的缺损导致出现背部疼痛或脊柱侧弯等症状。外伤和肿瘤是造成腹壁缺损的常见原因。因肿瘤导致的腹壁缺损常见于腹壁肿瘤广泛切除的巨大创面、腹部切口愈合不良所致的切口疝以及放射线损伤造成的皮肤慢性溃疡等。根据缺损的深度,可以分为皮肤缺损、皮肤肌层缺损以及全层缺损。缺损范围小的可利用腹壁组织的弹性和延展性直接缝合，缺损范围大的则需要组织瓣转移修复。传统上腹壁缺损的修复是将开放性创面闭合，近年来腹壁缺损的修复日益强调在开放性创面闭合的同时进行腹壁的功能性修复。目前腹壁缺损的修复原则是按照腹壁的层次逐层修复（图55-1）。

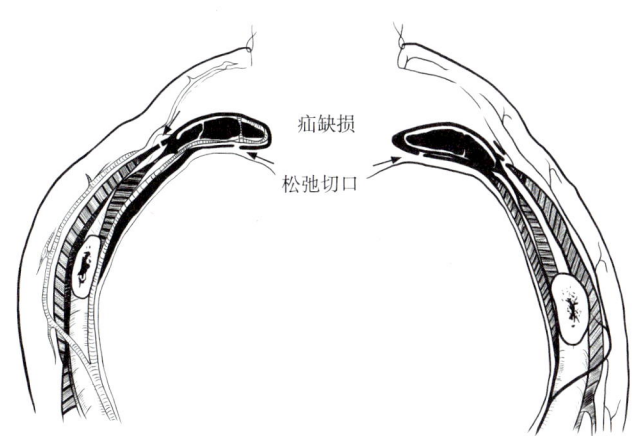

图 55-1　腹壁缺损的逐层修复

一　腹壁缺损的修复原则

（一）腹膜缺损的修复

腹膜修复的重点在于防止腹腔脏器与腹壁的瘢痕粘连，防粘连补片的出现为大范围腹膜缺损的修复提供了有效方法。

1. 腹膜小范围的缺损可以直接拉拢缝合。
2. 不能直接缝合的缺损可以应用防粘连补片，应用大网膜覆盖缺损部位，在大网膜表面使用防粘连补片或生物补片修复，防止肠管与补片粘连。补片的应用不仅可以修补腹膜的缺损，同时可以维持腹壁的张力。
3. 应用阔筋膜移植或去表皮的自体真皮移植，也可以直接用血供良好的带蒂阔筋膜张肌肌皮瓣覆盖缺损。

（二）腹壁肌层的修复

腹壁肌层的修复是保持腹壁张力，防止腹壁疝形成，重建腹壁功能的最重要环节。可以应用对侧腹直肌前鞘、阔筋膜张肌或人工补片修复。目前人工补片的使用日益广泛。腹壁肌层的修复方法分为静态修复（static reconstruction）和功能性修复（functional reconstruction）。静态修复是用补片或筋膜，如腹直肌前鞘、阔筋膜等修复肌层，修复的材料没有肌肉的动态收缩功能，只能维持静态的张力。功能性修复是应用肌瓣或肌皮瓣修复腹壁肌肉，如用带蒂或游离移植的股直肌肌瓣、背阔肌肌瓣或阔筋膜张肌肌瓣等修复腹壁肌肉。维持转移肌瓣的收缩功能必须保持移植肌肉的神经支配，如果神经蒂长度不够，可以与移位的受区神经显微吻合，一般选用与肋间神经吻合。临床上可以两者联合应用，在应用补片的基础上使用肌皮瓣转移修复。

（三）皮肤缺损的修复

皮肤缺损的修复需要血供良好的皮瓣覆盖，特别是在使用人工补片的情况下，必须用血供良好的皮瓣、肌皮瓣修复。皮肤的修复要兼顾美学的考量。

二 腹壁缺损修复补片的分类与选择

补片的应用是腹壁缺损修复的重要环节，起到维持腹壁张力、保护腹内脏器的作用。理想的腹膜修补材料不仅应具备良好的组织相容性，还要有一定的柔软性、抗张性和不易与组织粘连的特性。目前常用的补片分为合成类织物和生物补片，前者如涤纶、尼龙等，成品有prolene网片等；后者有异体脱细胞真皮、脱细胞牛心包膜片等。根据是否与组织粘连的特性分为防粘连补片和不防粘连的普通补片，在有腹膜缺损直接放置在腹腔脏器表面时应选择防粘连补片，其他的部位应用不防粘连的补片。另外根据补片的降解特性分为可吸收补片和不可吸收补片，在预防性防止腹壁软弱时应用可吸收补片。

生物补片近十几年曾风靡过，其优点是可以降解吸收或瘢痕替代，但价格昂贵。最近的研究表明，术后2年生物补片和合成补片的效果类似，但5年的随访结果显示，应用生物补片腹壁疝的复发率为50%～70%，明显高于人工合成的不可吸收补片。

应用补片时，补片的边缘与正常组织的结合部位有三种选择：第一放置于脏层腹膜的内侧，直接面对腹腔脏器；第二放置于腹层腹膜与肌肉之间（inlay graft/underlay）；第三放置于肌膜的表面（onlay graft）。补片的位置有内层放置（inlay graft）和外层放置（onlay graft）两种。内层放置是将补片缝合固定于修补层近腹腔侧，外层放置是将补片缝合在修补层的外表面。其道理类似将补片放在水缸的内侧，借助水压的力量，可以方便地堵塞水缸的漏水口，而放在漏水的水缸外面则需要很大的外力才能够堵塞漏水。理论上内层放置更加符合力学原理，应尽量选用内层放置的方法（图55-2），但有时补片的内层放置方法伤口显露不够方便，操作比较烦琐。补片的固定缝线留到全部缝合后最后打结固定。补片放置在外层时，补片大小必须超出缺损范围的2～3cm，补片与缺损边缘的正常组织至少有2cm的重叠，在与腹直肌前鞘无张力下间断缝合。

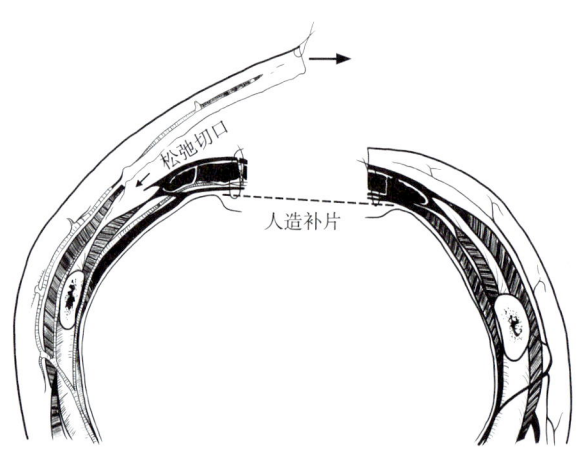

图 55-2　补片的内层放置

三 腹壁肿瘤的切除与腹壁疝出回纳修复

腹壁由皮肤、肌肉、筋膜和腹膜组成。不同的组织会有不同种类的肿瘤发生。软组织肿瘤的治疗原则在于根治性切除肿块，以求得最低的复发率。自瘤体边缘旁开2cm将瘤体和部分正常组织完整切除，避免损伤腹腔脏器。肿块侵犯腹膜并向腹腔侵袭性生长，与腹腔脏器粘连，或疑似与膀胱粘连者，术中留置导尿管，用手指分离粘连，完整地切除肿块。同侧腹股沟淋巴结转移者，同时行腹股沟淋巴结清扫术。更换手术器械，没有腹膜缺损的病例选择合适的皮瓣或肌皮瓣覆盖创面；有腹膜缺损的病例，找到腹膜缺损的边缘，用两把血管钳钳夹牵引腹膜，尽可能地缝合腹膜，缩小腹膜缺损。对于不能完全缝合的患者，将大网膜铺盖在暴露的脏器表面，然后用补片修复。补片边缘置于腹层腹膜与肌肉之间，与正常组织至少有2cm的重叠，最后选择合适的皮瓣或肌皮瓣覆盖创面。术后留置引流管，腹带加压包扎。

修复腹壁疝时，首先确认疝内容物与疝表面皮肤是否有粘连，特别是既往直接在肠壁上植皮时，否则切开皮肤时容易造成肠壁损伤。用手指能否捏起表面的皮肤是判断皮肤粘连的有效方法。

巨大的腹壁疝内容物还纳后，应判断腹壁关闭后腹腔内压力的变化，防止腹内压过高形成腹腔筋膜室综合征（abdominal compartment syndrome，ACS）。ACS表现为腹内压力过高，膈肌上抬，胸式呼吸和腹式呼吸同时受限，换气功能不足，呼吸性酸中毒，严重者呼吸功能衰竭，患者死亡。

在腹壁手术时麻醉是重要因素之一。与常规麻醉不同，麻醉清醒前要做好吸痰，防止清醒后吸痰刺激使患者呛咳，腹壁压力骤增，导致腹直肌前鞘缝合线崩裂。如果拔管时听到崩裂声，应及时探查，修补腹壁。术后防止便秘、咳嗽等腹壁压力增高，也是值得注意的问题之一。全麻的同时加以硬膜外麻醉是良好的选择。

四 腹壁缺损的常用修复方法

1. **缺损范围小的可利用腹壁组织的弹性和延展性直接逐层缝合** 这种方法仅适用于小型、创缘组织血供良好的缺损。

2. **组织结构分离技术（component separation technique，CST）** 对于腹壁正中的缺损，为了便于向正中拉拢缝合，减轻两侧张力，可以采用组织结构分离技术。解剖学研究表明，腹壁各层肌肉与腱膜组织间能够互相分离，保持原有的血供与神经支配，通过组织结构分离后离断部分肌肉腱膜，可以提高两侧组织的延展性，为向正中拉拢缝合创造条件（图55-3）。在腹壁正中缺损的修复中，CST技术得到越来越广泛的应用。但单纯应用CST技术复发率高，在CST基础上进行补片加强修复成为主要手段之一。

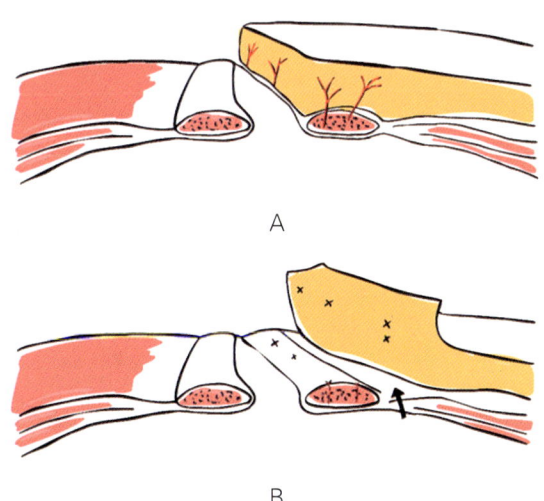

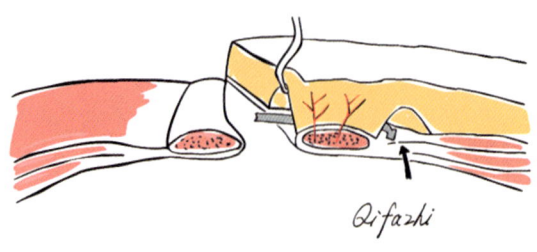

C

图 55-3　组织结构分离技术

CST根据入路的不同分为腹直肌前鞘外侧腹外斜肌腱膜松解的前入路CST，以及通过腹横肌切开使腹直肌后鞘向中间推进的后入路CST。传统的前入路CST是通过开放式广泛分离皮下组织与肌肉腱膜之间的间隙后，在腹直肌外侧肌肉腱膜融合处将腹外斜肌及其腱膜切开，使腹外斜肌与下方的腹内斜肌及腹横肌分离，达到腹直肌、腹内斜肌、腹横肌复合体向中间推进并重建腹白线的目的。为了减少腹直肌外侧穿支血管和神经的离断，减少对皮肤组织血供的破坏，现在应用内镜组织结构分离技术（endoscopic component separation technique，ECST）进行分离，可以显著降低并发症的发生率。

3. 创面的修复可以选择皮瓣或肌皮瓣　皮瓣、肌皮瓣的选取应综合考虑缺损的程度和位置，依据创面情况不同也有所不同。目前应用比较多的皮瓣和肌皮瓣有阔筋膜张肌肌皮瓣、腹直肌肌皮瓣、股直肌肌皮瓣、肋间动脉穿支皮瓣、下腹部皮瓣、髂腹股沟皮瓣、背阔肌肌皮瓣等。应用中注意以下几个方面：①肌皮瓣兼有肌肉层的功能重建和创面覆盖的功能，为了保持腹壁良好的张力，腹壁肌肉、皮肤缺损的修复首选肌皮瓣。②由于皮瓣的长度和范围有一定的限制，我们在选择皮瓣时应注意合理性。上腹壁的缺损应尽量选择脐水平以上的皮瓣或肌皮瓣，下腹壁的缺损应尽量选择脐水平以下的皮瓣或肌皮瓣。特别是阔筋膜张肌肌皮瓣，它具有可以修复腹膜的阔筋膜，可以修复全层的腹壁缺损，但不能带蒂转移修复上腹壁的缺损。③皮瓣和肌皮瓣的选取以不造成继发的功能障碍为前提，特别是腹直肌肌皮瓣的选取。在缺损已造成一侧的腹直肌破坏的情况下，应慎用健侧的腹直肌肌皮瓣。④皮瓣、肌皮瓣的选取要留有余地，为肿瘤复发再次手术做好准备。应遵循从易到难、从近到远的原则选取皮瓣，尽量不破坏知名血管。

（一）腹直肌前鞘瓣法

腹直肌前鞘瓣法是应用健侧腹直肌前鞘翻转修复缺损的肌层，表面再用皮瓣修复。根据缺损的位置，腹直肌前鞘可以分别以内侧缘或外侧缘为蒂，前鞘瓣应相当或略大于缺损面积。

（二）阔筋膜张肌肌皮瓣法

阔筋膜张肌肌皮瓣属于肌筋膜皮瓣，肌腹短，腱膜部分长，可以携带面积较大的阔筋膜，利用阔筋膜良好的抗张性修复腹壁缺损具有独特的优势，可以同时修复腹壁肌肉缺损和皮肤缺损。

阔筋膜张肌位于大腿上部前外侧，起自髂前上棘，肌腹在阔筋膜两层之间，向下移行于髂胫束，止于胫骨外侧髁。肌肉血液供应来自旋股外侧动脉升支。旋股外侧动脉升支发出后，于股直肌和股外侧肌的深面斜向外上方，至阔筋膜张肌内侧缘分为数支，供养阔筋膜张肌及其表面的皮肤。阔筋膜张肌肌皮瓣的感觉神经为股外侧皮神经前支。此法常用于腹壁缺损的修复以及臀部、下腹部、腹股沟部、股内外侧等部位的软组织覆盖。

皮瓣设计时，以髂前上棘沿肌皮瓣内侧线向下8cm为皮瓣旋转轴点，即旋股外侧动脉自股深动脉的发出点。皮瓣切取范围为髂嵴至膝上5cm。先于肌皮瓣内侧切开阔筋膜张肌，进入肌肉的深面，向内侧牵开缝匠肌及股直肌，找出旋股外侧动脉升支走行方向，分离出血管蒂，而后切开后侧和下部的切口线，在阔筋膜深面由远向近剥离，直至血管蒂部，形成阔筋膜张肌肌皮瓣，转移修复缺损。

（三）阔筋膜游离移植邻近皮瓣转移修复法

于大腿外侧做纵切口暴露阔筋膜，切取所需大小的筋膜片，游离移植维持腹壁张力，筋膜片应超出缺损边缘，重叠缝合，以防再裂开形成疝。大腿外侧阔筋膜厚而强韧且移植后易成活，能长期保持原形，很少收缩。移植阔筋膜的表面应用血供良好的皮瓣修复。

（四）对侧腹直肌肌皮瓣法

在创面的对侧腹壁设计以腹壁下血管为蒂的扩大腹直肌肌皮瓣，皮瓣的下半部分位于腹直肌的表面，上半部分超出腹直肌表面，指向肋弓方向。自皮瓣远端切开皮肤，于腹外斜肌表面剥离皮瓣，越过腹直肌边缘，至腹壁下血管的穿支，保留其穿支血管。切开腹直肌前鞘，钝性分离腹直肌外侧，显露腹壁下血管，游离至股动脉腹壁下血管的起点。然后沿腹壁下血管追踪分离至腹直肌入肌点，采用肌肉内分离的方法，保留部分腹直肌前鞘以及内外两侧的部分腹直肌，仅切取中间部分的腹直肌，形成腹直肌肌皮瓣（图55-4）。

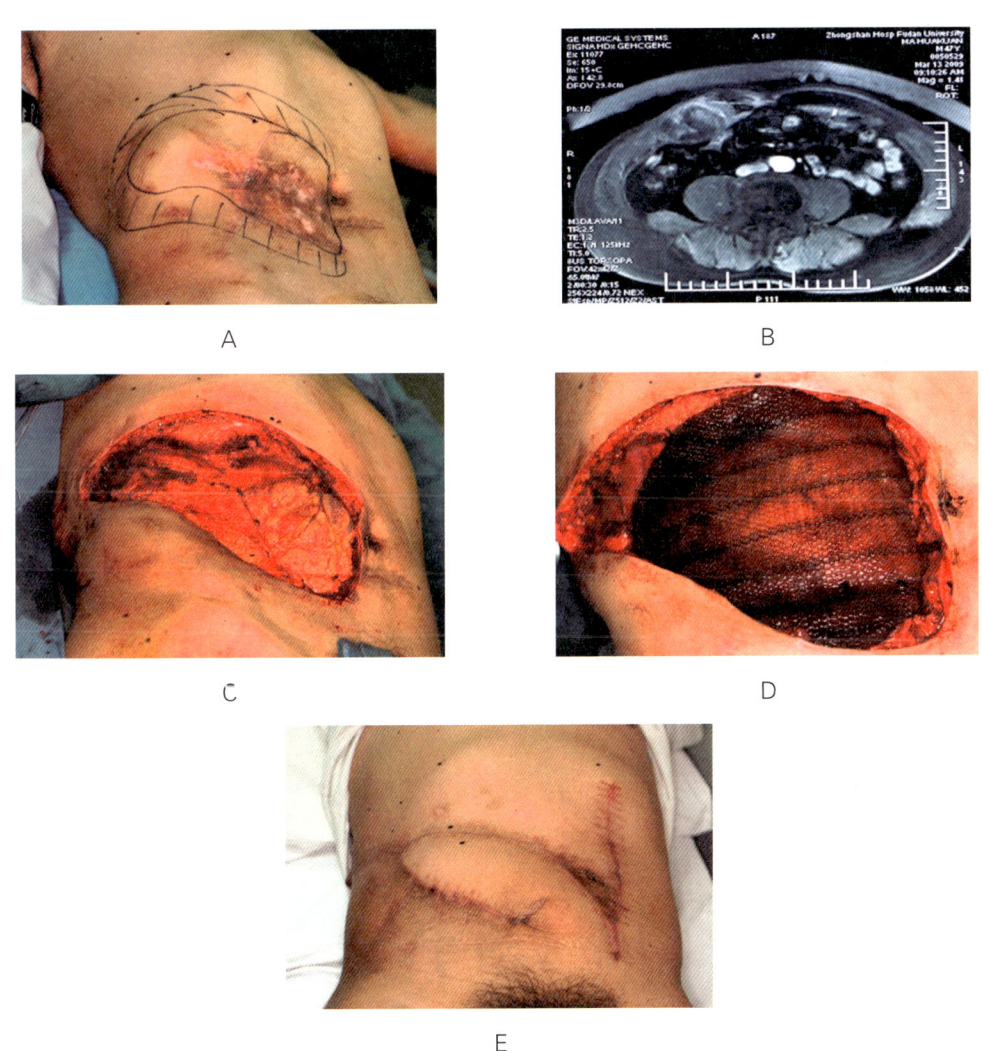

图 55-4 以对侧腹直肌肌皮瓣修复的病例
A. 术前（细箭头表示肿瘤区域，粗箭头表示切除范围） B. 术前 MRI C. 肿瘤切除后腹壁全层缺损，部分腹膜拉拢缝合 D. 补片修补腹膜 E. 术后1个月

（五）背阔肌肌皮瓣法

背阔肌有胸背血管和肋间血管的穿支供血，可以带蒂顺行转移，主要修复上外侧腹壁，也可以以肋间血管供血逆行转移修复侧腹壁，必要时显微血管吻合游离移植进行腹壁的功能性修复。

（六）组织代用品移植法

目前常用的是合成类织物如涤纶、尼龙等，成品有prolene网片等。理想的腹膜修补材料不仅应具备良好的组织相容性，还要有一定的柔软性、抗张性和不易与组织粘连的特性。根据补片的功能分为防粘连补片和普通补片。目前应用的补片大体分为三类：①聚丙烯类补片（polypropylene mesh，PPM）。Prolene补片就是这一类。此类补片具有较大的网孔，便于组织和巨噬细胞侵入，因此具备良好的抗感染能力和固位性，但容易与腹腔脏器发生粘连。②膨体聚四氟乙烯补片（expanded polytetrafluoroethylene，e-PTFE）。此类补片的网孔过于细小，组织和巨噬细胞不易长入，因此它的抗张性与抗感染能力均逊于PPM，但是不易与腹腔脏器粘连是其优势所在。③复合补片。此类补片为上述两类补片的复合物，同时具备了e-PTFE的防粘连特性和聚丙烯类补片良好的抗张力和固位性，是一种较理想的修复腹膜缺损的材料，但价格较贵。

使用补片的目的在于加强腹壁的张力。为了防止人工补片与肠管粘连，应首先缝合腹膜；腹膜缺损较大而不能缝合时，先用大网膜覆盖腹膜缺损部位，然后使用补片。防粘连补片可以直接覆盖于腹腔脏器表面，但仍推荐尽可能进行腹膜的修复或先用大网膜覆盖脏器。补片的表面需用血供良好的皮瓣或肌皮瓣转移修复（图55-5，图55-6）。

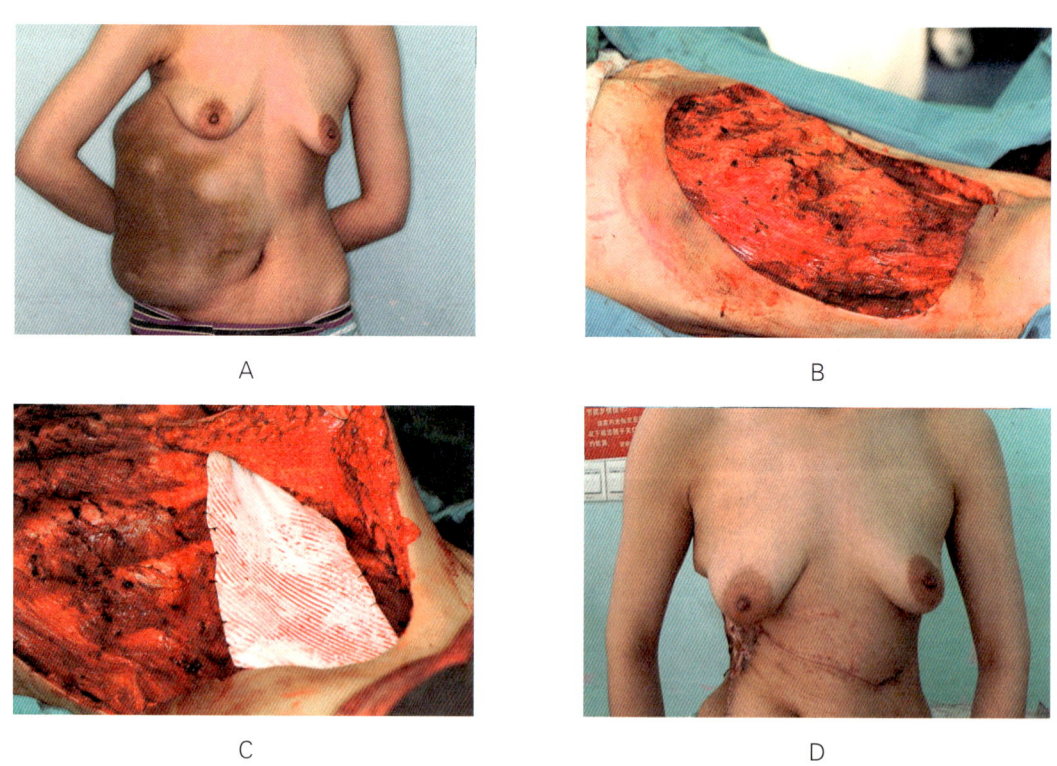

图55-5　患者，女性，38岁，胸腹壁巨大肿瘤术后应用补片修复腹壁缺损

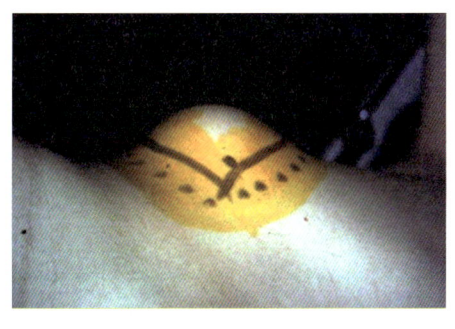
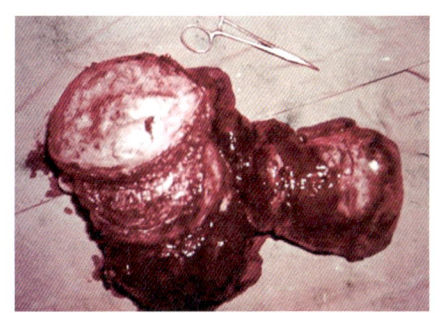

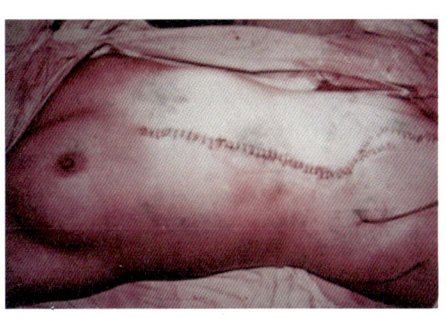

图 55-6　右腹壁巨大血管内皮细胞瘤手术前后
A. 手术前肿瘤外观　B. 巨大血管内皮细胞瘤切除后，肿瘤与血管钳　C. 用大网膜、腹直肌鞘旋转移植和腹外斜肌瓣、腹内斜肌瓣移植，分层修复腹壁缺损（王炜 1984 年案例）

近来，脱细胞的异体真皮材料（human acellular dermal matrix，HADM）被应用于腹壁缺损的修复中。使用 HADM 后可以形成新的血管网，因此在抗感染方面有一定的优越性。动物试验和临床病例报道都描述了 HADM 可以成功地修复疝，参与腹壁的重建，在一些污染的创面上使用也不会出现移植物外露的现象。远期效果有待进一步研究。

（七）巨大腹壁缺损的修复方法

无法利用皮瓣或肌皮瓣修复者，或年老体弱不能承受复杂手术做全层腹壁修复者，可将大网膜与缺损创缘缝合，在大网膜上植皮片修复，也可在大网膜上植以合成网状织物，待肉芽生长埋没植入物后再植皮片修复。因腹壁全层缺损未做肌肉层等支撑组织修复，不能耐受腹压，术后须戴用腹部束带或其他支具加以保护。

（八）巨大腹壁缺损修复的注意事项

手术选择时一定要注意患者的全身状况和心肺功能，不可勉强拉紧关闭腹腔，造成手术后腹腔高压，发生手术后呼吸窘迫综合征，危及患者生命。

（亓发芝　王炜）

参考文献

[1] Mathes S J, Steinwald P M, Foster R D, et al. Complex abdominal wall reconstruction: a comparison of flap and mesh closure[J]. Ann Surg, 2000, 232(4): 586-596.

[2] Ferrando J M, Vidal J, Armengol M, et al. Experimental evaluation of a new layered prosthesis exhibiting a low

tensile modulus of elasticity: long-term integration response within the rat abdominal wall[J]. World J Surg, 2002,26(4):409-415.

[3] An G, Walter R J, Nagy K. Closure of abdominal wall defects using acellular dermal matrix[J]. J Trauma Inj Infect Crit Care, 2004, 56(6):1266-1275.

[4] Butler C E, Langstein H N, Kronowitz S J. Pelvic, abdominal, and chest wall reconstruction with alloderm in patients at increased risk for mesh-related complications[J]. Plast Reconstr Surg, 2005, 116(5):1263-1275.

[5] Kim H, Bruen K, Vargo D. Acellular dermal matrix in the management of high-risk abdominal wall defects[J]. Am J Surg, 2006, 192(6):705-709.

第五十六章
躯干部畸形和缺损

第一节　脊柱裂

脊柱裂（spina bifida）是胚胎发育过程中尾侧神经沟未闭而形成的一种神经管缺损，表现为椎板缺如和椎管内容物膨出，常伴有不同程度的神经系统症状。平均发生率为5/10000，女性多见，并存在种族和地域差别。在我国，北方发生率高于南方，部分地区接近30/10000。

神经管缺损还包括无脑、脑膨出、枕骨裂脑露、颅脊柱裂，其中无脑畸形发生率高于脊柱裂。这些累及脑部的神经管缺损致死率极高，临床接诊的神经管缺损患儿以脊柱裂为主。

一　病因和发病机制

脊柱裂的发生与遗传、营养、环境等多种因素有关，目前已明确的危险因素包括相关家族史、叶酸缺乏、糖尿病、丙戊酸以及卡马西平用药史。

正常个体胚胎发育至18～19天时，中线前端两侧的外胚层增厚形成头端宽大、尾端狭小的神经板。其左、右缘高起形成神经褶，中央凹陷形成神经沟。22天左右，神经沟开始闭合，并从第4体节平面向头、尾方向延续形成神经管。24天时，神经管尚未闭合的头端和尾端分别称为前神经孔、后神经孔，并分别于25天、27天左右闭合。前神经孔未闭，可形成无脑畸形；后神经孔未闭，则形成脊柱裂。

胚胎发育的前2个月中，脊髓与脊柱等长，神经根与脊髓成直角从相应节段的椎间孔穿出。第三个月后，由于脊柱增长比脊髓快，脊髓位置相对上移，脊髓颈段以下的脊神经根越来越斜向尾侧。脊髓下端在出生时平第3腰椎，成年后则平第1腰椎。如果发育过程中，脊髓因膨出或粘连，不能相对生长而受到牵引，相应节段的神经组织就会因此损伤，遗留不同程度的畸形。

二　分型和症状

脊柱裂按位置高低可分为高位（颈、胸椎）和低位（腰、骶椎）。按照椎管内容物是否暴露在外而无完整皮肤覆盖又可分为开放性和闭合性脊柱裂。目前临床多按照病变部位有无明显体征将脊柱裂分为隐性脊柱裂和显性脊柱裂，后者又根据椎管内容物膨出程度分为脊膜膨出、脊膜脊髓膨出和脊髓裂。

(一) 隐性脊柱裂

隐性脊柱裂是指脊椎棘突和椎板仅有狭小缺损，不伴有椎管内容物膨出，为畸形程度最轻的一种脊柱裂。患者一般无症状，仅在影像学检查时发现，缺损处伴有软骨或纤维组织存在。病变部位的体表常有多毛、色素沉着、皮肤凹陷或脂肪瘤；少数病例也可出现因神经组织受粘连、牵引而导致的脊髓神经功能障碍。流行病学统计显示隐性脊柱裂在不同年龄人群中有1.2%~50%的发生率，其中"幼儿高发，成人较少"的特点表明这一轻度缺损可能仅仅是尚未闭合，而非真性的缺损。

(二) 脊膜膨出

脊膜膨出是指脊膜自脊椎的裂口处疝出的一种脊柱裂，常见于腰骶部，约占显性脊柱裂的10%~15%。局部表现为柔软的囊性肿物膨出，囊壁为脊膜，内容物为脑脊液，患儿哭泣时肿物可增大。肿物表面可有皮肤缺损，或仅敷有一层发育不全的皮肤，因此易溃破。少数病例肿物为大块的脂肪组织，内仅含一个较小的膨出囊，通常无神经症状。

(三) 脊膜脊髓膨出

脊膜脊髓膨出占显性脊柱裂的80%~90%，常见于胸腰段，发生于胸段占10%，颈段占5%，偶呈多发性。局部表现与脊膜膨出类似，但肿物内除脑脊液外，还含有马尾及发育不良的脊髓组织。偶可见脂肪同脊髓组织一同从裂口膨出，形成皮下肿块。肿物表面同样可有皮肤缺损，或敷有发育不全的皮肤，因此易形成溃疡和继发感染。常见的神经系统症状是排尿障碍、肛门括约肌障碍和下肢各种程度的瘫痪及感觉障碍。患儿可伴有Arnold-Chiari氏畸形，即神经组织在畸形部位有粘连、固定而引起的先天性后脑异常，小脑扁桃体与延髓被牵引而向下移位，导致小脑的一部分自枕骨大孔疝出至脊柱上端，小脑与脊髓发生粘连，使导水管闭锁，产生脑积水。

(四) 脊髓裂

脊髓裂又称脊髓外翻，为最严重的一种脊柱裂，表现为脊髓全部或大部分外露。患儿通常预后差，不易存活。

三 诊断

脊柱裂的产后诊断多根据各个类型的相应体征，除局部肿物膨出外，还包括神经系统的症状，如大小便控制异常、下肢感觉和运动功能异常等。影像学检查可进一步明确病变的部位及平面。

脊柱裂的产前诊断意义重大，包括16~18周间的孕妇血清甲胎蛋白和20~24周间的Ⅱ级产前超声筛查。前者主要对开放性脊柱裂进行实验室筛查，灵敏度达75%~80%；后者则能兼顾部分闭合性脊柱裂进行影像学筛查。其中任意一项呈阳性的孕妇都应进一步行羊水穿刺以明确羊水中甲胎蛋白和乙酰胆碱酯酶的浓度，并行Ⅲ级产前超声检查，又称产前超声诊断。两项检查均可鉴别胎儿神经管缺损和腹壁缺损（如腹裂及脐膨出），后者还可排除其他染色体异常导致的胎儿畸形，并对确诊脊柱裂的胎儿进行下肢自发活动、畸形程度的评估，尤其是判断Arnold-Chiari氏畸形的存在与否。此外MRI对于预测胎儿神经学缺陷和行走能力也有较高价值。尽管相关回顾性研究表明剖宫产并不能改善患儿预后，但相对于自然分娩，剖宫产可减少大病灶的创伤风险，尤其是宫内治疗术后的胎儿经剖宫产可避免自然分娩中的挤压造成手术失败。

四 手术治疗

（一）适应证

隐性脊柱裂通常无症状，无须手术治疗。少数有神经根疼痛或其他神经症状的病例，宜手术探查，将粘连组织切除。部分患者因单纯脊柱背侧皮肤凹陷、多毛、色素沉着或肿物膨出而要求手术切除时，术前应确定有无脊柱裂的存在。如有脊柱裂，术中应注意病变组织与神经粘连的可能性，不应损伤神经组织。

脊髓脊膜膨出并非致死性的先天性缺陷，但可能带来严重的并发症。消极等待产后再进行治疗往往效果不佳，应尽早施行手术，切除部分囊壁，做整复治疗，并预防脑脊液漏及神经粘连等可能产生的并发症。对局部皮肤有破溃或囊壁穿破，或神经系统症状呈进行性加重者，则应在控制感染的前提下及时手术。此外，在产前进行宫内手术治疗也能够有效地恢复胎儿脊背部的解剖结构，并降低新生儿后脑疝和分流依赖性脑积水的发生率，但手术时机以及对改善下肢神经功能的功效尚存争议。

脊髓裂者因脊髓外露、肢体瘫痪、括约肌功能丧失，预后不良，手术的目的多半是覆盖外露的脊髓并覆盖脊柱裂，其对于神经的损害、治疗多无帮助。

（二）治疗原则和整复方法

如前所述，脊膜膨出和脊膜脊髓膨出者需在产前或产后行手术干预，治疗原则包括：膨出组织和部分囊壁的切除；神经组织的粘连松解及保护；脑脊液的分流；脊膜、深筋膜、皮下组织和皮肤层缺损的闭合及修复。椎板缺损一般不需要修复。

其中，创面的闭合和修复需运用整复外科的常用技术，尽量应用创面周围正常组织移植覆盖以减少张力，促进创面愈合。具体方法包括：

1. 创缘直接缝合　适用于皮肤缺损较小的脊柱裂病例。因小儿背侧皮肤有松动性，两侧创缘经皮下游离后一般可直接拉拢缝合。当存在张力时，可于创缘侧方附近做辅助切口，以形成纵行或横行的双蒂皮瓣向缺损部推进闭合创面，辅助切口处可做皮片移植，以减少张力。

2. 局部皮瓣转移　缺损较大，创缘直接缝合有困难时，可根据缺损的部位和大小，在附近设计旋转皮瓣或易位皮瓣覆盖创面，供瓣区直接缝合。近年来，拱顶石皮瓣（keystone flap）作为新型的局部穿支岛状瓣，在脊柱裂创面的修复中也获得了良好效果，有效扩大局部皮瓣的修复范围。

3. 皮肤软组织扩张　在无皮肤破溃的脊膜膨出和脊膜脊髓膨出的病例中，估计局部皮瓣不足以覆盖创面时，可于病灶一侧或双侧皮肤下预制皮肤扩张器，利用扩张组织修复较大面积的皮肤缺损。

4. 肌皮瓣转移　肌皮瓣组织量丰富，安全可靠，适用于较深的脊柱裂创面。其中腰背部创面可选择背阔肌肌皮瓣，骶尾部则选择臀大肌肌皮瓣（相关设计参考肌皮瓣章节）。

五 预后

多数脊膜膨出和脊膜脊髓膨出病例的预后较好。经及时治疗，90%以上病例可以生存；但合并有Arnold-Chiari氏后脑畸形者则预后较差。75%的患儿有正常智力，但如继发或合并有中枢神经系统感染者，智力可低下。85%的患儿可徒步或借双拐行走，但有神经功能损害者常难以恢复。脊髓裂者预后不良，不易存活。

（徐苗　欧阳天祥　金一涛）

第二节　躯干广泛瘢痕及修复

躯干广泛瘢痕畸形可见于成年人的大面积深度烧伤，但以幼儿时期大面积烫伤多见。幼儿时期的大面积烫伤后瘢痕可以造成发育上的畸形而不宜矫正。躯干广泛瘢痕畸形常同时伴有面颈部瘢痕粘连、腋窝瘢痕粘连以及会阴部的瘢痕粘连。治疗上以防止发育障碍为第一原则，然后纠正功能影响，改善瘢痕外观。

一、躯干广泛瘢痕及其损害

（一）幼儿时期躯体的广泛瘢痕

幼儿期的大面积撕脱伤、碾压伤、大面积烫伤等原因可以造成躯干广泛的瘢痕，广泛的躯干增生性瘢痕会缺乏正常皮肤的延展性和生长特性，类似厚厚的盔甲包裹躯体表面，除影响外观外，严重影响患儿正常的生长发育。如上胸部烧伤后的瘢痕挛缩，除造成颌颈部瘢痕粘连外，还可导致两肩前倾、肩胛突出、胸部狭窄以及脊柱后凸成驼背畸形，女性患者乳房发育障碍。广泛的胸腹部瘢痕可造成严重的脊柱前弯、脊柱侧弯等畸形，因此对青少年及儿童的大面积躯干烧伤，应密切随访观察，有瘢痕挛缩征象时及时手术，使患儿能够正常发育生长，不至于受到瘢痕挛缩的影响（图56-1）。

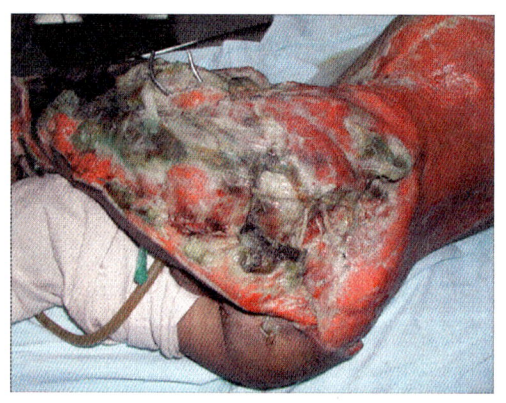

图 56-1　幼儿的广泛性皮肤缺损

（二）成人躯干部的广泛瘢痕

成人的广泛瘢痕常伴有面颈部瘢痕粘连、腋窝瘢痕粘连以及会阴部的瘢痕粘连的情况，使周围的组织牵拉变形。大面积的瘢痕会影响排汗等功能。严重的增生性瘢痕挛缩有时会将正常的皮肤包埋在瘢痕中，反复发生破溃，迁延不愈，甚至发生瘢痕癌。胸腹部或腰部的环状瘢痕挛缩会限制胸廓的活动，降低肺活量，这类患者不能耐受剧烈运动和大体力劳动（图56-2，图56-3）。

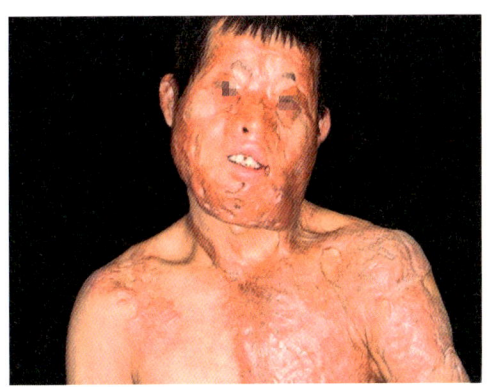

图 56-2　躯干广泛性瘢痕常伴有颈部、腋窝的瘢痕挛缩

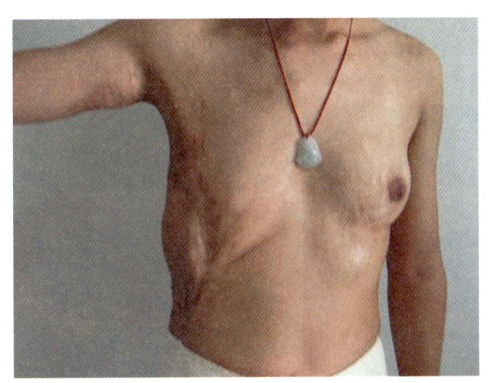

图 56-3　躯干瘢痕伴有乳房发育不良

二　躯体广泛瘢痕治疗

（一）治疗原则

1. 及时手术，松解瘢痕粘连，防止影响发育。青少年儿童的大面积躯干烧伤，应密切随访观察，有瘢痕挛缩征象时及时手术，使患儿能够正常发育生长。

2. 瘢痕松解，减轻功能影响。颌颈部粘连患者要尽早进行瘢痕松解、游离植皮，为气管插管创造条件。腋窝瘢痕挛缩的患者也需要尽早行瘢痕松解、皮瓣转移或植皮手术。

3. 对症治疗，解除痛痒症状，改善生活质量。

4. 改善瘢痕质地。瘢痕挛缩纠正后可以根据情况采用瘢痕下脂肪组织注射移植、激光剥脱等方法改善瘢痕的质地和色泽，从外观上尽可能修复。

（二）治疗方法

1. 非手术治疗　大面积的躯干皮肤损伤后需要采取措施来促进创面愈合，创面愈合后采用压迫疗法，穿戴压迫胸衣，可以减轻瘢痕增生。大量的研究表明压迫是治疗瘢痕的有效方法。同时可以应用中药提取物、洋葱提取物减轻患者的痛痒症状。也可以应用硅凝胶贴片或硅凝胶外敷。常用的非手术疗法有：①按摩。②硅凝胶或硅凝胶贴片。③压迫。④维生素C、维生素E。⑤植物提取物（如洋葱提取物）。⑥类固醇激素。⑦抗有丝分裂药物（平阳霉素、5-FU）。⑧激光（585nm、CO_2激光）。⑨软组织（胶原蛋白、脂肪、成纤维细胞）充填。⑩化妆。

2. 瘢痕粘连松解植皮和皮瓣移植　瘢痕粘连的松解是治疗瘢痕挛缩的第一步，广泛的胸部瘢痕挛缩往往与颈部、腋部相连，在治疗颈部或腋部瘢痕挛缩时，应同时考虑解除其对胸部的影响，直至瘢痕完全切断。松解颈、腋部瘢痕粘连时应充分伸展颈部、腋窝和上肢，创面在充分伸展后能以最大面积植皮或皮瓣修复，皮瓣不能完全覆盖时，尽量在挛缩的中间部位用皮瓣覆盖，剩余创面游离植皮。Z成形术和皮瓣修复是防止瘢痕再次挛缩的关键，手术后应保持局部的过伸位，或用支架预防皮片的挛缩。胸腹部的环形瘢痕也需要松解后植皮或皮瓣修复。

3. 脱细胞真皮移植（真皮基质） 大面积的皮肤缺损采用中厚皮片移植的方法，容易造成皮片供区的瘢痕增生。应用异体脱细胞真皮可以替代真皮结构，待肉芽组织长满后表面再采用薄的刃厚皮片移植，避免供区瘢痕的形成。也可以在脱细胞真皮的基础上附加毛囊移植，既可以达到有质量的创面愈合，又可以减轻供区的损害。

4. 脂肪移植在瘢痕治疗中的应用 脂肪移植治疗瘢痕是一项新应用，其机制有几个方面：一是充填瘢痕造成的凹陷性畸形；二是改善瘢痕质地，促进瘢痕软化，特别是带有脂肪干细胞的移植，有利于挛缩瘢痕松解；三是充填挛缩瘢痕松解后造成的腔隙，防止瘢痕再次形成，使瘢痕化的基质转变为组织再生的基质。脂肪移植在治疗轻度的瘢痕挛缩方面效果显著（图56-4，图56-5）。

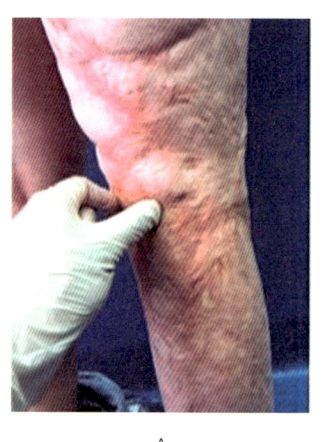   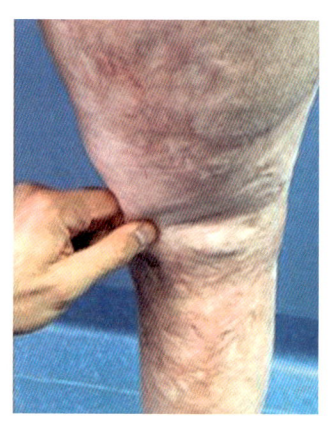

A   B

图56-4 脂肪移植改善瘢痕质地

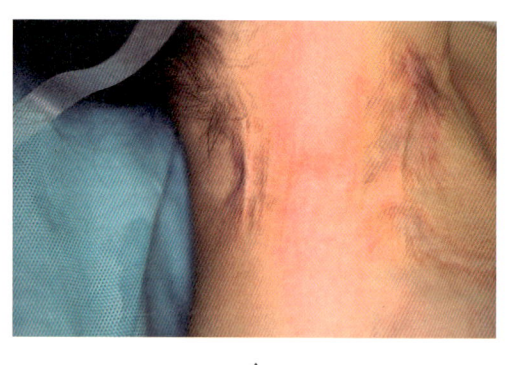   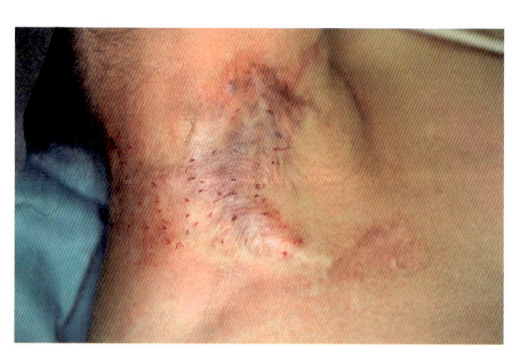

A   B

图56-5 瘢痕挛缩松解后用脂肪充填

5. 微针疗法 在瘢痕的成熟期可以采用局部微针滚刺，辅以药物渗入，如维生素C、维生素E、生长因子等方法，改善瘢痕质地。

6. 激光 瘢痕形成后，不同的阶段可以采用不同的激光加以治疗，改善瘢痕的质地和颜色。在瘢痕增生期采用能减少充血、封闭血管的激光，在瘢痕的成熟期采用剥脱性激光，逐步改善瘢痕的平整度与色泽变化。

7. 化妆、理疗等 广泛瘢痕形成后可以通过超声、按摩等方法软化瘢痕，改善质地。通过理疗康复可以改善和预防瘢痕挛缩，促进功能恢复。露出体外的浅表瘢痕部分可以通过化妆的方法加以修饰。

躯干胸腹部广泛瘢痕治疗的出发点在于结构、功能和外形重建。首先，以结构和功能修复重建为基础，胸腹部广泛瘢痕挛缩，影响正常心肺功能，影响儿童发育，影响躯干和肢体活动，松解瘢痕挛缩是第一要素；其次，解除瘢痕挛缩，皮瓣移植较皮片移植佳；最后，解除瘢痕挛缩要重视外形的修复和再造。其修复方法选择参考本书有关章节。

（亓发芝　王炜）

第三节　背部缺损重建

一　背部的分区

背部可分为三个解剖分区，即上区、中区和下区，各占1/3。上区从颈部基底（即肩胛骨上缘）到肩胛骨下角。中区从肩胛骨下角到季肋缘的水平线。下区从季肋缘下缘到尾骨下区（图56-6）。在临床上，在背部分为三区的基础上，每一区又可分为三个部分，即中部（脊柱区）、左侧部和右侧部。

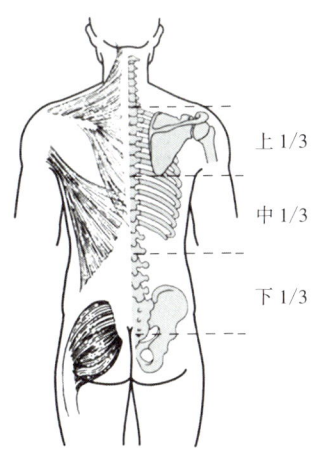

图 56-6　背部分为三区

二　背部创面分类

背部缺损可由肿瘤切除、创伤、感染、脊柱矫形手术、放射治疗和一些先天性畸形等原因引起。如缺损未得到及时有效的修复，可导致继发感染，形成慢性创面。背部创面有复杂与简单之分，复杂创面是一类难以修复的创面，其具有下列一项或多项特征：①面积大（>200cm²）；②有放射治疗史；③有复杂的感染史；④有金属植入物暴露（exposed hardware）；⑤骨破坏；⑥脊柱不稳；⑦多次重建手术失败。

在背部创面修复中，术前创面分类很重要。

背部肿瘤切除和创伤（包括车祸、武器伤、动物咬伤等）引起的创面，比较容易修复。感染（如背部疖痈）引起的背部缺损，需先控制感染，再考虑修复。脊柱矫形手术后遗留的背部缺损，因为内固定支架植入物外露，或伴有骨质血供障碍、死骨形成等，常常伴有局部的感染和附近组织的血供障碍，这类创面需要全面策划整治。放射性损伤造成的背部缺损，常常是综合性损害，涉及皮肤、皮下组织、肌肉和骨的血供障碍，而且血供障碍的范围不易界定，这给后期治疗带来了挑战。

三 背部创面治疗

（一）非复杂性背部创面的修复

非复杂性背部创面是指单纯创伤、肿瘤切除或背部感染遗留的背部创面，这类创面的特点是面积较小、受损的组织种类较为单一，在治疗原则上，应选择最简单有效的方法封闭背部创面。根据缺损的解剖部位，多种局部皮瓣可被选用。中线部位的缺损，以双层封闭（较大肌瓣连带较小皮瓣）最为理想。对于经过适当筛选的患者，也可用皮肤扩张法修复简单创面。皮片移植可用于封闭皮瓣供区缺损。

1. 上1/3创面的修复　斜方肌肌（皮）瓣是重建累及背部上1/3头侧缺损的首选方法（详见第十七章第六节"斜方肌肌皮瓣"）。在背部上区缺损的修复中，背阔肌肌皮瓣或背阔肌肌瓣加植皮也是重建背部上1/3尾侧缺损的理想方法。背阔肌肌瓣的转移采用胸背动、静脉为蒂，旋转移植修复创面。对于创伤缺损较小的案例，可选用局部皮瓣、筋膜皮瓣移植修复缺损。在选择皮瓣移植的手术设计中，务必注意皮瓣的长、宽比例，一般而言，其长、宽比例控制在2∶1的范围内，以保证皮瓣远端的血供。

总之，背部上1/3区域创面的修复可有较多选择：中部（即脊柱区）缺损的修复以斜方肌肌皮瓣带蒂移植为首选。背部左上及右上区域缺损的修复，以背阔肌肌皮瓣、肩胛皮瓣等旋转移植，常能取得理想的结果，有时也可考虑选用胸大肌肌皮瓣向后反转，修复上1/3上部的缺损。该区域里进行组织扩张皮瓣移植或游离皮瓣移植修复也有较多的应用空间。

2. 中1/3创面的修复　背阔肌是重建中1/3创面的理想组织来源。由外侧的胸背动脉或内侧的椎旁穿支血管供血的背阔肌肌皮瓣是多用途和可靠的重建材料。肌皮瓣的优点是，除了提供皮肤覆盖外，还可提供丰富的肌肉组织来消除潜在的无效腔。对于不需用肌肉组织消除无效腔者，可在背阔肌部位切取筋膜皮瓣修复创面，该肌可为筋膜皮瓣提供血液循环。对于分期重建者，可加用组织扩张术，以避免供区继发缺损或减少封闭供区继发缺损所用的皮片面积。

对于肩带肌协同功能完整者，背阔肌是可以牺牲的。但对于对侧肩部有疾病者，必须谨慎使用，以避免造成残废。对于这些人，采用部分肌皮瓣逆行转移可以保留其功能。

背部中1/3创面的修复，特别是中1/3脊柱区缺损的修复是有挑战性的，此区域除了应用带血供的逆行旋转的背阔肌肌皮瓣移植外，臀大肌肌皮瓣也是可选的供区。

3. 下1/3创面的修复　除了棘突旁肌肉系统，下1/3还包括背阔肌（该肌肉尾部）和臀肌。在考虑重建方法时，需要注意该区独特的解剖特点。该区域可能遭受最大的剪应力，而且需要做较大幅度的运动。因此，在设计皮瓣修复该区缺损时，为了适应局部应力，常需要设计一个大于常规大小的皮瓣。

大多数背部下1/3创面的重建，首选臀大肌，因为该肌有可靠的Ⅲ型血供，并且手术方法灵活。切取臀大肌只产生中度的供区畸形且不会发生严重的运动功能损伤（详见第十七章"肌瓣和肌皮瓣移植"）。

在背部缺损的修复中，随意皮瓣移植是常用的选择，其皮瓣蒂部宜设计在上方，也可设计在有肋间动脉穿支或腰动脉穿支的部位，以确保移植皮瓣的成活，一般而言，尽可能少选用横行皮瓣移植，特别忌讳选用跨脊柱中线的横行皮瓣移植。如果必须采用横行皮瓣移植修复缺损时，手术医师应考虑移植前做皮瓣延迟术。为了保护移植皮瓣的血供，术后早期患者需保持俯卧位。

（1）典型病例一：O-Z皮瓣修复右背上部皮肤纤维肉瘤扩大切除后创面（图56-7）。

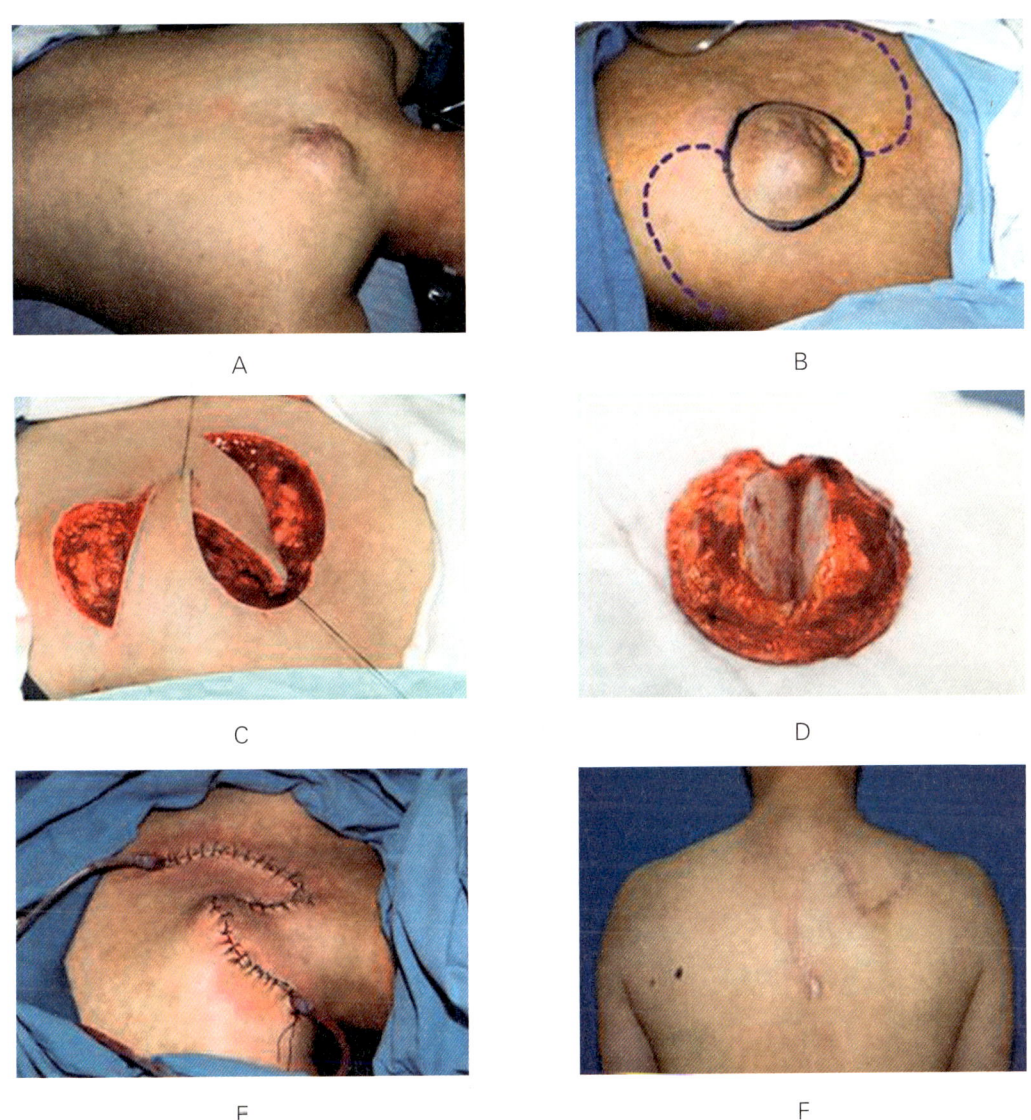

图56-7　右背上部隆突性皮肤纤维肉瘤扩大切除后创面修复
A. 术前　B. 标记切除范围，设计O-Z皮瓣　C. 切除病灶，形成皮瓣　D. 切除的组织标本　E. 皮瓣下放置负压引流管，分层间断缝合切口　F. 术后1年

（2）典型病例二：改良菱形皮瓣修复背部正中皮肤纤维肉瘤切除后创面（图56-8）。

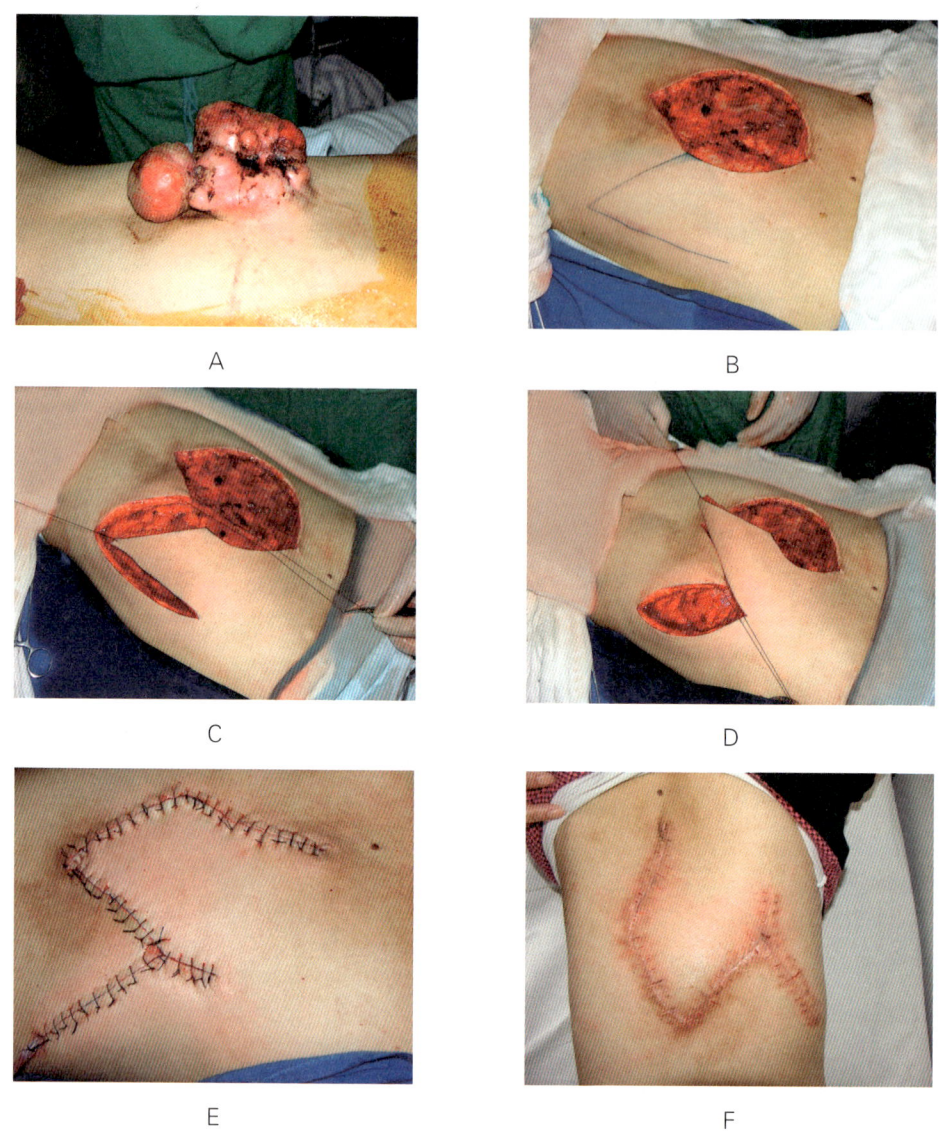

图 56-8 背部正中皮肤纤维肉瘤切除后创面修复

A. 术前　B. 全麻下切除病变组织及其周围部分正常皮肤，设计改良菱形皮瓣　C. 沿设计线切开皮肤及皮下组织，做皮下剥离，形成皮瓣　D. 将皮瓣转移到创面　E. 皮瓣下放置负压引流管，分层间断缝合供、受区切口　F. 术后 1 个月

（3）典型病例三：岛状腰臀皮瓣修复腰骶部皮肤纤维肉瘤切除后创面（图56-9）。

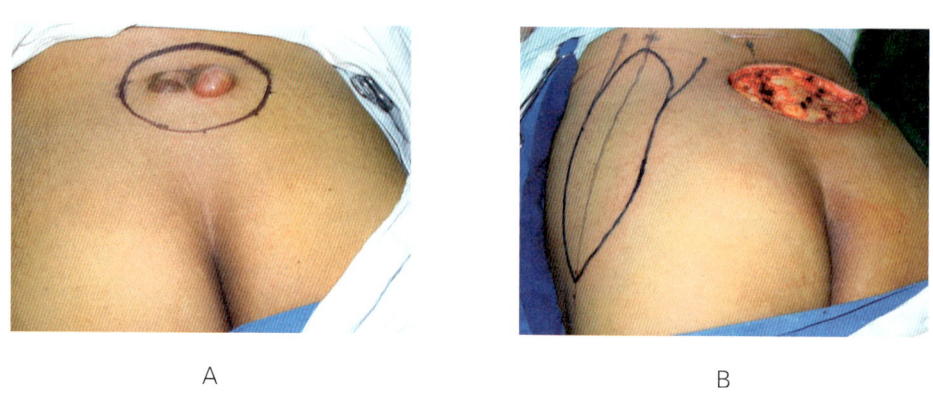

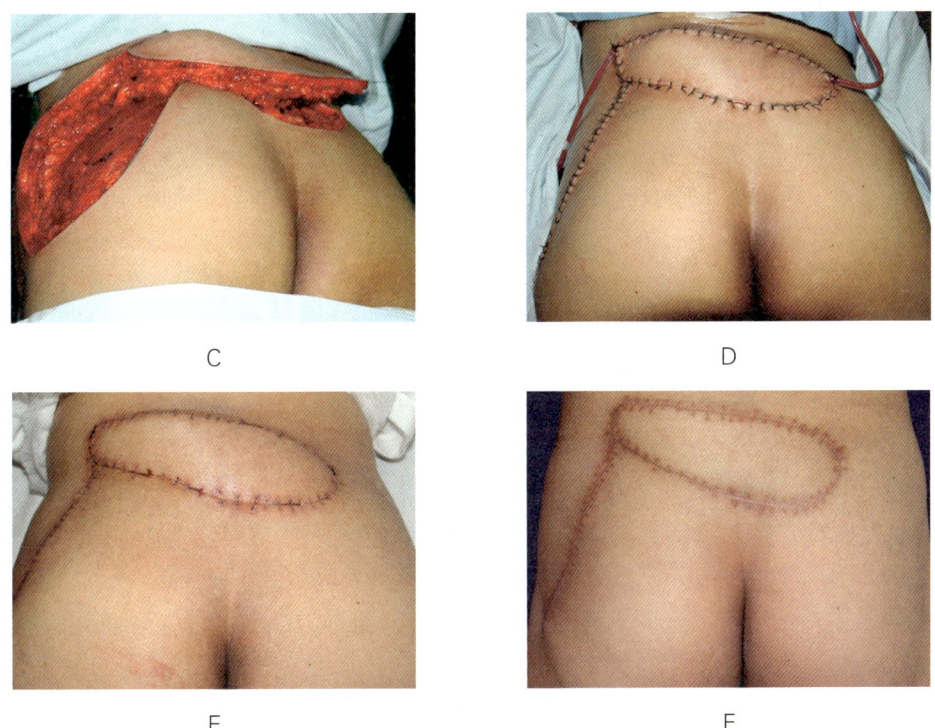

C D

E F

图 56-9　腰骶部皮肤纤维肉瘤切除后创面修复

A. 标记切除范围　B. 全麻下切除标记范围内的病变组织及部分正常皮肤，设计以第 4 腰动脉后支及其伴行静脉为血管蒂的岛状腰臀皮瓣　C. 形成岛状腰臀皮瓣并将其转移到腰部创面　D. 皮瓣下放置负压引流管，将皮瓣与周围创缘缝合。供区创面经皮下游离两侧创缘后直接缝合封闭　E. 术后 14 天　F. 术后 3 个月

（4）典型病例四：旋转皮瓣修复腰骶部复发性纤维肉瘤切除后创面（图56-10）。

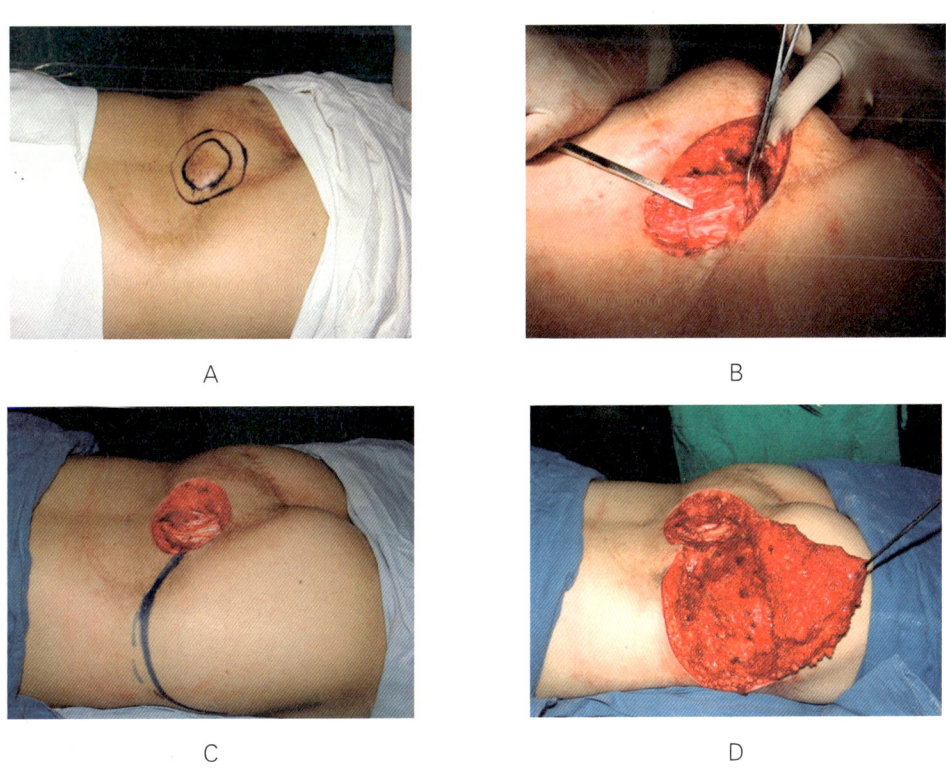

A B

C D

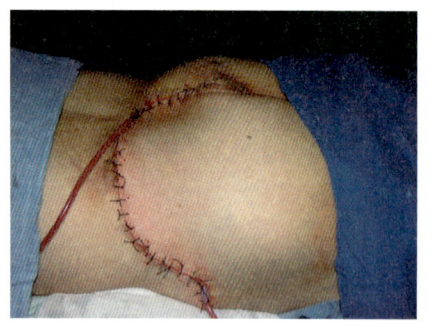
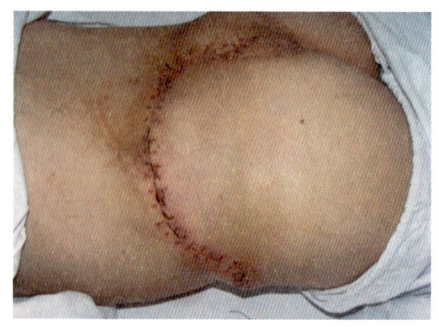

E F

图 56-10　腰骶部复发性纤维肉瘤切除后创面修复

A. 腰骶部皮肤纤维肉瘤切除后复发，标记扩大切除范围　B. 切除标记范围内的病变及其周围部分正常组织，凿除深部部分棘突　C. 于左侧臀部设计旋转皮瓣　D. 沿设计线切开皮肤、皮下组织，掀起皮瓣　E. 将皮瓣旋转至创面处，皮瓣下留置负压引流，分层间断缝合切口　F. 术后14 天

（5）典型病例五：臀部旋转皮瓣修复骶尾部褥疮（图 56-11）。

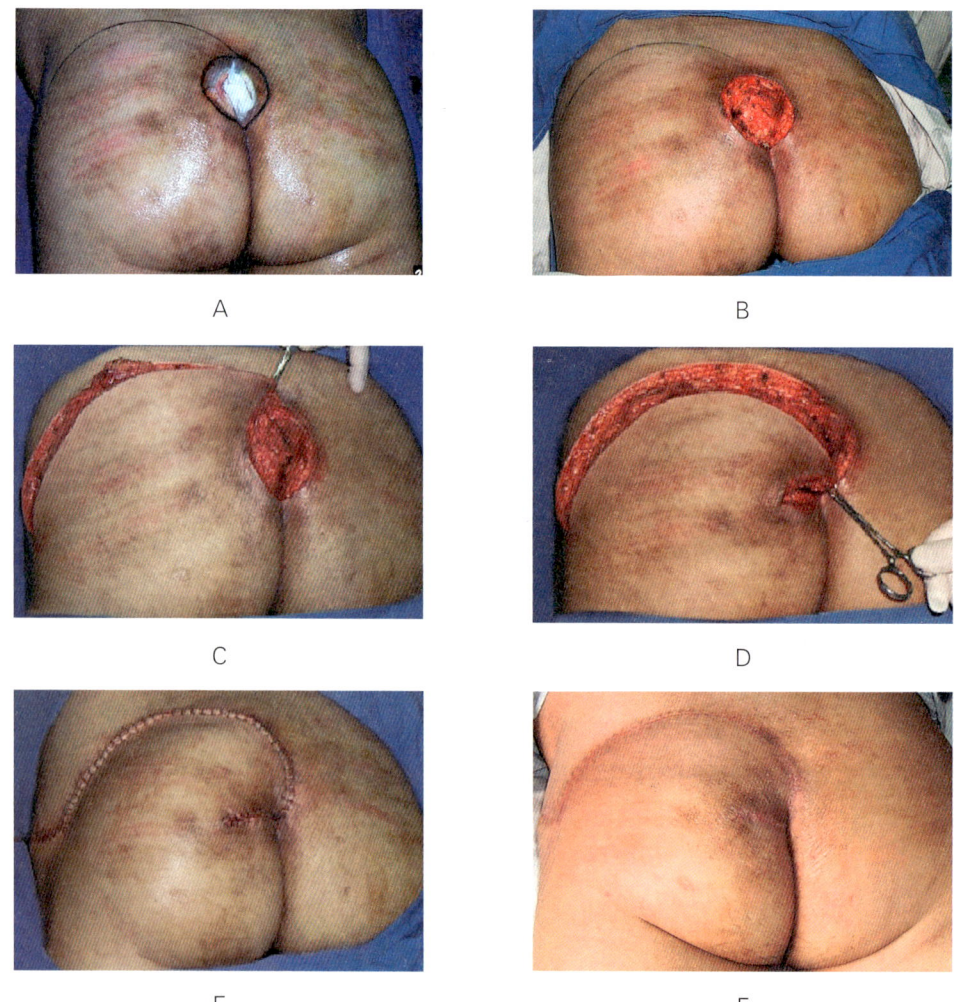

图 56-11　骶尾部褥疮切除后创面修复

A. 骶尾部褥疮，经久不愈。标记切除范围，设计旋转皮瓣　B. 彻底切除褥疮　C. 沿设计线切开皮肤与皮下组织，做皮下剥离，形成皮瓣　D. 将皮瓣向骶尾部创面旋转　E. 分层间断缝合切口　F. 术后 21 天

(二)复杂性背部创面的修复

复杂性背部创面包括先天性缺损或遭受过放射线损伤、保守性手术治疗失败、伴有局部感染或脊柱不稳的后天性缺损,或巨大的继发性创面。对这些患者的治疗,需要理解潜在的病理过程和最可能的病因。手术团队必须准备稳定或逆转局部或全身疾患。

1. 病理生理方面的考虑 背部复杂创面治疗方法是在对各种类型的皮瓣的血供状况、抗感染能力等方面进行实验研究的基础上建立的。

Krizek(1967)等观察到,定量培养每克组织少于10个微生物时,可成功地延迟封闭创面。Chang和Mathes(1981)比较了肌皮瓣与随意皮瓣在控制细菌接种方面的作用,结果表明肌皮瓣的抗感染能力较随意皮瓣为好。

Gottrup等(1984)发现,当吸氧量增加时,所有类型的皮瓣的送氧能力都有改善,尤以随意皮瓣最为显著。在随意皮瓣中,吸氧量增加可减少感染引起的皮瓣坏死。这一实验研究结果为应用高压氧改善皮瓣移植的效果提供了实验基础。同年(1984),Gottrup等对肌皮瓣和随意皮瓣的皮肤血流状况进行了比较研究,发现肌皮瓣可提供最大的营养物质输送系统。Calder等(1986)对肌皮瓣与筋膜皮瓣对细菌的抵抗力进行了观察比较,发现在继发于感染的皮肤坏死区,两者无显著差别,但筋膜皮瓣深部吸出液中的细菌计数要显著大于肌皮瓣。

Jonsson等(1988)发现,在皮瓣掀起前15天对随意皮瓣进行延迟手术,可使其氧输送能力改善到接近肌皮瓣的水平,但延迟步骤对肌皮瓣的送氧能力几乎无影响。

Eshima等(1990)发现,肌皮瓣比随意皮瓣送氧能力好,自由基产生少,杀菌功能强。筋膜皮瓣控制创面的能力位于肌皮瓣与随意皮瓣之间。

病理生理方面的研究为适当地修复背部复杂创面奠定了基础。总体上,患者的全身状况应先改善至最佳状态,包括控制糖尿病、监控癌症、评估多器官功能、戒烟,以及把握整体免疫状况等。然后,注意力应转向局部因素,了解清楚局部血液供应、脊柱稳定性、有无放射治疗史、假体材料存在与否、有无骨髓炎或感染,以及局部组织的可利用性等情况。

对于背部的大范围创伤修复,治疗前应做好几项评估:①创伤缺损的部位和范围评估;②创伤缺损深度和周围组织的血供状况评估;③创伤缺损组织种类的评估;④躯干支架的损伤与否及其稳定状况评估,以及脊柱支架植入物暴露状况的评估;⑤局部感染状况评估;⑥创伤缺损周围可移植的皮瓣、肌皮瓣范围,以及血供和移植成功率的评估;⑦远处皮瓣、肌皮瓣或骨皮瓣移植的选择,以及局部组织扩张器的应用或预制皮瓣移植的应用;⑧遇有复杂的创伤,不能一期修复者,应计划分期完成治疗;⑨组织创伤缺损前的感染控制是完成治疗的重要手段,对于金属外露或感染创面的修复前准备,除了全身性的较强营养支持治疗和消炎治疗外,局部的大量和全面的盐水冲洗是一可考虑的选择。

对于感染严重的创面,进行有效的清创处理,采取3-2-1清创法,包括三次软肥皂水清洗创面,两次1:2000新洁尔灭清洗,做彻底的坏死组织清除,大量生理盐水冲洗创面,更换敷料,重新消毒处理,再一次生理盐水清洗创面,然后进行修复。只要患者全身状况良好,局部区域虽有严重感染,但经过这样3-2-1的冲洗后,再进行创伤修复,就容易得到成功的结果。

2. 临床方面的考虑 一旦患者的问题被确认,积极清创准备创面就是最为重要的。创面必须被清创到血供良好、相对健康的组织为止。若不使用全身和局部积极的干预方案,不仅会导致治疗失败,还会使患者的总体状况恶化。除了培养结果活菌计数小于$1×10^5$以外,临床上还应评估组织灌注情况。

对这类患者使用改良的重建阶梯方案。单独应用局部皮瓣、皮片移植、组织扩张和远位皮瓣不适用于背部复杂创面的重建。应用肌皮瓣、肌肉结合皮瓣或皮片进行重建是必需的。此外,稳定脊柱和矫正潜在的脑脊髓疾病是非常重要的。多专业(包括肿瘤外科、矫形外科、神经外科和整形外科）合作，也是非常重要的。

3. 特殊的治疗选择　肌皮瓣或肌瓣用于复杂创面的重建比筋膜皮瓣好，肌瓣对消除无效腔尤为重要。通常，斜方肌用于背部上1/3重建最为理想。背阔肌无论是基于标准血供，还是基于远端血供，对于背部中1/3重建都有多种用途。臀大肌对于背部下1/3的重建是一个较好的选择。在无效腔很小且下背部局部横向组织未受破坏的情况下，有理由考虑应用横行背部皮瓣。还可考虑通过腹内途径使用大网膜，或使用扩大的腹直肌肌皮瓣修复背部复杂创面。

4. 脊髓脊膜膨出的覆盖　妊娠29天时神经管闭合中断导致的开放性脊柱缺损称为脊髓脊膜膨出。脊髓脊膜膨出的新生儿有椎管和神经成分暴露，伴有脑积水。典型的缺损位于胸腰水平（囊性脊柱裂），有污染和脑脊液漏的风险。驼背和其他不规则的脊柱畸形都有这一病理过程。神经斑（neural plaque）是发生脑脊液漏的高度危险区。

婴儿通常安置在新生儿重症监护室（NICU）环境下，并需神经外科行脑室-腹腔分流术。至关重要的是：对这类患者应组织多专业的综合性治疗团队进行治疗。

这种婴儿的初期治疗涉及其他医疗状况的稳定。在中枢神经斑块上放置断层皮片提供暂时性生物保护罩，该法已由Laurence、Luce和Seyfer等作者推广。在脊髓脊膜膨出被暂时性封闭之后，做最后的神经管和其上方软组织修复的准备工作。神经外科参与中枢神经系统的重建与封闭，接着整形外科修复软组织缺损。局部随意皮瓣可用于修复小的、非复杂性软组织缺损。局部肌皮瓣或筋膜皮瓣可用于较大或更为复杂的脊髓脊膜膨出病变。臀大肌肌皮瓣和背阔肌肌瓣复合推进修复法已被Ramasastry和Cohen推荐应用。远端或逆行背阔肌和臀大肌肌皮瓣是多用途的，但皮肤的成活与否较难预测，需用多普勒检测证实有皮肤穿支的存在。联合应用这些技术可提供最可靠的重建方案，并留下最小的供区畸形。重建的目标是消除潜在的无效腔，并实现可靠的无张力缝合来封闭创面。

5. 放射性缺损　放射线可穿过真皮层引起深部血管和周围组织的损害。动物实验已表明20～30Gy的放射线剂量将导致持久性毛发丧失、皮下组织水肿，以及脂肪和肌肉萎缩。白细胞数量虽无显著性变化，但巨噬细胞的吞噬能力下降。这些发现使利用放射线照射过的局部组织修复缺损的效果很难预料。由于用皮片移植法修复缺损常常失败，动脉皮瓣（可以是游离的或局部的肌皮瓣或筋膜皮瓣）是首选的修复手段。这些皮瓣不仅能覆盖缺损，还可改善创面床的血供。

（1）典型病例一：岛状背阔肌肌皮瓣修复上背部中线处放射性溃疡（图56-12）。

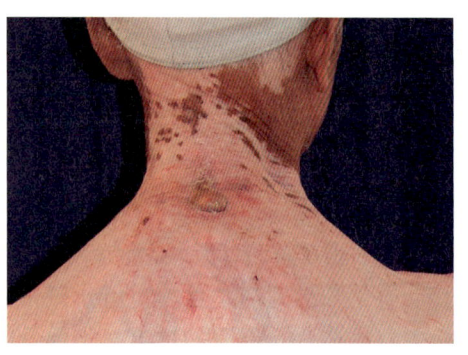
A

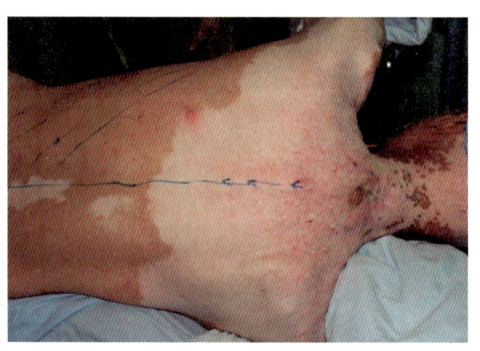
B

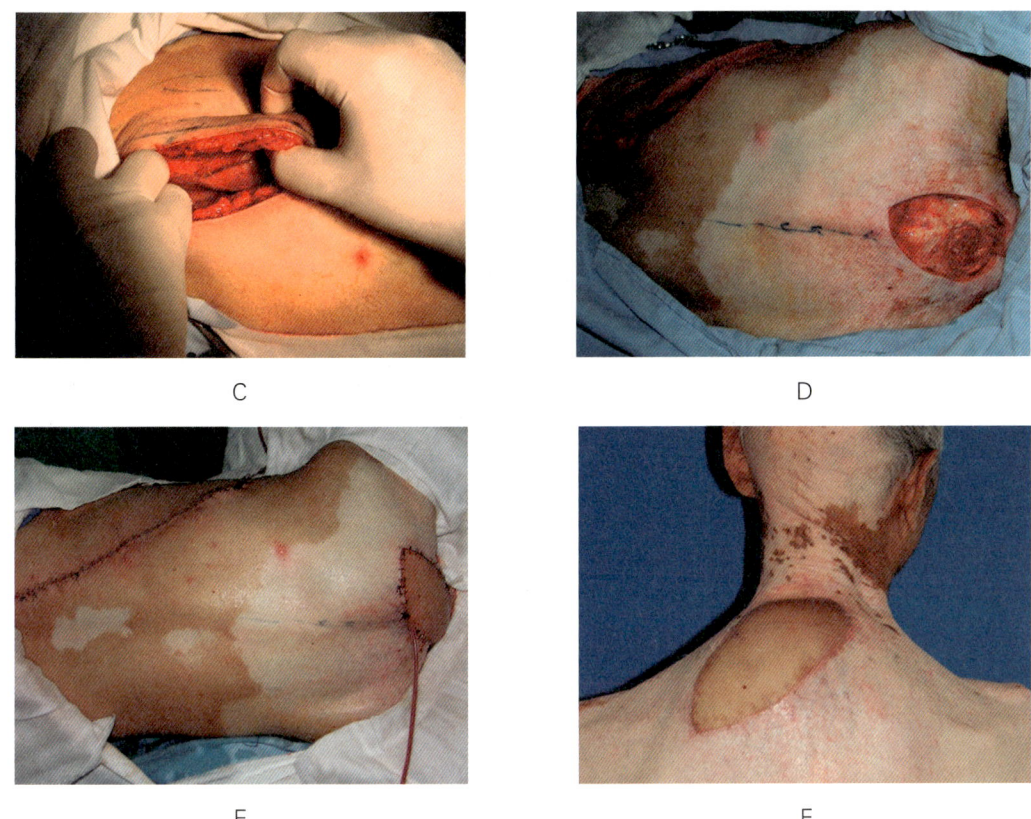

图 56-12 岛状背阔肌肌皮瓣修复上背部中线处放射性溃疡

A. 上背中线处慢性放射性溃疡，术前　B. 标记切除范围，设计岛状背阔肌肌皮瓣　C. 全麻下切除溃疡。在背阔肌外侧缘以外 2cm 处顺其外侧缘走行方向切口皮肤与皮下组织，先在背阔肌外缘深面向内侧进行钝性剥离，找到胸背血管，然后逐步完成皮瓣切取步骤　D. 岛状背阔肌肌皮瓣已形成　E. 将岛状背阔肌肌皮瓣通过皮下隧道转移到项部创面，并与周围创缘缝合，肌皮瓣下放置负压引流管　F. 术后 6 个月

（2）典型病例二：肋间后动脉穿支蒂背阔肌肌皮瓣联合拱顶石皮瓣修复腰背部放射性溃疡（图56-13）。

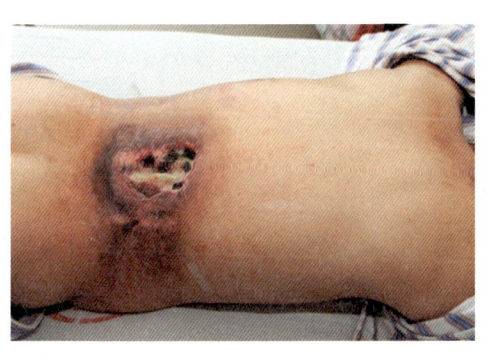

A

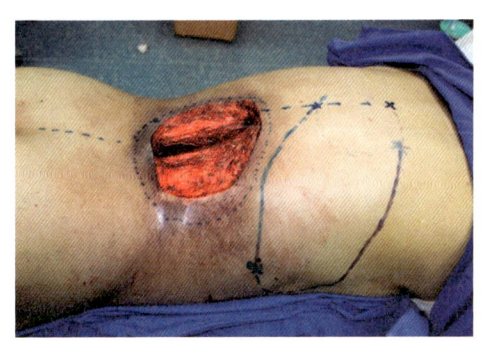

B

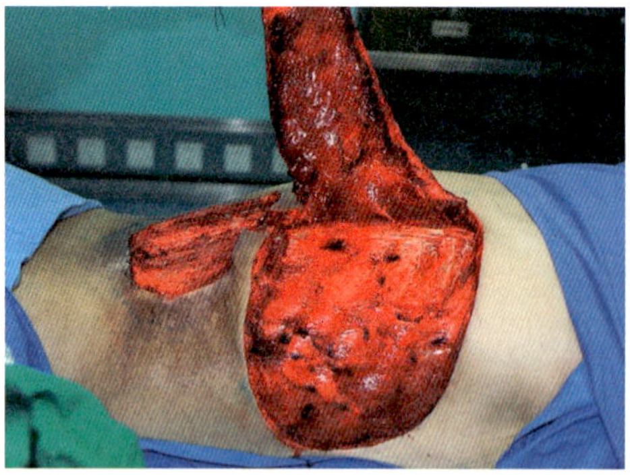

图 56-13　肋间动脉穿支蒂背阔肌肌皮瓣联合拱顶石皮瓣修复腰背部放射性溃疡

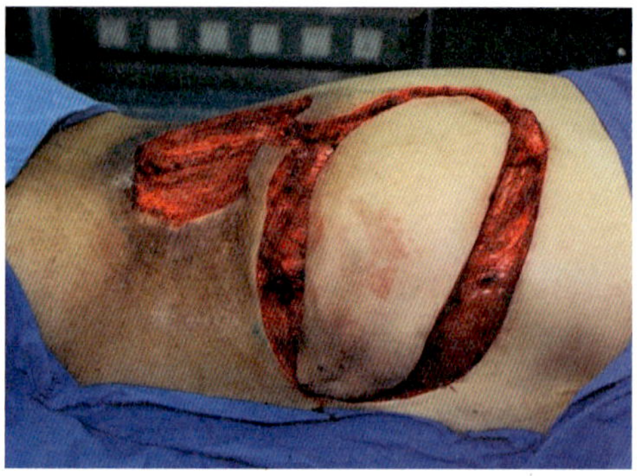

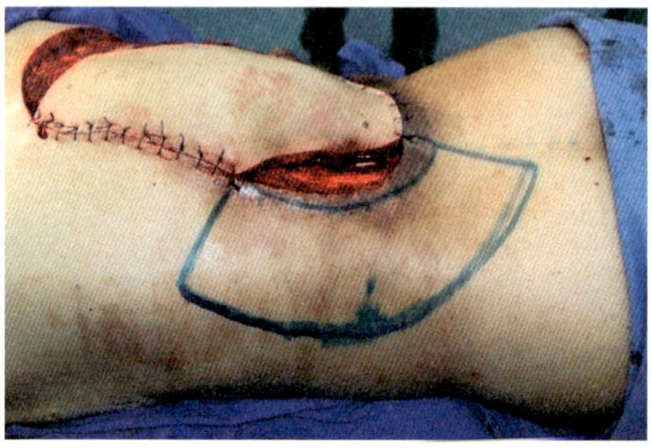

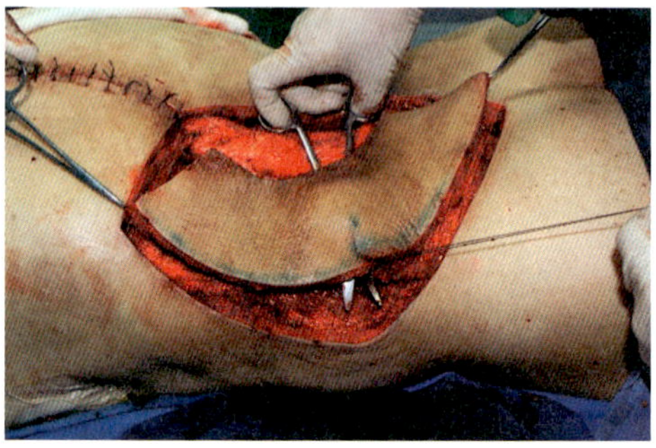

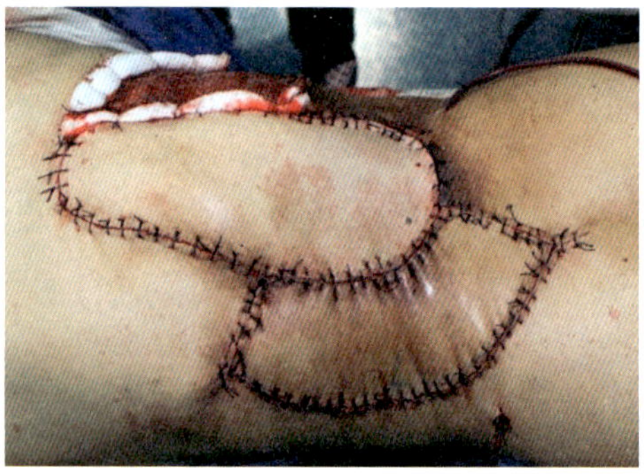

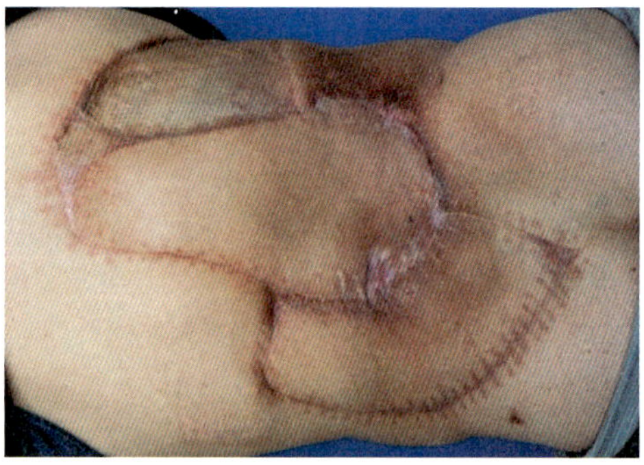

A. 腰背部放射性溃疡　B. 彻底清创，清除坏死组织，咬除部分棘突，设计肋间后动脉穿支蒂岛状肌皮瓣
C. 分离、掀起肋间后动脉穿支蒂肌皮瓣　D. 形成肋间后动脉穿支蒂岛状肌皮瓣　E. 将皮瓣转移覆盖部分创面，设计拱顶石皮瓣以修复残余创面　F. 沿标记线切开至深筋膜下，形成拱顶石皮瓣，并在其中部深筋膜下做贯穿分离以增加其活动度　G. 推进拱顶石皮瓣覆盖剩余创面，肋间后动脉穿支蒂岛状肌皮瓣供区移植拉网断层皮片修复　H. 术后 6 个月

（3）典型病例三：以臀下血管为蒂的全臀大肌肌皮瓣修复腰骶部巨大放射性溃疡（图 56-14）。

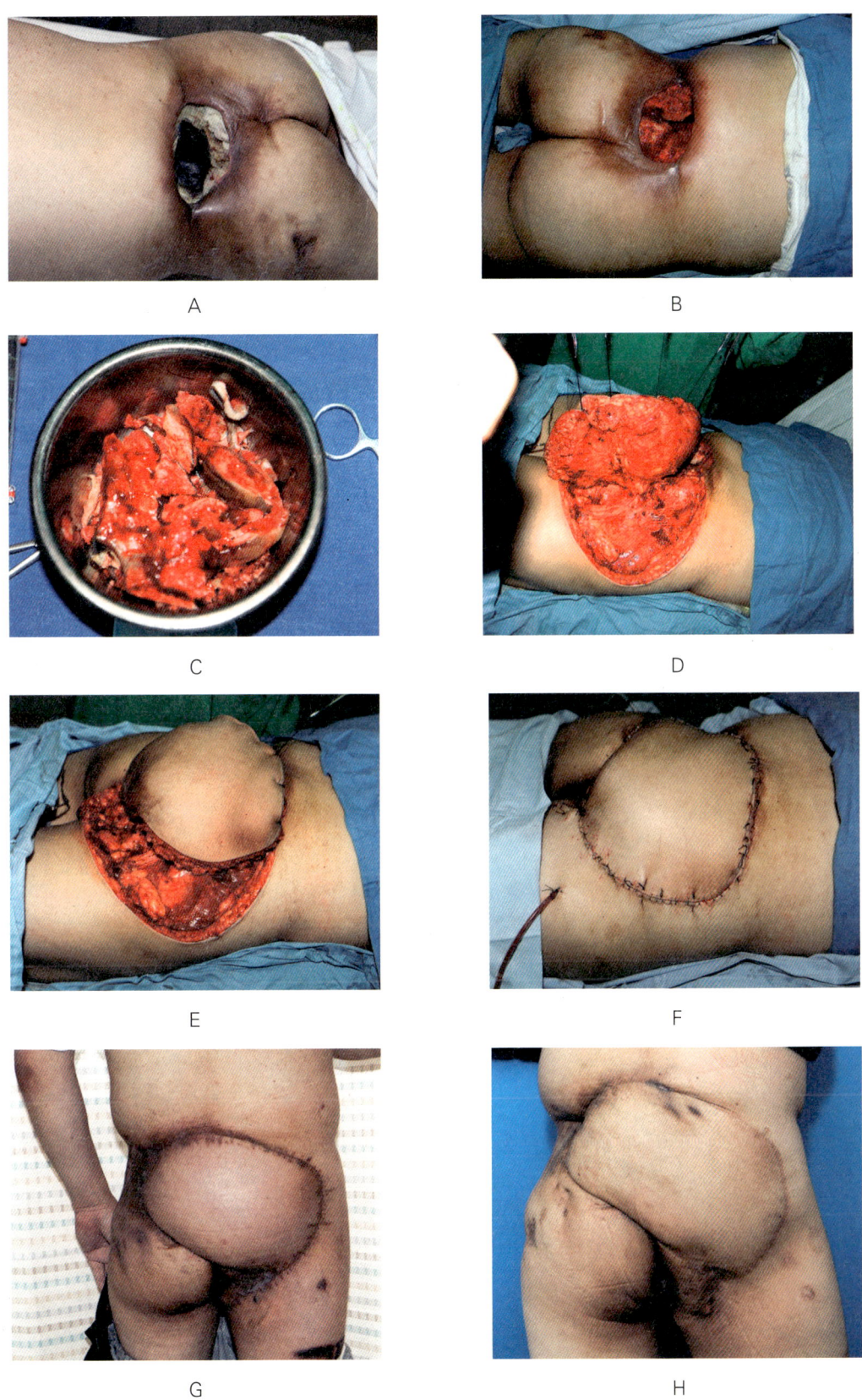

图 56-14 以臀下血管为蒂的全臀大肌肌皮瓣修复腰骶部巨大放射性溃疡

A. 脊髓肿瘤术后放射治疗致腰骶部慢性溃疡，不能站立行走 B. 全麻下切除溃疡边缘部分皮肤软组织，彻底清除深部坏死软组织（对坏死的骶骨未强行彻底清除，以免损伤神经），设计右臀大肌肌皮瓣 C. 清除的病变及坏死组织 D. 形成以臀下血管神经为蒂的全臀大肌肌皮瓣 E. 将臀大肌肌皮瓣向腰骶部创面转移 F. 肌皮瓣下放置负压引流管，分层间断缝合切口 G. 术后3个月 H. 术后5年

6. 脊柱矫形手术后的创面修复 脊柱矫形术后金属植入物的暴露使原本就复杂的创面变得更为复杂。临床上不可能确定金属植入物的暴露部分是感染还是污染，在这种情况下，治疗上最关键的有两个要素：其一，保持金属植入物的矫治功能；其二，在有效控制感染的同时覆盖暴露的金属物。控制感染并覆盖外露的金属支架，是一艰难的决策，需要手术者根据病情慎重选择。

临床上有多种情况需要跨越背部多个分区来修复脊柱矫形术后中线部位的缺损。脊柱旁翻转肌瓣是实现这一目的的有用工具。这些肌肉由胸腰循环系统发出的穿支供血，可提供血供丰富的肌瓣，以翻转的方式覆盖脊柱后方的创面。通过适当的椎旁肌肉筋膜切除可增加肌瓣转移的灵活性。手术医师必须非常小心，肯定有穿支供养椎旁肌肉后方可切取肌瓣，因为脊柱矫形手术有可能破坏供养椎旁肌的穿支血管，使穿支蒂肌瓣无法形成。

7. 慢性骨髓炎 慢性骨髓炎创面中有着失去血供的骨和大量繁殖的微生物。广泛清除死骨后，用肌瓣＋皮片或肌皮瓣充填无效腔及封闭创面是理想的治疗方法。

（邢新 王炜）

参考文献

[1] 郑晓瑛,宋新明,陈功,等. 中国出生缺陷高发地区出生缺陷的发生水平和流行病学特征[J]. 中华流行病学杂志,2007,28(1):5-9.

[2] Berry R J,Li Z,Erickson J D,et al. Prevention of neural-tube defects with folic acid in China. China-U.S. collaborative project for neural tube defect prevention[J]. N Engl J Med,1999,341(20):1485-1490.

[3] 代礼,朱军,周光萱,等. 1996～2000年全国神经管缺陷的动态监测[J]. 中华预防医学杂志,2002,36(6):402-405.

[4] Botto L D,Moore C A,Khoury M J,et al. Neural-tube defects[J]. N Engl J Med,1999,341(20):1509-1519.

[5] Mitchell L E,Adzick N S,Melchionne J,et al. Spina bifida[J]. Lancet,2004,364(9448):1885-1895.

[6] Lee Y C,Solomon L B,Rühli F J,et al. Confirmation of microevolutionary increase in spina bifida occulta among Swiss birth cohorts[J]. Eur Spine J,2011,20(5):776-780.

[7] Urrutia J,Zamora T,Cuellar J. Does the prevalence of spondylolysis and spina bifida occulta observed in pediatric patients remain stable in adults?[J]. Clin Spine Surg,2017,30(8):E1117-E1121.

[8] Copp A J,Stanier P,Greene N D. Neural tube defects: recent advances, unsolved questions, and controversies[J]. Lancet Neurol,2013,12(8):799-810.

[9] 李胜利,顾莉莉,文华轩. 胎儿开放性与闭合性脊柱裂的产前诊断及分类[J]. 中华医学超声杂志(电子版),2011,8(8):1632-1646.

[10] Liu J,Qi J,Yu X,et al. Investigations of single nucleotide polymorphisms in folate pathway genes in Chinese families with neural tube defects[J]. J Neurol Sci,2014,337(1-2):61-66.

[11] Adzick N S. Fetal myelomeningocele: natural history, pathophysiology, and in-utero intervention[J]. Semin Fetal Neonatal Med,2010,15(1):9-14.

[12] Diemert A,Diehl W,Glosemeyer P,et al. Intrauterine surgery—choices and limitations[J]. Dtsch Arztebl Int,2012,109(38):603-638.

[13] Gutman M J,Goldschlager T,Fahardieh R D,et al. Keystone design perforator island flap for closure of myelomeningocele[J]. Childs Nerv Syst,2011,27(9):1459-1463.

[14] Mathes S J. Plastic Surgery[M]. 2nd ed. Philadelphia:Saunders Elsevier,2006:441-456.

[15] Krizek T J,Robson M C,Kho E. Bacterial growth and skin graft survival[J]. Surg Forum,1967,18:518-519.

[16] Chang N, Mathes S J. Comparison of the effect of bacterial inoculation in musculocutaneous and random-pattern flaps[J]. Plast Reconstr Surg,1982,70(1):1-10.

[17] Gottrup F, Firmin R, Hunt T K, et al. The dynamic properties of tissue oxygen in healing flaps[J]. Surgery, 1984,95(5):527-536.

[18] Gottrup F, Oredsson S, Price D C, et al. A comparative study of skin blood flow in musculocutaneous and random pattern flaps[J]. J Surg Res,1984,37(6):443-447.

[19] Calderon W, Chang N, Mathes S J. Comparison of the effect of bacterial inoculation in musculocutaneous and fasciocutaneous flaps[J]. Plast Reconstr Surg,1986,77(5):785-794.

[20] Jonsson K, Hunt T K, Brennan S S, et al. Tissue oxygen measurements in delayed skin flaps: a reconsideration of the mechanisms of the delay phenomenon[J]. Plast Reconstr Surg,1988,82(2):328-336.

[21] Eshima I, Mathes S J, Paty P. Comparison of the intracellular bacterial killing activity of leukocytes in musculocutaneous and random-pattern flaps[J]. Plast Reconstr Surg,1990,86(3):541-547.